U0315215

图解中医六大名著

上卷

（神农本草经、伤寒论）

韦桂宁◎编著

中医古籍出版社

图书在版编目（CIP）数据

图解中医六大名著 / 韦桂宁编著. —北京：中医古籍出版社，2014. 5

ISBN 978-7-5152-0574-8

Ⅰ.图… Ⅱ.①韦… ①中国医药学－古籍－图解 Ⅳ.①R2-52

中国版本图书馆CIP数据核字（2014）第060019号

图解中医六大名著

编　　著：韦桂宁
责任编辑：朱定华
出版发行：中医古籍出版社
社　　址：北京市东直门内南小街16号（100700）
印　　刷：北京通州皇家印刷厂
发　　行：全国新华书店发行
开　　本：889mm×1194mm　1/16
印　　张：39
字　　数：400千字
版　　次：2014年5月第1版　2014年5月第1次印刷
书　　号：ISBN　978-7-5152-0574-8
定　　价：366.00元（上中下卷）

目录

CONTENTS

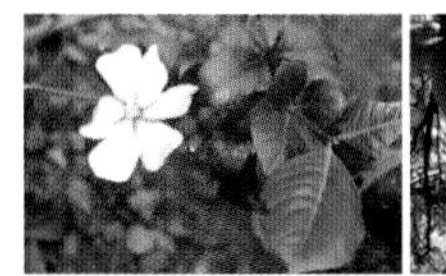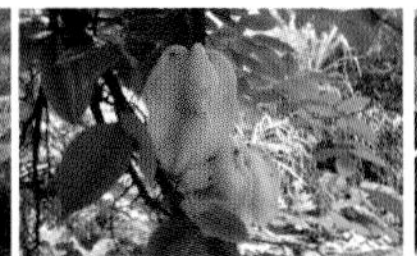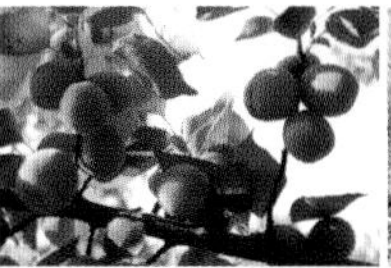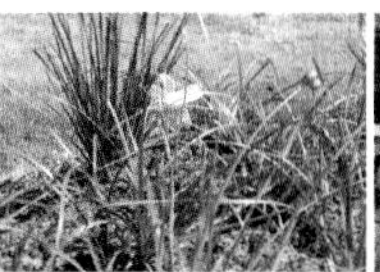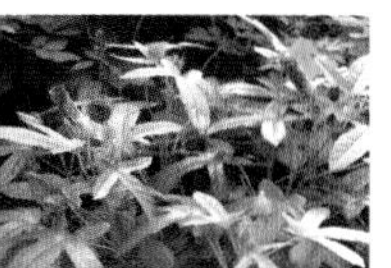

神农本草经

本经 上品

本经 中品

本经 下品

图解中医六大名著

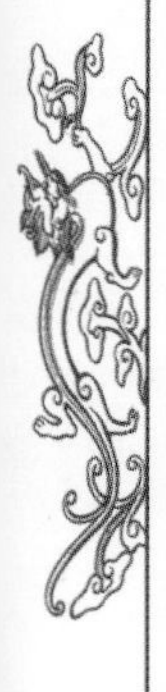

伤寒论

百日咳：茯苓、牛蒡子各10克，荆芥穗6克，水煎服。

脾虚食少或腹泻：茯苓、白术、党参、陈皮、炙甘草各10克，水煎服。

小儿夜啼：茯苓10～20克，远志3～6克，共压碾成细末，每次1克，每日服1～2次。

口疮：茯苓12克，白术5克，每日1剂，水煎，分2～3次服。

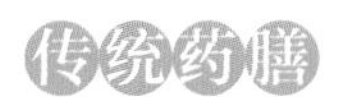

传统药膳

茯苓益胃粥

【原料】白茯苓15克，粳米100克，清水适量。

【制法】将白茯苓磨成细粉，同淘净的粳米一同入锅煮粥，至米烂汁粘稠即可。

【用法】早餐食用。

【功效】健脾益胃，利水消肿。

【适用】脾胃不和、小便不利者。

茯苓大枣粥

【原料】茯苓粉、白米各30克，红枣20枚。

【制法】如常法煮粥食。

【用法】当早点或餐间加餐经常食用。

【功效】健脾利湿。

茯苓赤小豆粥

【原料】茯苓25克，赤小豆30克，大枣10枚，粳米100克。

【制法】先将赤小豆冷水浸泡半日后同获苓、大枣、粳米煮粥。

【用法】早、晚餐温热服食。

【功效】利水消肿，健脾益胃。

【适用】水肿病、肥胖症以及大便溏薄等。

白茯苓泽泻粥

【原料】白茯苓30克，泽泻15克，粟米60克。

【制法】将白茯苓、泽泻洗净、晒干或烘干，研成极细末，备用。将粟米淘洗干净，放入砂锅，加适量水，大火煮沸，改用小火煨煮30分钟，调入白茯苓、泽泻粉，拌和均匀，继续用小火煨煮至粟米酥烂、粥稠粘即成。

【用法】早、晚分食。

【功效】利水渗湿，健脾泻热。

茯苓红枣粥

【原料】茯苓细粉、粳米各30克，红枣7枚，白糖适量。

【制法】先将粳米、红枣加水适量煮粥，粥将成时，加入茯苓粉，搅匀煮沸，加少量白糖调味。

【用法】早、晚餐温热服食。

【功效】健脾渗湿，调中止泻。

【适用】脾虚泄泻。

茯苓饼

【原料】茯苓、粳米各100克，白糖适量。

【制法】将茯苓、粳米研为细面，放入容器内，加水适量，调成糊状，再加入白糖搅匀，做成小薄饼，用小火烙熟即可。

【用法】早、晚当点心食之。

【功效】健脾利水。

茯苓

【适用】脾虚湿盛之水肿。

茯苓粉粥

【原料】茯苓粉30克，粳米100克。

【制法】先以粳米加水如常法煮粥，快熟时加入茯苓粉。

【用法】每日1碗，连服7日。

【功效】健脾利湿。

天门冬

原文：味苦，平。主诸暴风湿偏痹；强骨髓，杀三虫，去伏尸久服轻身益气延年。一名颠勒。生山谷。

别名：天冬、武竹。

来源：本品为百合科植物天门冬的干燥块根。

采收加工：秋、冬二季采挖，洗净，除去茎基和须根。置沸水中煮或蒸至透心，趁热除去外皮，洗净，干燥。

性味归经：甘、苦，寒。归肺、肾经。

功效主治：养阴润燥，清肺生津。用于肺燥干咳，顿咳痰黏，腰膝酸痛，骨蒸潮热，内热消渴，热病津伤，咽干口渴，肠燥便秘。

用量用法：6～12克。

使用禁忌：虚寒泄泻及外感风寒致嗽者，皆忌服。

精选验方

秋季咳嗽：天门冬15～20克，加冰糖少许煎，每日3～4次服。

夜盲、体弱痨咳：天门冬60克，水皂角30克，炖肉吃。

疝气肿痛：鲜天门冬（去皮）15～30克，乌药8克，水煎，临服加酒少许为引。

心烦：天门冬、麦门冬各15克，水煎服。

小肠偏坠：天门冬15克，乌药10克，水煎服。

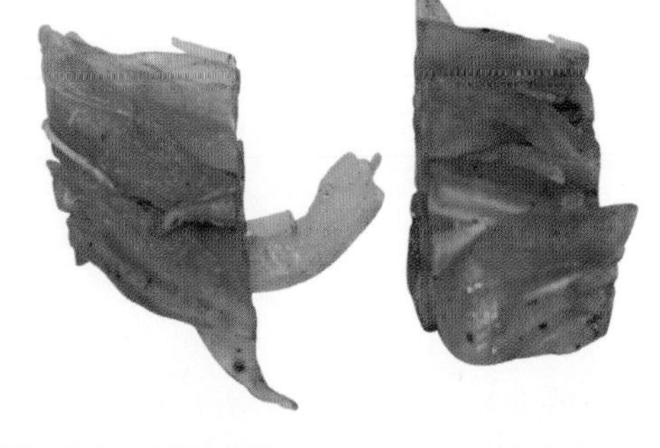

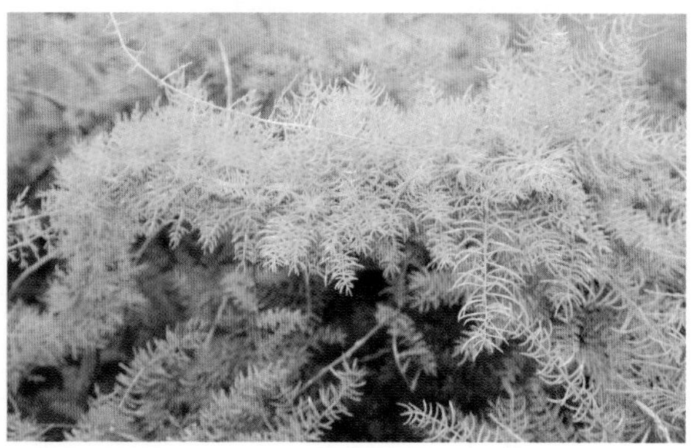

天门冬

扁桃体炎、咽喉肿痛：天门冬、山豆根、桔梗各 9 克，甘草 6 克，水煎服。

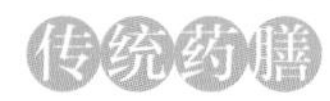

传统药膳

天门冬粥

【原料】天门冬 20 克，粳米 100 克。

【制法】将天门冬熬水，约 20 分钟，去渣留汁，备用。将粳米洗净，锅内加药汁及水适量，煮粥，待粥汁稠粘时停火起锅。

【用法】每食适量。

【功效】润肾燥，益肌肤，悦颜色，清肺，降火。

【适用】老年痰嗽、少年干咳、风湿不仁、冷痹、心腹积聚、耳聋等症。

天门冬润肺粥

【原料】天门冬 20 克，粳米 100 克，冰糖少许。

【制法】将天门冬水煎，去渣取汁，将粳米洗净加入药汁煮粥，粥熟后加入少许冰糖稍煮即可。

【用法】早、晚分食。

【功效】养阴清热，润肺滋肾。

【适用】肺肾阴虚、咳嗽吐血、阴虚发热、肺萎肺痈、咽喉肿痛、消渴便秘等症。

天门冬枸杞粥

【原料】天门冬 30 克，枸杞子 15 克，粳米 90 克。

【制法】将天门冬、枸杞子用温开水浸泡 5 分钟，清水冲洗干净，加水煎取浓汁，待用。把粳米清洗干净，倒入锅内，加入天门冬、枸杞汁，置于火上煮成粥，食之。

【用法】每日分 2 次服食。

【功效】益肾养阴。

【适用】肺肾阴虚者。

麦门冬

原文：味甘，平。主心腹结气伤中，伤饱胃络脉绝，羸瘦短气。久服轻身，不老，不饥。生川谷及堤阪。

别名：麦冬、沿阶草。

来源：本品为百合科植物麦门冬的干燥块根。夏季采挖，洗净，反复暴晒、堆置，至七八成干，除去须根，干燥。

采收加工：拣净杂质，用水浸泡，捞出，润透后抽去心，再洗净晒干。

性味归经：甘、微苦，微寒。归心、肺、胃经。

功效主治：养阴生津，润肺清心。用于肺燥干咳，阴虚痨嗽，喉痹咽痛，津伤口渴，内热消渴，心烦失眠，肠燥便秘。

用量用法： 6 ~ 12 克。

使用禁忌：与款冬、苦瓠、苦参、青襄相克。

精选验方 >>> >

咽喉干痛：麦门冬 12 克，胖大海 10 克，甘草 6 克，水煎服。

热伤津液、自汗口渴、阴虚盗汗：麦门冬 30 克，党参 10 克，五味子 6 克，水煎服。

支气管炎：麦门冬、川贝母各 10 克，北沙参 12 克，甘草 6 克，水煎服。

热病伤津口渴：鲜麦门冬、鲜芦根各 30 克，水煎代茶饮。

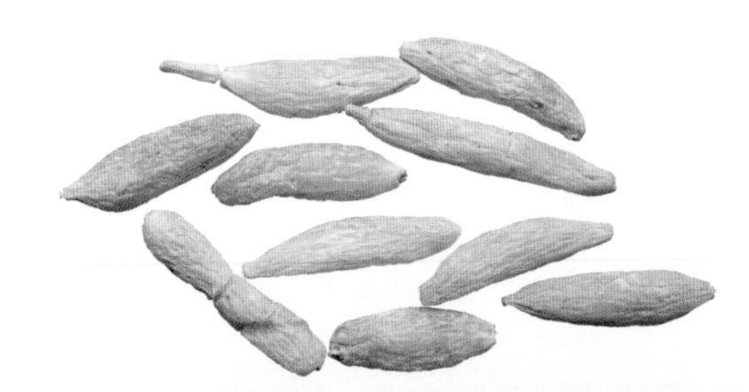

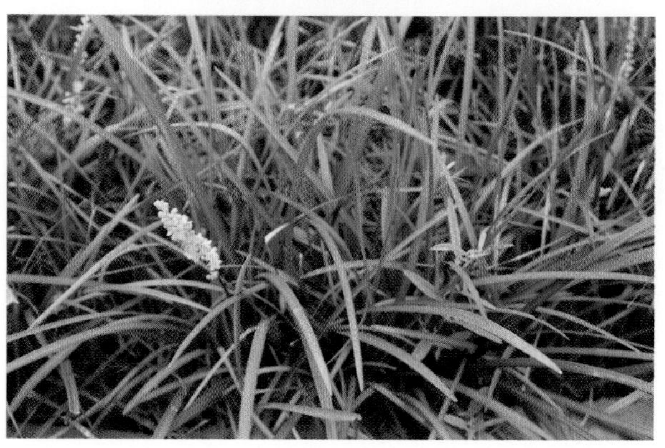

麦门冬

胃热口臭，牙龈肿痛：麦门冬（麦冬）、熟地黄、知母、牛膝各10克，生石膏15克，水煎服。

消渴不止，小便多：麦门冬、冬瓜子、黄连各6克，水煎服。

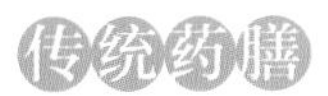

麦门冬竹叶粥

【原料】麦门冬30克，淡竹叶15克，粳米100克，大枣6枚。

【制法】先将麦门冬、炙甘草、淡竹叶、大枣煎水，去渣取汁，入粳米一同煮粥。

【用法】随意食用。

【功效】甘淡清热，益气和胃。

【适用】暑热口渴、气短乏力、不思纳食等症。

麦冬粥

【原料】麦冬30克，粳米50克。

【制法】先将麦冬捣烂，加水煮成浓汁，去渣，取汁煮米做粥。

【用法】作早餐食用。

【功效】滋阴养心，生津止渴。

麦门冬汤

【原料】麦门冬（去心）10克，大枣2枚，大米50克，冰糖适量。

【制法】麦门冬温水浸泡片刻，合大枣、大米及冰糖同入锅后，加水如常法煮粥，煮至麦门冬熟烂、米花粥稠即可。

【用法】每日温热服用，连服半个月。

【功效】润肺养胃，养阴清心。

麦门冬酒

【原料】麦门冬30克，适量白酒。

【制法】将麦门冬洗净，切片，放入酒瓶内，注酒满瓶，浸泡1月即可饮用。

【用法】每日1次。

【功效】养阴润肺，疏筋活血。

【适用】降血糖、泽肤延年。

麦冬石斛茶

【原料】麦冬10克，石斛6克，绿茶3克。

【制法】将麦冬、石斛共研成粗末，与绿茶一同放入大杯中，用沸水冲泡，加盖焖10分钟即成。

【用法】当茶频频饮用，一般可冲泡3～5次。

【功效】养胃阴，调胃气。

白术

原文：味苦，温。主风寒湿痹死肌，痉；疸；止汗；除热；消食，作煎饵。久服轻身延年，不饥。一名山蓟。生山谷。

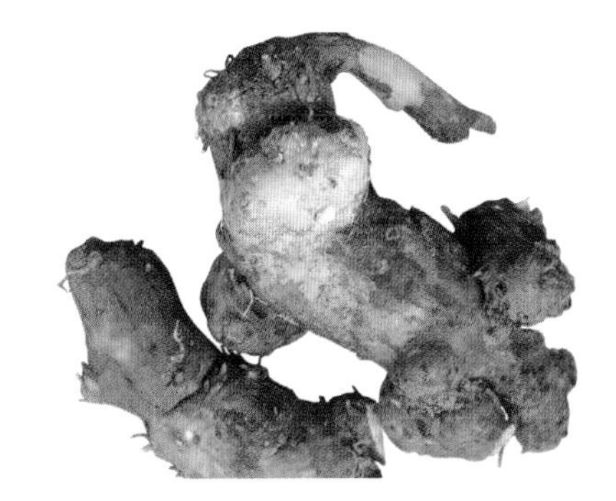

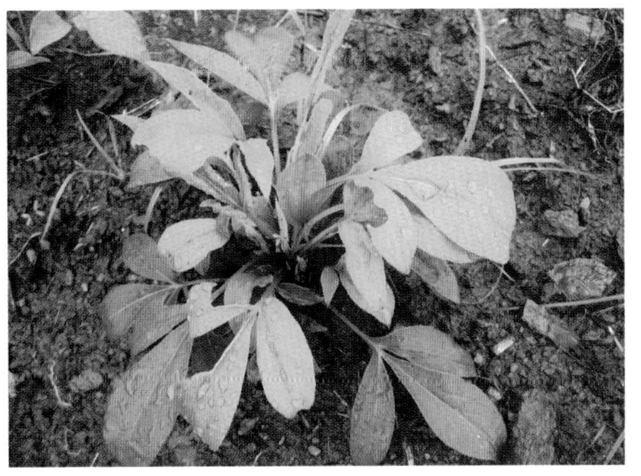

白术

别名：山蓟、山芥、日蓟、山姜、山精、山连、冬白术、枹杨。

来源：本品为菊科植物白术的干燥根茎。

采收加工：冬季下部叶枯黄、上部叶变脆时采挖，除去泥沙，烘干或晒干，再除去须根。

性味归经：苦、甘，温。归脾、胃经。

功效主治：健脾益气，燥湿利水，止汗，安胎。用于脾虚食少，腹胀泄泻，痰饮眩悸，水肿，自汗，胎动不安。

用量用法：6～12克。

使用禁忌：阴虚燥渴，气滞胀闷者忌服。

精选验方

久泻、久痢：白术300克，水煎浓缩成膏，放一夜，倾出上面清水，每服1～2匙，蜜汤调服。

小儿流涎：白术9克，捣碎，放细小碗中，加水适量蒸，再加食糖少许，分次灌服。

便秘：白术30～60克，水煎，早、晚2次分服，每日1剂。

气虚自汗，脱肛，脾虚食减腹泻：白术12克，人参10克，黄芪15克，水煎服。

脾虚食少：白术12克，陈皮10克，党参15克，大枣10只（剖开），水煎服。

小儿消化不良：炒白术10克，车前子15克，水煎服。

体虚感冒：白术、生黄芪各15克，甘草3克，水煎分2～3次服。

食滞腹痛：白术6～10克，枳壳3～5克，每日1剂，水煎服。

寒湿腰痛：白术、薏苡仁各 60 克，共水煎服。

妊娠呕吐：白术 10 克～15 克，每日 1 剂，水煎，分 2 次服。

传统药膳

白术山药粥

【原料】炒白术、炒山药各 30 克。

【制法】将上药放入沙锅煎汁，去渣，再加入洗净的粳米，共煮成粥，调入白糖即成。

【用法】温热服食，每日 2 次。

【功效】健脾燥湿。

【适用】脾虚所致带下腰酸神疲、纳呆食少等症。

白术山药扁豆汤

【原料】白术 15 克，淮山药 18 克，白扁豆 20 克，红糖适量。

【制法】白术煎汤去渣后，入淮山药、白扁豆、红糖煮烂即可。

【用法】每日 1 剂，连服 7～8 次。

【功效】健脾化湿，补气益肾。

白术鲫鱼粥

【原料】白术 10 克，鲫鱼 30～60 克，粳米 30 克，调料适量。

【制法】将鲫鱼去掉鳞甲及内脏，白术洗净先煎汁 100 毫升，然后将鱼与粳米同煮成粥，粥成后入药汁和匀即可。

【用法】根据个人口味加入盐或者糖食用。

【功效】健脾和胃。

【适用】脾胃虚弱型脘腹胀痛，呕恶不食，浑身无力、倦怠思睡、舌质淡、苔白、脉缓滑等症。

白术茯苓粥

【原料】白术 12 克，茯苓 15 克，陈皮 6 克，粳米 100 克。

【制法】将上药煎汁去渣，加入粳米同煮为稀粥。

【用法】每日 2 次，早、晚温热服。

【功效】健脾行水。

【适用】脾虚所致妊娠面目、四肢浮肿或遍及全身、小便短少。

干地黄

原文：味甘，寒。主折跌绝筋；伤中，逐血痹，填骨髓，长肌肉，作汤除寒热积聚，除痹；生者尤良。久服轻身不老。一名地髓。生川泽。

别名：山烟、酒壶花、山白菜。

来源：本品为玄参科植物地黄的新鲜或干燥块根。

采收加工：秋季采挖，除去芦头、须根及泥沙，鲜用或将地黄缓缓烘焙至约八成干。前者习称“鲜地黄”，后者习称“生地黄”。

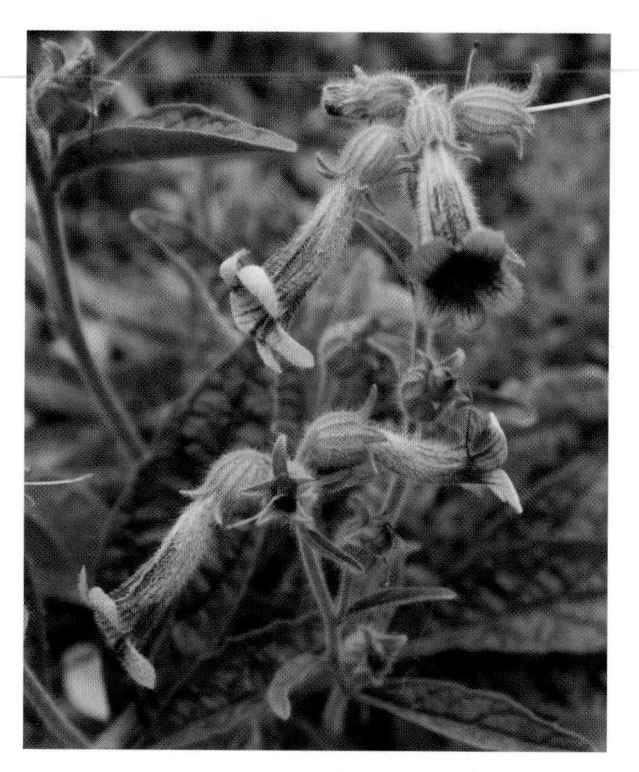

干地黄

性味归经：鲜地黄：甘、苦，寒。归心、肝、肾经。**生地黄：**甘，寒。归心、肝、肾经。

功效主治：鲜地黄：清热生津，凉血，止血。用于热病伤阴，舌绛烦渴，温毒发斑，吐血，衄血，咽喉肿痛。生地黄：清热凉血，养阴生津。用于热入营血，温毒发斑，吐血衄血，热病伤阴，舌绛烦渴，津伤便秘，阴虚发热，骨蒸劳热，内热消渴。

用量用法：鲜地黄：12～30 克。生地黄：10～15 克。

使用禁忌：地黄性凉，脾虚腹泻、胃虚食少者忌食。

精选验方

口舌生疮、小便黄赤：生地黄、淡竹叶各 10 克，木通、甘草各 3 克，水煎服。

贫血、月经不调：熟地黄 15 克，当归、白芍 10 克，川芎 3 克，水煎服。

各种出血：生地黄、白茅根各 30 克，仙鹤草 15 克，小蓟 12 克，水煎服。

贫血：熟地黄、白芍各 12 克，当归 10 克，阿胶 10 克（另包烊化冲服），鹿角胶（另包烊化冲服）10 克，水煎服。

习惯性便秘：生地黄 15 克，菟丝子 25 克，槟榔 8 克。水煎服，每日 1 剂，连用 3 周。

胃火牙痛，咽喉肿痛，口舌生疮：生地黄、玄参各 10 克，升麻 5 克，生石膏 15 克，水煎服。

鼻衄：生地黄 15 克，鲜白茅根 30 克，水煎冷服。

热病后期，大便干燥不通：生地黄 15 克，麦冬、玄参各 10 克，水煎服。

风火牙痛：生地黄20克，细辛3克，每日1剂，水煎，分2～3次服。

产后出血：生地黄、荷叶各15克，炒干姜10克共水煎服。

传统药膳

生地煲蟹汤

【原料】生地30克，鲜螃蟹1只。

【制法】上二物洗净，加清水适量煎成1碗，去渣饮汤。

【用法】每日1次，连服3日。

【功效】清热凉血，解结散热。

【适用】急性咽喉炎、咽喉肿痛日久而声嘶者。

二地粥

【原料】生地黄、熟地黄、僵蚕各20克，当归10克，粳米100克。

【制法】将以上四味煎取汁液，与淘洗干净的粳米一同煮粥。

【用法】早、晚分服，每日1剂。

【功效】祛风养血止痒。

地黄白蜜粥

【原料】鲜地黄5000克，白蜜、酥油、粳米各适量。

【制法】将10月份出土的新地黄5000克，洗净捣汁，每500克汁入白蜜120克，熬成膏状收贮，封好备用。将粳米约50克煮粥，粥熟后加入地黄膏10克及酥油少许。

【用法】每日早、晚空腹食用。

【功效】滋阴，养血，润肺。

【适用】肺肾阴虚、干咳少痰、骨蒸劳热、咯血、血崩、阴伤便秘等症。

生地黄粥

【原料】生地黄汁150毫升，陈仓米30克。

【制法】先将米淘洗干净，放入锅内加适量清水，煮粥。粥成，加入生地黄汁搅匀即可食用。

【用法】每日早、晚分食。

【功效】调经止血，安胎。

【适用】阴虚发热、消渴、吐血、衄血、血崩、月经不调、胎动不安等症。

生地莲子汤

【原料】生地9克，莲子心、甘草各6克。

【制法】水煎。

【用法】每日1剂，连服数剂。

【功效】养阴生津，清心祛热。

生地石膏粥

【原料】生地15克，生石膏、粳米各30克。

【制法】生石膏煎煮1小时去渣取汁，与生地、粳米煮粥。

【用法】每日1次。

【功效】清心降火。

生地山茱萸肉粥

【原料】生地30克，山茱萸肉15克，粳米100克，白糖适量。

【制法】生地、萸肉煎浓汁500毫升，取浓汁加粳米同煮粥，用白糖调味。

【用法】每日1次，连服7日。

【功效】补益肝肾，养阴和胃。

地黄蒸乌鸡

【原料】生地黄250克（切丝），饴糖150克，雌乌鸡1只。

【制法】先将鸡去毛及内脏，洗净，将生地丝、饴糖和匀，放入鸡腹内，缝固，置盆中入蒸锅内蒸熟即可。

【用法】佐餐食用。

【功效】补气血，益精髓。

【适用】气血亏虚骨蒸潮热、疲乏无力者。

生地黄精粥

【原料】生地、黄精（制）、粳米各30克。

【制法】先将前二味水煎取汁，用药汁与粳米煮粥食。

【用法】每日早、晚餐温热服。

【功效】补虚养血。

生地银花瘦肉汤

【原料】生地黄、金银花各30克，陈皮15克，淡竹叶10克，猪瘦肉180克，精盐适量。

【制法】将以上各味及瘦肉分别用清水洗净备用。砂锅内加入适量清水，先用大火煮至水沸，然后放入以上全部原料，改用中火炖1小时左右，加入精盐调味即可。

【用法】渴汤佐餐，每日1～2次。

【功效】祛风凉血清热。

生地木耳汤

【原料】生地黄15克，木耳20克。

【制法】生地黄加适量水煎30分钟，取汁，木耳用冷水浸泡后，放入前汁煮至烂熟，加糖适量。

【用法】分2次服用，连服5日。

【功效】养阴清热，凉血止血。

菖蒲

原文：味辛，温。主风寒痹；欬逆上气；开心孔，补五脏；通九窍，明耳目，出音声。久服轻身，不忘，不迷惑，延年。一名昌阳。生池泽。

别名：山菖蒲、药菖蒲、金钱蒲、菖蒲叶、水剑草、香菖蒲。

来源：本品为天南星科植物石菖蒲的干燥根茎。

采收加工：秋、冬二季采挖，除去须根及泥沙，晒干。

性味归经：辛、苦，温。归心、胃经。

功效主治：开窍豁痰，醒神益智，化湿开胃。用于神昏癫痫，健忘失眠，耳鸣耳聋，脘痞不饥，噤口下痢。

用法用量：3～10克。

使用禁忌：阴虚阳亢，汗多、精滑者慎服。

精选验方 >>> >

心悸心血不足：菖蒲、远志各6克，茯神9克。水煎服。

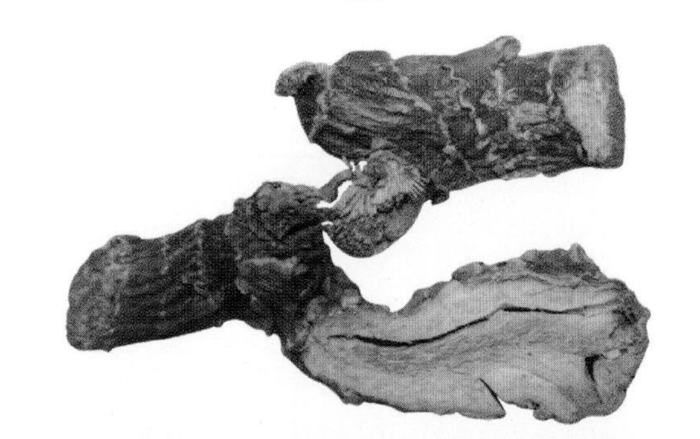

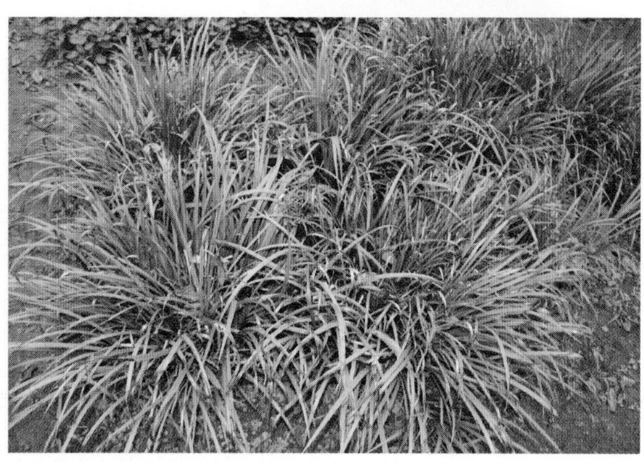

菖蒲

小儿急惊风：鲜菖蒲 10 克，洗净捣烂绞汁 2 ~ 3 茶匙，与几滴老姜汁搅匀灌服，每日 1 ~ 2 次。

小儿惊厥：鲜菖蒲 9 克。捣烂，滤汁取 3 茶匙，加老姜汁数滴，和匀灌服。

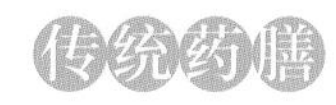

传统药膳

菖蒲五味猪肾粥

【原料】菖蒲、五味子各 15 克，粳米 100 克，葱白、姜丝、盐、味精、麻油各适量。

【制法】菖蒲、五味子水煎 2 次，每次用水 600 毫升，煎半小时，2 次混合，去渣留汁于锅中。再将粳米淘净，猪肾剖开，除去臊腺，洗净切片，葱白洗净切段，和姜丝、盐一起放入，慢熬成粥，下味精，淋麻油，调匀。

【用法】分 2 次空腹服用。

【功效】补肾，益智。

【适用】肾虚耳鸣、智力减退。

菖蒲茶

【原料】九节菖蒲 3 克，红枣肉、酸梅肉各 5 枚，赤砂糖适量。

【制法】将上述前 3 味加水煎汤，再加入赤砂糖。

【用法】代茶饮。

【功效】宁心安神。

【适用】惊恐、心悸、失眠、健忘、不思饮食等症。

石菖蒲拌猪心

【原料】石菖蒲 30 克，猪心 1 个。

【制法】石菖蒲研细末，猪心切片，放入沙锅中加水适量煮熟，每次以石菖蒲粉 3 ~ 6 克拌猪心。

【用法】空腹食，每日 1 ~ 2 次。

【功效】化湿豁痰，宁心安神。

【适用】心悸、失眠、健忘等。

菖蒲红枣酒

【原料】石菖蒲 50 克，红枣 100 克，白酒 2000 毫升。

【制法】将石菖蒲洗净，切成薄片，晾干，用纱布袋盛装，扎紧袋口，连同红枣一并置酒坛内，倒入白酒，加盖密封，浸泡 15 日即成。

【用法】弃石菖蒲不用，取白酒饮用。每日 2 次，每次 20 毫升。

【功效】开窍醒脑，安神益智。

适宜：老年人心气不足、精神恍惚、心悸气短、少寐多梦、记忆力下降、食欲不振者。

远志

原文：味苦，温。主欬逆伤中，补不足，除邪气；利九窍，益智慧，耳目聪明，不忘，强志，倍力。久服轻身不老。叶，名小草。一名棘菀，一名葽绕，一名细草。生川谷。

别名：棘菀、细草、小鸡腿、小鸡眼、小草根。

来源：本品为远志科植物远志或卵叶远志的干燥根。

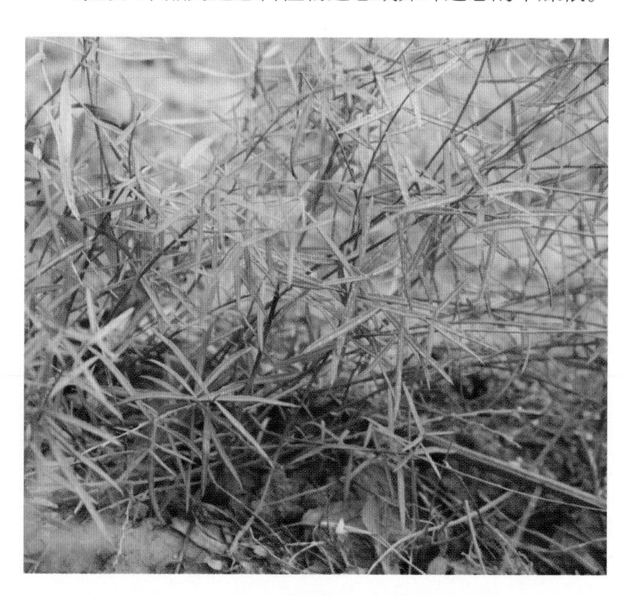

远志

采收加工：春、秋二季采挖，除去须根及泥沙，晒干。

性味归经：苦、辛，温。归心、肾、肺经。

功效主治：安神益智，交通心肾，祛痰，消肿。用于心肾不交引起的失眠多梦、健忘惊悸、神志恍惚，咳痰不爽，疮疡肿毒，乳房肿痛。

用量用法：3 ~ 10 克。

使用禁忌：阴虚火旺、脾胃虚弱者以及孕妇慎服。用量不宜过大，以免引起呕恶。

精选验方

神经衰弱：远志研粉，每服3克，每日3次，米汤冲服。

神经衰弱，心悸不眠，健忘：远志10克，五味子6克，水煎服或冲糖适量服。

惊恐夜啼：炒枣仁、远志肉各10克。水煎去渣取汁。每日1剂，分次饮完。

口腔溃疡：远志适量，醋研，以鹅毛取汁扫患处（令出涎）。

各种痈疽初起：远志10克，用淘米水浸泡去心，晒干，研细面，入黄酒100毫升搅匀，浸泡1日，饮服，渣敷患处1昼夜，连用数日。

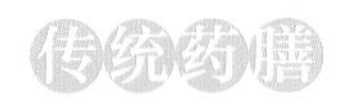

远志枣仁粥

【原料】远志肉、炒酸枣仁各10克，粳米50克。

【制法】如常法煮粥，粥熟时加入远志、枣仁稍煮即可。

【用法】此粥宜睡前做夜宵服。枣仁不能久炒，否则油枯而失去镇静之效。

【功效】补肝，宁心，安神。

【适用】心悸、失眠。

远志莲子粥

【原料】远志30克，莲子15克，粳米50克。

【制法】将远志泡去心皮，与莲子均研成粉末。再煮粳米粥，候熟，入远志和莲子粉，再煮1～2沸即可。

【用法】随意食用。

【功效】补中益气，安神益智，聪耳明目。

【适用】心脾两虚型失眠、目昏。

远志牛肉汤

【原料】远志9克，枸杞子20克，青菜叶、牛肉各250克，姜、葱、盐、料酒均适量。

【制法】将牛肉洗净，用开水煮变色捞出，稍凉。切成3厘米长、2厘米宽的小块备用。锅内放入沙拉油，烧七成热放姜葱爆香，加水适量，放入牛肉块、远志、枸杞、食盐，武火烧开，再文火炖1.5～2小时即成。

【用法】佐餐食用。

【功效】健脑益智，强骨壮精。

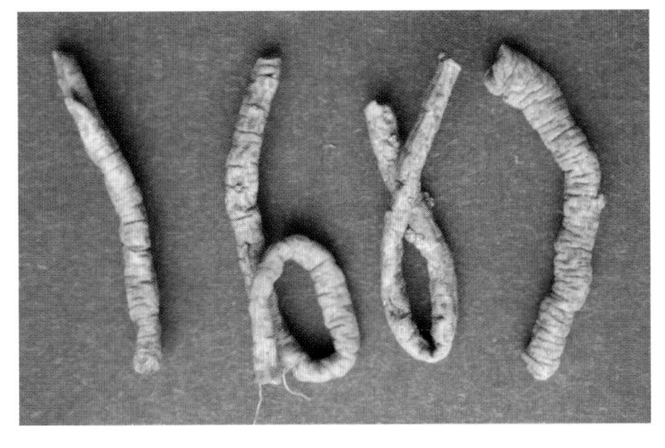

远志

【适用】精神倦怠、心悸头晕、不寐健忘、头晕、耳鸣等症。

远志酒

【原料】远志500克，白酒2500毫升。

【制法】将远志研末，放入酒坛，倒入白酒，密封坛口，每日摇晃1次，7日后即成。

【用法】每日1次，每次饮服10～20毫升。

【功效】安神益智，消肿止痛。

【适用】健忘、惊悸、失眠。

泽泻

原文：味甘，寒。主风寒湿痹；乳难；消水，养五脏，益气力，肥健，久服耳目聪明，不饥，延年，轻身，面生光，能行水上。一名水泻，一名芒芋，一名鹄泻。生池泽。

别名：水泽、口鹅蛋、　枝花、如意花。

来源：本品为泽泻科植物泽泻的干燥块茎。

采收加工：冬季茎叶开始枯萎时采挖，洗净，干燥，除去须根及粗皮。

性味归经：甘、淡，寒。归肾、膀胱经。

功效主治：利水渗湿，泄热，化浊降脂。用于小便不利，水肿胀满，泄泻尿少，痰饮眩晕，热淋涩痛，高脂血症。

用量用法：6～10克。

使用禁忌：无湿热及肾虚精滑者忌服。

精选验方

痰饮上扰、心悸、头晕目眩、泛吐清水：泽泻30克，白术18克，水煎服。

肠炎泄泻：泽泻10克，黄连6克，马齿苋15克，水煎服。

肾虚腰痛，头晕目花：泽泻、山茱萸、茯苓各10克，熟地黄、山药各15克，水煎服。

高脂血症：泽泻、山楂各10克，丹参、制何首乌各15克，水煎服。

水肿：泽泻、茯苓皮、车前子各12克，冬瓜皮30克，水煎服。

遗精：泽泻9克～12克，每日1剂，水煎，分早、晚2次服下。

遗尿：泽泻6克，甘草10克，加水400毫升共煎至200毫升，每日早、晚各服100毫升，愈后再服1周，巩固疗效。

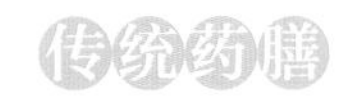

泽泻粥

【原料】泽泻粉10克，粳米50克。

【制法】先将粳米加水500毫升，煮粥。待米开花后，

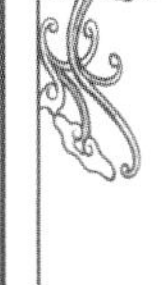

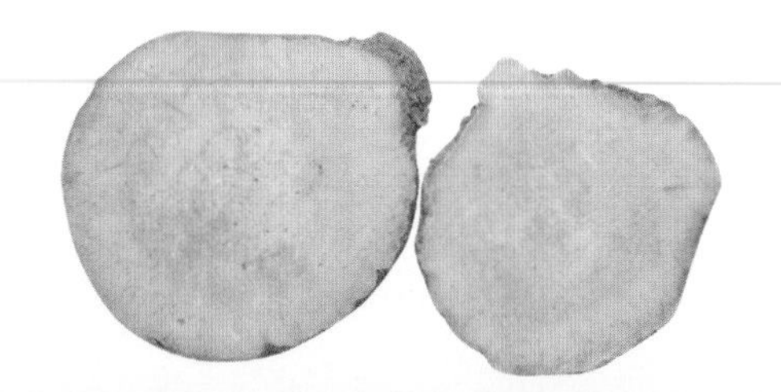

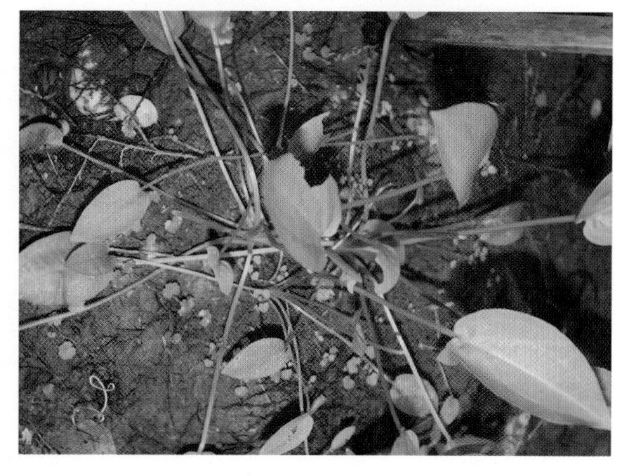

泽泻

调入泽泻粉，改用文火稍煮数沸即可。【用法】每日2次，温热服食，3日为1个疗程。不宜久食，可间断食用。

【功效】健脾渗湿，利水肿。

【适用】水湿停滞、小便不利、水肿、下焦湿热带下、小便淋涩等。

泽泻薏米粥

【原料】泽泻10克，薏苡仁30克。

【制法】泽泻、薏苡仁洗净，加清水适量，武火煮沸后，文火煮1～2小时，调味供用（拣去泽泻）。

【用法】早餐食用。

【功效】健脾，利水，渗湿。

【适用】高脂血症、肥胖、糖尿病属脾虚水湿内停者，症见肥胖或水肿，小便不利，体倦身重，头目眩晕，四肢乏力。

泽泻乌龙茶

【原料】泽泻20克，乌龙茶2克。

【制法】将泽泻洗净、晒干或烘干，切碎，放入砂锅中，加适量水，浓煎2次，每次30分钟，合并两次滤汁，备用。将乌龙茶放入有盖杯中，加入适量泽泻药汁，用沸水冲泡，加盖焖10分钟即可饮用。

【用法】代茶频频饮用。

【功效】利水渗湿减肥。

【适用】肥胖症。

泽泻焖水鸭

【原料】泽泻、白术各50克，水鸭1只，盐适量。

【制法】选中型水鸭1只，剥净去肠杂，取肉同白术、泽泻同焖。

【用法】食汁及水鸭肉。

【功效】祛寒除湿、补脑安神。

【适用】头眩长久治疗不见效，发作时日旋地转者。

薯蓣

原文：味甘，温。主伤中，补虚羸，除寒热邪气。补中，益气力，长肌肉。久服耳目聪明，轻身，不饥，延年。一名山芋。生山谷。

别名：山药、土薯、山薯、山芋、玉延。

来源：本品为薯蓣科植物薯蓣的干燥根茎。

采收加工：冬季茎叶枯萎后采挖，切去根头，洗净，除去外皮及须根，干燥；也有选择肥大顺直的干燥山药，置清水中，浸至无干心，闷透，切齐两端，用木板搓成圆柱状，晒干，打光。习称"光山药"。

性味归经：甘，平。归脾、肺、肾经。

功效主治：补脾养胃，生津益肺，补肾涩精。用于脾虚食少，久泻不止，肺虚喘咳，肾虚遗精，带下，尿频，虚热消渴。麸炒山药补脾健胃。用于脾虚食少，泄泻便溏，白带过多。

用量用法：15～30克。

使用禁忌：山药与甘遂不要一同食用；也不可与碱性药物同服。大便燥结者不宜食用；另外有实邪者忌食山药。

精选验方

久病咳喘、痰少或无痰、咽干口燥：鲜山药60克，切碎，捣烂，加甘蔗汁半碗和匀，火上炖熟服用。

腹水（肝硬化腹水或肝硬化腹水伴低蛋白血症）：山药、生薏苡各50克，煮粥食之，每日2次，服用半年。

小儿疳积：山药30克，鸡内金12克，炒黄研粉，入面粉、红糖、芝麻，水和烙熟成饼，每日2～3次，每次用药粉2～6克，亦可作散剂服。

健脾益肾、补肺定喘、润肤养颜：山药50克，核桃仁20克，大枣10克，小米30～50克，加水适量，煮至米烂汤黏，代粥佐餐。

遗尿：淮山药，炒研末，每日3次，每次10克，开水冲服。

老年人小便不利，腰膝冷痛：山药15克，熟地黄12克，山茱萸6克，熟附子、肉桂各3克，水煎服。

尿频，遗尿：山药15克，覆盆子、沙苑子、补骨脂各10克，水煎服。

子宫脱垂：山药60克，益智仁20克，每日1剂，水煎，分3次服。

传统药膳

山药薏苡粥

【原料】生山药、生薏苡仁各60克，柿霜饼24克。

【制法】先将山药、薏苡仁捣成粗粒，放入沙锅，加水适量，置灶上，用火煮至烂熟，再将柿霜饼切碎，

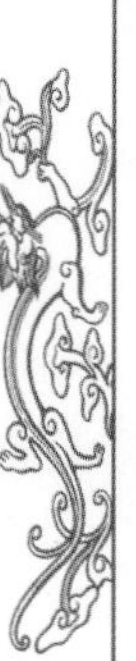

调入煮好的粥内，搅匀深化即成，

【用法】早、晚温热服食。

【功效】滋养脾肺，止咳祛痰。

【适用】脾肺气虚、饮食懒进、虚劳咳嗽及一切气阴两虚症。

山药茯苓粥

【原料】山药 15 克（鲜品 30 克），茯苓粉 15 克，粳米 50 克。

【制法】山药切碎后加入粳米中煮粥待熟，加入茯苓粉和匀再煮。

【用法】可淡吃，佐以菜肴；也可加少量糖甜服。

【功效】健脾益胃，补肾安心。

山药羊肉粥

【原料】怀山药、精羊肉各 500 克。

【制法】将羊肉山药入锅内煮烂，再入粳米和水适量，煮粥。

【用法】分 3 日食完。

【功效】益气养阴，补脾肺肾。

【适用】虚劳羸瘦、虚热劳嗽、脾虚泻泄、消渴、腰膝酸软等症。

山药绿豆沙参粥

【原料】沙参、山药、粳米各 50 克，绿豆 30 克，桑椹 20 克。

【制法】先煮沙参，去渣取汁，入山药、绿豆、桑椹、粳米煮烂成粥，加白糖适量。

【用法】温服，每日 1 剂，连服 15 日。

【功效】益气养阴，健脾和胃。

山药半夏粥

【原料】生山药 60 克，清半夏 30 克，白糖适量。

【制法】水煮清半夏半小时，去渣，加入山药末，再煮粥，加入砂糖少许。

【用法】早餐食用。

【功效】健脾和胃，降逆止呕。

【适用】脾虚气逆、呕吐频繁者。

山药粳米粥

【原料】山药、粳米各 50 克，黄精、沙参各 15 克。

【制法】将山药研为细粉，黄精、沙参加水煎煮，过滤取汁，以汁加粳米、山药粉煮粥。

【用法】代早餐服食。

【功效】清胃泻火，养阴生津。

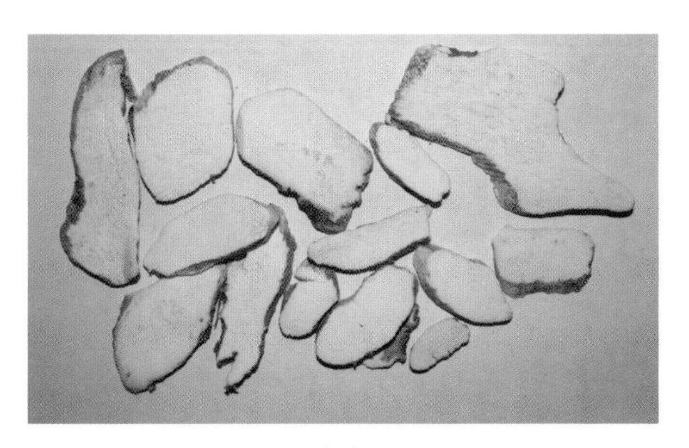

薯蓣

菊花

原文：味苦，平。主诸风，头眩，肿痛，目欲脱，泪出；皮肤死肌，恶风湿痹。久服利血气，轻身耐老，延年。一名节华。生川泽及田野。

别名：菊华、秋菊、日精、九华、节花、鞠、金蕊、甘菊。

来源：本品为菊科植物菊的干燥头状花序。

采收加工：秋末冬初花盛开时采收。各产区都有传统的加工方法。亳菊先将花枝摘下，阴干后再剪花头；滁菊剪下花头后，用硫磺熏蒸，再晒至半干，贡菊直接由新鲜花头烘干，杭菊摘取花头后，上笼蒸 3 ~ 5 分钟后再取出晒干。

性味归经：甘、苦，微寒。归肺、肝经。

功效主治：散风清热，平肝明目，清热解毒。用于风热感冒，头痛眩晕，目赤肿痛，眼目昏花，疮痈肿毒。

用量用法：5 ~ 10 克。

使用禁忌：气虚胃寒、食少泄泻者慎服。

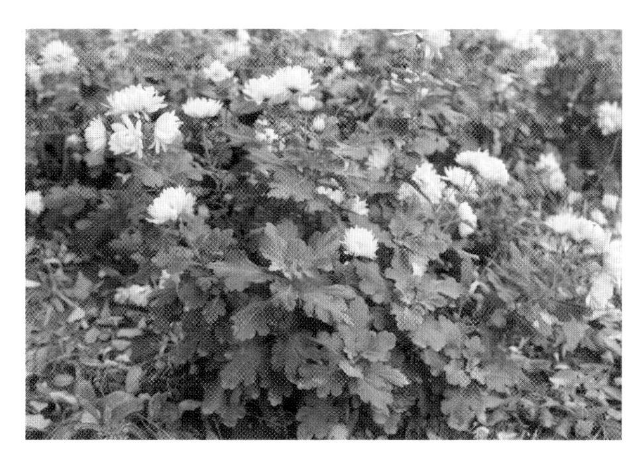

菊花

精选验方

感冒发热、头昏、目赤、咽喉不利：菊花 6 克，薄荷 9 克，金银花、桑叶各 10 克，沸水浸泡，代茶饮。

发热、咽干唇燥、咳嗽：菊花 10 克，桑叶、枇杷叶各 5 克，研成粗末，用沸水冲泡代茶饮。

眼目昏暗：甘菊花 120 克，枸杞子 90 克，肉苁蓉 60 克，巴戟天 30 克，研为细末，炼蜜为丸，每次 6 克，温开水送下。

头晕：白菊花 1000 克，茯苓 500 克，共捣为细末，每次服用 6 克，每日 3 次，温酒调下。

早期高血压：菊花 10 克，茶叶 3 克，一并冲泡。

轻微腋臭：白菊花、辛夷各 9 克，苞谷粉、冰片各 60 克，滑石粉 30 克，研细末，外用涂抹腋臭处。

急性结膜炎：菊花、木贼、桑叶、黄芩、蒲公英各 10 克，水煎服。

目赤肿痛，怕光流泪： 菊花、决明子各10克，夏枯草15克，水煎服。

风热感冒： 菊花、桑叶各10克，连翘、金银花各15克，薄荷6克，水煎服。

迎风流泪： 白菊花15～20克，丹皮10～15克，每日1剂，水煎，分2～3次服。

沙眼： 菊花9克，龙胆草3～5克，每日1剂，水煎，分2～3次服。

耳鸣： 菊花15克，枣仁6～9克，每日1剂，水煎，分2～3次服。

牙龈肿痛： 鲜菊花叶20～30克，栀子6～10克，每日1剂，水煎，分2～3次服。

牙龈出血： 菊花6～10克，竹叶10～15克，每日1剂，水煎，分2～3次服。

醉酒：白菊花适量，加水略煎或滚水冲泡，随意饮。

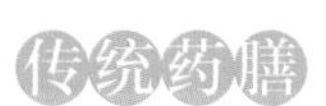

菊花枸杞猪肝粥

【原料】菊花、枸杞各15克，粳米50克，猪肝100克，水800毫升，盐、姜丝、麻油、味精各适量。

【制法】水中加入粳米，大火烧开，小火慢熬至粥将成时，再将菊花、枸杞分别洗净沥干，猪肝洗净切薄片，和姜丝一起放入，继续熬至粥成下盐、味精，淋麻油，调匀。

【用法】分1～2次趁热空腹服用。

【功效】明目，健脾益肾。

【适用】青少年近视眼、肝肾亏虚。

菊花粳米粥

【原料】菊花末10～15克，粳米60克。

【制法】共煮粥食。

【用法】每日1剂，连服数剂。

【功效】疏风清热，健脾和胃。

菊花决明子粥

【原料】白菊花瓣10克（洗净），决明子15克，粳米100克，冰糖适量。

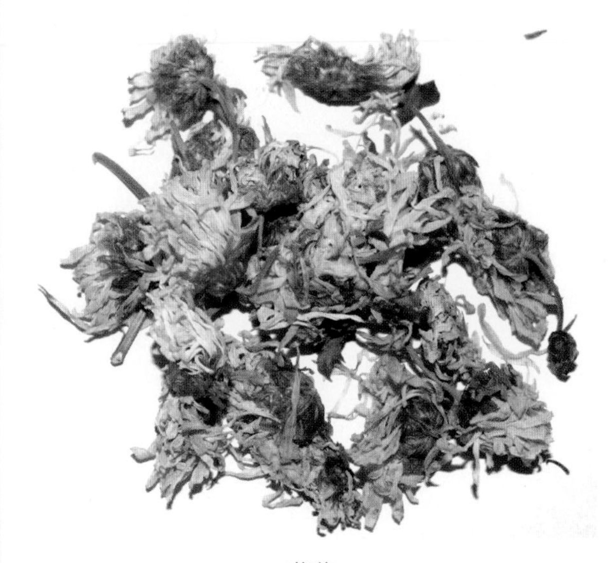

菊花

【制法】先将决明子炒至微香，与洗净的白菊花同入沙锅，加入清水适量，煎至水半量时，去渣留汁，加入淘洗干净的粳米，再加入清水适量和冰糖，用旺火烧开后转用小火熬煮成稀粥。

【用法】每日早、晚餐服食。

【功效】清肝明目，降火通便。

【适用】目赤肿痛、视物昏花及高血压病患者用。

菊花龙井茶

【原料】杭菊6克，龙井茶2克。

【制法】先将杭菊拣去杂质后与龙井茶同放入大杯中，用沸水冲泡，加盖焖15分钟即可饮用。【用法】代茶，频频饮用，一般可冲泡3～5次，当日喝完。

【功效】消炎止咳。

【适用】急性结膜炎。

菊花茶

【原料】菊花10克，枇杷叶、桑叶各5克。

【制法】将上味药研成粗末，用沸水冲泡代茶饮。

【用法】代茶频饮。

【功效】可防秋燥。

【适用】因秋燥犯肺引起的发热、咽干唇燥、咳嗽等症。

菊花炒肉片

【原料】鸡蛋1个，猪瘦肉200克，菊花瓣30克。

【制法】鸡蛋取蛋清，猪瘦肉洗净、切片，用蛋清、盐、黄酒、味精、淀粉调匀，入油锅内炒熟，后下菊花瓣，翻炒片刻即可。

【用法】佐餐，分次食完。

【功效】补益养血，滋阴润燥，降低血压。

甘草

原文： 味甘，平。主五脏六府寒热邪气；坚筋骨，长肌肉，倍力；金疮肿；解毒。久服轻身延年。生川谷。

别名： 密草、国老、棒草、甜草根、粉甘草、红甘草、甜根子。

来源： 本品为豆科植物甘草、胀果甘草或光果甘草的干燥根及根茎。

采收加工： 春、秋二季采挖，除去须根，晒干。

性味归经： 甘，平。归心、肺、脾、胃经。

功效主治： 补脾益气，清热解毒，祛痰止咳，缓急止痛，调和诸药。用于脾胃虚弱，倦怠乏力，心悸气短，咳嗽痰多，脘腹、四肢挛急疼痛，痈肿疮毒，缓解药物毒性、烈性。

用量用法： 2～10克。

使用禁忌： 不宜与海藻、京大戟、红大戟、甘遂、芫花同用。

精选验方 >>>

原发性血小板减少性紫癜： 甘草12～20克，水煎，

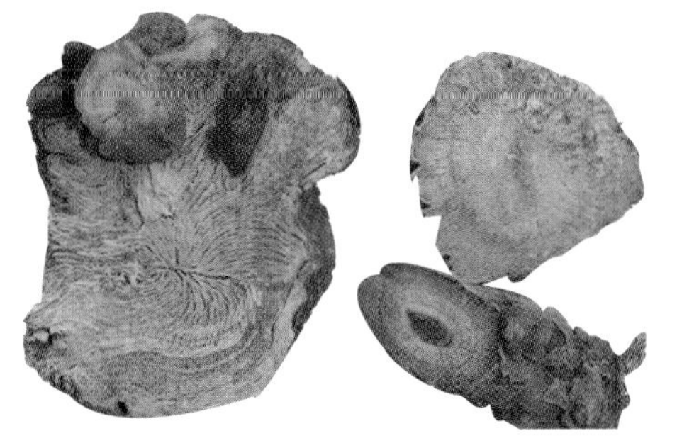

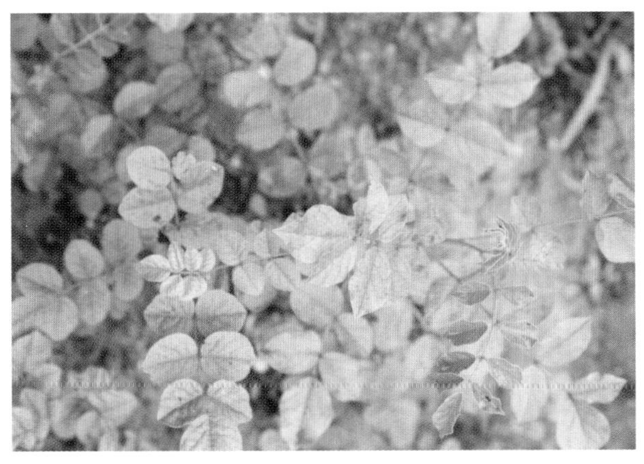

甘草

早、晚分服。

妇女脏躁、心阴受损、肝气失和、悲喜失常：甘草9克，大枣10枚，小麦30克，水煎服。

呕吐腹泻：甘草3克，干姜10克，制附子15克，水煎服。

肺热咳喘：甘草3克，麻黄、杏仁各10克，生石膏15克，水煎服。

体虚感冒：甘草3克，生黄芪、白术各15克，水煎分2～3次服。

泌尿系统感染：甘草6克，竹叶15克，每日1剂，水煎，分2次服。

小儿流涎：甘草2～3克，白术10～12克，加水煎汤，冲绿茶2克饮，每日1剂。

传统药膳

甘麦大枣粥

【原料】甘草15克，小麦100克，大枣30枚。

【制法】将甘草布包，小麦稍捣一下，加水适量，共煮成粥，队红糖适量即可。

【用法】顿食，每日1次，连服5～7剂。

【功效】健脾，养心安神。

【适用】精神不振，或情志恍惚，情绪易于波动，心中烦乱，睡眠不安等心脾亏虚之症。

甘麦大枣汤

【原料】甘草9克，小麦30克，大枣10枚。

【制法】将以上三物水煮去渣。

【用法】经常服用，代茶饮。

【功效】健脾益气，养血补心，除热止渴。

甘草瓜蒌酒

【原料】甘草2克，瓜蒌1枚，腻粉少许，黄酒1小杯。

【制法】将瓜蒌、甘草等研为粗末，倒入瓷碗中，加黄酒与水1小杯，并下腻粉，置炉火上煎开3～5沸后，去渣取汁备用。

【用法】每日1剂，睡前外涂患处。

【功效】清热解毒，化痰祛淤，消肿止痛。

【适用】热毒侵袭、血淤痰阻之痈疽疗疮、红肿热痛、多日不消者。

人参

原文：味甘，微寒。主补五脏，安精神、定魂魄、止惊悸；除邪气；明目，开心益智。久服轻身延年。一名人衔，一名鬼盖。生山谷。

别名：棒锤、山参、园参。

来源：本品为五加科植物人参的干燥根及根茎。

采收加工：多于秋季采挖，洗净经晒干或烘干。栽培的又称"园参"；播种在山林野生状态下自然生长的又称"林下参"，习称"籽海"。

性味归经：甘、微苦，微温。归脾、肺、心、肾经。

功效主治：大补元气，复脉固脱，补脾益肺，生津养血，安神益智。用于体虚欲脱，肢冷脉微，脾虚食少，肺虚喘咳，津伤口渴，内热消渴，气血亏虚，久病虚羸，惊悸失眠，阳痿宫冷。

用量用法：3～9克，另煎兑服；也可研粉吞服，一次2克，一日2次。

使用禁忌：不宜与藜芦、五灵脂同用。

精选验方 >>>

口干、眼睛干涩：人参叶、枸杞子各10克，水煎服。

暑热烦躁、津伤口渴：人参叶10克，水煎当茶饮。

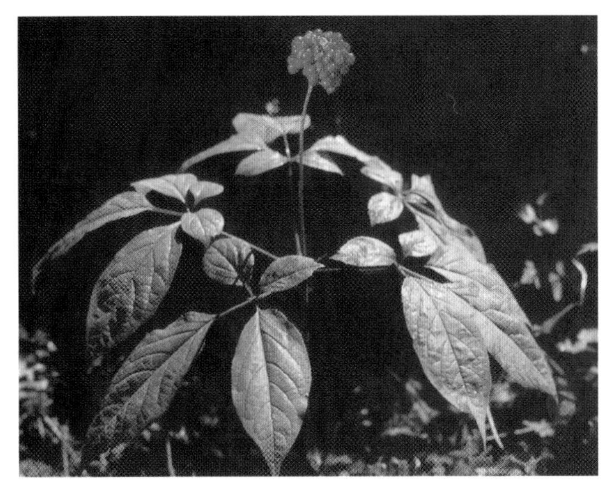

人参

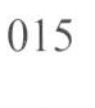

大出血、大吐血或大汗后虚脱、呼吸微弱、肢冷脉微：人参15克，水煎服，或研细粉吞服。气虚自汗、脱肛、脾虚食减腹泻：人参6克，黄芪15克，白术12克，水煎服。

热病后呼吸短促、多汗口干：人参6克，麦门冬15克，五味子6克，水煎服。

阳痿、早泄：人参6克，巴戟天、肉苁蓉、枸杞子各10克，水煎服。

妇女面色萎黄、头晕眼花、月经量少而色淡：人参（另包煽冲）、当归各10克，熟地黄、山药、茯苓各15克，白芍、川芎各5克，水煎服。

再生障碍性贫血：人参6克，山药30克，大枣10枚，猪瘦肉适量，加水煮熟食。

肺胃阴伤、咽干咳嗽：人参、大枣、粳米各10克，麦冬12克，甘草6克，水煎服。

神经衰弱、失眠、健忘、心跳、自汗：人参10克，酸枣仁（炒）15克，水煎服。

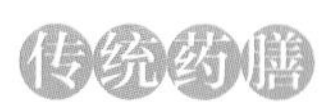

人参粥

【原料】人参末3克，粳米100克，冰糖适量。

【制法】将人参末与淘洗干净的粳米同入锅中，加水适量，用大火烧开后改用小火慢煮至粥成，加入冰糖调味即可。

【用法】秋、冬季当早餐食用。

【功效】益元气，补五脏，抗衰老。

【适用】元气不足引起的老年体弱、五脏虚衰、久病羸瘦、劳伤亏损、食欲不振、慢性腹泻、发慌气短、失眠健忘、性机能减退等症。

人参黄芪粥

【原料】人参5克，黄芪20克，白术10克，粳米50克，白糖少许。

【制法】将人参、黄芪、白术切成片，放入砂锅内，用清水浸泡40分钟后上火煮开，改用小火煎成液汁，取汁。另将粳米煮成粥后，兑入液汁，加白糖即可食用。

【用法】每日晨起空腹当早餐食用，连服2～3周。

【功效】益气健脾，补肺开音。

人参麻雀粥

【原料】人参3克，麻雀5只，小米50克，盐、黄酒、葱各适量。

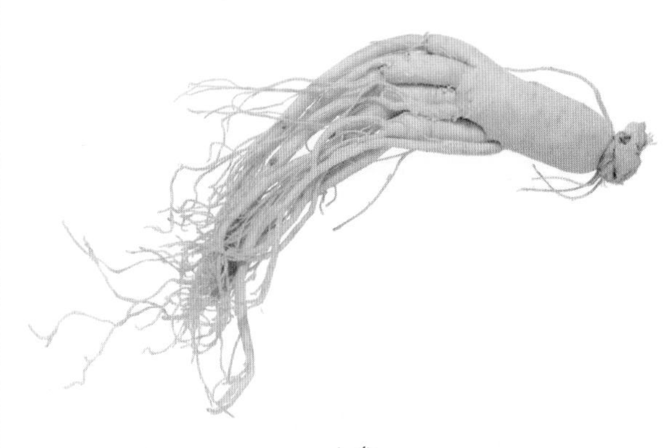

人参

【制法】将人参切碎，隔水炖，取浓汁。将麻雀去毛及内脏，洗净细切，下锅煸炒，然后加入黄酒，稍煮；加水，加入淘洗干净的小米，先用旺火烧开，再改用文火熬煮，待粥熟时对入人参浓汁，搅匀，加料酒。

【用法】每日早餐食用。

【功效】益气壮阳，强筋壮骨。

【适用】阳虚神疲乏力之人。

人参猪肾粥

【原料】人参1克，猪肾1对，粳米100克，葱白7根。

【制法】将猪肾剖为2片，剔去白筋膜，细切；葱洗净，切去根，细切；人参去芦，研末，粳米洗净。锅内加水适量，下防风熬水，约20分钟，去滓留汁，下米煮粥，用大火烧沸，改用小文火慢熬，待粥将熟时，向锅心下肾末，不要搅动，等粥汁稠粘时，再放入参末及葱花，拌匀，稍煮片刻即成。

【用法】每食适量。

【功效】大补五脏，聪耳明目。

【适用】五脏虚弱、气血不足、咳嗽气喘等。

参苓粥

【原料】人参5克，白茯苓15克，粳米100克。

【制法】人参、茯苓为末；大米淘净入锅加水煮粥，粥成入人参、茯苓末。

【用法】当粥饮食，每日1次。

【功效】益气健脾，利水降脂。

人参蒸鸡蛋

【原料】人参3克，鸡蛋1个。

【制法】将人参碾末，与鸡蛋调匀，上笼蒸熟即可。

【用法】每日1次，连用15日。

【功效】养阴养血，补气和中。

【适用】年老体弱、形气不足、气血两亏者。

石斛

原文：味甘，平。主伤中；除痹，下气；补五脏虚劳羸瘦，强阴。久服厚肠胃；轻身延年。一名林兰。生山谷。

别名：石兰、吊兰花、金钗石斛。

来源：本品为兰科植物金钗石斛、铁皮石斛或马鞭石斛及其近似种的新鲜或干燥茎。

采收加工：全年均可采收，鲜用者除去根及泥沙干用者采收后，除去杂质。用开水略烫或烘软，再边搓边烘晒，至叶鞘搓净，干燥。铁皮石斛剪去部分须根后，边炒边扭成螺旋形或弹簧状，烘干，习称“铁皮枫斗（耳环石斛）”。

性味归经：甘，微寒。归胃、肾经。

功效主治：益胃生津，滋阴清热。用于热病津伤，口干烦渴，胃阴不足，食少干呕，病后虚热不退，阴虚火旺，骨蒸劳热，目暗不明，筋骨痿软。

用量用法：6～12克；鲜品15～30克。

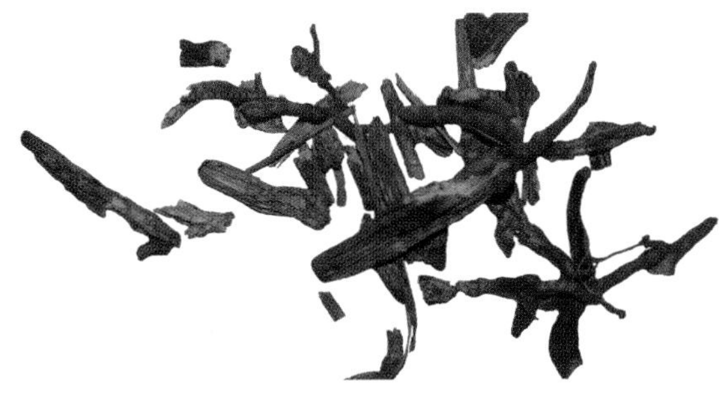

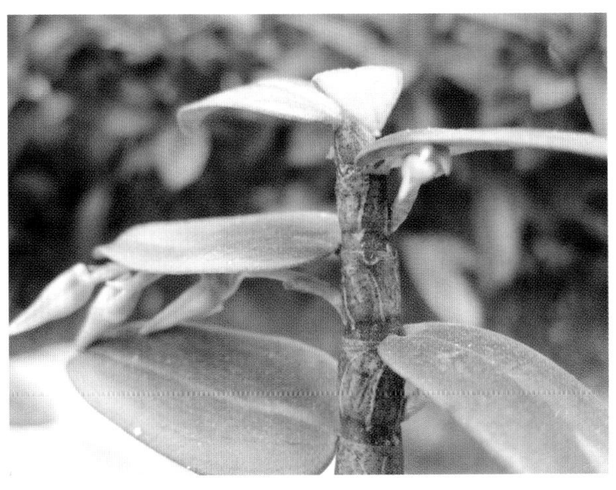

石斛

使用禁忌：热病早期阴未伤者，湿温病未化燥者，脾胃虚寒者（指胃酸分泌过少者），均禁服。

精选验方

胃酸缺乏症：石斛、玄参各15克，白芍9克，麦门冬、山楂各12克，水煎服，每日1剂。

阴虚目暗、视物昏花：石斛、熟地各15克，枸杞子、山药各12克，山茱萸9克，白菊花6克，水煎服，每日1剂。

雀目（夜盲症，晚上看不见东西）：石斛、仙灵脾各30克，苍术15克，共研细末，每服6克，每日3次。

肺阴虚热、久咳不止：石斛、沙参各15克，玉竹10克，麦门冬6克，水煎服。

热病伤阴口渴：石斛12克，沙参、桑叶、麦门冬、天花粉各10克，鲜地黄30克，水煎服。

肺胃虚弱、舌红口干、病后虚热、烦渴：石斛15克，水煎服。

暑症、阴虚有汗、烦渴：石斛、沙参各12克，地骨皮、青蒿各10克，天花粉6克，水煎服。

虚热盗汗：石斛12克，五味子6克，麦门冬、沙参各10克，玄参15克，水煎服。

阴虚咳嗽：石斛、天门冬、桑白皮各10克，桔梗6克，甘草3克，水煎服。

传统药膳

石斛粥

【原料】鲜石斛30克，粳米50克，冰糖适量。

【制法】将石斛加水，久煎取汁约100毫升，去渣；药液，北粳米，冰糖，一同放入沙锅中，再加水400毫升左右，煮至米开粥稠停火。

【用法】每日2次，稍温顿服。

【功效】养胃生津，滋阴清热。

【适用】脾胃虚弱者。

石斛生地茶

【原料】石斛、生地、熟地、天冬、麦冬、沙参、女贞子、茵陈、生枇杷叶各9克，西瓜汁100毫升。

【制法】开水煮沸。

【用法】代茶饮，频服。

【功效】清胃养阴，止渴通便。

石斛茶

【原料】石斛15克，麦门冬10克，绿茶叶5克。

【制法】将石斛、麦门冬和绿茶一并放入茶杯内，开水泡茶。

【用法】代茶频饮。

【功效】养阴清热，生津利咽。

【适用】阴虚胃热，咽干口渴。

石斛麦门冬茶

【原料】石斛、谷芽、麦门冬各10克。

【制法】沸水浸泡。

【用法】代茶饮。

【功效】养阴清热，消食和中。

【适用】阴虚胃热，呕逆少食，咽干口渴，舌光少苔。

络石

原文：味苦，温。主风热死肌；痈伤，口干舌焦，痈肿不消；喉舌肿，水浆不下。久服轻身明目，润泽好颜色，不老延年。一名石鲮。生川谷。

别名：石龙藤、络石藤。

来源：为夹竹桃科植物络石的干燥带叶藤茎。

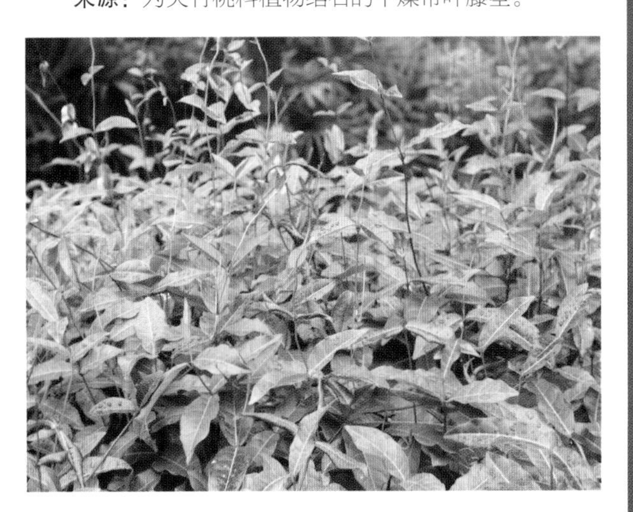

络石

采收加工：冬季至次春采割，除去杂质，晒干。
性味归经：苦，微寒。归心、肝、肾经。
功效主治：祛风通络，凉血消肿。用于风湿热痹，筋脉拘挛，腰膝酸痛，喉痹，痈肿，跌扑损伤。
用量用法：6 ~ 12 克。
使用禁忌：阳虚畏寒，大便溏薄者禁服。

精选验方

外伤出血：络石藤适量，晒干研末，撒敷，外加包扎。
坐骨神经痛：络石藤 30 克，水煎服。
风湿热痹、关节热痛：络石藤、海风藤各 30 克，生石膏 30 克，苍术 15 克，牛膝 10 克，水煎服。
风湿痹痛：络石藤 9 ~ 15 克。水煎，冲黄酒服，每日 1 剂。

传统药膳

络石藤酒
【原料】络石藤 24 克，当归 40 克，枸杞子 50 克，白酒 2000 毫升。
【制法】将上药捣碎，放入酒坛中，倒入白酒，密封坛口，置于阴凉处，经常摇晃，浸泡 10 日后去渣即成。
【用法】每日 2 次，每次饮服 15 ~ 30 毫升。
【功效】祛风通络，凉血消肿。
【适用】筋骨酸痛、腰膝无力等。

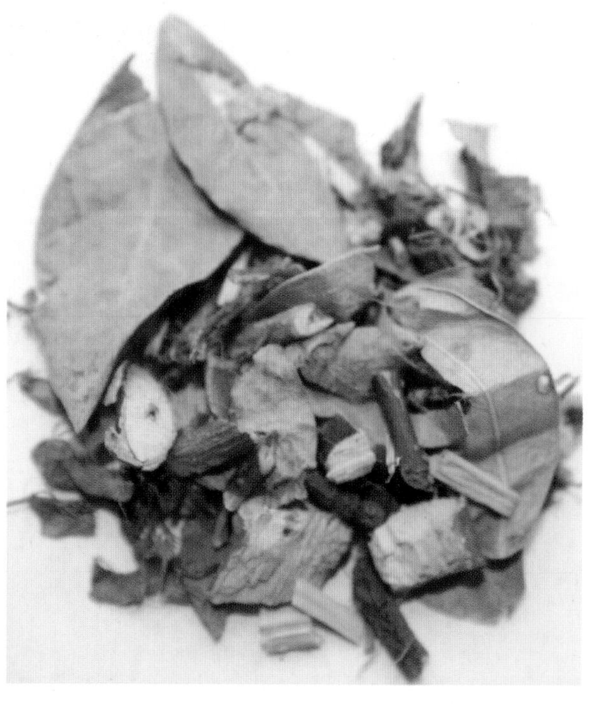

络石

龙胆

原文：味苦，寒。主骨间寒热；惊痫邪气；续绝伤，定五脏；杀蛊毒。久服益智不忘。轻身耐老，一名陵游。生川谷。
别名：陵游。
来源：本品为龙胆科植物条叶龙胆、龙胆、三花龙胆或坚龙胆的干燥根及根茎。前三种习称“龙胆”，后一种习称“坚龙胆”。

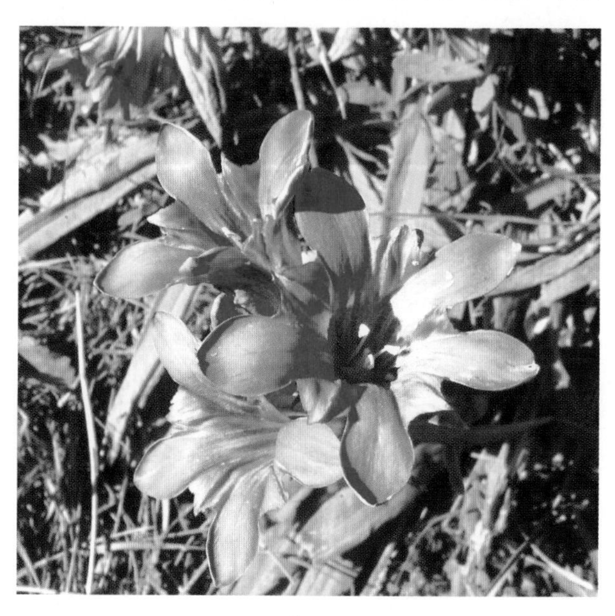

龙胆

采收加工：春、秋二季采挖，洗净，干燥。
性味归经：苦，寒。归肝、胆经。
功效主治：清热燥湿，泻肝胆火。用于湿热黄疸，阴肿阴痒，带下，湿疹瘙痒，肝火目赤，耳鸣耳聋，胁痛口苦，强中，惊风抽搐。
用量用法：3 ~ 6 克。
使用禁忌：脾胃虚寒者不宜用。阴虚津伤者慎用。

精选验方

牙痛：龙胆 10 克，细辛 2 克，水煎服。
黄疸尿赤：龙胆、栀子、苦参各 10 克，水煎服。
肝火上炎眼红肿痛、胁肋刺痛、阴部湿痒肿痛：龙胆、车前子、黄芩、栀子各 10 克，柴胡 15 克，水煎服。
肝火头痛：龙胆、大青叶各 10 克，水煎服。
阴囊湿疹：龙胆、鸡内金各 15 克，共研细粉，麻油调搽患处。
急性胆囊炎，急性结膜炎：龙胆 15 克，水煎服。
脓疱疮：龙胆、黄芩、黄柏、苦参各 3 克，研末，用油调成糊状涂患处，每日 2 ~ 3 次。

目赤肿痛：龙胆6克，栀子、生地黄各15克，菊花、黄芩各10克，水煎服。

外阴瘙痒：龙胆草15克～30克，每日1剂，加水煎汤，熏洗阴部，连洗3～5天。

慢性中耳炎：龙胆草6克，白芷、孩儿茶各3克，每日1剂，水煎，分3次服。

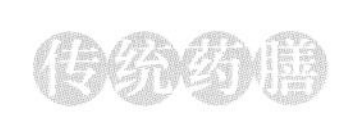

龙胆草粥

【原料】龙胆草10克，竹叶20克，白米100克。

【制法】先用水煎龙胆草、竹叶，取汁加入白米煮成粥。

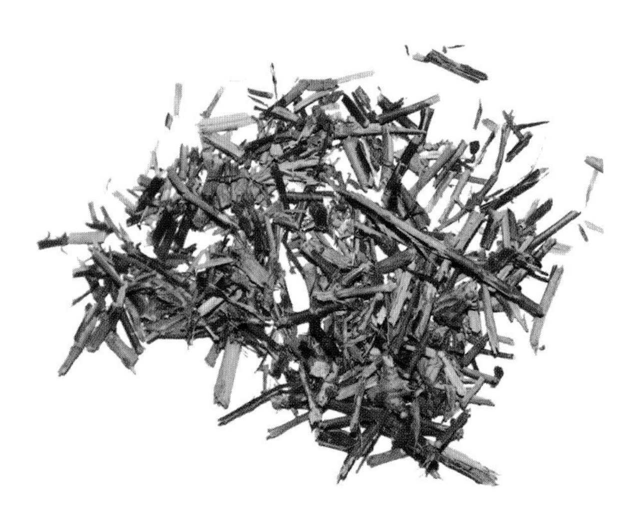

龙胆草

【用法】代早餐食。

【功效】泻肝降火，清心除烦。

【适用】失眠兼急躁易怒、目赤口苦、小便黄、大便秘结，属于肝郁化火者。

龙胆粥

【原料】龙胆草30克，车前子、地肤子各15克。

【制法】将车前子用纱布包好后与龙胆草、地肤子一同加水煎汁，去渣后与淘洗干净的粳米一同煮成粥。

【用法】早、晚分食，连服7～10日。

【功效】清热利湿，祛风止痒。

芦荟龙胆茶

【原料】龙胆草、芦荟、川芎各1.8克，半夏、麦门冬各3克。

【制法】将上药混匀，捣碎成粗末。

【用法】水煎代茶。

【功效】清热平肝，滋阴活血。

【适用】早期高血压病。

牛膝

原文：味苦，酸，平。主寒湿痿痹，四肢拘挛，膝痛不可屈；逐血气；伤热火烂；堕胎。久服轻身耐老。一名百倍。生川谷。

别名：甜川牛膝、甜牛膝、日全牛膝、大牛膝、白牛膝、拐牛膝。

来源：本品为苋科植物川牛膝的干燥根。

采收加工：秋、冬二季采挖，除去芦头、须根及泥沙，烘或晒至半干，堆放回润，再烘干或晒干。

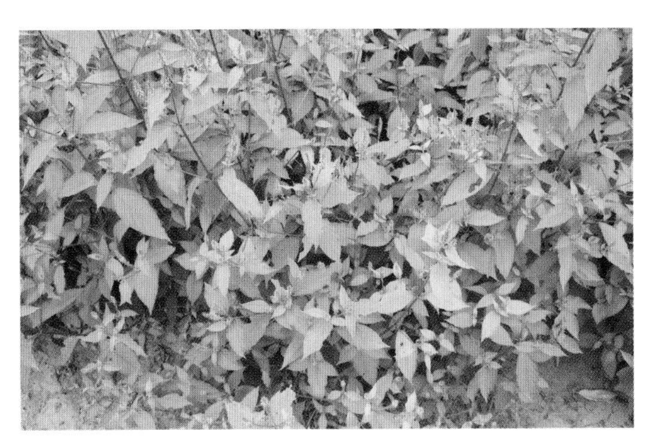

牛膝

性味归经：苦、甘、酸，平。归肝、肾经。

功效主治：逐瘀通经，补肝肾，强筋骨，利尿通淋，引血下行。用于经闭，痛经，腰膝酸痛，筋骨无力，淋证，水肿，头痛，眩晕，牙痛，口疮，吐血，衄血。

用量用法：5～12克。

使用禁忌：孕妇慎用。

精选验方 >>> >

腰腿痛：川牛膝、续断、杜仲各10克，水煎服，每日1剂，7日为1个疗程。

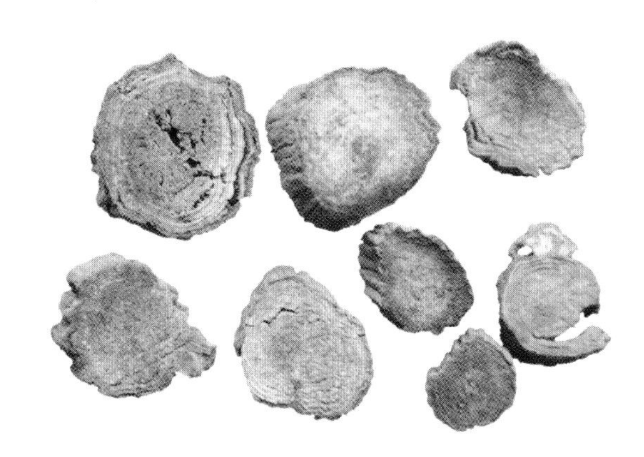

牛膝

肝肾虚、腰膝关节酸痛：牛膝、菟丝子、补骨脂、续断各10克，熟地黄15克，水煎服。

肾虚胃热、烦热口渴、头痛、齿痛：牛膝10克，生地黄、生石膏各15克，知母、麦门冬各6克，水煎服。

经闭不通、时或鼻血、虚火齿痛：牛膝、麦门冬、当归、知母各10克，水煎服。

妇女闭经、痛经：牛膝、延胡索、桃仁各10克，丹参15克，香附、赤芍各12克，水煎服。

齿龈炎：牛膝、麦冬各10克，生石膏（先煎）、玄参、生地黄各15克，水煎服。

膝关节肿痛，下肢风湿痛：牛膝、苍术、黄柏各10克，薏苡仁15克，水煎服。

白发：牛膝12克～15克，每日1剂，水煎分2次服，连服1～2个月。

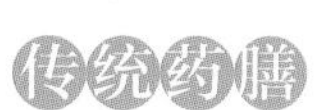

川牛膝炖猪蹄

【原料】川牛膝15克，猪蹄2只，黄酒80毫升。

【制法】猪蹄刮净去毛，剖开两边后切成数小块，与牛膝一起放入大炖盅内，加水500毫升，隔水炖至猪蹄熟烂，去牛膝。

【用法】食猪蹄肉、喝汤。

【功效】活血通经及美肤。

【适用】妇女气滞血瘀型闭经。

牛膝大豆酒

【原料】牛膝、生地、大豆各500克。

【制法】上味拌匀，同蒸一愤倾出，绢囊贮，以酒15000毫升浸经宿。

【用法】每服30～50毫升，空心日午夜卧温服。

【功效】祛风除湿。

【适用】久患风湿痹、筋挛膝痛、兼理胃气结聚、止毒热。

牛膝酒

【原料】牛膝150克。

【制法】以酒1500毫升，渍经3宿。

【用法】每于食前，温饮10毫升。

【功效】涩肠止痢。

【适用】肠蛊痢，或先下白，后下赤，或先下赤后下白。

卷柏

原文：味辛，温。主五脏邪气；女子阴中寒热痛；癥瘕；血闭绝子。久服轻身，和颜色。一名万岁。生山谷。

别名：一把抓、老虎爪、长生草、万年松、九死还魂草。

来源：本品为卷柏科植物卷柏或垫状卷柏的干燥全草。

采收加工：全年均可采收，除去须根及泥沙，晒干。

性味归经：辛，平。归肝、心经。

功效主治：活血通经。用于经闭痛经，癥瘕痞块，跌扑损伤。卷柏炭化瘀止血。用于吐血，崩漏，便血，脱肛。

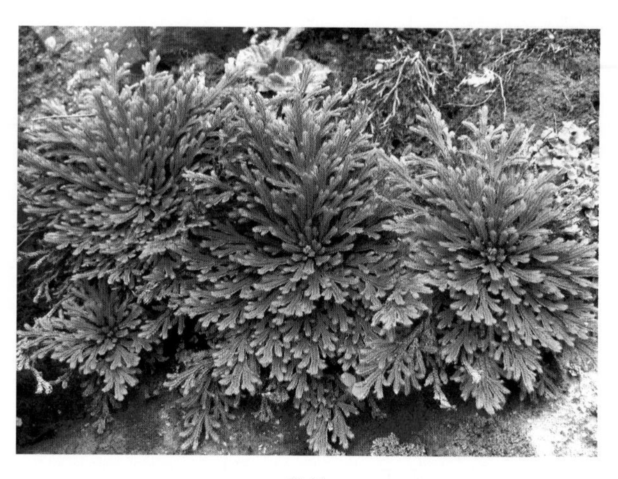

卷柏

用量用法：5～10克。

使用禁忌：孕妇慎用。

精选验方

咳血、崩漏：卷柏15～30克，水煎服。

烫伤：卷柏研末，茶油调涂。

内痔便血：卷柏、地榆各等量。研末，每次服10克，日服2次。

腹痛：卷柏9克，每日1剂，水煎，分2次服。

脱肛：卷柏9克～15克，每日1剂，炒炭，水煎服。

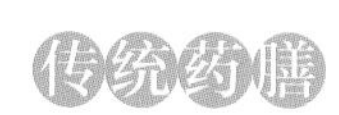

卷柏芹菜鸡蛋汤

【原料】鲜卷柏、鲜芹菜各30克，鸡蛋2个。

【制法】鸡蛋煮熟去壳置瓦锅，放入芹菜、卷柏，加清水浸没药渣，煮熟后去药渣吃蛋饮汤。

【用法】每日1剂，连服2～3剂。

【功效】调经止血。

【适用】月经过多、功能性子宫出血。

卷柏猪蹄汤

【原料】生卷柏5克，猪蹄250克，调味品适量。

【制法】将卷柏洗净，用纱布包裹，猪蹄洗净，掰成块，与卷柏一同放入锅中，加水炖煮至熟烂。去掉卷柏包，根据个人口味加入调味品适量即可。

【用法】每日1次，连食8～10日。

【功效】补筋骨、祛风湿，活血化瘀。

【适用】解除产后骨节酸痛。

卷柏炖肉

【原料】垫状卷柏（炒焦）30克，瘦猪肉60克。

【制法】将猪肉切小块，与卷柏加水共炖，肉熟烂即可。

【用法】服汤食肉。

【功效】止血，补虚。

【适用】吐血、便血、尿血。

杜仲

原文：味辛，平。主腰脊痛；补中益精气，坚筋骨，强志；除阴下痒湿，小便余沥。久服轻身，耐老。一名思仙。生山谷。

别名：思仙、木绵、思仲、丝连皮、玉丝皮、扯丝片、丝楝树皮。

来源：本品为杜仲科植物杜仲的干燥树皮。

采收加工：4 ~ 6 月剥取，刮去粗皮，堆置“发汗”，至内皮呈紫褐色，晒干。

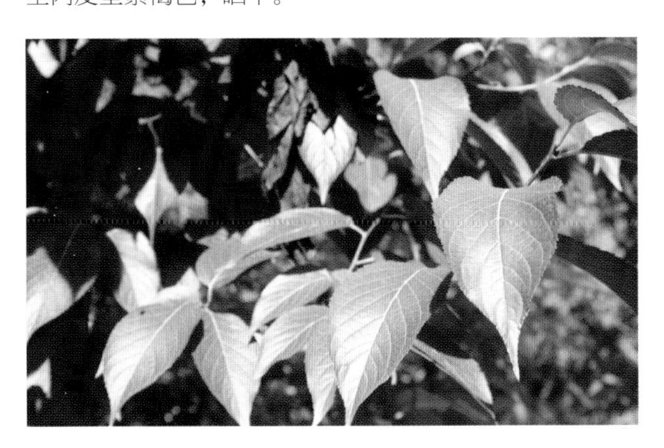

杜仲

性味归经：甘，温。归肝、肾经。

功效主治：补肝肾，强筋骨，安胎。用于肝肾不足，腰膝酸痛，筋骨无力，头晕目眩，妊娠漏血，胎动不安。

用量用法：6 ~ 10 克。

使用禁忌：阴虚火旺者慎服。

精选验方 >>>

腰痛：杜仲（炒去丝）、八角茴香各 15 克，川木香 5 克，水一盅，酒半盅，煎服，渣再煎。

胎动不安：杜仲焙干，研为细末，煮枣肉糊丸，每丸 10 克，早、晚各服 1 丸。

习惯性流产：杜仲、续断各等量，共研细粉，用红枣煎汤送服，每次服 10 克，每日 3 次，连服 10 ~ 20 日。

早期高血压病：杜仲、夏枯草、黄芩各 10 克，水煎服。

腰腿酸痛：杜仲、牛膝各 12 克，鸡血藤 15 克，补骨脂、红花各 10 克，水煎服；或将上药共研细粉，用白酒 500 毫升浸泡 7 日，每次 15 ~ 30 毫升，每日 2 次。

肾虚腰背酸痛，腿膝软弱，小便频数：杜仲 12 克，熟地黄 15 克，续断、菟丝子 10 克，核桃仁 30 克，水煎服。

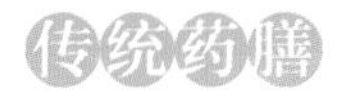

传统药膳

杜仲鹌鹑汤

【原料】杜仲、山药各 30 克，枸杞子 15 克，生姜 5 克，鹌鹑 3 只，红枣 10 枚，盐适量。

【制法】鹌鹑去毛、内脏，与杜仲、山药、枸杞子、红枣同煮 2 ~ 3 小时，加盐调味即可。

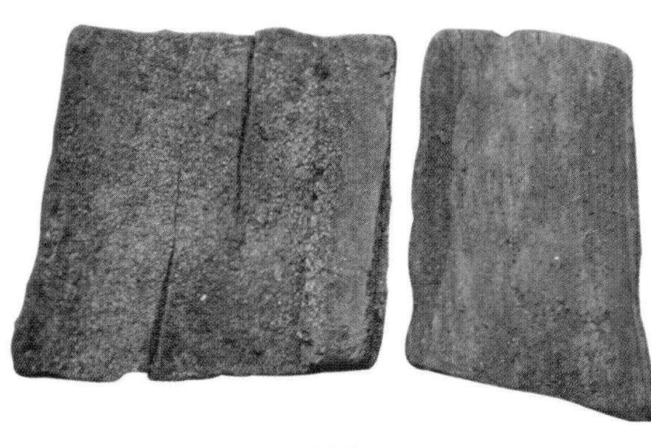

杜仲

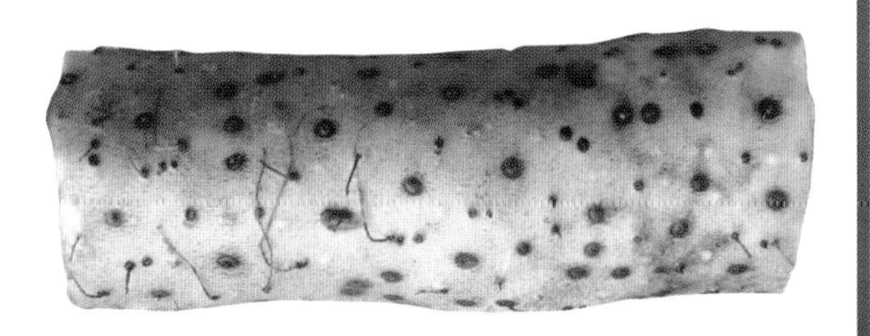

山药

【用法】每日分 2 次服食。

【功效】补益肝肾，强壮筋骨。

【适用】肝肾不足之腰膝软弱无力。

杜仲荷叶煨猪肾

【原料】杜仲末 10 克，猪腰子 1 枚，荷叶 1 张。

【制法】猪腰子 1 枚切片，以椒盐淹去腥水，入杜仲末 10 克在内，荷叶包之，煨熟为度。

【用法】适量食之，酒下。

【功效】补水脏。

【适用】肾虚腰痛。

杜仲炒腰花

【原料】杜仲 20 克，猪腰 2 个，味精、盐、植物油、淀粉、料酒、酱油、姜、葱各适量。

【制法】将杜仲剪碎，入锅，加清水熬成浓汁约 50 毫升，加少量淀粉、料酒、酱油、盐、味精，拌和均匀，备用。猪腰去臊筋膜，切成腰花片，将葱、姜分别切成葱段、姜丝。油锅烧热，先入葱、姜煸炒出香，入腰花片，急火熘炒，将杜仲药汁混合物倒入，拌匀勾芡即可。

【用法】佐餐或当菜，随意服食。

【功效】补肾强精。

【适用】肾虚不固型遗精。

杜仲寄生茶

【原料】杜仲、桑寄生各等份。

【制法】上味药共研为粗末。

【用法】每次 10 克，沸水浸泡饮。

【功效】补肝肾，降血压。

【适用】高血压而有肝肾虚弱、耳鸣眩晕、腰膝酸软者。

杜仲酒

【原料】杜仲、丹参各400克，川芎250克。

【制法】上药细作，用酒15斤，浸5日。

【用法】随性多少温饮。

【功效】补肝肾。

【适用】腰痛。

细辛

原文：味辛，温。主欬逆；头痛脑动；百节拘挛，风湿痹痛死肌。久服明目，利九窍，轻身长年。一名小辛。生川谷。

别名：小辛、细草、少辛、独叶草、金盆草、山人参。

来源：本品为马兜铃科植物北细辛、汉城细辛或华细辛的根及根茎。前二种习称“辽细辛”。

采收加工：夏季果熟期或初秋采挖，除净地上部分和泥沙，阴干。

性味归经：辛，温。归心、肺、肾经。

功效主治：祛风散寒，祛风止痛，通窍，温肺化饮。用于风寒感冒，头痛，牙痛，鼻塞流涕，鼻鼽，鼻渊，风湿痹痛，痰饮喘咳。

用量用法：1～3克。散剂每次服0.5～1克。外用适量。

使用禁忌：不宜与藜芦同用。

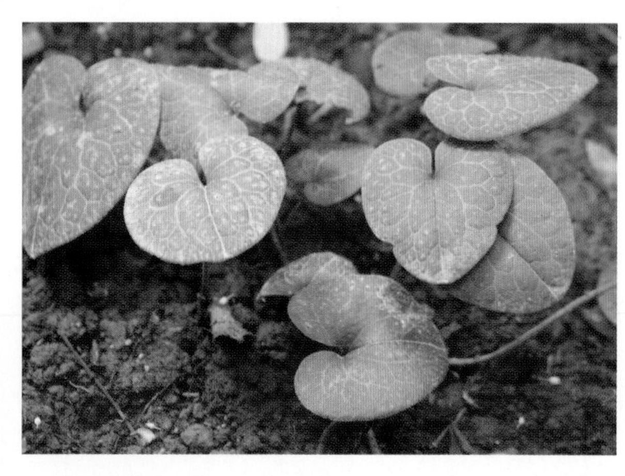

细辛

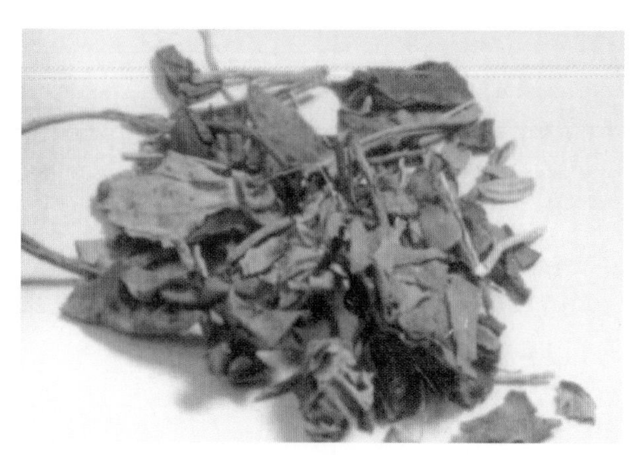

细辛

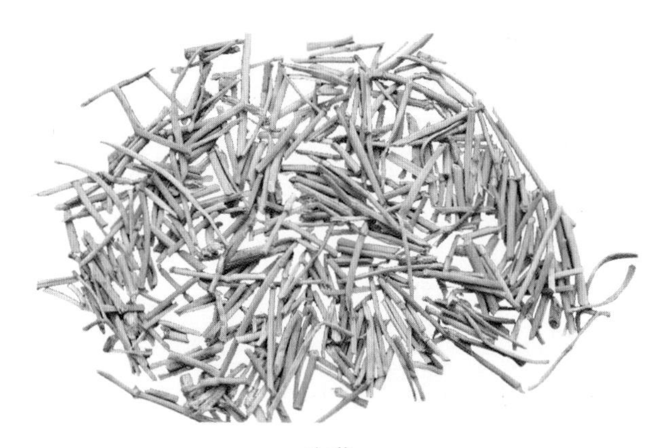

麻黄

精选验方

阳虚感冒：细辛、麻黄各3克，附子10克，水煎温服。

外感风寒、头痛咳嗽：用细辛，1～3克，水煎服。

牙痛：细辛3克（后下），白芷、威灵仙各10克，水煎2次，混合后分上、下午服，每日1剂。

阳痿：单味细辛3克，每日泡茶口服，连泡3次服用，经服月余。

口腔溃疡：细辛6克。研细末，醋调敷肚脐1夜。

口臭：细辛适量。水煮浓汁，热含冷吐。

肩周炎：细辛80克，研为极细末，与生姜300克杵成泥，铁锅内炒热，加入60度高粱酒100克调匀，再微炒，将药铺于纱布上，热敷肩周痛处，每晚1次。

寒饮咳嗽，喘逆：细辛3克，茯苓、干姜各10克，五味子、炙甘草各6克，水煎服。

寒证腹痛：细辛2克，吴茱萸6克，每日1剂，水煎，分2次服。

传统药膳

细辛粥

【原料】细辛3克，大米100克。

【制法】将细辛择净，放入锅中，加清水适量，浸泡5～10分钟后，水煎取汁，加大米煮为稀粥。

【用法】每日1～2剂，连续2～3日。

【功效】祛风散寒，温肺化饮，宣通鼻窍。

【适用】外感风寒头痛、身痛、牙痛、痰饮咳嗽、痰白清稀、鼻塞等。

细辛茶

【原料】细辛3克。

【制法】将细辛放入有盖杯中，用沸水冲泡，加盖，焖15分钟即可开始饮用。

【用法】代茶，频频饮服，一般可冲泡3～5次。

【功效】补肾壮阳。

【适用】对寒滞肝脉型阳痿尤为适宜。

细辛甘草茶

【原料】细辛 4 克，炙甘草 10 克，绿茶 1 克。

【制法】将上药加水 400 毫升，煮沸 5 分钟，加入茶叶即可。

【用法】3 次饭后服，每日 1 剂。

【功效】祛风止痛。

【适用】风湿性关节痛。

独活

原文：味苦，平。主风寒所击；金疮止痛；贲豚；痫痓；女子疝瘕。久服轻身耐老。一名羌活，一名羌青，一名护羌使者。生川谷。

别名：大活、山独活、香独活、川独活、肉独活、巴东独活。

来源：本品为伞形科植物重齿毛当归的干燥根。

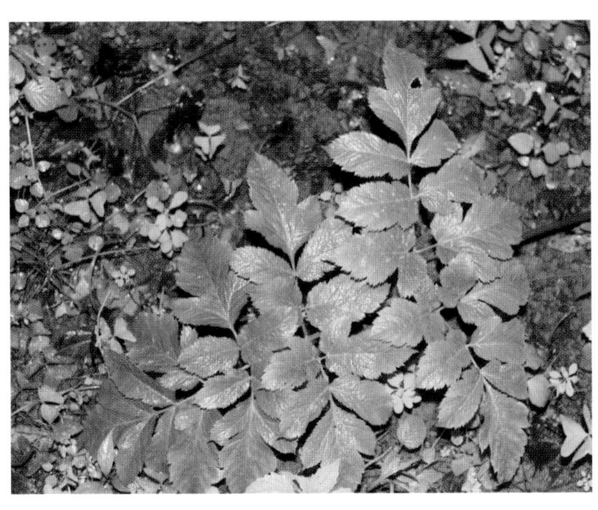

独活

采收加工：春初苗刚发芽或秋末茎叶枯萎时采挖，除去须根及泥沙，烘至半干，堆置 2 ~ 3 日，发软后再烘至全干。

性味归经：辛、苦，微温。归肾、膀胱经。

功效主治：祛风除湿，通痹止痛。用于风寒湿痹，腰膝疼痛，少阴伏风头痛，风寒挟湿头痛。

用量用法：3 ~ 10 克。

使用禁忌：阴虚血燥者慎服。

精选验方

阴寒头痛：独活 10 克，细辛 3 克，川芎 12 克，水煎服。

风湿腰痛：独活 30 克，杜仲、续断 15 克，米酒一杯为引，用水煎服 1 剂而立愈。

风湿腰膝关节痹痛：独活、牛膝、桑寄生、秦艽各 10 克，细辛 3 克，肉桂 5 克（另焗），水煎冲肉桂服。

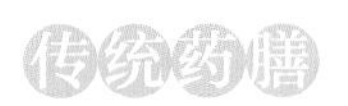

独活黑豆汤

【原料】独活 10 克，黑豆 60 克，江米酒 30 毫升。

【制法】将黑豆泡发洗净，连泡发水一起加入沙锅；另加适量清水，放入独活煮开；煮至黑豆熟烂，加米酒少许调匀即可。

【用法】佐餐食用。

【功效】祛风止痛，通经络，活血。

【适用】患脑血管疾病后遗肢体强直、瘫痪、活动不灵、语言障碍等症。

独活酒

【原料】独活 300 克，白酒 2500 毫升。

【制法】将独活放入酒坛，倒入白酒，密封坛口，浸泡 10 日后即成。

【用法】每日 3 次，每次空腹温饮 15 ~ 20 毫升。

【功效】祛风湿，止痛。

【适用】腰膝酸软、腿脚沉重疼痛。

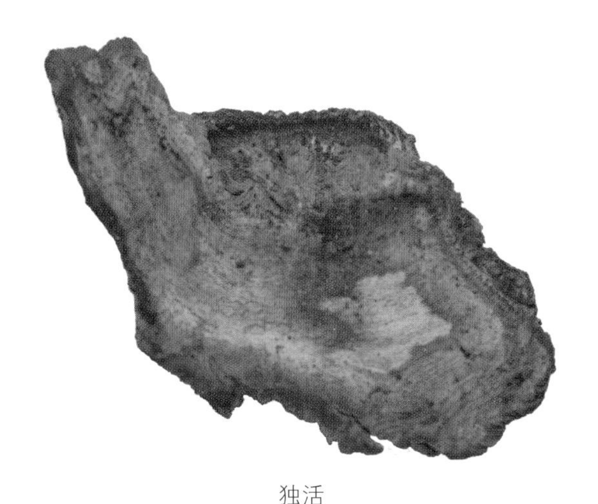

独活

柴胡

原文：味苦，平。主心腹肠胃中结气，饮食积聚；寒热邪气；推陈致新。久服轻身明目，益精。一名地薰。生川谷。

别名：地薰、茈胡、山菜、菇草、柴草。

来源：本品为伞形科植物柴胡或狭叶柴胡的干燥根。按性状不同，分别习称“北柴胡”及“南柴胡”。

采收加工：春、秋二季采挖，除去茎叶及泥沙，干燥。

性味归经：辛、苦，微寒。归肝、胆、肺经。

功效主治：疏散退热，疏肝解郁，升举阳气。用于感冒发热，寒热往来，胸胁胀痛，月经不调，子宫脱垂，

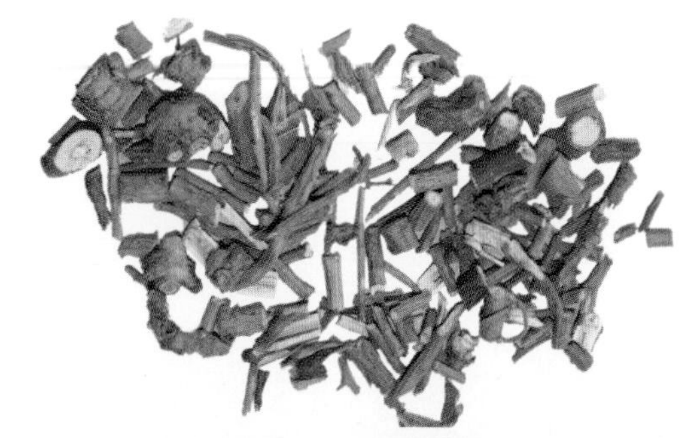

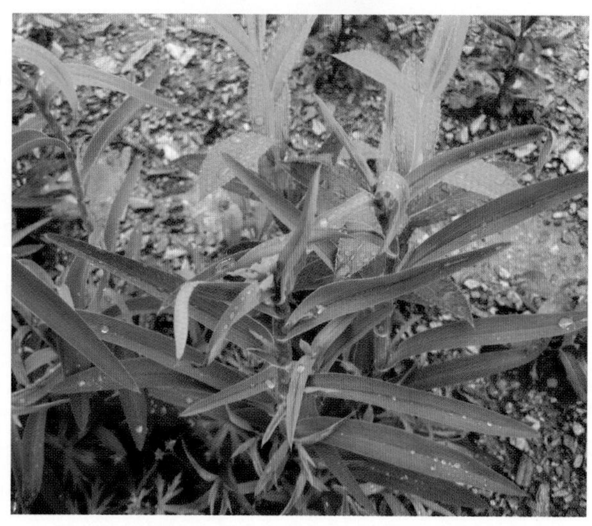

柴胡

脱肛。

用量用法： 3 ~ 10 克。

使用禁忌： 肝阳上亢，肝风内动，阴虚火旺及气机上逆者忌用或慎用。

精选验方 >>>

感冒发热： 柴胡、葛根各 10 克，黄芩 8 克，石膏 15 克，水煎服。

疟疾寒热往来： 柴胡 10 克，黄芩 8 克，青蒿 15 克，水煎服。

黄疸型肝炎： 柴胡 10 克，茵陈蒿 15 克，栀子 8 克，水煎服。

月经不调： 柴胡、当归各 10 克，川芎、香附各 6 克，水煎服。

经前期紧张综合征肝郁气滞证： 柴胡、白芍、当归、白术、白茯苓各 10 克，薄荷、甘草各 3 克，生姜 3 片，水煎服。

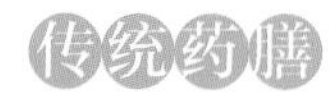

柴胡粥

【原料】柴胡 10 克，大米 100 克，白糖适量。

【制法】将柴胡择净，放入锅中，加清水适量，水煎取汁，加大米煮粥，待熟时调入白糖，再煮一、二沸即成。

【用法】每日 1 ~ 2 剂，连续 3 ~ 5 日。

【功效】和解退热，疏肝解郁，升举阳气。

【适用】外感发热、少阳寒热往来、肝郁气滞所致的胸胁乳房胀痛、月经不调、痛经、脏器下垂等。

柴胡黄芩粥

【原料】柴胡、黄芩各 10 克，大米 100 克，白砂糖适量。

【制法】柴胡、黄芩水煎取汁，加大米煮为稀粥，待熟时调入白糖，再煮一二沸即可。

【用法】每日 1 剂，连续 5 ~ 7 日。

【功效】柴胡有和解退热之功，黄芩有清热燥湿、泻火解毒之功。现代药理研究表明，两者均有明显的解热镇痛作用，对多种细菌、病毒有抑制作用。对治疗非典发热、头痛、全身酸痛有明显疗效。

柴胡扁豆山药猪肉汤

【原料】猪瘦肉 300 克，柴胡 15 克，扁豆 100 克，山药 50 克，精盐适量。

【制法】猪瘦肉切块，用沸水煮后过凉水备用。锅内加适量清水，煮沸，放入柴胡（用纱布包好）、扁豆、山药、猪瘦肉，小火炖 3 小时，加入精盐调味即可。

【用法】当菜佐餐，每日 1 ~ 2 次。

【功效】疏肝健脾，养血美颜。

柴胡青叶粥

【原料】柴胡、大青叶各 15 克，粳米 30 克，白糖适量。

【制法】将柴胡、大青叶同放入锅内加水适量煎煮，去渣取汁，用药汁煮粳米成粥，放入白糖调匀。

【用法】每日 1 次，6 日为 1 个疗程。

【功效】疏肝清热。

【适用】带状疱疹患者。

酸枣

原文： 味酸，平。主心腹寒热邪结气聚；四肢酸疼湿痹。久服安五脏，轻身延年。生川泽。

别名： 刺枣、山枣、别大枣。

来源： 本品为鼠李科植物酸枣的干燥成熟种子。

采收加工： 秋末冬初采收成熟果实，除去果肉及核壳，收集种子，晒干。

性味归经： 甘、酸，平。归肝、胆、心经。

功效主治： 养心补肝，宁心安神，敛汗，生津。用于虚烦不眠，惊悸多梦，体虚多汗，津伤口渴。

用量用法： 10 ~ 15 克。

使用禁忌： 凡有实邪郁火及患有滑泄症者慎服。

精选验方 >>>

心悸不眠： 酸枣仁研末，每服 6 克，每日 2 次，竹叶煎汤送服，宜连服 1 周。

气虚自汗： 黄芪 30 克，党参、酸枣仁各 15 克，白

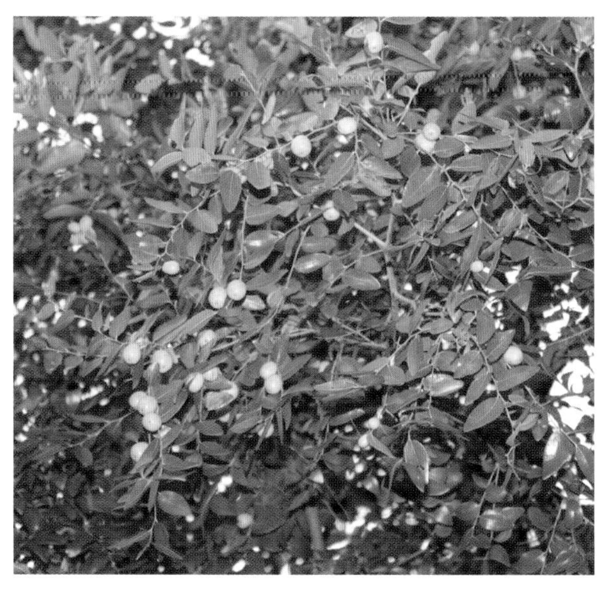

酸枣

术 12 克，五味子 9 克，大枣 4 枚，水煎，分 3 次服。

心阴不足失眠：枣仁 30 克，麦门冬 15 克，五味子 5 克，水煎服。

心烦失眠、多梦、易惊醒、头胀痛，烦躁易怒：酸枣仁 6 ~ 12 克，知母、茯苓各 9 克，川芎 3 ~ 5 克，甘草 6 克，水煎服。

肝肾阴虚所致盗汗：酸枣仁配五味子、山茱萸、糯稻根各等份，水煎服，每日 1 ~ 2 剂，或酸枣仁与人参、茯苓共为细末，米汤送服。

神经衰弱，心烦失眠：酸枣仁、百合各 15 克，远志 9 克，水煎服。

肺虚干咳痰稠：酸枣仁、沙参、瓜蒌各 10 克，麦冬 12 克，水煎服。

心悸：酸枣仁、龙骨各 15 克，炒黄捣碎，每日 1 次，水煎分 2 ~ 3 次服。

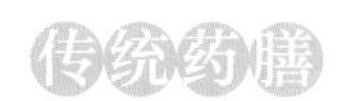

传统药膳

酸枣茱萸粥

【原料】酸枣仁 15 克，山茱萸肉 15 ~ 20 克，粳米 100 克，白糖适量。

【制法】先将山茱萸肉洗净去核，再与酸枣仁共煎，取汁去渣，与粳米同煮粥，待粥将熟时，加入白糖稍煮即可。

【用法】每日 1 ~ 2 次，10 日为 1 疗程。

【功效】滋补肝肾，养心安神。

【适用】妇女更年期综合症及肝肾不足所致的夜寐不安、面部潮红、手足心热、头晕耳鸣、带下、遗尿、小便频数等症。

枣仁粥

【原料】酸枣仁 60 克，粳米 400 克。

【制法】将酸枣仁炒熟，放入锅内，加清水适量，煎熬 15 ~ 20 分钟，取出枣仁，留药汁备用，将粳米洗净，与药汁一起放入锅中，用武火煮 20 分钟后，改文火煮至熟烂即可。

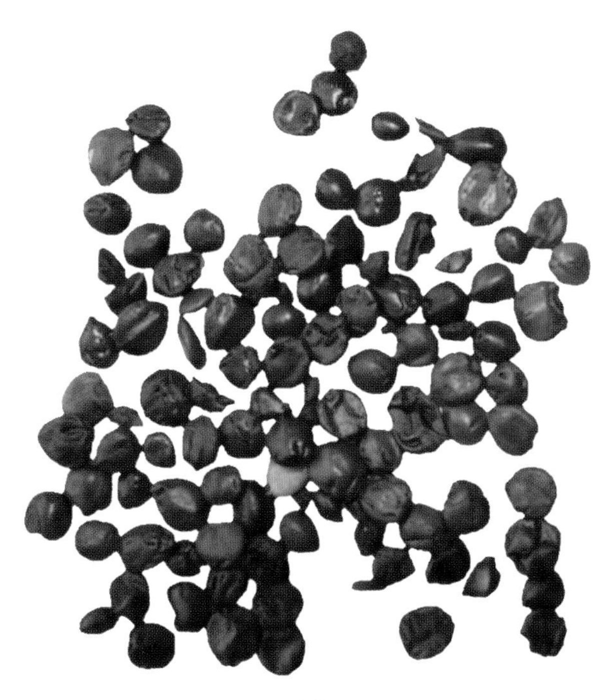

酸枣

【用法】早、晚服食。

【功效】健脾安神。

安神二枣粥

【原料】酸枣仁 20 克，大枣、核桃仁各 30 克，大米 60 克。

【制法】将大枣、大米洗净，与酸枣仁、核桃仁共煮成粥。

【用法】加白糖少许，早、晚服食，常用之。

【功效】补虚安神。

【适用】心肾亏虚、心悸、失眠、心烦等症。

枣仁龙眼粥

【原料】酸枣仁 30 克，龙眼肉 15 克，红糖 6 克，粳米 80 克。

【制法】将酸枣仁，龙眼肉去净灰渣，枣仁捣碎，用双层纱布包好，龙眼肉切成小粒，粳米洗净入锅，掺清水煮成稀粥，加红糖即成。

【用法】每服适量。

【功效】补血，养胃益脾，安神。

【适用】思虑过度、劳伤心脾、暗耗阴血所致的面色萎黄、心悸怔忡、健忘失眠、多梦易惊等症。

酸枣仁枸杞茶

【原料】酸枣仁、枸杞各适量，两片甘草。

【制法】酸枣仁与枸杞各半，和甘草以热开水加盖冲 5 分钟。

【用法】代茶饮。

【功效】能够安神，补血与帮助入眠。

【适用】更年期失眠多梦。

槐实

原文：味苦，寒。主五内邪气热，止涎唾；补绝伤；五痔；火疮；妇人乳瘕，子脏急痛。生平泽。

别名：槐角、槐豆、槐子、槐连灯、槐连豆、九连灯。

来源：本品为豆科植物槐的干燥成熟果实。

采收加工：冬季采收，除去杂质，干燥。

性味归经：苦，寒。归肝、大肠经。

功效主治：清热泻火，凉血止血。用于肠热便血，痔肿出血，肝热头痛，眩晕目赤。

用量用法：6 ~ 9克。

使用禁忌：脾胃虚寒及孕妇忌服。

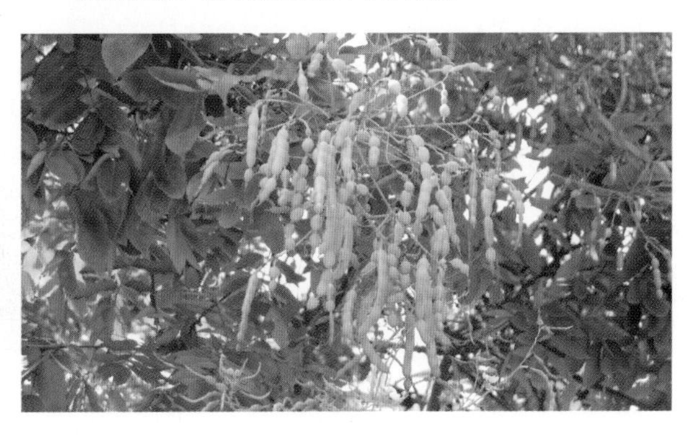

槐实

精选验方 >>> >

痔出血：炒槐角15克，金樱根、荔枝草各30克，煎服。

高血压：槐角6克，每日1剂，水煎代茶饮。

眩晕：槐角、川芎各30克，共压碾成细末，每次6克，每日2次，用开水或茶水送服。

烧、烫伤：槐角适量，焙黄研成细粉面，用香油调匀涂伤处。

传统药膳

槐角乌龙茶

【原料】槐角、冬瓜皮各18克，乌龙茶3克，首乌30克，山楂肉15克。

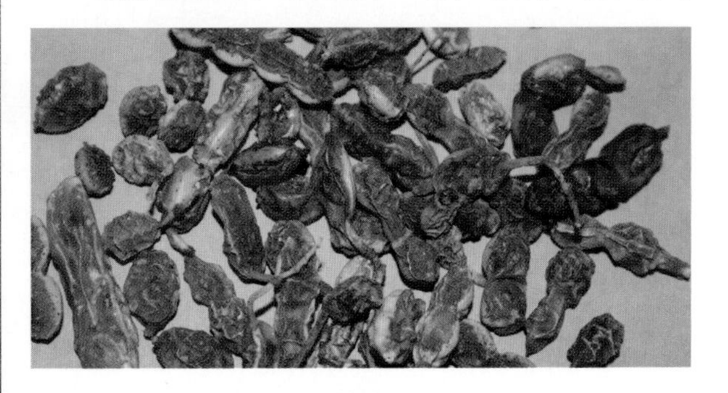

槐实

【制法】将以上4味药共煎去渣，用药汤冲沏乌龙茶。

【用法】代茶饮用。

【功效】消脂减肥。

【适用】肥胖症。

槐角茶

【原料】槐角500克。

【制法】槐角每日取3 ~ 5粒泡水喝，泡出的水呈金黄色。

【用法】代茶饮。

【功效】润肠通便。

【适用】习惯性便秘。

枸杞

原文：味苦，寒。主五内邪气，热中消渴；周痹，久服坚筋骨，轻身耐老。一名杞根，一名地骨，一名枸忌，一名地辅。生平泽。

别名：西枸杞、白刺、山枸杞、白疙针。

来源：为茄科植物宁夏枸杞的果实。

采收加工：夏、秋季果实呈橙红色时采收，晾至皮皱后，再曝晒至外皮干硬、果肉柔软，除去果梗。

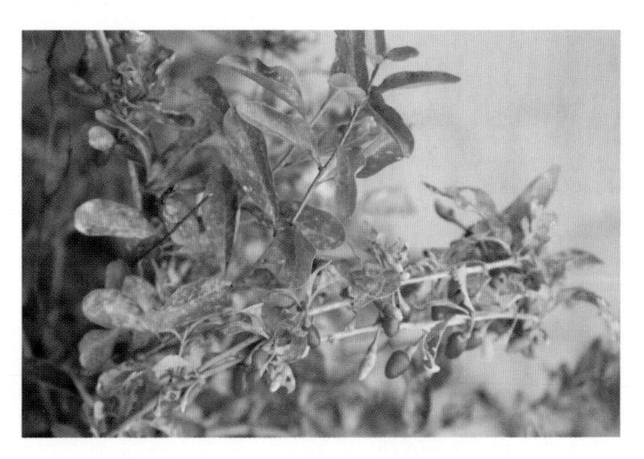

枸杞

性味归经：甘，平。归肝、肾经。

功效主治：滋补肝肾，益精明目。用于虚劳精亏，腰膝酸痛，眩晕耳鸣，阳痿遗精，内热消渴，血虚萎黄，目昏不明。

用量用法：6 ~ 12克。

使用禁忌：外邪实热，脾虚有湿及泄泻者忌服。

精选验方 >>> >

高血压：枸杞子30克，茶叶5克，泡茶喝。

妊娠呕吐：枸杞、黄芩各50克，置于带盖大瓷杯内，用沸水冲泡，频频饮服；喝完可再次用沸水冲泡饮服，以愈为度。

男性不育症：每日晚上嚼服枸杞子 15 克，连服 1 个月为 1 疗程。待精液常规检查正常后再服 1 疗程。服药期间应戒房事。

老人夜间口干：每日晚上嚼服枸杞子 30 克，以 10 月为 1 个疗程。

暑热心烦，口渴，自汗，胸闷食少：枸杞子、五味子各 10 克，开水泡或水煎当茶饮。

夜盲：枸杞子、决明子各 10 克，猪肝 60 克，水煎服。

早泄：枸杞子、百合各 30 克，干姜 3 ～ 6 克，每日 1 剂，水煎，分 2 次服。

阳痿：枸杞子适量，每日 12 ～ 15 克嚼食，连食一个月。

糖尿病：枸杞子 15 克，桑白皮 12 克，每日 1 剂，水煎，分 2 次服。

白发：枸杞子、何首乌各 15 克，加水略煎或滚水冲泡代茶饮。

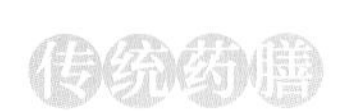

枸杞粥

【原料】枸杞子 30 克，大米 60 克。

【制法】先将大米煮成粥，然后加枸杞子再煮 5 分钟即可。

【用法】每日 1 ～ 2 次，每次 1 碗，可常服。

【功效】滋补肝肾，明目养脑。

【适用】肝肾阴虚引起的头晕目涩、腰膝酸软等症。

杞枸杞陈皮粥

【原料】陈皮、枸杞子各 15 克，粟米 100 克。

【制法】将陈皮洗净、晒干或烘干，研成细末，备用；将枸杞子、粟米分别淘洗干净，同时放入锅内，加水适量，大火煮沸后改用小火煮 30 分钟，待粟米酥烂后调入陈皮细末，搅拌均匀，再用火煮至沸，即成。

【用法】早、晚分服。

【功效】滋补肝肾，化痰降脂。

杞黄炖鸭

【原料】黄芪、枸杞各 20 克，当归 10 克，鸭肉 250 克。

【制法】共入盆蒸煮，至肉熟调味，弃黄芪、枸杞、当归。

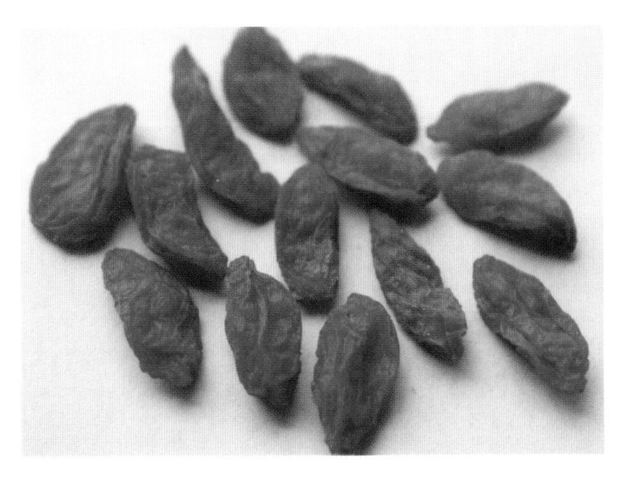

枸杞

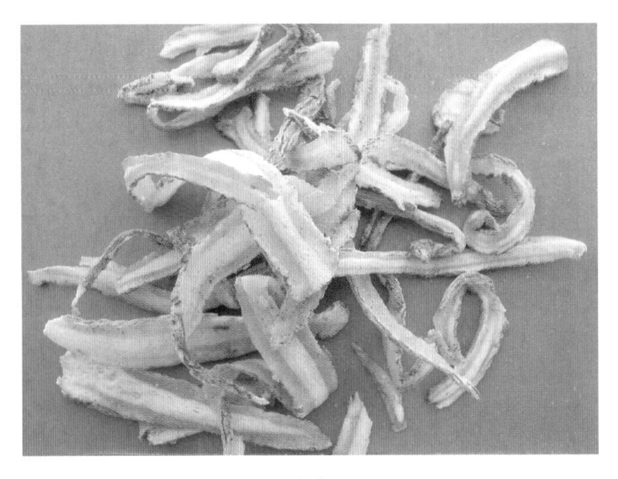

当归

【用法】佐餐，每周 1 次。

【功效】益气滋阴，补血活血，强心利尿。

枸杞五味汤

【原料】枸杞子、五味子各 250 ～ 500 克。

【制法】将枸杞子、五味子研细。

【用法】每日服 2 次，每次 3 ～ 5 克，用开水冲服，代茶饮，可连用 7 ～ 10 日。

【功效】补肾固精，养心安神，降低血糖，降脂降压。

杞地甲鱼羹

【原料】甲鱼（300 克以上）1 只，枸杞子、淮山药各 30 克，女贞子、熟地黄各 15 克，精盐、味精各适量。

【制法】杀甲鱼，去内脏，用沸水冲洗一下，洗净，切作块。将甲鱼肉放砂锅内，加枸杞子、淮山药、女贞子、熟地黄，放盐，加水适量，文火炖作羹糊，加味精调味。

【用法】佐餐食用，枸杞子、淮山药、女贞子、熟地黄等也一并嚼食。每周 1 次，连服 1 个月。

【功效】滋阴补肾，涩精益智。

枸杞淮山药炖猪脑

【原料】枸杞子 10 克，山药 30 克，猪脑 1 具。

【制法】将原料入锅加水炖 1 小时，放盐调味即可食。

【用法】每周食 1 ～ 2 次，喝汤吃肉，连服数周。

【功效】补肾健脾益脑，增强记忆力。

枸杞羊肾粥

【原料】枸杞叶 250 克（或枸杞子 30 克），粳米 100 克，羊肉 60 克，羊肾 50 克，葱白少许，盐适量。

【制法】将羊肾剖开，去其筋膜，洗净切碎。羊肉洗净切碎。先将洗净的枸杞叶煎煮取汁，用枸杞汁与羊肾、羊肉、粳米、葱白同煮成粥，加盐调匀即可。

【用法】趁热食用，经常服食。

【功效】温肾阳，益精血。

【适用】肾虚引起的头晕目眩、视力减退、腰膝酸软无力。

枸杞莲子汤

【原料】枸杞 25 克，莲子 400 克，白糖适量。

【制法】莲子开水浸泡后剥去外皮，除去莲心，放入锅中，加清水煮熟，加入白糖、枸杞，稍煮即可。

【用法】随意服食。

【功效】补益肝肾，养心安神。

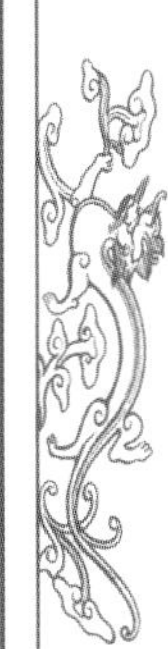

枸杞菊花茶

【原料】枸杞、菊花各10克，绿茶5克。

【制法】枸杞洗净，加水500毫升，烧开后倒入茶杯内，加入菊花、绿茶，盖好，温浸半小时。

【用法】代茶饮。

【功效】降脂。

【适用】脂肪肝。

薏苡仁

原文：味甘，微寒。主筋急拘挛，不可屈伸，风湿痹；下气；久服轻身益气。其根，下三虫。一名解蠡。生平泽及田野。

别名：苡米、薏米、苡仁、起实、米仁、土玉米、回回米、六谷子、薏珠子。

来源：本品为禾本科植物薏苡的干燥成熟种仁。

采收加工：秋季果实成熟时采割植株，晒干，打下果实，再晒干，除去外壳、黄褐色种皮及杂质，收集种仁。

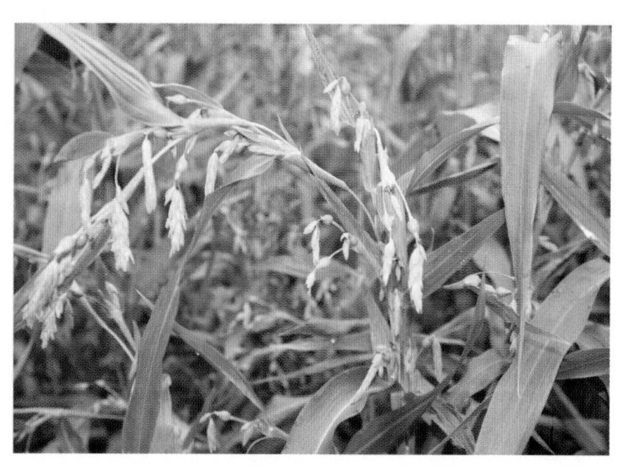

薏苡仁

性味归经：甘、淡，凉。归脾、胃、肺经。

功效主治：利水渗湿，健脾止泻，除痹，排脓，解毒散结。用于水肿，脚气，小便不利，脾虚泄泻，湿痹拘挛，肺痈，肠痈，赘疣，癌肿。

用量用法：9 ~ 30克。

使用禁忌：孕妇慎用。

精选验方 >>> >

扁平疣：生薏苡仁末30克，白糖10克，拌匀，每次1匙，开水冲服，每日3次，7 ~ 10日为1个疗程。

慢性结肠炎：薏苡仁500克，山药100克，炒黄研粉，每日2次，每次2匙，温水或红糖水，蜂蜜水冲服。

婴幼儿消化不良：薏苡仁、山药各15克，共研细末，炒成微黄色、煮成稀糊状，再加白糖调味，每日1剂，分2次服，一般3 ~ 7日可愈。

暑热吐泻：薏苡仁、鲜青蒿各30克，竹茹15克，生姜3克，水煎服。

风湿筋骨痛：薏苡仁、木防己各15克，木瓜、牛膝各10克，水煎服。

膝关节肿痛，下肢风湿痛：薏苡仁15克，黄柏、苍术、牛膝各10克，水煎服。

脾虚水肿：薏苡仁15 ~ 30克，赤小豆30 ~ 60克，水煎服。

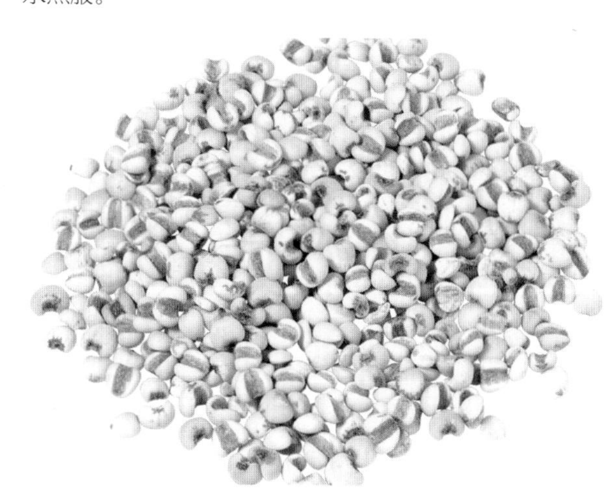

薏苡仁

传统药膳

冬瓜薏仁粥

【原料】薏苡仁50克，冬瓜150克。

【制法】将冬瓜切成小块，与薏苡仁加水共煮，至熟为度。

【用法】早餐食用。

【功效】健脾利湿，消脂减肥。

【适用】肥胖症和减肥健美。

薏苡仁田螺花椒粥

【原料】田螺10只，薏苡仁30克，花椒10克。

【制法】田螺水养一夜后，用沸水烫熟，取出田螺肉，与薏苡仁、花椒共煮成稀粥，趁热调味即可。

【用法】早、晚分食，连用7日为1个疗程。

【功效】清热除湿，利水消肿。

绿豆苡仁粥

【原料】薏苡仁80克，绿豆50克。

【制法】将绿豆及薏仁入沙锅内，加水适量，置武火上煮沸，改文火熬，待其烂熟成粥即成。

【用法】早餐食用。

【功效】清热解毒，凉血止血。

【适用】血热或湿热内蕴所致的小儿紫癜。

米仁荷叶汤

【原料】米仁30克，荷叶1张，适量淀粉汁、砂糖、桂花。

【制法】将米仁淘洗净，用水浸泡使米仁发软后放入锅内，加水适量，用文火煮至九成熟时，放入荷叶再煮熟，再加入淀粉汁、砂糖、桂花，继续煮至成稀粥即可食用。

【用法】每日1次，连服5日。

【功效】清热利湿，补虚益肺胃。

苡米扁豆山楂粥

【原料】薏苡仁30克，炒扁豆20克，山楂15克，红糖适量。

【制法】四味共入锅，加水适量煮粥。

【用法】每周4～5次。

【功效】化痰燥湿，温肾健脾。

苡仁红枣粥

【原料】薏苡仁50克，糯米100克，红枣10个，红糖20克。

【制法】将薏苡仁浸泡，淘洗净，糯米淘洗净，红枣洗净去，核，切成四瓣。糯米、苡仁下锅，掺清水烧开后，加入红枣，煮成粥，放入红糖食之。

【用法】每日2次。

【功效】健脾益气，养血安神。

【适用】脾胃虚弱、食少便溏、体虚羸弱、气血不足、贫血、紫癜等症。

薏苡仁白糖粥

【原料】薏苡仁50克，白糖、水各适量。

【制法】薏苡仁加适量水以文火煮成粥，加白糖适量搅匀。

【用法】早餐食用。

【功效】健脾补肺，清热利湿。

【适用】扁平疣、青春疙瘩等。

薏苡粳米粥

【原料】薏苡仁30克，粳米50克，冰糖适量。

【制法】将薏苡仁、粳米同放入锅中，加适量清水，大火煮开后改用小火煮至粥熟米烂，调入冰糖，略煮即成。

【用法】早、晚分食。

【适用】各种类型的水肿。

薏苡饼

【原料】薏苡仁粉5斤。

【制法】以枣肉乳汁拌和，作团如蒸饼大，依法蒸熟。

【用法】随性食之。

【功效】益气补虚。

【适用】虚劳。

车前子

原文：味甘，寒。主气癃，止痛，利水道小便；除湿痹。久服轻身耐老。一名当道。生平泽。

别名：车前实、虾蟆衣子、猪耳朵穗子、凤眼前仁。

来源：本品为车前科植物车前或平车前的干燥成熟种子。

采收加工：夏、秋二季种子成熟时采收果穗，晒干，搓出种子，除去杂质。

性味归经：甘，寒。归肝、肾、肺、小肠经。

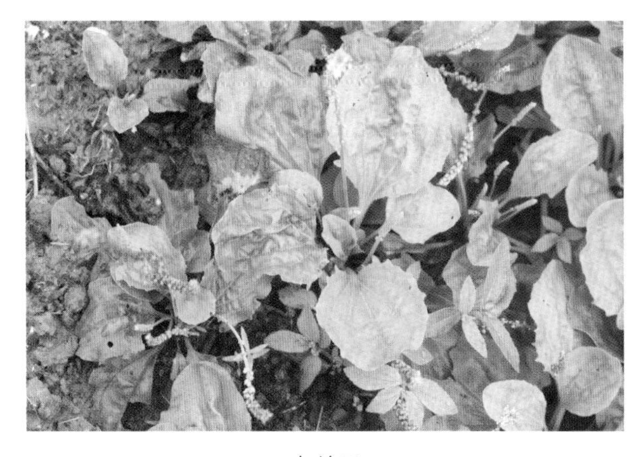

车前子

功效主治：清热利尿通淋，渗湿止泻，明目，祛痰。用于热淋涩痛，水肿胀满，暑湿泄泻，目赤肿痛，痰热咳嗽。

用量用法：9～15克，包煎。

使用禁忌：凡内伤劳倦，阳气下陷，肾虚精滑及内无湿热者，慎服。

精选验方

腹泻：车前子30克，绿豆100克，水煎服。

小儿消化不良：车前子15克，炒白术10克，水煎服。

高血压病：车前子9～18克，水煎2次，每日当茶饮。

小便不利：车前子晒干为末，每服10克，车前叶煎汤下。

泌尿系结石：车前子30克，金钱草50克，水煎代茶饮。

白带多、腹泻：车前子30克用纱布包裹煎煮半小时后取出，再加粳米60克，茯苓粉30克同煮成粥，食用即可。

水肿：车前子、泽泻、茯苓皮各12克，冬瓜皮30克，水煎服。

急慢性肾炎：鲜车前草30克，冬瓜皮、玉米须各15克，血尿明显者加鲜茅根30克，水煎，每日1剂，分3次服。

青光眼：车前子60克，加水300毫升，1次煮服，每日1剂。

脐湿流水：车前子3～5克，炒焦研成细末，撒敷脐处。

泻不止：车前子6～12克，炒后研末，每日1剂，分2次用米汤调服。

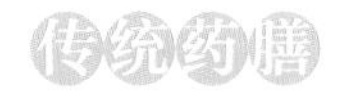

传统药膳

车前草叶羹

【原料】车前草叶500克，葱白1根，粳米50克。

【制法】切车前草叶，与葱白共煮成羹。

【用法】上、下午分食。

【功效】清热化湿，降低血脂。

车前田螺汤

【原料】车前子30克，红枣10枚，田螺（连壳）1000克。

【制法】先用清水静养田螺1～2日，经常换洗以漂去污物，斩去田螺壳顶尖。红枣（去核）洗净。用纱布另包车前子，与红枣、田螺一齐放入煲中，加清水适量，

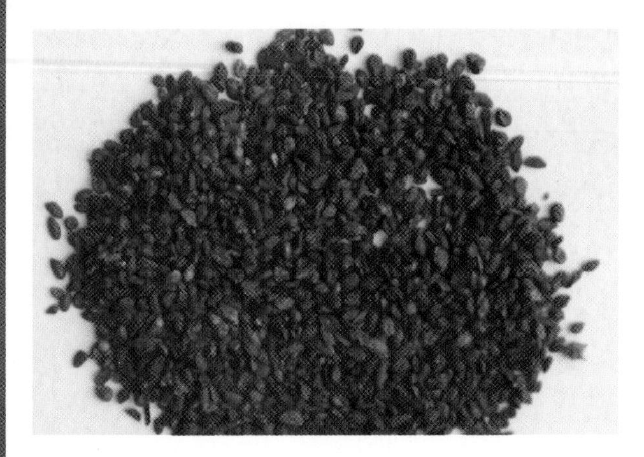

车前子

武火煮沸后改文火煲2小时，经调味即成。

【用法】饮汤，吃田螺。

【功效】利水通淋，清热祛湿。

车前子粥

【原料】车前子12克，粳米50克。

【制法】将车前子用纱布包好，放入沙锅，加水200毫升，中火煎至100毫升去药袋，加入粳米，再加水400毫升，小火煮至粥成。

【用法】温热食用，每日2次。

【功效】养肝明目，利水消肿，祛痰止咳。

【适用】球结膜水肿、目赤肿痛、高血压病、高脂血、老年慢性支气管炎等症。

车前叶粥

【原料】新鲜车前叶30～60克，粳米10克，葱白3～5根。

【制法】先将车前叶、葱白洗净、切碎，入砂锅内，加水200毫升，煎至100毫升时，去渣取汁，然后加入粳米，再加水600毫升左右，煮成稀粥。

【用法】每日2次，温热服食。5～7日为1个疗程。

【功效】清热通淋。

车前茯苓粥

【原料】车前子、茯苓各40克，白糖25克，粳米60克。

【制法】将车前子用纱布包，放入锅中加水500毫升，煎取汁350毫升；茯苓压成细粉，同放锅内，加入淘洗干净的粳米，再加水适量，以武火煮沸，放入白糖搅匀，改用文火，煮至米烂粥成即可。

【用法】每日1剂，代早餐用，连用5～7剂。

【功效】清热除湿，健脾止带。

【适用】脾虚生湿，湿郁化热所致的带下病。

车前子茶

【原料】炒车前子10克，红茶3克。

【制法】将二味药用沸水冲泡浓汁，加盖闷10分钟即可。

【用法】每日1～2剂，分2次温服。

【功效】健脾利水，抗菌消炎，敛肠止泻。

【适用】脾虚水泻、胃肠炎。

车前瓜皮米仁粥

【原料】冬瓜皮、米仁各30克，茯苓皮、车前草各15克。

【制法】将以上四味一同入锅，加水适量，先用大火烧开，再转小火熬煮成稀粥。

【用法】每日服1剂，连服5～7日。

【功效】清热利湿，健脾和胃。

蛇床子

原文：味苦，平。主妇人阴中肿痛；男子阴痿；湿痒；除痹气，利关节；癫痫；恶疮。久服轻身。一名蛇米。生川谷及田野。

别名：蛇米、蛇栗、野茴香、野胡萝卜子。

来源：本品为伞形科植物蛇床的干燥成熟果实。

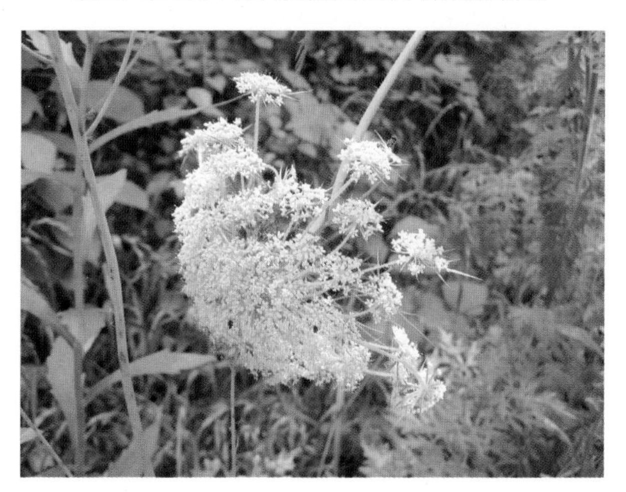

蛇床子

采收加工：夏、秋二季果实成熟时采收，除去杂质，晒干。

性味归经：辛、苦，温；有小毒。归肾经。

功效主治：燥湿祛风，杀虫止痒，温肾壮阳。用于阴痒带下，湿疹瘙痒，湿痹腰痛，肾虚阳痿，宫冷不孕。

用量用法：3～10克。外用适量，多煎汤熏洗，或研末调敷。

使用禁忌：下焦有湿热，或肾阴不足，相火易动以及精关不固者忌服。

精选验方 >>>

妇人阴痒：蛇床子50克，白矾10克，煎汤频洗。

阴囊湿疹：蛇床子25克，煎水洗阴部。

毛囊炎：蛇床子、地肤子各30克，加水煎汤，趁热溻洗患处。

手癣：蛇床子、白鲜皮、苦参各40克，百部、当归各20克。煎液。趁温浸洗患处20.30分钟，每日1剂，洗2～3次。

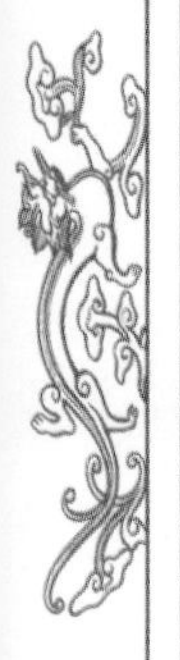

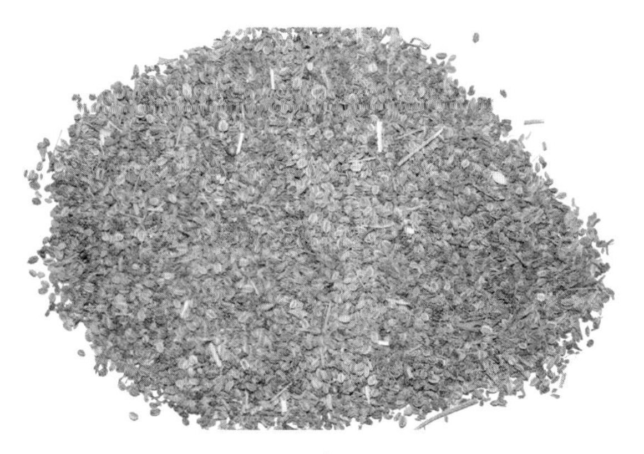

蛇床子

传统药膳

蛇床子炖麻雀

【原料】蛇床子 15 克，生姜 12 克，大蒜 6 克，麻雀 5 只，花椒、酱油、味精、食盐、葱各适量。

【制法】将麻雀去毛及肠杂，洗净备用；生姜切片；蛇床子去净灰尘装入麻雀腹内，放碗内，并加入生姜、葱、大蒜、酱油、花椒等，隔水炖熟，至熟后去掉药渣，锅中放油，加入调料略炖煮即成。

【用法】食肉饮汤，每日 1 次。

【功效】补肾壮阳，生精补髓。

【适用】肾阳虚型畸形精子过多症。

菟丝子

原文：味辛，平。主续绝伤；补不足，益气力，肥健人；汁去面皯。久服明目，轻身延年。一名菟芦。生川泽。

别名：黄丝、豆寄生、金黄丝子、马冷丝、巴钱天、黄鳝藤。

来源：本品为旋花科植物菟丝子的干燥成熟种子。

采收加工：秋季果实成熟时采收植株，晒干，打下种子，除去杂质。

性味归经：辛、甘，平。归肝、肾、脾经。

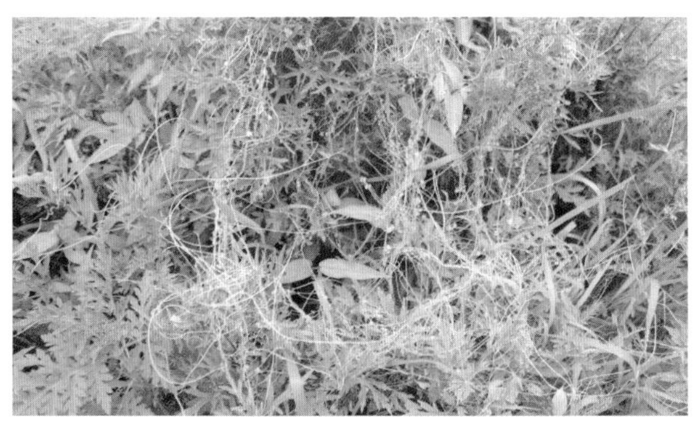

菟丝子

功效主治：补益肝肾，固精缩尿，安胎，明目，止泻；外用消风祛斑。用于肝肾不足，腰膝酸软，阳痿遗精，遗尿尿频，肾虚胎漏，胎动不安，目昏耳鸣，脾肾虚泻；外治白癜风。

用量用法：6 ~ 12 克。外用适量。

使用禁忌：阴虚火旺者忌用。

精选验方 >>>

通乳汁：菟丝子 15 克，水煎服。

肾虚阳痿、遗精及小便频数：菟丝子、枸杞子、覆盆子、五味子、车前子各 9 克，水煎服。脾虚泄泻：菟丝子 15 克，生白术 10 克，水煎服。

腰膝酸软、遗精早泄、小便频数、带下过多：菟丝子加黑豆 60 粒、红枣五枚，水煎服。

小儿遗尿：菟丝子 2 ~ 3 克，金银花 6 ~ 9 克，每日 1 剂，水煎，分 2 次服。

阳痿：菟丝子 9 克，细辛 2 ~ 3 克，每日 1 剂，水煎分 3 次服，或细辛 1 克，洗净开水冲泡或略煎代茶饮。

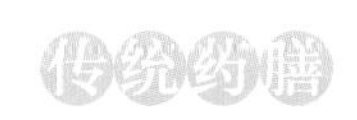

菟丝子粥

【原料】菟丝子 60 克，粳米 100 克，白糖适量。

【制法】菟丝子研碎，放入沙锅内，加入水 300 毫升，用小火煎至 200 毫升，去渣留汁，加入粳米后另加水 300 毫升及适量白糖，用小火煮成粥。

【用法】早、晚分服。

【功效】补肾益精，养肝明目。

【适用】肝肾不足的腰膝筋骨酸痛，腿脚软弱无力、阳痿遗精、呓语、小便频数、尿有余沥、头晕眼花、视物不清、耳鸣耳聋以及妇女带下、习惯性流产等症。

菟丝子羊脊骨汤

【原料】菟丝子 18 克，肉苁蓉 25 克，羊脊骨（连尾）1 条。

【制法】将菟丝子酒浸 3 日，晒干，捣末；肉苁蓉酒浸一宿；羊脊骨洗净、斩块。把肉苁蓉、羊脊骨放入锅内，加清水适量，文火煮 2 ~ 3 小时，调入菟丝子末，调味即可。

【用法】空腹酌量服食。

【功效】补肝肾，益精髓，强筋骨。

【适用】肝肾不足之腰椎肥大。

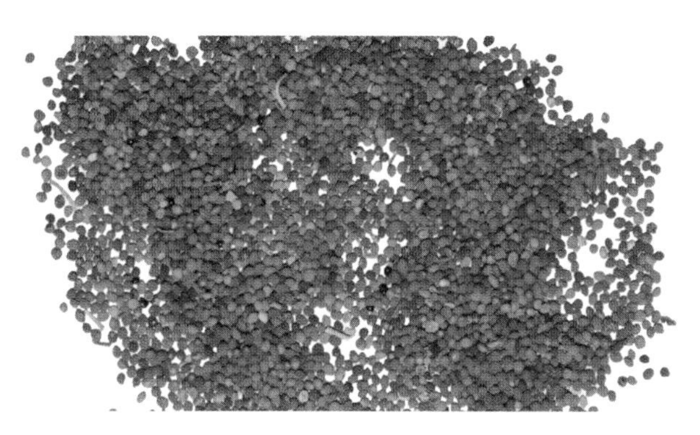

菟丝子

菟丝肾

【原料】菟丝子 30 克，山萸肉 20 克，杜仲 10 克，猪肾 1 对。

【制法】将菟丝子、杜仲用新纱布包好，再与山萸肉、猪肾共煮，待猪肾煮熟，捞出药包即可。

【用法】吃猪肾喝汤，隔日 1 剂。

【功效】补肾壮腰。

【适用】肾虚所致的腰痛胫软、耳鸣、尿频等症。

菟丝子蛋饼

【原料】菟丝子 10 克，鸡蛋 1 个，油适量。

【制法】先将菟丝子洗净，烘干研成细粉末，再将鸡蛋去外壳打入菟丝子粉内调匀。净锅置于旺火上加油烧热，倒入菟丝子鸡蛋糊煎炸成饼即可。

【用法】佐餐食用。

【功效】补肝明目。

【适用】肝血不足所致的视物模糊者。

菟丝饼

【原料】菟丝子 30 克，猪油 500 克（实耗 100 克），面粉 500 克，白糖 30 克。

【制法】将菟丝子洗净放入铝锅内，加水适量煎熬 3 次，收药液合在一起。用药液和面，再加入白糖，做成小饼。铁锅洗净加热，放入猪油，小饼放入铁锅内炸黄，沥干油则可食用。

【功效】补肾益精，养肝明目。

【用法】可供早餐或点心食用。

【适用】肝肾亏虚引起的视物不清者。

蒺藜子

原文：味苦，温。主恶血，破癥结积聚；喉痹；乳难。久服长肌肉；明目；轻身。一名旁通，一名屈人，一名止行，一名犲羽，一名升推。生平泽，或道旁。

别名：蒺藜、七厘子

来源：本品为蒺藜科植物蒺藜的干燥成熟果实。

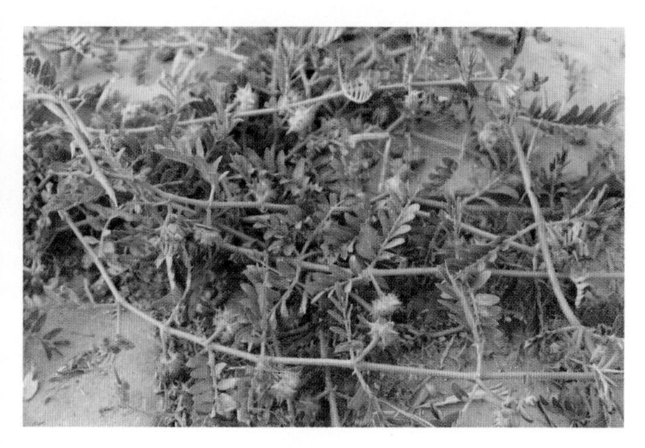

蒺藜子

采收加工：秋季果实成熟时采剖植株．晒干。打下果实，除去杂质。

性味归经：辛、苦，微温；有小毒。归肝经。

功效主治：平肝解郁，活血祛风，明目，止痒。用于头痛眩晕，胸胁胀痛，乳闭乳痈，目赤翳障，风疹瘙痒。

用量用法：6 ~ 10 克。

使用禁忌：血虚气弱及孕妇慎服。

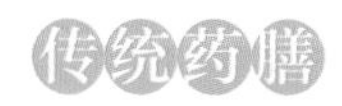

精选验方

白癜风：取炒沙苑蒺藜（即蒺藜）60 克，研为细末，用猪肝 1 只，煮熟后切成小片，蘸药末 1 日内服完。一般 1 ~ 2 料获效，重者 3 ~ 4 料亦可见效。

疣：取鲜白蒺藜藤（带节）适量，砸烂如泥，放在患处，用手指在患处反复揩搽，至有灼热和微痛感即可，每日 1 次或隔日 1 次，搽前洗净患处，搽后不要用水洗患处。

传统药膳

蒺藜子甲鱼汤

【原料】沙苑蒺藜、菟丝子各 30 克，甲鱼 1000 克，植物油、姜各 10 克，盐 4 克。

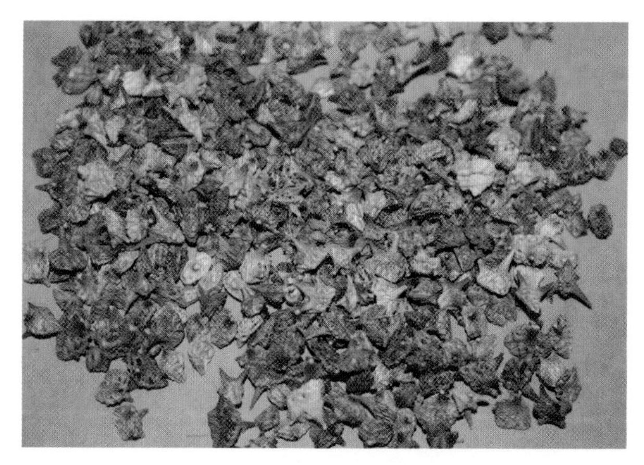

蒺藜子

【制法】杀死甲鱼后，剖腹留肝、蛋，去肠杂，洗净，切大块备用；洗净菟丝子、沙苑蒺藜；油锅烧热，放姜、甲鱼块，翻炒几分钟；放适量水，再焖炒几分钟，盛沙锅内；将菟丝子、沙苑蒺藜也放沙锅内；放清水以把甲鱼浸没为准，大火煮沸；改小火炖熟烂，加盐少许，弃药渣即成。

【用法】佐餐食用。

【功效】滋肝肾阴，补肾阳虚之功。

【适用】神经衰弱、频繁遗精，或因劳累引起的遗精等症。

蒺藜蘸猪肝

【原料】沙苑蒺藜 60 克，猪肝 1 个，盐少许。

【制法】先将沙苑蒺藜除去杂质，放锅中炒焦，研成细末备用。再将猪肝洗净，放锅内加水、盐，煮至用筷子扎猪肝不出血为度，捞出切薄片即成。

【用法】每日 2 次，用猪肝蘸蒺藜末食之，亦可代主食用。

【功效】滋补阴血，平肝潜阳。

【适用】精血不足等所引起的白癜风。

蒺藜烩豆腐

【原料】蒺藜子 15 克，青豌豆 100 克，猪肉 200 克，豆腐 2 块，胡萝卜 4 条，香菇 5 朵，虾米少许，鸡汤少许。

【制法】将蒺藜子洗净，捣碎后煎出汁待用，用麻油起锅，把剁碎的猪肉炒一遍调味后盛起，将胡萝卜洗净切丝，冬菇泡软后切丝，虾米最好用酒泡一下，用麻油起锅，放入豆腐用大火不停地翻炒，用锅铲将豆腐压碎，放入胡萝卜、豌豆、冬菇、虾米、猪肉、鸡汤和蒺藜子汁，调味后勾芡即成。

【用法】佐餐食用。

【功效】补肾虚，清肝明目。

【适用】肾虚、视力衰退。

茜根

原文：味苦，寒。主寒湿风痹；黄疸；补中。生山谷。

别名：金草、地血、四轮草、小活血、血见愁、过山藤、红根仔草。

来源：本品为茜草科植物茜草的干燥根及根茎。

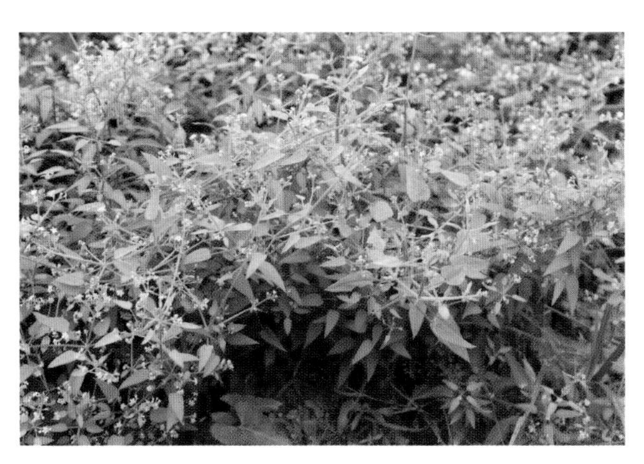

茜根

采收加工：春、秋二季采挖，除去泥沙，干燥。

性味归经：苦，寒。归肝经。

功效主治：凉血，祛瘀，止血，通经。用于吐血，衄血，崩漏，外伤出血，瘀阻经闭，关节痹痛，跌扑肿痛。

用量用法：6 ～ 10 克。

使用禁忌：血少者忌用。

精选验方

外伤出血：茜草根适量，研细末，外敷伤处。

跌打损伤：茜草根 120 克，白酒 750 毫升，将茜草置白酒中浸泡 7 日，每次 30 毫升，每日 2 次。

慢性腹泻：茜草适量，炒黑存性，研为细末，加少许红糖，每日 3 次，每次 9 克，饭前服。

关节痛：茜草根 60 克，猪脚 1 只，水和黄酒各半，炖 2 小时，吃猪脚喝汤。

经痛、经期不准：茜草根 15 克，另配益母草和红枣，水煎服。

软组织损伤：茜草根 200 克，虎杖 120 克，用白布包煮 20 分钟，先浸洗，温后敷局部，冷后再加热使用，连续用药 5 ～ 7 日。

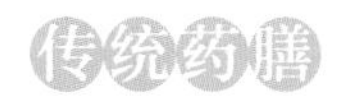

传统药膳

茜草酒

【原料】鲜茜草根 1 ～ 2 两，白酒 1000 毫升。

【制法】洗净，浸入白酒中，7 日后可服用。

【用法】每日 1 次，空腹热服。第 1 次喝七、八成醉，盖被取汗，以后酌减。

【功效】祛风止痛。

【适用】关节疼痛。

茜根酒

【原料】茜草根 15 克，红花 3 克，糯米酒适量。

【制法】以糯米酒代水煎煮上药。

【用法】早、晚 2 次分服，每日 1 剂，连服 10 日。

【功效】调经活血。

【适用】闭经、痛经。

茜草高粱茶

【原料】茜草、茶叶、高粱穗、红糖各 15 克。

【制法】将上药放入盛有开水的保温瓶内，浸泡 30 分钟后，倒入茶杯，代茶饮用。

【用法】每日 1 剂，分数次饮服。

【功效】凉血，降压。

【适用】高血压。

二草生地粥

【原料】茜草 15 克，通草 6 克，生地 30 克，小米 50 克。

【制法】上味药洗净加水煎煮，去渣留汁，将小米放入药液中，煎煮成粥即可。

【用法】空腹食用。

【功效】利尿通淋，凉血止血。

【适用】尿路感染、湿热下注型血淋。

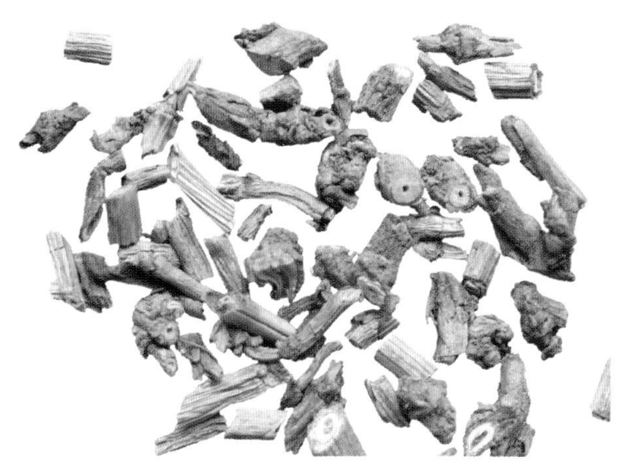

茜根

茵陈蒿

原文：味苦，平。主风湿、寒热邪气；热结黄疸。久服轻身益气，耐老。生邱陵阪岸上。

别名：臭蒿、茵陈、婆婆蒿。

来源：本品为菊科植物滨蒿或茵陈蒿的干燥地上部分。

采收加工：春季幼苗高6～10厘米时采收或秋季花营长成时采割，除去杂质及老茎，晒干。春季采收的习称“绵茵陈”，秋季采割的称“茵陈蒿”。

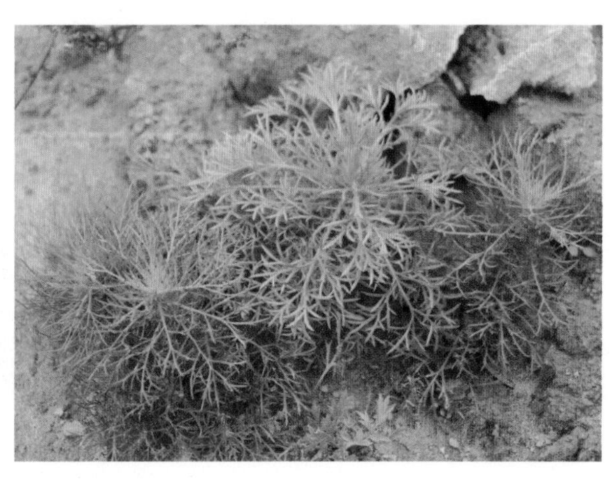

茵陈

性味归经：苦、辛，微寒。归脾、胃、肝、胆经。

功效主治：清利湿热，利胆退黄。用于黄疸尿少，湿温暑湿，湿疮瘙痒。

用量用法：6～15克。外用适量，煎汤熏洗。

使用禁忌：非因湿热引起的发黄忌服。

精选验方 >>> >

高脂血症：茵陈冲泡代茶饮，每日15克。

肝胆郁热兼有气滞胁痛，并治胆囊炎：茵陈24克，郁金、姜黄各12克，水煎服。

黄疸肋痛：茵陈30克，大黄、栀子、川朴、川楝子各10克，水煎服，每日1剂。

口腔溃疡：茵陈30克，煎汤内服或漱口。

胆石症：茵陈30克，海金沙15克，枳实10克，水煎服。

泌尿系统感染、小便灼热涩痛：茵陈、生地各30克，每日1剂，水煎代茶饮。

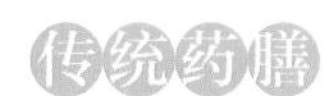

传统药膳

茵陈大枣粥

【原料】茵陈9克，大枣200克。

【制法】将上味药水煎。

【用法】食枣饮汤。

【功效】清热，利湿，保肝。

【适用】慢性肝炎，肝硬化。

茵陈薏米粥

【原料】茵陈30克，薏米60克。

【制法】将茵陈煎煮去渣，加入薏米煮粥熟即可。

【用法】每日2～3次。

【功效】利胆消炎。

【适用】胆囊炎患者。

茵陈丹参茶

【原料】茵陈30克，丹参60克，红糖适量。

【制法】将上药放入盛有开水的保温瓶内，浸泡20分钟，取汁代茶饮用。

【用法】每日1剂，频频饮用。连服20～30日见效。

【功效】清利湿热，退黄疸。

【适用】急性肝病患者。

漏芦

原文：味苦，寒。主皮肤热；恶疮、疽、痔；湿痹；下乳汁。久服轻身益气，耳目聪明，不老延年。一名野兰。生山谷。

别名：野兰、狼头花、和尚头、华州漏芦、禹州漏芦、独花山牛蒡。

来源：本品为菊科植物祁州漏芦的干燥根。

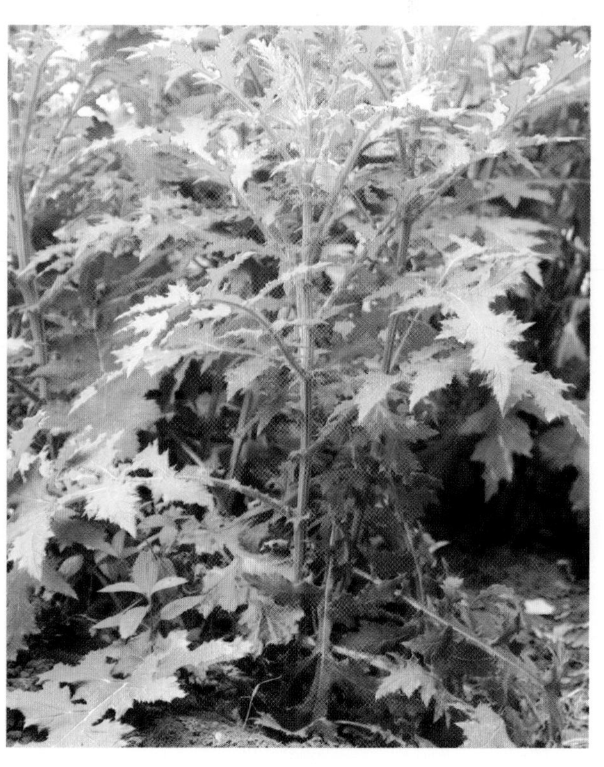

漏芦

采收加工：春、秋二季采挖。除去须根及泥沙，晒干。

性味归经：苦，寒。归胃经。

功效主治：清热解毒，消痈，下乳，舒筋通脉。用于乳痈肿痛，痈疽发背，瘰疬疮毒，乳汁不通，湿痹拘挛。

用量用法：5 ~ 9克。

使用禁忌：孕妇慎用。

精选验方

产后乳汁不下：漏芦15克，王不留行、炮甲珠各9克，路路通12克，通草6克，水煎服。痈肿疮疡：漏芦、金银花、蒲公英各15克，连翘9克，黄柏12克，甘草6克，水煎服。

产后乳汁不下：漏芦12克，鸡蛋2个，水煎冲蛋服。

乳腺炎：漏芦9克，白芷、当归、青皮、 各9克，二花、蒲公英各30克，全瓜蒌15克，橘核12克，甘草6克，水煎服。

乳腺炎初起：漏芦10 ~ 15克，每日1剂，水煎，分3次服。

传统药膳

漏芦鸡蛋

【原料】漏芦100克，鸡蛋10克。

【制法】将漏芦洗净，放入锅中，加一大碗清水，煮熬15分钟后，去掉药渣，烧开后，打入鸡蛋即成。

【用法】每日1次。

【功效】催乳。

【适用】产后无奶、乳汁不通者。

漏芦猪蹄粥

【原料】漏芦10克，通草3克，粳米100克，猪蹄1只，葱白、味精、盐各适量。

【制法】将猪蹄洗净，斩成块，通草、漏芦放入锅中，加清水适量熬煮成浓汁，去渣取汁；热锅，放入猪蹄、药汁、粳米、葱白，加清水适量炖煮至肉熟烂，加入味精、盐调味即可。

【用法】佐餐食用。

【功效】通乳汁，利血脉。

【适用】产后无奶、乳汁不通者。

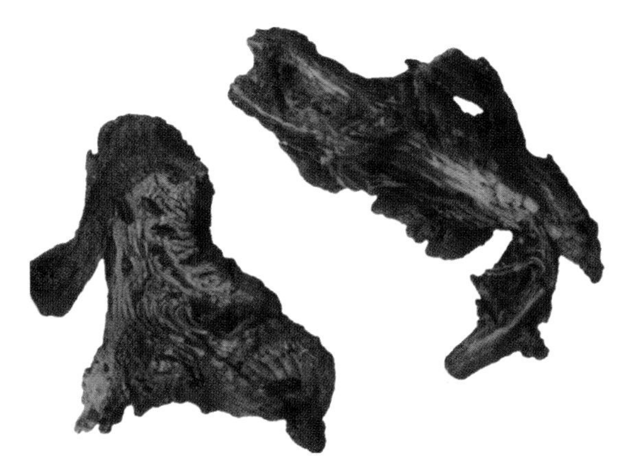

漏芦

王不留行

原文：味苦，平。主金疮止血，逐痛出刺；除风痹；内寒。久服轻身耐老增寿。生山谷。

别名：奶米、不母留、大麦牛、王母牛。

来源：本品为石竹科植物麦蓝菜的干燥成熟种子。

采收加工：夏季果实成熟、果皮尚未开裂时采割植株，晒干，打下种子，除去杂质，再晒干。

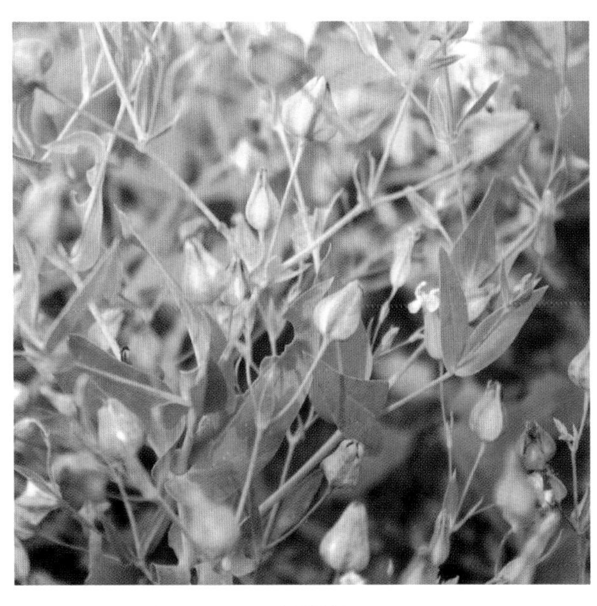

王不留行

性味归经：苦，平。归肝、胃经。

功效主治：活血通经，下乳消肿，利尿通淋。用于经闭，痛经，乳汁不下，乳痈肿痛，淋证涩痛。

用量用法：5 ~ 10克。

使用禁忌：孕妇慎用。

精选验方

产后缺乳：王不留行15克，猪蹄1只，穿山甲9克，通草10克，加水炖服。

急性乳腺炎：王不留行25克，蒲公英50克，每日1剂，水煎分2次服。

乳痈：王不留行、金银花各20克，薄公英40克，皂刺、白芷各15克，乳香10克，水煎服。

鼻渊：王不留行适量，碾成细面，每取少许吹入鼻内，每日2 ~ 3次。

脱肛：王不留行30 ~ 60克，炒后研成细末，每次9克，每日早晚各送服1次。

产后缺乳或乳汁不下：王不留行15 ~ 20克，每日1剂，水煎，分2次服。

传统药膳

王不留行炖猪蹄

【原料】王不留行 12 克，猪蹄 3 ~ 4 个，调味料若干。

【制法】将王不留行用纱布包裹，和洗净的猪蹄一起放进锅内，加水及调味料煮烂即可食用。

【用法】佐餐食用。

【功效】治疗乳汁不足，缺乳。

【适用】产后乳汁不足者。

王不留行蒸虾

【原料】王不留行、桑椹各 30 克，海虾 100 克。

【制法】先将洗净的王不留行、桑椹投入沙锅，加入清水 2 碗，用小火约煲 20 分钟。滤去药渣，放入海虾，煮滚至虾熟透即成。食时调好盐、味精。

【用法】佐具食用。

【功效】活血通经，下乳消痈，利尿通淋，止血，补益肝肾，熄风滋阴。

【适用】经行不畅、产后乳少、胃虚食少、肝肾阴亏等症。

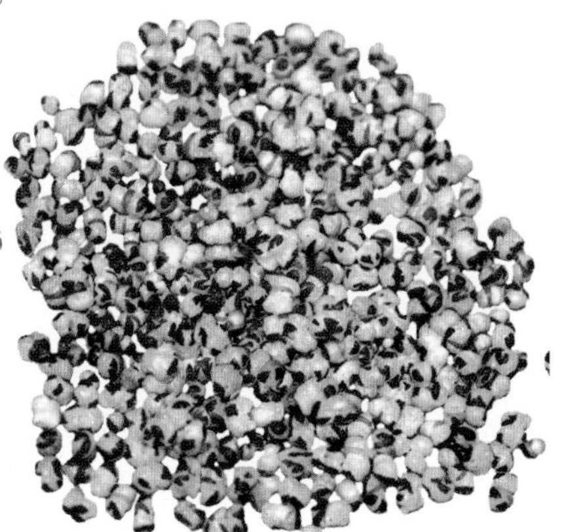

王不留行

蒲黄

原文：味甘，平。主心、腹、膀胱寒热，利小便，止血；消瘀血。久服轻身，益气力，延年神仙。生池泽。

别名：蒲黄、蒲棒、水蜡烛、毛蜡烛。

来源：本品为香蒲科植物水烛香蒲、东方香蒲丁或同属植物的干燥花粉。

采收加工：夏季采收蒲棒上部的黄色雄花序，晒干后碾轧，筛取花粉。剪取雄花后，晒干，成为带有雄花的花粉，即为草蒲黄。

性味归经：甘，平。归肝、心包经。

功效主治：止血，化瘀，通淋。用于吐血，衄血，咯血，崩漏，外伤出血，经闭痛经，胸腹刺痛，跌扑肿痛，血淋涩痛。

用量用法：5 ~ 10 克，包煎。外用适量，敷患处。

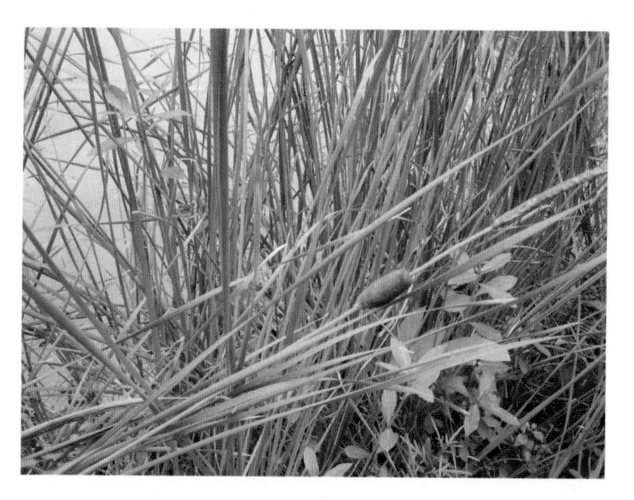

蒲黄

使用禁忌：孕妇慎用。

精选验方 >>>

尿血：炒蒲黄 15 克，旱莲草、白茅根各 30 克，水煎服。

口舌生疮：生蒲黄每取适量外擦于舌炎处，每日 3 次。

血虚型产后腹痛：蒲黄 9 克，用米汤送服。

高脂血症：蒲黄 30 克，山楂 20 克共水煎，3 次分服，每日 1 剂。

痔疮出血：蒲黄末适量，水送服，每次 1 匙，每日 3 次。

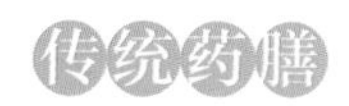

蒲黄粥

【原料】蒲黄 10 克，大米 100 克，白糖适量。

【制法】将蒲黄择净，布包，放入锅中，加清水适量，浸泡 5 ~ 10 分钟后，水煎取汁，加大米煮粥，待粥熟时调入白糖，再煮一、二沸即成，或将蒲黄 3 克研为细末，待粥熟时调入粥中服食，每日 1 剂，连续 3 ~ 5 日。

【功效】收敛止血，行血去淤。

【适用】咯血、吐血、衄血、崩漏、便血、尿血、创伤出血及心腹疼痛、产后淤痛、恶露不净、痛经等。

蒲黄蜜玉竹

【原料】生蒲黄、香油各 6 克，白糖 10 克，蜂蜜 50 克，鲜玉竹 500 克，香精 1 滴，淀粉少许。

【制法】把鲜玉竹去须根洗净，切成 3 厘米长的段。炒锅放火上，放入香油、白糖炒成黄色，加适量开水，并将蜂蜜和蒲黄加入，再放入玉竹段，烧沸后用小火焖烂，捞出玉竹段。锅内汁加一滴香精，用少许淀粉勾芡，浇在玉竹段上即成。

【用法】每日 1 次。

【功效】清润肺胃。

【适用】咽喉疼痛、口舌干燥、口腔溃疡等。

蒲黄萝卜海带汤

【原料】鲜白萝卜 250 克，海带 20 克，蒲黄 10 克。

【制法】先将海带用水泡发 12 小时，洗去泥沙，洗净后切成菱形小斜块，盛入碗中备用。再将白萝卜放入水中洗去泥沙，剥去薄层外皮，除去叶盖和须根，切成萝卜条，与海带同入锅中，加水适量，先用大火煮沸，再加入用纱布包裹的蒲黄，改用小火煮30分钟，取出纱布包裹卷，继续和均匀，淋入麻油即成。

【用法】当菜佐餐，随意食用。

【功效】清热化湿，降脂祛瘀。

肉苁蓉

原文：味甘，微温。主五劳七伤补中，除茎中寒热痛；养五脏，强阴，益精气，多子；妇人癥瘕；久服轻身。生山谷。

别名：寸芸、苁蓉、地精。

来源：本品为列当科植物肉苁蓉或管花肉苁蓉的干燥带鳞叶的肉质茎。

采收加工：多于春季苗未出土或刚出土时采挖，除去花序，切段，晒干。

性味归经：甘、咸，温。归肾、大肠经。

功效主治：补肾阳，益精血，润肠通便。用于肾阳不足，精血亏虚，阳痿不孕，腰膝酸软，筋骨无力，肠燥便秘。

用量用法：6 ~ 10克。

使用禁忌：相火偏旺、胃弱便溏、实热便结者禁服。

精选验方

肾虚阳痿、早泄、遗精：肉苁蓉、锁阳、山药、菟丝子、熟地黄各10克，水煎服。

肾虚腰痛腿软：肉苁蓉、狗脊、牛膝、续断、桑寄生各10克，水煎服或制成蜜丸服。

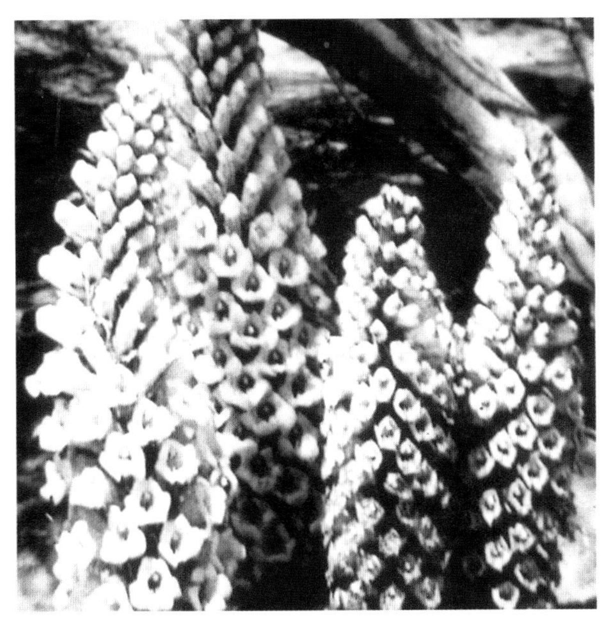

肉苁蓉

体虚便秘、习惯性便秘：肉苁蓉30克，当归、火麻仁各15克，水煎服。

肠燥便秘：肉苁蓉、当归各15克，水煎服。

下元虚损所致的女子不孕、男子阳痿：肉苁蓉（酒浸）、巴戟天、五味子、蛇床子、菟丝子各适量，研细粉，炼蜜为丸，每丸重6克，每日2次，每次1丸，开水送服。

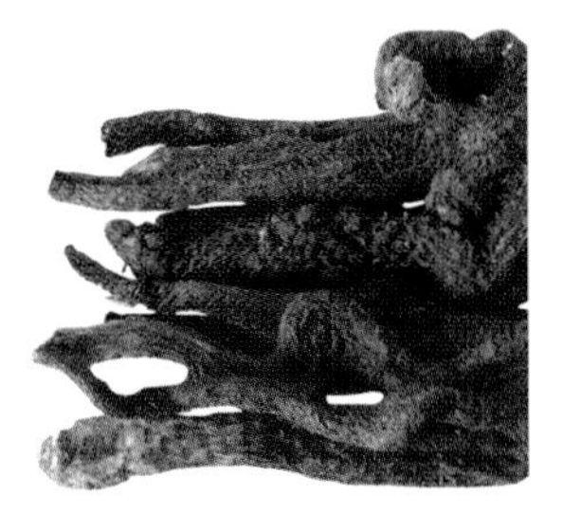

肉苁蓉

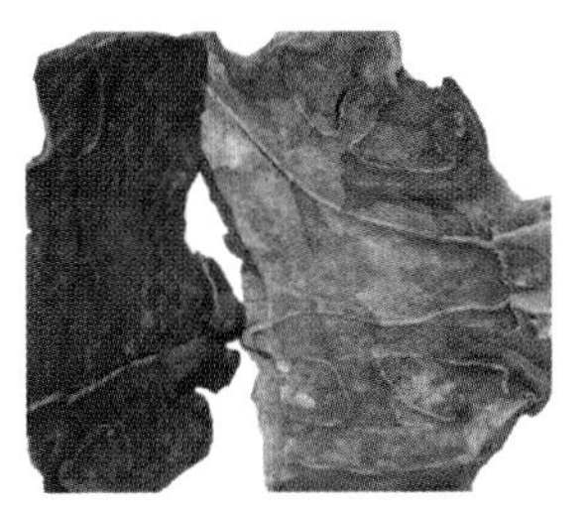

狗脊

肾虚阳痿：肉苁蓉30克，米酒500毫升，浸泡10日以上，每次20 ~ 30毫升，每日2 ~ 3次。

传统药膳

肉苁蓉羊肉粥

【原料】肉苁蓉30克，羊肉150克，粳米100克，盐、味精各适量。

【制法】羊肉洗净切片，与肉苁蓉、粳米同煮成粥，加盐、味精调味即可。

【用法】早、晚温热食用。

【功效】补肾益精，收敛滑泄。

【适用】遗精、滑精。

酒洗苁蓉粥

【原料】鲜肉苁蓉25 ~ 50克，大米、羊肉适量。

【制法】选用肉苁蓉嫩者，刮去鳞，用酒洗，煮熟后切薄片，与大米、羊肉同煮成粥，加入调味品即可。

【用法】每日1 ~ 2次，温热食。

【适用】妇女虚寒性痛经、不孕症。热症、实症及阴虚火旺者忌用。

苁蓉煮羊肾

【原料】肉苁蓉30克，羊肾1对，调料适量。

【制法】将羊肾剥去筋膜细切，用酱油、淀粉、黄酒拌匀稍腌渍，肉苁蓉加水适量煮20分钟，去渣留汁。再入羊肾同煮至水沸，加葱、姜、盐、味精、香油等调味即可。

【用法】佐餐食用。

【功效】温阳通便。

【适用】便秘、阳痿者。

肉苁蓉酒

【原料】肉苁蓉90克，白酒适量。

【制法】把肉苁蓉浸白酒中，洗去鳞甲，切片，用水3碗，煎作1碗。

【用法】可加少许调味品，顿服，连服数日。

【功效】填精补虚。

【适用】高年血液枯槁、大便燥结、胸中作闷等。

苁蓉炖羊肉

【原料】肉苁蓉 15 克，新鲜精羊肉 250 克。

【制法】先将肉苁蓉拣杂，洗净，切成片，将精羊肉洗净，放清水中浸泡 30 分钟，入沸水锅焯片刻，取出后，切成羊肉片，放入沙锅，加水适量，大火煮沸，撇去浮沫，烹入料酒，加苁蓉片、葱花、姜末，改用小火炖 1 小时，加盐、味精、胡椒粉适量，小火炖煮至沸，即成。

【用法】佐餐当菜，当日吃完。

【功效】润肠通便。

【适用】阳虚型习惯性便秘。

苁蓉炖牛鞭

【原料】肉苁蓉 20 克，牛鞭 1 个，葱花、料酒、盐、姜末、味精各适量。

【制法】先将肉苁蓉洗净，切片，备用。将牛鞭洗净，用温开水泡软，切成若干段或小块，倒入沙锅中，加水适量，先用大火煮沸，撇去浮沫，烹入料酒，加入肉苁蓉片，混合均匀，改用小火炖 1 小时，加葱花、姜末、盐、味精等，继续煮至沸即成。

【用法】佐餐或当菜，随量服食，当日吃完。

【功效】补肾壮阳。

【适用】肾阳虚弱型性欲低下等症。

石下长卿

原文：味咸，平。主鬼注精物，邪恶气，杀百精蛊毒，老魅注易，亡走啼哭，悲伤恍惚。一名徐长卿。生池泽。

别名：督邮、徐长卿。

来源：本品为萝藦科植物徐长卿的干燥根及根茎。

采收加工：秋季采挖，除去杂质，阴干。

性味归经：辛，温。归肝、胃经。

功效主治：祛风，化湿，止痛，止痒。用于风湿痹痛，胃痛胀满，牙痛，腰痛，跌扑伤痛，风疹、湿疹。

用量用法：3 ~ 12 克，后下。

使用禁忌：体弱者慎用。

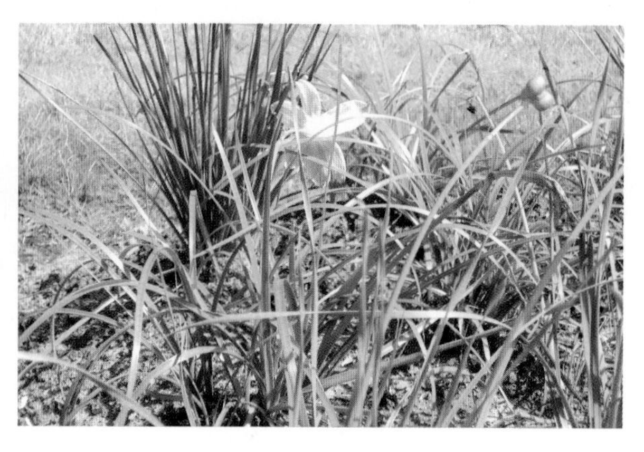

徐长卿

精选验方

慢性气管炎：徐长卿 30 克，水煎分两次服，10 日为 1 个疗程。

风湿疼痛：用徐长卿 24 ~ 30 克，瘦猪精肉 120 克，老酒 60 毫升，酌加水煎成半碗，饭后饮汤吃肉，每日 2 次。

腰痛、胃寒气痛、肝硬化腹水：徐长卿 10 ~ 20 克，水煎服。

皮肤瘙痒：徐长卿适量，煎水洗。

带状疱疹、接触性皮炎、顽固性荨麻疹、牛皮癣：徐长卿 10 ~ 20 克，水煎内服，并外洗患处。

跌打肿痛、接骨：鲜徐长卿适量，捣烂敷患处。

腰痛：徐长卿根 15 ~ 30 克，煮鸡蛋食。

急性痢疾、肠炎：徐长卿 5 ~ 10 克，水煎服，每日 1 剂。

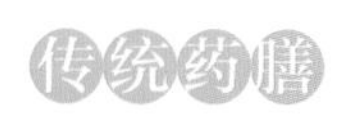

徐长卿猪肉酒

【原料】徐长卿根 24 ~ 30 克，猪精肉 200 克，老酒 100 毫升。

【制法】将上 3 味酌加水煎成半碗。

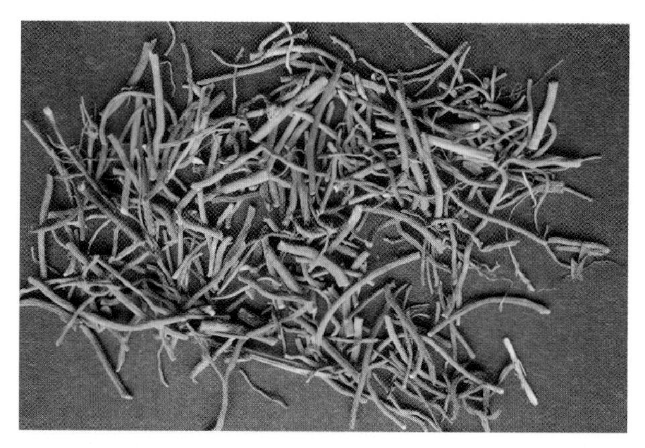

徐长卿

【用法】饭前服，每日 2 次。

【功效】祛风，除湿，活血，镇痛。

【适用】风湿痛。

蔓荆实

原文：味苦，微寒。主筋骨间寒热；湿痹拘挛；明目坚齿，利九窍；去白虫。久服轻身耐老。小荆实亦等。生山谷。

别名：京子、荆条子、白布荆。

来源：本品为马鞭草科植物单叶蔓荆或蔓荆的干燥

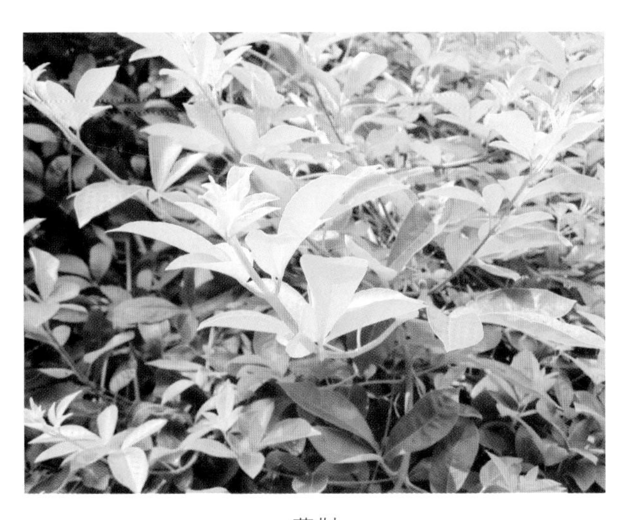

蔓荆

成熟果实。

采收加工：秋季果实成熟时采收，除去杂质，晒干。

性味归经：辛、苦，微寒。归膀胱、肝、胃经。

功效主治：疏散风热，清利头目。用于风热感冒头痛，齿龈肿痛，目赤多泪，目暗不明，头晕目眩。

用量用法：5 ~ 10 克。

使用禁忌：胃虚者慎服。

精选验方

急性虹膜炎：蔓荆子、决明子、菊花各 10 克，木贼 6 克，水煎 2 次，混合后分上、下午服，每日 1 剂。

头痛：蔓荆子 10 克，薄荷 6 克，加水煎，取汁即可，代茶饮用，每日 1 剂。

皮肤瘙痒：蔓荆子、槐花各 9 克，每日 1 剂，水煎，分 2 次服。

鼻渊：葱须 20 克，蔓荆子 15 克，薄荷 6 克，水煎服。

传统药膳

荆子酒

【原料】蔓荆子 200 克，醇酒 500 毫升。

【制法】将上药捣碎，用酒浸于净瓶中，7 日后，去渣备用。

【用法】每次徐饮 10 ~ 15 毫升，每日 3 次。

【功效】祛风止痛。

【适用】感风热所致头昏头痛及偏头痛。

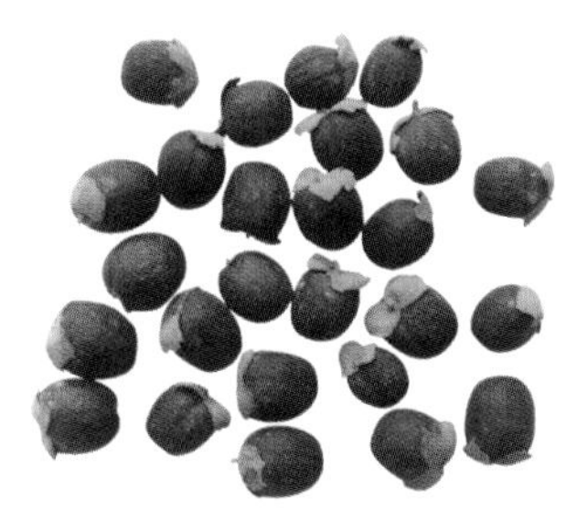

蔓荆

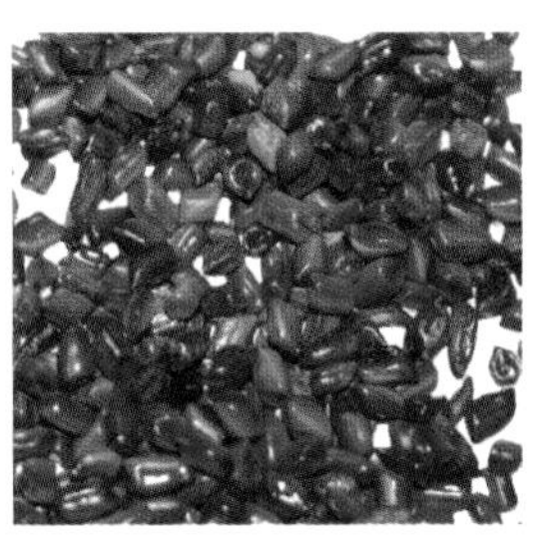

决明子

女贞实

原文：味苦，平。主补中，安五脏，养精神，除百疾。久服肥健，轻身不老。生山谷。

别名：女贞子、冬青子、爆格蚤、白蜡树子、鼠梓子。

来源：本品为木犀科植物女贞的干燥成熟果实。

采收加工：冬季果实成熟时采收，除去枝叶，稍蒸或置沸水中略烫后，干燥；或直接干燥。

性味归经：甘、苦，凉。归肝、肾经。

功效主治：滋补肝肾，明目乌发。用于肝肾阴虚，眩晕耳鸣，腰膝酸软，须发早白，目暗不明，内热消渴，骨蒸潮热。

用量用法：6 ~ 12 克。

使用禁忌：本品虽补而不腻，但性凉。故脾胃虚寒泄泻及肾阳虚者慎用。

精选验方

肾虚腰酸：女贞子 9 克，旱莲草、桑椹子、枸杞子各 12 克，水煎服，每日 1 剂。

肝虚视物模糊：女贞子、生地、菊花、刺蒺藜、枸杞子各 10 克，水煎服，每日 1 剂。

肾虚血虚脱发：女贞子、菟丝子、何首乌、当归各 10 克，水煎服。

神经衰弱：女贞子、地骨皮、旱莲草各 15 ~ 30 克，水煎服。

气血虚眩晕：女贞子、旱莲草各 15 克，每日 1 剂，水煎，分 2 次服。

虚损有热，白发：女贞子、当归各 15 克，桑椹、墨旱莲、制何首乌各 10 克，水煎服。

传统药膳

女贞子粥

【原料】女贞子 15 克，大米 100 克，白糖适量。

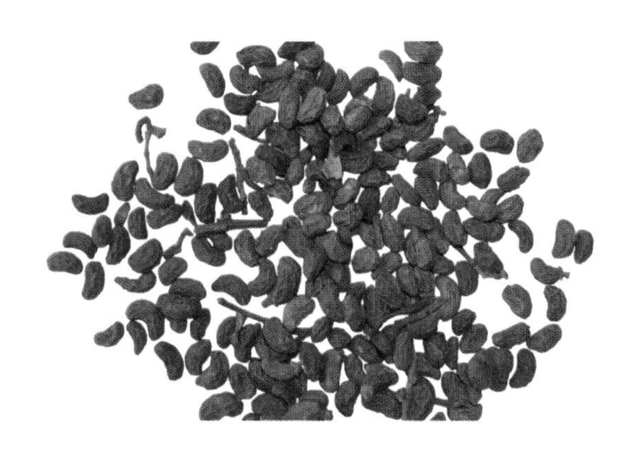

女贞子

【制法】将女贞子洗净，放入锅中，加清水适量，水煎取汁，再加入米煮粥，待熟时调入白糖，再煮一、二沸即成。

【用法】每日 1 剂。

【功效】滋补肝肾，明目养阴。

【适用】肝肾阴虚所致的头目眩晕、视物昏花、眼目干涩、视力减退、腰膝酸软、须发早白、胁肋疼痛等。

贞杞猪肝

【原料】女贞子、枸杞子各 30 克，猪肝 250 克，姜、葱、香油、酱油、蒜、醋各适量。

【制法】猪肝洗净，用牙签在猪肝上随意刺透 10 余次；葱、姜切片，蒜捣成泥，女贞子、枸杞子洗净，放入沙锅内加水适量，用小火煮 30 分钟后放入猪肝，继续煮 30 分钟，取出猪肝切片装盘，用酱油、香油、醋、葱、姜调汁淋在猪肝上即可。

【用法】佐餐用，每日 1 ~ 2 次。

【功效】滋补肝肾。

【适用】化疗或放疗后所致白细胞减少。

女贞子炖肉

【原料】女贞子 100 克，猪肉 500 克，调料适量。

【制法】猪肉切成小块，女贞子装纱布袋，扎紧口，同放沙锅内，加水适量，炖至肉熟烂，入调料。

【用法】每日分次食 100 克肉，连用 10 ~ 15 日。

【功效】补肾益精明目。

【适用】肝肾阴虚型近视眼。

女贞桑椹旱莲酒

【原料】女贞子 80 克，桑椹子、旱莲草各 100 克，黄酒 1000 毫升。

【制法】将女贞子、捣烂的桑椹子和捣为粗末的旱莲草同装入细纱布袋中，扎紧袋口，置入装有黄酒的瓷坛内，加盖密封，置阴凉处，每日摇动数次。浸泡 15 日后，去掉药袋即可饮用。

【用法】每日 1 次，每次 20 毫升，晚上空腹温饮。

【功效】补益肝肾，凉血滋阴，乌发延年。

【适用】肝肾阴虚引起的须发早白。

辛夷

原文：味辛，温。主五脏、身体寒热，风头脑痛；面皯。久服下气，轻身，明目，增年耐老。一名辛矧，一名侯桃，一名房木。生山谷。

别名：木兰、春花、木笔花、望春花、紫玉兰、白玉兰、二月花、广玉兰。

来源：本品为木兰科植物望春花、玉兰或武当玉兰的干燥花蕾。

采收加工：冬末春初花未开放时采收，除去枝梗，阴干。

性味归经：辛，温。归肺、胃经。

功效主治：散风寒，通鼻窍。用于风寒头痛，鼻塞流涕，

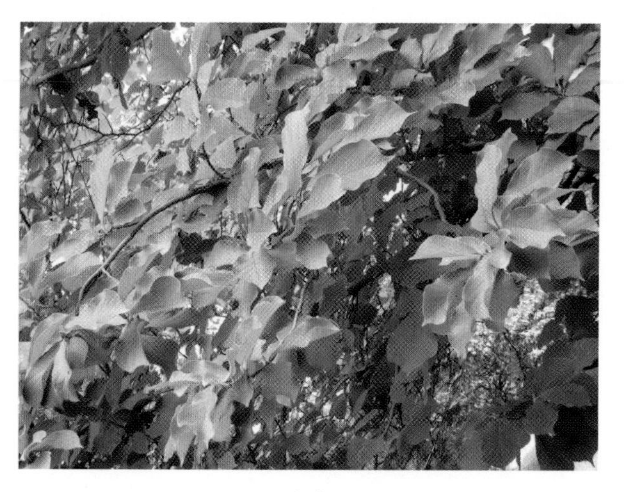

辛夷

鼻鼽，鼻渊。

用量用法：3 ~ 10 克，包煎。外用适量。

使用禁忌：阴虚火旺者忌服。

精选验方 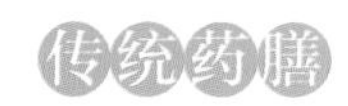

鼻炎：辛夷花 6 克，苏叶 9 克，姜、葱适量，上几味共制成粗末，用纱布包好，以沸水冲泡。

感冒头痛鼻塞：辛夷花、白芷、苍耳子各 9 克，水煎服。

慢性鼻窦炎：辛夷 6 克，苍耳子、薄荷、白芷各 10 克，水煎服。

传统药膳

辛夷菊花茶

【原料】辛夷、菊花各 15 克。

【制法】将辛夷、菊花用滚开水浸 15 分钟。

【用法】代茶饮。

【功效】通窍消炎。

【适用】鼻炎、鼻窦炎患者。

辛夷热红茶

【原料】辛夷花 3 克，红茶 2 克，红糖 15 克。

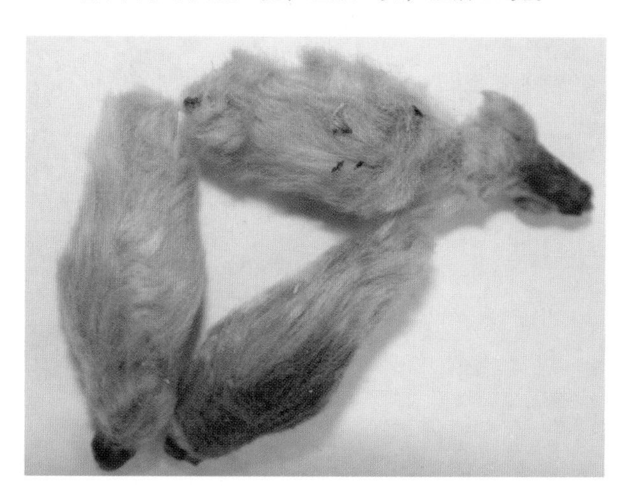

辛夷

白瓜子

原文：味甘，平。主令人悦泽，好颜色；益气不饥。久服轻身耐老。一名水芝。生平泽。

别名：甘瓜子、冬瓜子。

来源：为葫芦科植物冬瓜的种子。

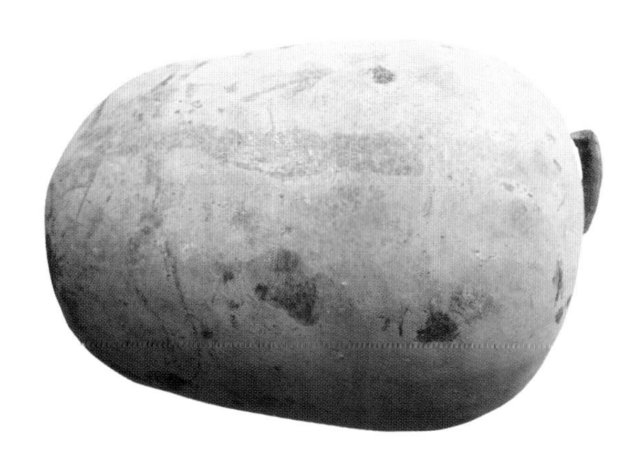

白瓜子

采收加工：将冬瓜子筛净泥屑，炒至黄色，取出晾凉。

性味归经：甘，微寒。归肺、大肠经。

功效主治：润肺，化痰，消痈，利水。用于痰热咳嗽，肺痈，肠痈，淋病，水肿，脚气，痔疮，鼻面酒皶。

用量用法：10 ~ 15克，煎服，或研末服。外用适量，煎水洗或研膏涂敷。

使用禁忌：久服寒中。

精选验方 >>> >

男子白浊、女子白带：陈冬瓜子炒为末，空腹时服15克。

肺脓疡：冬瓜子、芦根、薏苡仁各30克，金银花、桔梗各9克，水煎服。

白带：炒冬瓜子120克，研细粉，每次15克，每日3次，开水送服。

咳嗽：冬瓜子30克，豆腐1块、冰糖60克炖服，2次分服。或以冬瓜皮15克，水煎服，每日2次。

消渴不止，小便多：冬瓜子、麦门冬、黄连各6克，水煎服。

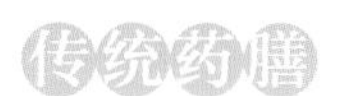

冬瓜豆腐汤

【原料】冬瓜子30克，豆腐500 ~ 1000克。

【制法】将豆腐切成块，与冬瓜子同入沙锅内，加适量水煮20分钟即可。

【用法】佐餐食用。

【功效】化痰止可。

【适用】咳嗽多痰、慢性气管炎。

冬瓜子粥

【原料】冬瓜子30克（干品15克），粳米100克。

【制法】冬瓜子煎水去渣，同米煮粥。

【用法】随意服食。

【功效】利尿消肿。

冬瓜子粉

【原料】冬瓜子500克。

【制法】将冬瓜子烘干研末。

【用法】每服50克，每日2次。

【功效】养血滋阴。

【适用】眩晕、头胀痛、眼昏花等症。

冬瓜子酒

【原料】冬瓜子1000克，黄酒2500毫升。

【制法】冬瓜子炒黄研碎，放于酒坛内，倒入黄酒，密封坛口，浸泡10日后即成。

【用法】每日2次，每次15 ~ 20毫升。

【功效】祛湿利尿，解毒消炎，滋阴补肾。

【适用】妇女带下、肾虚尿浊等。

冬葵子

原文：味甘，寒。主五脏六腑寒热，羸瘦；五癃，利小便。久服坚骨，长肌肉，轻身延年。

别名：冬葵子。

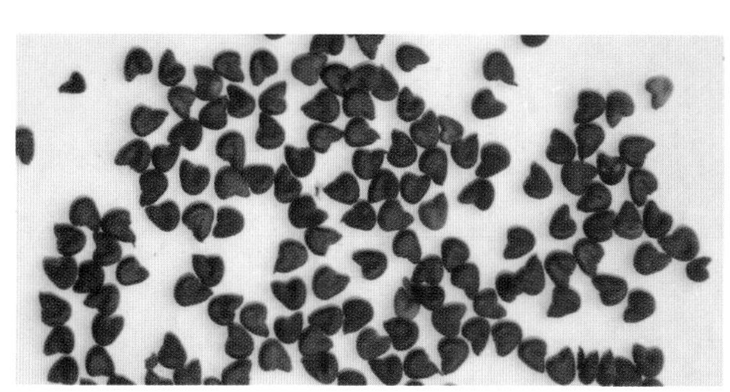

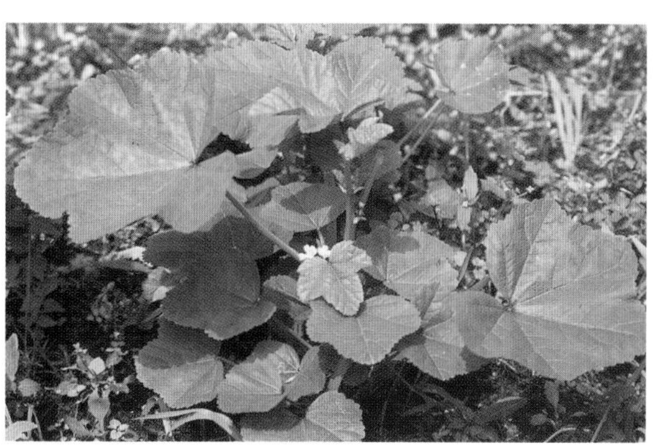

冬葵子

来源：本品系蒙古族习用药材，为锦葵科植物冬葵的干燥成熟果实。

采收加工：夏、秋二季果实成熟时采收。除去杂质，阴干。

性味归经：甘、涩，凉。

功效主治：清热利尿，消肿。用于尿闭，水肿，口渴；尿路感染。

用量用法：3 ~ 9 克。

使用禁忌：脾虚肠滑者忌服，孕妇慎服。

精选验方

乳腺炎、乳少：冬葵子 30 克，水、酒各半煎服。

便秘：冬葵子、火麻仁、郁李仁各 12 克，水煎服。

泌尿系结石：冬葵子、石苇、金钱草各 30 克，水煎服。

外阴瘙痒：冬葵子 12 ~ 15 克，每日 1 剂，水煎，分 2 次服，连服用 3 ~ 5 剂。

热淋、血淋、砂淋：冬葵子 15 克，每日 1 剂，水煎，分 2 次服，连服 3 ~ 5 天。

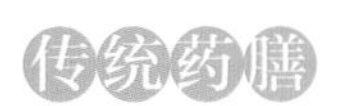

传统药膳

冬葵赤豆汤

【原料】冬葵子 15 克，玉米须 60 克，赤小豆 100 克，白糖适量。

【制法】将玉米须、冬葵子煎水取汁，加入赤小豆煮成汤，加入白糖调味。

【用法】每日 2 次，吃豆喝汤。

【功效】利胆除湿，利水消肿。

【适用】水湿停滞型脂肪肝者。

冬葵子酒

【原料】冬葵子 30 克，牛膝 15 克，酒 250 克。

【制法】将上前 2 药入酒内浸泡 3 ~ 5 日。

【用法】每次空心服 10 ~ 30 克。

【功效】利水，活血。

【适用】小便不畅。

凫葵粥

【原料】凫葵（即冬葵）250 克，粟米 100 克，盐豆豉汁适量。

【制法】将盐豆豉汁煮沸，下粟米再煮，将凫葵切细入粥内，熬成粥。

【用法】空腹任意食用。

【适用】尿路感染、尿闭、水肿等症。

胡麻

原文：味甘，平。主伤中虚羸，补五内，益气力，长肌肉，填髓脑。久服轻身不老。一名巨胜。生川泽。叶名青蘘。青蘘，味甘，寒。主五脏邪气，风寒湿痹；

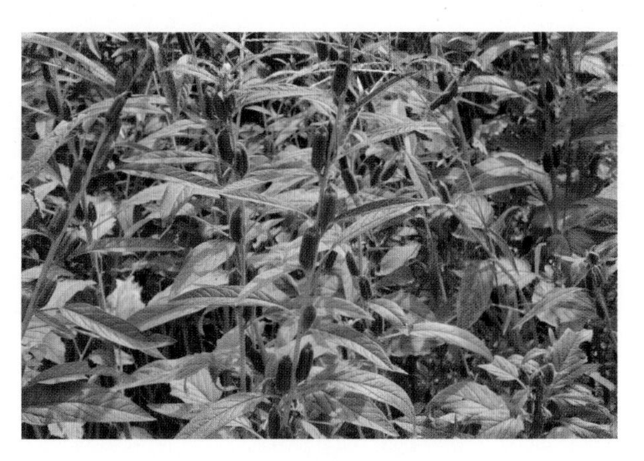

胡麻

益气；补脑髓，坚筋骨。久服耳目聪明，不饥不老增寿，巨胜苗也。

别名：芝麻。

来源：本品为脂麻科植物脂麻的干燥成熟种子。

采收加工：秋季果实成熟时采割植株，晒干，打下种子，除去杂质，再晒干。

性味归经：甘，平。归肝、肾、大肠经。

功效主治：补肝肾，益精血，润肠燥。用于精血亏虚，头晕眼花，耳鸣耳聋，须发早白，病后脱发，肠燥便秘。

用量用法：9 ~ 15 克。

使用禁忌：脾虚便溏者慎服。

精选验方

哮喘：芝麻 250 克，炒熟研细，生姜 125 克，捣泥去渣，加冰糖、蜂蜜各 150 克，每日早、晚各 1 小勺。

便秘：黑芝麻、核桃仁、柏子仁各 25 克，共捣烂，加适量蜂蜜调服，分早、晚两次空腹服完。

脑萎缩症：黑芝麻 25 克，核桃 10 克，炒，冲服，每日 1 剂。

鼻炎：芝麻油（香油）涂鼻腔。

夜咳不止、咳嗽无痰：生芝麻 15 克，冰糖 10 克，芝麻与冰糖共放碗中，用开水冲饮。

头发枯脱、早年白发：芝麻、何首乌各 200 克共研细末，每日早、晚各服 15 克。

干咳少痰：黑芝麻 250 克，冰糖 100 克，共捣烂，每次以开水冲服 20 克，早、晚各 1 次。

便秘：黑芝麻、核桃仁各 30 克，共捣烂，加蜂蜜 20 克，用开水搅匀，一次服下。

催乳：黑芝麻 500 克炒熟，研成细末，每次取 20 克，用猪蹄汤冲服，每日早、晚各 1 次。

传统药膳

芝麻核桃粥

【原料】黑芝麻 50 克，核桃仁 100 克，大米适量。

【制法】黑芝麻、核桃仁捣碎，大米洗净，加水适量煮成粥。

【用法】每食适量。

【功效】补肾润燥，健脑和中。

【适用】脑萎缩。

芝麻粥

【原料】黑芝麻 30 克，粳米 100 克。

【制法】先将黑芝麻晒干后炒熟研碎，再与粳米同煮作粥。

【用法】早餐食用。

【功效】补肝，润五脏。

【适用】身体虚弱、头发早白、大便干燥、头晕目眩、贫血等症。

黑芝麻粥

【原料】黑芝麻、桑葚各60克，白糖10克，粳米50克。

【制法】将黑芝麻、桑葚、白糖一同研碎后放入锅中，加适量水，用旺火煮沸，再改用文火熬成稀糊状，调入白糖即成。

【用法】每日 1 剂，分 2 次服用。

【功效】减脂降压。

【适用】高脂血、高血压等症。

黑芝麻牛奶

【原料】黑芝麻 30 克，鲜牛奶 200 毫升，白糖 10 克。

【制法】先将黑芝麻拣杂，洗净，晒干，入锅用小火炒熟出香，趁热研成细末。

将鲜牛奶倒入锅中，加入黑芝麻细末、白糖，用筷子搅匀后，用小火煨煮，将沸腾时

离火，倒入杯中即成。

【用法】早餐时随早点一起服食，1 次吃完。

【功效】益肾，聪耳。

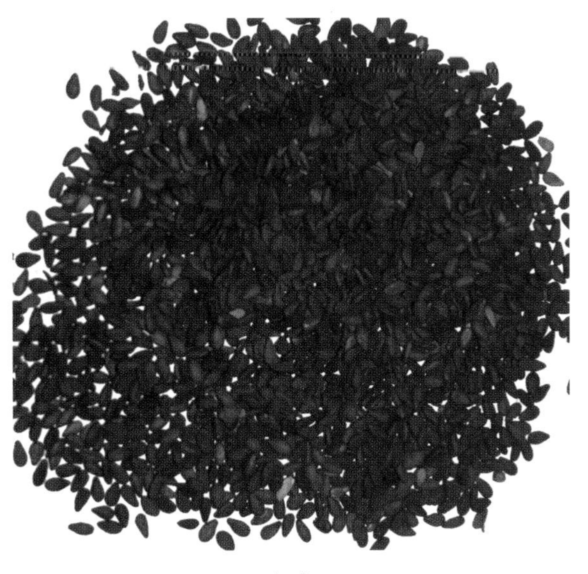

胡麻

【适用】肝肾阴虚型老年耳聋症。

芝麻养血茶

【原料】黑芝麻 6 克，茶叶 3 克

【制法】芝麻炒黄，与茶加水煎煮 10 分钟。

【用法】汤饮并食芝麻与茶叶。

【功效】滋补肝肾，养血润肺。

【适用】肝肾亏虚、皮肤粗糙、毛发黄枯或早白、耳鸣等。

防风

原文：味甘，温。主大风头眩痛，恶风；风邪目盲无所见；风行周身骨节疼痹，烦满。久服轻身。一名铜芸。生川泽。

别名：山芹菜、白毛草。

来源：本品为伞形科植物防风的干燥根。

采收加工：春、秋二季采挖未抽花茎植株的根，除去须根及泥沙，晒干。

性味归经：辛、甘，微温。归膀胱、肝、脾经。

功效主治：祛风解表，胜湿止痛，止痉。用于感冒头痛，风湿痹痛，风疹瘙痒，破伤风。

用量用法：5 ~ 10 克。

使用禁忌：阴虚火旺，血虚发痉者谨用。

精选验方

感冒风寒：防风 10 克，生姜、荆芥、紫苏叶各 5 克，水煎服。

偏头痛：防风 10 克，川芎、白芷各 3 克，水煎服。

风湿性关节炎：防风、秦艽、寄生各 10 克，独活 5 克，水煎服。

荨麻疹：防风、乌梅、白鲜皮各 10 克，甘草、蝉蜕各 6 克，水煎服。

目赤肿痛：防风、栀子、桑叶、菊花各 10 克，水煎服。

霉菌性阴道炎：防风 15 克，艾叶 30 克，鲜苦楝树皮 100 克，水煎，熏洗患处。

麻疹、风疹不透：防风、荆芥、浮萍各 10 克，水煎服。

痔疮出血：防风 8 克，荆芥炭、地榆炭各 10 克，水煎服。

酒糟鼻：防风、白蒺藜、白僵蚕各 10 克，荆芥穗 4 克，黄芩 6 克，茶叶一撮，水煎服。

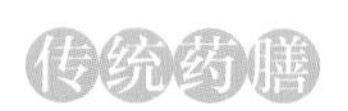

传统药膳

防风粥

【原料】防风 10 ~ 15 克，粳米 30 ~ 60 克，葱白 2 茎。

【制法】先以防风、葱白，水煎取汁，去渣；另用粳米煮粥，待粥将熟时加入药汁，煮成稀粥。

【用法】趁热温服。

【功效】祛风解表，散寒止痛。

【适用】头身疼痛、骨节酸痛、头风头痛等。

防风薏米粥

【原料】防风 10 克，薏米 30 克。

【制法】将防风、薏米洗净加入适量水，煮成粥即可。

【用法】每日 1 次，连服 1 周。

【功效】清热除痹。

【适用】各类风湿性关节炎患者。

防薏茶

【原料】防风 10 克，生薏米 30 克，白糖适量。

【制法】将二味药加适量水煎汤，加适量糖，即可。

【用法】每日 1 剂，不拘时代茶饮。

【功效】疏风利水，消肿。

【适用】急性肾炎或慢性肾炎急性发作。

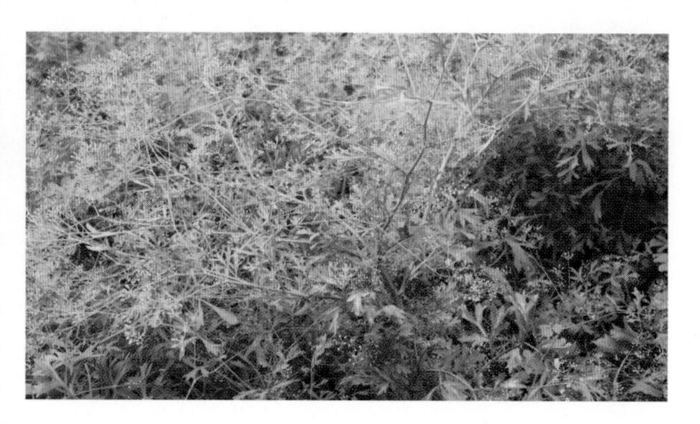

防风

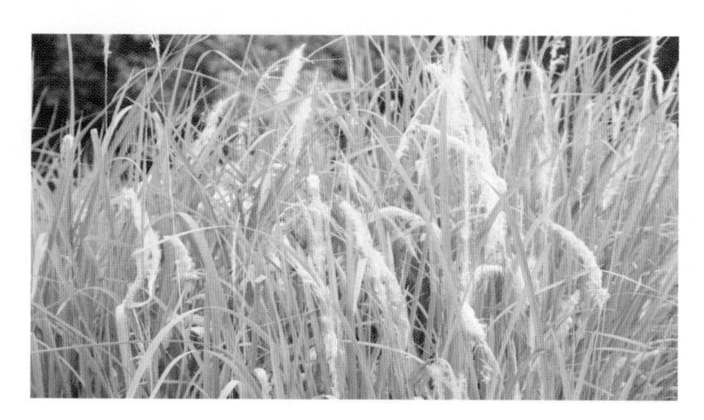

白毛草

秦艽

原文：味苦，平。主寒热邪气；寒湿风痹，肢节痛；下水，利小便。生川谷。

别名：秦胶、秦纠、大艽、西大艽、西秦艽。

来源：本品为龙胆科植物秦艽、麻花秦艽、粗茎秦艽或小秦艽的干燥根。前三种按性状不同分别习称“秦艽”和“麻花艽”，后一种习称“小秦艽”。

采收加工：春、秋二季采挖，除去泥沙；秦艽及麻花艽晒软，堆置“发汗”至表面呈红黄色或灰黄色时，摊开晒干，或不经“发汗”直接晒干；小秦艽趁鲜时搓去黑皮，晒干。

性味归经：辛、苦，平。归胃、肝、胆经。

功效主治：祛风湿，清湿热，止痹痛，退虚热。用于风湿痹痛，中风半身不遂，筋脉拘挛，骨节酸痛，湿热黄疸，骨蒸潮热，小儿疳积发热。

用量用法：3 ~ 10 克。

使用禁忌：久痛虚羸，溲多、便滑者忌服。

精选验方 >>> >

口眼歪斜：秦艽、独活、川芎、桑枝各 10 克，防风、白附子、钩藤、天麻、生姜各 6 克，荆芥、当归各 5 克，水煎服。

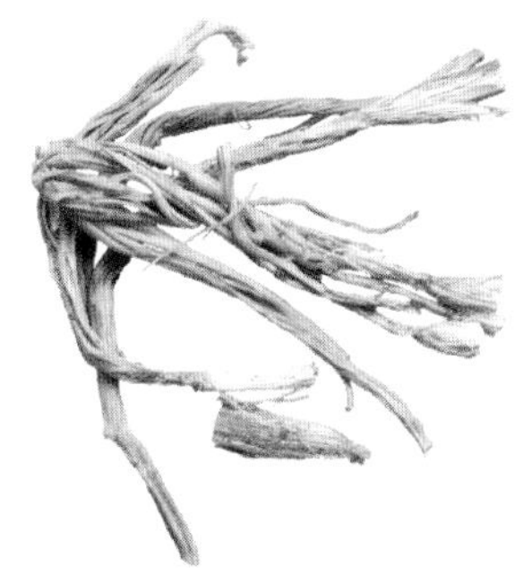

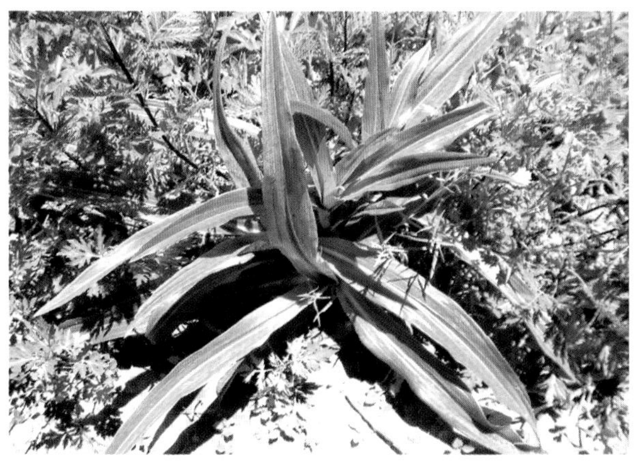

秦艽

风湿性关节炎、肢体关节疼痛：秦艽、地龙、牛膝、五加皮、海桐皮、没药各 15 克，桑寄生、海风藤各 20 克，水煎服。

骨蒸劳热、夜热盗汗：秦艽、当归、知母各 10 克，柴胡、鳖甲、地骨皮各 15 克，青蒿 6 克，乌梅 5 克，水煎服。

传统药膳

秦艽奶

【原料】秦艽 20 克，牛奶 500 克。

【制法】把秦艽与牛乳同煮，去渣。

【用法】温食，每日 2 次。

【功效】补虚，解毒，燥湿，利胆。

【适用】黄疸、心烦热、口干、尿黄少等病症。

秦艽饮

【原料】秦艽 10 克，炙甘草 3 克。

【制法】将秦艽、炙甘草洗净，用水煎煮，取汁 200 毫升。

【用法】代茶饮用，每日 1 剂。

【功效】祛风湿，止痹痛，清湿热。

【适用】风湿痹痛、关节拘挛及肩周炎等。

黄芪

原文：味甘，微温。主痈疽久败疮，排脓止痛；大风癞疾；五痔鼠瘘；补虚小儿百病。一名戴糁。生山谷。

别名：箭芪、红芪、绵芪、独芪、白皮芪。

来源：本品为豆科植物蒙古黄芪或膜荚黄芪的干燥根。

采收加工：春、秋二季采挖，除去须根及根头，晒干。

性味归经：甘，微温。归肺、脾经。

功效主治：补气升阳，固表止汗，利水消肿，生津养血，行滞通痹，托毒排脓，敛疮生肌。用于气虚乏力，食少便溏，中气下陷，久泻脱肛，便血崩漏，表虚自汗，气虚水肿，内热消渴，血虚萎黄，半身不遂，痹痛麻木，痈疽难溃，久溃不敛。

用量用法：9 ~ 30 克。

使用禁忌：表实邪盛，气滞湿阻，食积停滞，痈疽初起或溃后热毒尚盛等实证，以及阴虚阳亢者，均须禁服。

精选验方 >>> >

银屑病：黄芪、生地、当归、白蒺藜各 30 克，水煎 2 次，早、晚分服。

气虚自汗：黄芪 30 克，大枣 5 枚，浮小麦 15 克，水煎服。

小便不禁：生黄芪 30 ~ 50 克，生甘草 5 ~ 8 克，每日1剂，水煎，分2次服。

头疼：黄芪20～30克，天麻6～9克，每日1剂，水煎，分3次服。

脱肛：黄芪15克，枳壳10克，每日1剂，水煎，分2次服。

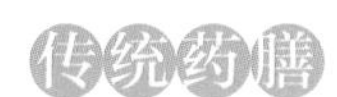

黄芪熟地鸡粥

【原料】黄芪、熟地黄各30克，粳米200克，母鸡肉250克，盐、麻油各适量。

【制法】将黄芪、熟地黄入锅中，加水适量，煎取汁，与母鸡肉及淘洗干净的粳米同入锅，加水适量，用大火烧沸后转用小火熬煮成稀粥，加麻油、盐调味即成。

【用法】每日分数次食用。

【功效】补中益气，补血益精，补肾滋阴。

【适用】遗尿、夜多小便、下腹冷痛等症。

黄芪牛肉粥

【原料】鲜牛肉、粳米各100克，黄芪10克，胡椒粉、精豆粉、味精、葱、姜、盐、水各适量。

【制法】鲜牛肉洗净去筋膜后和姜一起绞烂，加豆粉、胡椒粉、盐、味精调匀备用；姜、葱洗净；姜切片；葱切花。将粳米洗净、入锅，加适量水，用旺火烧开一段时间，加入黄芪（布包），并改用文火煨至软糯时，捞出布包，加入牛肉馅、姜片搅散，继续用中火煮至肉熟软，再加入葱花、味精即成。

【用法】每日分2次温食。

【功效】益气血，健脾胃。

【适用】气血亏损体弱怕冷之人。

黄芪猪肝汤

【原料】猪肝500克，黄芪60克，盐适量。

【制法】将猪肝洗净，切成薄片；黄芪切成片后放入纱布袋，与猪肝片同放入锅内，加水适量，用大火烧沸后转用小火煨熟，去药袋不用，稍加盐调味即成。

【用法】佐餐食用。

【功效】益气，养血，通乳。

【适用】产后气血虚所致的乳汁少、面色苍白、气短自汗、乏力怠惰等症。

芪参鲤鱼汤

【原料】鲤鱼1条，黄芪、党参各10克。

【制法】鲤鱼洗净，黄芪、党参装入纱布制的药袋，塞鱼腹内，文火煨。

【用法】佐餐食鱼饮汤，分次食完。

【功效】健脾益气，强心活血，利水消肿，降低血压。

黄芪炖鲈鱼

【原料】黄芪30克，鲈鱼1条，盐、黄酒、味精、花椒、鸡汤、葱段、姜片、素油各适量。

【制法】将黄芪浸润后洗净，然后切成片。把鲈鱼去鳞、鳃和内脏，然后洗净。放入热油锅煎至色金黄，再放入黄芪、盐、黄酒、味精、花椒、鸡汤、葱段、姜片。用大火烧沸后转用小火炖至鱼肉熟烂，拣去葱段、姜片、黄芪即可。

【用法】佐餐食用。

【功效】补气养血，健脾行水。

【适用】气血两虚、眩晕、心悸健忘、面色无华，以及用作手术后促进伤口生肌愈合等。

黄芪猪肉羹

【原料】黄芪30克，枸杞子、当归各10克，瘦猪肉100克，大枣10枚，盐少许。

【制法】将猪肉洗净切成薄片，与黄芪，大枣、当归、枸杞子一并入锅，加水适量炖汤，肉将熟时加入少许盐调味。

【用法】食肉喝汤。

【功效】补益气血。

【适用】中风后遗症、伴肢体痿、手足麻木、半身不遂者。

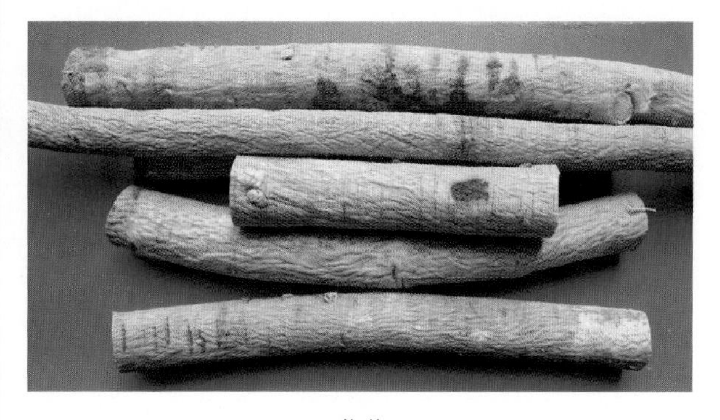

黄芪

巴戟天

原文：味辛，微温。主大风邪气；阴痿不起；强筋骨。安五脏，补中；增志，益气。生山谷。

别名：糠藤、鸡肠风、黑藤钻、鸡眼藤、三角藤。

来源：本品为茜草科植物巴戟天的干燥根。

采收加工：全年均可采挖，洗净，除去须根，晒至六七成干，轻轻捶扁，晒干。

性味归经：甘、辛，微温。归肾、肝经。

功效主治：补肾阳，强筋骨，祛风湿。用于阳痿遗精，宫冷不孕，月经不调，少腹冷痛，风湿痹痛，筋骨痿软。

用量用法：3～10克。

使用禁忌：阴虚火旺者忌服。

精选验方 >>> >

男子阳痿早泄、女子宫寒不孕：巴戟天、党参、覆盆子、菟丝子、神曲各9克，山药18克，水煎服，每日1剂。

遗尿、小便不禁：巴戟天、覆盆子各12克，益智仁10克，水煎服，每日1剂。

肾虚阳痿、早泄、遗精：巴戟天、山茱萸、金樱子各10克，熟地黄15克，水煎服。

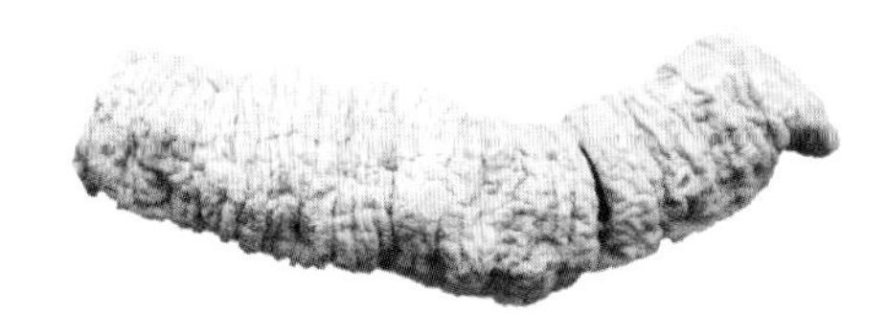

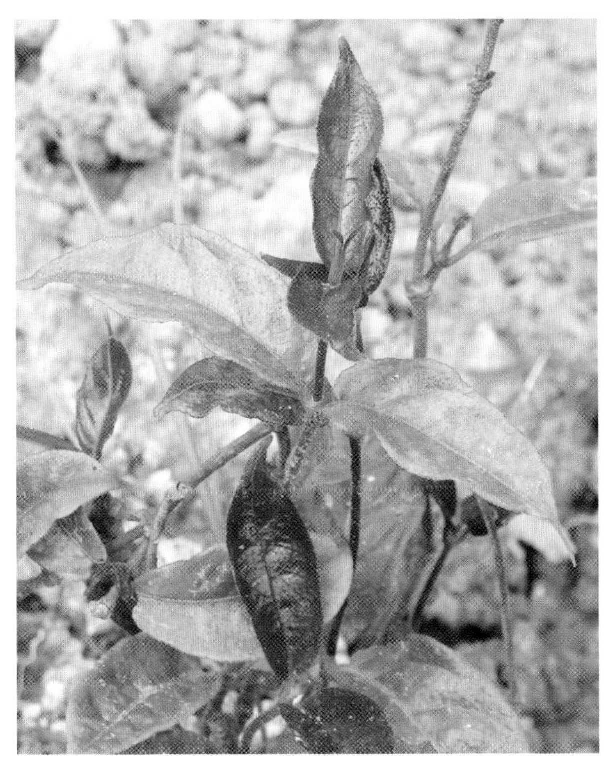

巴戟天

肾虚遗尿或小便频数：巴戟天、菟丝子、桑螵蛸、山茱萸各10克，水煎服；或研细粉吞服。

寒疝、阴囊肿痛坚硬牵引及腹：巴戟天、橘核各10克，小茴香3克，水煎服。

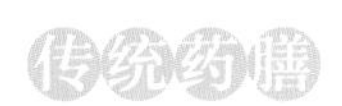

传统药膳

巴戟羊肉粥

【原料】巴戟天、肉苁蓉各10～15克，精羊肉63克，粳米100克，葱白2茎，生姜3片，盐适量。

做法：分别将巴戟天、肉苁蓉、精羊肉洗净后细切，先用沙锅水煎巴戟天、肉苁蓉去渣取汁，与羊肉、粳米同煮，待煮沸后，再加入盐、生姜、葱白煮为稀粥。

【用法】每日1～2次，温服。5～7日为1个疗程。

【功效】补肾助阳，健脾养胃，润肠通便。

【适用】肾阳虚弱所致的女子不孕、男子阳痿、遗精、早泄、腰膝冷痛、小便频数、夜间多尿、遗尿以及老年阳虚便秘等症。

巴戟淫羊酒

【原料】巴戟天、淫羊藿各250克，白酒1500毫升。

【制法】将上药切碎，与白酒共置入容器中，密封泡浸7日后即可饮用。

【用法】每日早、晚各1次，每次20毫升。

【功效】壮阳祛风。

【适用】神经衰弱、性欲减退、风湿痹痛、肢体瘫痪、末梢神经炎。

巴戟菟丝酒

【原料】巴戟天、菟丝子各125克，白酒2500毫升。

【制法】将上药加工捣碎，放入酒坛，倒入白酒，密封坛口，浸泡10日后即成。

【用法】每日2～3次，每次10～15毫升。

【功效】温补肾阳。

【适用】肾阳虚的阳痿、小便频数、夜尿多、头晕等。

巴戟苁蓉鸡

【原料】巴戟天、肉苁蓉各15克，仔鸡1只。

【制法】二药纱布包扎，鸡去肠杂等，洗净，切块，加水一同煨炖，以姜、花椒、盐等调味。【用法】去纱布包后，饮汤食肉。

【功效】益肾壮阳。

【适用】肾虚阳痿。

巴戟鹿肉

【原料】巴戟20克，肉桂6克，鹿肉250克。

【制法】将鹿肉洗净、切小块，与巴戟、肉桂共入沙锅内，加少许盐、料酒、味精，小火煮炖，待鹿肉烂熟即可。

【用法】每晚1次顿服，连服数日。

【功效】补益精血，壮阳固精。

【适用】精血不足、阳虚不固之阳痿、遗精、早泄、体弱身倦等症。

吴茱萸

原文：味辛，温。主温中，下气止痛；欬逆寒热；除湿；血痹；逐风邪、开腠理。根，杀三虫。一名藙。生川谷。

别名：茶辣、伏辣子、曲药子、臭泡子。

来源：本品为芸香科植物吴茱萸、石虎或疏毛吴茱萸的干燥近成熟果实。

采收加工：8～11月果实尚未开裂时，剪下果枝，晒干或低温干燥，除去枝、叶、果梗等杂质。

性味归经：辛、苦，热；有小毒。归肝、脾、胃、肾经。

功效主治：散寒止痛，降逆止呕，助阳止泻。用于厥阴头痛，寒疝腹痛，寒湿脚气，经行腹痛，脘腹胀痛，呕吐吞酸，五更泄泻。

用量用法：2～5克。外用适量。

使用禁忌：本品辛热燥烈，易耗气动火，故不宜多用、久服。

精选验方

胃寒痛、呕吐酸水或清水：吴茱萸1.5克，砂仁3克，

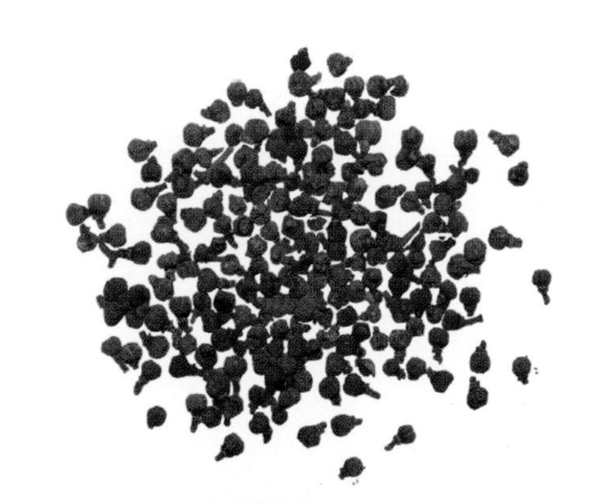

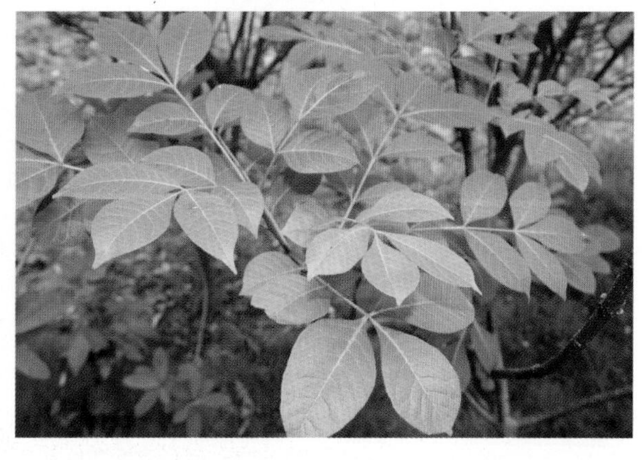

吴茱萸

共研细粉，冲开水 1 次服。

妇女经行后期、行经腹痛：吴茱萸 6 克，丹参 15 克，水煎服。

肝郁胁痛：吴茱萸 3 克，黄连（姜汁炒）10 克，共研细粉，每服 3 克，开水送服。

寒疝疼痛、睾丸肿硬、局部冷痛：吴茱萸 6 克，小茴香 10 克，川楝子（或苦楝子）15 克，水煎服。

胃腹冷痛、呕吐胸闷或干呕、吐涎沫、头痛：吴茱萸 6 克，生姜、党参、大枣各 10 克，水煎服。

阳痿：吴茱萸适量研细粉，胡椒适量研细粉，共调匀，每晚睡前用津液（口水）调成糊状填平肚脐，用纱布固定，次晨除去，连用 10 ~ 20 日，用药期间忌房事。

缩阳症（阳物突然缩入）：吴茱萸 10 克，炒至白烟起，用沸开水冲服。

呕吐、吞酸：吴茱萸 6 克，黄连 2 克，水煎少量频服。

疝气腹痛：吴茱萸、乌药各 6 克，川楝子、小茴香各 10 克，水煎服。

传统药膳

吴茱萸粥

【原料】吴茱萸 2 克，粳米 50 克，生姜 2 片，葱白 2 茎。

【制法】将吴茱萸研为细末，用粳米先煮粥，待米熟后下吴茱萸末及生姜、葱白，同煮为粥。【用法】每日 2 次，早、晚温热服。

【功效】补脾暖胃，温中散寒，止痛止吐。

【适用】虚寒型痛经、脘腹冷痛、呕逆吐酸等。

吴茱萸汤

【原料】吴茱萸、党参各 9 克，生姜 18 克，大枣 4 枚。

【制法】将上味药洗净，一起放入锅中，加水煎煮至熟，去渣取汁服用。

【用法】佐餐食用。

【功效】温中补虚，降逆止呕。

【适用】脾胃虚寒或肝经寒气上逆，而见吞酸嘈杂，或头顶痛、干呕吐涎沫、舌淡苔白滑、脉沉迟者。

吴茱萸酒

【原料】吴荣萸 50 克，生甘草 15 克，白酒 250 毫升。

【制法】将吴茱萸、甘草切碎，放入容器中，加入白酒，密封，隔水煮沸，取出，浸泡一宿，去渣即成。

【用法】口服，每次 30 毫升，每日 3 次。

【功效】温中解毒。

【适用】中恶心痛。

黄连

原文：味苦，寒。主热气目痛，眦伤泣出，明目；肠澼，腹痛下利；妇人阴中肿痛。久服令人不忘。一名王连。生川谷。

别名：味连、雅连、云连、川连。

来源：本品为毛茛科植物黄连、三角叶黄连或云连的干燥根茎。以上三种分别习称“味连”、“雅连”、“云连”。

采收加工：秋季采挖，除去须根及泥沙. 干燥，撞去残留须根。

性味归经：苦，寒。归心、脾、胃、肝、胆、大肠经。

功效主治：清热燥湿，泻火解毒。用于湿热痞满，呕吐吞酸，泻痢，黄疸，高热神昏，心火亢盛，心烦不寐，心悸不宁，血热吐衄，目赤，牙痛，消渴，痈肿疔疮；外治湿疹，湿疮，耳道流脓。酒黄连善清上焦火热。用于目赤，口疮。姜黄连清胃和胃止呕。用于寒热互结，湿热中阻，痞满呕吐。萸黄连舒肝和胃止呕。用于肝胃不和，呕吐吞酸。

用量用法：2 ~ 5 克。外用适量。

使用禁忌：胃虚呕恶，脾虚泄泻，五更肾泻，均应慎服。

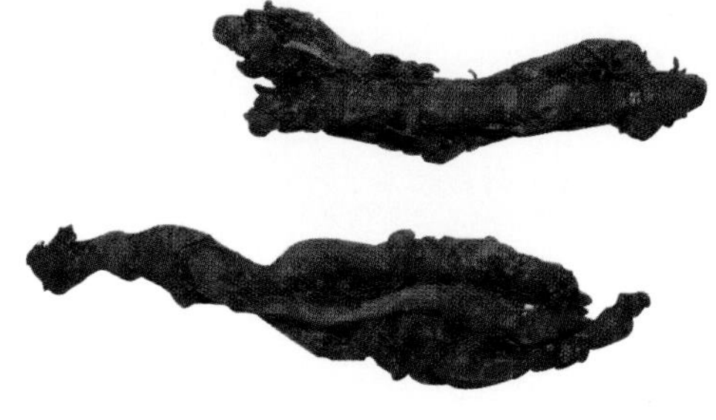

黄连

精选验方

心肾不交失眠：黄连、肉桂各5克，水煎服。

诸血妄行、脏毒下血：黄连（晒干，为末），独头蒜一颗（煨热，取肉，研细）。上入米醋少许，捣和为丸，梧桐子大，晒干。每服三十至四十丸，陈米饮下。

黄水疮：黄连30克，压成细面，用香油调匀，涂患处。

外阴瘙痒：黄连30克，加水煎汤，擦洗阴部。

妊娠呕吐：黄连、苏叶各6克，每日1剂，水煎代茶饮。

口舌生疮：黄连压碾成细末，用香油调匀，每取适量涂于疮面上。

伤暑身热、恶心：地黄汁适量，令服下。

痢疾：黄连3克，每日1剂，水煎，分2～3次服。

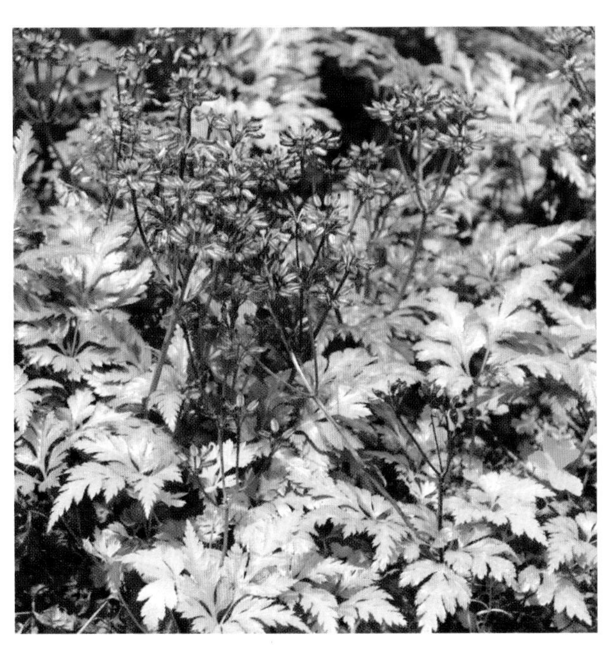

黄连

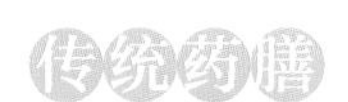

传统药膳

黄连白头翁粥

【原料】川黄连10克，粳米30克，白头翁50克。

【制法】将黄连、白头翁入沙锅，加清水300毫升，浸透，煎至150毫升，去渣取汁。粳米加水400毫升，煮至米开花时，对入药汁，煮成粥，待食。

【用法】每日3次，温热服食。虚寒久痢忌用。

【功效】清热，凉血，解毒。

【适用】腹痛、腹泻里急后重。

黄连鸡子炖阿胶

【原料】黄连10克，生白芍20克，阿胶50克，鲜鸡蛋（去蛋清）2枚。

【制法】先将黄连、生白芍加水煮取浓汁约150毫升，然后去渣；再将阿胶加水50毫升，隔水蒸化，把药汁倒入再慢火煎膏，将成时放入蛋黄拌匀即可。

【用法】每服适量，每晚睡前服1次。

【功效】交通心肾。

【适用】心肾不交之不寐。

五味子

原文：味酸，温。主益气；欬逆上气；劳伤羸瘦，补不足；强阴，益男子精。一名会及。生山谷。

别名：山花椒、乌梅子、软枣子。

来源：为木兰科植物五味子或华中五味子的果实。前者习称北五味子，后者习称南五味子。

采收加工：秋季采摘成熟果实，晒干或蒸后晒干，除去果梗及杂质。

性味归经：酸、甘，温。归肺、心、肾经。

功效主治：收敛固涩，益气生津，补肾宁心。用于久嗽虚喘，梦遗滑精，遗尿尿频，久泻不止，自汗盗汗，津伤口渴，内热消渴，心悸失眠。

用量用法：2～6克。

使用禁忌：凡表邪未解，内有实热，咳嗽初起，麻疹初期，均不宜用。

精选验方

脾肾虚寒腹泻、久泻不止：五味子18克，吴茱萸6克，同炒香，研为细末，每日2次，每次6克，米饮送服。

盗汗、遗精：五味子6克，金樱子、桑螵蛸各10克，牡蛎15克，水煎服。

脾肾阳虚、五更泄泻：五味子6克，吴茱萸3克，补骨脂10克，水煎服。

体虚多汗：五味子、麦门冬各10克，牡蛎15克，水煎服。

神经衰弱失眠或疲倦乏力、睡眠不好：五味子6克，石菖蒲5克，珍珠母30克，水煎服。

百日咳：五味子、五倍子各3克，炒熟，煎水服。

自汗、盗汗：五味子、女贞子各10克，水煎服。

暑热心烦、口渴、自汗、胸闷食少：五味子、枸杞

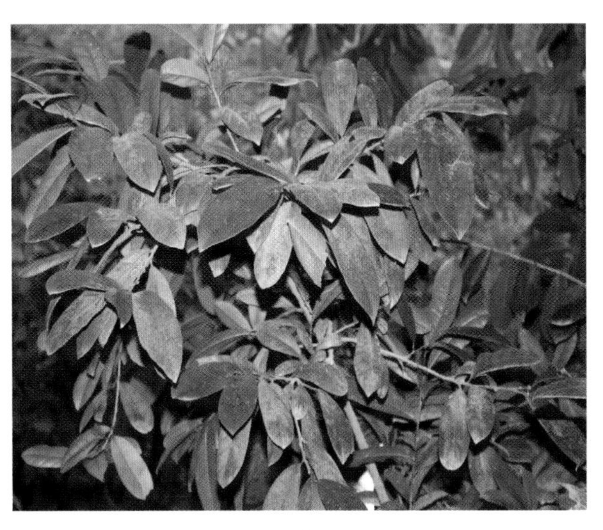

五味子

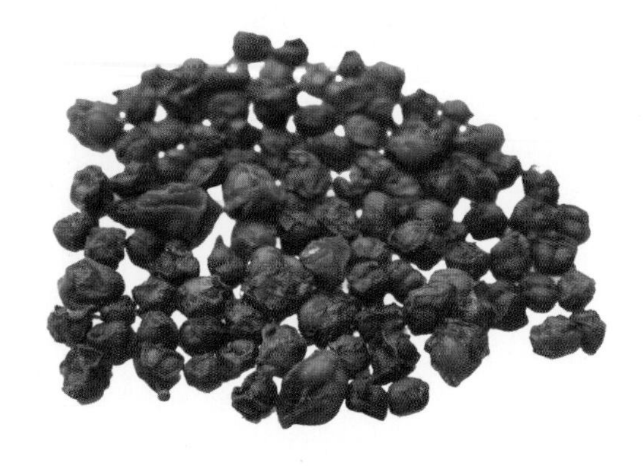

五味子

子各 10 克、开水泡或水煎当茶饮。

神经衰弱：五味子、远志各等量，共压碾成细面，每次 1 克，晚上临睡服下。

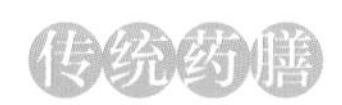

五味核桃酒

【原料】五味子 250 克，核桃仁 100 克，白酒 2500 毫升。

【制法】将五味子同核桃仁一同放入酒坛，倒入白酒，密封坛口，每日摇晃 3 次，浸泡 15 日后即成。

【用法】每日 3 次，每次 10 毫升。

【功效】敛肺滋肾，涩精安神。

【适用】健忘、失眠、头晕、心悸、倦怠乏力、烦躁等症。

五味枸杞茶

【原料】五味子、枸杞子各 5 克。

【制法】原料放入杯中，沸水冲泡，加盖，10 分钟后即可饮用。

【用法】代茶频饮。

【功效】滋肾敛肺止汗。

【适用】肺肾阴虚咳嗽少痰、夜间盗汗者。

五味子炖蛋

【原料】鸡蛋（或鸽子蛋）2 个，五味子 15 克。

【制法】先用水煮五味子，水开后将蛋破皮整卧入汤中，炖熟。

【用法】食蛋饮汤。

【功效】止痢固涩。

【适用】久痢不止，而无明显寒热偏盛者。

五味子炖麻雀

【原料】五味子 3 克，麻雀 5 只，花椒、料酒、葱、姜各适量。

【制法】将麻雀，拔毛去脏，洗净，五味子洗净，与葱、姜、花椒、料酒同放入沙锅内，放麻雀，加水以浸没麻雀为度。武火烧开，文火炖约 30 分钟，起锅，滤去五味子及调料，调入盐、胡椒粉即可。

【用法】食肉饮汤。

【功效】壮阳益精。

【适用】心肾阳虚引起的自汗、心悸、腰膝酸软、阳痿早泄者。

决明子

原文：味咸，平。主青盲；目淫肤赤白膜，眼赤痛、泪出。久服益精光；轻身。生川泽。

别名：决明、假绿豆、草决明、马蹄决明。

来源：本品为豆科植物决明或小决明的干燥成熟种子。

采收加工：秋季采收成熟果实，晒干，打下种子，除去杂质。

性味归经：甘、苦、咸，微寒。归肝、大肠经。

功效主治：清热明目，润肠通便。用于目赤涩痛，羞明多泪，头痛眩晕，目暗不明，大便秘结。

用量用法：9 ~ 15 克。

使用禁忌：气虚便溏者不宜使用。

精选验方 >>> >

急性结膜炎：草决明、青葙子、蝉蜕、菊花各 15 克，水煎服。

夜盲症：决明子、枸杞子各 9 克，猪肝适量，水煎，食肝喝汤。

便秘：决明子、瓜蒌子、火麻仁各 10 克，水煎服。

目赤肿痛、怕光流泪：决明子、菊花各 10 克，夏枯草 15 克，水煎服。

高血压：决明子、桑叶各 15 克，石斛、菊花、钩藤各 30 克，水煎服。

风热头痛、目赤肿痛：决明子、黄芩、桑叶各 10 克，白菊花 12 克，水煎服。

口腔炎：决明子 20 克，煎汤，一直到剩一半的量为止，待冷却后，用来漱口。

肥胖症及冠心病：决明子 15 克，昆布 10 克共水煎服，每日 1 剂，可常服。

迎风流泪：决明子 9 克，开水泡，代茶饮。

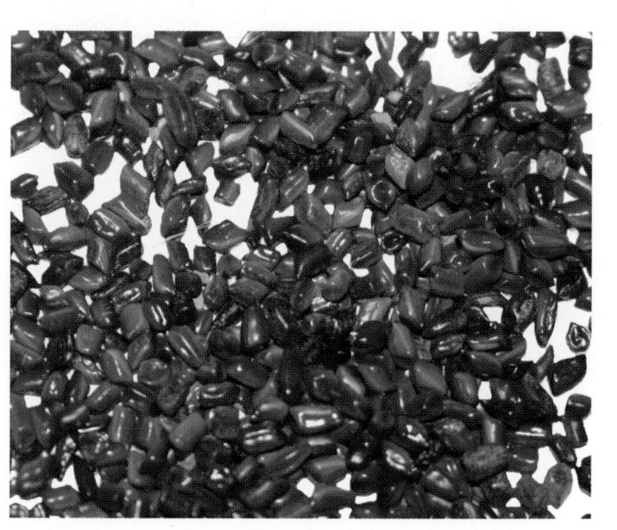

决明子

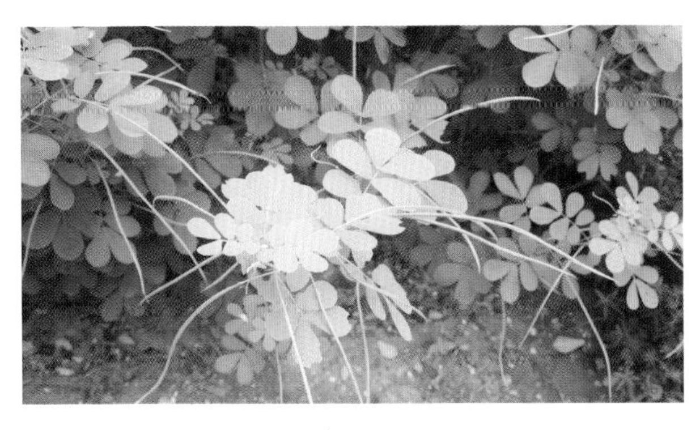

决明子

传统药膳

决明子粥

【原料】决明子 10 ~ 15 克，白菊花 10 克，粳米 60 克，冰糖少许。

【制法】先将决明子放入铁锅内，炒至起暴微有香气寸，取出待冷后，与白菊花同放入沙罐，加清水煎煮 30 分钟，去渣留汁，加入粳米煮至粥熟时，加入冰糖，再煮 1 ~ 2 沸即可。

【用法】每日 1 剂，分早、晚食用。

【功效】清肝明目，平抑肝阳，润肠通便。

【适用】肝火上炎之目赤肿痛，或肝阳上扰之头晕目眩、头痛如胀、烦躁易怒、便秘难解等。

决明罗布麻茶

【原料】炒决明子 12 克，罗布麻 10 克。

【制法】以沸水浸泡 15 分钟即可。

【用法】每日 1 剂，不拘时代茶频饮。

【功效】清热平肝，降压减脂，改善头痛头晕。

决明子菊花茶

【原料】决明子 15 克，茶叶、杭菊花各 3 克。

【制法】将以上 3 味药放入盖杯中，用滚开水冲泡，加盖浸片刻即成。

【用法】代茶频饮。

【功效】消食减肥。

【适用】肥胖症。

决明子绿茶

材料：决明子、绿茶各 5 克。

【制法】将决明子用小火炒至香气溢出时取出，候凉。将炒好的决明子、绿茶同放杯中，中入沸水，浸泡 3 ~ 5 分钟后即可饮服。

【用法】代茶饮，随饮随续水，直到味淡为止。

【功效】清热平肝，降脂降压，润肠通便，明目益睛。

【适用】高血压、高脂血症、大便秘结、视物模糊等。

决明子木贼茶

【原料】决明子 30 克，木贼 3 克。

【制法】先将决明子洗净，晾干或晒干，将木贼去杂，去根须，洗净，晒干，切段，与决明子同放入杯中，用沸水冲泡，加盖焖 10 分钟，即可。

【用法】代茶，频频饮用，一般可冲泡 3 ~ 5 次。

【功效】清肝明目，平抑肝阳。

【适用】肝火上炎型老年性白内障。

芍药

原文：味苦，平。主邪气腹痛；除血痹，破坚积，寒热；疝瘕；止痛；利小便；益气。生山谷及丘陵。

别名：白芍、金芍药。

来源：本品为毛茛科植物芍药的干燥根。

采收加工：夏、秋二季采挖，洗净，除去头尾及细根，置沸水中煮后除去外皮或去皮后再煮，晒干。

性味归经：苦、酸，微寒。归肝、脾经。

功效主治：养血调经，敛阴止汗，柔肝止痛，平抑肝阳。用于血虚萎黄，月经不调，自汗，盗汗，胁痛，腹痛，四肢挛痛，头痛眩晕。

用量用法：6 ~ 15 克。

使用禁忌：不宜与藜芦同用。

精选验方

坐骨神经痛：生白芍 30 克，炙甘草 6 克，元胡 15 克，水煎服，每日 1 剂，每日 2 次。

肝郁四肢冷：白芍、枳壳各 12 克，柴胡、甘草各 10 克，水煎服。

月经不调、痛经：白芍、当归、熟地黄、香附各 10 克，川芎 3 克，水煎服。

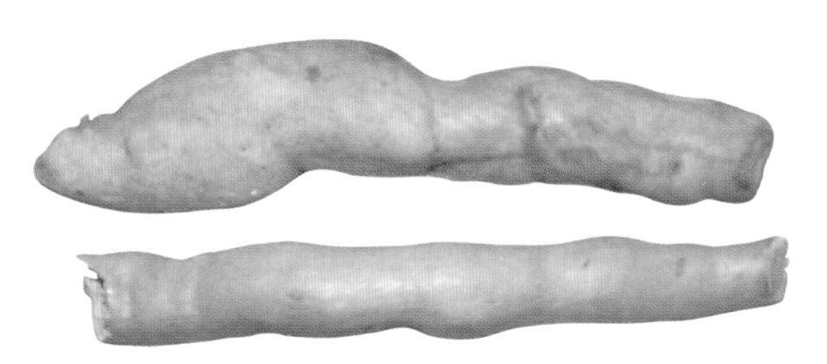

芍药

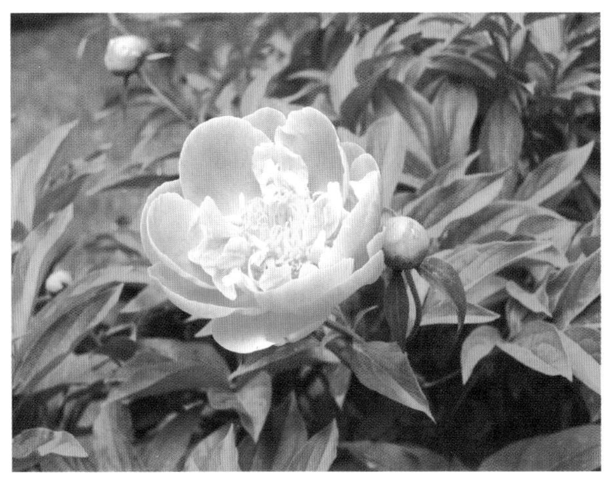

芍药花

腓肠肌痉挛疼痛（小阻筋）、腹肌痉挛疼痛：白芍30克，甘草6克，水煎服。

肝旺头痛、眼花头晕、高血压：白芍15克，决明子30克，水煎服。

痢疾腹痛：白芍、黄芩各10克，甘草5克，水煎服。

慢性肠炎、腹痛、腹泻：白芍30克，白术、防风、陈皮各10克，水煎服。

胃痉挛疼痛：白芍、甘草各10克，桂枝、生姜各6克，大枣5个，水煎，饴糖30克冲服。

胸胁疼痛：白芍、当归、川楝子、柴胡各10克，香附12克，水煎服。

自汗、恶风：白芍、桂枝各10克，甘草6克，加入切成厚片的生姜3片，大枣5个，加水煎煮之后取药汁服用。

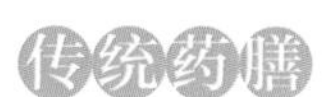

芍药调经粥

【原料】芍药花（色白阴干者）6克，粳米50克，白糖少许。

【制法】以米煮粥，待1～2沸，入芍药花再煮粥熟，加入白糖即成。

【用法】空腹服食。

【功效】养血调经。

【适用】肝气不调、血气虚弱而见肋痛烦躁、经期腹痛等症。

芍药五花汤

【原料】芍药15克，炙甘草、佛手花、扁豆花、厚朴花、绿萼梅、代代花各3克。

【制法】将芍药、甘草洗净，入锅加水适量，大火煮沸后用小火煎煮30分钟，加扁豆花等五花，再煮沸5分钟停火，去渣取汁即成。

【用法】每日1剂，上、下午分服。

【适用】慢性萎缩性胃炎。

桔梗

原文：味辛，微温。主胸胁痛如刀刺；腹满肠鸣幽幽；惊恐，悸气。生山谷。

别名：白药、卢茹、利如、大药、梗草、苦梗、苦菜根。

来源：本品为桔梗科植物桔梗的干燥根。

采收加工：春、秋二季采挖，洗净，除去须根，趁鲜剥去外皮或不去外皮，干燥。

性味归经：苦、辛，平。归肺经。

功效主治：宣肺，利咽，祛痰，排脓。用于咳嗽痰多，胸闷不畅，咽痛音哑，肺痈吐脓。

用量用法：3～10克。

使用禁忌：凡气机上逆，呕吐，呛咳，眩晕，阴虚火旺咳血等不宜用；胃及十二指肠溃疡者慎服。用量过大易致恶心呕吐。

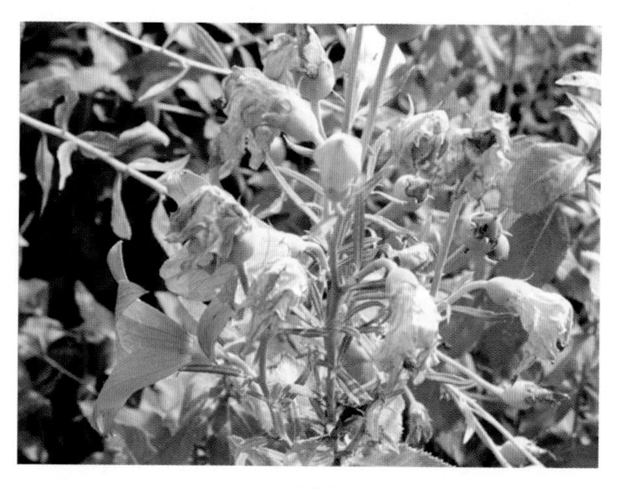

桔梗

精选验方 >>> >

肺痈唾脓痰：桔梗15克，冬瓜仁12克，鱼腥草30克，甘草6克，加水煎汤服。

慢性咽炎：桔梗、生甘草各10克，加水煎汤，分2次温服。

传统药膳

桔梗冬瓜汤

【原料】冬瓜150克，杏仁10克，桔梗9克，甘草6克，食油、盐、大蒜各适量。

【制法】将冬瓜洗净、切块，放入锅中，加入食油、盐翻炒后，加适量精水，下杏仁、桔梗、甘草一并煎煮，至熟后，以盐、大蒜等调料调味即成。

【用法】佐餐食用。

【功效】疏风清热，宣肺止咳。

【适用】慢性支气管炎患者。

桔梗茶

【原料】桔梗10克，蜂蜜适量。

【制法】将桔梗择净，放入茶杯中，纳入蜂蜜，冲入沸水适量，浸泡5～10分钟后饮服。

【用法】每日1剂。

【功效】化痰利咽。

【适用】慢性咽炎、咽痒不适、干咳等。

川芎

原文：味辛，温。主中风入脑头痛；寒痹筋挛缓急；金疮；妇人血闭无子。生川谷。

别名：香果、胡䓖、台芎、西芎、杜芎。

来源：本品为伞形科植物川芎的干燥根茎。

采收加工：夏季当茎上的节盘显著突出，并略带紫色时采挖，除去泥沙，晒后烘干，再去须根。

性味归经：辛，温。归肝、胆、心包经。

功效主治：活血行气，祛风止痛。用于胸痹心痛，胸胁刺痛，跌扑肿痛，月经不调，经闭痛经，癥瘕腹痛，头痛，风湿痹痛。

用量用法：3 ~ 10 克。

使用禁忌：阴虚火旺者慎用。

精选验方

冠心病心绞痛：川芎、降香各 15 克，赤芍 10 克，丹参 20 克，水煎服。

口臭：川芎适量，水煎，含服。

月经错后：当归、川芎各 9 克，每日 1 剂，水煎，分 2 次服。

头疼：川芎 50 克，天麻 12 克，压碾成细面，每次 1 克，每日 2 次，用茶水送服，嗜酒者可用温酒送下。

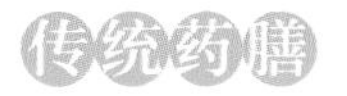

传统药膳

芎芷辛夷猪脑汤

【原料】川芎、白芷各 10 克，辛夷花 15 克，猪脑 2 副（牛、羊脑亦可）。

【制法】先将猪脑洗净剔去红筋备用，把川芎、白芷、辛夷花同放入沙锅内，加清水 1000 毫升，煎取 500 毫升，复将药汁倾炖盅内，加入猪脑，隔水炖熟即成。

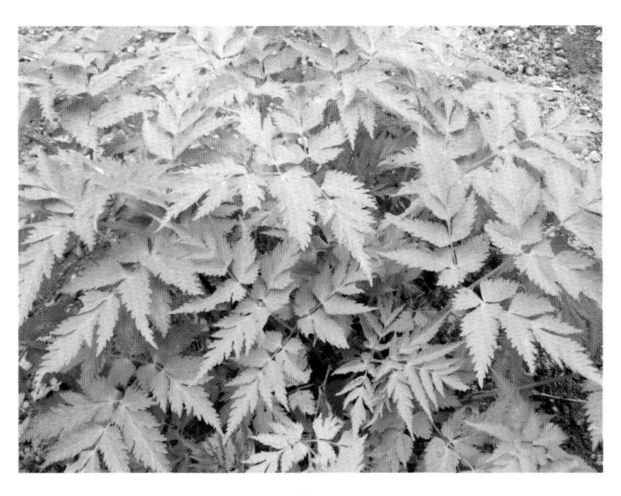

川芎

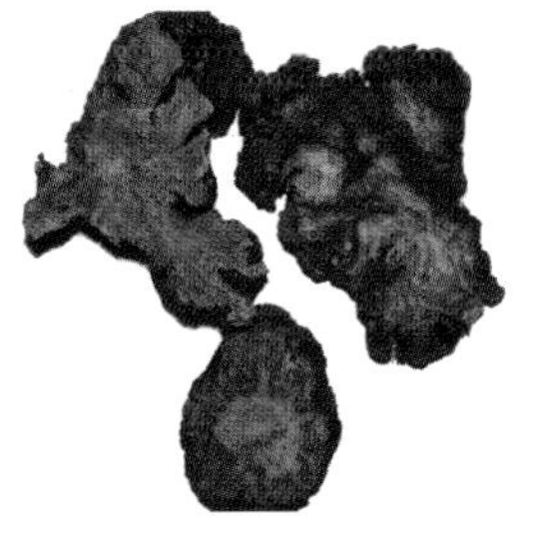

川芎

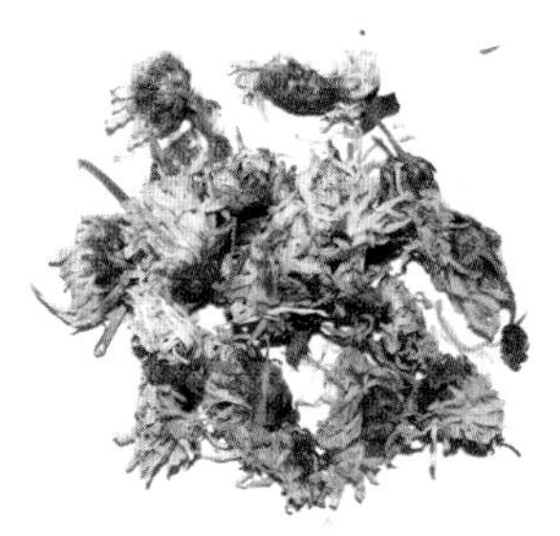

菊花

【用法】每 2 日 1 剂，饮汤吃猪脑。

【功效】祛风，利窍。

【适用】慢性鼻炎、鼻塞不通。

川芎茶

【原料】川芎 9 克，茶叶 3 克。

【制法】水煎取汁，当茶饮。

【用法】每日 1 次，4 ~ 5 日为 1 个疗程。

【功效】行气活血，利尿止渴。

川芎鸡蛋

【原料】川芎 8 克，鸡蛋 2 个，红糖适量。

【制法】将川芎、鸡蛋加水同煮，鸡蛋熟后去壳再煮片刻，去渣加红糖调味即成。

【用法】每日分 2 次服，每月连服 5 ~ 7 剂。吃蛋饮汤。

【功效】活血行气。

【适用】气血瘀滞型闭经。

川芎菊花茶

【原料】川芎 10 克，白菊花 6 克，绿茶 2 克。

【制法】先将川芎拣杂，洗净，晒干或烘干，切成片，与菊花、绿茶同放入沙锅，加水浸泡片刻，煎煮 20 分钟，用洁净纱布过滤，取汁即成。

【用法】早、晚服用。

【功效】清肝祛风。

【适用】头痛、目涩者。

葛根

原文：味甘，平。主消渴；身大热，呕吐；诸痹；起阴气；解诸毒。葛谷，主下痢十岁已上。一名鸡齐根。生川谷。

别名：葛条、甘葛、粉葛、葛藤、葛麻。

来源：本品为豆科植物野葛的干燥根，习称野葛。

采收加工：秋、冬二季采挖，趁鲜切成厚片或小块干燥。

性味归经：甘、辛，凉。归脾、胃、肺经。

功效主治：解肌退热，生津止渴，透疹，升阳止泻，通经活络，解酒毒。用于外感发热头痛，项背强痛，口渴，消渴，麻疹不透，热痢，泄泻，眩晕头痛，中风偏瘫，胸痹心痛，酒毒伤中。

用量用法：10 ~ 15克。
使用禁忌：易于动呕，胃寒者所当慎用。

精选验方

服药过度、心中苦烦：生葛根取汁大量饮服，也可取干葛饮片，水煎服。
热毒下血：鲜葛根、鲜藕等量，捣汁顿服，每次100 ~ 150毫升，每日2次。
酒醉不醒：鲜葛根适量，捣取汁，灌饮至醒。
津伤口渴：葛根粉或葛根，煮汤食用；或葛根煮猪排或鸭肉。
湿热泻痢、热重于湿：葛根15克，黄芩、黄连各9克，炙甘草3克，水煎服。
热痢、泄泻：葛根、马齿苋各15克，黄连6克，黄芩10克，水煎服。
脑动脉硬化、缺血性中风、脑出血后遗症：葛根20克，川芎、三七各6克，山楂10克，红花9克，水煎服。
麻疹透发不畅：葛根、升麻、芍药各6克，甘草3克，水煎服。

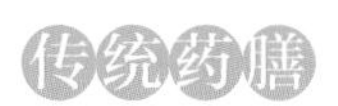

葛根五加粥
【原料】葛根、刺五加、薏米仁各15克，粳米50克，冰糖适量。
【制法】将原料洗净，葛根切碎，刺五加先煎取汁，与余料同放锅中，加水适量。武火煮沸，文火熬成粥。可加冰糖适量。
【用法】早、晚餐食用。
【功效】祛风，除湿，止痛。
【适用】风寒湿痹阻型颈椎病、颈项强痛等症。
葛根姜粥
【原料】葛根15克，生姜6克，粳米50克，蜂蜜少许。
【制法】先将葛根、生姜入沙罐内，加水适量煎煮，去渣取汁，后入粳米同煮作粥，将粥晾至温热时，倒入蜂蜜，调匀即成。
【用法】每日1剂，随意食之。
【功效】祛风，定惊。

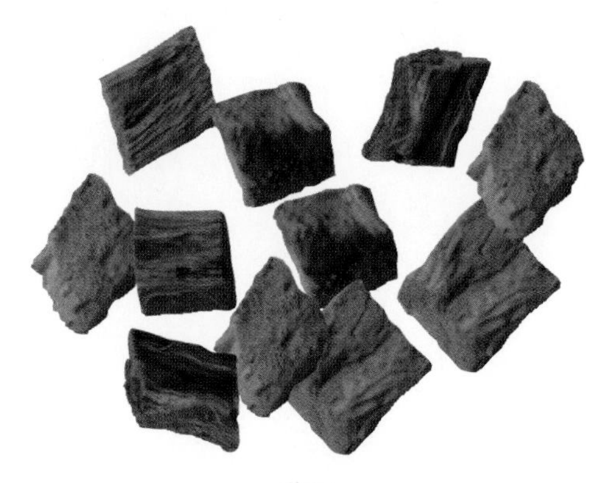
葛根

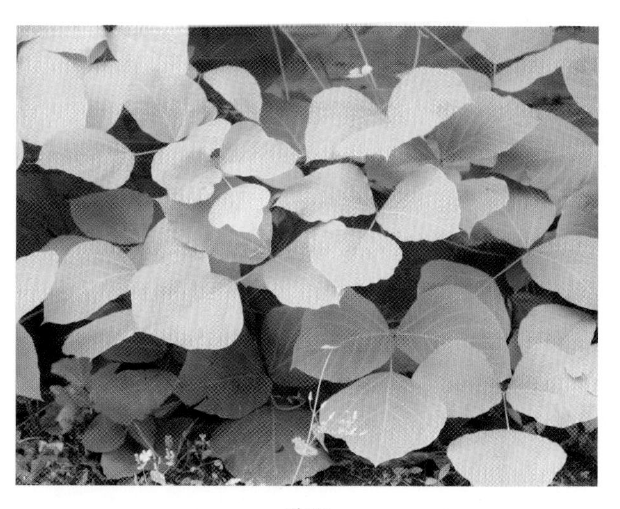
葛根

【适用】小儿风热感冒、挟痰挟惊，症见发热、头痛、呕吐、惊啼不安等。
葛根粥
【原料】葛根粉30克，粳米50克。
【制法】粳米洗净浸泡一宿，与葛根粉同入沙锅内，加水500克，用文火煮至米开粥稠即可。
【用法】当半流质饮料，不计时稍温食。
【功效】清热除燥，生津止渴，降低血压，解肌透疹。
【适用】高血压、冠心病。
干葛牛蒡粥
【原料】葛根30克，牛蒡子10克，粳米60克。
【制法】葛根、牛蒡子装入纱布药袋内，扎紧口，放入锅内加水适量，煎煮成药汁，去纱布药袋，将粳米淘洗净后倒入锅内，加水适量，烧沸，用文火煮至米熟烂成稀粥即可食用。
【用法】每日1次，连服7日。
【功效】解肌清热，升清利窍。

知母

原文：味苦，寒。主消渴热中，除邪气；肢体浮肿，下水；补不足，益气。一名蚳母，一名连母，一名野蓼，一名地参，一名水参，一名水浚，一名货母。生川谷。
别名：连母、水须、穿地龙。
来源：本品为百合科植物知母的干燥根茎。
采收加工：春、秋二季采挖，除去须根及泥沙，晒干，习称“毛知母”；或除去外皮，晒干。
性味归经：苦、甘，寒。归肺、胃、肾经。
功效主治：清热泻火，滋阴润燥。用于外感热病，高热烦渴，肺热燥咳，骨蒸潮热，内热消渴，肠燥便秘。
用量用法：6 ~ 12克。
使用禁忌：本品性寒质润，有滑肠之弊，故脾虚便溏者不宜用。

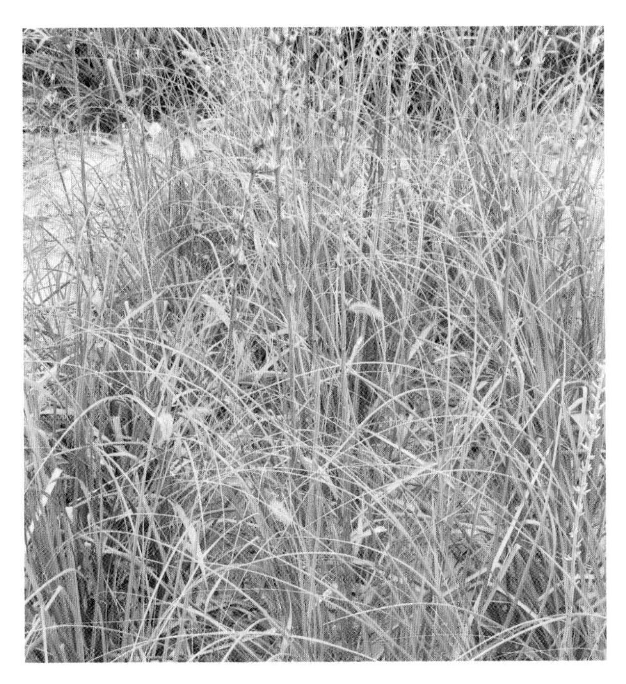

知母

精选验方

咳嗽（肺热痰黄黏稠）：知母12克，黄芩9克，鱼腥草、瓜蒌各15克，水煎服。

骨蒸劳热、五心烦热：知母、熟地各12克，鳖甲、银柴胡各10克，水煎服。

烦渴不止：知母18克，生山药30克，生黄芪15克，生鸡内金6克，葛根5克，五味子、天花粉各9克，水煎服，每日1剂。

老年干燥综合症：知母、黄柏各20克，熟地15克，山茱萸、山药、泽泻、茯苓、丹皮各10克，水煎服，每日1剂。

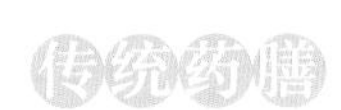

清暑益气粥

【原料】知母、石斛、麦门冬各6克，西洋参1克，粳米30克，冰糖适量。

【制法】先将麦门冬、石斛、知母用布包加水煎30分钟，去药渣留汁，再将西洋参粉末、粳米加入煮成稀粥，冰糖调味即可。

【用法】早、晚服食。

【功效】清暑益气，生津止渴。

【适用】夏季热发烧持续不退、无汗或少汗者。

银花知母粥

【原料】知母15克，银花9克，生石膏30克，粳米60克。

【制法】将银花、生石膏、知母同放锅内，加水适量煎煮，弃渣，取汁，入粳米煮成粥。

【用法】每日1次，7日为1个疗程。

【功效】清热解毒。

【适用】酒渣鼻者。

贝母

原文：味辛，平。主伤寒烦热；淋沥邪气；疝瘕；喉痹；乳难；金疮风痉。一名空草。

别名：川贝、贝壳母。

来源：本品为百合科植物川贝母、暗紫贝母、甘肃贝母或梭砂贝母的干燥鳞茎。前三者按性状不同分别习称“松贝”和“青贝”，后者习称“炉贝”。

采收加工：夏、秋二季或积雪融化时采挖，除去须根、粗皮及泥沙，晒干或低温干燥。

性味归经：苦、甘，微寒。归肺、心经。

功效主治：清热润肺，化痰止咳，散结消痈。用于肺热燥咳，干咳少痰，阴虚劳嗽，痰中带血，瘰疬，乳痈，肺痈。

用量用法：3～10克；研粉冲服，一次1～2克。

使用禁忌：不宜与川乌、制川乌、草乌、制草乌、附子同用。

精选验方

赤白癜风：贝母、百部各等份，上为极细末，用生姜自然汁调搽癜上。

下乳：贝母、牡蛎、知母三物为细末，同猪蹄汤调下。

乳头皲裂：川贝母10克，研为细末，黑、白芝麻各20克，炒黄研细，混合过筛备用。用时以香油调成糊状，涂搽患处，每日2次。若流血、渗液者，先用药粉干撒创面，待脓水收敛后再涂搽。服药期间应适量减少哺乳或停止哺乳。

婴幼儿消化不良：川贝母研成细末备用，按每日每公斤体重0.1克计量，每日3次，一般2～4日可愈。

气管炎：川贝母5克研末，用梨1个切开去核，将贝母粉填入梨空处合紧，蒸或煎水服均可。

肺热咳嗽：川贝母、知母各等量，共压碾成细末，每次6～9克，每日2次，用白开水送下，连服5～7日。

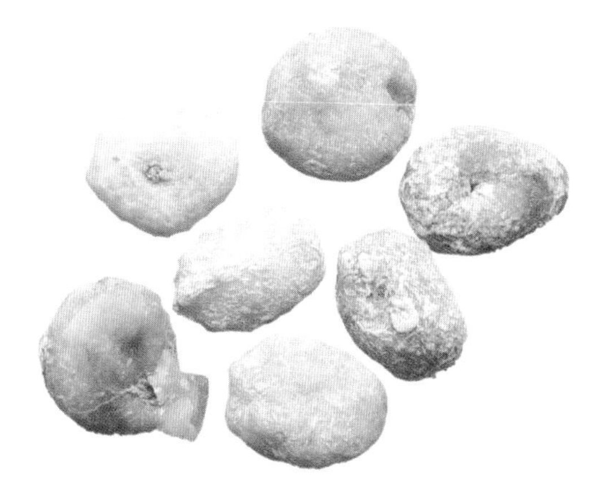

贝母

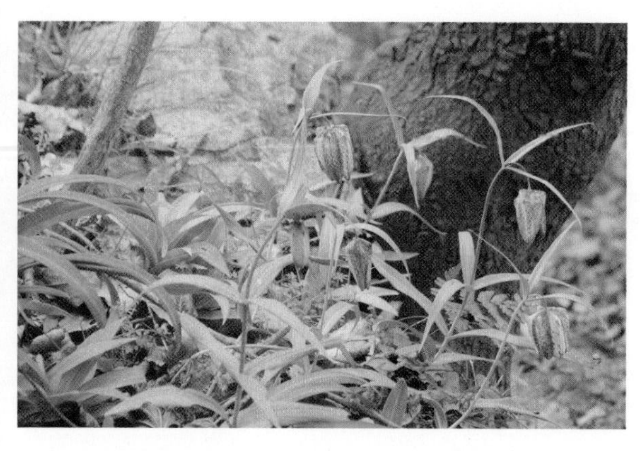

贝母

传统药膳

罗汉果蒸贝母

【原料】罗汉果1个，川贝母10克。

【制法】将罗汉果敲破，川贝母捣碎，同放入瓷碗中，加水200毫升，盖好，隔水蒸熟即可。

【用法】直接食用，每日1次。

【功效】清肺止咳，化痰定喘。

【适用】肺热咳嗽、气喘、痰多者。

贝母秋梨

【原料】川贝母、冰糖各10克，鸭梨（雪梨）1个。

制作：将梨洗净，靠柄部横切断，挖去核，装入贝母末，再把梨上部拼对好，用木签（或竹签）固定，放大碗中，加入冰糖和少许水，隔水蒸约40分钟。

【用法】吃梨喝汤，每日2次。

【功效】润燥化痰，清肺止咳。

【适用】燥痰咳嗽、久咳不止、痰少粘滞、咽干口燥等。

川贝炖雪梨

【原料】川贝母粉5克，雪梨1个（约250克）。

【制法】先将雪梨外表面用温开水反复刷洗干净，去除梨柄、梨核仁，将梨切成1厘米见方的雪梨丁，放入炖杯，加川贝母粉，再加水适量，先以大火煮沸，改用小火煨炖30分钟，即成。煨炖时也可加冰糖20克。

【用法】早、晚2次分服。

【功效】润燥化痰，清肺止咳。

【适用】燥热型急性支气管炎。

栝楼

原文：味苦，寒。主消渴，身热；烦满大热，补虚安中；续绝伤。一名地楼。生川谷及山阴地。

别名：日撤、苦瓜、山金匏、药瓜皮。

来源：为葫芦科植物栝楼的果实。

采收加工：秋末果实变为淡黄时采收，悬挂通风处阴干。

性味归经：甘、微苦，寒。归肺、胃、大肠经。

功效主治：清热涤痰，宽胸散结，润燥滑肠。用于肺热咳嗽，痰浊黄稠，胸痹心痛，结胸痞满，乳痈，肺痈，肠痈，大便秘结。

用量用法：9 ~ 15克。

使用禁忌：不宜与川乌、制川乌、草乌、制草乌、附子同用。

精选验方 >>>

胸腔肿瘤：重用全瓜蒌30 ~ 60克和生薏仁100克，适当配伍加减，长期服用。

咳嗽痰喘：瓜蒌15克，陈皮、杏仁、法半夏各10克，水煎服。

肺热咳嗽、痰黄稠：瓜蒌15克，杏仁12克，桔梗6克，水煎服。

急慢性乳腺炎：瓜蒌、金银花、蒲公英各15克，水煎服。

胸胁胀痛不舒：瓜蒌15克，姜半夏10克，黄连6克，水煎服。

胸膈满闷作痛：瓜蒌15克，薤白、法半夏各10克，白酒适量，水煎服。

渗出性胸膜炎：瓜蒌15克，白芥子6克，桑白皮10克，甜葶苈子12克，大枣10枚，水煎服。

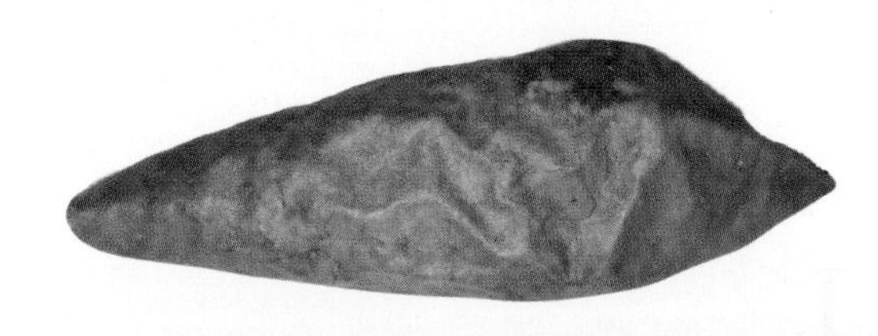

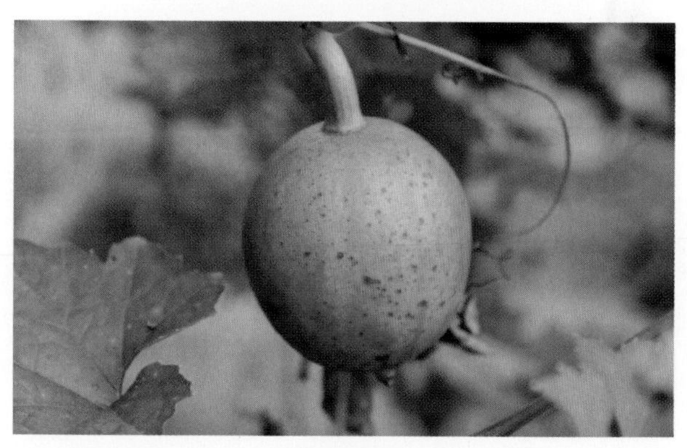

栝楼

传统药膳

瓜蒌大腹皮猪肚汤

【原料】瓜蒌20克，大腹皮25克，猪肚1个，姜、葱、盐各5克，大蒜10克。

【制法】把大腹皮洗净，瓜蒌洗净；猪肚洗净，放沸水焯透，捞起待用，姜切片、葱切段，大蒜去皮切段。

把猪肚放炖锅内，大腹皮、瓜蒌放在猪肚内，加水1500毫升，放入盐、姜、葱把炖锅置武火上烧沸，再用文火炖煮1小时即成。

【用法】每日1次，每次吃猪肚50克，随意喝汤。

【功效】宽胸散结，利水疏肝。

【适用】肝硬化、糖尿病患者。

瓜蒌酒

【原料】瓜蒌12克，白酒适量。

【制法】文火煎。

【用法】每日2次，每次15毫升。

【功效】通阳散结，行气祛痰。

【适用】咳喘胸闷。

瓜蒌雪梨煎

【原料】全瓜蒌30克，雪梨1个（约100克），冰30克。

【制法】将上三味，加水适量，小火煎煮1小时即可。

【用法】食梨喝汤，每日1次。

【功效】养阴祛痰。

【适用】痰火所致之咳嗽不止。

丹参

原文：味苦，微寒。主心腹邪气，肠鸣幽幽如走水，寒热积聚；破癥除瘕；止烦满；益气。一名郄蝉草。生山谷。

别名：赤参。

来源：本品为唇形科植物丹参的干燥根及根茎。

采收加工：春、秋二季采挖，除去泥沙，干燥。

性味归经：苦，微寒。归心、肝经。

功效主治：活血祛瘀，通经止痛，清心除烦，凉血消痈。用于胸痹心痛，脘腹胁痛，癥瘕积聚，热痹疼痛，心烦不眠，月经不调，痛经经闭，疮疡肿痛。

用量用法：10～15克。

使用禁忌：不宜与藜芦同用。

精选验方 >>> >

经血涩少、产后瘀血腹痛、闭经腹痛：丹参、益母草、

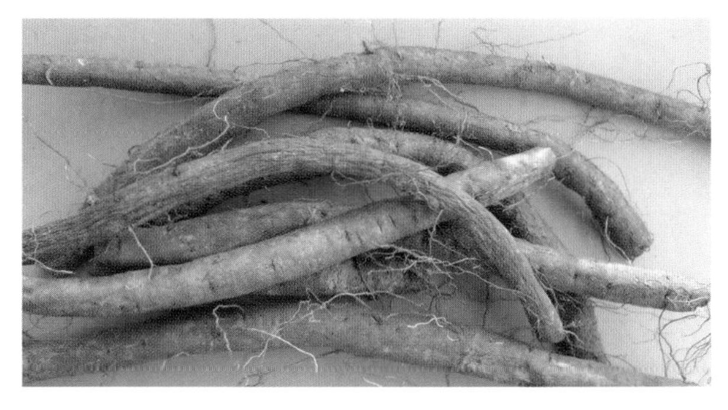

丹参

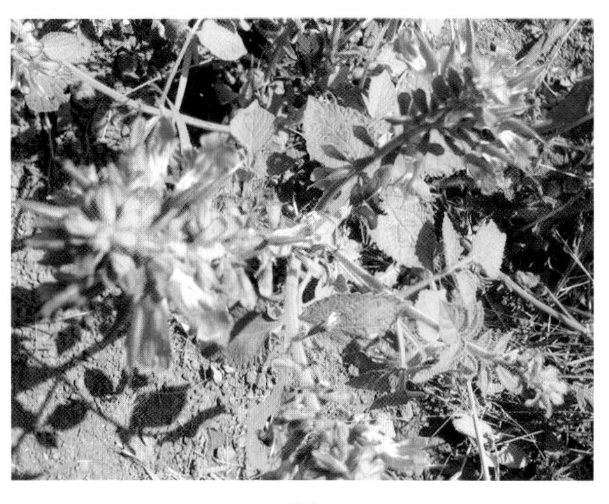

丹参

香附各9克，水煎服。

神经衰弱：丹参30克，五味子10克，水煎服。

跌打损伤：丹参、赤芍各15克，柴胡12克，水蛭、土鳖虫各6克，水煎服。

胃痛：丹参、甘草、乌贼骨各30克，参三七9克，共为末，每次1～1.5克，每日3次。

冠心病心绞痛：丹参150克，三七50克，将二药研为细末，每次10克，加糖适量，泡茶饮。血瘀气滞、脘腹疼痛：丹参15克，砂仁、檀香各5克，以水先煎丹参，后下檀香、砂仁煎沸饮，可加适量红糖调味。

冠心病心绞痛、动脉粥样硬化、高脂血症：丹参、山楂、玉竹各15克，煎水饮。

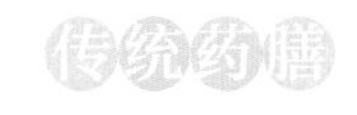

传统药膳

丹参血藤粥

【原料】丹参15～20克，三七6～10克，鸡血藤30克，粳米300克。

【制法】将丹参、三七洗净，加入鸡血藤及适量清水煎煮取浓汁，再把粳米加水煮粥，待粥将成时加入药汁，共煮片刻即成。

【用法】每次随意食用，每日1剂。

【功效】活血化瘀，通络止痛。

【适用】瘀血内阻、经脉不利的关节疼痛等症。

丹参首乌茶

【原料】丹参、制首乌各10克。

【制法】先用水将丹参冲洗干净，再用纱布吸干水分，放入瓷碗中和米饭一同蒸煮，然后取出丹参阴干保存备用。将加工过的丹参和制首乌一起放入保温杯中，以沸水冲泡30分钟。

【用法】代茶饮。

【功效】养血活血，补肾固精。

【适用】肾虚血亏、须发早白者。

丹参绿茶

【原料】丹参9克，绿茶3克。

【制法】将丹参制成粗末，与茶叶一起用沸水冲泡10分钟。

【用法】代茶饮用。

【功效】活血祛瘀，止痛除烦。

【适用】冠心病、高血压患者。

丹参佛手汤

【原料】核桃仁5个，佛手片6克，白糖50克，丹参15克。

【制法】将丹参、佛手煎汤，白糖、核桃仁捣烂成泥，加入丹参佛手汤中，用小火煎煮10分钟即可食用。

【用法】每日2次，连服数日。

【功效】疏肝解郁，除烦安神。

丹参酒

【原料】上等丹参30克，雪灵芝50克，白酒550毫升。

【制法】将丹参、灵芝洗净，泡于白酒中，密封7日后即可。

【用法】每次10毫升，于饭前饮用，每日2～3次。

【功效】养心宁神，活血止痛。

【适用】冠心病心绞痛。

厚朴

原文：味苦，温。主中风、伤寒头痛，寒热；惊悸；气血痹死肌；去三虫。生山谷。

别名：赤朴、烈朴、厚皮。

来源：本品为木兰科植物厚朴或凹叶厚朴的干燥干皮、根皮及枝皮。

采收加工：4～6月剥取，根皮及枝皮直接阴干；干皮置沸水中微煮后，堆置阴湿处，"发汗"至内表面变紫褐色或棕褐色时，蒸软，取出，卷成筒状，干燥。

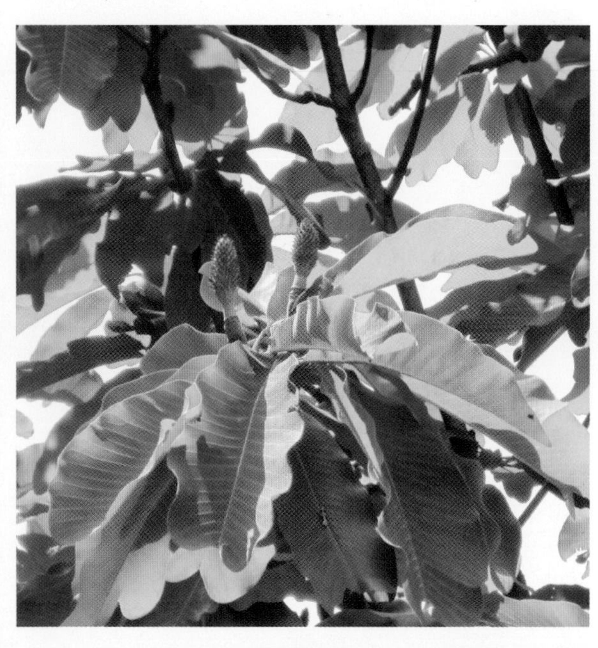

厚朴

性味归经：苦、辛，温。归脾、胃、肺、大肠经。

功效主治：燥湿消痰，下气除满。用于湿滞伤中，脘痞吐泻，食积气滞，腹胀便秘，痰饮喘咳。

用量用法：3～10克。

使用禁忌：孕妇忌服。

精选验方

虫积：厚朴、槟榔各6克，乌梅2个，水煎服。

欲下痢而不出：厚朴3克煎水，调槟榔末2.4克服下。

便秘：厚朴、枳实各9克，大黄6克，水煎服。

咳喘痰多：厚朴10克，杏仁、半夏、陈皮各9克，水煎服。

单纯性肠梗阻：厚朴、莱菔子各10克，大黄、芒硝（冲）各6克，枳实、赤芍各12克，水煎服。

小儿疳积：厚朴、山楂各9克，每日1剂，水煎分2～3次服。

传统药膳

厚朴香附煨猪肘

【原料】厚朴、香附、枳壳、白芷各15克，猪肘500克。

【制法】将以上四味中药压碎，装入纱布袋，与猪肘共入砂锅，加入适量水，武火煮沸，拂去浮沫；再用文火煨至熟烂，去除药包，加入适量酒、盐、味精、酱油、糖等调味，再煨片刻。

【用法】隔1日1次，4次为1个疗程。

【功效】疏肝理气，宽中健脾。

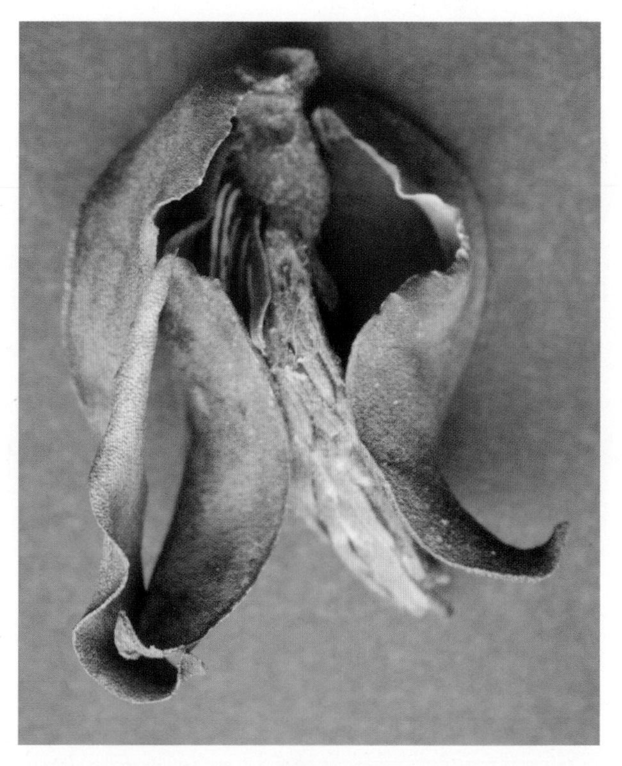

厚朴

竹叶

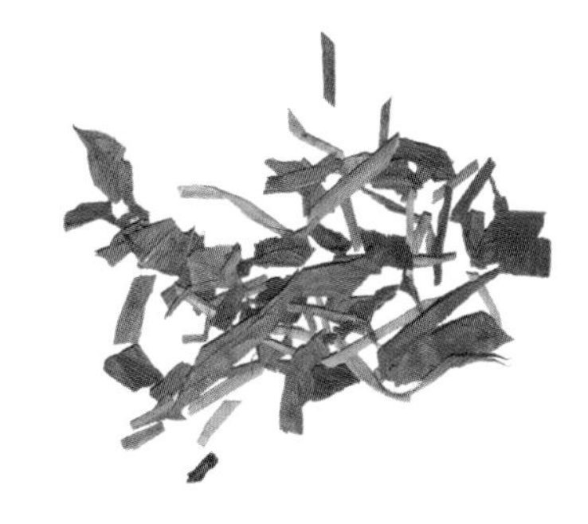

原文：味苦，平。主欬逆上气；溢筋急；恶疡；杀小虫。根，作汤，益气止渴，补虚下气。汁，主风痓。痹。实，通神明，益气。

别名：山冬、山鸡米、长竹叶、野麦门冬、竹麦门冬、土麦门冬。

来源：本品为禾本科植物淡竹叶的干燥茎叶。

采收加工：夏季未抽花穗前采割，晒干。

性味归经：甘、辛、淡，寒。归心、胃、小肠经。

功效主治：清热泻火，除烦止渴，利尿通淋。用于热病烦渴，小便短赤涩痛，口舌生疮。

用量用法：6 ~ 10 克。

使用禁忌：孕妇忌用。

精选验方

发热心烦口渴：淡竹叶 10 ~ 15 克，水煎服。

尿血：淡竹叶 12 克，鲜茅根 30 克，仙鹤草 15 克，水煎服。

心脾有热的小儿流涎：淡竹叶、陈皮各 5 克，大枣 5 个、加水煎，2 次分服，每日 1 剂，连服 3 ~ 5 日。

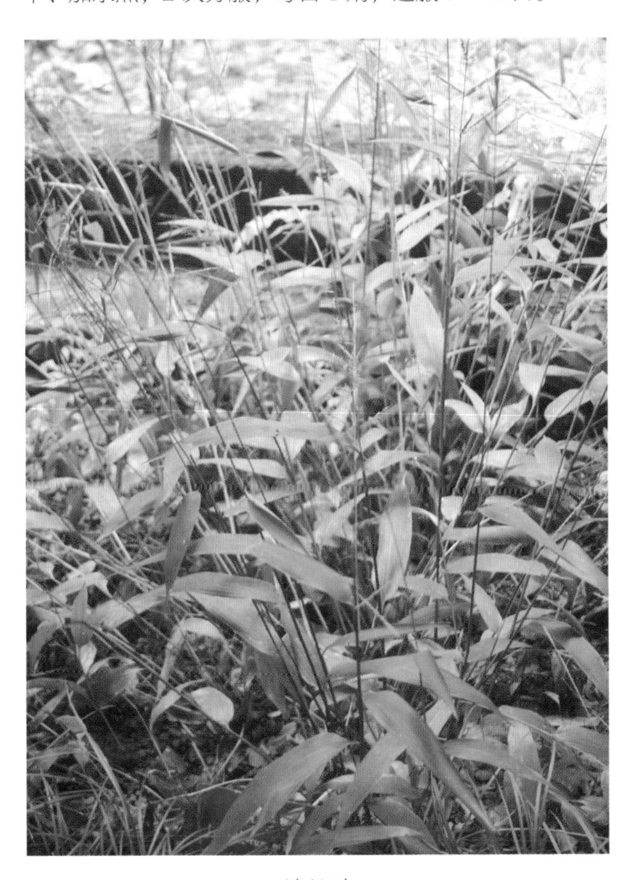

淡竹叶

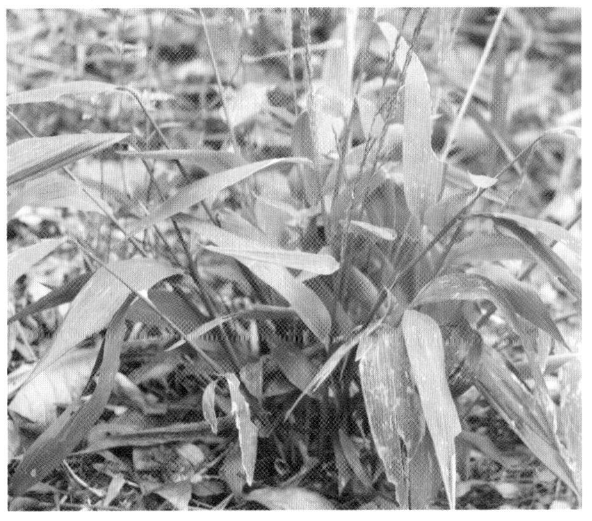

竹叶

上感发热：淡竹叶、金银花、连翘各 10 克，每日 1 剂，水煎，分 2 克 ~ 3 次服。

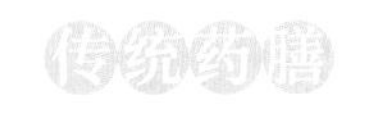

传统药膳

竹叶沙参粥

【原料】竹叶 10 克，沙参 30 克，粳米 100 克。

【制法】先把竹叶、沙参水煎去渣，取汁备用；再把粳米淘洗干净，入药汁中煮粥待用。

【用法】每日早、晚温热食服。虚寒证者忌服。

【功效】清热益气。

【适用】夏季暑热伤气、心烦呕恶、肢软乏力以及疮疖痈肿，或肿消，或破溃，余热未退尽，正气未恢复者。

竹叶粥

【原料】淡竹叶、粳米各 30 克，茵陈蒿 6 克。

【制法】先煎淡竹叶、茵陈蒿取汁；以汁入粳米煮粥食之。

【用法】早餐食用。

【功效】清心宁神。

【适用】小儿心经有热、发热口喝。

淡竹叶茶

【原料】淡竹叶 12 克。

【制法】将淡竹叶放入水中，煮半小时。

【用法】代茶饮。

【功效】清热除烦，利尿。

【适用】口古生炝、心烦、小便涩痛。

玄参

原文：味苦，微寒，无毒。主腹中寒热积聚，女子产乳余疾。补肾气，令人目明。一名重台。生川谷。

别名：元参、浙玄参、黑参、乌元参。

来源：本品为玄参科植物玄参的干燥根。

采收加工：冬季茎叶枯萎时采挖，除去根茎、幼芽、须根及泥沙，晒或烘至半干，堆放 3 ~ 6 日，反复数次至干燥。

性味归经：甘、苦、咸，微寒。归肺、胃、肾经。

功效主治：清热凉血，滋阴降火，解毒散结。用于热入营血，温毒发斑，热病伤阴，舌绛烦渴，津伤便秘，骨蒸劳嗽，目赤，咽痛，白喉，瘰疬，痈肿疮毒。

用量用法：9 ~ 15 克。

使用禁忌：不宜与藜芦同用。

精选验方 >>> >

身热夜甚、心烦不寐、斑疹隐隐：玄参、犀角，连翘、竹叶各 10 克，金银花 20 克，黄连 5 克，麦门冬 15 克，生地 25 克，水煎服。

瘰疬：玄参、夏枯草各 20 克，天门冬、麦门冬各 30 克，水煎服。

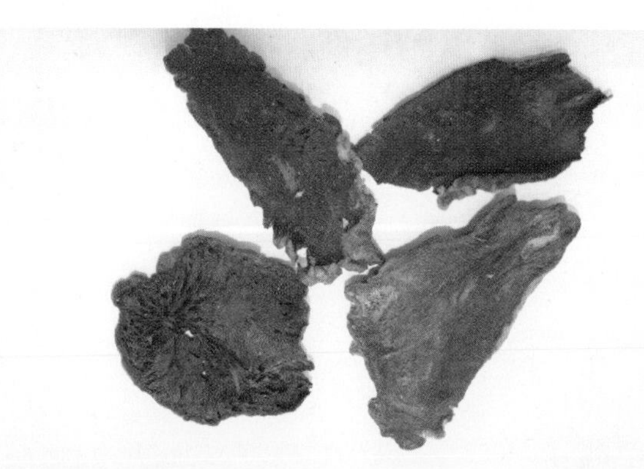

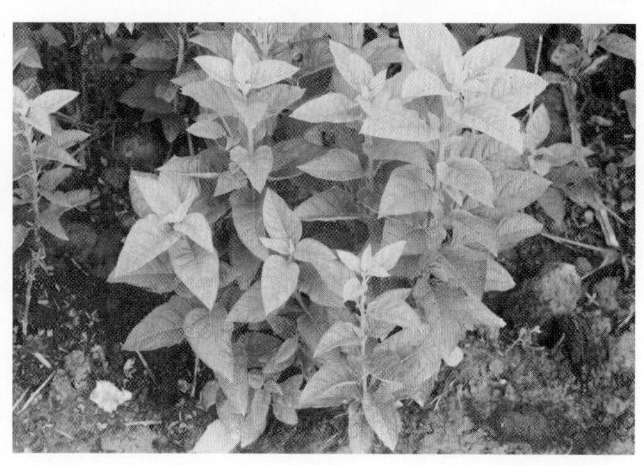

玄参

咽喉肿痛：玄参、板蓝根各 15 克，桔梗 10 克，甘草、薄荷各 6 克，水煎服。

热病伤津、咽干、便秘：玄参、麦门冬、生地黄各 15 克，水煎服。

慢性咽炎：玄参 10 克，桔梗 5 克，甘草 3 克，水煎服。

牙痛：玄参、黄芩、石膏、生地黄各 15 克，升麻 10 克，水煎服。

鼻血不止：玄参 12 克。水煎，兑丝瓜络（烧灰）服。

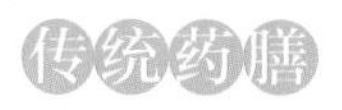

传统药膳

玄参乌梅粥

【原料】玄参、乌梅各 15 克，糯米 30 克。

【制法】先将玄参、乌梅加水适量煎煮，去渣取汁；糯米加水煮成稀粥，等粥成时兑入药汁、冰糖，稍煮即可。

【用法】早餐食用。

【功效】滋阴清热，生津润喉。

【适用】慢性咽炎。

玄参二冬粥

【原料】玄参、麦冬、天冬各 10 克，粳米 70 克。

【制法】玄参、麦冬、天冬放入锅内，加水煮煎成汁，去渣，留取汁液；将粳米淘洗净后倒入锅内，加汁液、适量水烧沸，煮至米熟烂成稀粥，加入白糖调好口味即可。

【用法】每日 1 次，连服 7 日。

【功效】清热降火，养阴润燥。

玄参粥

【原料】玄参 15 克，大米 100 克，白糖适量。

【制法】将玄参洗净，放入锅中，加清水适量，水煎取汁，再加大米煮粥，待熟时调入白糖，再煮一、二沸即成。

【用法】每日 1 剂。

【功效】凉血滋阴，解毒软坚。

【适用】温热病热入营血所致的烦热口渴、夜寐不安、神昏谵语、发斑及咽喉肿痛、疮痈肿毒等。

玄参桔梗茶

【原料】玄参、麦门冬各 15 克，桔梗 10 克，生甘草 3 克。

【制法】先将玄参、麦门冬、生甘草、桔梗分别洗净，晒干切成片，同放入沙锅，加水适量，煎煮 30 分钟，用纱布过滤取汁，放入容器中。

【用法】早、晚各服 1 次。

【功效】软坚散结，清热解毒。

【适用】慢性咽炎、扁桃体炎患者。

沙参

原文：味苦，微寒。主血积；惊气；除寒热；补中益肺气。久服利人。一名知母。生川谷。

别名：南沙参

来源：本品为桔梗科植物轮叶沙参或沙参的干燥根。

采收加工：春、秋二季采挖，除去须根，洗后趁鲜刮去粗皮，洗净，干燥。

性味归经：甘，微寒。归肺、胃经。

功效主治：养阴清肺，益胃生津，化痰，益气。用于肺热燥咳，阴虚劳嗽，干咳痰黏，胃阴不足，食少呕吐，气阴不足，烦热口干。

用量用法：9 ~ 15 克。

使用禁忌：不宜与藜芦同用。

精选验方 >>>>

慢性胃炎、慢性萎缩性胃炎：沙参 12 克，党参、石斛、玉竹、天花粉各 9 克，每日 1 剂，水煎服。

产后无乳：南沙参 30 克，猪瘦肉 500 克，同炖服。

声音嘶哑：沙参、通草各 9 克，杏仁 6 克，每日 1 剂，水煎，分 2 ~ 3 次服。

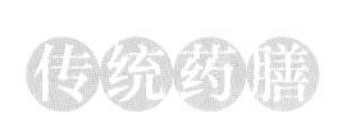

参鸭汤

【原料】北沙参、百合各 30 克，肥鸭肉 150 克。

【制法】将北沙参、百合、鸭肉分别洗净，一同入锅，加水适量，先用武火烧沸，再用文火炖至鸭肉熟烂即成。

【用法】饮汤吃鸭肉。常服。

【功效】养阴润肺，清热化痰。

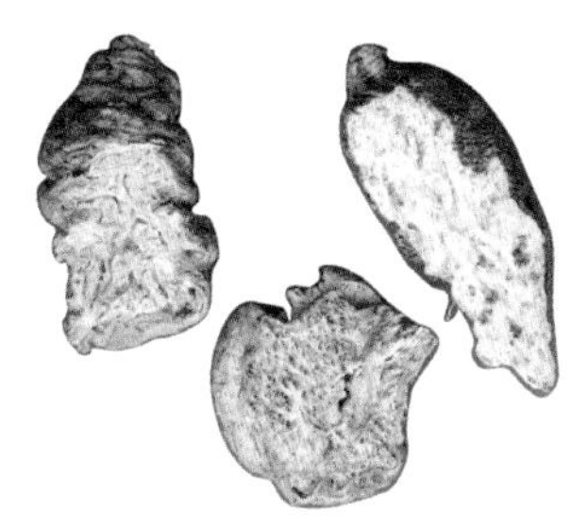

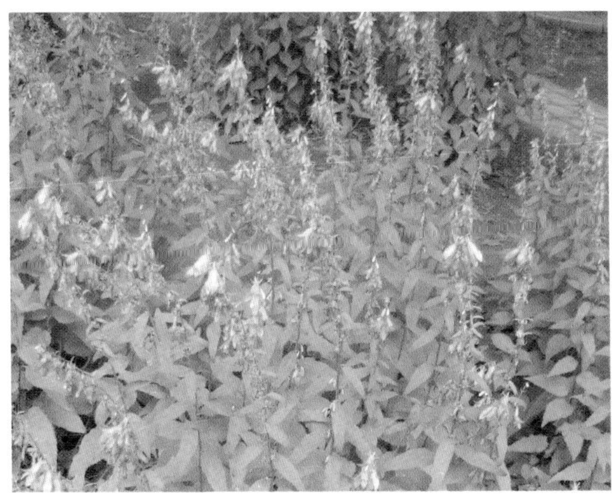

沙参

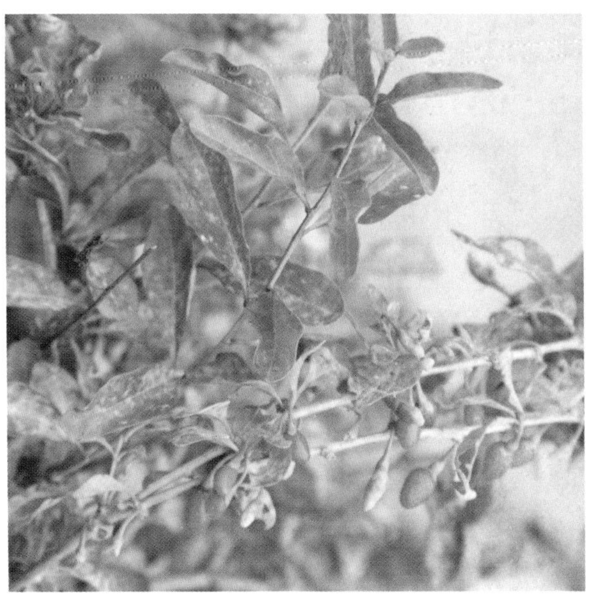

枸杞

沙参玉竹粥

【原料】沙参、冰糖各 20 克，玉竹 15 克，粳米 100 克。

【制法】将玉竹条、沙参条泡软洗净，入锅，掺水烧开后，加入粳米，带粳米将熟时，拣出沙参条、玉竹条，加入冰糖，煮成粥食用。

【用法】早餐食用。

【功效】滋阴润肺，养胃祛痰。

【适用】肺热烦躁、干咳少痰或者肺气不足、肺胃阴虚的就可无痰、咽干，以及热病后津伤口渴等症。

沙参淮山虫草炖鸭

【原料】沙参 15 克，虫草 3 克，枸杞子 10 克，鸭半只。

【制法】炖 1 小时。

【用法】早、晚温热食。3 ~ 5 日为 1 个疗程。

【功效】补虚益精，滋阴助阳。

沙参粥

【原料】沙参 30 克，粳米 100 克，冰糖适量。

【制法】先煎沙参，去渣，取汁；加入洗净的粳米，煮至米熟后加入冰糖，再稍煮为稀薄粥。

【用法】每日早、晚温食。

【功效】润肺养胃。

【适用】肺胃阴虚之人。

沙参猪肺汤

【原料】沙参、玉竹各 15 克，猪肺 1 个，生姜、味精、盐各适量。

【制法】将沙参、玉竹洗净，晾干，切片后用洁净纱布袋装入，扎紧袋口，猪肺放入清水中漂洗 1 小时，洗净后取出，切成小块，放入沙锅，加水适量，先用大火煮沸，撇去浮沫，加沙参、玉竹袋，改用小火煨煮至猪肺熟烂，加盐、味精、生姜末，拌和均匀即成。

【用法】佐餐当菜，当日吃完。

【功效】滋阴润肺，养胃祛痰。

【适用】阴虚燥热型慢性支气管炎。

苦参

原文：味苦，寒。主心腹结气；症瘕、积聚；黄疸；溺有余沥，逐水；除痈肿；补中明目止泪。一名水槐，一名苦識 *。生山谷及田野。

别名：苦骨、地参、牛参、川参、地骨、凤凰爪、野槐根、山槐根。

来源：本品为豆科植物苦参的干燥根。

采收加工：春、秋二季采挖，除去根头及小支根，洗净，干燥，或趁鲜切片，干燥。

性味归经：苦，寒。归心、肝、胃、大肠、膀胱经。

功效主治：清热燥湿，杀虫，利尿。用于热痢，便血，黄疸尿闭，赤白带下，阴肿阴痒，湿疹，湿疮，皮肤瘙痒，疥癣麻风；外治滴虫性阴道炎。

用量用法：4.5 ~ 9 克。外用适量，煎汤洗患处。

使用禁忌：不宜与藜芦同用。

精选验方 >>> >

急性黄疸型肝炎：苦参 10 克，茵陈 15 克，水煎服。

湿热痢疾、痔疮出血：苦参 10 克，甘草、木香各 3 克，水煎服。

妇女外阴瘙痒、阴道炎、滴虫病、白带：苦参 60 克，水煎外洗患处。

顽固性湿疹：苦参、苍耳子、蛇床子各 30 克，雄黄、白矾、花椒各 3 克，水煎成浓液，湿敷患处。

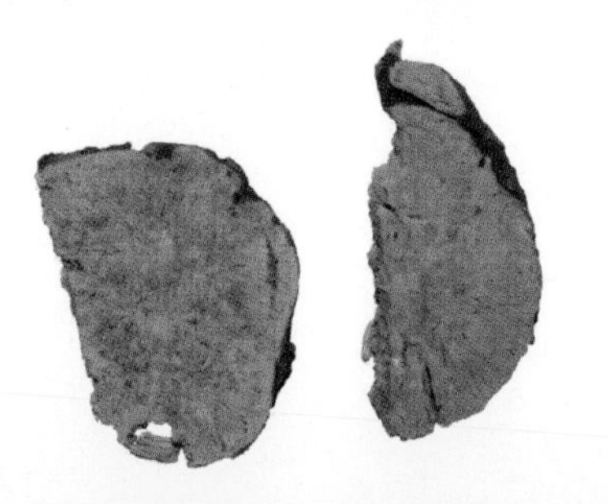

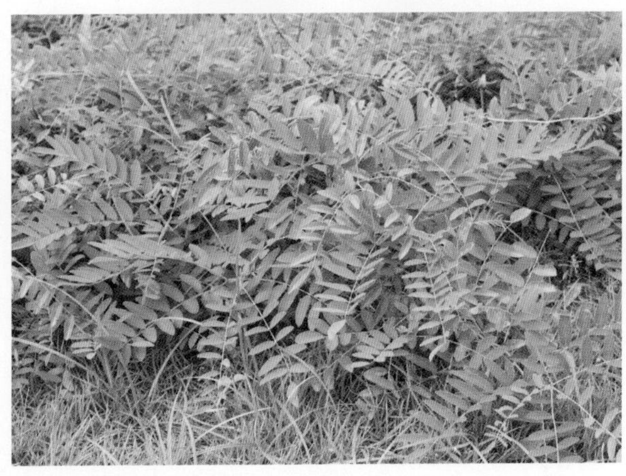

苦参

妇子阴道滴虫病：苦参、蛇床子各 30 克，龙胆草 20 克，黄柏 15 克，枯矾 6 克，水浓煎，作坐浴，并洗外阴部，每剂可反复煮用 4 ~ 5 次，连用 3 ~ 6 剂。

烫伤：苦参研细粉，麻油调涂患处。

痔疮出血：苦参、槐花各 10 克，地榆 20 克，水煎服。

阴囊瘙痒：苦参 100 克，水煎，温洗患处。

急性菌痢：苦参、黄芩各 10 克，白头翁 20 克，马齿苋 30 克，水煎服。

疥癣、湿疮、皮肤湿疹：荆芥、白鲜皮、防风各 10 克，苦参 12 克，金银花 15 克，水煎服。

传统药膳

苦参菊花茶

【原料】苦参 15 克，野菊花 12 克，生地 10 克。

【制法】将苦参、野菊花、生地共研粗末，置保温瓶中，冲入沸水，焖 20 分钟。

【用法】代茶频频饮服，每日 1 剂。

【功效】清热燥湿，凉血解毒。

【适用】痒疹属湿热夹血热症如痒疹红色（下肢、躯干为多）、遇热加重、皮肤瘙痒等症。

苦参汤

【原料】苦参 30 克。

【制法】加水 300 克，煎取 150 克。

【用法】每日 1 剂，分 2 次服。

【功效】清热解毒利湿，抗病毒，抗心律失常。

【适用】病毒性心肌炎、心律失常。

续断

原文：味苦，微温。主伤寒；补不足；金疮痈；伤折跌，续筋骨；妇人乳难。久服益气力。一名龙豆，一名属折。生山谷。

别名：龙豆、属折、接骨、南草。

来源：本品为川续断科植物川续断的干燥根。

采收加工：秋季采挖，除去根头及须根，用般火烘至半干，堆置“发汗”至内部变绿色时。再烘干。

性味归经：苦、辛，微温。归肝、肾经。

功效主治：补肝肾，强筋骨，续折伤，止崩漏。用于肝肾不足，腰膝酸软，风湿痹痛，跌扑损伤，筋伤骨折，崩漏，胎漏。酒续断多用于风湿痹痛，跌扑损伤，筋伤骨折。盐续断多用于腰膝酸软。

用量用法：9 ~ 15 克。

使用禁忌：风湿热痹者忌服。

精选验方 >>> >

补肾、养血、安胎：川续断、桑寄生、阿胶各 60 克，菟丝子 125 克，水煎服。

跌打损伤：续断适量，水煎服；或捣烂敷患处。

筋骨痛：续断 30 克，水煎服。

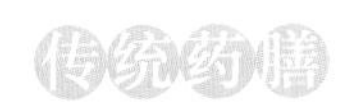

续断粥

【原料】续断 10 克，大米 100 克，白糖适量。

【制法】将续断择净，放入锅中，加清水适量，浸泡 5 ~ 10 分钟后，水煎取汁，加大米煮粥，待粥熟时下白糖，再煮一、二沸即成。

【用法】每日 1 剂，连续 3 ~ 5 日。

【功效】补益肝肾，强筋健骨，安胎固冲，续折疗损。

【适用】肝肾不足所致的腰膝酸软、足膝无力、跌打损伤、筋断骨折、胎动不安或习惯性流产等。

续断羊肉汤

【原料】续断、肉苁蓉各 12 克，羊肉 200 克，绿豆 5 克，生姜、酱油、盐各适量。

【制法】将洗净的羊肉切块（放锅内加水煮时暂不放调料），放绿豆煮沸 15 分钟，将绿豆和水一起倒掉，膻味即除。再加清水、肉苁蓉、续断和调料，用小火焖至肉烂熟即可。

【用法】喝汤吃肉，每周 2 次为宜。

【功效】补肝肾，强筋骨，续折伤。

【适用】骨折者。

续断炖羊腰

【原料】羊腰子 250 克，续断 15 克，料酒 10 克，姜 5 克，大葱 10 克，盐、鸡精、胡椒粉各 3 克，鸡油 25 克。

【制法】将续断润透，切薄片；羊腰洗净，切开，除白色臊腺；姜切片，葱段；将续断、羊腰、料酒、姜、葱同入炖锅内，加水置武火烧沸；用文火炖煮 25 分钟，加入盐、鸡精、鸡油、胡椒粉调味即成。

【用法】佐餐食用，每日 1 次。

【功效】补肝肾，强筋骨，通血脉。

【适用】腰膝酸软、关节酸痛、跌打损伤、骨折、腿抽筋、骨质疏松等症。

续断炖猪腰子

【原料】续断 60 克，猪腰子 4 枚。

【制法】续断与猪腰子加水炖，以猪腰子煮熟为度。

【用法】适量食之。

【功效】补肝肾，续筋骨，调血脉。

【适用】水肿、腰痛、阳痿。

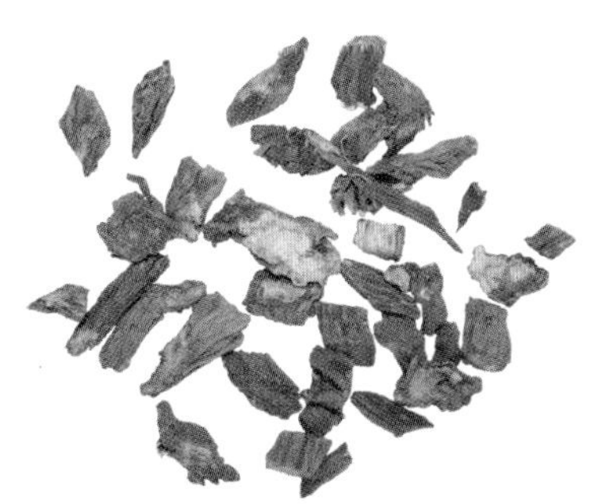

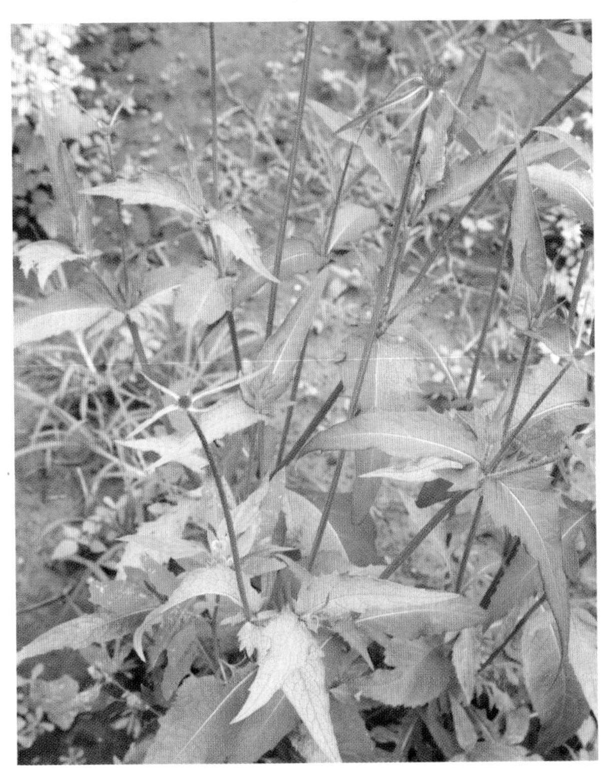

续断

山茱萸

原文：味酸，平。主心下邪气，寒热；温中，逐寒湿痹；去三虫。久服轻身。一名蜀枣。生川谷。

别名：药枣、茱萸肉。

来源：本品为山茱萸科植物山茱萸的干燥成熟果肉。

采收加工：秋末冬初果皮变红时采收果实，用文火烘或置沸水中略烫后，及时除去果核，干燥。

性味归经：酸、涩，微温。归肝、肾经。

功效主治：补益肝肾，收涩固脱。用于眩晕耳鸣，腰膝酸痛，阳痿遗精，遗尿尿频，崩漏带下，大汗虚脱，内热消渴。

用量用法：6 ~ 12 克。

使用禁忌：凡命门火炽，强阳不痿，素有湿热，小便淋涩者忌服。

精选验方

自汗、盗汗：山茱萸、黄芪、防风各 9 克，水煎服。

遗尿：山茱萸、茯苓、覆盆子各 10 克，熟地 12 克，水煎服。

肾虚腰痛、头晕目花：山茱萸、泽泻、茯苓各 10 克，山药、熟地黄各 15 克，水煎服。

老人尿频：山茱萸、桑螵蛸各 10 克，山药 15 克，

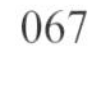

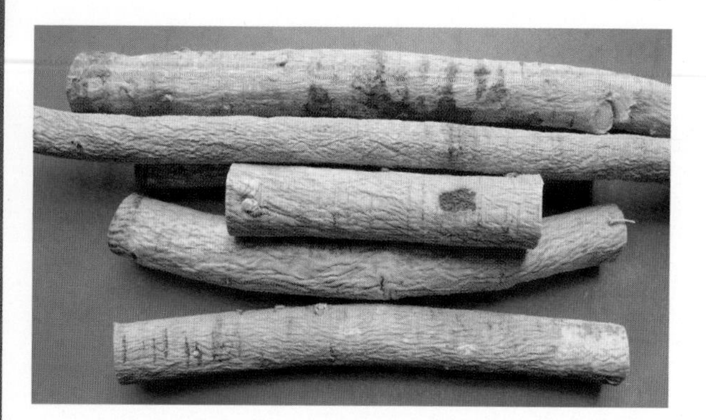
黄芪

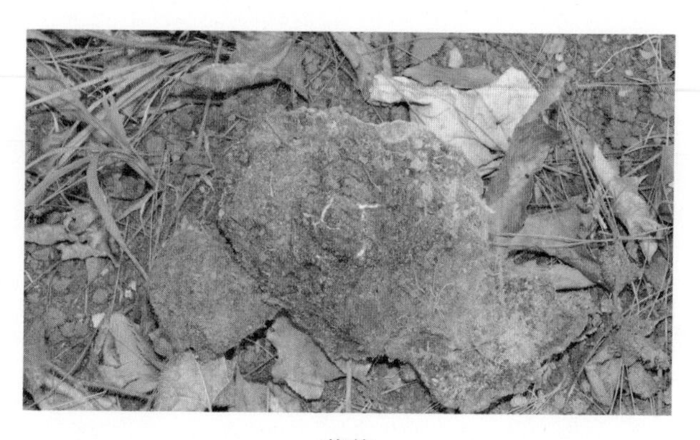
茯苓

水煎服。

遗精、早泄：山茱萸15克，女贞子、金樱子各10克，水煎服。

肾虚腰痛、阳痿遗精：山茱萸、补骨脂、菟丝子、金樱子各12克，当归10克，水煎服。

汗出不止：山茱萸、白术各15克，生龙骨（先煎）、生牡蛎（先煎）各30克，水煎服。

尿频失禁：山茱萸10克，益智仁6克，五味子5克，水煎服。

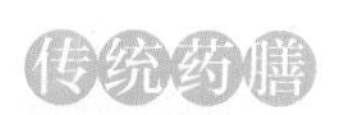

山茱萸粥

【原料】山萸肉15克，粳米60克，白糖适量。

【制法】将山萸肉洗净，与粳米同入沙锅煮粥，粥将成时加入白糖稍煮即可。

【用法】每日分2次食用。

【功效】补肾精，助肾阳，固精敛汗。

【适用】头晕目眩、耳鸣腰酸、遗精、遗尿、尿频、虚汗不止等。

山茱萸炖甲鱼

【原料】山茱萸20克，甲鱼250克，红枣20枚，姜、葱、盐各适量。

【制法】将甲鱼剁去头、爪，除去内脏；山茱萸洗净；红枣洗净去核；葱洗净切段，姜切片。山茱萸放入锅内，加水2000毫升，煎煮20分钟，加入甲鱼、红枣、姜、葱、盐，炖熬1小时即成。

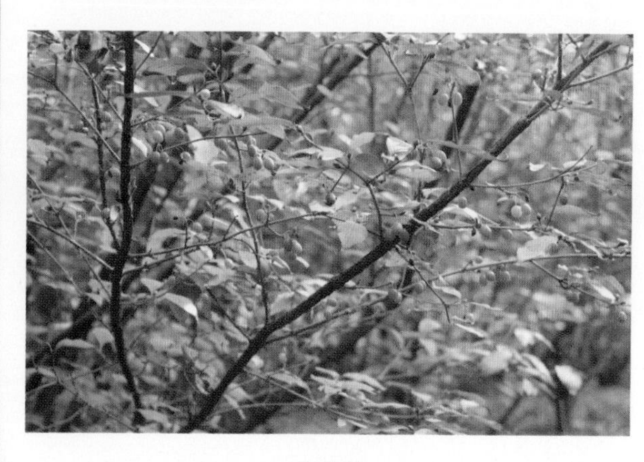
山茱萸

【用法】每日2次，每次100克，吃甲鱼肉喝汤，佐餐、单食均可。

【功效】滋阴补肾，益气补血。

【适用】腰膝酸软、夜尿频多等症。

山茱萸酒

【原料】山茱萸250克，白酒2500毫升。

【制法】将山茱萸加工捣碎，放入酒坛中，倒入白酒，密封坛口，置于阴凉处，经常摇动，7日后即成。

【用法】每日2次，每次饮服10～20毫升。

【功效】益肝补肾，敛汗涩精。

【适用】肾虚、腰痛、遗精、体虚自汗、月经过多等症。

桑根白皮

原文：味甘，寒。主伤中，五劳六极，羸瘦；崩中；脉绝；补虚益气。叶，主除寒热出汗。桑耳，黑者，主女子漏下赤白汁，血病癥瘕积聚，阴痛，阴阳寒热无子。五木耳，名檽，益气不饥，轻身强志。生山谷。

别名：桑皮、桑白皮、白桑皮、桑根皮。

来源：本品为桑科植物桑的干燥根皮。

采收加工：秋末叶落时至次春发芽前采挖根部．刮去黄棕色粗皮，纵向削开，剥取根皮，晒干。

性味归经：甘，寒。归肺经。

功效主治：泻肺平喘，利水消肿。用于肺热喘咳，水肿胀满尿少，面目肌肤浮肿。

用量用法：6～12克。

使用禁忌：肺气虚，及风寒作嗽者慎用。

精选验方 >>>>

齿龈出血：桑白皮20克，白茅根30克，水煎2次，混合后分上、下午服，每日1剂。

头发脱落：桑白皮120克，用水煎，捞去其渣，以之洗发。

白发：桑白皮30克，五倍子15克，青葙子60克，水煎取汁，外洗。

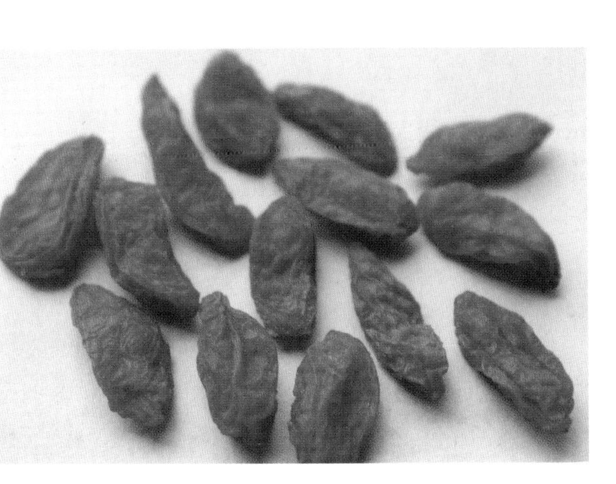

枸杞

水肿：桑白皮适量，水煎服。

咳嗽：桑白皮、蜂蜜各 12 克，每日 1 剂，水煎，分 2 次服。

肺热哮喘：桑白皮 12 克，桔梗 6 ～ 9 克，杏仁 3 克，每日 1 剂，水煎，分 2 次服。

高血压：鲜桑白皮 30 克，每日 1 剂，水煎，分 2 次服。

糖尿病：桑白皮 12 克，枸杞子 15 克，每日 1 剂，水煎，分 2 次服。

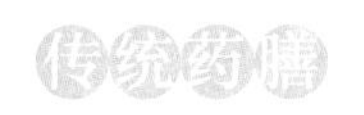

桑白杏仁茶

【原料】桑白皮、杏仁（打碎）各 10 克，绿茶 12 克，冰糖 20 克。

【制法】将前 3 味药水煎去渣，加入冰糖溶化，即可饮服。

【用法】每日 1 ～ 2 次，连服 6 日为 1 个疗程。

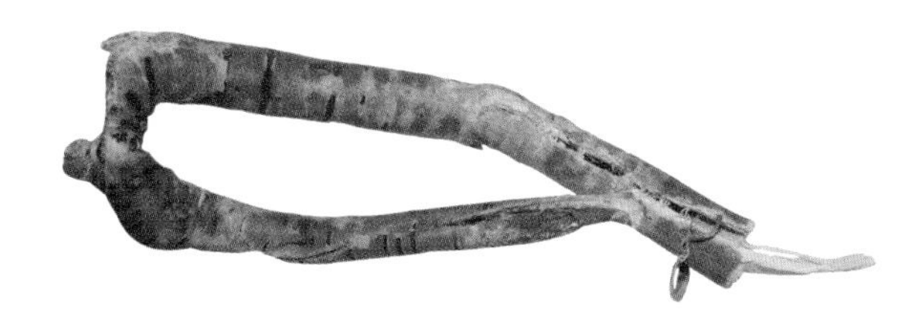

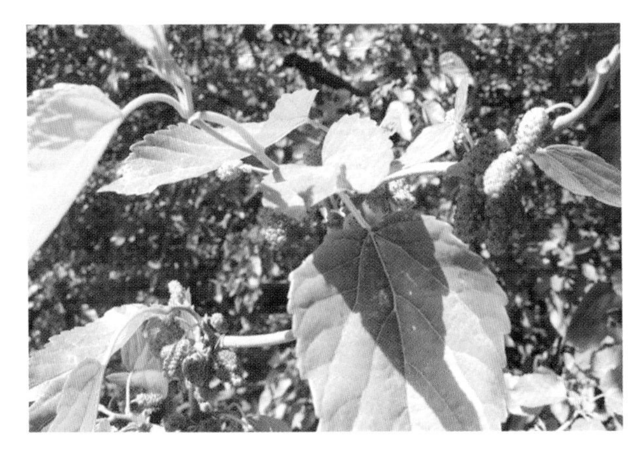

桑根白皮

【功效】化痰止咳。

【适用】慢性气管炎、咳嗽。

桑杏猪肺汤

【原料】桑白皮、甜杏仁各 30 克，猪肺 1 具，盐、黄酒适量。

【制法】将猪肺切片，与桑白皮、杏仁一起倒入沙锅内，加冷水浸没，中火烧开后，加黄酒一匙，盐半匙，再改用文火慢炖 2 小时，离火，去药渣而食之。

【用法】每食适量

【功效】养阴清肺。

【适用】阴虚燥咳。

桑白皮粥

【原料】桑白皮 15 克，粳米 50 克。

【制法】桑白皮加水 200 毫升，煮至 100 毫升，去渣留汁，再入水 400 毫升左右，放入粳米和适量冰糖，一起煮粥。

【用法】每日 2 次，温热服食。

【功效】清泄肺热。

【适用】痰热闭肺、咳嗽气喘。

狗脊

原文：味苦，平。主腰背强，机关缓急；周痹寒湿膝痛，颇利老人。一名百枝。生川谷。

别名：金毛狗脊、金毛狗、金狗脊、金毛狮子、猴毛头、黄狗头。

来源：本品为蚌壳蕨科植物金毛狗脊的干燥根茎。

采收加工：秋、冬二季采挖，除去泥沙。干燥；或去硬根、叶柄及金黄色绒毛，切厚片，干燥，为“生狗脊片”；蒸后晒至六、七成干，切厚片，干燥，为“熟狗脊片”。

性味归经：苦、甘，温。归肝、肾经。

功效主治：祛风湿，补肝肾，强腰膝。用于风湿痹痛，腰膝酸软，下肢无力。

用量用法：6 ～ 12 克。

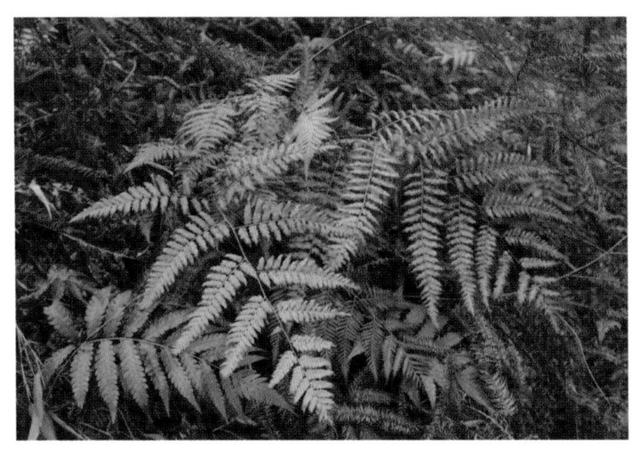

狗脊

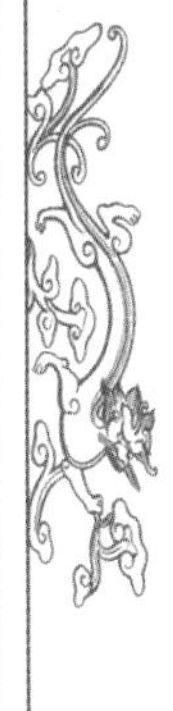

使用禁忌：肾虚有热，小便不利或短涩黄赤，口苦舌干者慎服。

精选验方

寒湿腰痛：金毛狗脊30克，水煎，冲白酒服，连服7～10日。

水肿：金毛狗脊100克，水煎，去渣，泡脚。

慢性肾炎：狗脊12克，木瓜20克，每日1剂，水煎分3次服。

阳痿遗精：狗脊、黄精各15克，金樱子30克，仙茅10克，水煎服。

鸡眼：金毛狗脊、木贼草、生香附各30克，地肤子60克，煎水，泡洗患处，每日2次。

传统药膳

狗脊炖狗肉

【原料】狗脊、金樱子、枸杞子各15克，瘦狗肉200克。

【制法】将狗脊、金樱子、枸杞子与瘦狗肉同炖。

【用法】食肉饮汤。

【功效】补肾益精。

【适宜】因肾虚所致精液异常、遗精、腰膝冷痛等。

狗脊猪骨汤

【原料】金毛狗脊30克，猪脊骨500克。

【制法】将猪脊骨洗净斩件，金毛狗脊洗净，与猪脊骨一齐放入沙煲内，加清水适量，大火煮沸后，改用小火煲2～3小时，调味供用。

【用法】佐餐食用，喝汤。

【功效】祛寒行湿，温经通络。

【适用】寒湿腰痛。

狗脊酒

【原料】金毛狗脊150克，黄酒1500毫升。

【制法】将狗脊切片，浸于酒中，封固容器置锅中，隔水加热煮1.5小时，取出，埋土中7日以去火毒。

【用法】每日3次，每次饮酒1小盅。

【功效】补肾壮腰，强身健体。

【适用】筋骨关节疼痛、腰膝无力、活动不便等。

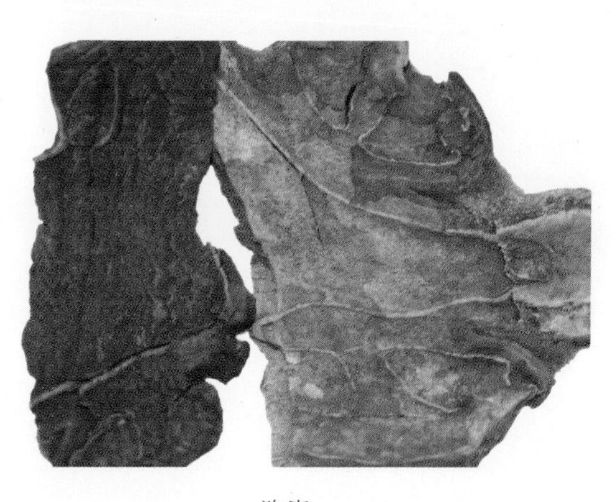

狗脊

萆薢

原文：味苦，平。主腰脊痛，强骨节，风寒湿周痹；恶疮不瘳，热气。生山谷。

别名：白枝、赤节、竹木。

来源：为薯蓣科植物粉背薯蓣、叉蕊薯蓣、山萆薢或纤细薯蓣等的块茎。

采收加工：春、秋均可采挖。挖出后洗净除去须根，切片晒干。

性味归经：苦，平。归肾、胃经。

功效主治：利湿去浊，祛风除痹。用于膏淋，白浊，白带过多，风湿痹痛，关节不利，腰膝疼痛。

用量用法：9～15克。

使用禁忌：肾虚阴亏者忌服。

精选验方

小便白浊：萆薢15克，灯心草3克，每日1剂，水煎，分2次服，连服用3～5天。

足癣：萆薢、苍术各10克，牛膝、黄柏各15克，水煎服，每日1剂，连服5～6天。

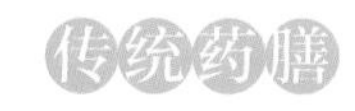

萆薢炖猪脊骨

【原料】干萆薢根15克，猪脊骨250克。

【制法】将干萆薢根、猪脊骨入锅中，放适量水一起炖熟。

【用法】顿服。

【功效】祛风，利湿，强骨节。

【适用】风寒湿痹，腰骨强痛。

萹蓄萆薢粥

【原料】萹蓄、川萆薢、粳米、冰糖各少许。

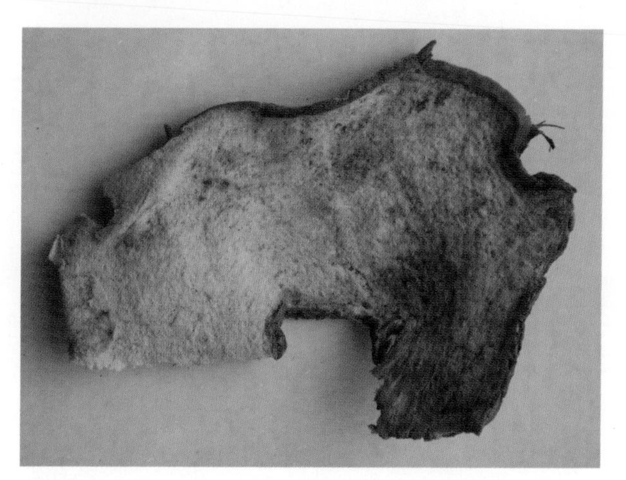

萆薢

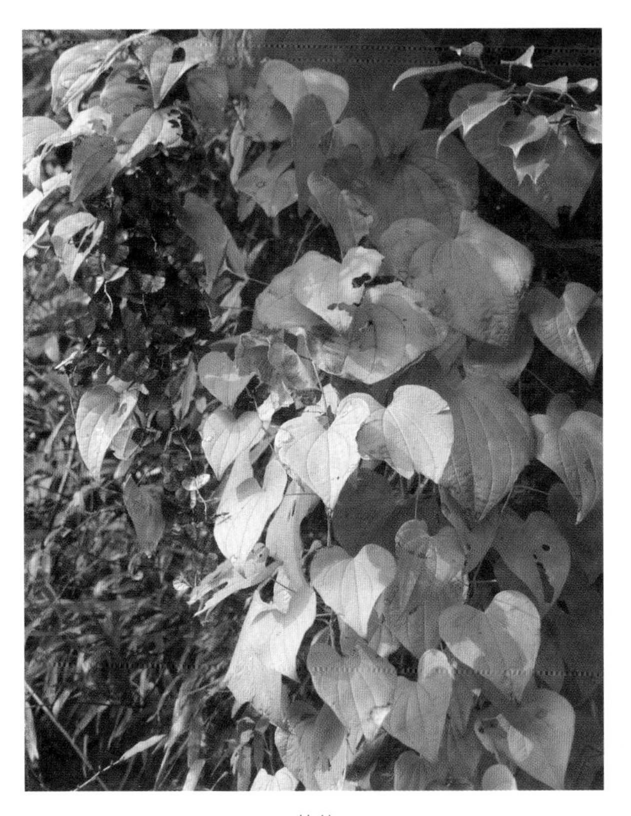

萆薢

【制法】先将扁蓄、川萆薢以适量水煮取汁去渣，放入粳米煮成粥，食用时调入冰糖即成。

【用法】早餐食用。

【功效】利湿通淋，抑菌止痒。

【适用】尿道炎。

萆薢酒

【原料】萆薢、杜仲（去粗皮，炙）各150克，枸杞皮根（洗）250克。

【制法】上锉细，用好酒5000毫升干净瓶内浸，密封。

【用法】重汤煮2时许，取出候冷，旋暖饮之，常令微醉，不拘时候。

【功效】补肾壮腰。

【适用】风湿腰痛及湿痹不散。

石韦

原文：味苦，平。主劳热；邪气五癃闭不通，利小便水道。一名石 * 樜。生山谷石上。

别名：石皮、石剑、石兰、金星草。

来源：本品为水龙骨科植物庐山石韦、石韦或有柄石韦的干燥叶。

采收加工：全年均可采收．除去根茎及根，晒干或阴干。

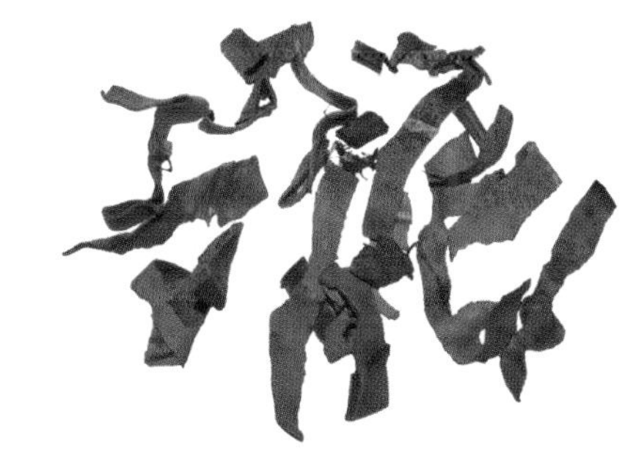

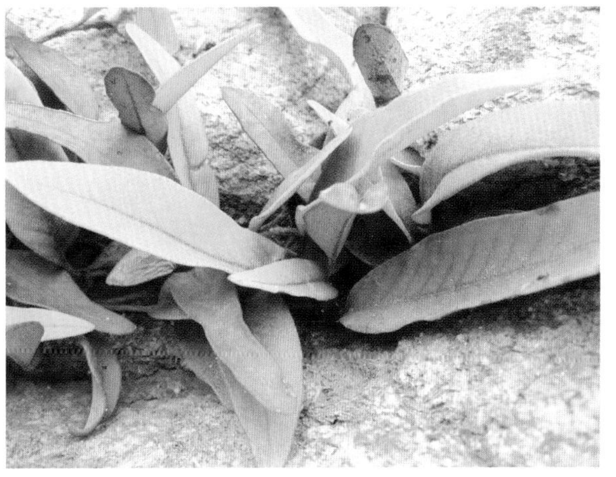

石韦

性味归经：甘、苦，微寒。归肺、膀胱经。

功效主治：利尿通淋，清肺止咳，凉血止血。用于热淋，血淋，石淋，小便不通，淋沥涩痛，肺热喘咳，吐血，衄血，尿血，崩漏。

用量用法：6 ~ 12克。

使用禁忌：阴虚及无湿热者忌服。

精选验方 >>> >

急性肾盂肾炎、膀胱炎、尿道炎：鲜石韦60克，水煎服。

血尿：石韦15克，茅根30克，赤芍、蒲黄各10克，水煎服。

肺热咳嗽：石韦、桑白皮各15克，芦根30克，水煎服。

小便不利、尿急、尿频、湿热淋症：石韦15克，滑石、车前子各12克，水煎服。

慢性支气管炎、支气管哮喘：石韦、鱼腥草各15克，黄芩、浙贝母各8克，水煎服。

急性膀胱炎、尿路感染：石韦30克，车前草20克，滑石18克，甘草3克，水煎服。

功能性子宫出血：石韦6克，水煎服。

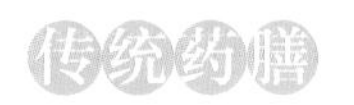

传统药膳

石韦茶

【原料】石韦20克，绿茶2克。

【制法】将石韦洗净，加水适量煮沸，取液冲泡绿茶。

【用法】代茶频饮。
【功效】利尿通淋，清热止血。
【适用】湿热型尿路结石。

石韦大枣汤

【原料】石韦30克，大枣10克。
【制法】石韦用清水洗干净，大枣掰开。将石韦、大枣加水浸没后，先武火后文火，煮沸20分钟左右。过滤，饮汤吃枣。
【用法】每日早、晚各食一碗。
【功效】利尿除热，降压降脂。
【适用】原发性高血压病伴肥胖、血脂偏高者。

通草

原文：味辛，平。主去恶虫；除脾胃寒热；通利九窍、血脉、关节，令人不忘。一名附支。生山谷。

别名：寇脱、葱草、白通草、大通草、大叶五加皮。

来源：为五加科植物通脱木的茎髓。

采收加工：秋季采收，选择生长2～3年的植株，割取地上茎，截成段，趁鲜时取出茎髓，理直，晒干。放置干燥处。将茎髓加工制成的方形薄片，称为“方通草”；加工时修切下来的边条，称为“丝通草”。

性味归经：甘、淡，微寒。归肺、胃经。

功效主治：清热利尿，通气下乳。用于湿热淋证，水肿尿少，乳汁不下。

用量用法：煎服，3～5克。

使用禁忌：孕妇慎用。

精选验方

产后乳少：通草6克，炙山甲、王不留行各9克，水煎服。

脚气、小便不利：通草、黄柏各10克，玉米须30克，水煎服。

尿路感染：通草6克，冬葵子、石韦各10克，滑石20克，水煎服，每日1剂。

传统药膳

通草赤小豆粥

【原料】通草6克，赤小豆30克。
【制法】先煎通草取汁，入赤小豆煮粥。
【用法】空腹服食。
【功效】健脾利水。
【适用】脾虚水肿，症见腹胀尿少、下肢浮肿等。

对虾通草丝瓜汤

【原料】通草、丝瓜络各6克，对虾2只。
【制法】将上三味，加水煎汤，调姜、盐少许即可。
【用法】吃虾喝汤，每日1次。

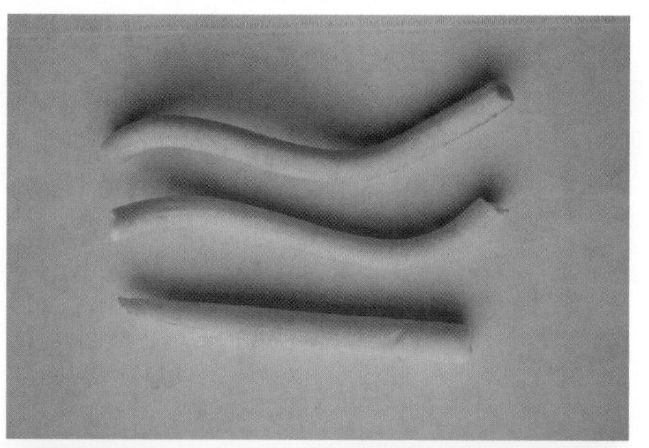

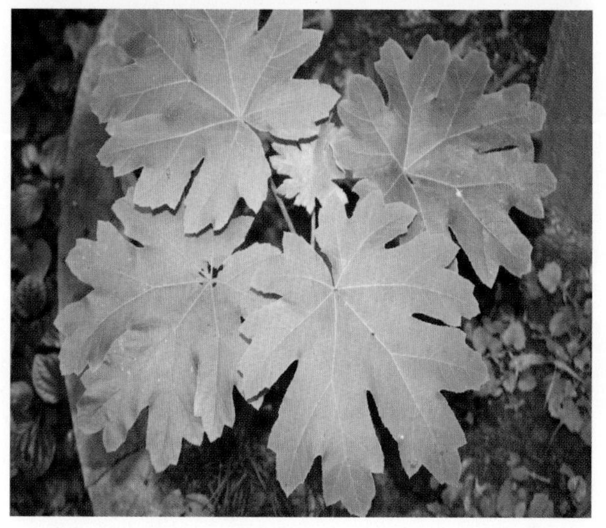

通草

【功效】通调乳房气血。
【适用】乳房健美，使之丰满。

鲫鱼通乳汤

【原料】通草10克，鲫鱼500克，猪前蹄1只，食盐适量。
【制法】将鲫鱼洗净，猪蹄洗净，与通草一起加水煎煮，熟后去通草加盐少许。
【用法】饮汤吃肉，随量食用。
【功效】益气健脾，通经下乳。
【适用】妇女产后贫血、乳汁不足等症。

瞿麦

原文：味苦，寒。主关格，诸癃结，小便不通；出刺；决痈肿；明目去翳；破胎堕子、闭血。一名巨句麦。生川谷。

别名：大兰、大菊、竹节草。

来源：本品为石竹科植物瞿麦或石竹的干燥地上部分。

采收加工：夏、秋二季花果期采剖，除去杂质，干燥。

性味归经：苦，寒。归心、小肠经。

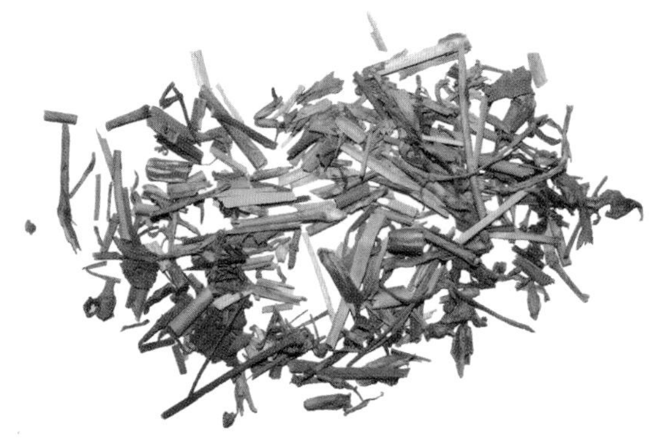

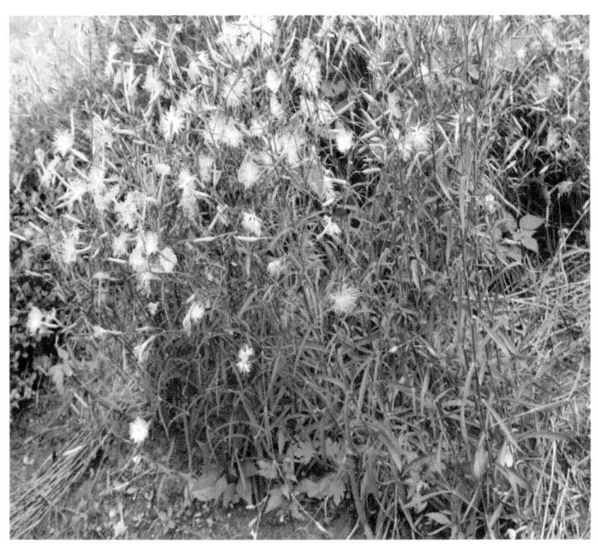

瞿麦

功效主治：利尿通淋，活血通经。用于热淋，血淋，石淋，小便不通，淋沥涩痛，经闭瘀阻。

用量用法：9 ~ 15 克。

使用禁忌：孕妇慎用。

精选验方 >>> >

小便不利：瞿麦、车前子各 12 克，广金钱草（或金钱草）30 克，水煎服。

闭经、痛经：瞿麦、丹参各 15 克，赤芍、桃仁各 8 克，水煎服。

跌打损伤：瞿麦全草 9 ~ 15 克。水煎，兑酒服。

小便不利或尿血：瞿麦 12 克，仙鹤草 15 克，石韦 10 克，白茅根 30 克，水煎服。

传统药膳

大黄萹蓄瞿麦汤

【原料】大黄 12 ~ 20 克，瞿麦、萹蓄各 9 克，甘草梢 3 克，滑石 12 克，车前子 15 克。

【制法】水煎取药汁。

【用法】每日 1 剂，分 2 次服。

【功效】清热利湿。

【适用】下焦泻热、尿痛、小便不利等症。

白芷

原文：味辛，温。主女人漏下赤白；血闭阴肿；寒热；风头侵目泪出；长肌肤润泽，可作面脂。一名芳香。生川谷。

别名：芳香、苻蓠、泽芬、香白芷。

来源：本品为伞形科植物白芷或杭白芷的干燥根。

采收加工：夏、秋间叶黄时采挖，除去须根及泥沙，晒干或低温干燥。

性味归经：辛，温。归胃、大肠、肺经。

功效主治：解表散寒，祛风止痛，宣通鼻窍，燥湿止带，消肿排脓。用于感冒头痛，眉棱骨痛，鼻塞流涕，鼻鼽，鼻渊，牙痛，带下，疮疡肿痛。

用量用法：3 ~ 10 克。

精选验方 >>> >

阳痿早泄：五倍子、白芷各等份，研细，醋调，敷脐，胶布固定。

感冒风寒、前额部头痛：白芷 10 克，羌活、川芎、防风各 3 克，水煎服。

牛皮癣：白芷、白菊花各 30 克，白附子（天南星科）60 克，绿豆粉末 100 克，冰片 3 克，水煎，趁热洗患处，每晚洗 1 次。

头痛、偏头痛：白芷、藁本各 10 克，川芎 6 克，细辛 3 克，水煎服。

颜面神经麻痹：白芷、荆芥穗、白附子、白僵蚕各 10 克，全蝎、川芎各 6 克，水煎服。

牙痛：白芷、细辛或吴茱萸各 8 克，水煎漱口，或

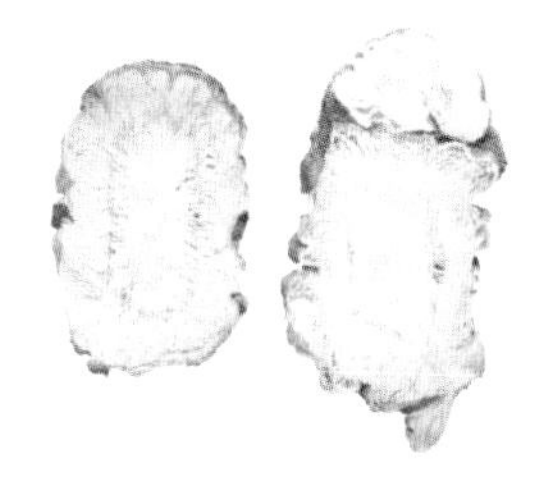

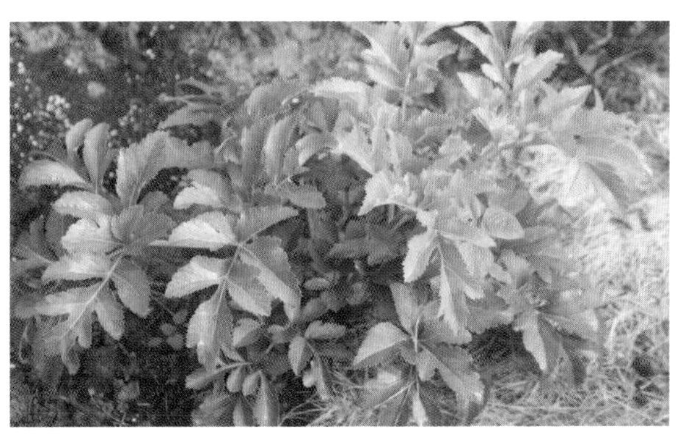

白芷

研末塞牙。

外感风寒引起的头痛、眉棱骨痛：白芷 10 克，水煎服，每日 3 次。

白癜风：白芷 10 ~ 15 克，水煎服，每日 1 剂。

疮疡、乳痈：白芷、当归各 8 克，银花、蒲公英各 15 克，水煎服。

痛经：白芷 12 克，炒，水煎服。

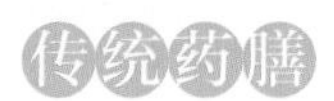

白芷粥

【原料】白芷 10 克，大米 100 克。

【制法】将白芷择净，放入锅中，加清水适量，浸泡 5 ~ 10 分钟后，水煎取汁，加大米煮为稀粥。

【用法】每日 1 ~ 2 剂，连续 2 ~ 3 日。

【功效】祛风解表，宣通鼻窍。

【适用】外感风寒所致的鼻塞、头痛、眉棱骨痛等。

白芷鲤鱼汤

【原料】白芷 15 克，鲤鱼 1 条（约 100 ~ 150 克）。

【制法】将鱼常法治净，白芷面包，加水适量，共煮之至熟，入调味品适量即可。

【用法】吃鱼喝汤，隔日 1 次。

【功效】调养气血，丰满乳房。

【适用】乳房健美。

白芷菠菜羊肝汤

【原料】白芷末 2 克，菠菜 250 克，羊肝 200 克，味精、盐、香油各适量。

【制法】将菠菜择洗干净，切段；羊肝洗净，切片，放入碗中，加入白芷末、香油、盐，拌匀腌渍，备用。锅置火上，加适量清水煮沸，放入羊肝、菠菜，煮熟时加入味精、盐调味即可。

【用法】佐餐食用。

【功效】养血止痛。

【适用】产后血虚身痛者食用。

白芷菊花茶

【原料】白芷、菊花各 9 克。

【制法】将菊花、白芷研成细末，开水冲泡。

【用法】代茶饮。

【功效】祛风平肝，解痉止痛。

【适用】偏头痛者。

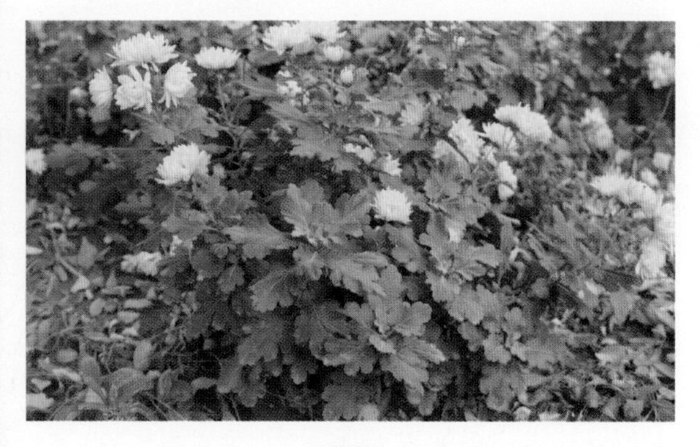

菊花

白薇

原文：味苦，平。主暴中风，身热肢满，忽忽不知人；狂惑；邪气寒热酸疼；温疟洗洗，发作有时。生川谷。

别名：春草、芒草。

来源：本品为萝藦科植物白薇或蔓生白薇的干燥根及根茎。

采收加工：春、秋二季采挖，洗净，干燥。

性味归经：苦、咸，寒。归胃、肝、肾经。

功效主治：清热凉血，利尿通淋，解毒疗疮。用于温邪伤营发热，阴虚发热，骨蒸劳热，产后血虚发热，热淋，血淋，痈疽肿毒。

用量用法：5 ~ 10 克。

使用禁忌：血虚者忌服。

精选验方

体虚低烧、夜眠出汗：白薇、地骨皮各 15 克，水煎服。

产后血虚发热：白薇 9 克，当归 12 克，人参 5 克，甘草 6 克，水煎服。

虚热盗汗：白薇、地骨皮各 12 克，鳖甲、银柴胡各 9 克，水煎服。

妇人遗尿：白薇、芍药各 50 克，上二味，治下筛，酒服方寸匕，每日 3 次。

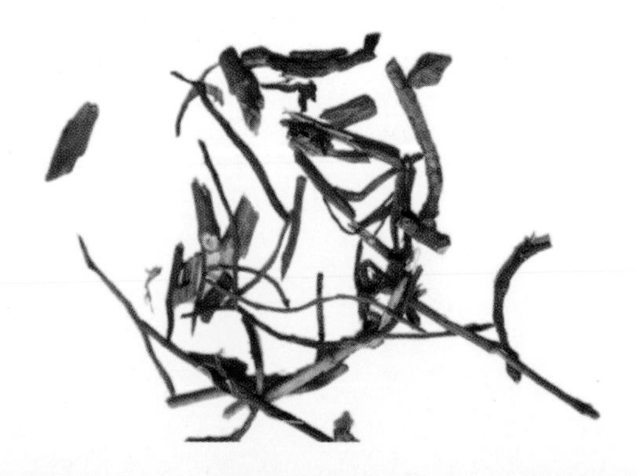

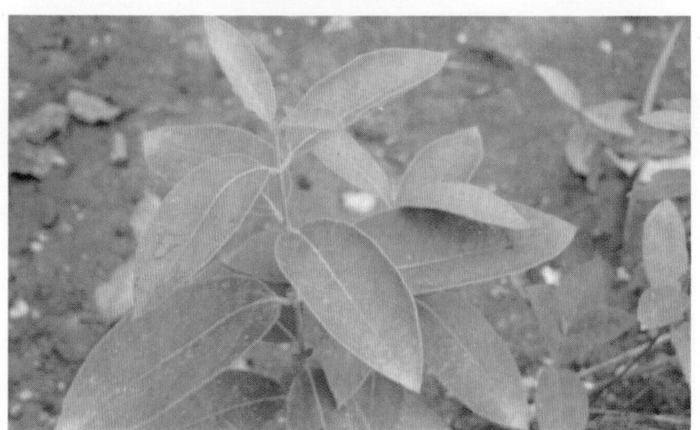

白薇

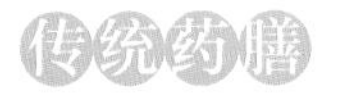

丹参桃仁白薇粥

【原料】桃仁（去皮尖）、白薇 10 克，丹参 15 克，粳米 50 克。

【制法】将桃仁研碎，与白薇、丹参同煎取汁去渣，与粳米同煮为粥。

【用法】温服适量。

【功效】有清热，凉血，化淤。

【适用】损伤后淤血发热、大便干结等症。

白薇冬茶

【原料】白薇5克，天门冬、甘草、桔梗、绿茶各3克。

【制法】用 200 毫升开水冲泡。

【用法】10 分钟后饮用，也可直接冲饮。

【功效】清热润肺。

【适用】阴虚、肺燥、咳嗽。

升麻

原文：味甘平。主解百毒，杀百精老物殃鬼，辟温疫瘴邪蛊毒。久服不夭，轻身长年，一名周升麻。生山谷。

别名：龙眼根。

来源：本品为毛茛科植物大三叶升麻、兴安升麻或升麻的干燥根茎。

采收加工：秋季采挖，除去泥沙，晒至须根干时，燎去或除去须根，晒干。

性味归经：辛、微甘，微寒。归肺、脾、胃、大肠经。

功效主治：发表透疹，清热解毒，升举阳气。用于风热头痛，齿痛，口疮，咽喉肿痛，麻疹不透，阳毒发斑，脱肛，子宫脱垂。

用量用法：3 ~ 10 克。

使用禁忌：麻疹已透，阴虚火旺，以及阴虚阳亢者，均当忌用。

精选验方 >>> >

胃火牙痛、咽喉肿痛、口舌生疮：升麻 5 克，玄参、生地黄各 10 克，生石膏 15 克，水煎服。

前额部痛、寒热面赤：升麻 6 克，葛根、白芷各 3 克，生石膏 15 克，水煎服。

久泻脱肛：升麻 6 克，柴胡 10 克，白术 12 克，龙骨（另包先煎）、山药、黄芪各 15 克，水煎服。

子宫脱垂：升麻、柴胡各 10 克，黄芪 60 克，党参 12 克，怀山药 30 克，水煎服，连服 1 ~ 3 个月。

气虚乏力、中气下陷：升麻、人参、柴胡、橘皮、当归、白术各 6 克，黄芪 15 克，炙甘草 9 克，水煎服。

风热头痛、眩晕：升麻、薄荷各 6 克，白术 10 克，水煎服。

口疮：升麻 6 克，黄柏、大青叶 10 克，水煎服。

牙周炎：升麻 10 克，黄连、知母各 6 克，水煎服。

痱子：升麻 6 克，每日 1 剂，水煎，分 2 次服，药渣再加水煎汤，洗患处。

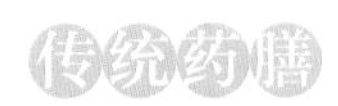

人参升麻粥

【原料】人参 5 ~ 10 克，升麻 3 克，粳米 30 克。

【制法】前 2 药水煎取汁与粳米同煮为粥。

【用法】每日 1 剂，连服 1 周。

【功效】补气摄血，升阳举陷。

【适用】气虚月经过多、过期不止、色淡质稀清如水、面色白、气短懒言、心悸、肢软无力等症。

二麻鸡汤

【原料】升麻 10 克，黑芝麻 100 克，小雄鸡 1 只。

【制法】黑芝麻捣烂，升麻用洁净纱布包，小鸡治净后，与前二味小火炖烂，入少许调味品即可。

【用法】吃肉饮汤 1 次下，隔日 1 次。

【功效】升举子宫。

【适用】中气下陷所致之子宫脱垂。

升麻蒸瘦肉

【原料】升麻 10 克，黄芪、党参各 20 克，瘦猪肉 100 克，味精、盐各 1 克，绍酒 2 克，姜片 5 克，葱段 1 根。

【制法】将升麻、黄芪、党参洗净，切成薄片，烘干研成末，瘦猪肉洗净，切成薄片，与三味中药末拌匀，加鲜汤 100 克，放入姜片、葱段，用湿棉纸封住碗口，入笼内，置沸水旺火上蒸至粑透，取出加味精、盐，即成。

【用法】趁热食之，每食适量。

【功效】补中益气。

【适用】气虚引起的子宫脱垂、胃下垂、小腹下坠、面色不华等症。

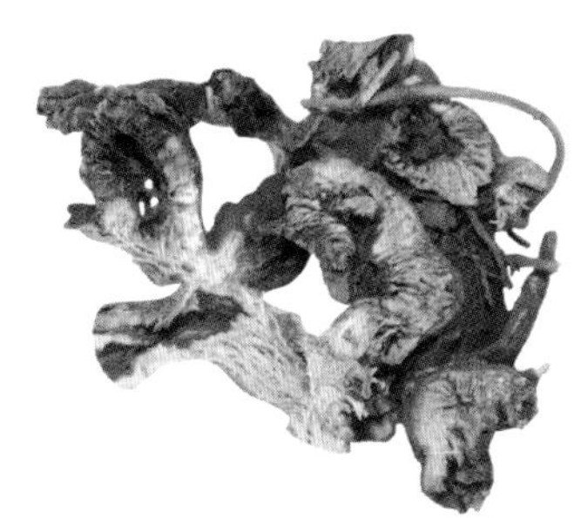

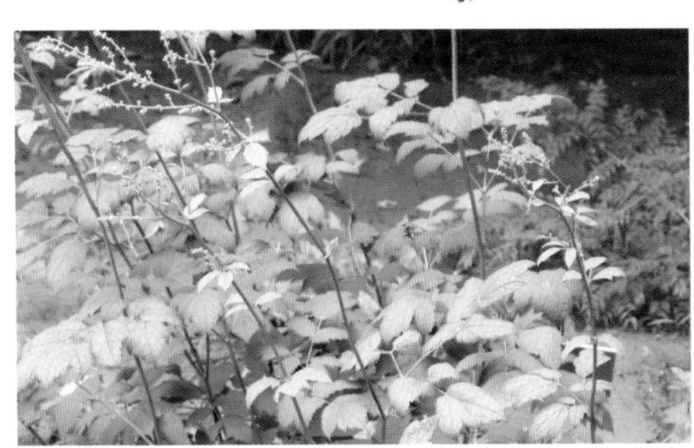

升麻

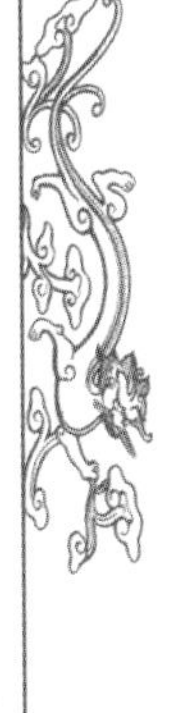

葈耳实（苍耳）

原文：味甘，温。主风头寒痛；风湿周痹，四肢拘挛痛；恶肉死肌。久服益气，耳目聪明，强志，轻身。一名胡葈，一名地葵。生川谷。

别名：野茄子、刺儿棵、疔疮草、粘粘葵。

来源：为菊科植物苍耳的带总苞的果实。

采收加工：9 ~ 10 月割取地上部分，打下果实，晒干，去刺，生用或炒用。

性味归经：辛、苦，温；有毒。归肺经。

功效主治：散风寒，通鼻窍，祛风湿。用于风寒头痛，鼻塞流涕，鼻鼽，鼻渊，风疹瘙痒，湿痹拘挛。

用量用法：3 ~ 10 克。

使用禁忌：血虚头痛不宜服用，过量服用易致中毒。

精选验方

鼻炎：苍耳子 10 克，薄荷、白芷、川芎各 6 克，水煎服。

慢性鼻炎、鼻窦炎：苍耳子 12 克，白芷、辛夷各 10 克，薄荷 5 克，葱白 3 根，茶叶一撮，水煎服。

风疹块、疥癣、湿疮：苍耳子、白芷、苍术、地肤子、防风各 6 克，水煎服。

寻常疣、扁平疣：苍耳子 30 ~ 60 克，水煎熏洗患处，每日 2 次。

蜂蜇、虫咬伤：鲜苍耳子适量，捣烂，敷患处。

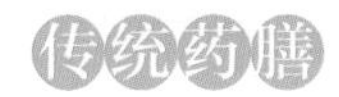

苍耳子粥

【原料】苍耳子 10 克，粳米 50 克。

【制法】将苍耳洗净，加水煎煮，去渣取汁，放入粳米煮成粥即可。

【功效】散风除湿。

【适用】因风湿上扰引起的头痛、鼻渊，或因湿热下注引起的老年痔疮，以及风湿阻痹之肢体作痛或皮肤瘙痒等症。

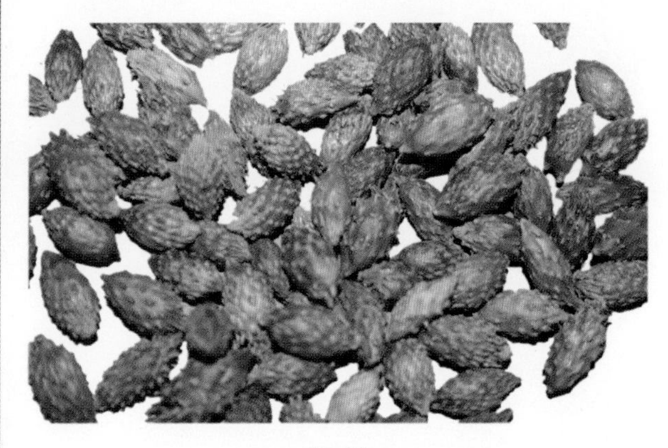

葈耳实

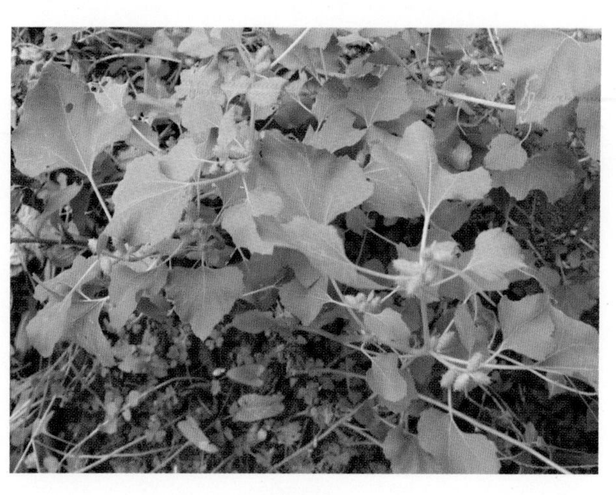

葈耳实

苍耳辛芷茶

【原料】苍耳子 12 克，辛夷、白芷各 9 克，薄荷 5 克，葱白 3 根，茶叶 2 克。

【制法】以上几味共研细末，沸水冲泡。

【用法】代茶温饮，不拘时，每 2 日 1 剂，或每日 1 剂。

【功效】祛风，发汗，通窍。

【适用】鼻窦炎、鼻炎、风寒表证、恶寒发热、鼻塞流涕等。

苍耳白芷茶

【原料】苍耳子 10 克，白芷 5 克，绿茶 2 克。

【制法】将苍耳子、白芷分别拣杂，洗净。白芷切成片，与苍耳子、绿茶同放入沙锅，加水浸泡片刻，煎煮 分钟，用洁净纱布过滤，取汁即成。

【用法】早、晚各服次。

【功效】清火祛风。

【适用】慢性鼻炎患者。

茅根

原文：味甘，寒。主劳伤虚羸，补中益气；除瘀血；血闭；寒热；利小便。其苗，主下水。一名兰根，一名茹根。生山谷、田野。

别名：白茅根。

来源：本品为禾本科植物白茅的干燥根茎。

采收加工：春、秋二季采挖，洗净，晒干，除去须根及膜质叶鞘，捆成小把。

性味归经：甘，寒。归肺、胃、膀胱经。

功效主治：凉血止血，清热利尿。用于血热吐血，衄血，尿血，热病烦渴，湿热黄疸，水肿尿少，热淋涩痛。

用量用法：9 ~ 30 克。

使用禁忌：胃虚寒、腹泻便溏者忌食。

精选验方 >>>

鼻衄：白茅根、生地黄各30克，蜜枣15克，水煎服。

胃出血：白茅根、鲜荷叶各30克，藕节、侧柏叶各10克，黑豆少许，水煎服。

胃热呕吐、呃逆：白茅根30克，竹茹、枇杷叶各15克，水煎服。

小便短赤频数：白茅根、广金钱草各30克，车前草15克，水煎服。

胃热呕吐、酒醉呕吐、暑日口渴少津：鲜白茅根、芦根各60克，水煎服。

麻疹未透：白茅根15克，薄荷3克，水煎服。

血尿：鲜血茅根60克，车前草、小蓟各30克，水煎服。

肺热咯血：鲜白茅根60克，仙鹤草15克，水煎服。

黄汗：鲜白茅根200克，切细，与猪瘦肉200克共炖烂，分次服食。

妊娠水肿：白茅根15克～20克，白糖适量为引，水煎，分2～3次服。

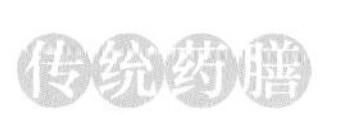

传统药膳

茅根粳米粥

【原料】白茅根、粳米、鲜荷叶各50克，白糖30克。

【制法】先将白茅根洗净，放锅中加水1000毫升，煎取汁600毫升。再用此汁与淘净的粳米同煮成粥，出锅前放鲜荷叶略炖，食前用白糖调味。

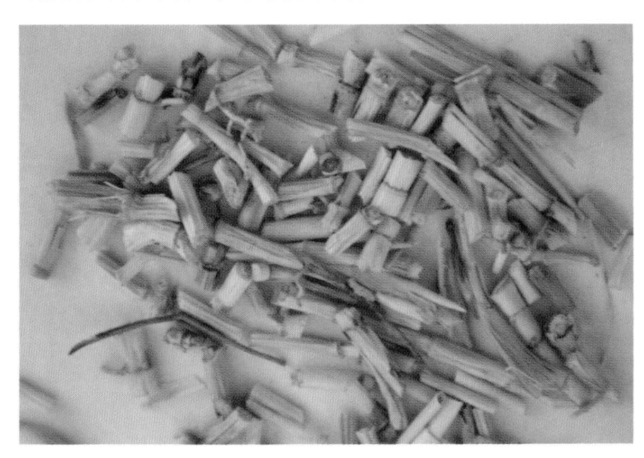

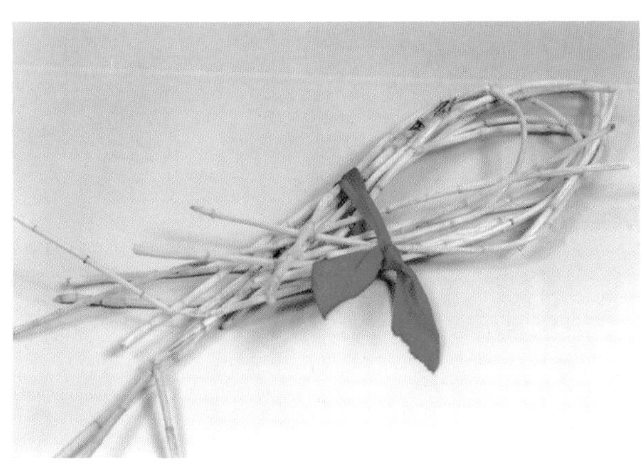

茅根

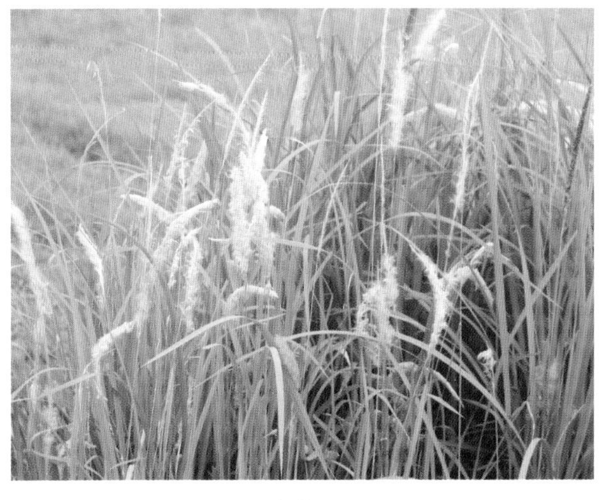

白茅根

【用法】每日1剂，代早餐用。

【功效】养阴清热，凉血。

【适用】血热所致的痱子。

茅根葡汁饮

【原料】葡萄汁30毫升，白茅根50克。

【制法】用水煎饮用。

【用法】每日2次。

【功效】利水通淋。

茅根赤豆粥

【原料】鲜茅根（干品50克）、赤豆各200克。

【制法】白茅根洗净，加水适量，煎煮30分钟，去渣，加入洗净赤豆，熬成粥。

【用法】食粥，每日1次。

【功效】补脾利湿，利尿消肿。

【适用】慢性肾炎。

茅根鲜藕栀子仁粥

【原料】白茅根30克，栀子仁末6克，鲜藕片60克，粳米100克。

【制法】先将白茅根水煎滤汁去渣，加入鲜藕片、粳米同煎为粥，待粥熟时，调入栀子仁末，稍煮即可食用。

【用法】早、晚餐食用，每日2次。

【功效】泻肝清胃，凉血止血。

【适用】肝火犯胃型上消化道出血。

茅根公英粥

【原料】白茅根、蒲公英各60克，金银花30克，粳米50～100克。

【制法】先煎白茅根、蒲公英、金银花，去渣取汁，再入粳米煮成粥。

【用法】任意服食。

【功效】清热通淋。

茅根茶

【原料】白茅根10克，茶叶5克。

【制法】将白茅根摘根须，洗净，同茶叶一起加水，煎服。

【用法】每日1次。

【功效】清热利尿，凉血解毒。

【适用】急性肾炎、血尿。

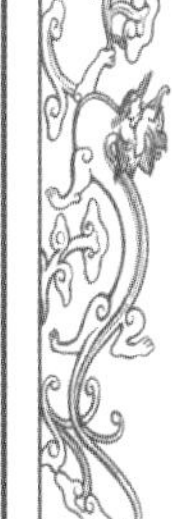

百合

原文：味甘，平。主邪气腹胀心痛；利大、小便；补中益气。生川谷。

别名：重迈、中庭、重箱、摩罗、强瞿、百合蒜、蒜脑薯。

来源：本品为百合科植物卷丹、百合或细叶百合的干燥肉质鳞叶。

采收加工：秋季采挖，洗净，剥取鳞叶，置沸水中略烫，干燥。

性味归经：甘，寒。归心、肺经。

功效主治：养阴润肺，清心安神。用于阴虚燥咳，劳嗽咳血，虚烦惊悸，失眠多梦，精神恍惚。

用量用法：6 ~ 12 克。

使用禁忌：感冒风寒咳嗽者忌食；脾胃虚寒，腹泻便溏者忌食。

精选验方

中老年人气阴不足所致的神疲乏力、体虚自汗、口燥咽干等：百合 15 克，黄芪、太子参各 10 克，水煎代茶饮。

神经衰弱、心烦失眠：百合、酸枣仁各 15 克，远志 9 克，水煎服，每日 1 剂。

肺病咯血：鲜百合捣汁，和水饮之，也可煮食。

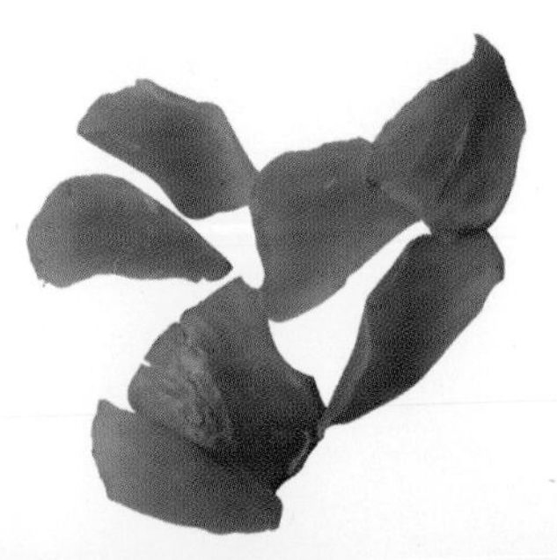

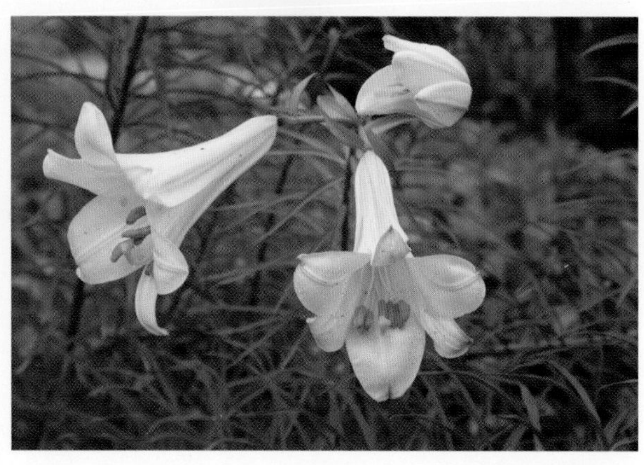

百合

热病后心烦不安：百合 15 克，知母 10 克，水煎服。

神经衰弱、心烦失眠：百合 30 克，菖蒲 10 克，酸枣仁 30 克，水煎，每日 1 剂。

老年慢性支气管炎伴有肺气肿：百合 2 ~ 3 个，洗净捣汁，以温开水服，每日 2 次。

止血：生百合洗净晒干研粉，涂于外伤出血处。

年久咳嗽：百合 200 克，冰糖 20 克，早、晚蒸服，连续服用 10 ~ 15 日。

气喘：百合适量，水煎服，冬季连服 40 日。

传统药膳

百合芡实汤

【原料】百合 30 克，芡实 50 克。

【制法】百合、芡实加水煮熟。

【用法】加糖调味后服用，每次1小碗，每日1 ~ 2次。

【功效】补肾固精，养心安神。

【适用】肾虚引起的失眠多梦、遗精头昏者。

百合冬瓜汤

【原料】百合 50 克，冬瓜 100 克，鸡蛋 1 个，猪油、盐、味精各适量。

【制法】将百合、冬瓜加水 400 毫升，煮熟后，再将鸡蛋清放入打散，下化猪油、盐、味精，调匀。

【用法】分 2 次服用。

【功效】润肺止咳。

适用：肺热咳嗽，大便秘结、小便短赤等症。

百合龙眼汤

【原料】百合 25 克，龙眼肉 15 克。

【制法】水煎服。

【用法】每日数次。

【适用】小便带血、气短头晕者。

百合粥

【原料】百合 60 克，粳米 250 克，白糖 50 克。

【制法】将百合、粳米洗净，同放入锅中煮粥。待煮至烂熟时，加入白糖和匀即成。

【用法】每日 2 次，每次适量。

【适用】虚热惊悸、失眠多梦、精神恍惚者。

百合莲肉汤

【原料】莲肉、百合各 50 克，瘦猪肉 200 克，盐、味精各适量。

【制法】将莲肉、百合分别洗净沥干，瘦猪肉洗净切片，加水 500 毫升，大火烧开后，转用小火煮至酥烂，下盐，味精调匀即可。

【用法】佐餐食用。

【功效】润肺养阴。

【适用】慢性支气管炎患者。

百合芦笋汤

【原料】百合 50 克，罐头芦笋 250 克，盐、味精、黄酒、素汤各适量。

【制法】先净百合发好洗净；锅中加素汤，将发好的百合放入汤锅内，烧几分钟后，加黄酒、盐、味精调味，倒入盛有芦笋的碗中即成。

【用法】佐餐食用，每日 1 ~ 2 次，可长期食用。

【功效】补养肺胃，降脂减肥，防癌延年。

【适用】肺胃阴虚高血脂症及肥胖者食用。

百合枇杷藕羹

【原料】鲜百合、鲜藕、枇杷（去核）各30克，白糖、淀粉各适量。

【制法】把鲜藕洗净去皮切片，与鲜百合、枇杷果肉一并放入锅内合煮，将熟时放入适量淀粉调匀成羹，服时加少许白糖。

【用法】每服适量。

【功效】养阴生津。

【适用】燥热伤肺之咳嗽。

酸酱

原文：味酸，平。主热烦满；定志益气；利水道；产难，吞其实立产。一名酢酱。生川泽。

别名：酸浆、锦灯笼、红菇娘。

来源：本品为茄科植物酸浆的干燥宿萼或带果实的宿萼。

采收加工：秋季果实成熟、宿萼呈红色或橙红色时采收，干燥。

性味归经：苦，寒。归肺经。

功效主治：清热解毒，利咽化痰，利尿通淋。用于咽痛音哑，痰热咳嗽，小便不利，热淋涩痛；外治天疱疮，湿疹。

用量用法：5 ~ 9克。外用适量，捣敷患处。

使用禁忌：脾虚泄泻及痰湿忌用。

精选验方 >>> >

急性肝炎：鲜灯笼草全草40克，鲜白英30克，水煎服。

流行性腮腺炎：鲜灯笼草100克，大青叶30克，冰糖适量，水煎，每日3次。

细菌性痢疾：鲜灯笼草50克，水煎，每日1剂，分2次服，连服3日。

小儿小便不通：酸浆草25克，煎水服。

日蛇头（指尖痛）：天泡果套在指上患处。

牙龈肿痛：鲜灯笼草适量，洗净捣烂，浸醋含漱。

疔疮：灯笼草15克。捣烂，敷患处，每日1次。

传统药膳

灯笼草粥

【原料】灯笼草1株，粳米50 ~ 100克。

【制法】将灯笼草加适量水煎煮，去渣取汁，加入粳米煮成粥即可。

【用法】早餐食用。

【功效】清热解毒。

【适用】流行性腮腺炎。

酸浆草蜜膏

【原料】酸浆草（酢浆草）30克，蜂蜜25克。

【制法】酸浆草水煎取汁，入蜜调匀。

【用法】适量食用。

【功效】清热利湿，凉血散瘀。

【适用】血淋热淋。

淫羊藿

原文：味辛，寒。主阴痿绝伤；茎中痛，利小便，益气力；强志。一名刚前。生山谷。

别名：仙灵脾、羊藿、黄连祖、乏力草。

来源：本品为小檗科植物淫羊藿、箭叶淫羊藿、柔毛淫羊藿、巫山淫羊藿或朝鲜淫羊藿的干燥地上部分。

采收加工：夏、秋季茎叶茂盛时采割，除去粗梗及杂质，晒干或阴干。

性味归经：辛、甘，温。归肝、肾经。

功效主治：补肾阳，强筋骨，祛风湿。用于肾阳虚衰，阳痿遗精，筋骨痿软，风湿痹痛，麻木拘挛。

用量用法：6 ~ 10克。

使用禁忌：阴虚而相火易动者忌服。

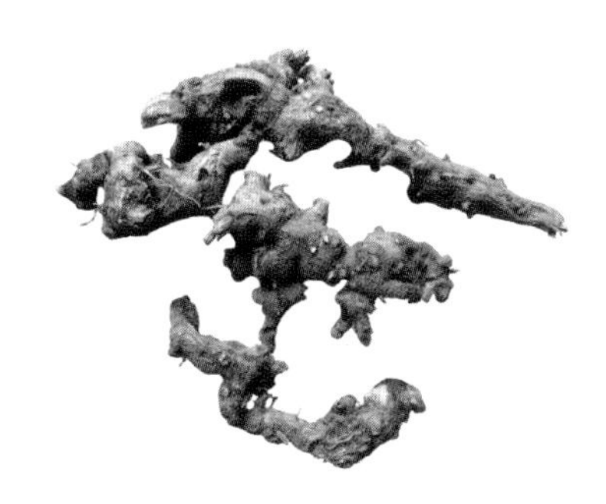

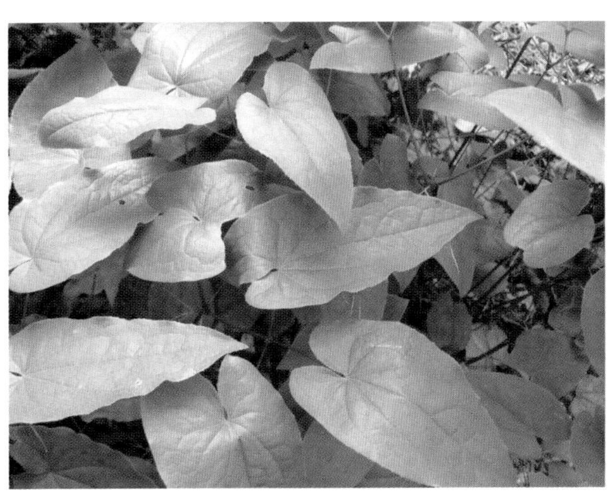

淫羊藿

精选验方 >>> >

阳痿：淫羊藿叶 12 克左右，水煎服，不可久用。

闭经：淫羊藿、肉苁蓉各 12 克，鸡血藤 30 克，枸杞子 20 克，水煎服。

肺肾两虚、喘咳短气：淫羊藿 15 克，黄芪 30 克，五味子 6 克，煎汤饮。

腰酸腿痛：淫羊藿全草 30 ~ 60 克。浸酒服；或茎叶 15 克（羊油炒），水煎服。

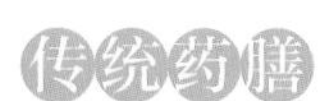

淫羊藿胡桃酒

【原料】淫羊藿 125 克，怀生地、胡桃肉各 60 克，五加皮、枸杞子各 30 克，白酒 2500 毫升。

【制法】将上药加工捣碎，放入酒坛内，倒入白酒，隔水加热至药片煮透，取出放凉，密封坛口，浸泡 15 日即成。

【用法】每日 2 次，每次 10 ~ 15 毫升。

【功效】补肾阳，益精血。

【适用】肾阳虚衰、肾精不足所致的阳痿、遗精、早泄。

淫羊藿酒

【原料】淫羊藿 100 克，白酒 500 毫升。

【制法】淫羊藿洗净，放入白酒中浸泡。

【用法】每次 1 小杯。

【功效】温肾壮阳。

【适用】肾虚阳痿、腰膝酸软等。

淫羊藿红茶

【原料】淫羊藿 20 克，红茶 4 克。

【制法】将两者研成粗末，加水煎煮 15 分钟。

【用法】代茶频饮，次数不限。

【适用】合并心功能不足者。

淫羊藿苁蓉酒

【原料】淫羊藿 100 克，肉苁蓉 50 克，白酒（或米酒）1000 毫升。

【制法】将上药加工捣碎，浸入酒中，封盖，置阴凉处。每日摇晃数下，7 日后开封即可饮用。

【用法】每日 3 次，每次饮服 10 ~ 15 毫升。

【功效】补肾壮阳。

【适用】肾阳虚之阳痿、宫寒不孕、腰膝酸痛等。

栀子

原文：味苦，寒。主五内邪气；胃中热气，面赤；酒皰皶鼻、白癞、赤癞、疮疡。一名木丹。生川谷。

别名：黄栀子、山枝子、白蟾。

来源：本品为茜草科植物栀子的干燥成熟果实。

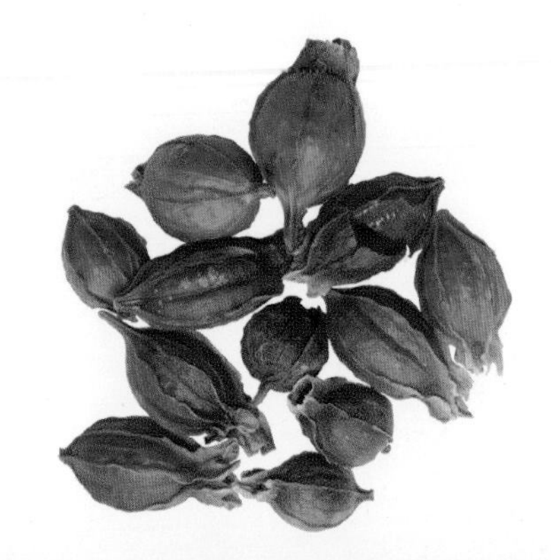

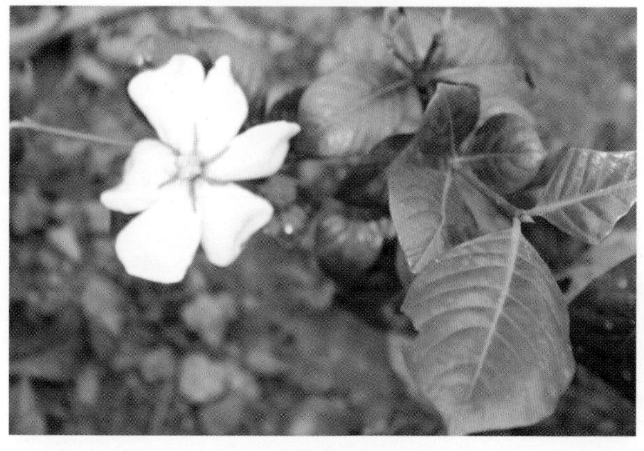

栀子

采收加工：9 ~ 11 月果实成熟呈红黄色时采收，除去果梗及杂质，蒸至上汽或置沸水中略烫，取出，干燥。

性味归经：苦，寒。归心、肺、三焦经。

功效主治：泻火除烦，清热利湿，凉血解毒；外用消肿止痛。用于热病心烦，湿热黄疸，淋证涩痛，血热吐衄，目赤肿痛，火毒疮疡；外治扭挫伤痛。

用量用法：6 ~ 10 克。外用生品适量，研末调敷。

使用禁忌：体虚便溏者慎用。

精选验方 >>> >

胃脘痛：栀子 7 ~ 9 枚炒焦，加生姜适量，水煎服；或栀子根 30 克，冰糖 20 克，炖服。

鼻出血：栀子花、槐树花各 10 克，水煎 15 分钟，代茶饮。

疮疖红肿：栀子、蒲公英、金银花各 12 克，水煎，每日 1 剂，分 3 次服用。

胃热呕吐：栀子 15 ~ 20 粒，微炒，水煎服。

慢性盆腔炎：栀子、桑螵蛸各 30 克，菟丝子 50 克，共压碾成细末，每次 2 克，每日服 2 ~ 3 次。

扭伤：栀子适量，捣烂加适量醋调匀，敷扭伤的关节，隔天换药 1 次，或将栀子压碾成细面，用鸡蛋清调匀，外敷于扭伤处，每日换敷 1 次，连敷用 3 ~ 5 次。

跌打损伤：生栀子 30 克，莪术 20 克，共压碾成细末，用适量白酒调匀，外敷于损伤处，每日 1 次。

便血：栀子 30 克，炒黑研末，每日 1 次，每次 10 克，用温开水送下。

传统药膳

栀子莲芯粥

【原料】栀子仁10克，莲子芯20克，大米50 ~ 100克。

【制法】栀子仁研细末，大米、莲芯同煮粥，粥将成调入栀子末稍煮即可。

【用法】每日分2次服食，连用3 ~ 5日。

【功效】清热利湿。

【适用】遗精。

栀子茶

【原料】茶叶、栀子各30克。

【制法】加水适量（800 ~ 1000毫升），煎浓汁一碗（约400 ~ 500毫升）。

【用法】每日1剂，分上、下午2次温服。

【适用】高血压头痛头晕等症。

栀子仁粥

【原料】栀子仁3克，粳米50克，白糖适量。

【制法】将栀子仁焙干，碾如细粉，过100目筛备用；将粳米倒入沙锅，加水煮粥，将熟时下栀子粉搅匀后，煮至粥熟即可。

【用法】每日1剂，分作早、晚餐温食，3日为1个疗程。

【功效】清热降火，凉血解毒。

【适用】里热炽盛、扰神动血之发热心烦、失眠多梦、目赤肿痛、咯吐鲜血、鼻衄紫癜、尿血便血或疮疡红肿热痛等。

栀子菊花茅根粥

【原料】生栀子10克（打碎），菊花15克，鲜茅根50克，粳米60克。

【制法】生栀子、菊花、鲜茅根水煎取汁350毫升，和粳米共煮粥，熟时加适量食盐调味。

【用法】每日1次，连服7日。

【功效】清热泻火，凉血止血。

卫矛

原文：味苦，寒。主女子崩中下血；腹满汗出；除邪，杀鬼毒、蛊疰。一名鬼箭。生山谷。

别名：鬼箭、神箭。

来源：本品为卫矛科卫矛属植物卫矛的根、带翅的枝及叶。

采收加工：全年采根，夏秋采带翅的枝及叶，晒干。

性味归经：苦，寒。归肝经。

功效主治：破血通经，杀虫。用于跌打损伤，瘀血停滞，局部作痛，妇女月经不调，产后瘀滞腹痛，风湿痹痛，虫积腹痛。外用于皮炎，痈肿疮疡。

用量用法：3 ~ 10克，煎服。外用适量。

使用禁忌：孕妇禁用。

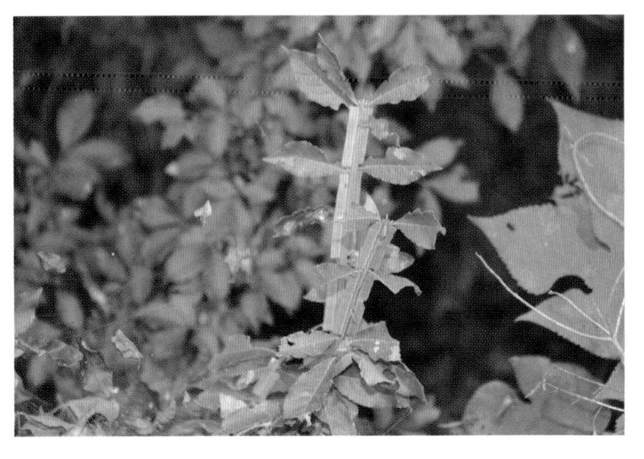

卫矛

精选验方 >>> >

前列腺肥大：鬼箭羽（枝杆连根叶羽）250 ~ 500克，黄酒1杯，加水煎、去渣，趁热饭前顿服。

感冒：卫矛茎枝50克，水煎服。

头痛：鬼箭羽（又称卫矛全草）适量。煮青壳鸭蛋服。

传统药膳

卫矛酒

【原料】卫矛根150克，牛膝25克，白酒500毫升。

【制法】浸泡7日即可饮服。

【验方】每日早、晚各服10 ~ 20毫升。

【功效】消炎。

【适用】关节炎。

凌霄花

原文：味酸，微寒。主妇人乳余疾；崩中；癥瘕血闭，寒热羸瘦；养胎。生川谷。

别名：紫葳、藤罗花。

来源：本品为紫葳科植物凌霄或美洲凌霄的干燥花。

采收加工：夏、秋二季花盛开时采收，干燥。

性味归经：甘、酸，寒。归肝、心包经。

功效主治：活血通经，凉血祛风。用于月经不调，经闭癥瘕，产后乳肿，风疹发红，皮肤瘙痒，痤疮。

用量用法：5 ~ 9克。

使用禁忌：孕妇慎用。

精选验方 >>> >

痛经：凌霄花、吴茱萸各5克，水煎服。

酒糟鼻：凌霄花、栀子各9克，研末，每日2次，茶水冲服。

酒糟鼻：凌霄花适量，研末，加蛋清调成糊状，敷患处，

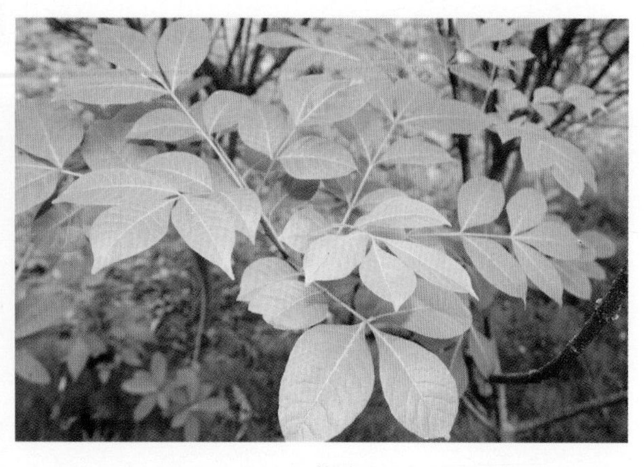

吴茱萸

7日为1个疗程。

荨麻疹：凌霄花5克，白蒺藜20克，丹皮、知母各10克，水煎服。

血热风盛的周身痒症：用凌霄花9克，水煎服。

大便后下血：凌霄花，浸酒饮服。

崩中漏下血：凌霄花末，温酒服方寸匕，每日3次。

闭经：凌霄花20～30克，炒压为细面，每次6克，饭前用温开水送服，每日1次，嗜酒者可用温酒送服。

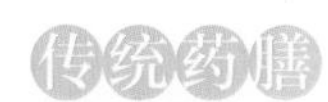

传统药膳

凌霄花粥

【原料】凌霄花30克，粳米100克，冰糖适量。

【制法】凌霄花冲洗，去掉花粉，粳米下锅煮粥，临熟时放入凌霄花、冰糖，改用小火煮成粥。

【用法】每日早、晚食用，连服3～5日。孕妇忌用。

【功效】凉血祛淤。

【适用】荨麻疹、湿癣、风疹、老年皮肤瘙痒症。

凌霄花阿胶粥

【原料】凌霄花、阿胶各10克，糯米50克，红糖适量。

【制法】先将凌霄花加水煎汁，去渣取汁，加入阿胶、糯米同煮成粥。

【用法】每日1～2次，温热服。

【功效】补血养血。

【适用】血虚之经闭、面色萎黄等症。

紫草

原文：味苦，寒。主心腹邪气，五疸；补中益气；利九窍；通水道。一名紫丹，一名紫芙。生山谷。

别名：地血、紫丹、鸦衔草。

来源：本品为紫草科植物新疆紫草或内蒙紫草的干燥根。

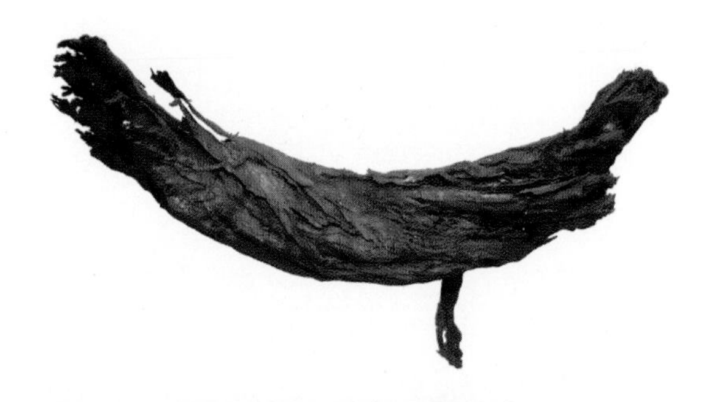

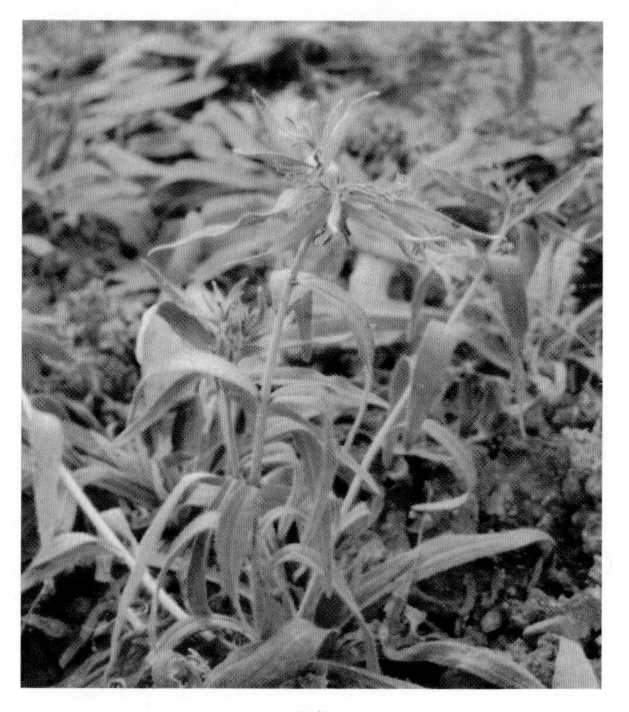

紫草

采收加工：春、秋二季采挖，除去泥沙，干燥。

性味归经：甘、咸，寒。归心、肝经。

功效主治：清热凉血，活血解毒，透疹消斑。用于血热毒盛，斑疹紫黑，麻疹不透，疮疡，湿疹，水火烫伤。

用量用法：5～10克。外用适量，熬膏或用植物油浸泡涂擦。

使用禁忌：胃肠虚弱、大便滑泄者慎服。

精选验方 >>> >

玫瑰糠疹：紫草15～30克，或再配用甘草15克，每日1剂，水煎分2次服；小儿剂量为6～15克，一般10日为1个疗程。

烧烫伤：紫草80克，麻油500毫升，煎熬后去渣得油，待冷后加入冰片2克，搅匀备用，用时以纱布浸油铺放于创面上，或直接涂于创面上。

水火烫伤：紫草、黄连各30克，大黄50克，麻油100毫升，煎熬后过滤，每1毫升，加冰片0.1克，摇匀，涂布患处。

传统药膳

紫草粥

【原料】紫草 15 克，大米 100 克，白糖适量。

【制法】将紫草洗净，放入锅中，加清水适量，水煎取汁，再加大米煮粥，待熟时调入白糖，再煮一、二沸即成。

【用法】每日 1 剂。

【功效】凉血退疹，清热解毒。

【适用】斑疹紫黑、麻疹疹色紫暗及疮疡、阴痒等。

紫草茶

【原料】紫草 15 克。

【制法】紫草放盅内，开水冲泡。

【用法】当茶饮，每日 1 剂，可常服。

【功效】凉血活血，解毒透疹。

紫草大枣汤

【原料】紫草 50 克，大枣 30 克。

【制法】将紫草、大枣同放入沙锅内，加水适量，置火上煎 20 分钟。

【用法】吃枣喝汤，每日 1 次，连用 7 日。

【功效】清热凉血化斑。

【适用】血热妄行引起的紫癜。

紫草薏米汁

【原料】紫草、薏米、白糖各 15 克。

【制法】将前二味同放锅中，加水 1000 毫升，煮取汁 750 毫升，趁热放入白糖，搅至溶化，晾凉服用。

【用法】每日 1 剂，代茶饮之。14 日为1疗程。

【功效】清热凉血，解毒除湿。

【适用】湿郁化毒所致的扁平疣。

紫菀

原文：味苦，温。主欬逆上气，胸中寒热结气；去蛊毒；痿蹷；安五脏。生山谷。

别名：山白菜、小辫儿、夹板菜、驴耳朵菜。

来源：本品为菊科植物紫菀的干燥根及根茎。

采收加工：春、秋二季采挖，除去有节的根茎（习称母根）和泥沙，编成辫状晒干，或直接晒干。

性味归经：辛，苦，温。归肺经。

功效主治：润肺下气，消痰止咳。用于痰多喘咳，新久咳嗽，劳嗽咳血。

用量用法：5 ~ 10 克。

精选验方 >>> >

口干咽燥、舌红烦渴、尿黄便秘、干咳音哑等症：紫菀、麦门冬各 10 克，百合 30 克，水煎 2 次，煎液混匀后，早、晚分服。

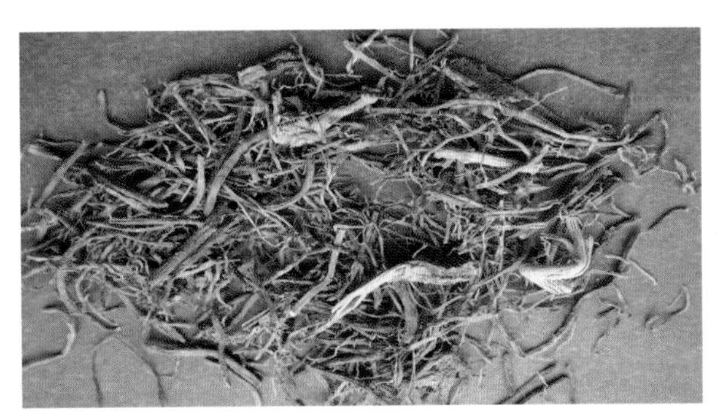

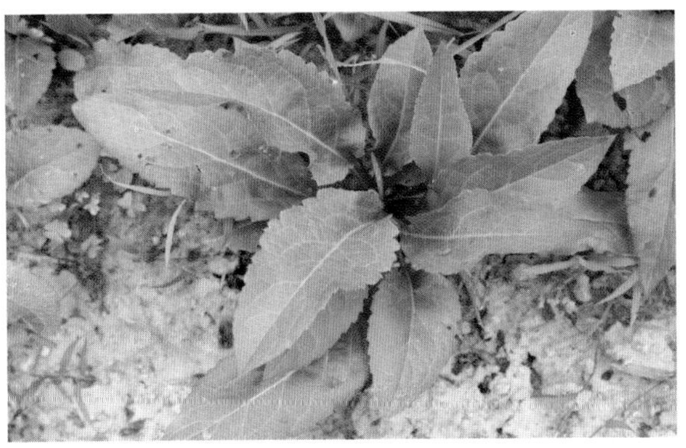

紫菀

气管炎，咳嗽痰多：紫菀、甘草、制半夏、杏仁各 10 克，麻黄 6 克，水煎服。

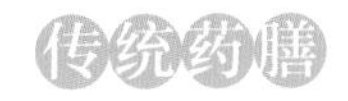

紫菀款冬羊肺汤

【原料】紫菀、款冬各 15 克，羊肺 1 具，调料适量。

【制法】将羊肺用清水洗干净，与紫菀、款冬共煮，将熟加入调料。

【用法】食肉喝汤，佐餐食。

【功效】滋补肺阴，去咳定喘。

【适用】慢性支气管炎、咳喘。

白鲜

原文：味苦，寒。主头风；黄疸；欬逆；淋沥；女子阴中肿痛；湿痹死肌，不可屈伸，起止行步。生山谷。

别名：白羊鲜、金雀儿椒。

来源：本品为芸香科植物白鲜的干燥根皮。

采收加工：春、秋二季采挖根部，除去泥沙及粗皮，剥取根皮，干燥。

性味归经：苦，寒。归脾、胃、膀胱经。

功效主治：清热燥湿，祛风解毒。用于湿热疮毒，黄水淋漓，湿疹，风疹，疥癣疮癞，风湿热痹，黄疸尿赤。

用量用法：5 ~ 10 克。外用适量，煎汤洗或研粉敷。

使用禁忌：虚寒证忌服。

精选验方

慢性湿疹：白鲜皮、防风各9克，当归、薄荷、甘草各6克，白蒺藜12克，水煎服。

疥癣、慢性湿疹：白鲜皮、地肤子、苦参、蛇床子各10克，水煎熏洗患处。

扁平疣：白鲜皮15～30克，明矾10～15克，加水煎汤，趁热溻洗患处，每日1剂分2次溻洗，每次10～15分钟，连洗10～15天。

荨麻疹：白鲜皮、防风、乌梅各10克，蝉蜕、甘草各6克，水煎服。

传统药膳

白鲜皮酒

【原料】白鲜皮100克，白酒500毫升。

【制法】将二味药共浸泡3日。

【用法】每日3次，取酒液口服，每次10毫升。

【功效】祛风除湿。

【适用】湿疹。

白鲜皮生地酒

【原料】白鲜皮15克，鲜生地30克，白酒150克。

【制法】以上3味共浸泡5日后去渣取汁，备用。

【用法】涂擦头部。

【功效】清热解毒，祛风除湿。

【适用】脂溢性皮炎。

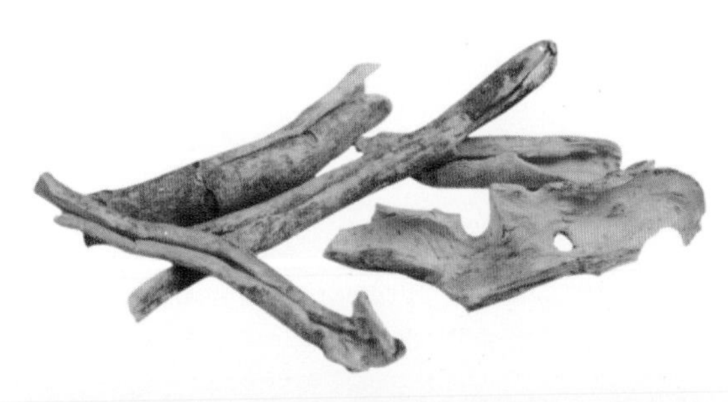

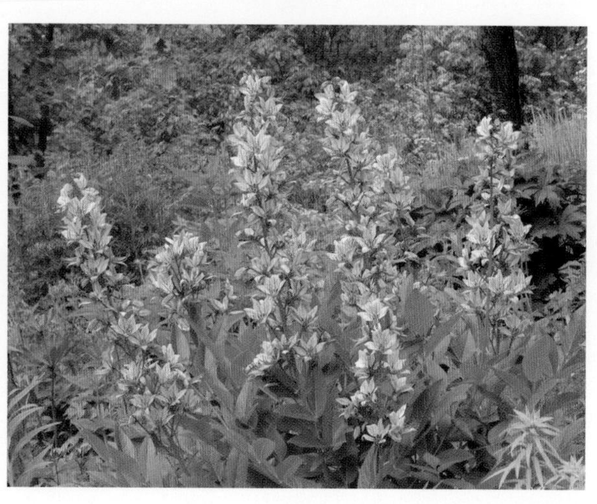

白鲜

五加皮

原文：味辛，温。主心腹疝，气腹痛；益气疗躄；小儿不能行；疸疮；阴蚀。一名豺漆。

别名：木骨、南五加皮、细柱五加、短梗五加、轮伞五加。

来源：为五加科植物细柱五加的干燥根皮。习称“南五加皮”。

采收加工：夏、秋采挖，剥取根皮，晒干。切厚片，生用。

性味归经：辛，苦，温。归肝、肾经。

功效主治：祛风除湿，补益肝肾，强筋壮骨，利水消肿。用于风湿痹病，筋骨痿软，小儿行迟，体虚乏力，水肿，脚气。

用量用法：5～10克。

使用禁忌：阴虚火旺者慎服。

精选验方

慢性胃炎：五加皮15克，陈皮、甘草各10克，水煎服，每日2次。

风湿关节筋骨痛：五加皮10克，擂烂冲酒服。

气虚浮肿：五加皮12克，黄芪30克，水煎服。

水肿、小便不利：五加皮、大腹皮、陈皮、茯苓皮、生姜皮各9克，水煎服。

遗精：五加皮12克，石榴皮15克，每日1剂，水煎，分2次服。

传统药膳

五皮肉汤

【原料】五加皮、茯苓皮、桑白皮、陈皮各10克，

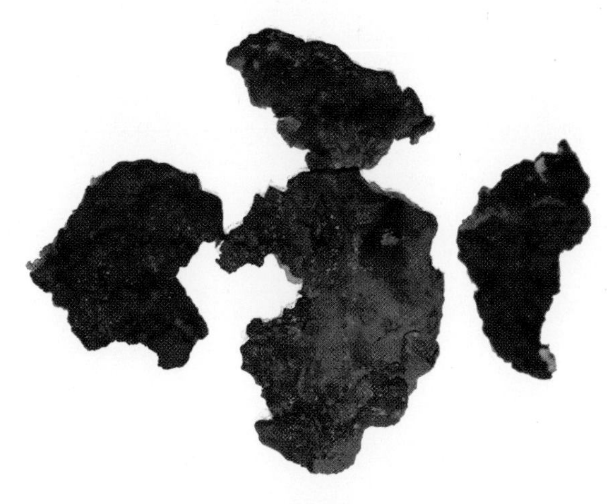

茯苓

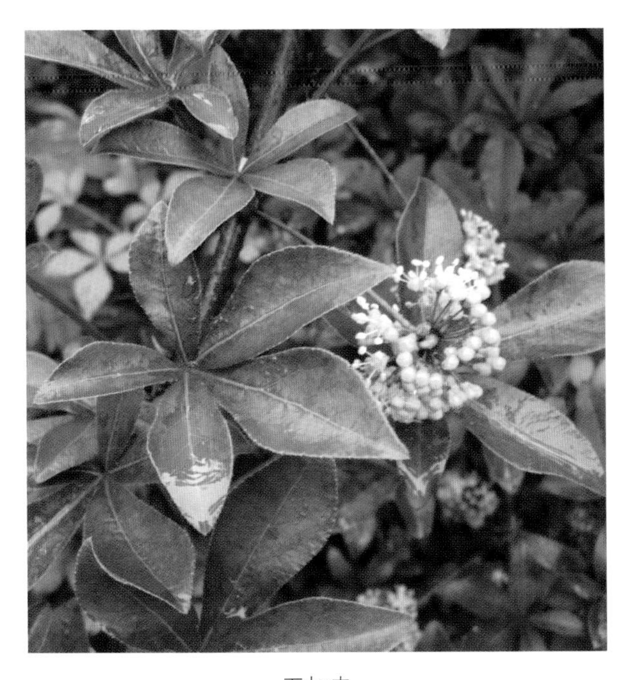

五加皮

沙梨皮 30 克，猪瘦肉 500 克。

【制法】同炖至肉烂。

【用法】每日 1 剂，分 2 ~ 3 次服，喝汤吃肉。

【功效】利水退肿。

【适用】水肿、消化不良。

五加皮猪骨汤

【原料】猪脊骨 500 克，五加皮 30 克，黄芪 25 克，苡仁 50 克，茯苓 20 克。

【制法】将猪脊骨洗净，剁成小块，放入沙锅内，加水煮沸 5 分钟止。捞出脊骨，弃去汤水，重新放回脊骨，加入清水及调味品。煮至半熟时，把事先洗净的五加皮等药，一起装入纱布袋中，扎紧袋口后放进沙锅中继续煮猪骨汤至骨肉烂熟为止。

【用法】食肉喝汤。

【功效】补骨益髓，强筋壮骨，温补肝肾，利风祛湿。

【适用】消化道、泌尿生殖系统及骨肿瘤病人，久病体弱、气短乏力、浮肿尿少、食欲不振、咳嗽多痰、身痛虚热时食用。

五加皮酒

【原料】南五加皮 100 克，白酒 1000 毫升。

【制法】将南五加皮切碎，放入白酒中，将口密封，浸泡 10 日即可饮用。

【用法】每日 2 次，每次 10 毫升。

【功效】祛风湿，强筋骨。

【适用】风寒湿痹、腰腿酸痛等。

五加木瓜酒

【原料】五加皮、木瓜各 30 克，白酒 750 毫升。

【制法】将五加皮、木瓜浸入白酒内 5 ~ 7 日，瓶口封严。

【用法】饮酒，每日 2 ~ 3 次，每次酌量。

【功效】祛风湿，缓拘挛，通络，止痛。

【适用】风湿所致的关节疼痛、拘挛等症。

水萍

原文：味辛，寒。主暴热身痒；下水气；胜酒；长须发；止消渴。久服轻身。一名水花。生池泽。

别名：浮萍。

来源：本品为浮萍科植物紫萍的干燥全草。

采收加工：6 ~ 9 月采收，洗净，除去杂质，晒干。

性味归经：辛，寒。归肺经。

功效主治：宣散风热，透疹，利尿。用于麻疹不透，风疹瘙痒，水肿尿少。

用量用法：3 ~ 9 克。外用适量，煎汤浸洗。

使用禁忌：气虚慎用。

精选验方

荨麻疹：浮萍 6 克，金银花 10 克，水煎代茶。

麻疹初期，麻疹不透者：浮萍、芫荽各 9 克，水煎分服。

遇冷加重型风疹：浮萍 6 克，香薷 10 克，水煎代茶。

风热感冒：浮萍、防风各 10 克，牛蒡子、薄荷、紫苏叶各 6 克，水煎服。

毒肿初起：浮萍适量，捣烂，敷患处。

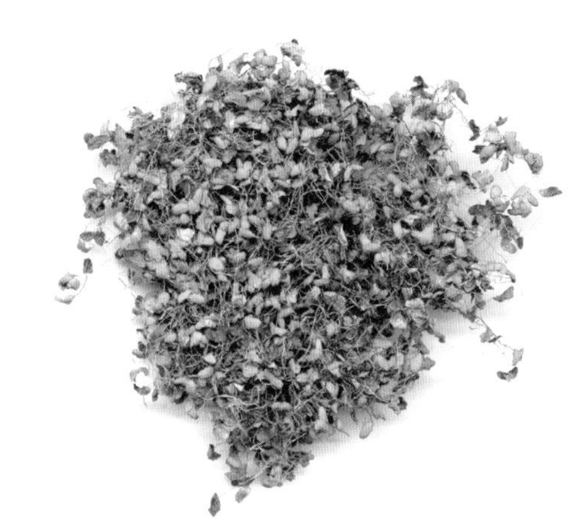

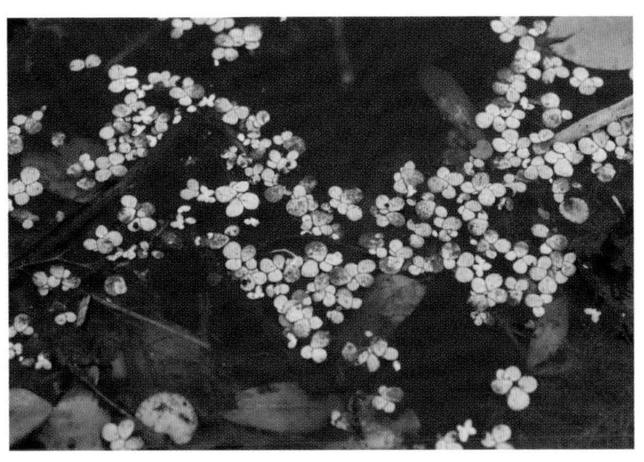

水萍

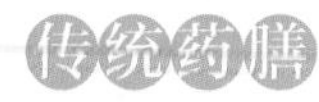

浮萍黑豆汤

【原料】鲜浮萍 30 克，黑豆 50 克。

【制法】取新鲜浮萍 100 克，淘洗干净；把黑豆洗后用冷水浸泡 1 ~ 2 小时，再与浮萍同放入小锅内，加水适量，煎沸后去渣取汤。

【用法】以上为 1 日量，分 2 次温热饮用，连用 5 ~ 7 日。

【功效】祛风，行水，清热，解毒。

【适用】肾炎水肿。

浮萍姜皮冬瓜汤

【原料】浮萍、生姜皮各 10 克，带皮冬瓜（或冬瓜）500 克。

【制法】将冬瓜洗净切片，浮萍布包与生姜皮同煮至瓜熟。

【用法】调味后温服，吃瓜喝汤。

【功效】清热利尿，发汗利尿。

【适用】风邪上犯型肾炎水肿。

浮萍芝麻酱

【原料】浮萍、黑芝麻各 120 克，盐 50 克。

【制法】将浮萍与黑芝麻炒焦，研成细末，放碗中加盐，水，调成糊状即成。

【用法】每日 3 次，佐餐食之，用量自酌，15 日为 1 个疗程。

【功效】益肾填精，行气活血。

【适用】肾精亏乏，气血不能荣于肌肤所致的白癜风。

浮萍酒

【原料】新鲜浮萍 100 克，米酒 500 克。

【制法】将浮萍捣烂，置干净酒器中，加入米酒，密封浸泡，经常摇晃，7 日后过滤去渣，即可。

【用法】外用。用消毒棉球蘸药酒外擦患处，每日数次。本酒也可内服，每日 2 ~ 3 次，每次 30 ~ 50 毫升。

【功效】疏风止痒。

【适用】风热型暑麻疹、皮肤瘙痒。

干姜

原文：味辛，温。主胸满，欬逆上气；温中止血；出汗，逐风湿痹；肠澼下痢。生者尤良。久服去臭气，通神明。生山谷。

别名：白姜、均姜、干生姜。

来源：本品为姜科植物姜的干燥根茎。

采收加工：冬季采挖，除去须根及泥沙，晒干或低温干燥。趁鲜切片晒干或低温干燥者称为“干姜片”。

性味归经：辛，热。归脾、胃、肾、心、肺经。

功效主治：温中散寒，回阳通脉，温肺化饮。用于脘腹冷痛，呕吐泄泻，肢冷脉微，寒饮喘咳。

用量用法：3 ~ 10 克。

使用禁忌：阴虚内热、血热妄行者禁服。

精选验方 >>>

痛经：干姜、大枣、红糖各 30 克，同煎汤服，每日 2 次，温热服。

肾阳虚腰痛：干姜、附子各 12 克，先煎，甘草 9 克，水煎服。

中寒水泻：干姜（炮）研末，饮服 10 克。

崩漏、月经过多：炮姜 10 克，艾叶 15 克，红糖适量，水煎服。

脾寒疟疾：干姜、高良姜等量，研末，每次 6 克，水冲服。

寒饮咳嗽，喘逆：干姜、茯苓各 10 克，五味子、炙甘草各 6 克，细辛 3 克，水煎服。

风寒咳嗽：干姜末 1.5 克，热酒调服。

寒性胃痛：干姜 10 克，胡椒 10 粒，共研为末。每日 2 次，冲服。

传统药膳

干姜粥

【原料】干姜、良姜各 60 克，白米 250 克。

【制法】将干姜、良姜装入纱袋内，与米加水同煮作粥，粥熟去药袋。

【用法】1 ~ 2 次服完。

【功效】温中散寒。

【适用】一切寒冷气郁、心痛、腹肋胀满、坐卧不得、心绞痛等症。

生姜汁

【原料】鲜生姜。

【制法】捣汁。

【用法】加少量开水冲服。

【功效】温中，和胃，止呕。

生姜当归羊肉汤

【原料】生姜 10 克，当归、葱各 6 克，羊肉 100 克，绍酒 12 克，盐 3 克。

【制法】洗净切片，加水 1000 毫升，用武火烧沸，再用文火炖 50 分钟即可。

【用法】每日 1 次，喝汤食肉。

【功效】温阳宣痹，滋补气血。

姜艾苡仁粥

【原料】干姜、艾叶各 10 克，薏苡仁 30 克。

【制法】将干姜、艾叶水煎取汁，将薏苡仁煮粥至八成熟，入药汁同煮至熟即可。

【用法】作早餐食用。

【功效】温经，化瘀，散寒，除湿，润肤。

【适用】寒湿凝滞型痛经者。

干姜木瓜粥

【原料】干姜 30 克，木瓜 15 克，茯苓粉 50 克，粳米 60 克。

【制法】用清水适量先煮干姜、木瓜半小时，去渣取汁，再煮粳米，米将烂加茯苓粉、红糖，小火熬粥，搅匀。

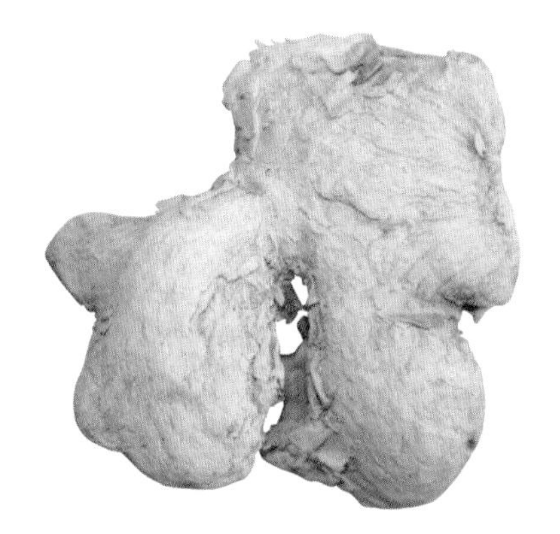

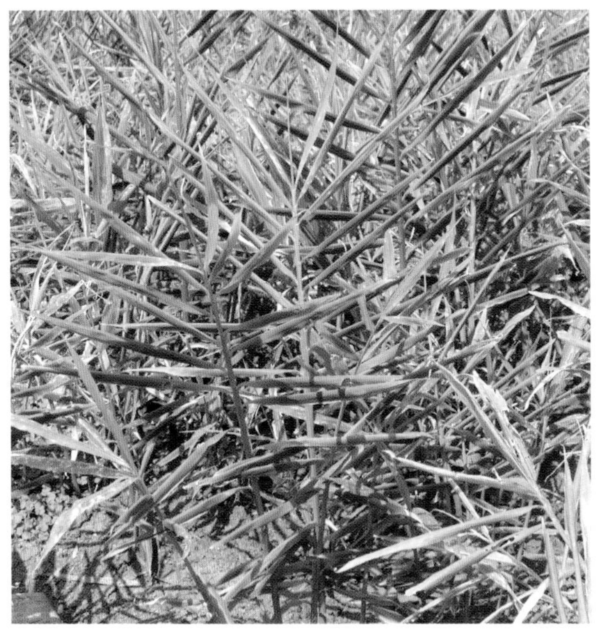

干姜

【用法】早、晚空腹餐食，连服数日。

【功效】温中补虚，化湿止痢。

【适用】寒湿下痢、泄泻、腹胀、纳差、舌淡苔厚等症。

干姜花椒粥

【原料】干姜 5 片，高良姜 4 克，花椒 3 克，粳米 100 克，红糖 15 克。

【制法】将干姜、高良姜、花椒洗净，姜切成片，以白净的纱布袋盛之，与淘洗净的粳米同加清水煮沸，30 分钟后取出药袋，煮制成粥。

【用法】每日早、晚各 1 次，长期服食可见效。

【功效】暖胃散寒，温中止痛。

【适用】脾胃虚寒、心腹冷痛、呕吐、呃逆、口吐清水、肠鸣腹泻等。

干姜羊肉汤

【原料】干姜 30 克，羊肉 150 克，葱、味精、盐、花椒面各适量。

【制法】将羊肉切片，与干姜共炖至肉烂，调入盐、葱、花椒面、味精。

【用法】食肉饮汤。

【功效】止带，调经，祛寒。

【适用】带下量多、月经不调、小腹发凉等症。

木香

原文：味辛，温。主邪气，辟毒疫温鬼；强志，主淋露。久服不梦寤魇寐。生山谷。

别名：蜜香、云木香、广木香、南木香、青木香、川木香。

来源：本品为菊科植物木香的干燥根。

采收加工：秋、冬二季采挖，除去泥沙及须根，切段，大的再纵剖成瓣，干燥后撞去粗皮。

性味归经：辛、苦，温。归脾、胃、大肠、三焦、胆经。

功效主治：行气止痛，健脾消食。用于胸胁、脘腹胀痛，泻痢后重，食积不消，不思饮食。煨木香实肠止泻。用于泄泻腹痛。

用量用法：3 ~ 6 克。

使用禁忌：本品辛温香燥，凡阴虚火旺者慎用。

精选验方

痢疾腹痛：木香 6 克，黄连 12 克，水煎服。

慢性胃炎：青木香 3 克，研细粉，荔枝核 7 粒（烧灰），每日 2 次，温开水送服。

胃病：青木香醋炒，研细粉，每次服 10 克，每日 2 次，温开水送下。

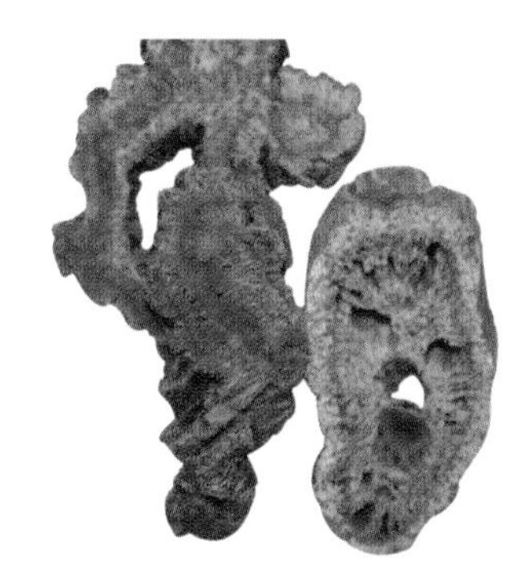

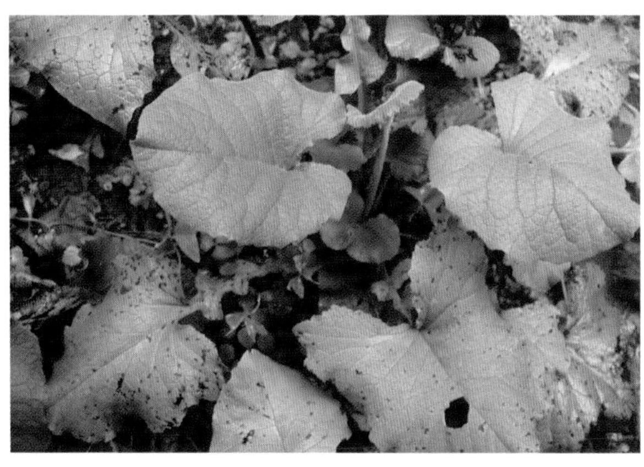

木香

便秘：广木香、厚朴、番泻叶各 10 克，用开水冲泡，当茶饮。

湿疹抓破后溃烂：青木香适量，烘干，研细末，麻油调搽患处。

气滞腹痛：广木香、乌药各 9 克，用适量酒磨汁，开水送服。

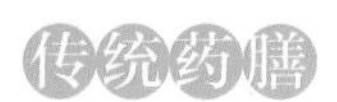

木香槟榔粥

【原料】木香、槟榔各 5 克，粳米 100 克，冰糖适量。

【制法】先用水煎煮木香、槟榔，去渣留汁。再入粳米煮粥，粥将熟时加冰糖适量，稍煎待溶即可。

【用法】可作早、晚餐服食。

【功效】顺气行滞、润肠通便。

【适用】气滞型便秘症。

香砂藕粉

【原料】木香 2 克，砂仁 3 克，藕粉 30 克，糖适量。

【制法】先将砂仁、木香研粉，和藕粉用温水调糊，再用滚开水冲熟，入糖调匀。

【用法】早餐食用。

【功效】理气开胃，和中止呕。

【适用】食气相结或气郁所致之呕吐。

陈皮木香烧肉

【制法】陈皮、木香各 3 克，瘦猪肉 200 克。

【制法】先将陈皮，木香焙脆研末备用；在锅内放食油少许烧热后，放入猪肉片，炒片刻，放适量清水烧熟，待熟时放陈皮，木香末及食盐并搅匀。

【用法】食肉及汤，佐餐食用。

【功效】舒肝解郁止痛。

【适用】气郁之妊娠腹痛。

鹿茸

原文：味甘，温。主漏下恶血；寒热；惊痫；益气强志；生齿；不老。角，主恶疮、痈肿；逐邪恶气；留血在阴中。

别名：茸角。

来源：本品为鹿科动物梅花鹿或马鹿的雄鹿未骨化密生茸毛的幼角。前者习称“花鹿茸”，后者习称“马鹿茸”。

采收加工：夏、秋二季锯取鹿茸，经加工后，阴干或烘干。

性味归经：甘，咸，温。归肾、肝经。

功效主治：壮肾阳，益精血，强筋骨，调冲任，托疮毒。用于肾阳不足，精血亏虚，阳痿滑精，宫冷不孕，羸瘦，神疲，畏寒，眩晕，耳鸣，耳聋，腰脊冷痛，筋骨痿软，崩漏带下，阴疽不敛。

用量用法：1 ~ 2 克，研末冲服。

使用禁忌：服用本品宜从小量开始，缓缓增加，不宜骤用大量，以免阳升风动，头晕目赤，或助火动血，而致鼻衄。凡阴虚阳亢，血分有热，胃火盛或肺有痰热，以及外感热病者，均应忌服。

精选验方 >>> >

肾虚白浊：鹿茸、肉苁蓉、山药、白茯苓各等份，为末，加米糊做成丸子，如梧子大，每服三十丸，枣汤送下。

病久体虚：鹿茸、人参各 30 克，续断、骨碎补各 60 克，研细冲服，每日 2 次，每次 3 ~ 5 克。

阳痿：鹿茸 20 克，与去头足及黑皮的蛤蚧 2 对共研细末，睡前以黄酒送服，每次 2 克。

体虚阳痿：鹿茸 9 克，研末。每服 1 ~ 1.5 克，日服 3 次。

传统药膳

鹿茸粥

【原料】鹿茸 3 克，粳米 100 克。

【制法】将鹿茸研成细末，备用。粳米淘洗干净，加入清水，用大火煮沸后加入鹿茸末和 3 片生姜，再用小火煎熬 20 ~ 30 分钟，以米熟烂为度。

【用法】可供冬季早、晚餐食用，连服 3 ~ 5 日为 1 个疗程。

【功效】温肾助阳，益精养血。

【适用】肾阳虚衰、精血亏损、阳痿、早泄、滑精、消瘦怕冷、腰背酸疼等。

鹿茸虫草酒

【原料】鹿茸 15 克，冬虫夏草 10 克，天门冬 6 克，白酒 750 毫升。

【制法】将上药加工碎，浸于酒中，加盖密封，每日摇动数次；经 1 个月后，取上清酒液饮服。酒剩不多时，

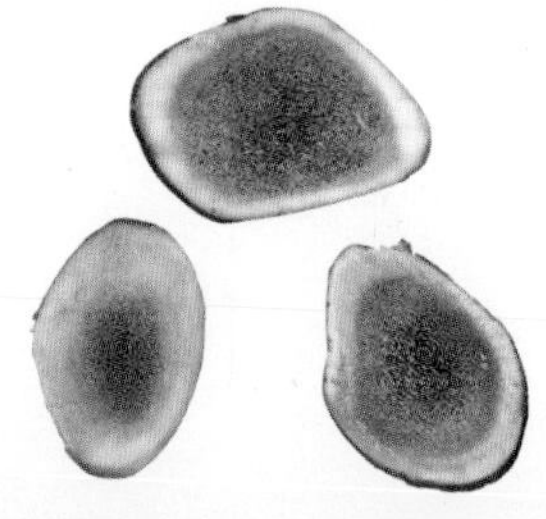

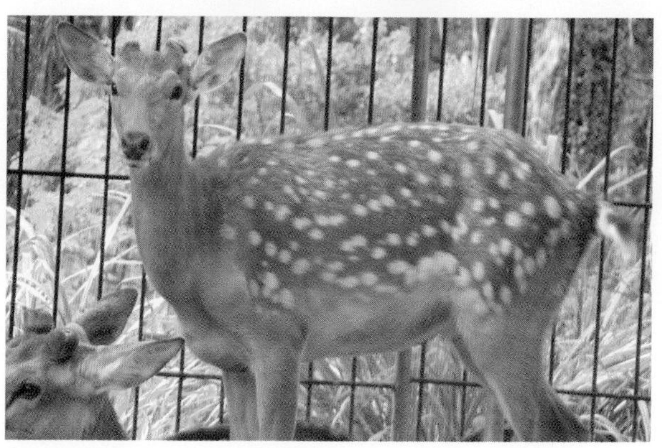

鹿茸

可以再添新酒浸泡，直至味淡薄为止。

【用法】每日早、晚各服 10 ~ 15 毫升。

【功效】补肾壮阳，养肺填精。

【适用】病后体弱、神疲无力、腰酸、阳痿、肺虚咳嗽等。

鹿茸酒

【原料】鹿茸 3 克，山药 30 克，白酒 500 毫升。

【制法】鹿茸、山药切片装入纱布袋内，放入白酒中浸泡 7 日。

【用法】每次服浸泡液 10 毫升，每日 2 次。

【功效】补肾益气，强筋骨。

鹿茸人参酒

【原料】鹿茸、海马各 20 克，人参、熟地黄各 30 克，肉苁蓉 40 克，白酒 2000 毫升。

【制法】将人参、鹿茸研为末，再与其他药物一起用白酒密封浸泡 30 日后即成。

【用法】每日 2 次，每次 10 毫升。

【功效】益气补血，补肾壮阳。

【适用】气虚及肾阳虚出现的腰膝酸软、性功能衰退、耳鸣或由于肾阳虚而致的男性不育症等。

鹿茸炖羊肾

【原料】鹿茸 5 克，菟丝子 15 克，小茴香 9 克，羊肾 1 对，盐、料酒、葱、姜、生油、胡椒粉各适量。

【制法】将鹿茸润透切片，烘干碾成末；菟丝子、小茴香装入纱布袋中扎口，葱、姜拍碎；羊肾剖开，去臊膜，洗去尽臊味，切成片，放入油锅中稍煸一下。将药袋、葱、姜、料酒、盐同入锅中，注入清水，用大火烧沸，撇去浮沫后，改小火炖至羊肾熟。拣去药包、葱、姜，撒入鹿茸末烧沸，用盐、胡椒粉调味即可。

【用法】佐餐食用。

【功效】温补肾阳，益精填髓。

【适用】肾阳不足之人。

鹿茸炖乌鸡

【原料】乌鸡 250 克，鹿茸 10 克。

【制法】将乌鸡洗净，切小块，与鹿茸一齐放入炖盅内，加开水适量，炖盅加盖，文火隔水炖 3 小时，调味即可。

【用法】随量食用，可常食。

【功效】补气填髓，强筋骨。

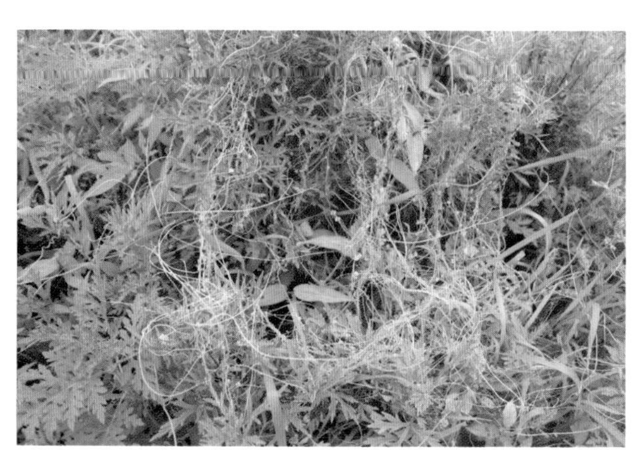

菟丝子

梅实

原文：味酸，平。主下气，除热烦满，安心；肢体痛；偏枯不仁死肌；去青黑志、恶肉。生川谷。

别名：乌梅。

来源：为蔷薇科植物梅近成熟果实经熏焙加工而成者。

采收加工：11 ~ 12 月间采挖，低温烘干后闷至色变黑。

性味归经：酸，涩，平。归肝、脾、肺、大肠经。

功效主治：敛肺，涩肠，生津，安蛔。用于肺虚久咳，久泻久痢，虚热消渴，蛔厥呕吐腹痛。

用量用法：6 ~ 12 克。

使用禁忌：表邪未解者禁服，内有实邪者慎用。不宜多食。

精选验方

蛔虫：乌梅 6 个，川椒 6 克，生姜 3 片，水煎服。

功能性子宫出血：乌梅 7 个，去核取肉烧存性，研细末，米汤送服，每日 2 次。

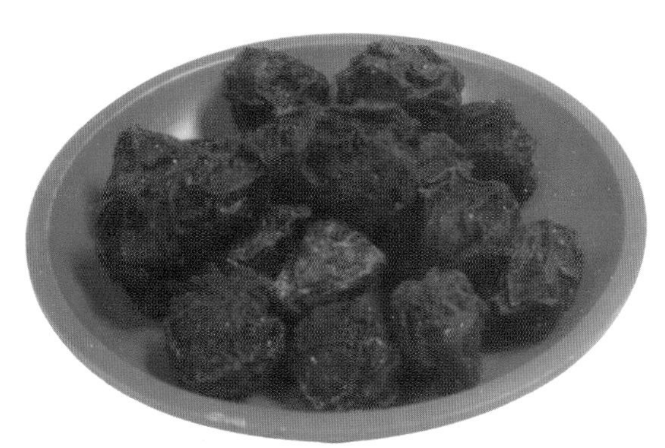

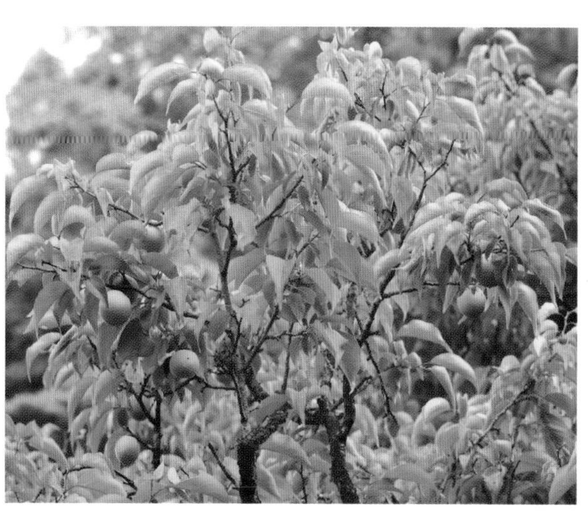

梅实

久泻久痢：乌梅15～20克，粳米100克，冰糖适量，将乌梅煎取浓汁去渣，入粳米煮粥，粥熟后加冰糖适量，稍煮即可，每日2次，温热食用。

传统药膳

乌梅粥

【原料】乌梅20克，粳米100克，冰糖适量。

【制法】将乌梅水煎2次，去渣合汁一大碗，同粳米共入锅中，加水煮粥，待熟时入冰糖稍煮即成。

【用法】供早、晚餐服食。

【功效】敛肺止咳，涩肠止泄，止血止痛。

【适用】慢性久咳、久泻久痢、便血、尿血等症。

乌梅汤

【原料】乌梅2个，小黑豆、绿豆各15克。

【制法】上为粗末，新汲水1碗，煎取清汁。

【用法】即时服用。

【功效】清热解毒，生津止渴。

【适用】疮痘热渴。

乌梅萝卜汤

配料：乌梅3枚，新鲜萝卜250克，盐少许。

【制法】将萝卜洗净，切片备用。先煎乌梅，去渣取汁半碗，再同萝卜片入锅中，加水适量煮汤，入盐调味即成。

【用法】供上、下午饮用。

【功效】消积滞，化痰，下气宽中。

【适用】饮食积滞引起的胸闷、烧心、腹胀、气逆等症。

乌梅陈皮汤

【原料】乌梅20克，陈皮5克，白糖适量。

【制法】将乌梅、陈皮煎煮后加糖适量即可。

【用法】餐后服用。

【功效】理气开胃。

【适用】伤食腹胀、胃纳减少等症。

大黄

原文：味苦，寒。主下瘀血；血闭；寒热；破癥瘕、积聚；留饮宿食，荡涤肠胃，推陈致新，通利水谷，调中化食，安和五脏。生山谷。

别名：黄良、将军、肤如、锦纹大黄、川军。

来源：本品为蓼科植物掌叶大黄、唐古特大黄或药用大黄的干燥根及根茎。

采收加工：秋末茎叶枯萎或次春发芽前采挖，除去细根，刮去外皮，切瓣或段，绳穿成串干燥或直接干燥。

性味归经：苦，寒。归脾、胃、大肠、肝、心包经。

功效主治：泻下攻积，清热泻火，凉血解毒，逐瘀通经，利湿退黄。用于实热积滞便秘，血热吐衄，目赤咽肿，痈肿疔疮，肠痈腹痛，瘀血经闭，产后瘀阻，跌打损伤，湿热痢疾，黄疸尿赤，淋证，水肿；外治烧烫伤。酒大黄善清上焦血分热毒。用于目赤咽肿，齿龈肿痛。熟大黄泻下力缓，泻火解毒。用于火毒疮疡。大黄炭凉血化瘀止血。用于血热有瘀出血症。

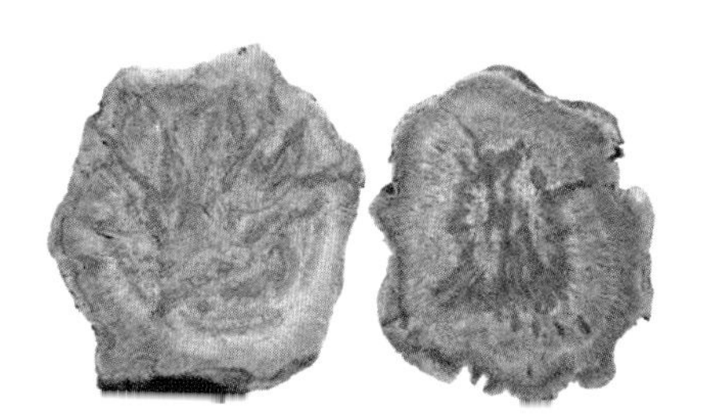

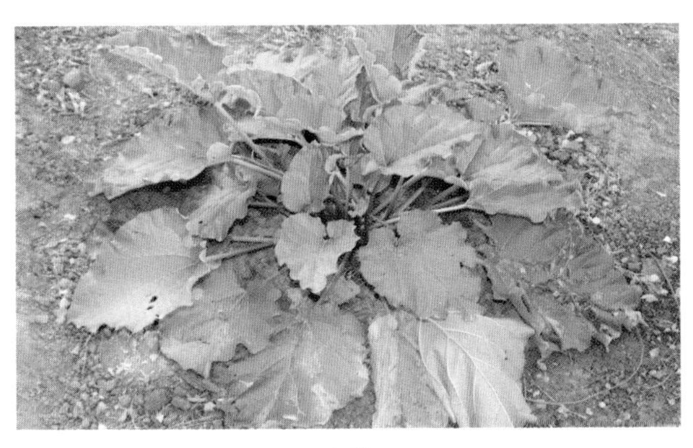

大黄

用量用法：3 ~ 15克；用于泻下不宜久煎。外用适量，研末调敷患处。

使用禁忌：孕妇及月经期、哺乳期慎用。

精选验方

痔疮出血：大黄30克，加水2000毫升煎5分钟，坐浴30分钟，每日2次。

口腔炎、口唇溃疡及毛囊炎：生大黄15 ~ 40克，煎取150 ~ 500毫升（每剂最多使用2日），供漱口、湿热敷及洗涤用，每日4 ~ 6次。

急性阑尾炎：大黄、丹皮、芒硝各9克，桃仁、冬瓜子各15克，水煎服，每日3次，宜连服3 ~ 5剂。

食积腹痛：大黄、砂仁各9克，莱菔子30克，水煎服，每日3次。

急性结膜炎：大黄、龙胆草、菊花各9克，水煎服，每日2次。

传统药膳

大黄茶

【原料】大黄2克，绿茶3克。

【制法】用沸水冲泡。

【用法】代茶频饮。

【功效】清热，泻火，消积，通便，去脂。

【适用】高脂血症和肥胖症。

大黄酒

【原料】大黄3 ~ 12克，白酒适量。

【制法】将上药研末备用。

【用法】每日1剂，白酒调服。

【功效】活血散瘀。

【适用】月经不调、血瘀积滞、经络胞宫、月经延后、经期腹痛、结血块。

大黄鸡蛋

【原料】大黄3克，鸡蛋1枚。

【制法】鸡蛋打一孔，将大黄研末装入蛋内，湿纸封口后蒸熟服用。

【用法】每日1次。

【功效】清热止血，固护正气。

当归

原文：味甘，温。主欬逆上气；温疟热洗洗在皮肤中；妇人漏下绝子；诸恶疮疡、金疮，煮饮之。一名乾归。生川谷。

别名：云归、秦归、岷当归、西当归。

来源：本品为伞形科植物当归的干燥根。

采收加工：秋末采挖，除去须根及泥沙，待水分稍蒸发后，捆成小把，上棚，用烟火慢慢熏干。

性味归经：甘、辛，温。归肝、心、脾经。

功效主治：补血活血，调经止痛，润肠通便。用于血虚萎黄，眩晕心悸，月经不调，经闭痛经，虚寒腹痛，风湿痹痛，跌扑损伤，痈疽疮疡，肠燥便秘。酒当归活血通经。用于经闭痛经，风湿痹痛，跌扑损伤。

用量用法：6 ~ 12 克。

使用禁忌：热盛出血患者禁服，湿盛中满及大便溏泄者慎服。

精选验方

月经欲来前后腹中痛：当归（米醋微炒）、延胡索、红花、没药各等份，为末，每服 10 克，温酒调下。

血虚月经不调：当归、白芍、地黄各 10 克，川芎 5 克，水煎服。

血虚闭经：当归、白芍、地黄各 10 克，红花、川芎各 5 克，水煎服。

痛经：当归、白芍、延胡索、地黄各 10 克，川芎 5 克，水煎服。

血虚肠燥便秘：当归、火麻仁各 10 克，水煎，蜜糖冲服。

肩臂疼痛：当归、姜黄各 10 克，桑枝 15 克，水煎服。

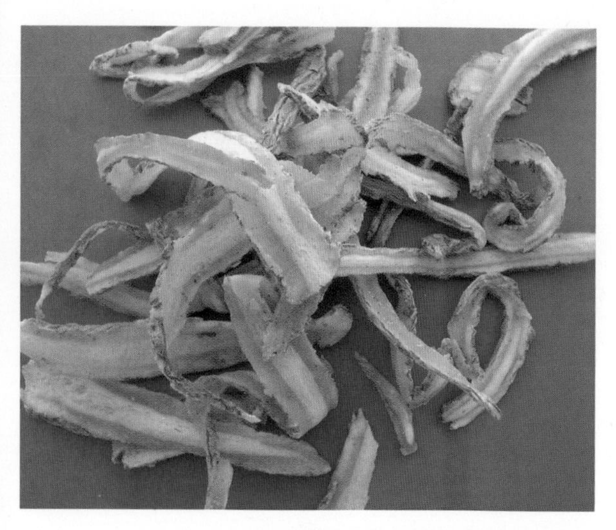

当归

传统药膳

当归粥

【原料】当归 10 克，粳米 50 克，红糖适量。

【制法】先将当归煎汁去渣，然后加入粳米、红糖共煮成粥。

【用法】经前 3 ~ 5 日开始服用。每日 1 ~ 2 次，温热服。

【功效】行气养血，活血止痛。

归附黄芪炖鸡

【原料】黄芪 25 克，当归、香附各 15 克，鸡肉 250 克，葱、姜、盐适量。

【制法】将前三味以纱布袋包好，用清水稍加浸洗后与鸡肉一起入锅，加水煮，烧开后去浮沫，加入葱、姜，待鸡肉熟烂，去药袋，加盐调味即可。

【用法】佐餐食用。

【功效】健脾和胃，活血行气止痛。

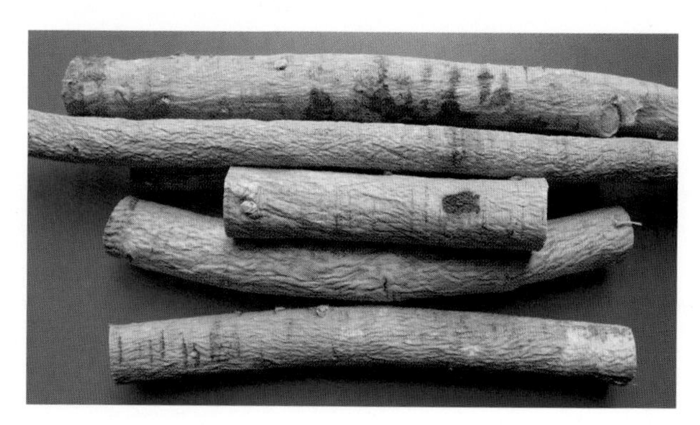

黄芪

当归姜椒羊肉汤

【原料】当归 15 克，生姜 5 克，川椒 3 克，羊肉 250 克。

【制法】当归先水煎取汁，加入羊肉（切块）、生姜再煮，半熟时加川椒再煮，至羊肉熟烂即可。

【用法】佐餐服食。

【功效】健脾暖胃，温经散寒，活血化瘀。

归芪蒸鸡

【原料】鸡 1 只，黄芪、当归各 30 克。

【制法】鸡宰杀后去毛及内脏，将黄芪、当归塞入鸡腹内，加适量葱、盐、味精，隔水蒸至鸡肉熟烂即可。

【用法】佐餐，食鸡肉饮汤，分次食完。

【功效】益气补血，活血调经，降脂降压。

当归生姜羊肉汤

【原料】当归 75 克，羊瘦肉 500 克，姜 750 克，盐、桂皮、大料各适量。

【制法】将当归、姜装入纱布袋，用线扎好，与洗净切成块的羊肉同入沙锅，加入大料、桂皮和清水适量，先用大火烧开，去浮沫，再用小火焖煮至羊肉熟烂，去大料、桂皮和药袋即可。

【用法】分次吃肉喝汤。

【功效】散寒补血，温脾健胃，调经散风，抗老延年。

【适用】血虚胃寒、面色苍白以及肾虚所引起的腰膝冷痛等症。

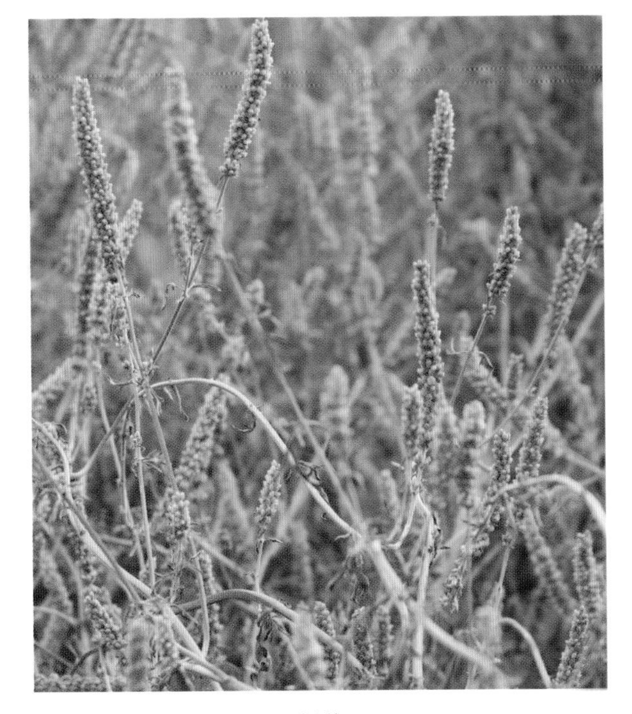

荆芥

荆麻栀豉粥

【原料】淡豆豉10克，荆芥、麻黄、山栀各5克，葛根30克，石膏60克，生姜3片，葱白2茎，大米100克，白糖适量。

【制法】诸物洗净，水煎取汁，加大米煮为稀粥，待熟时调入白糖，再煮一二沸即可。

【用法】每日1剂，连服5～7日。

【适用】防治非典发热。

荆芥粥

【原料】荆芥、淡豆豉各6～10克，薄荷3～6克，粳米60克。

【制法】先将前3药煎5分钟，取汁，去渣；另以粳米煮粥，待粥成时，加入药汁，稍煮即可。

【用法】趁热食用。

【功效】发汗解表，清利咽喉。

【适用】伤风感冒、发热恶寒、头昏、头痛、咽痒咽痛等。

荆芥桔梗粥

【原料】荆芥9克，桔梗12克，甘草6克，粳米60克。

【制法】荆芥、桔梗、甘草煎浓汁，取汁入粳米共煮粥。

【用法】每日1次，可常服。

【功效】疏风解表，润肺利咽。

薄荷荆芥茶

【原料】荆芥、薄荷各10克。

【制法】先将薄荷叶、荆芥去杂，清水洗净，用刀切碎，沥干水。把薄荷、荆芥碎末放入水杯中，用刚刚煮的1000毫升开水冲泡，加盖盖严，自然冷却后，即可饮用。

【用法】代茶频饮。

【功效】发汗解表，清利咽喉。

【适用】外感风热、风热型感冒患者。

积雪草

原文：味苦，寒。主大热；恶疮、痈疽、浸淫、赤熛皮肤赤，身热。生川谷。

别名：落得打、崩大碗。

来源：本品为伞形科植物积雪草的干燥全草。

采收加工：夏、秋二季采收，除去泥沙，晒干。

性味归经：苦、辛，寒。归肝、脾、肾经。

功效主治：清热利湿，解毒消肿。用于湿热黄疸，中暑腹泻，石淋血淋，痈肿疮毒，跌扑损伤。

用量用法：15～30克。

使用禁忌：虚寒者不宜。

精选验方

受暑腹痛吐：新鲜积雪草（全草）30～60克，切碎，白米9～15克，炒焦，同捣极烂，加冷开水擂汁服。

扁桃腺炎：鲜积雪草30克，捣烂，绞取自然汁，加入乳汁少许调和，频频含嗽。

带状疱疹：鲜积雪草捣烂，绞取自然汁，和适量生糯米擂如糊状，涂搽患处。

尿道结石：积雪草适量，煎水服。

小儿暑疖：鲜积雪草30～60克。水煎，加冰糖代茶饮。

传统药膳

积雪草煮猪肉

【原料】积雪草（大叶金铁草、崩大碗）90克，瘦猪肉50克。

【制法】将上2味同煎1小时，煮熟。

【用法】分2次服，连服数日。

【功效】祛风，清热。

【适用】肺热咳嗽、百日咳。

大黄雪金汤

【原料】生大黄、郁金各10克，积雪草（又名落得打）20克，山楂、川楝子各12克。

【制法】水煎取药汁。

【用法】每日1剂，分2次服。

【功效】清热利湿，理气通降。

【适用】急性胆囊炎。

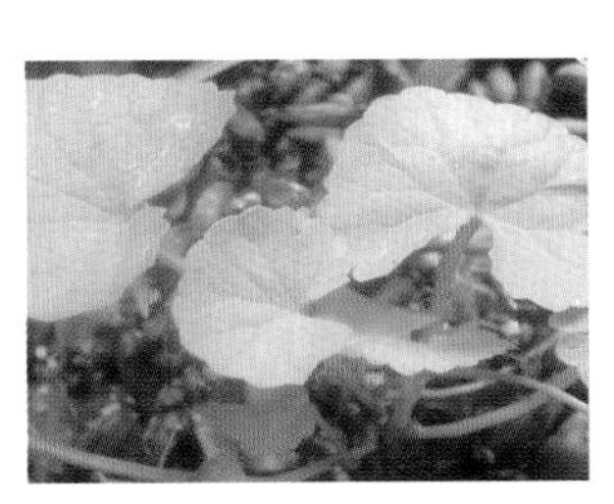

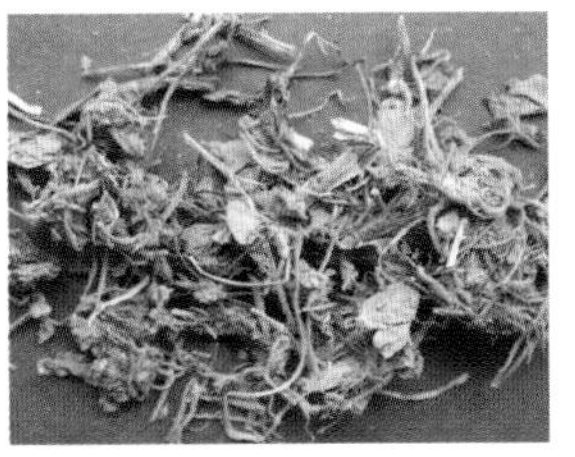

积雪草

麻黄

原文：味苦，温。主中风、伤寒头痛；瘟疟，发表出汗，去邪热气；止欬逆上气，除寒热；破癥坚积聚。一名龙沙。生山谷。

别名：龙沙、狗骨、卑相、卑盐。

来源：本品为麻黄科植物草麻黄、中麻黄或木贼麻黄的干燥草质茎。

采收加工：秋季采割绿色的草质茎，晒干。

性味归经：辛，微苦，温。归肺、膀胱经。

功效主治：发汗散寒，宣肺平喘，利水消肿。用于风寒感冒，胸闷喘咳，风水浮肿。蜜麻黄润肺止咳。多用于表证已解，气喘咳嗽。

用量用法：2 ~ 10克。

使用禁忌：本品发汗力较强，故表虚自汗及阴虚盗汗，喘咳由于肾不纳气的虚喘者均应慎用。

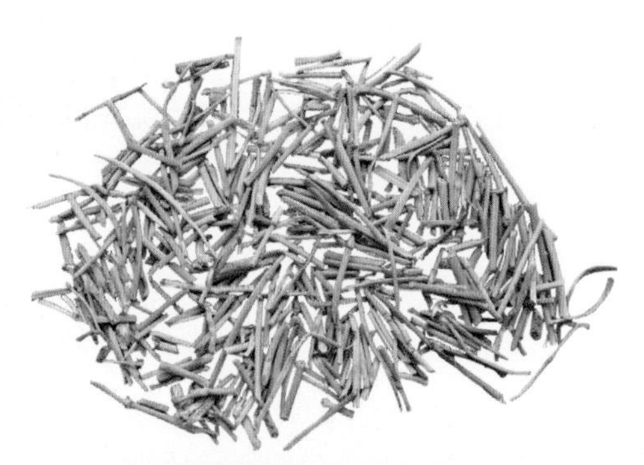

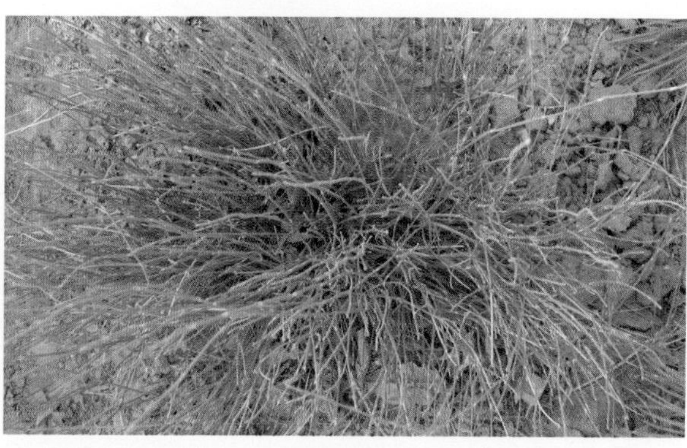

麻黄

精选验方 >>> >

遗尿：麻黄6克，水煎2次，合并药液，睡前顿服。

小儿腹泻：麻黄2 ~ 4克，前胡4 ~ 8克，水煎，加少量白糖送服，每日1剂。

冬日久咳：麻黄60克，胡椒20粒，老姜15克，研为细末，然后与米酒、面粉再炒至成饼状，贴于患者后背上，每日换药1次，连续贴数日，以愈为度。

头痛发热（恶风无汗而喘）：麻黄9克，桂枝6克，炙甘草3克，杏仁10克，煎服发汗。

传统药膳

麻黄蒸萝卜

【原料】白萝卜250克，麻黄5克，蜂蜜30克。

【制法】白萝卜洗净，切片，放入大瓷碗内，倒入蜂蜜及麻黄，隔水蒸30分钟即成。

【用法】每日1次，趁热饮服。

【功效】清热解毒，消炎。

【适用】对风寒犯肺型慢性支气管炎尤为适宜。

麻黄根炖猪肺

【原料】麻黄根15克，猪肺1具。

【制法】将上2味共炖，至肺熟为度。

【用法】适量食肺饮汤。

【功效】补肺。

【适用】风寒久咳。

麻桂酒

【原料】麻黄、桂枝、制川乌各15克，鸡血藤、当归各20克，50° 白酒1500毫升。

【制法】将上药平均分为3包，每包用500毫升白酒浸泡7日。

【用法】每次服25克，每日3次，10日为1个疗程。

【功效】祛风通络。

【适用】肩周炎。

楝实

原文：味苦，寒。主温疾、伤寒大热，烦狂；杀三虫；疥疡；利小便水道。（即楝实）生山谷。

别名：川楝子、金铃子。

来源：为楝科植物川楝的果实。

采收加工：冬季果实成熟、果皮黄色时采收，晒干。

性味归经：苦，寒；有小毒。归肝、小肠、膀胱经。

功效主治：舒肝泄热，行气止痛，杀虫。用于肝郁化火，胸胁、脘腹胀痛，疝气疼痛，虫积腹痛。

用量用法：5 ~ 10克。外用适量，研末调涂。

使用禁忌：脾胃虚寒者忌服。

精选验方 >>> >

寒疝以及偏坠、小肠疝痛：川楝子9克，小茴香1.5克，木香、淡吴茱萸各3克，长流水煎服。

疝气及一切下部之疾，肿痛缩小等症：川楝子（净肉）500克，木香（不见火）、破故纸（炒香为度）各30克，上为细末，酒糊丸，梧子大，每服50丸，盐汤下。甚者日进90丸，空心食前服。

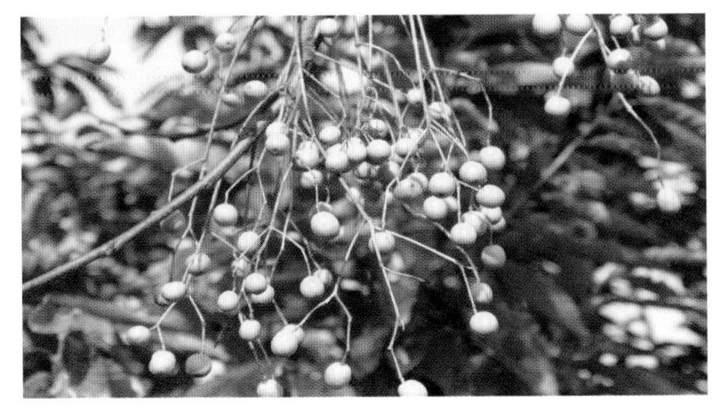

川楝子

睾丸炎睾丸肿大：川楝子15克。与荔核、橘核各30克共研细末，分4次酒冲服。

气滞胃痛：川楝子、延胡索各9克，每日1剂，水煎，分2次服。

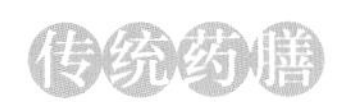

传统药膳

夏枯草川楝子汤

【原料】川楝子、夏枯草、连翘、白芍、伸筋草、茯苓、甘草各10克，川断、玄参各15克。

【制法】水煎取药汁。

【用法】口服，每日1剂，早、晚各服1次。

【功效】活血化瘀散结。

【适用】阴茎硬结症。

半夏

原文：味辛，平。主伤寒寒热心下坚，下气；喉咽肿痛；头眩；胸胀欬逆，肠鸣，止汗。一名地文，一名水玉。生川谷。

别名：地文、守田、水玉、示姑。

来源：本品为天南星科植物半夏的干燥块茎。

采收加工：夏、秋二季采挖，洗净，除去外皮及须根，晒干。

性味归经：辛、温，有毒。归脾、胃、肺经。

功效主治：燥湿化痰，降逆止呕，消痞散结。用于湿痰寒痰，咳喘痰多，痰饮眩悸，风痰眩晕，痰厥头痛，呕吐反胃，胸脘痞闷，梅核气；外治痈肿痰核。

用量用法：内服一般炮制后使用，3～9克。外用适量，磨汁涂或研末以酒调敷患处。

使用禁忌：不宜与川乌、制川乌、草乌、制草乌、附子同用；生品内服宜慎。

精选验方

慢性气管炎，咳嗽痰多：制半夏、陈皮、茯苓各10克，

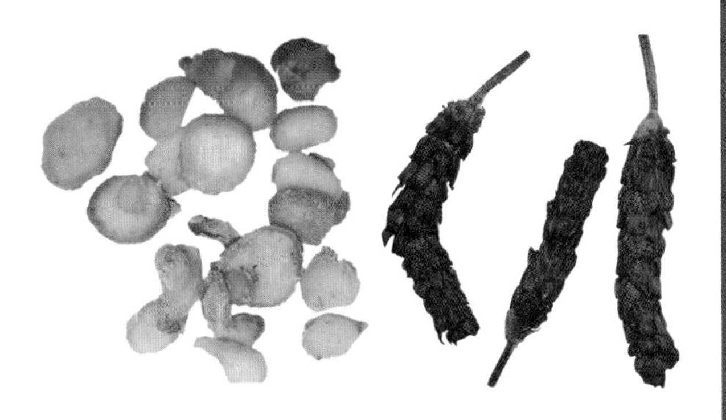

半夏　　夏枯

甘草6克，水煎服。

胃寒呕吐：半夏、生姜各9克，每日1剂，水煎，分2～3次服，连服2～3天。

失眠：半夏、夏枯草各9～12克，每日1剂，水煎，分2次服，连服5～10天。

传统药膳

半夏小米粥

【原料】半夏5克，小米15克。

【制法】将半夏、小米洗净一同加水煮粥。

【用法】早、晚餐食用。

【功效】镇静安眠。

【适用】间断型失眠伴有恶梦者。

半夏人参饼

【原料】人参（粉碎为末）、半夏各15克，干姜末5克，姜汁10克，生地黄汁30克，面粉400克。

【制法】将半夏用温水淘洗数次，干燥后研粉待用。然后将人参末、半夏粉、干姜末、姜汁、生地黄汁、面粉等调匀，做成小饼蒸熟即可。

【用法】作为早点或加餐，经常食用。

【功效】补气益阴，降逆止呕，暖胃和中。

半夏山药粥

【原料】半夏6克，山药粉30克，粳米60克，白糖适量。

【制法】将半夏放入沙锅加水煎煮半小时，去渣留汁，加入粳米煮至米开花，加入山药粉，拌匀继续煮成粥加

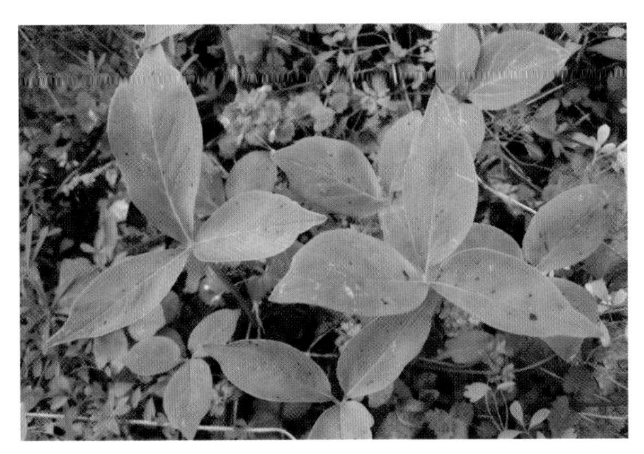

半夏

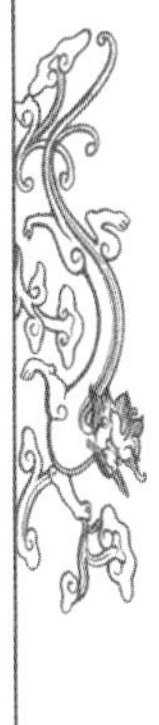
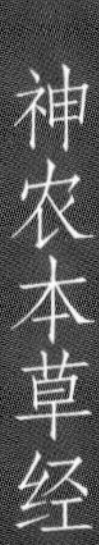

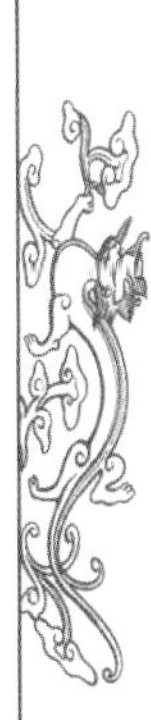

白糖即成。

【用法】空腹服食。

【功效】燥湿化痰。

【适用】咳嗽声重、咳痰量多兼胃气上逆恶心者。

半夏黄芩酒

【原料】制半夏、黄芩各60克，炙甘草、干姜、人参各40克，大枣20克，黄连12克，白酒2000毫升。

【制法】上药共捣碎，装入布袋，放入酒坛，倒入白酒，密封坛口，浸泡10日后即成。

【用法】每日2次，每次20毫升。

【功效】和胃降逆，开结散痞。

【适用】胃气不和、寒热互结、心下痞硬、呕恶上逆、肠鸣不利、呃逆等。

款冬

原文： 味辛，温。主欬逆上气善喘；喉痹；诸惊痫寒热邪气。一名橐吾，一名颗东，一名虎须，一名菟奚。生山谷。

别名： 冬花。

来源： 本品为菊科植物款冬的干燥花蕾。

采收加工： 12月或地冻前当花尚未出土时采挖，除去花梗及泥沙，阴干。

性味归经： 辛、微苦，温。归肺经。

功效主治： 润肺下气，止咳化痰。用于新久咳嗽，喘咳痰多，劳嗽咳血。

用量用法： 5～10克。

使用禁忌： 恶皂角、硝石、玄参，畏贝母、辛夷、麻黄、黄芪、黄芩、黄连、青葙。肺火盛者慎服。

精选验方 >>> >

百日咳： 款冬花15克，放入蜂蜜50克里浸渍后，再加水煎，每日1剂，分3～5次饮用。

声音嘶哑： 款冬花、厚朴、知母各6～9克，每日1剂，水煎，分2～3次服。

久咳肺虚： 款冬花、半夏各9～12克，每日1剂，水煎，分2次服，连服3天。

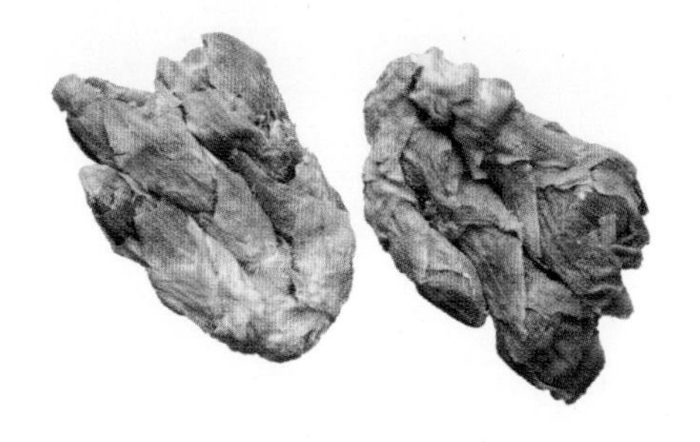

款冬

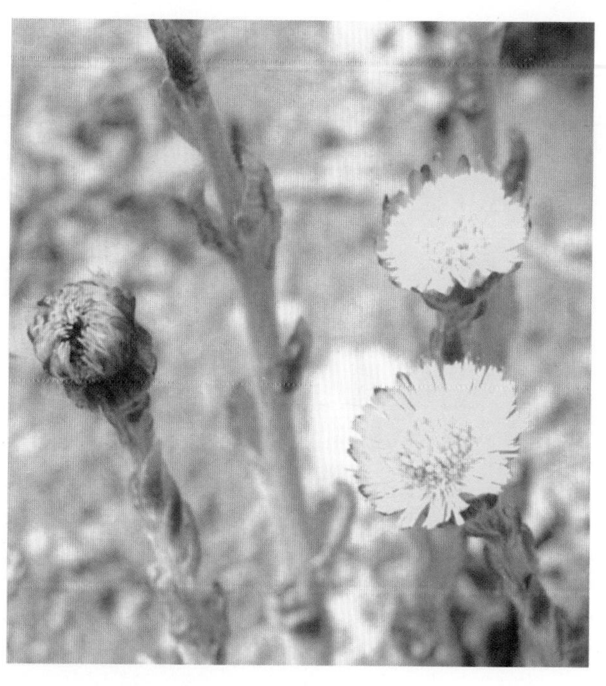

款冬

传统药膳

款冬花茶

【原料】款冬花、紫菀各3克，茶叶6克。

【制法】用开水冲泡上三物，加盖片刻即可。

【用法】每日1剂，代茶饮，不拘时。

【功效】祛痰止咳。

【适用】感冒痰多、咳嗽者。

款冬花粥

【原料】款冬花50克，粳米100克，蜂蜜20克。

【制法】粳米淘洗干净，用冷水浸泡半小时，捞出，沥干水分，将款冬花摘洗干净，取锅加入冷水、粳米，先用旺火煮沸，加入款冬花，改用小火续煮至粥成，加入蜂蜜调味即可。

【用法】早餐食用。

【功效】祛咳化痰，提高免疫力。

【适用】感冒痰多、咳嗽者。

牡丹皮

原文： 味辛，寒。主寒热；中风瘈疭、痉、惊、痫邪气；除癥坚，瘀血留舍肠胃；安五脏；疗痈疮。一名鹿韭，一名鼠姑。生山谷。

别名： 丹皮、木芍药、粉丹皮、条丹皮、洛阳花。

来源： 本品为双子叶植物毛茛科牡丹的干燥根皮。

采收加工： 秋季采挖根部，除去细根，剥取根皮，迅速洗净，润后切薄片，晒干，置通风干燥处。

性味归经：苦、辛，微寒。归心、肝、肾经。

功效主治：清热凉血，活血化瘀。用于热入营血，温毒发斑，吐血衄血，夜热早凉，无汗骨蒸，经闭痛经，跌扑伤痛，痈肿疮毒。

用量用法：6 ~ 12 克。

使用禁忌：孕妇慎用。

精选验方 >>> >

过敏性鼻炎：牡丹皮 9 克，水煎服，连服 10 日为 1 个疗程。

热病吐血、衄血、发斑：牡丹皮 6 克，玄参、生地黄、赤芍各 10 克，水煎服。

虚劳潮热：牡丹皮 5 克，青蒿、知母、地骨皮各 10 克，水煎服。

肝郁血热、月经不调：牡丹皮、栀子、白术、当归、茯苓、白芍各 10 克，柴胡 6 克，薄荷、甘草各 3 克，水煎服。

血热吐衄、便血：牡丹皮、牛角、生地黄各 10 克，赤芍 3 克，水煎服。

急性荨麻疹：牡丹皮、地肤子、连翘壳、赤芍各 1O 克，蝉蜕 5 克，浮萍 3 克，水煎服。

感染发热：牡丹皮、连翘各 10 克，大青叶、金银花、生地黄各 15 克，水煎服。

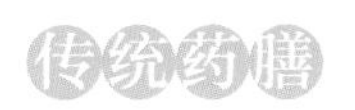

槐花柏叶丹皮粥

【原料】丹皮 10 克，槐花 50 克，侧柏叶 15 克，粳米 100 克，冰糖 30 克。

【制法】将槐花、柏叶、丹皮加水煮 30 分钟去渣，再入粳米，待米半熟时入冰糖，至熟食用。

【用法】每日 1 次，连服 10 日。

【功效】生发，补血。

【适用】血瘀型脱发，临床表现为脱发头痛、面色黯晦、舌质黯红或有瘀点、脉沉细等。

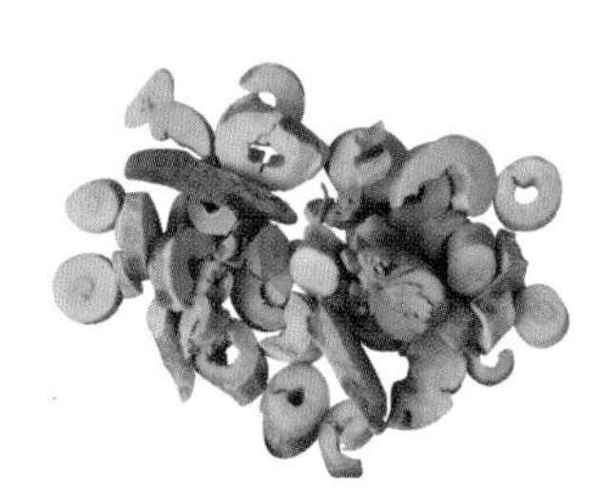

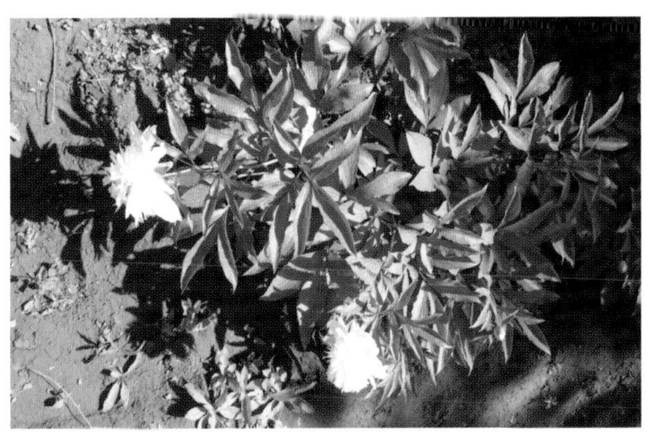

牡丹

牡丹桃仁莲藕汤

【原料】牡丹皮 15 克，桃仁 30 克，藕 250 克，红糖适量。

【制法】将藕洗净，切成 1 厘米左右薄块；丹皮、桃仁加水适量，煮半小时，入藕块再煮 10 分钟，加红糖及调味品少许。

【用法】吃藕喝汤，每日 1 次。

【功效】养阴凉血，活血逐瘀。

【适用】产后血瘀发热。

丹皮乌鸡汤

【原料】丹皮 5 克，紫草、侧柏叶各 10 克，桑椹子、熟地黄各 30 克，乌骨鸡 1 只（约 700 克）。

【制法】将乌鸡去毛、皮及内脏，其他药料洗净，放入乌骨鸡腹腔里，用线或绳捆扎好，放入锅中，加清水适量煎煮，煮至乌骨鸡肉熟烂，调味即可。

【用法】饮汤吃鸡肉，每日 1 料。

【功效】凉血滋阴。

【适用】阴虚血热之白发、脱发等。

黄芩

原文：味苦，平。主诸热；黄疸；肠澼泄痢，逐水；下血闭；恶疮疽蚀；火疡。一名腐肠。生川谷。

别名：条芩、黄金条、山麻子、山菜根、黄金条根、香水水草。

来源：本品为唇形科植物黄芩的干燥根。

采收加工：春、秋二季采挖，除去须根及泥沙，晒后撞去粗皮，晒干。

性味归经：苦，寒。归肺、胆、脾、大肠、小肠经。

功效主治：清热燥湿，泻火解毒，止血，安胎。用于湿温、暑湿，胸闷呕恶，湿热痞满，泻痢，黄疸，肺热咳嗽，高热烦渴，血热吐衄，痈肿疮毒，胎动不安。

用量用法：3 ~ 10 克。

使用禁忌：脾肺虚热者忌之。

精选验方 >>> >

痄腮：黄芩、连翘、夏枯草各 10 克，生石膏 50 克，水煎服，每日 1 剂，连服 3 ~ 4 次。

痤疮：黄芩、桑白皮、夏枯草各 20 克，枇杷叶、黄连各 9 克，连翘、赤芍各 15 克，山楂、薏苡仁各 30 克，炮穿山甲 10 克，煎服，每日 1 剂，早、晚分服。一般服药 10 剂后，大部分丘疹消退，脓疮全无，结节囊肿缩小，继续服 10 剂可愈。

泄泻热痢：黄芩、白芍、葛根各 10 克，白头翁 15 克，水煎服。

偏正头痛：黄芩片适量，酒浸透，晒干为末，每服 3 克，茶、酒下。

慢性气管炎：黄芩、葶苈子各等份，共为细末，糖衣为片，每片含生药 0.8 克，每日 3 次，每次 5 片。

胎热胎动不安：黄芩 10 克，生地黄、竹茹各 15 克，水煎服。

传统药膳

黄芩羊肾汤

【原料】羊肾 1 双，远志（去心）、黄芩（去黑心）、防风（去叉）、白茯苓、人参、独活、炙甘草各 15 克，白芍、熟地（焙干）各 30 克。

【制法】羊肾去脂膜，切片，用水煮 1 小时，余药为末，入肾汤内继煮半小时，去渣。

【用法】温服，每次 1 小碗。

【功效】健脾益肾，益气补血。

【适用】产后血虚、心气不足、言语谬妄、眠卧不安等。

黄芩蒸猪腰

【原料】猪腰 2 个，黄芩 12 克。

【制法】将猪腰切开去筋膜，洗去血水后切成片，放入清水中浸泡 30 分钟，然后与黄芩共置瓷器内，酌加调料，隔水用旺火蒸至猪腰熟透，去黄芩后即可。

【用法】1 日 1 料，分 2 ~ 3 次食用，5 日为 1 个疗程。

【功效】补肾清热，止血安胎。

柴胡黄芩粥

【原料】柴胡、黄芩各 10 克，大米 100 克，白糖适量。

【制法】将柴芩水煎取汁，加大米煮为稀粥，待熟时调入白糖，再煮一二沸服食。

【用法】每日 1 剂，连续 5 ~ 7 日。

【功效】清热解毒，泄火解肌。

【适用】感冒高热症。

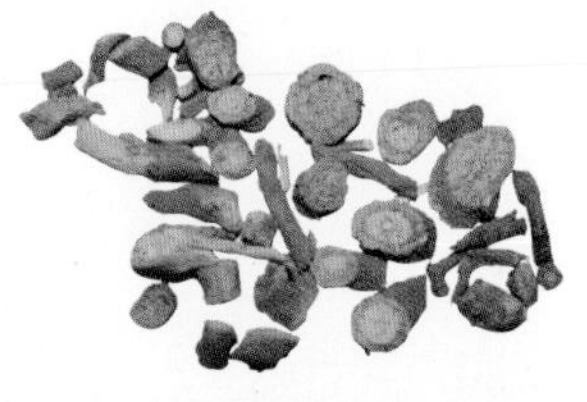

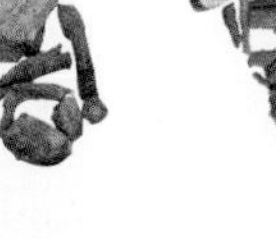

黄芩

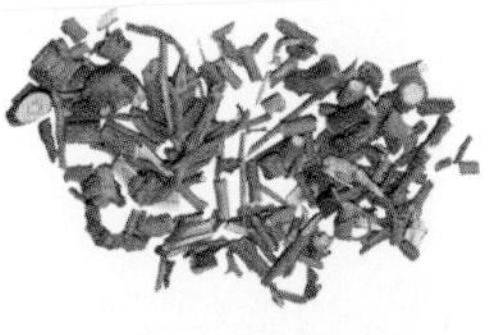

柴胡

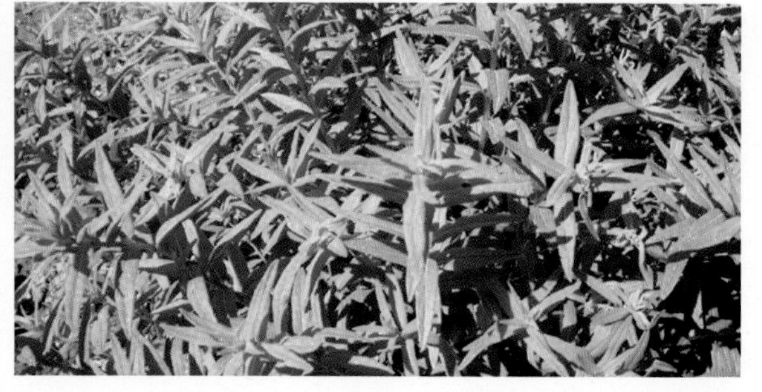

黄芩

地榆

原文：味苦，微寒。主妇人乳痓痛；七伤；带下病；止痛；除恶肉；止汗；疗金疮。生山谷。

别名：玉豉、酸赭。

来源：蔷薇科植物地榆的根。

采收加工：春、秋季采挖，除去须根，洗净，干燥；或趁鲜切片，干燥。生用或炒炭用。

性味归经：苦、酸、涩，微寒。归肝、大肠经。

功效主治：凉血止血，解毒敛疮。用于便血，痔血，血痢，崩漏，水火烫伤，痈肿疮毒。

用量用法：9 ~ 15 克。外用适量，研末涂敷患处。

使用禁忌：本品性寒酸涩，凡虚寒性便血、下痢、崩漏及出血有瘀者慎用。

精选验方

崩漏：用地榆 30 克，醋适量，以醋煎地榆，放置一夜，次晨温服之，每日 1 剂。

烧烫伤：地榆根炒炭存性，磨粉，用麻油调成 50% 软膏，涂于创面，每日数次。

便血、血痢：地榆、仙鹤草各 15 克，赤芍 10 克，甘草 3 克，黄连 1.5 克，水煎服。

妇女血崩、产后流血过多：地榆研粉，每次 6 克，每日 3 次，开水送服。

胃溃疡出血：地榆 10 克，乌贼骨 15 克，木香 6 克，水煎服。

痔漏、痔疮出血：地榆 15 克，水煎服。

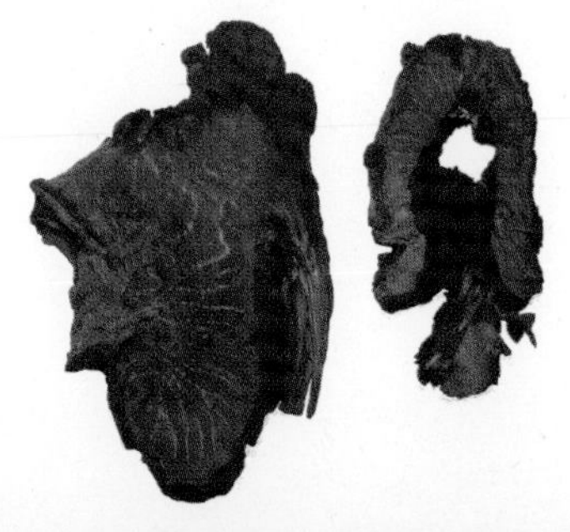

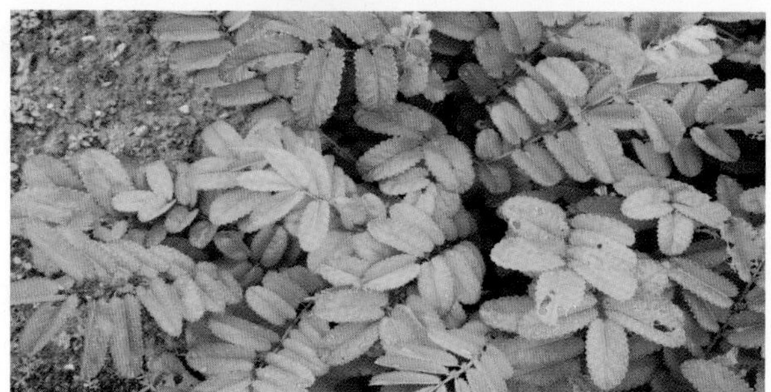

地榆

白蔹

原文：味苦，平。主痈肿、疽、疮；散结气，止痛；除热；目中赤；小儿惊痫；温疟；女子阴中肿痛。一名菟核，一名白草。生山谷。

别名：猫儿卵、山地瓜。

来源：本品为葡萄科植物白蔹的干燥块根。

采收加工：春、秋二季采挖，除去泥沙及细根，切成纵瓣或斜片，晒干。

性味归经：苦，微寒。归心、胃经。

功效主治：清热解毒，消痈散结，敛疮生肌。用于痈疽发背，疔疮，瘰疬，烧烫伤。

用量用法：5 ~ 10 克。外用适量，煎汤洗或研成极细粉敷患处。

使用禁忌：不宜与川乌、制川乌、草乌、制草乌、附子同用。

精选验方

手足皲裂：白蔹、白及各 30 克，大黄 50 克，焙黄研末，冰片 3 克，研极细粉，和匀过筛，加蜂蜜调成糊状，将患处洗净拭干后涂药，每日 3 ~ 5 次，以愈为度。

水火烫伤：白蔹、地榆各等量，共为末，适量外敷，或麻油调敷患处。

痈肿：白蔹、乌头（炮）、黄芩各等份，捣末筛，和鸡子白敷上。

急、慢性细菌性痢疾：白蔹适量，焙干研末，每次 1 ~ 3 克，每日 3 次。

传统药膳

二豆星蔹散

【原料】白蔹、天南星各 10 克，赤豆、淡豆豉各 30 克。

【制法】取以上几味共研细末，每次取药末适量，用鸡蛋清或米醋调为糊状，备用。

【用法】敷于脐部，然后用消毒纱布覆盖，再用胶布固定。

【功效】清热解毒，消肿散结。

【适用】疮疖感染。

白蔹川柏方

【原料】白蔹、川柏各等份。

【制法】把以上 2 味共研细末，用酒调为糊状，备用。

【用法】擦敷患处。

【功效】解毒生肌，燥湿止痛。

【适用】冻疮未溃者。

白头翁

原文：味苦，温。主温疟；狂易寒热，癥瘕积聚；瘿气；逐血止痛；金疮。一名野丈人，一名胡王使者。生川谷。

别名：翁草、野丈人、白头公、老翁花、犄角花、胡王使者。

来源：本品为毛茛科植物白头翁的干燥根。

采收加工：春、秋二季采挖，除去泥沙，干燥。

性味归经：苦，寒。归胃、大肠经。

功效主治：清热解毒，凉血止痢。用于热毒血痢，阴痒带下。

用量用法：9 ~ 15 克。

使用禁忌：虚寒泻痢者慎服。

精选验方

外痔：白头翁根，捣红贴之，逐血止痛。

心烦口渴、发热、里急后重：白头翁 9 克，川黄连、川黄柏、北秦皮各 6 克，水煎服。

细菌性痢疾：白头翁 15 克，马齿苋 30 克，鸡冠花 10 克，水煎服。

小儿湿热腹泻：白头翁 15 克，生薏苡仁 30 克，高粱米与白糖各适量；高粱米放锅中爆花，取 6 克与生薏苡仁、白头翁同煎水，加适量调服，每日 1 剂，分 2 ~ 3 次服用。

传统药膳

白头翁粥

【原料】白头翁 50 克，梗米 100 克。

【制法】白头翁加水适量煎汁备用。梗米洗净淘洗干净，如常法制粥，待粥將成，加入白头翁药汁，加糖再煮 1 ~ 2 沸即可服用。

【用法】早餐食用。

【功效】清热利湿，健脾止泄。

【适用】腹泻。

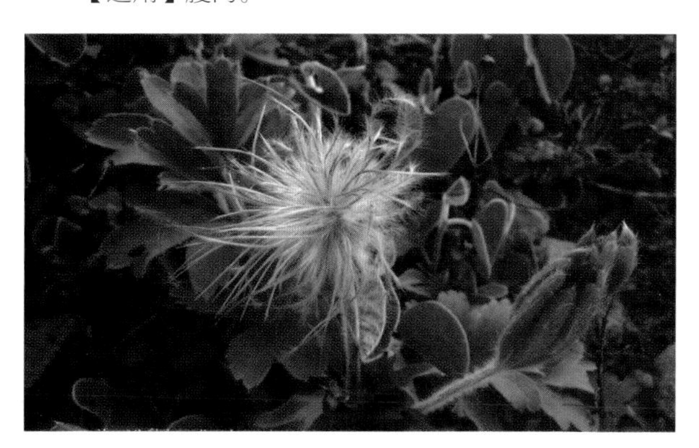

白头翁

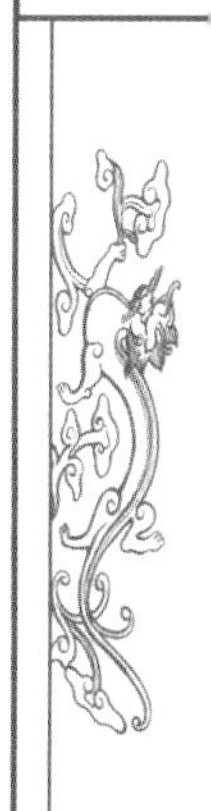

白及

原文：味苦，平。主痈肿、恶疮、败疽、伤阴死肌；胃中邪气；贼风鬼击，痱缓不收。一名甘根，一名连及草。生川谷。

别名：白根、羊角七。

来源：本品为兰科植物白及的干燥块茎。

采收加工：夏、秋二季采挖．除去须根，洗净，置沸水中煮或蒸至无白心，晒至半干，除去外皮，晒干。

性味归经：苦、甘、涩，微寒。归肺、肝、胃经。

功效主治：收敛止血，消肿生肌。用于咯血，吐血，外伤出血，疮疡肿毒，皮肤皲裂。

用量用法：6 ~ 15 克；研末吞服 3 ~ 6 克。外用适量。

使用禁忌：不宜与川乌、制川乌、草乌、制草乌、附子同用。

精选验方

消化道出血：白及粉、田七（三七）粉各 3 克，每日 1 剂，分 3 次开水冲服。

刀伤出血：白及、煅石膏各等量，共研细粉敷患处。

气管炎：白及 30 克，百部 15 克，研粉分成 3 份，每份药粉加冰糖 30 克，梨 2 只共炖食。

手足皲裂：白及粉 10 克，凡士林 90 克，共调匀成膏擦患处，每日擦 1 ~ 3 次，连用 3 ~ 5 日。

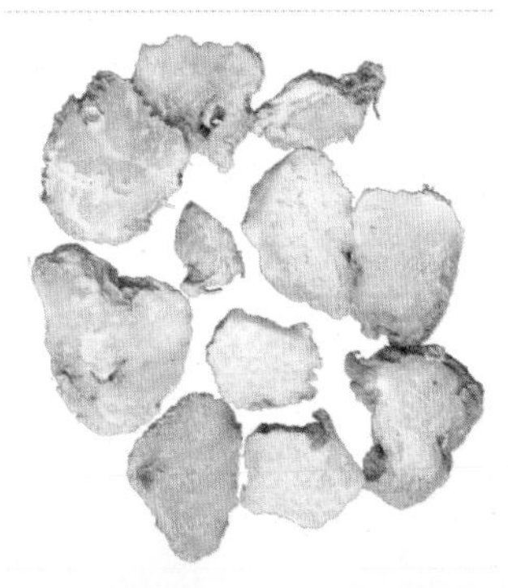

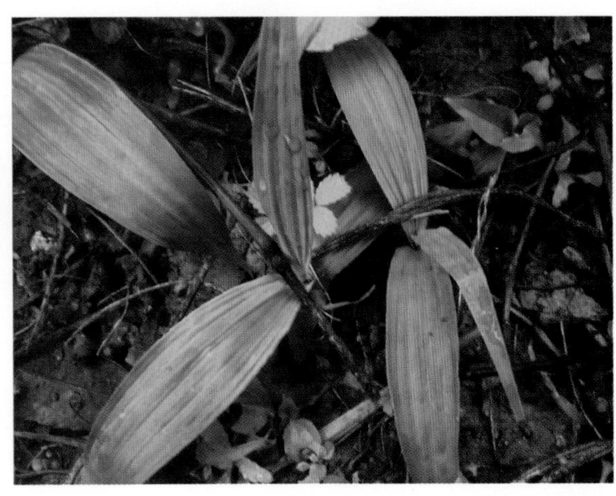

白及

传统药膳

白及粥

【原料】白及粉 15 克，蜂蜜 25 克，糯米 100 克，大枣 5 个。

【制法】用糯米、大枣、蜂蜜加水煮粥至将熟时，将白及粉入粥中，改小火稍煮片刻，待粥汤稠粘时即可。

【用法】每日 2 次，温热食，10 日为 1 个疗程。

【功效】补肺止血，养胃生肌。

【适用】肺胃出血病，包括肺结核、支气管扩张、胃及十二指肠溃疡出血等。

白及蛋羹

【原料】白及 3 克，鸡蛋 1 枚。

【制法】将鸡蛋打入碗内，加适量清水，盐；再将白及研为细面，亦倒入碗内，共同搅拌均匀，上笼蒸 5 分钟左右即可。

【用法】每晨服 1 次。

【功效】养肺止血。

【适用】肺痨咯血。

败酱

原文：味苦，性平。主暴热；火疮赤气；疥瘙、疽、痔、马鞍热气。一名鹿肠。生山谷。

别名：败酱草。

来源：本品为败酱草科植物黄花龙芽、白花败酱的干燥带根全草。

采收加工：根春秋季节采挖，去掉茎叶洗净，晒干。全草夏秋采割，洗净晒干。

性味归经：辛、苦，微寒。归胃、大肠、肝经。

功效主治：清热解毒，消痈排脓，祛瘀止痛。用于肠痈肺痈，疮痈肿毒，产后瘀阻腹痛。

用量用法：6 ~ 15 克，煎服。外用适量。

使用禁忌：脾胃虚弱，食少泄泻者忌服。

精选验方

肺脓疡：酱草、鲜苇茎、鱼腥草各 30 克，水煎服，每日 1 剂。

慢性盆腔炎：败酱草 60 ~ 100 克，水煎服。

疮疡痈肿痒痛：败酱草鲜品 60 克或干品 30 克，水煎服，每日 2 ~ 3 次。

痱子：败酱草 15 ~ 30 克，每日 1 剂，加水煎汤，分 2 次洗，连洗 1 ~ 3 天。

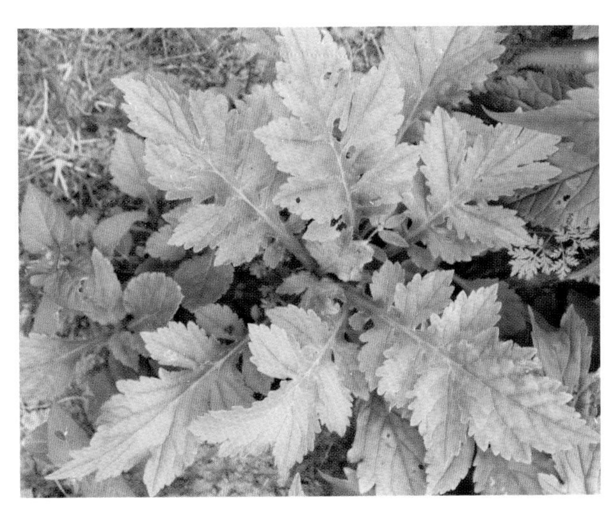

败酱

传统药膳

败酱草煮鸡蛋

【原料】败酱草 500 克，鲜鸡蛋 2 个，清水适量。

【制法】先将败酱草加水适量制成败酱卤，取败酱卤 300 毫升放入鸡蛋，煮熟。

【用法】喝汤吃蛋，每日 1 次。

【功效】清热解毒，祛瘀消肿。

利胆排石茶

【原料】金钱草、酱草、茵陈各 30 克，白糖适量。

【制法】将上味药放入锅中，加清水 1000 毫升，沸煮后，改用小火煮 30 分钟，滤去渣，在汁中加白糖即可。

【用法】代茶频饮。

【功效】解郁消食。

【适用】胆结石症者。

羊桃

原文：味苦，寒。主熛热身暴赤色；风水；积聚；恶疡；除小儿热。一名鬼桃，一名羊肠。生川谷。

别名：杨桃、鬼桃、洋桃、五敛子、五棱子、蜜桃杨。

来源：为酢浆草科植物阳桃的果实。

采收加工：秋季采收成熟果实，鲜用或晒干用。

性味归经：寒、甘，酸。归脾、胃经。

功效主治：清热生津，利水解毒，下气和中，利尿通淋。风热咳嗽；咽痛；烦渴；石淋；口糜；牙痛；疟母；小便不通等病症。

用量用法：30 ~ 60 克，煎服；鲜果生食，或饮。外用适量，绞汁滴耳。

使用禁忌：多吃容易腹泻，会影响食欲及消化吸收力。如果用来制作健康料理，切忌冰凉食用。肾脏病患者尽量别吃。

化学成分：鲜果肉含水分约 91%，含有草酸、柠檬酸、苹果酸、蔗糖、果糖、葡萄糖和痕迹量脂肪。种子含水分 25%，油 37%。

精选验方 >>> >

风热咳嗽：阳桃鲜食。

通石淋：阳桃三至五枚，和蜜煎汤服。

疟母痞块：阳桃五至八枚，捣烂绞汁，每次 1 杯，每日 2 次。

关节红肿疼痛：新鲜阳桃 3 枚，以清水洗净，用水果刀将之切成果肉丁，并捣烂绞汁，将果汁倒入杯中，加温开水 100 毫升调匀，每日 2 次。

消化不良、胸闷腹胀：新鲜阳桃 1 枚，红醋 50 毫升，将阳桃以清水洗净，后用水果刀一分为二；将鲜果放入杯中，加红醋浸 10 分钟后取出，慢慢嚼服。

伤暑伤湿所引起的腹泻：新鲜阳桃 100 克，白糖 50 克，用清水将阳桃洗净，后用水果刀将之切开，摆入盘中；将白糖均匀撒在鲜果上，腌 30 分钟后，慢慢嚼服。

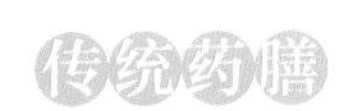

阳桃蜜饮

【原料】阳桃 3 ~ 5 枚，蜂蜜适量。

【制法】将阳桃洗净、切碎，放入沙锅内，倒入适量清水和蜂蜜，煎取汤汁为饮。

【用法】每日早、晚各 1 次。

【功效】清热解毒，生津利水。

【适用】石淋等症。

窈窕阳桃汁

【原料】阳桃 1 颗，苹果 1 颗，哈密瓜 100 克，柠檬 1/4 颗。

【制法】将所有材料洗净，阳桃切成小块，苹果削皮去籽，切成小块，哈密瓜去皮，切成小块；柠檬榨汁，备用。将所有材料放入果汁机中榨成汁即可。

【用法】不拘时随意饮用。

【功效】美颜瘦身。

【适用】肥胖者。

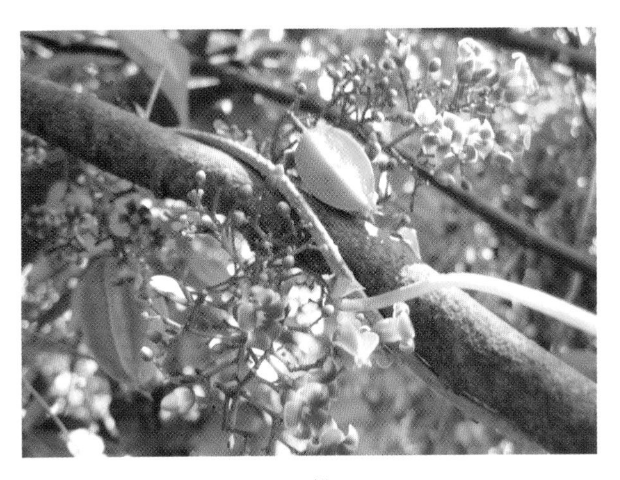

羊桃

羊蹄

原文：味苦，寒。主头秃、疥瘙；除热；女子阴蚀。一名东方宿，一名连虫陆，一名鬼目。生川泽。

别名：鬼目、土大黄、牛舌头、鸡脚大黄。

来源：为蓼科植物羊蹄的根。

采收加工：全草全年可采，或秋季采割，晒干。

性味归经：苦、涩，寒。归心、肝、大肠经。

功效主治：凉血止血，解毒杀虫，泻下。用于血热出血证，疥癣，疮疡，烫伤，大便秘结。

用量用法：10 ~ 15 克，煎服，鲜品 30 ~ 45 克，外用适量。

使用禁忌：脾胃虚寒，泄泻不食者切勿入口。

精选验方

功能性子宫出血：羊蹄粉3克，开水冲服，每日3 ~ 4次。

肛门周围炎：鲜羊蹄根 30 ~ 45 克，水煎冲冰糖，早、晚空腹服。

乳痛：羊蹄草全草适量，与葱头数个，红砂糖少许共捣烂敷患处，每日 1 次。

跌打扭伤：鲜羊蹄草 120 ~ 240 克（干品 15 ~ 30 克），水煎服。

便秘：羊蹄根 30 克，水 400 毫升，共煎至 240 毫升，温服。

传统药膳

羊蹄根煮肉

【原料】羊蹄根 24 ~ 30 克，猪肉（较肥）120 克。

【制法】将猪肉切块，与羊蹄根共入沙锅内，加入清水，煮至极烂时，去药渣。

【用法】吃肉喝汤。

【功效】清热，通便，止血，补虚。

【适用】内痔便血。

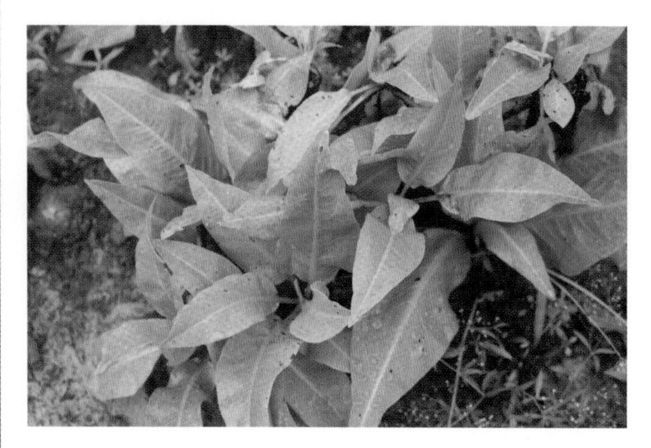

羊蹄

陆英

原文：味苦，寒。主骨间诸痹，四肢拘挛疼酸，膝寒痛；阴痿；短气不足，脚肿。生川谷。

别名：接骨草、排风藤、七叶莲。

来源：为忍冬科植物陆英的茎叶。

采收加工：夏、秋季采收，切段，鲜用或晒干。

性味归经：甘，微苦，平。

功效主治：祛风，利湿，舒筋，活血。主风温痹痛，腰腿痛，水肿，黄疸，跌打损伤，产后恶露不行，风疹瘙痒，丹毒，疮肿

用量用法：9 ~ 15 克，鲜品 60 ~ 120 克，煎服。外用适量，捣敷，或煎水洗，或研末调敷。

使用禁忌：孕妇忌服。

精选验方

荨麻疹：陆英 30 克煎汤，洗浴或涂擦。

跌打损伤、风湿关节痛：陆英根 30 克，水煎服。

肾炎水肿：陆英茎叶 25 克，水煎服。

打伤吐血：陆英根、侧柏叶各 10 克，地榆 15 克，水煎服。

传统药膳

接骨草酒

【原料】接骨草叶 500 克，乙醇少许。

【制法】将新鲜接骨草叶掏烂，加乙醇，炒至略带黄色。然后文火煎 6 ~ 8 小时，挤出药汁过滤，配成 45% 酒精浓度的药酒 500 毫升（1：1 浓度）便可应用。也可将接骨草叶量加倍，按上法制成 2：1 浓度。

【用法】每日 1 剂，每次 10 毫升。

【功效】消肿止痛，使患处末梢血管扩张，促进骨痂生长。

【适用】骨折患者。

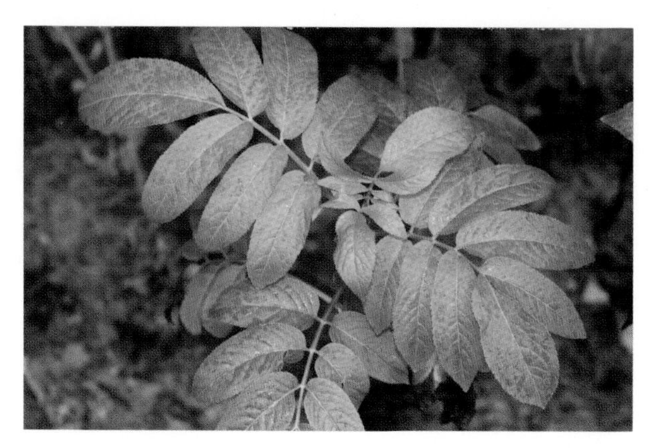

陆英

夏枯草

原文：味苦，辛，寒。主寒热；瘰疬；鼠瘘；头疮；破癥；散瘿结气；脚肿湿痹；轻身。一名夕句，一名乃东。生川谷。

别名：铁色草、羊肠菜、白花草。

来源：本品为唇形科植物夏枯草的干燥果穗。

采收加工：夏季果穗呈棕红色时采收，除去杂质，晒干。

性味归经：辛、苦，寒。归肝、胆经。

功效主治：清肝泻火，明目，散结消肿。用于目赤肿痛，目珠夜痛，头痛眩晕，瘰疬，瘿瘤，乳痈，乳癖，乳房胀痛。

用量用法：9 ~ 15 克。

使用禁忌：脾胃虚弱者慎服。

精选验方

打伤、刀伤：夏枯草在口中嚼碎后敷在伤处。

肝肾阴虚、肝阳上亢型（常有面红目赤、心烦急躁等症状）的高血压患者：可用夏枯草 250 克水煎取浓汁，加入蜂蜜搅匀成膏，每次 3 匙，每日 2 次。

膀胱炎：夏枯草 50 克，煎水去渣，代茶饮（可连续服用）。

急性结膜炎：夏枯草 20 克，每日 1 剂，水煎，分 2 次服。

传统药膳

夏枯草猪瘦肉汤

【原料】夏枯草 15 ~ 25 克，瘦肉 50 克。

【制法】夏枯草洗净用布包，瘦肉切片，共煮汤，肉熟去夏枯草。

【用法】饮汤吃瘦肉，每日 1 次。

【功效】清肝火，平肝阳。

【适用】高血压病。

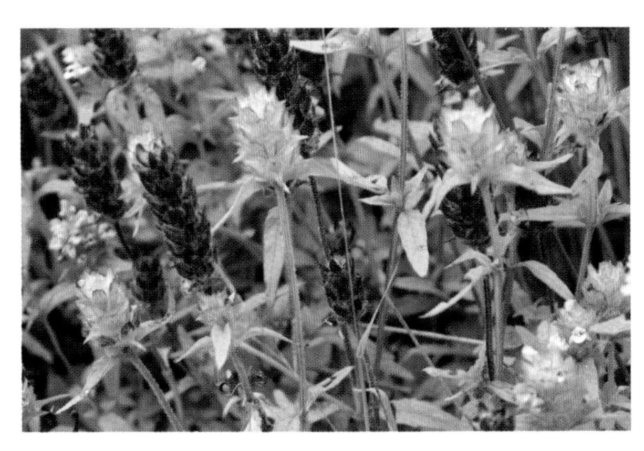

夏枯草

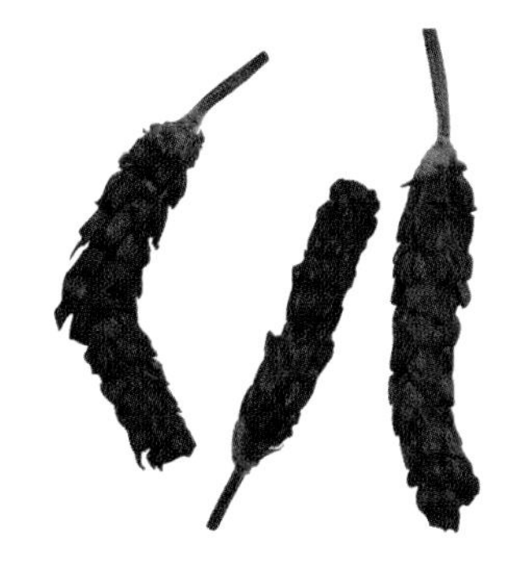

夏枯草

夏枯草粥

【原料】夏枯草 10 克，粳米 50 克，冰糖少许。

【制法】夏枯草洗净入沙锅内煎煮，去渣取汁，粳米洗净入药汁中，粥将熟时放入冰糖调味。

【用法】每日 2 次，温热食用。

【功效】清肝，散结，降血压。

【适用】瘰疬、乳痈、头目眩晕、肺结核、急性黄疸型肝炎等。

夏枯草鸡蛋

【原料】夏枯草 50 克，鸡蛋 1 个，香油适量。

【制法】将新鲜夏枯草洗净、切碎 放在碗内，把鸡蛋打碗内拌匀，然后锅内放入香油，把夏枯草，鸡蛋放入，炒熟即成。

【用法】每日 1 剂。

【功效】清热泻火。

【适用】风热火邪引起的结膜炎、角膜炎。

枯草降压茶

【原料】夏枯草 10 克，车前草 12 克。

【制法】将上味药洗净，放入茶壶中，用沸水冲泡。

【用法】代茶频饮。

【功效】清热利水，降血压。

【适用】高血压、头晕目眩、头痛症。

夏枯草茶

【原料】夏枯草 30 克（鲜品 50 克）。

【制法】夏枯草洗净放入锅内，加水 500 毫升，煎取药汁 300 毫升。

【用法】每次 100 毫升，每日 3 次。

【功效】清热平肝。

【适用】风火上攻引起的头痛。

杏核仁

原文：味甘，温。主欬逆上气雷鸣；喉痹下气；产乳；金疮；寒心贲豚。生川谷。

别名：杏仁、木落子。

来源：为蔷薇科植物杏或山杏等味苦的干燥种子。

采收加工：夏季果实成熟时采摘，除去果肉及核壳，

取种仁，晾干。置阴凉干燥处，防虫蛀。

性味归经： 苦，微温；有小毒。归肺、大肠经。

功效主治： 降气止咳平喘，润肠通便。用于咳嗽气喘，胸满痰多，肠燥便秘。

用量用法： 5 ~ 10 克，生品入煎剂后下。

使用禁忌： 内服不宜过量，以免中毒。

精选验方

新感风热咳嗽： 杏仁、黄芩各 10 克，紫苏叶 15 克，后煎。

肺阴虚咳嗽： 杏仁 10 克，梨 2 只，冰糖适量，煎服。

哮喘： 麻黄 6 克，杏仁 15 克，水煎服每日 2 次。

便秘： 生杏仁去皮尖 20 ~ 30 粒捣烂，加入 10 毫升蜂蜜，内服食用。

传统药膳

杏仁粥

【原料】杏仁 6 克，粳米 50 克，冰糖适量。

【制法】先将杏仁去皮研碎，水煎后去渣留汁，然后入粳米、冰糖加水煮粥。

【用法】每日 2 次，温热服食。

【功效】宣肺化痰，止咳平喘。

【适用】哮喘中症状为肺热者。

杏仁猪肺汤

【原料】猪肺 90 克，北杏仁 10 克，粳米 60 克。

【制法】将北杏仁去皮尖，洗净；猪肺洗净，切块，

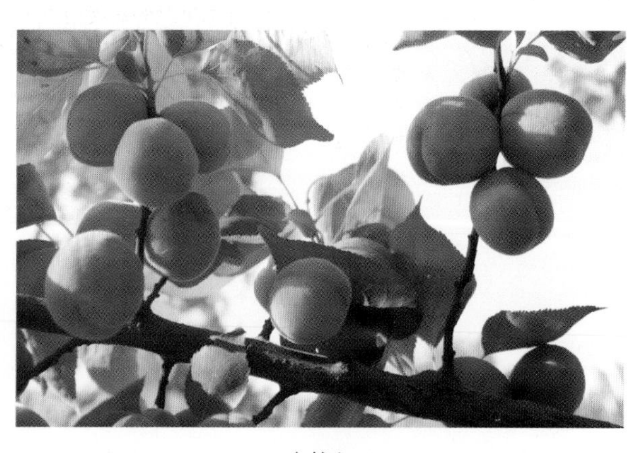

杏核仁

放入锅内出水后，再用清水漂洗净；把粳米洗净，与杏仁、猪肺一起放入锅内，加清水适量，文火煮成稀粥，调味即可。

【用法】随量食用。

【功效】养阴清肺止咳。

杏仁薏苡粥

【原料】杏仁 20 克，薏苡仁 30 克，粳米 50 克，冰糖适量。

【制法】薏苡仁、粳米分别淘净加水 800 毫升，大火烧开后，再将杏仁洗净，去皮和冰糖一起放入，转用小火慢熬成粥。

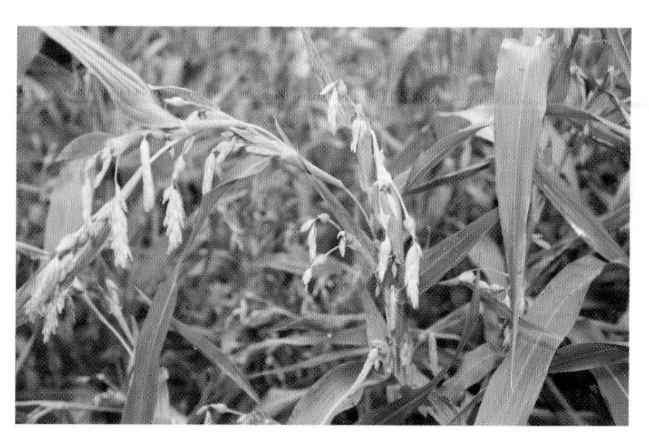

薏苡仁

【用法】分 1 ~ 2 次服用。

【功效】宣肺化痰。

【适用】肺脓肿胸闷、心悸、咳嗽痰多、腥臭、肢体沉重者。

杏仁蜜奶霜

【原料】杏仁霜 30 克，湿淀粉 50 克，白蜂蜜 200 克，鲜牛奶 500 克。

【制法】炒锅置中火上，下开水 800 克，放入杏仁霜，煮开后倒入鲜牛奶。继续烧开，下湿淀粉勾成芡汁，加蜂蜜搅匀，起锅入瓷盆内即成。

【用法】每服适量。

【功效】润肺止咳，润肠通便。

【适用】肺燥干咳、肺虚久嗽或体虚肠燥便秘病症。

桃核仁

原文： 味苦，平。主瘀血、血闭癥瘕；邪气；杀小虫。桃花，杀疰恶鬼；令人好颜色。桃枭，微温。主杀百鬼精物。桃毛，主下血瘕，寒热积聚，无子。桃蠹，杀鬼邪恶不祥。生川谷。

别名： 核仁。

来源： 本品为蔷薇科植物桃或山桃的干燥成熟种子。

采收加工： 果实成熟后收集果核，除去果肉及核壳，取出种子，晒干。

性味归经： 苦、甘，平。归心、肝、大肠经。

功效主治： 活血祛瘀，润肠通便，止咳平喘。用于经闭痛经，癥瘕痞块，肺痈肠痈，跌扑损伤，肠燥便秘，咳嗽气喘。

用量用法： 5 ~ 10 克。

使用禁忌： 孕妇慎用。

精选验方

胸中血瘀： 桃仁 12 克，红花、当归、生地黄、牛膝各 9 克，川芎、桔梗各 5 克，赤芍、枳壳各 6 克，柴胡、

甘草各 3 克，水煎服。

中风半身不遂：桃仁、当归尾、地龙、川芎、红花各 3 克，赤芍 5 克，黄芪 120 克，水煎服。

传统药膳

桃仁山楂粥

【原料】桃仁 10 克，山楂 20 克，粳米 50 克。

【制法】将桃仁、山楂加水煎汤，去渣取汁，加粳米煮粥。

【用法】每日 1 次顿食，连用 1 个月。

【功效】活血消痈散结。

【适用】反复发作之痤疮。

桃仁红花粥

【原料】桃仁 10 ~ 15 克，红花 6 ~ 10 克，粳米 50 ~ 100 克。

【制法】先将桃仁捣烂如泥，与红花一并煎煮，去渣取汁，同粳米煮为稀粥，加红糖调味。

【用法】每日 1 ~ 2 次，温热服。

【功效】活血通经，祛瘀止痛。

【适用】气滞血瘀经闭，月经不调，及冠心病、心绞痛、高血压等。

桃仁粥

【原料】桃仁 10 克，粳米 100 克。

【制法】先将桃仁捣烂如泥加水研汁去渣，与粳米同煮为稀粥。

【用法】每日 1 次，7 日为 1 个疗程。

【功效】活血祛瘀，润肠通便。

【适用】高血压、冠心病、心绞痛等。

二仁粥

【原料】桃仁、甜杏仁各 5 克，粳米 100 克。

【制法】煮粥，早、晚分食。

【用法】每日 1 ~ 2 次，5 ~ 6 日为 1 个疗程。

【功效】活血化瘀，润肠通便。

瓜蒂

原文：味苦，寒。主大水，身面四肢浮肿，下水；杀蛊毒；欬逆上气及食诸果病在胸腹中，皆吐、下之。生平泽。

别名：苦丁香。

来源：为葫芦科甜瓜属植物甜瓜的果梗。

采收加工：甜瓜盛产期，剪取青绿色瓜蒂阴干即可。

性味归经：苦，寒。有毒。归胃经。

功效主治：涌吐痰食，祛湿退黄。用于痰热，宿食，湿热黄疸。

用量用法：2.5 ~ 5 克，煎服。入丸、散服，每次 0.3 ~ 1 克。外用小量，研末吹鼻，待鼻中流出黄水即停药。

使用禁忌：体虚、吐血、咯血、胃弱、孕妇及上部无实邪者忌用。

精选验方

痰症（有人面肿如斗眼中见人只三寸长，此痰症也）：炒瓜蒂，红饭豆各 5 克，水煎服一二剂，使痰吐尽肿消即愈，再用党参、焦术、茯苓、半夏各 15 克，甘草 5 克，陈皮 10 克，水煎服。

催吐：瓜蒂 3 ~ 6 克煎服，或 0.6 ~ 1.8 克，研末吞服，适用于误食毒物或药物，尚在胃中未被吸收，病人神志清醒情况下的急救。

传统药膳

瓜蒂茶

【原料】瓜蒂 6 克，好茶 3 克。

【制法】上捣为末。

【用法】每服 6 克，齑汁调。

【功效】化痰止咳。

【适用】痰积。

苦丁肉桂袋泡茶

【原料】苦丁茶 5 克，肉桂 2 克，夜交藤 3 克。

【制法】将苦丁茶、肉桂、夜交藤碾成粗末，用过滤纸压边包裹，置茶杯中，开水冲入，

加盖，静置 10 分钟即可饮用。

【用法】随冲随饮，味淡为止。

【功效】心火下降，肾水上济，心肾相交，阴阳调和。

丁香柿蒂汤

【原料】柿蒂 10 克，丁香 3 克，生姜 5 克。

【制法】将三味加适量水煎汤。

【用法】每日 1 剂，分 2 次服，连用 3 日。

【功效】温胃暖中，降逆止呃。久病、重病、体弱者忌用。

丁香姜糖

【原料】丁香粉 5 克，生姜末 30 克，冰糖或白砂糖 50 克，香油适量。

【制法】将糖加水少许放砂锅内，文火熬化，入生姜、丁香，熬至挑起不粘手；另备一搪瓷盆，涂以小磨香油，将糖倒入摊平，稍冷后趁软切成小块。

【用法】不拘时用之。

【适用】胃寒呕吐，呃逆，反胃，不思饮食，手足欠温等症。

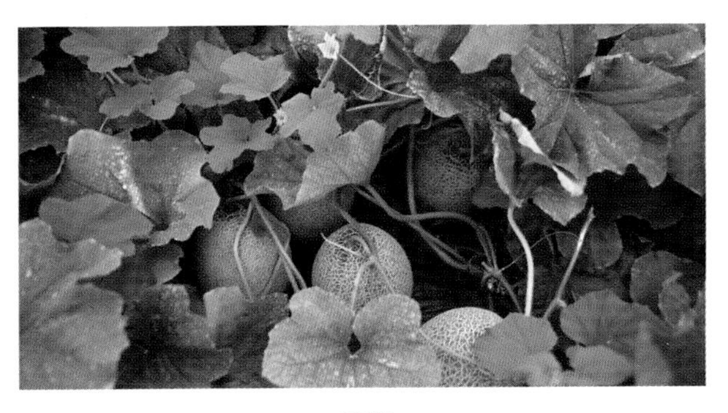

瓜蒂

伤寒论

辨脉法

本篇精华

1. 阴脉和阳脉的区别；
2. 根据脉象辨明各种病症。

原文 → 译文

问曰：脉有阴阳，何谓也？答曰：凡脉大、浮、数、动、滑，此名阳也；脉沉、涩、弱、弦、微，此名阴也。凡阴病见阳脉者生，阳病见阴脉者死。

问：脉象有阴脉、阳脉之分，说的是什么意思呢？答：大体说来，凡脉象表现为大、浮、数、动、滑的，为有余之脉，属于阳脉；凡脉象沉、涩、弱、弦、微的，为不足之脉，属于阴脉。凡阴性病症出现阳脉的，是正能胜邪，疾病向愈，预后良好；凡阳性病症出现阴脉的，是正不胜邪，多属危候。

问曰：脉有阳结[①]、阴结[②]者，何以别之？答曰：其脉浮而数[③]，能食，不大便者，此为实，名曰阳结也，期十七日当剧；其脉沉而迟[④]，不能食，身体重，大便反硬，名曰阴结也，期十四日当剧。

问：阳结和阴结的脉象有什么区别呢？答：患者的脉象浮而快，能饮食而大便秘结的，名叫阳结，预期到十七日的时候，病情可能会加重；患者的脉象沉而慢，不能饮食而身体重，大便反硬结不通，名叫阴结，预期到十四日的时候，病情可能会加重。

注释

①阳结：燥热内结所致的大便秘结。
②阴结：阴寒凝结所致的大便秘结。
③浮而数：轻按即得为浮脉；一呼一吸之间，脉搏跳动六次以上的为数脉。
④沉而迟：重按即得为沉脉；一呼吸之间，脉搏跳动三次的为迟脉。

问曰：病有洒淅恶寒[①]，而复发热者何？答曰：阴脉不足，阳往从之，阳脉不足，阴往乘之。曰：何谓阳不足？答曰：假令寸口脉微，名曰阳不足，阴气上入阳中，则洒淅恶寒也。曰：何谓阴不足？答曰：尺脉弱，名曰阴不足，阳气下陷入阴中，则发热也。

问：有一种患者既有恶寒，又有发热症状的病症，这是什么原因呢？答：阴不足则阳气得以乘之，所以发热；阳不足则阴气得以乘之，所以恶寒。问：阳不足是什么？答：以脉为例，假如寸口脉微，为阳不足，阳虚则阴气乘之，阴盛则寒，就出现如凉水洒在身上般畏寒的症状。问：什么叫阴不足呢？答：尺部脉弱，为阴不足，阴不足则阳气乘之，阳盛则热，所以就会发热。

注释

①洒淅恶寒：形容恶寒如冷水洒到身上。

阳脉浮，阴脉弱者，则血虚，血虚则筋急也。其脉沉者，荣气[①]微也；其脉浮，而汗出如流珠者，卫气[②]衰也。荣气微者，加烧针[③]则血流不行，更发热而躁烦也。

患者寸脉浮，尺脉弱的，是阳气浮于外，阴血虚于内。卫阳衰虚而不能外固，故汗出如流珠；阴血亏虚不能濡养筋脉，故产生筋脉挛急。若患者脉沉的，是营气衰弱。营气衰弱的人，若再用烧针治疗，就会更伤营阴、更助阳热，产生发热和躁扰心烦的变症。

注释

①荣气：荣气即营气。血液循行功能。
②卫气：卫外的功能。
③烧针：温针、火针、燔针。针刺入穴，用艾绒缠绕针柄燃烧，使热气透入，叫作烧针。

脉蔼蔼[①]如车盖者，名曰阳结也。一云秋脉。
脉累累[②]如循长竿者，名曰阴结也。一云夏脉。
脉瞥瞥[③]如羹上肥[④]者，阳气微也。
脉萦萦[⑤]如蜘蛛丝者，阳气衰也。一云阴气。
脉绵绵[⑥]如泻漆之绝[⑦]者，亡其血也。

阳结症是因为阳气偏盛，所以脉象浮数，蔼蔼然好似车盖一样；阴结症是因为阴气偏盛，所以脉象沉迟，累累然好似摸着长竹竿一样。脉象虚浮好像菜汤上漂浮的油脂，这标志着阳气虚微；脉象微弱如同旋绕的蜘蛛丝一样，这标志着阳气衰竭；脉象绵软，前大后细，犹如倾倒油漆时，油漆将终了的样子，这是血液大虚的征象。

注释 >>> >

①蔼蔼：形容盛大。
②累累：形容强直而连连不断。
③瞥瞥：形容虚浮。
④羹上肥：形容如肉汤上漂浮的油脂。
⑤萦萦：形容纤细。
⑥绵绵：形容连绵柔软。
⑦泻漆之绝：绝，落也。泻漆，谓漆汁下泻。泻漆之绝，形容脉象如倾泻漆时漆汁下落前大后小、连绵柔软。

脉来缓[①]，时一止复来者，名曰结；脉来数，时一止复来者，名曰促。脉阳盛则促，阴盛则结，此皆病脉。

脉搏跳动缓慢，时而停止一下又复跳的，叫作结脉。脉搏跳动急促，时而停止一下又复跳的，叫作促脉。脉促是阳盛所致，脉结是阴盛所致，皆为有病的脉象。

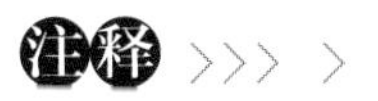

注释 >>> >

①脉来缓：脉搏的至数缓慢。

脉浮而紧者，名曰弦[①]也。弦者，状如弓弦，按之不移也。
脉紧者，如转索无常也。

脉浮而紧张有力，称作弦脉。之所以名弦，是因为其形状与弓弦相似，但是按之不移动；如果按之移动形如转索一样，那就不是弦脉而是紧脉了。

注释 >>> >

①弦：脉如弓弦之劲急端直。

脉弦而大[①]，弦则为减，大则为芤[②]，减则为寒，芤则为虚，寒虚相搏，此名为革[③]，妇人则半产漏下，男子则亡血失精。

脉象弦而大，弦而中取无力，即为阳气衰减的征象；大而中取无力，实即芤脉，为血虚的表现。阳气衰减生寒，血虚则脉芤，弦芤并见，这就叫革脉。见此脉的妇女，多是流产或崩漏下血之后；男子如见此脉，多有失血或失精的疾患。

注释 >>> >

①大：脉形粗大。
②芤：脉浮沉有力。中取无力，状如葱管，叫作芤脉。
③革：脉浮而且大，举之劲急有力，按之不足，外坚而中空，状如鼓革。

养生大攻略

脉象与养生

脉象与体质有一定的对应关系。根据脉象的特征，可以判定人体的体质，从而选择相应的养生方式。

第一，脉的强弱。

强弱指的是脉搏压力的大小。当将手指压在脉搏上时，脉搏反作用于手指有力就被称为强，无力则被称为弱。古人常以“有力”和“无力”称之。关于脉象的强弱，清代著名医学家周学海曾解释道：“强弱，以诊势之盛衰也。应指有力谓之强，无力谓之弱。”

脉的强弱是辨别疾病虚实的标准之一，三部脉内的压力较大者机体的气血充实且邪气有余，属于实证；三部脉内压力较小者机体的气血亏虚，属于虚证。

从体质上来看，通常而言，体力劳动者多脉强；脑力劳动者多脉弱。脉搏“强”，并且有热发散感的人属于阳热体质，平时的饮食应以清淡为主，避免进补高热量的食物；同时应当加强体育锻炼，以增加机体的能量消耗。脉象“弱”且有清冷感的人属于阳虚体质，平时应当进食温补的食品；同时应当注意静养，以减少能量的消耗。

第二，脉枯、涩、细、数。

脉枯指的是脉干枯的感觉，与血液内水分的含量有非常密切的关系。与之对应的中医理论有津液之说，通常而言，枯与津亏的联系较多。中医里的增液汤、左归丸等都与“枯”相对应。局部常见于左关或左尺有干瘪的感觉，同时伴有脉管的整体变细，是人内外体液都缺失的表现。这种人通常体型偏瘦，不爱喝水，适合进食润泽的食物。

人体中的津气血精液都是相互转换的，当细胞的水分减少，变得干瘪，呈现出“枯”象的时候，脉内容物之间的摩擦力就变大，脉不流畅，便显示出“涩”的特征来，那种感觉就像是“如雨粘砂”。脉中血液流畅的程度降低，血液成份之间的摩擦力增大，就会涩。涩主病，可主有形实邪，即血、湿、气、痰。主虚时为津亏。阴虚内热者的津亏，血液浓缩，运行不畅通，故而脉涩。如《医灯续焰》中所载：“况体为阴液，多则滑利，少则枯涩，理势之必然者（枯涩）。”

在系统辨证脉学理论体系中，细指的是脉动应指的周向范围大小，也就是手指感觉到的桡动脉的外径大小。脉细，多表示气血运行的收敛不舒。气血亏虚者的脉偏细。此外，脉细对于心理状态有较大的参考意义。典型的脉细表示患者的压力大，心胸不开阔。通常所说的思虑过度状态也有脉细的表现。

系统辨证脉学理论体系中的数和二十八脉中的数有较大的差异。数脉指的是脉率之快，《素问·脉要精微论》中提到“数则烦心”，其中的“数”指不是指脉搏频率之快，而是指烦躁状态时脉搏搏动的谐振波频率与幅度的增加，从而导致脉搏动跃不稳的感觉，古人称其为“如数”脉。因此，数脉包括了双重含义：脉搏频率快和谐振波增加。从辨别疾病的寒热上来看，“数则腑病为热”，有力实火，无力虚火，浮数表热，沉数里 热，细数阴虚。

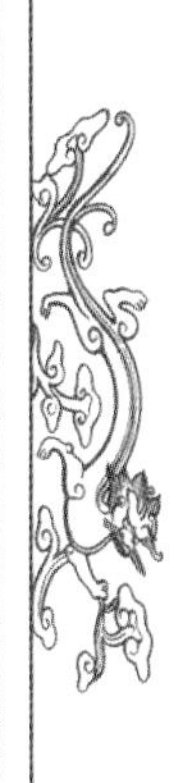

综上所述，脉“枯”“涩”且“细”“数”者的体质为阴虚内热型，适宜进食黏稠润泽的食物，忌进食粳涩、干燥的食物。

原文→译文

问曰：病有战而汗出，因得解者，何也？答曰：脉浮而紧，按之反芤，此为本虚，故当战而汗出也。其人本虚，是以发战，以脉浮，故当汗出而解也。若脉浮而数，按之不芤，此人本不虚，若欲自解，但汗出耳，不发战也。

问：有些病症先发寒战，既而汗出，病就随之而愈，这是什么道理？答：脉象浮而紧，当是兼有表症，但按之中空，这是正气本虚，是以汗出之前发生颤抖。脉浮是邪势向外，所以应当汗出而解。假使脉象浮而数，按之不空，这样的患者，正气本来不虚，只要汗出，表邪自解，出汗之前是不会发抖的。

问曰：病有不战而汗出解者，何也？答曰：脉大而浮数，故知不战汗出而解也。

问：也有的患者并没发寒战，病就自然随汗出而愈了，这又是什么道理呢？答：此类患者脉象大而浮数，表明正气旺盛，足可驱邪，故可知不发寒战就可汗出而愈。

问曰：伤寒三日，脉浮数而微，患者身凉和者，何也？答曰：此为欲解也，解以夜半①。脉浮而解者，濈然汗出也；脉数而解者，必能食也；脉微而解者，必大汗出也。

问：患伤寒三天的患者，脉象浮数而微，不发热而身上凉和，这是什么原因呢？答：这是病即将痊愈的征兆，病解的时间，大概在半夜。若脉浮而病解的，为正气驱邪于外，故应全身畅汗而病解；脉数而病解的，为胃气旺盛，患者应当能饮食；脉微而病解的，是病邪已衰，故一定会出大汗而病愈。

注释

①解以夜半：病解的时候在半夜里，因半夜子时是阳生的时候。

问曰：脉病①欲知愈未愈者，何以别之？答曰：寸口、关上、尺中三处，大小、浮沉、迟数同等，虽有寒热不解者，此脉阴阳为和平，虽剧当愈。

问：临床诊察疾病，要想预断它的预后如何，应当怎样鉴别呢？答：就脉象来说，如寸、关、尺三部的脉象大小、浮沉、迟数相等，虽然寒热的症状还没有解除，但这种脉象为阴阳和平的表现，由此可知，病虽严重，也是能够痊愈的。

注释

①脉病：脉，诊察的意思。脉病，就是诊察疾病。

师曰：立夏脉洪大，是其本位，其人病身体苦疼重者，须发其汗。若明日身不疼不重者，不须发汗。若汗濈濈自出者，明日便解矣。何以言之，立夏脉洪大，是其时脉，故使然也。四时仿此。

老师说：患者在立夏出现洪大脉，为夏令本应见的脉象。此时，若患者出现身体疼痛重，必须用发汗法治疗；若第二天身体已经不疼重了，则无需再发汗了；若全身畅汗者，第二天病就会解除。这是什么道理呢？因为立夏季节见脉象洪大，是夏令本脉。脉能应时，表示正气充足，能够顺应时令变化，故知道病当痊愈。其他季节的脉象也可依此类推。

寸口脉，浮为在表，沉为在里，数为在府，迟为在脏。假令脉迟，此为在脏也。

寸口脉浮的为病在表，脉沉的为病在里，脉数的为病在腑，脉迟的为病在脏。若有迟脉出现，即病在脏。

趺阳脉①浮而涩，少阴脉如经②者，其病在脾，法当下利。何以知之？若脉浮大者，气实血虚也，今趺阳脉浮而涩，故知脾气不足，胃气虚也；以少阴脉弦而浮才见，此为调脉，故称如经也。若反滑而数者，故知当屎脓也《玉函》作溺。

趺阳脉浮而且涩，少阴脉如常的，这是病变在脾，照理应当发生下利。怎么知道的呢？如果脉浮而大，则是气实血虚，现在趺阳脉并不浮大，却是浮涩而不畅，因而知道为脾胃气虚。因为少阴脉弦又现浮象，乃调和无病之征，所以说少阴脉如常。如果反见脉滑而数，则为火热内伤经脉，将发生便下脓血。

注释

①趺阳脉：足背部的动脉，在第二、第三跖骨之间，相当于冲阳穴部位。

②少阴脉如经：经，正常也。少阴脉如经，指少阴脉如常，没有变化。

寸口脉浮而紧，浮则为风，紧则为寒，风则伤卫，寒则伤荣，荣卫俱病，骨节烦疼，当发其汗也。

寸口脉浮而紧，浮为风邪外受，紧为寒邪外束，浮紧并见，为风寒侵表之象。卫气就会被风邪所伤，而营气则会被寒邪所伤。营气、卫气皆病，骨节疼痛就会出现，这是风寒袭表，经气不畅所致，所以应当采用发汗法治疗。

师曰：患者脉微而涩者，此为医所病也。大发其汗，又数大下之，其人亡血，病当恶寒，后乃发热，无休止时。夏月盛热，欲着复衣，冬月盛寒，欲裸其身。所以然者，阳微则恶寒，阴弱则发热，此医发其汗，使阳气微，又大下之，令阴气弱。五月之时，阳气在表，胃中虚冷，以阳气内微，不能胜冷，故欲着复衣。十一月之时，阳气在里，胃中烦热，以阴气内弱，不能胜热，故欲裸其身。又阴脉迟涩，故知亡血也。

老师说：患者脉微而涩的，为医生误治所造成的病变。因误用峻汗药发汗，致阳气虚弱，又多次用峻泻药攻下，又损伤阴液，致阴阳俱虚，故患者畏寒，接着又发热。并且发热畏寒没有休止，夏天天气炎热，却想多穿衣服；冬季天气寒冷，却想裸露身体。这样的原因是，阴阳俱损，阳气衰弱就畏寒，阴血不足就要发热。五月的天气正值盛夏，阳气趋表，里阳微弱，不能胜阴寒，故想多穿衣服；十一月正值冬令，阳气内潜，阴气内弱，不能胜内热，故胃中烦热，意欲裸体减衣。此外，患者尺部脉迟涩，更是营血不足的有力证据。

脉浮而大，心下反硬，有热属脏①者，攻之②不令发汗，属府③者，不令溲数，溲数则大便硬。汗多则热愈，汗少则便难，脉迟尚未可攻。

脉象浮而且大，心下部反而硬满，如属热结于里的，治疗时不可使用发汗的方法；热邪炽盛的，也不可使用利小便法，因为小便一多，大便就会燥硬。汗出较多则邪有出路，邪去则热退而病愈，反之汗出太少，则邪不得外泄，热邪伤津，也会导致大便困难。这时可酌用下法治疗，但是如见到迟脉，则不可使用攻下的方法。

注释 >>> >

①属脏：病邪在里的意思。指出“属脏”就意味着病邪深入于里，并不是五脏真有病变。

②攻之：治疗的意思，不可一概认为攻下。“太阳篇”里有“攻表宜桂枝汤”，就是很好的注释。

③属府：邪热炽盛的意思。古人以大热属胃，不一定是肠有燥屎。张隐庵认为指膀胱水府，似嫌有悖原意。

趺阳脉浮，浮则为虚，浮虚相搏，故令气，言胃气虚竭也。脉滑则为哕①，此为医咎，责虚取实②，守空③迫血，脉浮，鼻中燥者，必衄也。

趺阳脉浮，浮为虚，虚则胃中不和，胃虚气逆，所以发生气逆而噎塞的症状。如果脉象滑的，为胃虚寒饮内停之象，寒饮上逆，皆会出现呃逆。均为医生误治的过失，他们误用治实症的方法治疗虚症，对于空虚之症，反而使用攻逐实邪法来劫迫阴血，致使胃气虚竭。若脉浮而鼻中干燥的，鼻孔势必出血。

注释 >>> >

①哕：有声无物曰哕，即俗称呃逆。

②责虚取实：把虚症当作实症治疗。

③守空：荣在内为守。“守空”即内守的荣血空虚之意。

养生大攻略

流鼻血的穴位疗法

症状原因：通常情况下，鼻子因受到打击会流血，另外，因“上火”、感情变化、气候变化、环境变化和营养状态变化也会出血，这种情形常见于一般年轻男女。女性在月经时期或妊娠之时，也有可能突然出血。

缓解方法：由于上火、鼻腔干燥或其他原因刺激而

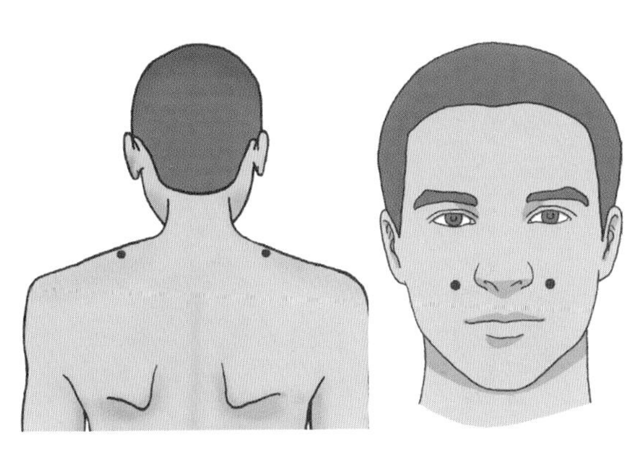

肩井穴　　巨髎

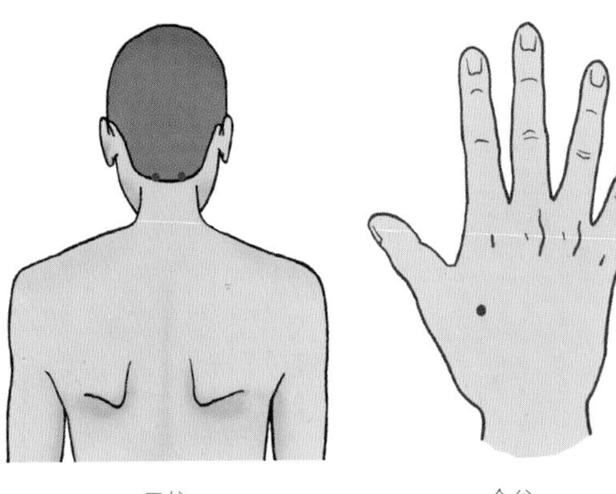

天柱　　合谷

神庭穴　　上星

引起的鼻出血，用穴位疗法止血效果很好。鼻出血时应安静地坐下或躺下，然后用脱脂棉塞住鼻孔，并用冷水浸过的毛巾冷敷鼻子，然后再慢慢地指压穴位。

主要穴位：脚后跟，肩井、巨髎、天柱、合谷、上星、神庭穴。

操作步骤：

脚后跟　①找法：踝关节及足跟骨之间的凹陷处。②刺激方法：鼻子出血时，马上用拇指和食指捏脚后跟（踝关节及足跟骨之间的凹陷处），左鼻出血捏右脚跟，右鼻出血捏左脚跟，即止血。

肩井　①找法：位于大锥与肩峰连线中点。②刺激方法：用食、拇指掐捏，挤压穴位中心，将肩部肌肉向上提起3～5秒钟，反复3回为1次，每次间歇两分钟，发作时连接3次。

巨髎　①找法：在瞳孔直下，鼻唇沟外侧，与鼻翼下缘相平。②刺激方法：将双手食指指腹放于左右穴位，对称地进行按揉。每穴5分钟。可有效止鼻出血。

天柱　①找法：位于项部大筋（斜方肌）外缘之后发际凹陷中。②刺激方法：双手拇指压迫头部后面的天柱穴。持续3分钟。

合谷　①找法：手掌合拢时，大拇指与食指之间便会有一稍微隆起的部位。②刺激方法：指压时应朝小指方向用力，而并非垂直手背的直上直下按压，这样才能更好地发挥此穴道的疗效。

上星　①找法：在前发际线直上1寸处。②刺激方法：用一手的拇指按压在穴位上，有酸涨感后向一个方向按揉，每穴5分钟。可以止血。

神庭　①找法：在前发际线直上半寸处。②刺激方法：用中指点压神庭穴持续3分钟，按压时不要太用力，就可以止住鼻子流血。

原文→译文

诸脉浮数，当发热而洒淅恶寒。若有痛处，饮食如常者，蓄积有脓也。

凡是脉象浮数，应当有发热和像冷水喷洒一样的恶寒。如果有局部疼痛的地方，而且饮食如常，这是蓄积痈脓的征象。

脉浮而迟，面热赤而战惕[1]者，六七日当汗出而解；反发热者差迟[2]，迟为无阳，不能作汗，其身必痒也。

脉象浮而迟，脸上发热潮红，同时全身伴有发冷颤抖的，到六七天时，应当汗出而愈。如果没有出汗，反而发热的，那么就会延迟病愈的日期。这是因为，患者脉象迟，是里阳不足。里阳衰虚，不能蒸化津液做汗外出，邪郁肌表而不得解，所以发热无汗并必伴皮肤瘙痒，所以病愈的时间就必然延长。

注释

①战惕：震颤发抖。

②差迟：病愈的日期延迟。

脉阴阳俱紧者，口中气出，唇口干燥，踡卧[1]足冷，鼻中涕出，舌上胎滑[2]，勿妄治也。到七日以来，其人微发热，手足温者，此为欲解。或到八日以上，反大发热者，此为难治。设使恶寒者，必欲呕也；腹内痛者，必欲利也。

脉寸部和尺部都呈紧象，同时出现鼻塞流涕、用口呼吸、唇口干燥、身体蜷曲而卧、足冷、舌苔滑等症，为表里俱病，虚实混淆，既有寒邪郁闭肌表，又有阳虚里寒。此时，治当精思明辨，分清表里之偏重，妥善处置，切勿随意乱投药物。若患者畏寒发热，有恶心想吐的感觉，这是表寒偏重，病势偏重于表，治宜解表为主，兼顾其里；若患者腹痛，腹泻，又是里寒偏盛，里证为重为急，治当先救其里，后治其表，或温里解表兼施。病至七八天后，若出现微发热而手足转温和的，即正复邪退、疾病向愈的佳兆；若反而发大热的，为正衰邪盛、虚阳外越的征兆，这时病就比较难治了。

注释

①踡卧：眠卧时身体踡屈不伸。

②胎滑：苔滑，舌上有腻滑的白苔。

脉浮而滑，浮为阳，滑为实，阳实相搏，其脉数疾，卫气失度[1]，浮滑之脉数疾，发热汗出者，此为不治。

脉象浮而滑，浮为病在阳，滑为邪气实，阳分邪实太过，脉象又会数急，这时卫气失去循行的常度，浮滑的脉变为数急，并且发热汗出，已成阴液外亡，孤阳独亢之势，这是不治的死症。

注释

①卫气失度：卫气失去循行的常度。

伤寒，咳逆上气[1]，其脉散[2]者死，谓其形损故也。

伤寒病，咳喘气逆，若见脉形散乱无根，以及大骨陷下等形损之症的，是元气将散、脏气将绝的征象，属于死症。

注释

①上气：谓气壅于上，不得下行。

②脉散：举之浮散，按之即无，来去不明而散漫无根，所以叫作“散脉”。

养生大攻略

流涕、鼻塞的穴位疗法

症状原因：感冒之所以会引起流鼻涕，是因为细菌和病毒会引起鼻黏膜发炎，充血肿胀。初期为清水样或者黏液性，感冒后期可以出现脓涕。感冒后我们多半会感到鼻塞，就是鼻子不通气。感冒时，鼻粘膜发炎、毛细血管扩张，分泌物就增多，这样就使气体出入受到障碍，鼻子自然就不容易通气了。

缓解方法：穴位刺激法可以缓解症状。

主要穴位：鼻通穴、鼻穿穴、迎香穴、印堂穴。

操作方法：

鼻通穴　①找法：鼻头上端鼻骨两侧八字形纹开始处。左右各一。②刺激方法：用中指指腹对该穴位缓慢进行3 ~ 5秒的垂直按压，进行3 ~ 7次，至症状缓解为止。

鼻穿穴　①找法：从鼻子最低处（头侧）到鼻尖的二分之一处开始两手指向左右下滑自然停止处为鼻穿穴。左右各一。②刺激方法：用两手中指指腹对该穴位缓慢进行3 ~ 5秒的垂直按压，进行3 ~ 7次，至症状缓解为止。

迎香穴　①找法：在鼻翼两侧。②刺激方法：将食指指尖置于迎香穴，做旋转揉搓。鼻吸口呼。吸气时向外、向上揉搓，呼气时向里、向下揉搓，连做8次，多可64次，大体上就可以使鼻子通畅。

印堂穴　①找法：在左右眉头间的中央。②刺激方法：以中指指腹按在印堂穴上，往上推穴道似的稍稍用力，缓慢的往下压。如此几次施加刺激，鼻塞就可以消失。

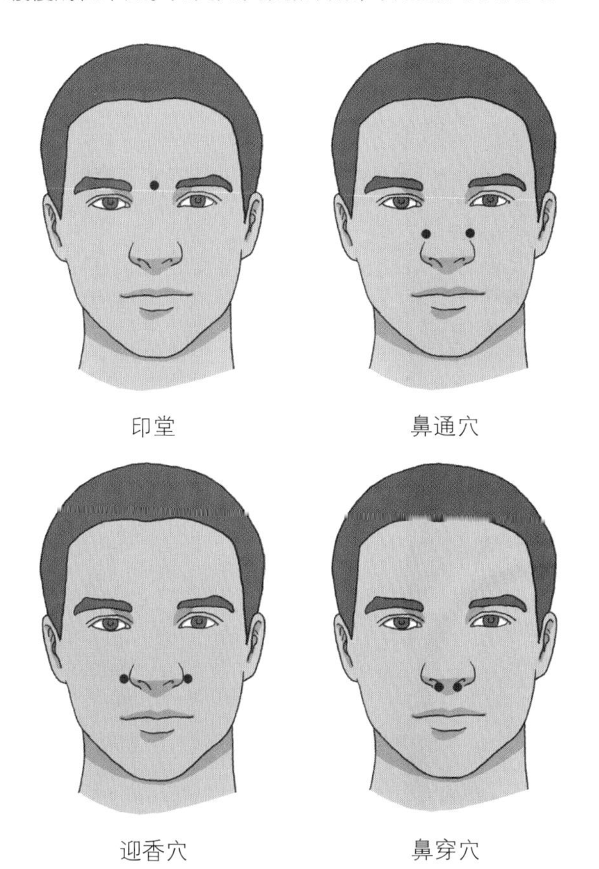

印堂　鼻通穴

迎香穴　鼻穿穴

平脉法

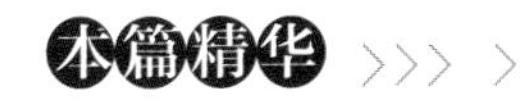

本篇精华

1. 寸部、关部和尺部脉象的特征；
2. 医师诊脉的要点。

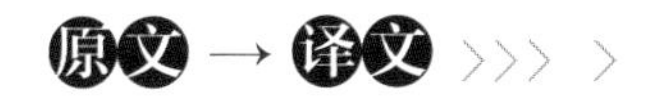

原文 → 译文

问曰：脉有三部，阴阳相乘，荣卫血气，在人体躬，呼吸出入，上下于中，因息游布[1]，津液流通，随时动作，效象形容[2]。春弦秋浮，冬沉夏洪，察色观脉，大小不同。一时之间，变无经常，尺寸参差[3]，或短或长，上下乖错，或存或亡，病辄改易，进退低昂[4]，心迷意惑，动失纪纲，愿为具陈，令得分明。师曰，子之所问，道之根源。脉有三部，尺寸及关，荣卫流行，不失衡铨[5]，肾沉心洪，肺浮肝弦，此自经常，不失铢分，出入升降，漏刻[6]周旋，水下百刻，一周循环，当复寸口，虚实见焉。变化相乘，阴阳相干，风则浮虚，寒则牢坚，沈潜水滀，支饮急弦，动则为痛，数则热烦，设有不应，知变所缘。三部不同，病各异端，大过可怪，不及亦然。邪不空见，终必有奸，审察表里，三焦别焉。知其所舍，消息诊看，料度腑脏，独见若神，为子条记，传与贤人。

问：人的脉象有寸关尺三部，是阴阳相互依存、维系的反映。脉的搏动与营卫气血及肺气密切相关。在人体内，营卫气血随呼吸出入、气息的活动而循环上下、敷布周身，故有脉的跳动。人与天地相应，四时气候的变化势必影响到人，故脉随四时而有变化，呈现多种多样的形态。例如春天脉像弦，秋天脉像浮，冬天脉像沉，夏天脉像洪。同时，患者的脉象有大小的区别，即使在一个时间内，也往往变化不定。此外，尺部和寸部脉象可参差不齐，或见短脉，或见长脉；上部和下部的脉象可以不一，有的有脉搏存在，有的脉搏消失。而且，人自生下来，病脉搏就会发生变化，或见脉搏跳得快，或见脉搏跳得慢，或见脉浮，或见脉沉。这些都容易使人心迷意惑，动辄就丢掉纲领，请老师详加陈述，以便清楚明白。

老师答：你所提到的，正是医道中的根本问题。脉有三部，就是寸关尺。营卫、气血的流行，如尺之量长短，秤之称轻重，准确无误。故肾脉沉，心脉洪，肺脉浮，肝脉弦，此为各脏正常的本脉，不会有丝毫差错。随呼吸出入，人体营卫之气流行，按漏刻时间循环周身。漏刻中水下百刻，则循环一周。因此，按寸口之脉，即可察人体虚实，观病情的变化，明阴阳的偏盛偏衰。若感受风邪，则脉象浮虚，感受寒邪则脉象牢坚，沉伏之脉主水饮停蓄，急弦之脉是支饮为害，动脉主痛，数脉主热甚。若脉不相对应于病症，需了解其变化的根源。寸关尺三部的脉象不同，疾病也就相异。脉搏太过是病态，不及也是病态。总之，邪气不是空无所见的，如果穷究其源，必能找到病变根本。因此必须审察病在表，还是在里，分辨在上焦、中焦，还是下焦，明确邪气所侵犯的部位，诊察推断脏腑的盛衰。若掌握了这些，就会有独到、高超的见解。为此，分条记述如下，以此传给那些有知识的人。

注释

①因息游布：借气息活动，精华物质得到游行输布。

②效象形容：仿效物象描述脉的形状。

③参差：长短不齐。

④进退低昂：脉象有快慢高低之异。

⑤衡铨：古代量轻重的器具，这里喻作正常法度。

⑥漏刻：是古代计时的水器，百刻为一昼夜，约合现代的二十四小时。

师曰：呼吸者，脉之头也。初持脉，来①疾去②迟，此出疾入迟，名曰内虚外实也。初持脉，来迟去疾，此出③迟入④疾，名曰内实外虚也。

老师说：人之呼吸，是计算脉搏的标准。初按脉搏时，脉来得快去得慢，这是呼气时脉快而吸气时脉慢，叫作内虚外实。初按脉搏时，脉来得慢去得快，这是呼气时脉慢而吸气时脉快，叫作内实外虚。

注释

①～④来、去、出、入：气之呼出者为来为出，气之吸入者为去为入。

问曰：上工望而知之，中工问而知之，下工①脉而知之，愿闻其说。师曰：病家人请云，患者苦发热，身体疼，患者自卧，师到诊其脉，沉而迟者，知其差也。何以知之？若表有病者，脉当浮大，今脉反沉迟，故知愈也。假令患者云腹中卒痛②，患者自坐，师到脉之，浮而大者，知其差也。何以知之？若里有病者，脉当沉而细，今脉浮大，故知愈也。

问：高明的医生，通过察言观色便能知道病情，一般的医生，通过问诊就能知道病情，水平低下的医生通过诊脉才能知道病情。这是什么道理呢？请老师赐教。

老师答：若患者家属来请医生时说：患者发热厉害，身体疼痛，却能自然安睡。到患者家后诊患者的脉为沉而迟，知道疾病将要痊愈。医生是根据什么判断的呢？患者发热、身体疼痛，是表症之见症，表症脉应浮大，现在脉反见沉迟，为表症而得里脉，由此可知邪气已衰，疾病将要痊愈。若患者说腹部突然疼痛，却能安然自坐，切其脉为浮大，也可知疾病将愈。医生又是根据什么知道的呢？这是因为，患者腹内疼痛，是病在里，里有病脉应当沉而细，现脉浮大，是阴症而见阳脉，为正复邪退之兆，故得知疾病将愈。

注释

①下工：工，是指医生；上、中、下，是指医生的水平有高低之分。

②卒痛：骤然发作时的疼痛。

师曰：患者家来请云，患者发热烦极。明日师到，患者向壁卧，此热已去也。设令脉不和，处言①已愈。设令向壁卧，闻师到，不惊起而盻视②，若三言三止，脉之咽唾者，此诈病也。设令脉自和，处言此病大重，当须服吐下药，针灸数十百处乃愈。

医师说：患者家里人说，患者发热烦扰得很厉害。第二日医师到了患者家，看到患者面向墙壁而卧，这是热已退去，即使脉尚未和，亦可以断言此病即将痊愈。假使患者向壁而卧，听说医师来到，并不惊慌起身，却以目怒视，几次欲说病情却又不说，给他诊脉时，吞咽唾沫的，这是伪装的假病。假使脉正常，可故意断言此病非常严重，必须服用大吐大下的药物，并须针灸数十百处之多，才能痊愈。

注释

①处言：决断之意。处言，即断言。

②盻视：怒视。

师持脉，患者欠①者，无病也。脉之呻②者，病也。言迟③者，风也。摇头言者，里痛也。行迟者，表强也。坐而伏者，短气也。坐而下一脚者，腰痛也。里实护腹，如怀卵物者，心痛也。

医生给患者诊脉时，患者打呵欠的，无病。医生给患者诊脉时，患者呻吟的，有病。若说话迟钝不灵活的，是风病；说话摇头的，是里有疼痛的病症；行动迟缓的，是筋脉强急的病变；俯伏而坐的，是短气；不能正坐的，是腰痛；双手护腹，似怀抱鸡蛋不肯放手，惧怕人触碰的，为脘腹疼痛。

注释

①欠：呵欠。

②呻：呻吟，患者因痛苦而发出哼声。

③言迟：说话迟缓。

师曰：伏气①之病，以意候之，今月之内，欲有伏气。假令旧有伏气，当须脉之。若脉微弱者，当喉中痛，似伤，非喉痹②也。患者云：实咽中痛。虽尔，今复欲下利。

老师说：伏气的疾病，可以推理判断，这个月内，可能会发生伏气病。假如以往有邪气内伏，应当注意脉象的变化。如果脉象微弱，当伴有喉中疼痛，似乎受伤一样，但不同于喉痹症。患者说确实咽中痛，虽然如此，此刻又要腹泻。

注释 >>> >

①伏气：病邪伏于体内，过时发病。

②喉痹：咽喉闭塞而痛。

问曰：人恐怖[1]者，其脉何状？师曰：脉形如循丝累累[2]然，其面白脱色也。

问：人在恐惧惊怕的时候，脉的形态怎样呢？老师答：脉形好像用手指按丝线，纤细而连贯，同时，患者的面部失色而显苍白。

注释 >>> >

①恐怖：恐惧惊怕。

②累累：形容羸惫，这里是形容脉的细小无力。

问曰：人不饮，其脉何类？师曰：脉自涩，唇口干燥也。

问：人没有饮水，他的脉象怎样？师答：脉象涩而不流利，并且唇口干燥。

问曰：人愧者，其脉何类？师曰：脉浮而面色乍白乍赤[1]。

问：人羞愧时，脉有什么样的表现呢？老师答：脉象浮，并见面色忽红忽白。

注释 >>> >

①乍白乍赤：一忽儿白，一忽儿红。

问曰：《经》说脉有三菽[1]、六菽重者，何谓也？师曰：脉，人以指按之，如三菽之重者，肺气也；如六菽之重者，心气也；如九菽之重者，脾气也；如十二菽之重者，肝气也；按之至骨者，肾气也。假令下利，寸口、关上、尺中悉不见脉，然尺中时一小见，脉再举头[2]，肾气也，若见损脉[3]来至，为难治。

问：《难经》上说：脉象有三菽重、六菽重的，这是什么意思？师答：诊察疾病，医者以手按脉的时候，轻按下去如三粒豆那样的重量而切得的为肺脉，如六粒豆那样的重量而切得的为心脉，进而如九粒豆那样的重量而切得的为脾脉，重按如十二粒豆那样的重量而切得的为肝脉，按之至骨而切得的为肾脉。倘若患腹泻，寸关尺三部的脉象都按不到，然而尺部脉间或轻微一见，随着呼吸再动而应指外鼓的，这是肾气尚未竭绝；如果出现损脉的话，那就难以治疗了。

注释 >>> >

①菽：豆的总称。“三菽”“六菽”等是说手指用力的轻重。

②脉有举头：脉搏随呼吸再动而应指外鼓。

③损脉：脉一呼一至，一吸一至，名为损脉。

问曰：脉有相乘[1]，有纵有横，有逆有顺，何谓也？师曰：水行乘火，金行乘木，名曰纵[2]；火行乘水，木行乘金，名曰横[3]；水行乘金，火行乘木，名曰逆[4]；金行乘水，木行乘火，名曰顺[5]也。

问：脉有互相乘侮，有纵克，有横克，有逆克，有顺克，这是什么意思呢？师答：如水克火，金克木，克其所胜则放纵自如，所以叫作纵。火克水，木克金，反克己所不胜，则横行无忌，所以叫作横。水克金，火克木，子去克母，所以叫作逆。金克水，木克火，母来克子，所以叫作顺。

注释 >>> >

①乘：克贼也。

②纵：纵任其气，乘其所胜。

③横：其气横逆，反乘其不胜。

④逆：子行乘母，以下犯上为背逆。

⑤顺：母行乘子，以尊临卑为言顺。

问曰：脉有残贼[1]，何谓也？师曰：脉有弦、紧、浮、滑、沉、涩，此六脉名曰残贼，能为诸脉作病也。

问：脉象中有邪气伤人的病脉，是怎么回事？老师答：脉象中有弦、紧、浮、滑、沉、涩，这六种脉象即邪气伤人所致的病脉，是各经脉受到邪气的侵害而致的病变。

注释 >>> >

①脉有残贼：残贼，伤害。脉有残贼，指邪气伤害人体所致病脉。

问曰：脉有灾怪，何谓也？师曰：假令人病，脉得太阳，与形证相应，因为作汤。比还送汤如食顷，患者乃大吐，若下利，腹中痛。师曰：我前来不见此证，今乃变异，是名灾怪[1]。又问曰：何缘作此吐利？答曰：或有旧时服药，今乃发作，故为灾怪耳。

问：脉有灾怪，这是什么意思？老师答：假如一个患者，脉象与症候都符合太阳病，因而给予治太阳病的汤药。回家后服汤药大约一顿饭的时间，患者就出现大吐，或下利腹痛等症。医师说我先前来诊病时并无此症，现在忽然发生这样异常的变化，这名叫灾怪。又问：什么原因导致现在呕吐腹泻的呢？回答说：或许在前些时候，曾经服过其他的药，而现在发生了作用，所以会出现灾怪情况。

注释 >>> >

①灾怪：药症相符，服药反而病情加剧，是其灾可怪，

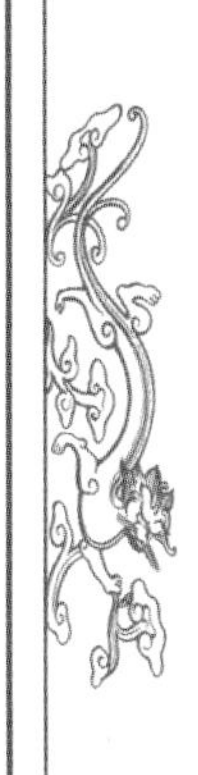

因名灾怪。

问曰：东方肝脉，其形何似？师曰：肝者木也，名厥阴，其脉微弦濡弱而长，是肝脉也。肝病自得濡弱者愈也。假令得纯弦脉者死，何以知之？以其脉如弦直，此是肝脏伤，故知死也。

问：东方肝脉，它的表现怎么样？老师答：肝属木，又叫厥阴，其脉微弦濡弱而长，是肝的平脉，若肝病而见濡弱之脉，为疾病将愈之兆。若为单纯弦脉的，预后不良。为什么呢？因为其脉如弓弦一样直，这是肝脏损伤，故可知预后不良。

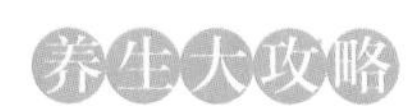

按摩中指可消除肝脏疾患

人手部的五指与器官相对应。中指对应的是肝脏和五官，反映的是循环系统、内分泌系统的疾病。按摩中指，可以消除肝脏的疾患，消除疲劳及五官不适，还可消除头晕、耳鸣等症状。

按摩中指的方法如下：

（1）先按摩左手。右手的拇指和食指按压左手中指的两侧，感觉疼时再坚持 10 秒钟。（右手相同）

（2）右手的食指和拇指分别上下夹住左手的中指，用力按压，坚持 3 秒钟。（右手相同）

（3）换右手按摩，方法相同。

原文 → 译文 >>> >

南方心脉，其形何以？师曰：心者，火也，名少阴，其脉洪大而长，是心脉也。心病自得洪大者愈也。假令脉来微去大，故名反，病在里也；脉来头小本大[1]，故名覆，病在表也；上微头小[2]者，则汗出；下微本大[3]者，则为关格不通，不得尿。头无汗者可治，有汗者死。

南方心脉的形象怎样？老师说：心于五行属火，于六气属少阴，所以其脉洪大而长，这是心的平脉。若心病而见到洪大的脉，即易于痊愈。假使脉来微去大，这是反常的现象，故名反，为病在里；若寸脉小，尺脉大，邪从里向表，故名覆，为病在表；如寸脉微小的，容易汗出；尺脉微大的，则为关格不通，不得小便，无头汗的，尚可医治；若有头汗，则多属不治。

注释 >>> >

①头小本大：寸为头，尺为本；“头小本大”即寸脉小，尺脉大。

②上微头小：寸脉微小。

③下微本大：尺中微大。

西方肺脉，其形何似？师曰：肺者，金也，名太阴，其脉毛浮也。肺病自得此脉，若得缓迟者皆愈；若得数者则剧。何以知之？数者南方火，火克西方金，法当痈肿，为难治也。

西方肺脉的表现是怎样的呢？老师答：肺属金，又叫太阴，其脉如毛之浮，是肺的平脉。若肺病而见此脉，或见缓迟的，是疾病将愈。若有数脉出现，则疾病即将增剧。为什么呢？脉数，主南方火邪盛，火克西方金，就会形成痈肿，是难治之症。

问曰：二月得毛浮脉，何以处言至秋当死？师曰：二月之时，脉当濡弱，反得毛浮者，故知至秋死。二月肝用事[1]，肝属木，脉应濡弱，反得毛浮脉者，是肺脉也，肺属金，金来克木，故知至秋死。他皆仿此。

问：二月得毛浮的脉象，为何预断说到秋天当死呢？老师说：二月的时节脉当软弱，今反得毛浮脉，故知道到秋天当死。二月是肝当令的时候，肝属木，脉当软弱，现在反见毛浮的肺脉，肺于五行属金，金能克木，所以预知其到秋天金旺时候就会死亡。其余各季脉象变化，可以按照这个道理类推。

注释 >>> >

①二月肝用事：用事，就是当权执政，古人以五脏分属于四季，春季与肝相应，所以说二月肝用事。

师曰：脉肥人责[1]浮，瘦人责沉。肥人当沉，今反浮，瘦人当浮，今反沉，故责之。

老师说：给肥胖人诊脉，若脉浮，应当寻求致浮的原因；为瘦弱人诊脉，若脉沉，应当查找致沉的根源。因为肥胖人脉象本应当沉，现反而见浮；瘦弱人脉象本应浮，现反而见沉。两者皆为反常之脉，故理应查找原因。

注释 >>> >

①责：求。

师曰：寸脉下不至关为阳绝，尺脉上不至关为阴绝，此皆不治，决死也。若计其余命生死之期，期以月节克之[1]也。

老师说：寸脉不下行至关，此为阳绝，尺脉不上行至关，此为阴绝，这都是疾病不治之候，决定了其预后必死。假使要预计他的生死日期，可按月令季节和疾病相克的道理去推测。

注释 >>> >

①月节克之：月令季节和疾病相克的时期。

师曰：脉患者不病，名曰行尸[1]，以无王气[2]，卒眩仆、不识人者，短命则死。人病脉不病，名曰内虚，以无谷神[3]，虽困无苦。

老师说：脉象有病而外形无病的，叫作行尸，是脏腑生气已竭的表现，若突然昏眩仆倒不省人事的，则会夭折而亡。若外形病而脉象正常的，叫作内虚，这是因水谷之气缺乏而致，虽然身体困苦，也不会有大的危害。

注释

①行尸：喻徒具形骸，虽生犹死。
②王气："王"读"旺"，指脏腑牛长之旺气。
③谷神：水谷的精气。

问曰：翕奄沉[1]，名曰滑，何谓也？师曰：沉为纯阴，翕为正阳，阴阳和合，故令脉滑，关尺自平。阳明脉微沉，食饮自可；少阴脉微滑，滑者，紧之浮名也，此为阴实，其人必股内汗出，阴下湿也。

问：脉搏浮动，忽然而沉，名叫滑脉，这是什么意思？师答：沉为少阴纯阴，翕为阳明正阳，浮沉起伏并见是阴阳和合之故，所以形成了圆转流利的滑脉，而关尺部自平。阳明脉微沉，则饮食尚可；少阴脉微滑，所谓滑，指紧而升浮之状，这是少阴邪实，患者必有大腿内侧出汗，阴部潮湿的现象。

注释

①翕奄沉：脉来盛大，忽聚而沉，如转珠之状。

问曰：曾为人所难，紧脉从何而来？师曰：假令亡汗若吐，以肺里寒，故令脉紧也；假令咳者，坐饮冷水，故令脉紧也；假令下利，以胃虚冷，故令脉紧也。

问：我曾被人问难，怎样才会产生紧脉呢？老师答：若发汗太过，或者催吐，导致肺脏虚寒，可致紧脉；若咳嗽的患者，因喝冷水，致寒饮内停，也能产生紧脉；若患虚寒腹泻，因胃中虚寒，同样可致紧脉。

寸口，卫气盛，名曰高[1]，荣气盛，名曰章[2]，高章相搏，名曰纲[3]。卫气弱，名曰惵[4]，荣气弱，名曰卑[5]，惵卑相搏，名曰损[6]。卫气和，名曰缓[7]，荣气和，名曰迟[8]，缓迟相搏，名曰沉[9]。

诊寸口脉，卫气盛实的，叫作高；荣气盛实的，叫作章；高和章相互合聚，叫作纲；卫气虚弱的，叫作惵；荣气虚弱的，叫作卑；惵和卑相互合聚，叫作损；卫气和的，叫作缓；荣气和的，叫作迟；缓与迟相互合聚，叫作沉。

注释

①高：脉气浮盛。
②章：脉形充实。
③纲：经脉满急强盛。
④惵：恐惧怯弱。
⑤卑：低下的意思。
⑥损：气血减损。
⑦缓：徐缓柔和。
⑧迟：从容舒迟。
⑨沉：元气密固。

寸口脉缓而迟，缓则阳气长，其色鲜，其颜光，其声商[1]，毛发长；迟则阴气盛，骨髓生，血满，肌肉紧薄鲜硬。阴阳相抱，荣卫俱行，刚柔相得，名曰强也。

寸口脉缓而迟，缓脉是卫气调和之象，卫气充盛于外，故其人皮肤光鲜，有光泽，声音清晰高亢，毛发生长旺盛；迟脉为营卫调和之象，营血盛于内，故其人骨髓生长，血脉充盛，肌肉丰腴结实。阴阳相互促进，营卫之气流通，刚柔相济，故身体强壮无病。

注释

①商：为宫、商、角、徵、羽五音之一，特点是其声清越。

趺阳脉滑而紧，滑者胃气实，紧者脾气强，持实击强，痛还自伤，以手把刃，坐作疮也。

趺阳脉滑而紧，滑是饮食在胃而谷气实，紧是停食不化而脾气强，胃实与脾强相搏击，反而自相伤害，这好比自己用手握持刀刃，因而造成创伤。

寸口脉浮而大，浮为虚，大为实，在尺为关，在寸为格。关则不得小便，格则吐逆。

寸口脉浮而大，浮主正气虚，大主邪气实。浮大脉见于尺部的，是正虚于下，邪气关闭下焦，而致小便不通，即"关"；浮大脉见于寸部的，是正虚于上，邪气格拒上焦，故吐逆，为"格"。

趺阳脉伏而涩，伏则吐逆，水谷不化，涩则食不得入，名曰关格。

趺阳脉伏而兼涩，伏则呕吐上逆，水谷不能消化，涩则饮食不得入口，这也叫作关格。

养生大攻略

治疗呕吐的偏方

和降止呕方

【原料】半夏、黄芩、党参、藿香、川朴、炙甘草各10克，干姜6克，生姜3克。
【制法】水煎取药汁。
【用法】口服，每日1剂。
【功效】和胃止呕。
【适用】呕吐伴头晕、胸闷。

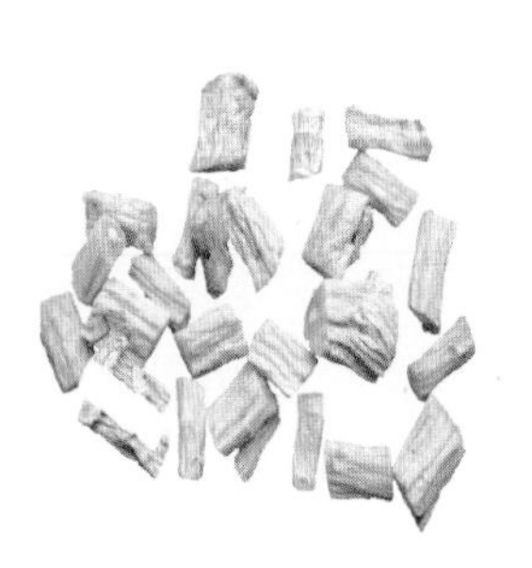

半夏　党参

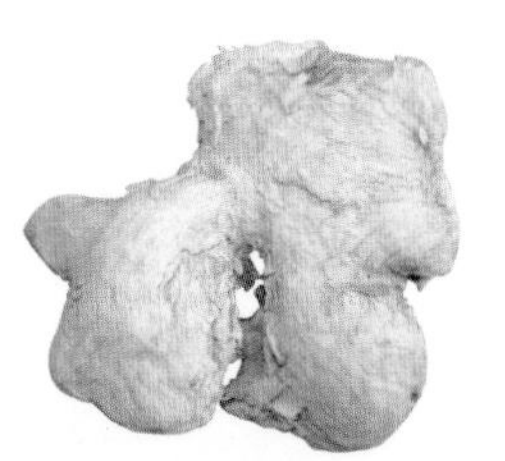

生姜　干姜

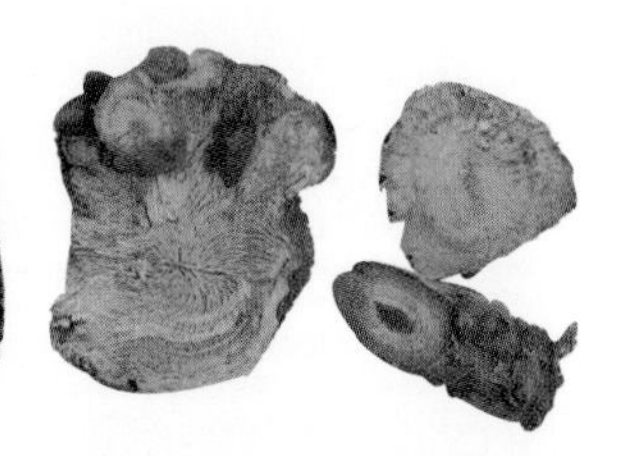

厚朴　甘草

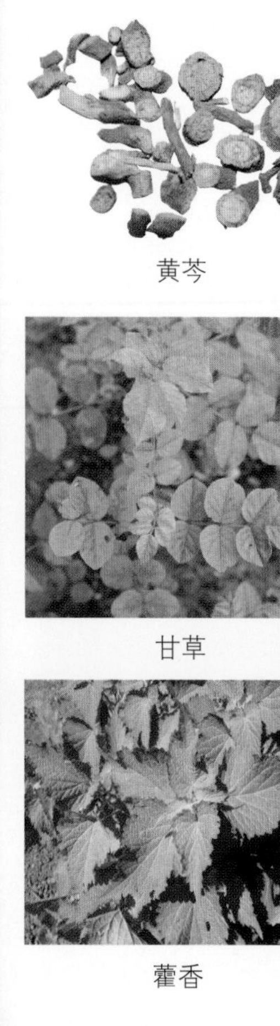

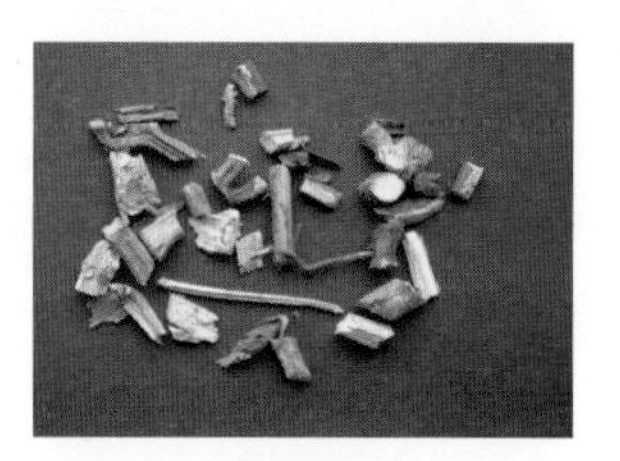

黄芩　藿香

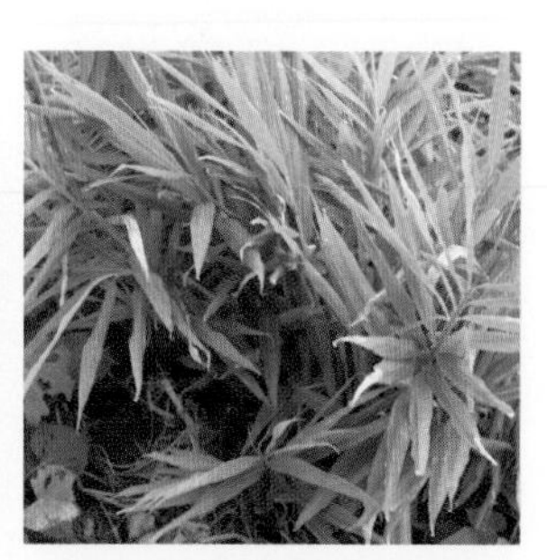

甘草　生姜

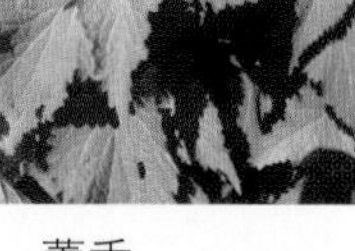

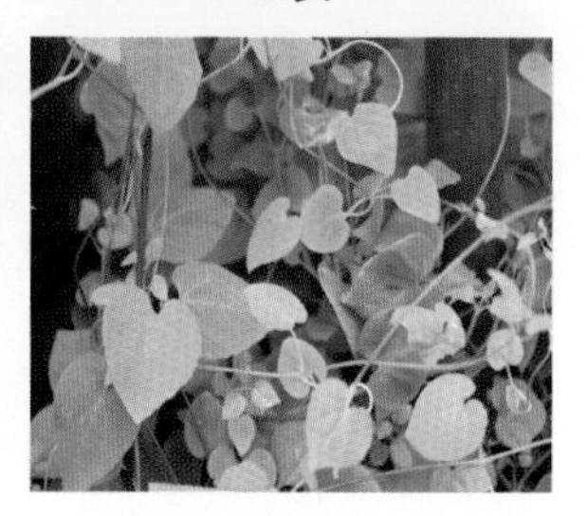

藿香　党参

生姜汁

【原料】生姜适量。

【制法】将生姜捣汁。

【用法】以开水冲服姜汁。

【功效】和胃止呕。

【适用】呕吐反胃。

蜂蜜姜汁

【原料】鲜姜适量，蜂蜜2汤匙。

【制法】鲜姜捣汁1汤匙，与蜂蜜混合，加水1汤匙，放入锅中蒸热，即可。

【用法】待药汁晾温后顿服。

【功效】和胃止呕。

【适用】反胃呕吐。

丁夏汤

【原料】丁香、半夏各9克，生姜少许。

【制法】将上药加水同煎。

【用法】饮汤，温服。

【功效】温中降逆。

【适用】呃逆呕吐，脾胃虚寒。

半夏胡椒丸

【原料】半夏（汤洗数次）、胡椒各等份，姜汁适量。

【制法】半夏、胡椒共研细末，姜汁为丸，如梧桐子大。

【用法】每服3～5丸，姜汤送服。

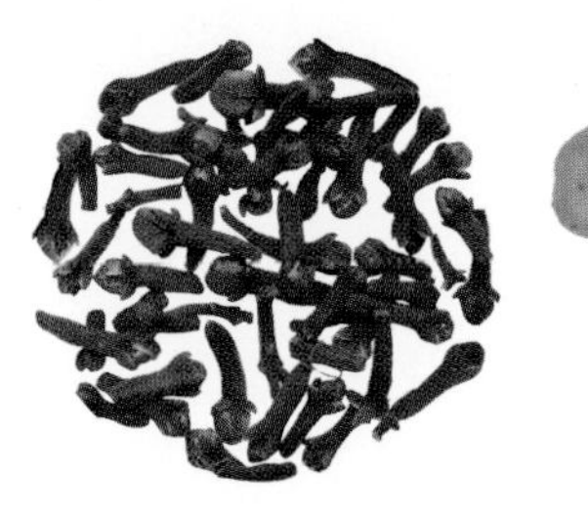

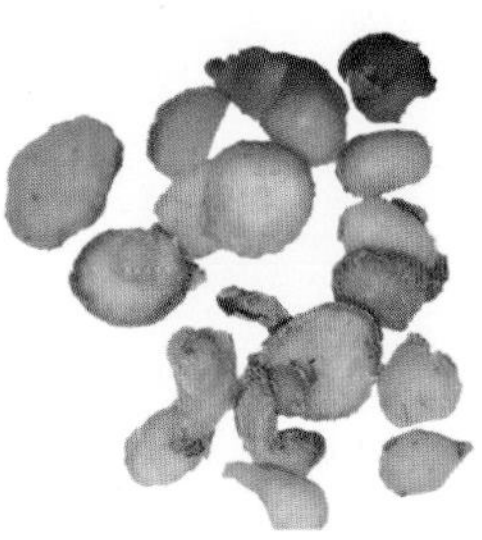

丁香　半夏

【功效】止呕和胃。

【适用】反胃呕吐，不思饮食。

原文→译文

脉浮而大，浮为风虚，大为气强，风气相搏，必成隐疹，身体为痒。痒者名泄风[1]，久久为痂癞[2]。

脉象浮而大，浮是感受风邪，大是邪气盛。风邪与正气相互搏结，轻的邪犯肌表而出现皮肤出疹，身体瘙痒，名叫泄风；重的风邪久羁不去，皮肤溃烂结痂。

注释

①泄风：风邪外泄。

②痂癞：皮肤溃烂结痂。

寸口脉弱而迟，弱者卫气微，迟者荣中寒。荣为血，血寒则发热；卫为气，气微者心内饥，饥而虚满，不能食也。

寸口的脉弱而迟，弱是卫气不足，迟是荣中有寒，荣就是血，血受寒邪则发热，卫是阳气，阳气微的心中感觉饥饿，然而虽觉饥饿，但终因虚满而不能食。

趺阳脉大而紧者，当即下利，为难治。

趺阳脉大而紧，脉大为虚，紧为寒盛，正虚而阴寒邪甚，应当见腹泻等症，较难治疗。

寸口脉弱而缓，弱者阳气不足，缓者胃气有余，噫而吞酸，食卒不下，气填于膈上也。

寸口的脉弱而缓，弱是胃中阳气不足，缓是胃中谷气有余，噫气吞酸，饮食不下，这是气滞不化，填塞于膈上的缘故。

趺阳脉紧而浮，浮为气，紧为寒，浮为腹满，紧为绞痛，浮紧相搏，肠鸣而转，转即气动，膈气乃下。少阴脉不出，其阴肿大而虚也。

趺阳脉浮而紧，浮为气虚，紧为寒甚，气虚则腹部胀满，寒甚则腹中绞痛。气虚寒甚相合，则出现肠鸣，腹中气机转动，气机一转动则胸膈壅滞之气得以下行。若少阴脉不现的，是虚寒之气结于下焦，可致外阴部肿大且疼痛。

寸口脉微而涩，微者卫气不行，涩者荣气不逮，荣卫不能相将，三焦无所仰①，身体痹不仁②。荣气不足，则烦疼口难言；卫气虚者，则恶寒数欠。三焦不归其部，上焦不归者，噫而酢吞③；中焦不归者，不能消谷引食；下焦不归者，则遗溲。

寸口的脉微而且涩，微是卫气衰而不行，涩是荣气弱而不及，荣卫不能相互资助，三焦失去依靠，身体麻痹，不知痛痒。荣气不足，则身体烦疼，口难言语；卫气虚弱，则洒淅恶寒，频频呵欠。三焦不能各司其职，上焦失职，噫气而吞酸；中焦失职，不能消谷，不要进食；下焦失职，则二便失禁。

注释>>>

①三焦无所仰：仰，恃也。三焦无所仰，是说三焦失去依靠。
②不仁：失去感觉，不知痛痒。
③噫而酢吞："酢"古与"醋"通用，即噫气而醋心吞酸。

趺阳脉沉而数，沉为实，数消谷，紧者病难治。

趺阳脉沉而数，沉主邪实于里，数主热，热能消化水谷，较易治疗。若脉不沉数而沉紧，为里寒甚，属难治之候。

寸口脉微而涩，微者卫气衰，涩者荣气不足，卫气衰，面色黄，荣气不足，面色青。荣为根，卫为叶，荣卫俱微，则根叶枯槁，而寒栗咳逆，唾腥吐涎沫也。

寸口脉微而且涩，微是卫气衰弱，涩是荣血不足；卫气衰弱，则面色萎黄，荣血不足，则面部色青。荣好比根本，卫好比枝叶，今荣卫俱衰微，则无论根本枝叶皆已枯萎，因而有形寒栗，咳嗽气逆，痰唾腥臭和吐涎沫的症状。

趺阳脉浮而芤，浮者卫气虚，芤者荣气伤，其身体瘦，肌肉甲错①。浮芤相搏，宗气②微衰，四属③断绝。

趺阳脉浮而芤，浮主卫气虚，芤主营气伤，营卫之气衰微，不能充养形体，故皮肤粗糙、身体消瘦，皮肤干燥甚至成鳞甲之状。

注释>>>

①肌肉甲错：皮肤干燥皲裂如鳞状，摸之碍手而不润泽。
②宗气：水谷之气，外达四肢，上聚于胸，名叫宗气。
③四属：四肢，也有的人认为是皮、肉、脂、髓。

寸口脉微而缓，微者卫气疏，疏则其肤空；缓者胃气实，实则谷消而水化也。谷入于胃，脉道乃行，水入于经，其血乃成。荣盛则其肤必疏，三焦绝经，名曰血崩。

寸口脉微而且缓，微是卫气不能固护，则腠理空虚；缓是胃气有余，胃气有余则饮食消化如常。食物得胃气的消化，才有脉道的运行，津液输送到经脉，才有荣血的形成。荣盛不与卫和，则卫虚不固，所以其肤必疏，三焦丧失掉正常功能，就会导致下血如崩。

趺阳脉微而紧，紧则为寒，微则为虚，微紧相搏，则为短气。

趺阳脉微而紧，紧为里寒，微为气虚。微紧相合，为脾胃虚寒、中气不足，故出现短气。

少阴脉弱而涩，弱者微烦，涩者厥逆①。

少阴脉弱而涩，弱则心中微烦，涩则手足逆冷。

注释>>>

①厥逆：四肢厥冷不温。

趺阳脉不出，脾不上下①，身冷肤硬。

趺阳脉隐伏不显，主脾阳衰微。脾虚不能运化，水谷精微不能营养周身上下，故身体冷而皮肤硬。

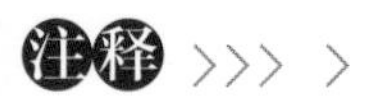

①脾不上下：脾虚失运，不能升清降浊。

少阴脉不至，肾气微，少精血，奔气促迫，上入胸膈，宗气反聚，血结心下。阳气退下，热归阴股，与阴相动，令身不仁，此为尸厥[1]，当刺期门、巨阙。

少阴脉按不到，是肾气微弱，精血不足。气上奔而促迫于胸膈，以致宗气反聚而血结于心下。气下陷而阳热趋于阴部和大腿内侧，与阴气相搏动，致身体失去知觉，这就形成尸厥，治疗当用针法急救，可刺期门、巨阙等穴。

注释 >>> >

①尸厥：肢体厥冷，无知无觉，状若死尸，名曰尸厥。

寸口脉微，尺脉紧，其人虚损多汗，知阴常在，绝不见阳也。

寸部脉微，尺部脉紧，微为阳气衰微，紧是阴寒内盛。阴邪常盛而阳衰，故患者虚弱多汗。

寸口诸微亡阳，诸濡亡血，诸弱发热，诸紧为寒，诸乘寒者则为厥，郁冒不仁[1]，以胃无谷气，脾涩不通，口急不能言，战而栗也。

寸口部凡是脉微的为阳虚，凡是脉濡的为血虚，凡是脉弱的多伴有发热，凡是脉紧的为寒邪；大凡阳虚血少的人，受到寒邪侵袭，就会发生厥逆，突然昏迷而失去知觉，这是因为胃阳素虚，缺乏谷气，脾的运化功能滞涩不畅，因而口紧急不能言语，怕冷而战栗。

注释 >>> >

①郁冒不仁：昏迷失去知觉。

问曰：濡弱何以反适十一头[1]？师曰：五脏六腑相乘，故令十一。

问：濡弱脉为什么皆适宜于十一脏呢？老师答：濡弱是胃气调和之脉，五脏六腑相生相克，皆赖胃气以滋生，所以濡弱脉对十一脏都适宜。

注释 >>> >

①十一头：十一种。

问曰：何以知乘腑？何以知乘脏？师曰：诸阳浮数为乘腑，诸阴迟涩为乘脏也。

问：怎样才能知道病已入腑呢？又根据什么知道病入于脏呢？老师答：凡见阳脉如浮或数的，是病入于腑；凡见阴脉如迟或涩的，是病入于脏。

养生大攻略

四季脉象与养生

自然界的四季交替，有阴阳盛衰的变化，反映在人体的脉象上，即随着季节的变化，有相应的变化，表现出“春弦、夏洪、秋毛、冬石”的特点。正如《素问·脉要棺微论》中所记载的：“万物之外，六合之内，天地之变，阴阳之应，彼春之暖，为夏之暑，彼秋之忿，为冬之怒，四变之动，脉与之上下；以春应中规，夏应中矩，秋应中伤，冬应中权。是故冬至四十五日、阳气微上，阴气微下；夏至四十五日，阴气微上，阳气微下。阴阳有时，与脉为期。”由此可见，脉象的变化，是人体适应自然界阴阳消长的一种周期性变化，这是因为，四季正常脉象的形成与四季的气候变化是一致的。

春季脉象及养生要点

早春，天气由寒转暖，阳气稍长而阴气渐消，这是基本规律，但阳气的增长并不是沿直线上升的，阴气的衰退也不是沿直线下降的，而是乍暖还寒、时热时冷的迂回式递增递减。人体的血脉应阳气渐长之热而上浮，但渐退未尽的阴寒之气却又令其内敛不散，阴阳二气相搏，从而使春脉呈现出浮滑而微弦之态，其浮滑为阳动的特征，其微弦则为阴敛的表象，即“春日浮，如鱼之游在波”（《素问·脉要精微论》）。《素问·玉机真藏论》谓之曰：“春脉者，肝也，东方木也，万物之所以始生也，故其气来，软弱轻虚而滑，端直以长，故曰弦。反此者病。”

春季是万物生发的季节，阳气生发，有利于人体精气津血的生化，因此养生应注意养阳。饮食上宜选用辛甘微温之品。辛甘发散以助阳气生发，温食以护其阳。中医所说的甘味食物，不仅指食物的口感有点甜，更重要的是要有补益脾胃的作用。在这些食物中，首推大枣和山药。现代医学研究表明，经常吃山药和大枣，可以提高人体免疫力。其他的比如，春笋：除了富含蛋白质外，还含有丰富的矿物质，例如钙、磷、铁和多种维生素，鲜食尤佳。豌豆苗：时令性蔬菜，对高血压、糖尿病患者来说，榨取鲜汁饮用，最为适宜。韭菜：温中行气，温肾暖阳，对腰膝酸软、阳痿、遗精有较好的功效。韭菜温而宜人，以初春早韭和即将下市的韭菜最好。香椿叶：具有消风、解毒、健胃理气之功。春令时菜，食其嫩叶，入馔甚香，

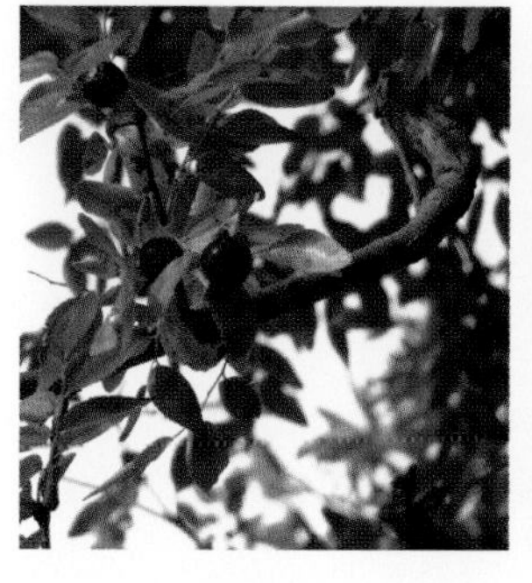

大枣

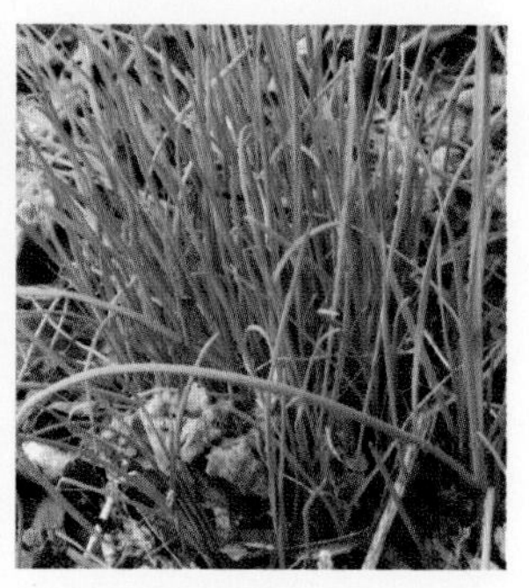

薤白

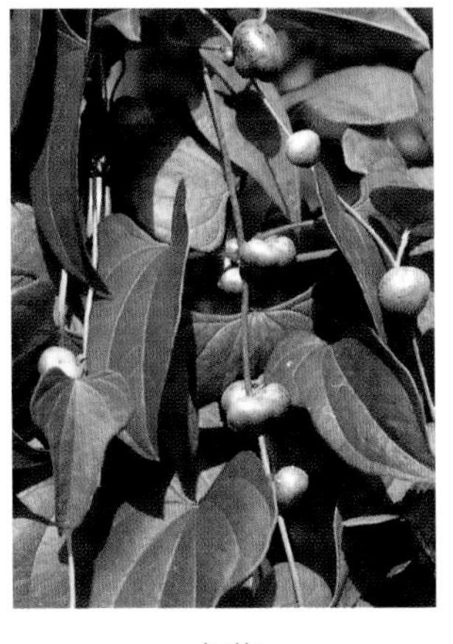

山药

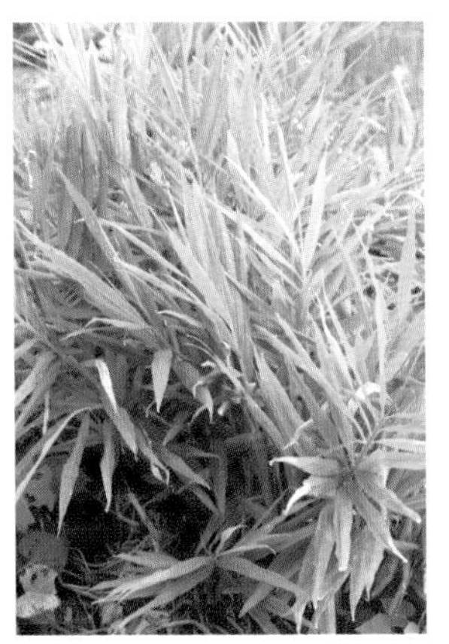

生姜

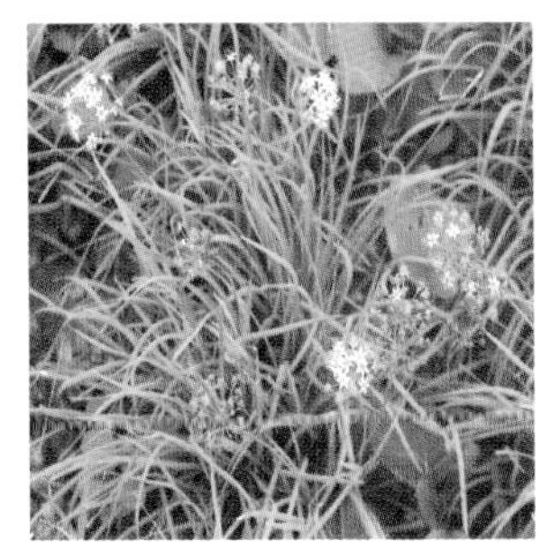

韭菜

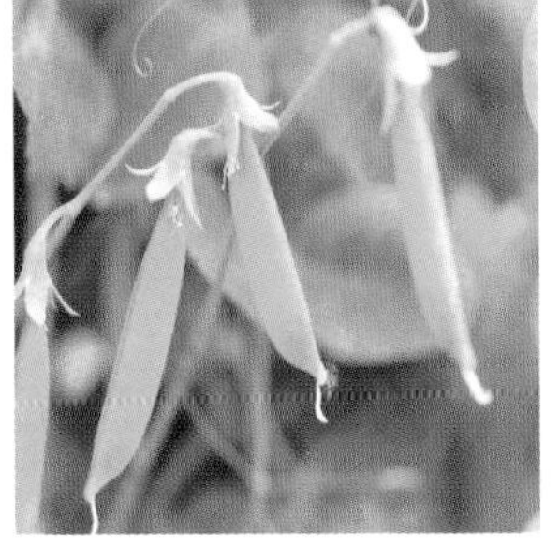

碗豆

常作凉拌豆腐、炒鸡蛋食用。不过，香椿叶是“发物”，有宿疾者勿食。此外，春季要注意少吃酸性的食物。唐代医家孙思邈说：“春七十二日，省酸增甘，以养脾气。”意为春季肝旺之时，要少食酸性食物，否则会肝火更旺，伤及脾胃。中医认为，春季与五脏中的肝脏相对应，很容易发生肝气过旺，对脾胃产生不良影响，妨碍食物正常消化吸收。甘味食物能滋补脾胃，而酸味入肝，其性收敛，多吃不利于春天阳气的生发和肝气的疏泄，还会使本来就偏旺的肝气更旺，对脾胃造成更大伤害。春季还应少食或忌食辛辣及发散的食物，否则毛孔就会更加张开，使春寒伤害人体。据古书《心镜》记载：“是月节五辛，以避厉气，五辛，葱、蒜、韭、薤、姜是也。”“是月”指的是三月。金代名医李东垣认为春季不能多食用辛辣的食物，他解释道：“蒜、韭、姜、醋、大料之类，皆大力发散之品，都易耗伤，不宜多服、久服。”

夏季脉象及养生要点

夏季，天气变得炎热，人体肌肤血管舒张，脉象表现为上浮而大。用手按之，稍减不空，其搏动起落较大，来去犹如波澜之状，据《素问·脉要精微论》记载：“夏日在肤，泛泛乎万物有余。”《素问·玉机真藏论》谓之曰：“夏脉者，心也，南方火也，万物之所以盛长也。故其气来盛去衰，故曰钩，反此者病。”

夏季是人体消耗最大的季节，同时人们通常会食欲降低，限制了营养素的正常摄取，因此在夏季选择适合的饮食非常重要。夏季首先要补充足够的蛋白质。这是因为，在高温条件下，人体组织蛋白分解增加，尿中肌 和汗氮排出增多，从而引起负氮平衡。因此，蛋白质的摄取量应在平常的基础上增加 10% ~ 15%，每天的供给量须达 100 克左右，并注意补充赖氨酸。其次要补充维生素。这是因为热环境下维生素代谢增加，此外，汗液排出水溶性维生素增多，尤其是维生素 C，汗液中还有维生素 B_1 及维生素 B_2。因此，在夏天，人体对维生素的需要量比普通标准要高一倍或一倍以上。再次要补充水和无机盐。当机体大量出汗或温度过高时，不但体内水分不足，而且还会流失大量的钠、钾。而缺钠可引起严重缺水，所以要补充水分和无机盐。水分的补充最好是少量、多次，这样可使机体排汗减慢，减少人体水分蒸发量。夏天在主食的选择上，应是选择绿豆、赤豆、小米等各种主食均可，还要适当食用粗粮和豆制品。此外，需要注意的是，夏季要少吃太热的食物，如羊肉、狗肉等。切忌因贪凉而暴吃冷饮。如果过量，会引起疾病，使人胃 胀难受，以致腹痛、腹泻。

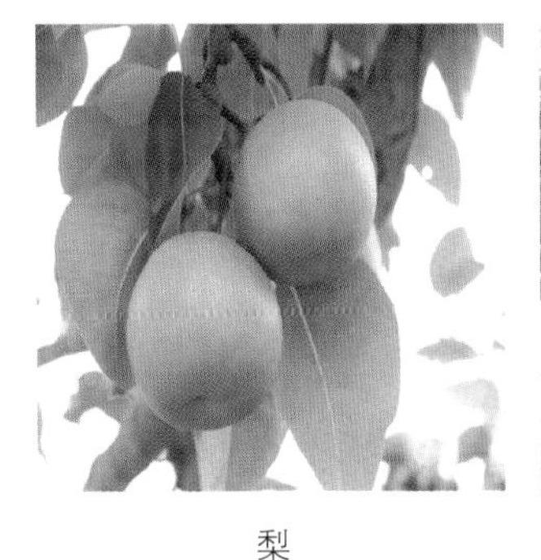

梨

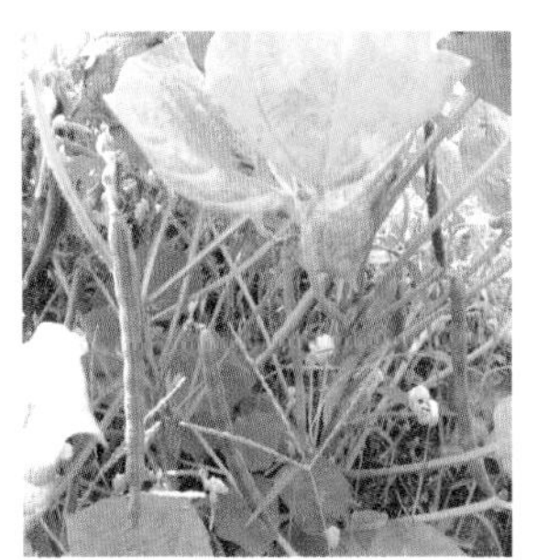

赤小豆

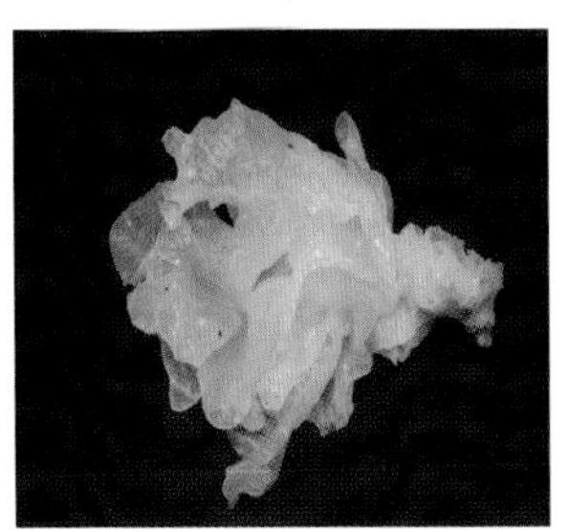

银耳

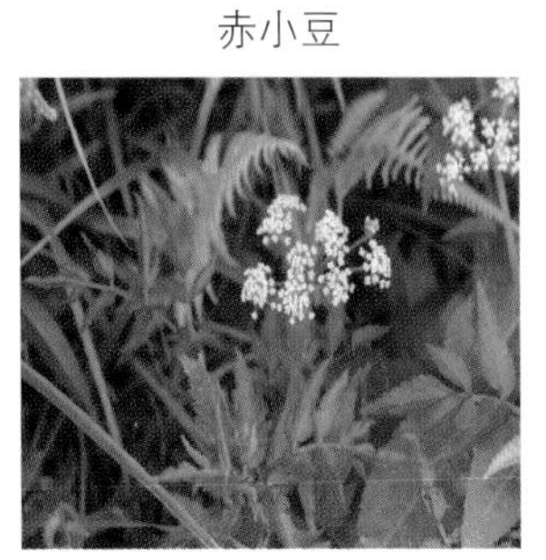

水芹

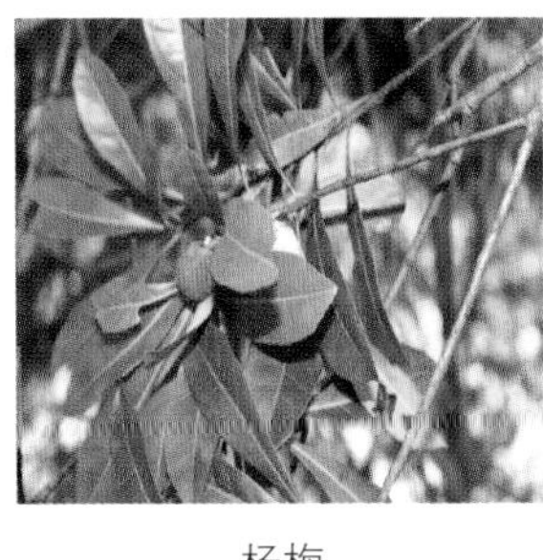

杨梅

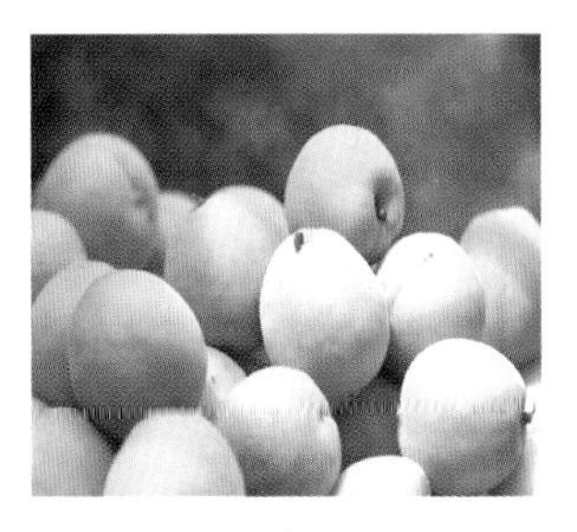

杏

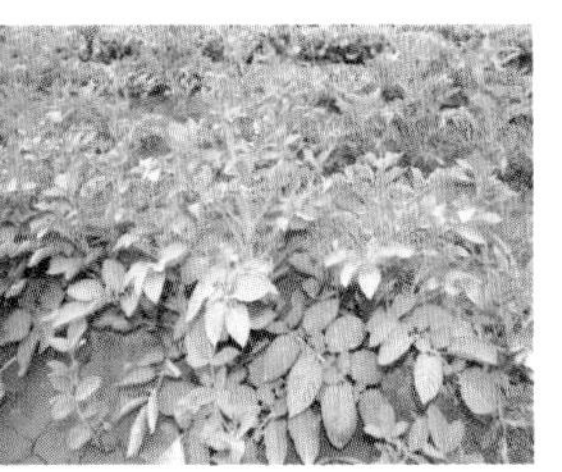

马铃薯

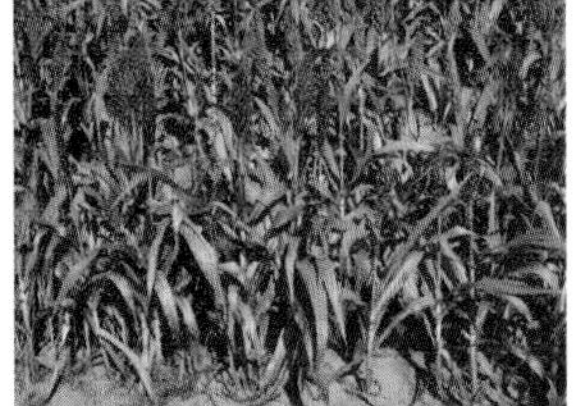

高粱

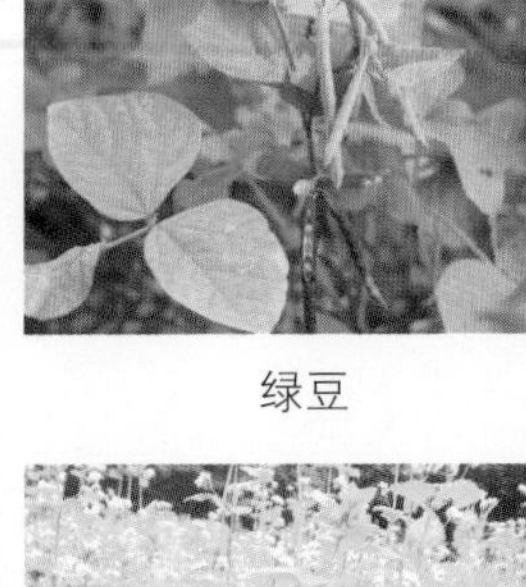
绿豆

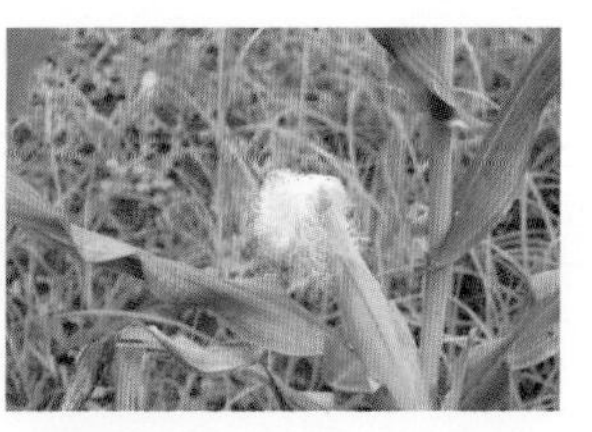
玉米

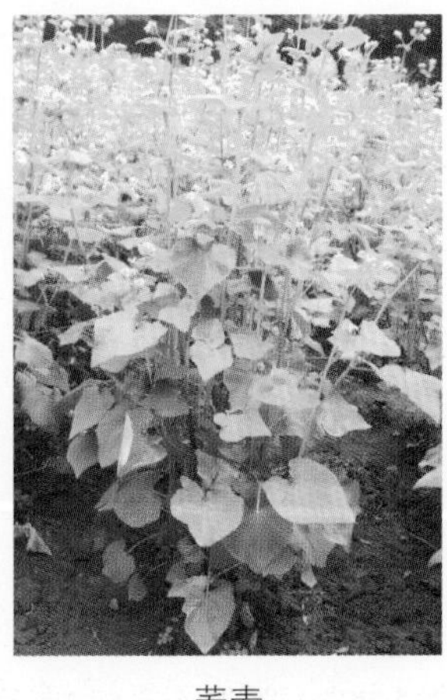
荞麦

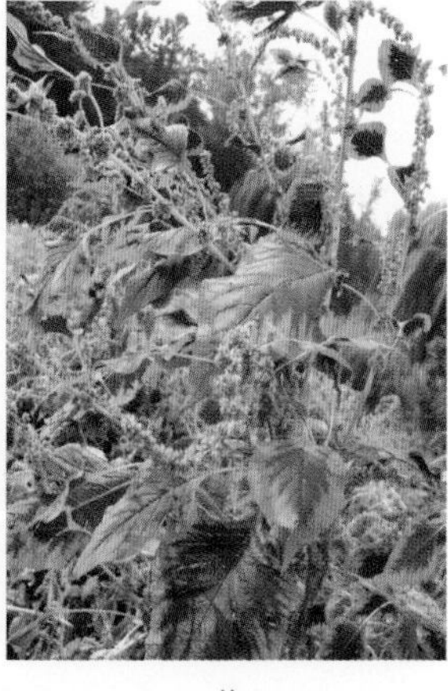
苋

秋季脉象特点及养生要点

入秋之后，阳气渐消而阴气渐长，气温虽已下降，但又有暑气尚存，余热未消，二气相搏，化湿为燥。天气以复，阳消阴长，从而使人体的气血内敛，地气以明，暑热未尽，又致气血敛而不下，正如《素问·脉要精微论》中所云："秋日下肤，蛰虫将去。"与夏脉相比，秋脉之势已稍下，且渐而下沉。《素问·玉机真藏论》谓之曰："秋脉者，肺也，西方金也，万物之所以收成也，故其气来，轻虚以浮，来急去散，故曰浮，反此者病。"来急去散，如微风吹拂禽鸟之羽，轻浮而滑利，故《素向·平人气象论》中记载："秋胃微毛。"

秋季是指从立秋至立冬的三个月，是寒暑交替的季节，气候干燥，冷暖多变，故秋季养生保健必须遵循"养收"的原则，其中饮食保健当以润燥益气为中心，以健脾、补肝、清肺为主要内容，以清润甘酸为大法，寒凉调配为主要。秋季是以养人体阴气为本。饮食以滋阴润肺、回收阳气为主，即平稳地完成夏冬两季热、冷的交替。多食性温之食，少食寒凉之物，以巩固摄入体内的止气。

秋季宜少食辛味，多食酸味，即减少食用辛辣口味的食物，如葱、姜、蒜、韭菜等；多食用口味酸涩的水果、蔬菜。秋季主食宜选用高粱、小米、马铃薯、玉米、甘薯、荞麦、大米、小麦、糯米等，有条件的还可食用藕粉糕，或配食松子粥，大米、小麦、糯米可交替配食，佐以粥食填补。肉类除一般的家禽、畜肉外，还可选用鸽肉、雀肉，有条件者可选用百合鸡子汤、驴肉汤等。蔬菜以芦笋、慈菇、水芹、白木耳、黄豆芽、包心菜为佳，有条件者可选用苋菜。果品宜选用梅子、秋梨、杨梅、杏、南瓜子、枇杷、山楂等。

秋季雨少天干，空气中缺乏水分的滋润，人易出现鼻咽干燥、声音嘶哑、干咳少痰、口渴便秘等一系列燥症，俗称"秋燥症"。秋燥不仅使人感觉不舒服，还会诱发许多感染性疾病，如感冒、鼻炎等。因此，秋天必须养阴防燥，在饮食上宜常喝开水和菜汤，多吃些生梨、葡萄、香蕉、银耳、青菜等滋阴润肺的食品，少吃辣椒、葱、姜、蒜等辛辣、燥烈之物。

冬季脉象及养生要点

严冬天寒地冻，阳伏阴盛，人体肌肤血脉紧缩，以减少体温的耗散，因而脉象渐沉，轻取不应，重按始得，犹如蛰虫潜居于地下越冬一般。但冬脉之沉，必滑匀有力，并非沉状不显，其动从容和缓，悠然自得，正如《素问·脉要精微论》中所云："冬日在骨，蛰虫固密，君子居室。"《素问·玉机真藏论》中谓之曰："冬脉者，肾也，北方水也，万物之所以合藏也，故其气来沉而转，故曰营，反此者病。"沉而转者，犹如投石入水，轻取不应，重按显然，如《素问·平人气象论》云："冬胃微石。"

冬季，是指我国农历十、十一、十二月。这个季节，天寒地冷，万物凋零，所以养生的重要原则是"养肾防寒"。肾是人体生命的原动力，肾气旺，生命力强，机体才能适应严冬的变化。而保证肾气旺的关键就是防止严寒气候的侵袭。因此，饮食应以滋阴潜阳、增加热量为主。

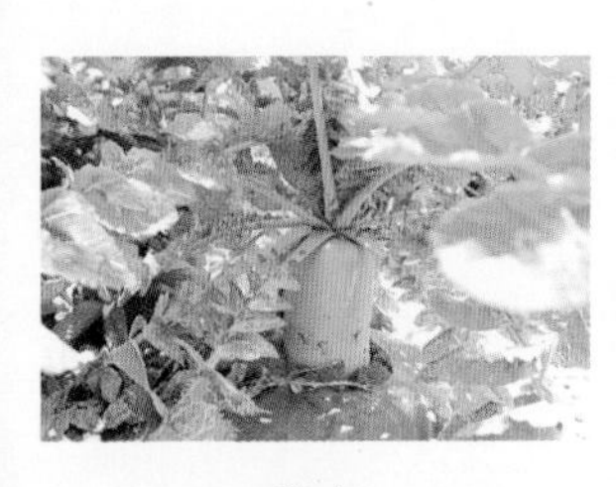
萝卜

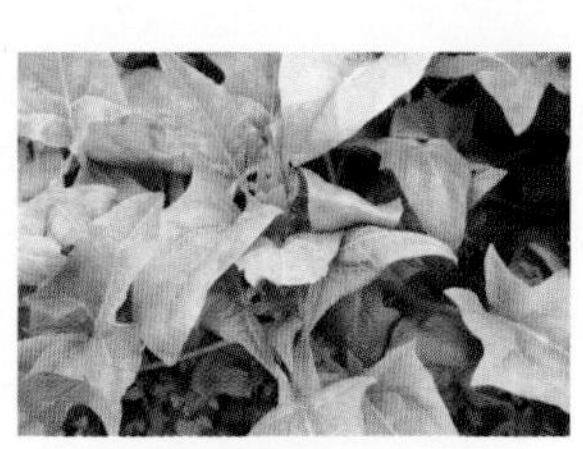
菠菜

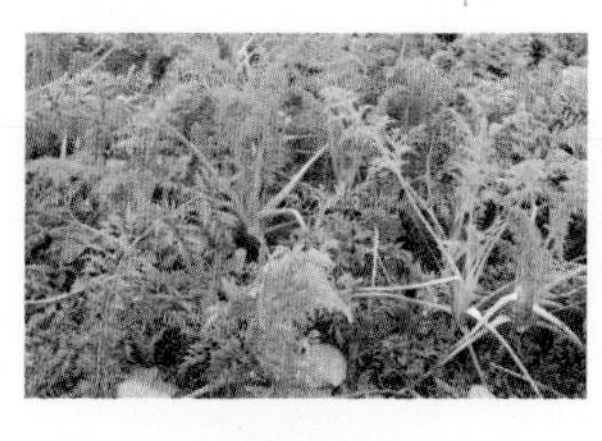
胡萝卜

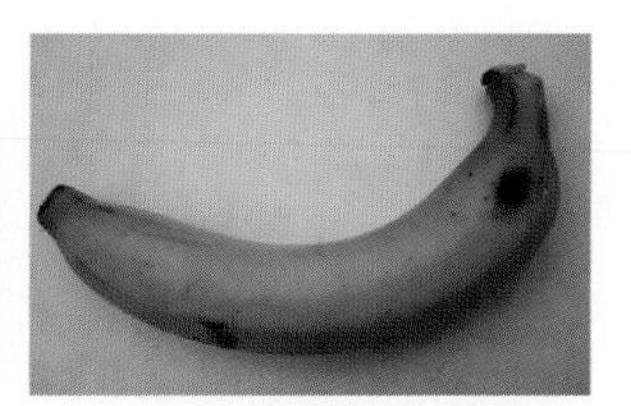
香蕉

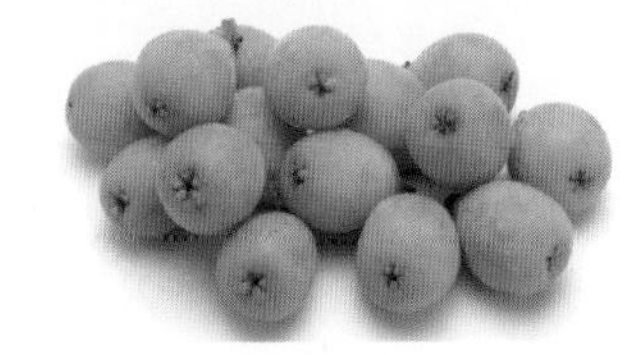
枇杷

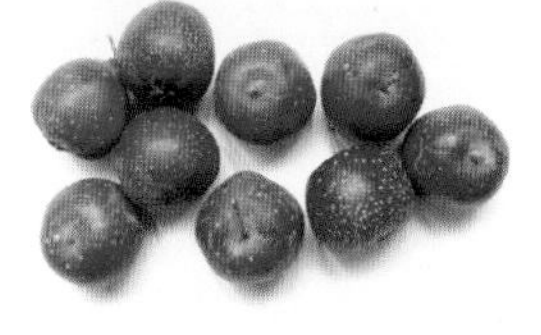
山楂

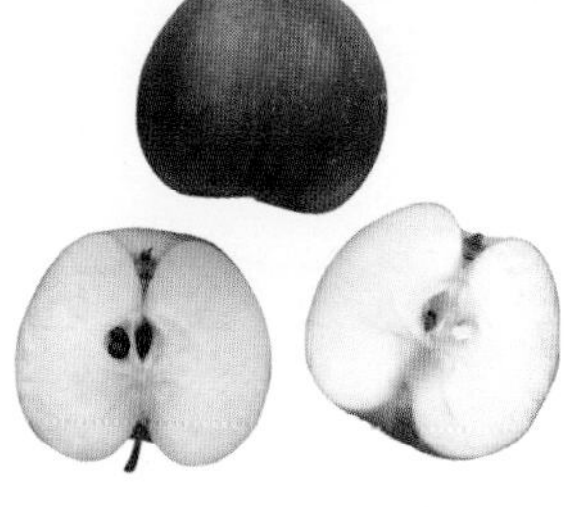
苹果

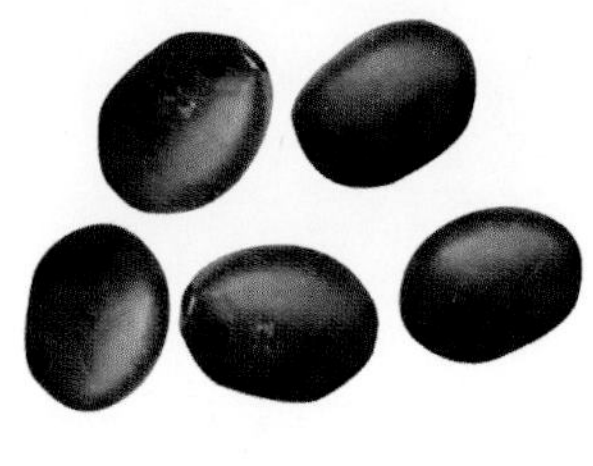
黑豆

冬季饮食的重点是要增加热量。增加热量可选用脂肪含量较高的食物。维生素的供给，应特别注意增加维生素C的含量。可多食萝卜、胡萝卜、土豆、菠菜等蔬菜及柑橘、苹果、香蕉等水果，同时增加动物肝、瘦肉、鲜鱼、蛋类、豆类等，以保证身体对维生素的需要。冬季主食方面可选择大麦、小麦、糯米、粳米、黑米、燕麦、薏米、玉米、黑豆、红薯、赤小豆、大豆及其制品。肉蛋水产品方面可选用牛肉、羊肉、狗肉、鸡肉、肝脏、禽畜血、鲤鱼、鲫鱼、乌鱼、鳝鱼、虾、牡蛎、蛋类、奶及其制品等。蔬菜可选择韭菜、油菜、菠菜、木耳、胡萝卜、白菜、萝卜、生姜、大蒜、土豆、山药、口蘑、香菇等。水果宜食用橘、柑、苹果、枣、桂圆、橙子、香蕉、山楂、猕猴桃、木瓜等。另外，还可多食用核桃、芝麻、花生、栗子、枸杞、莲子等。

冬季饮食宜温热松软，少吃黏硬、生冷的食物，否则易损伤脾胃。冬季应避免食用过热或过寒的食物，食物过热易损伤食道，进入肠胃后，又容易引起体内积热而致病；食物过寒，容易刺激脾胃血管，使血流不畅，而血量减少将严重地影响其他脏腑的血液循环，有损人体健康。冬季要少食咸味食品，以防肾水过旺；多吃些苦味食品，以补益心脏，增强肾功能。冬季肾的功能偏旺，如果再多吃一些咸味食品，肾气会更旺，从而极大地伤害心脏，使心脏的力量减弱，影响人体健康。

伤寒例

本篇精华

1. 根据四时八节二十四气七十二候决病法；
2. 伤寒热病症的症候。

四时八节二十四气七十二候决病法

立春正月节斗指艮雨水正月中指寅

惊蛰二月节指甲春分二月中指卯

清明三月节指乙谷雨三月中指辰

立夏四月节指巽小满四月中指巳

芒种五月节指丙夏至五月中指午

小暑六月节指丁大暑六月中指未

立秋七月节指坤处暑七月中指申

白露八月节指庚秋分八月中指酉

寒露九月节指辛霜降九月中指戌

立冬十月节指乾小雪十月中指亥

大雪十一月节指壬冬至十一月中指子

小寒十二月节指癸大寒十二月中指丑

二十四气，节有十二，中气有十二，五日为一候气亦同，合有七十二候，决病生死，此须洞解之也。

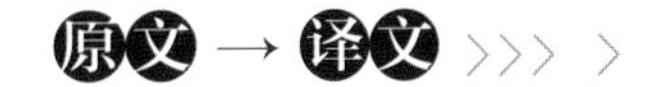

《阴阳大论》[1]云：春气温和，夏气暑热，秋气清凉，冬气冰列[2]，此则四时正气[3]之序也。冬时严寒，万类深藏，君子[4]固密[5]，则不伤于寒，触冒[6]之者，乃名伤寒耳。其伤于四时之气，皆能为病，以伤寒为毒[7]者，以其最成杀厉之气也。

《阴阳大论》说：春天气候温暖，夏天气候炎热，秋天气候凉爽，冬天气候严寒，这是四季正常气候的变化规律。冬季严寒，自然界万种生灵深深地潜藏、伏匿，懂得养生之道的人们，顺应自然之规律而防护固密，所以寒邪不会伤害到他们。倘若不慎感受了寒邪，这就叫伤寒。四时之气皆能伤人而致病，但伤寒这种邪气，是最为凛冽、肃杀的邪气，所以危害最大。

注释

①《阴阳大论》：古代医学典籍之一，今佚。

②冰列：“列”通“冽”，严寒的意思。

③正气：四时正常的气候。

④君子：能注意摄生的人。

⑤固密：保护周密。

⑥触冒：感触冒犯。

⑦毒：危害的意思。

中而即病者，名曰伤寒。不即病者，寒毒藏于肌肤，至春变为温病，至夏变为暑病。暑病者，热极重于温也。是以辛苦之人，春夏多温热病者，皆由冬时触寒而致，非时行之气[1]也。

受寒以后，即时发病的叫作伤寒。如果未即时发病，寒毒藏在人体肌肉皮肤之间，到了春天发病的，就变成为温病；到了夏天发病的，就变成为暑病。暑病的热势最高，重于温病。所以劳苦的人，在春夏多患温热病，正是由于冬天受寒，寒毒蕴藏而致，它不是时行之邪所致的疾病。

注释

①时行之气：四时不正常的气候。凡由气候不正，引起很多人发生症状相似的疾病，称为时行病。

凡时行者，春时应暖而反大寒，夏时应热而反大凉，秋时应凉而反大热，冬时应寒而反大温，此非其时而有其气，是以一岁之中，长幼之病多相似者，此则时行之气也。

所谓时行之气，是指反常于时令的气候，如春季天气应该温暖却反而很冷，夏季天气应该炎热却反而很凉爽，秋季天气应该凉爽却反而酷热，冬季天气应该寒冷却反而温暖异常。人们若感受了时行邪气，不论男女老幼，都会患相似的病症，即时行病。

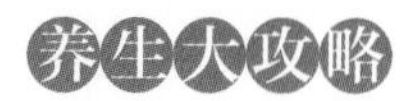

四时对人体五脏的影响

关于四时对人体五脏的影响，明代著名医学家张景岳曾说过：“春应肝而养生，夏应心而养长，长夏应脾而养化，秋应肺而养收，冬应肾而养藏。”也就是说，人体五脏的生理活动与四时相对，要与外界环境保持协调，必须适应四时阴阳、寒暑的变化。正如《内经素问·金匮真言论》中所载：“五脏应四时，各有收应。”春季宜养肝，夏季宜养心，长夏宜养脾，秋季宜养肺，冬季宜养肾。

原文→译文

夫欲候四时正气为病，及时行疫气之法，皆当按斗历[①]占[②]之。九月霜降节后，宜渐寒，向冬大寒，至正月雨水节后，宜解也。所以谓之雨水者，以冰雪解而为雨水故也。至惊蛰[③]二月节后，气渐和暖，向夏大热，至秋便凉。

如果要了解四季正常气候所导致的疾病，和不正常的疫气所造成疾病的方法，都应当按照斗历来测候、推算。农历九月霜降节以后，天气就会逐渐寒凉，到了冬天就会更加寒冷，一直到了第二年正月雨水节以后，方才渐渐解除。所以称为雨水节，因这时冰雪已经融解而成雨水的缘故。到了二月惊蛰节后，气候逐渐暖和起来，到夏季转为炎热，到了秋季便又开始凉爽。

注释

①斗历：“斗”是星宿中的北斗，“历”是历法。古人根据观察斗柄所指方向，以决定季节。

②占：测，候。

③霜降、雨水、惊蛰：均是农历的节气名称，详见篇首二十四节气表。

从霜降以后，至春分[①]以前，凡有触冒霜露，体中寒即病者，谓之伤寒也。九月十月寒气尚微，为病则轻。十一月十二月寒冽已严，为病则重。正月二月寒渐将解，为病亦轻。此以冬时不调，适有伤寒之人，即为病也。其冬有非节之暖者，名曰冬温，冬温之毒与伤寒大异，冬温复有先后更相重沓[②]，亦有轻重，为治不同，证如后章。

从霜降节以后，至春分节以前，凡是因触冒霜露，身体感受寒邪而即时发病的，叫作伤寒。九月、十月之间，气候还不太冷，发病比较轻浅；十一月、十二月间，气候已经非常寒冷，发病必然严重；正月、二月之间，寒冷逐渐解除，发病也较轻微。这都因冬时调摄不当，恰巧感受寒邪，而即时发作的疾病。如果是因感受冬季非时之暖而发病的，就名叫冬温。冬温的病邪和伤寒完全不同，而且冬温的发病有迟有早，更是相互重复杂沓，病势有轻有重，所以治法也不相同，它的症候可参考以下篇章内容。

注释

①春分：是农历二月中节气名称之一。

②重沓：重复、杂沓的意思。

从立春节后，其中无暴大寒，又不冰雪，而有人壮热为病者，此属春时阳气，发于冬时伏寒，变为温病。

在立春节以后，若未突然出现严寒天气而又没有结冰下雪，却有高热的疾病发生，这是因为春天的阳气升发，引动了冬季伏藏的寒邪，变成了温病。

从春分以后，至秋分节前，天有暴寒者，皆为时行寒疫也。三月四月或有暴寒，其时阳气尚弱，为寒所折[①]，病热犹轻。五月六月阳气已盛，为寒所折，病热则重。七月八月阳气已衰，为寒所折，病热亦微，其病与温及暑病相似，但治有殊耳。

从春分节以后到秋分节以前这一时期，天气如果骤然寒冷，由此而得的热病，都是时行寒疫。三、四月间或有天气骤寒，这时阳气还较微弱，如被寒邪伤害而生病，发热还是比较轻微。五、六月间，阳气已经旺盛，被寒邪伤害而生病，发热就必严重。七八月间，阳气已经渐衰，受了寒邪伤害而生病，发热也必轻微。寒疫与温病、暑病有些相似，但治法却有显著的区别。

注释

①为寒所折：折，伤害的意思，即被寒邪所伤害。

十五日得一气，于四时之中，一时有六气，四六名为二十四气。然气候亦有应至仍不至，或有未应至而至者，或有至而太过者，皆成病气也。但天地动静，阴阳鼓击[①]者，各正一气耳。是以彼春之暖，为夏之暑；彼秋之忿，为冬之怒。是故冬至之后，一阳爻升，一阴爻降[②]也；夏至之后，一阳气下，一阴气上也。斯则冬夏二至，阴阳合也；春秋二分，阴阳离也。阴阳交易，人变病焉。此君子春夏养阳、秋冬养阴，顺天地之刚柔也。小人触冒，必婴暴疹[③]。须知毒烈之气，留在何经，而发何病，详而取之。是以春伤于风，夏必飧泄[④]；夏伤于暑，秋必痎疟；秋伤于湿，冬必咳嗽；冬伤于寒，春必病温。此必然之道，可不审明之。

在一年四季中，每十五天为一节气，每一季度有六个节气，一年共有二十四个节气。一般说来，气候应相应于节气。但是气候的变化异常复杂，有时节气已到，而此时的气候却未到；有时节气未到，而此时的气候却提前来到；有时气候虽应时而至，但表现太过，这些皆可成为致病的邪气。然而，天地之间的阴阳之气互相鼓动推进，各自禀受一气。故气候会由春天的温暖，变为夏天的炎热；由秋天的凉爽，转变为冬季的严寒。冬至以后，阴气最盛，阴极则阳生，所以阳气开始上升，阴气开始下降。夏至以后，阳气最盛，阳极则阴生，所以阳气开始下降，阴气开始上升。这样，到了冬至夏至，为阴阳二气相合之时；春分秋分，是阴阳二气相离之期。当阴阳转换之时，人若适应不了则会生病。故熟知养生之道的人们，在春夏季养阳、秋冬季养阴，适应于自然界的变化。不懂养生的人，则顺应不了自然界的变化，触冒四时邪气，就会患急性热病。若要知道这些毒烈的邪气侵害哪一经，产生什么病，就必须详细诊察，才能得出正确结论。所以，春季感受风邪，夏天就发生泄泻；夏天感受暑邪，秋冬就会发疟疾；秋天感受湿邪，冬天就会发咳嗽；冬天受寒，春天则会产生温病。此为正常的规律，医者务需明白深究。

注释

①阴阳鼓击：阴阳相互推动、促进。

②一阳爻升，一阴爻降：“爻”是八卦中的基本符号。“—”代表阳爻；“--”代表阴爻。十月六爻均属阴，而为坤卦。阴极则阳生，所以到了十一月冬至节后，阳气渐生，阴气始降，故一阳爻上（升），一阴爻下（降），形成复卦。

③必婴暴疹：婴，遭受。暴疹，急性疾病。

④飧泄：脾胃虚弱的泄泻。

养生大攻略

四时对人体疾病的影响

传统中医非常注重四时气候对人体疾病的影响。据《黄帝内经》记载：“夫百病之生也，皆生于风、寒、暑、湿、燥、火，以之化之变也。”古人把“风寒暑湿燥火”总称为“六气”。六气是气候变化的正常现象，如果四时的气候正常，人又能顺之，则有利于身体健康；如果人不能顺应四时六气，就会罹致疾病。另外，如果四时气候的变化发生反常，不按正常的顺序变化，或不及，或太过，这对人体健康都是不利的。古人将这种不及或太过的风寒暑湿燥火称为“六淫”。因此，对于四时正常的六气，人们要顺应；对于不正常的六淫，则需要预防、应对，只有这样，才能增强抵抗疾病的能力。

原文→译文

伤寒之病，逐日浅深，以施方治。今世人伤寒，或始不早治，或治不对病，或日数久淹[①]，困乃告医[②]，医人又不依次第而治之，则不中病。皆宜临时消息制方，无不效也。今搜采仲景旧论，录其症候，诊脉声色，对病真方有神验者，拟防世急也。

伤寒的病情，是随着日程而由浅转深，逐渐加重的，应该根据病情的轻重情况决定治法和处方。现在有很多人患了伤寒病，开始不及时治疗，或者治疗不对病症，或者拖延了很长日期，直到病势十分严重时，才来请教医生，医生又不按照治疗程序去用药，因而药不对症，怎么能把病治好呢！如果能依据当时的病情，斟酌制定方药，没有不收到效果的。现在搜采张仲景原来的著作，抄录他所论述的症候和切脉、闻声、察色等诊病方法，以及确实有效的处方，编次成书，以供社会上救治疾病的迫切需要。

注释

①日数久淹：病期拖延的时间太长。

②困乃告医：病势危重时，才请医生诊治。

又土地温凉高、下不同，物性刚柔[①]，飧居亦异[②]，是故黄帝兴四方之问，岐伯举四治之能[③]，以训后贤，开其未悟者，临病之工，宜须两审也。

此外，地域有温凉高低不同，物体的属性有刚有柔，人们的饮食起居也不尽相同，故病症与治法也应有所区别。故黄帝提出四方居民治法不同的观点，歧伯则列举了砭石、毒药、微针、灸爇等四种不同的治疗方法及其作用，用来教导后代有学识的人，启发不知道变通的人，诊病的医生，必须一一明察。

注释

①物性刚柔：物品的性能，有刚有柔。

②飧居亦异：“飧”与“餐”通，饮食居处的习惯，也有差异。

③四治之能：砭石、毒药、微针、灸爇等四种治疗方法的功能。

凡伤于寒则为病热，热虽甚不死。若两感于寒[①]而病者，必死。

凡是感触了寒邪，就会产生发热，热势虽然盛，也不会死亡。倘若阳经和阴经同时感受寒邪而生病，就容易死亡。

注释

①两感于寒：阴经与阳经同时感受寒邪，如太阳少阴两感。

尺寸俱浮[①]者，太阳受病也，当一二日发，以其脉上连风府[②]，故头项痛，腰脊强。

尺寸俱长者，阳明受病也，当二三日发，以其脉侠鼻络于目[③]，故身热，目疼，鼻干，不得卧。

尺寸俱弦者，少阳受病也，当三四日发，以其脉循胁络于耳[④]，故胸胁痛而耳聋。此三经皆受病，未入于府者，可汗而已。

尺寸俱沉细者，太阴受病也，当四五日发，以其脉布胃中，络于嗌[⑤]，故腹满而嗌干[⑥]。

尺寸俱沉者，少阴受病也，当五六日发，以其脉贯肾，络于肺，系舌本⑦，故口燥舌干而渴。

尺寸俱微缓者，厥阴受病也，当六七日发，以其脉循阴器⑧，络于肝⑨，故烦满而囊缩⑩。此三经皆受病，已入于府，可下而已。

尺部、寸部脉象皆浮的，是因太阳受邪患病，大多在一两天发病。这是太阳经脉上连风府，行于头项、腰脊部位的缘故，故出现头项疼痛、腰脊拘紧不柔和等症状。

尺部、寸部脉象均长的，是阳明受邪患病，大多在两三天发病。这是阳明经脉起于鼻旁，行于目下的缘故，故出现身体发热、目痛、鼻干燥、不能安卧等症状。

尺部寸部脉象皆弦的，是少阳受邪患病，大多在三四天发病。这是少阳经脉循行胸胁、出入耳中的缘故，故出现胸胁疼痛而又耳聋的症状。太阳、阳明、少阳这三经患病，为病在经脉，邪气还没有传入腑，可以用发汗法治愈。

尺部、寸部脉象皆沉细的，为太阴受邪生病，大多在四五天发病。这是太阴经脉络于胃，循行咽部的缘故，故出现腹部胀满，咽喉干燥的症状。

尺部、寸部脉象都沉的，是少阴受邪生病，大多在五六天发病。因为少阴经脉穿过肾、络于胸膈，连系舌根，故出现少阴病舌燥、口渴的症状。

尺部、寸部脉象都微缓的，是厥阴受邪生病，大多在六七天发病。这是厥阴的经脉环绕阴器，入属于肝的缘故，故出现烦闷、阴囊缩入的症状。太阴、少阴、厥阴这三经患病，邪气已经传入胃腑，可用泄下法治愈。

注释 >>>

①尺寸俱浮：寸关尺三部而言，犹言从寸至尺三部脉都是浮象。

②其脉上连风府：风府是督脉经穴位，位于项后，正中枕骨之下陷。“其脉”指足太阳经脉，这一经脉，起于目内眦，上行额部至颠顶，入里络于脑，回出下行项后，循肩胛内侧，夹行脊柱两旁，抵于腰中，所以太阳经受邪，多有头项痛，腰脊强的症候。

③其脉侠鼻络于目：足阳明经脉起于鼻翼旁，入上龈环绕口唇，交叉于唇下沟承浆穴。向后沿腮下出大迎穴，经颊车上行耳前，沿发际到额部，有一支脉在大迎前，下行循喉咙入缺盆，下入膈中，联于胃，络于脾，挟脐下行，经髀关，循足而下，止于大趾尖端，这是足阳明经脉循行路线。

④其脉循胁络于耳：足少阳经脉起于目锐眦，上行头角，下至耳后，其支脉从耳后进入耳内，出走耳前至目锐眦后方，循颈侧入缺盆，然后向下走胸中，再过膈膜，络于肝和胆，再到少腹两侧。至于直行的经脉，从缺盆经腋，沿胸胁部到髀关节外侧下行，直至外踝，止于足小趾。由于足少阳经循胁部络于耳，所以少阳经脉受邪会发生两胁疼痛和耳聋的病变。

⑤以其脉布胃中，络于嗌：足太阴的经脉，开始于足大趾尖端，上行足内踝前方，沿胫骨内侧，经股内侧前缘，直抵腹内，入属脾脏，联系胃腑，穿过膈膜，循行咽部，连及舌根，散于舌下。由于足太阴经脉连及脾胃，经过咽部，所以太阴受邪，出现腹满嗌干之症。

⑥嗌干：咽部干燥。

⑦以其脉贯肾，络于肺，系舌本：舌本指舌根，足少阴经脉，开始于足小趾，斜走足心出内踝前陷中。经内踝骨后，转走足根，由此上腿肚内侧，膝弯内缘，通过脊柱，入属肾脏，连及膀胱。直行的脉，从肾上行贯穿肝膈，入肺，沿喉咙至舌根。由于足少阴经脉络于肺，连系舌根，所以少阴受邪，出现口燥舌干而渴的症状。

⑧阴器：生殖器。

⑨以其脉循阴器，络于肝：足厥阴的经脉，开始于足大趾，沿足背，至内踝前，上行膝弯内缘，沿股内侧，环绕阴器，至少腹和胃经并行，入属肝脏，连系胆府，向上贯穿膈膜，散布胁肋，沿喉咙后壁，过腭骨，上连于目系，出额部，与督脉会于头顶中央。

⑩囊缩：阴囊上缩。

若两感于寒者，一日太阳受之，即与少阴俱病，则头痛口干，烦满而渴；二日阳明受之，即与太阴俱病，则腹满身热，不欲食，谵语；三日少阳受之，即与厥阴俱病，则耳聋囊缩而厥，水浆不入①，不知人者，六日死。若三阴三阳、五脏六腑皆受病，则荣卫不行，脏腑不通，则死矣。

假使互为表里的阴阳两经，同时感受了寒邪，如第一日太阳经受邪，就和少阴经一起发病，而出现头痛口干、心烦胀满口渴等症。第二日阳明经受邪，就和太阴经一起发病，而出现腹胀、身热、不欲食、谵语等症。第三日少阳经受邪，就和厥阴经一起发病，而出现耳聋、阴囊收缩、四肢厥冷、汤水不得下咽，甚至昏迷不识人等症。到了第六日，就要死亡。如果三阴经、三阳经、五脏六腑都受了病，那么，营卫之气不行，脏腑之气不通，就必死无疑了。

注释 >>>

①水浆不入：汤水不能下咽。

其不两感于寒，更不传经①，不加异气②者，至七日太阳病衰，头痛少愈也；八日阳明病衰，身热少歇也；九日少阳病衰，耳聋微闻也；十日太阴病衰，腹减如故，则思饮食；十一日少阴病衰，渴止，舌干已，而嚏也；十二日厥阴病衰，囊纵③，少腹微下，大气皆去，患者精神爽慧也。

若患者不是两感病，又没有传经发生，而且没有再感受到新的致病邪气的，到第七天，太阳病就会衰退，头痛就会明显好转；第八天，阳明病衰退，发热就会稍退；第九天，少阳病衰退，耳聋渐渐恢复，则可以听得见声音；第十天，太阴病衰退，腹部胀满减轻，恢复到正常，并想吃东西；第十一天，少阴病衰退，口渴就会消退，舌干也随之消失，且打喷嚏；第十二天，厥阴病衰退，缩入的阴囊就会松弛复原，少腹拘急缓解，邪气皆去，患者精神爽慧。

注释 >>> >

①传经：病情的变化发展，由这一经的症候，演变为另一经的症候。

②异气：又感受了另外一种病邪。

③囊纵：阴囊由缩入转为松缓。

若过十三日以上不间[1]，尺寸陷者[2]，大危。

倘若已经过了十三日，病势仍未衰减，三部脉皆沉伏的，那就非常危险了。

注释 >>> >

①不间：病势不减，仍然继续发展。

②尺寸陷者：三部脉沉伏而按摸不到。

若更感异气变为他病者，当依后坏病证而治之。若脉阴阳俱盛[1]，重感于寒者，变成温疟[2]。阳脉浮滑，阴脉濡弱者，更遇于风，变为风温。阳脉洪数，阴脉实大者，更遇温热，变为温毒[3]，温毒为病最重也。阳脉濡弱，阴脉弦紧者，更遇温气，变为温疫。（一本作疟）以此冬伤于寒，发为温病，脉之变证，方治如说。

若又感受其他邪气，变成其他疾病的，应当依据后述坏病症进行施治。若尺寸脉均紧而有力，又感受寒邪的，就会转变为温疟。若寸脉浮滑、尺脉濡弱，感受风邪的，就会转变成风温。若寸脉洪数、尺脉实大，再感受温热，就会转变成温毒，温毒为最严重的一种病。若寸脉濡弱、尺脉弦紧的，又感受温邪，就会转变成温疫。这些皆为冬季感受寒邪，而变成温病的疾病。总之，所变之症必须详加诊察，因症立法处方，随症施治。

注释 >>> >

①脉阴阳俱盛：阴，指尺部；阳，指寸部。所谓关前为阳，关后为阴。

②温疟：先热后寒的一种疟疾。

③温毒：此症因冬时温暖，热毒内伏，至春气候骤热，伏毒与时热并发所致。多见烦闷呕逆、面赤身赤、狂乱燥渴、咽喉肿烂、发斑神昏等症，最为危险，宜大解热毒为主。

凡人有疾，不时即治，隐忍冀差[1]，以成痼疾[2]，小儿女子，益以滋甚[3]。时气不和[4]，便当早言，寻其邪由[5]，及在腠理[6]，以时治之，罕有不愈者。患人忍之，数日乃说，邪气入脏，则难可制。比为家有患，备虑之要。凡作汤药，不可避晨夜，觉病须臾，即宜便治，不等早晚，则易愈矣。如或差迟，病即传变，虽欲除治，必难为力。

大凡有了疾病，应该即时治疗，如果不能即时求医诊治，而隐瞒着、忍耐着，希望侥幸自愈，往往会因此而酿成积久难愈的病。尤其是小儿与妇女，更容易拖延不治，使病势更加严重。如果因外受时令之邪而身体不适，就应当及早告诉家里人，请医生诊治。寻找致病原因，乘病邪还在腠理的时候，及时进行治疗，很少有不愈的。如果患者隐瞒忍耐，过了许多日才说，病邪已经侵入脏腑，那就难以制止了。这是家中发生患病的人，应当考虑注意的要点。凡需制作汤药，不可拘泥时间的早晚，一旦感到有病，就应立即请医治疗，只有这样，才容易治愈。如或稍有拖延，病情就会发生变化，这时虽然要求医治，一定难于收效了。

注释 >>> >

①隐忍冀差：“差”同“瘥”，对疾病隐瞒忍耐，希望能自行好转、病愈。

②痼疾：顽固不愈的久病。

③滋甚：更加严重。

④时气不和：感受时令不正之气而身体违和。

⑤寻其邪由：寻找致病的原因。

⑥腠理：肌肉皮肤间的纹理。

服药不如方法，纵意违师，不须治之。

服药不能依照规定的方法，任意违背医嘱，那就不必治疗。

凡伤寒之病，多从风寒得之，始表中风寒，入里则不消矣。

未有温覆[1]而当，不消散者，不在证治。拟欲攻之，犹当先解表，乃可下之。若表已解而内不消，非大满，犹生寒热，则病不除。若表已解而内不消，大满大实坚，有燥屎，自可除下之，虽四五日，不能为祸也。若不宜下而便攻之，内虚热入，协热遂利[2]，烦躁诸变，不可胜数，轻者困笃[3]，重者必死矣。

大凡伤寒病，多为感受风寒所致。开始时风寒侵袭肌表，渐至由表入里，病邪一旦入里就不易解除了。因此，凡风寒在表，应及时治疗，施用发汗解表，并注意服药后适当加盖衣被，使浑身温暖而得汗，病邪就会消散。若不遵循表里先后的症治规律，一起病就行攻下，就会引起变症。因此，若表症尚未解除，还应当先解表，解表后，才能使用攻下的方法。若表症已解而里症未除，一般可用下法。但若里实未成，未见大满大实之症，则不可用攻下法，若过早攻下，则不能解除其病；若表症已解，而里实已甚，肠中燥屎已成，而见大满大实之症，就应攻下燥屎，燥屎得去，则病可愈。若不能攻下，而妄行攻下，使正气受损，邪热内入，而产生协热下利、烦躁等各种变症的，不可胜数，病变轻的则会加重，重的则会死亡。

注释 >>> >

①温覆：服药后用衣被覆盖，使周身温暖，以利于汗解。

②协热遂利：表症因误下而邪内陷，致发生下利，称为协热利。

③困笃：病变沉重难医。

夫阳盛阴虚[①]，汗之则死，下之则愈；阳虚阴盛[②]，汗之则愈，下之则死。夫如是，则神丹[③]安可以误发，甘遂[④]何可以妄攻，虚盛之治，相背千里，吉凶之机，应若影响，岂容易哉！况桂枝[⑤]下咽，阳盛即毙，承气[⑥]入胃，阴盛以亡。死生之要，在乎须臾，视身之尽，不暇计日。此阴阳虚实之交错，其候至微，发汗吐下之相反，其祸至速。而医术浅狭，懵然[⑦]不知病源，为治乃误，使病者殒殁[⑧]，自谓其分，至令冤魂塞于冥路，死尸盈于旷野，仁者鉴此，岂不痛欤！

热邪盛而阴液损伤的症候，不可发汗，误汗就会导致死亡，应当攻下，泄去热邪，就能够痊愈。寒邪盛而卫阳被遏的症候，治宜发汗，不可攻下，发汗则邪自表解而病愈；误下则正伤邪陷而病变加剧，也可引起死亡。正因为这样，所以神丹岂可以误用，甘遂岂可以妄攻，须知虚与实的治法，相去很远，用药是否当否与病情的安危，有着密切的影响，治病岂是容易的事呀！何况误用桂枝汤，阳热过盛就会毙命，误用承气汤，阴寒愈增就会死亡。顷刻之间死生立判，眼望着患者死去，来不及计算日期。这种阴阳虚实交互错杂的变化，在症候表现上极其轻微，若误用了发汗吐下等治法，就会很快发生不良的后果。医术浅薄狭窄的人，糊糊涂涂，不了解病的根源，当然会犯治疗错误，促使患者死亡，还说是患者本来就该死，以至误治而死的尸体遍于旷野，富有仁爱之心的人，能不感到痛心吗！

注释 >>> >

①阳盛阴虚：热邪盛而里阴被灼的症候。

②阳虚阴盛：寒邪盛而表阳被遏的症候。

③神丹：一种发汗剂。

④甘遂：峻逐水邪的药物。

⑤桂枝：桂枝汤。

⑥承气：承气汤。

⑦懵然：糊涂的样子。

⑧殒殁：死亡。

凡两感病俱作，治有先后，发表攻里，本自不同，而执迷妄意[①]者，乃云神丹、甘遂合而饮之，且解其表，又除其里，言巧似是，其理实违。夫智者之举错[②]也，常审以慎；愚者之动作也，必果而速，安危之变，岂可诡哉！世上之士，但务彼翕习[③]之荣，而莫见此倾危[④]之败，惟明者居然能护其本，近取诸身，夫何远之有焉。

凡属两感病而同时发作的，治疗应有先后的步骤，因为发表和攻里，本来是作用不同的治法，而秉性固执、缺乏分辨能力的人，仅靠自己的猜测，竟说神丹和甘遂可以合起来使用，既能解表，又能除里，说得巧妙，似乎颇有道理，实际是违反了治疗的理论。聪明人的举动措施，常常是经过周密思考而且十分慎重；愚蠢人的行为动作，必定是鲁莽武断且急于求成，这牵涉患者的生死安危，怎么能听信诡辩呢？现在有知识的人，追求那亲近习熟的光荣，而看不到这倾覆危害的败坏。只有明白医理的人，平时能爱护自己的生命，并能推己及人，将别人的疾病，看成自己的疾病一样，若果真如此，怎么会因患者的关系疏远而漠不关心呢？

注释 >>> >

①执迷妄意：以意推测，固执己见而执迷不悟。

②举错："错"同"措"，举动与措施。

③翕习：亲近习熟的意思。

④倾危：倾覆危害。

凡发汗温服汤药，其方虽言日三服，若病剧不解，当促其间[①]，可半日中尽三服。若与病相阻，即便有所觉。病重者，一日一夜，当晬时[②]观之。如服一剂，病证犹在，故当复作本汤服之。至有不肯汗出，服三剂乃解。若汗不出者，死病也。

凡是温服发汗的汤药，处方后虽然说明一日服三次，但如果病情严重，服一次药后病不能解除的，服药间隔时间就应当适当缩短，可以在半天内服完三次。若药不对症，服药后就出现不适的感觉。病情重的，昼夜皆应服药，并二十四小时严密观察，以防病情变化。若一剂药服完后，病症尚存的，应当再煎制汤药服用。此外，有的患者服药后不易出汗，直至服完三剂药后才汗出病解。若服药后始终不出汗的，属于危候。

注释 >>> >

①当促其间：缩短服药的间隔时间。

②晬时：周时，指一昼夜二十四小时。

凡得时气病，至五六日，而渴欲饮水，饮不能多，不当与也。何者？以腹中热尚少，不能消之，便更与人作病也。至七八日大渴欲饮水者，犹当依证而与之，与之常令不足，勿极意也[①]，言能饮一斗，与五升。若饮而腹满，小便不利，若喘若哕[②]，不可与之也。忽然大汗出，是为自愈也。

凡得时气病，到五六日的时候，口渴想饮水，而不能多饮的，那就不应当勉强给他水喝。为什么呢？因为患者里热未盛，不能消水，水入不行，必然增加它病。到了七八日口大渴欲饮水，还是应当依据病情，酌量饮服，勿使患者满足，譬如说患者能喝一斗，只可给予五升。若饮水后患者感到腹部饱满，小便不利，或气喘，或呃逆，就不可再给了。如果喝水后，忽然大汗出，那就是病要自愈的征象。

注释 》》》

①勿极意也：不使过度的意思。
②哕：呃逆。

凡得病，反能饮水，此为欲之病。其不晓病者，但闻病饮水自愈，小渴[①]者，乃强与饮之，因成其祸，不可复数。

凡得病之后，反而能喝水的，这是阳气恢复，疾病将要痊愈的佳兆。有不了解病理的人，只听说患者能喝水就会自愈，一旦见到患者出现轻微口渴的症状，就强迫其大量喝水，因而酿成灾祸的，为数不少。

注释 》》》

①小渴：轻度的口渴。

凡得病，厥[①]脉动数[②]，服汤药更[③]迟，脉浮大减小，初躁后静，此皆愈证也。

大凡患病，在开始的时候，脉象动数，服了汤药以后，改变成迟脉；或原来是浮大的脉，现在转变为小脉；或开始是烦躁不安，现在精神安静，这些都是疾病将愈的征象。

注释 》》》

①厥：做“其”字解。
②脉动数：脉象数而圆滑有力。
③更：改变。

凡治温病，可刺五十九穴[①]。

凡治疗温病，可刺五十九穴以泄其邪热。

注释 》》》

①五十九穴：又称五十九刺，穴名见于《素问·刺热论》与《灵枢·热病》。其分布区域，头部二十五穴，胸部与四肢共三十四穴。

人身之穴，三百六十有五，其三十九穴，灸之有害，七十九穴，刺之为灾，并中髓[①]也。

人身上的孔穴，共有三百六十五个，其中有三十九个穴位忌灸，七十九个穴位忌用针刺，如果误用了艾灸或针刺，就会发生灾害，并且会伤及骨髓。

注释 》》》

①中髓：损伤骨髓。

养生大攻略

中医穴位疗法

中医的穴位疗法是我们的祖先留给我们的珍贵遗产，对人体健康有益这一点是不容置疑的。穴位是指神经末梢密集或神经干线经过的地方。穴位的学名叫“腧穴”。人体穴位主要有三大作用，它既是经络之气输注于体表的部位，又是疾病反映于体表的部位，还是针灸、推拿、气功等疗法的施术部位。穴位具有“按之快然”“驱病迅速”的神奇功效。因此，通过给予穴位按压、温灸、针刺等方法来刺激，使能量的流动顺畅，从而激发细胞活力，延缓细胞的衰老过程，提高人体原本就具有的自愈力及免疫力，来增进内脏功能，使身体更加强健。

中医的穴位疗法在于改善人体各种不适症状、增强机体免疫力、预防疾病。当然，需要注意的是，用穴位疗法必须遵循相应的原则，不可胡乱使用。

原文→译文 》》》

脉四损，三日死，平人四息，患者脉一至，名曰四损；脉五损，一日死，平人五息，患者脉一至，名曰五损；脉六损，一时死，平人六息，患者脉一至，名曰六损。

凡出现四损之脉的，三天则会死亡。所谓“四损”，是指正常人呼吸四次，患者脉搏来一次。若出现五损之脉的，一天则会死亡。所谓“五损”，是指正常人呼吸五次，患者脉搏来一次。若出现六损之脉的，一个时辰则会死亡。所谓“六损”，是指正常人呼吸六次，患者脉搏来一次。

脉盛身寒，得之伤寒；脉虚身热，得之伤暑。

脉象有力而身上怕冷的，是因为感受了寒邪；脉虚无力而身上发热的，是因为感受暑邪。

脉阴阳俱盛，大汗出，不解者，死。

脉象尺寸部都盛大，大汗淋漓而病未解的，属正不胜邪之兆，是死候。

脉阴阳俱虚，热不止者，死。

脉的尺部寸部都虚弱无力，而发热不止的，为死候。

脉至乍数乍疏者死；脉至如转索，其日死。

脉搏跳动坚硬搏指，似扭转的绳索的，为真脏脉现之兆，预后不良。当日而死。

谵言妄语，身微热，脉浮大，手足温者生；逆冷，脉沉细者，不过一日死矣。

胡言乱语，身上微有发热，脉象浮大，手足温暖的，预后良好；如果手足逆冷，脉象沉细的，不出一日就会死亡。

此以前是伤寒热病症候也。

以上所说的，是伤寒热病的症候。

养生大攻略

养生要顺四时之变

四季，又被称为“四时”，也就是每年的春、夏、秋、冬四个季节。季节交替是地球公转和自转形成的。古代医学认为，人体的水液、气血，以及人的精神状态，都与四时的阴阳变化有着密切的关系。人的生理活动与精神活动，只有适应四季暖、热、凉、寒的变化，才能与外界环境保持平衡，有益于养生保健。这与现代科学所认为的“生命产生的条件，正是天地间能量与物质相互作用的结果”这一看法是基本一致的。

四时对人体气血脉象的影响。据《内经素问·八正神明论》记载：“天温日明，则人血淖液而卫气浮，故血易泻，气易行；天寒日阴，则人血凝位而卫气沉。”这句话的意思是，气血在天气炎热的时候畅通易行，在天气寒冷时则容易凝滞。中医认为，气血行于经脉之中，因此，气候对气血运行的变化会引起脉象的变化。关于四季脉象，《内经素问·脉要精微论》中有形象的描述，说春季的脉象如规之圆滑，夏季的脉象如矩之方盛，秋之脉象如衡之平浮，冬之脉象如权之沉下。

四时对人体精神活动的影响。据《黄帝内经直解》记载：“四气调神气，随春夏秋冬四时之气，调肝、心、脾、肺、肾五脏之神态也。”著名的医学家吴鹤皋曾言：“言顺于四时之气，调摄精神，亦上医治未病也。”也就是说，人应当遵照四季的变化与四季的特点来调节精神状态。具体而言，春温春生，但易使人懒散、倦怠，那就要保持积极向上的精神。夏热夏长，易使人浮躁、焦急，那就要使自己在精神上保持安详、镇定。秋凉秋收，易使人忧愁、感伤，那就要使自己保持开朗、乐观。冬寒冬藏，易使人消沉、孤寂，那就要使自己保持活泼、热情。在精神活动方面，只有吸收每个季节对自己有利的一面，防止、克服对自己不利的一面，才能有利于身体健康。

正如《黄帝内经》中所载：“人与天地相参也，与日月相应也。”人们只有与自然相谐相处、顺四时之变而养生，才能健康生活、颐养天年。

辨、湿、脉证

本篇精华

1. 痓、湿、暍三种病症的特征；

2. 痓、湿、暍三种病症与伤寒症的区别。

原文 → 译文

伤寒所致太阳病，痓[1]湿暍[2]此三种，宜应别论，以为与伤寒相似，故此见之。

外邪所致的痓、湿、暍这三种病，本应另当别论。但由于此三者与太阳病的表现极其相似，故在本篇一并叙述。

注释

①痓：一种脊背强直的病症。
②暍：伤暑。

太阳病，发热无汗，反恶寒者，名曰刚痓。

太阳病，发热无汗，反而怕冷的，叫作刚痓。

太阳病，发热汗出，而不恶寒，《病源云恶寒》名曰柔痓。

太阳病，发热，汗出，不怕冷的，叫作柔痓。

太阳病，发热，脉沉而细者，名曰痓。

太阳病，发热，脉沉而细者，名曰痓。

太阳病，发汗太多，因致痓。

太阳病，由于发汗大多，因而引起痓病。

病身热足寒，颈项强急，恶寒，时头热面赤，目脉赤，独头面摇，卒[1]口噤，背反张者，痓病也。

患者身上发热，足部发凉，颈强强急，畏寒，有时头部烘热，面部及眼睛发红，头部动摇不停，突然出现牙关咬紧不开、背部强直、角弓反张的，即为痓病。

注释

① 卒：忽然的意思。

湿家，其人但头汗出，背强，欲得被覆向火。若下之早则哕，胸满，小便不利，舌上如胎[1]者，以丹田[2]有热，胸中有寒，渴欲得水，而不能饮，口燥烦也。

久患湿病的人，出现头部出汗，背部强硬不舒，形寒怕冷的症状，想要盖被或烤火取暖的，这是寒湿郁于肌表，卫阳被遏之症，治当温阳化湿解表，不可攻下。若误用攻下，势必正气受到损伤，导致阳气下陷、湿阻于中，出现呃逆、胸闷、小便不通畅、口渴不能饮、舌上生苔等症。

注释

①舌上如胎：胎同“苔”，舌上好像有苔生长。

②丹田：在脐下为下丹田，在心下为中丹田，在两眉间为上丹田。这里所称应是位于脐下的下丹田。

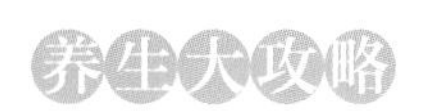

养生大攻略

去除体内湿气的方法

中医提供了以下几种方法，可帮助大家轻松除去体内的浊重湿气。

勤运动。运动能够缓解压力，活络身体各器官，加速湿气排出体外。现代人体力消耗少，动脑多，再加上长期待在密闭的空调房屋内，很少流汗，身体调控湿度的能力变差。建议大家试试健走、跑步、游泳、瑜伽、太极等各种运动，有助于加速气血循环，增加水分代谢。

饮食清淡适量。肠胃系统关系到营养的吸收及水分的代谢，要保护好肠胃系统，最好的方式就是适量、均衡饮食。酒、肉、肥甘厚味等油腻食物不容易消化，容易造成肠胃闷胀、发炎。甜食油炸品会使身体产生过氧化物，加重发炎反应。此外，中医认为，生冷食物、冰品和凉性的蔬菜、水果，会让肠胃消化吸收功能停滞，因而不易无限量食用。如生菜、沙拉、西瓜、大白菜、苦瓜等。平时在烹调寒凉性质的蔬菜时，最好加入葱、姜等。

避免潮湿的环境。

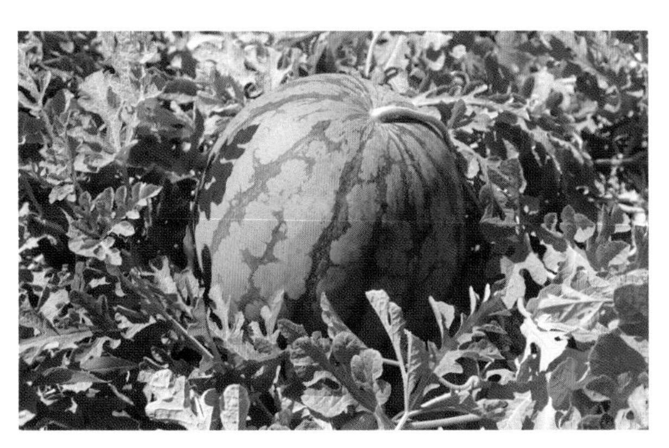

西瓜

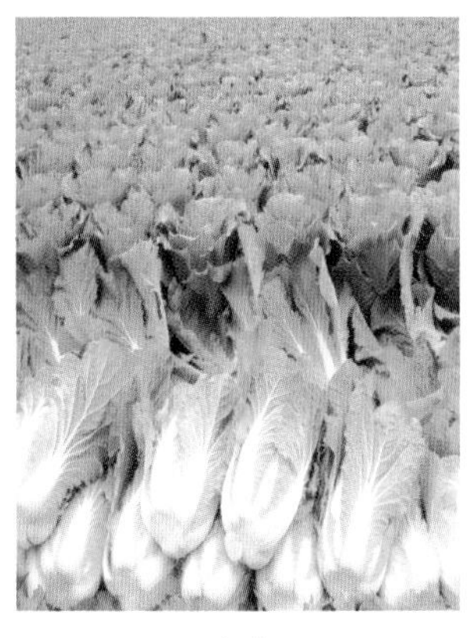

白菜

苦瓜

原文 → 译文

湿家下之，额上汗出，微喘，小便利（一云不利）者死，若下利不止者亦死。

久患湿病的人，误服泻下方药，以致额上出汗，微有气喘，小便多的，是死症；若腹泻不止的，也是死症。

问曰：风湿相搏，一身尽疼痛，法当汗出而解。值天阴雨不止，医云此可发汗，汗之病不愈者，何也？答曰：发其汗，汗大出者，但风气去，湿气在，是故不愈也。若治风湿者，发其汗，但微微似欲出汗者，风湿俱去也。

问：风湿之邪相合，引起浑身疼痛，依照治疗法则，应当发汗驱邪，汗出邪散病则可痊愈。但巧遇天阴下雨不止的话，医生说可以发汗，而发了汗病却不愈，这是为什么呢？答：这是发汗太过的缘故，汗出很多，只驱除了风邪，而湿邪仍然存在，故病未痊愈。倘若用发汗法治疗风湿病，只宜让患者微微出汗，这样才能同时解除风邪和湿邪。

湿家病，身上疼痛，发热，面黄而喘，头痛鼻塞而烦，其脉大，自能饮食，腹中和无病，病在头中寒湿，故鼻塞。内[1]药鼻中则愈。

常患湿病的人，身体疼痛，发热，面色黄而气喘，头疼鼻塞，心烦不安。患者的脉象大，饮食如常，这表明腹内平和无病，病在头部感受了寒湿，所以鼻塞不通，可以用药纳入鼻腔中，就可痊愈。

注释

①内：同“纳”，有放入、塞入之意。

太阳中暍者，身热疼重，而脉微弱，此以夏月伤冷水，水行皮中所致也。

太阳经中暍的患者，发热身疼且重，而脉象微弱，这是因为夏季伤于冷水，水湿侵入皮肤腠理所致。

太阳中暍者，发热，恶寒，身重而疼痛，其脉弦细芤迟，小便已，洒洒然[1]毛耸，手足逆冷，小有劳身即热，口开，前板齿燥。若发汗则恶寒甚，加温针则发热甚，数下之则淋甚。

太阳中暑症，出现发热，怕冷，身体沉重疼痛，脉象弦细芤迟，解了小便后，就毛骨悚然、怕冷更甚，手

足冰凉，稍微劳动，身体就发热，口则张开呼吸，门齿干燥。这是暑湿相兼而又气阴不足之症，治当清暑益气化湿，禁用发汗、攻下、温针。若误用发汗法治疗，则会加重怕冷的病情；误用温针，就会使发热更剧；若屡次攻下，小便则会淋涩不通。

注释 >>> >

①洒洒然：恶寒貌。

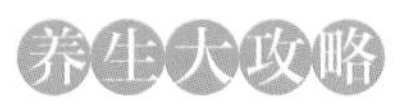

养生大攻略

防治中暑的偏方

慈禧消暑饮

【原料】金银花10克，莲子芯3克，白扁豆12克，竹叶卷芯6克，鲜藕5片。

【制法】上药加水煎汤，即成。

【用法】代茶频饮，不拘时。

【功效】健脾开胃，清暑利湿。

【适用】防治中暑或夏月纳谷不香。

末茶

【原料】好茶30克，绿豆粉、苦参各10克，甘草6克。

【制法】苦参、甘草研末，与茶、绿豆粉拌匀。

【用法】每次取适量，沸水冲焗，频饮。

【功效】泻火，利湿，解暑。

【适用】中暑，证见头痛、口渴、恶心、心烦头晕、尿黄少。

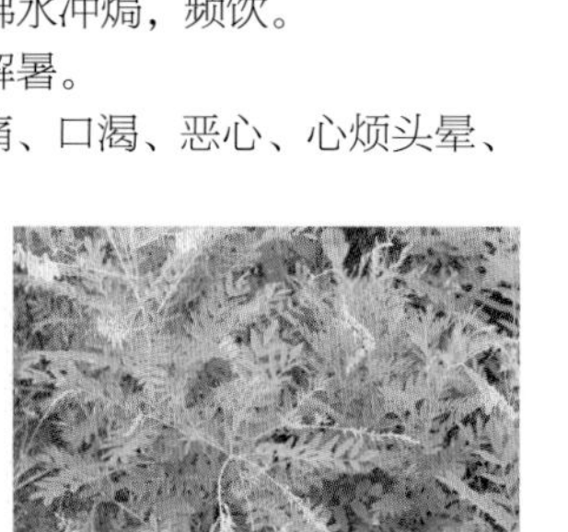

金银花

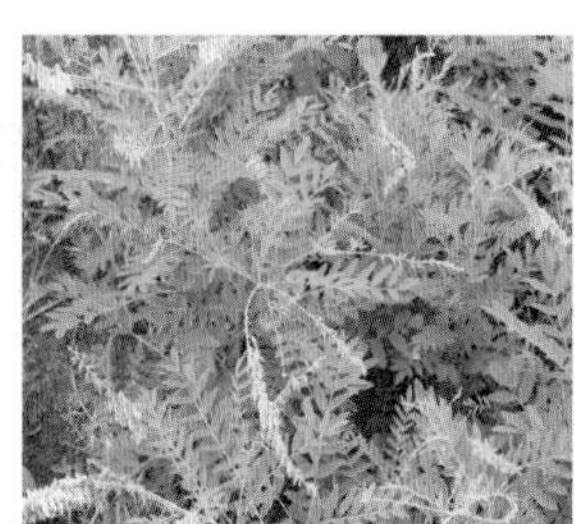

苦参

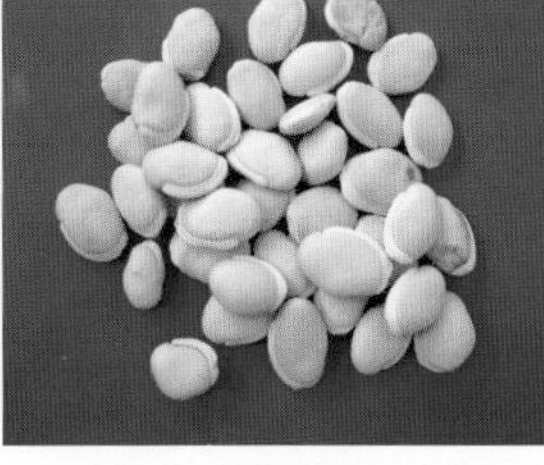

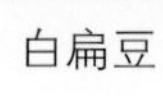

白扁豆

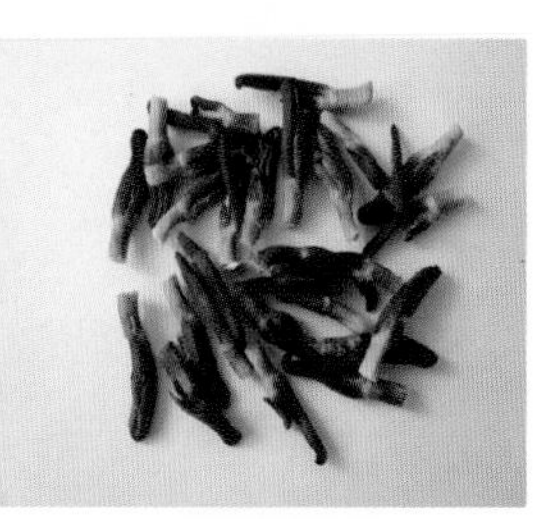

莲子芯

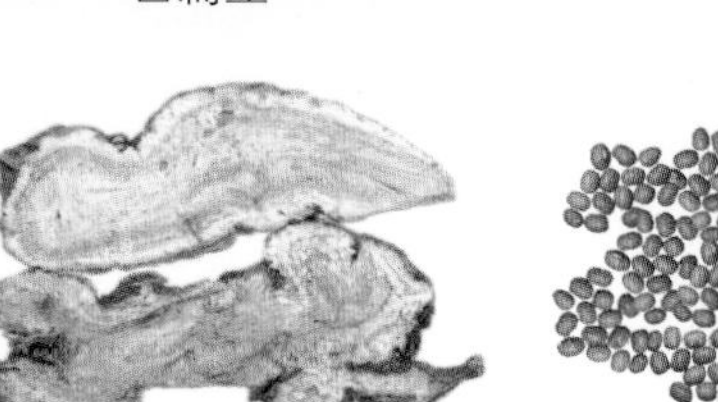

白术

绿豆

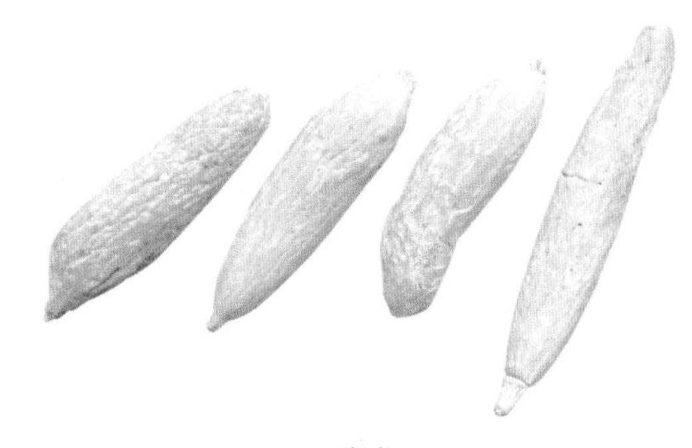

麦冬

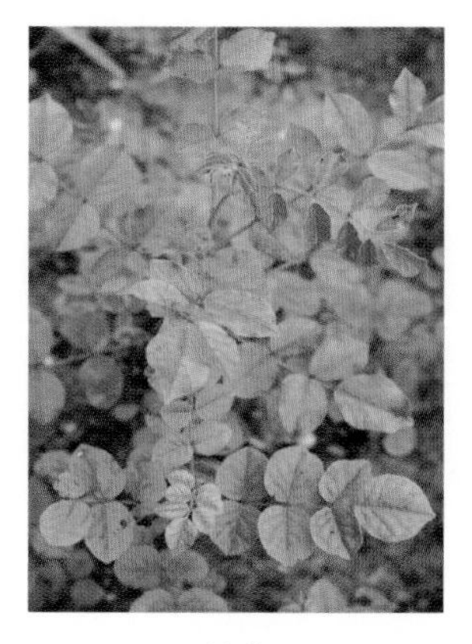

甘草

鲜藕

代茶汤

【原料】白术1.5克，麦冬3克。

【制法】上药洗净，入砂锅内，加水1500毫升沸煮20分钟，倒入杯中。

【用法】代茶饮，一次饮完。每日2次。

【功效】健脾止渴。

【适用】防暑。

受热方

【原料】绿豆30克，荷叶露100毫升，蜜汁20克

【制法】绿豆煎汤，后入荷叶露、蜜汁。

【用法】饮服汤汁。

【功效】解暑，清热。

【适用】中暑。

辨太阳病脉证并治（上）

本篇精华 >>> >

1. 太阳病的症状；
2. 中风、伤寒和温病的异同。

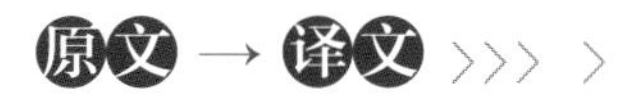

太阳之为病，脉浮[1]，头项强痛[2]而恶寒[3]。

太阳病的症候，是以脉象浮、头痛、项部拘急不舒、畏寒为基本特征。

注释

①脉浮：脉象浅表，轻手按之即得，犹如木浮水面。

②头项强痛：头痛项强。项是颈的后部；强，去声，强直不柔和貌。

③恶寒：恶，厌恶、嫌憎的意思。恶寒即厌恶寒冷。

太阳病，发热，汗出，恶风，脉缓[1]者，名为中风[2]。

太阳病，见到发热，自汗出，厌恶风吹，脉象浮缓的，就叫作中风。

注释

①脉缓：王太仆说："缓者，缓纵之状，非动而迟缓也。"就是和缓的意思。

②中风：伤风。与猝然晕倒、口眼㖞斜、肢体不遂的中风不同。

太阳病，或已发热，或未发热，必恶寒，体痛，呕逆，脉阴阳俱紧[1]者，名为伤寒[2]。

太阳病，已经发热，或者尚未发热，畏冷，头痛，项部拘急不舒，身体疼痛，呕逆，无汗，寸、关、尺三部脉象皆浮紧的，即为伤寒。

注释

①脉阴阳俱紧：阴阳有两种解释。一是认为指脉的尺寸，脉尺寸俱紧；二是认为指脉的沉浮，脉浮沉俱紧。两种说法都有道理，但从表症脉必浮来看，应是浮紧，那么，则以尺寸俱紧更符合实际。参考麻黄汤禁例有尺中脉迟、尺中脉微禁用，也可资佐证。"紧"指脉的紧张状态，与弦脉相似而如转索有力。

②伤寒：太阳病无汗脉紧，象征寒性凝敛，故名为伤寒。此属狭义伤寒，不是泛指外感热病的广义伤寒。

伤寒一日，太阳受之。脉若静者，为不传。颇欲吐，若躁烦，脉数急者，为传也。

外感风寒之邪一天，太阳受之。如果脉气微，则没有向其他经发展。如果想吐，或是出现了烦躁，浮脉变成了数急之脉，就说明病向里传变了。

伤寒二三日，阳明、少阳证不见者，为不传也。

外感病两三天，已到邪传阳明、少阳之期，若不见阳明、少阳病的见症，而只见太阳病症候的，表示病未传变。

养生大攻略

感冒患者饮食宜忌

感冒，俗称"伤风"。一般感冒系病毒感染，症状较轻；流行性感冒，系流行性感冒杆菌致病，症状较重。多因气候变化，寒暖失常，机体抵抗力减弱时发病。本病包括上呼吸道感染和流行性感冒。主要症状是头疼、恶寒、鼻塞、流涕，有的咽痛、咳嗽或体温升高。如为流感，则高热、头疼、四肢痠痛较重，咽痛咳嗽较甚，或伴有恶心呕吐，腹泻等消化道症状，并有流行趋势。

中医对于感冒有风寒型、风热型之分：风寒型感冒的症状特点为恶寒重，发热轻，头痛无汗，舌苔薄白，鼻塞、流涕，咳痰清稀；风热型感冒的症状为发热重恶寒轻，有汗，舌苔薄黄，咽痛口干，咳痰黄稠。

一般感冒初起，如属风寒型，可参照辛温解表方法，适当进食葱、姜、辛温发散之物，保暖取微汗，可收到较好的效果；如属风热型，可参照辛凉解表方法，适当进食辛凉发散食物如萝卜、芥菜等，或以薄荷、银花泡茶。如流感，体温较高，烦渴咽感者，可进食清凉多汁食物，如莲子、百合、荸荠等。

患风寒感冒期间，忌吃一切滋补、油腻、酸涩食物，如猪肉、羊肉、鸭肉、鸡肉、糯米饭、麦冬、人参、阿胶、龙眼肉、石榴、乌梅以及各种海鲜等。还应忌食寒凉性食物，如柿子、柿饼、豆腐、绿豆芽、田螺、螺蛳、蚬肉、生萝卜、生藕、生梨、罗汉果、薄荷、金银花、白菊花、胖大海等。

感冒期间，全身疼痛乏力，肠胃功能不佳时，宜食稀粥、面条、软饭，新鲜蔬菜、水果及富含维生素C的食物，以补充因发热所造成的营养素损失，而增强抗病能力。

感冒发烧期间，禁忌酒类；风热型感冒及流感，应忌酸辣动火食物；肠胃功能不佳时，忌吃油腻、黏滞食物；服药期间当忌膻腥异味，以免引起不良反应。

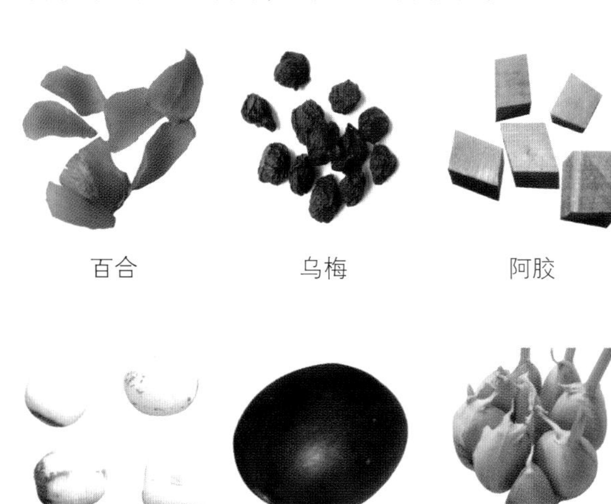

百合　乌梅　阿胶

莲子　罗汉果　大蒜

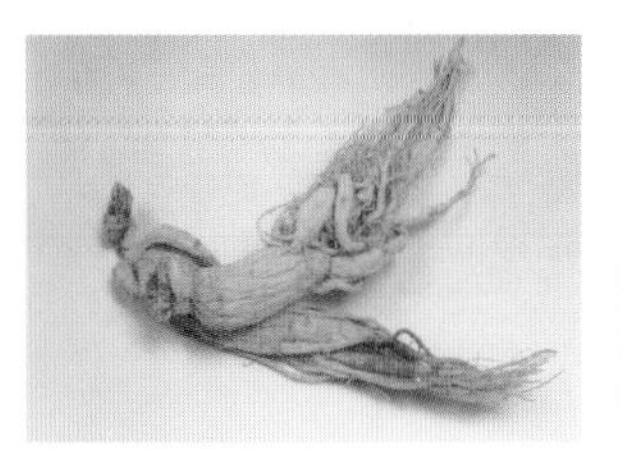

人参

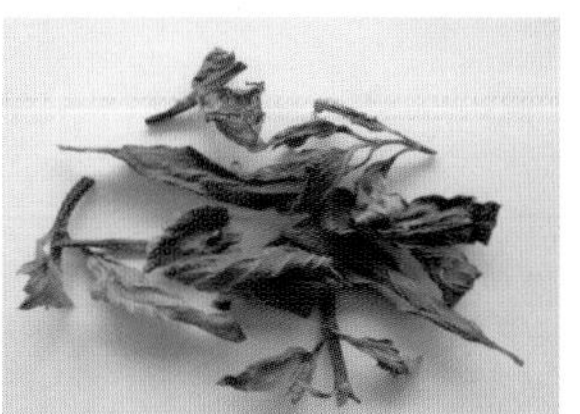

薄荷

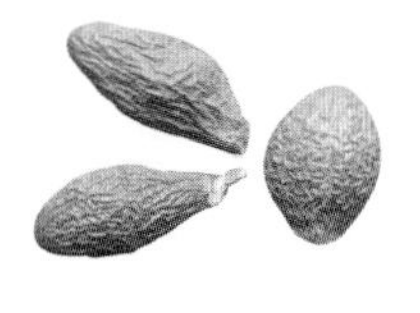

胖大海

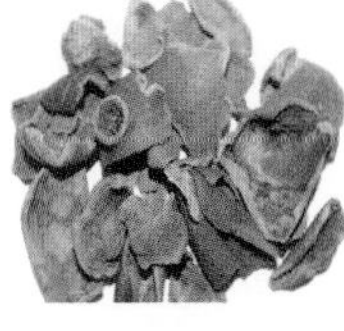

石榴皮

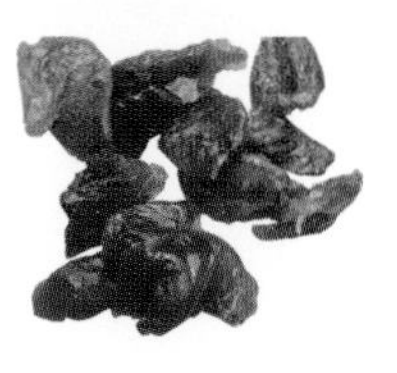

龙眼

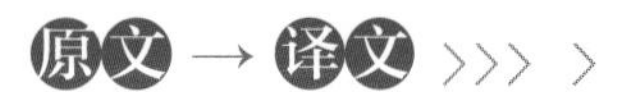

原文→译文 >>>

太阳病，发热而渴，不恶寒者，为温病①。若发汗已，身灼热②者，名曰风温③。风温为病，脉阴阳俱浮，自汗出，身重，多眠睡，鼻息必鼾④，语言难出。若被下者，小便不利，直视失溲⑤；若被火⑥者，微发黄色，剧则如惊痫，时瘛疭⑦；若火熏之⑧，一逆⑨尚引日，再逆促命期。

太阳病，见到发热口渴，不恶寒的，就叫作温病。如果在使用发汗的方法以后，热势更高如同烧灼一样，名叫风温。风温的症候特点是尺脉和寸脉都见浮象，自动出汗，身体沉重，经常睡眠，呼吸时鼻有鼾声，而且语言困难。假使误用下法，便会引起小便不利，两眼直视，甚至大小便失禁。假使误用火法，轻则导致皮肤发黄，严重的就会引起如同惊痫的症状，时时手足抽搐痉挛。倘若再用火熏的方法，那就误上加误了。一次错误的治疗，变证虽重，还不至于马上死亡；再次误治，生命危险就迫在眉睫了。

注释 >>>

①温病：广义伤寒之一。
②灼热：形容身热很高，如同烧灼。
③风温：温病误用辛温发汗后的变症，与后世的外感风温病不同。
④鼾：呼吸时鼻中发出的响声。
⑤失溲：《仓公传》："使人不得前后溲。"又"难于大小溲。"这里的失溲，含有大小便自遗的意思。
⑥被火：误用火法治疗。火法包括烧针、艾灸、熏、熨等。
⑦瘛疭：手足抽搐痉挛。
⑧若火熏之：形容肤色发黄而晦暗，如烟火熏灼的一般。
⑨逆：治疗上的错误。

病有发热恶寒者，发于阳也；无热恶寒者，发于阴也。发于阳者，七日愈，发于阴者，六日愈，以阳数七、阴数六故也。

患外感病，若有发热畏寒的症状出现，是病在阳经的表现；若有无热畏寒的症状出现，是病在阴经的表现。病在阳经的，大约七天可以痊愈；病在阴经的，大约六天可以痊愈。这是七属于阳数、六属于阴数的缘故。

太阳病欲解时，从巳至未①上。

太阳病将要解除的时间，在上午九时到下午三时之间。

注释 >>>

①从巳至未：巳，上午九时至十一时；未，下午一时至三时。从巳至未，即从九时至十五时。

风家①表解而不了了②者，十二日愈。

容易患太阳中风的人，表症解除后，身体仍感不适者，需待一定的时日，正气恢复，则可痊愈。

注释 >>>

①风家：凡"家"字，皆指宿病而言，此处只作太阳中风症。
②不了了：就是不清楚、不轻快的意思。

太阳中风，阳浮而阴弱①，阳浮者，热自发，阴弱者，汗自出；啬啬②恶寒，淅淅③恶风，翕翕发热④，鼻鸣⑤干呕⑥者，桂枝汤主之。

太阳中风症，脉象寸浮而尺弱，寸脉浮的，自有发热，尺脉弱的，自会汗出。患者啬啬然恶寒，淅淅然恶风，发热好像皮毛披覆在身上一样，并伴有鼻息鸣响和干呕等症状，可用桂枝汤主治。

注释 >>>

①阳浮而阴弱：有释为病机，有释为脉象，两说俱可通。主脉者又有浮沉与尺寸两种意见，根据本条及其他有关条文的内容相衡，应以寸浮尺弱的解释理由为优。
②啬啬：悭吝畏怯貌，形容恶寒畏缩的状态。
③淅淅：风声，如冷雨凉风侵入肌肤的感觉。
④翕翕发热：形容发热的轻浅，患者感觉像羽毛披覆在身上一样。
⑤鼻鸣：鼻中窒塞，气息不利而发出的鸣响。
⑥干呕：呕而无物，叫作干呕。

桂枝汤方

桂枝三两（去皮）、芍药三两、甘草二两（炙）、生姜三两（切）、大枣十二枚（擘）。

上五味，㕮咀①三味，以水七升，微火②煮取三升，去滓，

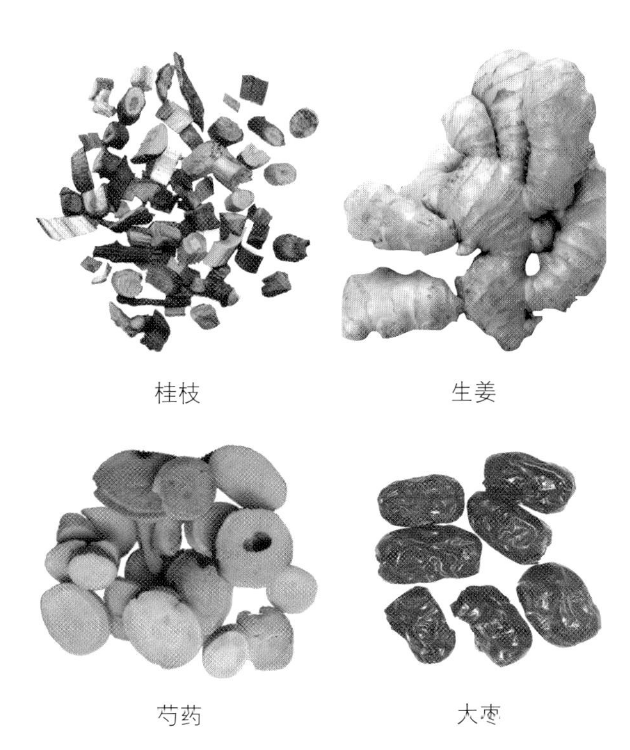

桂枝　　生姜

芍药　　大枣

适寒温[3]服一升，服已须臾，歠[4]热稀粥一升余，以助药力，温覆[5]令一时许，遍身漐漐[6]微似有汗者益佳，不可令如水流漓，病必不除。若一服汗出病差，停后服，不必尽剂；若不汗，更服，依前法；又不汗，后服小促役其间[7]，半日许，令三服尽；若病重者，一日一夜服，周时[8]观之。服一剂尽，病证犹在者，更作服；若汗不出者，乃服至两、三剂。禁生冷，黏滑，肉面，五辛[9]，酒酪，臭恶等物。

注释

①㕮咀：古代的制剂法。古代无铁器，将药用口咬细，如黄豆大，入水煎煮，现在多用刀刃切成饮片。

②微火：取和缓不猛的火力，使不沸溢。

③适寒温：使冷热适当。

④歠：方中行曰：“大饮也。”就是大口喝的意思。

⑤温覆：覆盖衣被，使周身温暖，以助出汗。

⑥漐漐：《通雅》云：“小雨不辍也。”形容微汗潮润之状。

⑦小促役其间：略缩短服药间隔时间。

⑧周时：一日一夜二十四小时，称为周时。

⑨五辛：《本草纲目》：大蒜、小蒜、韭、胡荽、芸薹。

太阳病，头痛发热，汗出恶风，桂枝汤主之。

太阳病，只要有头痛、发热、汗出、畏风症状出现的，桂枝汤则可主治。

太阳病，项背强几几[1]，反汗出恶风者，桂枝加葛根汤主之。

太阳病，项部连背部强直拘急，俯仰不得自如，反而出汗恶风的，用桂枝加葛根汤主治。

注释

① 几几：俯仰不自如貌。《刺腰痛论》曰：“腰痛侠脊而痛至头，几几然。”

桂枝加葛根汤方第二

葛根四两，芍药二两，甘草二两，生姜三两，切大枣十二枚，擘桂枝三两，去皮麻黄三两，去节。

上七味，以水一斗，先煮麻黄、葛根，减二升，去上沫，内诸药，煮取三升，去滓，温服一升。覆取微似汗，不须吸粥，余如桂枝法桂枝法及禁忌。

臣等谨按仲景本论，太阳中风自汗用桂枝，伤寒无汗用麻黄，今证云汗出恶风，而方中有麻黄，恐非本意也。第三卷有葛根汤证云：无汗恶风，正与此方同，是合用麻黄也。此云桂枝加葛根汤，恐是桂枝中但加葛根耳。

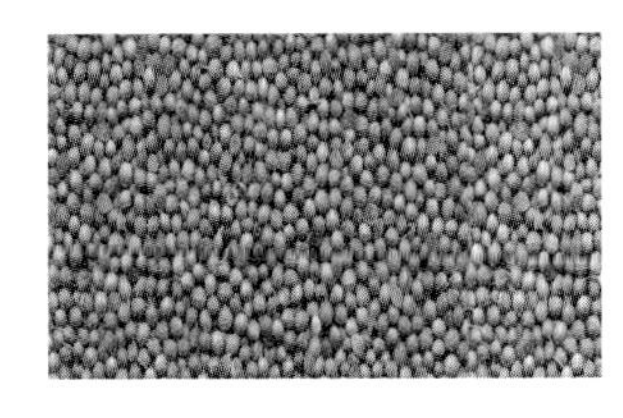

胡荽

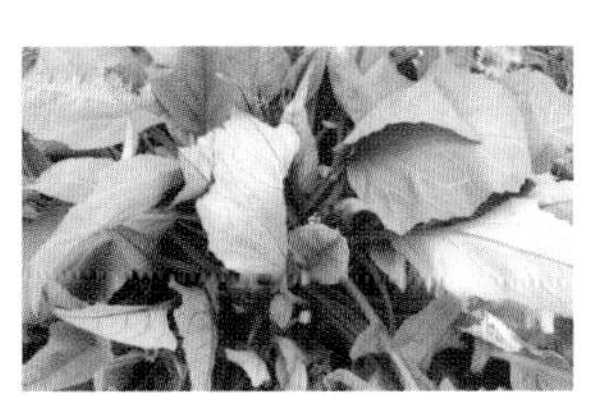

芸薹

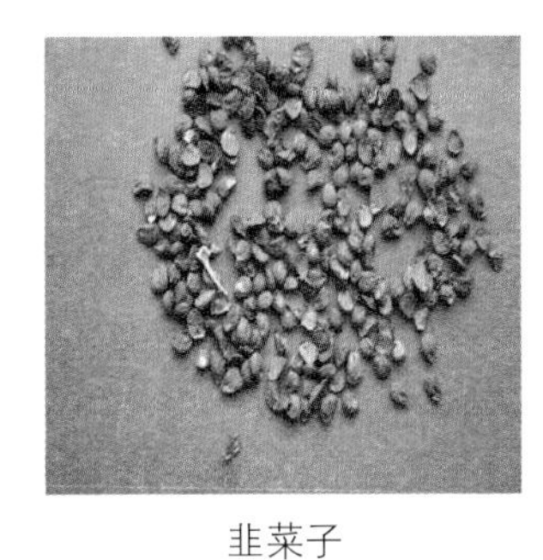

韭菜子

薤白

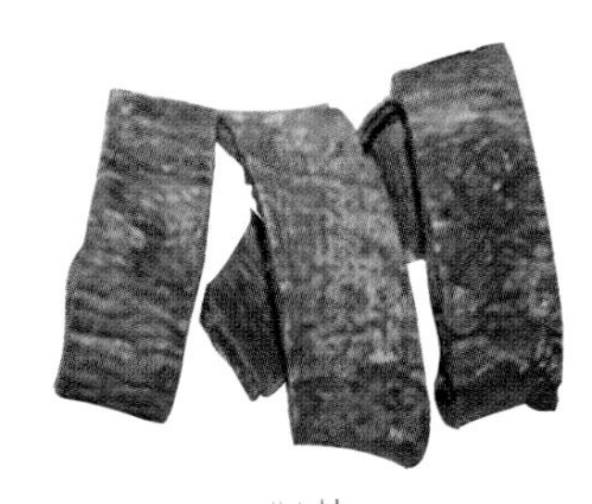

厚朴

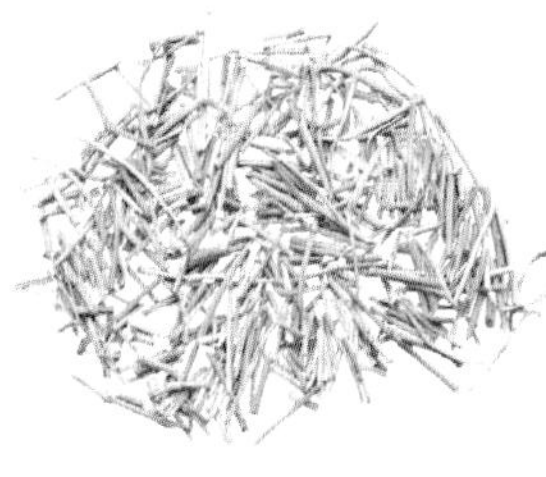

麻黄

太阳病，下之后，其气上冲[1]者，可与桂枝汤方，用前法。若不上冲者，不得与之。

太阳病，误用了泻下药之后，患者自觉胸中有气逆上冲感觉的，可以用桂枝汤治疗，服药方法同于前。若误下后没有气逆上冲感觉的，则不能用桂枝汤治疗。

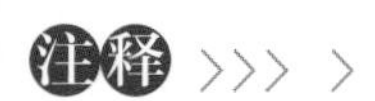

①其气上冲：患者自觉胸中有气上冲。

太阳病三日，已发汗，若吐、若下、若温针[1]，仍不解者，此为坏病[2]，桂枝不中与[3]之也。观其脉证，知犯何逆，随证治之。桂枝本为解肌[4]，若其人脉浮紧，发热汗不出者，不可与之也。常须识[5]此，勿令误也。

太阳病三日，已经用过发汗方法，又用过涌吐，或攻下，或温针等治法，而病仍不解的，这是治疗不当，成为坏病，桂枝汤是不适用的。应当了解其脉症变化，通过具体分析，得出病变矛盾的主要方面，然后随症选择治疗方法。桂枝汤本来的作用是解除肌表之邪，假使患者的脉象浮紧，发热而无汗的，不可用桂枝汤，应常记着桂枝汤的宜忌，不要犯使用不当的错误。

注释 >>>

①温针：针灸的一种方法，用针针于一定穴内，以艾裹针体而蒸烧之，以冀发汗。

②坏病：因治疗错误致病情发生恶化，症候变乱，而不能称其名者。

③不中与：不中用的意思。

④解肌：解散肌表之邪，也属发汗的范畴，但与开表发汗不同。

⑤识：读“志”，记也。《论语》：“汝以予为多学而识之者欤。”

若酒客[1]病，不可与桂枝汤，得之则呕，以酒客不喜甘故也。

平素嗜酒的人，若患了太阳中风症，不应用桂枝汤治疗，若服用了桂枝汤，就会出现呕吐的症状，这是嗜酒的人多湿热内蕴，而桂枝汤是辛甘温之剂，用后更助热留湿的缘故。

注释 >>>

①酒客：平素嗜好饮酒的人。

喘家[1]，作桂枝汤加厚朴、杏子仁，佳。

素有喘病的人，因感外邪而喘，治以桂枝汤加厚朴、杏仁，颇有效果。

注释 >>>

①喘家：素有喘病的人。

桂枝加厚朴杏子汤方第三

于桂枝汤方内，加厚朴二两，杏仁五十个，去皮尖。余依前法。

养生大攻略

红糖胡桃泥治哮喘

食方红糖拌胡桃泥，对哮喘病有治疗作用。尤其是对小孩，这个方子非常适合，为什么呢？因为它没有打针吃药的痛苦，像吃零食一样就把病给治了。方法是：胡桃8个，去掉硬壳，取胡桃仁压碎，放入适量红糖拌匀，用开水冲服即可。每日1剂，晚上服用。

红糖胡桃泥能做到肺、肾、脾三脏齐补。胡桃性味甘温，能补肾助阳，补肺敛肺、镇咳化痰的功效，适合肺肾两虚型咳嗽；而红糖甘温，最能补脾养胃，强中益气，使人正气足。所以，每晚食红糖胡桃泥可平喘，让人睡得安稳。

原文→译文 >>>

凡服桂枝汤吐者，其后必吐脓血也。

凡是内热炽盛的患者，若服用桂枝汤而发生呕吐的，以后可能会出现吐脓血的变症。

太阳病，发汗，遂漏[1]不止，其人恶风，小便难[2]，四肢微急[3]，难以屈伸者，桂枝加附子汤主之。

注释 >>>

①漏：渗泄不止的意思，在这里形容汗出不断。

②小便难：小便不通畅。

③急：拘急，屈伸运动不得自如。

太阳病，发汗太过，导致汗出淋漓不止、患者怕冷、小便短小、四肢微感拘急疼痛、屈伸困难，若仍然存在头痛、发热等表症的，用桂枝加附子汤主治。

桂枝加附子汤方

桂枝三两（去皮）、芍药三两、甘草三两（炙）、生姜三两（切）、大枣十二枚（擘）、附子一枚（炮，去皮，破八片）。

上六味，以水七升，煮取三升，去滓，温服一升。本云桂枝汤，今加附子，将息如前法。

太阳病，下之后，脉促胸满者，桂枝去芍药汤主之。若微恶寒者，桂枝去芍药加附子汤主之。

太阳病，误用攻下之后，有脉象急促、短促，胸部胀闷症状出现的，用桂枝去芍药汤主治。

桂枝去芍药汤方

桂枝三两（去皮）、甘草二两（炙）、生姜三两（切）、大枣十二枚（擘）。

上四味，以水七升，煮取三升，去滓，温服一升。本云桂枝汤，今去芍药，将息如前法。

桂枝去芍药加附子汤方

辨太阳病脉证并治（中）

本篇精华

太阳病的治疗方法。

原文→译文

太阳病，项背强几几，无汗恶风，葛根汤主之。

太阳病，项背部拘紧不柔和，不能自如俯仰，且无汗畏风的，用葛根汤主治。

葛根汤方

葛根四两、麻黄三两（去节）、桂枝二两（去皮）、生姜三两（切）、甘草二两（炙）、芍药二两、大枣十二枚（擘）。

上七味，以水一斗，先煮麻黄葛根，减二升，去白沫，内诸药，煮取三升，去滓，温服一升，复取微似汗，余如桂枝法将息及禁忌，诸汤皆仿此。

太阳与阳明合病[1]者，必自下利，葛根汤主之。

太阳与阳明两经同时感受外邪而发病，出现发热、畏寒、头痛无汗等表症，又见腹泻的，用葛根汤主治。

注释

①合病：两经或三经症候同时出现，谓之合病。

太阳与阳明合病，不下利，但呕者，葛根加半夏汤主之。

太阳与阳明合病，没有下利，但有呕吐的，用葛根加半夏汤主治。

葛根加半夏汤方

葛根四两、麻黄三两（去节）、甘草二两（炙）、芍药二两、桂枝二两（去皮）、生姜三两（切）、半夏半升（洗）、大枣十二枚（擘）。

上八味，以水一斗，先煮葛根、麻黄，减二升，去白沫，内诸药，煮取三升，去滓，温服一升，覆取微似汗。

太阳病，桂枝证，医反下之，利遂不止，脉促[1]者，表未解也；喘而汗出者，葛根黄芩黄连汤主之。

太阳病，症属桂枝汤症，本当用汗法，医生却反用下法，导致腹泻不止，脉象急促、短促的，是表症尚未

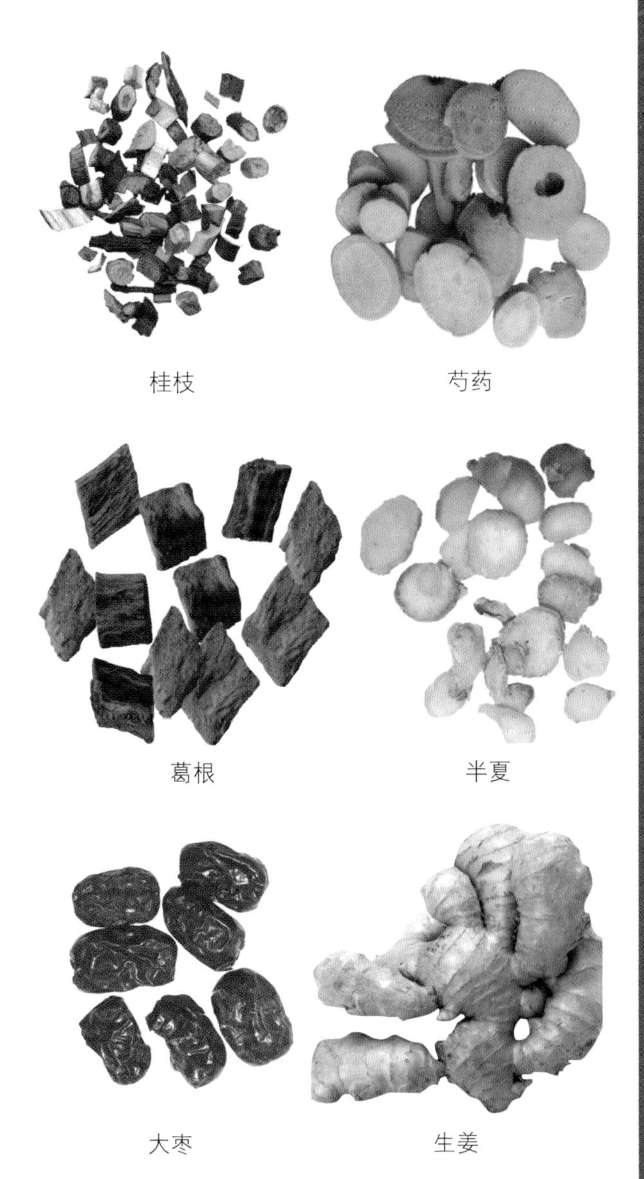
桂枝　芍药　葛根　半夏　大枣　生姜

解除的表现，若出现气喘、汗出等内热症的，用葛根黄芩黄连汤主治。

注释

①脉促：脉势急促。

葛根黄芩黄连汤方

葛根半斤、甘草二两（炙）、黄芩二两、黄连三两。

上四味，以水八升，先煮葛根，减二升，内诸药，煮取二升，去滓，分温再服。

太阳病，头痛发热，身疼腰痛，骨节疼痛，恶风，无汗而喘者，麻黄汤主之。

太阳病，头痛、发热、身体疼痛，腰痛，关节疼痛，怕风，无汗而气喘，脉浮紧的，属太阳伤寒症，用麻黄汤主治。

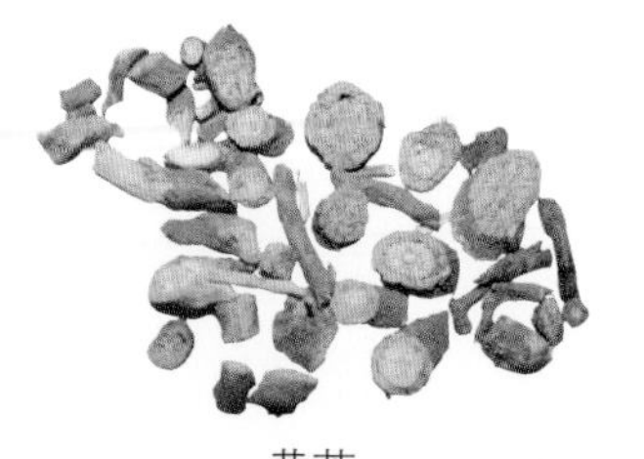

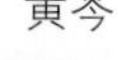

黄芩

黄连

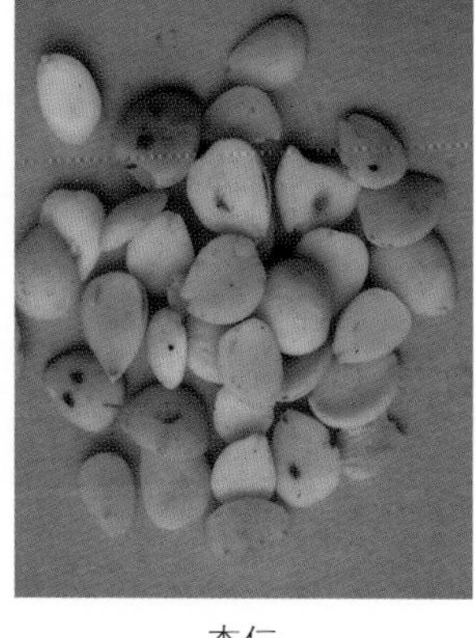

杏仁

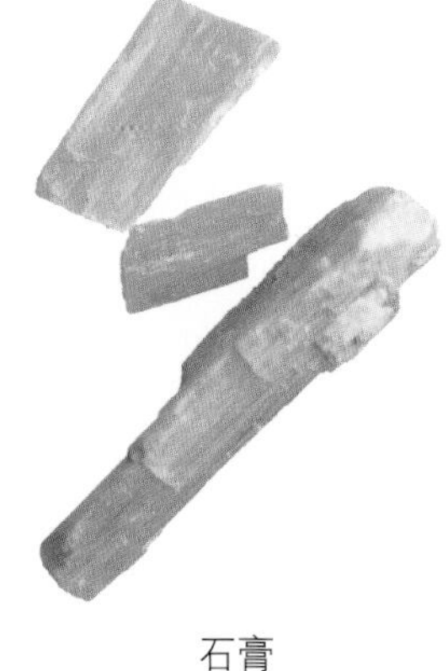

石膏

麻黄汤方

麻黄三两（去节）、桂枝三两（去皮）、甘草一两（炙）、杏仁七十个（去皮尖）。

上四味，以水九升，先煮麻黄，减二升，去上沫，内诸药，煮取二升半，去滓，温服八合，覆取微似汗，不须啜粥，余如桂枝法将息。

太阳与阳明合病，喘而胸满者，不可下，宜麻黄汤主之。

太阳与阳明同时感受外邪而发病，气喘而胸部出现胀闷者，表明表邪郁闭较甚，病情偏重于表，不可攻下，宜用麻黄汤发汗解表。

太阳中风，脉浮紧，发热恶寒，身疼痛，不汗出而烦躁者，大青龙汤主之。若脉微弱，汗出恶风者，不可服之；服之则厥逆[①]，筋惕肉瞤[②]，此为逆也。

太阳中风症，脉象浮紧，发热，恶寒，周身疼痛，汗不得出而烦躁不安的，用大青龙汤主治之。假使脉象微弱，汗出恶风的，不可服用大青龙汤；万一误服了，就会出现四肢厥冷，筋肉跳动的症状，这是因误治而病情加剧的表现。

注释 >>> >

①厥逆：四肢厥冷。

②筋惕肉瞤：筋肉跳动，由于亡阳脱液，筋肉得不到煦濡所致。

大青龙汤方

麻黄六两（去节）、桂枝二两（去皮）、甘草二两（炙）、杏仁四十枚（去皮尖）、生姜三两（切）、大枣十二枚（擘）、石膏如鸡子大（碎）。

上七味，以水九升，先煮麻黄，减二升，去上沫，内诸药，煮取三升，去滓，温服一升，取微似汗，汗出多者，温粉粉之。一服汗者，停后服，汗多亡阳，遂虚，恶风烦躁，不得眠也。

伤寒脉浮缓，身不疼，但重，乍[①]有轻时，无少阴证[②]者，大青龙汤发之。

外感风寒之邪，症见脉象浮缓，身体不疼痛，仅感沉重，偶有减轻，若有发热、畏寒、无汗、烦躁等大青龙汤症主症，而又无少阴阳衰阴盛征象的，可以用大青龙汤发汗解表兼以清里。

注释 >>> >

①乍：偶尔。

②无少阴证：没有少阴阴盛阳虚的症候。

伤寒表不解[①]，心下有水气，干呕，发热而咳，或渴，或利，或噎[②]，或小便不利，少腹满，或喘者，小青龙汤主之。

伤寒，表症未解，心胸之下有水饮之邪，患者干呕、发热、咳嗽，或兼口渴，或兼下利，或兼噎塞，或兼小便不利，少腹满，或兼气喘等，用小青龙汤主治。

注释 >>> >

①表不解：表症还没有解除。

②噎：食时发生噎塞。

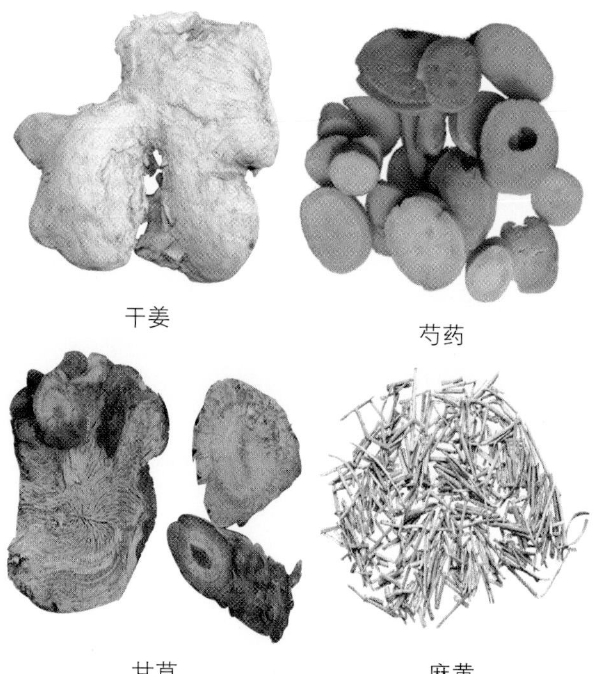

干姜

芍药

甘草

麻黄

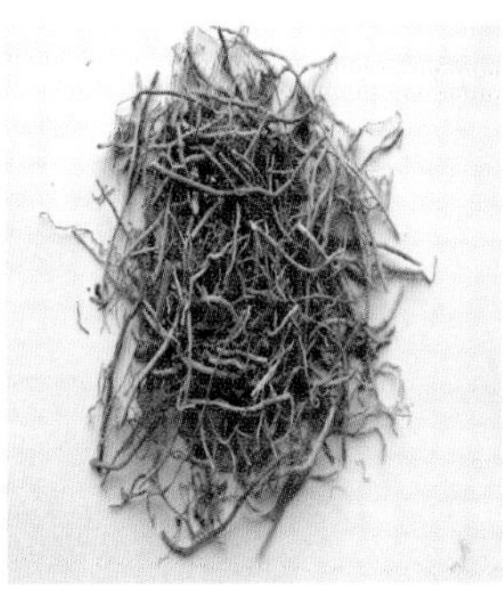

细辛

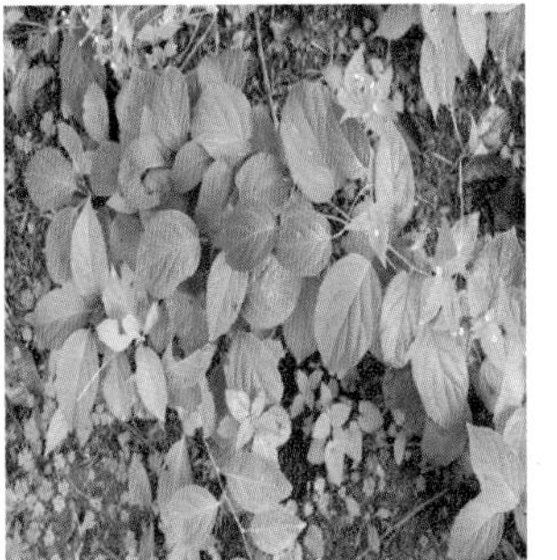

五味子

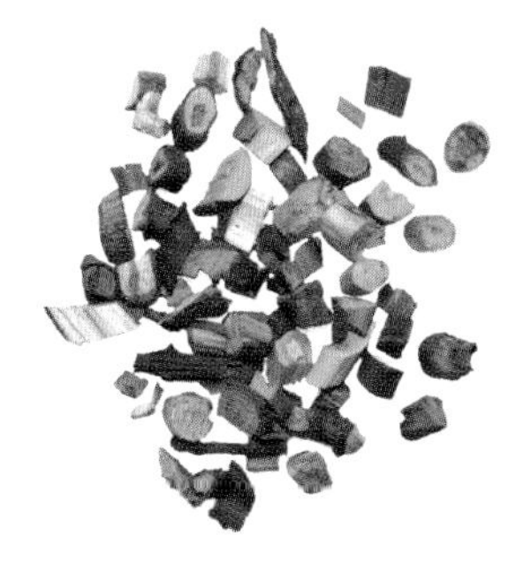

桂枝

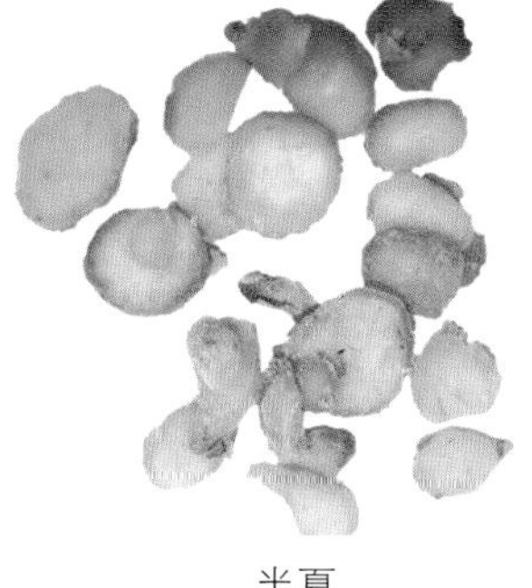

半夏

小青龙汤方

麻黄（去节）、芍药、细辛、干姜、甘草（炙）、桂枝各三两（去皮），五味子半升，半夏半升（洗）。

上八味，以水一斗，先煮麻黄，减二升，去上沫，内诸药，煮取三升，去滓，温服一升。若渴，去半夏加栝楼根三两。若微利，去麻黄加荛花如一鸡子熬令赤色。若噎者，去麻黄加附子一枚炮。若小便不利少腹满者，去麻黄加茯苓四两。若喘，去麻黄加杏仁半升去皮尖。且荛花不治利，麻黄主喘，今此语反之，疑非仲景意。

臣亿等谨按小青龙汤大要治水。又按《本草》荛花下十二水，若水去利则止也。又按《千金》形肿者应内麻黄，乃内杏仁者，以麻黄发其阳故也，以此证之，岂非仲景意也。

伤寒，心下有水气，咳而微喘，发热不渴；服汤已，渴者，此寒去欲解也；小青龙汤主之。

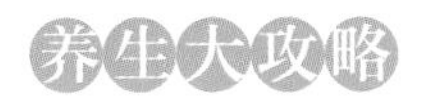

外感病，表症未解，水饮停聚，出现咳嗽、气喘、发热、畏寒、口不渴的，可用小青龙汤主治。若服小青龙汤后口渴的，是外寒得去，内饮得化，是病情将要解除的征象。

养生大攻略

咳嗽、多痰的穴位疗法

症状原因：咳嗽，多痰是由感冒、支气管炎等呼吸道疾病造成的。感冒半是由呼吸道病毒感染引起的，医学上统称为“上呼吸道感染”。既然是上呼吸道，那就不只是鼻咽部症状，如打喷嚏、流清涕、咽喉痛等，还常有刺激性的干咳嗽。如果继发细菌感染，侵犯气管黏

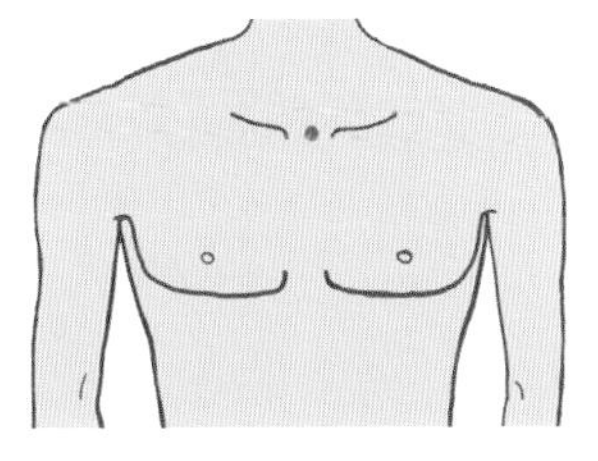

天突穴

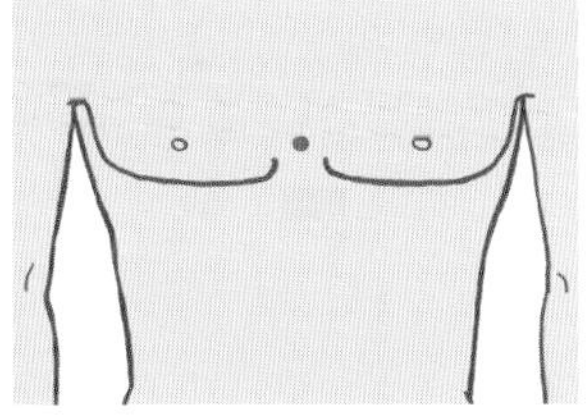

檀中穴

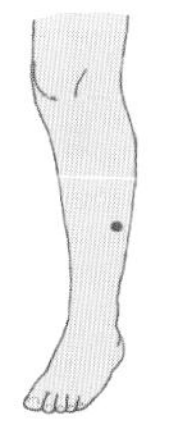

丰隆穴

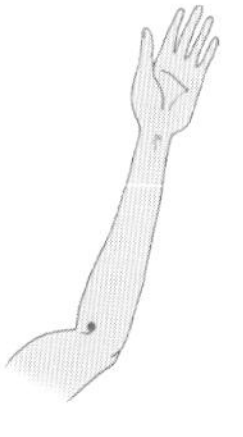

尺泽穴

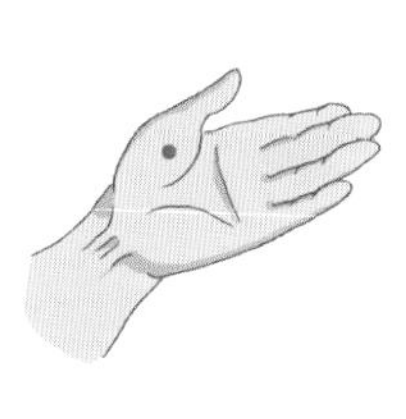

鱼际穴

膜，那就是急性气管—支气管炎。这时咳嗽就会加剧，还有黏痰或黄稠的脓性痰，气管有炎症存在时，痰不断产生。

缓解方法：建议通过穴位刺激法治疗。可以用温灸对穴位每日进行一次，直至症状消除。

主要穴位：天突穴、檀中穴、尺泽穴、丰隆穴、鱼际穴。

操作步骤：

天突穴　①找法：锁骨正中连接处的凹陷部位。②刺激方法：用中指指腹按住该处上下移动3 ~ 5回，重复3 ~ 7回。此外，还可用电暖宝隔着内衣纵向贴在此穴位处。一日一次。

檀中穴　①找法：左右乳头连线的正中间；②刺激方法：用中指指腹对此穴位进行上下的往复式按压。每往复3 ~ 5回为一次，重复3 ~ 7次。

尺泽穴　①找法：位于人体肘内侧横纹上偏外侧一个拇指宽的凹陷处。②刺激方法：用一手拇指，用力点住对侧尺泽穴，慢慢揉动数十次。再用另一只手点揉另一侧的尺泽穴。刺激此穴能够起到清肺泻火，治疗咳嗽的作用，特别适合治疗感冒后咳嗽咳痰等症状。

丰隆穴　①找法：外踝上8寸，胫骨前缘外侧1.5寸，胫腓骨之间。②刺激方法：用拇指或中指端揉之。约1 ~ 3分钟。治疗痰多，气喘等症状。

鱼际穴　①找法：位于手掌大鱼际部的中点处，靠近第一掌骨的边缘处。②刺激方法：拇指要立起用指尖用力点按，会出现明显的酸胀感。持续点压3分钟。每日2次。可泻肺热，止咳祛痰。

原文→译文

太阳病，外证[1]未解，脉浮弱者，当以汗解，宜桂枝汤。

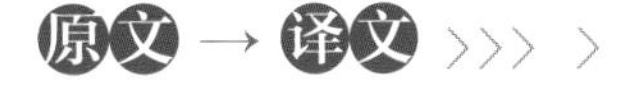

太阳病，在外的表症未解，脉象浮弱的，仍当解以汗法，宜用桂枝汤。

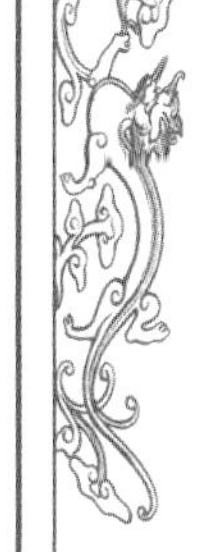

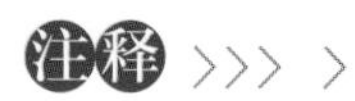

①外证：就是表症。《淮南子·精神训》说：“外为表而内为里。”有人认为外症的含义较广，表症的含义较狭。其实外与内相对而言，与表里并没有大的区别。

太阳病，下之微喘者，表未解故也，桂枝加厚朴、杏仁汤主之。

太阳表症，误用攻下法，表症未除，而又出现轻度气喘的，这是表邪郁闭、内迫于肺的缘故，用桂枝加厚朴杏仁汤主治。

太阳病，外证未解，不可下也，下之为逆，欲解外者，宜桂枝汤。

太阳病，当表症没有解除的时候，切不可用泻下的方法。如果使用下法，就违反了治疗规律而使病变加剧。想要解除表症，宜用桂枝汤。

太阳病，先发汗不解，而复下之，脉浮者不愈。浮为在外，而反下之，故令不愈。今脉浮，故在外，当须解外则愈。宜桂枝汤。

太阳病，发汗后表症未解，然后再用泻下的方法，如果当时脉浮，病必不愈。病在外，反而用下法，病因而不愈。脉浮，病在外，宜用桂枝汤解表，自然会痊愈。

太阳病，脉浮紧，发热，身无汗，自衄者愈。

太阳表症，脉象浮紧，发热，周身无汗，如果自动发生鼻衄的，就可以痊愈。

脉浮数者，法当汗出而愈，若下之，身重心悸者，不可发汗，当自汗出乃解。所以然者，尺中脉微，此里虚，须[①]表里实，津液自和，便自汗出愈。

脉象浮数的，照理应当使邪气从汗出而解，倘若误用下法，以致发生身体重、心悸动的，就不可再用发汗方法。应该是自动汗出，其病乃得解除。之所以是这样，是因为尺脉微弱，这是里气不足的标志，等待表里之气趋于恢复，津液通和，便会自动汗出而愈。

注释

①须：等待。

脉浮紧者，法当身疼痛，宜以汗解之；假令尺中迟者[①]，不可发汗。何以知其然，以荣气不足，血少故也。

脉象浮紧的是太阳伤寒症的脉象，照理应当出现身体疼痛等太阳伤寒见症，宜用发汗法来解表祛邪。如果尺部脉迟的，则不能发汗。为什么呢？因为迟脉主营气不足、阴血虚少，发汗会更伤营血，引起变症。

注释

①尺中迟者：尺脉的至数一息不足四至，与紧相较，应是迟而无力。

脉浮者，病在表，可发汗，宜麻黄汤。

脉象浮，是病邪在表，可以用麻黄汤以发其汗。

脉浮而数者，可发汗，宜麻黄汤。

脉象浮而数的，主病在表，治疗可用发汗法，如见发热、畏寒、头身疼痛、无汗等太阳伤寒见症的，适宜用麻黄汤。

病常自汗出者，此为荣气和，荣气和者，外不谐，以卫气不共荣气谐和故尔；以荣行脉中，卫行脉外，复发其汗，荣卫和则愈，宜桂枝汤。

患者经常自汗出的，这是营气和，但营气虽和，而在外的卫气不和，由于卫气不能与营气谐和，所以常自汗出。由于营行于脉中，卫行于脉外，可以再用发汗的方法，使营卫趋于协调而愈，宜用桂枝汤。

患者脏无他病，时发热，自汗出而不愈者，此卫气不和也。先其时发汗则愈，宜桂枝汤。

患者内脏没有其他的疾病，时而发热，自汗出而不能痊愈的，原因是卫气不和，不能卫外为固。可在患者发热汗出之前，用桂枝汤发汗，使营卫重趋调和，病则可愈。

伤寒，脉浮紧，不发汗，因致衄者，麻黄汤主之。

太阳伤寒，脉象浮紧，没有及时发汗，因而发生鼻衄的，可用麻黄汤主治。

伤寒，发汗已解，半日许复烦，脉浮数者，可更发汗，宜桂枝汤。

伤寒发汗后，表症已经解除，过了半日，患者又发热烦扰，脉象浮数的，可以再发其汗，宜用桂枝汤。

凡病若发汗，若吐，若下，若亡血，亡津液，阴阳自和者，必自愈。

任何疾病，用发汗法，或涌吐法，或泻下法治疗，而致耗血、伤津液的，若阴阳能够自趋调和的，则一定会痊愈。

大下之后，复发汗，小便不利者，亡津液故也；勿治之，得小便利，必自愈。

经过峻烈的泻下之后，又用发汗的方法，以致小便不利的，这是损伤了津液的缘故。不可用利小便的方法去治疗，得到津液复而小便利，就可自然痊愈。

下之后，复发汗，必振寒[1]，脉微细。所以然者，以内外俱虚故也。

泻下之后，又行发汗，出现畏寒战栗、脉象微细的，这是误下复汗，导致阴阳俱虚的缘故。

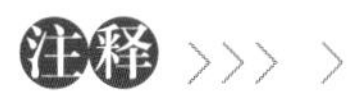

注释

①振寒：战栗恶寒。

下之后，复发汗，昼日烦躁不得眠，夜而安静，不呕，不渴，无表证，脉沉微，身无大热者，干姜附子汤主之。

误用泻下之后，又误发其汗，致肾阳虚弱，患者出现白天烦躁、不能安静睡眠，夜晚精神委靡昏昏欲睡而不烦躁；不作呕，无口渴，无表症，脉象沉微，身有微热的，用干姜附子汤主治。

干姜附子汤方

干姜一两、附子一枚（生用，去皮，切八片）。

上二味，以水三升，煮取一升，去滓顿服[1]。

注释

①顿服：煎成的药液，一次服完。

发汗后，身疼痛，脉沉迟[1]者，桂枝加芍药生姜各一两，人参三两新加汤主之。

太阳病用发汗法以后，身体疼痛，脉象沉迟的，用桂枝加芍药生姜各一两，人参三两新加汤主治。

注释

①脉沉迟：沉是指脉重按才得，迟是指脉跳动的频率缓慢。

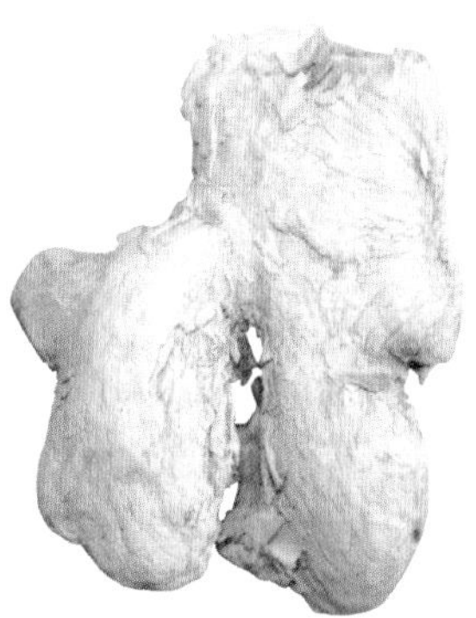

干姜

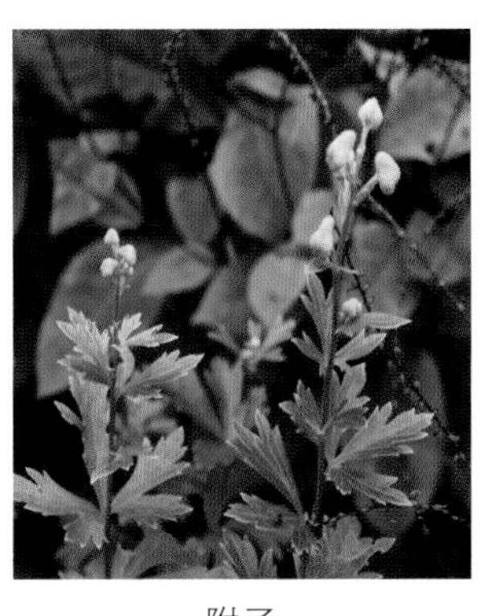

附子

桂枝加芍药生姜各一两人参三两新加汤方

桂枝三两（去皮）、芍药四两、甘草二两（炙）、人参三两、大枣十二枚（擘）、生姜四两。

上六味，以水一斗二升，煮取三升，去滓，温服一升。本云：桂枝汤，今加芍药、生姜、人参。

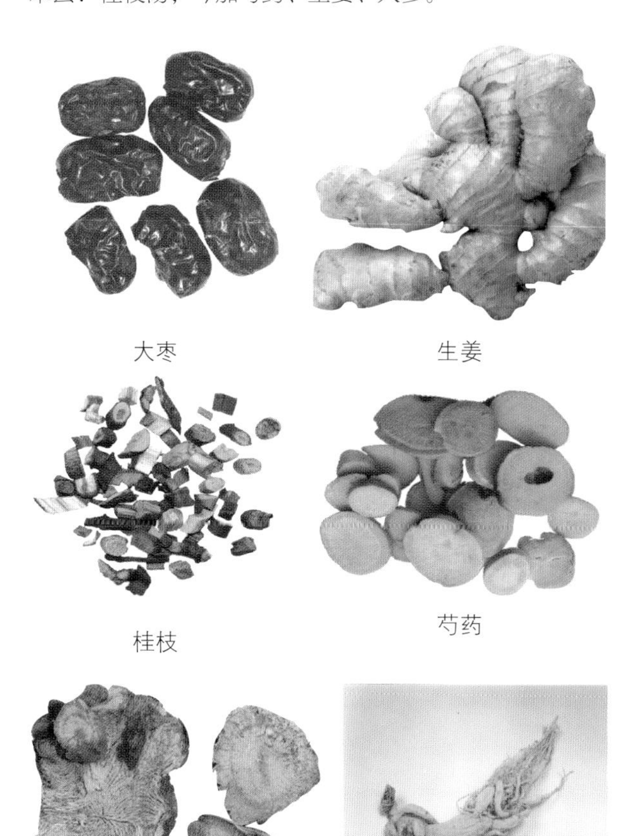

大枣　生姜

桂枝　芍药

甘草　人参

发汗后，不可更行[1]桂枝汤，汗出而喘，无大热者，可与麻黄杏仁甘草石膏汤。

发汗以后，出现汗出、气喘，而畏寒症状的，但头痛等表症已除的，为热邪壅肺所致，不能再用桂枝汤，可以用麻黄杏仁甘草石膏汤治疗。

注释

①更行：行，施也，用也。更行，就是再用的意思。

麻黄杏仁甘草石膏汤方

麻黄四两（去节）、杏仁五十个（去皮尖）、甘草二两（炙）、石膏半斤（碎，绵裹）。

上四味，以水七升，煮麻黄减二升，去上沫，内诸药，煮取二升，去滓，温服一升。

发汗过多，其人叉手自冒心[1]，心下悸[2]，欲得按者，桂枝甘草汤主之。

发汗太甚，汗出太多，致心阳虚弱，患者出现双手交叉覆盖心胸部位，心慌不宁症状的，需用手按捺方感舒适的，用桂枝甘草汤主治。

注释 >>>

①叉手自冒心：叉手即两手交叉，冒即覆盖之意。指病者双手交叉覆按于自己的心胸部位。

②心下悸：心悸，指心胸部悸动不安。

桂枝甘草汤方

桂枝四两（去皮）、甘草二两（炙）。

上二味，以水三升，煮取一升，去滓，顿服。

发汗后，其人脐下悸者，欲作奔豚①，茯苓桂枝甘草大枣汤主之。

发了汗以后，患者出现脐下跳动不宁，似奔豚将要发作的征象，用茯苓桂枝甘草大枣汤主治。

注释 >>>

①奔豚：病名。指奔豚欲作未作，只是脐下悸动不安。

茯苓桂枝甘草大枣汤方

茯苓半斤、桂枝四两（去皮）、甘草二两（炙）、大枣十五枚（擘）。

上四味，以甘澜水[①]一斗，先煮茯苓，减二升，内诸药，煮取三升，去滓，温服一升，日三服。

作甘澜水法：取水二升，置大盆内，以杓扬之，水上有珠子五六千颗相逐，取用之。

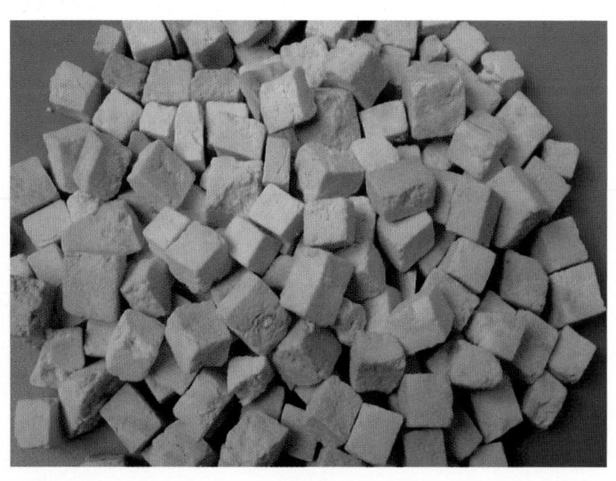

茯苓块

注释 >>>

①甘澜水：又名劳水。

发汗后，腹胀满者，厚朴生姜半夏甘草人参汤主之。

发了汗以后，致脾虚气滞，腹部出现胀满的，用厚朴生姜半夏甘草人参汤主治。

厚朴生姜半夏甘草人参汤方

厚朴半斤（炙，去皮）、生姜半斤（切）、半夏半升（洗）、甘草二两、人参一两。

上五味，以水一斗，煮取三升，去滓，温服一升，日三服。

伤寒，若吐、若下后，心下逆满，气上冲胸，起则头眩[①]，脉沉紧，发汗则动经，身为振振摇[②]者，茯苓桂枝白术甘草汤主之。

伤寒患者，或经过涌吐或经过攻下的治疗以后，感觉胃脘部气逆闷满，并且气上冲胸膈，起立时就头晕目眩，脉象沉紧，此时再用汗法以发其汗，就会扰动经脉之气，发生身体振动摇摆，宜用苓桂术甘汤主治。

注释 >>>

①头眩：头目昏眩。

②身为振振摇：身体动摇不定。

茯苓桂枝白术甘草汤方

茯苓四两，桂枝三两（去皮），白术、甘草各二两（炙）。

上四味，以水六升，煮取三升，去滓，分温三服。

发汗，病不解，反恶寒者，虚故也，芍药甘草附子汤主之。

经过发汗治疗，病还没有解除，反而恶寒的，是营卫虚弱的缘故，用芍药甘草附子汤主治。

芍药甘草附子汤方

芍药、甘草各三两（炙），附子一枚（炮，去皮，破八片）。

上三味，以水五升，煮取一升五合，去滓，分温三服。疑非仲景方。

发汗，若下之，病仍不解，烦躁者，茯苓四逆汤主之。

经用发汗，或泻下以后，病仍然未解除，出现烦躁不安、恶寒、肢冷、腹泻、脉沉微细等症的，用茯苓四逆汤主治。

茯苓四逆汤方

茯苓六两，人参一两、附子一枚（生用，去皮，破八片）、甘草二两（炙）、干姜一两半。

上五味，以水五升，煮取三升，去滓，温服七合，日三服。

发汗后，恶寒者，虚故也；不恶寒，但热者，实也，

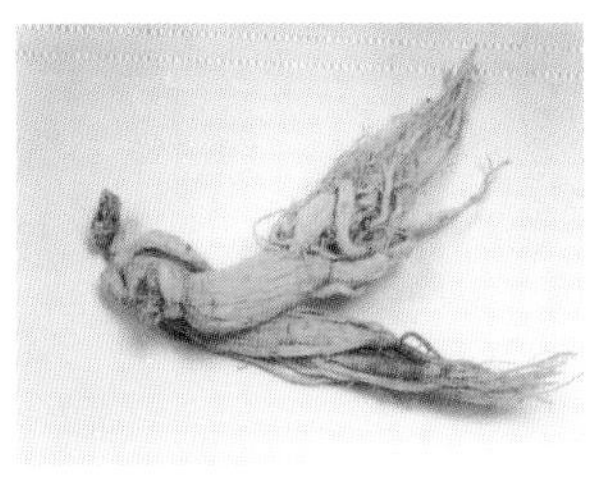
人参

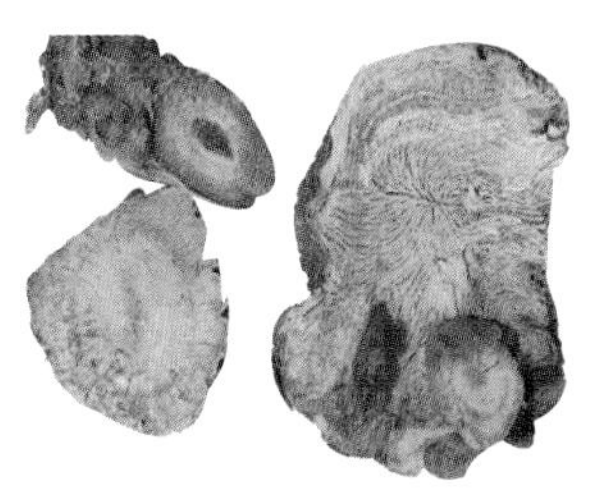
甘草

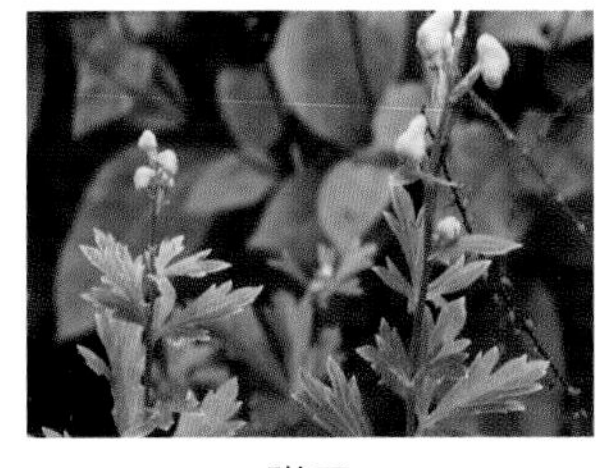
附子

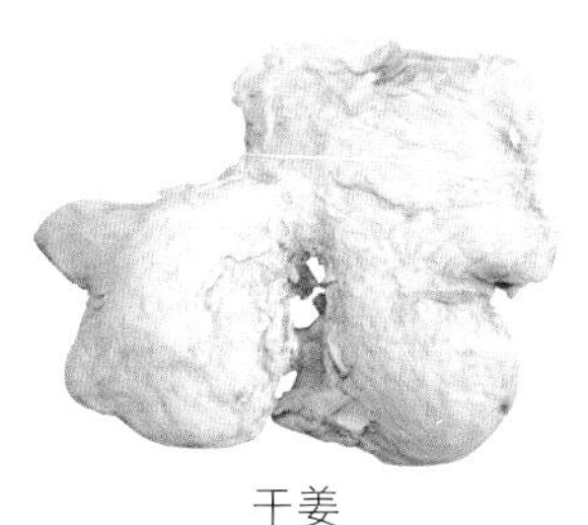
干姜

当和胃气，与调胃承气汤。

发汗以后，怕冷的，是正气虚弱的缘故；不怕冷，只有发热等症状的，是邪气盛实的表现，应当泻实和胃，可以调胃承气汤治疗。

太阳病，发汗后，大汗出，胃中干，烦躁不得眠，欲得饮水者，少少与饮之，令胃气和则愈。若脉浮，小便不利，微热消渴[1]者，五苓散主之。

太阳表症，使用发汗法，汗出很多，会使津液受到损伤，致胃中津液不足，出现烦躁不安、不能安静睡眠，口干想要喝水的，可以给予少量的水，使胃津恢复，胃气调和，就可痊愈。若出现脉象浮、轻微发热、怕冷、小便不通畅、口干饮水而不止的，是太阳蓄水症，用五苓散主治。

注释 >>> >

①消渴：形容口渴之甚，饮不解渴，此处是症状，不是病名。

五苓散方

猪苓十八铢（去皮）、泽泻一两六铢半、白术十八铢、茯苓十八铢、桂枝半两（去皮）。

上五味，捣为散[1]，以白饮[2]和服方寸匕[3]，日三服，多饮暖水，汗出愈，如法将息。

注释 >>> >

①散：将药制成粉末，叫作散。

②白饮：米汤。

③方寸匕：古代食具之一，曲柄浅斗，状如今之羹匙。《名医别录》云："方寸匕者，作匕正方一寸，抄散不落为度。"

发汗已，脉浮数，烦渴[1]者，五苓散主之。

发汗之后，脉象仍然浮数，并且烦渴的，用五苓散主治。

注释 >>> >

①烦渴：因渴而烦，形容渴之甚。

伤寒，汗出而渴者，五苓散主之；不渴者，茯苓甘草汤主之。

外感病，发热汗出而又口渴的，用五苓散主治；口不渴，并见四肢冷、心悸等症的，用茯苓甘草汤主治。

茯苓甘草汤方

茯苓二两、桂枝二两（去皮）、甘草一两（炙）、生姜三两（切）。

上四味，以水四升，煮取二升，去滓，分温三服。

中风发热，六七日不解而烦，有表里证，渴欲饮水，水入则吐者，名曰水逆[1]，五苓散主之。

太阳中风症，经过六七天而不解除，既有发热、畏寒、头痛等表症，又有心烦、小便不利等症，若出现口渴想喝水，而喝水即呕吐的，就叫水逆，用五苓散主治。

注释 >>> >

①水逆：因里有蓄水，以致饮水不能受纳，饮入随即吐出的，称为水逆症。

栀子豉汤方

栀子十四个（擘）、香豉四合（绵裹）。

上二味，以水四升，先煮栀子，得二升半，内豉，煮取一升半，去滓，分为两服，温进一服，得吐者，止后服。

栀子甘草豉汤方

栀子十四个（擘）、甘草二两（炙）、香豉四合（绵裹）。

上三味，以水四升，先煮栀子甘草，取两升半，内豉，煮取一升半，去滓，分两服，温进一服，得吐者，止后服。

栀子生姜豉汤方

小灰包栀子十四个（擘）、生姜五两、香豉四合（绵裹）。

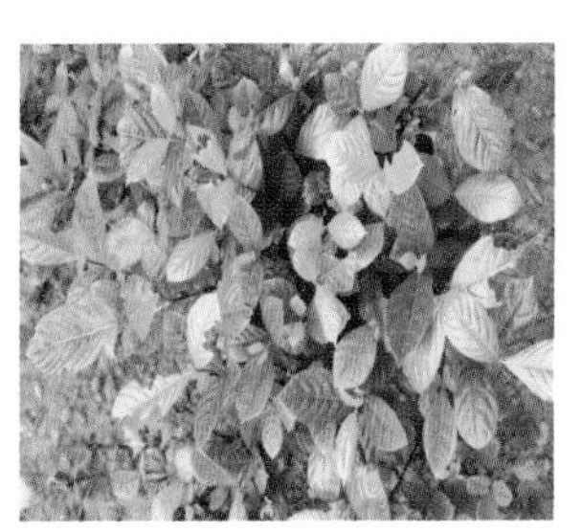
栀子

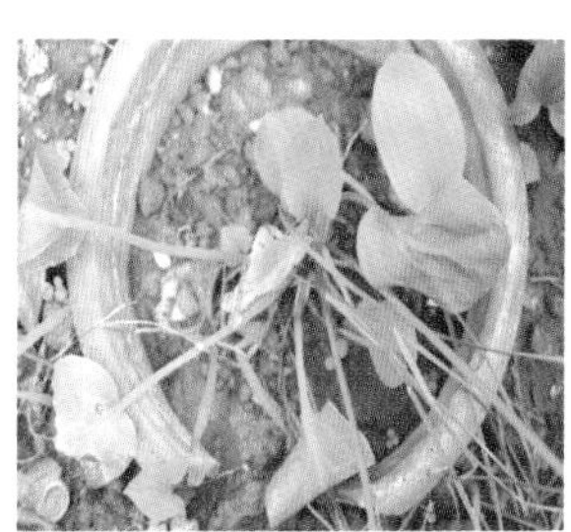
泽泻

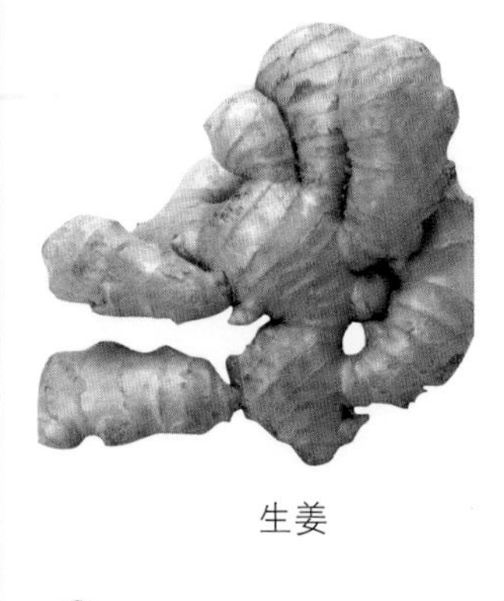

生姜

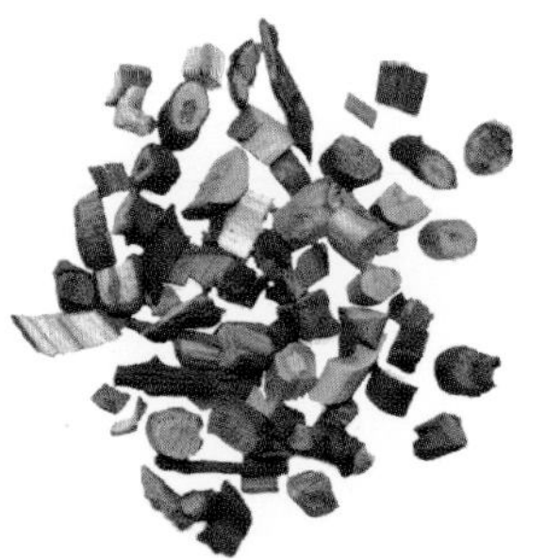

桂枝

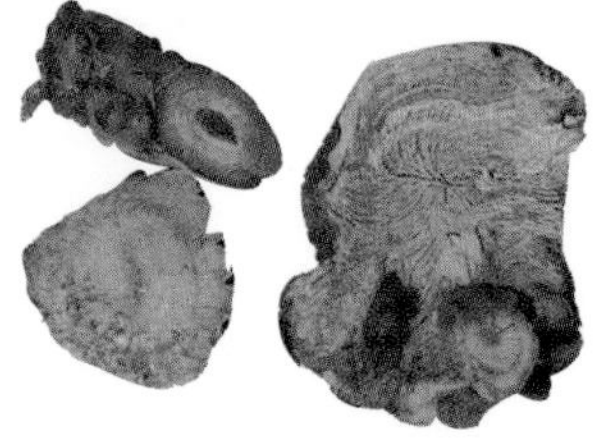

甘草

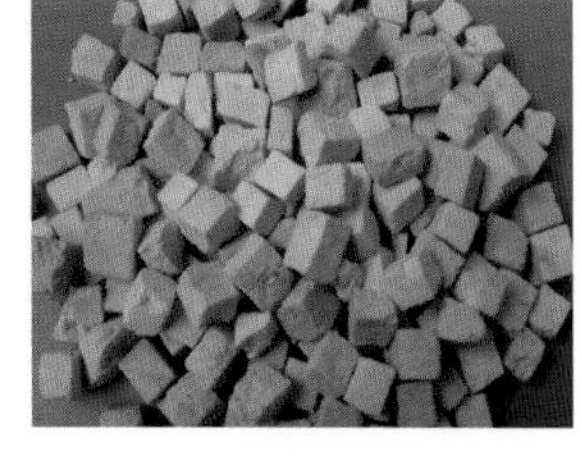

茯苓块

上三味，以水四升，先煮栀子生姜，取两升半，内豉，煮取一升半，去滓，分两服，温进一服，得吐者，止后服。

发汗，若下之，而烦热[①]胸中窒[②]者，栀子豉汤主之。

发汗过后，或泻下以后，出现心胸烦热不适，胸中窒塞不舒的，是由于热郁胸膈、气机阻滞所致，用栀子豉汤主治。

注释

①烦热：心中烦闷而热。
②胸中窒：胸中塞闷不舒。

伤寒五六日，大下之后，身热不去，心中结痛[①]者，未欲解也，栀子豉汤主之。

外感病经过五六日，用了大剂泻下药以后，身热未退，且感觉心胸部结塞而痛，这是由于病未解除，可用栀子豉汤主治。

注释

①结痛：结塞且有痛感。

伤寒下后，心烦腹满，卧起不安者，栀子厚朴汤主之。

外感病，使用泻下药以后，有心烦不宁、腹部胀闷、坐卧不安症状出现的，是因为热郁胸膈、气滞于腹，用栀子厚朴汤主治。

栀子厚朴汤方

栀子十四个（擘）、厚朴四两（炙，去皮）、枳实

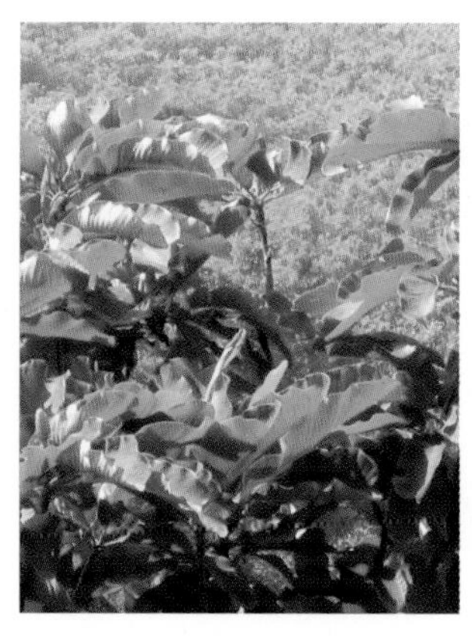

厚朴

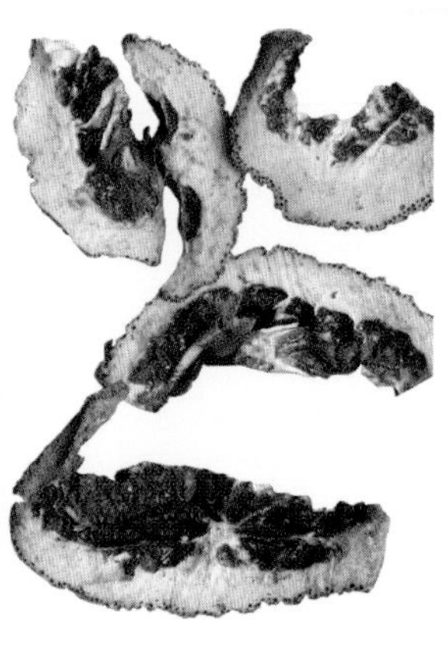

枳实

四枚（水浸，炙令黄）。

上三味，以水三升半，煮取一升半，去滓，分两服，温进一服，得吐者，止后服。

伤寒，医以丸药大下之，身热不去，微烦者，栀子干姜汤主之。

太阳伤寒症，医生误用泻下丸药峻猛攻下，出现身热不退，轻度心烦不安，并见腹满痛便溏等中寒症的，用栀子干姜汤主治。

栀子姜汤方

栀子十四个（擘）、干姜二两。

上二味，以水三升半，煮取一升半，去滓，分两次服，温进一服，得吐者，止后服。

凡用栀子汤，患者旧微溏[①]者，不可与服之。

凡是使用栀子豉汤，若平素患者大便稀溏的，应禁止使用。

注释

①旧微溏：患者平素大便略微溏薄。

太阳病发汗，汗出不解，其人仍发热，心下悸，头眩，身瞤动，振振欲擗地[①]者，真武汤主之。

太阳病，经用发汗，汗出而病未除，患者仍然发热，心慌，头晕目眩，全身肌肉跳动，身体震颤摇晃，站立不稳，像要跌倒，这是肾阳虚弱、水所饮泛滥所致，用真武汤主治。

注释

①振振欲擗地：身体震颤，站立不稳，欲扑倒于地。

咽喉干燥者，不可发汗。

患者咽喉干燥的，不可用辛温发汗的方法。

淋家[1]，不可发汗，汗出必便血。

患淋病很久的患者，多阴虚下焦有热，不能用发汗法。若误用发汗，则会引起尿血的变症。

注释 >>> >

①淋家：素患小便淋漓，尿道疼痛的患者。

疮家[1]，虽身疼痛，不可发汗，汗出则痓[2]。

平素患有疮疡的患者，复感外邪而致身疼痛者，也不可用发汗方法，误发其汗，就会出现角弓反张，筋脉强急的变症。

注释 >>> >

①疮家：久患疮疡的人。

②痓：《集韵》云“风病也”。《正字通》云“五痓之总名，其症卒口噤，背反张而瘛疭”。一作“痉”。

衄家，不可发汗，汗出必额上陷，脉急紧，直视不能眴[1]，不得眠。

衄血许久的患者，多阴虚火旺，不能用发汗法。若误发其汗，就会出现额部两旁凹陷处的动脉拘急、两眼直视、眼球不能转动、不能睡眠的变症。

注释 >>> >

①不能眴：眼睛不能转动。

亡血家，不可发汗，发汗则寒栗而振。

平素有失血疾患的患者，不可使用发汗的方法，误发其汗，就会发生寒栗震颤的变症。

汗家[1]，重发汗，必恍惚心乱[2]，小便已阴疼[3]，与禹余粮丸。

平素常常出汗的人，再用发汗方法，就会发生心神恍惚、慌乱不宁，小便以后尿道疼痛等变症，可用禹余粮丸治疗。

注释 >>> >

①汗家：平常惯会出汗的人，包括盗汗、自汗。

②恍惚心乱：神迷意惑，慌乱不宁。

③小便已阴疼：小便之后，尿道疼痛。

患者有寒，复发汗，胃中冷，必吐蚘。

素有内寒的患者，不能用发汗法。若反发其汗，就会使胃中虚寒更甚，出现吐蛔的症状。

本发汗，而复下之，此为逆也；若先发汗，治不为逆。本先下之，而反汗之，为逆；若先下之，治不为逆。

本来应该发汗，反而治以攻下，则属于误诊；如果先用发汗解表，表解以后再用下法，就是正确的治疗方法。本来应该先用下法，反而治以发汗，治法是错误的；如果先用攻下，治法才正确。

伤寒，医下之，续得下利，清谷[1]不止，身疼痛者，急当救里；后身疼痛，清便自调者，急当救表。救里宜四逆汤，救表宜桂枝汤。

患伤寒的患者，若医生误用泻下法，使得患者断续下利不止，且不断地泻下不消化的食物，身体疼痛，此时即使表邪未除，也应先祛里邪；里邪祛后，大便恢复正常，身体仍感疼痛者，此时当急救表。救里宜用四逆汤，而救表宜用桂枝汤。

注释 >>> >

①清谷：清，古与“圊”通，清谷，就是腹泻而食物不消化的意思。

病发热头痛，脉反沉，若不差，身体疼痛，当救其里，宜四逆汤方。

患者发热头痛，脉不浮而反沉，如果症状不解，身体依然疼痛的，也应当先治其里虚，可用四逆汤方。

太阳病，先下而不愈，因复发汗，以此表里俱虚，其人因致冒，冒家[1]汗出自愈。所以然者，汗出表和故也。里未和，然后复下之。

太阳表症，先使用泻下法治疗而未痊愈，再用发汗法治疗，因而导致内外皆虚，有昏冒的症状出现。昏冒的患者若正能胜邪，得到汗出，汗解邪散，则可自行痊愈。之所以这样，是因为汗出邪散表气得以调和的缘故。若里气尚未调和，然后再用泻下法治其里。

注释 >>> >

①冒家：头晕目眩的患者。

太阳病未解，脉阴阳俱停[1]，必先振栗汗出而解。但阳脉微[2]者，先汗出而解；但阴脉微[3]脉者，下之而解。若欲下之，宜调胃承气汤。

在太阳病还没有解除的时候，忽然尺寸部的脉搏都停止不动，这时必先作战栗，而后汗出病解。独寸脉微见搏动的，先汗出而病解；独尺脉微见搏动的，泻下后而病解。若要使用下法，调胃承气汤比较适宜。

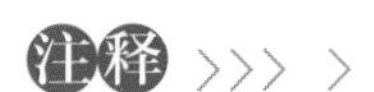

①脉阴阳俱停：尺寸部的脉搏都停伏不见。
②阳脉微：寸脉微见搏动。
③阴脉微：尺脉微见搏动。

太阳病，发热汗出者，此为荣弱卫强，故使汗出，欲救[①]邪风[②]者，宜桂枝汤。

太阳表症，发热汗出的，即卫气浮盛于外与邪相争，卫外失固，营阴不能内守所致，治疗宜驱风散邪，用桂枝汤最为适宜。

注释 >>> >

①救：驱散的意思。
②邪风：风邪。因风必兼夹，实质属于风寒之邪。

伤寒五六日，中风，往来寒热[①]，胸胁苦满[②]，默默[③]不欲饮食，心烦喜呕，或胸中烦而不呕，或渴，或腹中痛，或胁下痞硬，或心下悸，小便不利，或不渴，身有微热，或咳者，小柴胡汤主之。

太阳病伤寒五六日，或是中风，出现寒来热往，交替发作，胸胁部苦于闷满，静默不语，不思饮食，时而心烦喜呕。或仅胸中烦扰却不呕吐，或口中作渴，或腹部疼痛，或胁下痞塞满硬，或心下动悸而小便不利，或无口渴而体表微热，或兼有咳嗽，都可用小柴胡汤主治。

注释 >>> >

①往来寒热：恶寒时不知热，发热时不知寒，寒与热交替出现。
②胸胁苦满：谓胸胁部有苦闷的感觉，因少阳脉循胸胁，邪入其经，所以苦满。
③默默：心中郁闷不爽。

小柴胡汤方

柴胡半斤，黄芩三两，人参三两，半夏半升（洗），甘草（炙）、生姜各三两（切），大枣十二枚（擘）。

上七味，以水一斗二升，煮取六升，去滓，再煎取三升，温服一升，日三服。若胸中烦而不呕者，去半夏、人参，加栝楼实一枚；若渴，去半夏加人参，合前成四两半，栝楼根四两；若腹中痛者，去黄芩加芍药三两；若胁下痞硬，去大枣加牡蛎四两；若心下悸，小便不利者，去黄芩加茯苓四两；若不渴，外有微热者，去人参加桂枝三两，温覆微汗愈；若咳者，去人参、大枣、生姜，加五味子半升，干姜二两。

血弱气尽[①]，腠理开，邪气因入，与正气相搏，结于胁下。正邪分争，往来寒热，休作有时，默默不欲饮食。脏腑相连，其病必下，邪高痛下，故使呕也。一云脏腑相违其病必下，胁膈中痛小柴胡汤主之。服柴胡汤已，渴者属阳明，以法治之。

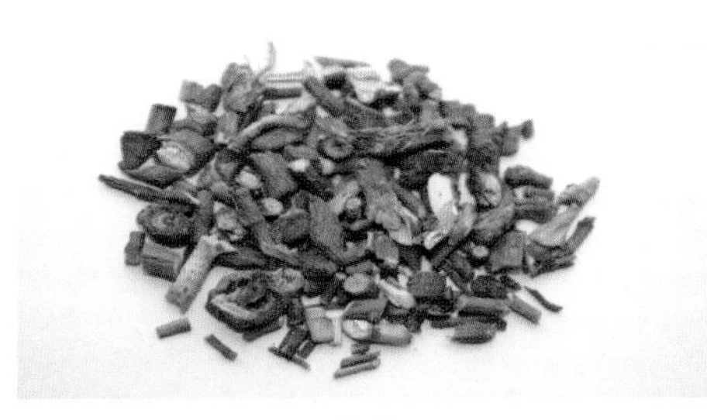

柴胡

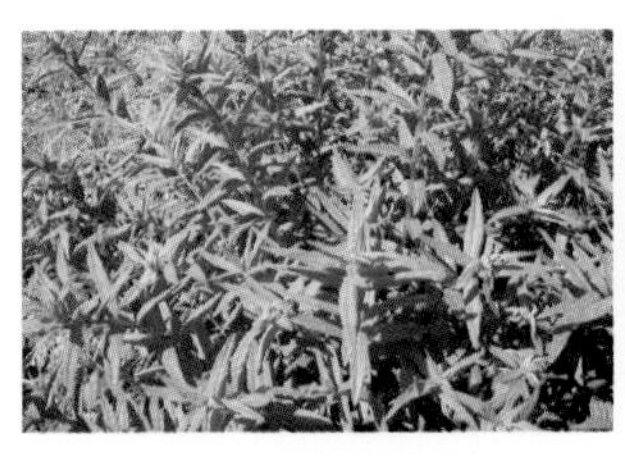

黄芩

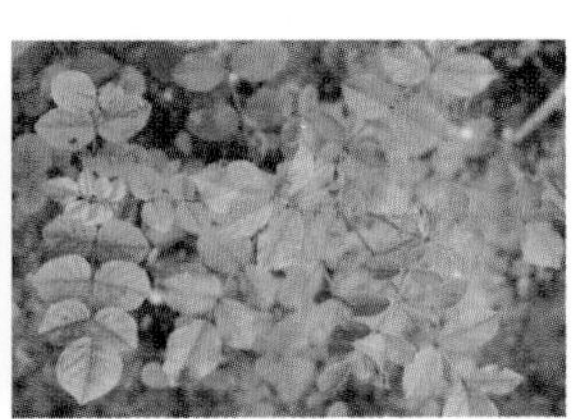

甘草叶

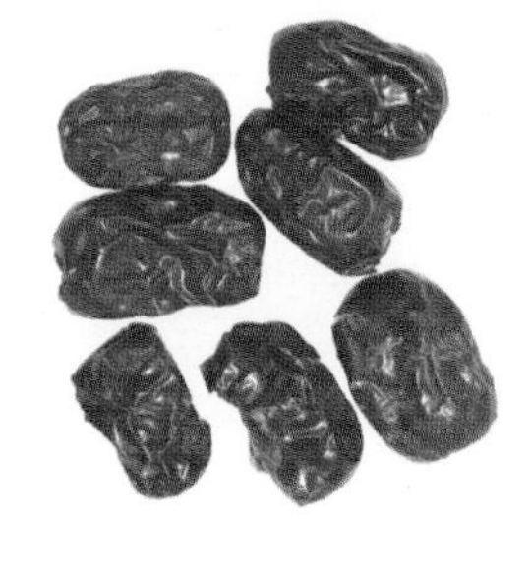

大枣

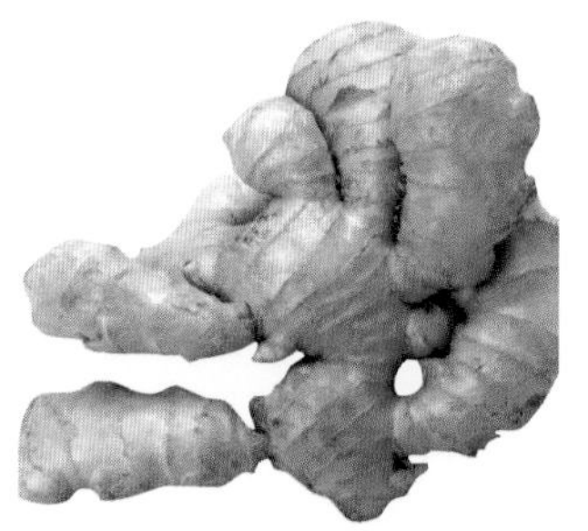

生姜

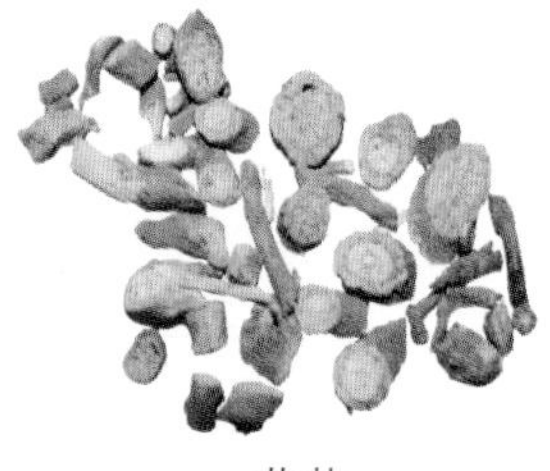

黄芩

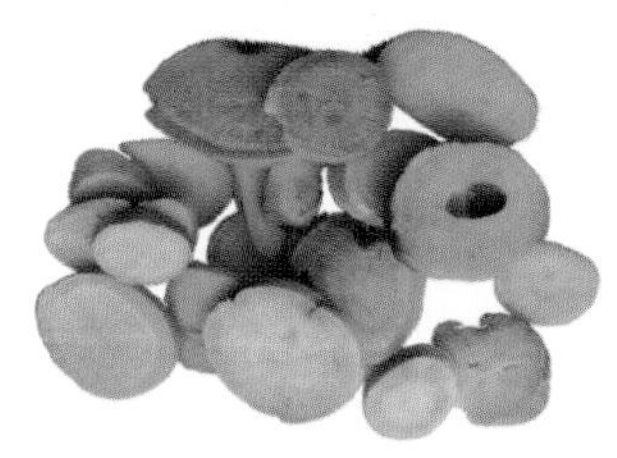

芍药

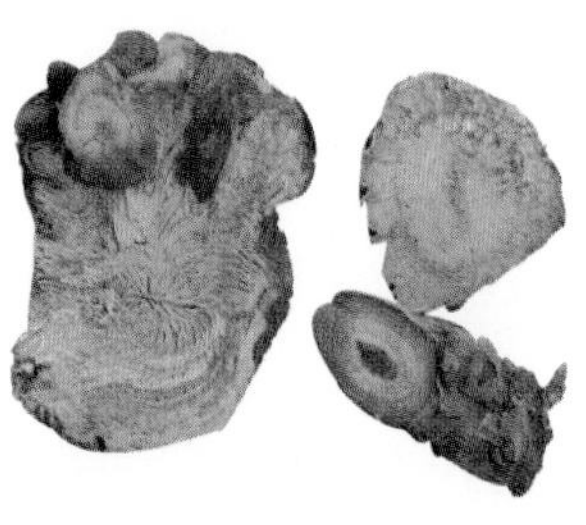

甘草

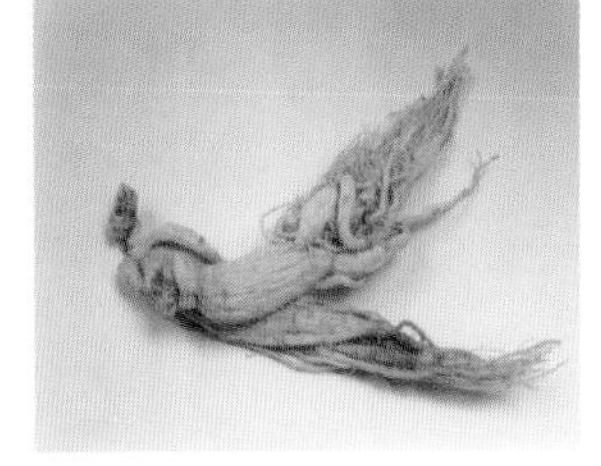

人参

气血虚弱，腠理开豁，邪气得以乘虚而入，与正气相搏结，留居在少阳经，正气与邪气相搏击，故发热、畏寒交替出现，发作与停止皆有其时；由于胆气内郁，影响脾胃，故沉默不语、不思饮食；脏与腑相互关联，肝木乘脾土，故出现腹痛。邪气在胆之上，疼痛在腹之下，这就叫邪高痛下。胆热犯胃，故出现呕吐，当用小柴胡汤主治。服了小柴胡汤后，出现口渴欲饮等阳明见症的，表示病已转属阳明，治疗必须按阳明的治法进行。

注释 >>> >

①血弱气尽：气血不足，正气衰弱。

得病六七日，脉迟浮弱，恶风寒，手足温。医二三下之，不能食，而胁下满痛，面目及身黄，颈项强，小便难者，与柴胡汤，后必下重①；本渴，饮水而呕者，柴胡汤不中与也，食谷者哕②。

患病六七日，脉搏迟而浮弱，恶风寒，手足温暖。医生曾用泻下药两三次，因而出现不能饮食，胁下胀满而疼痛，面部、眼睛和周身皮肤均发黄，颈项强急，小便困难等症。此时用柴胡汤治疗，必会感到肛部坠重；本来口渴饮水而呕的，或进食后发生呃逆的，都不适于用柴胡汤。

注释 >>> >

①后必下重：大便时肛门部重坠。
②哕：呃逆。

伤寒四五日，身热恶风，颈项强，胁下满，手足温而渴者，小柴胡汤主之。

外感病，四五天过后，身体发热，怕风，颈项拘急不舒，胁下胀满，手足温暖而又口渴的，属三阳合病之症，用小柴胡汤主治。

伤寒，阳脉涩，阴脉弦，法当腹中急痛，先与小建中汤；不差者，小柴胡汤主之。

伤寒症，脉浮候滞涩，沉候弦劲，按理当有腹中拘急疼痛的症状，治疗应先用小建中汤；腹痛不除的，以小柴胡汤主治。

小建中汤方

桂枝三两（去皮）、甘草二两（炙）、大枣十二枚（擘）、芍药六两、生姜二两（切）、胶饴一升。

上六味，以水七升，煮取三升，去滓，内胶饴，更上微火，消解，温服一升，日三服。呕家不可用建中汤，以甜故也。

伤寒中风，有柴胡证，但见一证便是，不必悉具。凡柴胡汤病证而下之，若柴胡证不罢者，复与柴胡汤，必蒸蒸而振①，却复发热汗出而解。

外感寒邪或风邪，有柴胡汤症的症候，只要见到一两个主症的，则可确诊为柴胡汤症，不需要具备所有的症候。凡是柴胡汤症而用攻下法的，若柴胡汤症尚存的，可以仍给予柴胡汤进行治疗。服药后，借助药力正气与邪相争，一定会出现畏寒战栗，然后高热汗出而病解的战汗现象。

注释 >>> >

①蒸蒸而振：气从内达，邪从外出，而周身战栗颤抖。

伤寒二三日，心中悸而烦者，小建中汤主之。

患伤寒病才两三日，就出现了心中动悸和烦扰不宁的症状，这时可用小建中汤主治。

太阳病，过经①十余日，反二三下之，后四五日，柴胡证仍在者，先与小柴胡汤。呕不止，心下急②，一云呕止小安，郁郁微烦者，为未解也，与大柴胡汤下之则愈。

太阳病，邪传少阳十多天，医生反而多次攻下，又经过四五天，若柴胡症尚存的，可先给予小柴胡汤治疗。若出现呕吐不止，上腹部拘急疼痛，心中郁闷烦躁的，是少阳兼阳明里实，病情未解的，用大柴胡汤攻下里实，就可痊愈。

注释 >>> >

①过经：超过了病愈的日期。经，作常字解，意指太阳病的病程。
②心下急：胃脘部拘急窘迫。

大柴胡汤方

柴胡半斤、黄芩三两、芍药三两、半夏半升（洗）、生姜五两（切）、枳实四枚（炙）、大枣十二枚（擘）。

上七味，以水一斗二升，煮取六升，去滓再煎，温服一升，日三服。一方加大黄二两，若不加，恐不为大

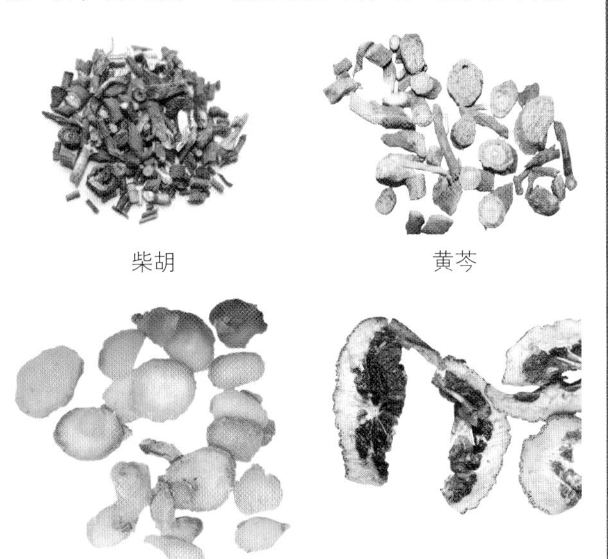

柴胡　黄芩

半夏　枳实

柴胡汤也。

伤寒十三日不解，胸胁满而呕，日晡所①发潮热，已而②微利。此本柴胡证，下之而不得利，今反利者，知医以丸药下之，此非其治也。潮热者实也，先宜服小柴胡汤以解外，后以柴胡加芒硝汤主之。

外感病，十三天后仍不解的，胸胁满闷而呕吐，午后发潮热，接着出现轻微腹泻。这本来是大柴胡汤症，医生应当用大柴胡汤攻下，却反而用峻下的丸药攻下，这是错误的治法。结果导致实邪未去而正气受到损伤，出现潮热、腹泻等症。潮热，是内有实邪的见症，治疗时，应当先服小柴胡汤以解除少阳之邪，然后用柴胡加芒硝汤主治。

注释 >>> >

①日晡所：日晡，即午后三时至五时。所，语尾，即现在所说的“光景”“上下”“之谱”的意思。

②已而：时间副词，第二事发生距第一事不久时用之。

柴胡加芒硝汤方

柴胡二两十六铢、黄芩一两、人参一两、甘草一两（炙）、生姜一两（切）、半夏二十铢（洗）、大枣四枚（擘）、芒硝二两。

上八味，以水四升，煮取两升，去滓，内芒硝更煮微沸，分温再服，不解更作。

臣亿等谨按：《金匮玉函》方中无芒硝。别一方云，以水七升。下芒硝二合，大黄四两，桑螵蛸五枚，煮取一升半，服五合，微下即愈。本云柴胡再服以解其外，余两升加芒硝、大黄、桑螵蛸也。

伤寒十三日，过经谵语者，以有热也，当以汤下之。若小便利者，大便当硬，而反下利，脉调和者，知医以丸药下之，非其治也。若自下利者，脉当微厥，今反和者，此为内实也，调胃承气汤主之。

外感病十三日，超过了病解的一般日程，见到谵语，乃里热熏蒸的缘故，应当服用攻下的汤药。一般情况是小便通畅的，大便应当坚硬，而反发生下利，脉象调和没有其他虚象，可见这是医生误用丸药攻下所致，属于治疗的错误。如果不是因误下而自动下利的，脉象应当微厥，现在脉象反而调和的，这是里实无疑，用调胃承气汤主治。

太阳病不解，热结膀胱，其人如狂①，血自下，下者愈。其外不解者，尚未可攻，当先解其外；外解已，但少腹②急结者，乃可攻之，宜桃核承气汤方。

太阳表症未解，邪热内入与淤血互结于下焦膀胱部位，出现有似发狂、少腹拘急硬痛等症状，若患者能自行下血的，就可痊愈。若表症还未解除的，尚不能攻里，应当先解表，待表症解除后，只有少腹拘急硬痛等里症的，才能攻里，适宜用桃核承气汤方。

注释 >>> >

①如狂：好像发狂，较发狂为轻。

②少腹：亦称小腹。一说脐以下腹部为小腹，脐下两旁为少腹。

桃核承气汤方

桃仁五十个（去皮尖）、大黄四两、桂枝二两（去皮）、甘草二两（炙）、芒硝二两。

上五味，以水七升，煮取两升半，去滓，内芒硝，更上火微沸，下火，先食温服①五合，日三服，当微利。

注释 >>> >

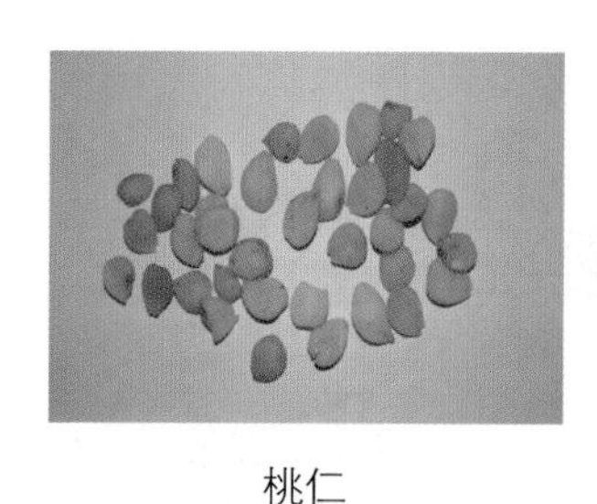
桃仁

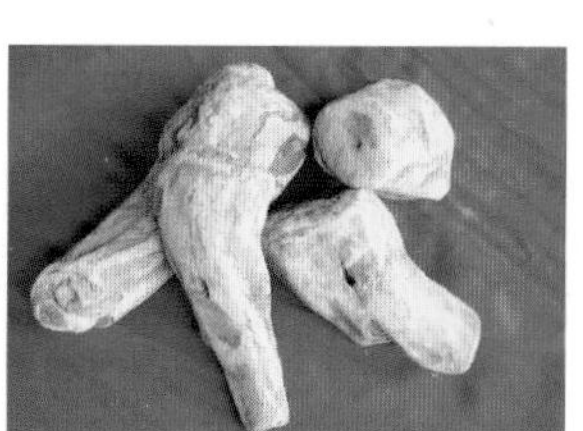
大黄

芒硝

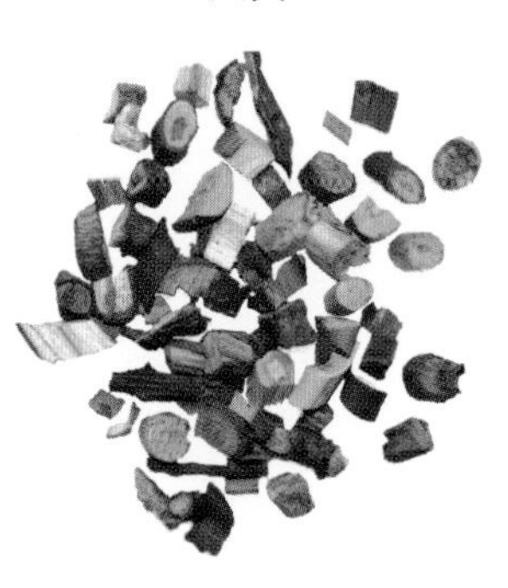
桂枝

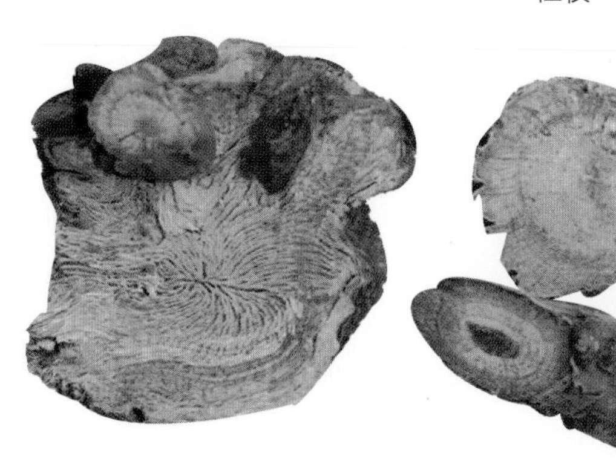
甘草

①先食温服：在饭前服药。

伤寒八九日，下之，胸满烦惊，小便不利，谵语，一身尽重，不可转侧者，柴胡加龙骨牡蛎汤主之。

外感病，经过八九天，误用攻下，出现胸部满闷、烦躁、惊惕不安、小便不通畅、谵语、全身沉重、不能转侧的，用柴胡加龙骨牡蛎汤主治。

柴胡加龙骨牡蛎汤方

柴胡四两，龙骨、黄芩、生姜（切）、铅丹、人参、桂枝（去皮）、茯苓各一两半，半夏二合半（洗），大黄二两，牡蛎一两半（熬）。

上十一味，以水八升，煮取四升，内大黄切如棋子，更煮一两沸，去滓，温服一升。本云柴胡汤，今加龙骨等。

伤寒，腹满谵语，寸口脉浮而紧，此肝乘脾也，名曰纵[1]，刺期门[2]。

外感病，腹部胀满，谵语，寸口脉浮而紧，即肝木克伐脾土的征象，名“纵”，进行治疗用针刺期门的方法。

注释

①纵：五行顺次相克的形式。

②期门：穴名，位于乳直下两寸处。

伤寒，发热，啬啬恶寒，大渴欲饮水，其腹必满。自汗出，小便利，其病欲解，此肝乘肺也，名曰横[1]，刺期门。

患伤寒病，发热，啬啬然厌恶风寒，大渴而想喝水，患者必定会感到腹满。如果自动汗出，小便通畅，其寒热、渴饮、腹满等症就将要解除。这是肝木逆行克肺，叫作横，可治以针刺期门的方法。

注释

①横：是五行逆次反克的形式。

太阳病二日，反躁，凡熨[1]其背，而大汗出，大热入胃，胃中水竭，躁烦，必发谵语，十余日振栗自下利者，此为欲解也。故其汗从腰以下不得汗，欲小便不得，反呕，欲失溲，足下恶风，大便硬，小便当数，而反不数及不多，大便已，头卓然而痛[2]，其人足心必热，谷气[3]下流故也。

太阳病的第二天，患者出现烦躁不安，医生反而用热熨疗法来熨患者的背部，导致出汗很多，火热之邪乘虚内入于胃，胃中津液枯竭，于是出现躁扰不宁、谵语，病经十多天，若患者出现全身颤抖、腹泻的，这是正能胜邪，疾病即将解除。若火攻后患者腰以下部位不出汗，反见呕吐，足底下感觉冰凉，大便干硬，本应当小便频数，但反而不频数而量少，想解又解不出，解大便后，头猛然疼痛，并感觉脚心发热，这是水谷之气向下流动的缘故。

注释

①熨：火疗法之一。《千金方》记有熨背散，是以乌头、细辛、附子、羌活、蜀椒、桂心、川芎、芍药捣筛，醋拌绵裹，微火炙令暖，以熨背上。

②卓然而痛：突然感到头痛。

③谷气：水谷之气。

太阳病中风，以火劫发汗，邪风被火热，血气流溢，失其常度。两阳[1]相熏灼，其身发黄。阳盛[2]则欲衄，阴虚[3]小便难。阴阳俱虚竭[4]，身体则枯燥。但头汗出，剂颈而还，腹满微喘，口干咽烂，或不大便，久则谵语，甚者至哕，手足躁扰，捻衣摸床[5]。小便利者，其人可治。

太阳中风症，用火法强迫发汗，风邪被火热所迫，血气运行失去正常规律，风与火相互熏灼，使肝胆疏泄失常，患者身体会发黄，阳热亢盛，迫血上出就会出现衄血，热邪灼津，阴液亏虚就会出现小便短少。气血亏乏，不能滋润周身，就会出现身体枯燥、仅头部出汗、到颈部为止。阳盛而阴亏，则腹部胀满，微微气喘，口干咽喉溃烂，或者大便不通，时间久了就会出现谵语，严重的会出现呃逆、手足躁扰不宁、捻衣摸床等症，若小便尚通畅，示津液犹存，患者尚可救治。

注释

①两阳：风为阳邪，火亦属阳，中风用火劫，故称两阳。

②阳盛：邪热炽盛。

③阴虚：津液不足。

④阴阳俱虚竭：气血都亏乏。

⑤捻衣摸床：手指不自觉地摸弄衣服和床。

伤寒脉浮，医以火迫劫之[1]，亡阳[2]，必惊狂，起卧不安者，桂枝去芍药加蜀漆牡蛎龙骨救逆汤主之。

太阳伤寒症，脉象浮，本应当发汗解表，医生却用火治法强迫发汗，导致心阳外亡、神气浮越，出现惊恐狂乱、坐卧不安的，用桂枝去芍药加蜀漆牡蛎龙骨救逆汤主治。

注释

①以火迫劫之：用火法强迫发汗。

②亡阳：此处的阳，指心阳。亡阳即心阳外亡，神气浮越之谓。

桂枝去芍药加蜀漆牡蛎龙骨救逆汤方

桂枝三两（去皮）、甘草二两（炙）、生姜三两（切）、大枣十二枚（擘）、牡蛎五两（熬）、蜀漆三两（洗去腥）、龙骨四两。

上七味，以水一斗两升，先煮蜀漆，减两升，内诸药，煮取三升，去滓，温服一升。本云桂枝汤，今去芍药加蜀漆牡蛎龙骨。

形作伤寒，其脉不弦紧而弱，弱者必渴，被火者必谵语。弱者发热脉浮，解之，当汗出愈。

病的征象像太阳伤寒症，但脉搏不弦紧反而弱，且口渴，这不是太阳伤寒症而是温病。若误用火攻，火邪内迫，就一定会出现谵语等变症。温病初起脉弱，一般并见发热脉浮，用辛凉发汗解表法治疗，汗出邪散，则疾病可愈。

太阳病，以火熏之，不得汗，其人必躁，到经不解，必清血[①]，名为火邪。

太阳病，以火熏的方法治疗，未得汗出，患者必烦躁，经过六七日，病如果仍未解除，可能发生便血。由于这些变症是因误用火法而致，所以名为火邪。

注释

①清血：便血。

脉浮热甚，反灸之，此为实。实以虚治，因火而动，必咽燥吐血。

脉象浮，发热甚，这是太阳表实症，治疗当用发汗解表法，却反用温灸法，这是把实症当作虚症来治疗，火邪内攻，耗血伤阴，一定会出现咽喉干燥、吐血的变症。

微数之脉，慎不可灸。因火为邪，则为烦逆，追虚逐实[①]，血散脉中[②]，火气虽微，内攻有力，焦骨伤筋[③]，血难复也。脉浮，宜以汗解，用火灸之，邪无从出[④]，因火而盛[⑤]，病从腰以下必重而痹，名火逆也。欲自解者，必当先烦，乃有汗而解。何以知之？脉浮，故知汗出解。

患者脉象微数，属阴虚内热，治疗千万不可用灸法，若误用温灸，就成为火邪，火邪内迫，邪热内扰，烦乱不安的变症就会出现。阴血本虚反用灸法，使阴更伤；热本属实，用火法更增里热，血液流散于脉中，运行失其常度，灸火虽然微弱，但内攻非常有力，耗伤津液，损伤筋骨，血液难以恢复。脉象浮，主病在表，治疗当用发汗解表法，若用灸法治疗，表邪不能从汗解，邪热反而因火法而更加炽盛，从腰以下沉重而麻痹，这就叫火逆。若病将自行痊愈的，一定会先出现心烦不安，而后汗出病解。这是怎么知道的呢？因为脉浮，浮主正气浮盛于外，故得知汗出而病解。

注释

①追虚逐实：血本虚而更加火法，劫伤阴分，是为追虚；热本实，而更用火法，增加里热，是为逐实。

②血散脉中：火毒内攻，血液流溢，失其常度。

③焦骨伤筋：形容火毒危害之烈，由于血为火灼，筋骨失去濡养，故曰焦骨伤筋。

④邪无从出：误治后，表邪不得从汗而出。

⑤因火而盛：因误用灸法，邪热愈加炽盛。

烧针[①]令其汗，针处被寒，核起而赤者，必发奔豚。气从少腹上冲心者，灸其核上各一壮，与桂枝加桂汤，更加桂二两也。

用烧针的方法以发汗，针刺的部位受到寒邪侵袭，出现红色核块的，必然要发作奔豚。自感有气从少腹上冲心胸的，可外用艾火在其核上各灸一壮，内服桂枝加桂汤，就是桂枝汤原方再加桂二两。

注释

①烧针：用粗针外裹棉花，蘸油烧之，俟针红即去棉油而刺入，是古人取汗的一种治法。

桂枝加桂汤方

桂枝五两（去皮）、芍药三两、生姜三两（切）、甘草二两（炙）、大枣十二枚（擘）。

上五味，以水七升，煮取三升，去滓，温服一升。本云桂枝汤，今加桂满五两，所以加桂者，以能泄奔豚专也。

火逆下之，因烧针烦躁者，桂枝甘草龙骨牡蛎汤主之。

误用火攻而又行攻下，因火攻发汗致损伤心阳，出现烦躁不安的，用桂枝甘草龙骨牡蛎汤主治。

抵当汤方

水蛭（熬）、虻虫各三十个（去翅足，熬）、桃仁二十个（去皮尖）、大黄三两（酒洗）。

上四味，以水五升，煮取三升，去滓，温服一升，不下更服。

太阳病，身黄，脉沉结，少腹硬，小便不利者，为

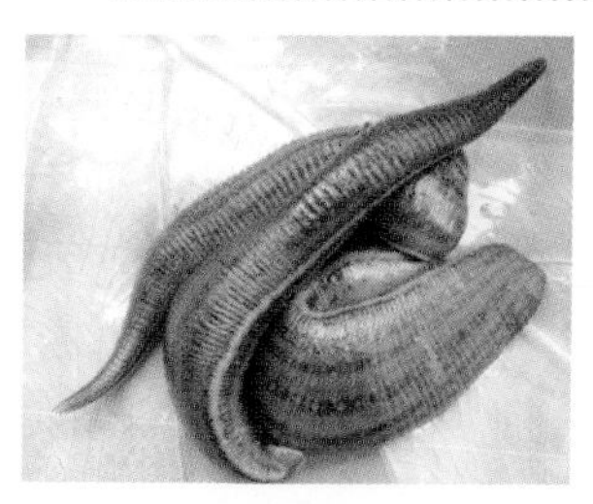

水蛭

芍药

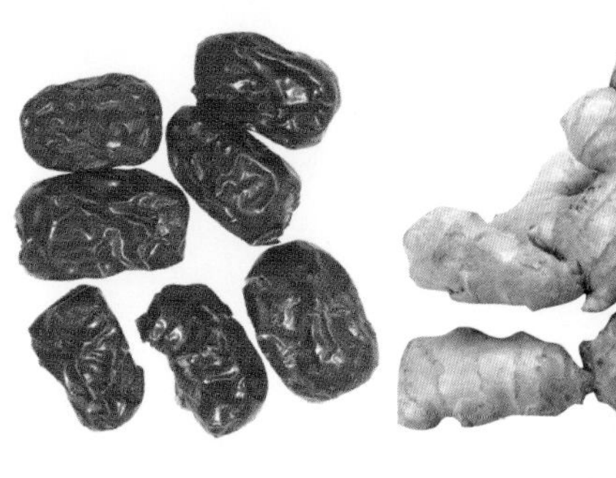

大枣

生姜

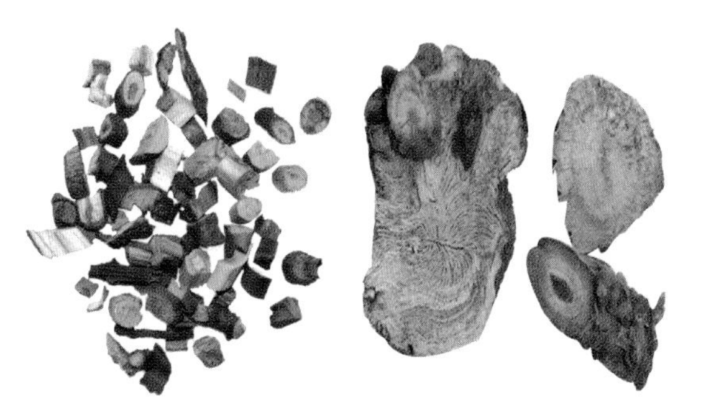
桂枝　　甘草

无血也。小便自利，其人如狂者，血证谛①也，抵当汤主之。

太阳病，出现皮肤发黄，脉象沉结，小腹坚硬的症状，若小便不通畅的，则非蓄血症，而是湿热发黄症；若小便通畅，并有狂乱征兆的，则无疑是蓄血发黄症，用抵当汤主治。

注释

①谛：证据确凿。

伤寒有热，少腹满，应小便不利，今反利者，为有血也。当下之，不可余药①，宜抵当丸。

伤寒，身上有热，少腹胀满，照理应当小便不利，现在反而通利，这是下焦蓄血的征象，治当下其瘀血，非其他药所能胜任，宜用抵当丸。

注释

①不可余药：有两种解释，一为不可用其他药物；二为连药滓一并服下。

抵当丸方

水蛭二十个（熬）、虻虫二十五个（去翅足，熬）、桃仁二十个（去皮尖）、大黄三两。

上四味，捣分四丸，以水一升，煮一丸，取七合服之。晬时当下血，若不下者更服。

太阳病，小便利者，以饮水多，必心下悸；小便少者，必苦里急①也。

太阳病，因为饮水过多，致水饮内停，若小便通利的是水停中焦，一定会有心悸不宁的见症出现；若小便短少不通畅的是水停下焦，一定会有小腹部胀满急迫不舒的症状出现。

注释

①苦里急：少腹内苦于急迫不舒。

养生大攻略

婴幼儿患感冒综合征的表现和应对措施

（1）感冒综合征

感冒综合症是鼻子、咽喉等处出现急性炎征的总称。婴幼儿发热，80% 是由感冒引起的，是一种常见病和多发病。

发病原因主要是病毒。据统计，感冒病毒有 200 种以上，另外，还有细菌和支原体等微生物也会引起感冒。打喷嚏或者咳嗽时，感冒病毒会随着唾液飞沫散布在空气中，其他人吸入体内就会感染上，这称为“飞沫传播”。冬季是感冒的高发期，所以应尽量避免把婴幼儿带到人多的场所。

感冒病毒与麻疹和水痘等病毒一样，感染一次身体内就有了抗体，一般不会第二次发病，但与麻疹和水痘不同的是，感冒病毒变异性较强，种类繁多，对这一种有免疫力，却会感染上另一种，防不胜防。

还有，即使同种病毒引起的感冒，其症状也会大相径庭，有些人会出现发热、呕吐和腹泻等症，而有些人却只有流涕和咳嗽症状，这是由于病毒侵犯的部位不同所致。另外，季节和各人的体质不同，感冒症状也会千变万化。

感冒病毒中最厉害的要数冬季的流感病毒，还有鼻病毒、腺病毒、柯萨奇病毒等，根据病毒性质不同，有些在秋冬季流行，有些在夏季多发。

（2）主要表现

除了咳嗽、流鼻涕外，感冒还有呕吐、腹泻等各种各样的症状，这是由于病毒种类和侵犯部位不同所导致的。根据炎症所在部位不同，又可分为鼻炎，咽炎，支气管炎，上呼吸道感染等。感冒病毒最先侵犯的部位是鼻黏膜，通常有 1 天半到 3 天的潜伏期，然后才表现出典型的症状，这时已经具有较强的传染性。

感染病毒后，所在部位首先出现炎症反应，如打喷嚏、流鼻涕、鼻塞、咽喉红肿疼痛、咳嗽、痰多等，逐渐可见发热、头痛、关节痛、疲倦等全身症状，有时还伴随呕吐、腹泻、腹痛等胃肠道症状。病毒一侵入，机体就开始与其作斗争，一般出现发热后，症状就会减轻，1 周内可自行痊愈。

（3）没有特效药，只能积极预防和对症处理

抗生素虽可杀灭细菌，但对病毒却束手无策。不论什么类型的感冒，目前还没有特效药物，只能对症处理，增强机体的免疫力，以防止出现其他并发症。

使用解热镇痛药、黏膜收缩剂（减轻流涕）、止泻药、止咳药等，可缓解感冒症状。对于食欲不振、滴水不进的患儿，需考虑进行静脉补液，以防出现脱水症。

孩子虽有感冒症状，但没有发热，食欲尚好，没什么不舒服的表现，这种轻度感冒可以在家中观察，不一定去医院治疗。夜晚出现发热，但体温在 38℃以下，面色没什么异常，可以第二天到医院就诊。

若发热到 38℃以上，孩子没有精神、食欲不佳，还有呕吐、腹泻、咳嗽、流涕等症，就需要尽快到医院治疗。如延误了治疗，有可能合并细菌感染，出现肺炎或中耳炎等疾病，那么就有必要进行抗感染治疗。在医院里，医生可能会询问“什么时候开始的”“有什么症状吗”“吃

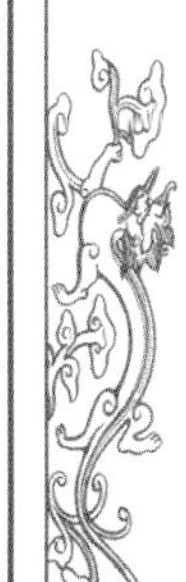

了什么药”等，所以事先要做好准备。如果家里其他人有相同的症状，应该如实向医生反映。

（4）各个年龄段的注意要点

出生后4～6个月的婴儿，由于体内有母体带来的免疫物质，患病的几率较小，如果出现39℃以上的高热，有可能是重大疾病所致，应该立即去医院就诊，最好去急救医院的儿科。

未满2岁的孩子身体抵抗力较弱，患了感冒后，如果延误治疗，引起肺炎、支气管炎、急性中耳炎等合并症的较多，需要谨慎对待。即使感冒症状已经减轻，也不要大意，需要彻底治疗。

2岁以上的孩子，经常会出现感冒。因为与外界接触增多，感染病毒的机会也加大。另外，感冒病毒的种类较多，治好这种又可能感染另一种，防不胜防。反复感冒，诱发中耳炎的可能性增加，需要慎重处理。

（5）休息和补充水分非常重要

如果明确诊断患上了感冒，可以在数日内康复，不必太过担心，但是不采取任何措施，让其自然发展也是不对的。感冒后，孩子的抵抗力会下降，细菌容易乘虚而入，有可能诱发支气管炎、肺炎、中耳炎、化脓性扁桃体炎等疾病，而治愈这些诱发疾病，有时需要1个月以上的时间。所以对感冒也不能掉以轻心，除了在医院治疗外，在家中也应精心护理。

●需在家里静心调养

保持安静是治疗婴幼儿感冒的基本原则。有感冒症状后，尽可能让孩子在家中玩耍或休息：一来可保存体力，有助身体康复；二来可减少感染外界细菌的机会，能预防其他并发症；三是可以及时观察病情变化。所以患病时尽量不外出。

孩子发热时，最好不要洗澡，因为洗澡会消耗掉大量的体力，使感冒症状加重。另外，当有打喷嚏、流鼻涕等感冒初期症状时，尽量减少泡浴，因为这对孩子身体不利。但若患上“夏季性感冒”，适当的冲浴也不要紧，因为这种方法既能散发热量，又可洗掉过多的汗液，使孩子感到身心舒畅。

●经常喝水

发热时的出汗，会带走大量水分，有可能造成脱水症，若再有呕吐和腹泻等症状，体内水分更容易丢失。机体水分不够，会影响血液循环，有可能导致患儿萎靡不振，甚至虚脱。所以感冒要经常喝水，凉开水、温开水、“婴幼儿用离子饮料”等均可以，如果一次喝了太多，就会呕吐，应该“少量多次”给予。另外注意，过于冰冷的饮料不能喝。

●不要强行让孩子进食

感冒后，孩子食欲差，显得无精打采，有些家长为给孩子补充体力，强行给其喂大量食物，这是不正确的。为了增强孩子的食欲，饭菜可做得更可口些，尽可能做些宝宝喜欢的东西，如热气腾腾的乌冬面、新鲜的蔬菜汤等，味道偏淡较好，否则会使发炎的咽喉更加疼痛。另外，发热时吃布丁和冰淇淋，是个不错的主意，但有胃肠道症状时要避免。

●不要过于保暖

即使感冒了，在家中也不要给孩子穿厚厚的衣服，如果没什么特殊症状，不需要过于保暖。但在发热初期，孩子有脸色发青、手脚发抖等恶寒症状时，必须用厚衣服来保暖，外面还要裹一层毛巾被，等到高热时，要一件件拿掉衣服，出汗后要及时更换衫裤。

●注意通风换气和保持室内湿度

冬季感冒时，流鼻涕、鼻塞、咳嗽等呼吸道症状特别明显，这与空气干燥和室内湿度有关。经常打开窗户通风换气，在房间内挂湿毛巾或使用加湿器，把湿度调整到60%～70%是很有必要的。

辨太阳病脉证并治（下）

本篇精华 >>>

结胸症、脏结症的症状及治疗方法。

原文→译文 >>>

问曰：病有结胸[①]，有脏结[②]，其状何如？答曰：按之痛，寸脉浮，关脉沉，名曰结胸也。

问：病症有结胸，有脏结，它们会有什么样的表现呢？答：胸脘部按之疼痛，寸部脉象浮，关部脉象沉，即“结胸”。

注释 >>>

①结胸：证候名，主要症状是心下硬痛。

②脏结：证候名，症状与结胸相似，而性质不同，为脏气虚寒而结。

何谓脏结？答曰：如结胸状，饮食如故，时时下利，寸脉浮，关脉小细沉紧，名曰脏结。舌上白胎滑[①]者，难治。

什么叫脏结症？答：和结胸症的症状相似，但饮食如常，时时下利，寸部脉浮，关部脉小细沉紧，叫作脏结症。舌上苔白而滑的，不容易治疗。

注释 >>>

①舌上白胎滑：舌上苔白而滑。

脏结无阳证[①]，不往来寒热，一云寒而不热，其人反静，舌上苔滑者，不可攻也。

脏结未表现出阳热症症候，不发往来寒热，患者不烦躁而安静，舌苔滑，治疗不能用泻下法。

注释 >>> >

①阳证：发热、口渴等热象。

病发于阳，而反下之，热入因作结胸，病发于阴，而反下之，因作痞[1]也。所以成结胸者，以下之太早故也。结胸者，项亦强，如柔痓[2]状，下之则和，宜大陷胸丸方。

太阳病，邪气盛实，误用下法，邪热内陷，就会成为结胸。病发于里，正气不足，误用下法，就会成为痞症。之所以成为结胸，是因为攻下太早的缘故。结胸症，项部也会强直，如同柔痉一样，以攻下治疗，强直就可转为柔和，可用大陷胸丸。

注释 >>> >

①痞：症候名，主要症状是胃脘部痞塞不舒，按之不痛。

②柔痓："痓"当作"痉"，是项背强直，角弓反张的症候名称，有汗的叫柔痉。

大陷胸丸方

大黄半斤、葶苈半升（熬）、芒硝半升、杏仁半升（去皮尖熬黑）。

上四味，捣筛二味，内杏仁、芒硝，合研如脂，和散，取如弹丸一枚，别捣甘遂末一钱匕，白蜜二合，水两升，

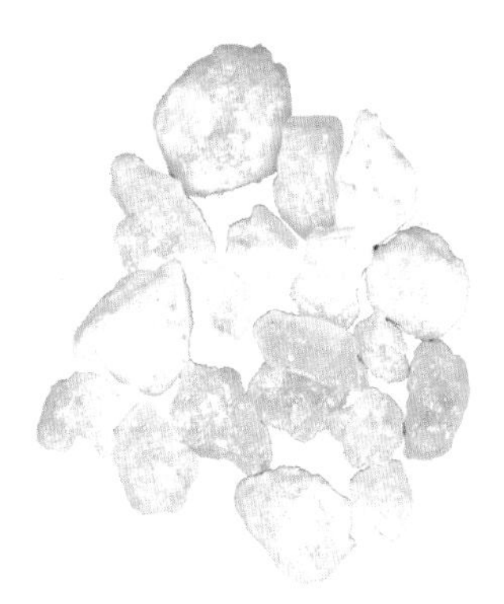

芒硝

葶苈

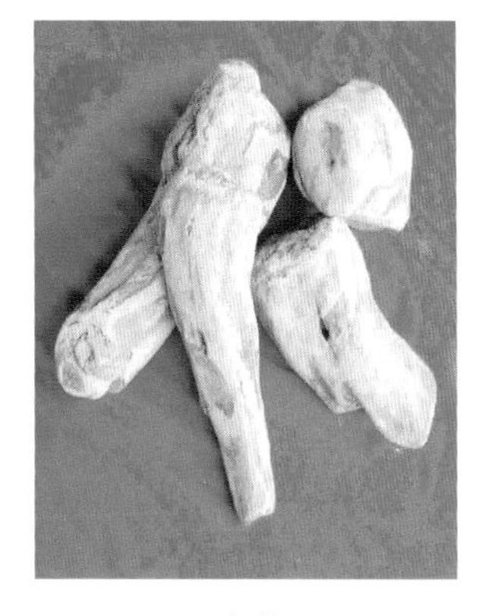

大黄

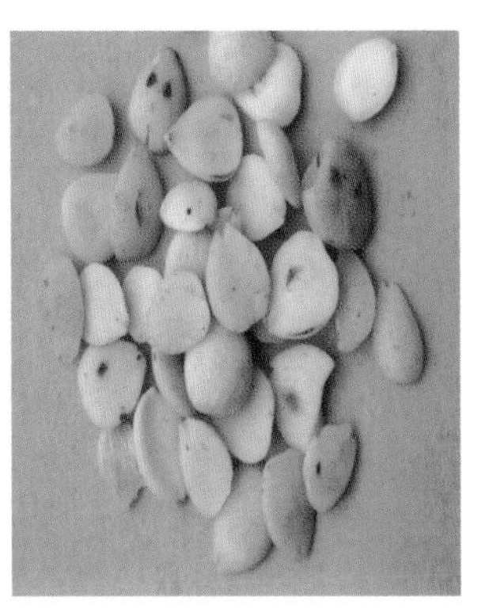

杏仁

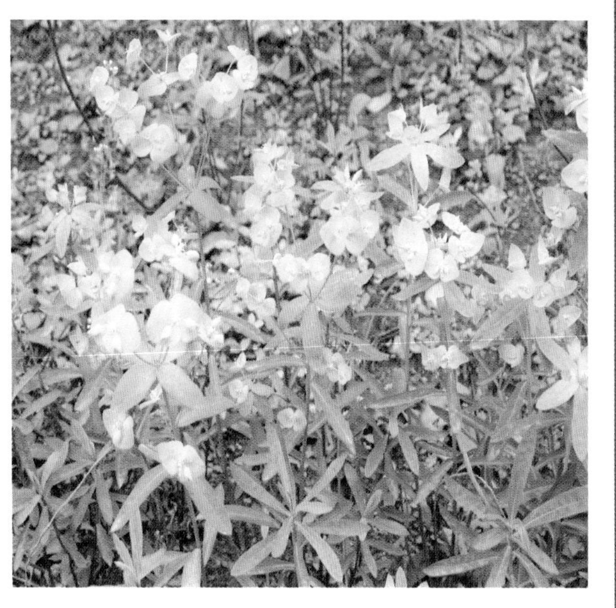

甘遂

煮取一升，温顿服之，一宿乃下，如不下，更服，取下为效，禁如药法。

结胸症，其脉浮大者，不可下，下之则死。

结胸症，脉象浮大的，治疗不能用攻下法，若攻下，就会导致患者死亡。

结胸症悉具，烦躁者亦死。

结胸症的临床症候都已具备，而烦躁不宁的，也属于死候。

太阳病，脉浮而动数，浮则为风，数则为热，动则为痛，数则为虚。头痛发热，微盗汗出，而反恶寒者，表未解也。医反下之，动数变迟，膈内拒痛，一云头痛即眩，胃中空虚，客气[1]动膈，短气躁烦，心中懊侬，阳气[2]内陷，心下因硬，则为结胸，大陷胸汤主之。若不结胸，但头汗出，余处无汗，剂颈而还[3]，小便不利，身必发黄。

太阳病，脉象浮而动数，脉浮主风邪在表，数主有热，动脉主痛，数又主虚。症见头痛发热，轻微盗汗，反而怕冷，这是太阳表症未除。医生本应从表论治，却反而用攻下的方法治疗，由于胃中空虚而无实邪，误下后邪气内陷，邪热与水饮相结于胸膈，所以出现脉动数变迟，胸胁心下疼痛拒按，短气，烦躁不安，这样结胸症就形成了。主治用大陷胸汤。如果不形成结胸，只见头部汗出，到颈部为止，其他部位不出汗，小便不通畅，身体发黄的，则是湿热郁蒸发黄症。

注释 >>> >

①客气：邪气，因从外来，故叫客气。

②阳气：表邪而言，不是指正气。

③剂颈而还："剂"同"齐"，谓汗出到颈部而止。

大陷胸汤方

大黄六两（去皮）、芒硝一升、甘遂一钱匕。

上三味，以水六升，先煮大黄，取二升，去滓，内芒硝，煮一两沸，内甘遂末，温服一升，得快利，止后服。

伤寒六七日，结胸热实[1]，脉沉而紧，心下痛，按之石硬者，大陷胸汤主之。

外感病六七天过后，形成热实结胸症，脉象沉而紧，胸脘部疼痛，触按像石头一样坚硬的，主治用大陷胸汤。

注释

①结胸热实：结胸症的性质属热属实，与寒实结胸症不同。

伤寒十余日，热结在里，复往来寒热者，与大柴胡汤；但结胸，无大热[1]者，此为水结在胸胁也，但头微汗出者，大陷胸汤主之。

患伤寒十多日，热邪结于里，而又往来寒热的，可用大柴胡汤。假如只有结胸症状，外表无大热的，这是因为水结于胸胁，仅头部微微汗出，可用大陷胸汤主治。

注释

①无大热：外表无大热。

太阳病，重发汗而复下之，不大便五六日，舌上燥而渴，日晡所小有潮热，一云日晡所发心胸大烦，从心下至少腹硬满而痛，不可近者，大陷胸汤主之。

太阳表症，反复发汗而又行攻下，出现五六天不解大便，舌上干燥，口渴，午后微有潮热，从剑突下一直到少腹部坚硬胀满疼痛，不能用手触摸的，主治用大陷胸汤。

小结胸病，正在心下，按之则痛，脉浮滑者，小陷胸汤主之。

小结胸的病位，正当心下胃脘部，以手按之则疼痛，脉象浮滑的，用小陷胸汤主治。

小陷胸汤方

黄连一两、半夏半升（洗）、栝蒌实大者一枚。

上三味，以水六升，先煮栝蒌，取三升，去滓，内诸药，煮取两升，去滓，分温三服。

太阳病，二三日，不能卧，但欲起，心下必结，脉微弱者，此本有寒分[1]也。反下之，若利止，必作结胸；未止者，四日复下之，此作协热利[2]也。

得了太阳病两三天后，不能平卧，只想坐起，胃脘部痞结胀硬，脉象微弱的，这是素有寒饮结聚在里的缘故，治疗却反而用攻下法，因而形成腹泻。若腹泻停止的，就会形成结胸；若腹泻不停止，到第四天又再攻下，就会引起协热利。

注释

①寒分：寒饮，以饮邪性寒，故曰寒分。

②协热利：挟表热而下利。

太阳病，下之，其脉促，不结胸者，此为欲解也。脉浮者，必结胸。脉紧者，必咽痛。脉弦者，必两胁拘急。脉细数者，头痛未止。脉沉紧者，必欲呕。脉沉滑者，协热利。脉浮滑者，必下血。

太阳表症，误用了攻下方法，患者的脉象急促，但未见结胸症状，这是邪未内陷而欲外解的征象。脉象浮的，可能发作结胸。脉象紧的，可能发生咽痛。脉象弦的，大多伴有两胁拘急。脉细数的，头痛还未停止。脉沉紧的，必有气逆欲呕。脉沉滑的，会出现协热下利。脉浮滑的，必发生便血。

病在阳，应以汗解之，反以冷水潠[1]之，若灌之，其热被劫不得去，弥更益烦，肉上粟起，意欲饮水，反不渴者，服文蛤散。若不差者，与五苓散。寒实结胸，无热证者，与三物小陷胸汤，白散亦可服。一云与三物小白散。

病在表，应用发汗法解表去邪，却反而用冷水喷洒浇洗来退热的，热邪被水饮郁遏不能解除，使热更甚，怕冷，皮肤上起鸡皮疙瘩，想喝水，但又不是很口渴的，可用文蛤散治疗。若服药后仍不愈的，可以用五苓散治疗。寒实结胸，有结胸主症，无热症症候表现的，治疗可用三物白散。

注释

①潠：含水喷洒称"潠"，是古代的一种退热方法。

文蛤散方

文蛤五两。

上一味为散，以沸汤和一升温服，汤用五合。

五苓散方

猪苓十八铢、去黑皮白术十八铢、泽泻一两六铢、茯苓十八铢、桂枝半两，去皮。

上五味，捣为散。白饮和方寸匕服之，每日三服，多饮暖水，汗出愈。

白散方

桔梗三分、巴豆一分（去皮芯，熬黑，研如脂）、贝母三分。

太阳病，在外的表症还未解除，却屡用攻下，于是就出现挟表热而下利的症状；如果下利继续不断，胃脘部痞塞硬满，这是表症与里症并见，用桂枝人参汤主治。

注释 >>> >

①数下：“数”读音如“朔”。数下，即屡用攻下的意思。

桂枝人参汤方

桂枝四两（别切）、甘草四两（炙）、白术三两、人参三两、干姜三两。

上五味，以水九升，先煎四味，取五升，内桂，更煮取三升，去滓，温服一升，日再夜一服。

伤寒，大下后，复发汗，心下痞，恶寒者，表未解也。不可攻痞[1]，当先解表，表解乃可攻痞。解表宜桂枝汤，攻痞宜大黄黄连泻心汤。

伤寒表症，用泻药攻下后，再发其汗，导致心下痞塞，若出现发热畏寒等见症的，是表症仍未解除，不能先泄热消痞，而应先解表，表症解除以后才能泄热消痞。桂枝汤适宜解表，而大黄黄连泻心汤适宜泄热消痞。

注释 >>> >

①攻痞：此处的“攻”字，含有治疗的意思。攻痞，即治疗痞症。

伤寒发热，汗出不解，心中痞硬，呕吐而下利者，大柴胡汤主之。

伤寒发热，汗出而热不退，胃脘部痞硬，上则呕吐，下则腹泻的，用大柴胡汤主治。

病如桂枝证，头不痛，项不强，寸脉微浮，胸中痞硬，气上冲喉咽，不得息者，此为胸有寒[1]也。当吐之，宜瓜蒂散。

病的表现像桂枝症，但头不痛，项部不拘急，寸部脉微浮，胸脘痞胀硬结，气上冲咽喉，呼吸不畅，这是痰实之邪停滞胸中，应当采用吐法，可用瓜蒂散

注释 >>> >

①胸有寒：这里的“寒”字作“邪”字解，即胸中有邪气阻滞的意思。凡痰涎宿食等，都属于邪的范围。

瓜蒂散方

瓜蒂一分（熬黄）、赤小豆一分。

上二味，各别捣筛，为散已，合治之，取一钱匕，以香豉一合，用热汤七合，煮作稀糜，去滓，取汁和散，温顿服之。不吐者，少少加，得快吐乃止。诸亡血虚家，不可与瓜蒂散。

病胁下素有痞，连在脐旁，痛引少腹，入阴筋[1]者，此名脏结，死。

患者胁下宿有痞块，连及脐旁，疼痛牵引少腹，甚至痛彻阴茎，即脏结，为死候。

注释 >>> >

①入阴筋：阴茎缩入。

伤寒，若吐若下后，七八日不解，热结在里，表里俱热，时时恶风，大渴，舌上干燥而烦，欲饮水数升者，白虎加人参汤主之。

伤寒，或用吐法或用下法后，经过七八日病未解除，蕴热于里，表里都热，时时感觉恶风，大渴，舌苔干燥而心烦不安，想喝大量的水，用白虎加人参汤主治。

白虎加人参汤方

知母六两、石膏一斤（碎）、甘草二两（炙）、人参二两、粳米六合。

上五味，以水一斗，煮米熟汤成，去滓，温服一升，日三服。此方立夏后、立秋前乃可服，立秋后不可服，正月二月三月尚凛冷，亦不可与服之，与之则呕利而腹痛。诸亡血虚家，亦不可与，得之则腹痛利者，但可温之，当愈。

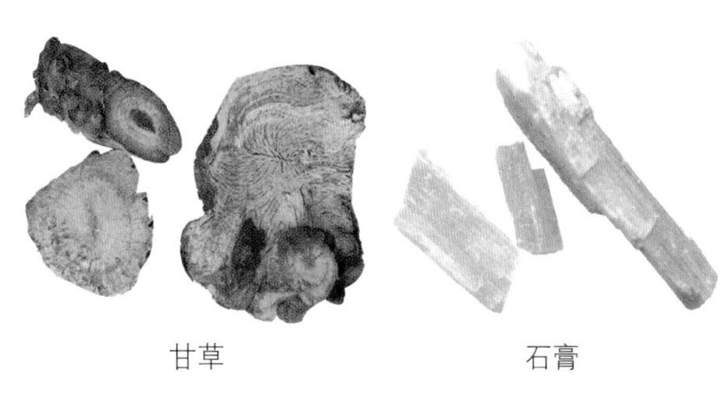

甘草　　石膏

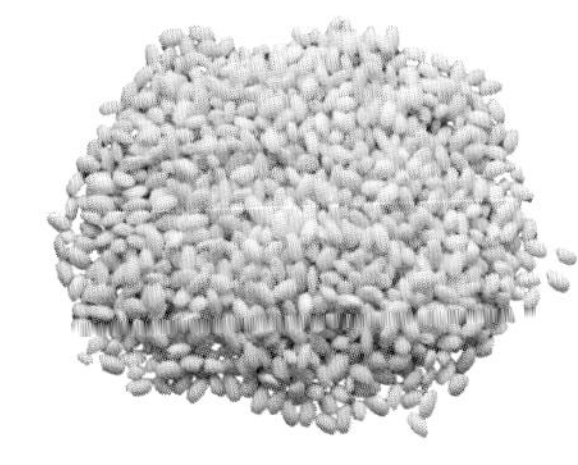

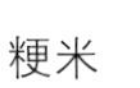

粳米

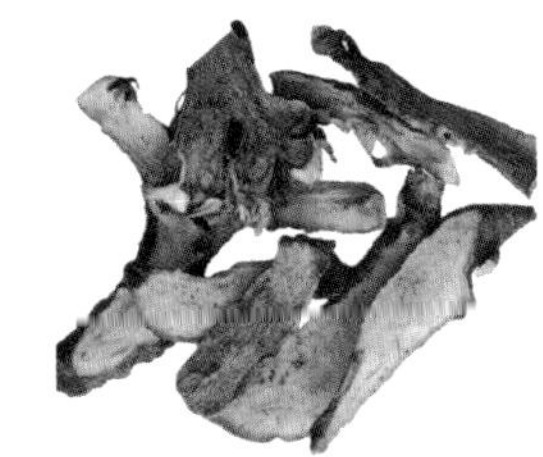

知母

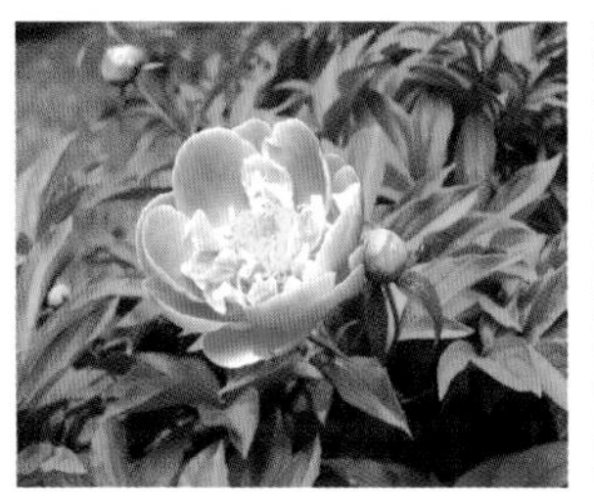

芍药花

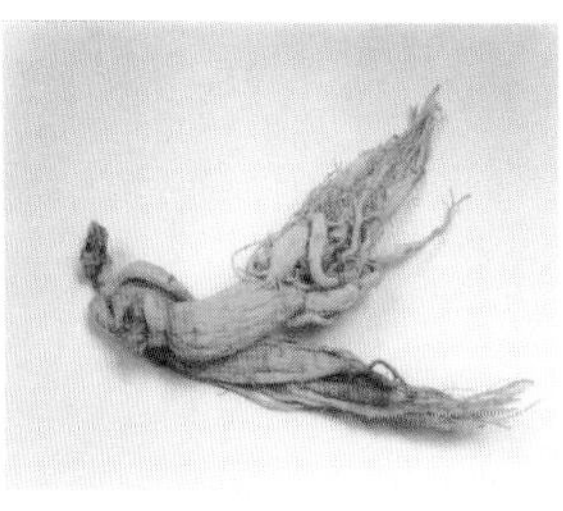

人参

伤寒，无大热，口燥渴，心烦，背微恶寒者，白虎加人参汤主之。

外感病，表无大热而里热炽盛，出现口干燥而渴，心中烦躁不安，背部微感畏冷的，主治用白虎加人参汤。

伤寒，脉浮，发热无汗，其表不解，不可与白虎汤。渴欲饮水，无表证者，白虎加人参汤主之。

伤寒病，脉象浮，发热无汗，是表症未解，不可用白虎汤。如果口渴要喝水，表症已罢，可用白虎加人参汤主治。

太阳少阳并病，心下硬，颈项强而眩者，当刺大椎、肺俞、肝俞，慎勿下之。

太阳病未解，又并发少阳病，有胃脘部痞结胀硬，颈项拘急不舒，头晕目眩等症出现的，应当针刺大椎、肺腧、肝腧诸穴，但攻下的方法千万不可用。

太阳与少阳合病，自下利者，与黄芩汤；若呕者，黄芩加半夏生姜汤主之。

太阳与少阳同时有病，自动下利的，用黄芩汤；如兼见呕吐的，用黄芩加半夏生姜汤主治。

黄芩汤方

黄芩三两、芍药二两、甘草二两（炙）、大枣十二枚（擘）。

上四味，以水一斗煮取三升，去滓，温服一升，日再，夜一服。

伤寒，胸中有热，胃中有邪气，腹中痛，欲呕吐者，黄连汤主之。

外感病，胸脘部有热，腹中有寒，腹中疼痛，想呕吐的，主治用黄连汤。

黄连汤方

黄连三两、甘草三两（炙）、干姜三两、桂枝三两（去皮）、人参二两、半夏半升（洗）、大枣十二枚（擘）。

上七味，以水一斗，煮取六升，去滓，温服，昼三，夜二。疑非仲景方。

伤寒八九日，风湿相抟，身体疼烦，不能自转侧，不呕不渴，脉浮虚而涩者，桂枝附子汤主之。若其人大便硬，一云脐下心下硬，小便自利者，去桂加白术汤主之。

外感病八九天后，风湿相互搏结，出现身体疼痛剧烈，不能自行转侧，不作呕，口不渴，脉象浮虚而涩症状的，主治用桂枝附子汤，若患者大便硬结、小便通畅的，主治则用去桂加白术汤。

桂枝附子汤方

桂枝四两（去皮）、附子三枚（炮，去皮，破）、生姜三两（切）、大枣十二枚（擘）、甘草二两（炙）。

上五味，以水六升，煮取二升，去滓，分温三服。

去桂加白术汤方

附子三枚（炮，去皮，破）、白术四两、生姜三两（切）、甘草二两（炙）、大枣十二枚（擘）。

上五味，以水六升，煮取二升，去滓，分温三服，初一服，其人身如痹，半日许复服之，三服都尽。其人如冒状，勿怪，此以附子、术并走皮内，逐水汽未得除，故使之耳，法当加桂四两，此本一方二法，以大便硬，小便自利，去桂也；以大便不硬，小便不利，当加桂，附子三枚恐多也，虚弱家及产妇，宜减服之。

风湿相抟，骨节烦疼，掣痛[①]不得屈伸，近之则痛剧，汗出短气，小便不利，恶风不欲去衣，或身微肿者，甘草附子汤主之。

风湿相互搏结，周身关节剧烈疼痛，牵引拘急不能屈伸，触按则疼痛得更厉害，汗出，短气，小便不通畅，畏风不愿减衣，或者身体轻度浮肿的，主治用甘草附子汤。

注释

①掣痛：疼痛有牵引拘急的感觉。

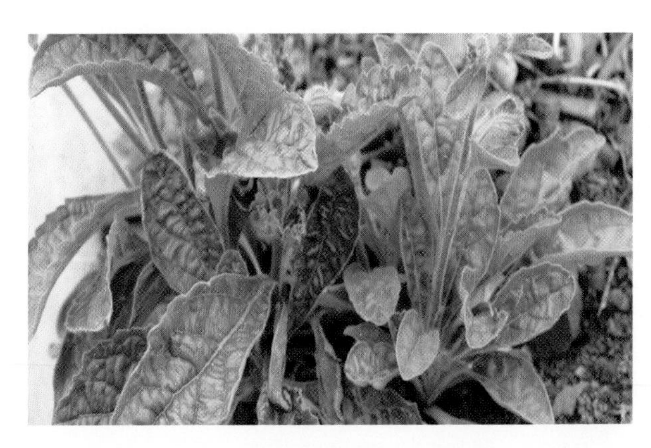

生地黄

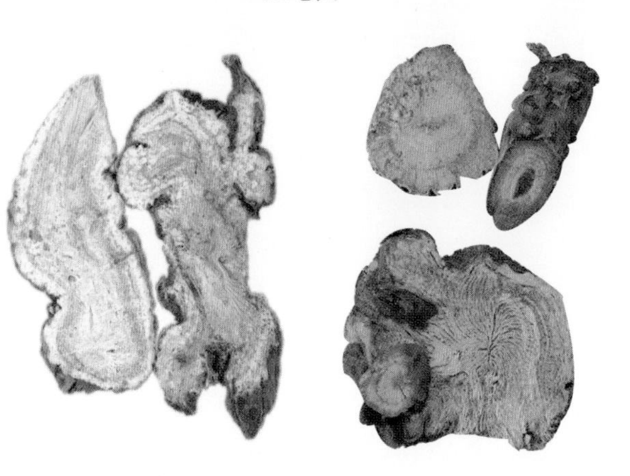

白术　　甘草

甘草附子汤方

甘草二两（炙）、附子二枚（炮，去皮，破）、白术二两、桂枝四两（去皮）。

上四味，以水六升，煮取三升，去滓，温服一升，日三服。初服得微汗则解。能食汗止复烦者，将服五合。恐一升多者，宜服六七合为始。

伤寒，脉浮滑，此表有热，里有寒，白虎汤主之。

外感病，脉象浮滑的，这是表有热，里也有热，主治用白虎汤。

白虎汤方

知母六两、石膏一斤（碎）、甘草二两（炙）、粳米六合。

右四味，以水一斗，煮米熟，汤成，去滓，温服一升，日三服。

臣亿等谨按前篇云热结在里，表里俱热者，白虎汤主之。又云其表不解，不可与白虎汤。此云脉浮滑，表有热，里有寒者，必表里字差矣。又阳明一证云脉浮迟，表热里寒，四逆汤主之。又少阴一证云，里寒外热，通脉四逆汤主之，以此表里自差明矣，《千金翼方》云白通汤非也。

伤寒，脉结代①，心动悸②，炙甘草汤主之。

外感病，脉象结代，心中悸动不宁的，主治用炙甘草汤。

注释

①脉结代：结脉和代脉并称，张景岳说：“脉来忽止，止而复起，总谓之结。”代者，更代之意，于平脉中忽见软弱，或乍疏乍数，或断而复起，均名为代。

②心动悸：心脏跳动得很厉害。

炙甘草汤方

甘草四两（炙）、生姜三两（切）、人参二两、生地黄一斤、桂枝三两（去皮）、阿胶二两、麦门冬半升（去芯）、麻仁半升、大枣三十枚（擘）。

上九味，以清酒七升，水八升，先煮八味，取三升，去滓，内胶烊消尽，温服一升，日三服。一名复脉汤。

脉按之来缓，时而一止复来者，名曰结。又脉来动而中止，更来小数，中有还者反动，名曰结，阴也。脉来动而中止，不能自还，因而复动者，名曰代，阴也。得此脉者，必难治。

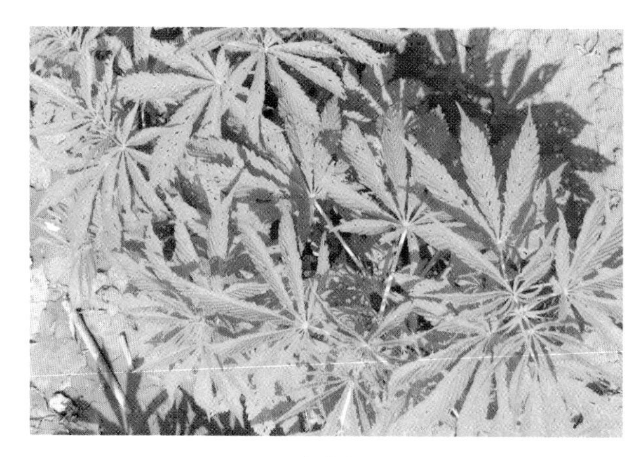

火麻仁

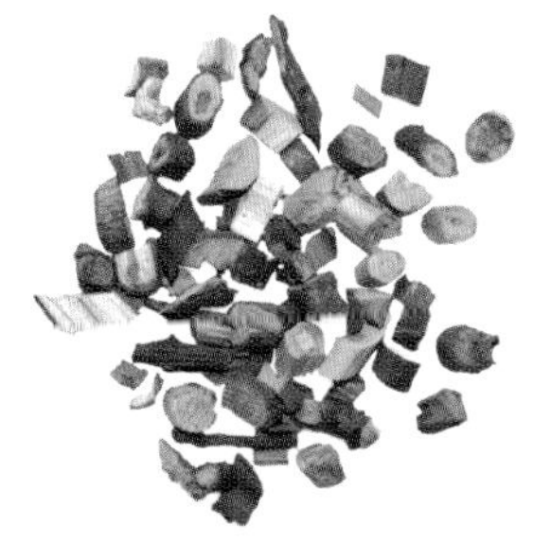

桂枝

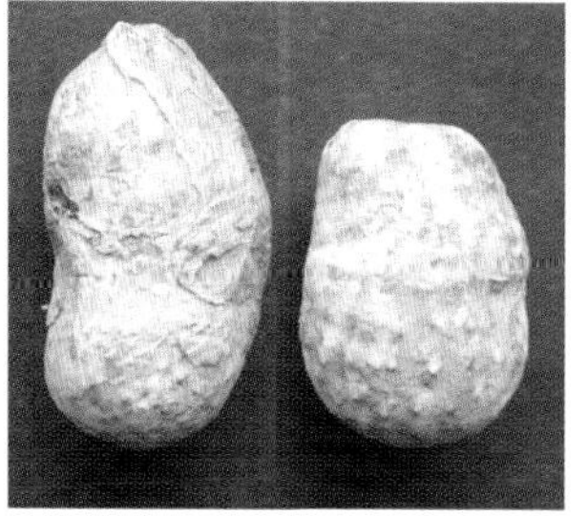

附子

脉象按之见缓，时而一止而又继续跳动的，即结脉。又有脉象跳动中一止，能够自还，脉搏停止间歇时间短，复跳的脉稍快的，名“结”，属于阴脉。脉象跳动中一止，不能自还，良久方再搏动的，名“代”，属于阴脉。有这种脉象出现的，大多不易治疗。

养生大攻略

治疗感冒的小偏方

口含生大蒜

【原料】生大蒜1瓣（去皮）。

【功效】辛温解表，解毒杀菌。

【用法】将蒜瓣含于口中，生津则咽下，直至大蒜无味时吐掉，连续3瓣即可奏效。

【应用】用于感冒初起，症见鼻流清涕，风寒咳嗽等。

草鱼汤

【原料】草鱼（青鱼）肉150克，生姜片25克，米酒100克。

【制法】用半碗水煮沸后，放入鱼肉片，姜片及米酒共炖约30分钟，加盐调味。

【功效】解表散寒，疏风止痛。

【用法】趁热食，食后卧床盖被取微汗。每日2次，注意避风寒。

【应用】用于治疗感冒，症见畏寒发冷，头痛体倦，鼻塞不通等。

辨阳明病脉证并治

本篇精华

1. 阳明病的症状、特点；
2. 阳明病的治疗方法。

原文→译文

问曰：病有太阳阳明，有正阳阳明，有少阳阳明，何谓也？答曰：太阳阳明者，脾约[①]（一云络）是也；正阳阳明者，胃家实[②]是也；少阳阳明者，发汗、利小便已，胃中燥烦实，大便难是也。

问：三种不同的病症，有太阳阳明、有正阳阳明、有少阳阳明，各指的是什么？答：太阳阳明症，就是指脾约症，即胃燥津伤而引起的便秘症。正阳阳明，就是指胃家实症，即肠胃燥热积滞成实症。少阳阳明，是指误用发汗、利小便之法，使津液损伤，致津枯肠燥而成实，则形成大便难以解出的病症。

注释

①脾约：因胃热乏津，脾不能为胃行其津液而致津亏便秘的，名脾约。

②胃家实：胃家包括胃与大肠，指胃肠燥实。

阳明之为病，胃家实是也。

阳明热实症的病机，主要是胃肠燥实。

问曰：何缘得阳明病？答曰：太阳病，若发汗，若下，若利小便，此亡津液，胃中干燥，因转属阳明；不更衣[①]，内实[②]，大便难者，此名阳明也。

问：阳明病是怎么得的呢？答：患太阳表症，若太过地发汗，或误用攻下，或误用利小便之法，导致津液损伤，肠胃干燥，病邪因而传入阳明，出现不解大便、肠胃燥结成实、大便困难的，即所谓的阳明病。

注释

①不更衣：不大便。古人登厕，托言更衣，因此，更衣又为大便的通称。

②内实：肠内有燥屎结滞。

问曰：阳明病，外证[①]云何？答曰：身热，汗自出，不恶寒，反恶热也。

问：阳明病的外在症候有何特点？答：是身热，汗自出，不厌恶寒冷，反而怕热。

注释

①外证：表现在外的症候。

问曰：病有得之一日，不发热而恶寒者，何也？答曰：虽得之一日，恶寒将自罢，即自汗出而恶热也。

问：有这种情况，在刚患阳明病的第一天，出现不发热而怕冷的，是什么原因呢？答：虽然是阳明病开始的第一天，这种怕冷也会自行停止，旋即出现自汗而怕热的症候。

问曰：恶寒何故自罢？答曰：阳明居中，主土[①]也，万物所归，无所复传，始虽恶寒，二日自止，此为阳明病也。

问：恶寒症状，为什么能够自罢？答：阳明为中央戊土，土者，万物所归，也就是说诸经的病症，都可传并阳明。阳明病已是阳热亢极的阶段，所以很少传变他经。因此，开始虽有怕冷的症状，第二日自会停止，这种情况就是阳明病。

注释

①主土：土是五行之一，脾胃隶属于土。由于脾和胃的生理功能以及病态表现的不同，所以有脾属阴土，胃属阳土的分别；又因土的方位在中央，所以说阳明居中主土。

本太阳初得病时，发其汗，汗先出不彻，因转属阳明也。伤寒发热无汗，呕不能食，而反汗出濈濈然[①]者，是转属阳明也。

本来属太阳病，在刚得病的时候，使用了发汗的方法，由于汗出不透彻，因而导致邪气内传阳明。患外感病，有发热无汗、呕吐、不能进食症状出现，是伤寒邪热亢盛的表现，若反而出现不断汗出的，是邪传阳明的标志。

注释

①濈濈然：形容汗出连绵不断。

伤寒三日，阳明脉大。

伤寒第三日，病在阳明则脉大。

伤寒，脉浮而缓，手足自温者，是为系在太阴[①]。太阴者，身当发黄，若小便自利者，不能发黄。至七八日大便硬者，为阳明病也。

外感病，脉象浮而缓，手足温暖的，这是病属太阴。

太阴寒湿内郁，患者身体应当发黄，若小便通畅的，则湿有出路，而不会发黄；到了第七、第八天，若大便是硬结的，则是湿邪化燥，已转成为阳明病。

注释

①系在太阴：系，联系、关系。系在太阴，即病属太阴。

伤寒转系阳明[①]者，其人濈然微汗出也。

伤寒由他经转属而为阳明病的，患者就会连绵不断地微微汗出。

注释

①转系阳明：转属阳明的意思。

阳明中风，口苦，咽干，腹满微喘，发热恶寒，脉浮而紧，若下之，则腹满小便难也。

阳明感受风邪，出现口苦、咽喉干燥、腹部胀满、微微气喘、发热怕冷、脉象浮紧症状的，不能攻下。若误行攻下，就会使腹部胀满得更加厉害，小便不易解出。

阳明病，若能食，名中风；不能食，名中寒。

阳明病，如果能食，称为中风；不能食的，则称为中寒。

阳明病，若中寒者，不能食，小便不利，手足濈然汗出，此欲作固瘕[①]，必大便初硬后溏；所以然者，以胃中冷[②]，水谷不别[③]故也。

阳明中寒症，不能饮食，小便不通畅，手足不断出汗的，这是将要形成固瘕的征兆，大便初出干硬，后见稀溏。这是胃中寒冷，不能泌别水谷的缘故。

注释

①固瘕：寒气结积的症候名称。
②胃中冷：胃阳不足，胃中寒冷。
③水谷不别：因水湿不能从小便而去，易与不消化的谷物相混。

阳明病，初欲食，小便反不利，大便自调，其人骨节疼，翕翕如有热状，奄然[①]发狂，濈然汗出而解者，此水不胜谷气[②]，与汗共并，脉紧则愈。

阳明病，起初食欲正常，大便通畅，小便反而不利。患者感到骨节疼痛，好像有翕翕发热的症状，突然狂躁不安，不断地出汗，随之而病解除。这是水湿之邪不胜谷气，邪随汗出，脉见紧象，所以知为病愈。

注释

①奄然：突然。
②谷气：水谷的精气，在这里相当于正气。

阳明病，欲解时，从申至戌上。

阳明病，将解的时间，是下午四时到八时之间。

阳明病，不能食，攻其热必哕。所以然者，胃中虚冷故也。以其人本虚，攻其热必哕。

阳明中寒症，不能进食，若误用苦寒药泄热，呃逆就会产生。这是胃中虚寒的缘故。由于患者的胃气本来就虚弱的，又再用苦寒泄热，必使胃气更虚而产生呃逆的变症。

阳明病，脉迟[①]，食难用饱，饱则微烦，头眩[②]，必小便难，此欲作谷疸。虽下之，腹满如故，所以然者，脉迟故也。

阳明病，脉迟，进食不敢过饱，饱食就会微烦不适，头晕眼花，小便必然困难不畅，这是将要发作谷疸的征象。虽然服用泻下方药，而腹部胀满仍和原来一样。之所以会这样，是因为脉迟的缘故。

注释

①脉迟：脉搏跳动得慢。
②头眩：头晕眼花。

阳明病，本自汗出，医更重发汗，病已差[①]，尚微烦不了了者，此必大便硬故也。以亡津液，胃中干燥，故令大便硬。当问其小便日几行，若本小便日三四行，今日再行，故知大便不久出。今为小便数少，以津液当还入胃中，故知不久必大便也。

阳明病，本来是自汗出，医生又重用发汗方法，病症已经差解，还有些微烦不爽适的，这必定是大便干硬未得排解的缘故。因为汗出过多而津液耗伤，肠中干燥，所以使得大便干硬。这时应当询问患者一日小便几次，如果小便本来一日三四次，现在一日只有两次，就可知道大便不久自出。现据小便次数减少，推知津液当还入肠中，所以知道不久必解大便。

注释

①差：临床症状已经解除，而尚未康复。

伤寒呕多，虽有阳明证，不可攻之[①]。

伤寒病，呕吐剧烈的，虽然有阳明腑实症，治疗时也不能用攻下法。

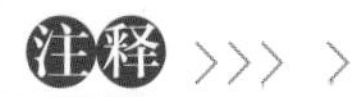

①攻之：此处是指泻下的方法。

阳明病，心下硬满者，不可攻之；攻之利遂不止者死，利止者愈。

阳明病，胃脘部硬满的，不可用泻下方药。误用泻下，而致腹泻不止的，有生命危险；腹泻停止的，还能痊愈。

阳明病，面合色赤①，不可攻之；攻之必发热色黄者，小便不利也。

阳明病，满面通红的，治疗时不能用攻下法。误用攻下就会产生发热、肌肤发黄、小便不通畅的变症。

注释>>>

①面合色赤：满面颜色通红。

阳明病，不吐不下，心烦者，可与调胃承气汤。

阳明病，没有经过催吐和泻下治疗，而心烦不安的，可以给与调胃承气汤。

调胃承气汤方

甘草二两（炙）、芒硝半斤、大黄四两（清酒洗）。

上三味，切，以水三升，煮二物至一升，去滓，内芒硝，更上微火一二沸，温顿服之，以调胃气。

阳明病，脉迟，虽汗出不恶寒者，其身必重，短气，腹满而喘，有潮热者，此外欲解，可攻里也。手足濈然而汗出者，此大便已硬也，大承气汤主之。若汗多，微发热恶寒者，外未解也，（一法与桂枝汤）其热不潮，未可与承气汤；若腹大满不通者，可与小承气汤微和胃气，勿令至大泄下。

阳明病，脉象迟，汗出而不怕冷，身体沉重，短气，腹部胀满，喘息，若发潮热的，这是表症即将解除而已成里实，可以攻下里实；若手足不断汗出的，这表面大便已经硬结，用大承气汤主治。若出汗较多，轻微发热而怕冷的，这是表症未解，患者不发潮热，不能用承气汤攻下。若腹部胀满厉害、大便不通的，可用小承气汤轻微泻下来和畅胃气，而峻泻药攻下不可用。

大承气汤方

大黄四两（酒洗）、厚朴半斤（炙，去皮）、枳实五枚（炙）芒硝三合。

上四味，以水一斗，先煮二物，取五升，去滓，内大黄，更煮取二升，去滓，内芒硝，更上微火一两沸，分温再服。得下，余勿服。

小承气汤方

大黄四两（酒洗）、厚朴二两（炙，去皮）、枳实三枚大者（炙）。

上三味，以水四升，煮取一升二合，去滓，分温两服。初服汤当更衣，不尔者尽饮之。若更衣者，勿服之。

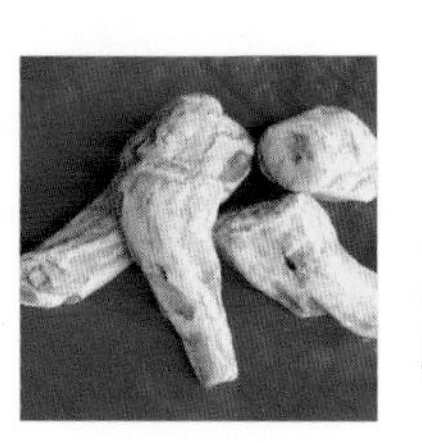

大黄

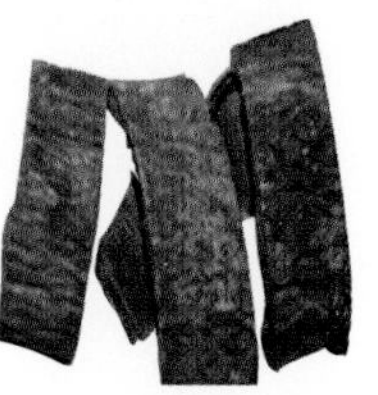

厚朴

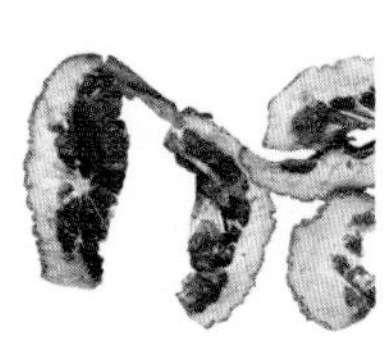

枳实

阳明病，潮热，大便微硬者，可与大承气汤；不硬者，不可与之。若不大便六七日，恐有燥屎，欲知之法，少与小承气汤，汤入腹中，转失气①者，此有燥屎也，乃可攻之。若不转失气者，此但初头硬，后必溏，不可攻之，攻之必胀满不能食也，欲饮水者，与水则哕。其后发热者，必大便复硬而少也，以小承气汤和之。不转失气者，慎不可攻也。

阳明病，发潮热，大便微有硬结的，为燥屎内阻、里实已成，可以用大承气汤攻下里实；若大便不硬结的，是内无燥屎，则大承气汤不能用。若六七天不解大便，恐有燥屎内阻，预测的方法，可给予少量小承气汤。服药后若屎气转动而放屁的，即为有燥屎的征象，才能够攻下；若服药后不放屁的，则是大便初出硬结、后部稀溏，不能攻下，若攻下就会形成腹部胀满，不能进食，甚至饮水就呃逆的变症。若攻下后又出现发热的，则一定是燥屎复结，大便再次变硬而量较少，此时，应当用小承气汤和畅胃气而攻下。由此可见，若服小承气汤不转屎气的，千万不能攻下。

注释>>>

①转失气：肠中屎气下趋，俗言放屁。

养生大攻略

便秘者饮食宜忌

便秘指的是大便秘结不通，排便时间延长，或欲大便而艰涩不畅的一种消化系统常见症状，通常分为功能性便秘和器质性便秘。中医则将慢性便秘分为热性便秘，气虚便秘，血虚便秘和阳虚便秘等类型。

便秘者的饮食宜忌原则为：器质性便秘者，宜早期诊断明确，然后针对原有疾病进行治疗。功能性习惯性便秘者，宜多食用含粗纤维丰富的蔬菜、水果及富含 B 族维生素的食物，以刺激肠壁，使肠蠕动加快、增强，有利于排便畅通；宜多食用、常食用有滋阴作用的食物和饮料，起到润肠通便的作用。忌食辛辣温燥的刺激性食物，忌食爆炒煎炸，伤阴助火，以及收敛酸涩的食物。

【宜食】慢性习惯性便秘者宜食用番薯、芝麻、阿胶、香蕉、桑椹、松子仁、胡椒、韭菜、萝卜、苋菜、菠菜、土豆、芋头、慈姑、海蜇、蜂蜜、猪油、当归、肉苁蓉、决明子、南瓜、猪肉、牛奶、海参、苹果、甜杏仁、精盐、梨、无花果、榧子、落葵、首乌、锁阳等食物和药物。

【忌食】莲子、栗子、芡实、高粱、豇豆等食物，以免引起直肠肛门瘀血，而发生疼痛、出血，甚至使痔瘘复发。

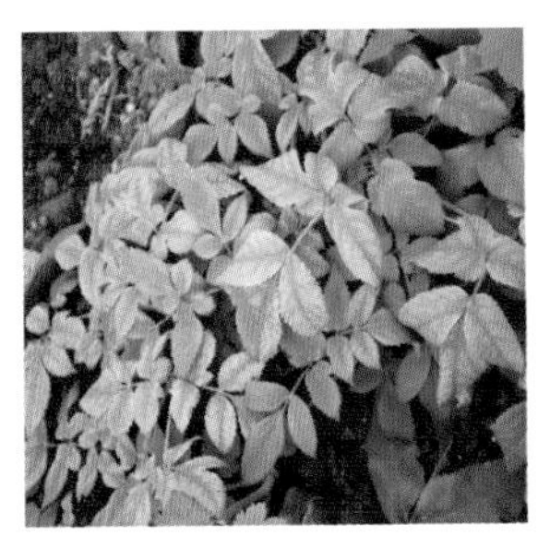

当归

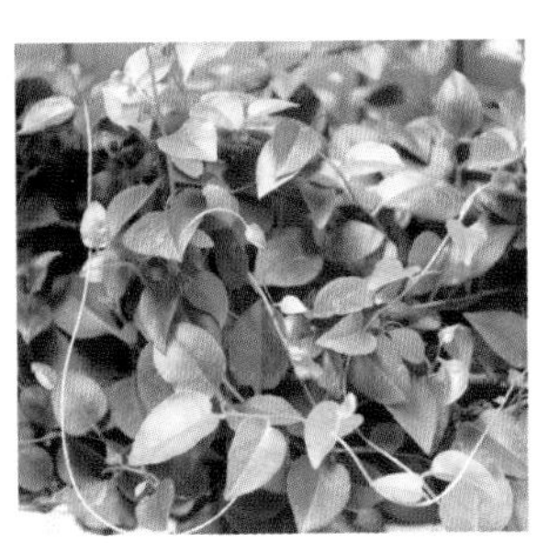

落葵

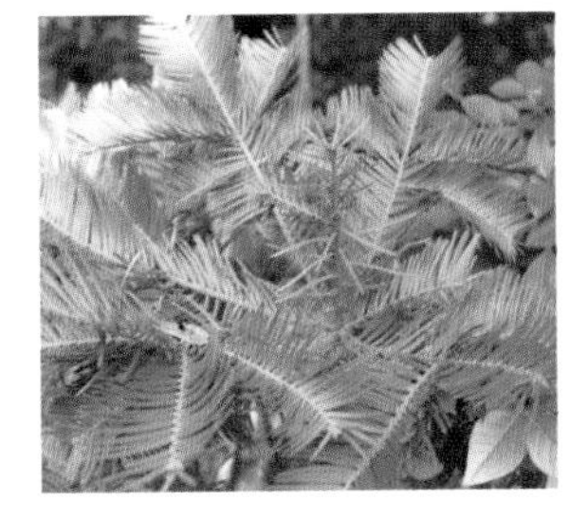

榧子

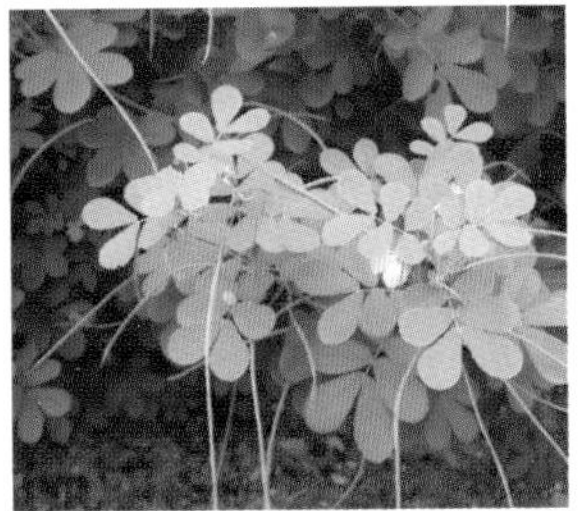

决明子

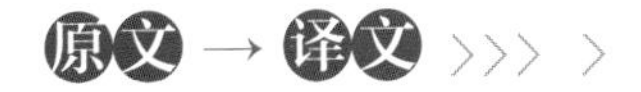

原文→译文 >>>

夫实则谵语[①]，虚则郑声[②]。郑声者，重语也。直视谵语，喘满者死，下利者亦死。

凡阳热实邪，多为谵语；精气虚怯，多为郑声。所谓郑声，就是语言重复。如果两目直视而谵语，又兼见气喘胀满的，多为死候；如兼有下利的，也是死候。

注释 >>>

①谵语：语言错乱，没有伦次，声音粗壮。

②郑声：语言重复，没有变化，说过又说，声音低微。

发汗多，若重发汗者，亡其阳[①]，谵语，脉短②者死；脉自和[③]者不死。

发汗太过，或重复发汗，大伤阳气，出现谵语，脉象短的，属于死候；若脉与症相应的，不属死候。

注释 >>>

①亡其阳：应指亡心阳。

②脉短：脉形短，是上不至寸，下不至尺，只有关脉搏动。

③脉自和：与脉短相对，也就是脉象平和。

阳明病，其人多汗，以津液外出，胃中燥，大便必硬，硬则谵语，小承气汤主之；若一服谵语止者，更莫复服。

阳明病，因患者出汗太多，以致津液外泄，肠中的津液减少而干燥，大便必定结硬，大便硬则会发生谵语，可用小承气汤主治。假若一服后谵语停止，就不要再服。

阳明病，谵语有潮热，反不能食者，胃中必有燥屎五六枚也；若能食者，但硬耳；宜大承气汤下之。

阳明病，谵语，发潮热，反而不能进食的，是肠中燥屎已成，应用大承气汤攻下燥屎；若尚能进食的，只是大便硬结，应用小承气汤和畅胃气。

阳明病，下血谵语者，此为热入血室，但头汗出者，刺期门，随其实而泻之，濈然汗出则愈。

阳明病，下血并有谵语，这是热入血室，只是头部出汗，当刺期门穴，以泄去实邪，如能周身濈然汗出，就可痊愈。

汗出，谵语者，以有燥屎在胃中，此为风也，须下者，过经[①]乃可下之。下之若早，语言必乱。以表虚里实故也。下之则愈，宜大承气汤。

汗出谵语的，这是因为外有太阳中风，内有燥屎阻结。燥屎内结必须用泻下法治疗，但是须待太阳表症解除后才能攻下。若过早攻下，则会导致表邪尽陷而里实益甚，出现神昏、语言错乱的症状。若表症已解而里实未除，用攻下法治疗则会痊愈，可用大承气汤。

注释 >>>

①过经：意指太阳经表症已解。

伤寒四五日，脉沉而喘满，沉为在里，而反发其汗，津液越出，大便为难，表虚里实，久则谵语。

病伤寒四五日，脉象沉而气喘胀满。沉脉是病在里，而反治以发汗法，以致津液随汗越出，大便因而困难。汗出为表虚，便难为里实，时间延久，就会发生谵语。

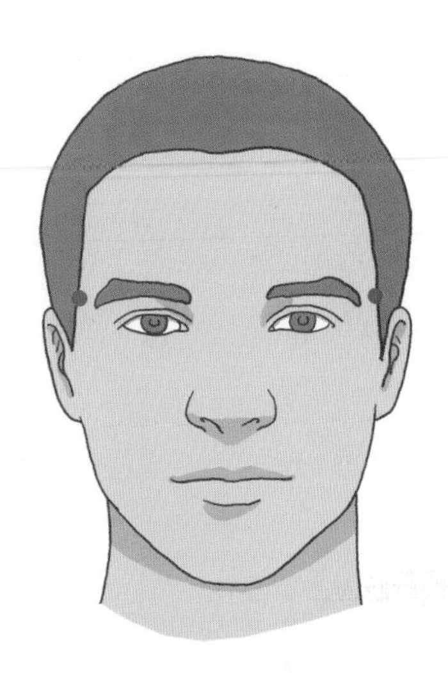

太阳穴

三阳合病[①]，腹满身重，难以转侧，口不仁[②]，面垢[③]，(又作枯一云向经)谵语遗尿。发汗则谵语，下之则额上生汗，手足逆冷。若自汗出者，白虎汤主之。

太阳、阳明、少阳三经合病，腹部胀满，身体沉重，转侧困难，口中麻木不仁，面部垢浊，谵语，小便失禁。如见身热、自汗出的，是邪热偏重于阳明，主治用白虎汤。若用发汗法治疗，就会使谵语更甚；若妄行攻下，就会造成额上出汗，四肢冰冷的变症。

注释 >>>

①三阳合病：太阳、少阳、阳明三经同时发病。
②口不仁：言语不利，食不知味。
③面垢：面部油垢污浊。

白虎汤方

知母六两、石膏一斤（碎）、甘草二两（炙）、粳米六合。

上四味，以水一斗，煮米熟汤成，去滓，温服一升，日三服。

二阳并病，太阳证罢，但发潮热，手足漐漐汗出，大便难而谵语者，下之则愈，宜大承气汤。

太阳、阳明两经并病，太阳表症已解，仅见发潮热，手足微微出汗，大便解出困难而谵语的，是属阳明里实，攻下里实则可痊愈，适宜用大承气汤治疗。

阳明病，脉浮而紧，咽燥口苦，腹满而喘，发热汗出，不恶寒，反恶热，身重。若发汗则躁，心愦愦[①]，反谵语；若加温针，必怵惕[②]，烦躁不得眠；若下之，则胃中空虚，客气动膈，心中懊侬，舌上胎[③]者，栀子豉汤主之。

阳明病，脉象浮而且紧，咽中干，口味苦，腹部胀满而气喘，发热汗出，不恶寒，反恶热，身体沉重。如误用发汗，就会心中烦乱，反而言语谵妄；如误用温针，就会恐惧，惊惕，烦躁不得安眠；如误用泻下，则胃气损伤，邪热扰于胸膈，引起心中懊侬，若舌上有黄白薄腻苔，可用栀子豉汤主治。

注释 >>>

①愦愦：形容词，烦乱的意思。
②怵惕：指恐惧、惊惕的样子。
③舌上胎者：舌上有黄白薄腻苔垢。

若渴欲饮水，口干舌燥者，白虎加人参汤主之。

如果误下后热盛津伤，出现口渴想喝水，口干舌燥的，主治用白虎加人参汤。

白虎加人参汤方

知母六两、石膏一斤（碎）、甘草二两（炙）、粳米六合、人参三两。

上五味，以水一斗，煮米熟汤成，去滓，温服一升，

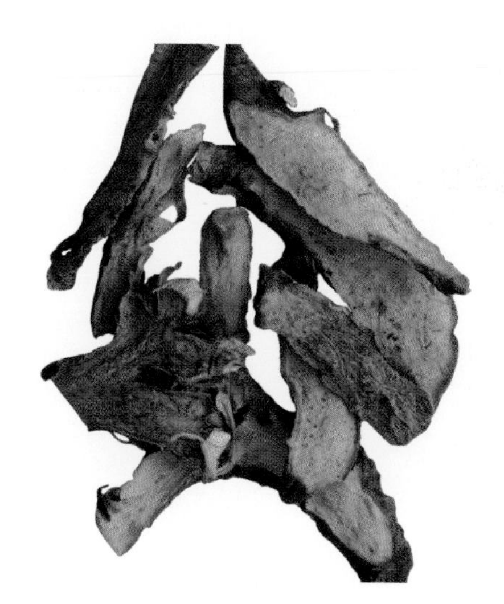

知母

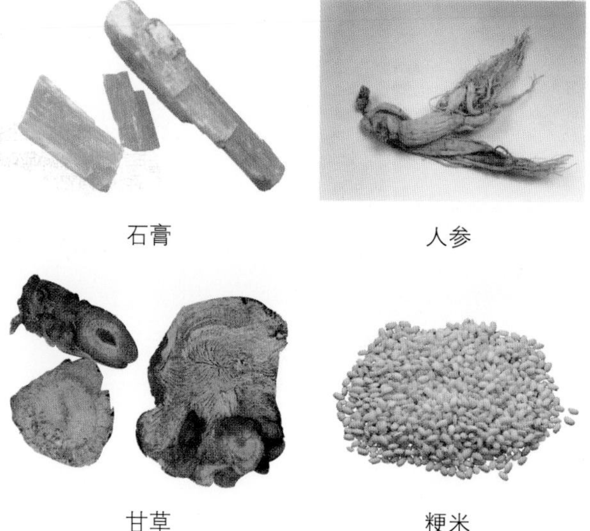

石膏　人参

甘草　粳米

日三服。

若脉浮、发热，渴欲饮水，小便不利者，猪苓汤主之。

如果误下后出现脉浮、发热、口渴想喝水、小便不通畅的，属阴伤有热、水热互结于下焦，主治用猪苓汤。

猪苓汤方

猪苓（去皮）、茯苓、泽泻、阿胶、滑石（碎）各一两。

上五味，以水四升，先煮四味，取二升，去滓，内下阿胶烊消，温服七合，日三服。

阳明病，汗出多而渴者，不可与猪苓汤，以汗多胃中燥，猪苓汤复利其小便故也。

阳明病，汗出多而口渴的，属汗多津伤、胃津不足的口渴，不能用猪苓汤治疗。因为猪苓汤能够通利患者小便，而进一步损伤津液。

脉浮而迟，表热里寒，下利清谷者，四逆汤主之。

患者脉浮而迟，表有热象，里是虚寒，泄泻完谷不化的，用四逆汤主治。

若胃中虚冷，不能食者，饮水则哕。

如果胃中虚寒不能进食的，饮水后，呃逆则会出现。

脉浮发热，口干鼻燥，能食者，则衄。

脉浮发热，口干鼻燥，能进食的，将要发生鼻衄。

阳明病下之，其外有热，手足温，不结胸，心中懊侬，饥不能食[1]，但头汗出者，栀子豉汤主之。

阳明病，经用泻下法治疗，身热未除，手足温暖，无结胸的表现，心中烦躁异常，嘈杂似饥而不能进食，仅头部汗出的，主治用栀子豉汤。

注释 >>> >

①饥不能食：言懊侬之甚，似饥非饥，心中嘈杂似饥，而又不能进食。

阳明病，发潮热，大便溏，小便自可[1]，胸胁满不去者，与小柴胡汤。

阳明病，发潮热，大便溏薄（不硬），小便还较正常，胸胁部闷满依然不除的，可用小柴胡汤治疗。

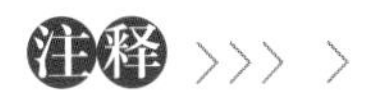

①小便自可：小便还较正常。

阳明病，胁下硬满，不大便而呕，舌上白苔者，可与小柴胡汤。上焦得通，津液得下，胃气因和[1]，身濈然而汗出而解。

阳明病，胁下痞硬胀满，不解大便，呕吐，舌苔是白的，为柴胡症未除，治疗可用小柴胡汤。用药后，上焦经气得以畅通，津液能够下达，胃肠机能得以恢复，全身就会畅汗而病解。

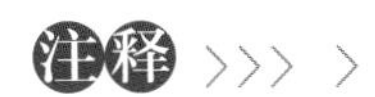

①胃气因和：胃的正常功能得以恢复。

阳明中风，脉弦浮大，而短气，腹都满，胁下及心痛，久按之气不通，鼻干，不得汗，嗜卧，一身及面目悉黄，小便难，有潮热，时时哕，耳前后肿，刺之小差，外不解，病过十日，脉续浮者，与小柴胡汤。

阳明中风，脉象弦浮而大，全腹胀满，两胁及心下疼痛，按压很久而气仍不畅通，鼻中干燥，无汗，嗜睡，全身及面目都发黄，小便解出困难，发潮热，呃逆不断，耳前后部肿胀。症属三阳合病，治疗当先用针刺法以泄里热。刺后里热得泄，病情稍减，而未除太阳、少阳症，病邪经过了十余天，脉象弦浮的，可用小柴胡汤以解少阳之邪。

脉但浮，无余证者，与麻黄汤。若不尿，腹满加哕者，不治。

脉只见浮象，而没有其他里症的，可用麻黄汤治疗。如果没有小便，而腹满与呃逆更加严重的，是属不治的死候。

阳明病，自汗出，若发汗，小便自利者，此为津液内竭，虽硬不可攻之，当须自欲大便，宜蜜煎导而通之。若土瓜根及大猪胆汁，皆可为导。

阳明病，自汗出，已伤津液，若再行发汗，而又小便通畅的，则更伤津液，导致肠中津液枯竭，引起大便硬结。此时大便虽硬结，泻下药攻下法也不宜用，必须待患者自己想解大便时，用蜜煎导引导通便，或土瓜根及大猪胆汁，皆可作为导药，以引导大便解出。

蜜煎方

食蜜七合。

上一味，于铜器内微火煎，当须凝如饴状，搅之勿令焦着，欲可丸，并手捻作挺，令头锐，大如指，长两寸许，当热时急作，冷则硬，以内谷道中，以手急抱，欲大便时乃去之。疑非仲景意，已试甚良。

又大猪胆一枚，泻汁，和少许醋，以灌谷道内，如一食顷，当大便出宿食恶物，甚效。

阳明病，脉迟，汗出多，微恶寒者，表未解也，可发汗，宜桂枝汤。

阳明病，脉象迟，汗出很多，微微怕冷的，这是表症仍未解除，可发汗，适宜用桂枝汤。

阳明病，脉浮，无汗而喘者，发汗则愈，宜麻黄汤。

阳明病，呈现浮脉，无汗而又喘促的，用麻黄汤发汗，就可痊愈。

阳明病，发热汗出者，此为热越[①]，不能发黄也；但头汗出，身无汗，剂颈而还，小便不利，渴引水浆者，此为淤热[②]在里，身必发黄，茵陈蒿汤主之。

阳明病，发热汗出的，这是热邪能够发越于外，故发黄症不可形成。若仅见头部出汗，到颈部为止，身上无汗，小便不通畅，口渴想喝汤水，这是湿热郁滞在里，势必出现肌肤发黄。主治用茵陈蒿汤。

注释 >>> >

①热越：里热发越于外。
②淤热：邪热郁滞的意思。

茵陈蒿汤方

茵陈蒿六两、栀子十四枚（擘）、大黄二两（去皮）。

上三味，以水一斗两升，先煮茵陈，减六升，内二味，煮取三升，去滓，分三服。小便当利，尿如皂角汁状，色正赤，一宿腹减，黄从小便去也。

阳明证，其人喜忘[①]者，必有畜血[②]。所以然者，本有久淤血，故令喜忘，屎虽硬，大便反易，其色必黑者，宜抵当汤下之。

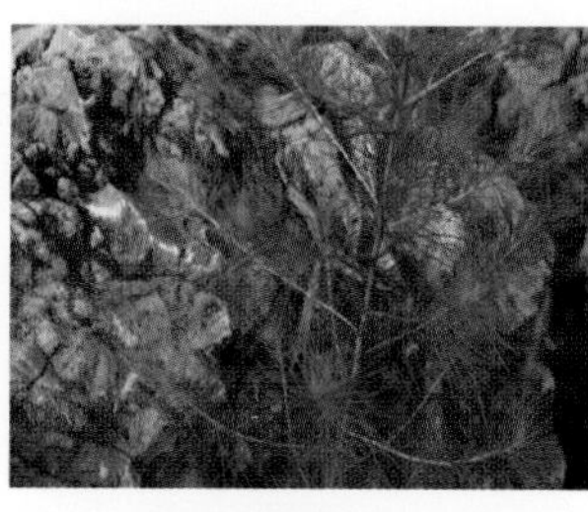

茵陈

大黄

茵陈

栀子

患阳明病，而又健忘的患者，则体内一定有蓄血。由于淤血久停，气血阻滞，故使人健忘。其大便虽然硬结，但易解出，且颜色一定是黑的，宜用抵当汤攻下淤血。

注释 >>> >

①喜忘：喜，作“善”字解。言语动静随过随忘，即健忘之意。
②畜血：畜，与“蓄”同，淤血停留叫蓄血。

阳明病，下之，心中懊侬而烦，胃中有燥屎者，可攻。腹微满，初头硬，后必溏，不可攻之。若有燥屎者，宜大承气汤。

阳明病，泻下之后，心中嘈杂烦闷，肠中有燥屎的，可用攻下法。如果腹部微满，大便必然只是初硬后溏，就不可攻下。如果有燥屎内结的，可以用大承气汤。

患者不解大便五六天，脐腹部疼痛，烦躁不安，定时发作，这是肠中有燥屎阻结，故导致大便秘结。

患者五六日未大便，环绕脐周疼痛，烦躁不安，发作有一定时间，这是因肠中有燥屎阻结，所以大便不通。

养生大攻略

吃香蕉治便秘

有一个治疗便秘的食疗方法，相信大家都知道，那就是吃香蕉。其实，这种认识是只知其一不知其二也。

香蕉，味甘、性寒，具有清热肠、滑便通利的作用，可促进肠胃蠕动，加快排泄人体内产生的废物。这一点药性认识早就被写入《本草纲目》了：清脾滑肠。不过，香蕉通便的作用仅限于吃熟香蕉，吃生香蕉反而会导致便秘。

没有熟的香蕉，吃起来有股青涩的口感，涩味的起因是香蕉中含有大量的鞣酸成分。鞣酸进入人体后，会发生很强的收敛作用，使大肠内的粪便脱水、硬化、硬结，从而造成便秘。所以要想治疗大便干结或者便秘，香蕉只能吃熟的而不能吃生的。

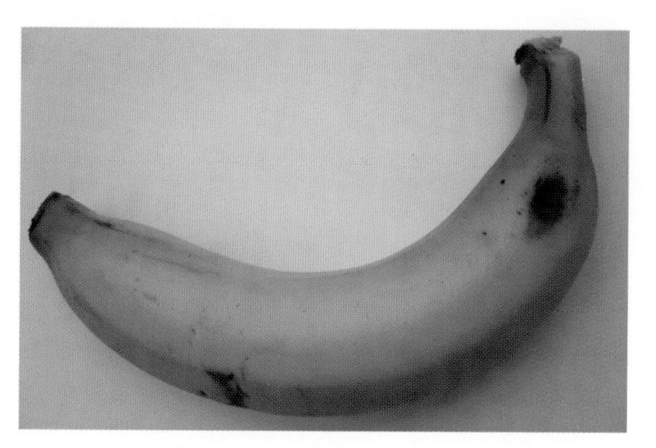

香蕉

如何判断一只香蕉是否熟了呢？从香蕉皮上判断。像许多水果一样，香蕉成熟程度是在皮上是能够显示出来的。人们在水果摊上买香蕉，大多数香蕉的皮是青绿中泛着些许的黄色，这就是生香蕉，青绿色越重，越生；随着香蕉皮儿颜色转黄，香蕉会一点点变熟；直到香蕉皮表面出现些许黑色斑点，香蕉才算正熟了。黑色的斑点越多，香蕉也就越熟，其药用价值也就相应地越高。

原文→译文

患者烦热，汗出则解，又如疟状，日晡所发热者，属阳明也。脉实者，宜下之；脉浮虚者，宜发汗。下之与大承气汤，发汗宜桂枝汤。

患者心烦发热，汗出之后已经解除。可是病又发作，且像疟疾一样，每至午后定时发热，这是属于阳明里热。脉实有力的，治宜下法；脉象浮虚的，治宜汗法。攻下可用大承气汤，发汗可用桂枝汤。

大下后，六七日不大便，烦不解，腹满痛者，此有燥屎也。所以然者，本有宿食故也，宜大承气汤。

用峻泻药攻下后，患者又出现六七天不解大便，烦躁不解，腹部胀满疼痛的，这是肠中有燥屎的缘故。之所以这样，是因为下后余热未尽，与肠内宿食相结合而成燥屎，治疗时适宜用大承气汤。

患者小便不利，大便乍难乍易，时有微热，喘冒[1]不能卧者，有燥屎也，宜大承气汤。

患者小便不利，大便忽而困难，忽而容易，体表时有轻微发热，喘息昏冒不能安卧的，这是因燥屎阻结所致，治宜大承气汤。

注释

①喘冒：喘，因实邪壅滞，气息不畅而喘；冒，因浊气上逆，而头目昏冒。

食谷欲呕[1]，属阳明也。吴茱萸汤主之。得汤反剧者，属上焦也。

患者进食后想呕吐的，属阳明胃寒症，主治可用吴茱萸汤。若服吴茱萸汤后呕吐反而增剧的，则不属胃中虚寒，而是上焦有热。

注释

①食谷欲呕：当进食时气逆要呕。

吴茱萸汤方

吴茱萸一升（洗）、人参三两、生姜六两（切）、

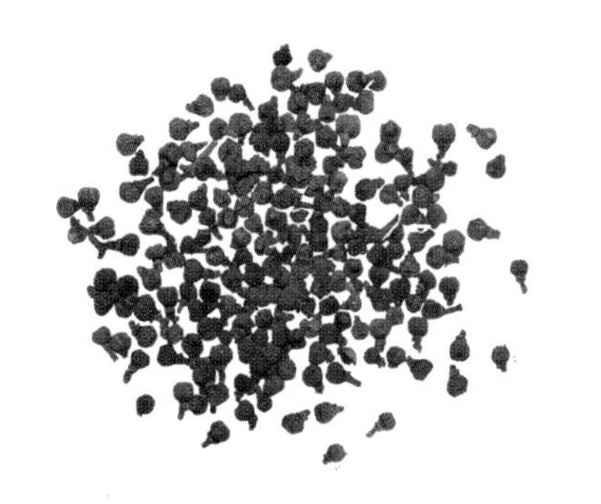

吴茱萸

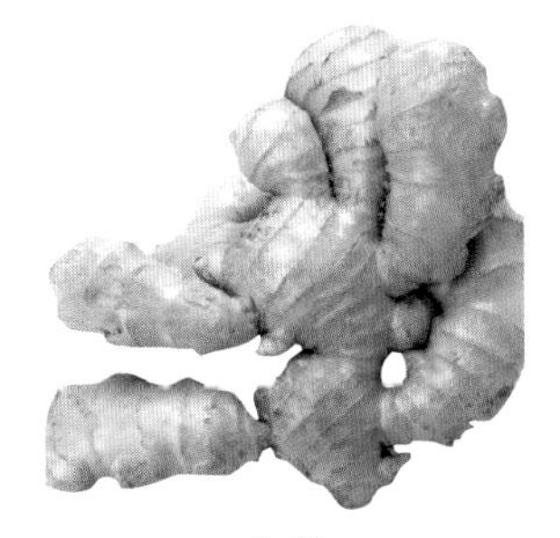

生姜

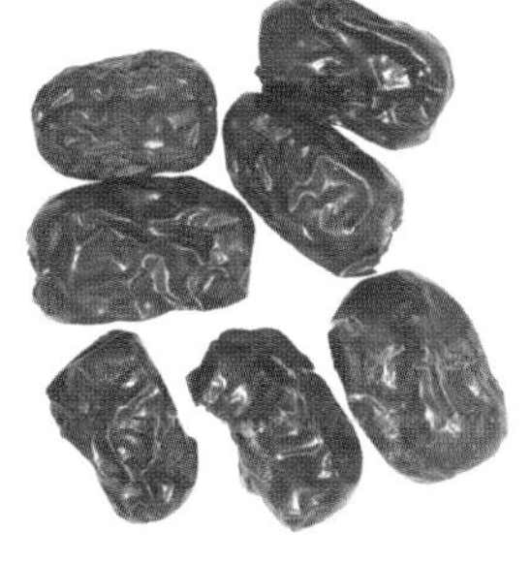

大枣

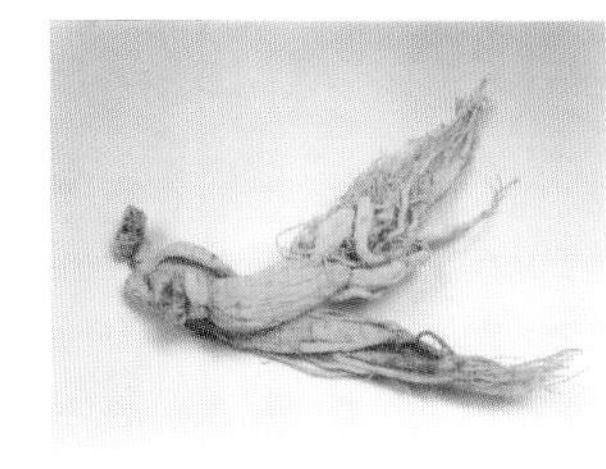

人参

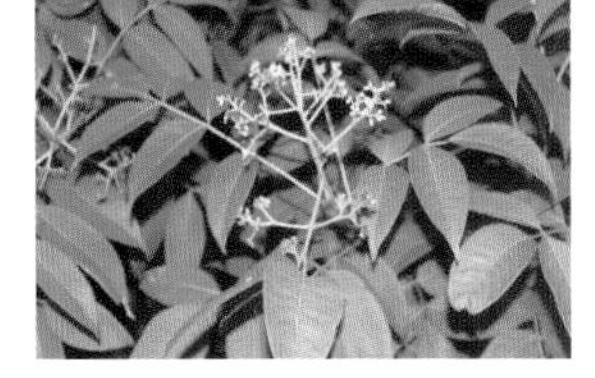

吴茱萸

大枣十二枚（擘）。

上四味，以水七升，煮取二升，去滓，温服七合，日三服。

太阳病，寸缓、关浮、尺弱，其人发热汗出，复恶寒，不呕，但心下痞者，此以医下之也。如其不下者，患者不恶寒而渴者，此转属阳明也。小便数者，大便必硬，不更衣十日，无所苦也。渴欲饮水，少少与之，但以法救之。渴者宜五苓散。

太阳病，寸部脉缓，关部脉浮，尺部脉弱，患者发热，汗出，怕冷，不呕吐，心下痞满不适的，这是医生误用攻下所致。若无误下，患者出现不怕冷而口渴的，这是邪传阳明。若小便次数多的，大便一定干硬，其人虽然十余天不解大便，也不会有什么痛苦。若是胃中津液不足所致的口渴想要喝水的，可以给予少量汤水，以补充津液，只要津液恢复了，则病可愈。若是水饮内蓄、气不化津所致的口渴的，宜用五苓散通阳化气行水。若是其他原因所致口渴的，可根据病情，依法施治。

脉阳微[1]而汗出少者，为自和也；汗出多者，为太过。

阳脉实[②]，因发其汗，出多者，亦为太过。太过者，为阳绝于里[③]，亡津液，大便因硬也。

脉象浮虚无力，而微有汗出的，是邪去表和，病将痊愈。如果汗出得多，就是太过。脉象浮盛有力，由于发其汗而汗出多的，也是太过。太过则阴液耗伤，致阳气独盛于里，胃肠津液缺乏，大便因而干硬。

注释 >>>

①脉阳微：脉浮虚无力。
②阳脉实：脉浮盛有力。
③阳绝于里：阳气独盛于里。

脉浮而芤[①]，浮为阳，芤为阴，浮芤相搏，胃气生热，其阳则绝。

脉浮而芤，浮主阳气盛，芤主阴血虚，浮脉与芤脉相合，胃气偏亢则生热，阳热亢盛至极，阴液亏虚，而大便硬结之症便形成了。

注释 >>>

①芤：脉中空无力，状如葱管，故名为芤，主治阴血不足。

趺阳[①]脉浮而涩，浮则胃气强，涩则小便数，浮涩相搏，大便则硬，其脾为约，麻子仁丸主之。

趺阳脉浮而涩，浮主胃热盛，涩因小便数而津液偏渗，浮脉与涩脉同时并见，表明肠燥便硬，这是脾的功能被胃热所约束，不得正常输布，用麻子仁丸主治。

注释 >>>

①趺阳：冲阳穴，在足背第二、第三跖骨间，属足阳明胃经。

麻子仁丸方

麻子仁两升、芍药半斤、枳实半斤（炙）、大黄一斤（去皮）、厚朴一尺（炙，去皮）、杏仁一升（去皮尖，熬，别作脂）。

上六味，蜜和丸，如梧桐子大，饮服十丸，日三服，渐加，以知为度。

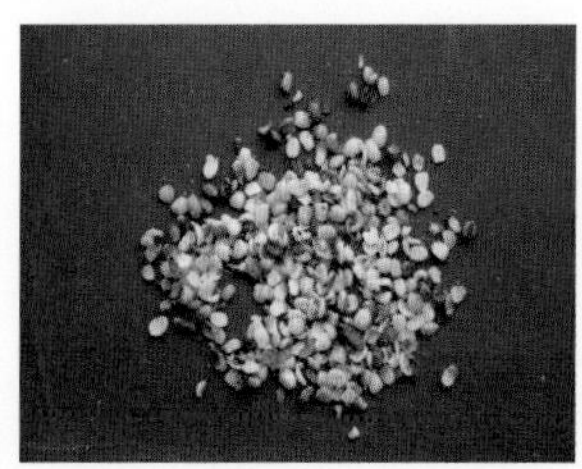

麻子仁

大黄

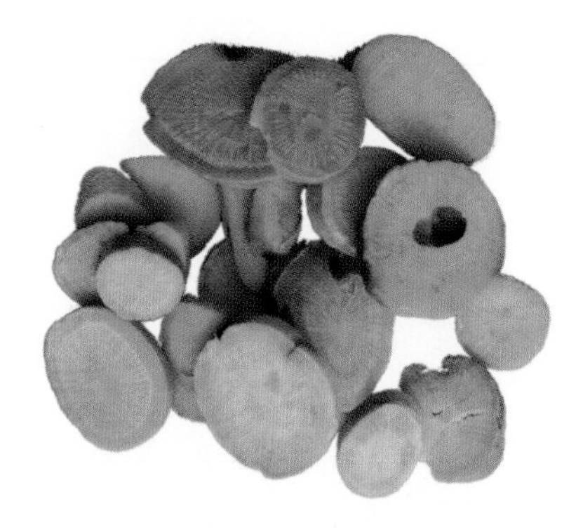

芍药

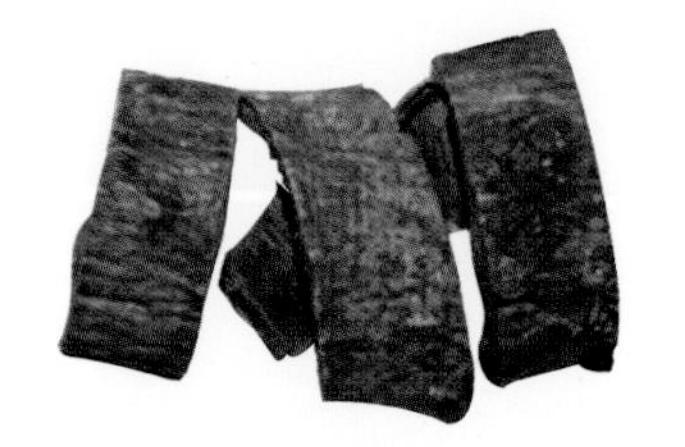

厚朴

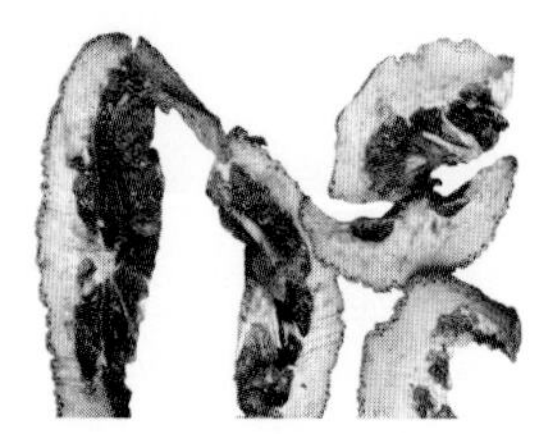

枳实

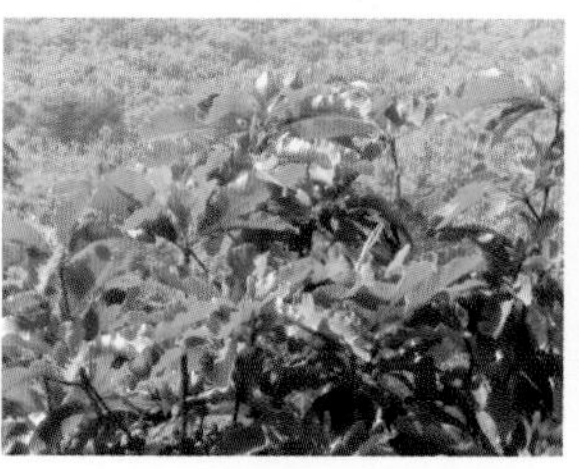

厚朴

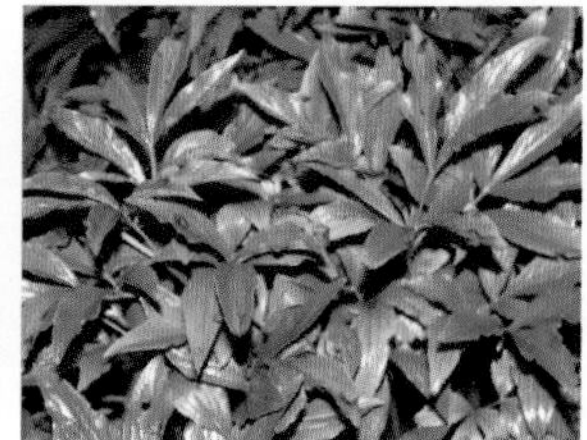

芍药

太阳病三日，发汗不解，蒸蒸发热[①]者，属胃也，调胃承气汤主之。

太阳病，三天过后，用发汗法治疗而病不除的，高热炽盛的，是转属阳明，主治则用调胃承气汤。

注释 >>>

①蒸蒸发热：指高热炽盛的样子。

伤寒吐后，腹胀满者，与调胃承气汤。

伤寒，用过吐法以后，腹部胀满的，可治以调胃承气汤。

太阳病，若吐、若下、若发汗后，微烦，小便数，大便因硬者，与小承气汤和之愈。

太阳表症，用催吐、攻下或发汗后，出现轻微心烦、小便频数、大便硬结的，用小承气汤和畅胃气、攻下里实，则可痊愈。

得病二三日，脉弱，无太阳、柴胡证，烦躁，心下硬。

至四五日，虽能食，以小承气汤，少少与微和之，令小安。至六日，与承气汤一升。若不大便六七日，小便少者，虽不能食，（一云不大便）但初头硬，后必溏，未定成硬，攻之必溏；须小便利，屎定硬，乃可攻之，宜大承气汤。

得病两三日，脉弱，没有太阳症和柴胡症，烦躁不安，胃脘部胀硬。到了四五日，虽然能食，可用小承气汤，但只能给少量以微和胃气，使患者得到小安。到了第六日，再给服小承气汤一升。如果六七日未解大便，小便少的，虽然不能食，也不可大剂攻下，因为仅是初头硬，后必溏薄，未完全燥硬，误用攻下，必解溏薄大便。必须小便利，粪便始完全燥硬，才可攻下，宜用大承气汤。

伤寒六七日，目中不了了①，睛不和②，无表里证③，大便难，身微热者，此为实也，急下之，宜大承气汤。

外感病六七天，出现视物模糊不清，眼球转动不灵活，既无头痛畏寒等表症，又无谵语、腹满痛等里症，大便不易解出，体表有轻微发热的，这是燥热内结成实，而又真阴欲涸，应急下存阴，适宜用大承气汤。

注释

①目中不了了：视物不清楚。

②睛不和：眼珠转动不灵活。

③无表里证：没有典型的表症和里实症。也有的认为是无少阳半表半里症。

阳明病，发热汗多者，急下之，宜大承气汤。（一云大柴胡汤）。

阳明燥实症，里热熏蒸而发热汗出很多的，治疗当用大承气汤急下。

发汗不解，腹满痛者，急下之，宜大承气汤。

发汗以后，不仅病未除，反而出现腹部胀满疼痛，是发汗伤津，燥热迅速内结成实，应急下存阴，宜用大承气汤。

腹满不减，减不足言，当下之，宜大承气汤。

腹部胀满持续不减，即使有时略有轻减，也是微不足道，应当治宜下法，可用大承气汤。

阳明少阳合病，必下利，其脉不负①者，为顺也。负者②，失也，互相克贼，名为负也。脉滑而数者，有宿食也，当下之，宜大承气汤。

阳明、少阳两经合病，邪热下迫大肠，势必发生腹泻。若木不克土，而见实大滑数之脉，与阳明实热相符的，为顺症；若木邪克土，纯见少阳弦脉的，为逆症。现脉象滑而数，是阳明有宿食内停、宿滞内阻，应当攻下宿滞，可用大承气汤。

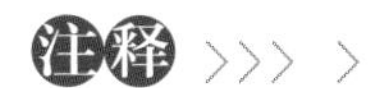

①其脉不负：阳明属土，少阳属木，若木不克土，未见少阳之脉，而见阳明之脉，是为“其脉不负”。

②负者：木邪克土，而纯见少阳弦脉，为负、为逆。

患者无表里证，发热七八日，虽脉浮数者，可下之。假令已下，脉数不解，合热则消谷喜饥，至六七日不大便者，有淤血，宜抵当汤。

患者没有典型的表症和里症，发热已经七八日，虽然脉象浮数，也可以用攻下法。假使用泻下法后，脉数没有改变，并且消谷善饥，这是邪不在胃而热合于血分。到六七日不大便的，有淤血内结，宜用抵当汤治疗。

若脉数不解，而下不止，必协热便脓血也。

若攻下后脉数不解，而又腹泻不止的，为热邪下迫，势必会出现协热下利、解脓血便的变症。

伤寒发汗已，身目为黄，所以然者，以寒湿在里不解故也。以为不可下也，于寒湿中求之。

伤寒，发汗以后，皮肤与眼睛都发黄，之所以会这样，是因为里有寒湿未得解除的缘故。治疗这种发黄，不可以用下法，应当在寒湿的治法内去寻求。

伤寒七八日，身黄如橘子色，小便不利，腹微满者，茵陈蒿汤主之。

外感病六七天，皮肤发黄如橘子色，小便不通畅，腹部稍感胀满的，主治宜用茵陈蒿汤。

伤寒，身黄发热，栀子柏皮汤主之。

伤寒，周身发黄，并伴有发热的，用栀子柏皮汤主治。

栀子柏皮汤方

肥栀子十五个（擘）、甘草一两（炙）、黄柏二两。上三味，以水四升，煮取一升半，去滓，分温再服。

伤寒，淤热在里，身必发黄，麻黄连轺赤小豆汤主之。

外感病，湿热郁滞在里，身体必定发黄，若兼有头痛、

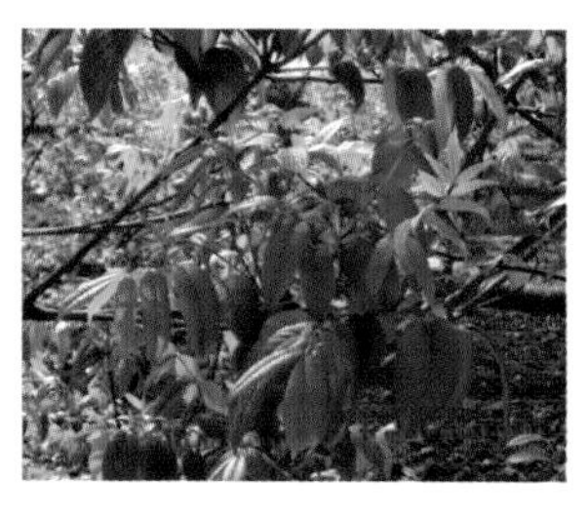

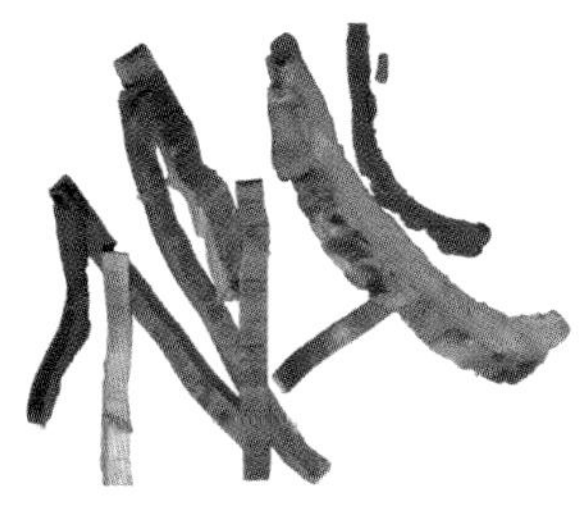

黄柏

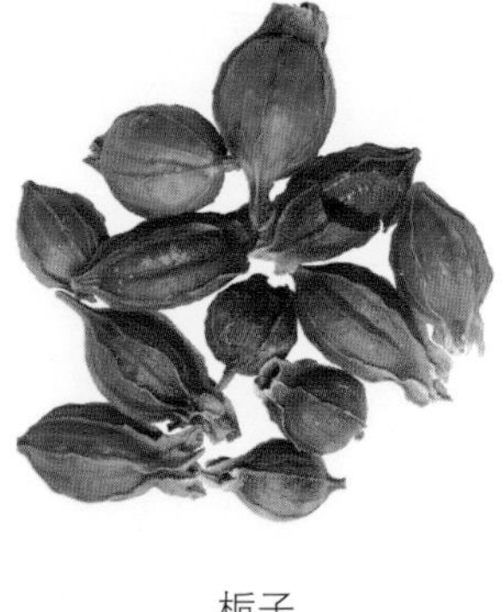
栀子

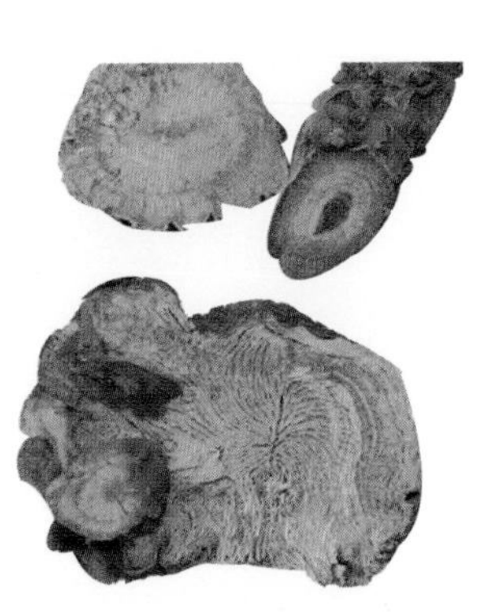
甘草

畏寒、无汗、身痒等表症的，主治宜用麻黄连轺赤小豆汤。

麻黄连轺赤小豆汤方

麻黄二两（去节）、连轺二两（连翘根）、杏仁四十个（去皮尖）、赤小豆一升、大枣十二枚（擘）、生梓白皮一升（切）、生姜二两（切）、甘草二两（炙）。

上八味，以潦水一斗，先煮麻黄再沸，去上沫，内诸药，煮取三升，去滓，分温三服，半日服尽。

养生大攻略

治疗便秘的偏方

番泻叶饮

【原料】番泻叶 3 ~ 5 克。

【制法】将上药用开水浸泡。

【用法】代茶饮。

【功效】清热。

【适用】热结性便秘。

补气宣肺汤

【原料】炙麻黄、杏仁、党参、白术、生地黄、炙甘草各 10 克，当归、桃仁、火麻仁各 12 克，生黄芪 24 克，麦冬 15 克，生石膏 20 克。

【制法】取上药浓煎取汁 250 毫升。

【用法】每日 1 剂，分 2 次服用。连续服药 3 日。

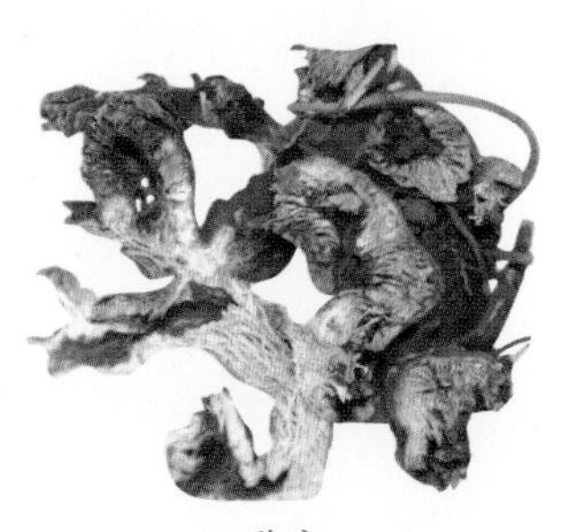
升麻

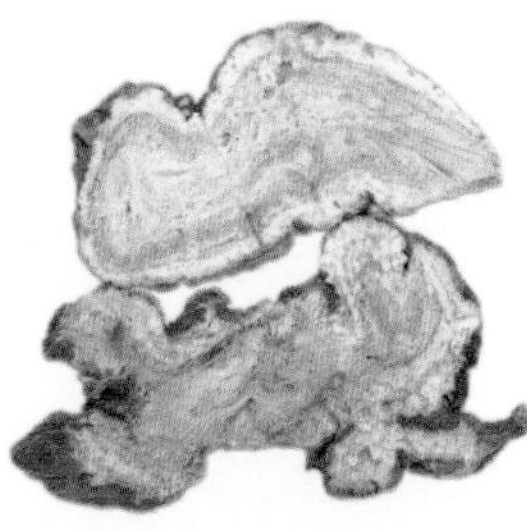
白术

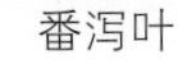
番泻叶

当归

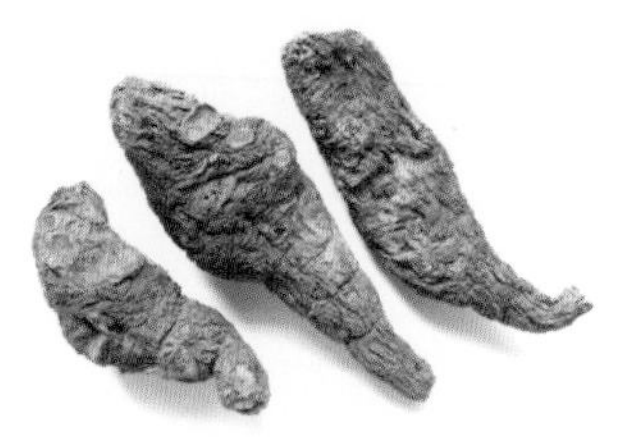
生地黄

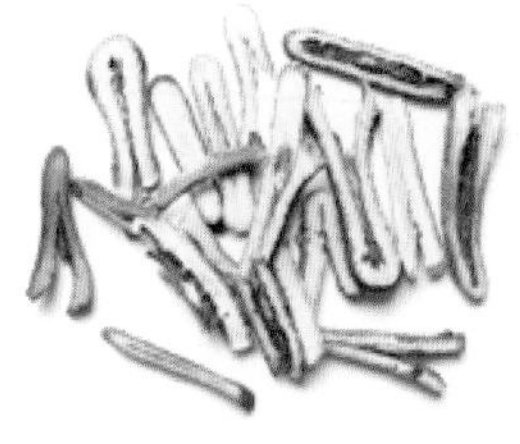
枳壳

【功效】补气宣肺，润肠通便。

【适用】功能性便秘。

调脾通便汤

【原料】白术 50 克，枳壳、生地黄各 15 克，黄芪 20 克，当归、升麻各 10 克。

【制法】上药用适量清水浸泡 30 分钟，然后煎 2 次，每次慢火煎约 1 小时，将两次煎得的药汁混合。

【用法】每日 1 剂，1 次温服。服药后多饮水。

【功效】补气，健脾，助运。

【适用】便秘。

【适用】小儿便秘。

辨太阴病脉证并治

本篇精华

1. 太阴病的病症；
2. 太阴病的治疗方法。

原文 → 译文

太阴之为病，腹满而吐，食不下，自利[①]益甚，时腹自痛。若下之，必胸下结硬[②]。

太阴病的主要症候特征是，腹部胀满，呕吐，吃不进饭，腹泻特别厉害，腹部时时疼痛。若误用攻下，则会导致胃脘部痞结胀硬。

注释

①自利：不因攻下而自泻利。

②胸下结硬：胃脘部痞结胀硬。

太阴中风，四肢烦疼，阳微阴涩[①]而长者，为欲愈。

太阴中风，四肢疼痛而烦扰无措，脉搏由微涩而转变为长脉的，这是将要痊愈的征象。

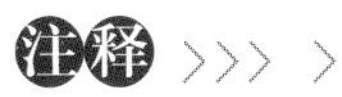

①阳微阴涩：此处阴阳作浮沉释，即浮取而微，沉取而涩。

太阴病，欲解时，从亥至丑上[①]。

太阴病即将解除的时间，大多在二十二时至深夜二时之间。

注释

①从亥至丑上：夜晚十时至深夜二时。

太阴病，脉浮者，可发汗，宜桂枝汤。

太阴病，如果见到表症而脉浮的，可用桂枝汤解肌发汗。

自利不渴者，属太阴，以其脏有寒[①]故也，当温之，宜服四逆辈[②]。

腹泻而口不渴的，属于太阴病，是因为脾脏虚寒的缘故，应当以温里法进行治疗，宜服用四逆汤一类的方药。

注释

①脏有寒：太阴脾脏虚寒。
②四逆辈：四逆汤一类的方药，应包括理中汤在内。

伤寒脉浮而缓，手足自温者，系在太阴[①]；太阴当发身黄，若小便自利者，不能发黄；至七八日，虽暴烦下利，日十余行，必自止，以脾家实[②]，腐秽[③]当去故也。

外感病，脉象浮而缓，手足自然温暖的，是病属太阴。太阴寒湿内郁，全身应显发黄，若小便通畅的，则湿能下泄，不会形成发黄症。到了七八天，患者突然出现心烦、一日腹泻十多次的，则其腹泻一定会自行停止。这是脾阳恢复，胃肠机能恢复正常，推荡腐秽积滞之物从下而去所致。

注释

①系在太阴：属于太阴。
②脾家实：此处“实”字并非指邪实，乃是脾阳恢复。
③腐秽：肠中腐败秽浊的物质。

本太阳病，医反下之，因尔腹满时痛者，属太阴也，桂枝加芍药汤主之；大实痛者，桂枝加大黄汤主之。

本是太阳病，医生反用攻下药，因而引起腹中胀满，并时时腹痛的，这是因误下邪陷太阴，当用桂枝加芍药汤主治；如果肠中有积滞而大实痛的，当用桂枝加大黄汤治疗。

桂枝加芍药汤方

桂枝三两（去皮）、芍药六两、甘草二两（炙）、大枣十二枚（擘）、生姜三两（切）。

上五味，以水七升，煮取三升，去滓，温分三服。

本云桂枝汤，今加芍药。

桂枝加大黄汤方

桂枝三两（去皮）、大黄二两、芍药六两、生姜三两、甘草二两（炙）、大枣十二枚（擘）。

上六味，以水七升，煮取三升，去滓，温服一升，日三服。

太阴为病，脉弱，其人续自便利，设当行[①]大黄、芍药者，宜减之，以其人胃气弱，易动故也。

太阴病，脉象弱，患者虽暂时没有腹泻，其后一定续发腹泻。对于此类患者，若应当使用大黄、芍药的，也应当减量使用。这是因为患者脾胃之气虚弱，容易受到损伤。

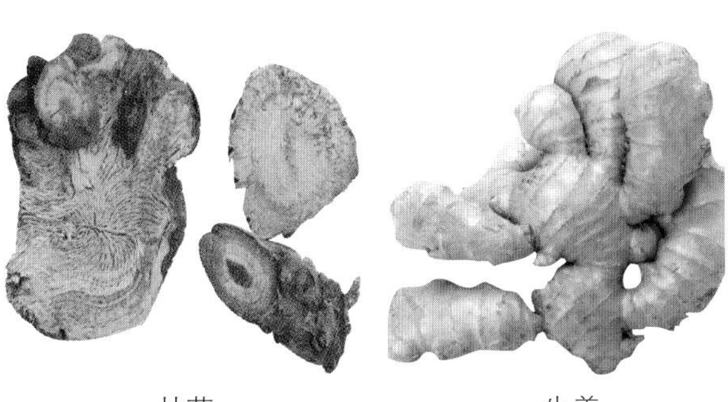

甘草　　生姜

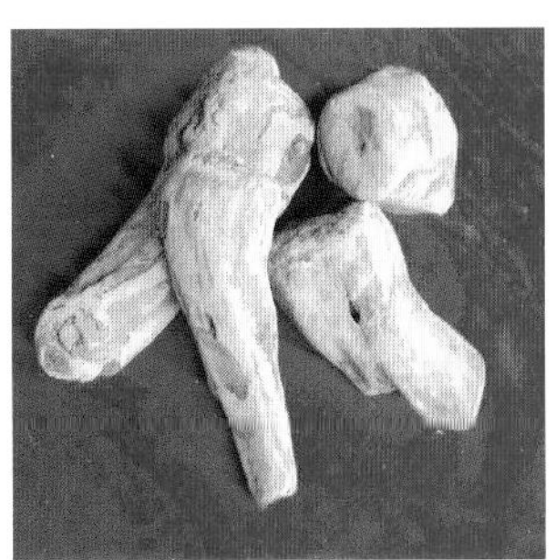

大黄

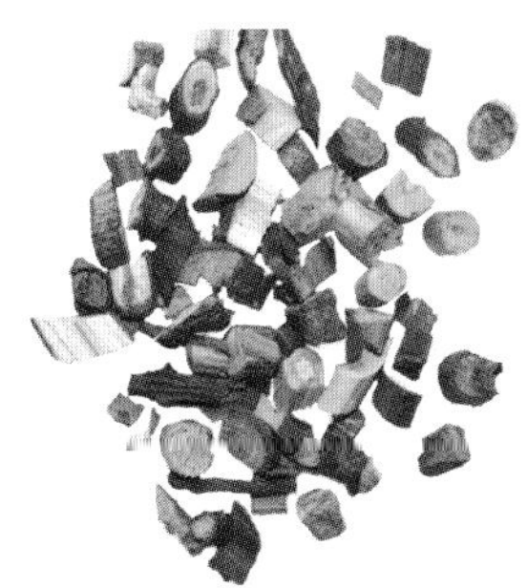

桂枝

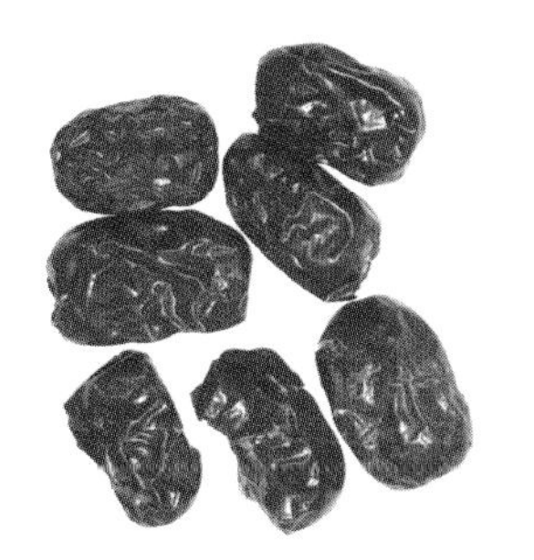

大枣

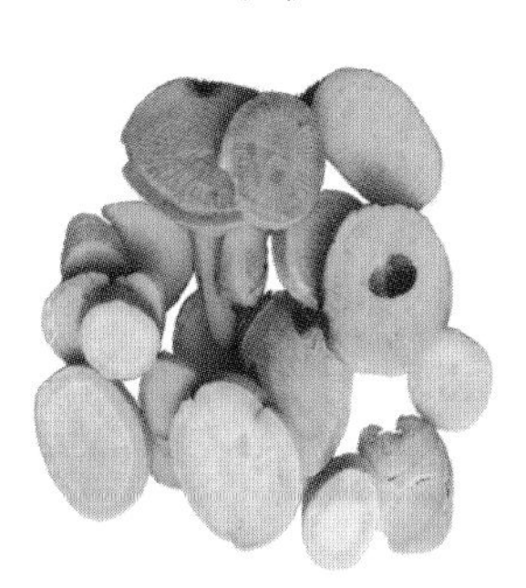

芍药

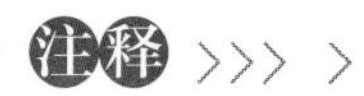

注释 >>>

①行：此处作“用”字解。

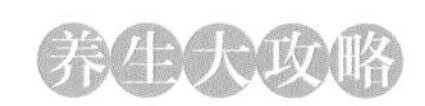

养生大攻略

1. 腹泻的穴位疗法

通常腹泻是因为胃肠消化功能不良，吃下的食物在肠内发酵所致，因此，欲止住腹泻，必须提高肠胃的消化和吸收功能。

下痢穴是治疗腹泻的特效穴，此外，食指的大肠穴，小指的肾穴，手背的外劳宫穴，手掌的的健理三针区等对治疗腹泻也很有效。

主要穴位：外劳宫、下痢点、大肠、健理三针区、肾穴。

刺激方法：用手指用力按压此穴5分钟，便意会立即消失。出现严重腹泻时，刺激此穴，症状也会减轻。

辨少阴病脉证并治

本篇精华 >>>

1. 少阴病的病症；
2. 少阴病的治疗方法。

原文 → 译文 >>>

少阴之为病，脉微细[①]，但欲寐[②]也。

少阴病的症候特征，为脉象微细，精神委靡、神志迷糊欲睡。

注释 >>>

①脉微细：微是指脉的搏动轻微无力，属于阳气衰弱；细是脉的形态细小，属于营血不足。

②但欲寐：迷迷糊糊、似睡非睡的状态。

少阴病，欲吐不吐[①]，心烦但欲寐，五六日，自利而渴者，属少阴也，虚故引水自救；若小便色白者，少阴病形悉具，小便白者，以下焦[②]虚有寒，不能制水，故令色白也。

患者欲吐而又不能吐，心里发烦，精神委靡，只想睡觉。到了第五、六日，腹泻而口渴的，属于少阴病症，这种口渴，是因津液不足而引水以自救。如果小便色白，则少阴病阳虚的症状完全具备。小便色白，是因为下焦虚寒，不能化气制水，所以会颜色清白。

注释 >>>

①欲吐不吐：要吐而又不得吐出的状态。

②下焦：这里指肾脏。

患者脉阴阳俱紧，反汗出者，亡阳也，此属少阴，法当咽痛而复吐利。

寸关尺三部脉都沉紧，紧脉主寒，患者本应当无汗，却反而汗出的，是阳气外亡的征象，这属于少阴亡阳症，理应呈现呕吐、腹泻、咽喉疼痛等症。

少阴病，咳而下利谵语者，被火气劫故也，小便必难，以强责[①]少阴汗也。

患少阴病的人，咳嗽，腹泻，又有谵语的症状，这是因误用火法，强发少阴之汗，劫耗津液的缘故，小便必然艰涩难下。

注释 >>>

①强责：过分强求的意思。强责少阴汗，是不当发汗而强用发汗的方法。

少阴病，脉细沉数，病为在里，不可发汗。

少阴病，脉象沉细数，是病在里，治疗时不宜用发汗法。

少阴病，脉微，不可发汗，亡阳故也；阳已虚，尺脉弱涩者，复不可下之。

少阴病，脉搏呈现若有若无的微象，这是阳气大虚，不可用发汗药治疗。阳已虚，而尺部脉搏弱涩的，是阴亦虚，也不可用泻下剂。

少阴病，八九日，一身手足尽热者，以热在膀胱，必便血也。

患了少阴病，到了八九日，全身和手足都发热，这是热在膀胱，必将引起小便下血。

少阴病，但厥无汗，而强发之，必动其血，未知从何道出，或从口鼻，或从目出，是名下厥上竭[①]，为难治。

少阴病，仅见四肢厥冷和无汗，却强行发汗，势必伤经动血而引起出血，其出血部位难以预测，有的从鼻出，有的从眼睛出，即所谓的下厥上竭，属难治之症。

注释 >>>

①下厥上竭：厥逆因于下焦阳虚，故称下厥；阴血因上出而耗竭，故称上竭。

少阴病，恶寒身踡而利，手足逆冷者，不治。

少阴病，恶寒怕冷，身体踡卧而下利，手足逆冷的，预后不良。

少阴病，吐利躁烦，四逆者死。

少阴病，呕吐，腹泻，神昏躁扰不宁的，属于死候。

少阴病，下利止而头眩，时时自冒[①]者，死。

少阴病，下利虽然停止，而头部眩晕，并且时时眼前昏黑的，为死候。

注释

①自冒：冒者，如以物冒首之状，这里是指眼发昏黑，目无所见的昏晕而言。

少阴病，始得之，反发热，脉沉者，麻黄细辛附子汤主之。

少阴病，刚开始得病，既有发热等表症，又见脉沉的，是少阴阳虚兼太阳表症，主治宜用麻黄细辛附子汤。

麻黄细辛附子汤方

麻黄二两（去节）、细辛二两、附子一枚（炮、去皮、破八片）。

上三味，以水一斗，先煮麻黄，减两升，去上沫，内诸药，煮取三升，去滓，温服一升，日三服。

少阴病，得之二三日，麻黄附子甘草汤微发汗，以二三日无证，故微发汗也。

少阴病，得病两三天时，既有发热等表症，也有少阴阳虚症，用麻黄附子甘草汤温阳微汗解表。因为病才两三天，尚无吐、利等里症，故用温阳微汗解表法。

麻黄附子甘草汤方

麻黄二两（去节）、甘草二两（炙）、附子一枚（炮，去皮，破八片）。

上三味，以水七升，先煮麻黄一两沸，去上沫，内诸药，煮取三升，去滓，温服一升，日三服。

少阴病，得之两三日以上，心中烦，不得卧，黄连阿胶汤主之。

少阴病，得病两三天以上，心中烦躁不安，不能够安眠的，主治宜用黄连阿胶汤。

黄连阿胶汤方

黄连四两、黄芩二两、芍药二两、鸡子黄二枚、阿胶三两（一云三挺）。

上五味，以水五升，先煮三物，取二升，去滓，内胶烊尽，小冷，内鸡子黄，搅令相得，温服七合，日三服。

少阴病，得之一二日，口中和[①]，其背恶寒者，当灸之，附子汤主之。

少阴病，患病两三天，口中不苦不燥不渴，患者背部怕冷的，当用艾灸灸少阴经穴，主治宜用附子汤。

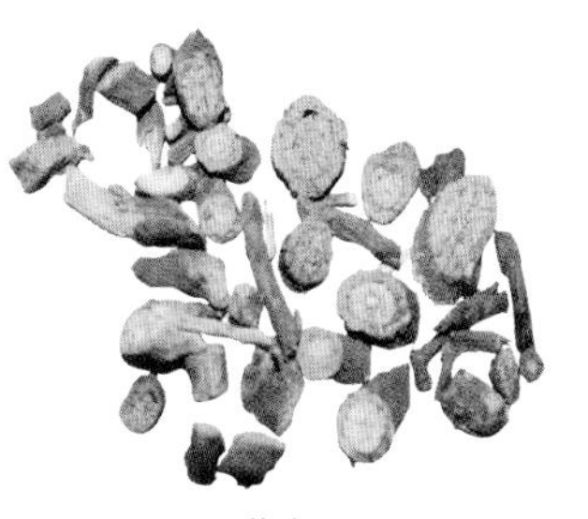

黄芩

黄连

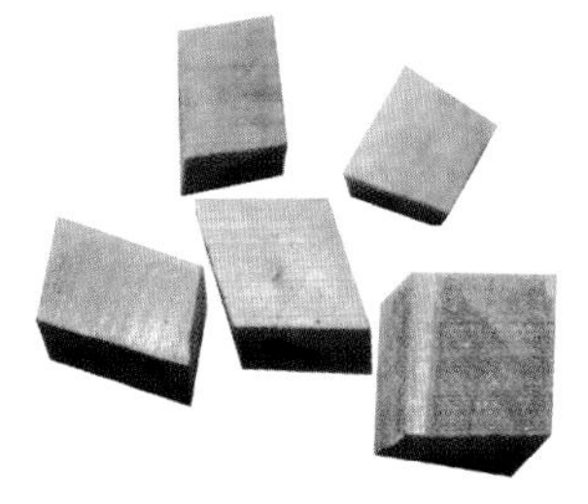

阿胶

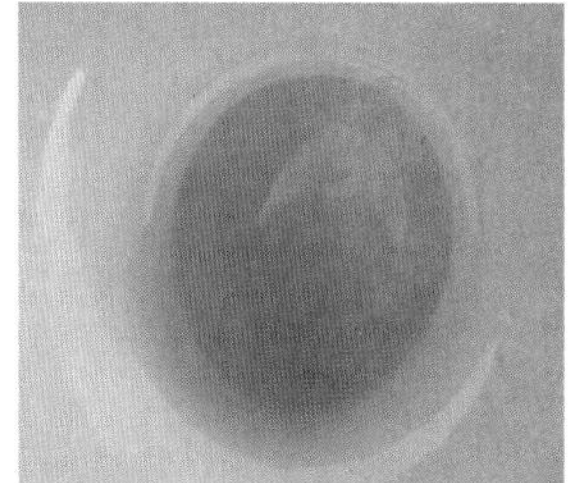

鸡子黄

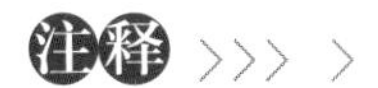

注释

①口中和：口不苦，也不燥渴。

附子汤方

附子两枚（炮、去皮、破八片）、茯苓三两、人参二两、白术四两、芍药三两。

上五味，以水八升，煮取三升，去滓，温服一升，日三服。

少阴病，身体痛，手足寒，骨节痛，脉沉者，附子汤主之。

少阴病，身体疼痛，骨关节疼痛，手足冷，脉象沉的，主治宜用附子汤。

少阴病，下利便脓血者，桃花汤主之。

少阴病，下利滑脱而有脓血的，用桃花汤主治。

桃花汤方

赤石脂一斤（一半全用，一半筛末）、干姜一两、粳米一升。

上三味，以水七升，煮米令熟，去滓，温服七合，内赤石脂末方寸匕，日三服。若一服愈，余勿服。

少阴病，二三日至四五日，腹痛，小便不利，下利不止，便脓血者，桃花汤主之。

少阴虚寒症，得病两三天至四五天时，腹中疼痛，小便不通畅，腹泻滑脱不尽，大便带脓血的，主治宜用桃花汤。

少阴病，下利便脓血者，可刺[1]。

少阴病，腹泻、大便有脓血的，可以用针刺法治疗。

注释 >>> >

① 可刺：可以用针刺的方法。

养生大攻略

针刺法体位选择

针刺疗法是采用不同的针具刺激体表的穴位，运用各种方法激发经气，以调整人体功能，防治疾病的目的的常用疗法。

针刺时有六种体位选择：

第一种，侧卧位。适合取上、下肢的部分腧穴和身体侧面少阳经腧穴。

第二种，抑卧位。适合取胸、腹、头、面部腧穴和上肢及下肢的一些腧穴

第三种，伏卧位。适合取项、头。脊和腰尻部的腧穴和上、下肢的一些腧穴。

第四种，俯伏坠位。适合取后头、后项和背部腧穴。

第五种，抑靠坐位。适合取前颜面、头及颈前等处的一些腧穴。

第六种。**侧伏坐位**。适合取头一侧，面部和耳朵前后的腧穴

原文 → 译文 >>> >

少阴病，吐利，手足逆冷，烦躁欲死者，吴茱萸汤主之。

少阴虚寒症，呕吐频剧，腹泻，手足发凉，烦躁不安、心中难受的，主治宜用吴茱萸汤。

少阴病，下利，咽痛，胸满，心烦者，猪肤汤主之。

少阴病，腹泻，咽喉疼痛，胸部闷满而心烦的，用猪肤汤主治。

猪肤汤方

猪肤一斤。

上一味，以水一斗，煮取五升，去滓，加白蜜一升，白粉五合，熬香，和令相得，温分六服。

少阴病，二三日，咽痛者，可与甘草汤；不差[1]者，与桔梗汤。

少阴病，得病两三天，咽喉疼痛的，可用甘草汤；若服药后仍不见好转的，用桔梗汤治疗。

注释 >>> >

①差：病势减轻的意思。

甘草汤方

甘草二两。

上一味，以水三升，煮取一升半，去滓，温服七合，日两服。

桔梗汤方

桔梗一两，甘草二两。

上二味，以水三升，煮取一升，去滓，温分再服。

少阴病，咽中伤，生疮[1]，不能语言，声不出者，苦酒[2]汤主之。

少阴病，咽喉部受到创伤，发生破溃，不可言语，且说话发不出声音的，用苦酒汤主治。

注释 >>> >

①生疮：咽喉部创伤破溃。

②苦酒：酸醋。

苦酒汤方

半夏十四枚（洗，破如枣核）、鸡子一枚、（去黄，内上苦酒，着鸡子壳中）。

上二味，内半夏，着苦酒中，以鸡子壳置刀环中，安火上，令三沸，去滓，少少含咽之。不差，更作三剂。

少阴病，咽中痛，半夏散及汤主之。

少阴病，咽喉中疼痛，主治可用半夏散或半夏汤。

半夏散及汤方

半夏（洗）、桂枝（去皮）、甘草（炙）。

上三味，等分，各别捣筛已，合治之，白饮和，服方寸匕，日三服。若不能服散者，以水一升，煎七沸，内散两方寸匕；更煮三沸，下火令小冷，少少咽之。半夏有毒，不当散服。

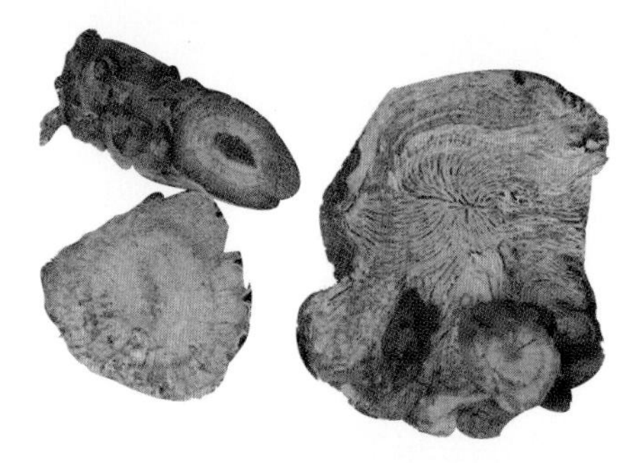

甘草

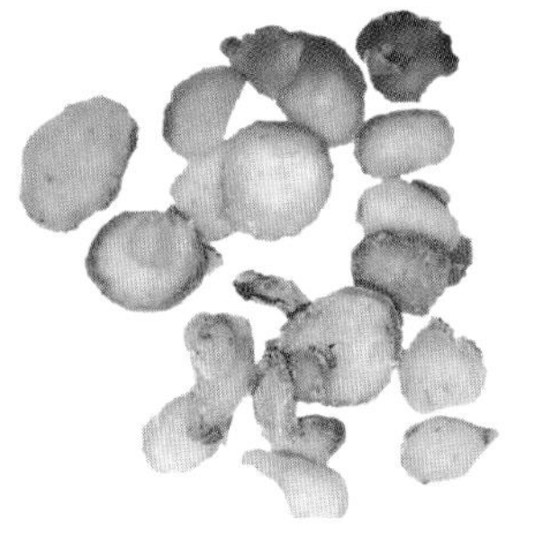
半夏

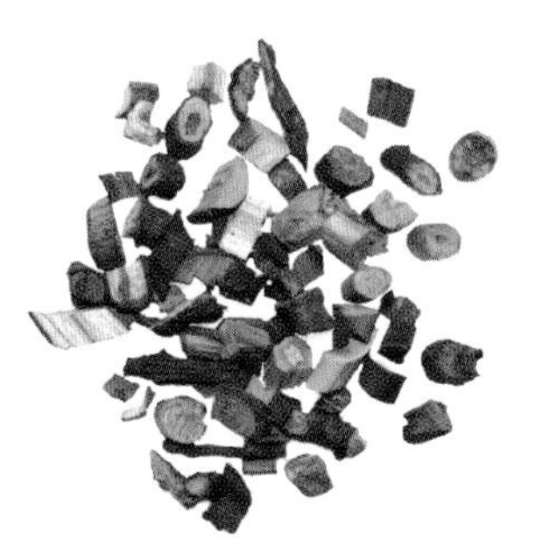
桂枝

少阴病，下利，白通汤主之。

少阴虚寒症，腹泻的，主治宜用白通汤。

白通汤方

葱白四茎、干姜一两、附子一枚（生，去皮，破八片）。

上三味，以水三升，煮取一升，去滓，分温再服。

少阴病，下利，脉微者，与白通汤。利不止，厥逆无脉，干呕烦者，白通加猪胆汁汤主之。服汤脉暴出者死，微续者生。

少阴病，腹泻，脉象微的，可用白通汤治疗。若服药后腹泻不止，四肢冰冷，且摸不到脉搏，干呕，心中烦躁不安的，是阴盛格阳所致，用白通加猪胆汁汤主治。服药后，脉搏突然出现的，是阴液枯竭、孤阳外脱的征象，预后不良；服药后脉搏逐渐恢复的，是阴液未竭、阳气渐复的征象，预后较好。

白通加猪胆汁汤方

葱白四茎、干姜一两、附子一枚（生，去皮，破八片）、人尿五合、猪胆汁一合。

上五味，以水三升，煮取一升，去滓，内胆汁、人尿，和令相得，分温再服。若无胆亦可用。

少阴病，二三日不已，至四五日，腹痛，小便不利，四肢沉重疼痛，自下利者，此为有水气，其人或咳，或小便利，或下利，或呕者，真武汤主之。

少阴病，两三天未好，到了四五天，出现腹中疼痛，小便不通畅，四肢沉重疼痛，自行腹泻的，这是肾阳虚弱，水气泛滥。患者亦会出现咳嗽，或者小便通畅，或者腹泻更甚，或者呕吐等，主治宜用真武汤。

真武汤方

茯苓三两、芍药三两、白术二两、生姜三两（切）、附子一枚（炮，去皮，破八片）。

上五味，以水八升，煮取三升，去滓，温服七合，日三服。若咳者，加五味子半升，细辛一两，干姜一两。若小便利者，去茯苓。若下利者，去芍药，加干姜二两。若呕者，去附子，加生姜，足前为半斤。

少阴病，下利清谷，里寒外热，手足厥逆，脉微欲绝，身反不恶寒，其人面色赤，或腹痛，或干呕，或咽痛，或利止脉，不出者，通脉四逆汤主之。

少阴病，腹泻完谷不化，手足冰冷，脉象微弱似有若无，身上反而不怕冷，患者面部发红，或者腹中疼痛，或者咽喉疼痛，或者腹泻过度而停止，摸不到脉搏，这是内真寒外假热的阴盛格阳症，主治宜用通脉四逆汤。

通脉四逆汤方

甘草二两（炙）、附子大者一枚（生用，去皮，破八片）、干姜三两，强人可四两。

上三味，以水三升，煮取一升二合，去滓，分温再服，其脉即出者愈。面赤色者，加葱九茎。腹中痛者，去葱，加芍药二两。呕者，加生姜二两。咽痛者，去芍药，加桔梗一两。利止脉不出者，去桔梗，加人参二两。病皆与方相应者，乃服之。

少阴病，四逆，其人或咳、或悸、或小便不利、或腹中痛、或泄利下重者，四逆散主之。

少阴病，四肢冷，患者或有咳嗽，或见心悸，或见小便不通畅，或见腹中疼痛、腹泻、下利兼后重的，皆因肝郁气滞所致，主治宜用四逆散。

四逆散方

甘草（炙）、枳实（破，水渍，炙干）、柴胡、芍药。

上四味，各十分，捣筛，白饮和服方寸匕，日三服。咳者，加五味子、干姜各五分，并主下利。悸者，加桂枝五分。小便不利者，加茯苓五分。腹中痛者，加附子一枚，炮令坼。泄利下重者，先以水五升，煮薤白三升，煮取三升，去滓，以散三方寸匕，内汤中，煮取一升半，分温再服。

少阴病，下利，六七日，咳而呕渴，心烦不得眠者，猪苓汤主之。

少阴病，腹泻六七天，咳嗽，呕吐，口渴，小便不通畅，心中烦躁，不能安眠的，是阴虚水热互结，主治宜用猪苓汤。

猪苓汤方

猪苓（去皮）、茯苓、泽泻、阿胶、滑石（碎）各一两。

上五味，以水四升，先煮四味，取两升，去滓，内阿胶烊消，温服七合，日三服。

少阴病，得之二三日，口燥咽干者，急下之，宜大承气汤。

得了少阴病，才两三日，就口燥咽喉干。治当急下，宜用大承气汤。

少阴病，自利清水，色纯青，心下必痛，口干燥者，可下之，宜大承气汤。

少阴病，腹泻稀水，颜色青黑，脘腹疼痛，口干燥的，应当急以攻下，宜用大承气汤主治。

少阴病，六七日，腹胀，不大便者，急下之，宜大承气汤。

少阴病，经过六七日的时间，腹部胀满，大便不通，治当急下，宜用大承气汤。

少阴病，脉沉者，急温之，宜四逆汤。

少阴虚寒症，脉见沉的，当急用温法治疗，适宜用四逆汤主治。

四逆汤方

甘草二两（炙）、干姜一两、半附子一枚（生用，去皮，破八片）。

上三味，以水三升，煮取一升二合，去滓，分温再服。强人可大附子一枚，干姜三两。

少阴病，饮食入口则吐，心中温温[1]欲吐，复不能吐，始得之，手足寒，脉弦迟者。此胸中实，不可下也，当吐之。若膈上有寒饮，干呕者，不可吐也，急温之，宜四逆汤。

注释 >>> >

①温温："温"同"愠"，欲吐不吐，心中自觉泛泛不适。

少阴病，若饮食进口就吐，心中蕴结不适，想呕吐却又吐不出，初得病时，即见四肢冷，脉象弦迟的，这是痰实阻塞胸中，不能攻下，治疗应当用涌吐法。若是肾阳虚弱、不能气化，寒饮停聚膈上，而致干呕的，不能用涌吐法，治疗应当用温法，可用四逆汤主治。

少阴病，下利，脉微涩，呕而汗出，必数更衣，反少者[1]，当温其上，灸之。

少阴病，腹泻，脉微涩，呕吐出汗，必频频欲解大便而数量反而很少，当用灸法以温其上。

注释 >>> >

①必数更衣，反少者：大便次数多，量反少。

养生大攻略

温灸的功效

灸法是我们祖先传下来的一大法宝。什么叫灸？这个"灸"字的写法，上边像一个人站立着，斜靠着背后的就是一堆火，很形象地表现出一个人在烤火的过程。所以说，灸法的核心就是以火助阳。灸法又名灸疗。它使用艾绒或其他药物放置体表的腧穴或疼痛处烧灼、温熨。借灸火的温和热力及药物作用，通过经络的传导，以温通经脉、调和气血、协调阴阳、扶正祛邪，达到治疗疾病、防病保健、养生美容的目的。

辨厥阴病脉证并治

本篇精华 >>> >

1. 厥阴病的病症。
2. 厥阴病的治疗方法。

原文 → 译文 >>> >

厥阴之为病，消渴[1]，气上撞心[2]，心中疼热[3]，饥而不欲食，食则吐蛔[4]。下之利不止。

厥阴上热下寒症的主要症候特征，是口渴能饮水，气逆上冲心胸，胃脘部灼热疼痛，腹中虽饥饿，但又不想进食，倘若进食就会出现呕吐或吐出蛔虫。若误用攻下，就会导致腹泻不止。

注释 >>> >

①消渴：饮水多而渴仍不解。

②气上撞心：此处之心，泛指心胸部位。病人自觉有气向心胸部冲逆。

③心中疼热：胃脘部疼痛，伴有灼热感。

④食则吐蛔：进食时吐出蛔虫。

厥阴中风，脉微浮为欲愈，不浮为未愈。

厥阴中风的病，脉见到微浮，这是好转的征兆；如果未见到脉浮，表明病还没有好转。

厥阴病，欲解时，从丑至卯上[1]。

厥阴病即将解除的时间，一般在夜间二时至早晨六时之间。

注释 >>> >

①从丑至卯上：丑、寅、卯三个时辰，约夜间二时至早晨六时之间。

伤寒，脉迟六七日，而反与黄芩汤彻①其热，脉迟为寒，今与黄芩汤，复除其热，腹中应冷，当不能食，今反能食，此名除中，必死。

伤寒，脉迟，病经六七日，而反用黄芩汤除其热。脉迟本属寒症，现在用黄芩汤再除其热，腹中会更加寒冷，按理应当无法进食，现在反而能食的，这种症候名为除中，预后必然不好。

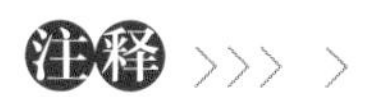
注释 >>> >

①彻：治疗。

伤寒先厥后发热，下利必自止，而反汗出，咽中痛者，其喉为痹①。发热无汗，而利必自止，若不止，必便脓血，便脓血者，其喉不痹。

外感病，先见四肢厥冷而又腹泻，以后转为发热的，是阳复阴退，其腹泻一定会自然停止。若发热反见汗出、咽喉红肿疼痛的，是阳复太过、邪热上迫，则会产生喉痹的变症。若发热无汗、腹泻不止的，是阳复太过、邪热下迫，就会出现下利脓血的变症。若出现下利脓血，则不会发生喉痹。

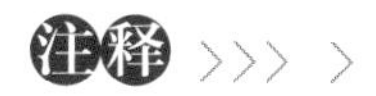
注释 >>> >

①其喉为痹：咽部肿痛闭塞。

伤寒一二日至四五日而厥者，必发热。前热者后必厥，厥深者热亦深，厥微者热亦微。厥应下之，而反发汗者，必口伤烂赤①。

伤寒病，一两日至四五日，如四肢厥冷的，厥冷前必曾发热。如先前发热的，其后必然会出现四肢厥冷，厥冷程度严重的，郁伏的热邪就深重，厥冷程度轻微的，郁伏的热邪也就轻微。这种厥逆，是由于热郁于里，所以治疗宜用泻下法，如果误用汗法，势必导致口舌生疮、红肿糜烂等变症。

注释 >>> >

①口伤烂赤：口舌生疮，红肿糜烂。

伤寒病，厥五日，热亦五日，设六日当复厥，不厥者自愈，厥终不过五日，以热五日，故知自愈。

伤寒病，四肢厥冷五天，发热也是五天，若到了第六天，四肢厥冷应当再现，若不出现四肢厥冷的，则会自行痊愈。这是因为四肢厥冷总共只有五天，而发热也是五天，四肢厥冷与发热时间相等，阴阳趋于平衡，故得知会自行痊愈。

凡厥者，阴阳气不相顺接，便为厥。厥者，手足逆冷者是也。

所有厥症，都是由于阴气和阳气不能相互地顺利交接，从而发生厥症。厥的主要表现为手足逆冷。

伤寒脉微而厥，至七八日肤冷，其人躁无暂安时者，此为脏厥①，非蛔厥②也。蛔厥者，其人当吐蛔。令病者静，而复时烦者，此为脏寒③，蛔上入其膈，故烦，须臾复止，得食而呕，又烦者，蛔闻食臭出，其人常自吐蛔。蛔厥者，乌梅丸主之，又主久利。

外感病，脉象微而四肢厥冷，时至七八天，出现周身肌肤都冰冷，病人躁扰不安，没有片刻安静，这是内脏阳气极虚所致的脏厥症，并非蛔厥症。蛔厥症的症候，是病人有发作性的心烦腹痛，让病人安静却又时而发作心烦腹痛，这是肠中有寒，蛔虫不安其位向上钻入膈内（胆道）所致，过一会儿烦痛就会缓解。进食后，又出现呕吐、腹痛而烦的，是蛔虫闻到食物气味上扰而致。此外，病人常有呕吐蛔虫的表现。蛔厥症，可用乌梅丸主治，乌梅丸还可主治久泻。

注释 >>> >

①脏厥：因内脏真阳极虚而引起的四肢厥冷。
②蛔厥：因蛔虫窜扰而引起的四肢厥冷。
③脏寒：这里指肠中虚寒。

乌梅丸方

乌梅二百枚、细辛六两、干姜十两、黄连一斤、当归四两、附子六两（炮，去皮）、蜀椒四两（出汗）、桂枝六两（去皮）、人参六两、黄柏六两。

上十味，异捣筛，合治之，以苦酒渍乌梅一宿，去核，蒸之五升米下，饭熟捣成泥，和药令相得，内臼中，与蜜杵两千下，丸如梧桐子大。先食饮服十丸，日三服，

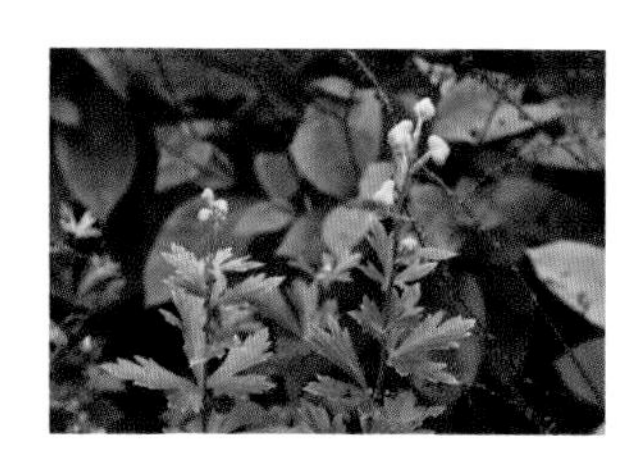
附子

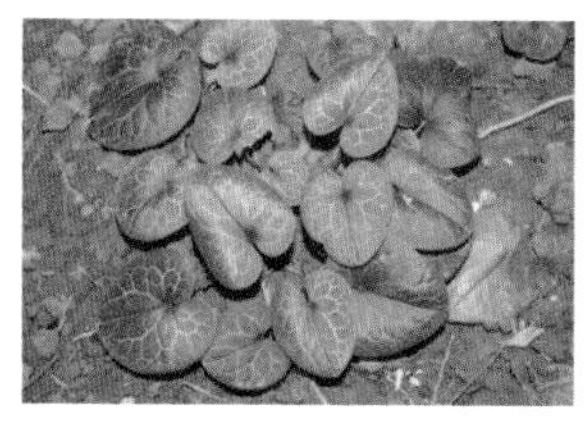
细辛

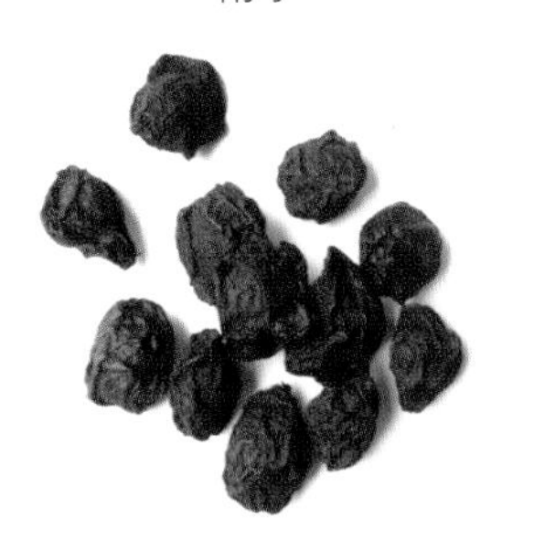
乌梅

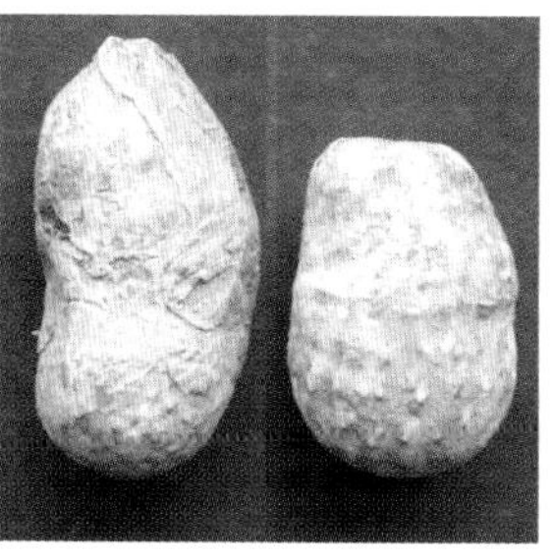
附子

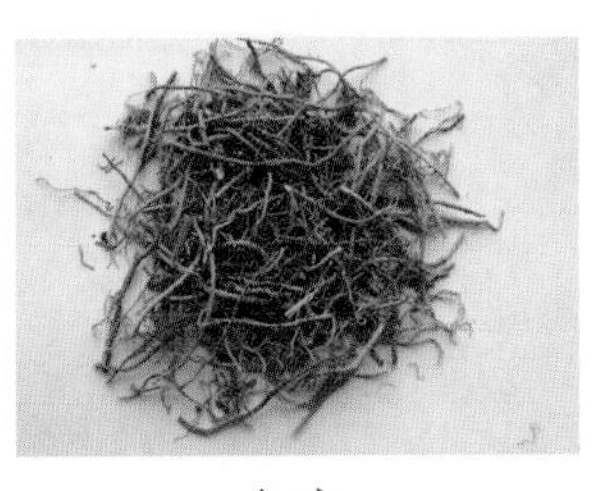
细辛

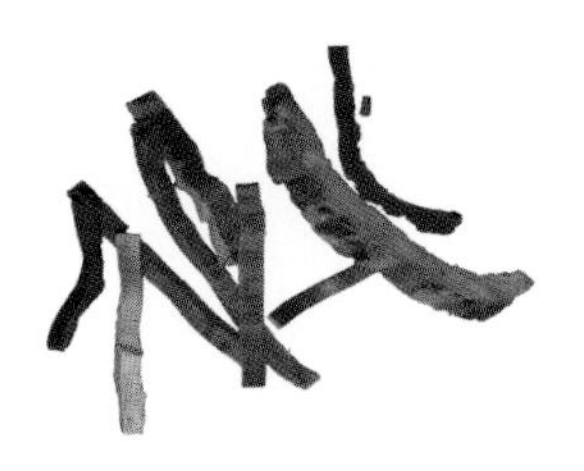
黄柏

稍加至二十丸，禁生冷、滑物、臭食等。

伤寒热少厥微，指头寒，默默不欲食，烦躁。数日，小便利，色白者，此热除也，欲得食，其病为愈。若厥而呕，胸胁烦满者，其后必便血。

外感病、邪热郁遏较轻，四肢厥冷轻微，病人仅指头发凉，神情沉默，不想进食，烦躁不安。经过几天，出现小便通畅、颜色清亮的，这是里热已经解除的征象，此时，病人如想进食，表明胃气已和，其病即将痊愈。若热邪加重出现四肢厥冷并见呕吐、胸胁满闷而烦躁的，此后则会出现便血的变症。

病者手足厥冷，言我不结胸，小腹满，按之痛者，此冷结在膀胱关元[①]也。

病人手足厥冷，自己说胸部不觉痞痛，只是小腹胀满，用手按之疼痛的，这是寒气结在下焦的缘故。

注释

①膀胱关元：关元，在脐下三寸，属任脉经穴。膀胱关元并举，指小腹部位。

伤寒，发热四日，厥反三日，复热四日，厥少热多者，其病当愈；四日至七日，热不除者，必便脓血。

外感病，发热四天，四肢厥冷仅只三天，又发热四天，四肢厥冷的时间少而发热的时间多，疾病理应痊愈。若到了第四天至第七天，发热仍不退的，是阳复太过，热伤血络的缘故，必致下利脓血。

养生大攻略

发热的患者饮食宜忌

正常人的体温为36.2℃～37.2℃。若体温超过37.3℃，即可称为发热。体温在37.4℃～38．4℃称为低热，若低热持续2周以上，则可称为长期低热；体温在39℃左右，可称为高热；超过40℃以上，可称为超高热；高热持续2周以上，即为长期高热。

发热原因可分两大类，即感染性发热或非感染性发热，也可分为器质性发热或功能性发热。发热的病情复杂，通常可分为外感发热和内伤发热。外感发热又有外感风寒、外感风热、风温、湿温、热毒的区别及热在气分、热在血分、热在半表半里的区别；内伤发热有气虚发热、血虚发热、阴虚发热、瘀血发热的不同。对于发热的患者，除分析发热的原因，采取相应的中西药物治疗外，饮食宜忌也很重要。

发热患者饮食宜忌原则为：凡发热的患者，饮食宜选择清淡而易于消化的流质或半流质食物，以补充人体消耗的水分，如汤汁、饮料、稀粥等食物；宜食用有清热，生津，养阴作用的食物；富含维生素及食物纤维的蔬菜瓜果。忌食用黏糯滋腻，难以消化的食物；忌食用高脂肪及油煎熏烤炒炸的食物。

【宜食】发热者宜食梨子、橘子、李子、柑、香蕉、椰子浆、甘蔗、西瓜、荸荠、番茄、菊花脑、蕺菜、地瓜、菜瓜、黄瓜、芦根、萝卜、冬瓜、绿豆、荷叶、金银花、鲜生地等食物。气虚发热者宜食黄芪、牛肉、兔肉、鳝鱼、南瓜、番薯、牛肚、大枣、糯米、西谷米、紫河车、人参、党参等食物。血虚发热者宜食马奶、猪肝脏、黑芝麻、阿胶、乌贼鱼、熟藕、桂圆肉、白芍、当归、乌骨鸡、鸽肉、牡蛎肉、鸭肉、甲鱼、蛙肉、龟肉、蚌肉、淡菜、鳆鱼、枸杞子、黄精、桑椹、地黄等食物。

【忌食】外感发热，或感染性发热者，忌食糯米、牛肉、狗肉、羊肉、羊髓、鸡肉、鸡蛋、鳗鲡、鲫鱼、杨梅等食物。内伤发热者忌食炒米、狗肉、野青蒜、胡椒、肉桂、丁香、薄荷等食物。

原文→译文

伤寒厥四日，热反三日，复厥五日，其病为进，寒多热少，阳气退，故为进也。

伤寒先厥冷四日，而发热仅有三日，接着又厥冷五日，这是病势在进展。因为寒多热少，表示阳气衰退，所以说是病情进展。

伤寒六七日，脉微，手足厥冷，烦躁，灸厥阴[①]，厥不还者，死。

外感病六七天时，脉微，手足厥冷，烦躁不安，应当急灸厥阴的经穴。若灸后四肢厥冷仍不转温的，属死症。

注释

①灸厥阴：灸厥阴经的孔穴。张令韶谓可灸厥阴经的行间和章门穴。

伤寒，发热，下利，厥逆，躁不得卧者，死。

伤寒病，发热，腹泻，手足厥冷，倘若再见到躁扰不能安卧的，是死候。

伤寒发热，下利至甚，厥不止者，死。

外感病发热，腹泻十分严重，四肢厥冷一直不恢复正常的，为阳气脱绝的征象，属死候。

伤寒六七日，不利，便发热而利，其人汗出不止者，死，有阴无阳[1]故也。

伤寒病六七日，本来并不腹泻，以后忽然发热腹泻，同时汗出不止的，属于死候，因为阴邪独盛，阳气亡越，所谓有阴无阳故也。

注释

①有阴无阳：只有阴邪而无阳气。

伤寒五六日，不结胸，腹濡[1]，脉虚复厥者，不可下，此亡血[2]，下之死。

外感病五六天，无结胸症的表现，腹部柔软，脉象虚软而又四肢厥冷的，这是血虚所致，不能用攻下法治疗，若误用攻下，其血则更伤，可导致死亡。

注释

①腹濡：腹部按之柔软。
②亡血：阴血亏虚。

发热而厥，七日下利者，为难治。

发热而四肢厥冷，到第七日又发生腹泻的，为难治之症。

伤寒脉促，手足厥逆者，可灸之。

外感病，脉象促而四肢厥冷，治疗时可用温灸法。

伤寒，脉滑而厥者，里有热，白虎汤主之。

伤寒病，脉象滑利而手足厥冷的，是为里热所致，应当用白虎汤主治。

手足厥寒，脉细欲绝者，当归四逆汤主之。

手足厥冷，脉象很细，好像要断绝一样的，主治用当归四逆汤。

当时四逆汤方

当归三两、桂枝三两（去皮）、芍药三两、细辛三两、甘草二两（炙）、通草二两、大枣二十五枚（擘）（一法十二枚）。

上七味，以水八升，煮取三升，去滓，温服一升，日三服。

若其人内有久寒者，宜当归四逆加吴茱萸生姜汤。

若病人体内素有寒饮停滞，而又见上症的，治疗可用当归四逆加吴茱萸生姜汤。

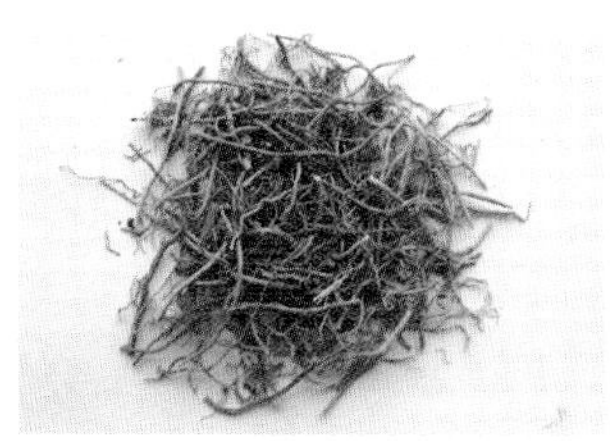

细辛

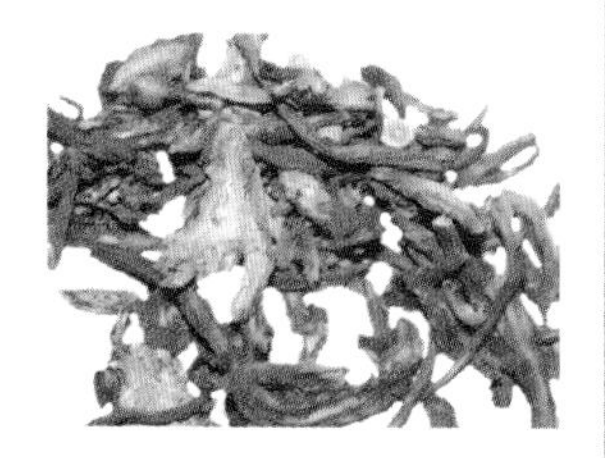

当归

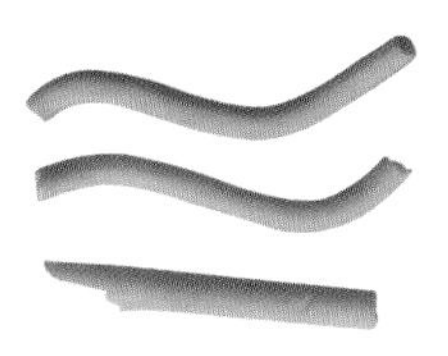

通草

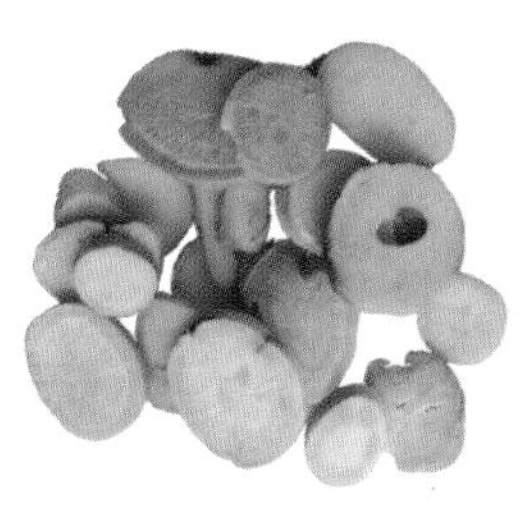

芍药

当归四逆加吴茱萸生姜汤方

当归二两、芍药三两、甘草二两（炙）、通草二两、桂枝三两（去皮）、细辛三两、生姜半斤（切）、吴茱萸二升、大枣二十五枚（擘）。

上九味，以水六升，清酒六升和，煮取五升，去滓，温分五服。一方水酒各四升。

大汗出，热不去，内拘急[1]，四肢疼，又下利厥逆而恶寒者，四逆汤主之。

大汗淋漓，而发热仍不退，腹中拘急，四肢疼痛，又见腹泻、四肢厥冷而怕冷的，是阴盛阳亡的征象，主治用四逆汤。

注释

①内拘急：腹中挛急不舒。

大汗，若大下利，而厥冷者，四逆汤主之。

因大汗出，或严重腹泻，而手足厥冷的，用四逆汤主治。

病人手足厥冷，脉乍紧者，邪[1]结在胸中[2]，心下满而烦，饥不能食者，病在胸中，当须吐之，宜瓜蒂散。

病人手足厥冷，脉忽然出现紧象的，这是实邪结在胸中所致，应有胸脘部胀满不适，虽然饥饿却不能进食等症状，治疗当用涌吐法，可用瓜蒂散。

注释

①邪：这里指停痰食积等致病因素。
②胸中：概指胸胃。

伤寒厥而心下悸，宜先治水，当服茯苓甘草汤，却治其厥；不尔，水渍入胃[1]，必作利也。

伤寒病，四肢厥冷，而又心下悸动，是因水饮所致。应先治其水饮，当服茯苓甘草汤，然后再治其厥。如果不这样，则水饮浸渍渗入肠中，必致发生腹泻。

注释 >>>

①水渍入胃：此处胃实指肠，即水饮渗入肠中。

伤寒六七日，大下后，寸脉沉而迟，手足厥逆，下部脉[1]不至，咽喉不利[2]，唾脓血，泄利不止者，为难治，麻黄升麻汤主之。

外感病六七天，峻下以后，出现寸部脉沉而迟，尺部脉不现，手足厥冷，咽喉疼痛，吞咽困难，唾吐脓血，腹泻不停的，属难治之症，主治用麻黄升麻汤。

注释 >>>

①下部脉：尺脉。亦有称足部脉的。
②喉咽不利：咽喉疼痛，吞咽困难。

麻黄升麻汤方

麻黄二两半（去节）、升麻一两一分、当归一两一分、知母十八铢、黄芩十八铢、萎蕤十八铢（一作菖蒲）、芍药六铢、天门冬六铢（去芯）、桂枝六铢（去皮）、茯苓六铢、甘草六铢（炙）、石膏六铢（碎，绵裹）、白术六铢、干姜六铢。

上十四味，以水一升，先煮麻黄一两沸，去上沫，内诸药，煮取三升，去滓，分温三服，相去如炊三斗米顷，令尽，汗出愈。

伤寒四五日，腹中痛，若转气下趋少腹者，此欲自利也。

外感病四五天，腹中疼痛，若腹内有气转动下行趋向小腹的，这是即将腹泻的先兆。

伤寒本自寒下，医复吐下之，寒格[1]更逆吐下，若食入口即吐，干姜黄芩黄连人参汤主之。

伤寒病本因虚寒而腹泻，医生又误用吐、下的方法治疗，以致中焦虚寒更甚，反而格热于上，因而吐泻更加厉害。假使饮食入口即吐的，用干姜黄芩黄连人参汤主治。

注释 >>>

①寒格：上热为下寒所格，致饮食入口即吐，故称“寒格”。

干姜黄芩黄连人参汤方

干姜、黄芩、黄连、人参各三两。

上四味，以水六升，煮取两升，去滓，分温再服。

下利有微热而渴，脉弱者，今自愈。

虚寒腹泻，有轻微发热，口渴症状出现，且脉象弱的，是邪气已衰，阳气来复，预示疾病即将痊愈。

下利脉数，有微热汗出，今自愈；设复紧，为未解。

腹泻脉数，并有轻度发热汗出的，病即将痊愈；倘若又见脉紧，为病仍未解。

下利，手足厥冷，无脉者，灸之。不温，若脉不还，反微喘者，死；少阴负趺阳[1]者，为顺也。

腹泻，手足厥冷，无脉搏跳动的，急用灸法以回阳复脉。若灸后手足仍不转温，脉搏跳动仍不恢复，反而微微喘息的，属于死候。若足部的太溪脉和趺阳脉仍有搏动，而趺阳脉大于太溪脉的，为胃气尚旺，属可治的顺症。

注释 >>>

①少阴负趺阳：少阴即太溪脉，趺阳即冲阳脉。少阴负趺阳，即太溪脉小于趺阳脉。

下利，寸脉反浮数，尺中自涩者，必清脓血。

腹泻反而见到寸脉浮数，尺部脉独涩的，大便必下脓血。

下利清谷，不可攻表，汗出必胀满。

腹泻完谷不化，多属阴盛阳衰，此时，即使兼有表症，也不能发汗解表，若误发其汗，则会转变为腹部胀满的变症。

下利，脉沉弦者，下重[1]也；脉大者，为未止；脉微弱数者，为欲自止，虽发热，不死。

注释 >>>

①下重：肛门部有重滞之感。

下利而脉沉弦的，多有后重的感觉；若脉象大的，是腹泻还在继续发展；若脉象微弱而数的，是腹泻将要痊愈，虽然发热，也不会有危险。

下利，脉沉而迟，其人面少赤，身有微热，下利清谷者，必郁冒[1]汗出而解，病人必微厥，所以然者，其面戴阳[2]，下虚[3]故也。

腹泻食物不化，脉象沉而迟，病人面部微发潮红，体表轻度发热，这是下焦阳虚阴盛，虚阳上浮。若病人四肢厥冷轻的，则阳虽虚而不甚，阳与阴争，故眩晕昏冒、随之汗出而病解的现象就一定会出现。

注释

①郁冒：郁闷眩冒，乃虚阳奋与邪争，邪将从汗解的先兆。

②其面戴阳：病人的面色发红，红色为阳，犹如阳气戴在上面，故称戴阳。

③下虚：下焦虚寒。

下利脉数而渴者，今自愈，设不差，必清脓血，以有热故也。

下利脉数而口渴的，即将自然痊愈，倘若不愈，可能会发生大便脓血，这是里有热邪的缘故。

下利后脉绝，手足厥冷，晬时[1]脉还，手足温者生，脉不还者死。

腹泻频剧，一时摸不到脉搏，手足厥冷，经过一昼夜，脉搏恢复，手足转温的，是阳气恢复，尚存生机；若一昼夜后脉搏仍不恢复的，则没有了生还的希望。

注释

①晬时：一昼夜的时间。

伤寒下利，日十余行，脉反实[1]者，死。

注释

①脉反实：实，谓脉来坚实有力，多见于大实症。虚症而见脉实，所以说反。

伤寒脉泻，一日十多次，脉搏反实而有力的，为死候。

下利清谷，里寒外热，汗出而厥者，通脉四逆汤主之。

腹泻完谷不化，发热、汗出而四肢厥冷，症属里真寒、外假热，主治宜用通脉四逆汤。

热利下重者，白头翁汤主之。

热症下利，里急后重的，用白头翁汤主治。

白头翁汤方

白头翁二两、黄柏三两、黄连三两、秦皮三两。

上四味，以水七升，煮取两升，去滓，温服一升。不愈，更服一升。

下利腹胀满，身体疼痛者，先温其里，乃攻其表，温里宜四逆汤，攻表宜桂枝汤。

虚寒腹泻，腹部胀满，身体疼痛的，是表里皆病，应当先温里寒，而后再解表邪。温里宜用四逆汤，解表宜用桂枝汤。

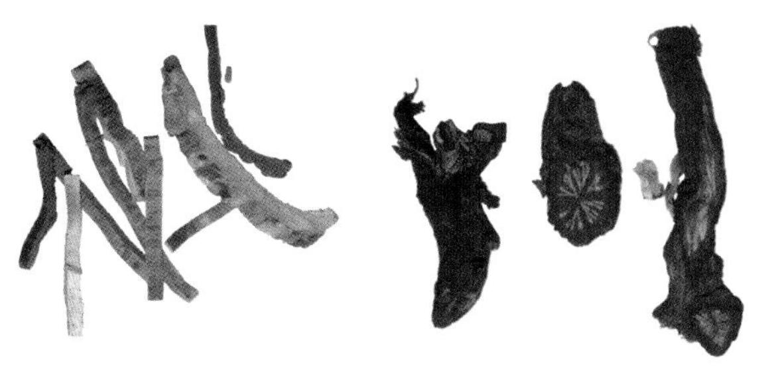

黄柏　　白头翁

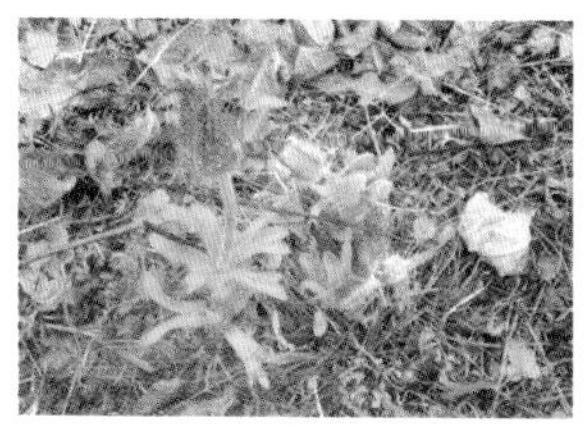

白头翁

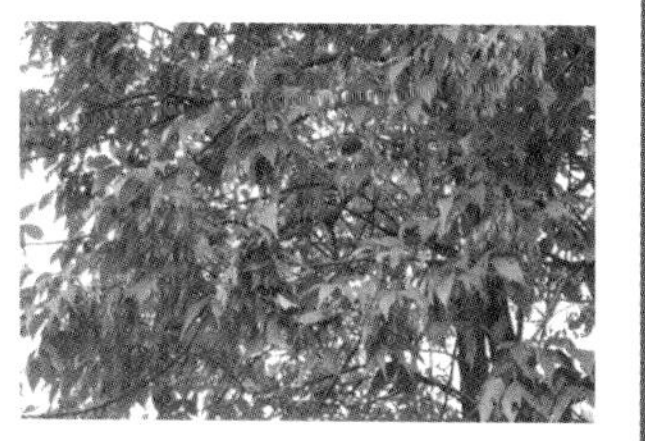

秦皮

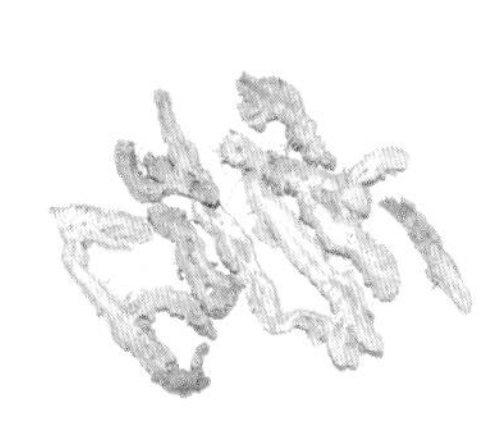

黄连

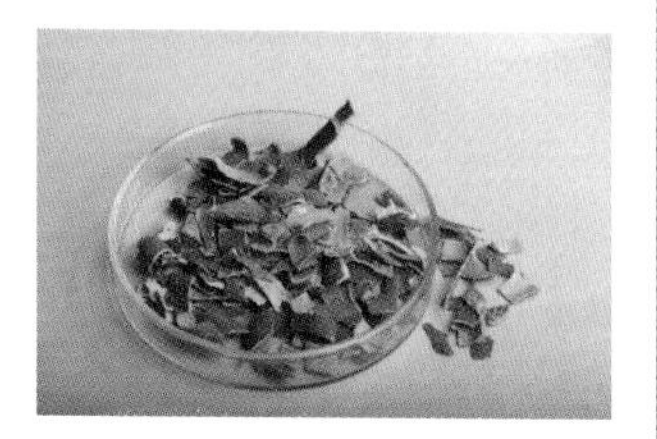

秦皮

下利欲饮水者，以有热故也，白头翁汤主之。

下利症，见到口渴要喝水的，是里有热的缘故，用白头翁汤主治。

下利谵语者，有燥屎也，宜小承气汤。

腹泻并见谵语、腹部硬痛的，是肠中有燥屎阻结，治疗可用小承气汤。

下利后更烦，按之心下濡者，为虚烦也，宜栀子豉汤。

腹泻以后，更加心烦，胃脘部按之柔软的，这是虚烦的症候，宜治以栀子豉汤。

呕家有痈脓者，不可治呕，脓尽自愈。

病人，宿有呕吐的，若是内有痈脓而引起的，不应见呕而止呕，应解毒排脓，脓尽则呕吐自然痊愈。

呕而脉弱，小便复利，身有微热，见厥者，难治，四逆汤主之。

呕吐而脉弱，小便反而清利，身上有轻度的发热，如果又见到手足厥冷，这是难治的症候，可用四逆汤主治。

干呕，吐涎沫[1]，头痛者，吴茱萸汤主之。

干呕，吐涎沫，头痛的，是肝寒犯胃、浊阴上逆所致，主治宜用吴茱萸汤。

注释 >>> >

①吐涎沫：吐出清稀涎沫。

吴茱萸汤方

吴茱萸一升（汤洗七遍）、人参三两、大枣十二枚（擘）、生姜六两（切）。

上四味，以水七升，煮取二升，去滓，温服七合，日三服。

呕而发热者，小柴胡汤主之。

呕吐而见发热的，主治可用小柴胡汤。

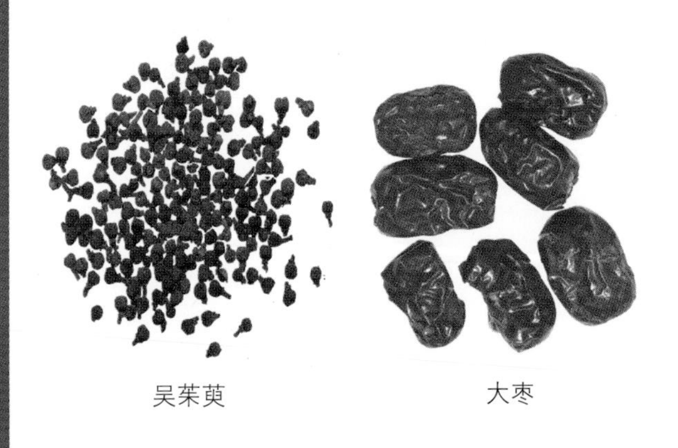

吴茱萸　　大枣

伤寒哕而腹满，视其前后，知何部不利，利之即愈。

伤寒病哕逆而又腹部胀满的，应察看病人的大小便，是哪一方面不通利，采取因势利导的方法，病就可以痊愈。

养生大攻略

因感冒引起的发烧穴位疗法

症状原因：发烧的主要原因是感染。体温上升是与病毒斗争的结果。人体的每一次发烧，都是由于某种病毒细菌引起的，身体为了自我保护，就会升高体温来配合免疫细胞——白细胞，来消灭病毒细菌。而进入我们体内的细菌，一般只适合在我们身体的恒温状态下生存，一切生命体（当然包括病毒细菌）都不易在高温环境下生存。

缓解方法：没有必要强制退烧，但是由于发烧会妨碍工作，在这种情况下可以通过穴位刺激法来缓解。

主要穴位：大椎穴、曲池穴、下都穴、外关穴、合谷穴、风池穴。

操作步骤：

大椎穴　①找法：首先找到颈部前倾时，颈后最为突出的椎骨（第七颈椎）。如突出的为两块时上面的为第七颈椎。大椎位于第七颈椎下方。②刺激方法：将中指放于穴位处缓慢垂直按压3～5秒，重复3～7次。若采用温灸法，请从内衣外加热。

曲池穴　①曲臂时出现的肘部横纹一端（胳膊的外侧）。两臂各一。②刺激方法：用中指指腹对该穴位进行3～5秒的垂直按压，重复3～7次。此外，用灸具加热也可。应每日进行直至症状改善。

下都穴　①找法：手背四、五指缝尖上五分处。②刺激方法：连续不断掐按1～2分钟。此穴主治发烧。

外关穴　①找法：前臂外侧正中，距离手腕两个手指处。②刺激方法：用大拇指按压1～2分钟。会有酸胀

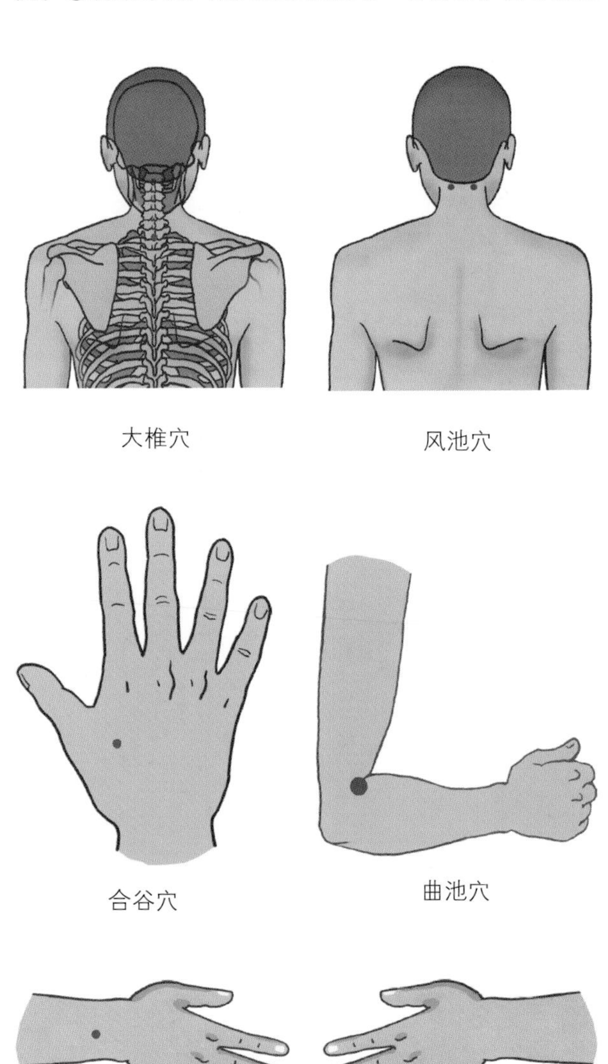

大椎穴　风池穴

合谷穴　曲池穴

外关穴　下都穴

的感觉，可缓解发烧症状。

合谷穴 ①找法：将大拇指和食指并紧，可以看到有个凸起的点，这就是合谷穴。②刺激方法：用另一只手的大拇指和食指揉捏，按摩时拇指和食指张开，连续揉捏3分钟。

风池穴 ①找法：后脑双侧骨下。②刺激方法：用双手中指或拇指揉按加点按风池穴半分钟，然后顺推头夹肌3～5次，提拔头夹肌中段3～5次。

辨霍乱病脉证并治

本篇精华

1. 霍乱病的病症表现。
2. 霍乱病的治疗方法。

原文→译文

问曰：病有霍乱[1]者何？答曰：呕吐而利，此名霍乱。

问：什么叫霍乱？答：呕吐与腹泻并作，病势急骤，倾刻间有挥霍撩乱之势的，即所谓的霍乱。

注释

①霍乱：病名，形容病势急而变化快，挥霍之间便致撩乱，因而名为霍乱。

问曰：病发热头痛，身疼恶寒，吐利者，此属何病？答曰：此名霍乱。霍乱自吐下，又利止，复更发热也。

问：病有发热头痛，身疼恶寒，上吐下泻的，这是什么病？答：这名叫霍乱。霍乱自以吐泻为主症，又有吐泻止后，再次发热的。

恶寒脉微而复利，利止亡血[1]也，四逆加人参汤主之。

恶寒脉微而又下利，恶寒脉微依然，而下利停止，这是津液涸竭的缘故，宜用四逆加人参汤主治。

注释

①亡血：这里作“亡津液”解。

四逆加人参汤方

甘草二两（炙）、附子一枚（生，去皮，破八片）、干姜一两半、人参一两。

上四味，以水三升，煮取一升二合，去滓，分温再服。

霍乱，头痛，发热，身疼痛，热多，欲饮水者，五苓散主之；寒多不用水者，理中丸主之。

霍乱病，吐泻，头痛发热，身疼痛，为霍乱表里同病，若表热较甚而想喝水的，主治宜用五苓散；若中焦寒湿偏盛而不想喝水的，主治宜用理中丸。

理中丸方

人参、干姜、甘草（炙）、白术各三两。

上四味，捣筛，蜜和为丸，如鸡子黄许大。以沸汤数合，和一丸，研碎，温服之，日三四，夜两服。腹中未热，益至三四丸，然不及汤。汤法，以四物依两数切，用水八升，煮取三升，去滓，温服一升，日三服。若脐上筑者，肾气动也，去术，加桂四两；吐多者，去术，加生姜三两；下多者，还用术；悸者，加茯苓二两；渴欲得水者，加术，足前成四两半；腹中痛者，加人参，足前成四两半；寒者，加干姜，足前成四两半；腹满者，去术，加附子一枚。服汤后，如食顷，饮热粥一升许，微自温，勿发揭衣被。

吐利止，而身痛不休者，当消息[1]和解其外，宜桂枝汤小和[2]之。

呕吐、腹泻停止，而身体仍疼痛的，是里和表未解，应当斟酌使用解表的方法，可用桂枝汤解肌去风，微微和解表邪。

注释

①消息：斟酌的意思。
②小和：犹微和。

既吐且利，小便复利，而大汗出，下利清谷，内寒外热，脉微欲绝者，四逆汤主之。

呕吐、腹泻交作，而小便又通畅，大汗淋漓，所泻之物完谷不化，体表发热，脉微弱至极、似有似无，即内真寒外假热的阴盛格阳症，急用四逆汤回阳救逆。

吐已下断，汗出而厥，四肢拘急不解，脉微欲绝者，通脉四逆加猪胆汤主之。

吐下虽止，但汗出厥冷，四肢拘挛劲急不解，而且脉微欲绝的，用通脉四逆加猪汁汤主治。

通脉四逆加猪胆汤方

甘草二两（炙）、干姜三两（强人可四两）、附子大者一枚（生，去皮，破八片）、猪胆汁半合。

上四味，以水三升，煮取一升二合，去滓，内猪胆汁，分温再服，其脉即来。无猪胆，以羊胆代之。

吐利发汗，脉平[1]，小烦者，以新虚不胜谷气[2]故也。

呕吐、腹泻、汗出以后，脉搏呈平和之象，还感觉微烦不适的，是病后新虚，脾胃之气尚弱，食物不能消化所致。只要适当节制饮食，即可痊愈。

注释 >>> >

①脉平：脉象平和。
②谷气：食物之气。

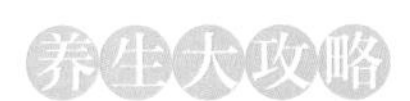

霍乱的中医辨证施治

对于霍乱的病因病机，祖国医学通常认为，是由于感受暑湿、邪阻中焦、秽浊扰乱胃肠，进而形成腹泻呕吐。吐泻严重的则秽浊凝滞，脉络闭塞，阳气暴伤，阴液干枯，可因心阳衰竭而死亡。根据患者的实际情况，可辩证选用下述治法。

（1）泻吐期：

暑热证：

主证：吐泻骤作，吐物有腐臭，烦躁不安，口渴欲饮，小便短赤，舌苔黄糙，脉象滑数。

治法：清热避秽法，方用《霍乱论》黄芩定乱汤加减。

处方：黄芩 15 克，黄连 9 ~ 15 克，蒲公英、滑石各 30 克，姜半夏 9 克，吴萸 3 克。

加减法：转筋者加木瓜 12 克，白芍 15 克，口渴重者去姜、半夏加天花粉 15 克。

成药：玉枢丹（紫金片），有呕吐者先服此丹 1.5 克，服后呕吐稍止，再服汤药。

暑湿证：

主证：突然泻吐，胸脘痞闷，渴不欲饮或喜热饮，体倦思睡，舌苔白腻，脉象濡缓。

治法：芳香化浊，温运中阳法，方用霍香正气散加减。

处方：霍香 12 克，姜、半夏、陈皮、茯苓各 9 克，厚朴 1 克，黄连 6 ~ 9 克，吴萸 3 克。

成药：霍香正气水（丸），每次 2 瓶（6 克），每日 2 至 3 次。

（2）脱水虚脱期：

气阴两虚证：

主证：吐泻较剧，气阴两务，皮肤潮红，干瘪微汗，身热口渴，腿腹抽筋，腹胀尿闭，脉象细数，舌质淡红、苔黄或白且燥。

治法：气阴双补、扶正驱邪法。方用生脉散加减或急救回阳汤。

处方：党参 30 克，麦冬、白芍、五味子各 15 克，黄连 6 克（马尾连 18 克），炙甘草 10 克。

心阳衰竭证（亡阳型）：

主证：面色苍白，眼窝凹陷，声音嘶哑，形寒肢冷，冷汗淋漓，手足螺瘪，筋脉痉挛，脉象沉细，舌苔白腻。

治法：以温运中阳，活血祛淤法。方用《伤寒论》附子理中汤中减。

处方：党参 30 克，附子、干姜 15 克，甘草、焦白术各 15 克，葱白 3 根，黄连、桂枝各 9 克。

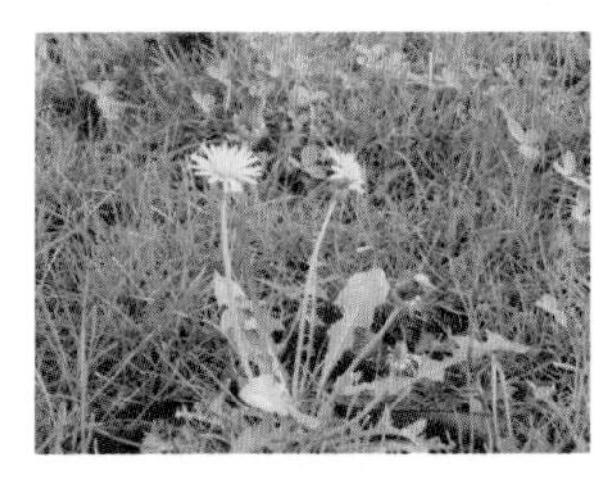

蒲公英

甘草

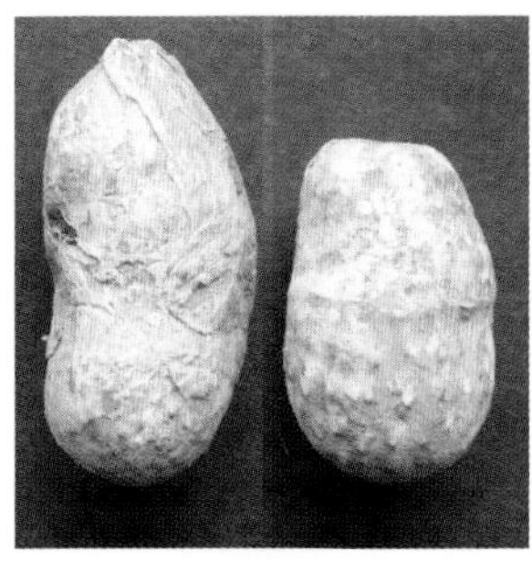

附子

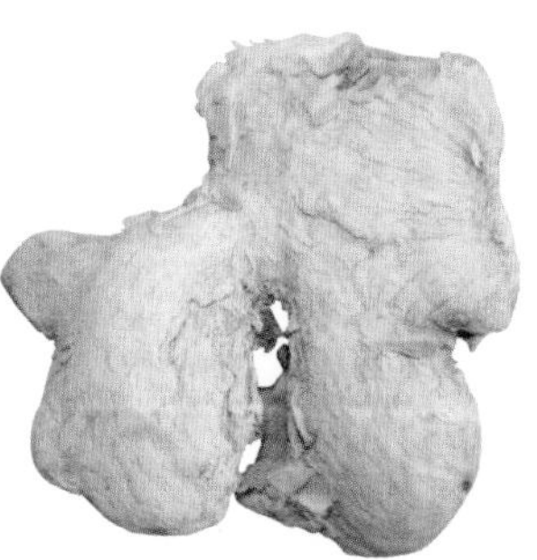

干姜

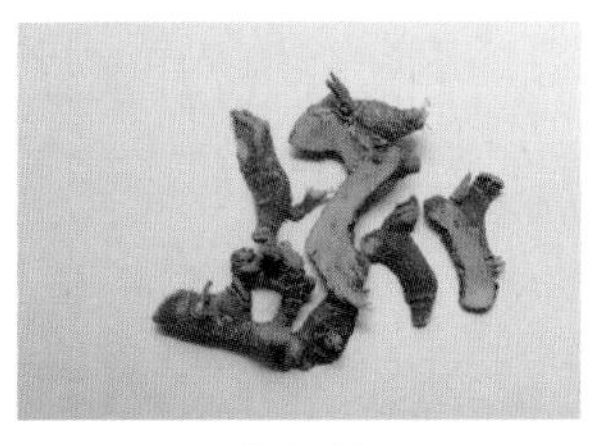

高良姜

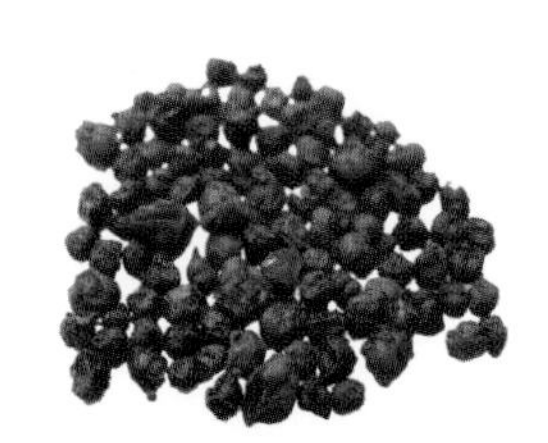

五味子

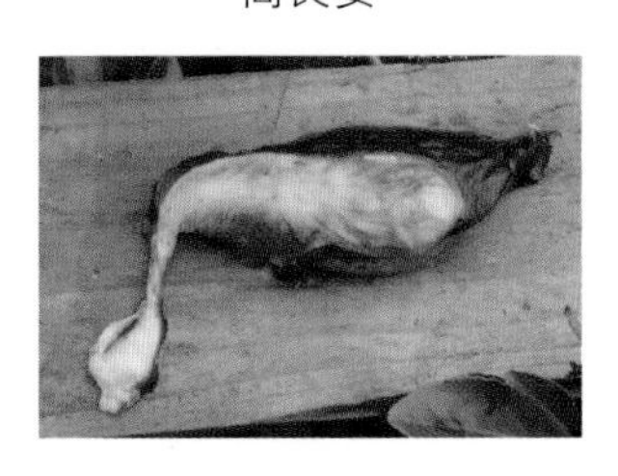

猪胆

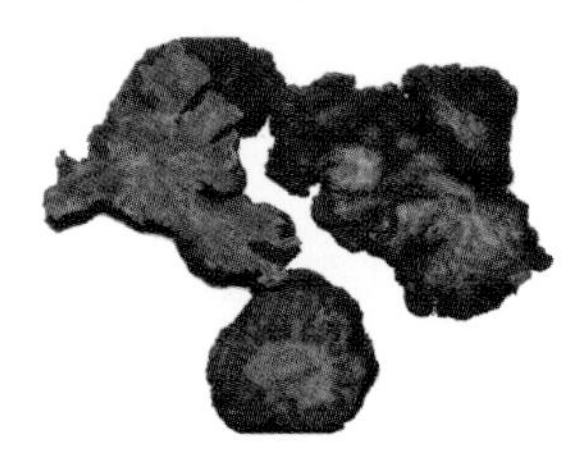

川芎

加减法：紫绀重者，加当归 15 克，川芎 9 克。

（3）反应期及恢复期：

主证：乏力倦怠、胃纳不佳，精神不爽，午后微热，舌质偏红，苔薄黄糙，脉细。

治法：以清热扶正法。可用《温热经纬》清暑益气汤加减。

处方：太子参、荷叶各 12 克，麦冬、竹叶、石斛、乌梅各 9 克，西瓜皮二块。

加减：热重者，加生石膏 30 克。小便不利者加茯苓 9 克，食饮不振者，加焦三仙 30 克。

（4）干霍乱：

主证：不吐不泻，腹满烦乱，绞痛气短，中毒衰竭。

治法：以温中行气攻下法。选厚相汤加减或姜盐汤。

处方：厚朴、枳壳、槟榔、高良姜 9 克，相硝 30 克，大黄 15 克后下。或：盐

辨阴阳易差后劳复病脉证并治

本篇精华

1. 阴阳易差后劳复病的病症表现；
2. 阴阳易差后劳复病的治疗方法。

原文 → 译文

伤寒阴阳易之为病，其人身体重，少气，少腹里急，或引阴中拘挛[1]，热上冲胸，头重不欲举，眼中生花，膝胫拘急者，烧裈散主之。

伤寒病后因男女交接而发生的阴阳易病，出现身体沉重，气少不足以息，小腹挛急疼痛的症状，甚至牵引阴部挛急疼痛，热气上冲至胸部，头重不能抬起，眼睛发花，膝与小腿肚拘急痉挛，主治宜用烧裈散。

注释

①引阴中拘挛：牵引阴部拘急痉挛。

烧裈散方

妇人中裈近隐处，取烧作灰。

上一味，水服方寸匕，日三服，小便即利，阴头微肿，此为愈矣。妇人病，取男子裈烧服。

大病[1]差后劳复[2]者，枳实栀子豉汤主之。

伤寒大病初愈，因劳累过度而复发，见发热、心烦、脘腹胀满症的，主治用枳实栀子豉汤。

注释

①大病：《巢氏病源》：大病者，中风、伤寒 热劳、温疟之类是也。

②劳复：疾病新愈，因劳累而又发的，叫劳复。

枳实栀子豉汤方

枳实三枚（炙）、栀子十四个（擘）、豉一升（绵裹）。

上三味，以清浆水七升，空煮取四升，内枳实、栀子，煮取二升，下豉，更煮五六沸，去滓，温分再服，覆令微似汗。若有宿食者，内大黄如博棋子大五六枚，服之愈。

伤寒差以后，更发热，小柴胡汤主之。脉浮者，以汗解之，脉沉实者，以下解之。

伤寒病，病已痊愈，又再发热，若兼见少阳脉症的，主治宜用小柴胡汤；若也兼见脉浮的，用发汗法以解表祛邪；若兼见脉沉实有力的，用攻下法去除里实。

牡蛎泽泻散方

牡蛎（熬）、泽泻、蜀漆（暖水洗去腥）、葶苈子（熬）、商陆根（熬）、海藻（洗去咸）、栝楼根各等分。

上七味，异捣，下筛为散，更于臼中治之，白饮和服方寸匕，日三服，小便利，止后服。

大病差后，喜唾[1]，久不了了[2]，胸上有寒，当以丸药温之，宜理中丸。

大病愈后，总爱泛吐唾沫，不能自制，长期迁延不愈的，这是脾虚不能摄津、寒饮停聚胸膈所致，应当用丸药温补，可用理中丸。

注释

①喜唾：频频泛吐唾沫。

②久不了了：延绵不断的意思。

伤寒解后，虚羸[1]少气，气逆欲吐，竹叶石膏汤主之。

伤寒病解以后，身体虚弱消瘦，气息不足，气逆欲吐，用竹叶石膏汤主治。

注释

①虚羸：虚弱消瘦。

竹叶石膏汤方

竹叶两把、石膏一斤、半夏半升（洗）、麦门冬一升（去芯）、人参三两、甘草二两（炙）、粳米半升。

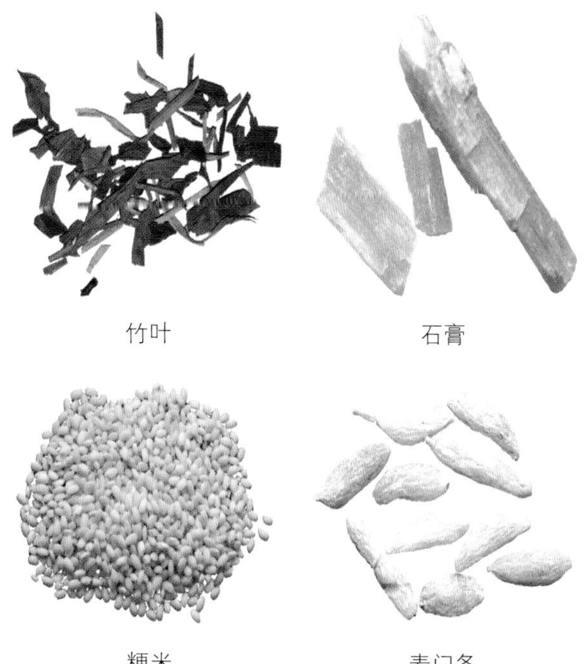
竹叶　石膏　粳米　麦门冬

上七味，以水一斗，煮取六升，去滓，内粳米，煮米熟汤成，去米，温服一升，日三服。

患者脉已解[1]，而日暮微烦，以病新差，人强与谷，脾胃气尚弱，不能消谷，故令微烦，损谷[2]则愈。

患者病脉已解，脉呈平和之象，却每于傍晚时分出现轻微的心烦，这是疾病刚愈，脾胃机制还很虚弱，消化力差，由于勉强进食，不能消化的缘故。此时，只需适当减少饮食，疾病就会痊愈。

注释

①脉已解：病脉已除，脉象正常。
②损谷：控制进食的数量。

养生大攻略

1. 小儿容易反复感冒的原因

近些年来，临床经常出现因反复感冒而就诊的小孩子，有的孩子在一个月内就患病2次，一着凉就咽痛、咳嗽，甚至呕吐、发烧等。感冒稍好又反复发作，让家长非常担心。现在，让我们来了解一下小儿易反复感冒的原因。

是否缺乏维生素

小儿由于喂养不当、偏食或厌食等种种原因，常会出现维生素摄入不足的情况，尤其是维生素C和维生素E不足时，就容易引发感冒。维生素C有抗病毒的作用，倘若摄入不足，抗病毒的能力就会减弱；维生素E摄入不足，可导致小儿中性粒细胞的吞噬、杀菌机能下降从而易引发感染；维生素A缺乏，则会导致鼻咽及支气管黏膜抵抗力下降。缺乏维生素的小儿可多食用新鲜的水果、蔬菜和五谷杂粮。

是否缺乏锌元素

小儿若缺锌，常常会引起厌食症，长期厌食又会致使营养摄入不足，进而导致营养不良，出现贫血，免疫功能下降，因而容易引发感冒。为了防止幼儿缺锌，应当提倡母乳喂养，并使孩子养成良好的饮食习惯，多食用含锌丰富的食物，如肉类、豆制品、核桃、花生、苹果、蛤蜊、海带等，必要时可在医生指导下口服1%的硫酸锌糖浆。

是否缺钙

小儿喂养不当，尤其是人工喂养，由于热量摄入过多，添加辅食不当或户外活动少，室内光线不足等原因，均会造成小儿缺钙乃至患佝偻病。佝偻病常常会使小儿发生肺炎，据统计，小儿肺患者伴有佝偻病的比例可高达38%，小儿感冒或肺炎屡治不愈常常是因为佝偻病的缘故。缺钙者应尽量多食含钙的食物，如蛋、鱼虾、豆制品、海带、骨头汤等，必在时可服用钙片和鱼肝油。另外，家长应当经常带孩子到户外活动，多晒太阳。

辨不可发汗病脉证并治

本篇精华

1. 不可使用发汗方法医治的情况；
2. 使用发汗方法的禁忌。

原文→译文

夫以为疾病至急，仓卒寻按，要者难得，故重集诸“可”与“不可”方治，比之三阴三阳篇中，此易见也。又时有不止是三阴三阳，出在诸“可”与“不可”中也。

我以为，疾病发展迅速，病情十分危急，要想在仓促间内寻求到辨证治疗的要领，是不容易做到的，因而重新收集了各种可与不可的诊治原则和方法，整理成可与不可诸篇。这与三阴、三阳篇中相比，更容易查找。同时，还有三阴、三阳篇中所没有的内容，也补充在可与不可各篇中。

脉濡[1]而弱[2]，弱反在关，濡反在巅[3]，微反在上[4]，涩反在下[5]。微则阳气不足，涩则无血[6]，阳气反微，中风汗出，而反躁烦，涩则无血，厥而且寒。阳微发汗，躁不得眠。

关脉濡而弱，寸脉反见微，尺脉反见涩。微主阳气不足，涩主阴血亏虚。阳气虚弱而又阴亏，则易出现中风多汗、烦躁不安、形寒怕冷、四肢厥冷。阳虚发汗，就会引起亡阳，出现烦躁、不得安眠的变症。

注释

①濡：脉搏浮而无力。
②弱：脉搏沉而无力。
③巅：这里是指关脉的部位，即高骨也。
④上：寸脉的部位。
⑤下：尺脉的部位。
⑥无血：阴虚血不足，不是指没有血。

动气在左，不可发汗。发汗则头眩，汗不止，筋惕肉瞤。

脐左有气筑筑然跳动，是肝气虚，不能发汗。误发其汗，则会引起头晕目眩、汗出不止、筋肉跳动的变症。

动气在上，不可发汗。发汗则气上冲，正在心端。

动气在脐的上部，不可发汗。误汗就会发生气上攻冲，正当心端。

动气在下，不可发汗。发汗则无汗，心中大烦，骨节苦疼，目运恶寒，食则反吐，谷不得前。

脐下有气筑筑然跳动，是肾气虚，不能发汗。误发其汗，则会出现汗闭不出、心中烦躁厉害、骨节疼痛、头晕目眩、怕冷、进食即吐、食物不能进的变症。

咽中闭塞，不可发汗。发汗则吐血，气微绝，手足厥冷，欲得踡卧，不能自温。

咽中闭塞不利，不可发汗。误发其汗，会发生吐血，气微欲绝，手足厥冷，喜欢蜷卧，不能自动恢复温暖等变症。

诸脉得数动微弱者，不可发汗。发汗则大便难，腹中干，（一云小便难胞中干）胃躁而烦。其形相象，根本异源。

凡是见到动数微弱脉象的，不能发汗。误发其汗，就会导致肠胃干燥，出现大便难以解出、心烦不安等变症。其表现虽然与阳明腑实症相似，但病源却有本质的区别。

咳者则剧，数吐涎沫，咽中必干，小便不利，心中饥烦，晬时而发，其形似疟，有寒无热，虚而寒栗。咳而发汗，踡而苦满，腹中复坚。

咳嗽剧烈，频频吐出涎沫，咽喉干燥，小便不通畅，腹中感觉饥饿，心中烦躁不安，一昼夜一发，似疟疾，但只有畏寒甚至寒战而并不发热，这是肺虚寒饮内停所致。若把咳嗽当作表寒而发汗，就会出现身体蜷曲而卧、胸中满闷、腹中坚硬的变症。

厥，脉紧，不可发汗。发汗则声乱咽嘶[1]，舌萎[2]，声不得前。

手足厥而脉紧，不可用发汗法。误用发汗，就会语声散乱，咽喉嘶哑，舌体萎软无力，声音不能发出。

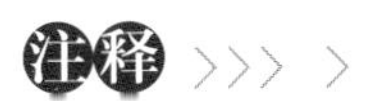

①声乱咽嘶：语声散乱，咽喉嘶哑。

②舌萎：舌体萎软无力。

诸逆发汗，病微者难差，剧者言乱，目眩者死，（一云谵言目眩睛乱者）死命将难全。

各种四肢厥冷症，不能发汗。若误发其汗，病变轻的，不易治愈；病加重的，就会导致神昏、语言错乱、目眩等变症，难以保全其性命。

咳而小便利，若失小便者，不可发汗。汗出则四肢厥逆冷。

咳嗽而小便多，或小便失禁的，不可用发汗方药。如误用发汗而汗出，就会发生四肢厥逆的变症。

养生大攻略

咳嗽患者饮食宜忌

【宜食】**风寒型咳嗽**：初期咳嗽痰稀或咳痰白黏，或兼有鼻塞流涕，或兼头痛，舌苔薄白。宜食用辛温散寒或化痰止咳的食物，忌食用生冷黏糯滋腻的食物。宜食用的食物有：生姜、葱白、紫苏、香菜、豆豉、白萝卜、杏、金橘、佛手柑、橘饼、橘皮等食物。

风热型咳嗽：也可称为肺热型咳嗽，咳痰黄稠，咳而不爽，或兼有口渴咽痛，或发热声哑，舌苔薄黄。此类咳嗽患者宜食用具有清肺化痰止咳作用的食物。宜食鲤鱼、梨子、罗汉果、柿子、枇杷、无花果、荸荠、萝卜汁、冬瓜、丝瓜、薄荷、胖大海、生藕、竹笋、马兰头、西瓜、鸭蛋、杨桃、发菜、茼蒿、青菜、海藻、紫菜、芦根、无花果、罗汉果、蕺菜、海蜇、豆腐、白菊花、金银花等食物。

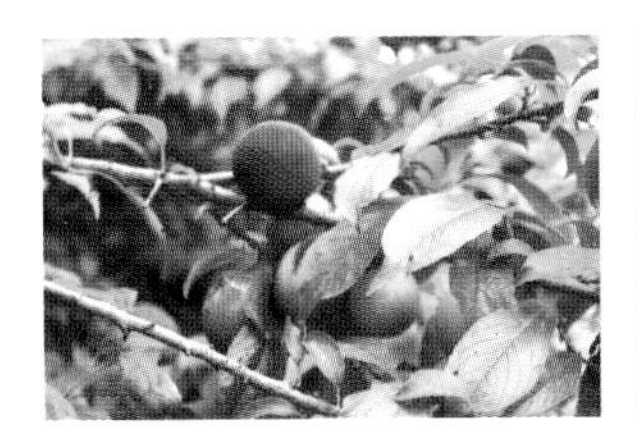

李子

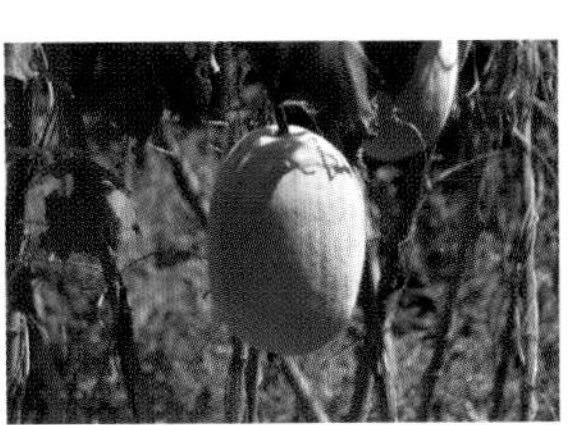

冬瓜

肺燥型咳嗽：干咳无痰，或痰少不容易咳出，或鼻燥咽干，舌苔薄而少津。燥咳者宜食用具有润肺、生津、止咳作用的物品，忌食用香燥煎炸温热辛辣的食物。宜食百合、甘蔗、豆浆、蜂蜜、饴糖、白木耳、柿霜、北沙参、海松子、花生、白砂糖、橄榄、榧子、燕窝、芝麻、黄精、石斛、柿饼、猪肉、阿胶、甜杏仁、鸭肉等食物。

【忌食】风寒型咳嗽者忌食柿子、百合、薄荷、香蕉、李子、乌梅、石榴、花红、橘子、梨、蚌肉、螃蟹等食物。

风热型咳嗽或肺热型咳嗽者忌食桂圆肉、胡桃仁、樱桃、桃子、狗肉、桂皮、胡椒、茴香等食物。

肺燥型咳嗽者忌食橘皮、橘红、砂仁、生姜、人参等食物。

辨可发汗病脉证并治

本篇精华

1. 使用发汗法的原则。
2. 发汗法的具体使用。

原文 → 译文 >>> >

大法，春夏宜发汗。

在春夏季节，适宜发汗，这是使用汗法的一般原则。

凡服汤发汗，中病即止，不必尽剂也。

凡是服汤药发汗，汗出病愈就应停止服药，无需一剂药都服完。

凡云可发汗，无汤者，丸散亦可用，要以汗出为解。然不如汤随证良验。

凡是应该发汗，如没有汤剂，丸剂和散剂也可以使用，总需要等到汗出，病始可解。然而毕竟不如汤剂那样，便于随症加减的效果良好。

夫病脉浮大，问病者，言但便硬耳。设利者，为大逆。硬为实，汗出而解。何以故？脉浮，当以汗解。

症见脉浮大，询问患者，回答道只有大便硬结。若使用泻下法，即为严重错误的治疗方法。这是因为脉浮主表，大便硬为实，症属表里皆病，应当用发汗解表，汗出邪散则里自和。

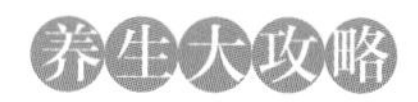

汤疗发汗法治风寒感冒

许多人在受寒后容易患感冒，但又厌恶吃药，总觉得“是药三分毒”，因此在患病期间从不吃药，导致病情加重。其实，治疗风寒感冒最重要的就是要发汗，除吃药外，可使用简单易行的汤疗法，既营养美味又能驱除病毒，从而达到治疗感冒的目的。健康人也可食用，以达到预防感冒的效果。

胡萝卜汤

【原料】胡萝卜适量。

【制法】将胡萝卜洗净，切碎，放入水中煎汤。

【功效】发汗解表。

【用法】热饮。

【应用】治感冒，畏寒需发汗。

【备注】胡萝卜汤的发汗作用轻微而持续，无过度之弊。

葱姜豆豉

【原料】葱白5根，姜1片，淡豆豉20克。

【制法】用砂锅加一碗水煎煮。

【功效】解毒透表，解毒通阳。

【用法】趁热顿服，然后卧床盖被发汗，注意避风寒。

【应用】用于感冒初起，症见鼻塞，头痛，畏寒，无汗等。

五神汤

【原料】荆芥、苏叶（中药店有售）各10克，茶叶6克，红糖30克。

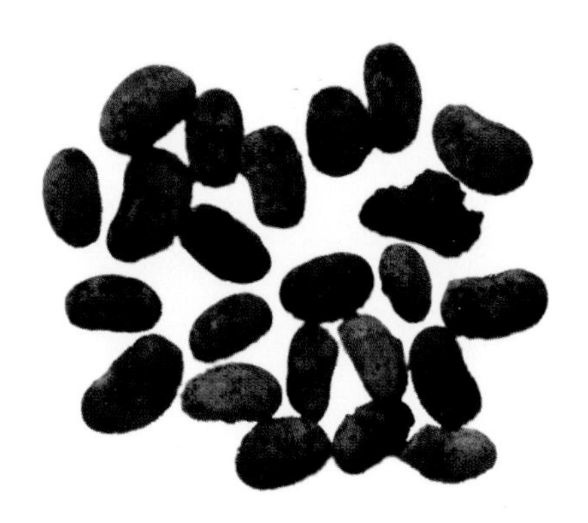

淡豆豉

【制法】先以文火煎煮荆芥、苏叶、茶叶、鲜姜，15 ~ 20分钟后，加入红糖待溶化即成。

【功效】发散风寒，祛风止痛。

【用法】每日2次，量不拘。

【应用】治风寒感冒，症见畏寒，身痛，无汗等。如伴有咳嗽痰盛可加橘皮10克（鲜品加倍）。

白胡椒热汤面

【原料】白胡椒末、葱白各适量。

【制法】煮热汤面条一碗，加入葱白及白胡椒末拌匀。

【功效】辛温解表，消痰解毒。

【用法】趁热吃下，盖被而卧，汗出即愈。

【应用】治风寒袭表引起的感冒。

神仙粥

【原料】糯米100克，葱白、生姜各20克，食醋30毫升。

【制法】先将糯米煮成粥，再把葱姜捣烂下粥内沸后煮5分钟，然后倒入醋，立即起锅。

【功效】发表解毒，驱风散寒。

【用法】趁热服下，上床覆被以助药力。15分钟后便觉得胃中热气升腾，身体微热而出小汗。每日早晚各1次，连服4次即愈。

【应用】治外感初起周身疼痛，恶寒怕冷无汗，脉紧，其效甚佳。

【备注】有人写诗赞曰：“一把糯米煮成粥，7个白葱7片姜，煮熟对入半杯醋，伤风感冒保安康。”

【注意事项】风热感冒的患者不宜服用此粥。

辨发汗后病脉证并治

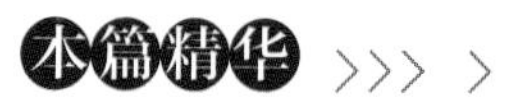

发汗过多所致病症的治疗方法。

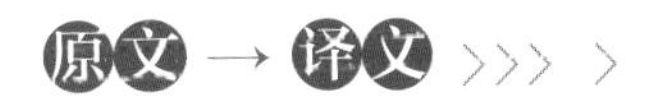

发汗多，亡阳谵语者，不可下，与柴胡桂枝汤，和其荣卫，以通津液，后自愈。

发汗过多，导致阳气外亡而谵语的，不可攻下，可用柴胡桂枝汤，以调和营卫、和解少阳，使邪气得散，经气得畅，且通津液，疾病则可愈。

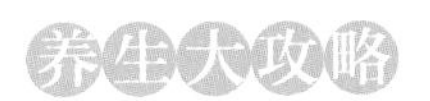

1. 感冒发汗过度可能会引发心衰

许多感冒患者认为，吃药，喝热水、姜汤，盖厚被子，穿厚衣闷出汗来就会好得快。其实，并不是所有的感冒患者都适合这种发汗方法。尤其是虚弱体质的患者与老人，都不能贸然使用强烈发汗的中药，否则就会发汗过度，可能引发心脏衰竭。

每逢气候变化较大的时候，感冒患者的数量就会大增。中医认为，感冒如果属于外感风寒，症状多有鼻塞、打喷嚏、流鼻水，鼻水清，喉咙隐隐作痛，咳嗽痰白而稀，发烧，怕风畏冷等；治疗时用辛温药来疏风、散寒、解表，协助正气上升，微微发汗，感冒自然好得快。

如果患者的症状为鼻涕黄绿且伴有发烧，但不太怕风怕冷，头晕或头胀痛，咳嗽痰黄而粘，鼻痛，口干，喉咙红肿疼痛，治疗时多将辛凉药与辛温药搭配在一起使用。

中医认为，通过适度发汗可将风寒外邪驱出体外。"外邪"就是造成感染和发炎症状的因素，如病毒细菌等。但需要注意的是，强烈的发汗药不宜过度用于虚弱体质与年龄大的人们，以免发汗过度，令心脏难以负荷。此类感冒患者应在医师的指导下用药。

中医治疗感冒的中药多以辛凉、辛温为主，治疗上需要视感冒不同的症型表现分别论治，例如风寒型，就用辛温药来发汗、逐邪，患者服药之后，就会觉得身体、脸颊、耳廓热热的，微微汗出，烧慢慢退下来，咽喉、耳、鼻逐渐通畅。若寒热夹杂的话，如发烧时，觉得身体烦热，或有口干、扁桃腺肿痛、喉咙红肿疼痛等症状，除用辛温药外，还需搭配性味辛凉、具有清热效果的药物，使患者在发汗的同时，清除体内邪热。患者服药之后，会感到身体逐渐凉下来，咽喉、鼻子的热痛慢慢减轻，汗出之后，烦热的情况就会渐渐消失，身体逐渐好转。

此外，还有些人用蒸桑拿、蒙头捂汗、喝酒、作剧烈运动等方法发汗解表，这些发汗方法也并不适合所有的感冒患者。

桑拿的冷热交替会使机体对感冒病毒的抵抗力减弱，还有可能会因为出汗太多而加重病情，尤其是在发热期间，更不适合使用这一方法；蒙头捂汗容易导致机体组织缺水而出现变症；喝酒会加重黏膜血管扩张充血，从而使呼吸道的分泌物增多，病情进一步加重；剧烈运动会增加体内的能量消耗，不仅会减弱人体的抵抗力，还能增加机体内氧的消耗量，以至加重心肺等脏器的负担，更不利于恢复健康。因此，感冒患者千万不可胡乱发汗。

2. 感冒发汗讲究多

很多人都知道，喝碗姜汤发发汗，就能有效缓解感冒症状。发汗又称解表法，是中医常用治法之一，通过开泄腠理、促进发汗，使表证随汗出而解。其实，并不是所有的感冒都能采用发汗法，要用发汗法治疗感冒，需要注意以下几点：

对证选用。当遭遇风寒侵袭、风吹雨淋时，及时喝一碗葱白汤或红糖姜汤，能有效治疗感冒。不过，对于寒邪入里化热，或是风热感冒，若是再服用生姜类的温热药，就如同火上浇油，非但不会减轻病症，反而会加重内热。

适可而止。运用发汗法治疗风寒感冒，要求达到汗出热退、脉静身凉，以周身微微出汗为度，不可过度发汗或久用，若是发汗过多，甚至大汗淋漓，则耗伤阴液，就会伤阴以至亡阳。同时，也要重视对于助汗的护理，如喝热粥以助药力。除热粥外，也可多饮热汤、温热开水。

虚者慎用。体质虚弱的人患感冒后，一般不宜重用发汗解表之剂。这是因为，气虚者表卫不固，原本就有自汗形寒的情况，如果疏散太过，汗就会出的更多，致使营卫俱虚。阳虚者也有汗出畏寒的情况，若用大剂辛散之品，则汗越出，阳愈虚而身体更寒。血虚者多为汗源不足，如果发汗太过，则津血益耗。阴虚者如果重用辛散之剂，汗出越多而阴液越虚、亢热就越严重。

因时选药。正确使用解表药，必须掌握好用药剂量，并随季节的变化选择用药，相应地增减剂量。春季和夏季腠理疏松，容易出汗，解表药应选择如香薷等发汗力弱之品，用量宜轻；秋季和冬季腠理致密，不容易出汗，则应选用如麻黄等发汗力峻之药，用量宜重。

辨不可下病脉证并治

本篇精华 >>> >

不可使用攻下法治疗的病症。

原文 → 译文 >>> >

脉濡而弱，弱反在关，濡反在巅，微反在上，涩反在下。微则阳气不足，涩则无血。阳气反微，中风汗出，而反躁烦；涩则无血，厥而且寒。阳微则不可下，下之则心下痞硬。

关脉濡而弱，寸脉反见微，尺脉反见涩。微主阳气不足，涩主阴血亏虚。阳气不足，就容易出现中风多汗，烦躁等症；阴血不足，就会出现形寒怕冷、四肢厥冷等症。阳虚不能用攻下法，误用攻下，就会导致心下痞结胀硬的变症。

动气在左，不可下。下之则腹内拘急，食不下，动气更剧，虽有身热，卧则欲踡。

脐左有气筑筑然跳动，是肝气虚，不能攻下。误用攻下，就会形成腹中拘挛疼痛，饮食不进，气筑筑然跳动更加厉害，身体虽发热，却要蜷曲而卧。

动气在上，不可下。下之则掌握热烦，身上浮冷①，热汗自泄，欲得水自灌②。

动气在脐的上面，不可用攻下法。误下则会掌心烦热，身体表面发冷，热汗外泄，想要用水浇洗。

注释

①浮冷：体表发冷。
②欲得水自灌：想要用水浇洗。

动气在下，不可下。下之则腹胀满，卒起头眩，食则下清谷，心下痞也。

脐下有气筑筑然跳动，是肾气虚，故不能用攻下法。若误用攻下法，则可导致肾阳更虚，阴寒更甚，出现腰部胀满、骤然站起即感头晕、饮食不消化、泻下的全是不消化的食物、心下痞塞等症。

诸虚者，不可下。下之则大渴，求水者易愈，恶水者剧。

凡属虚症，都不可用下法。如误用下法，就会感觉非常口渴，要喝水的，容易治愈；厌恶饮水的，病情严重。

脉濡而弱，弱反在关，濡反在巅，浮反在上，数反在下。浮为阳虚，数为亡血。浮为虚，数为热。浮为虚，自汗出而恶寒；数为痛，振寒而栗。微弱在关，胸下为急，喘汗而不得呼吸，呼吸之中，痛在于胁，振寒相搏，形如疟状。医反下之，故令脉数发热，狂走见鬼，心下为痞，小便淋漓，少腹甚硬，小便则尿血也。

关脉濡而弱，寸脉反见微，尺脉反见涩。寸脉浮是阳气虚，尺脉数是血气虚。寸脉阳气虚，尺脉血气虚。关脉浮濡沉弱，寸脉反浮，尺脉反数。寸脉浮是阳气虚，故自汗出而恶寒；尺脉数是血虚生热，故身体痛，震颤而寒栗。微弱脉见于关部，胸部以下感到急迫，气喘汗出，而呼吸困难，呼吸之间，胁部作痛，振寒发作，形似疟状。医生反用下法，以致脉数发热，发狂奔跑如见鬼状，心下痞硬，小便淋漓不爽，少腹甚硬，小便则有血尿出。

脉濡而紧，濡则卫气微，紧则荣中寒。阳微卫中风，发热而恶寒，荣紧胃气冷，微呕心内烦。医谓有大热，解肌而发汗，亡阳虚烦躁，心下苦痞坚，表里俱虚竭，卒起而头眩，客热在皮肤，怅怏①不得眠。不知胃气冷，紧寒在关元，技巧无所施，汲水灌其身。客热应时罢，栗栗而振寒，重被而覆之，汗出而冒巅，体惕而又振，小便为微难。寒气因水发，清谷不容间，呕变②反肠出③，颠倒不得安，手足为微逆，身冷而内烦，迟欲从后救，安可复追还。

脉象濡而紧，濡是卫气虚弱，紧是营中受寒。阳气不足，卫中风邪，故发热、怕冷；营受寒邪，胃中虚冷，故微微呕吐、心烦不安。症属阳虚兼表，治当扶阳解表。医生却认为肌表热甚，治疗时单用解肌发表药，致汗出亡阳，故烦躁不安，胃脘部痞胀硬结；表里皆虚，故骤然站起即感头晕，自觉肌表发热，苦闷不能安眠。医生仍不知道胃中虚寒、下焦寒甚，不循辨证论治规律，反而误用冷水浇灌病人身上，病人体表之热虽然可立即消退，却又引起寒栗震颤，须盖几床棉被。结果又导致汗出、头目昏晕、全身筋肉跳动、身体震颤。里寒因用冷水浇灌治疗而更甚，故出现腹泻不止，腹泻完谷不化，脱肛，呕吐，起卧不安，手足微有厥冷，身上发冷而心中烦躁。若治疗稍迟，后果不堪设想。

注释

①怅怏：失意不乐的神态。
②呕变：呕吐带有异味。
③反肠出：直肠脱出，即脱肛。

脉浮大，应发汗，医反下之，此为大逆也。

脉象浮大，为表实邪盛，治疗时医生当用发汗法。却反而用攻下法治疗，这是严重的治疗错误。

病欲吐者，不可下。

病泛泛欲吐的，不可攻下。

夫病阳多者热，下之则硬。

凡病属阳气亢盛的发热，不能攻下。若误用攻下，则会引起心下痞结胀硬的变症。

伤寒发热，口中勃勃①气出，头痛目黄，衄不可制，贪水者，必呕，恶水者厥。若下之，咽中生疮，假令手足温者，必下重便脓血。头痛目黄者，若下之，则目闭。贪水者，若下之，其脉必厥，其声嘤②，咽喉塞。若发汗，则战栗，阴阳俱虚。恶水者，若下之，则里冷不嗜食，大便完谷出；若发汗，则口中伤，舌上白胎，烦躁。脉数实，不大便六七日，后必便血；若发汗，则小便自利也。

外感病，发热，口中热气勃勃而出，头痛，眼睛发黄，衄血不止，若想要喝水的，喝水后就一定呕吐；不愿喝水的，就会产生手足厥冷。若误用攻下，就会引起咽中溃烂生疮，其手足温暖的，还会出现泻下脓血、里急后重的症状。病人头痛、眼睛发黄的，如果误用攻下法，就会导致双目紧闭懒睁。病人想喝水的，如果误用攻下法，就会引起脉厥、声音不清晰、咽喉闭塞疼痛的症状；误用发汗，就会导致阴阳皆虚，出现畏寒战栗的症状。病人不愿喝水的，如果误用攻下，致阴寒内感，就会出现不思饮食、大便完谷不化的症状；误用发汗，就会引起口中生疮、烦躁不安、舌生白苔等变症。如果脉象数实，六七天不解大便的，是热郁于内，以后可能会出现便血；倘若治疗时再用发汗法，则会引起小便自遗的变症。

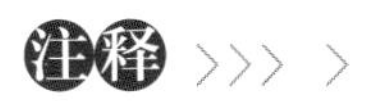
注释

①勃勃：出气粗盛貌。
②声嘤：声音不明了。

养生大攻略

防治普通感冒的五大误区

误区一，认为打了流感（“流行性感冒的简称”）疫苗就可以预防感冒。这不完全对。流感疫苗抵御的是流感病毒，对于普通感冒没有预防效果。两者虽然都是呼吸道感染的疾病，但病原菌有区别，临床症状不同，预防和治疗的方法也不一样。普通感冒全年均可发生，病例分布属于散发性，早期通常不发热。流感是由流感病毒感染引起的，常在秋末或冬季发生，具有流行性，经空气飞沫传播，可引起区域性、全国性乃至世界性的大流行。发病的突出症状是起病急剧、高热、寒战、全身肌肉酸痛等，合并呼吸道细菌感染的发生率高。

误区二，认为患感冒后只要蒙头大睡，捂出一身大汗就可痊愈。这是一种假象，因为出汗后身体虽有些轻松了，但并不能将病程缩短，更不能痊愈。人在患感冒时进食量减少，体质较弱，如果大量出汗，非常容易引起脱水和虚脱，使得身体的抵抗力降低，病情非但不会减轻，反而会进一步加重。感冒患者要注意保暖，同时还要注意居室空气的流通，又要注意居室空气的流通，还应该多喝白开水，以将体内毒素排出，并及时补充体液。

误区三，认为患感冒后讲究忌口，不吃牛奶或鸡蛋等“发物”。这种观点是不对的。人患感冒后食欲会减退，而咳嗽、发热、流涕等症状都会消耗机体能量，如果不加强营养，及时补充能量，病程就会延长。因此，感冒患者要适当摄取一些富含蛋白质、维生素和微量元素的食物，如鱼类、瘦肉、鸡蛋、蔬菜和水果等，才有利于恢复健康。此外，需要注意的是，患感冒后要多吃容易消化的食物，口味宜清淡。

误区四，患感冒后同时使用中成药、解热镇痛药、抗生素、维生素等多种药物，以为用药越多感冒便会好得越快。这种观点是错误的。普通感冒多数是由于病毒感染造成的，抗生素非但对病毒无效，反而还可能会由于滥用而出现药物的不良反应。此外，治疗感冒的药物大多为复方制剂，大都含有解热镇痛药，如果服用的种类混杂，有可能会导致药物过量，例如，成人每日服用对乙酰氨基酚（扑热息痛）的剂量应少于2克，而服用两种以上含有此类药物的制剂就有可能会造成药物过量。

误区五，许多人认为感冒是小毛病，应带病坚持工作。据医学实践证明，当人们劳累过度、睡眠减少、受到寒冷刺激时，身体的抵抗力就会下降，病毒和细菌便会乘虚而入，从而诱发疾病。如果患感冒后不注意休息，病原体就容易侵入身体的其他部位，继发感染引起细菌性支气管炎、化脓性扁桃体炎、化脓性鼻窦炎，个别患者还有可能转为肾炎、肺炎、心肌炎等严重疾病。尤其是慢性病患者和老年人，可能会使慢性支气管炎、支气管哮喘、肾病、心脏病、癌症等慢性病加重或者恶化，甚至危及生命。因此，休息和睡眠是缩短病程、恢复健康的有效方法。另外，许多治疗感冒的复方药物制剂中含有马来酸氨苯那敏（扑尔敏），容易引起嗜睡的不良反应，不利于患者工作。

辨可下病脉证并治

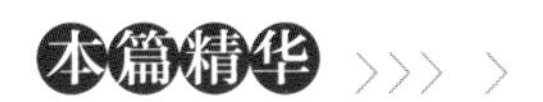
本篇精华

1. 可下病的病症。
2. 可下病的治疗方法。

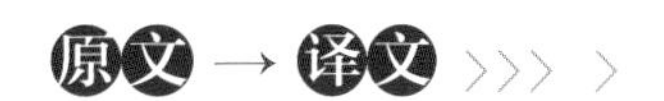
原文→译文

大法，秋宜下。

就一般的治疗原则而言，秋季适宜使用攻下法。

凡可下者，用汤①胜丸散②，中病便止，不必尽剂也。

凡可以用攻下药的病症，采用汤剂，比丸散剂力量大，疗效速。服攻下药得大便一通，就应当停止服用，不需要服完全剂。

注释

①汤：煎剂。
②丸散：丸（或作圆），即丸剂；散，即散剂。

下利，不欲食者，以有宿食故也，当下之，宜大承气汤。

腹泻，不想进食，是因为体内有宿食的缘故，应当治以下法，宜用大承气汤。

下利差后，至其年月日时复发者，以病不尽故也，当下之，宜大承气汤。

腹泻愈后，到了次年的同一时间又复发的，这是病邪未除尽的缘故，应当攻下，宜用大承气汤。

病腹中满痛者，此为实也，当下之，宜大承气、大柴胡汤。

病腹部胀满疼痛的，这是因为里有实邪阻滞，应当治以攻下，宜用大承气汤或大柴胡汤。

下利，脉反滑，当有所去，下乃愈，宜大承气汤。

腹泻，脉反见滑的，为宿食停滞于内的征象，攻下宿食就可痊愈，宜用大承气汤。

伤寒后，脉沉，沉者，内实也，下之解，宜大柴胡汤。

患伤寒病后，脉沉有力，脉沉，标志着内有实邪，用下法可解，宜用大柴胡汤。

脉双弦而迟者，必心下硬；脉大而紧者，阳中有阴也，可下之，宜大承气汤。

掌叶榕脉象左右都弦而迟的，是寒饮内停的征象，病人多有心下痞胀硬结。脉象大而紧的，是阳盛邪实的征象，可以攻下，适宜用大承气汤主治。

养生大攻略

感冒后最应当做的事

许多人患感冒后就“有病乱投医”，胡乱吃药，其实，乱吃药不如休息好。

第一步，找一张床。患感冒后，最好先找一张舒服点的床，让自己躺下来休息，好好睡一觉。不要强忍着出去玩乐、运动或参加聚会。相关专家说，睡觉就是“最好的感冒药”，患感冒后，每天一定要保证8小时的睡眠。如果可以的话，最好请假，在家卧床休息1～2天，这样既有利于恢复健康，又可以避免将疾病传染给他人。

第二步，补充一些维生素C。研究发现，患感冒时，补充适量的维生素C可以加快人体的康复速度。这是为什么呢？原来，维生素C进入人体后，在氧化过程中可形成一种物质，这种物质会破坏流行性感冒的滤过性病毒核酸，杀死病毒。所以，感冒病人每天补充4次500毫克的维生素C，可以缩短感冒治愈天数。当然，维生素C还能强壮机体，提高人体免疫力，可减少患感冒的几率。从果汁中摄取天然维生素C是最佳渠道，因此人们应该多吃水果。如橙子、橘子、柚子、枣、猕猴桃等。通常而言，酸味较重的水果中含有丰富的维生素C。感冒患者可喝些橙汁，这样不仅可以补充维生素C，还能有效消除口腔中的不适感。

第三步，吃块黑巧克力。黑巧克力能够补充抗氧化剂。此外，英国伦敦大学的研究结果显示，黑巧克力所含的可可碱有止咳的功效。

第四步，把加湿器打开。如果是在秋冬季节患感冒，干燥的空气会使人们的呼吸道感到不适，此时，在沙发边或者是床边放置一个加湿器，可以使你的呼吸更加顺畅。需要注意的是，在使用加湿器前，最好先彻底清洗一下，以避免病毒通过加湿器散播。

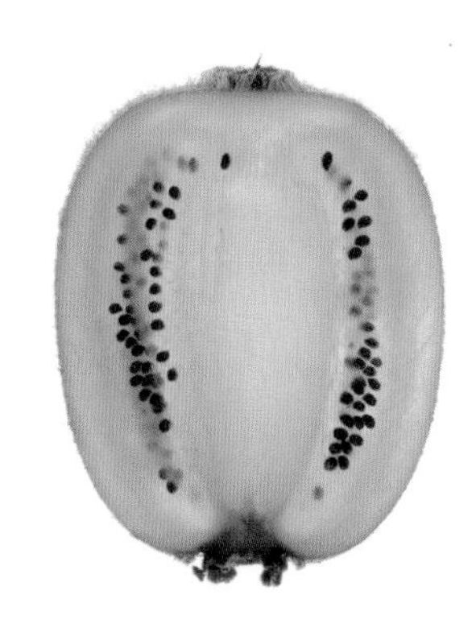

猕猴桃

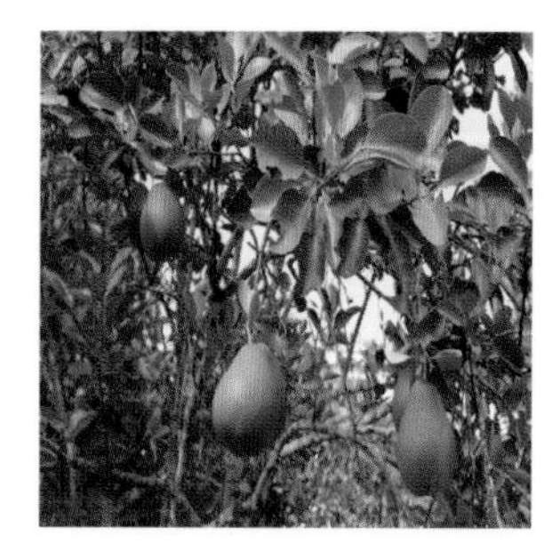

柚子

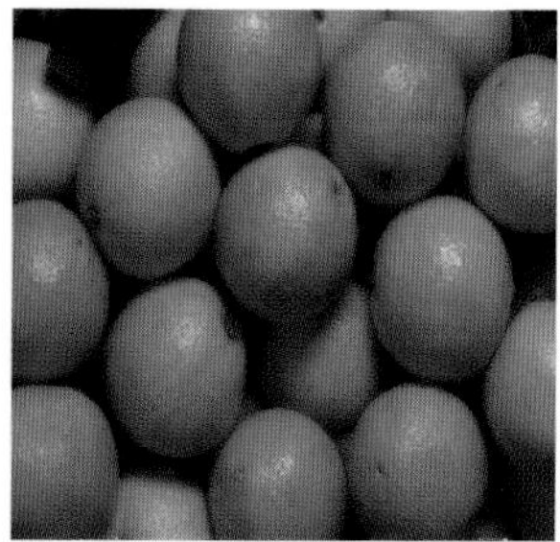

橙子

第五步，吃流质食物。热粥和热汤都是较佳的选择。数百年来，民间都流传着鸡汤能治疗感冒的说法。英国学者经过研究，发现这是非常有道理的，因为鸡汤中的某些成分能够减轻咳嗽。此外，热粥和热汤的蒸汽也有助于缓解鼻塞。

第六步，换一个大水杯。患感冒期间要多饮水，保证每天喝2000毫升的热水，其中的一部分最好是电解质饮料。大量饮水不仅能够补充人体在患感冒期间所缺失的水分，还能帮助患者将病毒排出体外。

第七步，远离乳制品。专家表示，感冒时最好别吃奶酪等较难消化的奶制品，不过可以适当喝些牛奶。倘若胃口不佳，可以喝些酸奶。

第八步，服用非处方药。止咳糖浆、扑热息痛或布洛芬等非处方药虽然不能抗病毒，但都能减轻感冒的症状，能让患者感觉好受一些。

第九步，耐心等待。一般来说，感冒需要7天左右的时间就会自行消失。也就是说，即使不服用任何药物，只要耐心等一星期，普通感冒就会自动痊愈。但是，如果症状一直持续或急剧恶化，最好去医院请医生进行诊断。气更剧，虽有身热，卧则欲踡。

图解中医六大名著

中卷

（千金方、黄帝内经）

韦桂宁◎编著

中医古籍出版社

目录

CONTENTS

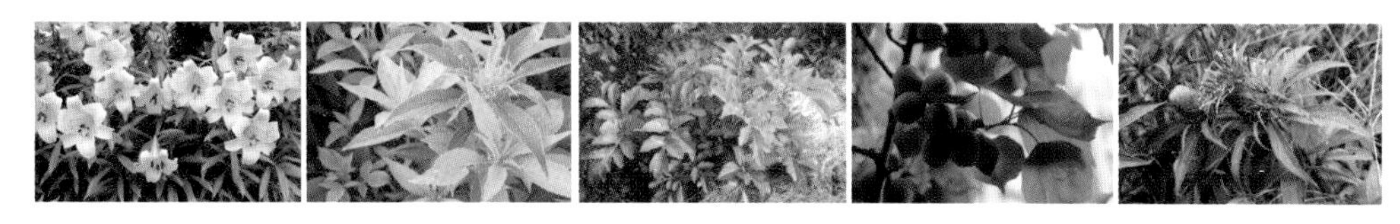

千金方

卷一　序例

卷二　妇人方上

卷三　妇人方中

卷四　妇人方下

卷五　少小婴孺方

卷十四　小肠腑

卷十五　脾脏

卷十六　胃腑

卷十七　肺脏

卷十八　大肠腑

卷十九　肾脏

卷二十　膀胱腑

卷二十一　消渴　淋闭　尿血　水肿

卷二十二　疔肿痈疽

卷二十三　痔漏

黄帝内经

素问篇

下药一百二十五种，为佐使，主治病以应地，多毒，不可久服。欲除寒热邪气，破积聚、愈疾者，本下经。

三品合三百六十五种，法三百六十五度，每一度应一日，以成一岁。倍其数，合七百三十名也。

上等药物有一百二十种，为君药，主要功用是养命，以顺应天德，无毒性，多服成久服都不会伤人。想让身体轻快、增益和气、延长寿命的人，可本着上经用药。

中等药物有一百二十种，为臣药，主要功用是养性，以顺应人德，分有毒与无毒，须斟酌使用。想要抑制住病势发展及补虚弱之人，可本着中经用药。

下等药物有一百二十五种，为佐使药，主要功能是治病，以顺应地德，多有毒性，不可长朋服用。想要祛除寒热邪气及破除积聚而治愈疾病的人，可本着下经用药。

三等药物共有三百六十五种，效法三百六十五度，每一度与一天相对应，而成为一年，其倍数为七百三十。

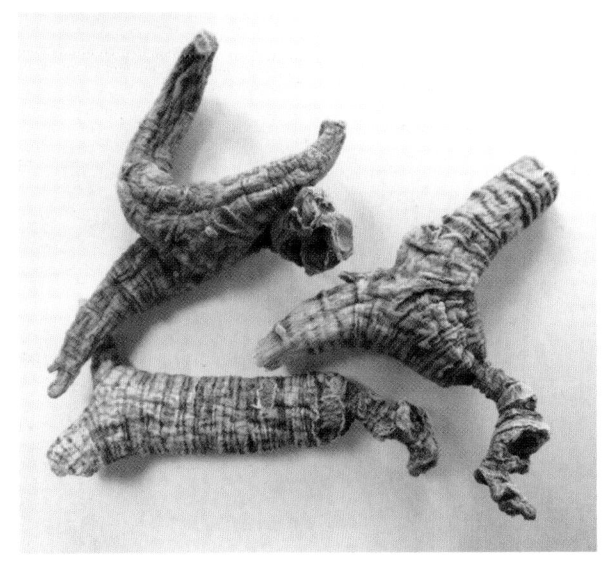

西洋参

注释 >>> >

①上药：上等药物。
②遏：抑制。

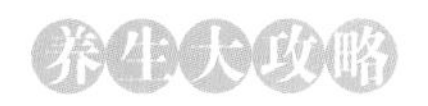

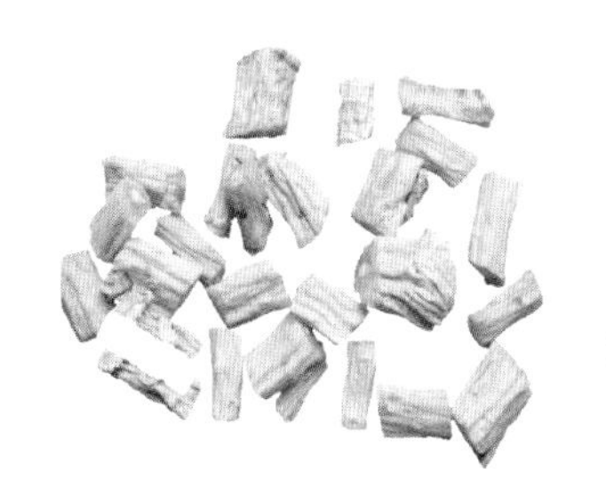

党参

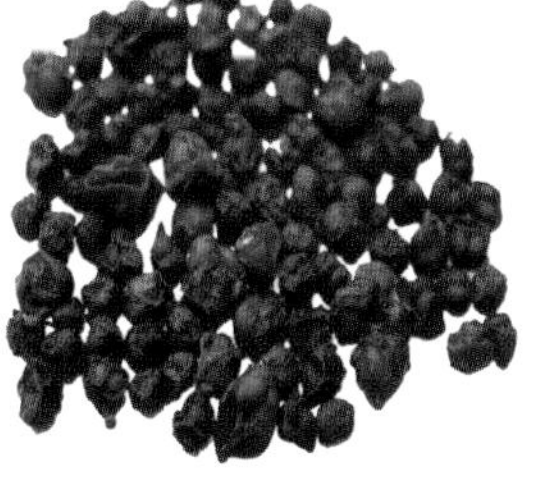

五味子

老年人常用的补药

“补药”包括补药和补品。前者指的是补气血阴阳，治疗虚症，增强正气的药品；后者指的是有一定药疗作用的营养保健食品。它们包括：

（1）常用的补气药。包括人参、党参、西洋参、太子参、山药、黄芪、白术、五味子等。中成药包括十全大补丸、补中益气丸、人参归脾丸、人参养荣丸、参芪膏、陈半六君丸等。

（2）常用的补血药。包括当归、阿胶、熟地、何首乌、白芍、枸杞子等。中成药包括乌鸡白凤丸、当归养血丸、八珍益母丸、补血丸、定坤丸等。

（3）常用的补阴药。包含玉竹、麦冬、天冬、黄精、百合、灵芝、石斛、龟板、北沙参、冬虫夏草、女贞子、柏子仁等。中成药包括六味地黄丸、知柏地黄丸、柏子仁丸、大补阴丸等。

（4）常用的补阳药。包括狗鞭、海马、蛤蚧、锁阳、狗肾、杜仲、鹿茸、鹿角胶、紫河车、淫羊藿、补骨脂、肉苁蓉等。中成药有：金鹿丸、多鞭精、鹿茸片、金匮肾气丸等。

药物皆有两重性，若有虚症，方可补之；若无病，不可随意滥用，即便是有病，也应当依据病情选择使用，否则有害无益。

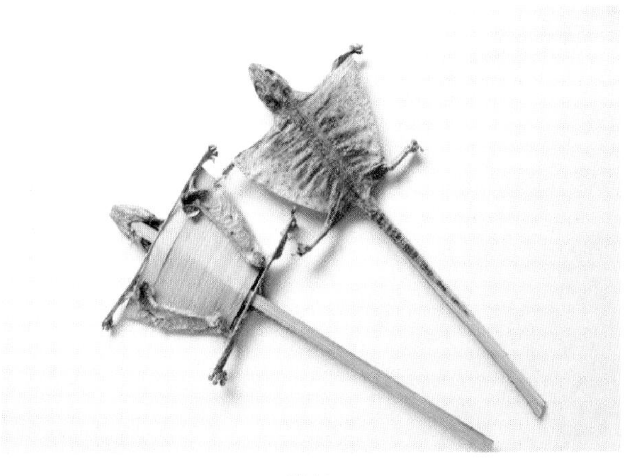

蛤蚧

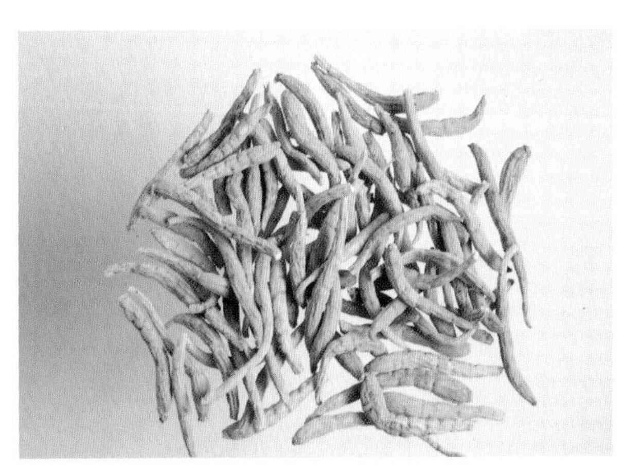

太子参

合和第七

原文 → 译文

凡药，治择熬炮[1]讫，然后称之以充用，不得生称。

凡用石药及玉，皆碎如米粒，绵裹纳汤酒中。

凡钟乳等诸石，以玉槌水研，三日三夜漂炼，务令极细。

凡银屑，以水银和成泥。

凡矾石，赤泥团之，入火半日，乃熟可用，仍不得过之。不炼生入药，使人破心肝。[2]

凡是药物，必须先经过选择、煎炒和炮制完毕，然后才能用作药物称其重量，不能生着时称。

凡用石药及玉，都必须使其碎如米粒，再用棉布裹住浸入汤药或酒药中。

凡是钟乳等各种石药，要用玉槌加水研细，漂炼三天三夜，务必使其极细。

凡是银屑，要用水银调和成泥状。

凡是矾石，应先用赤泥围裹，放入火中烧炼半日，熟后就可使用，但不可过度。如不烧炼，生用入药，会使病人心肝涣散。

注释

①炮：炮制。

②破心肝：指心肝涣散。

服饵第八

原文 → 译文

若用毒药治病，先起如黍粟，病去即止，不去倍[1]之，不去十之，取去为度[2]。病在胸膈以上者，先食而后服药；病在心腹以下者，先服药而后食；病在四肢血脉者，宜空腹而在旦；病在骨髓者，宜饱满而在夜。

凡服丸散，不云酒水饮者，本方如此，是可通用也。

如果用毒药治病，开始只能用黍粟那么少一点，病一除去就应马上停止用药；如果没有除去病邪，就加倍用药；仍然没有除去病邪的，就十倍用药，以除去病邪为限度。病在胸膈以上部位的，先吃饭而后服药；病在胸膈以上部位的，先吃药而后吃饭；病在四肢血脉的，适宜在早晨空腹服药；病在骨髓的，适宜在夜间饱食后服药。

服丸药、散药，处方上没有说用酒或水吞服的，无需说明，可以通用。

注释

①倍：加倍。

②度：限度。

养生大攻略

以毒攻毒的中药

所谓以毒攻毒，指的是毒陷邪深、非攻不克的肿瘤，此类药物具有攻坚蚀疮、消肿除块、破瘀散结的功效。

本类药物全部都有毒，有些为大毒，应用时有一定的危险性，故必须慎重掌握有效剂量。

巴豆

来源：大戟科巴豆属植物巴豆树的种子。

性味功效：种子：味辛，性热，有大毒，泻下祛积，逐水消肿。根、叶：味辛，性温，有毒，温中散寒，祛风活络。

临床应用：可用于多种癌肿，如霍奇金病、肺癌、子宫癌、皮肤癌、乳腺癌、胃癌等，以霍奇金病及胃癌缓解率高。用经过去毒处理的巴豆制剂治疗晚期肿瘤，多有明显的止痛、改善睡眠、增加食欲等功效。此外，还用于风湿性关节炎、跌打肿痛、毒蛇咬伤、水肿。外用治冻疮，可杀除孑孓、癣、疣、痣等。

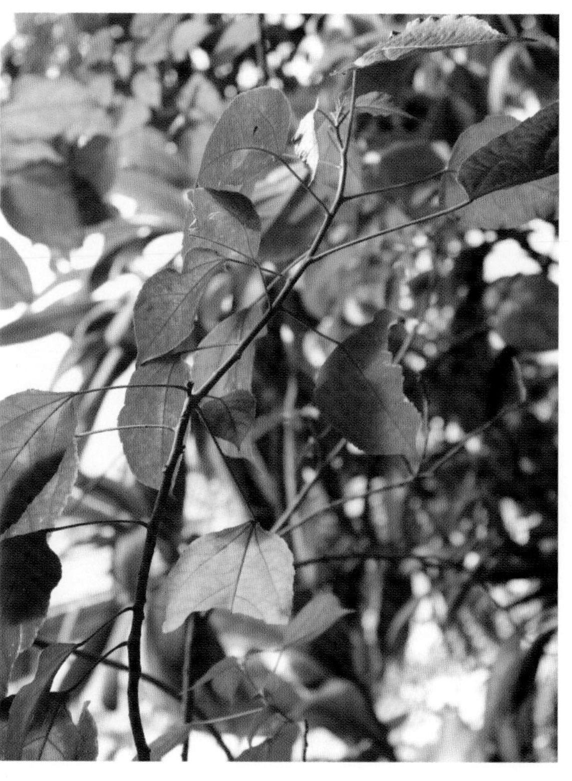

巴豆

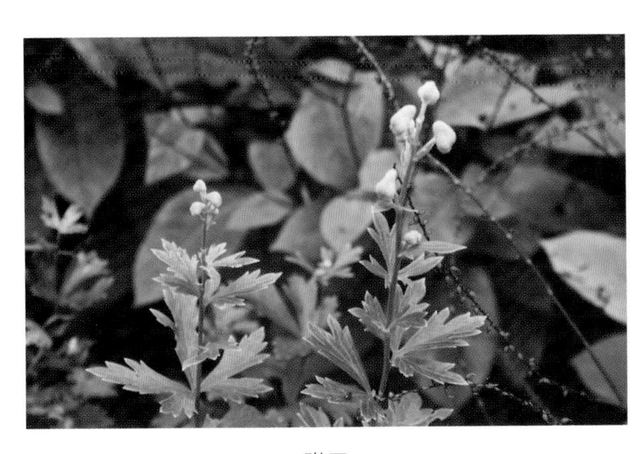

附子

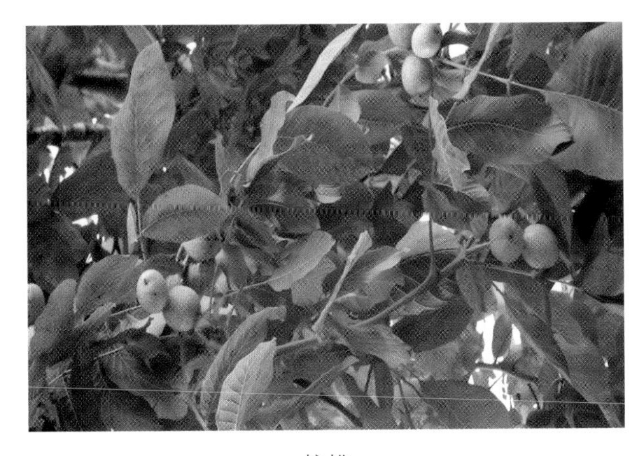

核桃

用法用量：内服，去种皮榨去油（巴豆霜）0.15 ~ 0.3克，可配入丸，散剂，外用适量。

附子

来源：毛茛科乌头属植物乌头的子根。

性味功效：味辛，性大热，有毒。回阳救逆，散寒止痛，强心。

临床应用：乌头注射液可用于治疗晚期胃癌等消化系统恶性肿瘤，并有较好的消肿止痛作用。此外，还用于治疗亡阳虚脱、四肢厥冷、镇痛、抗炎、强心等。

用法用量：内服 3 ~ 9 克。生用毒性较大。

核桃

来源：胡桃科胡桃属植物胡桃的种仁、种膈、外果皮和叶。

性味功效：青龙衣（外果皮）：味苦、涩，性平，有毒。消肿止痒。

临床应用：本品近用于治疗食管癌、胃癌等肿瘤。此外，常用于治疗慢性气管炎，外用治头癣、牛皮癣、痈肿疮疡等。

用法用量：内服 10 ~ 30 克。

常山

来源：虎耳草科常山属黄常山的根。

性味功效：味苦，性寒，有小毒。截疟，解热。

临床应用：本品近用于消化道肿瘤。此外，还用于治疗备种疟疾。

用法用量：内服 5 ~ 10 克。

药藏第九

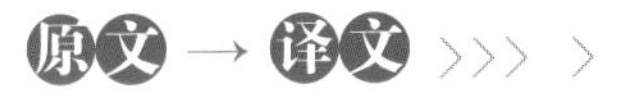

凡药皆不欲数数晒曝，多见风日，气力即薄歇，宜熟知之。

诸药未即用者，俟[1]天大晴时，于烈日中曝，令大干，以新瓦器贮之，泥头密封，须用开取，即急封之，勿令中风湿之气，虽经年亦如新也。其丸散以瓷器贮，密蜡封之，勿令泄气，则三十年不坏。诸杏仁及子等药，瓦器贮之，则鼠不能得之也。凡贮药法，皆须去地三四尺，则土湿之气不中也。

但凡是药物，都不要过多地暴晒，太多地见到风和阳光，药性就容易减损消耗，人们应熟知这个道理。

各种药物若不是立刻要使用的，最好等到天气晴好时，在烈日下暴晒，使之特别干燥，然后用新瓦器贮藏，外用泥土密封，等到用的时候开取，用后立即封上，不要让风湿之气沾染它，这样即使存放了若干年，也还会像新的一样。丸、散药需要用瓷器贮藏，并用密蜡来封住，不要让其泄气，这样就能保持三十年不变质。各种杏仁以及杏子等药物，要用瓦器来贮存，以防老鼠破坏。凡是贮药的药物，都必须离地三四尺，这样土湿之气就侵害不到了。

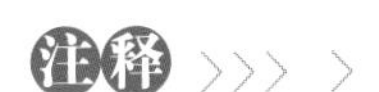

①俟：等待。

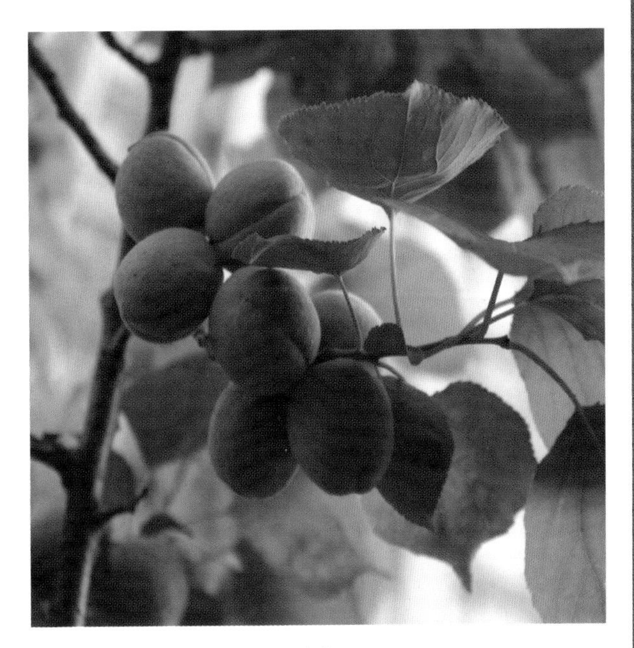

杏仁

卷二 妇人方上

本篇精华

1. 介绍女子不孕的治疗方法及处方；
2. 论述孕妇妊娠恶阻的脉象及治疗方法；
3. 介绍孕妇妊娠逐月养胎方；
4. 介绍孕妇妊娠期的各种疾病及治疗方法；
5. 介绍孕妇难产、腹死胎中、婴儿横生、胞胎不出的治疗方法；
6. 介绍产妇产后下乳的良方。

求子第一

原文 → 译文

论曰：夫妇人之别有方者，以其胎妊生产崩伤之异故也。是以妇人之病，比之男子十倍难疗。经言，妇人者，众阴所集，常与湿居，十四以上，阴气浮溢，百想经心，内伤五脏，外损姿颜，月水去留，前后交互，瘀血停凝，中道断绝，其中伤堕不可具论矣。

今具述求子之法，以贻后嗣，同志之士，或可览焉。

妇女由于有胎妊、生产和崩伤这些与男子不同的特殊情况，所以妇女与男子的用药也不同，而且妇女的疾病比男子的疾病难治许多倍。经中说：妇女，众阴会聚于一身，常常与湿相联系。女人在十四岁以后，阴气就浮溢于外，再加上百般烦心，则外损容颜，内伤五脏，而且开始出现月经，若前后时间交错，还会出现淤血停顿、凝结，使中道断绝，内中受到伤害而堕下的情况。

下面所详细叙述的生子的方法，后人要谨记，而与此情况相同的人，也可以浏览选用。

白薇丸

主令妇人有子方。

白薇 细辛 防风 人参 秦椒 白蔹（一作白芷） 桂心 牛膝 秦艽 芜荑 沙参 芍药 五味子 白僵蚕 牡丹 蛴螬各一两 干漆 柏子仁 干姜 卷柏 附子 川芎各二十铢 紫石英 桃仁各一两半 钟乳 干地黄 白石英各二两 鼠妇半两 水蛭 虻虫各十五枚 吴茱萸十八铢 麻布叩头（一尺烧）

上三十二味为末，蜜和丸如梧子大，酒服十五丸，日再，稍加至三十丸，当有所去。小觉有异即停服。

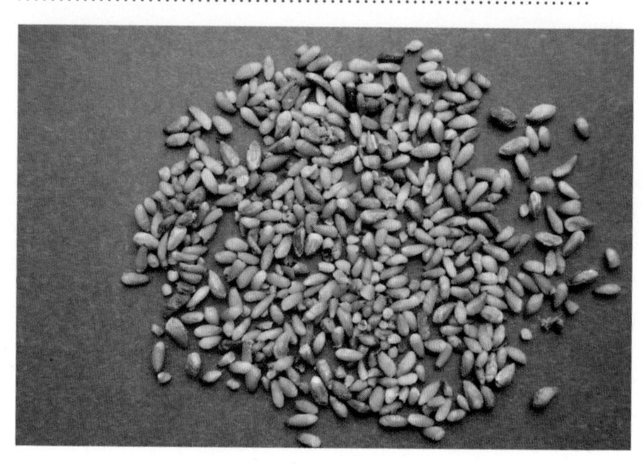

柏子仁

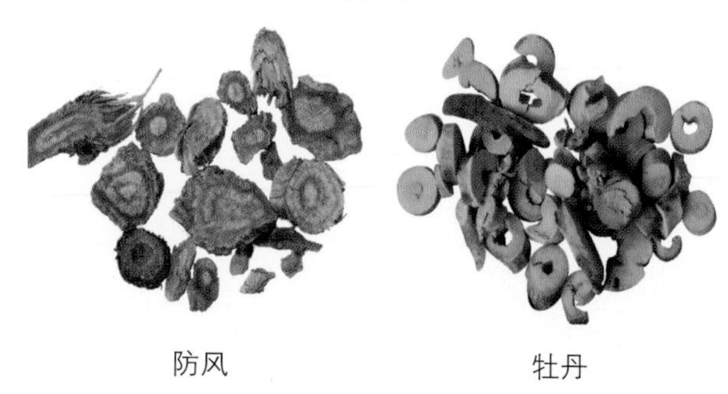

防风　　牡丹

白薇丸

主治女子不孕。

白薇、细辛、防风、人参、秦椒、白蔹（一说白芷）、桂心、牛膝、秦艽、芜荑、沙参、芍药、五味子、白僵蚕、牡丹、蛴螬各一两，干漆、柏子仁、干姜、卷柏、附子、穹劳各二十铢。紫石英、桃仁各一两半，钟乳、干地黄、白石英各二两，鼠妇半两，水蛙、虻虫各十五枚，吴茱萸十八铢，麻布叩巾复头一尺、烧。

以上各味药研为末，用蜜调和成梧桐子大小的丸，每次用酒送服下十五丸，渐渐加到三十丸，每日两次，至泻下恶物，稍微感到有异样即停服。

大黄丸

治带下百病无子。服药十日下血，二十日下长虫及青黄汁，三十日病除，五十日肥白方：

大黄（破如米豆，熬令黑）柴胡 朴硝（熬） 干姜（各一升）川芎（五两） 蜀椒（二两） 茯苓（如鸡子大一枚）

上七味为末，蜜和丸，如梧桐子大，先食，服七丸，米饮下，加至十丸，以知为度，五日微下。

大黄丸

主治各种带下病导致的不孕，服药十天后会使妇人下血，服药二十天就会泄下蛔虫及阴部流出清黄汁，服药三十天即可除去疾病，服药五十天则使人长得白胖。

大黄（破如米豆，熬令黑）、柴胡、朴硝（熬）、干姜各一升，川芎五两，蜀椒二两，茯苓（如鸡蛋大）1枚。

以上七味药均研为末，用蜜调和，制成如梧桐子大的药丸，先食，服七丸，用米汤服下，加至十丸，直至药显效为止。

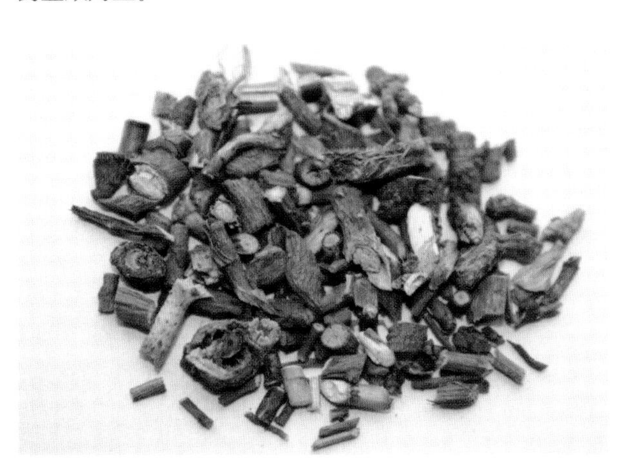

柴胡

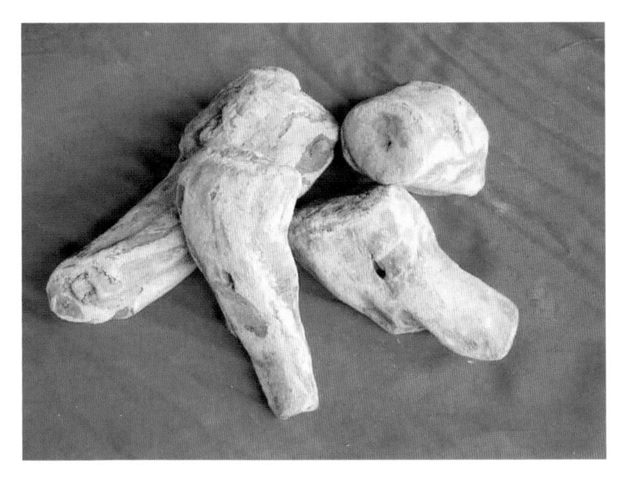

大黄

吉祥丸

治女人积年不孕方。

天麻一两 五味子二两 覆盆子一升 桃花二两 柳絮一两 白术二两 川芎二两 牡丹一两 桃仁一百枚 菟丝子一升 茯苓一两 楮实子一升 干地黄一两 桂心一两

上十四味末之，蜜和丸如豆大，每服空心，饮苦酒下五丸，日中一服，晚一服。

吉祥丸

主治女人婚后多年不孕。

天麻一两，五味子二两，覆盆子一升，桃花二两，柳絮一两，白术二两，川芎二两，牡丹一两，桃仁一百枚，菟丝子一升，茯苓一两，楮实子一升，干地黄一两，桂心一两。

上十四味药研为粉末，用蜜调和制成豆子大小的丸，每次空腹用酒送服下五丸，中午和晚上各服用一次。

灸法

妇人绝子，灸然谷五十壮。在内踝前直下一寸。

妇人绝嗣不生[①]，胞门闭塞，灸关元三十壮，报之。

妇人绝嗣不生，灸气门穴，在关元旁三寸，各百壮。

妇人子藏[②]闭塞，不受精，疼，灸胞门五十壮。

妇人绝嗣不生，漏赤白，灸泉门十壮，三报之，穴在横骨当阴上际。

灸法

妇人绝子，针灸然谷穴五十壮，此穴在内踝前直下一寸。

妇女绝后不能生育，胞门闭塞，针灸关元穴三十壮，可重复针灸。

妇女绝嗣后不能生育，针灸气门穴，此穴在关元穴旁三寸处，灸一百壮。

妇女子宫闭塞，不能受精，疼痛，灸胞门穴五十壮。

妇人绝嗣后不能生育，漏赤白带，针灸泉门（即泉阴穴）十壮，重复三次，此穴位在横骨当阴上面的地方。

注释

①绝嗣不生：绝后不能生育。

②子藏：子宫。

养生大攻略

治疗女性不孕症的偏方

当归蜜丸

【原料】当归、白芍、胎盘（紫河车）各60克，枸杞子、党参、杜仲、巴戟、菟丝子、桑寄生、鹿角胶各30克，川芎20克，鸡血藤120克。

【制法】上药共研细末，炼蜜为丸。

【用法】每次9克，每日3次。

【功效】滋补肝肾。

【适用】不孕症。

种子丸

【原料】制附片、白及、细辛、山萸肉、五灵脂、白蔹各15克，石菖蒲、当归、生晒参、炒白术、陈莲蓬（烧存性）各50克，制香附30克。

【制法】上药共研细末，炼蜜为丸，梧桐子大。

【用法】在经净后服用，糯米酒送服。每日2次，

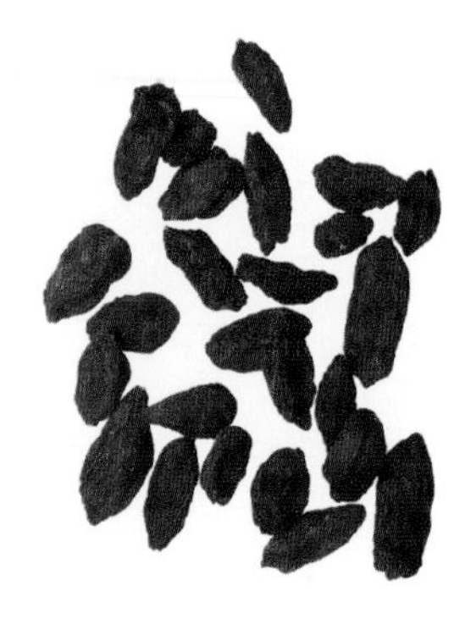
枸杞子

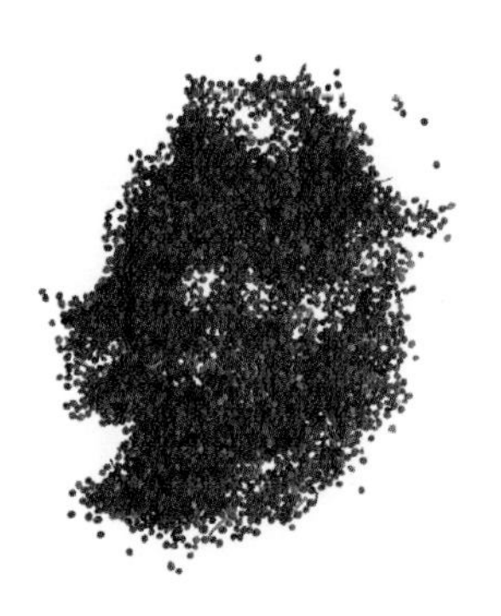
菟丝子

每次20粒。服药7日内忌房事。

【功效】温肾暖宫，补气化瘀。

【适用】宫寒肾虚、血瘀之不孕。

助孕汤

【原料】广木香、当归各10克，柴胡、香附各3克，紫河车、羌活、益母草、白芍各9克。

【制法】水煎取药汁。

【用法】在月经后第10～15日服食药汁，服4～6剂。

【功效】疏肝解郁，养血调经。

【适用】肝郁不孕。

通卵受孕种育丹

【原料】当归、炒蒲黄、赤芍各10克，荔枝核、玄胡各15克，干姜、川芎各8克，官桂4.5克，炒茴香3克。

【制法】水煎取药汁。

【用法】内服。

【功效】温经暖宫，活血理气。

【适用】输卵管阻塞所致的不孕。

当归葛根汤

【原料】当归、制香附、菟丝子各15克，葛根、益母草、丹参各30克，牡丹皮12克，红花、川牛膝、沉香（分吞）各10克，炒杜仲、川续断各24克。

【制法】水煎取药汁。

【用法】每日1剂，内服。

【功效】疏肝解郁，调理冲任，通经活血。

【适用】不孕症。

三七红藤汤

【原料】红藤、生米仁各30克，银花、麦冬各10克，桃仁、香附各12克，当归15克，川芎6克，三七粉（吞）3克。

【制法】水煎取药汁。

【用法】内服。经期第1～10日服用。

【功效】活血化瘀，清热解毒。

【适用】输卵管阻塞所致的不孕症。

开郁种玉汤

【原料】酒炒白芍30克，茯苓（去皮）、酒炒香附、酒洗丹皮各9克，土炒白术、酒洗当归各150克，花粉6克。

【制法】水煎取药汁。

【用法】内服。

【功效】解肝脾心肾四经之郁，开胞胎之门。

【适用】不孕症。

并提汤

【原料】大熟地、巴戟（盐水浸）、土炒白术各30克，人参、生黄芪各15克，枸杞子6克，山萸肉9克，柴胡1.5克。

【制法】水煎取药汁。

【用法】每日1剂，日服2次。

【功效】补肾气，兼补脾胃。

【适用】不孕症。

妊娠恶阻第二

原文→译文

凡妇人虚羸，血气不足，肾气又弱，或当风[①]饮冷太过，心下有痰水者，欲有胎而喜病阻。所谓欲有胎者，其人月水尚来，颜色、肌肤如常，但苦沉重，愦闷不欲饮食，又不知其患所在，脉理顺时平和，则是欲有娠也。如此经二月，日后便觉不通，则结胎也。阻病者，患心中愦愦，头重眼眩，四肢沉重，懈惰不欲执作，恶闻食气，欲啖[②]咸酸果实，多卧少起，世谓恶食。其至三四月日以上，皆大剧吐逆，不能自胜举也。此由经血既闭，水渍于脏，脏气不宣通，故心烦愦闷，气逆而呕吐也。

凡是那些身体虚弱羸瘦，血气不足，肾气虚弱，或者迎风，饮用冷水太多，心下有痰的妇女，在将怀孕时常常患阻病。所谓将有妊娠，是指妇人的月经仍然来，且面色、肌肤与平常无异，脉理平和，只是全身沉重、昏闷，不思饮食，却不知病患之所在。像这种情况，月经在两个月后便会停掉，开始结胎。而所患阻病，是指妇人心中烦乱不安，头重眼花，四肢沉重无力，软弱得不能抬举。不喜欢闻到饮食的气味，只想吃咸、酸的食物，少起多睡，往往达三四个月以上，剧烈呕逆，不能做任何事情。原因在于经血闭塞，水积于五脏六腑，使脏气不能宣泄，因此心中烦闷不安，气逆而形成呕吐。

半夏茯苓汤

治妊娠阻病，心中愦闷，空烦吐逆，恶闻食气，头眩体重，四肢百节疼烦沉重，多卧少起，恶寒，汗出，疲极黄瘦方。

半夏 生姜（各三十铢） 干地黄 茯苓（各十八铢） 橘皮 旋覆花 细辛 人参 芍药 川芎 桔梗 甘草（各十二铢）

上十二味 咀，以水一斗，煮取三升，分三服，若病阻积月日不得治，及服药冷热失候，病变客热烦渴，口生疮者，去橘皮、细辛，加前胡、知母各十二铢。若变冷下痢者，去干地黄芩六铢。余根据方服一剂得下后，消息，看气力冷热增损方调定，更服一剂汤，便急服茯苓丸，能食便强健也。忌生冷醋滑油腻，菘菜，海藻。

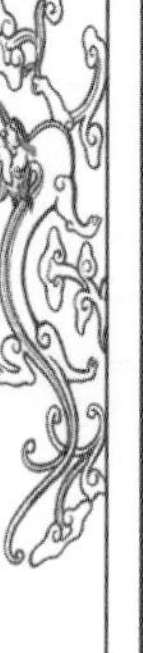

半夏茯苓汤

治妊娠恶阻，心中昏闷，空烦呕吐，恶闻饮食的气味，四肢和全身关节疼痛沉重，头昏重，少起多睡，恶寒，出汗，极度黄瘦、疲倦的处方。

半夏、生姜各三十铢，干地黄、茯苓各十八铢，橘皮、旋覆花、细辛、人参、芍药、川芎、桔梗、甘草各十二铢。

以上十二味药分别捣碎，加一斗水然成三升药液，分成三次服。如果患恶阻病，积有一月多未治愈，以及服药冷热失候，客热烦渴等病变，口中生疮的，去橘皮、细辛，加前胡、知母各十二株；如遇冷下痢的，去干地黄，加入桂心十二株，如果量减小。胃中虚惫，生热，大便不通，小便赤少的，适宜加大黄十八株，去地黄，加黄芩六铢。其余的依方服一剂，取下后，根据气力及冷热情况减少或增加，处方调定，再服一剂，紧接着服茯苓丸，使患者能够饮食，身体便能够强健。

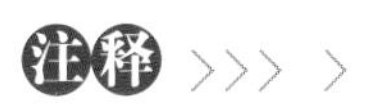

①当风：迎风。

②啖：吃，食用。

养生大攻略

防治妊娠恶阻食谱

砂仁蒸鲫鱼

【原料】鲫鱼1条，砂仁5克，生姜10克，葱2根。

【制法】将砂仁去外壳，砂仁肉打碎；生姜去皮、洗净、切丝；葱去须根、洗净、切成小段；鲫鱼去鳞、鳃及内脏，洗净，拭干鱼肚内之水分，将砂仁放入鱼肚内，下油、盐、生姜丝及葱，隔水蒸熟即可。

【功效】健脾化湿，安胎止呕。

【用法】随意食用或佐餐。

【适用】妊娠呕吐、妊娠水肿属素体虚寒者。

姜汁牛奶

【原料】鲜牛奶200克，生姜汁10克，白糖20克。

【制法】将以上3种物料混匀，煮沸后即可。

【功效】补脾降逆止呕。

【用法】温热服，每日2剂。

【适用】脾胃虚弱型妊娠呕吐。

伏龙肝姜鸡

【原料】伏龙肝、生姜各60克，童子鸡1只，盐少许。

【制法】将鸡去毛、内脏，放生姜于鸡腹中，加入伏龙肝澄清液适量、盐少许，置武火烧沸，改文火炖烂。

【功效】温中补虚，降逆止呕。

【用法】每日或隔日1次，佐餐食用。

【适用】妊娠胃寒呕吐。

乌梅生姜方

【原料】乌梅10克，生姜30克。

【制法】乌梅、生姜捣烂，绞汁。

【功效】生津开胃止呕。

【用法】用纱布沾汁擦舌，每日数次。

【适用】妊娠胃阴虚呕吐。

陈皮炒鸡蛋

【原料】鸡蛋2个，陈皮、生姜各15克，葱2根。

【制法】将陈皮用冷水浸软、洗净，切成细丝；生姜去皮，洗净，磨浆，榨汁；葱去须根，洗净，切粒。

【功效】健脾化痰，下气止呕。

【用法】随量食用。

【适用】妊娠呕吐属脾胃虚弱者。

姜汁米汤

【原料】鲜生姜6克，大米500克。

【制法】将大米洗净放入沙锅中，加水1000毫升，文火煮，待米熟烂后，取米汤100 ~ 200毫升，加入生姜汁5滴即可。

【功效】健脾和胃，降逆止呕。

【用法】频饮，可连用数日。

【用法】频饮，可连用数日。

【适用】脾胃虚弱引起的妊娠恶阻。

柚皮姜汤

【原料】老姜9克，柚皮18克。

【制法】老姜切片，与柚皮同放入锅内加水200毫升，用小火熬至100毫升，去渣取汁。

【功效】行气降逆止呕。

【用法】频频冷饮。

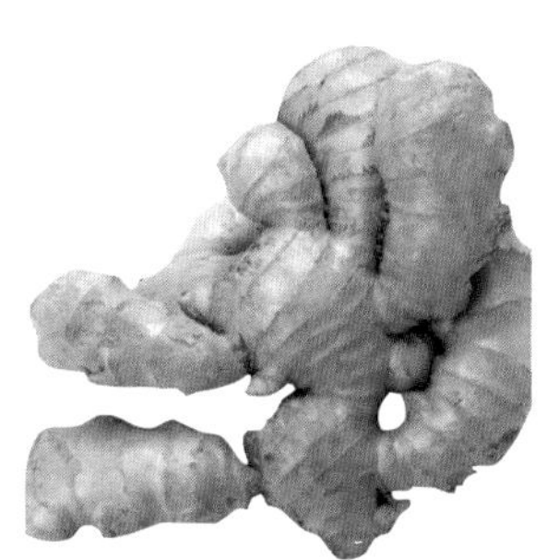

生姜

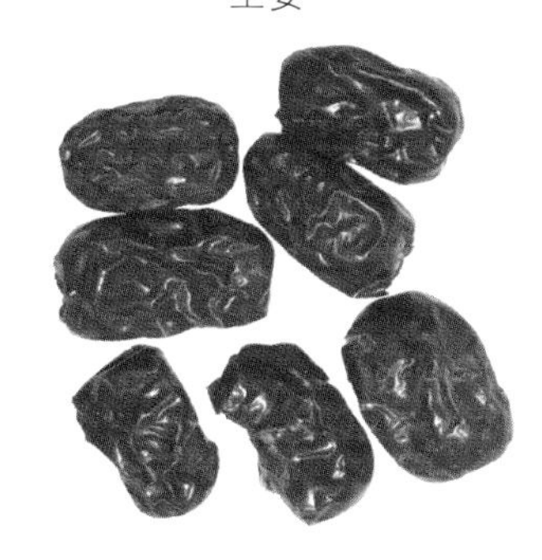

大枣

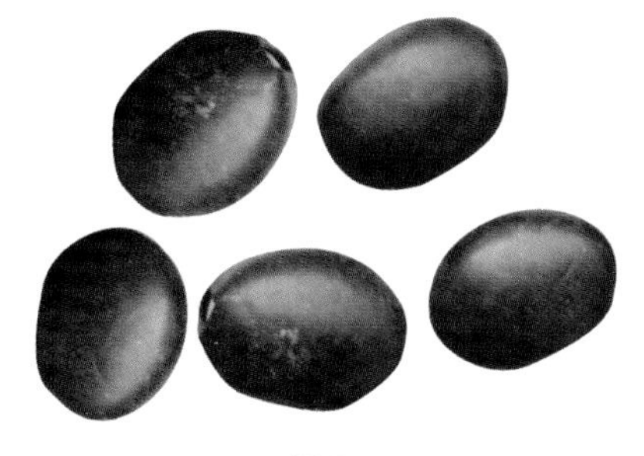

黑豆

【适用】妊娠恶阻。

黑豆姜枣汤

【原料】黑豆 30 克，生姜 10 克，大枣 6 枚。

【制法】将上味洗净，加水 500 毫升，水煎至黑豆熟烂。

【功效】健脾温中，利水消肿。

【用法】每日 1 剂，分 2 次服用。

【适用】妊娠脾虚水肿。

双叶汤

【原料】生姜 3 片，紫苏叶 10 克，淡竹叶 6 克。

【制法】将味同入沙锅内，加水 400 毫升，用大火煎沸，改小火煎 30 分钟，去渣取汁。

【功效】行气降逆，清热止呕。

【用法】每日 1 剂，分 2 次口服。

【适用】妊娠恶心、呕吐。

柚子皮粥

【原料】柚子皮 30 克，粳米 100 克，白沙糖 50 克。

【制法】柚子皮洗净、切块，与粳米同入沙锅内，加水适量，大火煮沸 20 分钟，然后加白糖，改小火熬粥。

【功效】理气健脾，和胃止呕。

【用法】去柚子皮，食粥，每日 2 ~ 3 次。

【适用】脾胃气滞之妊娠恶阻。

麦地粥

【原料】鲜麦冬汁、鲜生地汁各 50 克，生姜 10 克，粳米 50 ~ 100 克。

【制法】先将生姜、粳米煮粥，粥熟再调入麦冬汁、生地汁。

【功效】养胃生津止呕。

【用法】每日 2 次，空腹食用。

【适用】妊娠胃阴虚引起的恶心、呕吐。

养胎第三

原文 → 译文 >>> >

论曰：旧说凡受胎三月，逐物变化，禀质未定。故妊娠三月，欲得观犀象猛兽，珠玉宝物，欲得见贤人君子盛德大师，观礼乐钟鼓俎豆，军旅陈设，焚烧名香，口诵诗书，古今箴诫，居处简静[①]，割不正不食，席不正不坐，弹琴瑟，调心神，和性情，节嗜欲。庶事清净，生子皆良，长寿忠孝，仁义聪惠，无疾，斯盖文王胎教者也。

旧时说，大凡怀孕三个月，因为胎儿禀质尚未确定，所以会随事物的变化而变化，去观看犀牛、大象、猛兽、珠玉、宝物等，就会有一个刚猛的孩子。想要一个像贤人君子、盛德大师一样的孩子，就去观看礼乐的钟鼓、俎豆，古代宴客、祭祀用的礼器、军旅陈设等器物；并焚烧名香，口中朗诵诗书及古今箴言，居处在安静、简朴的地方，且不吃割得不正的肉，不坐摆得不正的席，弹琴瑟，调节心神，平和性情，修身养性，节制嗜欲，凡事清净，这样就会生下很好的孩子，能够长寿，忠诚孝顺，没有疾病而且仁义聪慧，这大概就是所谓的“文王胎教”吧。

甘草散

令易生，母无疾病，未生一月，日预服，过三十日，行步动作如故，儿生堕地[②]皆不自觉方。

甘草（二两） 大豆黄卷 黄芩 干姜 桂心 麻子仁 大麦糵 吴茱萸（各三两）

上八味治下筛，酒服方寸匕，日三。

甘草散

使母亲没有疾病，孩子容易出生，在生产前一个月预先服，过了三十天行走动作仍如原来一样，孩子生下来产妇都没有异样感觉的处方

甘草二两，大豆黄卷、黄芩、干姜、桂心、麻子仁、大麦糵、吴茱萸各三两。

以上八味药捣筛后制成散药，每日用酒或温水送服，一日三次。

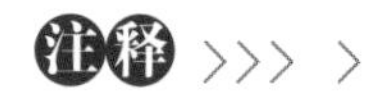

注释 >>> >

①居处简静：居住在简朴、安静的地方。

②堕地：生下来。

养生大攻略

孕妇不宜饮糯米甜酒

在我国许多地方，都有给孕妇吃糯米甜酒的习惯，并错误地认为，糯米甜酒是“补母体，壮胎儿”之物。这种说法是没有科学根据的，相反会造成胎儿畸形。

糯米甜酒和一般酒一样，都含有一定浓度的酒精。与普通白酒的不同之处是，糯米甜酒含酒精的浓度不如烈性酒高。但即使是微量酒精，也可以毫无阻挡地通过胎盘进入胎儿体内，使胎儿大脑细胞的分裂受到阻碍，造成中枢神经系统发育障碍，而形成智力低下和造成胎儿的某些器官畸形，如小头、小眼、下巴短等。

所以，孕妇必须忌酒和不吃糯米酒。

孕妇不宜多吃冷饮

孕妇在怀孕期间，胃肠对凉的刺激非常敏感。吃多冷饮能使胃肠血管突然收缩，胃液分泌减少，消化功能降低，从而引起食欲不振、消化不良、腹泻，甚至引起胃痉挛，出现剧烈腹痛现象。

孕妇的鼻、咽、气管等呼吸道黏膜往往充血、水肿，如果大量食入冷饮，充血的血管突然收缩，血液减少，可致局部抵抗力降低，使潜伏在咽喉、气管、鼻腔、口腔里的细菌与病毒乘机而入，引起咽痛、咳嗽、头痛等，严重时引起上呼吸道感染或诱发扁桃体炎。有人发现，胎儿对凉的刺激也很敏感，当孕妇喝冷饮时，胎儿会在子宫内躁动不安，胎动变得频繁。因此，孕妇吃冷饮一定要有所节制。

妊娠诸病第四

胎动及数堕胎第一

原文 → 译文

葱白汤

治妊娠胎动不安腹痛方。

葱白（切，一升）阿胶（二两）当归 续断 川芎（各三两）

上五味咀，以水一斗，先煮银①六七两，取七升，去银纳药，煎取二升半，下胶令烊，分三服，不瘥②重作。

葱白汤

主治妊娠胎动不安、腹痛等。

葱白（切）一升，阿胶二两，当归、续断、川芎各三两。

以上五味药分别切碎，另取白银六到七两，用水一斗煎煮，取汁七两，去银，入上药再煎，煎取二升半，放入阿胶烊化，分为三服。若服后不愈，可继续合服。

注释

①银：白银。

②瘥：痊愈。

养生大攻略

保胎食谱

三仙止呕露

【原料】苹果3个，鲜甘蔗500克，鲜生姜250克。

【制法】将各食品洗净，放煲内加水适量，煲至烂熟，调味后食用。

【功效】健脾补肾，益血固胎。

【用法】1日分2次食完，可常服。

【适用】脾肾两虚之胎动不安。

寄生党参猪骨汤

【原料】猪脊骨（或猪胫骨）1000克，桑寄生、党参各30克，红枣5枚。

【制法】猪骨洗净，斩件。桑寄生、党参、红枣（去核）洗净，与猪骨一起放入锅内，加清水适量，武火煮沸后，文火煲3小时，调味即可。

【功效】补气养血，保产育胎。

【用法】去药渣，饮汤。

【适用】气血不足引起的胎儿发育不良，或胎动不安。

二莲鸡子黄汤

【原料】鸡蛋2个，百合、莲子肉各30克，莲须12克，红枣4枚。

【制法】莲子（去芯）、红枣（去核）、百合、莲须洗净。把全部原料放入锅内，加清水适量，武火煮沸后，文火煲1小时，然后把鸡蛋打破，取蛋黄放入汤中，蛋黄刚熟即可。

【功效】养心除烦，安神固胎。

【用法】饮汤食蛋。

【适用】阴血不足、虚火内扰引起的胎动不安、心烦不眠者。

参芪砂仁瘦肉汤

【原料】猪瘦肉500克，党参15克，黄芪、淮山各药30克，砂仁6克。

【制法】猪瘦肉洗净，放入开水中略煮后，取出过冷水。党参、黄芪、淮山药洗净，与猪瘦肉一起放入锅内，加清水适量，武火煮沸后，文火煲2小时，然后加入砂仁，再煲20分钟，调味供用。

【功效】补益气血，和胃安胎。

【用法】去药渣，食肉饮汤。

【适用】气血亏虚引起的胎气不固、易于流产者，或胃气不和引起恶心欲呕者。

核桃芡实粥

【原料】核桃肉15克（打碎），芡实30克，红枣10枚，红糖适量，糯米60克。

【制法】将核桃、芡实、红枣、糯米放煲内，加水适量，煲熟成粥，加糖溶化后即可适量食用。

【功效】健脾补肾，益血固胎。

【用法】每日2次，可常服。

【适用】脾肾两虚之胎动不安。

莲子桂圆粥

【原料】莲子肉30克，桂圆肉15克，红枣10枚，糯米60克，白糖适量。

【制法】将莲子、桂圆肉、红枣、糯米洗净后放煲内，加水适量煮成粥，加入白糖即可。

【功效】健脾补肾，益血固胎。

【用法】分次食用。

【适用】胎动不安。

菟丝子粥

【原料】菟丝子、糯米各50克，红枣10枚，白糖15克。

【制法】将菟丝子洗净，加清水4小碗，文火煮至3小碗，倒出药汁，过滤备用。将糯米、红枣洗净，与菟丝子汁一起放入锅内，武火煮沸后，文火煮至粥成，加入白糖煮沸即可。

【功效】补肾健脾安胎。

【用法】随量食用。

【适用】胎漏、胎动不安或滑胎属肾虚者。

白果竹蛋糖水

【原料】白果20克（去核），腐竹30克，鸡蛋2个，冰糖适量。

【制法】将白果、腐竹、鸡蛋洗净后放入煲内煮至鸡蛋熟后取出，去壳，放回再煮至白果熟后，加入冰糖，溶化后即可。

【功效】健脾补肾，益血固胎。

【用法】饮用糖水，食白果、鸡蛋、腐竹。

【适用】脾肾两虚之胎动不安。

妊娠诸病第四

漏胞第二

原文 → 译文

治妊娠下血如故，名曰漏胞，胞干便死方：

生地黄半斤，㕮咀[1]，以清酒二升，煮三沸，绞去滓服之，无时，能多服佳。（姚大夫加黄雌鸡一头，治如食法，崔氏取鸡血和药中服之。）

治妊娠后月经仍然如平常一样来，这叫漏胞，胞干便会死。用药方：

生地黄半斤切细，用清酒二升煮三沸。绞去渣，不定时服用，能够多服最好。（姚大夫加一只黄雌鸡，如平常吃法治。崔氏取鸡血和在药中服下。）

注释

①咀：切细。

妊娠诸病第四

子烦第三

原文 → 译文

竹沥汤

治妊娠常苦烦闷，此是子烦。

竹沥（一升） 麦冬 防风 黄芩（各三两） 茯苓（四两）

上五味，咀，以水四升，合竹沥煮取二升，分三服，不瘥再作。

竹沥汤

治疗妊娠期间常常觉得烦闷，这是子烦。用竹沥汤：

竹沥一升，麦冬、防风、黄芩各三两，茯苓四两。

以上五味药，分别切碎，用水四升，合竹沥煮取二升，分为三服。若服后不愈，可继续服用。

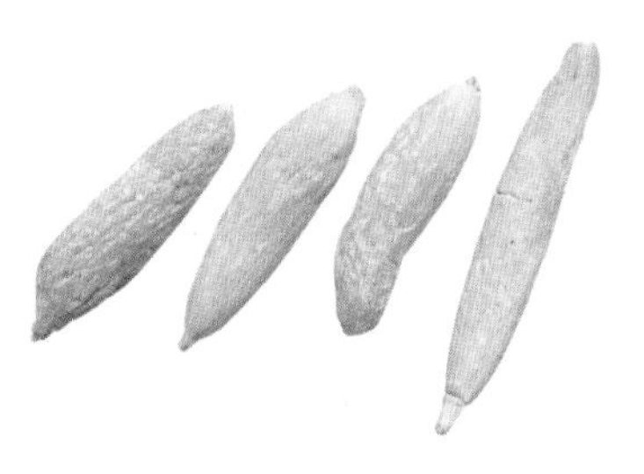

麦冬

妊娠诸病第四

心腹腰痛及胀满方第四

原文 → 译文

治妊娠心痛方：

青竹皮一升，以酒二升煮三两沸，顿服之。

治妊娠腹中痛方：

生地黄三斤，捣绞取汁，用清酒一升，合煎减半顿服，良。

治妊娠忽苦心腹痛方：

烧盐令赤热，三指撮[1]，酒服之立瘥。

治妊娠中恶心腹痛方：

新生鸡子二枚，破着杯中，以糯米粉和如粥，顿服。亦治妊娠猝胎动不安，或但腰痛，

或胎转抢心，或下血不止。

治妊娠腰痛方：

大豆二升，以酒三升，煮取二升，顿服之。亦治常人猝腰痛。

治妊娠时心痛：

青竹皮一升，用二升酒煮两三沸，一顿服下。

治妊娠期间腹中疼痛：

生地黄三斤，捣碎绞取汁，用清酒一升合在一起煎到一半，一次服下。

治妊娠期间忽然觉得心腹疼痛的处方：

将盐炒到极热，用三指取一撮，用酒送服下，病很快就能痊愈。

治妊娠中恶阻，心腹疼痛的处方：

新生鸡蛋二枚，弄破后放在杯中，用糯米粉调和成粥状，一次服下。也可治疗妊娠胎动不安，或只是腰痛，或胎转抢心，或流血不止。

治妊娠腰痛的处方：

大豆二升，用三升酒煮至二升，一次服下。也可治平常人忽然腰痛。

注释

①三指撮：用三指取一撮。

养生大攻略

孕妇食动物肝需慎重

我国传统的饮食习惯认为，动物肝脏营养丰富，含有丰富的维生素 A，所以提倡孕妇多吃动物肝脏。但现代科学研究发现，孕妇常吃动物肝脏易引起胎儿维生素 A 中毒，影响其健康发育，甚至致畸。所以有专家提示孕妇食动物肝需慎重。

英国学者通过调查发现，有外耳缺陷、头面形态异常、

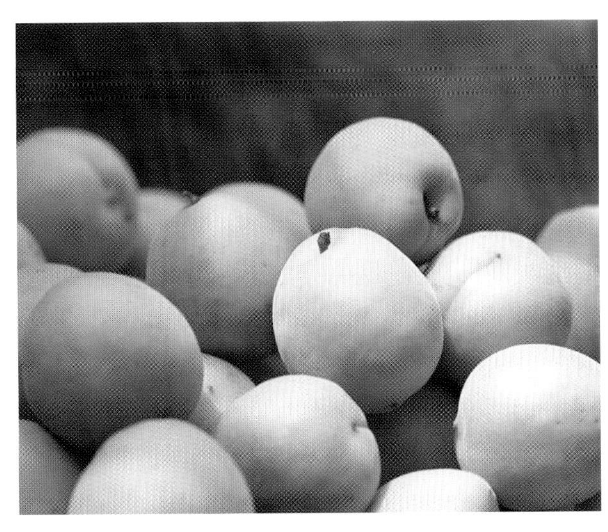

杏

唇裂、腭裂、眼睛缺陷、神经系统缺陷、胸腺发育不良等先天畸形儿中，一般 87% 是因其母在孕期常食用动物肝脏。维生素 A 过量的致畸作用在动物实验中已得到证实，因此很多国家都设有维生素 A 服用的安全量。我国规定孕妇服用维生素 A 的安全量是每日 <6000 国际单位。食用动物肝脏则很易超过这个剂量，而引起胎儿维生素 A 急性中毒、慢性中毒或致畸。药厂生产的维生素 A 胶丸，每丸含 5000 国际单位或 2.5 万单位。孕妇若服用很易超量，也需慎用。

专家们建议，孕妇应当多吃新鲜的水果、蔬菜，尤其是注意吃含胡萝卜素丰富的水果、蔬菜，如杏、苹果、大山楂、胡萝卜、菠菜、小白菜、油菜、圆白菜、芥菜、雪里蕻、紫菜、苋菜（绿）、香菜、芹菜、韭菜、小葱、荠菜、南瓜等。临床实践证明，从果蔬中获得的胡萝卜素在人体内即可转化为维生素 A，满足孕妇及胎儿生长发育的需要，人体不需要时则以胡萝卜素原形排出。因此，孕妇最好不要吃动物肝脏，若偶尔吃一次也不要超过 50 克。

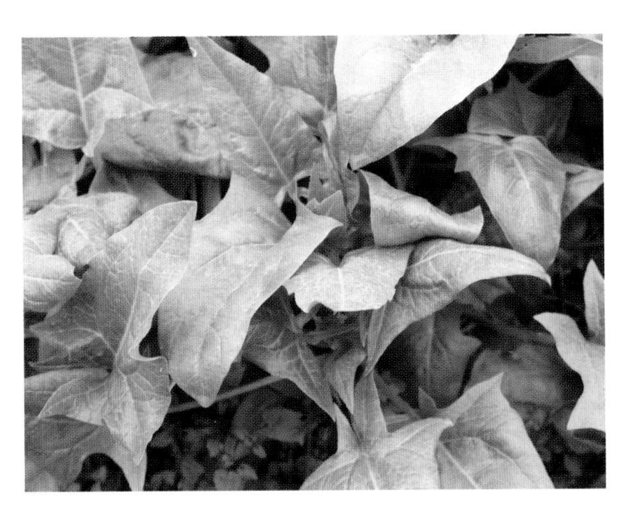

菠菜

妊娠诸病第四

伤寒第五

原文 → 译文

治妊娠伤寒，头痛壮热，肢节烦疼方：

石膏（八两） 大青 黄芩（各三两） 葱白（切，一升） 前胡 知母 栀子仁（各四两）

上七味㕮咀，以水七升煮取二升半，去滓[1]，分五服，相去如人行七八里久再服。

治妊娠伤寒方：

葱白（十茎） 生姜（二两，切）

上二味，以水三升，煮取一升半，顿服取汗。

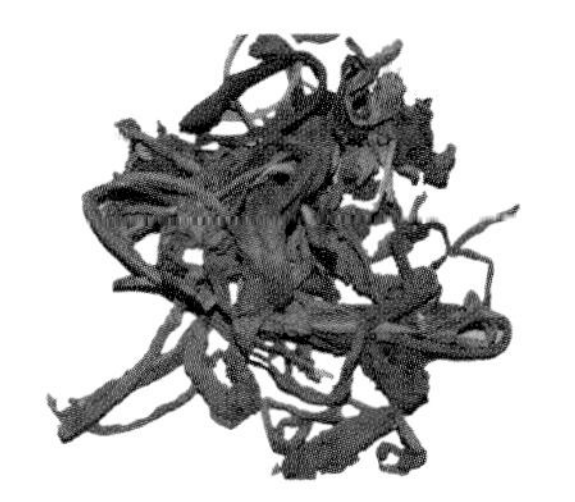

大青

石膏

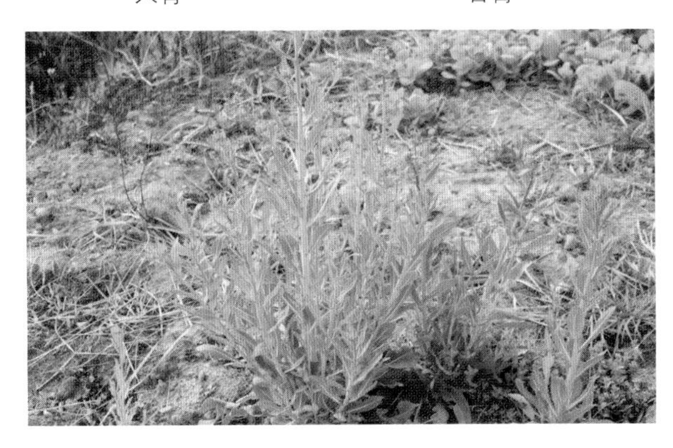

大青

治妊娠期间伤寒，头痛，发热，肢节烦疼的处方：

石膏八两，大青、黄芩各三两，葱白（切）一升，前胡、知母、栀子仁各四两。

将以上七味药分别研细，用七升水煮取二升半，去渣，分成五次服用，共服两帖，每次间隔如人走了七八里路的时间。

治妊娠伤寒方：

葱茎白十段，生姜二两

以上二味药，用水三升，煮取一升半，一次服下，然后发汗。

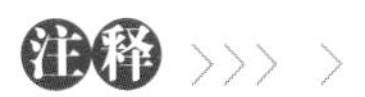

注释

①滓：渣，药渣。

妊娠诸病第四

疟病第六

原文 → 译文

妊娠患疟[1]方：

恒山（二两）甘草（一两）黄芩（三两）乌梅（十四枚）石膏（八两）

上五味㕮咀，以酒水各一升半，合渍药一宿，煮三四沸，去滓，初服六合，次服四合，后服二合，凡三服。

治妊娠期间患疟疾的汤方：

恒山二两，甘草一两，黄芩三两，乌梅十四枚，石膏八两。

以上五味药分别切细，用酒、水各一升半，合浸药一夜后，煮药三四沸，去渣，初次服用六合，第二次服用四合，最后服二合，共分三次服。

注释

①疟：疟疾。

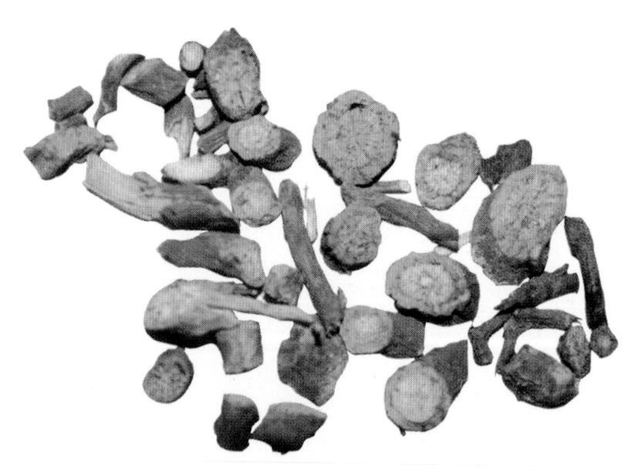

黄芩

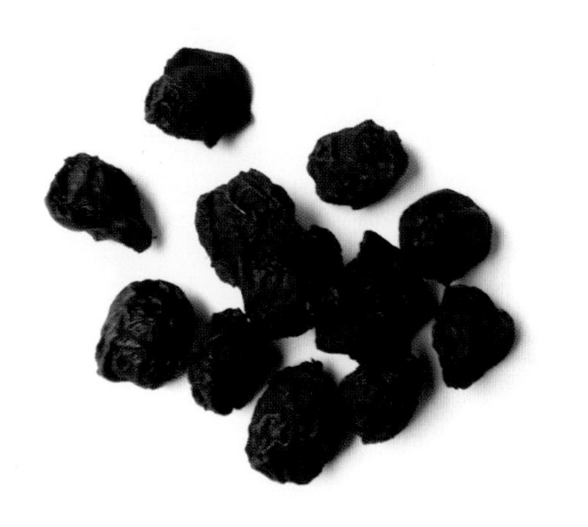

乌梅

妊娠诸病第四

下血第七

原文 → 译文

治妊娠忽暴下血数升，胎燥不动方：

榆白皮（三两）当归 生姜（各二两）干地黄（四两）葵子（一升）

上五味口父咀，以水五升，煮取二升半，分三服，不瘥更作服之。甚良。

治妊娠期间忽然下血数升，胎燥不动的处方：

榆白皮三两，当归、生姜各二两，干地黄四两，葵子一升。

以上五味药分别研细，用五升水煮取二升半，分三服用，不愈再作一剂服下，效果更好。

香豉汤

治半产，下血不尽，苦来去烦满欲死方。

香豉一升半，以水三升煮三沸，漉[1]去滓，纳鹿角末一方寸匕，顿服之，须臾血自下。

鹿角烧亦得。

香豉汤

治疗半产血流不尽，烦闷胀满得要死。

取香豉一升半，用三升水煮三沸，滤去渣，加入研成末的鹿角一方寸匕，一次服下，一会儿后血自然流下。鹿角烧后用也可以。

注释

①漉：滤。

养生大攻略

治疗产后出血的偏方

固本止崩汤

【原料】人参、阿胶（烊冲）、白术各 12 克，黄芪、仙鹤草、熟地黄各 30 克，当归 9 克，黑姜 3 克。

【制法】水煎取药汁。

【用法】口服，每日 1 剂。

【功效】补气摄血。

【适用】气虚型产后出血。

逐瘀止血汤

【原料】熟地黄 15 克，制大黄、枳壳、赤芍各 10 克，三七粉 3 克（分吞），没药、牡丹皮、归尾、桃仁各 9 克，陈阿胶 12 克（烊冲），黄芪 30 克。

【制法】水煎取药汁。

【用法】口服，每日 1 剂。

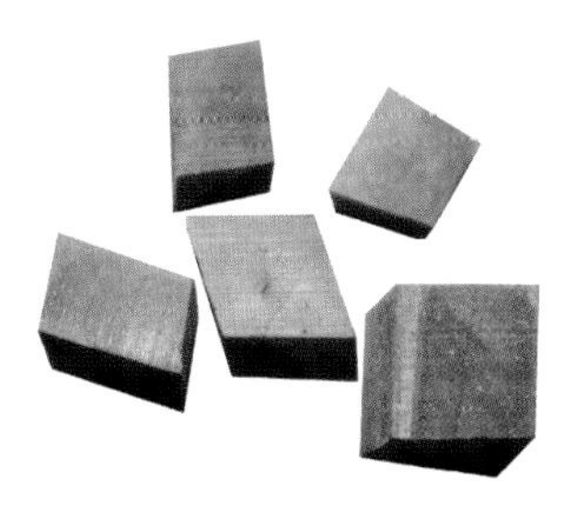

阿胶

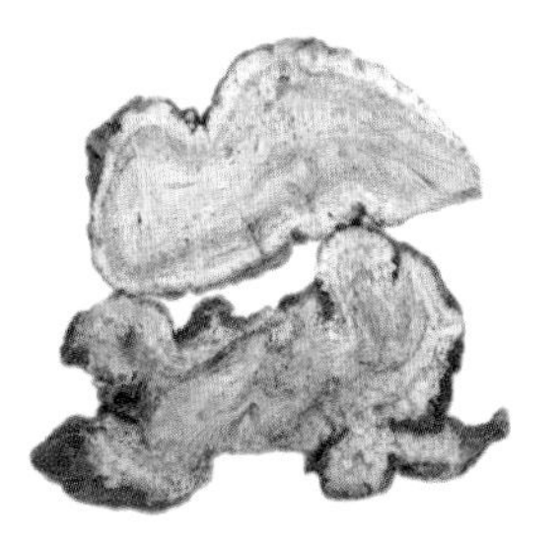

白术

【功效】益气行瘀。

【适用】血瘀型产后出血。

清热化瘀汤

【原料】党参、黄芪各10克，当归、牡丹皮、川芎、乌药各9克，败酱草、蒲公英、仙鹤草各30克，延胡索12克，炮姜5克。

【制法】水煎取药汁。

【用法】口服，每日1剂。

【功效】清热活血，化瘀止血。

【适用】外伤型产后出血。

益母草饮

【原料】益母草45克。

【制法】水煎取汁。

【用法】代茶饮，每日1剂。

【功效】活血化瘀，调经利水。

【适用】产后出血。

山楂益母草糖饮

【原料】北山楂30克，红糖、益母草各20克。

【制法】将山楂、益母草洗净，放入沙锅，加清水2碗半，煮至1碗，去渣，加入红糖，煮至红糖完全溶解即可。

【用法】代茶饮。

【功效】活血祛瘀止痛。

【适用】产后出血。

旱莲草小蓟饮

【原料】旱莲草30克，小蓟15克。

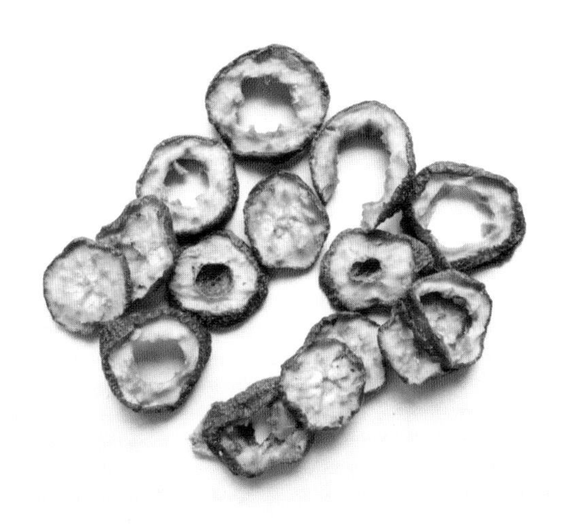

山楂

【制法】水煎取汁。

【用决】代茶饮，每日1剂。

【功效】凉血止血。

【适用】产后出血。

仙鹤草贯众饮

【组成】仙鹤草、贯众各30克。

【制法】水煎取汁。

【用法】代茶饮，每日1剂。

【功效】凉血止血。

【适用】产后出血。

益母草大枣饮

【原料】益母草60克，大枣30克。

【制法】水煎取汁。

【用法】代茶饮，每日1剂。

【功效】活血化瘀，调经利水。

【适用】产后出血。

蒲黄饮

【原料】蒲黄100克。

【制法】水煎取汁。

【用法】代茶饮，每日1剂。

【功效】活血散瘀。

【适用】产后出血。

妊娠诸病第四

小便病第八

原文 → 译文 >>> >

治妊娠小便不利方：

葵子（一升） 榆白皮（一把，切）

上二味以水五升煮五沸，每服一升，日三。

治妊娠患子淋[1]方：

葵子一升，以水三升，煮取二升，分再服。

治妊娠尿血方：

黍穰烧灰，酒服方寸匕，日三。

治疗妊娠期间小便不利的药方：

葵子一升，榆白皮（切碎）一把

以上二味药，用五升水煮五沸，每次服用一升，每日三次。

治妊娠期间小便淋沥的药方：

取葵子一升，用三升水煮取二升，分成两次服用。

治妊娠期间尿中带血的药方：

取黍穰烧成灰，用酒送服方寸匕，每日服用三次。

【注释】

①子淋：小便淋漓。

妊娠诸病第四

小便病第八

原文 → 译文

治妊娠小便不利方：

葵子（一升） 榆白皮（一把，切）

上二味以水五升煮五沸，每服一升，日三。

治妊娠患子淋[1]方：

葵子一升，以水三升，煮取二升，分再服。

治妊娠尿血方：

黍穰烧灰，酒服方寸匕，日三。

治疗妊娠期间小便不利的药方：

一升，榆白皮（切碎）一把

以上二味药，用五升水煮五沸，每次服用一升，每日三次。

治妊娠期间小便淋沥的药方：

取葵子一升，用三升水煮取二升，分成两次服用。

治妊娠期间尿中带血的药方：

取黍穰烧成灰，用酒送服方寸匕，每日服用三次。

注释

①子淋：小便淋漓。

妊娠诸病第四

下痢第九

原文 → 译文

治妊娠下痢方：

人参 黄芩 酸石榴皮（各三两）榉皮（四两）粳米（三合）

上五味㕮咀，以水七升，煮取二升半，分三服。

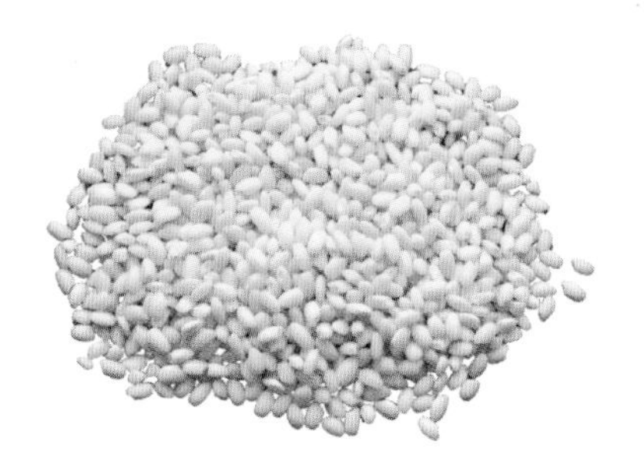

粳米

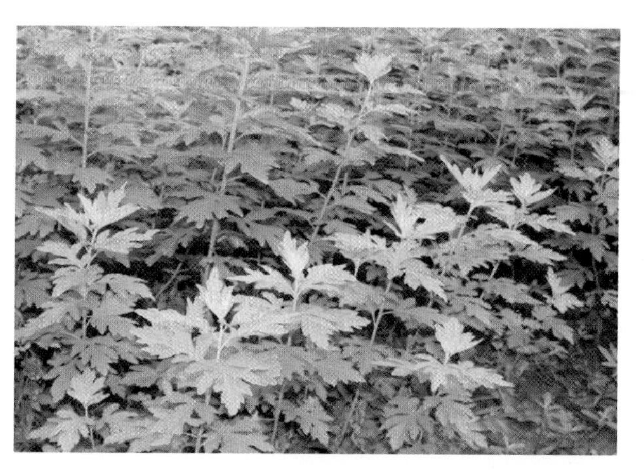

艾叶

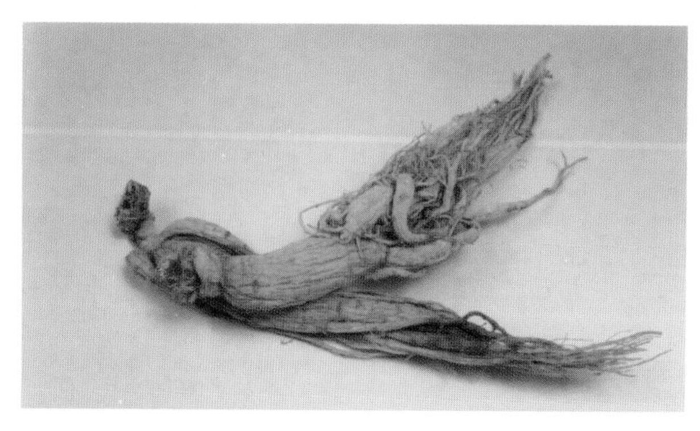

人参

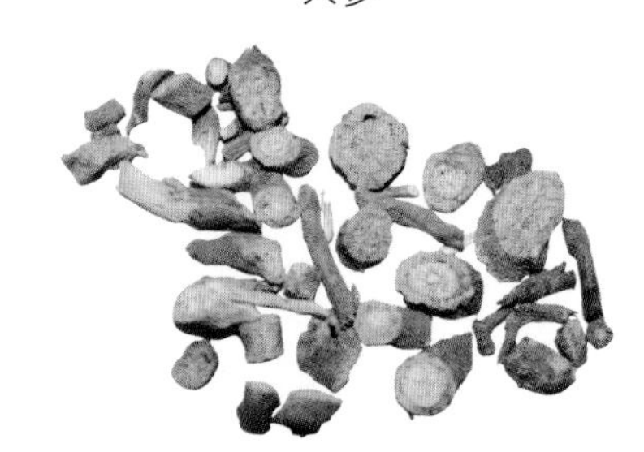

黄芩

治妊娠注下不止[1]方：

阿胶 艾叶 酸石榴皮（各二两）

上三味㕮咀。以水七升，煮取二升，去滓纳胶令烊，分三服。

治妊娠下痢的处方：

人参、黄芩、酸石榴皮各三两，榉皮四两，粳米三合。

以上五味药分别研细，用七升水煮取二升半，分三次服用。

治妊娠期间淋沥不止的处方：

阿胶、艾叶、酸石榴皮各二两。

以上三味药分别研细，用七升水煮取二升，去渣，加入阿胶使其烊化，分成三次服用。

注释

①注下不止：淋漓不止。

妊娠诸病第四

水肿第十

原文 → 译文

治妊娠体肿有水气，心腹急满方：

茯苓 白术（各四两）黄芩 杏仁（各三两）旋覆花（二两）

上五味咀，以水六升，煮取二升半，分三服。

治妊娠期间浮肿，心腹急满的汤方：

茯苓、白术各四两，黄芩、杏仁各三两，旋覆花二两。

以上五味药分别切细，用六升水煮取二升半，分成三次服用。

鲤鱼汤

治妊娠腹大[1]，胎间有水气方。

鲤鱼（一头，二斤） 白术（五两） 生姜（三两） 芍药 当归（各三两） 茯苓（四两）

上六味咀，以水一斗二升先煮鱼，熟澄清，取八升，纳药煎，取三升，分五服。

鲤鱼汤

治妊娠期间腹部肿大，胎儿浮肿。

鲤鱼一条（重二斤），白术五两，生姜三两，芍药、

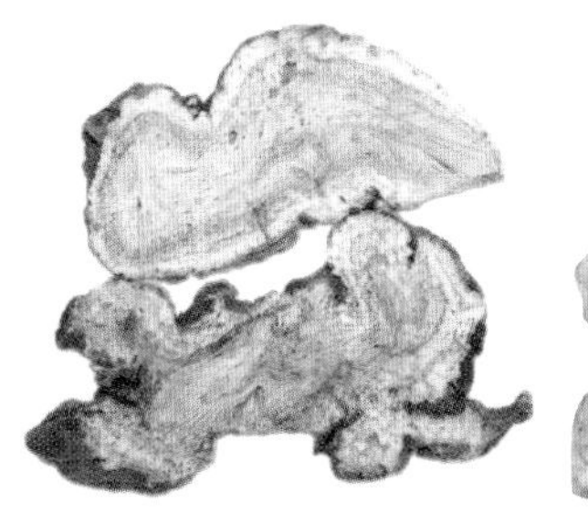

白术

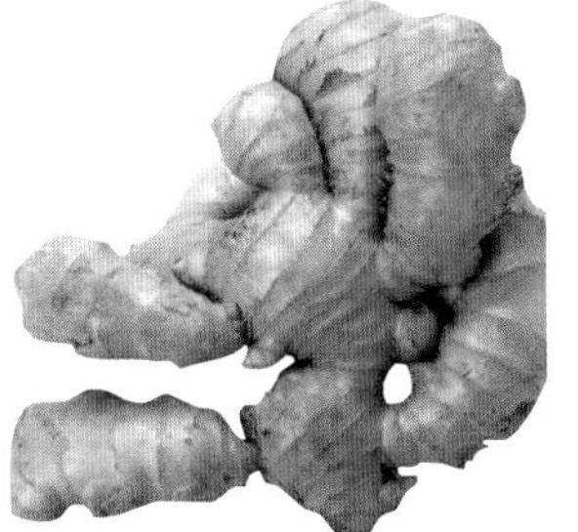

生姜

当归各三两，茯苓四两。

以上六味药分别研细，用一斗二升水先将鱼煮熟，澄清后取八升，加入其他的药煎为三升，分五次服。

治妊娠毒肿方：

芜菁根洗净去皮，捣酢[2]和如薄泥，勿令有汁，猛火煮之二、三沸，适性敷肿以帛急裹之，日再。寒时温覆。非根时用子，若肿在咽中，取汁含咽之。

治妊娠毒肿的药方：

取芜菁根洗净去皮，捣烂，用醋和如薄泥，不要有汁，用猛火煮二、三沸，然后薄薄地盖肿处，迅速用帛包裹住，一天换两次；寒冷时用温暖的被子盖上。没有芜菁根时，用芜菁子代替。如果肿在咽中，可取汁含在口中慢慢咽下。

注释

①腹大：腹部肿大。

②捣酢：捣烂。

产难第五

原文 → 译文

治产难，或半生，或胎不下，或子死腹中，或着脊[1]及坐草数日不产，血气上抢心，母面无颜色，气欲绝者方：

醇酒（二升） 白蜜 成煎猪膏（各一升）

上三味合煎取二升，分再服。不能再服，可随所能服之。治产后恶血不除，上抢心，痛烦急者，以地黄汁代醇酒。

治产难及日月未足而欲产者方：

知母一两为末，蜜丸如兔屎大，每服一丸，痛不止更服一丸。

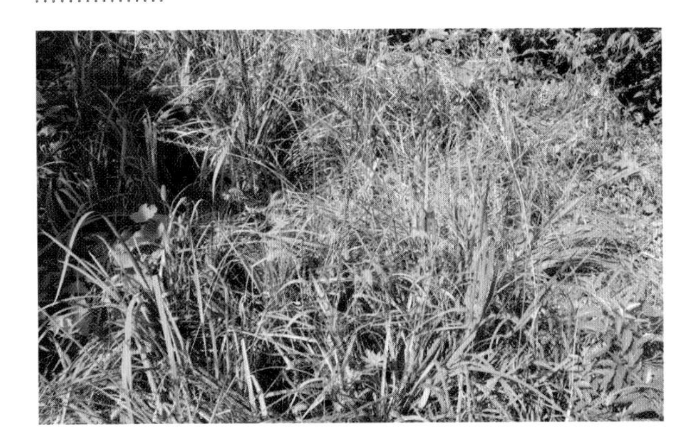

知母

治疗妇人难产，或者半生，或胎衣不下，或子死腹中，或附着在脊背上，甚至几天都产不下来，血气上抢心下，母亲脸无血色，气欲断绝的处方：

醇酒二升，白蜜、成煎猪膏各一升。

以上三味药一起煎取二升，分成二次服，两次不能服完的，可以随其所能而服下。治产后恶血不除，上抢心痛，烦急的，用地黄汁代替醇酒。

治难产，以及日月不足而将生产的处方：

取知母一两研为末，用蜜调和成如兔屎一样大大丸，每服一丸，如果痛未停止，再服一丸。

①着脊：附着在脊背上。

子死腹中第六

原文 → 译文

凡妇人产难，死生之候，母面赤，舌青者，儿死母活。母唇口青，口两边沫出者，母子俱死。母面青，舌赤，口中沫出者，母死子活。

凡是妇人难产，判断生死的症候：母亲的嘴唇发青、嘴唇两边有唾沫流出的，母子都会死亡；母亲舌头发青、脸色发红的，是孩子将死母亲能救活；母亲舌头发红、脸色发青、口中有唾沫流出的，是母亲将死而孩子能救活。

珍珠汤

治胎死腹中方。

熟珍珠（一两） 榆白皮（切，一升）

上二味，以苦酒三升，煮取一升，顿服之立出。

治子死腹中不出方：以牛屎涂母腹上，立出。

珍珠汤

治胎死腹中。

熟珍珠一两，榆白皮（切碎）一升。

以上二味药，用三升苦酒煮取一升，一次服下，死胎立即娩出。

治胎死腹中不出来的药方：将牛屎涂在母亲的肚子上，立即娩出。

逆生第七

原文 → 译文

凡产难，或儿横生、侧生，或手足先出，可以针锥刺儿手足，入一二分许，儿得痛惊转即缩，自当回顺也。

治逆生方：

以盐涂儿足底，又可急爪抓之，并以盐摩产妇腹上即愈。

治逆生及横生不出，手足先见者方：

烧蛇蜕皮为末[①]，服一刀圭，（亦云三指撮），面向东，酒服即顺。

凡是生产困难、婴儿侧生、横生、手足先出的，可以用针刺婴儿的手足，针入一二分左右，婴儿受到刺痛即会收缩，自然就回顺了。

治逆生方：

用盐涂在婴儿足底和产妇的腹上，也可以急搔胎儿足底，即可。

治逆生及横生，手足先出，婴儿不出的处方：

取蛇蜕的皮，研为末，用三指拈一撮，用温酒送服。

注释

①末：研为细末。

胞胎不出第八

原文 → 译文

牛膝汤

治产儿胞衣不出、令胞烂方。

牛膝 瞿麦（各一两）当归 通草（各一两半）滑石（二两） 葵子（半斤）

上六味 咀，以水九升，煮取三升，分三服。

牛膝汤方

治孕妇产出胎儿后胞衣不出，让胞衣破烂。

牛膝、瞿麦各一两，当归、通草各一两半，滑石二两，冬葵子半斤。

以上六味药分别研细，用九升水煮取三升，分三次服。

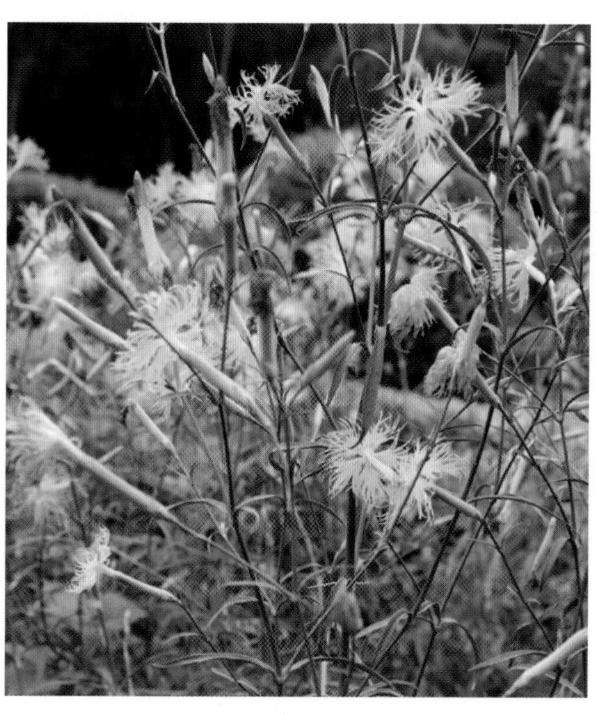

瞿麦

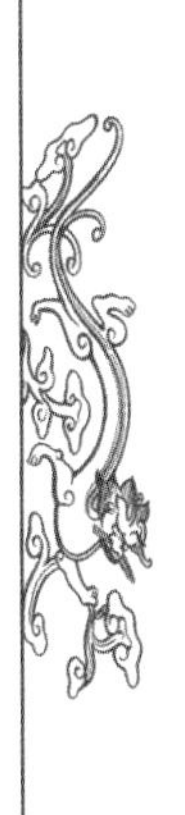

下乳第九

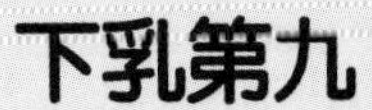

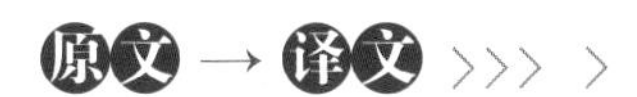

原文 → 译文 >>> >

钟乳汤

治妇人乳无汁方。

石钟乳 硝石 白石脂(各六铢)通草(十二铢)桔梗(半两、切)

上五味咀,以水五升煮三沸,三上三下,去滓,纳硝石,令烊①,分服。

钟乳汤

主治女子产后乳汁缺少。

石钟乳、硝石、白石脂各六铢,通草十二铢,桔梗(切)半两。

以上五味药分别研细,用三升水煎煮,煮沸后取下,放冷后再煎,凡三次,去渣,取汁入硝石烊化,取汁酌情分服。

桔梗

漏芦汤

治妇人乳无汁方。

漏芦 通草(各二两) 石钟乳(一两) 黍米(一升)

上四味咀,米宿渍揩挞,取汁三升,煮药三沸,去滓。作饮饮之,日三。

漏芦汤

治妇人产后无乳。

漏芦、通草各二两,石钟乳一两,黍米一升。

以上四味药分别切碎,黍米用水另浸一宿,捣搓取汁三升,入其余药煎煮三沸,去滓。作汤饮服,每日三次。

注释 >>> >

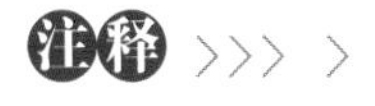

①烊:烊化。

养生大攻略

通乳增乳食谱

菠萝蜜种仁炖猪瘦肉

【原料】菠萝蜜种仁 200 克,猪瘦肉 200 克,生姜、葱、盐、味精各适量。

【制法】①将菠萝蜜种仁择去杂质,洗净,置沙锅内;猪瘦肉洗净,切成长 2 厘米、宽 1 厘米的块,置于沙锅内,加水适量,放入生姜、葱。②将沙锅置武火烧沸,移文火上炖至肉烂熟即成。食用时,加入盐和味精。

【功效】补中益气,通乳。

【用法】佐餐食,每日 1 ~ 2 次。

【适用】产后缺乳。

酒酿煮鸡蛋

【原料】甜酒酿 100 克,鸡蛋 1 个,红糖 15 克。

【制法】将甜酒酿放入锅内,加清水 1 小碗,煮沸约 10 分钟。鸡蛋去壳,放入酒酿内,煮至刚熟,再加入红糖,煮至糖溶解即可。

【功效】益气活血通乳。

【用法】一次食用。

【适用】乳汁不足属气血虚弱者。

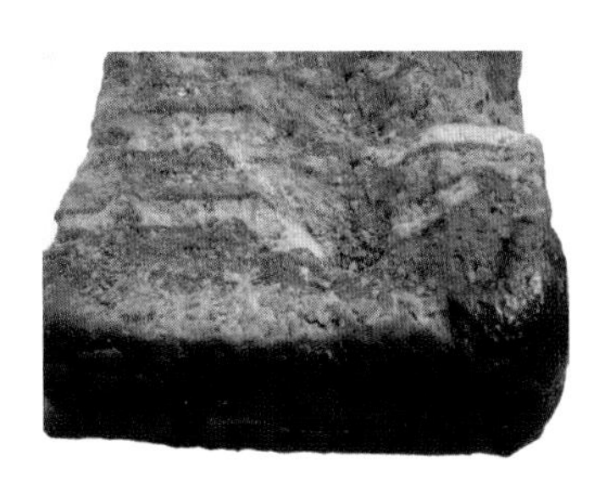

红糖

鸡蛋

黄芪炖母鸡

【原料】黄芪 30 克,母鸡 1 只(约 250 克)。

【制法】将黄芪切段,母鸡宰后去内脏,洗净切块,同放炖盅内,加黄酒、姜片、清水适量,隔水炖熟即可。

【功效】益气补虚。

【用法】吃肉饮汤,每日 1 ~ 2 次。

【适用】产后气虚缺乳。

熘炒黄花猪腰

【原料】黄花 50 克,猪腰 500 克,盐、豆粉、生姜、

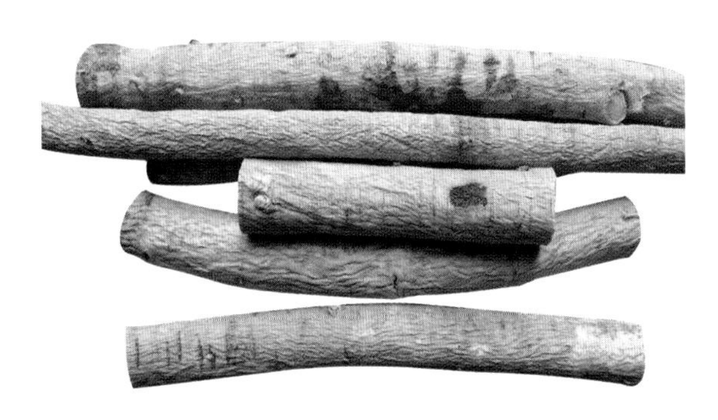

黄芪

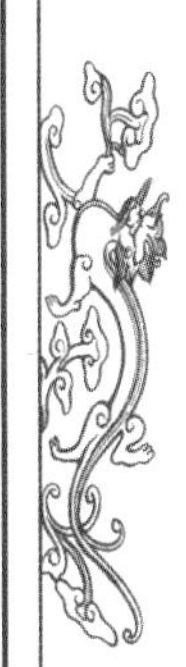

葱、蒜、白糖、味精各适量。

【制法】将猪腰片开，剔去筋膜臊腺，洗净，切成腰花备用。黄花温水泡发后，撕成细条。将炒锅内菜油烧热，先煸炒葱、生姜、蒜等佐料，再爆猪腰花至色变熟透时，加黄花丝、盐、白糖，煸炒片刻，加豆粉，汤汁明透即成。食用时，加少量味精。

【功效】补肾通乳。

【用法】佐餐食，每日1～2次。

【适用】产后缺乳。

鲶鱼姜葱卧鸡蛋

【原料】鲶鱼400克，鸡蛋3个，生姜3克，葱3根，黄酒15毫升，调味品适量。

【制法】先抹去鲶鱼体外粘液，去其内脏，洗净。葱、姜在油锅内煸炒，捞起葱姜备用。锅内放入鲶鱼，煎至两面发白时加黄酒、葱、姜，放入清水750毫升，用大火烧20分钟，煮至汤白鱼熟，打入鸡蛋，改小火煮5分钟，放调味品。

【功效】补气血，下乳汁。

【用法】每日1次服食。

【适用】产后缺乳。

姜醋猪爪

【原料】甜醋600毫升，生姜300克，猪脚爪2只。

【制法】生姜去皮切块，猪脚爪去毛，洗净、切块，加甜醋同煮至猪脚爪熟烂。

【功效】补气下乳。

【用法】分2日佐餐食用。

【适用】产后缺乳。

金针菜黄豆煨猪蹄

【原料】金针菜50克，黄豆200克，猪蹄1只，生姜、盐、葱、绍酒、味精各适量。

【制法】将金针菜洗净，黄豆去杂质，猪蹄除去毛桩，洗净，放入铝锅内，加入葱、生姜、盐、绍酒，清水适量。将铝锅置武火上烧沸，再用文火炖4小时即成。食用时，加味精少许。

【功效】养血通乳，补虚健体。

【用法】佐餐食，每次1碗，每日2次。

【适用】产后缺乳。

花生炖猪脚

【原料】花生仁200克，猪脚2只，盐、味精各适量。

【制法】猪脚洗净切块，与花生仁放煲内，加水适量，煲至烂熟，盐、味精调味。

【功效】补气益血，佐以通乳。

【用法】每日2次服食。

【适用】气血亏虚引起的产后缺乳。

卷三 妇人方中

本篇精华

1. 介绍产妇产后的注意事项及易患的疾病；
2. 论述产妇产后虚烦的治疗方法；
3. 介绍产妇中风、心腹痛、恶露不尽、下痢的治疗方法；
4. 介绍产妇产后小便频繁等疾病的治疗方法；

虚损第一

原文 → 译文

凡产后满百日，乃可合会[1]，不尔至死，虚羸百病滋长，慎之。

凡妇人皆患风气，脐下虚冷，莫不由此，早行房故也。

凡产后七日内恶血未尽，不可服汤，候脐下块散，乃进羊肉汤，痛甚切者，不在此例。后两三日消息可服泽兰丸，比至盈月[2]，丸尽为佳。不尔虚损，不可平复也。全极消瘦，不可救者，服五石泽兰丸。凡在蓐，须服泽兰丸补之，服法必七日外，不得早服也。

凡是产后满了百日，夫妇才能行房事。否则，产妇将会百病滋生，终身虚弱，难以痊愈，一定要警惕啊。

凡是妇女患有风气，脐下虚冷的病症，没有不是由于产后过早行房造成的。

妇女生产后七天之内，如果恶血未尽，一定不能服汤，只有等到脐下块状消散后，才能进食羊肉汤。痛得厉害的可另当别论。产后经过三两天的休息调养以后，可进服泽兰丸。到满月的时候，以泽兰丸正好吃完为最好。否则，体内虚损就很难恢复。身体极度消瘦虚弱的产妇，可服用五石泽兰九。未满月期间，必须服用泽兰丸来补益，而且须在生产七日以后开始服用，不得早服。

桃仁煎

治妇人产后百疾，诸气补益悦泽方。

桃仁一千二百枚，捣令细熟，以上好酒一斗五升，研滤三四遍，如作麦粥法，以极细为佳，纳长颈瓷瓶中，密塞以面封之，纳汤中煮一伏时不停火，亦勿令火猛，使瓶口常出在汤上，无令沉没，熟讫出，温酒服一合，日再服，虽丈夫亦可服也。

桃仁煎

治疗妇女产后百病，能补气，泽悦容颜。

将一千二百枚桃仁捣成粉末，用烧酒一斗五升研滤，反复三四遍，使成极细末，装入长颈瓷瓶中，用麦面封实瓶口，入汤液中用温火慢煮二十四小时。火不能太猛，不要让瓶口淹在水中，要将瓶口一直露在水面。煮熟后将药取出，用温酒送服一合，一日两次，男性也可服用。

注释

①合会：行房事。

②盈月：满月。

养生大攻略

产妇不要久喝红糖水

按我国的民间习俗，产妇分娩后都要喝些红糖水，只要适量，对产妇、婴儿都是有好处的。因为产妇分娩时，精力、体力消耗很大，失血较多，产后又要给婴儿哺乳，需要丰富的糖类和铁质。红糖既能补血，又能供应热能，是较好的补益佳品。但是，有不少产妇喝红糖水的时间往往过长，有的喝半个月，甚至长达 1 个月。殊不知，久喝红糖水对产妇子宫复原不利。因为产后 10 天，恶露逐渐减少，子宫收缩也逐渐恢复正常，如果久喝红糖水，红糖的活血作用会使恶露的量增多，造成产妇继续失血。因此，产后喝红糖水的时间一般以产后 7 ~ 10 天为宜。

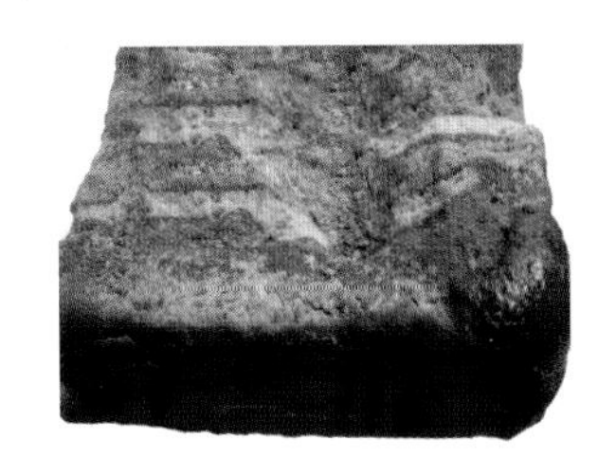

红糖

虚烦第二

原文 → 译文

竹根汤

治产后虚烦方。

甘竹根细切一斗五升，以水二斗，煮取七升，去滓，纳小麦二升，大枣二十枚，复煮麦熟三四沸，纳甘草一两，麦门冬一升，汤成去滓，服五合，不瘥更服取瘥。短气亦服之。

竹根汤

治疗产后虚烦。

甘竹根研细，取一斗五升，加入二斗水煮取汁水七升，去渣后放入小麦二升，大枣二十枚，直到煮熟小麦。水滚过三四遍后，再加入麦门冬一升，甘草一两，汤成之后去渣。每次服五合，不愈再服直到病愈。气短也可服用。

赤小豆散

治产后虚烦，不能食，虚满方。

赤小豆三七枚，烧作末，以冷水和，顿服。

赤小豆散

治疗产后烦闷，虚弱内满，不能饮食。

将二十一枚赤小豆烧制成末后用冷水调和，一顿服下。

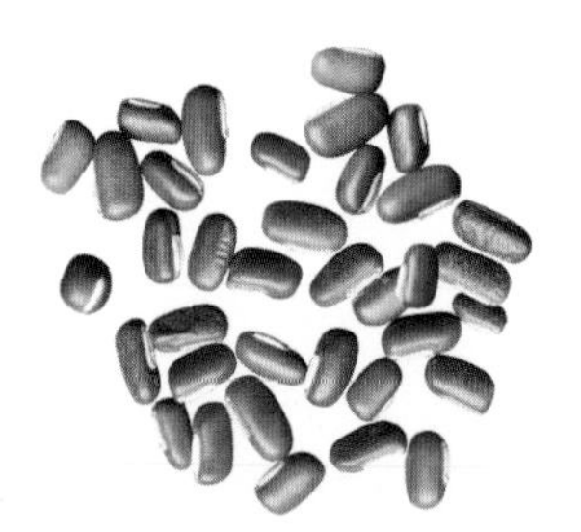

赤小豆

中风第三

原文 → 译文

凡产后角弓反张及诸风病，不得用毒药，惟宜单行一两味，亦不得大发汗，特忌转吐泻利，必死无疑。

凡是产后各种风症，以及身体像角弓反张，用的药物忌药性毒，只适宜单独进食一两味，不能大发汗，尤其忌转用泻药、吐咧的药，否则病人必死无疑。

大豆紫汤

治产后百病及中风痱痉，或背强口噤[1]，或但烦热，苦渴，或头身皆重，或身痒，剧者呕逆直视，此皆因虚风冷湿及劳伤所为方。

大豆（五升） 清酒（一斗）

上二味，以铁铛猛火熬豆，令极热，焦烟出，以酒沃之，去滓，服一升，日夜数服，服尽，更合小汗则愈。一以去风，二则消血结。如妊娠伤折，胎死在腹中三日，服此酒即瘥。

大豆紫汤

主治产后百病、外感风邪、背部强直、口不能言、滋生痱痉、烦热苦渴、身体发痒、头身沉重、严重的呕逆直视等。这些都是虚风冷湿侵染身体或者劳伤造成的。

大豆五升，清酒一斗。

用铁锅猛火炒熟大豆，待焦烟冒出时用清酒浇豆，去渣取汁。昼夜几次，每次服一升，全部服完。如有其他症状，情况严重的，可配合独活汤消风去血，只需十剂，微汗流出即可痊愈。此药一则可以去风，二则可消除滞血。如果妊娠伤折，胎死胎中三日，服用此酒即可愈。

甘草汤

治在蓐中风，背强不得转动，名曰风痉方。

甘草 干地黄 麦门冬 麻黄（各二两） 栝蒌根 川芎 黄芩（各三两） 杏仁（五十枚） 葛根半斤

上九味，㕮咀，以水一斗五升，酒五升合煮葛根，取八升，去滓，纳诸药，煮取三升，去滓，分再服，一剂不瘥，更合良。

甘草汤

主治产蓐中风而导致的风痉，症状为背部强硬僵直而不能转动。

甘草、干地黄、麦门冬、麻黄各二两，栝蒌根、川芎、黄芩各三两，杏仁五十枚，葛根半斤。

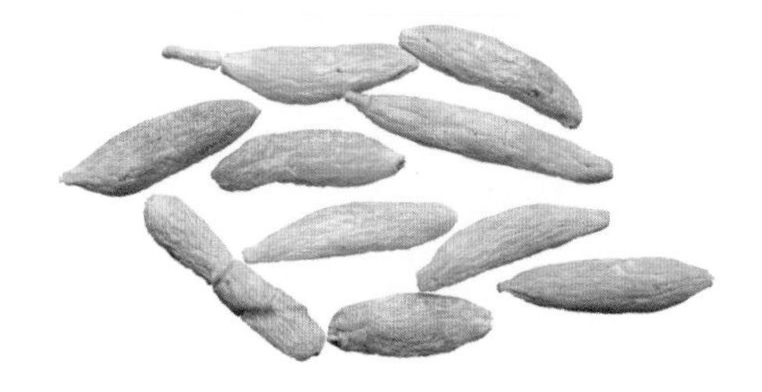

麦门冬

将以上九味药切碎，用一斗五升水、五升酒合煮葛根，去渣取汁水八升，放入其余药物后煮取药汁三升，去渣，分两次服用。一剂不愈，再服一剂更好。

注释

[1]口噤：口不能言。

心腹痛第四

原文 → 译文

蜀椒汤

治产后心痛，此大寒冷①所为方。

蜀椒（二合） 芍药（一两） 当归 半夏 甘草 桂心 人参 茯苓（各二两） 蜜（一升） 生姜汁五合

上十味㕮咀，以水九升，煮椒令沸，然后纳诸药，煮取二升半，去滓，纳姜汁及蜜煎取三升，一服五合，渐加至六合，禁勿冷食。

蜀椒汤

治由于过度寒冷造成的产后心痛。

蜀椒二合，芍药一两，当归、半夏、甘草、桂心（肉桂）、人参、茯苓各二两，蜜一升，生姜汁五合。

以上十味药研细，先加九升水煮蜀椒，煎沸后放入除蜜、姜汁外的其余七味药再煎，取药汁二升半，去渣，然后放入姜汁和蜜煎取三升。一次服五合，后渐渐加至六合。禁吃冷食。

干地黄汤

治产后两胁满痛②，兼治百病方。

干地黄 芍药（各三两） 当归 蒲黄（各二两） 生姜（五两） 桂心（六两） 甘草（一两） 大枣二十枚

上八味㕮咀，以水一斗，煮取二升半，去滓，分三服，日三。

干地黄汤

主治产后两胁胀满疼痛等。

干地黄、芍药各三两，当归、蒲黄各二两，生姜五两，桂心六两，甘草一两，大枣二十枚。

以上八味药研细，加水一斗煮取二升半，去渣，分三次服用，每日三次。

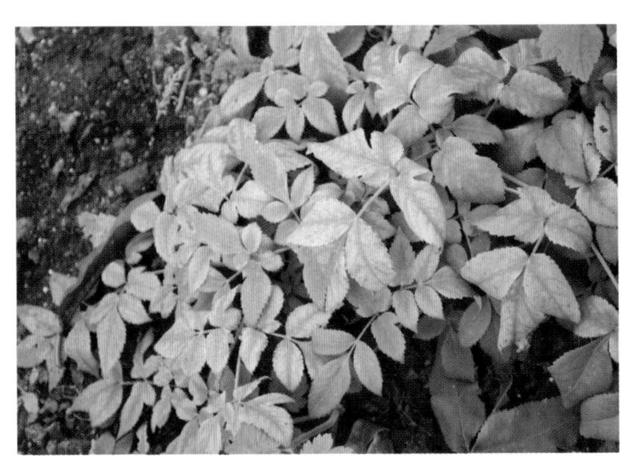

当归

生姜

芍药汤

治产后苦少腹痛方。

芍药（六两） 桂心 生姜（各三两） 甘草（二两） 胶饴（八两） 大枣（十二枚）

上六味㕮咀，以水七升，煮取四升，去滓，纳饴令烊，分三服，日三。

芍药汤

主治女人产后小腹疼痛难忍。

芍药六两，桂心、生姜各三两，甘草二两，胶饴八两，大枣十二枚。

以上六味切细，加七升水煮取四升汁水，去液后放进胶饴并让其烊化，分三次服用，每日三次。

注释

①大寒冷：过度寒冷。

②满痛：胀满疼痛。

恶露第五

原文 → 译文

干地黄汤

治产后恶露不尽，除诸疾，补不足方。

干地黄（三两） 川芎 桂心 黄芪 当归（各二两） 人参 防风 茯苓 细辛 芍药 甘草（各一两）

上十一味㕮咀，以水一斗，煮取三升，去滓，分三服，日再夜一。

干地黄汤

治疗产后恶吞不尽，可补益不，祛除多种疾病。

干地黄三两，川芎、桂心（肉桂）、黄芪、当归各二两，

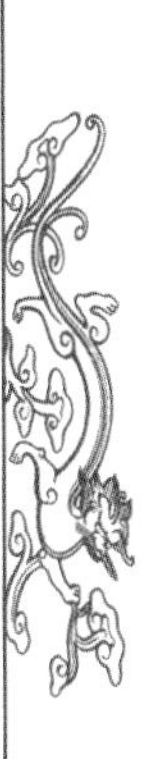

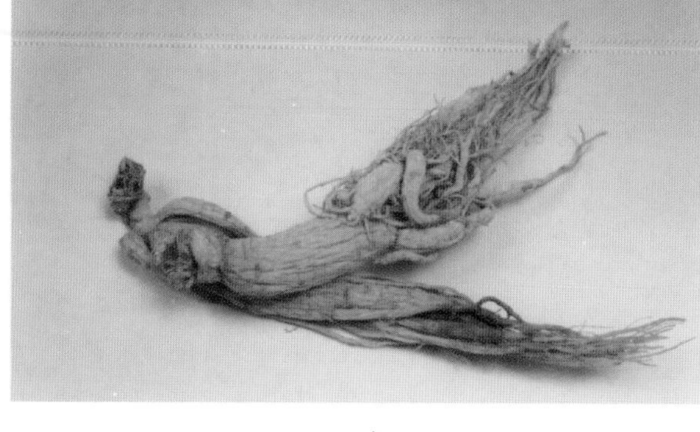

人参

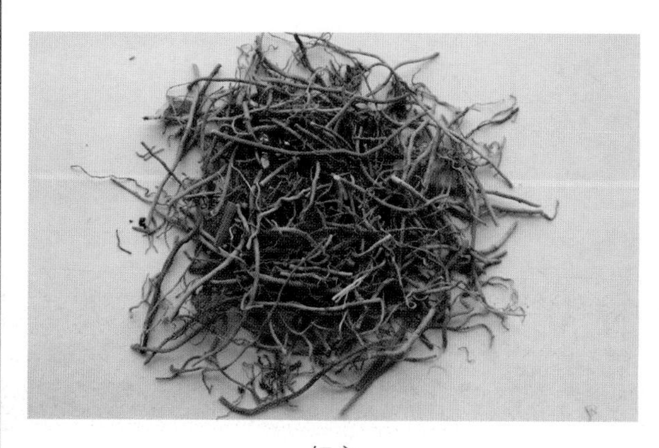

细辛

人参、防风、茯苓、细辛、芍药、甘草各一两

以上十一味药研细。加一斗水煮取三升药汁，去渣，分三次服，白天两次，晚上一次。

桃仁汤

治产后往来寒热、恶露不尽方。

桃仁（五两）吴茱萸（二升）黄芪 当归 芍药（各三两）生姜 醍醐（百炼酥） 柴胡（各八两）

上八味㕮咀，以酒一斗，水二升，合煮取三升，去滓，适寒温，先食服一升，日三。

桃仁汤

主治产后寒热往来，恶露不尽。

桃仁五两，吴茱萸二升，黄芪、当归、芍药各三两，生姜、醍醐（百炼酥）、柴胡各八两。

将以上八味切碎，用一斗酒，二升水合煎，取汁三升，去渣，冷热适中后，每次饭前服下一升，每日三次。

泽兰汤

治产后恶露不尽，腹痛不除，小腹急痛，痛引腰背①，少气力方。

泽兰 当归 生地黄（各二两） 生姜（三两） 甘草（一两半） 芍药（一两） 大枣（十枚）

上七味㕮咀，以水九升，煮取三升，去滓，分三服，日三。

泽兰汤

主治女子产后恶露不尽，腹痛不除，小腹急痛，疼痛牵引至腰背，少气乏力。

泽兰、当归、生地黄各二两，生姜三两，甘草一两半，芍药一两，大枣十枚。

以上七味药切碎，用九升水煮取三升，去渣，分三次服，每日三次。

注释 >>> >

①痛引腰背：疼痛牵引腰背。

养生大攻略

治产后恶露不下的方法

治产后恶露不下，可采用按摩法和热熨法。按摩法的要领是：产妇取半坐卧式，用手从心下擀至脐，在脐部轻轻揉按数遍。如此反复按摩，每日52次。

还可以采用热熨法。此法需要选用一些药材，如柚子皮、桂皮、生姜、艾叶、川芎、红花、花椒、陈皮、葱、乳香等，任选其中两三味就可以。将选中的药材炒热或蒸热，以纱布包包裹起来，用它外熨痛处。

治疗产后恶露不下的偏方

益母草生姜红糖饮

【原料】益母草、红糖、生姜各适量。

【制法】煎服取汁。

【用法】代茶饮，每日1剂，连服3～7日。

【功效】养血调经。

【适用】产后恶露不下。

山楂饮

【原料】山楂、红糖各30克。

【制法】山楂切片晒干加水750毫升，煎至山楂熟烂，加入红糖即可。

【用法】代茶饮。一般服3～5次有效。

【功效】活血散瘀。

【适用】血瘀型产后恶露不下。

卷柏饮

【原料】卷柏全草适量。

【制法】卷柏全草洗净晒干，每次15克，加开水浸泡。

【用法】代茶饮。

【功效】活血化瘀。

【适用】血瘀型产后恶露不下。

圣愈汤

【原料】生地黄、熟地黄、川芎、人参各9克，当归身、黄芪各15克。

【制法】水煎取药汁。

【用法】口服，每日1剂。

【功效】益气养血。

【适用】血虚型产后恶露不下。

桃仁承气汤加生化汤

【原料】桃核（去皮尖）、大黄、川芎、桂枝、炙甘草、芒硝各6克，当归10克，炮姜3克，生蒲黄5克，益母草8克。

【制法】水煎取药汁。

【用法】口服，每日1剂。

【功效】温经散寒，活血化瘀。
【适用】血瘀型产后恶露不下。
三七饮
【原料】三七 5 克，花茶 3 克。
【制法】用三七加水煎煮成 250 克药液，泡花茶。
【用法】代茶饮用，冲饮至味淡。
【功效】散瘀止血，消肿定痛。
【适用】血瘀型产后恶露不下。
逍遥散
【原料】柴胡、当归、白芍、白术、白茯苓各 30 克，炙甘草 15 克。
【制法】上药共研细末，每次服用 6 ～ 15 克，煨姜 3 片，薄荷少许，煎汤送服。
【用法】口服，每日 1 剂。
【功效】行气解郁。
【适用】气滞型产后恶露不下。
益母草当归饮
【原料】益母草 5 克，当归、花茶各 3 克。
【制法】用前 2 味药煎煮 300 克药液，泡花茶。
【用法】代茶饮用，冲饮至味淡。
【功效】养血调经。
【适用】产后恶露不下。
蒲黄饮
【原料】蒲黄 100 克。
【制法】上药用水煎。
【用法】代茶饮用。
【功效】活血散瘀。
【适用】血瘀型产后恶露不下。

下痢第六

原文→译文

胶蜡汤

治产后三日内下诸杂五色痢方。

阿胶 黄柏（各一两） 蜡（如博棋三枚） 当归（一两半） 黄连（二两） 陈廪米（一升）

上六味 㕮，以水八升煮米，蟹目沸[1]，去米，纳药，煮取二升，去滓，纳胶蜡，令烊，分四服，一日令尽。

胶蜡汤

主治产后三日内下五色杂痢者。

阿胶、黄柏各一两，蜡（如博棋）三枚，当归一两半，黄连二两，陈廪米一升。

以上六味药切碎，先取陈廪米用八升水煎煮，煎至沸腾冒出蟹眼般水泡，去掉米，放入其他药再煎，取汁二升，去渣，让后将阿胶和蜡放入并烊化，分四次四服，一日服完。

桂蜜汤

治产后余寒下痢，便脓血赤白，日数十行，腹痛，时时下血方。

桂心 干姜 甘草（各二两） 附子（一两） 蜜（一升） 当归（二两） 赤石脂（十两）

上七味 㕮，以水六升，煮取三升，去滓，纳蜜，煎一两沸，分三服，日三。

桂蜜汤

主治产后余寒导致的下痢，便赤血脓血，一天数十次，腹中时时疼痛下血。

桂心（肉桂）、干姜、甘草各二两，附子一两，蜜一升，当归二两，赤石脂十两。

将以上七味药切碎，用六升水煮取，取汁三升，去渣，放入蜜再煎两沸，分三次服用，每日三次。

当归汤

治产后下痢赤白，腹痛方。

当归 龙骨（各三两） 干姜 白术（各二两） 川芎（二两半） 甘草 白艾（熟者） 附子（各一两）

上八味 㕮，以水六升，煮取二升，去滓，分三服，一日令尽。

当归汤

主治产后下赤白痢，腹痛。

当归、龙骨各三两，干姜、白术各二两，川芎二两半，甘草、白艾（熟者）、附子各一两。

将以上八味药切碎，用六升水煎煮，取汁二升，去渣，分三次服用，一日服完。

注释

①蟹目沸：沸腾得冒出蟹眼般的水泡。

淋渴第七

原文→译文

栝蒌汤

治产后小便数[1]兼渴方。

栝蒌根 麦门冬 甘草 黄连（各二两） 人参 生姜（各三两） 大枣（十五枚） 桑螵蛸（二十枚）

上八味 㕮，以水七升煮取二升半，分三服。

栝蒌汤

主治产后小便频繁而口渴。

栝蒌根、麦门冬、甘草、黄连各二两，人参、生姜各三两，大枣十五枚，桑螵蛸二十枚。

将以上八味药分别切碎，用七升水煎煮，取汁二升半，分三次服用。

鸡肶胵汤

治产后小便数方。

鸡肶胵（二十具） 鸡肠（三具，洗） 干地黄 当归 甘草（各二两）厚朴 人参（各三两）蒲黄（四两）生姜（五两） 大枣（二十枚）

上十味㕮咀，以水一斗煮鸡肶胵及肠、大枣，取七升，去滓，纳诸药，煎取三升半，分三服。

鸡肶胵汤

主治产后小便频繁。

鸡肶胵二十具，鸡肠（洗）三具，干地黄、当归、甘草各二两，厚朴、人参各三两，蒲黄四两，生姜五两，大枣二十枚。

将以上十味药分别切碎，先将鸡肶胵和鸡肠、大枣用一斗水煎煮，取汁七升，去渣，放入其他药再煎纳诸药，煎取三升半，分三次服用。

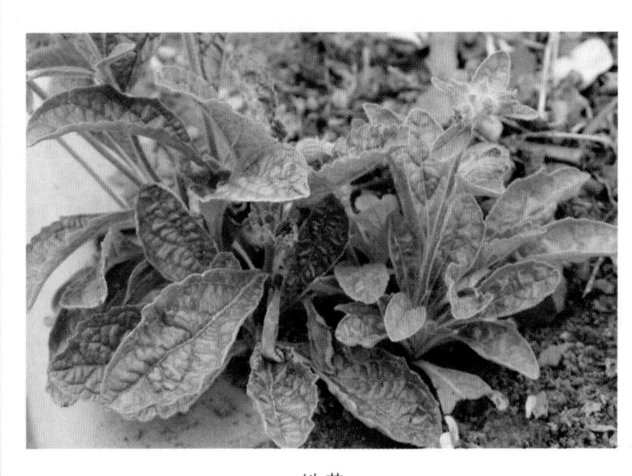

地黄

石苇汤

治产后猝淋、气淋、血淋、石淋方。

石苇 黄芩 通草 甘草（各二两） 榆皮（五两） 大枣（三十枚） 葵子（二升） 白术生姜（各三两）

上九味㕮咀，以水八升煮取二升半，分三服。

石苇汤

主治产后猝然生淋，诸如气淋、血淋、石淋等。

石苇、黄芩、通草、甘草各二两，榆皮五两，大枣三十枚，冬葵子二升，白术、生姜各三两。

将以上九味药分别切碎，用八升水煎煮，取汁二升半，分三次服用。

注释 >>> >

①数：频繁。

杂治第八

原文 → 译文 >>> >

竹茹汤

治妇人汗血、吐血、尿血、下血方。

竹茹（二升）人参 芍药 桔梗 川芎 当归 甘草 桂心（各一两） 干地黄（四两）

上九味㕮咀，以水一斗，煮取三升，分三服。

竹茹汤

主治妇人汗血、吐血、尿血、下血。

竹茹二升，人参、芍药、桔梗、川芎、当归、甘草、桂心（肉桂）各一两，干地黄四两。

将以上九味药切碎，用一斗水煎煮，取汁三升，分三次服用。

厚朴汤

治妇人下焦劳冷，膀胱肾气损弱，白汁与小便俱出方。

浓朴如手大，长四寸，以酒五升，煮两沸，去滓，取桂一尺为末，纳汁中调和，一宿勿食，旦顿服之。

厚朴汤

主治妇人下焦劳冷，膀胱肾气损弱，白带与小便一起流出。

取如手掌般大小、长四寸的厚朴，用五升酒煮至两沸，去渣后取一尺桂制成药末，调和至药汁中，头天晚上空腹，第二天清晨顿服。

温经汤

治妇人小腹痛方。

茯苓（六两） 土瓜根 芍药（各三两） 薏苡仁（半升）

上四味㕮咀，以酒三升渍[1]一宿，旦加水七升，煎取二升，分再服。

温经汤

治妇人小腹疼痛。

茯苓六两，土瓜根、芍药各三两，薏苡仁半升。

将以上四味药研细，用三升酒浸泡一晚，早上加水七升煎取二升药汁，分两次服用。

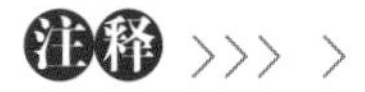

注释 >>> >

①渍：浸泡。

卷四 妇人方下

本篇精华

1. 介绍女子养颜的处方；
2. 论述女子月经不通治疗方法；
3. 介绍女子妇科病的种类及治疗方法；
4. 介绍女子月经不调的治疗方法。

补益第一

原文→译文

凡妇人欲求美色[①]，肥白罕比，年至七十与少不殊者，勿服紫石英，令人色黑，当服钟乳泽兰丸也。

钟乳泽兰丸

治妇人久虚羸瘦、弱甚，肢体烦痛，脐下结冷，不能食，面目瘀黑，忧恚不乐，百病方。

钟乳（三两） 泽兰（三两六铢） 防风（四十二铢） 人参 柏子仁 麦门冬 干地黄 石膏 石斛（各一两半）川芎 甘草 白芷 牛膝 山茱萸 薯蓣 当归 藁本（各三十铢） 细辛 桂心（各一两） 艾叶（十八铢）

上二十一味为末，蜜丸如梧子，酒服二十丸，加至四十丸，日二服。

妇女都希望容貌美丽，白皙、丰腴无比，七十岁的老妇也像十七水的少女一样，要达到这一目的，可服用钟乳泽兰丸，而且不要加紫石英，否则会令人肤色变黑。

钟乳泽兰丸

治疗妇人久虚羸瘦，脐下有冰冷的硬块，四肢及全身关节烦疼。面目淤黑，忧郁不乐，不能饮食等。

钟乳（石钟乳）三两，泽兰三两六铢，防风四十二铢，人参、柏子仁、麦门冬、干地黄、石膏、石斛各一两半，川芎、甘草、白芷、牛膝、山茱萸、薯蓣、当归、藁本各三十铢，细辛、桂心（肉桂）各一两，艾叶十八铢。

将以上二十一味药研成末，加蜜调和成如梧桐子般大小的药丸，每次用酒服二十丸，逐渐加至四十丸，每日服用两次。

注释

①美色：容貌美丽。

【养生大攻略】

美容养颜的花膳

菊花粥

【原料】菊花适量，粳米 50 ~ 100 克。

【制法】霜降前采菊花去蒂，晒干碾成细粉备用；粳米煮粥，待粥将好再放菊花碾成的粉末 10–15 克，煮开即可。

【用法】佐餐食。

【功效】久服美容艳体，抗老防衰。

荷花粥

【原料】荷花适量，粳米 100 克。

【做法】当荷花盛开时，采其花瓣阴干切碎备用；用粳米煮粥，待熟时入荷花 10 ~ 15 克，煮开即成。

【用法】佐餐食。

【功效】使面色红润，容光焕发，皮肤光滑细腻，延缓衰老。

西红杭玫瑰饮

【原料】西红柿、黄瓜、玫瑰花、柠檬汁、蜂蜜各适量。

【制法】西红柿去皮、籽，黄瓜洗净，与鲜玫瑰花适量一起碾碎后过滤，加入柠檬汁、蜂蜜即可。

【用法】每日饮用。

【功效】促进皮肤代谢、色素减退，从而使肌肤细腻白嫩。

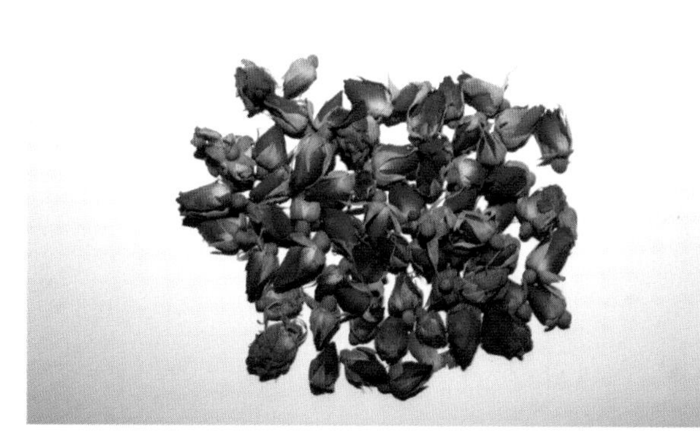

玫瑰花

月水不通第二

原文→译文

桃仁汤

治妇人月水不通[1]方。

桃仁 朴硝 牡丹皮 射干 土瓜根 黄芩（各三两） 芍药 大黄 柴胡（各四两） 牛膝 桂心（各二两） 水蛭 虻虫（各七十枚）

上十三味咀，以水九升煮取二升半，去滓分三服。

桃仁汤

主治女子月经不通。

桃仁、朴硝、牡丹皮、射干、土瓜根、黄芩各三两，芍药、大黄、柴胡各四两，牛膝、桂心各二两，水蛭、虻虫各七十枚。

将以上十三味药分别切碎，用九升水煎煮，取汁二升半，去渣，分三次服用。

干漆汤

治月水不通，小腹坚痛不得近方。

干漆 葳蕤 芍药 细辛 附子 甘草（各一两） 当归 桂心 芒硝 黄芩（各二两） 大黄（三两） 吴茱萸（一升）

上十二味咀，以清酒一斗浸一宿，煮取三升，去滓，纳硝烊尽，分三服，相去如一炊顷。

干漆汤

主治女子月经不通，小腹坚痛得不能接近。

干漆、葳蕤、芍药、细辛、附子、甘草各一两，当归、桂心、芒硝、黄芩各二两，大黄三两，吴茱萸一升。

将以上十二味药分别切碎，用一斗清酒浸泡一夜，次日煎煮，取汁三升，去渣，放入芒硝烊化，分三次服用，每次间隔约半小时到一小时。

黄芩牡丹汤

治妇人从小至大，月经未尝来，颜色萎黄，气力衰少，饮食无味方。

黄芩 牡丹 桃仁 瞿麦 川芎（各二两） 芍药 枳实 射干 海藻 大黄（各三两） 虻虫（七十枚） 蛴螬（十枚） 水蛭（五十枚）

上十三味咀，以水一斗，煮取三升，分三服，服两剂后，灸乳下一寸黑圆际，各五十壮。

黄芩牡丹汤

主治女子闭经、面色萎黄、气力衰少、饮食无味等。

黄芩、牡丹、桃仁、瞿麦、川芎各二两，芍药、枳实、射干、海藻、大黄各三两，虻虫七十枚，蛴螬十枚，水蛭五十枚。

将以上十三味分别切碎，用一斗水煎煮，取汁三升，分三次服用。服用两剂后，可配合灸乳头下一寸乳晕处各五十壮。

注释

①月水不通：月经不通。

养生大攻略

防治闭经的食谱

红花里脊

【原料】红花 6 克，猪里脊肉 300 克，酱油 15 克，花椒水、料酒各 5 克，盐 0.5 克，味精、姜各 1 克，豆油 50 克，清汤 50 毫升。

【制法】里脊肉切成指头粗的长条，再切成三角块，放少许酱油、姜末拌匀，放入油锅内炸到老黄色起锅。油锅内放姜片、红花、里脊肉块，加酱油、花椒水、料酒、清汤、盐、味精，翻炒出锅装盘。

【功效】活血通经止痛。

【用法】佐餐常食。

【适用】血瘀型闭经。

猪蹄炖牛膝

【原料】猪蹄 1 只，川牛膝 15 克。

【制法】将猪蹄切成 8 块，和牛膝洗净，一起放陶罐里加水 2 碗炖熟即可。

【功效】活血通经，引血下行。

【用法】温热食，每日 2 次，也可加米酒 30 ~ 60 毫升同服。

【适用】气滞血瘀型闭经。

猪肝红枣煮木瓜

【原料】猪肝 100 克，红枣 20 枚（去核），番木瓜 1 个。

【制法】将全部原料放入盛水锅内煮熟。

【功效】补气养血调经。

【用法】食猪肝、红枣、番木瓜，饮汤。

【适用】气血虚弱引起的闭经。

鳖甲炖鸽

【原料】鳖甲 50 克，鸽子 1 只。

【制法】先将鸽子去毛和内脏，再将鳖甲打碎，放入鸽子腹内。共放沙锅内，加水适量，文火炖熟后调味服食。

【功效】滋补精血。

【用法】隔天 1 只，每月连服 5 ~ 6 次。

【适用】肝肾亏虚型闭经。

老母鸡煲木耳红枣

【原料】老母鸡 1 只，木耳 30 克，红枣 15 枚。

【制法】将鸡去毛脏，加水共煮熟服食。

【功效】补气养血调经。

【用法】食肉、木耳、红枣，饮汤。

【应用】 适用于气血亏虚引起的闭经。

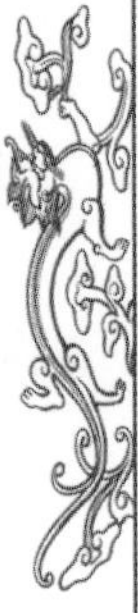

赤白带下、崩中漏下第三

原文→译文

诸方说三十六疾者，十二瘕[1]、九痛、七害、五伤、三痼不通是也。何谓十二，是所下之物，一曰状如膏，二曰如黑血，三曰如紫汁，四曰如赤肉，五曰如脓痂，六曰如豆汁，七曰如葵羹，八曰如凝血，九曰如清血、血似水，十曰如米泔，十一曰如月浣乍前乍却[2]，十二曰经度不应期也。何谓九痛？一曰阴中痛伤，二曰阴中淋沥痛，三曰小便即痛，四曰寒冷痛，五曰经来即腹中痛，六曰气满痛，七曰汁出阴中如有虫啮痛，八曰胁下分痛，九曰腰胯痛。何谓七害？一曰窍孔痛不利，二曰中寒热痛，三曰小腹急坚痛，四曰脏不仁，五曰子门不端引背痛，六曰月浣乍多乍少，七曰害吐。何谓五伤？一曰两胁支满痛，二曰心痛引胁，三曰气结不通，四曰邪思泄利，五曰前后痼寒。何谓三痼？一曰羸瘦不生肌肤，二曰绝产乳，三曰经水闭塞。病有异同具治之方。

诸方所提到的妇人三十六种疾病，包括十二种症瘕、九种痛症、七种害病、五种伤病和三种痼疾不通。

所谓十二种症瘕，是指妇人所流下的恶物，一是如膏的形状，二是如黑色的血，三是如紫色的汁，四是如赤色的肉，五是如浓痂，六是如豆汁，七是如葵羹，八是如凝血，九是如水一样的清血，十是如同米泔，十一是月经有时提前有时推后，十二是月经周期不对应。

所谓九种痛症，一是阴中伤痛，二是阴中淋沥痛，三是小便疼痛，四是寒冷痛，五是月经来时腹中痛，六是气满痛，七是带下从阴中流出如有虫啮痛，八是胁下皮肤痛，九是腰胯痛。

所谓七种害病，一是阴道疼痛不止，二是感受了寒热痛，三是小腹急坚痛，四是脏不仁，五是子门不端引起背痛，六是月经时多时少，七是呕吐不已。

所谓五种伤病，一是两肋支撑时胀满痛，二是心痛牵引到脊背疼痛，三是体内气郁结不通，四是邪恶泄痢，五是前后病寒。

所谓三种痼疾不通，一是瘦弱不生肌肤，二是不能生产和哺乳，三是月经闭塞。

所以，妇科病有多种，要根据具体的情况来治疗。

赤石脂丸

治女人腹中十二疾，一曰经水不时，二曰经来如清水，三曰经水不通，四曰不周时，五曰生不乳，六曰绝无子，七曰阴阳减少，八曰腹苦痛如刺，九曰阴中冷，十曰子门相引痛，十一曰经来冻如葵汁状，十二曰腰急痛。凡此十二病，得之时，因与夫卧起，月经不去，或卧湿冷地，及以冷水洗浴，当时取快，而后生百病，或疮痍未瘥，便合阴阳，及起早作劳，衣单席薄，寒从下入方。

赤石脂 半夏（各一两六铢） 川椒 干姜 吴茱萸 当归 桂心 丹参 白蔹 防风（各一两） 藿芦（半两）

上十一味为末，蜜和丸如梧子大，每日空心酒服十丸，日三。

赤石脂丸

治女人腹中十二疾，即：一是月经时来时止；二是月经如清水；三是月经不通；四是月经无周期；五是生育后没有乳汁；六是断绝无子；七是性欲减退；八是腹痛如刺；九是阴中寒；十是阴道牵掣作痛；十一是月经来时冰冷如葵汁状；十二是腰部急痛，这十二种病发作，多因经期与丈夫同房，或躺卧在湿冷的地方，或用冷水洗浴，只为了获得一时的快感而百病滋生。或疮痍未愈便行房事，或起早劳作时，衣单席薄，寒气从阴部侵入。

赤石脂、半夏各一两六铢，川椒、干姜、吴茱萸、当归、桂心、丹参、白蔹、防风各一两，藿芦半两。

将以上十一味药分别研为细末，用蜜调和，制成梧桐子瓣大小的药丸，空腹用酒服下十丸，每日三次。

注释

①十二瘕：十二种症瘕。
②乍前乍却：有时提前有时推后。

养生大攻略

摆脱痛经的小方法

痛经时，女性朋友可以在肚子上放一个热水袋，采用热敷的方法来解缓疼痛。

补充钙、钾及镁这些矿物质，可促进体内电离子的平衡，减轻子宫肌肉过度收缩导致的疼痛。所以，在经期前，尝试增加钙等的摄入量。补钙的好方法是喝酸奶或牛奶。

在脚踝两边凹陷处，是个反射区，与女性骨盆气路相通。以手指轻轻揉捏此处数分钟，然后顺着小腿肌向上做揉捏动作，也能减轻痛经。

痛经防治食谱

归参香附鸡

【原料】当归、党参各20克，香附12克，老母鸡1只，生姜、盐、味精、料酒、葱各适量。

【制法】母鸡去内脏、洗净，放沸水中烫2分钟捞起、沥水，将当归、党参、香附放入鸡腹中，置沙锅内，加葱、姜、料酒、盐、适量清水，用大火烧沸，改小火炖至鸡肉熟烂，加味精即可。

【功效】补气养血，理气止痛。

【用法】每次月经前10天、5天各食1只，当天吃完。

【适用】气虚血亏型痛经。

枸杞炖兔肉

【原料】枸杞子20克，兔肉250克，调料适量。

【制法】枸杞洗净，兔肉切块，同放于沙锅中，加水适量，大火烧沸后改小火炖熟，加调料调味。

【功效】滋养肝肾，补益气血。

【用法】佐餐用，每日1次。

【适用】肝肾亏虚之痛经。

首乌猪肝

【原料】首乌50克，猪肝250克，发木耳25克，烧酒、调料、酱油、醋、水粉各适量。

【制法】首乌煎煮成1：1的煎液，取汁20毫升。鲜猪肝洗净，切片。将首乌液与烧酒、调料、酱油、醋、水粉混合，将猪肝浸透，入油锅中炸至八成熟时起锅，滤去油。炒锅注油少许，爆炒肝片，入姜葱末、盐、味精、水发木耳，稍炒，勾芡即可。

【功效】滋补肝肾，益气补血。

【用法】佐餐食。

【应用】适用行经时或经后少腹痛、腰酸腿软、头昏耳鸣者。

姜枣花椒汤

【原料】生姜24克，大枣30克，花椒90克。

【制法】将姜枣洗净，生姜切薄片，同花椒一起加水煎成碗（只用小火煎）即成。

【功效】温中散寒，祛湿止痛。

【用法】每日2次，趁热服。

【适用】寒湿凝滞型痛经。

黑豆红花饮

【原料】黑豆、红糖各30克，红花6克。

【制法】将黑豆洗净，与红花、红糖一同加水适量煮沸30～40分钟即成。

【功效】活血散瘀，通经止痛。

【用法】取汤，每次饮10～20毫升，每日3次，于经前连服3～5日。

【适用】气滞血瘀型痛经。

调经汤

【原料】调经草、猪肉各60克，葱、生姜、八角茴香各5克，各种调料少许。

【制法】猪肉洗净，切成2厘米块状，放入锅内，用熟豆油煸炒去水气，入清水1000毫升，放入盐、糖、料酒及料袋（内装调经草、八角茴香），大火烧沸后改小火煮90分钟。

【功效】理气化瘀，温里止痛。

【用法】佐餐食用。

【适用】经期腹痛。

月经不调第四

原文→译文 >>> >

杏仁汤

治月经不调，或一月再来，或两月三月一来，或月前或月后，闭塞不通方。

杏仁（二两）桃仁（一两）大黄（三两）水蛭 虻虫（各三十枚）

上五味 咀，以水六升，煮取二升，分三服。一服当有物随大小便有所下，下多者止之，少者勿止，尽三服。

杏仁汤

主治月经不调，或一月来两次，或两三个月来一次，或月前或月后，闭塞不通。

杏仁二两，桃仁一两，大黄三两，水蛭、虻虫各三十枚。

将以上五味药分别研碎，用六升水煎煮，取汁二升，分三次服用。服用一次后应当有物随大小便一起下，若下得多，就不再服药；若下得少，就继续服完。

养生大攻略

防治月经不调的食谱

当归竹丝鸡汤

【原料】竹丝鸡1只（约500克），当归30克，黄芪60克，红枣5枚，生姜4片。

【制法】竹丝鸡宰杀，去毛、内脏，洗净，放入开水锅内，大火烧5分钟，取出过冷水。当归、黄芪、大枣（去核）、生姜洗净，与鸡肉放入锅内，加清水适量，武火煮沸后，文火煲3小时，调味供用。

【功效】补益气血，调理月经。

【用法】佐餐食，吃鸡肉、红枣，喝汤。

【适用】气血亏虚引起的月经量少、色淡，或月经周期延长者。

海参瘦肉汤

【原料】猪瘦肉500克，海参100克，何首乌60克，桂圆（龙眼）肉15克，红枣5枚。

【制法】海参浸发，切丝。猪瘦肉洗净，放入开水中略煮，取出过冷水。何首乌、桂圆肉、红枣洗净，与海参、猪瘦肉一起放入锅内，加清水适量，武水煮沸后，文火煲2小时，调味供用。

【功效】补肾益精，养血调经。

【用法】去何首乌药渣，食肉喝汤。

【适用】肾阳不足、精血亏虚引起的月经量少、色淡，或月经周期延长。

藕节瘦肉汤

【原料】老藕250克，猪瘦肉200克。

【制法】将老藕洗净、切块，猪瘦肉切块，再共煮烂。

【功效】清热凉血止血。

【用法】每日1次，连服3～5天。

【适用】血热妄行引起的月经过多。

红枣花生糖水

【原料】红枣20枚，花生米100克，红糖50克。

【制法】将红枣、花生米洗净，放沙锅内，加水适量，煮30分钟左右，至花生米烂熟，加入红糖，溶化后即可。

【功效】补益气血。

【用法】食红枣、花生，饮汤。

【适用】月经过少、月经后期。

注释

①噉噞：屈曲拘急。
②眼反：翻白眼。

养生大攻略

小儿百日咳防治偏方

贝母冰糖饮

【原料】川贝母 15 克，冰糖 50 克，米汤 500 克。
【制法】用以上 3 味隔水炖 15 分钟。
【用法】代茶饮，每日 1 剂。5 岁以下小儿酌减。
【功效】润肺，祛痰，止咳。
【适用】百日咳。

鲜贯众汤

【原料】鲜贯众 30 克，党参、蜂蜜各 10 克。
【制法】水煎取药汁。
【用法】每日 1 剂，分 3 次服用。3 日为 1 个疗程。
【功效】清热解毒，扶正祛邪。
【适用】百日咳。

加味止咳散

【原料】前胡、荆芥、百部、桃仁、贝母、杏仁各 5 克，桔梗 9 克，陈皮、僵蚕、地龙干各 6 克，甘草 3 克。
【制法】水煎取药汁。
【用法】每日 1 剂，分 3 次服用。
【功效】祛风解痉，化痰止咳。
【适用】百日咳。

百合欢合剂

【原料】百部、沙参各 8 克，白前、合欢皮、炙枇杷叶各 6 克，贝母 5 克，杏仁、葶苈子各 3 克。
【制法】水煎取药汁。
【用法】每日 1 剂，分 3 次服用。
【功效】清肺化痰，解痉止咳。
【适用】百日咳。

双青四虫百蝉散

【原料】青黛、青果、制僵蚕、制全蝎、竹茹、桔梗各 10 克，地龙干 15 克，蝉蜕 9 克，百部、蜈蚣各 6 克。
【制法】上药焙干，共研细末，备用。
【用法】1 岁以下每次 0.5 克，1 ~ 2 岁每次 1 克，2 ~ 3 岁每次 1.5 克，3 岁以上每次 2 克，每日 3 次。
【功效】疏利咽喉，活血通络。
【适用】百日咳。

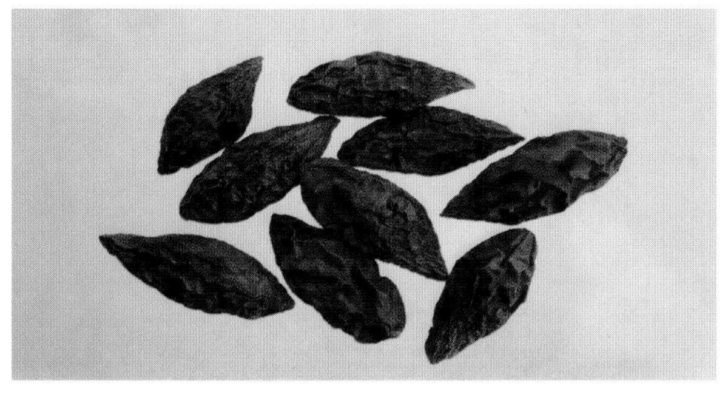

青果

癖结胀满第七

原文 → 译文

地黄丸

治少小胃气不调，不嗜食生肌肉方。

干地黄 大黄（各一两六铢） 茯苓（十八铢） 当归 柴胡 杏仁（各半两）

上六味为末，以蜜丸如麻子大，服五丸，日三。

地黄丸

治疗小儿面黄肌瘦，胃气不和而导致的吃不下饭。

干地黄、大黄各一两六铢，茯苓十八铢，当归、柴胡、杏仁各半两。

将以上六味药分别研为细末，加蜜调成如麻子大小的的丸。每日服用五丸，每日三次。

藿香汤

治毒瓦斯吐下，腹胀逆害乳哺方。

藿香（一两） 生姜（三两） 青竹茹 甘草（各半两）

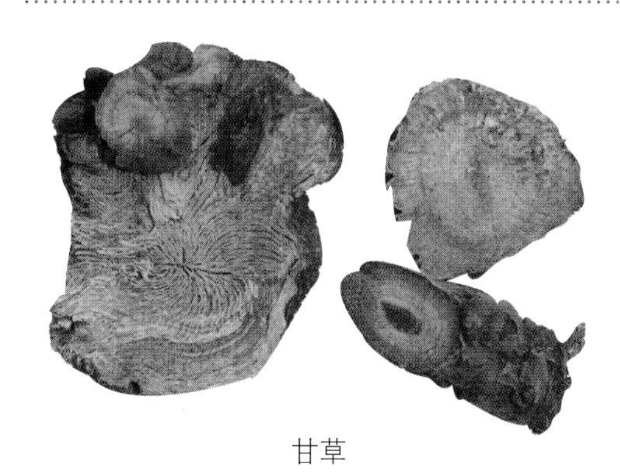

甘草

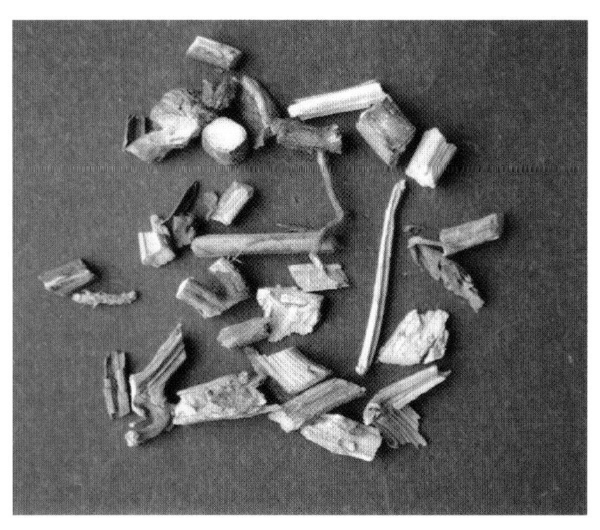

藿香

上四味㕮咀，以水二升，煮取八合，每服一合，日三，有热加升麻半两。

藿香汤

主治小儿因伤于毒气而导致的吐泻腹胀、不能哺乳。

藿香一两，生姜三两，青竹茹、甘草各半两。

将以上四味药分别切碎，用二升水煎煮，取汁八合，每次服用一合，每日三次。如果有热，可加升麻半两。

养生大攻略

小儿呕吐、腹泻的防治偏方

鬼针草洗方

【原料】鬼针草3～5株。

【制法】用以上1味洗净，加水煎取浓汁，连渣放在桶内，备用。

【用法】趁热熏洗患儿双足，一般熏洗3～4次，每次约5分钟。1～5岁小儿熏洗脚心，6～15岁儿童熏洗到脚面，腹泻严重者熏洗部位可适当上升至小腿。

【功效】清热解毒，祛风活血。

【适用】小儿单纯性消化不良引起的泄泻、呕吐。

茴香葱姜饼

【原料】茴香粉、生姜各15克，大葱1根。

【制法】将大葱、生姜一同捣烂，再加入茴香粉，混匀，炒热，用消毒纱布包好，备用。

【用法】敷于脐部，每日1～2次，以愈为度。

【功效】温中散寒，通阳理脾。

【适用】小儿受寒引起的脘腹冷痛、呕吐泄泻。

保安丹

【原料】炒白术、炒苍术、茯苓各15克，陈皮、吴茱萸各10克，丁香、泽泻各3克，白胡椒2克，草果5克。

【制法】将以上9味共研细末，备用；每次取药末2～5克，用水调成药糊状，备用。

【用法】将药糊敷于脐部，然后用消毒纱布覆盖，再用胶布固定，热水袋熨之。每日用药1次。

【功效】健脾止泻，降逆止呕。

【适用】小儿脾虚吐泻不止。

绿豆蛋清方

【原料】绿豆粉60克，鸡蛋清2个。

【制法】用以上2味一同调均匀，备用。

【用法】贴敷于患儿足心涌泉穴，外用消毒纱布覆盖。

【功效】清热解毒，消暑利水。

【适用】小儿胃热呕吐。

地龙白糖方

【原料】地龙数条，白糖、面粉各适量。

【制法】将地龙洗净，撒上白糖，顷刻化为糊状，再加面粉适量，调和成药饼，备用。

【用法】贴敷于患儿足心涌泉穴，外用消毒纱布覆盖。

【功效】清热止呕。

【适用】小儿胃热呕吐。

痈疽瘰第八

原文→译文

漏芦汤

治小儿热毒痈疽，赤白诸丹毒疮疖方。

漏芦 连翘 白蔹 芒硝 甘草（各六铢） 大黄一两 升麻 枳实 麻黄 黄芩（各九铢）

上十味㕮咀，以水一升半，煎取五合，以儿大小量之。

漏芦汤

治疗小儿因热毒而导致的痈疽、丹毒、疮疖等。

漏芦、连翘、白蔹、芒硝、甘草各六铢，大黄一两，升麻、枳实、麻黄、黄芩各九铢。

将以上十四味研细，用水四升，煎煮五合。根据患儿年龄大小酌量服用。

养生大攻略

小儿生水痘的饮食宜忌

水痘是由病毒引起的急性疱疹性传染病，多发于冬春季节，患者以1～4岁小孩较多。中医称为“水花”，认为此病多因风热外袭，湿邪内蕴而致；风热之毒由口鼻而入，首先犯肺，肺主肌表，故发为水痘。

一般症状有低热头痛，乏力，食欲不振，烦躁不安；皮疹以颜面颈项较多，躯干四肢较少，初为大小不等的鲜红色丘疹，以后形成有红晕的疱疹，接着水疱内容透明，以后混浊而有痒感，有的容易破裂。内容物吸收后，呈暗红色结痂，一周后脱落，愈后不留疤痕。

【宜食】食清热利湿食物，如荸荠、芦根（煎汤加白糖）、鲜竹笋、白果仁（煮粥）、粳米、薏苡仁、鲫鱼（炖汤不加盐）。初起以酒酿炖荸荠有利于透发，高热期宜用粳米加石膏、竹叶煮粥，或食绿豆汤。

【忌食】忌食荤腥油腻食物，特别是猪油当忌，因荤腻食物不利于水痘的结痂痊愈。

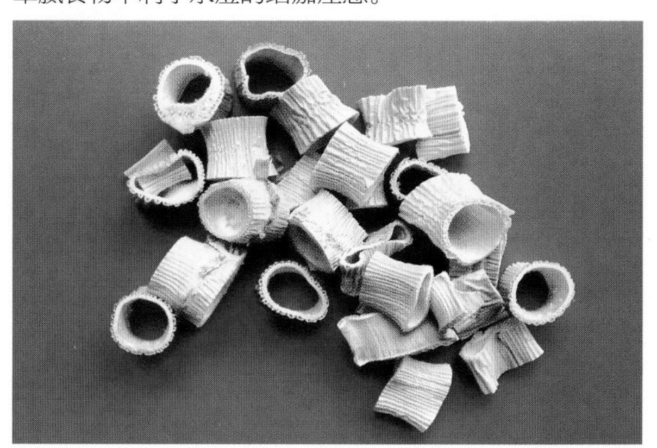

芦根

小儿杂病第九

原文 → 译文

治小儿脐中生疮方：
桑汁敷乳上，使儿饮之。

治小儿脐赤肿方：
杏仁（半两） 猪颊车髓（十八铢）
上二味先研杏仁如脂[1]，和髓敷脐中肿上。

治小儿脐中生疮的处方：
将桑汁涂在母乳上，让孩子吸乳。

治小儿脐红肿的处方赤肿方：
杏仁半两，猪颊车髓十八铢。
以上二味药，先将杏仁研成脂状，调和猪髓敷在脐中红肿的地方。

注释

①如脂：如同脂状。

小儿遗尿症饮食宜忌

遗尿症是指3岁以上小儿，无明显器质性变而发生的不自主排尿。

【宜食】肾气不足者宜食，温补固涩食物，如糯米、鱼鳔、山药、莲子、韭菜、黑芝麻、桂圆、乌梅等。肝胆火旺者宜食，清补食物，如粳米、薏苡仁、山药、莲子、豆腐、银耳、绿豆、红豆、鸭肉等。患儿晚餐宜食用干饭，以减少摄水量。宜食用猪肾、猪肝和肉类等食物。

【忌食】牛奶、巧克力、柑、橘。美国学者对小儿遗尿的原因进行深入的研究后发现，饮食中牛奶、巧克力和柑橘类水果过量，是造成小儿夜间遗尿的主要原因，只要停止进食上述食物，遗尿现象几乎可立即消失。小儿神经系统发育不成熟，易兴奋，若食用辛辣、刺激性食物，会使大脑皮质的功能失调，易发生遗尿，应忌食。多盐多糖皆可引起多饮多尿，生冷食物可削弱脾胃功能，于肾无益，故应禁忌。玉米甘淡、渗利，利尿作用明显，食用会加重遗尿病情，故应限制食用。红豆渗利下趋，通利尿道，有较强的利尿作用，故应限制食用。鲤鱼滑利下趋，通利尿，阳虚遗尿患儿食用会加重病情，不宜食用。西瓜味甘，利水，食用后会加重遗尿患儿的病情，故应限制食用。

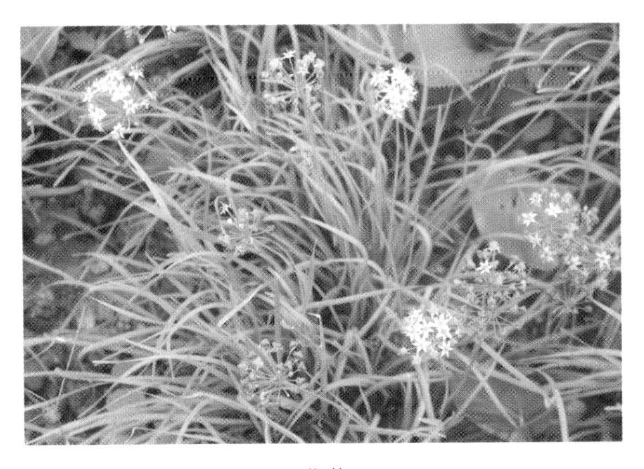
韭菜

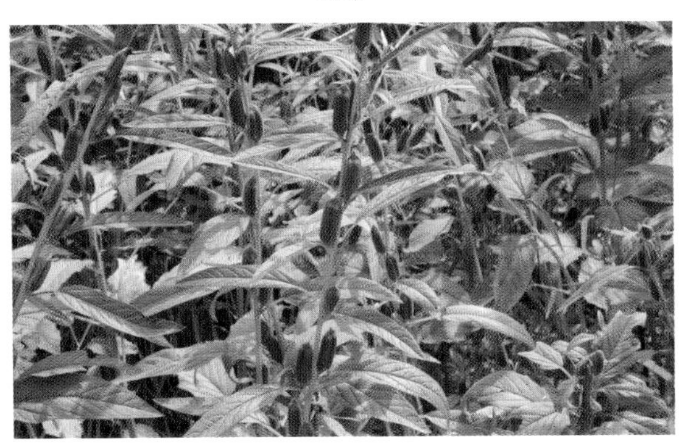
黑芝麻

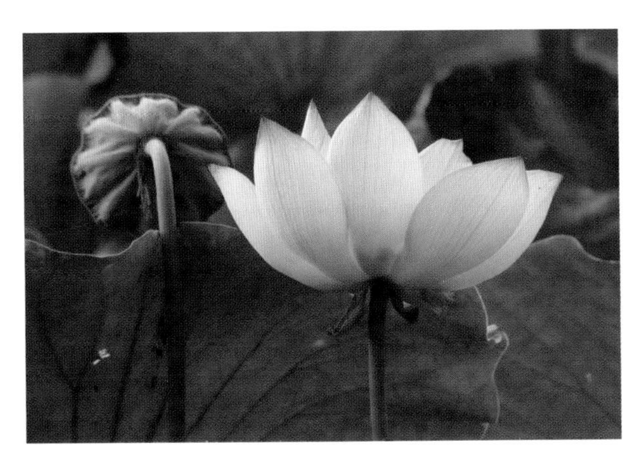
莲子

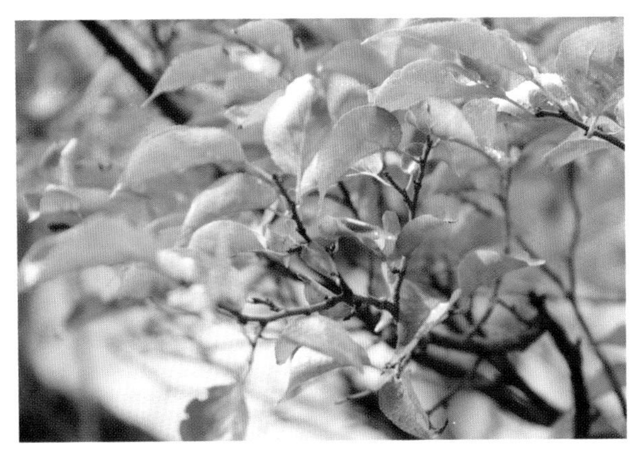
乌梅

卷六 七窍病

本篇精华

1. 论述眼疾的种类、原因及治疗方法；
2. 介绍鼻病的治疗方法；
3. 介绍口病、舌病、唇病、齿病、喉病、耳疾、面病的治疗方法。

目病第一

原文 → 译文

凡人年四十五以后，渐觉眼暗[1]，至六十以后，还渐目明。治之法，五十以前，可服泻肝汤，五十以后，不可泻肝，目中有疾，可敷石胆散药等，无病不敷散，但补肝而已，自有肝中有风热，令人眼昏暗者，当灸肝俞，及服除风汤丸散数十剂，当愈。

人到四五十岁以后，就会感觉到眼睛逐渐昏花，而六十水以后，还会渐渐失明。治疗的方法是：五十岁之前，可以服用泻肝汤；五十岁以后，就不宜再服。若眼中有病，可以敷石胆散药等；眼中没病的，不需要敷散药，只要补肝就行了。如果因为肝中有风热而使人眼睛昏暗的，应当针灸肝约五百壮，以及服用除风汤丸散几十剂，就可以痊愈。

补肝丸

治眼暗不明，寒则泪出，肝痹所损方。

兔肝（二具） 柏子仁 干地黄 茯苓 细辛 蕤仁 枸杞子（各一两六铢） 防风 川芎 薯蓣（各一两） 车前子（二合） 五味子（十八铢） 甘草（半两） 菟丝子（一合）

上十四味末之，蜜丸。酒服，如梧子二十丸，日再服，加至四十丸。

补肝丸

主治肝脾损伤所致的眼目昏暗、视物不明，遇寒流泪等。

兔肝二具，柏子仁、干地黄、茯苓、细辛、蕤仁、枸杞子各一两六铢，防风、川芎、薯蓣各一两，车前子二合，五味子十八铢，甘草半两，菟丝子一合。

将以上十四味药研成细末，用蜜调和，制成梧桐子大小的丸。每次用酒送服二十丸，每日两次。可逐渐加量至四十丸。

注释

①眼暗：眼睛昏花。

养生大攻略

夜盲症的饮食宜忌

夜盲又称雀目、雀盲。患者双目外观正常，每到夜晚光线不足时，即视物不明，而白天目力如常。中医认为，夜盲多因先天禀赋不足，或病后失养，使得肝。肾亏损。肝开窍于目，瞳仁属肾脏，肝。肾不足，两目失养，故而夜盲。西医认为夜盲是维生素A缺乏所致。宜忌原则为：肝肾亏损的夜盲症患者，宜食用具有滋补肝肾作用的食物，宜食用养肝明目的食物，宜食用含维生素A比较丰富的食物。忌食用辛辣刺激性的食物。忌食用煎炸爆炒，香燥伤阴助火饮食。忌烟酒。

【宜食】番薯、羊肝、猪肝、鸡肝、牛肝、胡萝卜、菠菜、枸杞头、海带、地耳、枸杞子、番薯藤、兔肝、水獭肝、鳗鲡肝、韭菜花、马齿苋、决明子等食物。

【忌食】芥菜、莴苣、胡椒等食物。

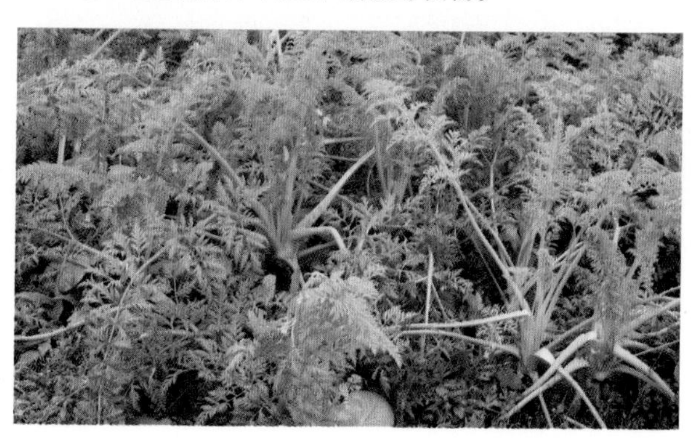

胡萝卜

鼻病第二

原文→译文

通草散

治鼻中息肉不通利。

通草（半两） 矾石（一两） 珍珠（一两）

上三味末之，捻绵如枣核，取药如小豆，着绵头，纳鼻中，日三易之。

通草散

主治鼻中息肉、鼻不通利。

通草半两，矾石一两，珍珠一两。

将以上三味药分别研成细末，将丝绵捻如枣核，每次蘸取小豆大小的药放入鼻中，每日三次。

生地黄汤

主衄方。

生地黄（八两） 黄芩（一两） 阿胶（二两） 柏叶（一把） 甘草（二两）

上五味 㕮咀。以水七升，煮取三升，去滓，纳胶煎取二升半，分三服。

生地黄汤

主治鼻出血。

生地黄八两，黄芩一两，阿胶二两，侧柏叶一把，甘草二两。

将以上五味药研碎。用七升水煎煮除阿胶外的四味药，取汁三升，去渣，加入阿胶煎取二升半，分三次服用。

养生大攻略

预防鼻炎发作的小窍门

鼻炎是小病，看似不起眼，却给患者带来大麻烦。怎么样才能减少鼻炎的发病呢？

预防感冒。感冒往往是鼻炎复发的罪魁祸首，所以必须积极锻炼身体，以增强免疫力，防止感冒。一旦感冒，应及早治疗。

饮食多样化。多食含维生素较多的蔬菜和水果，如菠菜、胡萝卜、苹果等。

应适当忌口。少食辛辣、油炸等热性食物，如辣椒、生姜、炸油条。虾、鱿鱼等海鲜产品易透发炎症，最好不要食用。

平日，多用热水热敷鼻局部及额面部，促进鼻腔组织的血液循环。

起居劳作有度，注意休息，上网不要通宵达旦。

保持个人良好卫生习惯，如不用手指挖鼻孔等。

口病第三

原文→译文

凡患口疮及齿，禁油、面、酒、酱、酸、醋、咸、腻、干枣，瘥后仍慎之。若不久慎，寻手再发[1]，发即难瘥。蔷薇根，角蒿，为口疮之神药，人不知之。

凡口中、面上息肉转大，以刀决溃去脓血，即愈。

凡是患有口疮及牙齿有病的人，应当禁油、面、酒、酱、醋、咸、腻、干枣，即使病愈，仍要谨慎。若不长期注意饮食，极易复发，复发后就很难治愈了。蔷薇根、角蒿是治疗口疮的神药，人们不能不知道。

如果口中或面上的息肉变大时，用刀挑破，除去脓血，就能痊愈。

甘草丸

治口中热干。

甘草 人参 半夏 生姜 乌梅肉（各二两半） 枣膏（二两半）

上六味末之，蜜丸如弹子大，旋含咽汁，日三。

甘草丸

主治口中热干。

甘草、人参、半夏、生姜、乌梅肉各二两半，枣膏二两半。

将以上六味药研为细末，用蜜调和，制成弹子大小的丸，口含咽汁，每日三次。

注释

①发：（旧病）复发。

养生大攻略

口疮的饮食宜忌

口疮即复发性口腔溃疡。患者经常在口腔黏膜、舌面、舌尖、舌下出现或大或小的溃疡面，异常疼痛，十分苦恼，反复发作，迁延难愈。宜忌原则为：口疮多为阳明胃火内盛，或少阴心火独旺。因此，在饮食上，适宜食用清淡食物，宜食用性凉食物，宜食用具有清热祛火，生津养阴作用的食物。忌食用辛辣刺激性食物，忌食用煎炒烘烤、容易上火的食物，忌食用性属温热助阳的食物，忌烟、酒。

【宜食】柿霜、柿子、西瓜皮、西瓜、杨桃、苦瓜、薄荷、金银花、冬瓜、菊花脑、莲芯、西洋参、绿豆、马兰头等食物。

【忌食】炒米、狗肉、羊肉、鸡肉、橘子、荔枝、桂圆肉、胡椒、花椒、桂皮等食物。

舌病第四

原文 → 译文 >>>

舌主心脏，热即应舌生疮裂破，引唇揭赤，升麻煎泄热方。

蜀升麻 射干（各三两） 柏叶（切一升） 大青（二两） 苦竹叶（切五合） 赤蜜（八合） 生芦根 蔷薇根 白皮（各五两） 生玄参汁（三合） 地黄汁（五合）

上十味 咀，以水四升，煮取一升，去滓，下玄参汁，令两沸，次下地黄汁，两沸，次下蜜，煎取一升七合，绵[1]惹取汁，安舌上含，细细咽之。

舌受制于心脏，心脏有热就表现于舌，若舌生疮或裂破，红唇外翻的症状，治疗时用升麻煎泄热方。

蜀升麻、射干各三两，柏叶（切）一升，大青二两，

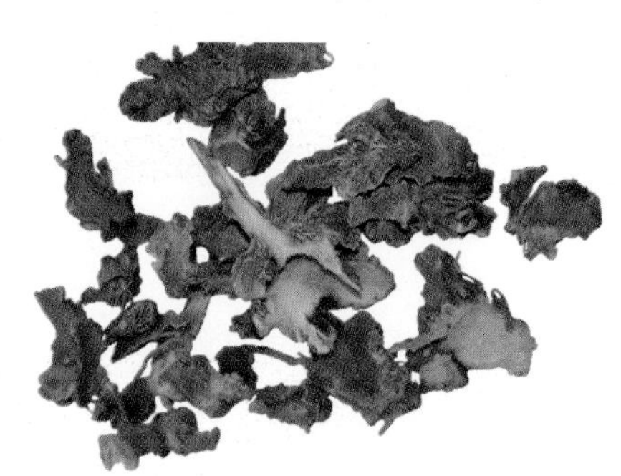

射干

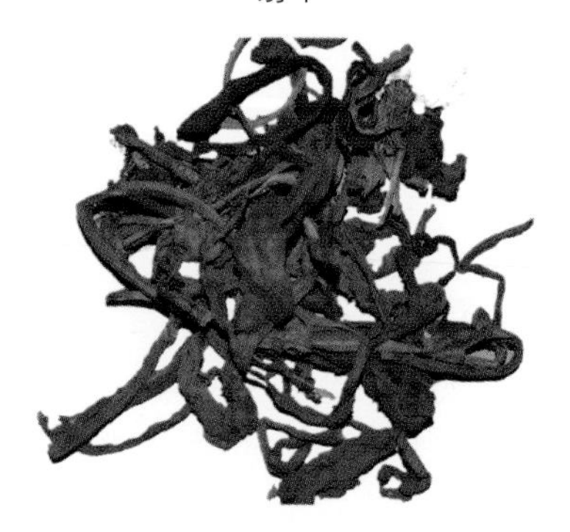

大青

苦竹叶（切）五合，赤蜜八合，生芦根、蔷薇根、白皮各五两，生玄参汁三合，地黄汁五合。

以上十味药分别切细，加水四升煎煮，取药汁一升，去渣，先加入玄参汁熬沸腾两次，再加入蜜煎取一升七合，用药棉蘸取药汁，安放在舌上含住，细细地吞咽。

注释 >>>

①绵：药棉。

唇病第五

原文 → 译文 >>>

润脾膏

治脾热唇焦枯无润方。

生地黄汁（一升） 生麦门冬（四两） 生天门冬（切一升） 葳蕤（四两） 细辛 甘草 川芎 白术（各二两） 黄芪 升麻（各三两） 猪膏（三升）

上十一味 咀，诸药苦酒淹一宿，绵裹药，临煎下生地黄汁，与猪膏共煎取膏鸣，水气尽去滓，取细细含之。

润脾膏

治疗由脾热导致的口唇焦干。

生地黄汁一升，生麦门冬四两，生天门冬（切）一升，葳蕤四两，细辛、甘草 川芎、白术各二两，黄芪、升麻各三两，猪膏三升。

将以上十一味药分别研细，用苦酒浸泡一夜，再用药棉包住，临熬时加入猪膏和生地黄汁，熬至水蒸尽为止，去渣后取药膏细细地含咽。

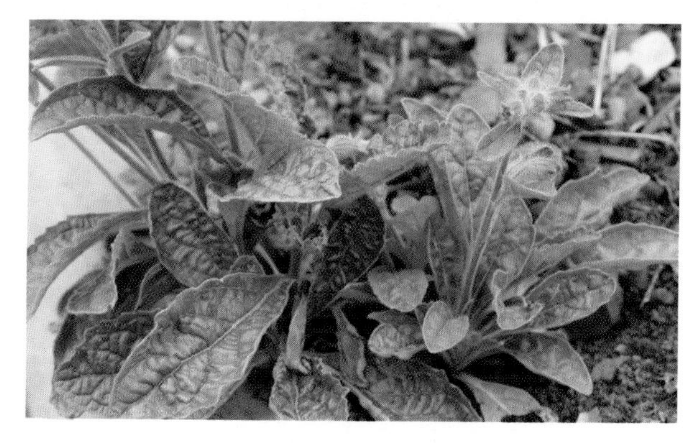

生地黄

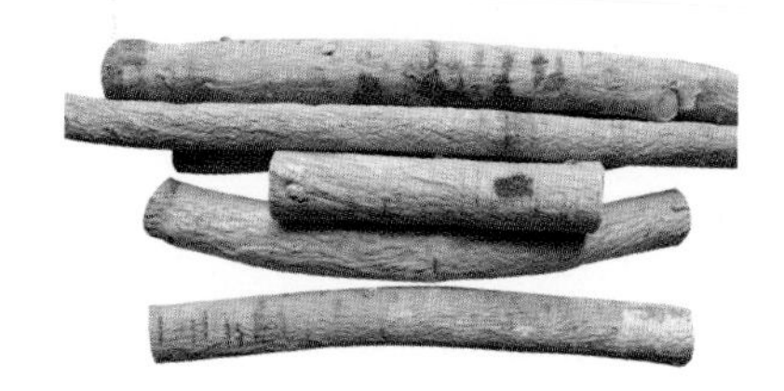

黄芪

养生大攻略

抗唇癌的食物

唇癌，占口腔肿瘤第 3 位，大多为鳞癌。开始在下唇的唇红缘部出现角化或糜烂，然后形成肿块。

抗唇癌食物包括：桃仁、猪胰腺、甲鱼、蟾蜍、无花果、梅子、橄榄（青果）、苦菜、百合等。

齿病第六

原文→译文

治龋齿及虫痛方。

白附子 知母 细辛（各六铢）川芎 高良姜（各十二铢）

上五味末之，以绵裹少许着齿上，有汁吐出，一日两度[①]，含之，亦治口气。

治龋齿及虫痛的处方：

白附子、知母、细辛各六铢，川芎、高良姜各十二铢。

将以上五味药研成细末，用药棉裹少许置于牙齿上，有汁就吐出，一天这样含两遍。此方也能治口中异气。

含漱汤

治齿痛方。

独活（三两）黄芩 川芎 细辛 荜茇（各二两）当归（三两）丁香（一两）

上七味 㕮咀。以水五升，煮取二升半，去滓含漱之，须臾闷乃吐，更含之。

含漱汤

治疗牙痛。

独活三两，黄芩、川芎、细辛、荜茇各二两，当归三两，丁香一两。

以上七味药研细，用五升水煎煮，取汁二升半，去滓后漱口，一段时间后吐掉再含。

注释

①一日两度：一日两次。

养生大攻略

牙齿保健食谱

向阳花炒蟹蛋

【原料】向阳花（即向日葵）盘1个，鸡蛋250克，螃蟹400克，姜、葱汁各25克，猪油、盐、味精、胡椒粉、料酒、香油、鸡油各适量。

【制法】向阳花盘洗净、切碎，加清水煮汁，去渣取汁备用；螃蟹去污物，用刀拍裂；鸡蛋去壳，加盐、味精、胡椒粉、少许香油、葱花，打散调匀。锅内放猪油烧热，用姜、葱汁炝锅，放蟹煸炒片刻，加向阳花汁、盐、胡椒粉，用小火焖至汁干，徐徐倒入鸡蛋，待鸡蛋炒熟淋香油起锅。

【功效】清热凉血。

【用法】佐餐食用。

【应用】活用于风热牙痛。

鸭蛋炒韭菜

【原料】咸鸭蛋2个，韭菜90克，食油、盐各适量。

【制作】咸鸭蛋去壳打碎，韭菜切段。油锅烧热，放入鸭蛋煸炒至熟，再加韭菜炒片刻，加盐即可。

【功效】温经散寒止痛。

【用法】空腹食，每日1次。

【适用】风寒牙痛。

黄瓜豆腐汤

【原料】黄瓜、嫩豆腐各250克，调料适量。

【制法】黄瓜洗净、切碎，加水适量煮汤，汤将熟入豆腐煮片刻，

【功效】清胃止痛。

【用法】佐餐食用。

【适用】胃热牙痛。

补骨脂大枣粥

【原料】补骨脂20克，大枣6枚，粳米100克。

【制法】补骨脂水煎15分钟，去渣取汁，加米、枣煮粥。

【功效】温补脾肾。

【用法】趁热食用，每日1～2次。

【适用】脾肾阳虚引起的牙齿松动、咀嚼无力或牙根宣露。

羊胫骨粥

【原料】羊胫骨2根，粳米50克，盐、葱、姜适量。

【制作】羊胫骨洗净，捶碎，加水文火熬汁，取清汁加米煮粥，待粥将成时，加入盐、生姜、葱白，煮至熟烂。

【功效】温肾固齿。

【用法】趁热温服，每日1～2次。

【适用】肾虚引起的牙齿松动、咀嚼无力。

花椒粥

【原料】花椒5克，粳米50克。

【制法】花椒煎水，去渣取汁加粳米入内煮粥。

【功效】温里散寒止痛。

【用法】空腹趁热食用，每日1次。

【适用】寒凝牙痛。

皮蛋叉烧粥

【原料】皮蛋2个，叉烧肉、粳米各100克。

【制法】皮蛋去壳、切碎，叉烧肉切小块，与粳米同煮粥。

【功效】滋阴降火。

【用法】每日分2次食用。

【适用】阴虚火旺引起的牙痛。

还少丹

【原料】盐30克，香附15克，蒲公英（鲜品）500克。

【制法】盐同香附共研细末，蒲公英榨汁。将盐、香附细末加入蒲公英汁中腌12小时，分作20团，用牛皮纸3～4层包扎好，再用蚯蚓泥外包。入柴火灶内焙干，以武火煅通红为度，冷定取出，去泥，将药研为细末即可。

【功效】固牙洁齿，齿落更生。

【用法】早晚用药末擦牙、漱口，吐、咽任便。

【应用】牙齿松动、脱落。

喉病第七

原文 → 译文 >>> >

喉咙者，脾胃之候，若脏热，喉则肿塞，神气不通，乌扇膏主之方。

生乌（十两） 升麻（三两） 羚羊角（二两） 蔷薇根（切，一升） 艾叶（六铢，生者尤佳） 芍药（二两） 通草（二两） 生地黄（切五合） 猪脂（二斤）

上九味 咀。绵裹，苦酒一升，淹浸一宿，纳猪脂中，微火煎取，苦酒尽，膏不鸣为度，去滓，薄绵裹膏似大杏仁，纳喉中，细细吞之。

喉咙，是脾胃的外在证候。如果脾脏热，喉咙就会肿塞，气就不畅通，用乌扇膏来主治，处方如下：

生乌十两，升麻三两，羚羊角二两，蔷薇根（切）一升，艾叶（生者尤佳）六铢，芍药二两，通草二两，生地黄（切）五合，猪脂二斤。

以上九味药分别切细，用药棉裹住，以一升苦酒浸泡一晚上，再纳入猪脂，用微火熬，以苦酒被熬尽，膏不发出响声为止，然后去掉药渣，贴近药绵上裹膏，似大杏仁那么大，纳入喉中，细细地吞下。

养生大攻略

咽炎饮食宜忌

【宜食】急性咽炎，宜进食清凉泻火食物，如甘蔗汁、荸荠汁、萝卜汁等。《随息居饮食谱》谓“甘蔗能利咽喉，萝卜可治咽喉诸病”，荸荠能生津止渴，三品取汁鲜用，具有泄热解毒，消肿止痛，清利咽喉的功效，最适于肺胃火炽的急性咽喉炎症。

慢性咽炎，除用上述鲜汁外，还宜百合、豆浆、绿茶、青果、枸杞子、鸭蛋等食物，因这些食物皆有清肺降火，养阴润燥的功效，适于阴虚肺燥的慢性咽喉炎症。

此外，慢性咽炎，大便秘结者可多食蜂蜜、香蕉，以润肠通便养阴解毒。

【忌食】烟酒及辛辣刺激性食物，如葱、椒、蒜、韭、醋及牛羊狗肉、公鸡等产热动火之物忌食。

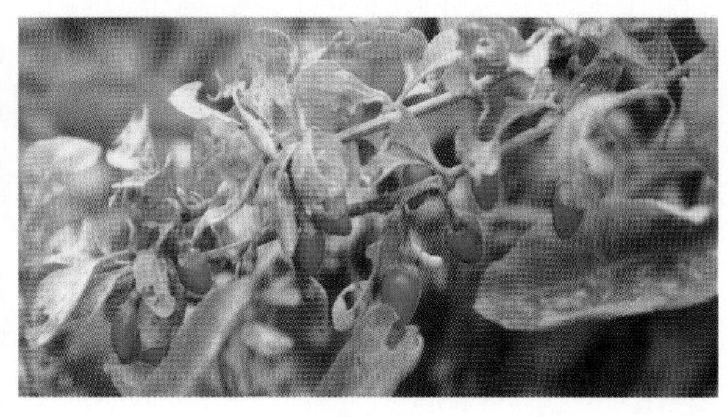

枸杞子

耳疾第八

原文 → 译文 >>> >

治肾热背急挛痛，耳脓血出，或生肉塞之，不闻人声方。

磁石 白术 牡蛎（各五两） 甘草（一两） 生麦门冬（六两） 生地黄汁（一升） 芍药（四两） 葱白（一升） 大枣（十五枚）

上九味 咀。以水九升，煮取三升，分三服。

治肾热，面黑目白，肾气内伤，耳鸣吼闹、短气，四肢疼痛，腰背相引，小便黄赤方。

羊肾（一具治如食法） 白术（五两） 生姜（六两） 玄参（四两） 泽泻（二两） 芍药 茯苓（各三两） 淡竹叶（切二升） 生地黄（切一升）

上九味 咀。以水二斗煮羊肾、竹叶，取一斗，去滓澄之，下药，煮取三升，分三服，不已，三日更服一剂。

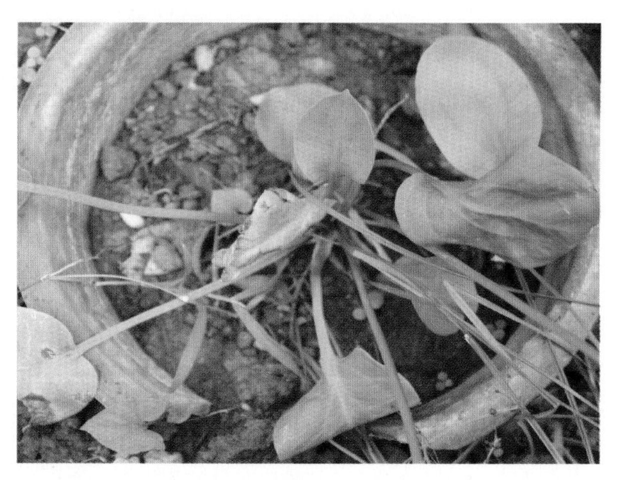

泽泻

治肾热背急挛痛，耳脓流血，或生肉肿塞，耳朵听不到人声的处方。

磁石、白术、牡蛎各五两，甘草一两，生麦门冬六两，生地黄汁一升，芍药四两，葱白一升，大枣十五枚。

将以上九味药分别切碎，用九升水煎煮，取汁三升，分三次服用。

治肾热，脸黑，目白，肾气内伤，耳鸣吼闹、短气，四肢疼痛，腰背相引疼痛，小便黄赤的处方。

羊肾（如食用法治过）一具，白术五两，生姜六两，玄参四两，泽泻二两，芍药、茯苓各三两，淡竹叶（切）二升，生地黄（切）一升。

将以上九味药分别切细，用二斗水煮羊肾、竹叶，取汤药一斗，去药渣澄清，下入其他药，煮取三升，分三次服用。若病未见好转，三日后再服一剂。

养生大攻略

耳聋耳鸣的防治食谱

菊花马蹄粉茶

【原料】菊花末6克，马蹄粉、藕粉各25克，白糖适量。

【制法】将菊花、马蹄粉、藕粉用温开水调成糊状，再用沸水冲熟，加白糖搅匀。

【功效】清泻肝火。

【用法】早晚各服食1次，常用。

【适用】肝胆火邪上逆之耳聋、耳鸣。

狗肉黑豆汤

【原料】狗肉500克，黑豆100克。

【制法】将洗净、切块之狗肉、黑豆同放锅内，加适量水，再放入姜片、五香面及少量盐，炖烂即可。

【功效】补肾壮体。

【用法】食肉与豆，饮汤。

【适用】肾虚耳鸣、耳聋。

苍耳愈聋酒

【原料】苍耳子、防风、牛蒡子、大生地、黄芪、白茯苓、独活各30克，木通、薏苡仁各20克，人参15克，肉桂12克，白酒1000克。

【制法】将牛蒡子炒后，上11味药捣碎，用白夏布包贮，置于净器中，用白酒1000克浸之，封口，7日后开取。

【功效】除热补虚，聪耳。

【用法】每日空腹饮，初次饮1～2小杯，以后可量性加至2～3小杯。

【适用】耳聋耳鸣。

补益酒

【原料】肉苁蓉90克，肉豆蔻15克，山茱萸肉45克，丹砂10克，酒1000克。

【制法】将丹砂细研为末另包，前3味共捣碎，与丹砂共置于瓶中，以1000克好酒浸之，封口，经7日后开取。

【功效】益肾补肝，养心，聪耳明目，悦容颜。

【用法】每日早晚空腹温饮1～2小盅。

【适用】肝肾虚损引起的耳聋目昏等症。

面病第九

原文→译文

五香散

治黑运赤气，令人白光润方。

毕豆（四两） 黄芪 白茯苓 葳蕤 杜若 商陆 大豆黄卷（各二两） 白芷 当归 白附子 冬瓜仁 杜蘅 白僵蚕 辛夷仁 香附子 丁子香 蜀水花 旋覆花 防风 木兰 川芎 藁本 皂荚 白胶 杏仁 梅肉 酸浆 水萍 天门冬 白术 土瓜根（各三两） 猪胰（两具）

上三十二味下筛①，以洗面，二七日白，一年与众别。

五香散

治雀斑、粉刺、黑痣、面黑气、黑晕赤气。

毕豆四两，黄芪、白茯苓、葳蕤、杜若、商陆、大豆黄卷各二两，白芷、当归、白附子、冬瓜仁、杜蘅、白僵蚕、辛夷仁、香附子、丁子香、蜀水花、旋覆花、防风、木兰、川芎、藁本、皂荚、白胶、杏仁、梅肉、酸浆、水萍、天门冬、白术、土瓜根各三两，猪胰两具。

将以上三十二味药切捣并过筛制成散药，用来洗面，能使人面色白皙光泽滋润。

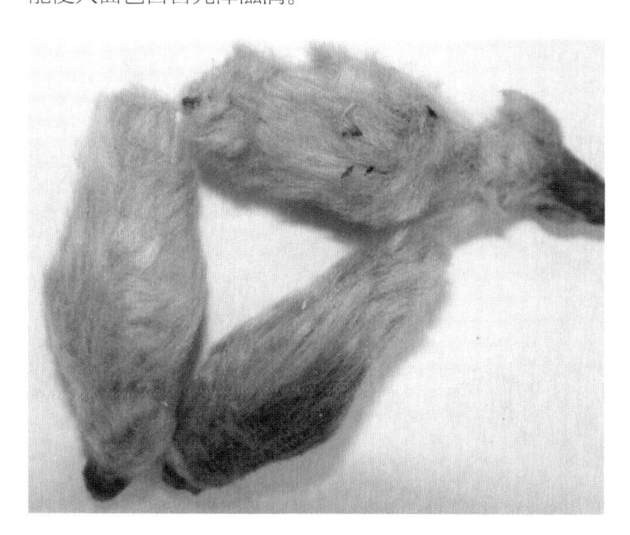

辛夷

白杨皮散

治面与手足黑，令光泽洁白方。

白杨皮（十八铢） 桃花（一两） 白瓜子仁（三十铢）

上三味治下筛，温酒服方寸匕，日三。欲白，加瓜子；欲赤，加桃花。三十日面白，五十日手足俱白。

白杨皮散

主治面部及手足肤色黑。

白杨皮十八铢，桃花一两，白瓜子仁三十铢。

将以上三味药切捣并过筛制成散药，每次用温酒服送服方寸匕，每日三次。如果想使肌肤变白，可以加入瓜子；如果想使肌肤红润，可以加入桃花。

注释

①下筛：过筛制成散药。

养生大攻略

治疗雀斑的妙招

日常生活中，有许多治疗雀斑的小方法。茄子皮有消斑的作用，用干净的茄子皮敷脸，一段时间后，就惊奇地发现脸上的小斑点不那么明显了。西红柿汁里含有丰富的谷胱甘肽，可抑制黑色素的滋生，所以，经常食用西红柿，可起到除斑的效果。洗脸时，在水中加1汤匙米醋，会减轻色素的沉着。柠檬中含有大量的维生素C、钙、铁、磷等营养成分，常喝柠檬汁，不仅可以美白肌肤，还能把黑色素“赶跑”！

卷七 风毒脚气

本篇精华

1. 论述脚气病的成因、症状、诊断的方法、灸法等；
2. 介绍治疗治疗风毒脚气所用的汤药、散药、药酒、膏药的处方。

论风毒状第一

原文 → 译文

论何以得之于脚。问曰：风毒中人，随处皆得，作病何偏着于脚也？答曰：夫人有五脏，心肺二脏，经络所起在手十指；肝肾与脾三脏，经络所起在足十趾。夫风毒之气，皆起于地。地之寒暑风湿皆作蒸气，足常履之，所以风毒之中人也必先中脚；久而不瘥，遍及四肢腹背头项也；微时不觉[1]，痼滞乃知。经云：次传、间传是也。

论如何患上脚气病

有人问：风毒中伤人体，身上任何地方都有可能会发病，为何偏偏患脚气病呢？答案是：人有五脏，心肺两脏的经络起于手的十指，肝肾和脾三脏的经络起于脚的十趾。风毒的邪气，都是从地上发起的，地的寒暑风湿都发成了蒸气，而脚时常踩在大地上，所以风毒要侵害人体，必先侵害双脚。若脚气长期不痊愈，会遍及四肢腹背及头颈。程度轻微时人不会觉察，等到痼滞形成时才能觉察。医经上说的次传和间传就是指这种情况。

论得已便令人觉不。凡脚气病，皆由感风毒所致。得此病，多不令人即觉。会因它病，一度乃始发动。或奄然大闷，经三两日不起，方乃觉之。

论患脚气病后有无感觉

凡是脚气病，都是由感受风毒而造成的，得了这种病，人们不会立即觉察，它常常会由于其他疾病才一度开始发作，或突然气息衰弱，两三天之后仍无起色，这才察觉到疾病的存在。

论风毒相貌。夫有脚未觉异，而头项臂膊已有所苦，有诸处皆悉未知，而心腹五内已有所困。又风毒之中人也，或见食呕吐憎闻食臭，或有腹痛下痢，或大小便秘涩不通，或胸中冲悸、不欲见光明，或精神昏愦，或喜迷忘、语言错乱，或壮热头痛，或身体酷冷疼烦，或觉转筋，或肿不肿，或腿顽痹，或时缓纵不随，或复百节挛急，或小腹不仁，此皆脚气状貌也，亦云风毒脚气之候也。

论脚气病的症状

在脚上尚未察觉有何异样时，头颈臂膊已有些不适，虽然其余各处皆无感觉，但心腹五脏都已受到困扰。风毒侵袭人体后，就会看到食物就呕吐，或厌恶闻到食物的气味，或腹痛下痢，或大小便不通，或胸中惊悸，不想见到光亮，或精神昏聩，或妄生喜迷，言语错乱，或发热头痛，或身体酷冷，疼痛烦躁，或觉得转筋，或脚胫肿，或大小腿顽痹，或时时缓纵不随，或又百节挛急，或小腹麻木，这些皆为脚气病的症状。

注释

①微时不觉：程度轻微时人不会觉察。

汤液第二

原文 → 译文

第一竹沥汤

治两脚痹弱[1]，或转筋皮肉不仁，腹胀起如肿，按之不陷，心中恶，不欲食或患冷方。

竹沥（五升） 甘草 秦艽 葛根 黄芩 麻黄 防己 细辛 桂心 干姜（各一两） 茯苓（三两） 防风 升麻（各一两半） 附子（二枚） 杏仁（五十枚）

上十五味㕮咀，以水七升合竹沥，煮取三升，分三服，取汗（《千金翼方》无茯苓、杏仁，有白术一两）

第一竹沥汤

主治两脚麻木软弱或转筋，皮肉麻木，腹部肿胀，手按不陷，饮食不下，或怕冷。

竹沥五升，甘草、秦艽、葛根、黄芩、麻黄、防己、细辛、桂心（肉桂）、干姜各一两，茯苓三两，防风、升麻各一两半，附子二枚，杏仁五十枚。

将以上十五味药分别切碎，用七升水与竹沥调合煎煮，取汁三升，分三次服用，服后发汗。

第二大竹沥汤

治猝中风，口噤不能言，四肢缓纵，偏痹挛急，风经五脏，恍惚恚怒无常[2]，手足不随方。

竹沥（一斗四升） 独活 芍药 防风 茵芋 甘草 白术 葛根 细辛 黄芩 川芎（各二两） 桂心 防己 人参 石膏 麻黄（各一两） 生姜 茯苓（各三两） 乌头（一枚）

上十九味 咀，以竹沥煮取四升，分六服，先未汗者取汗，一状相当即服。

第二大竹沥汤

主治突然外感风邪而导致的口不能言，四肢缓纵，麻木挛急，也可用于治疗风邪侵袭五脏而导致的神思恍惚、恼怒无常、手足不遂等。

竹沥一斗四升，独活、芍药、防风、茵芋、甘草、白术、葛根、细辛、黄芩、川芎各二两，桂心、防己、人参、石膏、麻黄各一两，生姜、茯苓各三两，乌头一枚。

将以上十九味分别研碎，用竹沥煎煮，取汁四升，分六次服用。

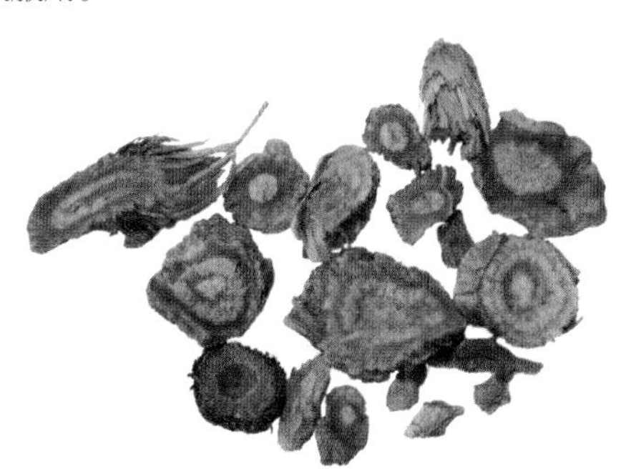

防风

注释

①两脚痹弱：两脚麻木软弱。

②恍惚恚怒无常：神思恍惚、恼怒无常。

养生大攻略

生姜盐水泡脚可治脚气

原料：生姜100克，盐50克，陈醋100毫升。

方法：将盐和生姜一同放入锅内，倒入两碗左右的清水，待煮沸后，继续加热10分钟，然后将火熄灭。

将生姜盐水倒入洗脚盆上，待水温略有下降时，调入陈醋。

说明：每次使用生姜盐水泡脚时，要泡半小时左右。每星期要泡1～2次，通常情况下，泡脚3～7次，就能消除脚气问题。但为了彻底根治脚气，最好能持续泡脚4星期。

诸散第三

原文→译文

八风散

治风虚面青黑土色不见日月光，宜补肾治肝方。

菊花（三两） 石斛 天雄（各一两半） 人参 附子 甘草（各一两六铢） 钟乳 山药 川断 黄芪 泽泻 麦冬 远志 细辛 龙胆 秦艽 石苇 菟丝子 牛膝 菖蒲 杜仲 茯苓 干地黄 柏子仁 蛇床子 防风 白术 干姜 萆薢 山茱萸（各一两） 五味子 乌头（各半两）、苁蓉（二两）

上三十三味治下筛，酒服方寸匕，日三，不效[1]加至二匕。

八风散

主治风虚，症状为面色青黑或黄，晦暗而无光泽，也可用于治疗脚气痹弱等。

菊花三两，石斛、天雄各一两半，人参、附子、甘草各一两六铢，钟乳、山药、川断、黄芪、泽泻、麦冬、远志、细辛、龙胆、秦艽、石苇、菟丝子、牛膝、菖蒲、杜仲、茯苓、干地黄、柏子仁、蛇床子、防风、白术、干姜、萆薢、山茱萸各一两，五味子、乌头各半两，苁蓉二两。

将以上三十三味药切捣并过筛制成散药，每次用酒送服方寸匕，每日三次，若服后效果不明显，可逐渐加至二匕。

茱萸散

治冷风脚跛偏枯，半身不随，昼夜呻吟，医所不治方。

吴茱萸 干姜 白蔹 牡荆 附子 天雄 狗脊 干漆 薯蓣 秦艽 防风（各半两）

上十一味治下筛，先食服方寸匕，日三。药入肌肤中淫淫然，三日知，一月瘥。

茱萸散

主治因感受冷风而脚跛瘫痪，半身不遂，整夜呻吟。

吴茱萸、干姜、白蔹、牡荆、附子、天雄、狗脊、干漆、薯蓣、秦艽、防风各半两。

将以上十一味药研后过筛，饭前服方寸匕，每日三次。药进入肌肤中游动，三天后就会有感觉，一个月后就能痊愈。

注释

①不效：没有效果。

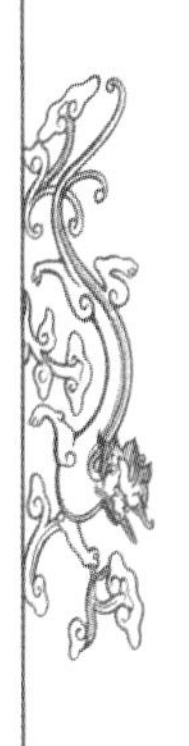

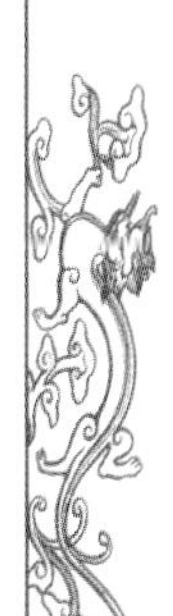

酒醴第四

原文 → 译文 >>> >

例曰：凡合酒皆薄切药，以绢袋盛药纳酒中，密封头[1]，春夏四五日，秋冬七八日，皆以味足为度。去滓服酒，尽后其滓捣，酒服方寸匕，日三。大法冬宜服酒，至立春宜停。

按照惯例，凡是制作药酒，都要将药材切薄，用绢袋装好，放入酒中浸泡，密封瓶口，春夏季放置四五天，秋冬季放置七八天，皆以药味充足为标准，去渣服酒，喝完后将药渣捣碎，用酒送服方寸匕，一日三次。服用的基本原则是：冬季宜服药酒，到立春时应停服。

石斛酒

治风虚气满，脚痛痹挛，弱不能行方。

石斛 丹参 五加皮（各五两） 侧子 秦艽 杜仲 山萸 牛膝（各四两） 桂心 干姜 羌活 川椒 橘皮 黄芪 白前 川芎 茵芋 当归（各三两） 苡仁（一升） 防风（二两） 钟乳（八两，捣碎别绢袋盛，系大药袋内）

上二十一味㕮咀，以酒四斗渍三日，初服三合，日再，稍稍加以知为度。

石斛酒

主治风虚气满而致的两脚疼痹拘挛，或缓弱不能行走。

石斛、丹参、五加皮各五两，侧子、秦艽、杜仲、山萸、牛膝各四两，桂心、干姜、羌活、川椒、橘皮、黄芪、白前、川芎、茵芋、当归各三两，薏苡仁一升，防风二两，钟乳（捣碎，用绢袋另盛，系于大药袋内）八两。

将以上二十一味药研碎，用四斗清酒浸泡三日，最初服三合，可逐渐加量。每日两次。

注释 >>> >

①密封头：密封瓶口。

养生大攻略

治疗脚气的小偏方

啤酒泡脚可治脚气：将啤酒倒入盆中，不加水，双脚浸入啤酒中泡 20 分钟，用清水冲净。每周泡 1 ~ 2 次。

高锰酸钾水泡脚治脚气：用半盆温水放入两粒小米粒般大小的高锰酸钾，等水成粉红色时，将双脚浸入其中泡三五分钟即可。

韭菜能治脚气：取鲜韭菜 250 克，洗净，切成碎末放入盆内，冲入开水。等水温稍有下降时，泡脚半小时。

诸膏第五

原文 → 译文 >>> >

例曰：凡作膏常以破除日，无令丧孝、污秽产妇、下贱人、鸡犬、禽兽见之，病在外火炙摩之，在内温酒服如枣核许。

按照惯例，制作药膏时，应当选择破除日，不要让带孝之人、污秽的产妇、下贱人及鸡、狗、家禽、猛兽看见。病在外的人应当灸后按摩，病在内的人应用温酒送服如枣核般大小的药膏。

野葛膏

治恶风毒肿，疼痹不仁，瘰疬恶疮，痈疽肿胫，脚弱偏枯百病方。

野葛 犀角 蛇衔 莽草 乌头 桔梗 升麻 防风 川椒 干姜 鳖甲 雄黄 巴豆（各一两） 丹参（三两） 踯躅花（一升）

上十五味㕮咀，以苦酒四升渍之一宿以成，煎猪膏五斤，微火煎三上三下，药色小黄去滓，以摩病上。

野葛膏

主治恶风毒肿、疼痹麻木、瘰疬恶疮、痈疽肿胫、脚弱偏枯等。

野葛、犀角、蛇衔、莽草、乌头、桔梗、升麻、防风、川椒、干姜、鳖甲、雄黄、巴豆各一两，丹参三两，踯躅花一升。

将以上十五味药切碎，用四升苦酒浸泡一夜，次日清晨与炼成的五斤猪膏一起放在微火上煎熬，煎沸后取下，放冷后再煎，反复三次，煎到药色稍稍变黄，去渣取膏，外摩患处。

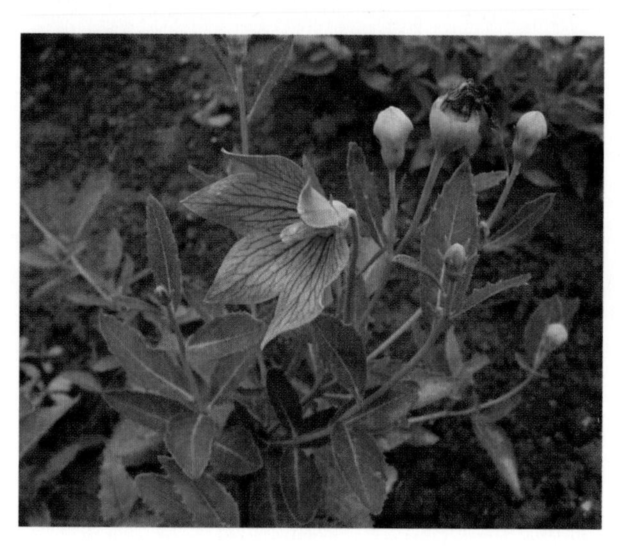

桔梗

卷八 诸风

本篇精华

1. 论述各种中风情况的症状；
2. 介绍各种中风病症的处方。

论杂风状第一

原文 → 译文

岐伯曰：中风大法有四，一曰偏枯[1]，二曰风痱，三曰风懿，四曰风痹。夫诸急猝病多是风，初得轻微，人所不悟，宜速与续命汤，根据穴灸之。夫风者百病之长，岐伯所言四者说，其最重也。

岐伯说：中风的情况大致分为四种：一是偏枯，即半身不遂；二是风痱，即四肢瘫软不能活动，神志不乱或稍有些乱，病情轻的能够说话，病情重的无法说话；三是风懿，即突然昏迷，不认识人，伴有舌头僵直不能言语，喉中有窒塞感，严重的噫噫有声等；四是风痹。大多急促的病和突然发生的病都是由于中了风邪，刚患病时的症状还比较轻微，未能引起人们的重视，其实此时适宜迅速服用续命汤，再按照俞穴依次灸治。风邪是百病中最为厉害的，岐伯所说的这四种情况，又是其中最为重要的。

注释

①偏枯：半身不遂。

养生大攻略

脑血管意外饮食宜忌

脑血管意外包括高血压和脑动脉硬化引起的脑溢血、脑血栓形成、脑血管痉挛等。中医称为“中风”。认为是由于心、肝、肾三脏之间阴阳平衡失调，阴虚阳亢，肝风内动，逼血上冲而致。

【宜食】脑血管意外，重在平时预防，一旦发病，则需特殊护理，宜给予易缓解动脉硬化及降压食物，如黑木耳、银耳、果汁、米汤、菜汁等易消化食物，必要时进行鼻饲，少食多餐。

【忌食】高血压患者预防脑血管意外应有四忌：忌高钠饮食，少吃盐，日摄量应低于5克，因钠多能使血压升高；忌高脂肪饮食，因高脂肪食物能增加血液稠黏度；忌高糖，少吃甜食，因糖在体内仍转变成脂肪，也增加血液黏度；忌烟酒，因尼古丁会使血液稠黏度增高，乙醇能诱发脂质代谢紊乱。

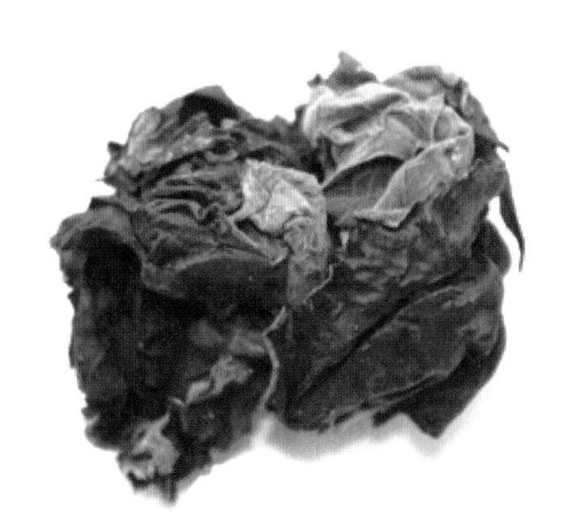

黑木耳

诸风第二

原文 → 译文

大续命汤

治肝疠风猝然喑哑[1]。

麻黄（八两） 石膏（四两） 桂心 干姜 川芎（各二两） 当归 黄芩（各一两） 杏仁（七十枚） 荆沥（一升）

上九味 咀，以水一斗，先煮麻黄两沸，掠去沫，下诸药煮取四升，去滓。又下荆沥煮数沸，分四服，能言。未瘥后服小续命汤。旧无荆沥，今增之，效如神。

大续命汤

主治肝疠风及中风，症状为突然失音，不能说话等。

麻黄八两，石膏四两，桂心（肉桂）、干姜、川芎各二两，当归、黄芩各一两，杏仁七十枚，荆沥一升。

将以上九味药分别研碎，先用一斗水将麻黄煎煮两沸，去掉上面的浮沫，放入其他的药煮取四升，去渣。再放入荆沥煎煮数沸，分四次服用。

注释

①喑哑：失音，不能说话。

养生大攻略

中风后遗症饮食宜忌

【宜食】苹果、山楂、柿子、梨、香蕉、西瓜、莲子、荸荠、花生、大蒜、番茄、芹菜、茄子、萝卜、茭白、洋葱、菊花脑、茼蒿、菠菜、青芦笋、黄瓜、海带、紫菜、海蜇、海藻、香蕈、金针菇、草菇、米醋、蜂蜜、豆浆、玉米须、豌豆、绿豆、海参、淡菜、白菊花、枸杞子、木耳、芝麻、马肉、兔肉、蛙肉、甲鱼、蚌肉、橘子、马齿苋、黄精、胡萝卜等食物。

【忌食】牛髓、狗肉、肥猪肉、羊髓、猪肝、猪肾、鸡肉、鸭蛋、醍醐、胡椒、白酒、盐、人参等食物。

贼风第三

原文 → 译文

桂枝酒

治肝虚寒，猝然喑哑不声、踞坐不得、面目青黑、四肢缓弱、遗失便利。

桂枝 川芎 独活 牛膝 薯蓣 甘草（各三两）附子（二两）防风 茯苓 天雄 茵芋 杜仲 蒴藋根 白术（各四两）干姜（五两）踯躅（一升）猪椒、叶根皮（各一升）大枣（四十枚）

上十八味 咀，以酒四斗渍七日，每服四合，日二，加至五、六合。

桂枝酒

主治肝脏虚寒导致的突然失音沙哑，不能盘踞坐卧，面目呈青黑色，四肢缓弱，大便失禁小便淋漓等。

桂枝、川芎、独活、牛膝、薯蓣、甘草各三两，附子二两，防风、茯苓、天雄、茵芋、杜仲、蒴藋根、白术各四两，干姜五两，踯躅一升，猪椒、叶根皮各一升，大枣四十枚。

将以上十八味药分别切碎，用四斗酒浸泡七日，浸成后去渣取清，每次服用四合，每日两次，可逐渐加量至五、六合。

偏风第四

原文 → 译文

防风汤

治偏风。

防风 川芎 白芷 牛膝 狗脊 萆薢 白术（各一两）羌活 葛根 附子 杏仁（各二两）薏苡仁 石膏 桂心（各三两）麻黄（四两）生姜（五两）

上十六味 咀，以水一斗二升，煮取三升，分三服。一剂觉好，更进一剂，即一度针，九剂九针即瘥。灸亦得。针风池一穴、肩髃一穴、曲池一穴、支沟一穴、五枢一穴、阳陵泉一穴、巨虚下廉一穴。凡针七穴即瘥。

防风汤

主治偏风。

防风、川芎、白芷、牛膝、狗脊、萆薢、白术各一两，羌活、葛根、附子、杏仁各二两，薏苡仁、石膏、桂心（肉桂）各三两，麻黄四两，生姜五两。

将以上十六味分别切碎，用一斗二升水煎煮，取汁三升，分三次服用。如果服用一剂后感觉有所好转，就再服用一剂，并立即施行针灸，即可痊愈。针灸的穴位有：风池穴、肩髃穴、曲池穴、支沟穴、五枢穴、阳陵泉穴、巨虚下廉穴，共针灸七穴即可痊愈。

杜仲酒

治腰脚疼痛不遂风虚方。

杜仲（八两）石楠（二两）羌活（四两）大附子（五枚）

上四味 咀，以酒一斗渍三宿，每服二合，日再。偏宜冷病妇人服之。

杜仲酒

主治风虚而导致的腰脚疼痛不遂。

杜仲八两，石楠二两，羌活四两，大附子五枚。

将以上四味药分别研碎，用一斗酒浸泡三天，每次服用二合，每日两次。

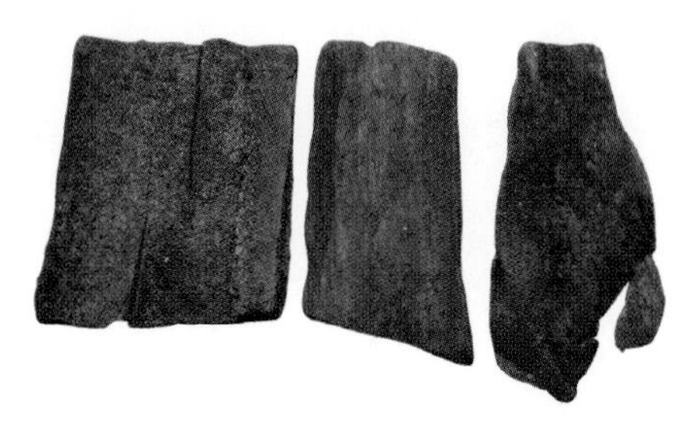

杜仲

风懿第五

原文 → 译文

独活汤

治风懿不能言，四肢不收①、手足亸曳方。

独活（四两） 桂心 芍药 栝蒌根 生葛（各二两） 生姜（六两） 甘草（三两）

上七味㕮咀，以水五升，煮取三升，分三服，日三。

治中风口噤不能言方：

防己 桂心 麻黄（各二两） 葛根（三两） 甘草 防风 芍药（各一两） 生姜（四两）

上八味㕮咀，以水六升，煮取二升半，分三服，喑哑不语皆治之。

独活汤

主治风懿，症状为不能言语，四肢不能收缩，手足软弱拖曳等。

独活四两，桂心（肉桂）、芍药、栝蒌根、生葛（葛根）各二两，生姜六两，甘草三两。

将以上七味药分别研碎，用五升水煎煮，取汁三升，分三次服用，每日三次。

治中风，口噤不能言语的处方：

防己、桂心、麻黄各二两，葛根三两，甘草、防风、芍药各一两，生姜四两。

将以上八味药分别研碎，用六升水煎煮，取汁二升半，分三次服用，失音不能言语也可以治疗。

注释

①四肢不收：四肢不能收缩。

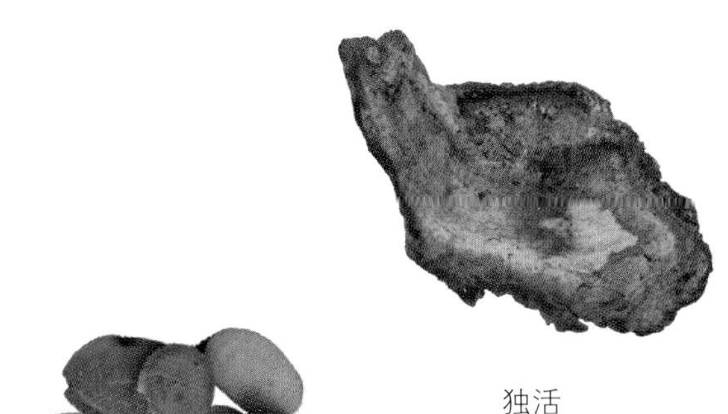

独活

芍药

角弓反张第六

原文 → 译文

治卒半身不遂，手足拘急不得屈伸，身体冷，或智或痴①，或身强直不语，或生或死，狂言不可名状，角弓反张，或欲得食，或不用食，或大小便不利皆疗之方：

人参 桂心 当归 独活 黄芩 干姜 甘草（各十八铢） 石膏（一两半） 杏仁（四十枚）

上九味㕮咀，以井华水九升煮取三升，分三服，日三，覆取汗，不汗更合加麻黄五两合服。

病人如果突然半身不遂，手足痉挛不能屈伸，身体发冷，或神志有时清醒有时不清，或身体僵直不能言语，或胡言乱语、角弓反张，或有时想吃东西，有时不想吃，或大小便不畅，这些病症皆可用下面的处方：

人参、桂心（肉桂）、当归、独活、黄芩、干姜、甘草各十八铢，石膏一两半，杏仁四十枚。

将以上九味药分别研碎，用九升井华水煮取三升，分三次服用，每日三次，服后盖上被子取汗，不出汗的话再加入麻黄五两一起服下。

注释

①或智或痴：神志有时清醒有时不清醒。

养生大攻略

治疗中风导致的半身不遂食谱

黄芪桃仁粥

【原料】黄芪 50 克，桃仁 10 克，地龙 2 克，大米 100 克，白糖适量。

【制法】地龙焙干研末，煎煮黄芪、桃仁，去渣取汁，以汁煮粥，粥成入地龙末、白糖，调匀。

【功效】活血通络，益气化瘀。

【用法】每日 1 次食用，常服。

【适用】中风恢复期。

人参薤白粥

【原料】人参 10 克，薤白 12 克，鸡蛋（去黄）1 个，小米 50 克。

【制法】先将人参打碎，加水用文火煎汤，然后入小米煮粥，将熟，下鸡蛋清及薤白，煮熟。

【功效】益气通阳，豁痰祛风。

【用法】早晚分 2 次服食。

【适用】中风后遗症。

黑豆酒

【原料】黑豆 250 克，丹参 150 克，黄酒 2000 毫升。

【制法】将药物及黑豆捣碎，浸泡于酒中，密封酒

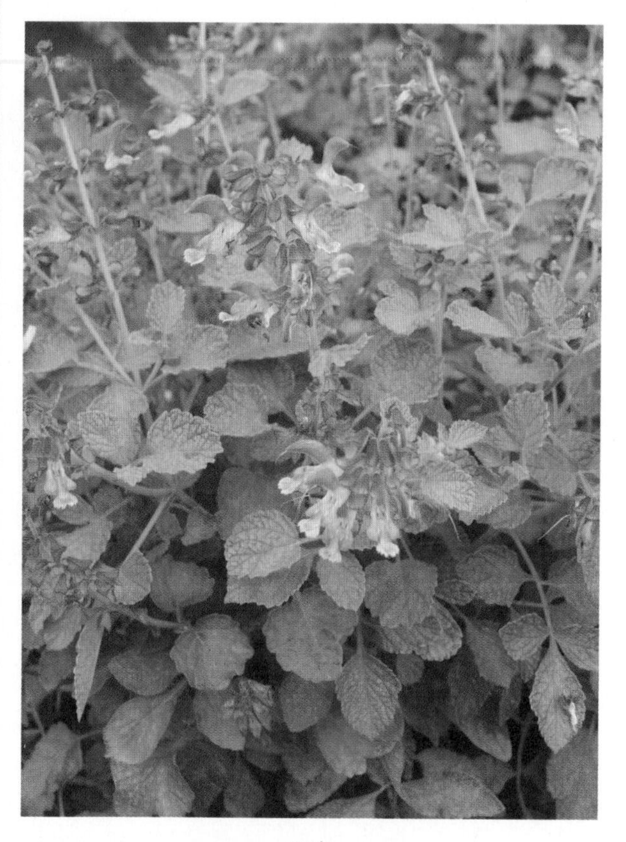

丹参

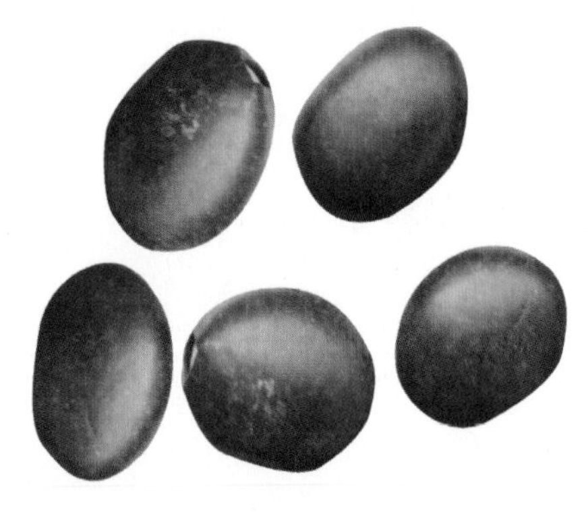

黑豆

瓶放灰火中煨、使之发热，至酒减半，去渣取酒备用。

【功效】补气活血通络。

【用法】每日分早、午、晚、临睡4次饮用，每次饮50毫升。

【适用】中风出现半身不遂者。

全蝎酒

【原料】白附子、僵蚕、全蝎各30克，白酒250毫升。

【制法】将3味药捣碎，放入酒内浸泡，3天后去渣取汁。

【功效】祛风活络。

【用法】每次饮10毫升，不拘时。

【适用】中风出现口眼喎斜、半身不遂者。

风痹第七

原文→译文

血痹病从何而得之？师曰：夫尊荣人[①]骨弱肌肤盛，因疲劳汗出，卧不时动摇加被微风遂得之，形如风状。（巢源云其状如被微风所吹。）但以脉自微涩，涩在寸口，关上紧，宜针引阳气，令脉和紧去则愈。

血痹病是怎么得的？老师回答说：那些富贵的人骨头萎弱肌肤实盛，因疲劳后流出了汗水，睡觉时不断地摇摆，添加被子时感受了微风，所以患上了这种病，症状就如同中了风，《巢源》说：这种情况如同被微风所吹。只要出现脉象微涩，且是寸口部位涩，关上部位紧，就适宜用针引导阳气，使脉和紧，病邪流出就痊愈了。

白蔹散

治风痹肿，筋急展转易常处方。

白蔹（半两） 附子（六铢）

上二味治下筛，酒服半刀圭，日三。不知增至一刀圭，身中热行为候十日便觉。

白蔹散

主治风痹，症见四肢肿胀、筋脉痉挛等。

白蔹半两，附子六铢。

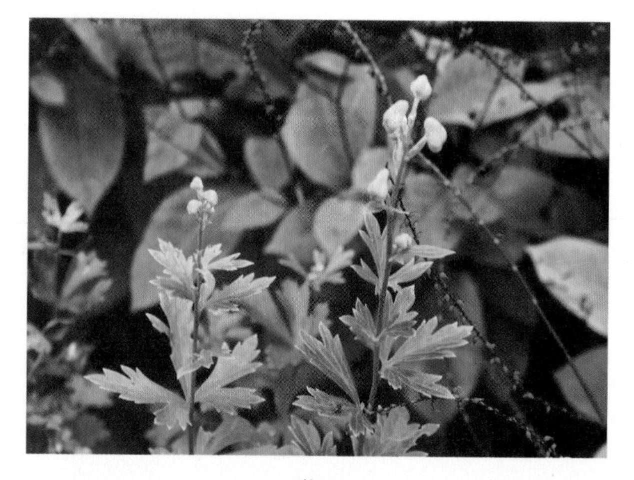

附子

将以上二味药切捣并过筛后制成散药，每次用酒送服半刀圭，每日三次。如果服后不愈，可加量至一刀圭。

注释

①尊荣人：富贵之人。

卷九 伤寒方上

本篇精华

1. 论述伤寒病的病因、症状；
2. 介绍防治温病的处方；
3. 介绍各种伤寒膏，发汗散、汤、丸的处方；
4. 介绍、涌吐法、泻下法的处方。

伤寒例第一

原文→译文

夫伤寒病者，起自风寒，入于腠理，与精气分争，营卫痞隔，周行不通[1]，病一日至二日，气在孔窍皮肤之间，故病者头痛恶寒，腰背强重，此邪气在表，发汗则愈。三日以上气浮在上部，填塞胸心，故头痛胸中满，当吐之则愈。五日以上气沉结在脏，故腹胀身重，骨节烦疼，当下之则愈。明当消息病之状候，不可乱投汤药，虚其胃气也。经言脉微不可吐，虚细不可下。又夏月亦不可下也，此医之大禁也。

那些伤寒之病，都是由于风寒侵入腠理而引起的，与精气分争，而荣卫否隔，循环运行不通。初发病的一两天，邪气在孔窍、皮肤之间，所以病人头痛、恶寒、腰背僵直沉重，这是因为邪气在表，发汗就会痊愈。得病三天以上，邪气浮在上部，堵塞心胸，所以头痛，胸中胀满烦闷，应当用涌吐的治法，就会痊愈。得病五天以上，邪气沉积在五脏，所以腹胀身重，骨节烦疼，应当用泻下的方法治疗，就会痊愈。一定要斟酌病的表现证候，不能乱投汤药，使患者胃气亏虚。经书上说：对脉象微的不可以用涌吐的治法。另外，在夏天也不能用泻下的治法，这是医家的大忌。

注释

①周行不通：循环运行不通。

养生大攻略

患流行性感冒适宜食用的食物

患流行性感冒，适合食用清淡，易消化，水分多的食物。宜食用清淡，含水分多又易消化，吸收的食物，如绿豆汤、米汤、水果汁等。退烧后若无呕吐、腹泻等症状的患者，宜食猪肝或猪瘦肉汤。食欲欠佳的患者宜食素面条、粥等。软食或普通饮食，适合已退烧、食欲恢复的患者。经常感冒患者，宜常食含锌丰富的食物，如牛奶、大豆、鱼类等。柿子营养丰富，含有大量的胡萝卜素，其被摄入人体后能转化为维生素A，具有强化黏膜功效。因此，易感冒患者应常食用柿子。

辟温第二

原文→译文

屠苏酒

辟疫气令人不染温病及伤寒之方。

大黄（十五铢）白术 桂心（各十八铢）桔梗 蜀椒（各十五铢）乌头（六铢）菝葜（十二铢）

上七味 㕮咀绛袋盛，以十二月晦日日中悬沉井中令至泥[1]。正月朔旦平晓出药，置酒中煎数沸，于东向户中饮

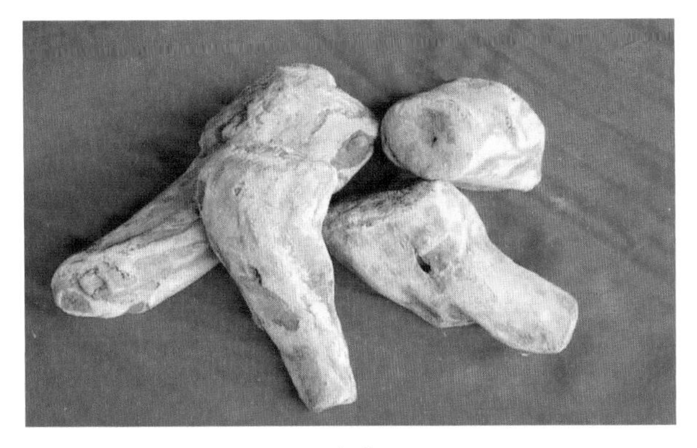
大黄

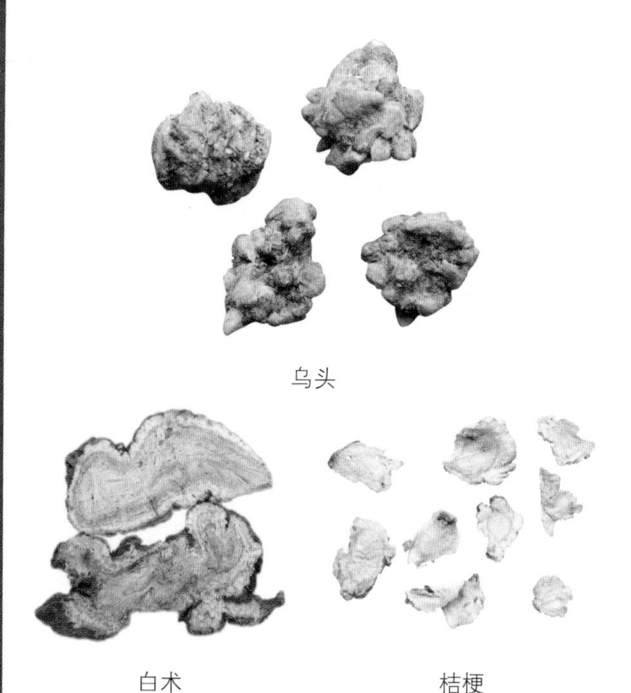

乌头

白术　　桔梗

之。屠苏之饮先从小起，多少自在，一人饮一家无疫，一家饮一里无疫，饮药酒得三朝，还滓置井中，能仍岁饮，可世无病。当家内外有井，皆悉着药辟温气也。

屠苏酒

能辟疫气，预防温病及伤寒。

大黄十五铢，白术、桂心（肉桂）各十八铢，桔梗、蜀椒各十五铢，乌头六铢，菝葜十二铢。

将以上七味药分别切碎，以绛色丝袋贮盛，在十二月的最后一天中午时悬沉到井中，使其接触到泥。正月初一凌晨取出药，放到酒中熬数沸，在东向的房屋中饮服。饮用屠苏酒时，先从年龄小的人开始，饮多少随意。一人饮用，全家无病；一家饮用，全乡无疫。饮药酒三天后，还将药渣放置在井中，可以整年饮用，就会一生无病。如果在家内外的井中全部悬上药，可以辟除温气。

注释 >>> >

①至泥：使之接触到泥土。

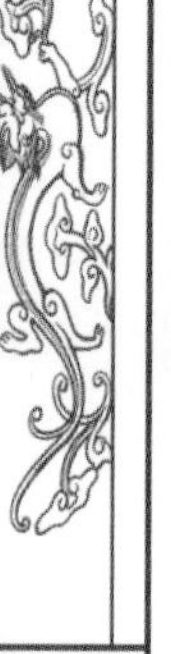

养生大攻略

感冒时忌强抑喷嚏

如果强行压抑喷嚏，会对身体造成损害。喷嚏是人体天然防卫的机能动作之一。当一个人患上伤风感冒时，喷嚏可以把足以延长病患的细菌或病毒排出体外。假如喷嚏的动作出现时，勉强加以抑制，会使鼻窦受感染，甚至可能使听觉器官受到感染或导致失聪。因此，当想打喷嚏时，不管在什么场合，都不要强行抑制。打喷嚏时，要尽量把口张开，因为喷嚏动作所产生的冲力相当大，假如打喷嚏时双唇紧闭，巨大的冲力未能一冲而出，会反震而伤及喉部及耳管，影响听觉器官。

伤寒膏第三

原文 → 译文 >>> >

青膏

治伤寒头痛，项强[1]，四肢烦疼方。

当归 川芎 蜀椒 白芷 吴茱萸 附子 乌头 莽草（各三两）

上八味㕮咀，以醇苦酒渍之，再宿以猪脂四斤煎令药色黄，绞去滓，以温酒服枣核大三枚，日三服，取汗，不知稍增。可服可摩。如初得伤寒，一日苦头痛背强，宜摩之佳。

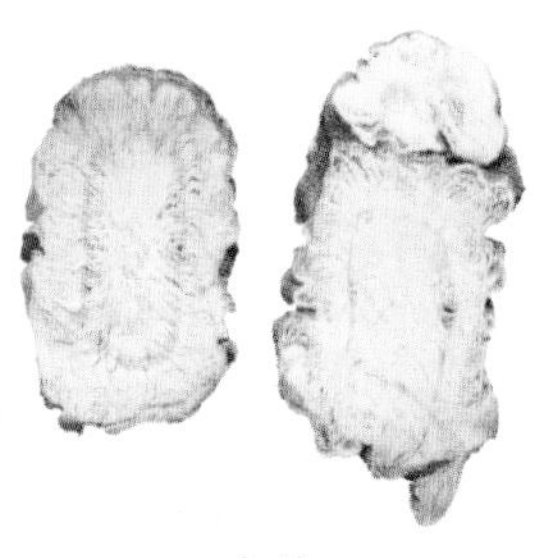

白芷

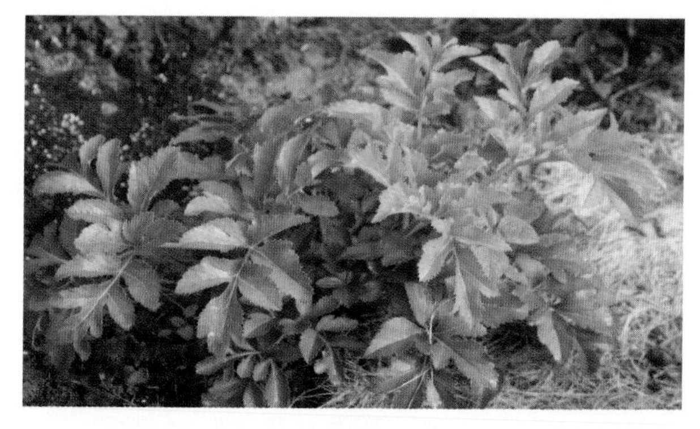

白芷

青膏

主治伤寒，症状为头痛，颈项僵直、四肢无力酸痛等。

当归、川芎、蜀椒、白芷、吴茱萸、附子、乌头、莽草各三两。

将以上八味药分别切碎，用醇苦酒浸泡两天，再用四斤猪脂煎熬，煎到药的颜色变黄，绞汁去渣，每次用温酒送服枣核般大小的三枚，每日三次，服后盖上被子发汗。如果药效不明显，就渐渐增加用量，可以服用也可以用来摩涂。如果是初患伤寒一天，苦于头痛背僵直的病人，宜摩涂为佳。

注释 >>> >

①项强：颈项强直。

发汗散第四

原文 → 译文

五苓散

主时行热病但狂言烦躁，不安，精彩言语不与人相当者方。

猪苓 白术 茯苓（各十八铢） 桂心（十二铢） 泽泻（三十铢）

上五味治下筛，水服方寸匕，日三，多饮水，汗出即愈。

五苓散

主治时行热病而导致的狂言烦躁、不安，语言错乱等。

猪苓、白术、茯苓各十八铢，桂心（肉桂）十二铢，泽泻三十铢。

将以上五味药切捣并过筛后制成散药，每次用水送服方寸匕，每日三次。服用后宜多喝热水，汗出后就能痊愈。

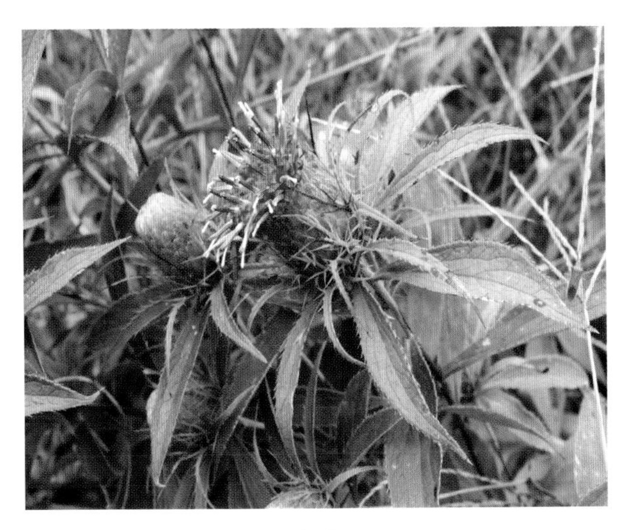

白术

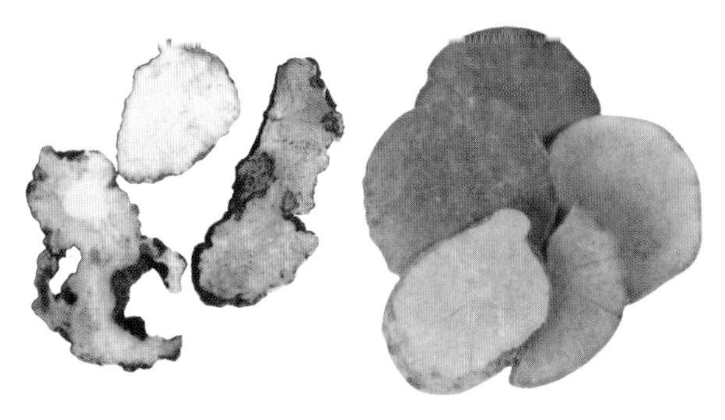

猪苓　泽泻

养生大攻略

防治感冒食谱

姜汁葱花炒鸡蛋

【原料】生姜 30 克，葱白 4 条，鸡蛋 3 个。

【制法】先把生姜刮皮洗净，榨取姜汁备用，葱白洗净，切粒。再把鸡蛋打破去壳，加入姜汁、葱花、盐少许搅匀，起油锅，下姜、葱、鸡蛋，翻炒至刚熟即可。

【功效】发散风寒，芳香开胃。

【用法】随量食用。

香花菜芫荽煎鸡蛋

【原料】香花菜、芫荽各 30 克，鸡蛋 3 个。

【制法】先将香花菜、芫荽去根洗净，切碎，鸡蛋打破去壳，加盐少许搅匀。再起油锅，下香花菜、芫荽略炒，即放入鸡蛋，煎至蛋熟即可。

【功效】发散风寒，宣肺止咳。

【用法】随量食用。

豆豉青椒炒鳝片

【原料】青椒 120 克，黄鳝 250 克，生姜 4 片，豆豉少量。

【制法】先将青椒洗净，切开去核，切片；生姜洗净，切片；豆豉洗净，切片，用调味料腌制。再起油锅，下豆豉爆香，下青椒炒至八成熟，取起，再下油爆香生姜，下鳝片炒熟，再放入青椒略炒，调味，打芡即可

【功效】发散风寒，温中和胃。

【用法】随量食用。

葱白生姜汤

【原料】葱白连根、淡豆豉各 15 克，生姜 10 克，

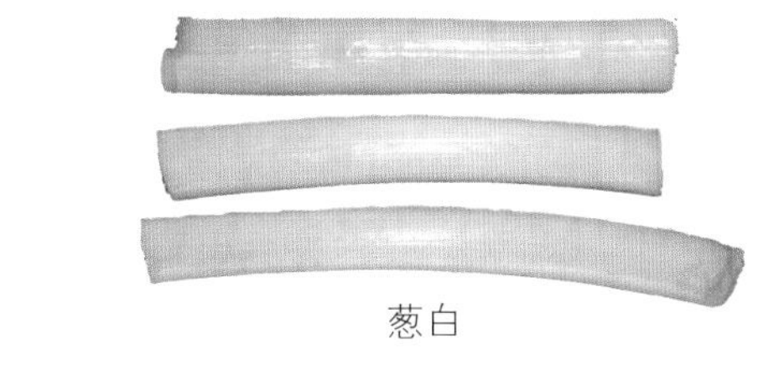

葱白

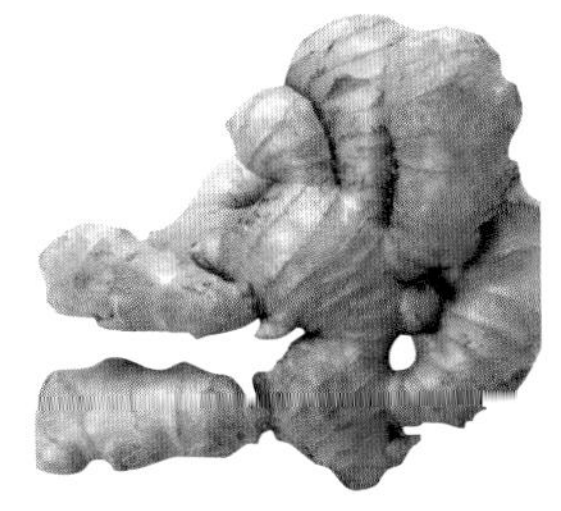

生姜

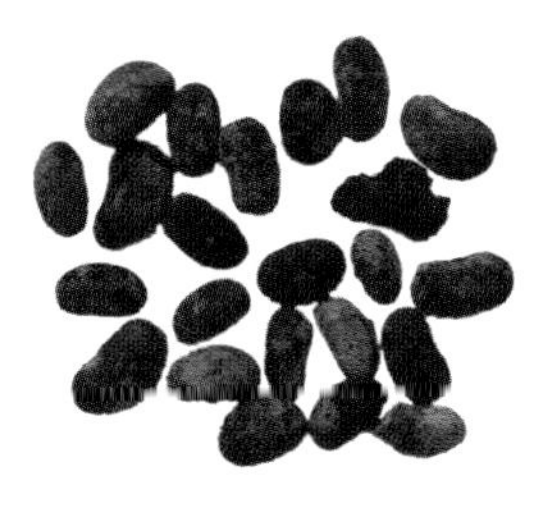

淡豆豉

生甘草 9 克，萝卜 100 克，盐、大蒜、酱油、胡椒粉、味精各适量。

【制法】将葱白连根、生姜、生甘草洗净、切碎，萝卜去皮、切片，放锅中加食油、盐、豆豉煸炒后，加入适量水煮汤，至熟后调味服食。

【功效】辛温解表，发散风寒。

【用法】食萝卜饮汤。

【适用】风寒感冒。

发汗丸第六

原文 → 译文

神丹丸

治伤寒敕涩，恶寒发热，体疼者方。

附子 乌头（各四两） 人参 茯苓 半夏（各五两） 朱砂（一两）

上六味末之，蜜丸，以真丹为色，先食服，如大豆二丸，生姜汤下，日三，须臾进热粥二升许，重覆[①]出汗止。若不得汗，汗少不解复服如前法。若得汗足应解而不解者，当服桂枝汤。此药多毒，热者令饮水，寒者温饮解之。治疟先发服二丸。

神丹丸

主治患伤寒而呈赤色、恶寒发热、身体疼痛等。

附子、乌头各四两，人参、茯苓、半夏各五两，朱砂一两。

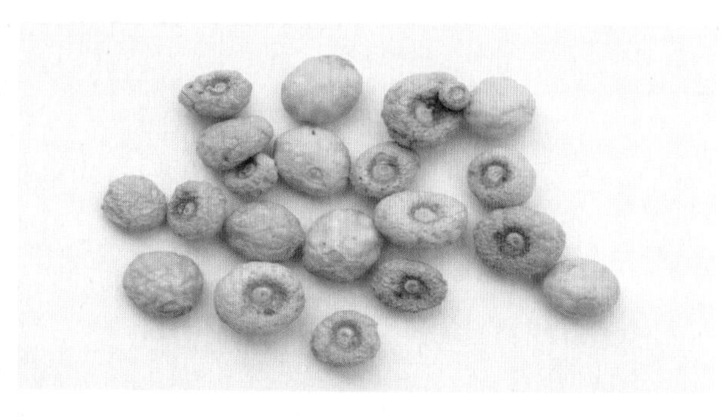

半夏

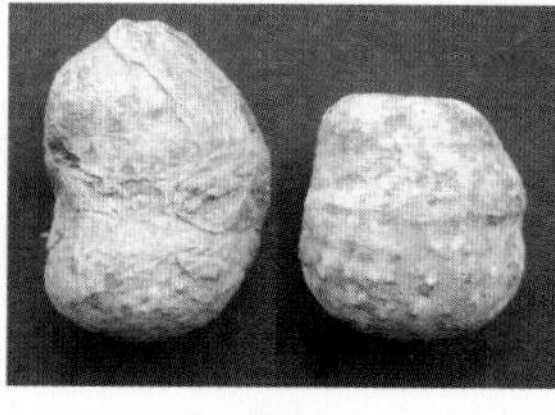

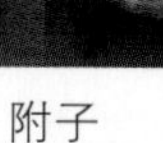

附子

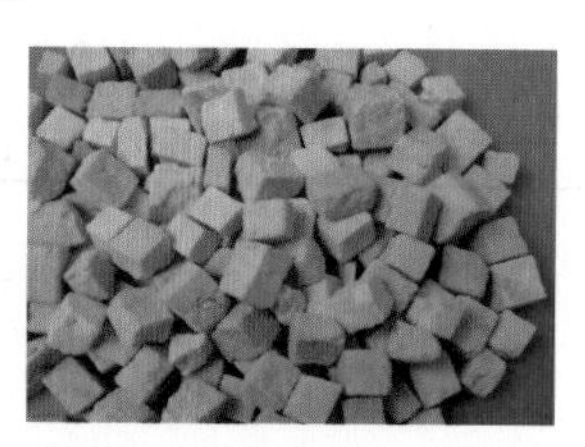

茯苓

将以上六味药研为细末，用蜜调和，制成如大豆般大小的丸，以朱砂为色，每次饭前用生姜汤服下两丸，服后进食热粥二升，并盖上厚厚的被子发汗，每日三次。如果服后不出汗，或汗出的不多，可继续服用；如果汗出很多但病未消除，可服用桂枝汤。如果用于治疗疟疾，可在没发病时服下两丸。这种药多毒，要让发热的病人多饮水，发寒的病人饮温水来解毒。

注释

①重覆：盖上厚厚的被子。

宜吐第七

原文 → 译文

例曰：大法春宜吐，凡服吐药，中病便止，不必尽剂[①]也。

例说：用吐的方法原则上适宜在春天。凡是服吐药者，吃完一半药病就停止的，不必服完整剂药。

瓜蒂散

病如桂枝证，头不痛，项不强，寸脉微浮，胸中痞坚，气上冲咽喉不得息者，此为胸有寒也，宜吐之方。

瓜蒂 赤小豆（各一两）

上二味治下筛，取一钱匕，香豉一合，熟汤七合煮作稀粥，去滓，取汁和散，温顿服之，不吐者少少加，得快吐乃止。

瓜蒂散

患病如桂枝汤主治的证候，头不痛，颈项不强直，寸口脉微浮，胸中痞坚，气上撞咽喉，呼吸困难的，这是胸中有寒，适宜使其吐。

瓜蒂、赤小豆各一两。

将以上二味药切捣并过筛后制成散药，另取香豉一合，熟汤七合煮成稀粥，去渣，与散药调和后一起温服，一次服完。对服后不吐的病人，可一点点地增加用药量，直到快吐时才停止。

注释

①尽剂：服完整剂药。

养生大攻略

患感冒时忌食的食物

当患感冒时，需要注意不要食用一下食物：

成寒食物，如咸菜、成鱼等，食用后易致病变部位黏膜收缩，加重鼻塞、咽喉不适的症状，使人体抵抗力下降。过咸食物易生痰、刺激局部引起咳嗽加剧，甜腻食物甘味能助湿，油腻食物不容易消化，故流行性感冒患者应忌食用。风热型流行性感冒患者，尤须忌食辛热食物，如辣椒、辣椒酱、涮羊肉，因味辛、性热的食物使痰变稠，不容易咯出，使头痛、鼻塞加重。烧烤、煎炸的食物，因其气味会刺激呼吸道及消化管，导致黏膜收缩，不宜食用。吸烟产生的烟经过鼻咽部，会刺激呼吸道黏膜，产生大量痰液，应忌烟。有兴奋作用的食物，如酒类、咖啡、浓茶等，流行性感冒患者应忌用。浓烈的调味品，如辣椒粉、芥末，会刺激呼吸道黏膜使之干燥、痉挛。糯米感冒初期应忌食用。

宜下第八

原文 → 译文

例曰：大法秋宜下，凡下以汤胜丸散也，中病便止，不必尽剂也。

例说：用泻下法的原则适宜在秋天。凡是泻下之药，汤药比丸散好，服完一半药病就停止的，不必服完整剂。

大承气汤

治热盛，腹中有燥屎，语者方：

大黄（四两）厚朴（八两）枳实（五枚）芒硝（五合）

上四味咀，以水一斗先煮二物，取五升，去滓，纳大黄煎取二升去滓，纳芒硝更上微火一二沸，分温再服，得下余勿服。

大承气汤

主治热盛而致的腹中燥屎内结，胡言乱语等。

大黄四两，厚朴八两，枳实五枚，芒硝五合。

将以上四味药分别切碎，先用一斗水煎煮厚朴、枳实，取汁五升，去渣，加入大黄再煎，取汁二升，放入芒硝再煎一至二沸，分为两次服用。如果大便快利，就可以停服。

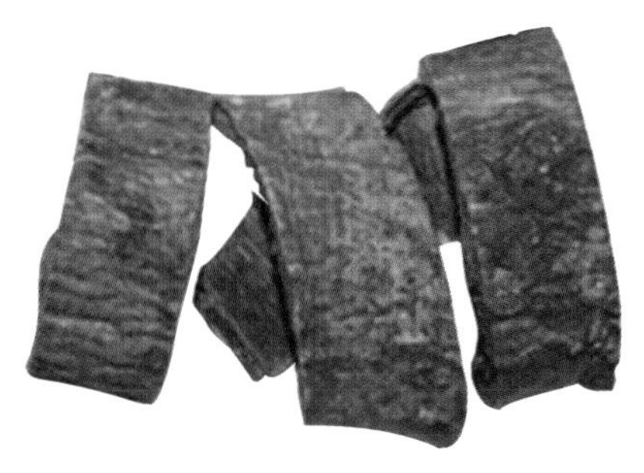

厚朴

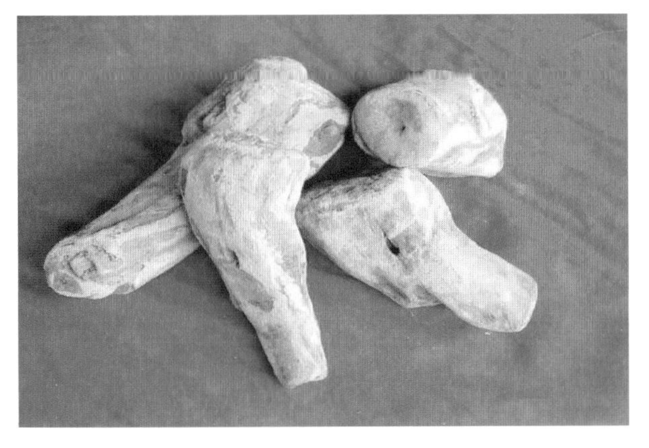

大黄

发汗吐下后第九

原文 → 译文

伤寒已解半日许，复心烦热，其脉浮数者，可更发汗，宜桂枝汤。

凡发汗后饮水者，必喘，宜慎也。

伤寒病已解除半天左右，又心中烦热，其脉象浮数的，可再发汗，宜用桂枝汤。

凡是发汗后喝水的，必会气喘，宜用桂枝汤。

竹叶汤

治发汗后表里虚烦不可攻者，但当与此方。

竹叶（二把）半夏（半升）麦冬（一斤）人参 甘草（各二两） 生姜（四两） 石膏（一斤）

上七味咀，以水一斗煮取六升，去滓，纳粳米半升，米熟去之，分服一升，日三。

竹叶汤

治发汗后，表里虚烦不可攻的证候。

竹叶二把，半夏半升，麦冬一斤，人参、甘草各二两，生姜四两，石膏一斤。

将以上七味药分别切碎，用一斗水煎煮，取汁六升，去渣，加入半升粳米再煎，至米熟即成，每次服用一升，每日三次。

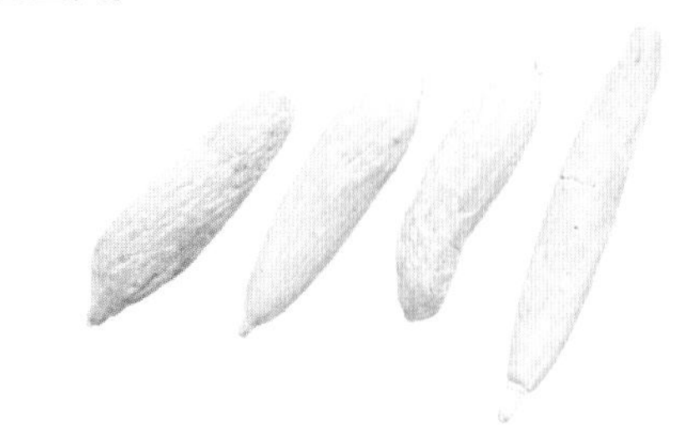

麦冬

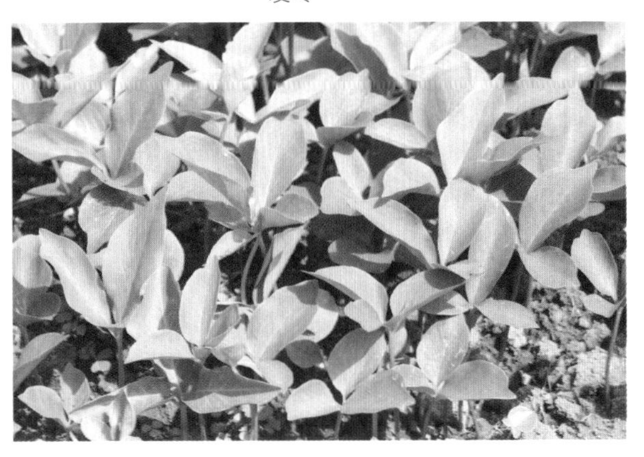

半夏

卷十 伤寒方下

本篇精华 >>>

1. 介绍伤寒杂症的处方；

2. 介绍伤寒引起的劳复病、百合病、狐惑病、身体发黄、温疟病等各种病症的处方。

伤寒杂治第一

原文 → 译文 >>>

凡除热解毒无过苦酸之物，故多用苦参、青葙、艾、栀子、葶苈、苦酒、乌梅之属，是其要也，夫热盛非苦酸之物不解也。热在身中①，既不时治，治之又不用苦酸之药，此如救火不以水也，必不可得脱免也。

大凡清热解毒，没有比苦、醋味的药物更好的了。所以需用苦参、青葙、艾、栀子、葶苈、苦酒、乌梅之类。这是主要的清热解毒药。凡是热邪壅盛，不用苦、醋的药物就不能解除热邪。身体中了热邪后，既不及时治疗，治疗时又不用苦、醋味的药物，这就好像救火不用水一样，必定不能痊愈。

苦参汤

治热病五六日以上方。

苦参（三两） 黄芩（二两） 生地黄（八两）

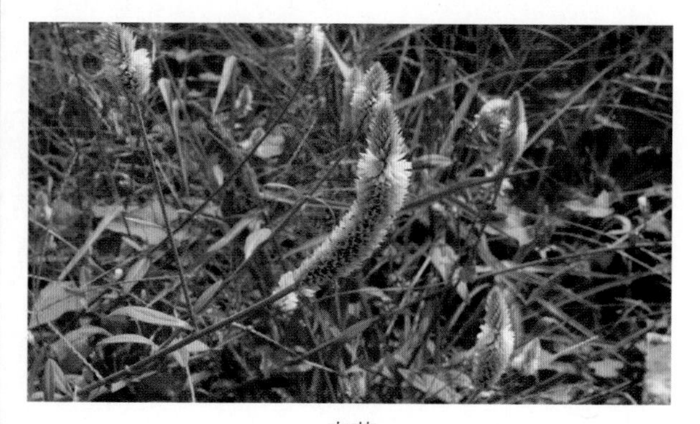

青葙

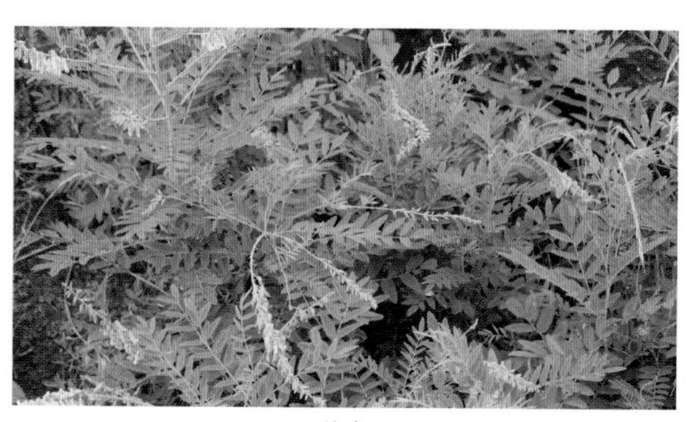

苦参

上三味㕮咀，以水八升煎取二升，适寒温服一升，日再。

苦参汤

治患热病五六天不愈。

苦参三两，黄芩二两，生地黄八两。

将以上三味药分别切碎，用八升水煎煮，取汁二升，调适药液至适当温度，每日服用一升，每日两次。

注释 >>>

①热在身中：身体中了热邪。

养生大攻略

忌常用速效感冒胶囊

速效感冒胶囊是用于治疗感冒的常用药物，但有些人却错误地把它当成预防感冒的药物而经常服用，这实际上是有损健康的。

速效感冒胶囊的主要成分有人工牛黄、咖啡因、扑尔敏和扑热息痛，其中扑热息痛在体内代谢会使血红蛋白转变为高铁血红蛋白，引起发呆，尤以儿童多见；体质过敏者服用后可造成粒细胞减少及发生过敏性皮炎；肾功能减退者使用不当，可引起间质性肾炎，出现蛋白尿、血尿、少尿，甚至引起急性肾功能衰竭，过量的扑热息痛还可以影响肝功能，甚至造成肝坏死。由于扑尔敏是一种抗组胺类药物，服后会产生嗜睡、头昏、乏力、眩晕等副作用。咖啡因是一种中枢神经兴奋药，高血压及心脏病患者服后可发生心动过速、血压升高；老年病人服后可能引起意识不清和排尿困难；青光眼患者服药后还会使眼压升高，加重病情。

劳复第二

原文→译文

新瘥后当静卧，慎勿早起。梳头洗面，非但体劳，亦不可多言语用心使意劳烦，凡此皆令人劳复。

疾病刚刚痊愈后应当静卧休息，不要早起梳头洗脸。不仅不能使身体劳累，也不能多说话而使思想劳烦。凡是这些都会使病人患劳复症。

黄龙汤

治伤寒瘥后更头痛壮热烦闷方。

柴胡（一斤） 半夏（半斤） 黄芩（三两） 人参（二两） 甘草（二两） 生姜（四两） 大枣（十二枚）

上七味 咀，以水一斗煮取五升，去滓，服五合，日三。不呕而渴者去半夏，加栝蒌根 四两。

黄龙汤

主治伤寒病痊愈后，又头痛、发热、烦闷。

柴胡一斤，半夏半斤，黄芩三两，人参二两，甘草二两，生姜四两，大枣十二枚。

将以上七味药分别切碎，用一斗水煎煮，取汁五升，去渣，每次服用五合，每日三次。如果病人不呕吐只是渴，可以除去半夏，加四两栝蒌根。

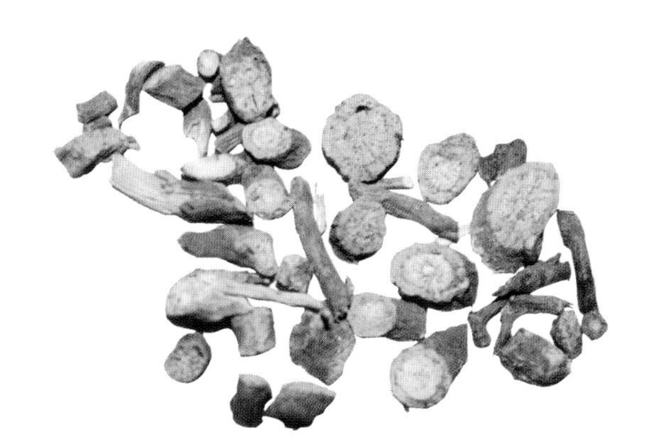

黄芩

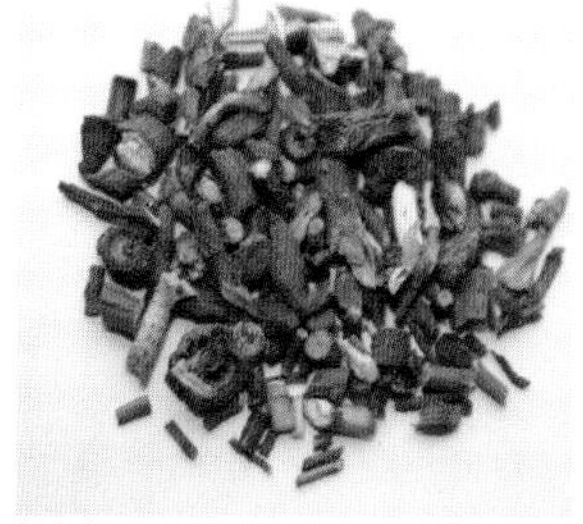

柴胡

半夏

百合第三

原文→译文

百合病者，谓无经络百脉一宗悉致病也。皆因伤寒虚劳，大病已后不平复，变成斯病。

百合病，说的是当经络、百脉合为一宗时则证候百出，无所不病。百合病乃是由于七情郁结或心肺阴虚内热所导致的病。因百合一味药可以治疗这种病，所以说这种病都是由于伤寒虚劳等大病没有完全康复而变成的。

百合知母汤

治百合病已经发汗后更发之方。

百合（七枚） 知母（三两）

上二味，以泉水先洗渍百合一宿，当沫出水中，明旦去水。取百合更以泉水二升煮取一升置之。复取知母切，以泉水二升煮取一升，汁合和百合汁中，复煮取一升半，分再服。

百合知母汤

主治百合病已经发汗后却复发。

百合七枚，知母三两。

以上二味药，先用泉水将百合洗净并浸渍一夜，次日取出百合，用二升泉水煎煮，取汁一升。再取知母用二升泉水煎煮，取汁一升，两种药汁混在一起再煎，取汁一升半，分两次服用。

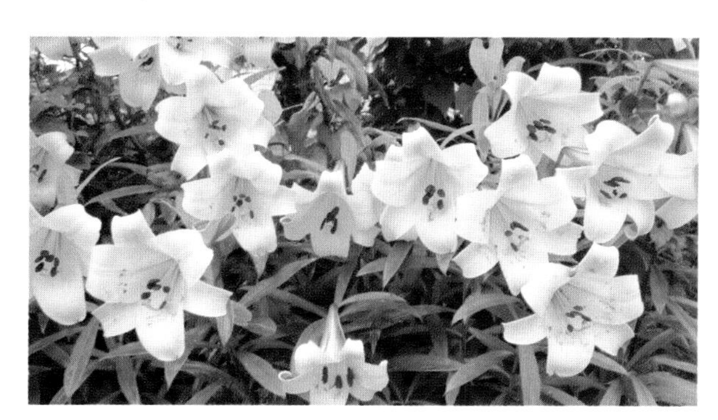

百合

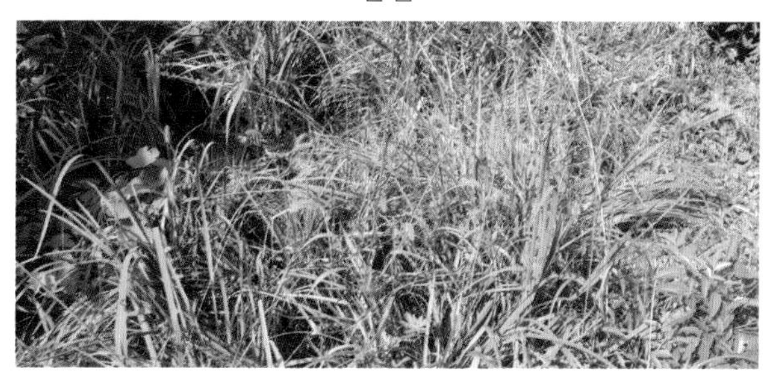

知母

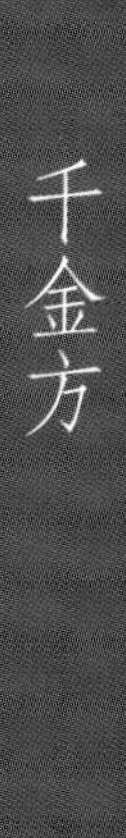

伤寒不发汗变成狐惑第四

原文 → 译文 >>>

狐惑之病，其气如伤寒默默然欲眠目不得闭，起卧不安。其毒在咽喉为惑病，在阴肛为狐病，狐惑之病并恶饮食闻食臭，其面目翕赤、翕白[①]、翕黑，毒食于上者则声喝也，毒食下部者则干咽也，此由温毒瓦斯所为。

狐惑这种病，其气如同患伤寒，昏昏欲睡，眼睛不能闭合，起卧不安。毒在咽喉中的是惑病；毒在阴部、肛门的为狐病。患上狐惑这种病，病人全都不想饮食，不想闻到食物的气味，面色变化不一，一会儿红、一会儿白、一会儿黑。如果毒气侵蚀到下部，就会咽喉发干，这都是由于温毒气所引起的。

注释 >>>

①翕赤、翕白：一会儿红，一会儿白。

伤寒发黄第五

原文 → 译文 >>>

黄有五种，有黄汗、黄疸、谷疸、酒疸、女劳疸。黄汗者，身体四肢微肿、胸满、不渴、汗出如黄柏汁，良由大汗出卒入水中所致。

身体发黄的病有五种，有黄汗、黄疸、谷疸、酒疸、女劳疸。患黄汗的人，四肢微微发肿，胸部胀满，不口渴，汗水流出如黄柏汁，这大概是由于出大汗时，忽然进入水中洗浴所造成的。

黄芪芍药桂苦酒汤

治黄汗方。

黄芪（五两）芍药（三两）桂心（三两）

上三味㕮咀，以苦酒一升、水七升合煎取三升，饮一升，当心烦也，至六七日稍稍自除。心烦者苦酒阻故也。

黄芪芍药桂苦酒汤

主治黄汗。

黄芪五两，芍药三两，桂心（肉桂）三两。

将以上三味药分别切碎，用一升苦酒、七升水煎煮，

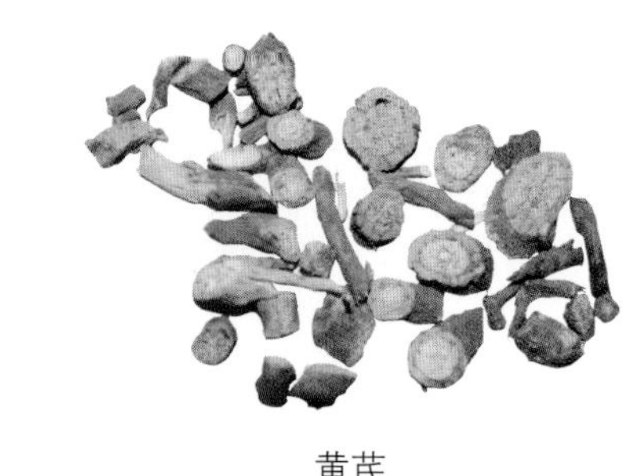
黄芪

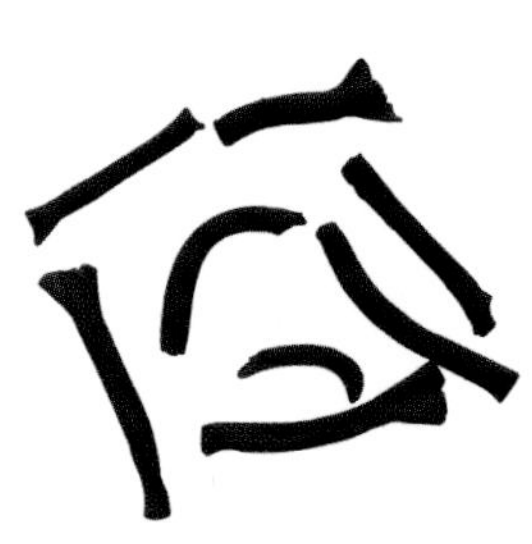
芍药　　桂心

取汁三升，服用一升。服用后会心烦，六七天后会慢慢地解除。心烦是由于苦酒壅阻造成的。

养生大攻略

多晒太阳可消除新生儿黄疸

大部分宝宝在出生之后都会出现轻重不一的黄疸。新生儿黄疸一般在出生 3 日后就开始出现，7 ~ 10 天时达到最高峰，2 周后可自动消退。

母乳喂养的宝宝，若除黄疸外，其他各方面都正常，孩子的精神状态较佳，则多为母乳性黄疸，不必过于担心。母乳性黄疸通常在一个月左右消退。若黄疸严重，就需要采取人工照射蓝光等方法进行治疗。

黄疸不严重的新生儿，多晒太阳，也能够起到退黄的效果。

温疟第六

原文 → 译文 >>>

夫疟者皆生于风，夏伤于暑，秋为疟也。问曰：疟先寒而后热者何也？对曰：夫寒者阴气也，风者阳气也，先伤于寒而后伤于风，故先寒而后热也，病以时作，名曰寒疟。问曰：先热而后寒者何也？对曰：先伤于风而后伤于寒，故先热而后寒也，亦以时伤，名曰温疟。

大凡疟疾都是由于风邪引起的。夏日被暑气所伤，秋天就会发作疟疾。有人问：患疟疾的人先发寒而后发热，为什么会出现这种情况呢？回答说：寒为阴气，风是阳气。先被寒气所伤，后被风邪所伤，故先发寒后发热。病在

秋季发作的，叫做寒疟。问道：先热而后寒的，是如何形成的呢？回答说：这是先被风邪所伤，后被寒邪所伤，所以先热而后寒，也是特定季节发病，叫做温疟。

乌梅丸

治肝邪热为疟，令人颜色苍苍，气息喘闷，战掉状如死者，或久热劳微动如疟，积年不瘥方。

乌梅肉 蜀漆 鳖甲 葳蕤 知母 苦参（各一两）恒山（一两半）石膏（二两）香豉（一合）甘草 细辛（各十八铢）

上十一味为末，蜜丸如梧子大，酒服十丸，日再。

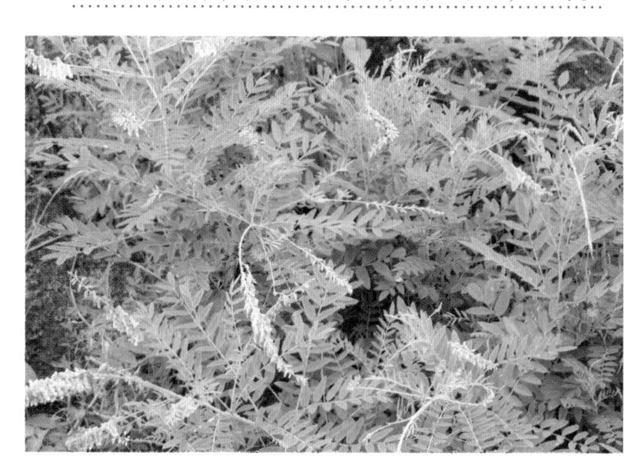

苦参

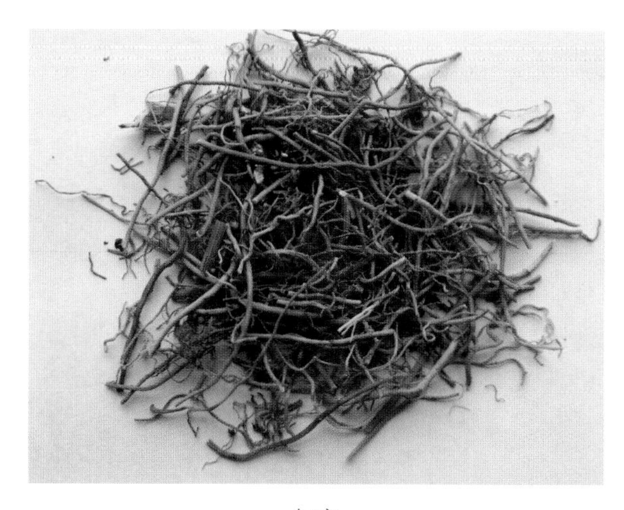

细辛

乌梅丸

主治肝脏邪热所致的疟疾，症状为面色苍白、气息喘闷、颤抖，其形状如死人，或因长期伏热，微微劳作就如同发疟，常年不愈。

乌梅肉、蜀漆、鳖甲、葳蕤、知母、苦参各一两，恒山一两半，石膏二两，香豉一合，甘草、细辛各十八铢。

将以上十一味药研为细末，用蜜调和，制成梧桐子大小的丸，每次用酒或汤液送服十丸，每日两次。

卷十一 肝脏

本篇精华

1. 论述肝脉及各种肝病。
2. 介绍治疗肝脏虚实导致的病症的治疗方法;
3. 介绍肝劳病、筋极病等各种病症的处方。

肝脏脉论第一

原文 → 译文

凡肝脏象木，与胆合为腑，其经足厥阴，与少阳为表里，其脉弦。相于冬，旺于春。春时万物始生，其气来濡而弱，宽而虚，故脉为弦，濡即不可发汗，弱则不可下，宽者开，开者通，通者利，故名曰宽而虚。

肝脏属木，与胆合成腑。肝脏的经脉是足厥阴经，与足少阳胆经结为表里。肝脉为弦脉，肝气在冬季开始上升，在春季最为旺盛。春天万物开始生长时，肝气来势软而弱，宽而虚，所以肝脉为弦。肝气软就不能发汗，弱就不能泻下。肝气宽则开，开则通，通则畅，所以称肝脉为宽而虚。

养生大攻略

脂肪肝防治偏方

参芪茵陈汤

【组成】丹参、黄芪、茵陈各30克，柴胡、当归、鸡血藤15克，白术、牛膝、泽泻、山楂、枸杞子、仙灵脾（淫羊藿）、枳壳、黄皮各10克，生大黄（后下）9克。

【制法】水煎取药汁。

【用法】每日1剂，分2次服用。连服2～4个月。

【功效】健脾补肾，活血通络，行气化湿。

【适用】脂肪肝。

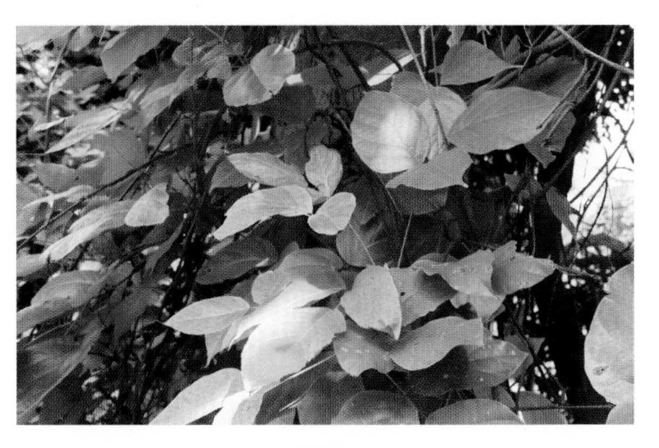

鸡血藤

降脂益肝汤

【组成】泽泻20～30克，生首乌、草决明、丹参、黄精各15～20克，生山楂30克，虎杖12～15克，大荷叶15克。

【制法】水煎取药汁。

【用法】每日1剂，分2次服用。连服4月为1个疗程。

【功效】清热利湿，活血化瘀。

【适用】脂肪肝。

祛湿化痰复肝汤

【组成】茵陈、白蔻仁、厚朴花、泽兰叶、郁金、金钱草、草决明、生槐花各15克，土茯苓20克，生薏仁、山楂肉、丹参各30克。

【制法】水煎30分钟，去渣取药汁。

【用法】每日1剂，分2次服用。

【功效】祛湿化痰，平肝活血。

【适用】脂肪肝。

人参枸杞子饮

【组成】人参2克，枸杞子30克，粟米100克。

【制法】将人参晒干或烘干，研成极细末，备用。将粟米和枸杞子淘洗干净，放入沙锅，加适量水，先用大火煮沸，再改用小火煨煮40分钟，待粟米粥将熟时调入人参细末，搅匀即成。

【用法】代茶饮，可连续冲泡3～5次，当日饮完。

【功效】降脂降压。

【适用】肝肾阴虚型脂肪肝。

肝虚实第二

原文 → 译文

肝实热

左手关上脉阴实者，足厥阴经也，病苦心下坚满，常两胁痛，息忿忿[1]如怒状，名曰肝实热也。

竹沥泄热汤

治肝实热，阳气伏邪热，喘逆闷恐，目视物无明，狂悸非意而言。

竹沥（一升） 麻黄（三分） 石膏（八分） 生姜 芍药（各四分） 大青 栀子仁 升麻 茯苓 玄参 知母（各三分） 生葛（八分）

上十二味 㕮咀，以水九升，煮取二升半，去滓，下竹沥，煮两三沸，分三服。

肝实热

左手关上脉象阴实的，即足厥阴经阴实之症。症状表现为心下坚满难以忍受，时常两胁疼痛，呼吸急促像是在发怒，这种病名为肝实热。

竹沥泄热汤

主治肝脏实热而导致的喘逆闷恐、视物不清，狂悸妄言等。

竹沥一升，麻黄三分，石膏八分，生姜、芍药各四分，大青、栀子仁、升麻、茯苓、玄参、知母各三分，生葛八分。

将以上十二味药中的后十一味分别切碎，以九升水煎煮，取汁二升半，去渣，加入竹沥再煎两三沸，分三次服用。

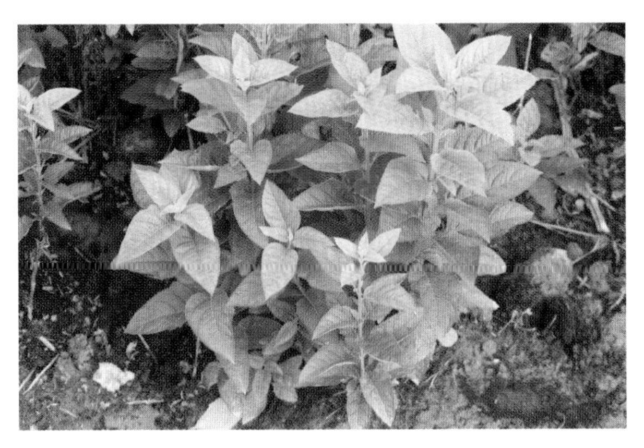

玄参

肝胆俱实

左手关上脉阴阳俱实者，足厥阴与少阳经俱实也，病苦胃胀呕逆，食不消，名曰肝胆俱实。

肝胆俱实

左手关上脉象阴阳俱实的，是足厥阴与少阳经俱实的征象。病症表现为胃胀呕逆，食物不消化，名为肝胆俱实。

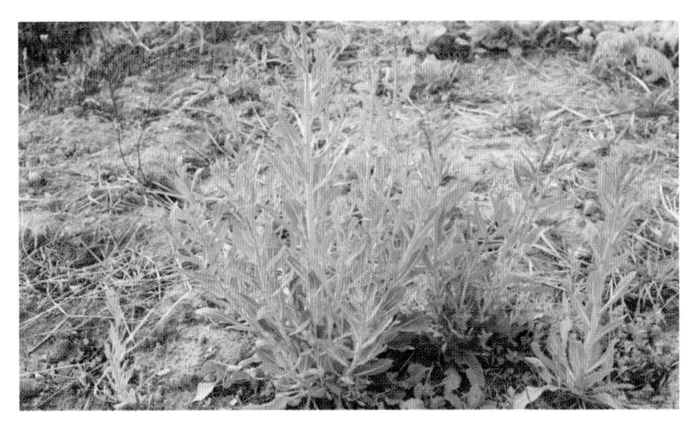

大青

肝虚寒

左手关上脉阴虚者，足厥阴经也，病苦胁下坚、寒热，腹满、不欲饮食，腹胀悒悒不乐，妇人月经不利，腰腹痛，名曰肝虚寒也。

肝虚寒

左手关上脉阴虚的，是足厥阴经阴虚的征象，其病苦表现为胁下坚满、时寒时热，腹满、不想饮食，腹胀，郁郁不乐，妇人月经不畅，腰腹疼痛，名叫肝虚寒。

肝胆俱虚

左手关上脉阴阳俱虚者，足厥阴与少阳经俱虚也，病如恍惚，尸厥不知人，妄见，少气不能言，时时自惊，名曰肝胆俱虚也。

肝胆俱虚

左手关上脉象阴阳俱虚的，是足厥阴与少阳经俱虚的症象，其病神情恍惚，昏厥不省人事，妄见，气短，不能说话，时时自惊，名叫肝胆俱虚。

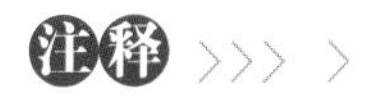

注释

①息忿忿：形容呼吸基础的样子。

养生大攻略

春季预防肝炎的小妙招

春季是肝炎病毒活跃期，这时要特别做好肝炎的预防工作。平时应锻炼身体，增强体质，提高身体的免疫力。注意饮食平衡和卫生，不吃不洁的食物，尤其是熟肉制品、海鲜，吃饭前后要洗手，不喝生水，不吃霉变的食物，防止病从口入；另外，还要忌烟、忌酒。与肝炎病人接触后，应该用肥皂和流动水洗手，保护好自己。对于家庭成员中有肝炎患者，餐具一定要消毒，消毒可用 84 消毒液，也可以用煮沸的方法，沸煮时间在 5 分钟以上才能杀死肝炎病毒；对不能煮沸或用 84 消毒液消毒的物品，需要拿到太阳下暴晒 4 个小时以上。另外，也不要与肝炎患者共用毛巾、牙刷、剃须必等生活用品。现在已有甲肝、乙肝疫苗，如果条件允许，应该注射疫苗。

肝劳第三

原文→译文 >>> >

肝劳病者，补心气以益之，心旺则感于肝矣。人逆春气则足少阳不生，而肝气纳变，顺之则生，逆之则死，顺之则治，逆之则乱，反顺为逆，是谓关格，病则生矣。

患肝劳病的，应补益心气，心气旺才能感于肝。人违逆春气就会足少阳脉气不生，而肝气在体内发生逆乱。顺应这一规律的就能生，违背这一规律的就会死；顺应的安定，违背的逆乱，反顺为逆，就是所说的关格，病就生成了。

猪膏酒

治肝劳虚寒，关格劳涩，闭塞不通，毛悴[1]色夭。

猪膏 姜汁（各四升）

上二味，以微火煎取三升，下酒五合和煎，分为三服。

猪膏酒

主治肝劳虚寒，关格劳涩，闭塞不通所导致的毛发憔悴、面色无光泽等。

猪膏、姜汁各四升。

将以上二味药放在微火上煎煮，取汁三升，加入五合酒再煎，分三次服用。

注释 >>> >

①毛悴：毛发憔悴。

养生大攻略

肝硬化病人的日常禁忌

肝硬化病人在日常生活中，需要多休息，有利于肝细胞的再生及病情的稳定。但是，下面几点是绝对应该禁止的：

忌滥服药物。

忌酒烟。酒精对肝细胞有直接伤害。

忌食太多的蛋白质。肝硬化病人补充蛋白质，有利于肝组织恢复和再生。但是，补充蛋白质应有度，切忌太多。

忌大量吃糖。肝硬化病人大量地进食糖，会出现肝性糖尿病和脂肪肝，给肝硬化的治疗带来麻烦。

忌食辛辣和太咸的食物。肝硬化常并发胃黏膜糜烂和溃疡病，辛辣食物会使本已受伤的胃黏膜受到刺激，极易造成上消化道出血。

忌情绪悲观。悲观的情绪会使人体免疫功能失调，不利于肝硬化的治疗。

筋极第四

原文→译文 >>> >

凡筋极者主肝也，肝应筋，筋与肝合，肝有病从筋生。

凡是筋极病，都主肝，肝与筋相应，筋与肝相合，肝有病从筋生。

扁鹊云：筋绝不治九日死，何以知之？手足爪甲青黑，呼骂口不息，筋应足厥阴，足厥阴气绝，则筋缩引卵与舌，筋先死矣。

扁鹊说：患筋脉败绝而唇青，舌卷卵缩等不治之病，九天就会死去，如何才能知道呢？其症状是手足指甲青黑，呼骂声从不停止。筋与足厥阴经相应，足厥阴经脉气绝就会导致筋缩而牵引睾丸与舌，此时筋已经先死了。

橘皮通气汤

治筋实极则咳，咳则两胁下缩痛，痛甚则不可转动。

橘皮（四两） 白术 石膏（各五两） 细辛 当归 桂心 茯苓（各二两）香豉（一升）

上八味 咀，以水九升，煮取三升，去滓，分三服。

橘皮通气汤

主治筋实极而导致的咳嗽，琴音两胁下缩痛，痛得不能转侧。

橘皮四两，白术、石膏各五两，细辛、当归、桂心、茯苓各二两，香豉一升。

将以上八味药切碎，用九升水煎煮，取汁三升，去渣，分三次服用。

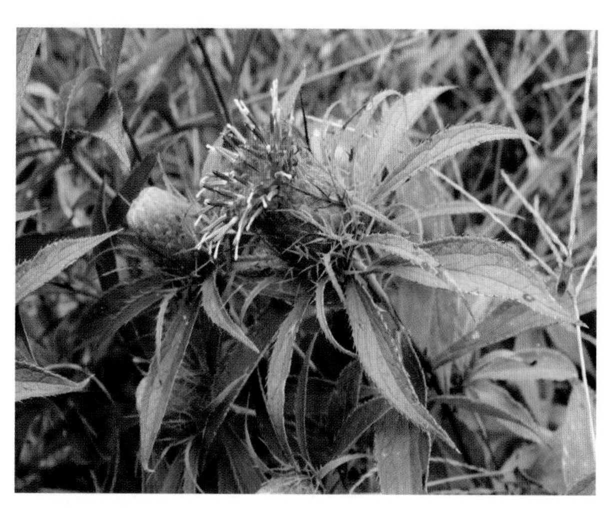

白术

坚症积聚第五

原文 → 译文

病有积有聚，何以别之？答曰：积者，阴气也；聚者，阳气也。故阴沉而伏，阳浮而动，气之所积，名曰积；气之所聚名曰聚。故积者，五脏之所生；聚者，六腑之所成。故积者阴气也，其始发有常处，其痛（一作病）不离其部，上下有所终始，左右有所穷已。聚者阳气也，其始发无根本，上下无所留止，其痛无常处[1]，谓之聚也。故以是别知积聚也。

病有积有聚，如何来区分它们呢？回答说：积，是阴气积；聚，是阳气聚。所以阴气下沉而隐伏，阳气上浮而发动。阴气所积称为积；阳气所聚称为聚。因此，积是由五脏生成的；聚是由六腑生成的。积的是阴气，它在开始时有固定的地方，作痛从不离开经脉的分属部位，上下有始有终，左右有穷有尽。聚的是阳气，它在

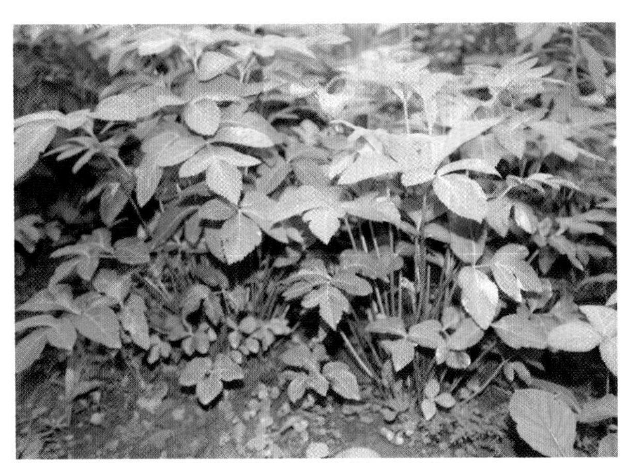

前胡

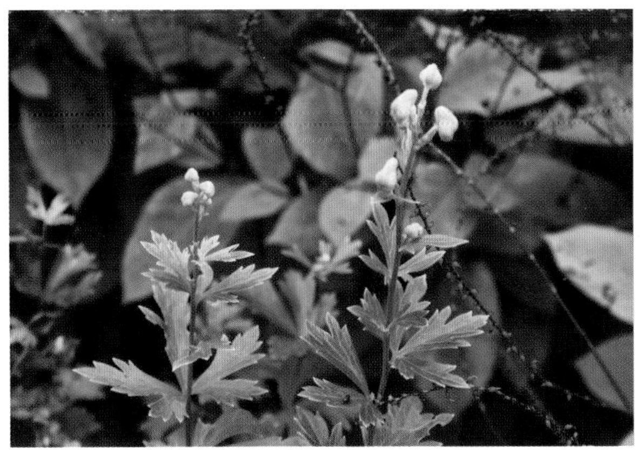

附子

开始时就没有根本，上下没有留止，作痛没有固定的地方，因此，就是通过这些来分辨病的积与聚。

三台丸

治五脏寒热积聚，胪胀肠鸣而噫，食不生肌肤，甚者呕逆。

大黄（熬） 前胡（各二两） 硝石 葶苈 杏仁（各一升） 浓朴 附子 细辛 半夏（各一两） 茯苓（半两）

上十味，末之，蜜和，捣五千杵，服如梧子五丸，稍加至十丸，以知为度。

三台丸

主治五脏寒热积聚而致的腹中胀满，肠鸣而嗳气，饮食无法充养肌肤，严重的呕逆。

大黄（熬）、前胡各二两，硝石、葶苈、杏仁各一升，浓朴、附子、细辛、半夏各一两，茯苓半两。

将以上十味药切捣并过筛取末，用蜜调和，反复捣研，制成梧桐子般大小的丸，每次服用五丸，若服后不愈，可逐渐加至十丸，以痊愈为度。

注释

①无常处：没有固定的地方。

卷十二　胆腑

本篇精华

1. 论述胆腑脉及各种胆腑病。
2. 介绍治疗胆虚实导致的病症的治疗方法；
3. 介绍咽喉病、吐血等各种病症的处方。

胆腑脉论第一

原文→译文

胆病者，善太息[1]，口苦呕宿汁，心澹澹恐如人将捕之，咽中介介然，数唾候。在足少阳之本末，亦见其脉之陷下者灸之。其寒热刺阳陵泉。若善呕有苦长太息。心中澹澹善悲恐如人将捕之。邪在胆，逆在胃，胆液则口苦，胃气逆则呕苦汁，故曰呕胆，刺三里以下，胃气逆，刺足少阳血络以闭胆却调其虚实，以去其邪也。

胆腑发生病变的，时常叹息，口中苦涩，呕吐宿汁，心中不安定，多恐惧，像是害怕有人来逮捕他一样。咽喉中像是有梗阻，常吐唾液，这种证候的治疗方法，可诊察足少阳的起止端，看其脉的陷下处并灸，病人患寒热症时应刺阳陵泉。若病人常呕，有苦汁，长长地叹息，心中不安，多悲伤，多恐惧，像唯恐别人要抓捕他一样，这是邪气在胆，而上逆于胃。由于胆液泄出而口苦，因为胃气上逆而呕苦汁，故称呕胆。其治疗方法是刺足三里以下穴位。对胃气上逆的病人，可刺足少阳血络，以使其胆闭藏，再调节其虚实邪正之气，以消除其邪气。

注释

①善太息：时常叹息。

养生大攻略

胆囊炎须忌食的食物

肥猪肉性味甘平，含油脂特别多，是胆囊炎患者忌口的关键。吃肥猪肉太多，会引起胆囊收缩而产生疼痛。

胡椒性味辛热，而胆囊炎多属中医的实证热证，食之会助火性，不利于胆囊炎的治疗。另外，胡椒刺激性强，易引起胆囊强烈收缩而诱发胆绞痛。

羊肉为温补性食物，而胆囊炎患者多为胆经湿热偏盛，再吃羊肉温补的话，极可能让病情恶化。

鸡肉性味甘温，为肥腻壅滞之物，患有胆囊炎的人应忌食，以免刺激胆囊，引发胆绞痛发作。

鸡蛋性味甘平，含胆固醇非常高，特别是蛋黄。胆囊炎多与胆结石有关，而胆固醇是构成胆结石的重要成分，所以胆囊炎患者吃鸡蛋是大忌。除鸡蛋外，鸭蛋、鹅蛋、鹌鹑蛋等蛋类也不宜多食。

胆虚实第二

原文→译文

胆实热

左手关上脉阳实者，足少阳经也。病苦腹中气满，饮食不下[1]，咽干头痛，洒洒恶寒，胁痛，名曰胆实热也。

胆实热

左手关部脉象阳实的，是足少阳胆经阳实的征象。其病症状为腹中气满，吃不下饭，咽喉干，头痛，恶寒，胁痛，名为胆实热。

半夏汤

治胆腑实热精神不守泻热方。

半夏、宿姜（各三两）、黄芩（一两）、生地黄（五两）、远志、茯苓（各二两）、秫米（一升）、酸枣仁（五合）。

上八味㕮咀，以千里长流水五斗煮秫米，令蟹目沸扬之千余遍，澄清，取九升煮药，取三升半分三服。

半夏汤

主治胆腑实热所致的精神不宁。

半夏、宿姜各三两，黄芩一两，生地黄五两，远志、

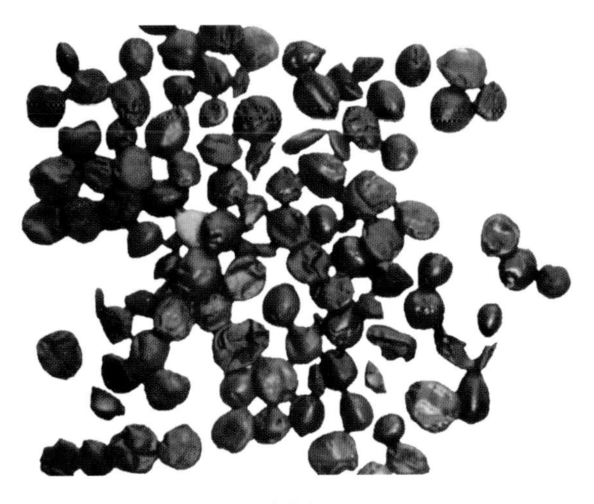

酸枣仁

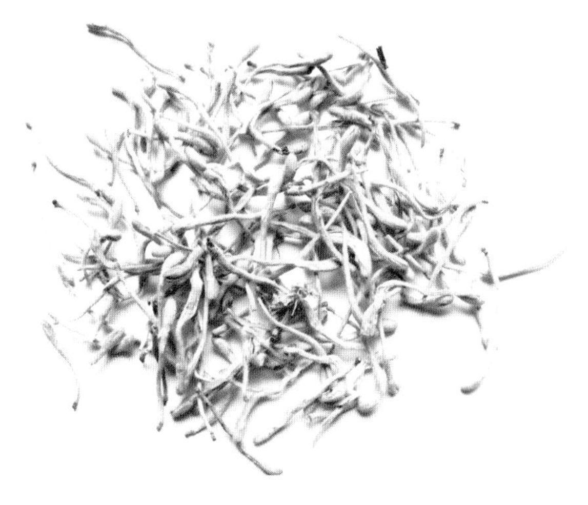

金钱花

茯苓各二两，秫米一升，酸枣仁五合。将以上八味药分别切碎，先用五斗千里长流水煎煮秫米，煎至沸腾如蟹目状，反复搅和并扬汤，澄清，取九升煎煮上药，取药汁三升半，分三次服用。

胆虚寒

左手关上脉阳虚者，足少阳经也。病苦眩厥痿，足趾不能摇，躄不能起，僵仆目黄，失精，名曰胆虚寒也。

胆虚寒

左手关部脉象阳虚的，是足少阳胆经阳虚的征象。其病的症状是晕眩痿厥，足趾不能摇 动，足病不能行走，动则跌倒，眼睛发黄，失精，看不清事物，名叫胆虚寒。

温胆汤

治大病后虚烦不得眠，此胆寒故也，宜服之方。

半夏、竹茹、枳实（各二两）、橘皮（三两）、甘草（一两）、生姜（四两）。

上六味咀，以水八升煮取二升，分三服。

温胆汤

主治大病后胆寒而致的虚烦不得入眠等。

半夏、竹茹、枳实各二两，橘皮三两，甘草一两，生姜四两。

将以上六味药分别切碎，用八升水煎煮，取汁二升，分三次服用。

注释

①饮食不下：吃不下饭。

②躄：跛脚。

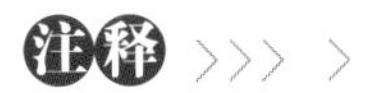

养生大攻略

胆囊炎防治食谱

鳅鱼粥

【原料】大鳅鱼250克，粳米100克，火腿末15克，葱姜末、料酒、盐、味精、胡椒粉各适量。

【制法】鳅鱼开水烫死，去内脏，加葱姜、料酒、盐、火腿末，同蒸至熟烂，拣去鱼骨、鱼刺、鱼头。粳米煮粥，粥熟加鱼肉、味精、胡椒粉，调匀即可。

【功效】清热利尿。

【用法】每日分次空腹食用。

【适用】湿热型胆囊炎。

金钱银花煲瘦肉

【原料】金钱草30克，金银花15克，猪瘦肉60克。

【制法】原料全部放入沙锅内，加清水适量，用文火熬汤。

【功效】清热利湿。

【用法】饮汤食肉，每日2次。

【适用】胆囊炎肝胆湿热者。

咽门论第三

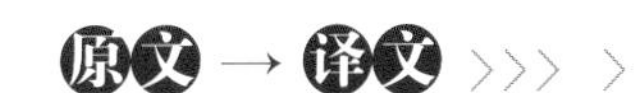

原文→译文

夫咽门者，应五脏六腑往来神气阴阳通塞之道也。喉咙包囊舌者，并津液调五味之气本也，不可不研乎。咽门者，肝胆之候也，主通五脏六腑津液神气应十二时。若脏热则咽门闭而气塞，若腑寒则咽门破而声嘶。

在治疗疾病时，寒症用热药，热症用寒药，治疗饮食不消化应用吐下的药，治疗鬼蛊毒气之类的流行传染病要用蛊毒药，治疗痈肿疮瘤要用疮瘤药，治疗风湿要用风湿药，治疗风、劳、气、冷等病症，都应对症下药。雷公说：药有三个等级，病分三个阶段。药在质地与性味上有甘、苦、轻、重的区别，病的症候有新病、久病、寒病、温病的差异。

养生大攻略

预防喉癌的小贴士

近些年来，喉癌患者增多，在东北等地区，其发病率占全身恶性肿瘤的6%左右。生活中如何预防喉癌？

少吸烟。烟草燃烧时可产生许多致癌物，而且烟雾会引起喉部黏膜水肿和出血，使上皮增生，诱发细胞癌变。饮酒要适量。大量饮酒会刺激黏膜，使它变性而致癌。及时治疗喉炎和呼吸道感染。尽量避免空气污染。养成良好的卫生环境，防止病毒感染。

髓虚实第四

原文 → 译文 >>> >

髓虚者，脑痛不安，实者勇悍[1]。凡髓虚实之应主于肝胆。若其腑脏有病，病从髓生，热则应脏，寒则应腑。

髓虚的人脑痛不安，髓实的人勇敢强悍。髓的虚与实，都受肝胆掌管。如果腑脏有病从髓发生，热则表现于五脏，寒则表现于六腑。

柴胡发泄汤

治体实勇悍惊热主肝热方。

柴胡、升麻、黄芩、细辛、枳实、栀子仁、芒硝（各三两）、淡竹叶、生地黄（各一升）、泽泻（四两）。

上十味㕮咀，以水九升煮取三升，去滓，分三服。

柴胡发泄汤

主治髓实肝热而致的勇悍惊悸、发热等。

柴胡、升麻、黄芩、细辛、枳实、栀子仁、芒硝各三两，淡竹叶、生地黄各一升，泽泻四两。

将以上十味药，用九升水煎煮，取汁三升，去渣，分三次服用。

注释 >>> >

①勇悍：勇敢强悍。

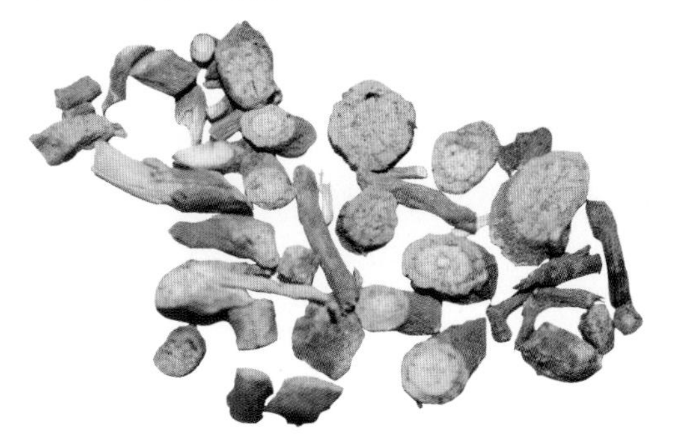

黄芩

风虚杂补酒煎第五

原文 → 译文 >>> >

五加酒

治虚劳不足方。

五加皮、枸杞根白皮（各一斗）。

上二味㕮咀，以水一石五斗煮取汁七斗，分取四斗浸曲一斗，余三斗用拌饭下米，多少如常酿法，熟压取服之，多少任性，禁如药法，倍日将息。

五加酒

主治虚劳不足。

五加皮、枸杞根白皮各一斗。

将以上二味药分别切碎，用一石五斗水煎煮，取汁七斗，先取四斗浸一斗曲药，其余三斗用来拌饭，按照常法酿酒，酒成后随意饮服，其禁忌与药物禁忌相同，并应注意将息调养。

小鹿骨煎

治一切虚羸皆服之方。

鹿骨（一具，碎）、枸杞根（切，二升）。

上二味各以水一斗，别器各煎汁五升，去滓澄清，乃合一器同煎，取五升，日二服尽。

小鹿骨煎

主治体虚瘦弱。

鹿骨（碎）一具，枸杞根（切）二升。

将以上二味药分别用一斗水煎煮，各取汁五升，去渣澄清，然后混合到一个容器内再煎，取汁五升，分两次服用，一日两次。

吐血第六

原文 → 译文 >>> >

禀丘云：吐血有三种，有内衄，有肺疽，有伤胃。

禀丘说：吐血有三种情况，有的是因为内衄，有的是因为肺疽，有的是因为伤胃。

生地黄汤

治忧恚[1]呕血烦满少气胸中痛方。

生地黄（一斤）、大枣（五十枚）、阿胶、甘草（各三两）。

上四味㕮咀，以水一斗煮取四升，分四服，日三夜一。

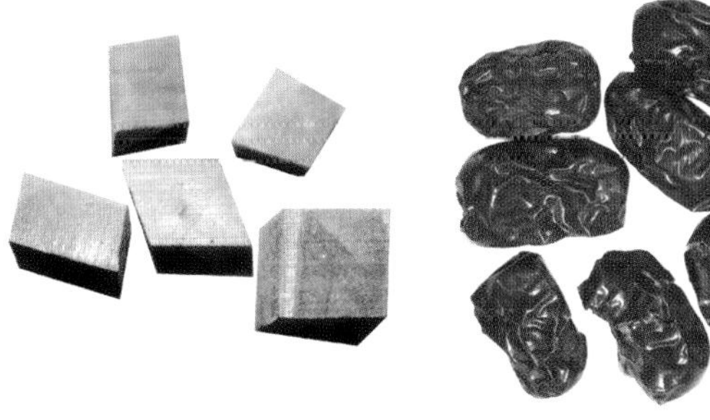

阿胶

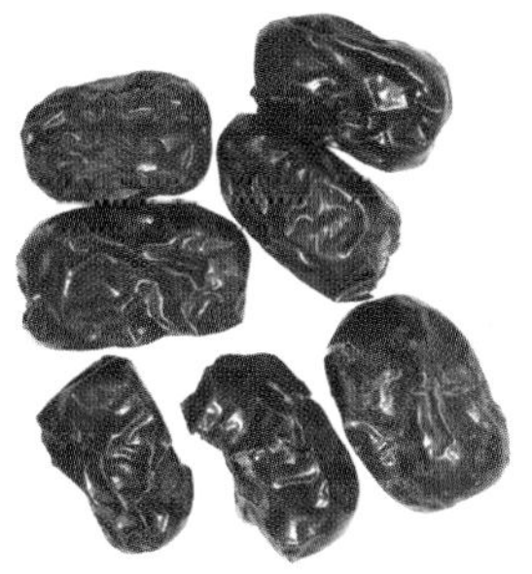

大枣

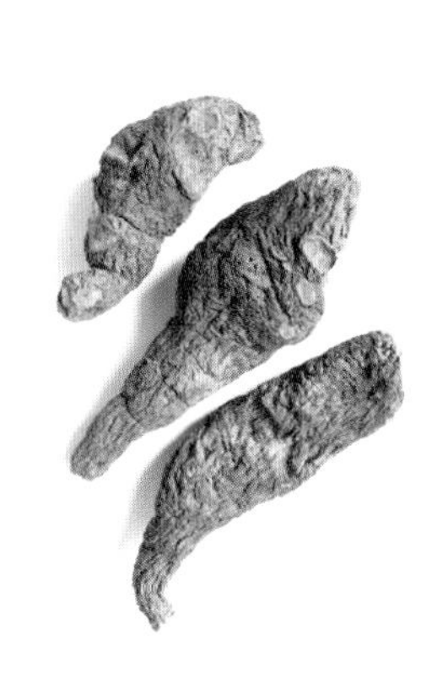

生地黄

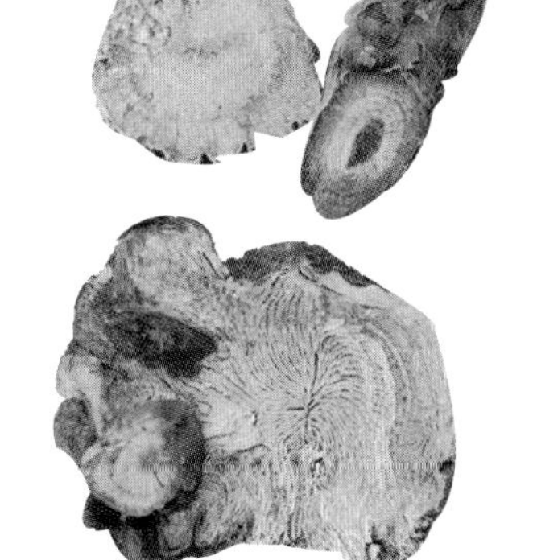

甘草

生地黄汤

主治忧虑易怒、烦闷、呕血、少气、胸中疼痛等。、

生地黄一斤，大枣五十枚，阿胶、甘草各三两。

将以上四味药切碎，用一斗水煎煮，取汁四升，分四次服用，白天三次，夜间一次。

注释 >>> >

①忧恚：忧虑易怒。

万病丸散第七

原文 → 译文 >>> >

三物备急丸

用疗心腹诸疾，卒暴百病。

大黄、干姜、巴豆（各等分）。

上皆须精新。多少随意。先捣大黄、干姜下筛为散，

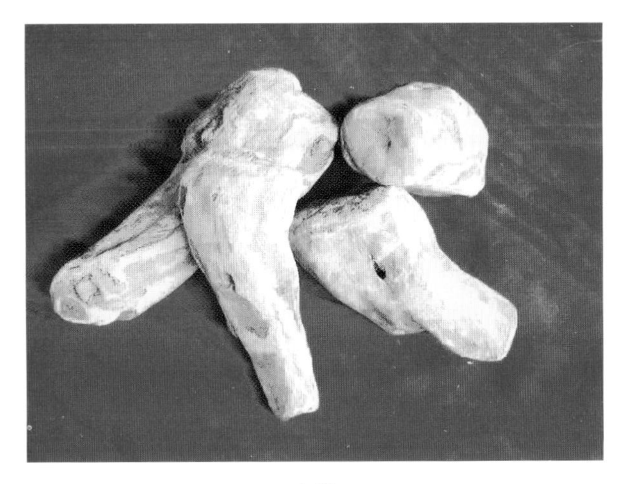

大黄

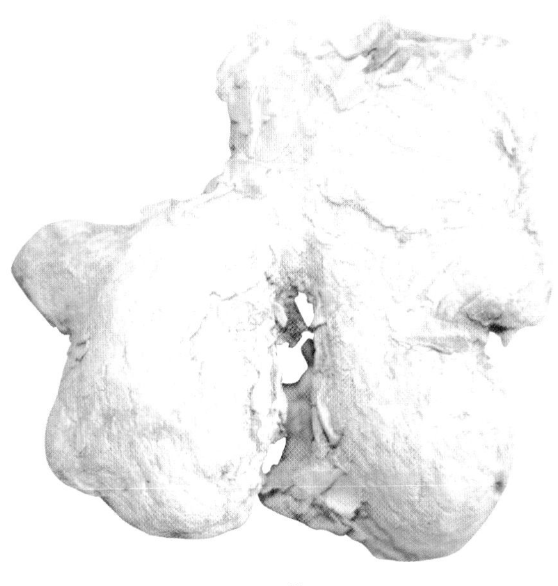

干姜

别研巴豆如脂，纳散中合捣千杵，即尔用之为散，亦好用蜜为丸。以暖水若酒服大豆许三枚，老小量与。须臾未醒，更与三枚，腹中鸣转得吐利便愈，若口已噤，可先和成汁，倾口中令从齿间得入至良。

三物备急丸

主治中恶客忤、暴病胀满而致的心腹胀满刺痛、口噤不开、气息迫急，或突然休克、不省人事等。

大黄、干姜、巴豆各等份。

以上三味药都须取新品，不限量。先将大黄、干姜切捣并过筛制成散药，另将巴豆研成脂状，放入散药中反复捣研，用蜜调和，制成大豆般大小的丸，每次用温水或酒送服三枚，老人小儿酌减。若服后一会儿病人还没有苏醒，可再服用三丸，服后以肠鸣吐利为度，如果病人口噤不能下咽，可将丸化汁灌服。

卷十三　心脏

本篇精华

1. 论述心脉及各种心病。

2. 介绍治疗心脏虚实导致的病症的治疗方法；

3. 介绍心劳病、脉极病、心腹痛、胸痹等各种病症的处方。

心脏脉论第一

原文 → 译文

凡心脏象火，与小肠合为腑，其经手少阴，与太阳为表里。其脉洪，相于春，旺于夏，夏时万物洪盛，垂枝布叶皆下垂如曲，故名曰钩。心脉洪大而长，洪则卫气实，实则气无从出，大则营气萌，萌洪相薄可以发汗，故名曰长。长洪相得，即引水浆溉灌经络，津液皮肤。太阳洪大皆是母躯，幸得戊己，用牢根株。

心脏在五行上属火，和小肠合为腑，心的经脉是手少阴经，与手太阳经结为表里。心脉是洪脉，在春天开始上升，在夏天达到最旺。夏季万物昌盛，枝繁叶茂，都下垂弯曲，故夏天称心脉为钩脉。心脉洪大且长，洪就会卫气充实，心气则无处泄出，心脉大就会容气萌动，萌动的容气与洪大的卫气相迫，可以使汗发出，故称心脉为长。长与洪相得益彰，即引导体液灌溉经络，用津液滋润皮肤。手太阳经脉象洪大，都是因为母体有幸获得戊己土，使得根基牢固的缘故。

养生大攻略

防治风湿性心脏病需忌食的食物

防治风湿性心脏病应做到忌食或少食各种面包、饼干、油条、油饼以及发酵做的各种点心、豆腐干、霉豆腐；忌食含钠高的海鱼、咸蛋、皮蛋、乳酪、咸菜、酱菜、榨菜、菠菜、卷心菜；忌食温燥伤阴、辛辣刺激性食物，如姜、葱、椒、蒜等；忌浓茶。宜食山楂、覆盆子、金樱子、悬钩子、鲜草莓等能增强心肌功能的食物；宜食大米、面粉、小米、玉米、高粱及豆类；宜食猪瘦肉、牛肉、鸡肉、淡小鱼及新鲜蔬菜、水果。

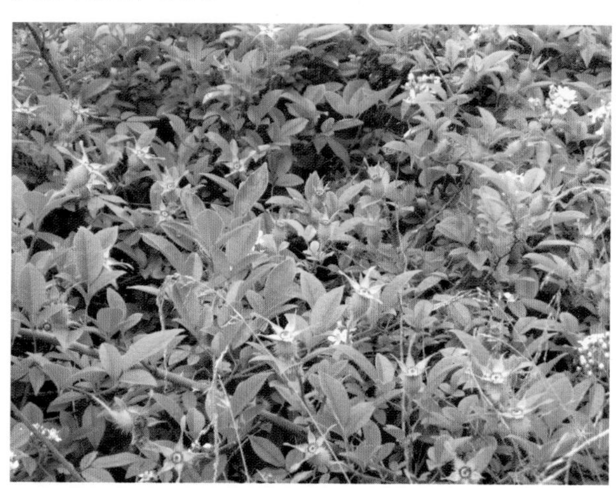

金樱子

心虚实第二

原文 → 译文

心实热

左手寸口人迎以前脉阴实者，手少阴经也，病苦闭大便不利，腹满，四肢重，身热，名曰心实热也。

心实热

左手寸口、人迎以前部位脉象阴实的，即手少阴经阴实的症象。其病苦于闭塞，大便不利，腹满，四肢沉重，身体发热，名为心实热。

心虚寒

左手寸口人迎以前脉阴虚者，手少阴经也。病苦悸恐不乐，心腹痛难以言，心如寒恍惚，名曰心虚寒也。

心虚寒

左手寸口、人迎以前部位脉象阴虚的，即手少阴经阴虚。其病苦于惊恐不乐，心腹疼痛，说话困难，心神恍惚，这种病名为心虚寒。

心小肠俱虚

左手寸口人迎以前脉阴阳俱虚者，手少阴与巨阳经俱虚也。病苦洞泄，若寒少气，四肢厥[1]，肠澼，名曰心小肠俱虚。

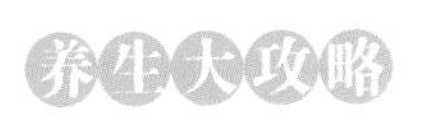

心小肠俱虚

左手寸口、人迎以前部位脉象阴阳俱虚的，是手少阴与手太阳经俱虚之象。其病苦于洞泄，如中寒少气，四肢厥冷，下痢，这种病名为心小肠俱虚。

注释 >>>

①四肢厥：四肢厥冷。

养生大攻略

防治心悸的偏方

渗湿逐饮汤

【组成】半夏、风化硝（冲）、花槟榔各10克，猪苓、茯苓各31克，郁李仁16克。

【制法】上药加水煎2次，混合两煎所得药汁，备用。

【用法】每日1剂，分次服用。

【功效】渗湿逐饮。

【适用】痰饮心悸，症见心悸心慌，伴有失眠、头痛等。

风心方

【组成】橘络、丝瓜络、归尾、青葱根、旋覆花、红花、赤芍、桃仁、青蒿、茜草根各6克，鳖甲25克，大黄蟅虫1丸（分吞）。

【制法】水煎取药汁。

【用法】每日1剂。

【功效】补气养阴，疏通经络，活血化瘀。

【适用】风湿性心脏病晚期导致的上气喘满，心悸怔忡，腹胀，下肢水肿等。

惊恐不寐方

【组成】炒枣仁、陈皮、生甘草、朱寸冬、郁李仁、法半夏、远志肉、枳实各10克，龙牡粉、茯苓、丹参、猪胆皮（酒炒）各15克。

【制法】水煎取药汁。

【用法】分3次服药，5剂为1个疗程。

【功效】镇静安神，祛痰涤饮。

【适用】受惊导致的夜不能寐、惊悸、头晕、目眩等症。

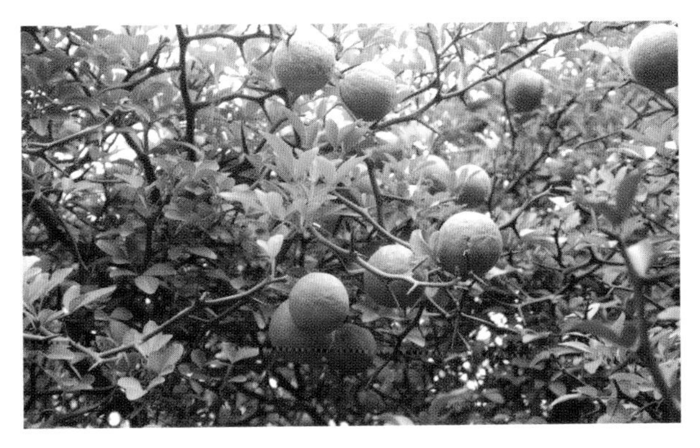

枳实

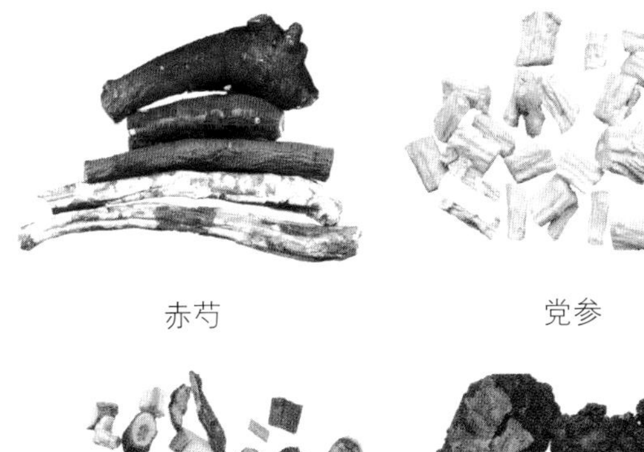

赤芍　党参

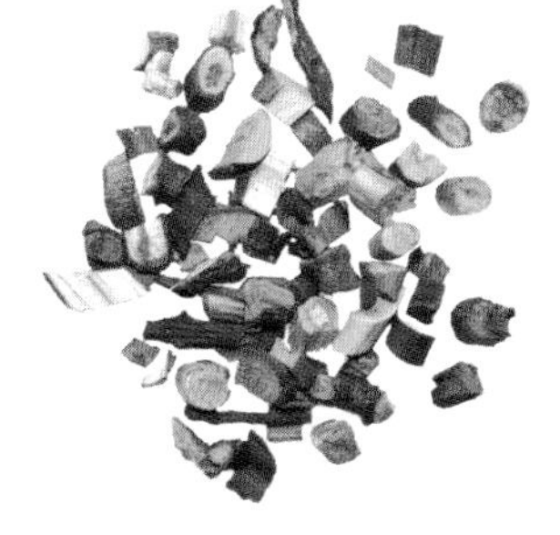

桂枝

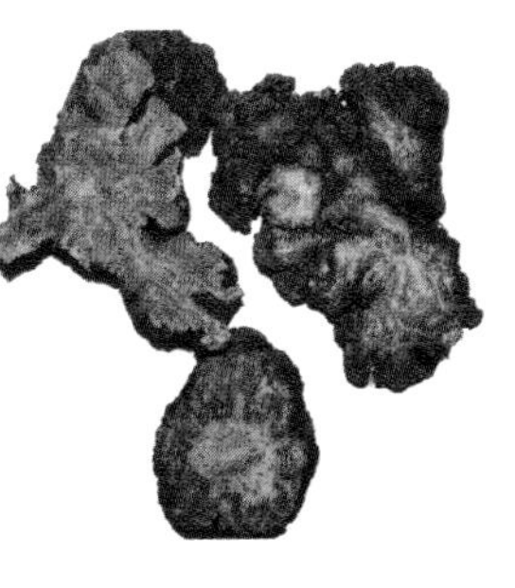

川芎

九味煎

【组成】茯苓、白术、当归、党参、赤芍各10克，远志肉、桂枝各6克，川芎5克，甘草3克。

【制法】水煎取药汁。

【用法】每日1剂，分次服用。

【功效】调气养血，逐瘀祛痰。

【适用】阴阳亏虚所致的心悸。

温阳补气活血汤

【组成】黄芩、丹参各30克，枳壳、制附子、瓜蒌、薤白、红花、桂枝各12克，炙甘草10克。

【制法】水煎取药汁。

【用法】每日1剂，分次服用。

【功效】温阳益气，活血通脉。

【适用】窦房结综合征导致的心悸、胸闷、乏力等症。

脉虚实第三

原文→译文 >>>

凡脉虚者好惊跳不定，脉实者洪满。凡脉虚实之应主于心小肠。若其腑脏有病，从热生则应脏，寒则应腑也。

脉虚的脉象易惊跳不定，脉实的脉象洪满。大凡与

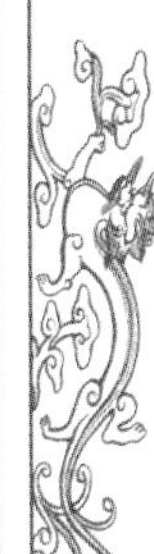

脉虚实相应的，主要在于小肠和心脏，若脏腑有病，因热而生的病就显现在心脏上，因寒而生的病就显现在小肠腑上。

防风丸

补虚调中，治脉虚惊跳不定，乍来乍去，主小肠腑寒方。

防风、桂心、通草、茯神、远志、麦门冬、甘草、人参、白石英（各三两）。

上九味为末，白蜜和丸，如梧子大，酒服三十丸，日再，加至四十丸。

防风丸

主治小肠腑寒而导致的脉虚惊跳不定，忽来忽去。

防风、桂心、通草、茯神、远志、麦门冬、甘草、人参、白石英各三两。

将以上九味研为细末，用白蜜调和成梧桐子大小的丸，每次用酒送服三十丸，每日两次，可逐渐加至四十丸。

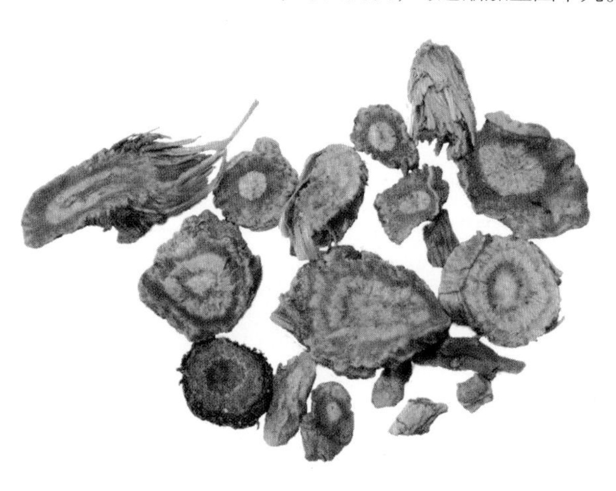

防风

心腹痛第四

原文→译文

寒气卒客于五脏六腑，则发卒心痛胸痹。感于寒，微者为咳，甚者为痛为泄，厥心痛与背相引，善瘈如物从后触其心。身伛偻者肾心痛也。厥心痛腹胀满。心痛甚者，胃心痛也。厥心痛如以针锥刺其心，心痛甚者脾心痛也。厥心痛，色苍苍[①]如死灰状，终日不得太息者，肝心痛也。厥心痛，卧若从心间痛，动作痛益甚，色不变者，肺心痛也。

寒气突然侵袭五脏六腑，就会突然发作心痛胸痹。如果感受了寒邪，轻微的会咳嗽，严重的则发痛为泄。厥心痛（五脏气机逆乱搅心而导致的心痛）牵引后背，易发狂，好像有东西从后面刺激心脏。身体伛偻的，是肾心痛；厥心痛，腹胀满。心痛得厉害的，是胃心痛；厥心痛，好像用针锥刺心脏，心痛得更厉害的是脾心痛；厥心痛，脸色苍白如死灰，终日不能叹息一声的，是肝心痛；厥心痛，如果睡卧时从心间发痛，且有所动作就痛的更厉害，而且脸色不变的，是肺心痛。

桂心三物汤

治心中痞诸逆悬痛方。

桂心、生姜（各二两）、胶饴（半斤）。

上三味，取二味咀，以水六升煮取三升，去滓，纳饴，分三服。

桂心三物汤

主治心中痞色以及诸气上逆而致的心下悬痛。

桂心、生姜各二两，胶饴半斤。

以上三味药，取桂心和生姜分别切碎，用六升水煎煮，取汁三升，去渣，放入胶饴烊化，分三次服用。

注释

①色苍苍：形容脸色苍白的样子。

养生大攻略

冠心病患者不能饱餐

“冠心病患者，一定不能饱餐，一次吃很多东西。这是为什么呢？人在饱餐后，血液中的儿茶酚胺含量增加，它极易诱发冠状动脉发生痉挛，使冠状血流急剧减少，从而引起心绞痛、心肌梗塞。有半数猝死的人已被查明，与饱餐有直接关系。所以，冠心病患者都为了自己的健康，应避免暴饮暴食。

胸痹第五

原文→译文

胸痹之病，令人心中坚满痞急痛，肌中苦痹绞急如刺，不得俯仰，其胸前皮皆痛，手不得犯，胸中愊满，短气咳唾引痛，咽塞不利[①]，习习如痒，喉中干燥，时欲呕吐，烦闷，自汗出，或彻引背痛，不治之，数日杀人。

患上胸痹病的人，会心中坚满、痞急、疼痛，肌肉疼痛不堪，绞急如有针刺，不得俯仰，胸前皮肉都痛，手不得触摸，胸中满，气短，咳嗽吐口水都会牵引生痛，咽喉阻塞不通，发痒，喉中干燥，时时想呕吐，烦闷，自汗，或者彻引背痛，不治的话几天就会丧失性命。

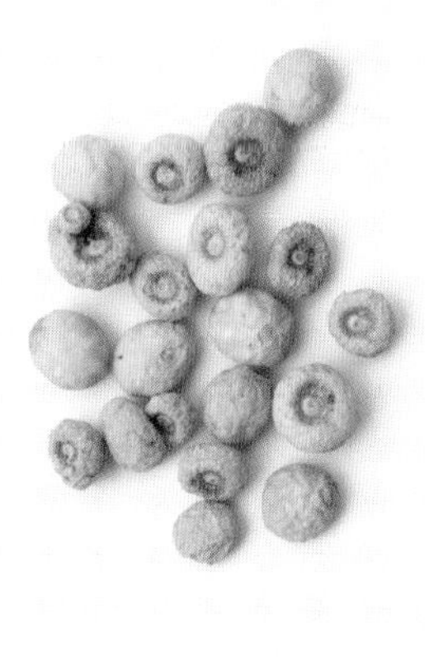
半夏

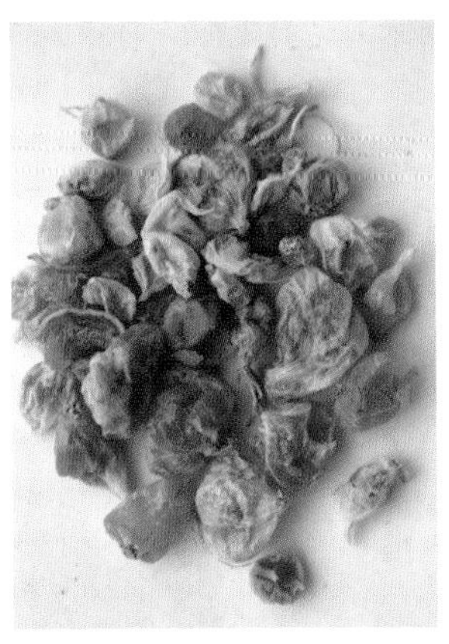
薤白

栝蒌汤

治胸痹病喘息咳唾，胸背痛短气，寸脉沉而迟关上小紧数方。

栝蒌实（一枚）、半夏（半斤）、薤白（半斤）、枳实（二两）、生姜（四两）。

上五味咀，以白截浆一斗煮取四升，服一升，日三。

栝蒌汤

主治胸痹，症状为喘息、咳嗽、唾痰、胸背疼痛、短气，寸脉沉迟、关脉稍紧而数等。

栝蒌实一枚，半夏半斤，薤白半斤，枳实二两，生姜四两。

将以上五味药分别切碎，用一斗白截浆煎煮，取汁四升，每次服用一升，每日三次。

注释 >>> >

①咽喉不利：咽喉阻塞不通。

头面风第六

原文 → 译文 >>> >

松脂膏

治白秃及痈疽百疮方。

松脂（六两），矾石、杜蘅、雄黄、珍珠、水银、苦参、大黄、木兰、石楠、秦艽、附子（各一两）。

上十二味咀，以醋渍一宿，猪膏一斤半煎之，以附子色黄去滓，矾石、雄黄、水银，更着火三沸，安湿地待凝敷上，日三。

松脂膏

主治白秃及痈疽百疮。

松脂六两、矾石、杜蘅、雄黄、珍珠、水银、苦参、大黄、木兰、石楠、秦艽、附子各一两。

将以上十二味分别切碎，用醋浸泡一宿，次日清晨用一斤半猪膏煎熬，煎至附子呈现黄色，去渣，加入矾石、雄黄、水银，再生火煎二沸后，取下放在湿地上让其凝固成膏，外敷患处，每日三次。

养生大攻略

预防斑秃症的要诀

预防斑秃症，从三点做起：一是保持头发卫生，不用碱性太强的肥皂洗头发，不滥用护发用品。二是饮食要多样化，克服和改正偏食的不良习惯。精血不足的人宜补充一些补精益血的食品，如海参，胡桃仁等。三是保持良好心情。心神不宁时，可适当服些具有镇静安神的食品，如百合莲子粥、酸枣仁汤等。

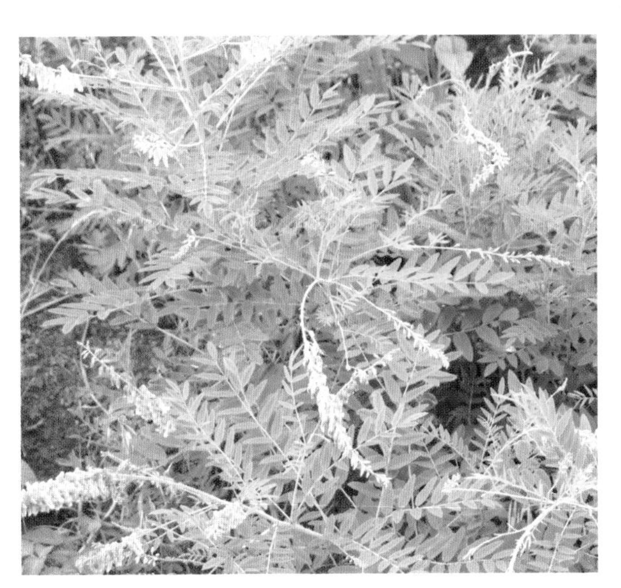
苦参

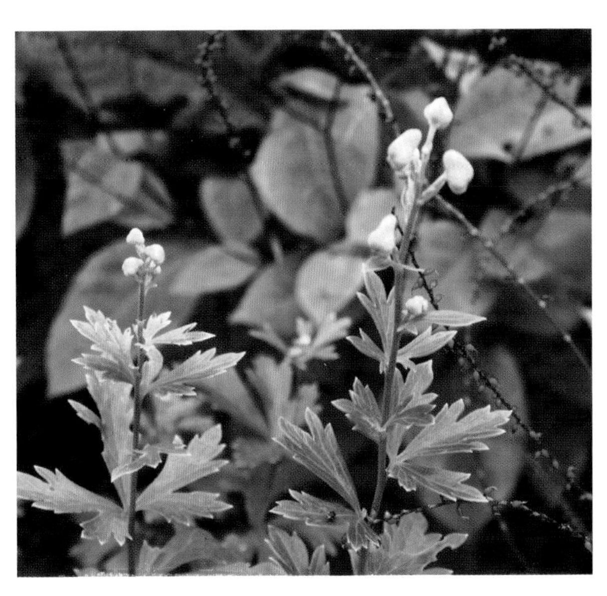
附子

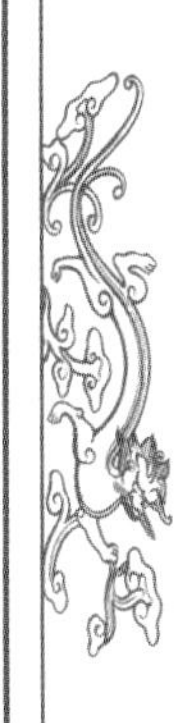
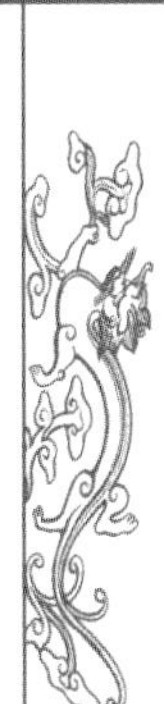
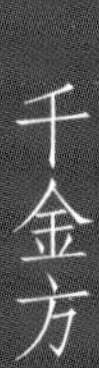

卷十四　小肠腑

本篇精华

1. 论述小肠脉腑及各种小肠病。
2. 介绍治疗小肠虚实导致的病症的治疗方法；
3. 介绍风眩、风癫、健忘等各种病症的处方。

小肠腑脉论第一

原文→译文

小肠病者小腹痛，腰脊控睾而痛时窘之，复耳前热。若寒甚独肩上热及手小指，次指之间热。若脉滑者，此其候也。

如果小肠发生病变，就会小腹疼痛，腰脊疼痛而牵引睾丸，严重时往后动，且耳前发热，或非常寒冷，只有肩上部热，以及小手指和次指之间热，或脉滑，这是小肠病变的临床表现。

养生大攻略

小肠肿瘤防治风湿性心脏病需忌食的食物

【宜食】宜多食用具有抗小肠肿瘤作用的食物，如油菜、赤豆、黑木耳、乌梅、萝卜、菱、薏苡仁、向日葵杆、金银花、石花菜、老虎鱼、羊奶、鸽肉、鲫鱼、蛤、甲鱼。腹痛宜食用柚子、橘子、橙子、萝卜、豆豉、杨梅、韭菜、虾类、猪胰、鲤鱼、鲨鱼、鳓鱼、海参。便血宜食用赤豆、黄瓜、丝瓜、黑豆、山楂、栗子、菠菜、荸荠、银杏、橄榄、蕨菜、蓟菜、荠菜、蚕豆、莲子、蕹菜、苦瓜、无花果、乌贼、柑、柿、羊血、龟肉、猪大肠。

【忌食】忌烟限酒类，忌食用咖啡、可可等兴奋食物。忌辛辣刺激性食物。忌霉变、腌制食物。忌油煎、肥腻、烟熏、烧烤食物。忌坚硬、黏滞不容易消化食物。

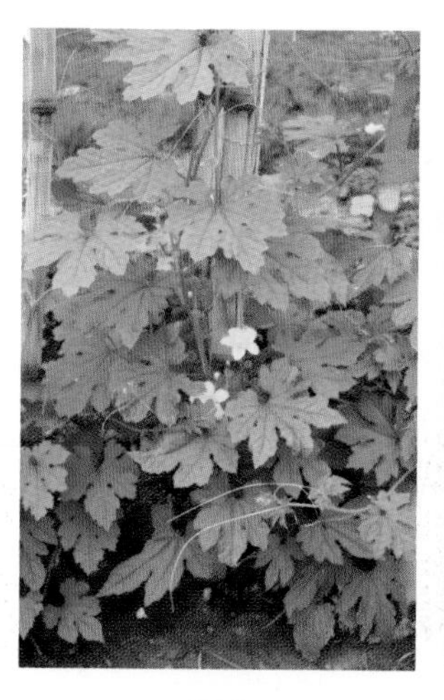

苦瓜　　　　无花果

小肠虚实第二

原文→译文

小肠实热

左手寸口人迎以前脉阳实者，手太阳经也，病苦身热，来去汗不出。心中烦满，身重，口中生疮，名曰小肠实热也。

小肠实热

左手寸口人迎以前部位的脉象为阳实的，这是手太阳经的病变，会有身体阵阵发热的病苦，汗不出，心中烦满，身重，口中生疮，名叫小肠实热。

柴胡泽泻汤

治小肠热胀口疮方。

柴胡、泽泻、橘皮、黄芩、枳实、旋覆花、升麻、芒硝（各二两），生地黄（切，一升）。

上九味㕮咀，以水一斗煮取三升，去滓，纳硝，分二服。

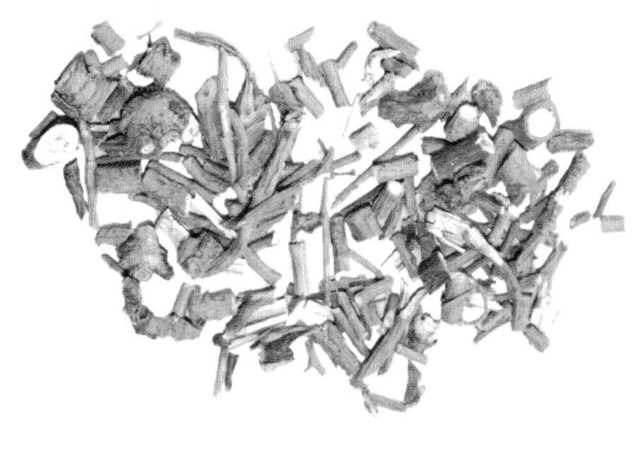

柴胡

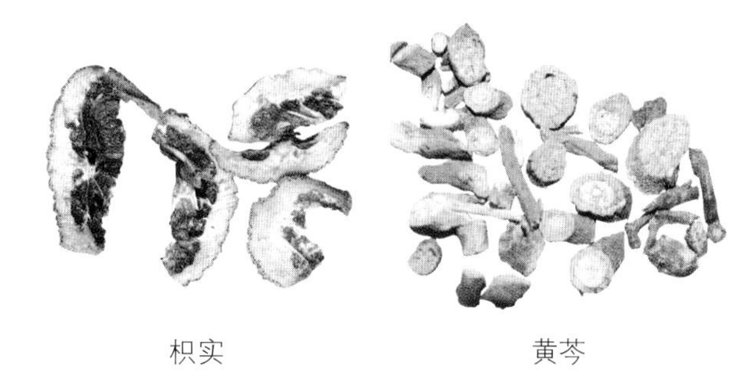

枳实　　　　黄芩

柴胡泽泻汤

主治小肠实热胀满而导致的口中生疮。

柴胡、泽泻、橘皮、黄芩、枳实、旋覆花、升麻、芒硝各二两，生地黄（切）一升。

将以上九味药分别切碎，用一斗水煎煮，取汁三升，去渣，再加入芒硝，分两次服用。

小肠虚寒

左手寸口人迎以前脉阳虚者，手太阳经也，病苦颅际偏头痛，耳颊痛，名曰小肠虚寒也。

小肠虚寒

左手寸口人迎以前部位的脉象为阳虚的，是手太阳经发生病变，会患偏头痛的病苦，耳颊痛，名为小肠虚寒。

舌论第三

原文 → 译文

舌者心主，小肠之候也。善用机衡①能调五味也。凡有所啖，若多咸则舌脉凝而变色，多食苦则舌皮槁而外毛焦枯，多食辛则舌筋急而爪枯干，多食酸则舌肉肥而唇揭，多食甘则舌根痛而外发落。

舌，是心和小肠的外在证候。舌在人身上犹如政权的枢纽机关那么重要，能调五味。若多吃咸味，就会使舌脉凝而变色；多吃苦味，就会使舌皮枯槁而体毛焦枯；多食辛味，就会使舌筋急而指甲枯干；多食酸味，就会使舌肉肥而唇之皮膜开裂且外翻；多食甜味，就会使舌根痛而头发脱落。

注释

①机衡：政权的枢纽机关。

风眩第四

原文 → 译文

徐嗣伯曰：夫风眩之病起于心气不定，胸上蓄实，故有高风面热之所为也。痰热相感而动风，风火相乱则闷瞀，故谓之风眩。大人曰癫，小儿则为痫，其实则一。

徐嗣伯说：风眩病起于心气不定，胸上蓄实，所以有高风面热的症状。痰与热相感而引动风，风与心相感乱就会烦闷目眩，所以称为风眩。其在成年人发病叫癫，在小孩时发病叫痫，其实都是一种病。

奔豚汤

治气奔急欲绝方。

吴茱萸（一升）、石膏、人参、半夏、川芎（各三分）、桂心、芍药、生姜（各四分）、生葛根、茯苓（各六分）、当归（四两）、李根皮（一斤）。

上十二味㕮咀，以水七升，清酒八升，煮取三升，分三服。

奔豚汤

主治奔豚气，症状为气急奔出，马上就要断气等。

吴茱萸一升、石膏、人参、半夏、川芎各三分，桂心、芍药、生姜各四分，生葛根、茯苓各六分，当归四两，李根皮一斤。

将以上十二味分别切碎，用七升水、八升清酒煎煮，取汁三升，分三次服用。

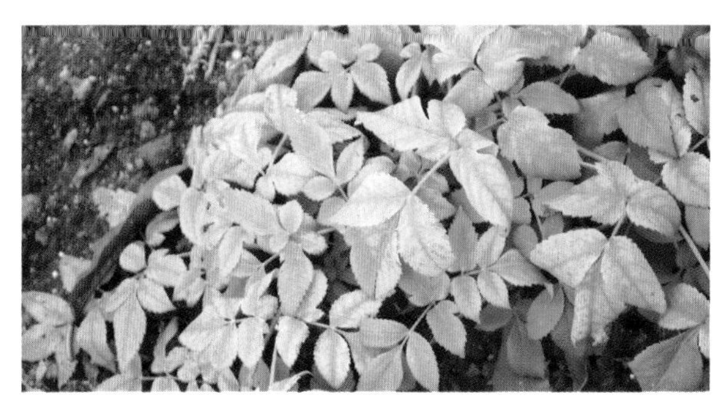

当归

风癫第五

原文 → 译文

黄帝问曰：人生而病癫疾者安所得之？岐伯对曰：此得之在腹中时，其母数有所大惊[①]也，气上而不下，精气并居，故令子发为癫疾。病在诸阳脉，且寒且热，名曰狂，刺之虚脉，视分尽热病已而止。病癫初发，岁一发不治，月一发不治，四五日一发，名曰癫疾，刺诸分。其脉尤寒者以针补之，病已止。

黄帝问道：人有生下来就患有癫疾病的，疾病是从哪里得来的呢？岐伯回答说：这是因为孩子在母腹中时，母亲屡次受到过度惊吓、刺激，使气只上而不下，精与气共居一处，所以使孩子发生癫疾。病在诸阳脉的，时寒时热，名叫狂，应该刺其虚脉，察看其分属部位全部发热且病痊愈了才停止。刚开始发癫痫病的，一年发作一次；如果不治疗，就会一月发作一次；仍然不治疗的，就会四五天发作一次，这就是癫疾，治疗时应当刺其诸分肉，其脉尤其寒的，要以针补其气，直到病愈才停止。

注释

①大惊：受到过度惊吓。

养生大攻略

癫痫病的防治偏方

解醒汤

【原料】半夏、菖蒲各15克，柴胡、香附、郁金、龙骨、青皮、合欢各20克，桃仁、炒酸枣仁各30克，甘草10克。

【制法】水煎取药汁。

【用法】口服，每日1次。

【功效】疏肝化瘀，开窍安神。

【适用】癫痫。

癫狂清脑汤

【原料】石决明（先煎）、紫贝齿（先煎）各30克，天竺黄、生地黄、七叶一枝花（重楼）各12克，麦冬、

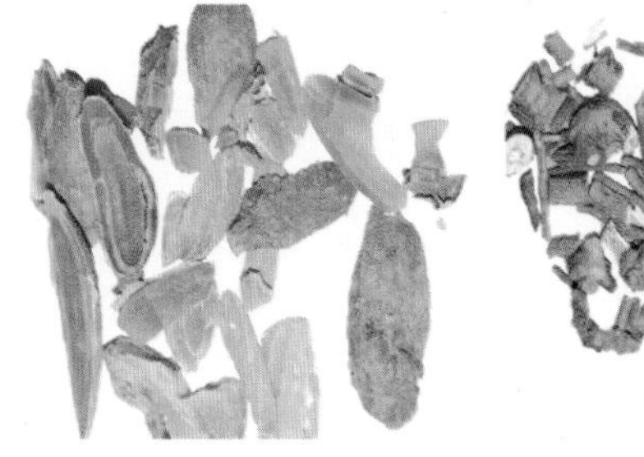

郁金　　柴胡

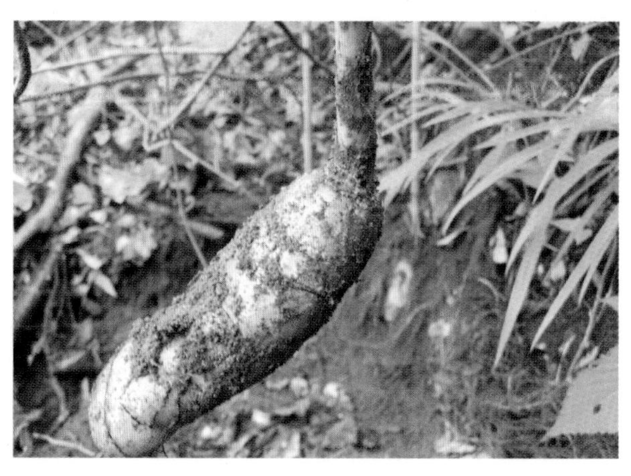

天麻

天麻、川芎、灵芝草、郁金各9克，脐带1条，玳瑁6克（先煎）。

【制法】水煎取药汁。

【用法】每日1剂，分次服用，相隔6小时服。10日为1个疗程。服药期间避声响，忌食家禽头足。

【功效】平肝熄风，清脑止痫。

【适用】癫痫。

化痫汤

【原料】云茯苓20克，姜半夏、焦远志、焦白术、胆南星、粉甘草各6克，天竺黄4克，白僵蚕10克，广陈皮、炒枳壳、姜竹茹、石菖蒲各8克。

【制法】水煎取药汁。

【用法】每日1剂，分2次温服。

【功效】宁心安神，镇静化痰。

【适用】小儿癫痫病情较轻者。

加减涤痰汤

【原料】石莲子、橘红、茯苓、连翘各9克，竹茹、甘草各3克，枳实、姜半夏、胆南星、钩藤、天麻、菖蒲各6克。

【制法】水煎取药汁。

【用法】口服。

【功效】清心涤痰，理气和中。

【适用】癫痫发作较有频繁者。

风虚惊悸第六

原文 → 译文

茯神汤

治风经五脏大虚惊悸安神定志方。

茯神、防风（各三两）、人参、远志、甘草、龙骨、桂心、独活（各二两）、白术（一两）、酸枣（一升）、细辛、干姜（各六两）。

上十二味咀，以水九升煮取三升，分三服。

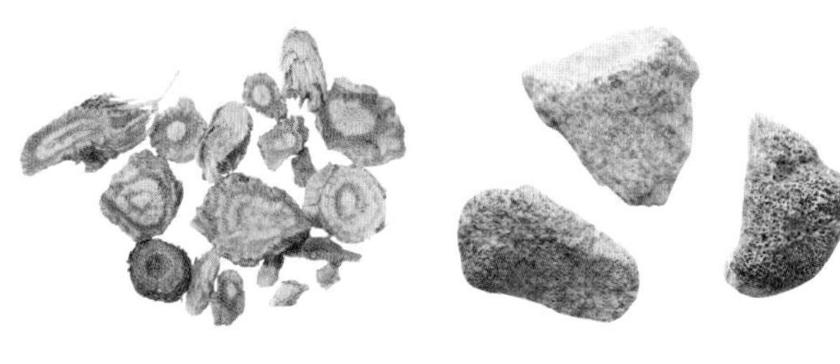
防风　　　　龙骨

茯神汤

主治风邪入侵五脏，脏气大虚而导致的惊悸不宁等。

茯神、防风各三两，人参、远志、甘草、龙骨、桂心、独活各二两，白术一两，酸枣一升，细辛、干姜各六两。

将以上十二味分别切碎，用九升水煎煮，取汁三升，分三次服用。

好忘第七

原文→译文

孔子大圣智枕中方

常服令人大聪[1]。

龟甲、龙骨、菖蒲、远志。

上四味等分治，下筛，酒服方寸匕，日三。

孔子大圣智枕中方

常期服用使人听力特别好。

龟甲、龙骨、菖蒲、远志各等份。

以上四味药，研捣过筛后调制成散药，每次用酒送服方寸匕，每日三次。

注释

①大聪：听力特别好。

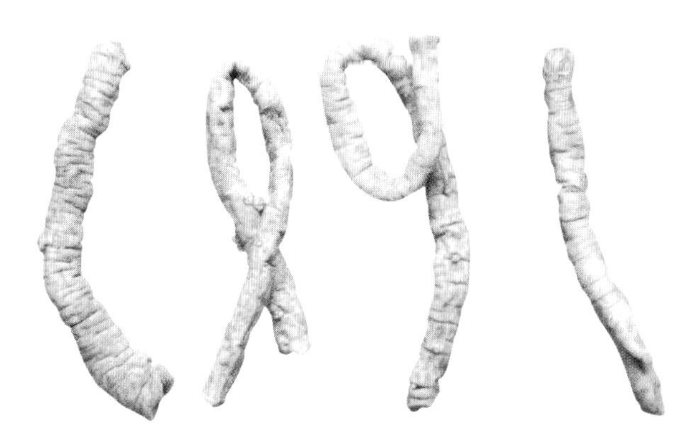
远志

养生大攻略

健忘防治食谱

山药杞子炖猪脑

【原料】猪脑1只，淮山药30克，枸杞子10克。

【制法】将猪脑去血筋，洗净，加淮山药、枸杞子以及水，炖熟服食之。

【功效】补脾益。肾，健脑益智。

【用法】食肉喝汤。

【适用】脾肾两虚之健忘。

天麻枸杞炖猪脑

【原料】猪脑1只，天麻10克，枸杞子15克，盐、胡椒粉、肉汤各少许。

【制法】将猪脑洗净，天麻润透洗净切片，枸杞子洗净，与盐共入锅加肉汤适量共煮炖至熟，胡椒粉调味即成。

【功效】补益肝肾，健脑益智。

【用法】食肉喝汤。

【适用】肝肾不足体弱头晕、健忘、失眠等症。

糖醋黄花鱼

【原料】凉大黄花鱼1条（约0.75千克重），葱花、蒜茸、盐、胡椒粉、糖醋、麻油、淀粉各适量，油500克（约耗油120克）。

【制法】在黄花鱼身上刻斜“井”字形，用些盐涂匀鱼身内外，拍干生粉在鱼上。锅置猛火上，放入足量油，用中火将鱼浸炸至身硬捞起，待油再滚，将鱼翻炸，捞起上盘，锅里留余油少许，即放各项佐料、糖、醋，用湿粉打芡，淋在鱼面上即成。

【功效】补肾健脑。

【用法】佐餐食，每日1次。

【适用】肾虚引起的记忆力减退。

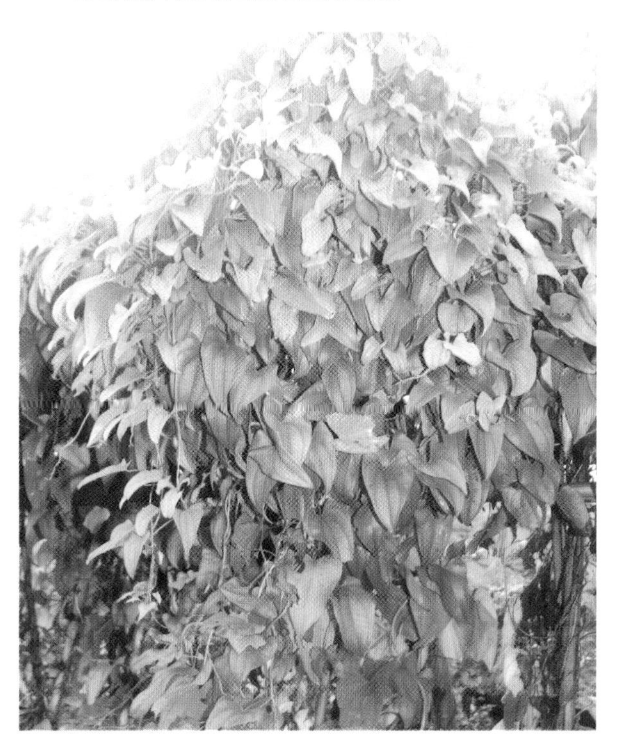
山药

卷十五　脾脏

本篇精华 >>> >

1. 论述脾脉及各种脾病。
2. 介绍治疗脾脏虚实导致的病症的治疗方法；
3. 介绍脾劳病、肉极病、便秘、下痢等各种病症的处方。

脾脏脉论第一

原文 → 译文 >>> >

（脾）荣华于舌，外主肉，内主味，脾重二斤三两，扁广三寸，长五寸，有散膏半斤，主裹血，温五脏。神名俾俾主藏营，秩禄号为意脏，随节应会，故曰脾藏营，营舍意，在气为噫，在液为涎。脾气虚则四肢不用，五脏不安，实则腹胀泾溲不利①。脾气虚则梦饮食不足，得其时则梦筑垣盖屋。脾气盛则梦歌乐，体重，手足不举。厥气客于脾则梦丘陵大泽坏屋风雨。

舌是脾色诊的器官，脾外主肌肉的营养，内主滋味的运化，脾重二斤三两，宽三寸，长五寸，有散膏脾四周脂状膜半斤，主管血液，温暖五脏，脾神名叫俾俾，主藏营气，名为意脏，与时节相应会，所以说脾藏营气，营藏意。脾在气表现为噫，在液表现为涎。脾气虚就会四肢不能随意举动，五脏不安稳；脾气实就会腹胀，大小便不畅。脾气虚就会梦见饮食不足，在属土的时节就会梦见修建房屋；脾气盛就会梦见唱歌作乐，身体沉重，手足举不起来。如果逆乱之气侵于脾脏，人就会梦见丘陵大泽和毁坏房屋的风雨。

注释 >>> >

①泾溲不利：大小便不畅。

脾虚实第二

原文 → 译文 >>> >

脾实热

右手关上脉阴实者，足太阴经者，病苦足寒胫热，腹胀满，烦扰不得卧，名曰脾实热也。

脾实热

右手关上脉象阴实的，即足太阴经阴实，生病若于足寒胫热，腹胀满，烦扰不得安眠，名为脾实热。

脾虚冷

右手关上脉阴虚者，足太阴经也。病苦泄注，腹满气逆，霍乱、呕吐、黄胆，心烦不得卧，肠鸣，名曰脾虚冷也。

脾虚冷

右手关上脉象阴虚的，即足太阴经阴虚。其病有泄注之苦，腹满气逆，霍乱、呕吐、黄胆，心烦不得安眠，肠中鸣叫，名为脾虚冷。

养生大攻略

脾虚导致的疾病防治偏方

白术地榆煲塘虱鱼

【原料】炒白术 15 克，地榆炭 12 克，塘虱鱼 1 条，调料适量。

【制法】白术、地榆加水煎汁，去渣取汁，加入塘虱鱼（洗净去内脏）煮熟，调味。

【功效】健脾止血。

【用法】吃鱼饮汤，隔日 1 次。

【适用】上消化道出血属脾不统血者。

参芪三七炖母鸡

【原料】嫩母鸡 1 只，黄芪、党参各 15 克，白术 9 克，三七、陈皮各 6 克，葱、盐、盐各适量。

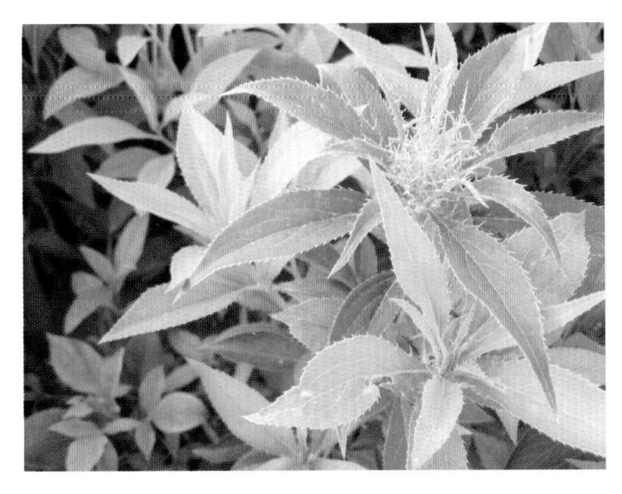

白术

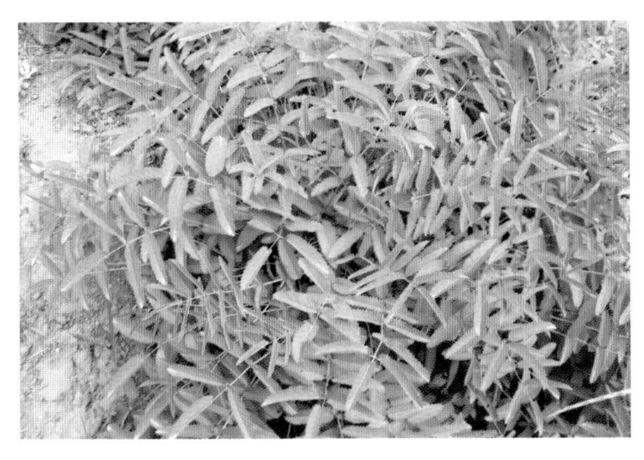

地榆

【制法】将鸡宰后去毛及内脏洗净，将嫩母鸡、黄芪、党参、白术用纱布袋包好，放入鸡腹腔内，然后将鸡放入沙锅内，加水适量，加入适量葱、姜、盐，用文火炖至鸡烂熟，取出药袋。

【功效】健脾益气，摄血。

【用法】食肉饮汤，每日1～2次。

【适用】脾虚血溢型上消化道出血。

山药莲粥调白芨

【原料】莲子（去皮芯）、山药各30克，粳米100克，白芨粉3克。

【制法】将莲子、山药、粳米同入沙锅中，加水适量，共煮成粥。

【功效】健脾益气，摄血。

【用法】1日内分2次服，食时每次调服白芨粉3克。

【适用】脾虚血溢型上消化道出血。

脾劳第三

原文→译文

凡脾劳病者，补肺气以益之，肺旺则感于脾。是以圣人春夏养阳气，秋冬养阴气，以顺其根本矣。

凡是患脾劳病的人，都应当补益肺气，让旺盛的肺气感动脾。所以圣人在春夏季养阳气，在秋冬季养阴气，用以顺应根本。

脾劳第三

原文→译文

凡肉极者，主脾也。脾应肉，肉与脾合，若脾病则肉变色。又曰：至阴遇病为肌痹，肌痹不已，复感于邪，内舍于脾，体痒淫淫如鼠走，其人身上津液脱，腠理开，汗大泄，鼻端色黄是其相也。

患上肉极病，主脾生病。脾与肉相应，肉与脾相合，如果脾生病，那么肉就会变色。阴经遇病就生为肌痹肌肉麻木，而疼痛肌痹还没有痊愈，再次感受到病邪，病邪在体内侵入脾脏之中，于是身体发痒，就好像有老鼠在爬行一样，津液脱，皮肤腠理开张，汗大泄，鼻端颜色泛黄，这些都是肉极病的症状。

肉虚实第五

原文→译文

夫肉虚者，坐不安席，身危变动。肉实者，坐安不动，喘气。肉虚实之应主于脾。若其脏腑有病从肉生，热则应脏，寒则应腑。

肉虚的人，坐不安席，好动；肉实的人，坐得安静，不爱动，气喘不定。肉虚实会反映在脾上。如果脏腑因肉生病，是热病就会反映在脾脏上，寒病就会反映在胃腑上。

秘涩第六

原文→译文 >>> >

凡大便不通，皆用滑腻之物及冷水以通之也。凡候面黄者，即知大便难。

凡是大便不通，都可以用滑腻的东西及冷水来疏通。人只要出现面黄的症状，便知道是大便困难。

三黄汤

治下焦热结不得大便方。

大黄（三两）、黄芩（三两）、甘草（一两）、栀子（二十枚）。

上四味咀，以水五升煮取一升八合，分三服。若大闭[①]，加芒硝二两。

三黄汤

主治下焦热结，不能大便。

大黄三两，黄芩三两，甘草一两，栀子二十枚。

将以上四味药分别研细，用五升水煎煮，取汁一升八合，分三次服用。若大便非常秘结，可加二两芒硝。

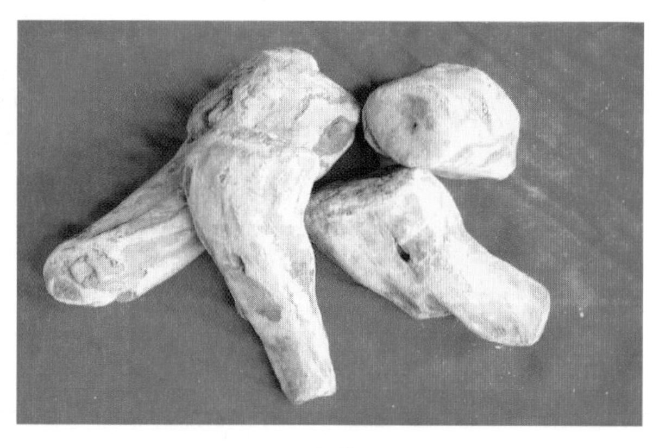

大黄

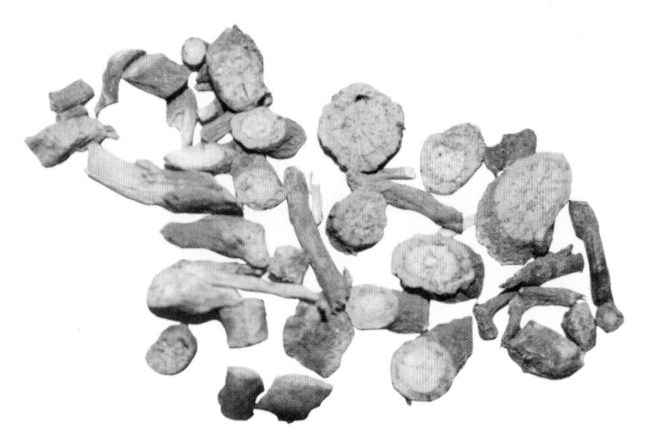

栀子

注释 >>> >

①大闭：大便非常秘结。

养生大攻略

便秘者的饮食宜忌

【宜食】慢性习惯性便秘者宜食番薯、芝麻、阿胶、香蕉、桑椹、松子仁、胡椒、韭菜、萝卜、苋菜、菠菜、土豆、芋头、慈姑、海蜇、蜂蜜、猪油、当归、肉苁蓉、决明子、南瓜、猪肉、牛奶、海参、苹果、甜杏仁、盐、梨、无花果、榧子、落葵、首乌、锁阳等食物和药物。

【忌食】莲子、栗子、芡实、高粱、豇豆等食物。

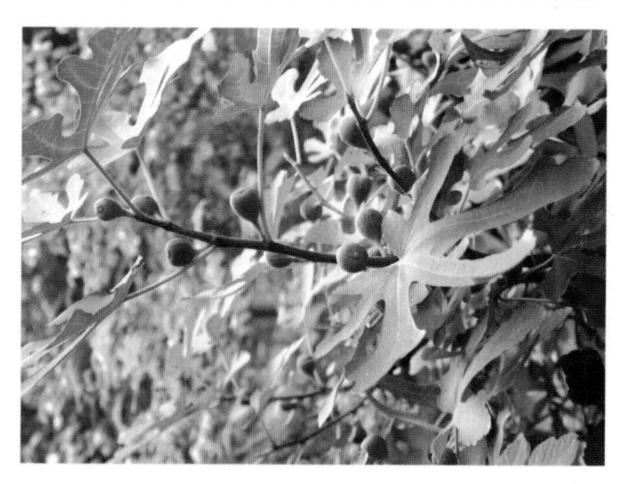

无花果

热痢第七

原文→译文 >>> >

凡痢病通忌生冷酢滑，猪鸡鱼油、乳酪酥干脯酱粉咸。所食诸食，皆须大熟烂为佳，亦不得伤饱[①]，此将息之大经也。若将息失所，圣医不能救。

凡是痢病，一律要忌生、冷、醋、滑食，猪肉、鸡肉、鱼肉，油、乳、酪、酥、干肉、酱、粉、咸食。所以各种食物，都必须煮得十分熟烂才好。患痢的人，也不能饮食过饱，这些都是将息调养的基本原则。若将息不恰当，就算是圣医也救不了。

乌梅丸

下痢热诸治不瘥方。

乌梅（一升），黄连（一斤，金色者）。

上二味蜜丸如梧子，服二十丸，日三夜二。

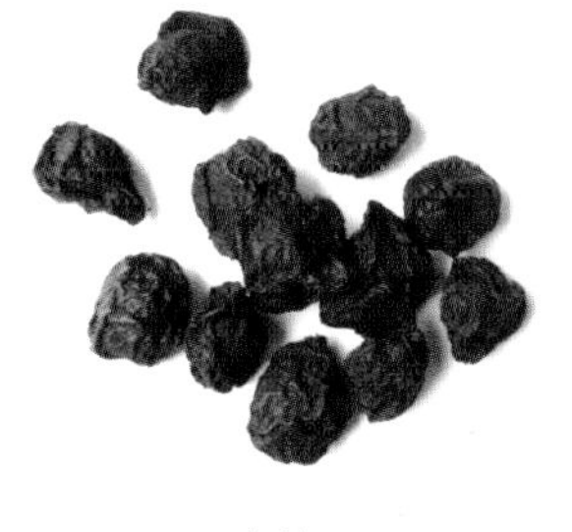

乌梅

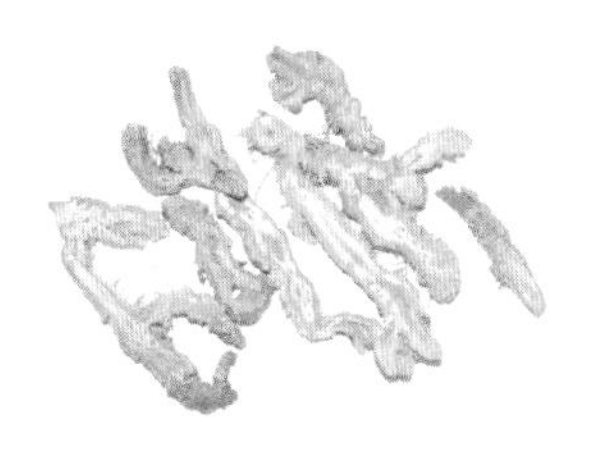

黄连

乌梅丸

治疗下痢而热，试了很多方法都不能治愈得，可用此方。

乌梅一升，黄连（金色的）一斤。

将以上二味药研成粉末，用蜜调和，每次服用如梧桐子般大小的丸二十丸，白天服用三次，夜间服用两次。

注释

①伤饱：饮食过饱。

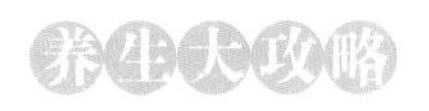

防治痢疾食谱

桂圆橘饼糖

【原料】白沙糖 500 克，橘饼、桂圆肉各 100 克。

【制法】白沙糖加清水少许，入锅熬成膏状，加入橘饼、桂圆肉，调匀，再继续熬至用铲挑起成丝状，停止，制成糖块。

【功效】健脾和胃，止泻止痢。

【用法】频频含服。

【适用】久泻久痢者。

蒜醋止泻方

【原料】大蒜 6 个，醋 50 毫升。

【制法】大蒜去外皮，浸入醋中，3 ~ 5 天后即成。

【功效】解毒止泻。

【用法】每餐食蒜瓣 6 枚，1 日 3 次。

【适用】慢性结肠炎、细菌性痢疾。

姜醋蛋饼

【原料】生姜 15 克，醋 30 毫升，鸡蛋 3 个，葱 20 克，盐适量。

【制法】将鸡蛋去外壳放入碗中捣散，加入切碎的生姜、盐、醋，锅置火上烧热，将蛋倒入锅内用油煎即成。

【功效】健脾涩肠止泻。

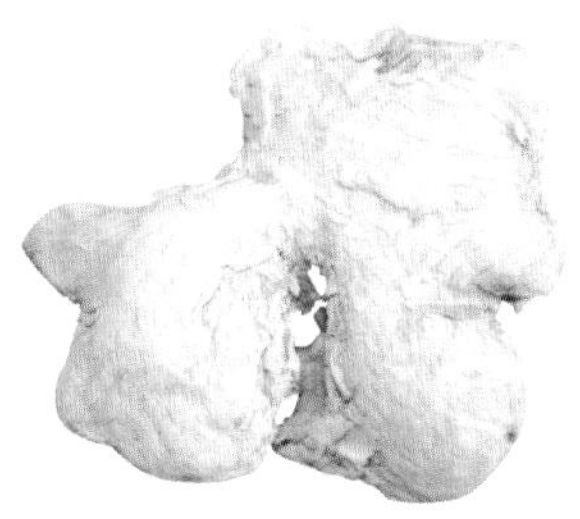

干姜

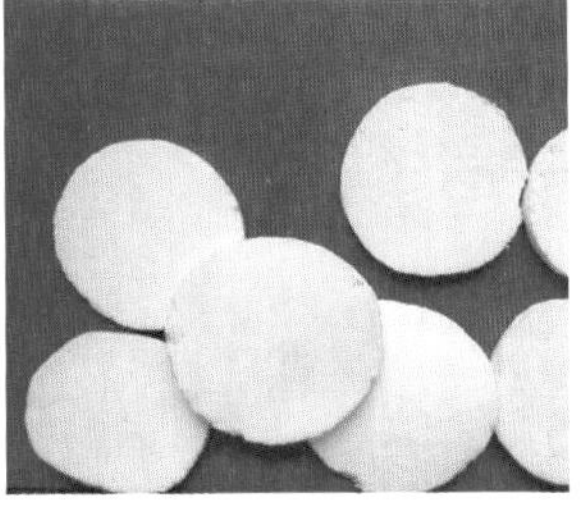

山药

【用法】趁热一次食完。

【适用】虚寒引起的腹泻、痢疾。

山药干姜散

【原料】干姜 30 克，山药 50 克。

【制法】干姜、山药研细末备用。

【功效】健脾温中止泻。

【用法】每次服 2 ~ 3 克，每日 3 次。

【适用】虚寒性泄泻、痢疾。

冷痢第八

原文→译文

旧治痢于贵胜用建脾丸，多效，今治积久冷痢，先以温脾汤下讫，后以建脾丸补之，未有不效者。贫家难以克办，亦无可将息也。

旧时那些地位尊贵、家境富裕的人家的下痢病人，用健脾丸非常有效。今治积久冷痢，先以温脾汤下讫，后以建脾丸补之，未有不效者。贫家难以克办，亦无可将息也。

健脾丸

治虚劳羸瘦身体重，脾胃冷，饮食不消，雷鸣腹胀，泄痢不止方。

钟乳粉（三两）、赤石脂、好曲、大麦、当归、黄连、人参、细辛、龙骨、干姜、茯苓、石斛、桂心（各二两）、附子（一两）、蜀椒（六两）。

上十五味为末，白蜜丸如梧子大，酒服十丸，日三，加至三十丸。

健脾丸

主治虚劳羸瘦、身体沉重，脾胃虚冷而导致的饮食不消化，腹中雷鸣腹胀、泄痢不止等。

钟乳粉三两，赤石脂、好曲、大麦、当归、黄连、人参、细辛、龙骨、干姜、茯苓、石斛、桂心各二两，附子一两，

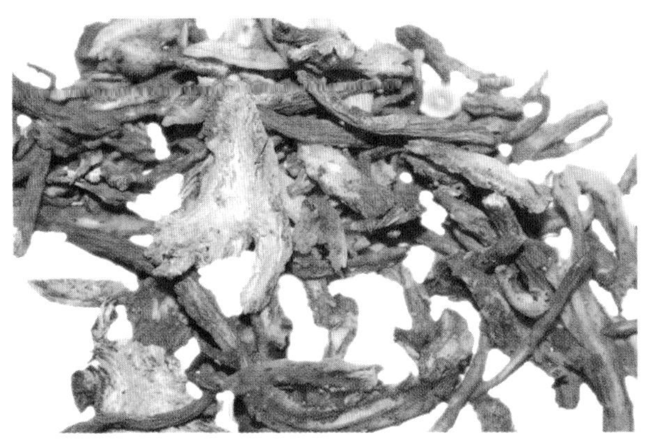

当归

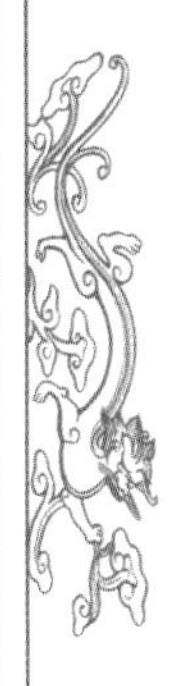

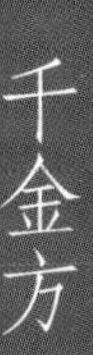

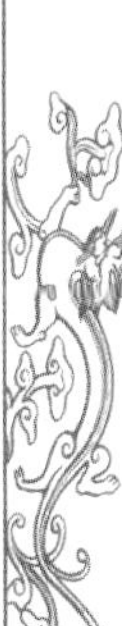

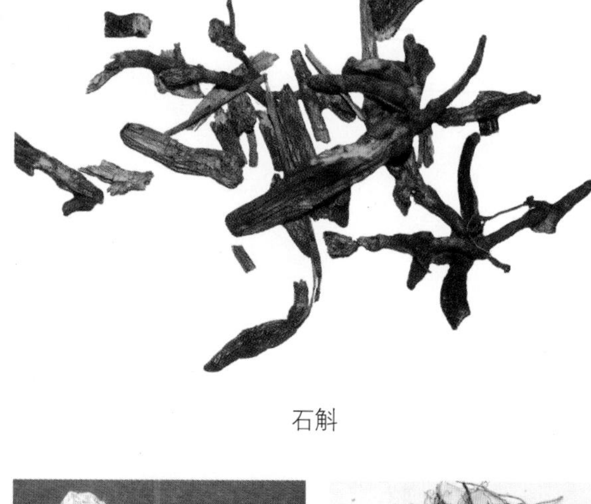

石斛

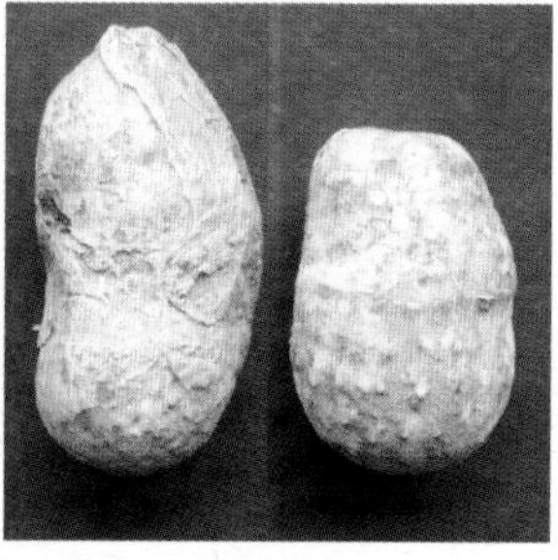

附子

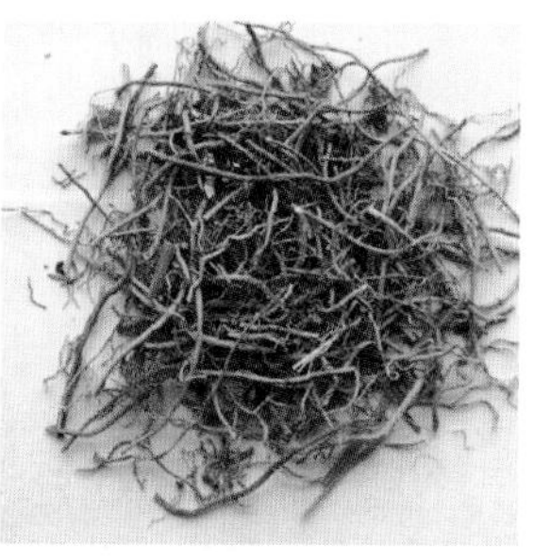

细辛

蜀椒六两。

将以上十五味研为末，用白蜜调和，制成梧桐子大小的丸，每次用酒送服十丸，每日三次，可逐渐加至三十丸。

疳湿痢第九

原文→译文 >>> >

凡疳湿之病，皆由暑月多食肥浓油腻，取冷眠睡之所得也。

疳湿痢这种病，大多是由于在炎热的时节多食用肥、浓、油腻的食物，又在冷处睡眠而导致的。

治月蚀恶疮息肉方：

硫黄、蔄茹、斑蝥（各等分）。

上三味治，下筛，敷疮上，干者以猪脂和敷之，日三夜一。

治疗患月蚀恶疮息肉的处方：

硫黄、蔄茹、斑蝥各等份。

以上三味药拣择捣筛制成散药，用来敷疮。由于药末是干的，应当用猪脂来调和湿润，白天两次，夜间一次。

小儿痢第十

原文→译文 >>> >

温中汤

治小儿夏月积冷，洗浴过度，及乳母亦将冷洗浴，以冷乳饮，儿儿壮热忽值豪雨凉加之儿，下如水，胃虚弱，则面青肉冷、目陷[1]、干呕，宜先与此调其胃气下即止方。

干姜、浓朴（各一分）、当归、桂心、甘草（各三分）、人参、白术、茯苓、桔梗（各二分）。

上九味咀，以水二升煮取九合，六十日至百日儿一服二合半，余皆随儿大小。

温中汤

主治小儿在夏季受冷次数过多而积冷，或洗浴过度，或乳母冷浴后哺乳，或小儿正热，忽遇暴雨，风寒外袭，以致脾胃虚弱，症状为下痢如水、面青肉冷、眼窝深陷、干呕，宜先用此方调和胃气。

干姜、浓朴各一分，当归、桂心、甘草各三分，人参、白术、茯苓、桔梗各二分。

将以上九味药分别切碎，用二升水煎煮，取汁九合，六十天到百日的小儿每次服二合半，依患儿年龄大小酌情增减。

注释 >>> >

①目陷：眼窝深陷。

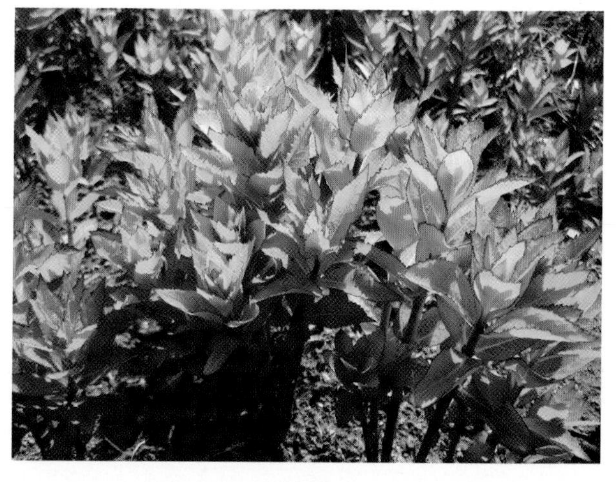

桔梗

卷十六　胃腑

本篇精华

1. 论述胃脉及各种胃病。
2. 介绍治疗胃腑虚实导致的病症的治疗方法；
3. 介绍喉咙痛、反胃、呕吐、噎塞、胀满等各种病症的处方。

胃腑脉论第一

原文 → 译文

胃腑者，主脾也。口唇者，是其候也。脾合气于胃，胃者水谷之腑也。号仓库守内啬吏，重二斤十四两。迂曲屈伸长二尺六寸，大一尺五寸，径五寸。受水谷三斗五升。

胃腑，是受脾主管的，口唇是其外候。脾合气于胃，胃受纳水与谷，号称仓库守内啬吏。胃重二斤十四两，迂回盘屈，长二尺六寸，宽约一尺五寸，直径约五寸，可以容纳水谷三斗五升。

养生大攻略

胃炎患者饮食宜忌

胃炎患者七分在养，三分在治。养的话，就要从饮食方面来养。日常饮食要规律，定时定量，避免暴饮暴食，减轻胃肠负担。注重平时营养的补充，如热量摄入不足，可用干稀搭配的加餐办法补充。宜多吃一些高蛋白、高维生素食物，如鱼、瘦肉、绿叶蔬菜、番茄、红枣等，保证机体营养摄入充分，防止贫血和营养不良。

注意食物酸碱平衡。当胃酸分泌过多时，可有牛奶、豆浆，吃馒头或面包来中和胃酸；当胃酸分泌减少时，可用浓缩的肉汤、带酸味的水果或果汁等来刺激胃液的分泌，帮助消化。

另外，健胃的食品也宜常吃，如木耳、牛蒡、木瓜等。

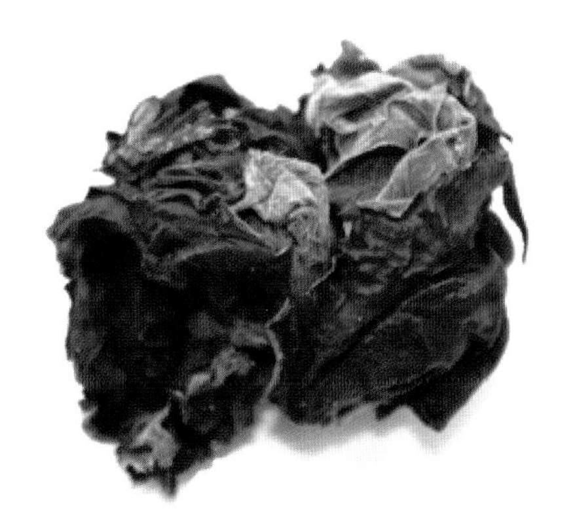

木耳

胃虚实第二

原文 → 译文

胃实热

右手关上脉阳实者，足阳明经也。病苦头痛，汗不出如温疟，唇口干，善哕[1]，乳痈，缺盆腋下肿痛，名曰胃实热也。

胃实热

右手关上脉象阳实的，是足阳明胃经的征象。病人出现头痛，但不出汗，如同温疟的证候，嘴唇发干，经常呕吐，患乳痈，缺盆腋下肿痛，名为胃实热。

胃虚冷

右手关上脉阳虚者，足阳明经也。病苦胫寒不得卧，恶风寒洒洒，目急，腹痛虚鸣，时寒时热，唇口干，面目浮肿，名曰胃虚冷也。

胃虚冷

右手关上脉象阳虚的，是足阳明胃经的征象。病人出现足胫发寒，不能睡卧，恶风寒，目急，腹中疼痛，虚鸣，时寒时热，唇口发干，面目浮肿，名为胃虚冷。

注释

①哕：呕吐。

喉咙论第三

原文→译文

喉咙者，脾胃之候也。（重十二两，长一尺二寸，广二寸。其层围十二重，应十二时）。主通利水谷之道，往来神气。若脏热，喉则肿塞气不通，乌膏主之。

喉咙是脾胃的外候，重十二两，长一尺二寸，宽二寸，有十二层，与十二时节相对应。其为流通水谷的通道，神和气由此上达头顶，下至全身。若五脏中有热物，喉咙就会发肿，使气堵塞不通，用乌扇膏主治。

反胃第四

原文→译文

寸紧尺涩，其人胸满不能食而吐。吐止者为下之，故不能食。设言未止者，此为胃反[①]，故尺为之微涩。

寸口部脉象紧、尺部脉象涩，患者就会胸中胸满，不能饮食而呕吐。呕吐停止后又会下泻，故不能饮食。若呕吐不停的，就是反胃，而尺部脉象微而涩。

治胃虚反食下喉便吐方：

人参（一两）、泽泻、甘草、桂心（各二两）、橘皮、干姜（各三两）、茯苓（四两）、青竹茹（五两）、大黄（六两）。

上九味㕮咀，以水八升，煮取三升，一服七合。日三夜一，已利者去大黄。

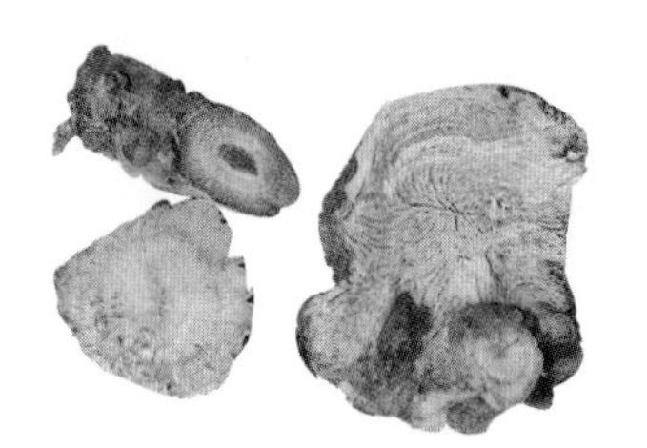

甘草

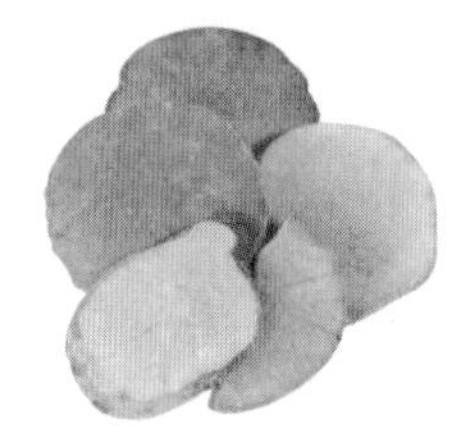

泽泻

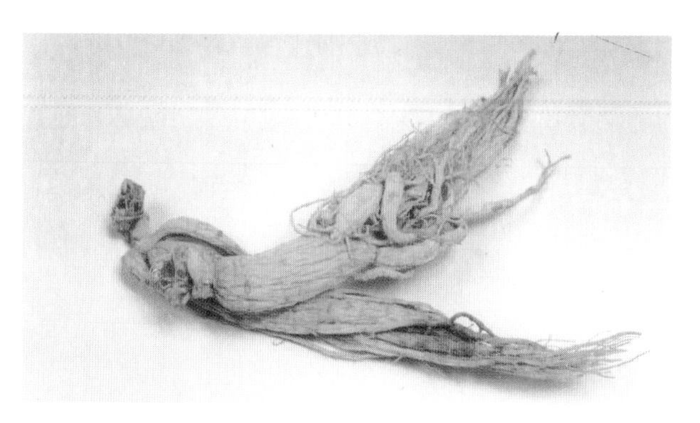

人参

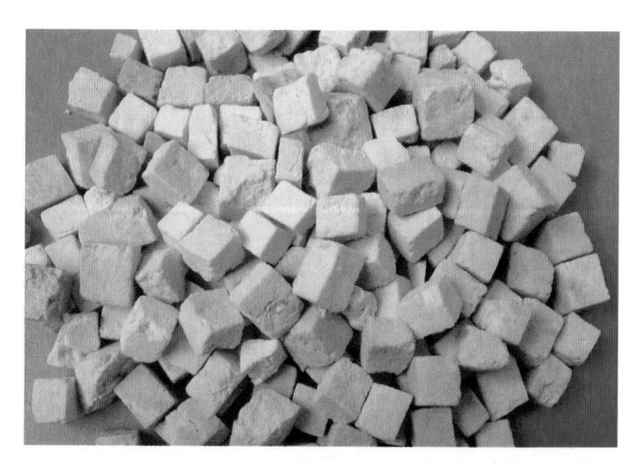

茯苓

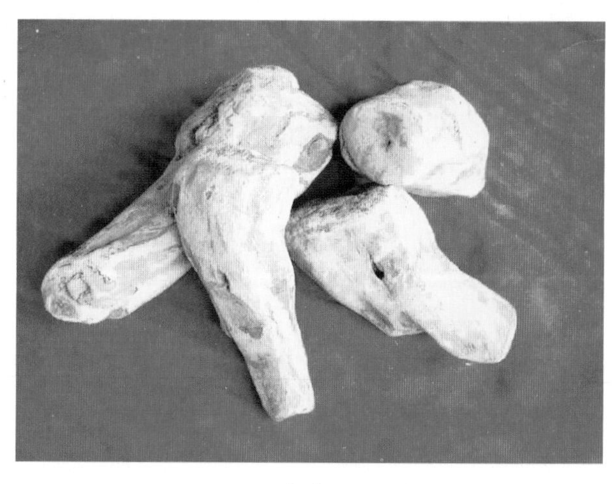

大黄

治疗胃虚而导致的无法饮食，食物刚到喉咙便呕吐的处方：

人参一两，泽泻、甘草、桂心各二两，橘皮、干姜各三两，茯苓四两，青竹茹五两，大黄六两。

以上九味药分别研细，用八升水煎煮，取汁三升，一次服用七合。白天服用三次，夜间服用一次。病人若已通利，可去掉大黄。

注释

①胃反：反胃。

呕吐哕逆第五

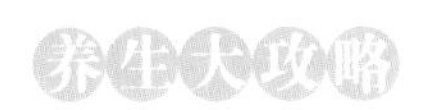

原文→译文

凡服汤呕逆不入腹者，先以甘草三两，水三升煮取二升，服之，得吐。但服之不吐，益佳。消息定，然后服余汤，即流利更不吐也。凡呕者多食生姜，此是呕家圣药。

凡是服用汤药而呕吐不能入腹的，先用三两甘草放入三升水中煎煮，取汁二升，服下后就会呕吐，只要服药后不吐就好。等药势安定后，再服用其余汤药，药就会顺利地通流至全身而不再呕吐。凡是呕吐的人可多吃生姜，这是治疗呕吐的圣药。

养生大攻略

止呕的食谱

白胡椒姜汤

【原料】白胡椒4克，紫苏5克，生姜15克。

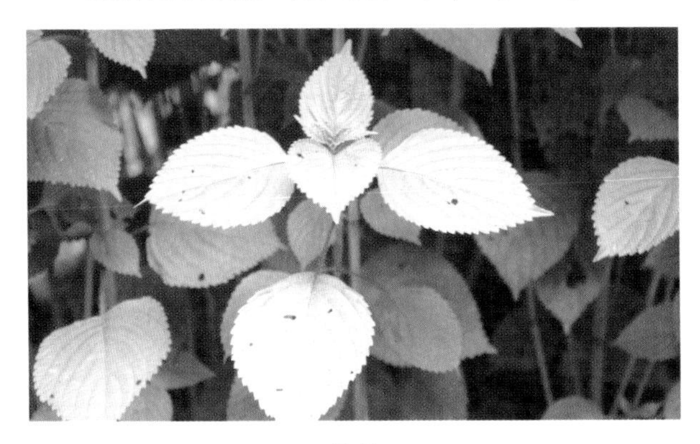

紫苏

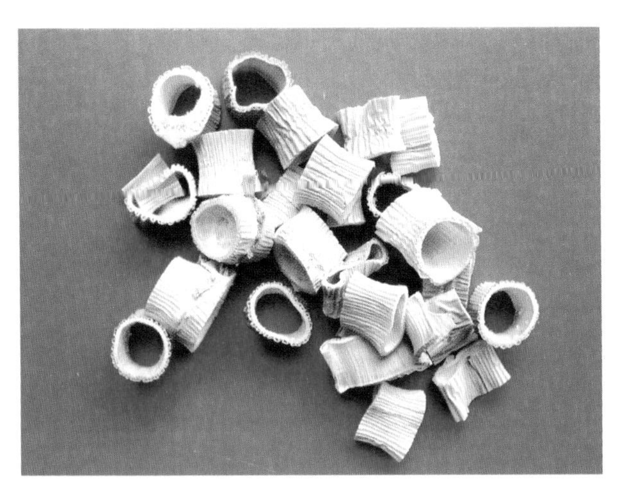

芦根

【制法】加水适量，煎15～20分钟。

【功效】温胃散寒，和中止呕。

【用法】每日1剂，分2～3次内服。

【适用】胃寒引起的呕吐。

蜂蜜姜汤

【原料】蜂蜜10毫升，鲜姜汁5毫升。

【制法】将蜂蜜、姜汁加水20毫升，调匀，置锅内隔水蒸热。

【功效】降逆止呕。

【用法】趁热顿服。

【适用】胃气上逆引起的呕吐。

芦根绿豆汤

【原料】芦根100克，绿豆100克。

【制法】先煎芦根，去渣取汁，入绿豆煮作粥。

【功效】生津止呕。

【用法】任意食用。

【适用】胃阴虚引起的呕吐。

葱姜糯米粥

【原料】生姜3～5克，糯米50～100克，醋10～15毫升，连须葱白5～7根。

【制法】糯米、生姜洗净放入沙锅内，加水适量煮1～2沸，入葱白继续煮至粥将成，加醋稍煮即成。

【功效】补中温胃止呕。

【用法】趁热顿服。

【应用】适用胃有虚寒引起的呕吐。

噎塞第六

原文→译文

竹皮汤

治噎声不出方。

竹皮、细辛（各二两）、甘草、生姜、通草、人参、茯苓、桂心、麻黄、五味子（各一两）。

上十味咀，以水一斗，煮竹皮减二升，去竹皮下药，煮取三升，分三服。

竹皮汤

主治噎气而不能出声。

竹皮、细辛各二两，甘草、生姜、通草、人参、茯苓、桂心、麻黄、五味子各一两。

将以上十味药分别切碎，先取竹皮放入一斗水中煎煮，煎至药汁减少了二升，将竹皮除去，加入其余药再煎，取汁三升，分三次服用。

胀满第七

原文 → 译文

病者腹满，按而不痛者为虚，按之痛者为实也。夫腹中满不减，减不足言，此当下之。舌黄，未下者下之，黄自去。腹满时减复如故，此为寒，当得温药。

患有腹胀的病，按起来不痛的，是虚证，按起来痛的是实证。若腹中胀满不能减轻，或即使减轻了也不舒服，此种情况应用泻下法。舌头发黄而无下痢的，下痢后黄色会自然消除。腹胀当时减弱后，一会儿又如同原来一样胀的，为寒症，应当用温药。

温胃汤

治胃气不平，时胀咳，不能食方。

附子、当归、厚朴、人参、橘皮、芍药、甘草（各一两）、干姜（五分）、川椒（三合）。

上九味咀，以水九升，煮取三升，分三服。

温胃汤

主治胃气不舒而导致的胃脘胀满、咳嗽、不能进食。

附子、当归、厚朴、人参、橘皮、芍药、甘草各一两，干姜五分，川椒三合。

将以上九味药分别切碎，用九升水煎煮，取汁三升，分三次服用。

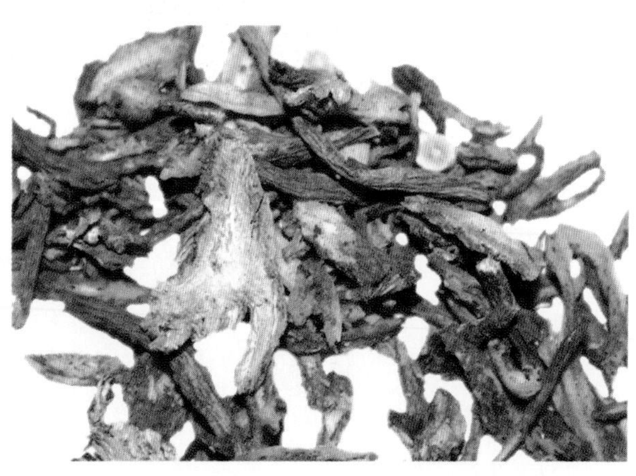

当归

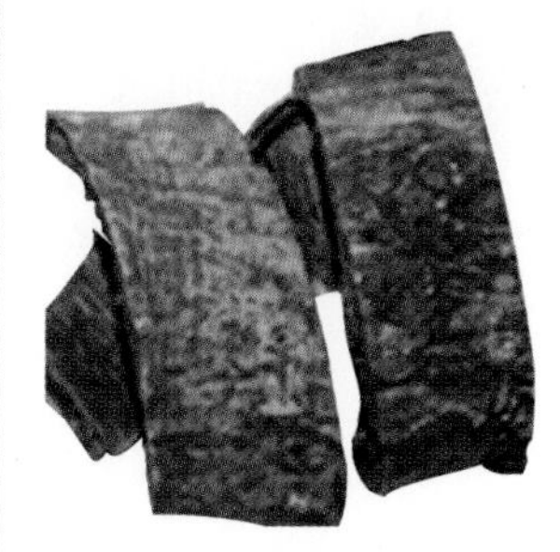

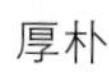

厚朴

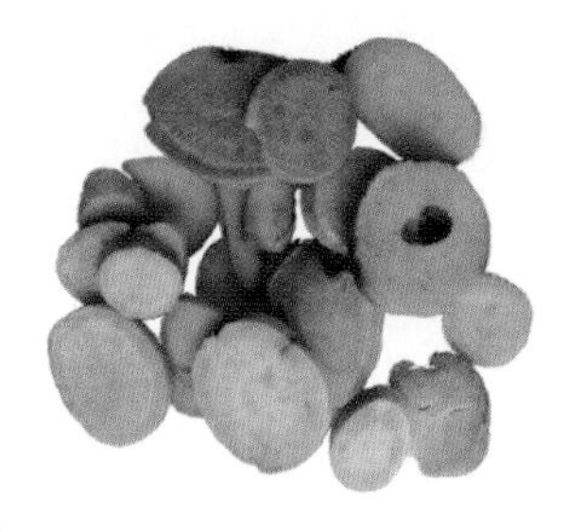

芍药

养生大攻略

腹胀患者的饮食宜忌

腹胀分为气滞腹胀和食滞腹胀。前者多因情志不舒，气郁不畅；症状为腹胀作痛，排气后则胀减，腹部胀满，累及胸胁；生气或发怒后腹胀更明显，时而叹息，或以叹息为快。后者往往因暴饮暴食，积食难消，症状为脘腹胀满，嗳腐吐酸，恶心厌食，饱满噫气。

气滞型腹胀者，宜食具有疏肝理气作用的食物和多食物纤维的蔬菜水果，忌食黏糯滋腻的食物；食滞型腹胀者宜食用具有消食导滞的清淡物品，忌食荤腥、油腻、煎炸、熏炒，以及辛辣的食物。

痼冷积热第八

原文 → 译文

凡人中寒者喜欠，其人清涕出。发热色和者善嚏，凡瞻病①者，未脉望之，口燥清涕出善嚏欠。此人中寒，其人下痢，以里虚故也。欲嚏不能，此人腹中痛。凡寒脉沉弦，脉双弦者寒也。

大凡中寒的人都爱打哈欠、流清涕和发热，面色和缓的爱打喷嚏。医生诊病时，望他的起色，发现患者口干燥，流清涕，爱打喷嚏和呵欠，这个人是中了寒邪，患者还下痢，这是由于里虚的缘故。想打喷嚏而打不出来，这种人是腹中疼痛。凡是中寒邪的人，脉象都沉而弦。如果脉象双弦的，是寒症。

生姜汤

温中下气方。

生姜（一斤），甘草（三两），桂心（四两）。

上三味咀，以水六升，煮取一升半，一服五合，日三服。

生姜汤

能温中下气。

生姜一斤，甘草三两，桂心四两。

将以上三味分别切碎，用六升水煎煮，取汁一升半，每次服用五合，一日三次。

注释

①瞻病：诊病。

卷十七　肺脏

本篇精华

1. 论述肺脉及各种肺病。

2. 介绍治疗肺虚实导致的病症的治疗方法；

3. 介绍肺劳病、气极病、积气、肺痿、肺痈等各种病症的处方。

肺脏脉论第一

原文→译文

凡肺脏象金，与大肠合为腑，其经手太阴与阳明为表里。其脉浮，相于季夏，旺于秋，秋时万物之所终，宿叶落柯，萋萋枝条。其杌然独在，其脉为微浮，卫气迟，营气数，数则在上，迟则在下，故名曰毛。

肺脏在五行上属金，和大肠合为腑，它的经脉是手太阴经，与手阳明经互为表里。肺脏的脉象为浮脉，肺气在夏季开始健旺上升，在秋季达到最旺。秋季是万物终结的季节，木叶零落，枝茎尤为茂盛繁多，秋气飘荡独存。此时肺脏的脉象是微浮的，因为卫气向下而显迟的脉象，营气向上而显数的脉象，所以将其命名为“毛脉”。

肺虚实第二

原文→译文

肺实热

右手寸口气口以前脉阴实者，手太阴经也，病苦肺胀汗出若露，上气喘逆咽中塞如欲呕状，名曰肺实热也。

肺实热

右手寸口气口以前脉象为阴实的，是手太阴肺经阴实的征象，症状为肺胀、汗出若露、上气喘逆、咽喉中堵塞像要呕吐一样，名为肺实热。

肺虚冷

右手寸口气口以前脉阴虚者，手太阴经也。病苦少气，不足以息，咽干不津液，名曰肺虚冷也。

肺虚冷

右手寸口气口以前脉象为阴虚的，是手太阴肺经阴虚的征象，症状为气少不足供应呼吸、喉咙干燥而无津液，名为肺虚冷。

养生大攻略

新生儿肺炎喂养三忌

营养忌缺乏。当新生儿患肺炎后，多出现拒乳、拒食现象，因此，要注意为患儿补充营养，保证摄入足够的热能及蛋白质等，如果患儿极度虚弱，还要给予增强小儿机体抵抗力的物质，如输些血浆等，以利于机体所需。

水分忌摄入不足。病后患儿因发热而容易造成脱水，不能单靠静脉补液。因此，要注意多给患儿喂水，以弥补机体脱失的水分。

防止溢乳。要非常精心地护理患儿。由于患儿容易出现呛奶、溢奶现象，所以要控制吃奶速度，不要采取平卧位喂奶，防止呛奶或吸入气管。同时，喂奶不要过饱，喂奶后不要过度摇晃患儿，以免发生溢乳。

肺劳第三

原文→译文

凡肺劳病者，补肾气以益之，肾旺则感于肺矣。人逆秋气，则手太阴不收，肺气焦满，顺之则生，逆之则死。顺之则治，逆之则乱，反顺为逆，是谓关格，病则生矣。

凡是肺劳病，都可以通过补肾气来治疗，若肾旺，旺气就会传到肺。若人违背了秋季时气，肺气就不能收敛，肺上有积热，而导致气郁胀满，若人顺应了时气就能生还，违背时气就会丧命。顺应它就有条不紊，违背它就会混乱不堪。若偏要做违背它的事，就叫做关格，病也就由此而生了。

气极第四

原文 → 译文

凡气极者，主肺也。肺应气，气与肺合。又曰：以秋遇病为皮痹，皮痹不已，复感于邪，内舍于肺，则寒湿之气客于六腑也。若肺有病则先发气，气上冲胸，常欲自恚①。

凡是气极的病症，都受肺主管。肺与气相应，气与肺合。肺气在秋天生病的为皮痹，皮痹还未痊愈，又受到病邪，病邪居于肺内，则寒湿之气就侵驻六腑了。若肺有病就会先在气上发作出来，气上冲于胸，故常使人无故发怒。

注释

①自恚：无故发怒。

积气第五

原文 → 译文

七气汤

治寒气、热气、忧气、劳气、愁气或饮食为膈气，或劳气内伤，五脏不调，气衰少力方。

干姜、黄芩、厚朴、半夏、甘草、地黄、芍药、栝蒌根（各一两），川椒（三两），枳实（五枚），人参（一两），吴茱萸（五合）。

上十二味咀，以水一斗，煮取三升，分三服，日三。

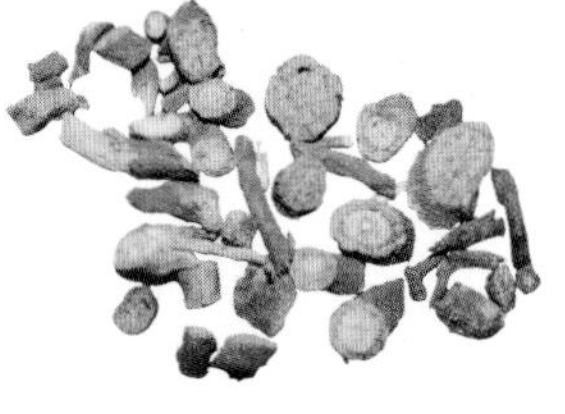

黄芩

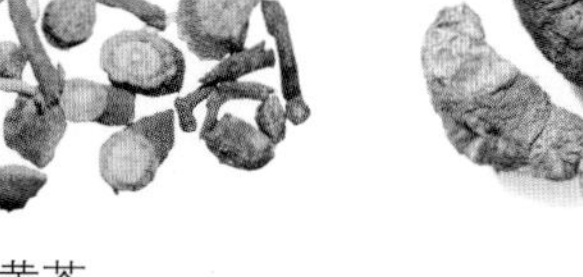

地黄

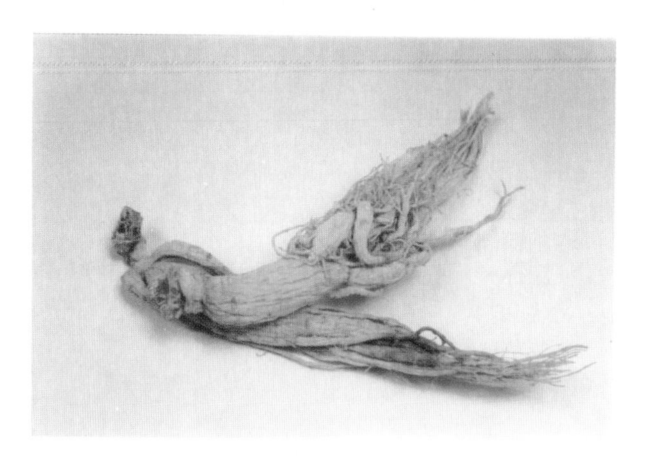

人参

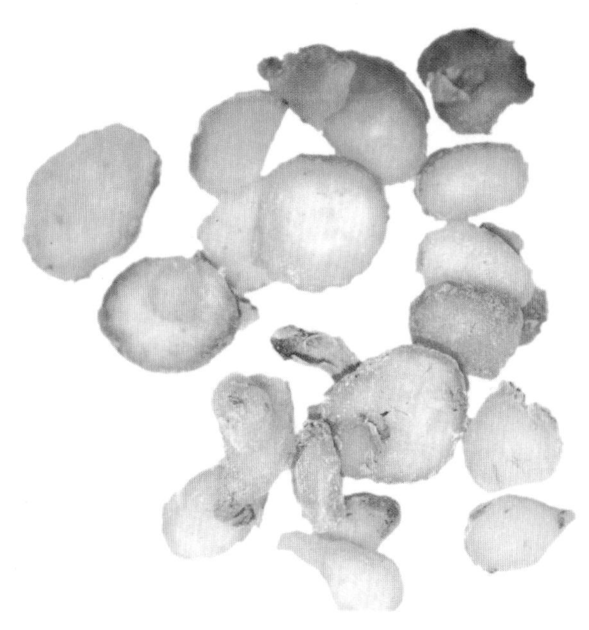

半夏

七气汤

主治寒气、热气、忧气、劳气、愁气，或饮食内伤为膈气，劳气内伤，五脏不调，气力衰少等。

干姜、黄芩、厚朴、半夏、甘草、地黄、芍药、栝蒌根各一两，川椒三两，枳实五枚，人参一两，吴萸五合。

将以上十二味药分别切碎，用一斗水煎煮，取汁三升，分为三服，每日三次。

肺痿第六

原文 → 译文

问曰：寸口脉数，其人病咳，口中反有浊唾涎沫出，何也？师曰：此为肺痿之病。

问：寸口脉数，病人患病咳嗽，口中反而有浓唾涎沫流出，这是为什么呢？老师说：这是肺痿病。

生姜甘草汤

治肺痿咳唾涎沫不止，咽燥而渴方。

生姜（五两），甘草（四两），人参（三两），大枣（十二枚）。

上四味㕮咀，以水七升，煮取三升，去滓，分三服。

生姜甘草汤

主治肺痿，症状为咳唾涎沫、咽燥口渴等。

生姜五两，甘草四两，人参三两，大枣十二枚。

将以上四味药分别切碎，用七升水煎煮，取汁三升，去渣，分为三服。

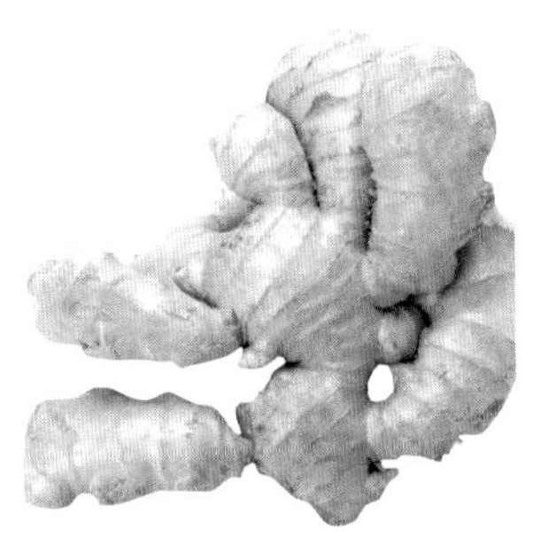

生姜

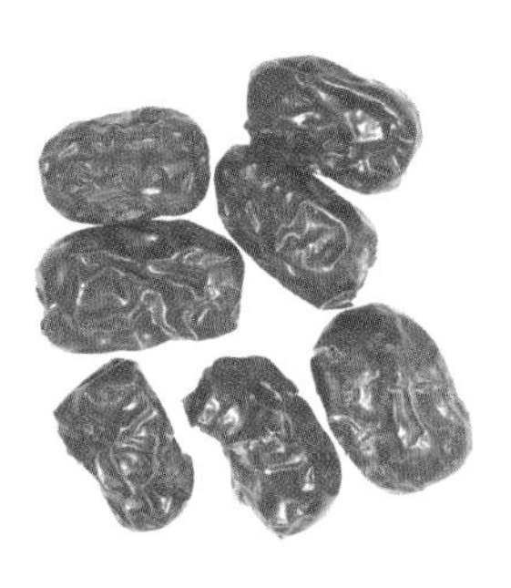

大枣

肺痈第七

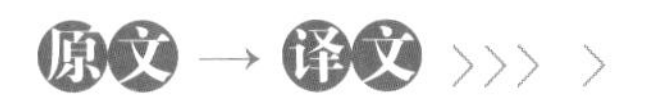

病咳唾脓血，其脉数实者属肺痈，虚者属肺痿。咳而口中自有津液，舌上胎滑，此为浮寒，非肺痿。若口中辟燥，咳即胸中隐隐痛，脉反滑数，此为肺痈也。

患咳唾脓血的病候，其脉数为实的属于肺痈，虚的属于肺痿。咳而口中自有津液，舌上舌胎滑的，这是浮寒，不是肺痿。若口中非常干燥，一咳胸中就隐隐作痛，脉象反滑数的，这是肺痈。

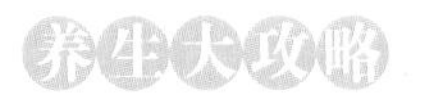

肺结核患者饮食要点

肺结核是一种消耗性疾病，日常饮食应立足于清补。配合药物治疗，宜食高热量、高蛋白和维生素含量丰富的食物：如牛奶、鸡蛋、鱼肝油、鸡鸭鱼肉、海参、淡菜、紫菜、豆制品、花生、芝麻、胡桃，各种新鲜水果。咯血病人可饮新鲜藕汁、百合莲子汤，清炖银耳，有降火止血作用；潮热盗汗病人，可常食鸭肉、甲鱼、鸡蛋、丝瓜、百合、藕、甘蔗、梨、荸荠、山药、莲子、苹果、

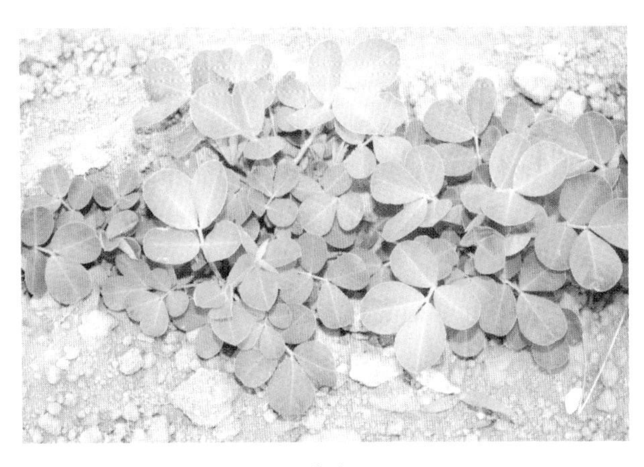

花生

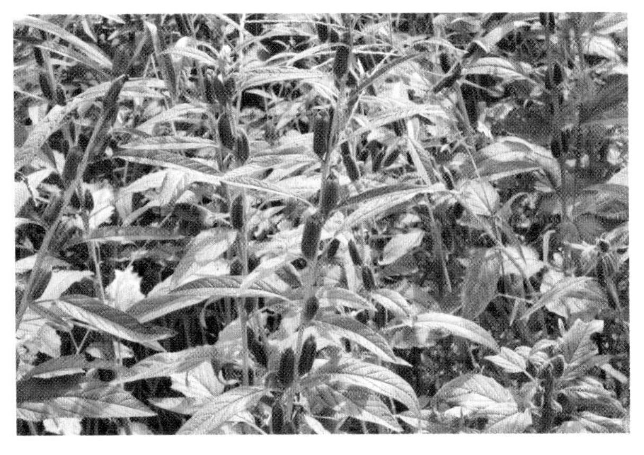

芝麻

橘子等。因这些食物均有养阴增液作用，并能补充损失的蛋白质和维生素；咳嗽的病人，可常食枇杷、梨、罗汉果、胡桃、柿子、百合、白萝卜、豆浆、牛奶，猪肺亦可配制药膳，取以脏补脏之义。

飞尸鬼疰第八

原文 → 译文

凡诸心腹痛，服众方热药入腹，寂然不动，但益气息急者，此尸疰病也。宜先服甘草汁一升，消息少时，服瞿麦汤尽一剂，得下便觉稍宽。并暴坚结宿食，及女人血坚痛，发作无定者，神良。

各种心腹痛的病，服用各种药物，热药入腹后全然无效，只更加气息急的，就是尸疰病。应当先服用甘草汁一升，斟酌病人的反映，一会儿后服用一整剂瞿麦汤，泻下后就会觉得清爽多了。对于暴症坚结宿食，女人血坚痛，无规律地发病的，都有神奇的疗效。

卷十八 大肠腑

本篇精华

1. 论述大肠脉腑及各种大肠病。
2. 介绍治疗大肠虚实导致的病症的治疗方法；
3. 介绍咳嗽、痰饮等各种病症的处方。

大肠腑脉论第一

原文→译文

大肠腑者，主肺也，鼻柱中央，是其候也，肺合气于大肠。大肠者，为行道传泻之腑也，号监仓掾。

大肠腑，主掌肺，鼻柱中央是其色诊的部位。肺合气在大肠中。大肠是通行疏导传泻的腑脏，称为监仓掾。

大肠虚实第二

原文→译文

大肠实热

右手寸口气口以前脉阳实者，手阳明经也。病苦肠满善喘咳，面赤身热，喉咽中如核状，名曰大肠实热也。

大肠实热

右手寸口、气口以前阳脉实的，即是手阳明经实。病人受肠满之苦，爱咳嗽喘气，面赤身热，咽喉中好像有核状物，这种病为大肠实热。

大肠虚冷

右手寸口气口以前脉阳虚者，手阳明经也。病苦胸中喘，肠鸣虚渴，唇干目急，善惊泄白，名曰大肠虚冷也。

大肠实热

右手寸口、气口以前阳脉实的，即是手阳明经实。病人受肠满之苦，爱咳嗽喘气，面赤身热，咽喉中好像有核状物，这种病为大肠实热。

养生大攻略

大肠癌防治偏方

白头翁双花汤

【原料】白头翁50克，金银花、木槿、白糖各30克。

【制法】上药加水，煎取浓汁200毫升，调入白糖，即成。

【用法】温服，每日1剂，分3次服用。

【功效】散结消瘀，清热解毒。

【适用】大肠癌。

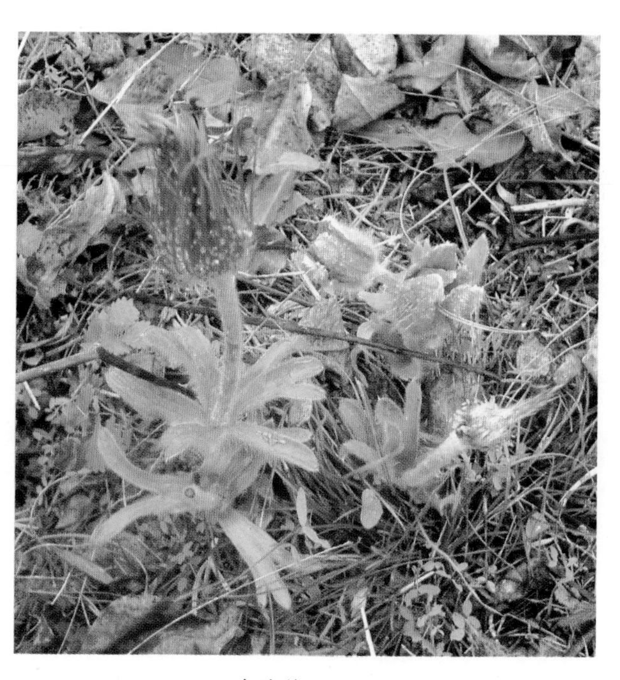

白头翁

肛门论第三

原文 → 译文

肛门者，主大行道，肺、大肠候也，号为通事令史。重十二两，长一尺二寸，广二寸二分。应十二时。若脏伤热，则肛门闭塞大行不通，或肿缩入生疮。若腑伤寒，则肛门开大行洞泄[1]，肛门凸出，良久乃入。热则通之，寒则补之，虚实和平，根据经调理。

肛门，主掌通行疏导的通道，是肺、大肠诊疾的部位，称为通事令史。肛门重十二两，长一尺二寸，宽二寸二分，与十二时相应。若肺伤热，肛门就会闭塞，大便不通，或肛门发肿，缩入生疮；若大肠伤寒，肛门就会张开，大便通泄，肛门凸出，很久才缩回。伤热就应当开通肛门，伤寒就应当补益，以使虚实和平，要根据医经进行调理。

注释

①洞泄：大便通泄。

皮虚实第四

原文 → 译文

夫五脏六腑者，内应骨髓，外合皮毛肤肉。若病从外生，则皮毛肤肉关格强急。若病从内发，则骨髓痛疼。然阴阳表里，内髓外皮，其病源不可不详之也。皮虚者寒，皮实者热。凡皮虚实之，应主于肺大肠。其病发于皮毛，热则应脏，寒则应腑。

五脏六腑，在内与骨髓相应，在外与皮毛肤肉相合。如果病从外部生成，就会皮毛肤肉营卫凝滞不畅，皮肉拘急；如果病从内部生成，骨髓就会疼疼。然而阴阳表里，内髓外皮，各种疾病的病源不能不探究清楚。皮虚是由于有寒，皮实是由于有热。凡是皮虚实应在人体上，是由肺和大肠主掌。病在皮毛上发作，是热就应在肺上，是寒就应在大肠上。

咳嗽第五

原文 → 译文

经云：五脏六腑皆令咳，肺居外而近上合于皮毛。皮毛喜受邪，故肺独易为咳也。邪客于肺，则寒热上气喘汗出，咳动肩背喉鸣，甚则唾血。肺咳经久不已，传入大肠，其状咳则遗粪。

医经上说：五脏六腑都可能导致咳嗽，肺的位置靠外并靠上，与皮毛相合，皮毛容易感受病邪，因此肺独独容易咳嗽。邪毒侵入肺，就会生寒生热，气上逆喘息，出汗，咳嗽牵动肩背，喉咙鸣响，严重的还会吐血。肺咳长时间不愈的，就会传入大肠，症状是一咳嗽便遗粪。

养生大攻略

寒咳忌服川贝末

咳嗽可分为热咳和寒咳。热咳是由肺热造成的反复咳嗽，肺燥引起的喉咙干痒、干咳少痰及粘稠发丝的热痰或黄稠的脓痰。寒咳多由受寒引起，嗓痒咳频，痰液稀薄如泡沫状。

川贝性微寒，味甘苦，有清热润肺、化痰止咳的功效，适于热咳。寒咳病患者若服用这寒性药，咳嗽不但治不好，反而会加重。所以，咳寒痰忌用川贝。

川贝末包括：蛇胆川贝末、陈皮川贝末、复方蛇胆川贝末。

痰饮第六

原文 → 译文

甘草汤

治心下痰饮，胸胁支满目眩方。

甘草（二两）、桂心、白术（各三两）、茯苓（四两）。

上四味咀，以水六升宿渍，煮取三升，去滓，服一升，日三，小盒饭利。

甘草汤

主治心下痰饮，症状为胸胁支满、头目昏眩等。

甘草二两，桂心、白术各三两，茯苓四两。

将以上四味药分别切碎，用六升水浸泡一宿，次日清晨再煎，取汁三升，去渣，每次服一升，每日三次，服后小便就会通利。

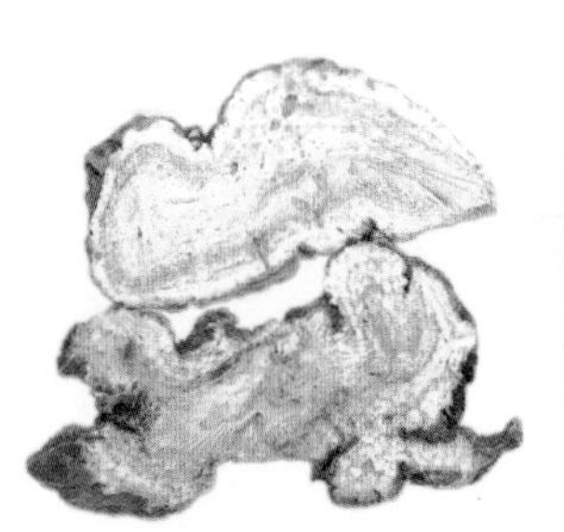
白术

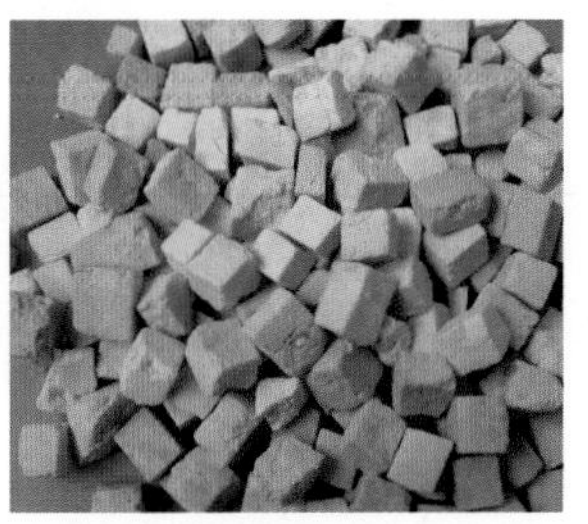
茯苓

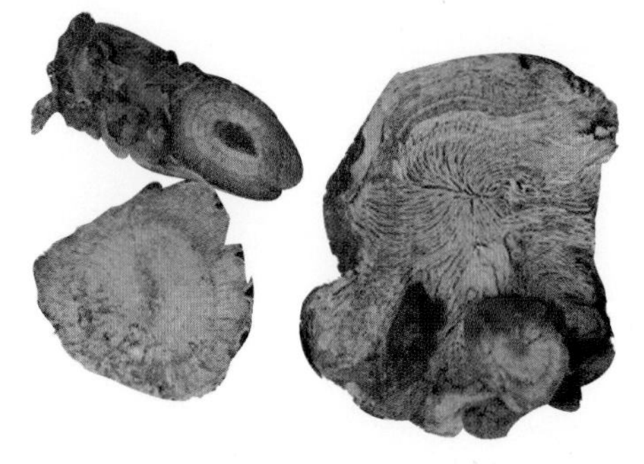
甘草

九虫第七

原文 → 译文 >>>>

桃皮汤

治蛲虫、蛔虫及痔疮，蛔虫食下部生疮方。

桃皮、艾叶（各一两）、槐子（三两）、大枣（三十枚）。

上四味咀，以水三升，煮取半升，顿服之。

桃皮汤

主治蛲虫、蛔虫及痔疮，虫侵蚀阴部而导致的阴部生疮。

桃皮、艾叶各一两，槐子三两，大枣三十枚。

以上四味药分别切碎，用三升水煎煮，取汁半升，一次服完。

卷十九　肾脏

本篇精华

1. 论述肾脉及各种肾病。
2. 介绍治疗肾虚实导致的病症的治疗方法；
3. 介绍肾劳病、骨极病、腰痛等各种病症的处方。
4. 介绍补肾的药方。

肾脏脉论第一

原文 → 译文

肾主精。肾者，生来向导之本也。为后宫内官则为女主，所以天之在我者德也，地之在我者气也，德流气薄而生者也，故生来谓之精。精者，肾之藏也。耳者肾之官，肾气通于耳，耳和则能闻五音[1]矣。肾在窍为耳，然则肾气上通于耳，下通于阴也。

肾主管精。肾藏着先天之精，是人的生机、灵性的本源。它是阴脏，主藏真精，为封藏之本。所以说，人禀天之德，地之气而生，天德地气上下运动、相融相交而生人。因此，人在刚生成的时候，是先生成精的。精藏于肾脏中，耳朵是肾脏功能的外在表现，肾气与耳朵相通，耳平和就能够听到五音。虽然耳朵是肾脏的外窍，但肾气除上通于耳外，还下通于阴。

注释

①五音：指宫、商、角、徵、羽五音。

养生大攻略

慢性肾炎患者吃什么

慢性肾炎患者饮食很重要。适当补充优质蛋白质，每日的摄入量60 ~ 70克为宜，糖类每日300 ~ 400克。慢性肾功能不全者应控制蛋白质摄入量，太多的话会导致血液中氮质增加，从而加重肾的负担，加速肾衰竭。

多食用含钠低的食物，如薏仁、粳米、面粉、丝瓜、黄瓜等。多食用富含无机盐和维生素的食物，因为含维生素A、维生素B_2、维生素C及铁丰富的食物对维持肾脏的健康均有作用。此外，宜多食含钙、磷丰富的食物，如绿叶蔬菜、虾皮等。

含钠高的食物，如盐、味精、酱菜、咸菜、咸蛋等应忌食。烈性调味品，如胡椒、芥末、辣椒等，也应宜食。过少尿，血钾增高的患者，应忌食榨菜、蘑菇、紫菜、苋菜、荸荠、香椿、鲜橙汁等含钾高的食物。

肾虚实第二

原文 → 译文

肾实热

左手尺中神门以后脉阴实者，足少阴经也。病苦舌燥咽肿，心烦咽干，胸胁时痛，喘咳汗出，小腹胀满，腰背强急，体重骨热，小便赤黄，好怒好忘，足下热疼，四肢黑，耳聋，名曰肾实热也。

肾实热

左手尺中神门脉之后的阴脉，脉象阴实的，就是足少阴肾经阴实的症象。这种病苦于舌干燥，咽喉肿痛，心烦，咽喉发干，胸胁时时疼痛，气喘，咳嗽，出汗，小腹胀满，腰背强直挛急，身体沉重，骨发热，小便赤黄，好发怒、健忘，足下热疼，四肢发黑，耳聋，名为肾实热。

肾劳第三

原文 → 译文

凡肾劳病者，补肝气以益之，肝旺则感于肾矣。人

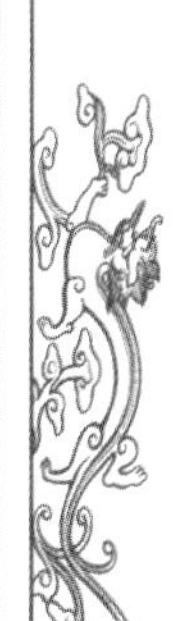

逆冬气，则足少阴不藏。肾气沉浊，顺之则生，逆之则死；顺之则治，逆之则乱；反顺为逆，是为关格，病则生矣。

凡是肾劳病，用补肝气的方法对肾进行补益，肝旺就会感应到肾。若人违逆了冬季之气，足少阴肾经就不能伏藏，而肾气沉浊；人顺应冬气就能生存，逆反就会死亡；顺应它，人体就会和谐；逆反它，人体生理就会混乱。若人的活动与四时之气相悖而造成生理上的逆阻，这就叫关格，就会生病。

栀子汤

治肾劳实热，小腹胀满，小便黄赤，未有余沥，数而少，茎中痛，阴囊生疮。

栀子仁、芍药、通草、石苇（各三两），石膏（五两），滑石（八两），子芩（黄芩四两），生地黄、榆白皮、淡竹叶（切各一升）。

上十味咀，以水一斗，煮取三升，去滓，分三服。

栀子汤

主治肾劳实热而导致的小腹胀满、小便黄赤、尿有余沥，小便数而少、茎中痛，阴囊生疮等。

栀子仁、芍药、通草、石苇各三两，石膏五两，滑石八两，子芩四两，生地黄、榆白皮、淡竹叶（切）各一升。

将以上十味药分别切碎，用一斗水煎煮，取汁三升，去渣，分三次服用。

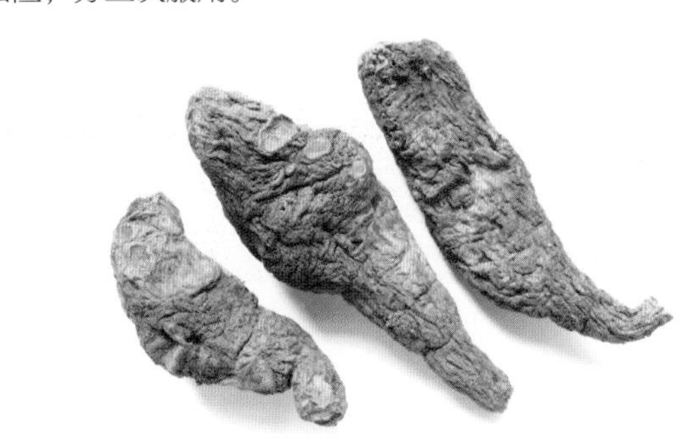

生地黄

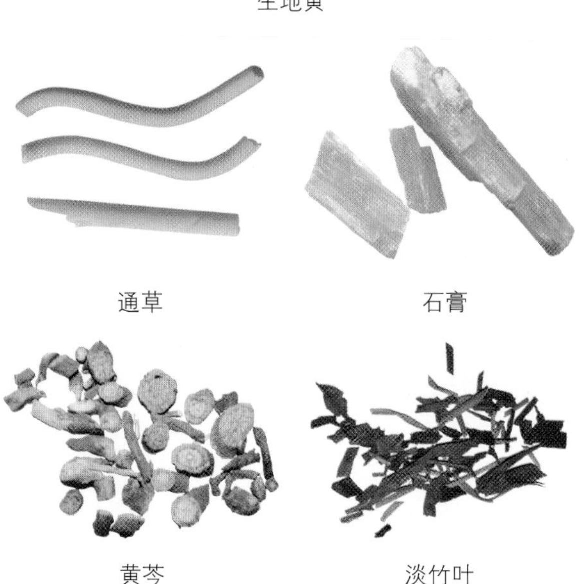

通草　石膏

黄芩　淡竹叶

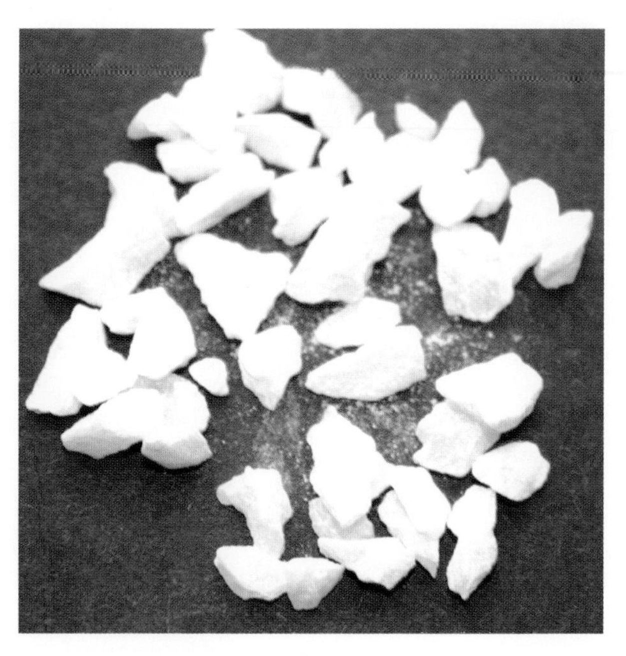

滑石

养生大攻略

肾炎患者的食谱

赤小豆冬瓜烧生鱼

【原料】新鲜鱼 1 条（约 150 克），冬瓜 100 克，赤小豆 6 克，葱头 5 克。

【制法】鲜鱼去鳞、内脏，与冬瓜、赤小豆、葱头同入锅中，加水适量煮汤（不加盐）。

【功效】补脾利水消肿。

【用法】每日服食 1 次，常用。

【应用】可用于急、慢性肾炎。

韭菜煲龟

【原料】韭菜 150 克，龟 1 只。

【制法】先将龟去头及内脏，洗净切块与韭菜共水煮至熟烂。调味。

【功效】双补阴阳。

【用法】饮汤食肉，每日 1 次。

【适用】阴阳两虚肾炎。

大蒜蒸鲫鱼

【原料】大鲫鱼 1 条（400 克左右），松萝茶 15 克，独头蒜 10 个，胆矾 9 克。

【制法】将鱼去鳞、内脏，洗净，把松萝茶、蒜、胆矾装进鱼肚内扎紧，放入沙锅内，加水适量煮熟。

【功效】健脾行气，利水消肿。

【用法】每日 2 剂，连用 3 天。

【适用】慢性肾炎。

鲤鱼芡实大蒜汤

【原料】鲤鱼 1 条，芡实 100 克，大蒜 20 克。

【制法】先将鲤鱼去鳞及内脏，和芡实、去皮大蒜煮熟。

【功效】健脾利水。

【用法】食肉饮汤，2 日食 1 条鱼，连服数次。

【适用】脾失健运型肾炎。

精极第四

原文 → 译文

凡精极者，通主五脏六腑之病候也。若五脏六腑衰，则形体皆极[1]，眼视而无明，齿焦而发落。身体重则肾水生，耳聋行步不正。凡阳邪害五脏，阴邪损六腑。

精极病，是五脏六腑的病症，如果五脏六腑衰弱，就会使形体的每一处疾病都达到严重的顶点，会出现眼睛模糊，牙齿焦枯，头发脱落，身体沉重，发生肾水病，耳聋，走路跌跌撞撞等症状。阳邪会损伤五脏，阴邪则会损伤六腑。

注释

①极：达到顶点。

骨极第五

原文 → 译文

骨极者，主肾也。肾应骨，骨与肾合。

骨极病，是受肾制约的。肾与骨相应，骨与肾相合。

三黄汤

治骨极，主肾热病，则膀胱不通，大小便闭塞，颜焦枯黑，耳鸣虚热方。

大黄（切，别渍水一升），黄芩（各三两），栀子（十四枚），甘草（一两），芒硝（二两）。

上五味㕮咀，以水四升，先煮黄芩、栀子、甘草，取一升五合，去滓，下大黄，又煮两沸，下芒硝，分三服。

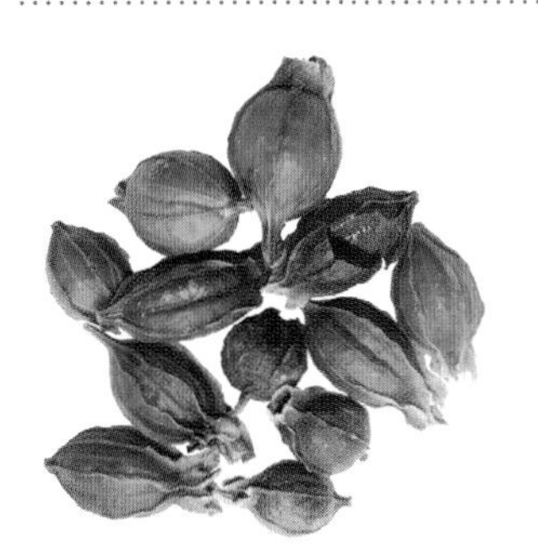
栀子

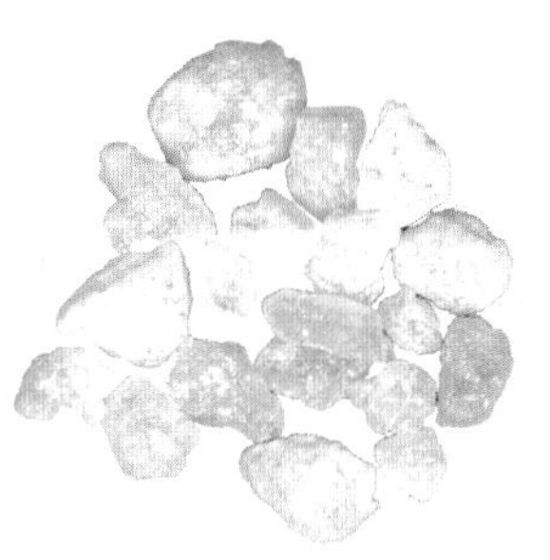
芒硝

三黄汤

主治骨极，肾脏有热，症状为膀胱不通，大小便闭塞，颜面焦黑，耳鸣虚热等。

大黄（切，另渍水一升）、黄芩各三两，栀子十四枚，甘草一两，芒硝二两。

将以上五味药分别切碎，先以四升水煎煮黄芩、栀子、甘草，取汁一升五合，去渣，下入大黄再煎两沸，下入芒硝，分三次服用。

骨虚实第六

原文 → 译文

骨虚者，酸疼不安好倦[1]。骨实者，苦烦热。凡骨虚实之应，主于肾膀胱。若其腑脏病，从骨生。热则应脏，寒则应腑。

治骨实苦酸痛烦热方：

葛根汁、生地汁、赤蜜（各一升），麦冬汁（五合）。

上四味和搅，微火煎三四沸，分三服。

骨虚的人，全身酸疼不安，容易疲倦。骨实的人，常苦于烦热。凡是骨虚实的病变，都受制于肾与膀胱。如果患者脏腑有病，就会从骨骼中表现出来，与发热相对应的是脏的病变，与发寒相对应的是腑的病变。

治骨实，苦于酸痛烦热的处方：

葛根汁、生地汁、赤蜜各一升，麦冬汁五合。

将以上四味药混合后搅拌均匀，在微火上熬煎三四沸，分三次服用。

注释

①倦：疲倦。

腰痛第七

原文 → 译文

凡腰痛有五：一曰少阴，少阴肾也，十月万物阳气皆衰，是以腰痛。二曰风痹，风寒着腰，是以腰痛。三曰肾虚，役用伤肾，是以腰痛。四曰𦜳腰，坠堕伤腰，是以腰痛。五曰取寒眠地[1]，为地气所伤，是以腰痛。

腰痛病一般有五种原因：一是由于足少阴肾经发生病变，十月时，万物阳气都衰弱，故引起腰痛；二是由于风痹，风寒邪气伤害腰，故引起腰痛；三是由于肾虚，过度用肾而伤肾，故引起腰痛；四是腰部突然疼痛，是由于从高处坠下而伤腰，导致腰痛；五是由于贪凉而睡在地上，被地气所伤，所以腰痛。若腰痛不止，就会引起腰脊疼痛。

杜仲酒

治肾脉逆小于寸口，膀胱虚寒，腰痛胸中动，四时通用之方。

杜仲 干姜（各四两） 萆薢 羌活 细辛 防风 川芎 秦艽 乌头 天雄 桂心 川椒（各三两） 五加皮 石斛（各五两） 栝蒌根 地骨皮 续断 桔梗 甘草（各一两）

上十九味咀，以酒四斗，渍四宿，初服五合，加至七八合，日再。通治五种腰痛。

杜仲酒

主治肾脉逆，小于寸口，膀胱虚寒，症状为腰痛、胸中动，也可用于治疗少阴腰痛、风痹腰痛、肾虚腰痛、臀腰以及受寒腰痛等。

杜仲、干姜各四两，萆薢、羌活、细辛、防风、川芎、秦艽、乌头、天雄、桂心、川椒各三两，五加皮、石斛各五两，栝蒌根、地骨皮、续断、桔梗、甘草各一两。

将以上十九味分别切碎，用四斗酒浸泡四天，初次服用五合，可逐渐加至七八合，每日两次。

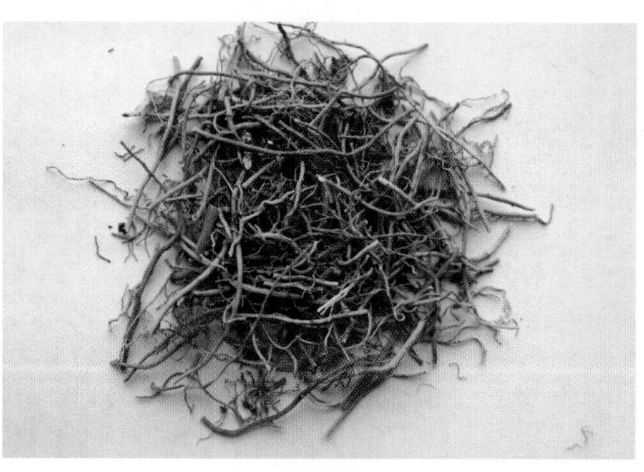

细辛

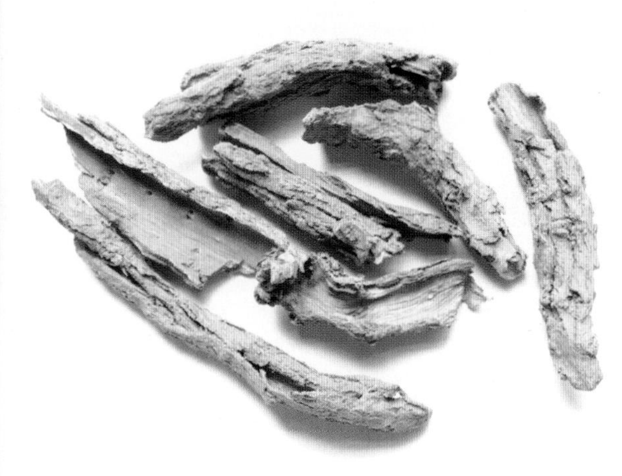

地骨皮

注释 >>>

①取寒眠地：由于贪凉而睡在地上。

养生大攻略

腰椎间盘突出患者的日常保健

腰椎间盘突出患者应该睡较硬的木板床，睡软床会加大腰椎及其肌肉受力，不利于疾病康复。

穿裤子不系腰带看似放松，实则不利于腰椎间盘突出的治疗。系腰带，相对给腰部起了一个固定作用，可起到保护腰椎的作用。

患者仰卧时，宜在腰部另加一薄垫，或令膝、髋保持一定的弯曲度，使肌肉充分放松。俯卧位时，则床垫要平，以免腰部过度后伸。

补肾第八

原文 → 译文 >>>

补方通治五劳六极，七伤虚损。五劳五脏病，六极六腑病，七伤表里受病。五劳者，一曰志劳，二曰思劳，三曰忧劳，四曰心劳，五曰疲劳。六极者，一曰气极，二曰血极，三曰筋极，四曰骨极，五曰髓极，六曰精极。七伤者，一曰肝伤善梦，二曰心伤善忘，三曰脾伤善饮，四曰肺伤善痿，五曰肾伤善唾①，六曰骨伤善饥，七曰脉伤善嗽。凡远思强虑伤人，忧恚悲哀伤人，喜乐过度伤人，忿怒不解伤人，汲汲所愿伤人，戚戚所患伤人，寒暄失节伤人。故曰五劳六极七伤也。

这里的补肾处方可通治五劳六极七伤等虚损证，五劳为五脏病，六级为六腑病，七伤是表里受病。五劳，一为志劳，二是思劳，三是忧劳，四是心劳，五是疲劳。六极，一指气极，二是血极，三为筋极，四为骨极，五为髓极，六为精极。七伤，一为肝伤，多梦；二是心伤，健忘；三是脾伤，好饮水；四是肺伤，容易萎缩；五是肾伤，常吐唾液；六是骨伤，容易饥饿；七是脉伤，经常咳嗽。凡是费力地思虑遥远的未来，都会对自己有所损害；忧愤悲哀，喜乐过度，愤怒而不得缓解，急于实现自己的愿望，时常提心吊胆，无休止地吹牛，对自己也都有损害，所以叫五劳六极七伤。

注释 >>>

①唾：吐唾液。

卷二十　膀胱腑

本篇精华

1. 论述膀胱脉及各种膀胱病。
2. 介绍治疗膀胱虚实导致的病症的治疗方法；
3. 论述三焦脉论及三焦虚实导致的疾病的治疗方法；
4. 介绍霍乱等各种病症的处方。

膀胱腑脉论第一

原文→译文

膀胱者，主肾也，耳中是其候也。肾合气于膀胱。膀胱者，津液之府也，号水曹掾，名玉海，重九两二铢，左回叠积上下纵广九寸，受津液九升九合，两边等。应二十四气，鼻空在外，膀胱漏泄。

膀胱主肾，耳朵是膀胱色诊的器官，肾气在膀胱中聚合，膀胱是津液之腑，称为水曹掾，名玉海，共重九两二铢，向左回旋上下叠积，纵宽九寸，能贮存九升九合津液，两边相等。与二十四节气相应，膀胱主管津液漏泄。

养生大攻略

前列腺增生患者不宜久坐

人端坐时，重心落于前列腺的位置，坐的时间久了，前列腺必然承受体重压力。普通人这时还可以承受，但是前列腺增生的病人就有大碍了，因为增生的前列腺会被迫向尿道管扩张，压迫尿道，造成排尿困难甚至闭尿。所以，前列腺患者在久坐时，可有意识地晃动身体，让身体重心移向左臀部或右臀部，左右臀适当轮换。

膀胱虚实第二

原文→译文

膀胱实热

左手尺中神门以后脉阳实者，足太阳经也。病苦逆满腰中痛，不可俯仰劳也，名曰膀胱实热也。

右手尺中神门以后脉阳实者，足太阳经也。病苦胞转不得小便，头眩痛烦满，脊背强[1]，名曰膀胱实热也。

膀胱实热

左手尺中神门以后脉象阳实的，即是足太阳经实。病人有逆满之苦，腰中疼痛，不能俯仰劳作，这种病就是膀胱实热。

右手尺中神门以后脉象阳实的，即是足太阳经实。病人有转胞，脐下急痛，不能小便，头眩痛，烦满，脊背僵直之苦，这种病就是膀胱实热。

膀胱虚冷

左手尺中神门以后脉阳虚者，足太阳经也。病苦脚中筋急，腹中痛，引腰背不可屈伸，转筋恶风偏枯，腰痛，外踝后痛，名曰膀胱虚冷也。

右手尺中神门以后脉阳虚者，足太阳经也。病苦肌肉振动，脚中筋急，耳聋，忽忽不闻，恶风飕飕作声，名曰膀胱虚冷也。

膀胱虚冷

左手尺中神门以后脉象阳虚的，即足太阳经虚。病人有受脚肿筋急之苦，腹中疼痛牵引腰背不可屈伸，转筋，怕风，偏枯，腰痛，外踝后部疼痛，这种病就是膀胱虚冷。

右手尺中神门以后脉象阳虚的，即为足太阳经虚。病人有肌肉跳动、脚中筋急、耳聋，听不真切，怕风之苦，这种病即是膀胱虚冷。

①脊背强：脊背僵直。

养生大攻略

预防前列腺癌的妙招

多吃葱蒜。研究表明，每日吃10克以上大蒜或葱的人，比每只吃少于2克的人患前列腺癌的风险降低50%。

适量喝红酒。每日一杯红酒，可有效地抵制前列腺癌细胞的生长。

游泳。每日游泳30分钟，人体免疫力大大提高，且能够促进前列腺组织的血液循环，有助于前列腺炎的消退，降低前列腺癌的发病几率。

有规律的性生活。性生活有规律的人，患前列腺癌的几率要比无规律者小。另外，精液中含有一些致癌物质，常射精可将致癌排出。

吃胡桃。胡桃可抑制前列腺癌细胞的生长和繁殖，常吃胡桃有益。另外，吃胡桃还可以预防乳腺癌和心脏病。

胞囊论第三

原文→译文

胞囊者，肾膀胱候也，贮津液并尿①。若脏中热病者，胞涩小便不通，尿黄赤。若腑中寒病者，胞滑小便数而多白。若至夜则尿偏甚者，夜则内阴气生，故热则泻之，寒则补之，不寒不热根据经调之，则病不生矣。

胞囊是肾、膀胱生病证候的外现器官，贮存津液和尿液。若肾脏中热邪，胞囊就会发涩，小便不通，尿黄赤。若膀胱腑中有寒邪，就会患胞滑，小便次数多且尿多白。若到了晚上尿偏多的，是由于一到晚上其中就有阴气生成的缘故，故热就用泻法，寒就用补法，不寒不热的，就据经调理，这样就不会生病了。

滑石汤

治膀胱急热，小便黄赤方。

滑石（八两），子芩（黄芩三两），车前子、冬葵子（各一升），榆白皮（四两）。

上五味㕮咀，以水七升，煮取三升，分三服。

滑石汤

主治膀胱急热，小便黄赤。

滑石八两，子芩三两，车前子、冬葵子各一升，榆白皮四两。

将以上五味药分别切碎，用七升水煎煮，取汁三升，分三次服用。

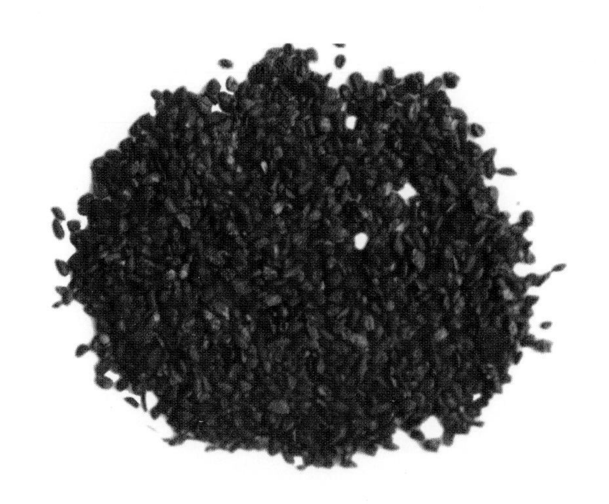

车前子

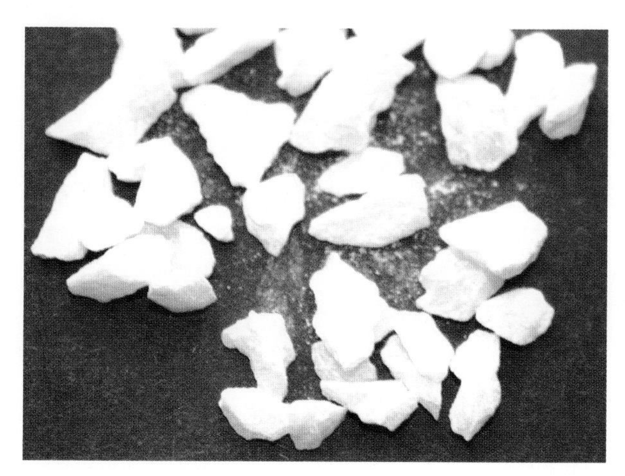

滑石

注释

①尿：尿液。

三焦脉论第四

原文→译文

夫三焦者，一名三关也。上焦名三管反射，中焦名霍乱，下焦名走哺。合而为一，有名无形，主五脏六腑往还神道，周身贯体，可闻而不可见，和利精气，决通水道，息气肠胃之间，不可不知也。

三焦，又名三关。上焦名为三管反射，中焦名为霍乱，下焦名为走哺。三焦合而为一，有名而无形，主管五脏六腑之往还的通道。它贯通全身，只能听到而看不见。三焦能和畅精气，舒通水道，在肠胃之中调理运行气，不可不知道它。

三焦虚实第五

原文 → 译文 >>> >

泽泻汤

通脉泻热治上焦，饮食下胃，胃气未定汗出，面背身中皆热，名曰漏气方。

泽泻、半夏、柴胡、生姜（各三两），桂心、甘草（各一两），人参 茯苓（各二两），地骨皮（五两），石膏（八两），竹叶（五合），莼心（一升）。

上十二味咀，以水二斗，煮取六升，分五服。

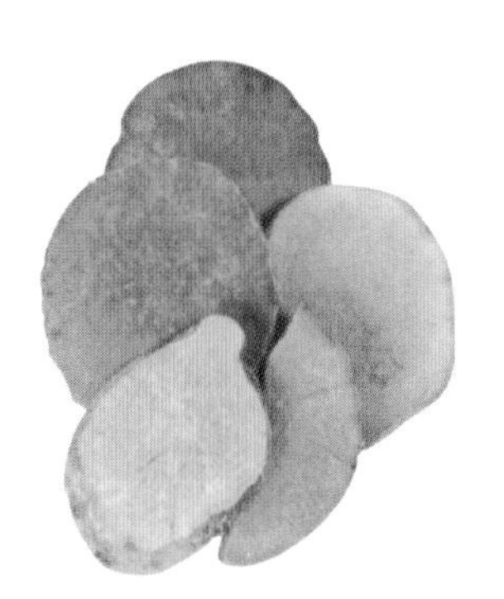

泽泻

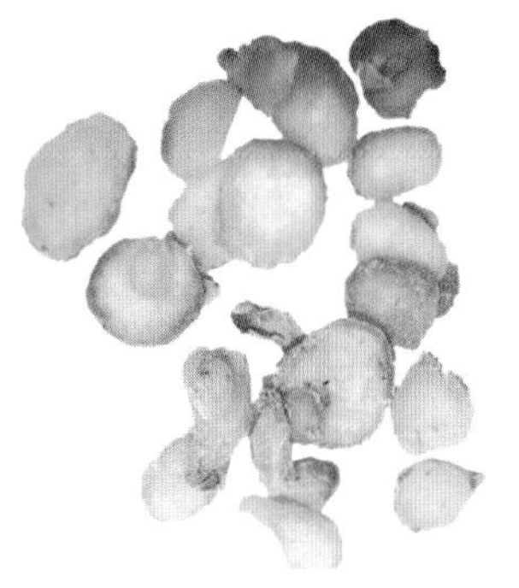

半夏

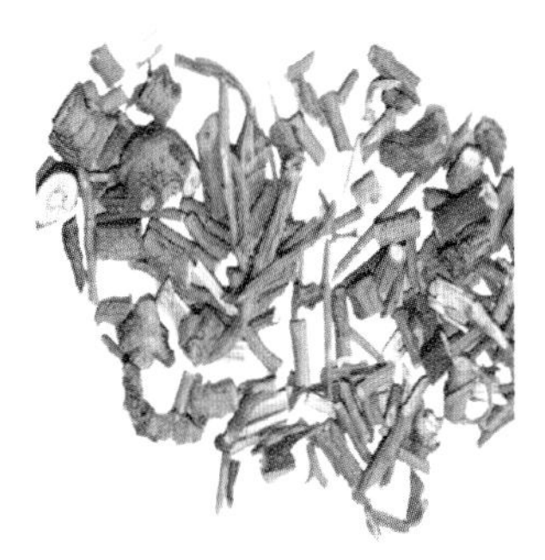

柴胡

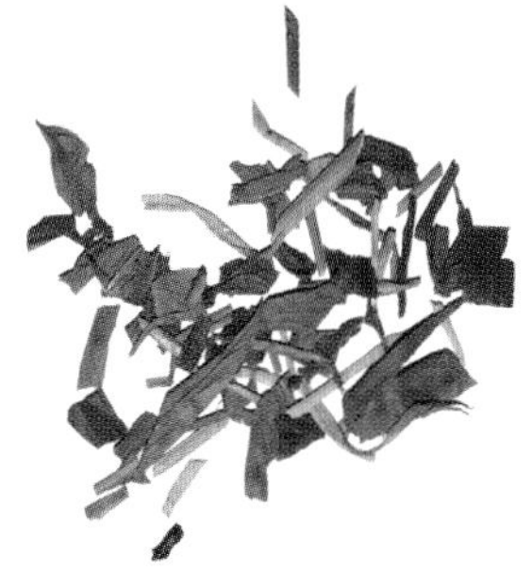

竹叶

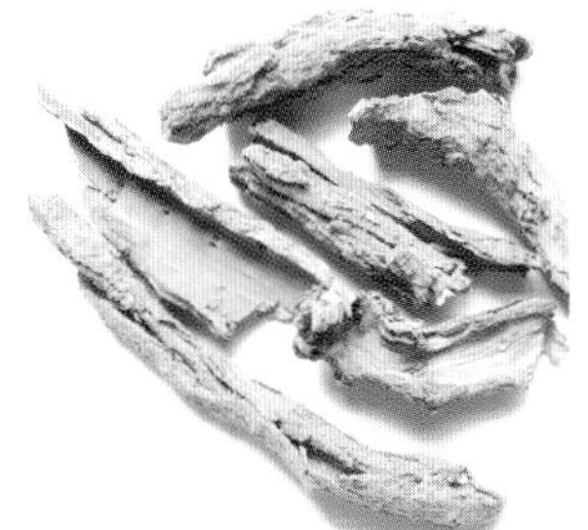

地骨皮

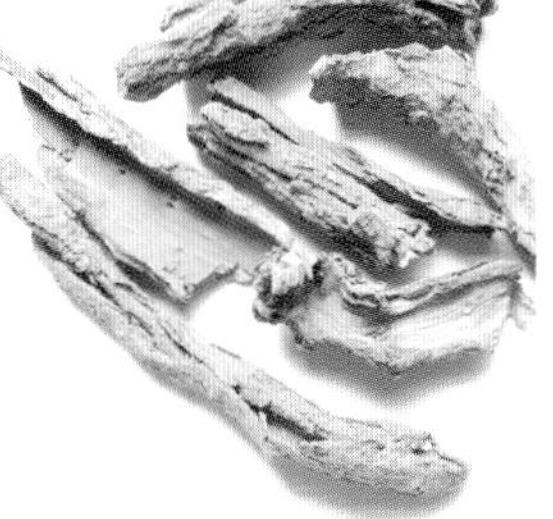

莲子

泽泻汤

可通脉泄热。治疗因上焦饮食下胃，胃气未定，导致背上脸上出汗，体内发热，名为漏气的病。

泽泻、半夏、柴胡、生姜各三两，桂心、甘草各一两，人参、茯苓各二两，地骨皮五两，石膏八两，竹叶五合，莼心（莲子芯）一升。

将以上十二味药分别切碎，用二斗水煎煮，取汁六升，分五次服用。

霍乱第六

原文 → 译文 >>> >

问曰：病有霍乱者何？师曰：呕吐而利[1]，此谓霍乱。

问曰：病者发热头痛，身体疼，恶寒而复吐利，当属何病？师曰：当为霍乱。霍乱吐利止而复发热也。

有人问：什么是霍乱病？老师回答道：呕吐下痢，就是霍乱病。

又问：病人头痛发热，身体疼痛，怕冷而又上吐下痢，这属于什么病？老师回答道：应当霍乱病。霍乱上吐下痢，停止后身体又发热。

注释 >>> >

①利：下痢。

杂补第七

原文 → 译文 >>> >

彭祖云：使人力壮[1]不老，房室不劳损气力，颜色不衰者，莫过麋角。其法刮为末十两，用生附子一枚合之，酒服方寸匕，日三，大良。

彭祖说：能让人强壮不老，行房室又不劳损，且面色不衰老的，莫过于麋角了。制作方法是刮取为末十两，再用一枚生附子混合，用酒服送服方寸匕，每日三次，效果极佳。

注释 >>> >

①力壮：身体强壮。

卷二十一　消渴　淋闭　尿血　水肿

本篇精华

1. 介绍消渴症的病因及治疗方法；
2. 介绍淋闭、尿血、水肿等各种病的病因及治疗方法；

消渴第一

原文→译文

枸杞汤

治渴而利者方。

枸杞枝叶（一斤），黄连、栝蒌根、甘草、石膏（各三两）。

上五味㕮咀，以水一斗，煮取三升，分五服，日三夜二。

枸杞汤

主治消渴，症状为小便次数多、口渴、脉沉细微弱等。

枸杞枝叶一斤，黄连、栝蒌根、甘草、石膏各三两。

以上五味药分别研碎，用一斗水煮取三升，分五次服，白天三次，夜间两次。

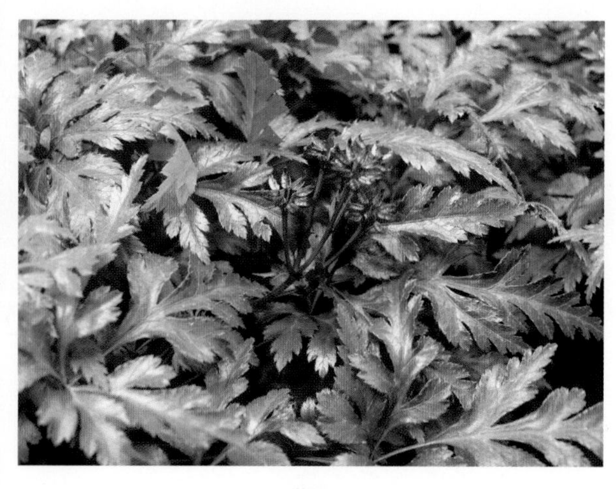

黄连

养生大攻略

糖尿病患者食谱

百合煮蛤蜊

【原料】百合20克，蛤蜊肉、素油各50克，玉竹、山药、绍兴酒、姜、葱各10克，盐适量。

【制法】玉竹、葱切段，蛤蜊肉切片，山药研细末，姜切片。锅内放油烧热，加入蛤蜊肉、百合、玉竹，炒至变色，放葱、姜、盐和适量水，煮8分钟后入山药粉，烧沸即成。

【功效】滋阴润肺，生津止渴。

【用法】佐餐食用。

【适用】消渴症。

韭菜炒蛤蜊

【原料】核桃仁20克，韭菜、蛤蜊肉各30克，绍兴酒、酱油、葱、姜各10克，素油50克，盐适量。

【制法】核桃仁放油内炸香，韭菜、葱切段、蛤蜊肉、姜切丝。锅内放油烧热，加葱、姜、蛤蜊肉、酱油、盐、韭菜，炒熟即成。

【功效】补肾壮阳，补虚强身。

【用法】佐餐食，每日1次。

【适用】脾肾亏损型糖尿病。

猪胰炒山药

【原料】猪胰1具，山药30克，盐、花生油各适量。

【制法】将山药洗净切成薄片，猪胰洗净剁碎。将花生油入锅内，放山药及猪胰，炒熟入少许盐调味。

【功效】降低血糖，降低血脂，益气养阴。

【用法】佐餐食，1日分2次服完。

【适用】糖尿病气阴两虚者。

淋闭第二

原文→译文

热结中焦则为坚，下焦则为溺血[①]，令人淋闭不通，此多是虚损人，服大散，下焦客热所为。亦有自然下焦热者，但自少，可善候之。

热结于中焦就会成为坚症，热结于下焦就会尿血，令人淋闭不通（小便滴沥涩痛为淋，小便急满不道为闭），这大多是虚损之人，由于服用散药过多，热邪侵入下焦所致；也有自然下焦发热的，但这种情况很少，一定要仔细诊断。

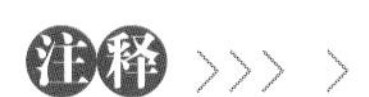

①溺血：尿血。

尿血第三

原文 → 译文

治小便血方：

生地黄（八两） 侧柏叶（一把） 黄芩 阿胶（各二两）

上四味㕮咀，以水八升，煮取三升，去滓，下胶，分三服。

治小便下血的处方：

生地黄八两，侧柏叶一把，黄芩、阿胶各二两。

将以上四味药分别切碎，用八升水煎煮，取汁三升，去渣，下入阿胶，分三次服用。

水肿第四

原文 → 译文

茯苓丸

治水肿。

茯苓、白术、椒目（各四分），木防已、葶苈、泽泻（各五分），甘遂（十二分），赤小豆、前胡、芫花、桂心（各二分），芒硝（七分另研）。

上十二味为末，蜜丸如梧子，蜜汤下五丸，日一。稍加，以知为度。

茯苓丸

主治水肿。

茯苓、白术、椒目各四分，木防已、葶苈、泽泻各五分，甘遂十二分，赤小豆、前胡、芫花、桂心各二分，芒硝（另研）七分。

将以上十二味药研为末，用蜜调和，制成如梧桐子

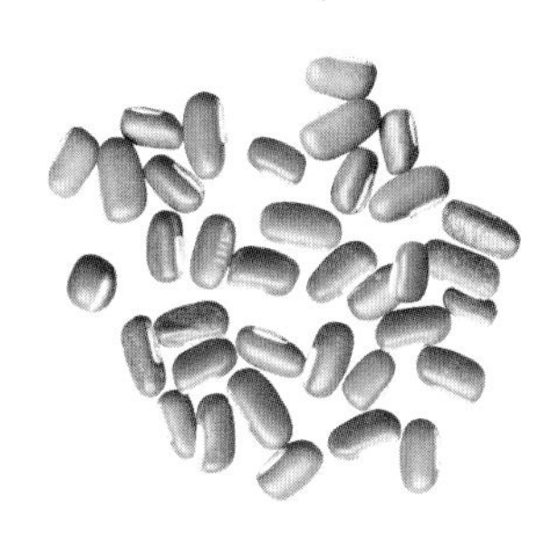

赤小豆

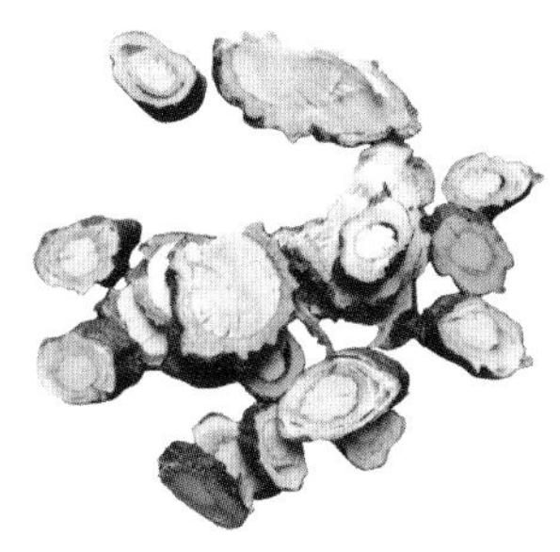

芫花

般大小的丸，每次用蜜汤服下五丸，每日一次。若服后不愈，可逐渐加量，以痊愈为度。

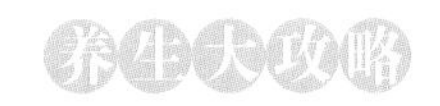

防治气虚水肿食谱

参芪烧活鱼

【原料】黄芪10克，党参6克，活鲤鱼1条（约500克），水发香菇、冬笋片、白糖、绍酒、酱油各15克，盐1.2克，葱丝、蒜片各6克，味精2克，水豆粉50克，生姜汁9克，花生油1000克，清汤500克，猪油20克。

【制法】将活鲤鱼去掉鳃、鳞、鳍后剖腹除去内脏，冲洗干净，在鱼身两面斜刀剞成十字花刀；水发香菇一切两开；党参、黄芪洗润后，切成0.2厘米厚的片；姜、葱、蒜按要求洗净。将炒锅置旺火上，放入花生油烧至六成热，下入鲤鱼炸成金黄色，捞出沥去油。将炒锅置火上，放入猪油、白糖，炒成枣红色时，加入清汤，下入炸好的鲤鱼、党参片、黄芪片，置武火上烧沸后，移文火上煨，待汤汁已浓，鲤鱼已煨透入味，将鲤鱼捞在鱼盘里，择去党参片、黄芪片。再把笋片、香菇放入汤勺内，调入味精，烧沸后，打去浮沫，用水豆粉勾芡，淋上猪油，浇在鲤鱼面上即成。

【功效】益气健脾，利水消肿。

【用法】佐餐食，每日1～2次。

【适用】气虚水肿。

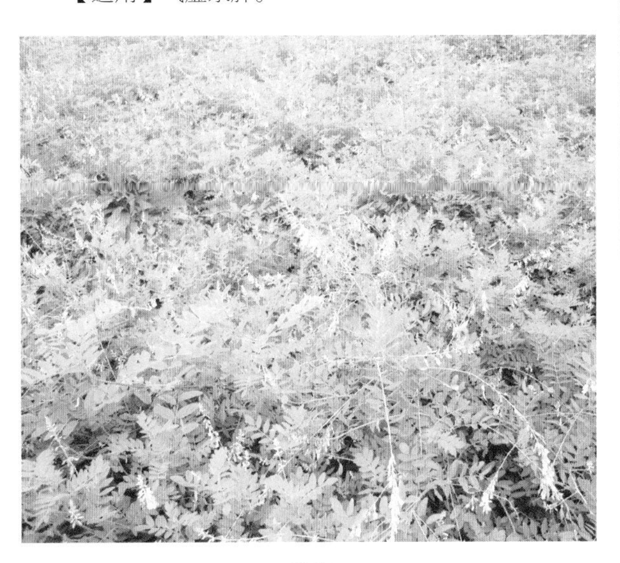

黄芪

卷二十二　疔肿痈疽

本篇精华

介绍疔肿痈疽的治疗方法。

疔肿第一

原文 → 译文

治疗肿病，忌见麻勃，见之即死者方：
胡麻、烛烬、针砂（等分）。
上三味为末，以醋和敷之。

治疗肿病，忌见麻勃，见之就会死，治疗的处方是：
胡麻、烛烬、针砂各等份。
将以上三味药研为末，用醋调和来敷疮。

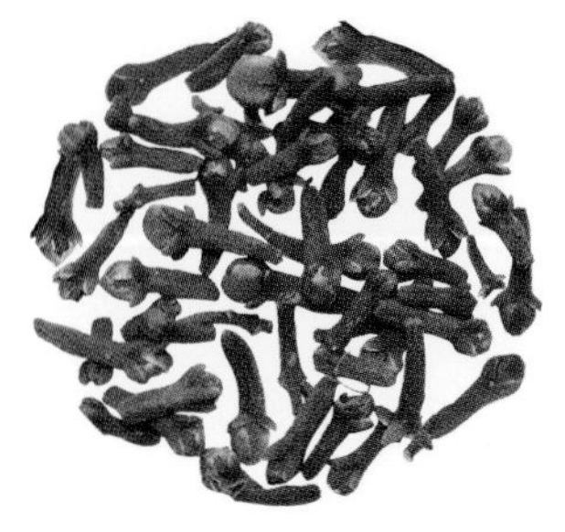
丁香

连翘

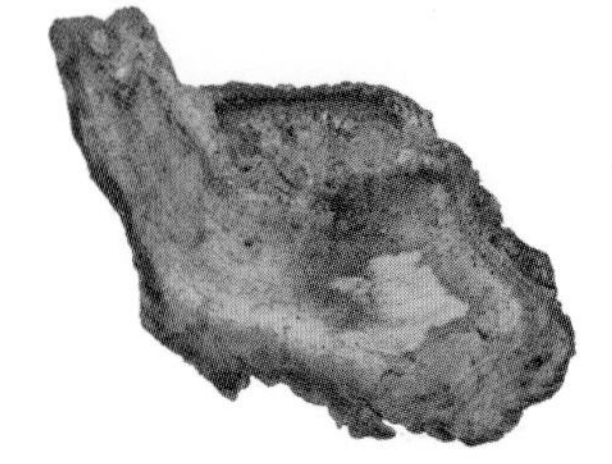
独活

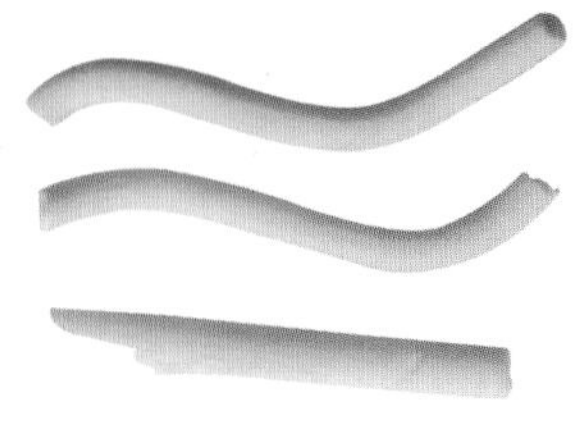
通草

痈疽第二

原文 → 译文

五香连翘汤
治一切恶核瘰疬、痈疽、恶肿患方。
青木香、沉香、丁香、薰陆香、麝香、连翘、射干、升麻、独活、寄生、通草（各二两），大黄（三两）。
上十二味㕮咀，以水九升，煮取四升，纳竹沥三升煮，更取三升，分三服，取快利。

五香连翘汤
主治一切恶核瘰疬、痈疽恶肿等。
青木香、沉香、丁香、薰陆香、麝香、连翘、射干、升麻、独活、寄生、通草各二两，大黄三两。
将以十二味药分别研碎，用九升水煎煮，取汁四升，

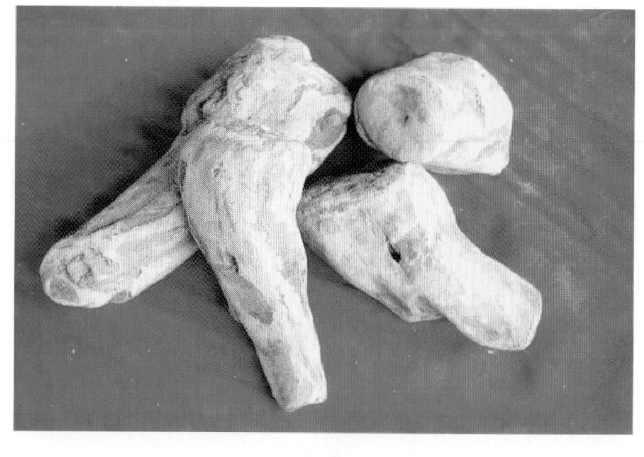
大黄

加入竹沥三升再煎，取汁三升，分为三服，以大便快利为度。胡麻、烛烬、针砂各等份。

养生大攻略

痤疮患者需忌口
患有痤疮的人，有些食物是不能随便入口的，否

则会导致痤疮加重。

第一类不能吃的是辛辣食物，这些食物性热，食后容易升火，致痤疮恶化。

第二类是补品。补品也多为热性，进入人体后使人内热加重，更易诱发痤疮。

第三是高脂类食物。高脂类食物如猪油、奶油、肥肉、鸡蛋等，能产生大量热能，使内热加重，使痤疮皮损症状更加严重。

第四类是腥发。腥发之物包括海产品，如海虾、海蟹、带鱼等，肉类中的羊肉、狗肉，也属于发物，这些东西入口，常可引起过敏而导致痤疮病情加重，越发难以治愈。

第五类是高糖食物。高糖食品被人体吸收后，会加快新陈代谢，促使皮脂腺分泌增多，从而使痤疮连续不断地出现。白糖、红糖、冰糖、葡萄糖、巧克力、冰淇淋等食物，都属于高糖食物，应忌食。

发背第三

原文 → 译文

内补散

治痈疽发背已溃，排脓生肉方。

当归、桂心（各二两）、人参、川芎、浓朴、防风、甘草、白芷、桔梗（各一两）。

上九味治下筛，酒服方寸匕，日三夜二。未瘥更服勿绝。

内补散

可排脓生肌，主治痈疽发背已溃，流脓不止。

当归、桂心各二两，人参、川芎、浓朴、防风、甘草、白芷、桔梗各一两。

将以上九味药过筛后制成散药，每次用酒送服方寸匕，白天三次，夜间两次。若服后未愈，可继续服用。

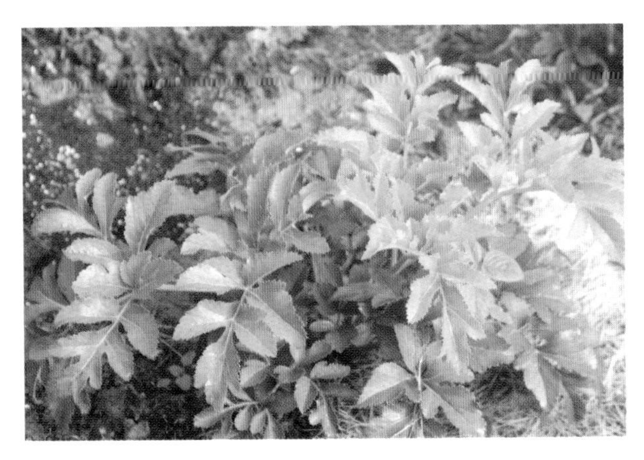

白芷

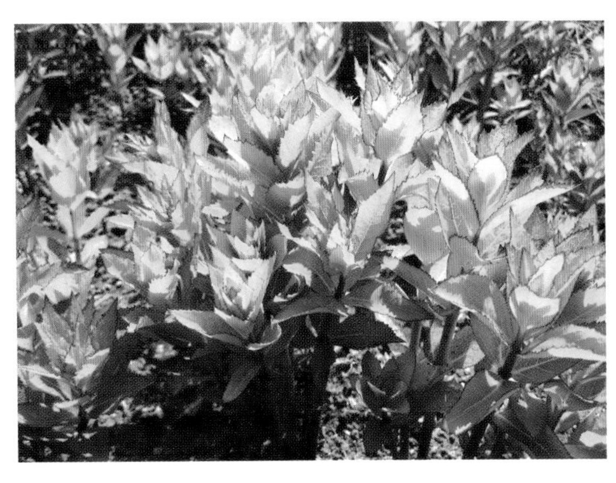

桔梗

丹毒第四

原文 → 译文

丹毒，一名天火，肉中忽有赤如丹涂之色，大者如手掌，甚者遍身有痒有肿，无定色。有白丹者，肉中肿起，痒而复痛，微虚，肿如吹状，瘾疹起也。有鸡冠丹者，赤色而起，大者如连钱，小者如麻豆粒状，肉上粟粟如鸡冠肌理也，一名茱萸丹。有水丹者，由遍体热起，遇水湿搏之结丹，晃晃黄赤色，如有水在皮中，喜着股①及阴处。此虽小疾，不治令人至死。

丹毒，又名天火，是肌肉中忽然长出色红如丹涂，大的如手掌大，严重的通身发痒并有肿块，没有一定的颜色。有血丹，肉中有肿块突起，痒且疼痛，微微虚肿好像被吹的样子，这就是瘾疹发作了。有鸡冠丹，红色突起，大的如连钱，小的如麻豆粒状，肉上粟粟如鸡冠肌理，这种病又叫茱萸丹。还有水丹，病人由于周身发热，遇到水湿相搏而郁结成丹，明晃晃的黄赤色，好像有水在皮肤中，常生长在人腿及阴部。

注释

①股：大腿。

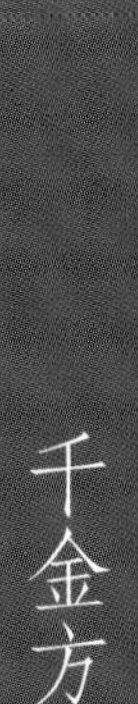

癔疹第五

原文 → 译文 >>> >

治癔疹痒痛方：

大黄、升麻、黄柏、当归、防风、芍药、黄芩、青木香、甘草（各二两），枫香（五两），芒硝（一两），地黄汁（一升）。

上十二味，咀，以水一斗，煮取三升半，去滓，下芒硝令消，帛染拓病上，一炊久，日四五度。

治癔疹痒痛方：

大黄、升麻、黄柏、当归、防风、芍药、黄芩、青木香、甘草各二两，枫香五两，芒硝一两，地黄汁一升。

将以上十二味分别切细，用一斗水煎煮，取汁三升半，去渣，加入芒硝使其熔化，用帛浸染药汁后拓在患处，约一顿饭的工夫，每日四五次。

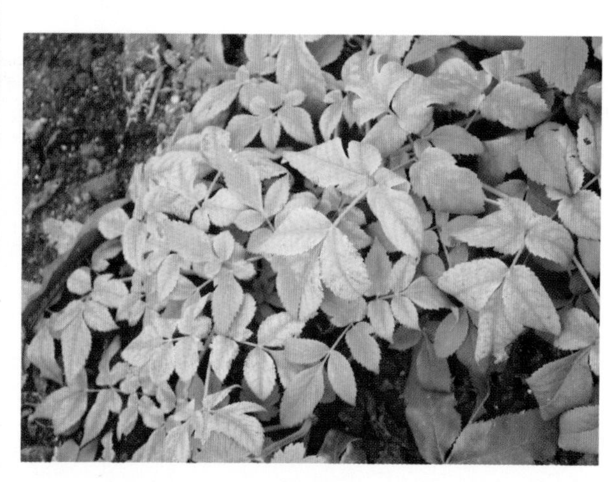

当归

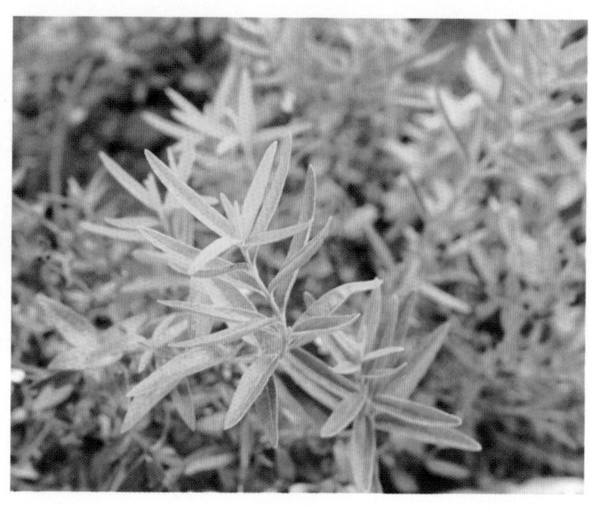

黄芩

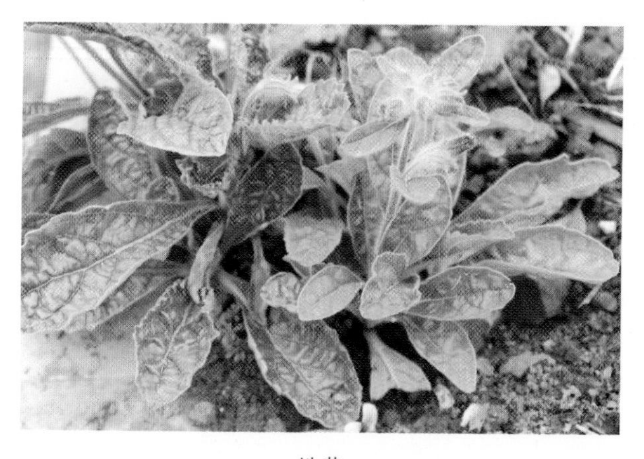

地黄

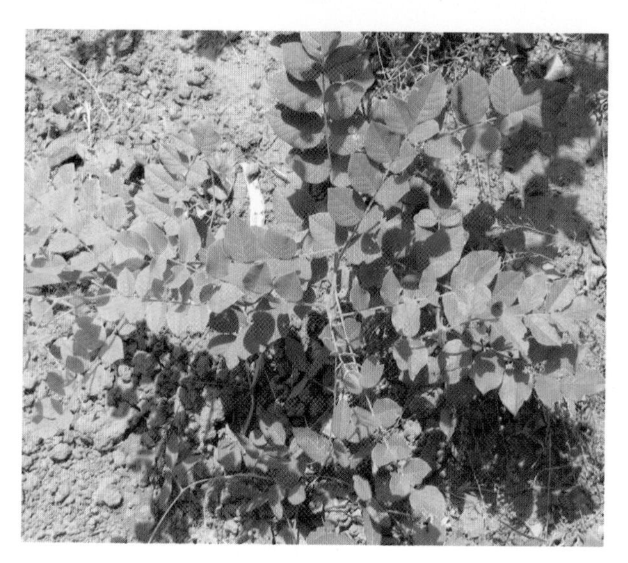

甘草

瘭疽第六

原文 → 译文 >>> >

苦瓠散

治浸淫疮方。

苦瓠（一两），蜂房、蛇蜕（各半两），大豆（半合），梁上尘（一合）。

上五味治下筛，以粉为粥和敷纸上，贴之，日三。

苦瓠散

主治浸淫疮。

苦瓠一两，蜂房、蛇蜕各半两，大豆半合，梁上尘一合。

将以上五味药过筛后制成散药，用米粉粥调和，敷纸上，贴患处，每日三次。

卷二十三　痔漏

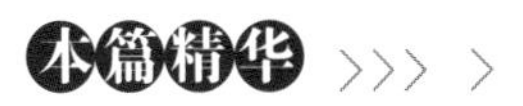

介绍痔疮、肠痈、疥癣等病症的治疗方法。

九漏第一

原文→译文

夫九漏之为病，皆寒热瘰疬在于颈腋者，何气使生？此皆鼠瘘寒热之毒瓦斯，堤留于脉而不去[①]者也。

九种漏病（指狼漏、鼠漏、蝼蛄漏、蜂漏、蚍蜉漏、蛴螬漏、转脉漏）的产生，都是由于寒热，而寒热都是随着四时节气而产生的，瘰疬生长在颈项和腋下的病，是由哪种气造成的呢？都是鼠瘘病的寒热毒邪之气，留滞在血脉中没有消去的结果。

注释

①去：消散。

肠痈第二

原文→译文

赤龙皮汤

槲皮切三升，以水一斗，煮取五升，夏冷用之，冬温用之，分洗乳，亦洗诸败烂久疮，洗竟敷膏散。

赤龙皮汤

取三升槲皮切碎，用一斗水煎煮，取汁五升，夏季冷用，冬天温用，分别用来洗乳，也洗各种长期严重腐烂的疮，洗完，敷上膏和散药。

五痔第三

原文→译文

夫五痔者，一曰牡痔，二曰牝痔，三曰脉痔，四曰肠痔，五曰血痔。牡痔者，肛边如鼠乳，时时溃脓血出。牝痔者，肛肿痛生疮。脉痔者，肛边有疮痒痛。肠痔者，肛边核痛，发寒热。血痔者，大便清血，随大便污[①]衣。

五痔，一名牡痔，二名牝痔，三名脉痔，四名肠痔，五名血痔。牡痔，指肛门边如鼠乳，时时溃脓出血；牝痔，指的是肛门肿痛生疮；脉痔，指的是肛门边有疮且痒痛；肠痔，指的是肛门边核痛，发寒热；血痔，指的是大便清血，随大便而污秽衣服。

注释

①污：弄脏。

养生大攻略

消痔食谱

蕹菜膏

【原料】蕹菜2000克，蜂蜜250克。

【制法】蕹菜洗净、切碎、捣汁，去渣取汁浓缩成稠膏状，入蜂蜜再熬成膏。

【功效】清热消肿。

【用法】每次1汤匙，沸水溶化饮用，每日2次。

【适用】外痔。

姜蚌方

【原料】生姜10克，河蚌肉60克。

【制法】将河蚌肉洗净放入锅内，入生姜，加水适量，煮熟后放调味品少许。

【功效】清肠通便。

【用法】每日1次，佐餐食用。

【适用】痔疮。

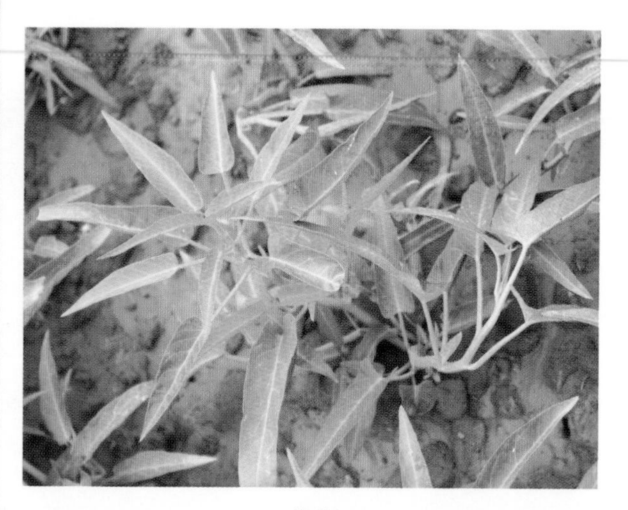

蕹菜

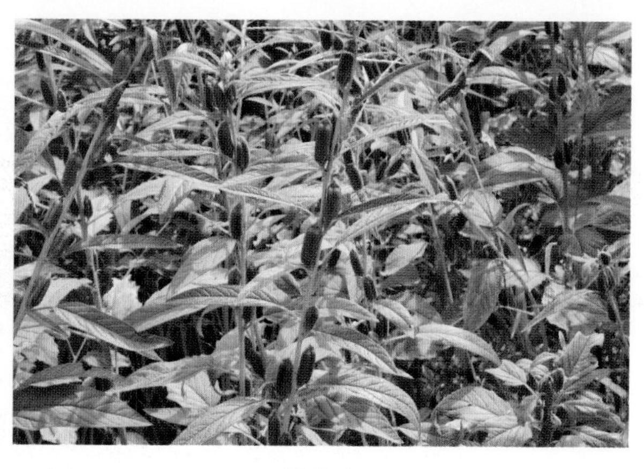

黑芝麻

木耳芝麻茶

【原料】黑木耳 60 克，黑芝麻 15 克，白糖适量。

【制法】黑木耳洗净，将 30 克黑木耳入锅内，用中火炒至颜色由灰转黑，略有焦味，起锅备用。芝麻略炒出香味，加水 1500 毫升，同时放入全部黑木耳，用中火煮沸 30 分钟，去渣取汁，每 100 毫升加白糖 20 克。

【功效】润燥滑肠。

【用法】代茶频服。

【适用】痔疮。

疥癣第四

原文 → 译文

凡疮疥，小秦艽散中加乌蛇肉二两主之。黄芪酒中加乌蛇脯一尺，亦大效。

患上疮疥，将小秦艽散中加入二两乌蛇肉来治疗。黄芪酒中加入一尺乌蛇脯，也有良好的效果。

恶疾大风第五

原文 → 译文

野狼毒散

治恶疾方。

野狼毒、秦艽（等分）。

上二味，治下筛，酒服方寸匕，日三，服五十日愈。

野狼毒散

主治恶疾。

野狼毒、秦艽各等份

将以上二味药制成散药，每次用酒送服方寸匕，每日三次，服药五十天后痊愈。

黄帝内经

素问篇

上古天真论

本篇精华

1. 阐述了养生的积极意义，既能预防疾病，又能延年益寿；

2. 具体指出了养生的方法。

原文 → 译文

昔在黄帝，生而神灵，弱而能言，幼而徇齐，长而敦敏，成而登天。乃问于天师[1]曰：余闻上古之人，春秋皆度百岁，而动作不衰。今时之人，年半百而动作皆衰者，时世异耶？人将失之耶？

当年，黄帝生来神异聪灵，还在襁褓之中就能够说话，幼年时思维敏捷，反应迅速，长大后敦厚勤勉，及至成

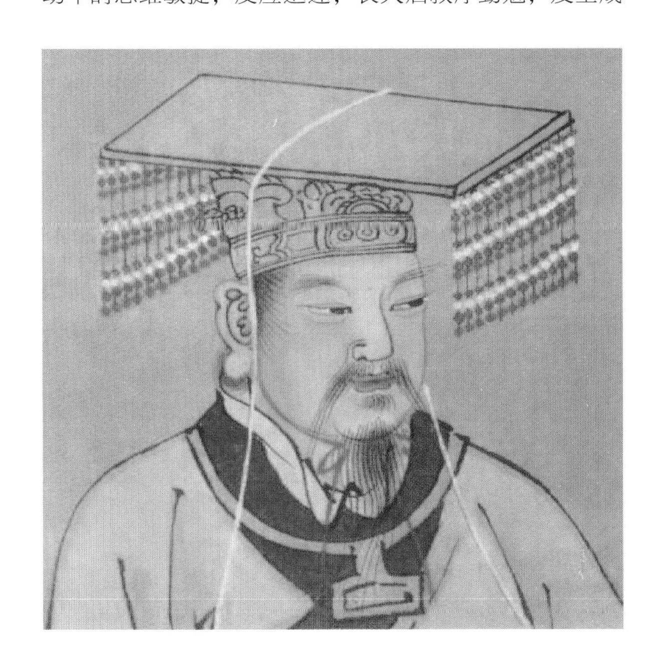

年就登上了天子之位。黄帝问岐伯道：我听说，上古之人都能年过百岁而行动不显衰老；现在的人，年龄刚过半百就行动衰弱无力了。这是由于时代不同所造成的呢，还是因为今天的人们失于养生所造成的呢？

岐伯对曰：上古之人，其知道者，法于阴阳，和于术数[2]，食饮有节，起居有常，不妄作劳，故能形与神俱，而尽终其天年，度百岁乃去；今时之人不然也，以酒为浆，以妄为常，醉以入房，以欲竭其精，以耗散其真，不知持满，不时御神，务快其心，逆于生乐，起居无常，故半百而衰也。

岐伯回答说：上古之人，大都了解养生的道理，所以能效法于阴阳之道，并采用各种养生方法来保养身体，饮食有节制，作息有常规，不过分劳心劳力，因而能够使形体和精神协调，活到他们应该活到的寿数，到一百岁以后才去世。现在的人就不同了，把酒当作浆水一样纵饮无度，经常沉迷于荒乱的生活中，趁着酒兴纵意房事，因过度色欲而耗竭精气，造成真元败散。正是由于不懂得要保持旺盛的精气，经常过分使用精神，贪图一时的快意，背弃了养生的乐趣，生活全无规律，所以才到五十岁就衰老了。

夫上古圣人之教下也，皆谓之虚邪贼风，避之有时，恬淡虚无[3]，真气从之，精神内守，病安从来。是以志闲而少欲，心安而不惧，形劳而不倦，气从以顺，各从其欲，皆得所愿。故美其食，任其服，乐其俗。高下不相慕，其民故曰朴。是以嗜欲不能劳其目，淫邪不能惑其心，愚智贤不肖不惧于物，故合于道。所以能年皆度百岁而动作不衰者，以其德全不危也。

上古的圣人经常教导他的人民：对一年四季中的各种病邪，要根据节气的变化而适时躲避；在思想上要安闲清静，不贪不求，使体内真气和顺，精神内守，这样，疾病又怎么会侵袭你呢？所以上古的人都能神志安闲，欲望不多，心性平和，无忧无虑，形体劳苦而不疲倦，真气从容而顺调，每个人都感到自己的愿望得到了满足。因而都能以自己所食用的食物为甘美，以所穿着的衣服为舒适，以所处的环境为安乐，不因地位的尊卑而羡慕、嫉妒，这样的人民才称得上是朴实。对于这些朴实的人

民来讲，嗜好和欲求不会干扰他们的视听，淫乱邪论也不能扰乱他们的心态，无论是愚笨的、聪明的，或者是有才能的、能力差的，都不去追求食色的享乐，所以能符合养生之道。他们之所以能年龄虽超过一百岁但行动却不显衰老，就是因为他们全面掌握了养生之道，才能避免身体受到伤害啊。

注释

①天师：黄帝对岐伯的尊称。

②和于术数：指用合适的养生方法来调和身体。

③恬惔虚无：恬惔，指清闲安静；虚无，指心无杂念。恬惔虚无，指内心清闲安静而没有任何杂念。

养生大攻略

吃西瓜，好处多多

西瓜又称“夏瓜”“寒瓜”，堪称“瓜中之王”。西瓜不含脂肪，富含人体所需要的多种营养素。每100克西瓜瓤约含蛋白质1.3克，碳水化合物4.2克，粗纤维0.3克，钙6毫克，磷10毫克，铁0.2毫克，胡萝卜素0.3毫克，维生素B10.02毫克，维生素B20.02毫克，另含各种氨基酸、有机酸、无机盐和微量元素锌、钾等。

现代医学研究表明，西瓜中含有的糖、盐、酸等物质，有治疗肾炎和降血压的作用。祖国医学认为，西瓜是一种最富有营养的水果，有生津、除烦、止渴、解暑热、清肺胃、利小便、助消化、促代谢的功效，是一种可以滋身补体的食物，适合高血压、肝炎、肾炎、肾盂肾炎、黄疸、胆囊炎、水肿浮肿以及中暑发热、汗多口渴之人食用。

此外，西瓜翠皮性味甘寒，能解暑清热、止烦渴、化湿利尿，可作为配菜食用。

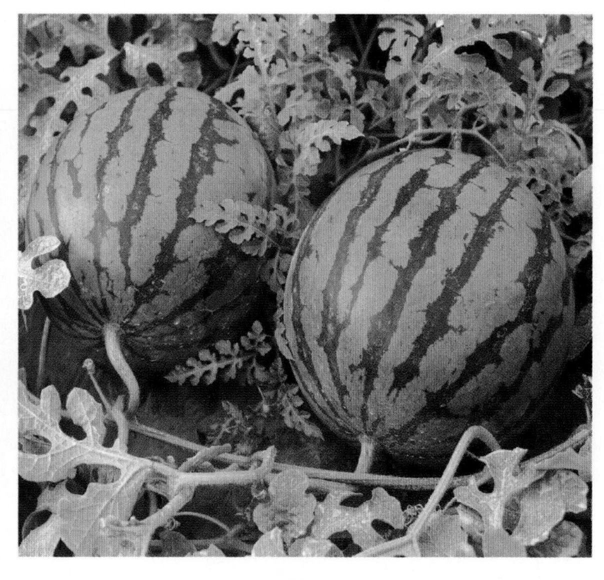

西瓜

五脏生成论

本篇精华

1. 五脏与其所含的脉、筋、皮、肉、骨等之间的关系；

2. 五味、五色、五脉和五脏的密切关联。

原文→译文

心之合[1]脉也，其荣[2]色也，其主[3]肾也。肺之合皮也，其荣毛也，其主心也。肝之合筋也，其荣爪也，其主肺也。脾之合肉也，其荣唇也，其主肝也。肾之合骨也，其荣发也，其主脾也。

心脏在外与之相合的是血脉，它的外荣是面色，它的制约者是肾脏。肺脏在外与相合的是皮肤，它的外荣是汗毛，它的制约者是心脏。肝脏在外与之相合的是筋，它的外荣是爪甲，它的制约者是肺脏。脾脏在外与之相合的是肌肉，它的外荣是口唇，它的制约者是肝脏。肾在外与之相合的是骨骼，它的外荣是头发，它的制约者是脾脏。

是故多食咸，则脉凝泣而变色；多食苦，则皮槁而毛拔；多食辛，则筋急而爪枯；多食酸，则肉胝䐢而唇揭[4]；多食甘，则骨痛而发落。此五味之所伤也。故心欲苦，肺欲辛，肝欲酸，脾欲甘，肾欲咸。此五味之所合也。

所以过食咸味，则使血脉凝涩不畅，而颜面色泽发生变化；过食苦味，则使皮肤枯槁而毫毛脱落；过食辛味，则使筋脉劲急而爪甲枯干；过食酸味，则使肌肉变厚皱缩而口唇翻起；过食甘味，则使骨骼疼痛而头发脱落。这些是偏食五味所造成的损害。所以心脏需要苦味之物滋养，肺脏需要辛味之物滋养，肝脏需要酸味之物滋养，脾脏需要甘味之物滋养，肾脏需要咸味之物滋养，这是五味分别与五脏之气相合的对应关系。

五脏之气，故色见青如[5]草兹者死，黄如枳实者死，黑如炱[6]者死，赤如衃[7]血者死，白如枯骨者死，此五色之见死也。青如翠羽者生，赤如鸡冠者生，黄如蟹腹者生，白如豕膏者生，黑如乌羽者生，此五色之见生也。生于心，如以缟[8]裹朱；生于肺，如以缟裹红；生于肝，如以缟裹绀[9]；生于脾，如以缟裹栝楼实，生于肾，如以缟裹紫，此五脏所生之外荣也。

五脏反映于面部的气色，面色出现青如死草，枯暗无华的，为死症；出现黄如枳实的，为死症；出现黑如烟灰的，为死症；出现红如凝血的，为死症；出现白如枯骨的，为死症。这是五色中表现为死症的情况。面色青如翠鸟之羽毛者生；红如雄鸡之冠者生；黄如螃蟹之腹者生；白如猪之脂肪者生；黑如乌鸦之毛者生。这是五色中表现有生机的情况。心脏有生机，其面色就像细白的薄绢裹着朱砂；肺脏有生机，面色就像细白的薄绢裹着粉红色的丝绸；肝脏有生机，面色就像细白的薄绢裹着天青色的丝绸；脾脏有生机，面色就像细白的薄绢裹着栝蒌之实；肾脏有生机，面色就像细白的薄绢裹着紫色的丝绸。这些都是五脏的生机显露于外的荣华。

色味当五脏：白当肺、辛；赤当心、苦；青当肝、酸；黄当脾、甘；黑当肾、咸。故白当皮，赤当脉，青当筋，黄当肉，黑当骨。诸脉者皆属于目，诸髓者皆属于脑，诸筋者皆属于节，诸血者皆属于心，诸气者皆属于肺，此四肢八溪之朝夕也。

色、味与五脏相应：白色和辛味应于肺，红色和苦味应于心，青色和酸味应于肝，黄色和甘味应于脾，黑色和咸味应于肾。因五脏外合五体，所以白色相合于皮肤，红色相合于血脉，青色相合于诸筋，黄色相合于肌肉，黑色相合于骨骼。各条脉络之气，都上注于目，而诸髓之气都上注于脑，诸筋之气都联系着骨节，诸血脉都统属于心，诸气机都统属于肺，同时，气血的运行则朝夕来往，不离于四肢八大关节的部位。

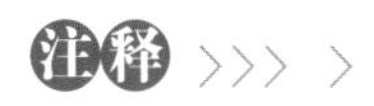

注释 >>> >

①合：指配合。

②荣：也就是“荣华表现”。

③主：是指受制约。

④肉胝胎而唇揭：胝，音同“之”，皮厚的意思；胎，即皱，皱缩的意思；揭，即掀起的意思；肉胝胎而唇揭，就是皮肉坚厚皱缩，口唇干裂，表皮掀起的意思。

⑤青如：指死草的颜色，即青中带有枯黑的颜色。

⑥炱：音同“台”，是“煤烟灰”的意思。

⑦衃：音同“胚”，意思是凝固了的血块。

⑧缟：“生绢”，色白质薄而光润。

⑨绀：是一种青中带有红色的丝织品。

养生大攻略

1. 什么粥最益气?

（1）参苓粥

【原料】人参3 ~ 5克或党参15 ~ 20克，白茯苓

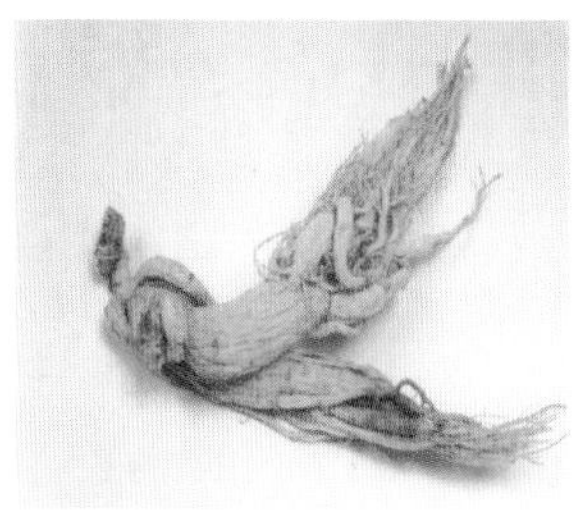

人参

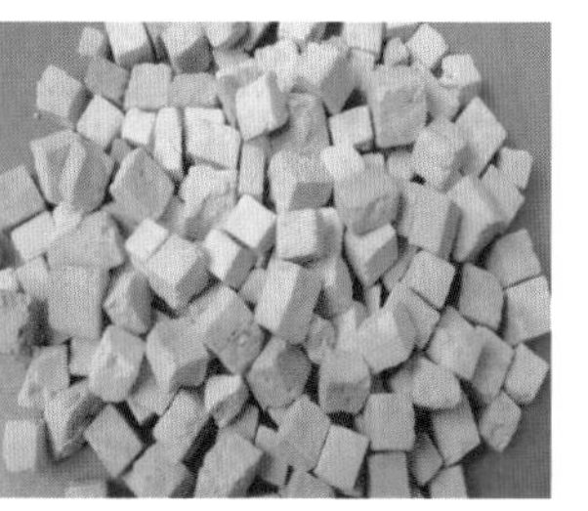

茯苓

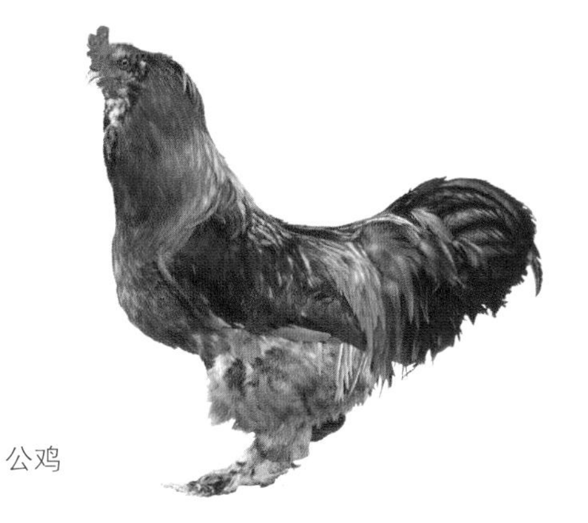

公鸡

15 ~ 20克，生姜3 ~ 5克，粳米200克。

【制法】首先把人参或者党参、生姜切为薄片，把捣碎的茯苓同放入砂锅，然后加水浸半小时，再加热煎取汁液，可再复1次，将2次滤取的汁液合并，倒入砂锅，放入粳米煮至粥成即可。

【功效】益气健脾，渗湿养胃。

【用法】每天1剂，于早、晚空腹时温热食用。

【适用】脾胃气虚、湿困中焦之体弱多病、神疲倦怠、四肢乏力、脘腹痞满、食欲不振、反胃呕吐，大便稀薄等病症。

（2）槟榔粥

【原料】槟榔10克，粳米50克，糖适量。

【制法】先把捣碎的槟榔装入纱布袋内，再和洗净的粳米一同放入砂锅内，然后加入水熬煮，至米烂粥成，加入白糖调味即可。

【功效】益气和胃，消积导滞，利水消肿，杀虫通便。

【用法】空心顿服。

【适用】脾虚湿阻、食积气滞之脘腹胀痛、嗳气厌食，水肿脚气，虫积腹痛，急慢性肝炎、胆囊炎、肝硬化腹水、慢性肾病水肿、肠道寄生虫病、消化不良等病症。

2. 脚趾，也需要按摩

用脚趾抓地，抓鞋底，一次抓5分钟左右，两只脚可以分别进行，也可以同时进行，一天2 ~ 3次；或者按捏脚趾，时间最好控制在15分钟左右，睡前进行最为方便；对于长期坐办公室、缺乏运动的白领来说，多走路也有同样的效果，因为走路能促进脚趾的血液循环和经络运行。

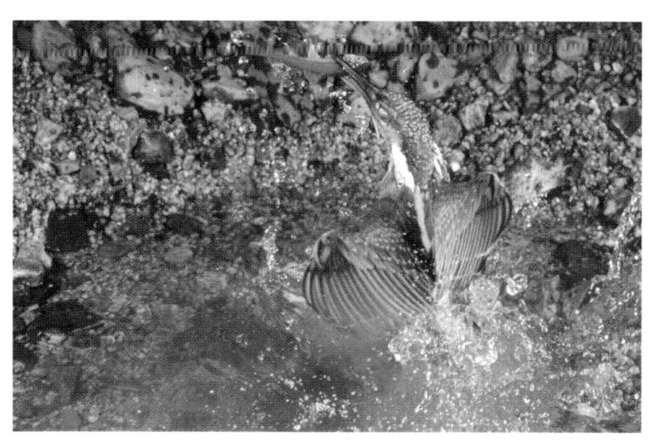

翠鸟

四气调神大论

本篇精华

1. 叙述了春、夏、秋、冬适应气候变化的摄生法则；
2. 人们如何适应气候的变化是养生技巧中的关键。

原文 → 译文

春三月，此谓发陈[①]，天地俱生，万物以荣，夜卧早起，广步于庭，被发缓行，以使志生，生而勿杀，予而勿夺，赏而勿罚，此春气之应，养生之道也。逆之则伤肝，夏为寒变，奉长者少。

春季的三个月，是草木发芽、枝叶舒展的时令，天地自然，都富有生气，万物显得欣欣向荣。此时，人们应该晚睡早起，多到室外散步；散步时披散开头发，解开衣带，使形体舒缓，放宽步子，使精神愉快，胸怀开畅，保持万物的生机，不要滥行杀伐，多施与，少敛夺，多奖励，少惩罚，这是适应春季的时令，保养生发之气的方法。如果违逆了春生之气，便会损伤肝脏，提供给夏长之气的条件不足，到夏季就会发生寒性病变。

夏三月，此谓蕃秀[②]，天地气交，万物华实，夜卧早起，无厌于日，使志无怒，使华英成秀，使气得泄，若所爱在外，此夏气之应，养长之道也。逆之则伤心，秋为痎疟，奉收者少，冬至重病。

夏季的三个月，是自然界万物繁茂秀美的时令，此时天气下降，地气上腾，天地之气相交，植物开花结果，长势旺盛。人们应该晚睡早起，不要厌恶天长炎热，情志应保持愉快，切勿发怒，要使精神之英华适应夏气以成其秀美，使气机宣畅，通泄自如，精神外向，对外界事物有浓厚的兴趣，这是适应夏季的气候，保护长养之气的方法。如果违逆了夏长之气，就会损伤心脏，提供给秋收之气的条件不足，到秋天容易发生疟疾，冬天再次发生疾病。

秋三月，此谓容平，天气以急，地气以明，早卧早起，与鸡俱兴，使志安宁，以缓秋刑，收敛神气，使秋气平，无外其志，使肺气清，此秋气之应，养收之道也。逆之则伤肺，冬为飧泄[③]，奉藏者少。

秋季的三个月，是万物果实饱满、已经成熟的时令。此时，天高风急，地气清肃，人应早睡早起，和鸡的活动时间相仿，以保持神志的安宁，减缓秋季肃杀之气对人体的影响；收敛神气，以适应秋气并达到相互平衡，不使神志向外越泄，以保持肺气的清肃功能，这就是适应秋令的特点而保养人体收敛之气的方法。若违逆了秋收之气，就会伤及肺脏，提供给冬藏之气的条件不足，冬天就要发生飧泄病。

冬三月，此谓闭藏，水冰地坼，无扰乎阳，早卧晚起，必待日光，使志若伏若匿，若有私意，若已有得，去寒就温，无泄皮肤，使气亟夺，此冬气之应，养藏之道也。逆之则伤肾，春为痿厥，奉生者少。

冬天的三个月，是生机潜伏、万物蛰藏的时令。水寒成冰，大地龟裂，人应该早睡晚起，待到日光照耀时起床才好；不要轻易地扰动阳气，妄事操劳，要使神志深藏于内，安静自若，好像有个人的隐秘，严守而不外泄，又像得到了渴望得到的东西，把它密藏起来一样；要躲避寒冷，求取温暖，不要使皮肤开泄而令阳气不断地损失，这是适应冬季的气候而保养人体闭藏机能的方法。违逆了冬令的闭藏之气，就要损伤肾脏，以致提供给春生之气的条件不足，春天就会发生痿厥之疾。

注释

①发陈：推陈出新。

②蕃秀：蕃，即繁茂、茂盛；秀，即秀丽；蕃秀，即繁茂秀丽。

③飧泄：是消化不良而导致泻泄的一种疾病。

养生大攻略

1. 两款经典茶，让您告别酷热

（1）苦瓜茶

【原料】苦瓜 1 个，绿茶适量。

【制法】将苦瓜上端切开，挖去瓤，装入绿茶，把瓜挂于通风处阴干；把洗净的干苦瓜连同茶叶切碎，混匀；每次取 10 克放入杯中，沸水冲泡闷半小时。

【功效】清热、解暑、除烦。主治中暑发热、口渴烦躁，小便不利等。

【用法】每日 1 ~ 2 次，不拘时频饮。

【适用】消暑，免疫力低下者。

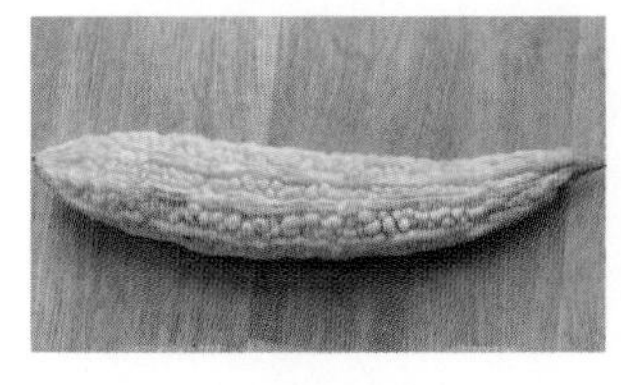

苦瓜

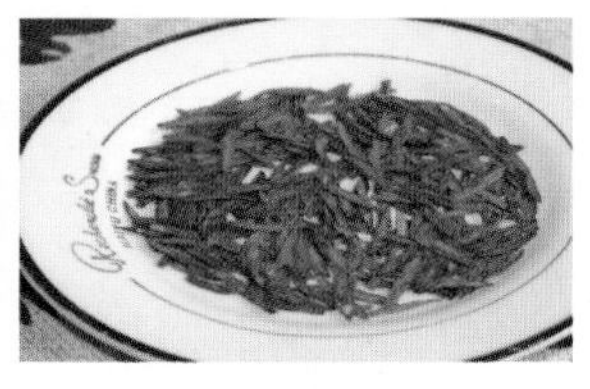

绿茶

（2）荸荠茶

【原料】荸荠茎 60 克。

【制法】把洗净的荸荠茎加水煎汤即可。

【功效】清热利尿。主治肾炎水肿。

【用法】每日 1 剂，不拘时代茶饮。

【适用】清热化痰，消积。

2. 精神出了问题，如何拿食物来拯救？

【宜食】精神病患者常服用氯丙嗪类药物，对肝脏有一定损害，饮食中宜多食保肝食物，增加糖类蛋白质和维生素C等营养成分的供给。

宜进食对大脑有益的各种食品，如瘦肉、鱼类、蛋类、奶类、香蕉、苹果等含胆碱物质的食物，对改善和缓解精神病症状有一定作用。

进行电休克或胰岛素休克治疗的患者，体力消耗甚大，应让其多吃高蛋白，高热量食物，以补充能量，但要防止暴饮暴食。

狂躁型患者，多有火热现象，如面红目赤，大便秘结等，宜进食泻火通便饮食，如绿豆汤、甘蔗汁、清凉饮料，多纤维蔬菜等。

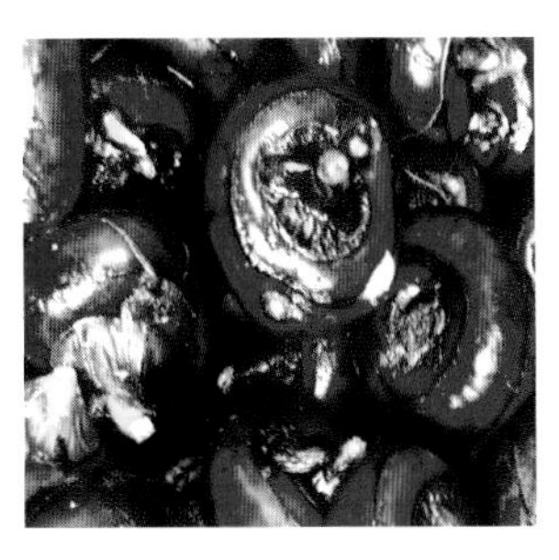

荸荠

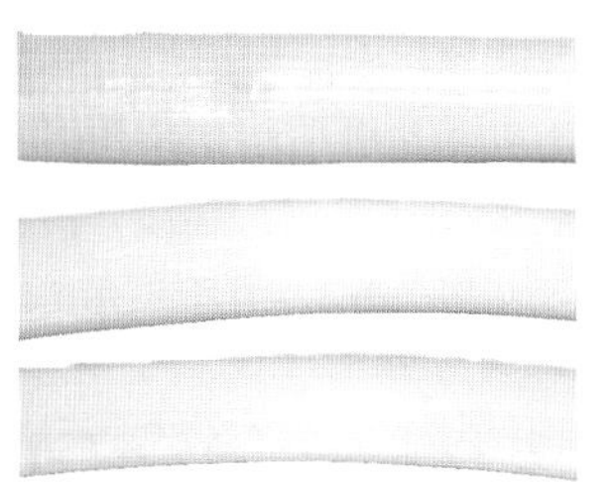

葱白

【忌食】绝对禁止酒类及刺激性食物。因酒类中的乙醇对脑神经细胞有刺激性，对精神病患者危害极大。另外，治疗精神病的药物，大多应禁酒，因酒精能增加这些药物的毒性，造成不良后果；刺激性食物如辣椒、胡椒、葱、姜、大蒜能增强神经的兴奋性，特别是狂躁患者，应予禁忌。

阴阳应象论

本篇精华

1. 说明了阴阳五行最基本的规律；
2. 阐述了阴阳五行在主要方面的运用情况。

原文、译文

黄帝曰：阴阳者，天地之道[1]也，万物之纲纪，变化之父母[2]，生杀之本始[3]，神明之府[4]也。治病必求于本。

黄帝说：阴阳之道，是自然界的根本规律，是分析和归纳万事万物的纲领，是事物发展变化的根源，是事物产生与消亡的根本，也是千变万化的各种运动现象之原动力。因此，在治疗疾病时，必须推求其阴阳变化的根本。

故积阳为天，积阴为地。阴静阳躁，阳生阴长，阳杀阴藏。阳化气，阴成形。寒极生热，热极生寒。寒气生浊，热气生清。清气在下，则生飧泄；浊气在上，则生䐜胀。此阴阳反作，病之逆从也。

清阳上升，积聚而成为蓝天，浊阴下降，积聚而成为大地。阴主安静而阳主躁动，阳主生发而阴主长养，阳主쫓杀而阴主敛藏。阳气可以化生清气和能量，阴气可以构成有形的物质。寒到极点可以转化为热，热到极点可以转化为寒。寒气的凝固，可以产生浊阴，热气的升腾，可以产生清阳。清阳之气应升不升而在下，就会发生飧泄症；浊阴之气应降不降而在上，就会发生胀满病。这是由于阴阳升降运动反常、消化机能逆乱所致。

故清阳为天，浊阴为地；地气上为云，天气下为下雨；雨出地气，云出天气。故清阳出上窍，浊阴出下窍；清阳发腠理，浊阴走五脏；清阳实四支[5]，浊阴归六腑。

所以清阳之气上升而为蓝天，浊阴之气凝聚而为大地；地气上升成为云，天气下降而为雨；雨来源于地面的水气，云成于天气的蒸化。所以饮食水谷所代的清阳之气出于人体的上窍，饮食水谷所代的糟粕和废水由前后二阴排出；清阳之气的作用是发散腠理，浊厚的阴精的作用是充养五脏；清阳之气能使四肢健壮有力，饮食则靠六腑将其转化成糟粕。

注释

①道：法则、规律。

②父母：这里指根源、起源。

③生杀之本始：生，指生长；杀，指消亡；生杀之本始，就是指自然界万物生长和消亡的根本动力。

④神明之府：神，变化玄妙，不能预测；明，指事物昭著清楚；府，物质积聚的地方；神明之府，就是说宇宙万物变化极其玄妙，有的显而易见，有的隐匿莫测，都源于阴阳。

⑤清阳实四支：“支”通“肢”；清阳，指在外的清净的阳气；四肢主外动，所以清阳充实四肢。

养生大攻略

1. 益气养阴，有秘方

（1）西洋参茶

【原料】西洋参3克。

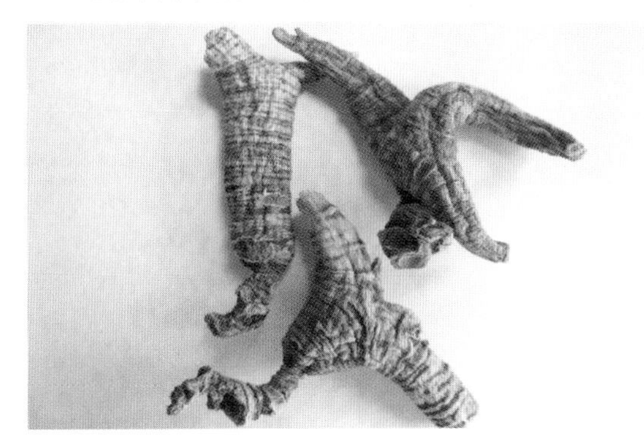

西洋参

【制法】首先把洗净的西洋参，润透切成薄片，并置于杯中，再用沸水冲泡，盖焖 15 分钟后即可饮用。

【功效】益气养阴。

【用法】代茶频频饮用，1 日内饮完，参片可嚼食。

【适用】肺虚久咳、咽干口渴，老年体虚、气阴双虚、癌症放疗、化疗或手术后，体倦燥热，口干唇燥等病症。

（2）熟地黄汤

【原料】人参 10 克，熟地 12 克，麦冬 15 克，花粉 12 克，糯米（布包）20 克，大枣 10 克，甘草 3 克。

【制法】用水加糯米、麦冬等，煎到 7 分时去滓。

【功效】益气养阴，润睛明目。

【用法】水煎服，一日 2 次。

【适用】气虚阴血不足所致的神疲气短、形体消瘦、心烦口渴、两目干涩作痛、畏光、不能久视、视物昏花、头晕耳鸣等。

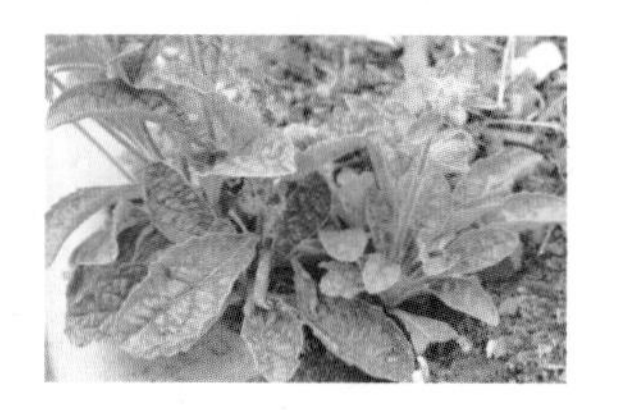
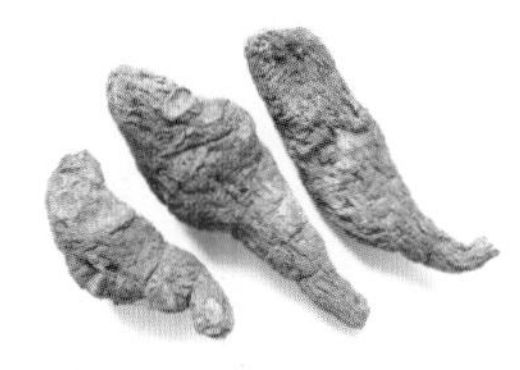

地黄

2. 做菜调味时，不要错放了“四君子”

葱、姜、蒜、椒，人称调味“四君子”，它们不仅能调味，而且能杀菌去霉，对人体健康大有裨益。但在烹调中如何投放才能更提味、更有效，却是一门学问。

（1）肉食，重点是多放椒

烧肉时宜多放花椒，牛肉、羊肉、狗肉更应多放。花椒有助暖作用，还能去毒。

（2）鱼类，重点是多放姜

鱼腥气大，性寒，食之不当会产生呕吐。生姜既可缓和鱼的寒性，又可解腥味。做时多放姜，可以帮助消化。

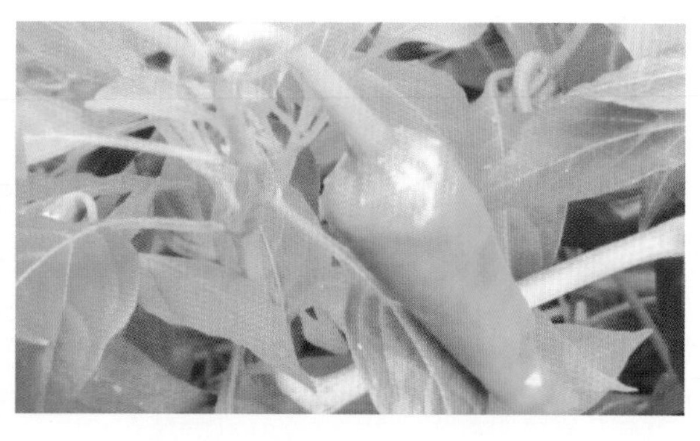

辣椒

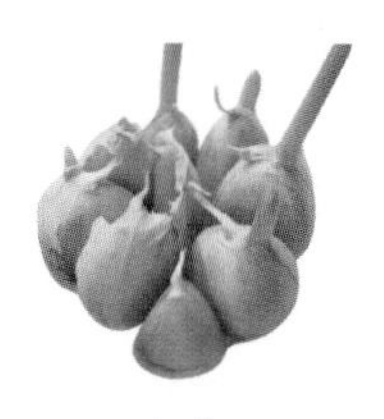

大蒜

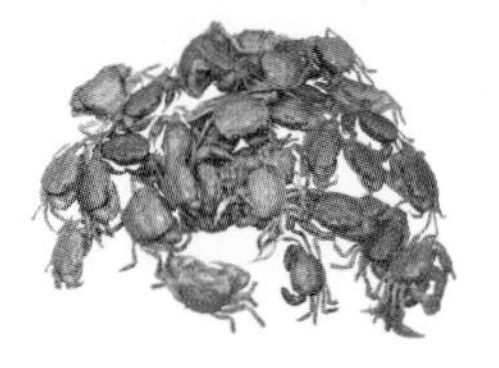

蟹

（3）贝类，重点是多放葱

大葱不仅能缓解贝类（如螺、蚌、蟹等）的寒性，还能抗过敏。不少人食用贝类后会产生过敏性咳嗽、腹痛等症，烹调时应多放大葱，避免过敏反应。

（4）禽肉，重点是多放蒜

因为蒜能提味，烹调鸡、鸭、鹅肉时宜多放蒜，使肉更香、更好吃，也不会因为消化不良而拉肚子。

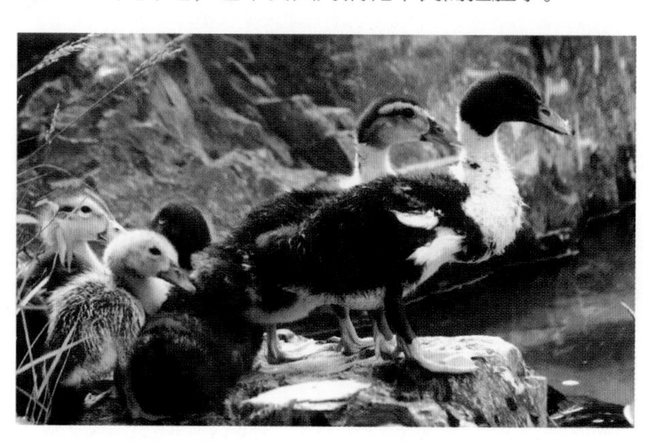

鸭

阴阳离合论

本篇精华

1. 指出了自然界的阴阳变化万千；

2. 自然界变化要则在于一阴一阳，也就是“阴阳对立”和“阴阳统一”。

原文 → 译文

黄帝问曰：余闻天为阳，地为阴，日为阳，月为阴，大小月三百六十日成一岁，人亦应之。今三阴三阳，不应阴阳，其故何也？岐伯对曰：阴阳者，数之可十，推之可百，数之可千，推之可万，万之大不可胜数，然其要一也。

黄帝问道：我听说天属阳，地属阴，日属阳，月属阴，大月和小月合起来共三百六十天而为一年，人也与此相应。如今所说人体的三阴三阳，和天地阴阳之数不符，这是什么道理呢？岐伯回答说：阴阳在具体运用时，经过进一步推演，可以由一及十，由十及百，由百及千，由千及万，甚至数也数不尽，但是概括起来，它的规律却只有一个。

天覆地载，万物方生，未出地者，命曰阴处，名曰阴中之阴；则出地者，命曰阴中之阳。阳予之正，阴为之主；故生因春，长因夏，收因秋，藏因冬。失常则天地四塞①。

阴阳之变，其在人者，亦数之可数。

由于上天的覆盖和大地的承载，万物才会产生，未长出地面时叫作阴处，又称为阴中之阴；若已长出地面，就成为阴中之阳。阳气所赋予万物的是生机，阴气所赋予万物的是形体，所以万物的生发，因于春气的温暖，盛长因于夏气的炎热，收成因于秋气的清凉，闭藏因于冬气的寒冷。如果阴阳的消长失于正常，则天地间生长收藏的变化就要止息。这种阴阳的消长变化，在人说来，也有一定的规律，并且是可以推知的。

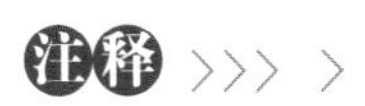

①四塞：指四时阴阳之气阻隔不通。

养生大攻略

1. 早春时节，女性不要爱上裙装而忘了健康

现在，有些爱俏的女士不顾早春寒风的侵袭，依然昂首挺胸，穿着裙装招摇过市。其实，这种违反季节时令，一味追求时装美、线条美的做法，会对人体带来不利的影响。因为人的双脚距心脏最远，血液循环较差，供血不足会引起局部组织坏死。人体双脚一旦受寒，就会反射性地使鼻黏膜的供血量大大减少，引起上呼吸道黏膜的毛细血管收缩，黏膜得不到营养，抵抗力就会减弱。于是，原来潜伏在鼻咽部的病菌、病毒便乘虚而入，使人得病，从而引起旧病复发和上呼吸道疾病频繁发生。此外，由于受到寒冷的侵袭，还会引起冻疮，诱发关节炎，严重者还会导致病毒性心肌炎。

2. 饮用药酒要当心，老年人更须小心

有的老年人为了补养身体，把党参、人参、五味子、枸杞子、蛤蚧、天麻、海马等一些名贵中药泡酒时常饮用，认为这样能延年益寿。其实，药浸泡在酒里，虽能把药品的某些成分浸出，但每次饮进药酒中的有效成分还是有限的。如果药酒饮入过量，酒精的危害要远大于药效。酒精能导致甲状旁腺素分泌不足，进而使肠道对钙、维生素 D 的吸收下降，会出现急躁、记忆力减退、心肌收缩无力等。而有支气管哮喘的老年人，更不能饮用药酒。漂白制酒时使用的防腐剂亚硫酸类，在水中容易释放出二氧化硫，引起哮喘发作。

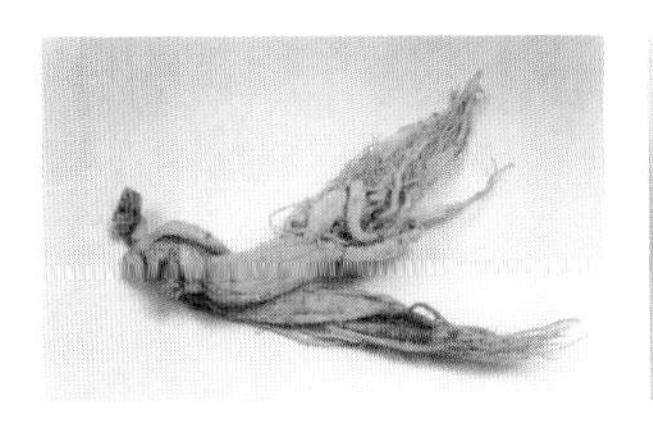

人参

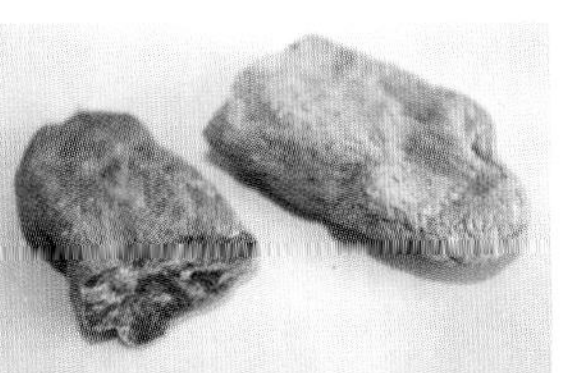

天麻

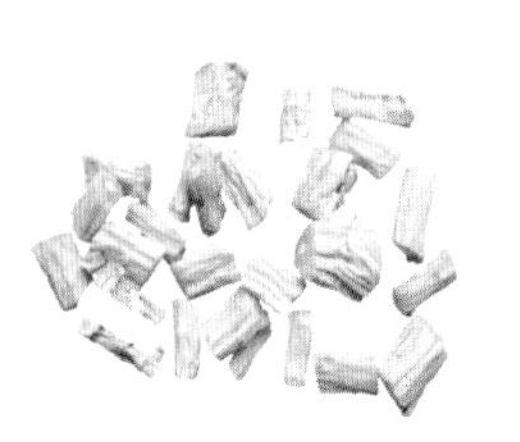

党参

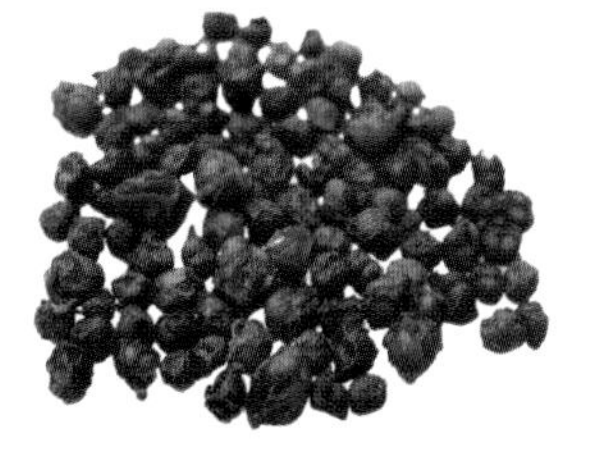

五味子

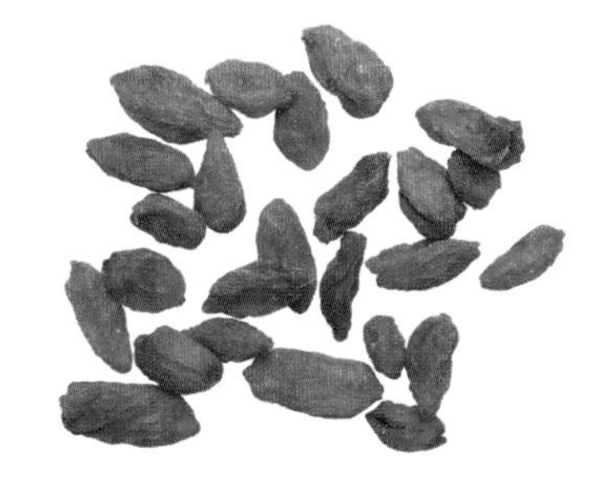

枸杞

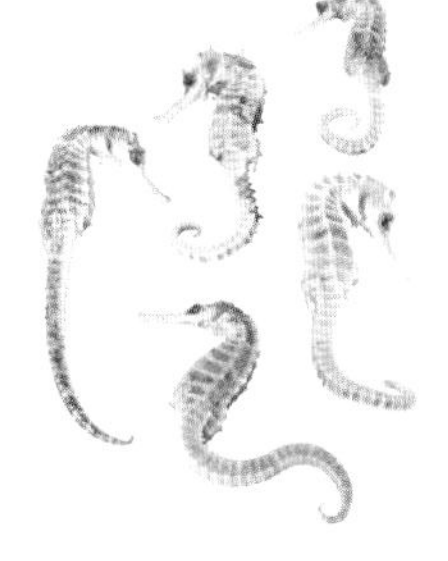

海马

灵兰秘典论

本篇精华

1. 论述了人体六脏六腑的功能、特点，对内脏机能既分工又合作的关系进行了说明；

2. 阐明了心主神明和在十二脏中的关键地位，对“主明则不安”“主不明则十二官危”进行了强调。

原文 → 译文

黄帝问曰：愿闻十二脏之相使，贵贱何如？岐伯对曰：悉乎哉问也！请遂言之。心者，君主之官也，神明出焉。肺者，相傅之官，治节出焉。肝者，将军之官，谋虑出焉。胆者，中正之官，决断出焉。膻中者，臣使之官，喜乐出焉。脾胃者，仓廪[1]之官，五味出焉。大肠者，传道之官，变化出焉。小肠者，受盛之官，化物出焉。肾者，作强之官，伎巧出焉。三焦者，决渎之官，水道出焉。膀胱者，州都[2]之官，津液藏焉，气化则能出矣。凡此十二官者，不得相失也。故主明则下安，以此养生则寿，殁世不殆，以为天下则大昌。主不明则十二官危，使道闭塞而不通，形乃大伤，以此养生则殃。以为天下者，其宗大危，戒之戒之！

黄帝问道：我想听你谈一下，人体六脏六腑这十二个器官的职责分工、高低贵贱是怎样的呢？岐伯回答说：你问得真详细呀！请让我谈谈这个问题。心脏，主宰全身，犹如国家的君主，人的精神意识思维活动都由此而出。肺脏，犹如国家的丞相，辅佐着君主，因主一身之气而调节全身的活动。肝脏，犹如国家的将军，谋略由此而出。胆脏，中正之官，决断由它而出。膻中，犹如君主的使臣，心志的喜乐，靠它传布出来。脾胃犹如国家粮库的长官，五味的营养靠它们的作用而得以消化、吸收和运输。大肠犹如负责转运物品的官员，它能传送食物的糟粕，使其变化为粪便排出体外。小肠犹如负责接收贡品的官员，它承受胃中下行的食物而进一步分化清浊。肾脏，犹如负责建设的官员，它能够使人发挥潜力而产生各种技巧。三焦，犹如负责水利的官员，它能够通行水道。膀胱是汇聚水液的器官，蓄藏津液，通过气化作用，方能排出尿液。以上这十二官，虽有分工，但其作用应该协调而不能相互脱节。所以君主如果明智顺达，则下属也会安定正常，用这样的道理来养生，就可以使人长寿，终生不会发生危殆，用来治理天下，就会使国家昌盛繁荣。君主如果不能明智顺达，那么，包括其本身在内的十二官就都要发生危险，各器官发挥作用的途径闭塞不通，形体就要受到严重伤害，在这种情况下，谈养生续命是不可能的，只会招致灾殃、缩短寿命。同样，以君主之昏聩不明来治理天下，那政权就危险难保了，千万要警惕再警惕！

至道在微，变化无穷，孰知其原！窘乎哉，消者瞿瞿③，孰知其要！闵闵之当④，孰者为良！恍惚之数，生于毫氂，毫氂之数，起于度量，千之万之，可以益大，推之大之，其形乃制。

至深的道理是微渺难测的，其变化也没有穷尽，谁能清楚地知道它的本源！实在是困难得很呀！有学问的人勤勤恳恳地探讨研究，可是谁能掌握它的精要内涵！那些道理暗昧难明，就像被遮蔽着，怎能了解到它的精华是什么！尽管医学的道理深刻精微，但那些包括医道在内的无穷无尽的事物，都是产生于极其微小精细的变化。然后积少成多，就可能需要用规律法度去衡量了。从一到百，从百到万以致无穷，然后再断续扩大到一定程度，就逐渐成为大的实体而被人们所了解。而毫也是起于更小的度量，只不过把它们千万倍地积累扩大，推衍增益，才演变成了形形色色的世界。

注释

①仓廪：储藏未去壳的谷物的地方成为仓，储藏已去壳的谷物的地方成为廪。

②州都：州指水中的陆地；都，指水所汇集之处；州都，即水陆汇集之处。

③消者瞿瞿：消者，“消”通“肖”，指有智慧的人；瞿瞿，勤奋的样子。

④闵闵之当：闵闵，深远；当，事理妥当、合适；闵闵之当，指道理深奥。

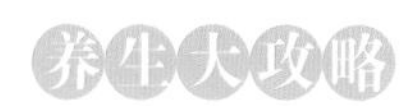

养生大攻略

1. 患了风湿性心脏病，该怎样饮食？

【宜食】少量多餐，多食用易消化的食物。多食用黄、绿色的蔬菜及水果。

【忌食】风湿性心脏病患者后期，由于心脏功能不全，所以常常会使体内积留大量的钠而发生水肿。若摄入食盐过多，体内的钠无法排出体外，就会造成严重的水肿，从而增加心脏负担。因此，风湿性心脏病患者必须控制食盐的摄取。限制油腻的食物，如动物脂肪、黄油、奶油等，这类食物富含饱和脂肪酸，会引起血液中胆固醇上升，故应限制食用。

2.“补气血”药膳，您试过吗？

（1）桃仁旋覆花鸡

【原料】桃仁10克，旋覆花5克，沉香4克，田七5克，青葱5条，鸡1只，绍酒、姜、盐、上汤各适量。

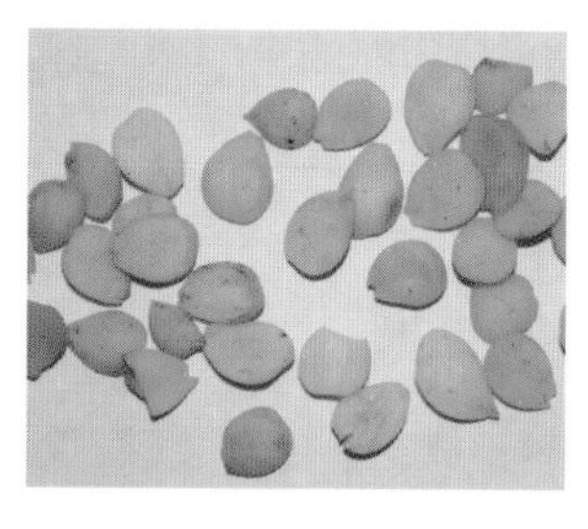

桃仁

旋覆花

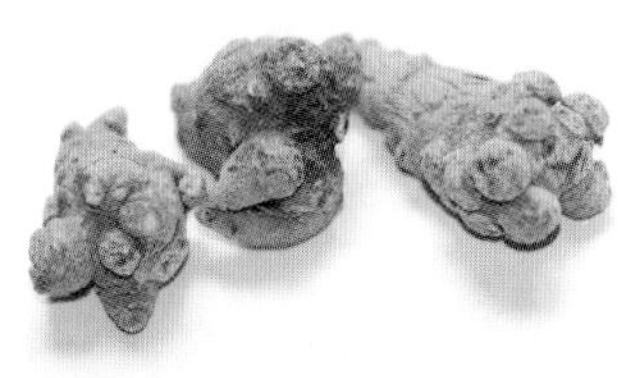

田七

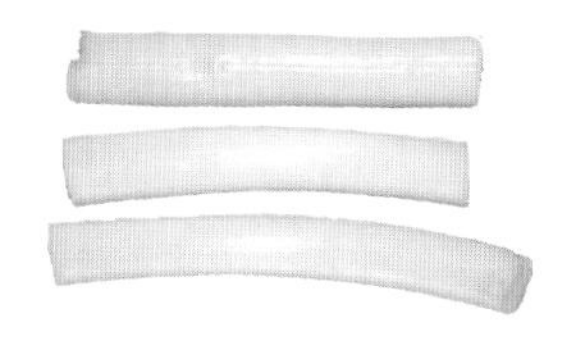

葱白

【制法】先把桃仁去皮尖，旋覆花洗净，沉香打粉，青葱切段，田七打粉，共装入纱布袋中；鸡宰杀后，去毛、内脏及爪，洗净；姜切丝，葱切段。将鸡放在蒸盆内，把盐、绍酒抹在鸡身上，把桃仁、旋覆花、葱、沉香、田七、姜放入鸡腹内，加入上汤1000毫升。把盛鸡的蒸盆置蒸笼内，蒸1小时即成。

【功效】滋补气血，活血化瘀。

【用法】每日1次，每次食鸡肉50克，喝汤。

【适用】心气不足、气血瘀滞型心脏疾病患者。

（2）白萝卜煨羊肉

【原料】羊肉500克、白萝卜500克，精盐、胡椒粉、葱花、料酒各适量。

【制法】将羊肉去筋膜，切成块，入沸水锅内焯一下，捞出洗净；将白萝卜去皮洗净，切成片待用。锅置火上，加入清水，放羊肉烧沸后改用小火煨至羊肉熟，加入盐、料酒、葱花、萝卜片，至羊肉烂熟、萝卜片入味，调入胡椒粉即可。

【功效】白萝卜含有丰富的维生素C、氨基酸等营养物质，能降低体内胆固醇，减少高血压、冠心病的发生。羊肉含蛋白质、脂肪、钙、铁、磷和维生素A、维生素B_1、维生素B_2，有温中祛寒、温补气血等作用。二者合烹，除健体壮阳外，还有降血压，降血脂，防冠心病等功效。

【用法】佐餐，早、晚各一碗。

【适用】哮喘、贫血、产后气血两虚、肺结核、气管炎、腹部冷痛、体虚畏寒、营养不良、腰膝酸软、阳痿早泄以及一切虚寒病症。

异法方宜论

本篇精华

1. 阐述了东、南、西、北、中央的地理环境、自然气候之间的区别，及存在差异的生活习惯，对人体生理活动、人体疾病会造成何种影响；

2. 说明在医生临床上必须对病情和治疗大法进行了解及掌握，同时要结合实际情况。

原文→译文

黄帝问曰：医之治病也，一病而治各不同，皆愈，何也？岐伯对曰：地势使然也。故东方之域，天地之所始生也，鱼盐之地，海滨傍水。其民食鱼而嗜咸，皆安其处，美其食。鱼者使人热中[1]，盐者胜血，故其民皆黑色疏理，其病皆为痈疡，其治宜砭石[2]。故砭石者，亦从东方来。

黄帝问道：医生治病，同一种病而治法不同，但都治好了，这是什么道理呢？岐伯回答说：这是由于地理条件不同的缘故。例如东方是自然界万物生发之气开始的地方，这个地区盛产鱼盐，临海近水，当地的人多吃鱼类而嗜好咸味，人们均安居其处，饮食丰美。但是，吃鱼多了易使热积于中，吃盐多了易耗伤血液，所以该地的居民多皮肤色黑而皮肉腠理疏松，易患痈肿疮疡一类疾病，这种病适宜用砭石治疗。所以用砭石治病的方法，是从东方传来的。

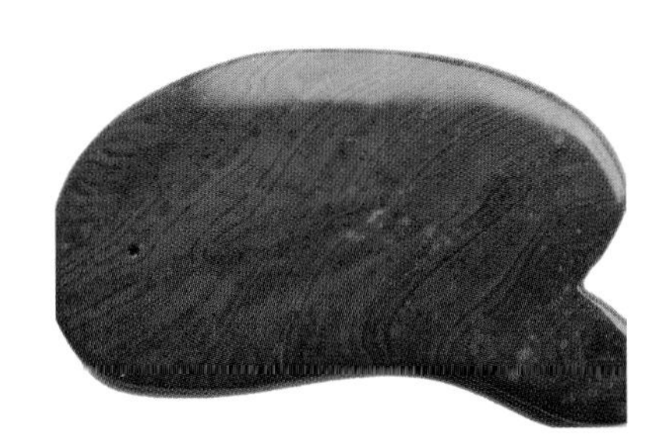

砭石

西方者，金玉之域，沙石之处，天地之所收引也。其民陵居而多风，水土刚强，其民不衣而褐荐，其民华食而脂肥，故邪不能伤其形体，其病生于内，其治宜毒药[3]。故毒药者，亦从西方来。

西方为盛产金玉的地区，遍地沙石，是自然界敛收之气来源之处。当地的人多依丘陵而居，其地多风，水土之性刚强，人们不穿丝棉而穿毛布，铺的是草席，饮食非常鲜美，吃的是酥酪膏肉之类，因而他们的身体肥胖，不易受外邪侵犯，其所患的疾病，多是由于饮食不调、七情不节等自身内部原因引起的，这种病适宜用药物治疗。所以用药物治病的方法，是从西方传来的。

北方者，天地所闭藏之域也。其地高陵居，风寒冰冽，其民乐野处而乳食，脏寒生满病，其治宜灸焫。故灸焫者，亦从北方来。

北方为自然界闭藏之气产生的地区。其地势高，人们依丘陵而居，气候风寒冰冽，当地居民喜欢在野外住宿，吃的是牛羊乳汁，易因内脏受寒而生胀满一类疾病，这种病适宜用艾灸法治疗。所以用艾灸治病的方法，是从北方传来的。

南方者，天地所长养，阳之所盛处也。其地下，水土弱，雾露之所聚也。其民嗜酸而食胕，故其民皆致理而赤色，其病挛痹，其治宜微针，故九针者，亦从南方来。

南方是自然界万物生长繁育，阳气最盛的地方。其地洼下，水土较弱，由于水湿的蒸发，经常雾露集聚。当地的人们喜欢吃酸味和酵化过的食物，其皮肤腠理多致密而色赤，易发生筋脉拘挛、麻痹不仁一类疾病，这种病适宜用微针治疗。所以用九针治病的方法，是从南方传来的。

中央者，其地平以湿，天地所以生万物也众。其民食杂而不劳，故其病多痿厥寒热，其治宜导引按跷[4]，故导引按跷者，亦从中央出也。

中央地区，地势平坦而湿润，自然界出产的物资众多，人们食物品种繁杂，生活比较安逸，少于劳动，易发生痿痹、厥逆一类的疾病，这种病适宜用导引按摩法治疗。所以用导引按摩治病的方法是从中央地区传出来的。

故圣人杂合以治，各得其所宜。故治所以异而病皆愈者，得病之情，知治之大体也。

所以高明的医生，能够综合各种治法，根据不同病情，恰当地运用相应的治法，使之各得适宜的治疗。所以治法虽然不同，而病却均能痊愈，就是因为他能了解病情，掌握治疗方法的缘故。

注释

①热中：指热邪蓄积于中的病症。

②砭石：古代的一种治疗工具，用此刺治某些疾病。

③毒药：泛指各种治病的药物。

④导引按跷：导引，指活动筋骨肢节；按，指按摩；跷，指活动手足。

养生大攻略

1. 绝对不能忽视的养生面食

（1）羊杂面

【原料】白面粉500克，羊舌、羊肾、蘑菇各100克，精盐、味精、胡椒粉、姜各适量。

【制法】将洗净的羊舌、羊肾切成片；把洗净的蘑菇，对切开；白面粉加水揉成面团，擀薄后切成面条；把羊舌、羊肾片入锅，加入适量的水，放入姜，置大火上烧沸后改用小火炖煮至熟烂；下面条，用精盐、味精、胡椒粉调味即成。

【功效】补心益肾。

【用法】佐餐，早、晚各一碗。

【适用】虚劳羸瘦，心肾不足，腰膝酸痛，心悸不宁等症。

（2）白术黄花面

【原料】白术15克，面条500克，豆芽250克，水发香菇30克，黄花菜15克，嫩姜、芹菜、菜油、酱油、味精各适量。

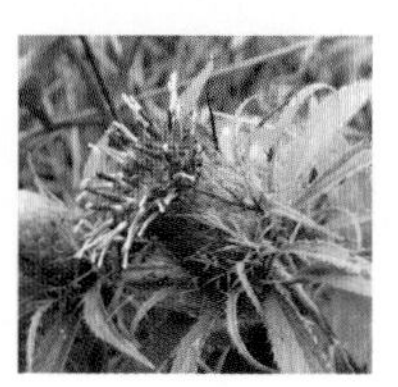
白术

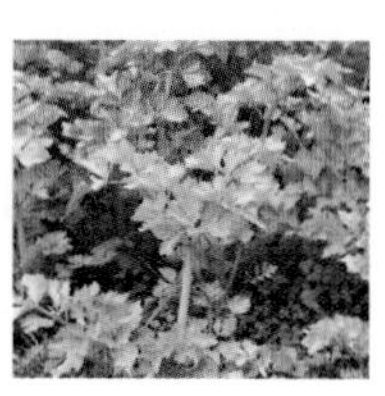
芹菜

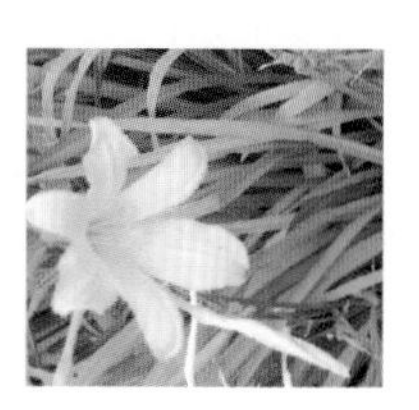
黄花菜

【制法】将白术研成细粉；香菇、嫩姜切丝；芹菜放沸水锅焯一下，切碎；豆芽洗净去根，黄花菜切寸段。将面条放在沸水锅中浸透，捞起沥干水分，然后劈开，淋上熟菜油，拌匀抖松。将炒锅放在中火上，倒入菜油烧至油冒烟，取出一半待用。然后将姜丝放入稍煸，加香菇、黄花菜，翻炒，加酱油、白术粉、味精，加少量水煮沸后，即将面条、豆芽倒入锅中翻拌，加盖稍焖至干熟透，拌入留下的熟油。装盘时，在面条上铺芹菜珠。

【功效】健脾益气，补虚益精。

【用法】每日1次，每次吃面条适量。

【适用】脾虚气弱的肿瘤、冠心病、高血压等病。

移精变气论

本篇精华

1. 阐述了因时代、生活环境不同而导致的疾病发生情况也不一样；

2. 说明了详细的问诊要同时结合四时和五行进行全面的分析的重要性。

原文→译文

黄帝问曰：余闻古之治病，惟其移精变气[①]，可祝由[②]而已。今世治病，毒药治其内，针石治其外，或愈或不愈，何也？

黄帝问道：我听说古时治病，只是移易改变病人的精气，使之精神复强而内守，用画符诵咒并祈祷神灵的祝由方法，病就可以治好。现在治病就不同了，用药物治其内，针石治其外，病仍然有的能治好，有的治不好，这是什么原因呢？

岐伯对曰：往古人居禽兽之间，动作以避寒，阴居以避暑，内无眷慕之累，外无伸宦之形，此恬憺之世，邪不能深入也。故毒药不能治其内，针石不能治其外，故可移精祝由而已。当今之世不然，忧患缘其内，苦形伤其外，又失四时之从，逆寒暑之宜，贼风数至，虚邪朝夕，内至五脏骨髓，外伤空窍肌肤，所以小病必甚，大病必死，故祝由不能已也。

岐伯说：古代人巢居穴处，追逐生存于禽兽之间，用形体运动以御寒，到阴凉之处以避暑，在内没有眷恋思慕名利的烦劳，在外没有追逐官职名利的行为，处在这种清静无为的环境中，则其精气内守，邪气是不能深入侵犯的。所以当其患病时，既不需要药物治其内，也不需要针石治其外，只是用祝由方法来移易改变其精气，病就可以治愈。现在的人们就不同了，在内心理被名利的忧患所煎熬，在外身体被求官的劳苦所损伤，又不能顺从四时气候的变化，违反了寒暑的时宜，加上贼风的不断侵袭，一旦感受了邪气，内则深入到五脏骨髓，外则伤害其孔窍肌肤，由于精气已虚，所以小病必重，大病必死，因此，祝由的方法就治不好他的病了。

帝曰：善。余欲临病人，观死生，决嫌疑，欲知其要，如日月光，可得闻乎？

黄帝说：好。我想在诊察病人时，能够做到观察死生、决断疑难脉症，掌握其要领，像日月之光那样明显，这些道理你能讲给我听吗？

岐伯曰：色脉者，上帝之所贵也，先师之所传也。上古使僦贷季，理色脉而通神明，合之金木水火土、四时八风六合，不离其常，变化相移，以观其妙，以知其要。欲知其要，则色脉是矣。色以应日，脉以应月，常求其要，则其要也。夫色之变化，以应四时之脉，此上帝之所贵，以合于神明也。所以远死而近生。生道以长，命曰圣王。

岐伯说：主望色和切脉的方法，是上古帝王所重视、先师所传授的。上古的皇帝，曾命医师僦贷季研究人的气色和脉象的道理，使之通达神明，配合于金、木、水、火、土、五行和四季、八风、六合的正常活动，及其变化更移的规律，并通过观察这些奥妙的变化，掌握其要领。而这些要领，应用在诊察疾病上，就是望色和切脉。气色的明暗变化，就像太阳之有阴晴，脉象的虚实变化，就像月亮之有盈亏，要经常研究这些要领，并取法于这些要领。人的气色的变化，是和四季的脉象相应的，上古帝王之所以重视，是因为掌握了这一道理，就达到了神灵相通的境地，就可以从色脉诊察出死生的征兆，所以能远离死亡而保持生命。善于摄生而能使寿命延长的人，就是“圣王”。

注释

①移精变气：王冰注：“移谓移易，变谓变改，皆使邪气不伤正，精神复强而内守也。”

②祝由：上古时代的一种治病方法。

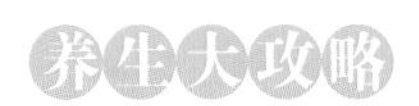

“五步走”就可以轻松搞定秀发

第一步，梳通秀发

在经过一天忙碌的生活后，洗发前不妨先播放轻音乐，把所有的烦恼先放下，边听音乐边洗发。洗头前先用宽齿梳子将头发理顺。注意，千万不要不耐烦地拉扯头发！

第二步，净化发丝

用温水彻底淋湿头发，水温控制在38℃左右；往手掌里倒入洗发露，用手心把洗发露揉起泡沫。从头皮部位抹起，由发根至发梢，将洗发露均匀地抹在头发上，并用指腹轻轻按摩。然后指头轻轻按摩头皮，由头顶移至太阳穴，再左右按摩整个头部，顺着颈部一直按至双肩，左右摇摆头部，颈项放松。建议选用二合一洗发水，在清洁秀发的同时，由内而外滋润发丝、改善发质，补充头皮损失的水分和养分，洗发、护发一次轻松完成，如今，许多品牌的洗发露如飘柔、潘婷等都有深层滋润的功能。

第三步，清洗秀发

清洗时，让水漫过头发，并自上而下抚摸头发。重要的是此时保证不过分地用力摩擦头发，因为摩擦很容易引起损伤；也不要用梳子粗暴地拉扯头发，因为发根经热水浸泡后很脆弱，头发容易被拉掉。

第四步，吹干头发

有人以为吹风机会伤害头发，所以习惯于“自然风干”，但往往是外层的头发干了，头皮却还是潮湿的，如此一来，头皮就容易滋生细菌，反而更受伤。所以，在洗发和按摩步骤完成后，把吹风机调到适宜的温度，从发根向发梢吹干。

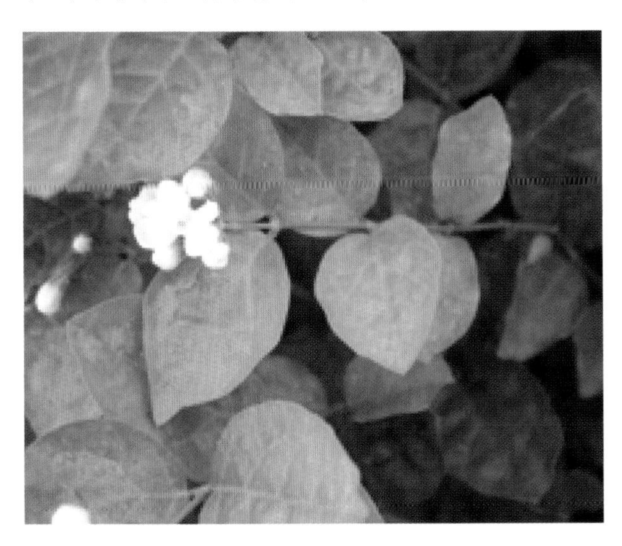

茉莉花

第五步，科学梳头

建议湿发时，不要把头发梳通。正确的梳理头发的方法是待头发大致干后，从发梢开始梳，慢慢地梳向发根，这样不仅可以减少头发之间的摩擦力，而且可以又快又好地把头发梳通。洗发后给自己泡杯茉莉花茶，在音乐的伴随下享受此刻的悠闲时光。

汤液醪醴论

本篇精华

1. 阐述了汤液醪醴的制造和应用；

2. 说明了调摄精神在养生方面和防病方面所起的作用。

原文 → 译文

黄帝问曰：为五谷汤液及醪醴[1]，奈何？岐伯对曰：必以稻米，炊之稻薪，稻米者完，稻薪者坚。

黄帝问道：用五谷做汤煎剂和药酒，应该怎样做？岐伯说：必须用稻米作原料，稻秸作燃料，因为稻米得气完备，稻秸得气坚劲。

帝曰：何以然？岐伯曰：此得天地之和，高下之宜，故能至完，伐取得时，故能至坚也。帝曰：上古圣人作汤液醪醴，为而不用，何也？岐伯曰：自古圣人之作汤液醪醴者，以为备耳，夫上古作汤液，故为而弗服也。中古之世，道德[2]稍衰，邪气时至，服之万全。

黄帝问：为什么这样呢？岐伯说：稻米得天地阴阳的和气，生长于高下适宜的土地上，所以得气最为完备；又由于稻至秋季这一最为得当的时候收割，所以稻秸之质坚劲。黄帝说：上古时代的“圣人”作汤煎剂和药酒，制成后却不使用，是什么原因呢？岐伯说：古代圣人作汤煎剂和药酒，是以备不时之需的，因为上古时代的人们，清静无为，患病较少，所以，虽然作成汤煎剂，却是备而不用。到中古时代，养生道德有所减弱，人体比较虚弱，但还未至真气败坏的程度，虽然时常因邪气的侵袭而患病，但多病势较微，所以用汤煎剂、药酒治疗，病即可痊愈。

帝曰：今之世不必已，何也？岐伯曰：当今之世，必齐[3]毒药攻其中，砭石针艾治其外也。帝曰：形弊血尽而功不立者何？岐伯曰：神不使也。帝曰：何谓神不使？

岐伯曰：针石，道也。精神不进，志意不治，故病不可愈。今精坏神去，荣卫不可复收。何者？嗜欲无穷，而忧患不止，精气弛坏，营泣卫除，故神去之而病不愈也。

黄帝说：现在的人们，虽然服了汤煎剂、药酒，但是病不一定能治好，这是什么原因呢？岐伯说：现在的人们，仅服汤煎剂和药酒是治不好病的，必须调制药物以治其中；砭石、针灸治其外，始能治好病。黄帝说：有的病人，经用药物、针灸等法治疗后，弄得形体弊坏、气血竭尽，但仍不见效，这是什么缘故呢？岐伯说：这是因为病人的神气已经败坏，已不能使那些治法发挥应有的作用。黄帝说：为什么不能发挥其应有的作用呢？岐伯说：针石，是用以治病的方法。但用在精神已经毁坏，志意已经散乱不定的人身上，却不能发挥其应有的作用，所以病不愈。况且现在病人又是精坏神去，营卫已到不可收拾的地步了。这是为什么呢？主要是由于他生活上嗜欲无穷，精神上忧患不止，以致精气毁坏，营血涩少，卫气也失去正常的功能，所以神气去而病不愈。

注释

①醪醴：浊酒。

②道德：此处指养生之道，也指社会风尚。

③必齐：用新鲜的生药所绞出的药汁儿。

养生大攻略

1. 什么人不能穿羽绒服？

羽绒服保暖性好、轻便、美观、结实等，深受人们青睐。但是，有些人穿羽绒服会影响健康，引起疾病或使原有疾病的病情加重。比如，过敏性鼻炎、喘息性气管炎、哮喘患者，忌穿羽绒服。因为羽绒服的保温层是用家禽的羽毛加工制成的。这些羽毛的细小纤维和人体皮肤相接触或被吸入人的呼吸道后，可成为一种过敏源，使人体细胞产生变态反应、毛细血管扩张、管壁渗透性增加、血清蛋白与水分渗出或大量地进入皮下组织。这时身体便出现皮疹和瘙痒等症状。这些物质还能使支气管平滑肌痉挛、粘膜充血水肿、腺体分泌增加、支气管管腔狭窄，使人出现鼻咽痒、眼痒、流涕、胸闷等症状。

2. 年轻人穿太瘦的衣服，会非常糟糕

有些男女青年，为了追求苗条，显露曲线美，常喜欢一些紧箍在身上的瘦衣服。这样做是不当的，长期如此，对身体有害无益。因为穿上紧胸束腰的衣服，像用带子缠住肢体，会影响胸廓发育，降低肺活量；腰束得过紧，腹式呼吸不能正常进行，势必影响胃肠功能及血液循环，甚至还可能引起胃下垂和女性的子宫移位等疾病。另外，穿很瘦的裤子，对男女青年的生殖器官也会产生不良的影响。

诊要经终论

本篇精华

阐述了针刺疗法应结合四时气候，这是因为天气、地气、人气息息相关。一旦违反了该规律，就会酿成不良的后果。

原文 → 译文

黄帝问曰：诊要何如？岐伯对曰："正月二月，天气始方①，地气始发，人气在肝。三月四月，天气正方，地气定②发，人气在脾。五月六月，天气盛，地气高，人气在头。七月八月，阴气始杀③，人气在肺。九月十月，阴气始冰，地气始闭，人气在心。十一月十二月，冰复，地气合，人气在肾。

黄帝问道：诊病的要领是什么呢？岐伯回答说：正月、二月，天之气正在发生，地之气开始萌动，此时人气在肝。三月、四月，天之阳气正盛，地之气开始繁育万物，此时人气在脾。五月、六月，天之气最为旺盛，地之气升到的极高，此时人气在头。七月、八月，阴气开始肃杀，此时人气在肺。九月、十月，阴气开始凝结，地气开始闭藏，此时人气在心。十一月、十二月，冰冻坚厚，地气密闭，此时人气在肾。

故春刺散俞，及与分理，血出而止，甚者传气，间者环也。夏刺络俞，见血而止，尽气闭环，痛病必下。秋刺皮肤，循理，上下同法，神变而止。冬刺俞窍于分理，甚者直下，间者散下。春夏秋冬，各有所刺，法其所在。

所以春天应刺散布于经络肌腠之间的腧穴，待到出血就要停针，病重的应久留针，使其气流通并布散开来，然后出针，病稍轻的，留针的时间要短暂，候其经气循行一周之后，始可出针。夏天应针刺潜在于络脉间的腧穴，见血即止，待邪气尽散后，以手按闭针孔，约在其经气在体内循环一周后，病痛之气便下行而愈。秋天应刺皮肤，循其肌肉的腠理而刺，手经和足经的刺法相同，至患者的神色较未刺前有所改变而止。冬天应深刺其腧穴于腠理深处的近筋骨，病重的，可于其邪气所在之处，直刺深入，病轻的，应于其邪气所在之处，或左或右或上或下分散用针。春夏秋冬，各有其相应的刺法，即根据人气所在，确定针刺的部位。

春刺夏分，脉乱气微，入淫骨髓，病不能愈，令人不嗜食，又且少气。春刺秋分，筋挛，逆气，环为咳嗽，病不愈，令人时惊，又且哭。春刺冬分，邪气著脏，令人胀，病不愈，又且欲言语。

如果春天刺了夏天的部位，将使心气受伤，而脉乱气微，致邪气深入，浸淫于骨髓，不但病不能愈，反因心火衰微，胃土失养而不思饮食，正气不足。春天刺了秋天的部位，将使肺气受伤，就会使人筋脉拘挛，气机逆乱，邪气逆转，环周及肺以致咳嗽，不但病不能愈，反因肝气伤而时惊，肺气伤而欲哭。春天刺了冬天的部位，将使肾气受伤，致邪气深入五脏，使人胀满，不但病不能愈，而且使人多言。

夏刺春分，病不愈，令人懈堕。夏刺秋分，病不愈，令人心中欲无言，惕惕④如人将捕之。夏刺冬分，病不愈，令人少气，时欲怒。

夏天刺了春天的部位，将使肝气受伤，不但病不能愈，而且使人全身懈惰无力。夏天刺了秋天的部位，将使肺气受伤，不但病不能愈，而且使人心中不欲言语，自觉恐惧犹如别人将要逮捕他一样。夏天刺了冬天的部位，将使肾气受伤，不但病不能愈，反而使人正气虚弱，时时想要发怒。

秋刺春分，病不已，令人惕然欲有所为，起而忘之。秋刺夏分，病不已，令人益嗜卧，又且善梦。秋刺冬分，病不已，令人洒洒时寒。

秋天刺了春天的部位，将使肝气受伤，不但病不能愈，反因肝气不能养心而心神不足，想要做什么事，起来却忘了。秋天刺了夏天的部位，将使心气受伤，不但病不能愈，而且使人更加嗜睡而容易做梦，秋天刺了冬天的部位，将使肾气受伤，不但病不能愈，反而使人感到寒气森森，常常发冷。

注释

①方：升华。
②定：通正，正在。
③杀：肃杀，收敛肃杀之义。
④惕惕：惊恐的样子。

养生大攻略

1. 养生“鱼”膳

（1）淮山炖水鱼

【原料】淮山药 30 克，水鱼 1 条。

【制法】先用热水烫水鱼，使其排尿后，再去内脏，切块，加淮山药隔水炖至水鱼熟烂。

【功效】滋阴补肾。

【用法】饮汤食肉，每周 1 次。

【适用】高血压病。

（2）山茱萸炖甲鱼

【原料】山茱萸 20 克，甲鱼 250 克，红枣 20 枚，葱、姜、盐各适量。

【制法】将甲鱼剁去头、爪，除去内脏；山茱萸洗净；红枣洗净去核；葱洗净切段，姜切片。山茱萸放入锅内，

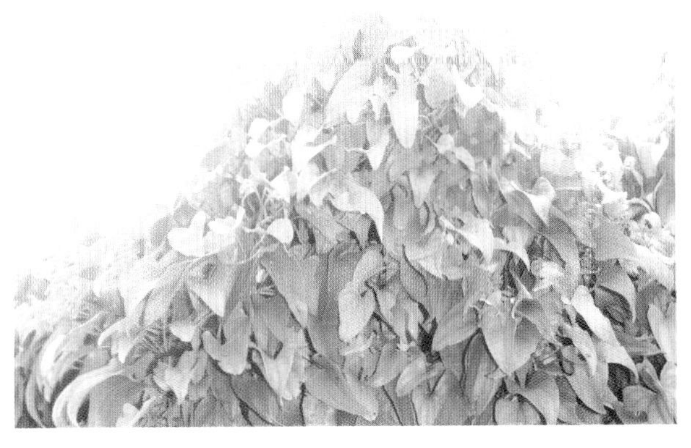

淮山药

加水 2000 毫升，煎煮 20 分钟，加入甲鱼、红枣、姜、葱、盐，炖熬 1 小时即成。

【功效】滋阴补肾，益气补血。

【用法】每日 2 次，每次 100 克，吃甲鱼肉、喝汤，佐餐、单食均可。

【适用】肝肾阴虚、肝肾不足的人。

2. 和鸡、鸭“合拍”的补肾药膳

（1）栗子蒸鸡

【原料】栗子 250 克，母鸡 1 只。

【制法】栗子去壳；母鸡宰杀后去毛及内脏，切成小块；将栗子和鸡肉共装入盆内，加上细盐、黄酒和姜片，上锅隔水蒸至鸡肉熟透即可。

【功效】健脾补肾，温中益气，活血止血。

【用法】佐餐，食鸡肉、栗子，饮汤，分次食完。

【适用】脾肾阳虚之低血压症。

（2）核桃油烫鸭

【原料】核桃仁 200 克，荸荠 150 克，洋鸭 1 只，鸡肉泥 100 克，油菜末、葱、生姜、食盐、鸡蛋清、味精、料酒、湿玉米粉、花生油各适量。

【制法】将洋鸭宰杀，去毛，开膛去内脏，洗净，用开水氽一遍，装入盆内，加入葱、生姜、食盐、料酒少许，上笼蒸熟透取出晾凉后，将洋鸭去骨，切成两块，另用鸡肉泥、鸡蛋清、湿玉米粉、味精、料酒、盐调成糊，再把核桃仁、荸荠剁碎，加入糊内，淋在鸭子内膛肉上。将鸭子放入锅内，用油炸酥，捞出沥去余油，用刀切成长条块，摆在盘内，四周撒些油菜末即可。

【功效】补肾固精，温肺定喘，润肠。

【用法】每日 1 次，每次吃鸭肉 200 克。

【适用】肾虚咳嗽，腰痛，阳痿，大便燥结，肾虚石淋等症。

（3）菟丝鸡肠饼

【原料】菟丝子 25 克，公鸡肠 1 具，面粉 250 克，菜油、食盐、葱、生姜、大蒜各适量。

【制法】将菟丝子研粉；公鸡肠洗净破开，放入锅内，加火焙干，然后粉碎成细粉待用。将面粉放入盆内，再将鸡肠、菟丝子粉倒入，混合均匀，加水适量，和成面团。将调料放入面团内，做成饼子，烙熟即成。

【功效】补肾缩尿。

【用法】每日 1 次，每次吃饼 100 克。

【适用】中老年人尿频、多尿等症。

脉要精微论

本篇精华

1. 按照医生切脉的位置来了解人体内脏的病变；
2. 举例引述各种脉象主病，并以资作临床参考。

原文→译文

帝曰：有故病五脏发动，因伤脉色，各何以知其久暴至之病乎？岐伯曰：悉乎哉问也！征其脉小色不夺者，新病也！征其脉不夺[1]其色夺者，此久病也；征其脉与五色俱夺者，此久病也；征其脉与五色俱不夺者，新病也；肝与肾脉并至，其色苍赤，当病毁伤，不见血，已见血，湿若中水也。

黄帝说：有旧病又有五脏感触外邪而得的新病，都会影响到脉色而发生变化，怎样区别它是旧病还是新病呢？岐伯说：你问的很详细啊！只要验看它的脉虽小而气色却不失于正常的，就是新病；验看它的脉象不失正常而气色失于正常，则是旧病；验看它的脉象与气色均失于正常的，也是旧病；验看它的脉象与面色都不失于正常的，乃是新病。如果肝脉与肾脉同时出现，脉见沉弦，气色青赤，是因为有毁伤瘀血所致，而外部没有见血，或外部已见血，若非此症，则是由于湿邪或水邪所致。

尺内两傍[2]，则季胁也。尺外以候肾，尺里以候腹。中附上，左外以候肝，内以候鬲；右外以候胃，内以候脾。上附上，右外以候肺，内以候胸中；左外以候心，内以候膻中。前以候前，后以候后。上竟上者，胸喉中事也；下竟下者，少腹腰股膝胫足中事也。

尺肤之内两边的部位，可以诊察季胁的病情。尺肤之外，可以诊察肾脏，尺肤之外，可以诊察腹部。尺肤部的中段、左臂的外侧可以诊察肝脏，左臂的内侧可以诊察膈部；右臂的外侧可以诊察胃腑，右臂的内侧可以诊察脾脏。尺肤部的上段，右臂外侧可以诊察肺脏，右臂内侧可以诊察胸中；左臂外侧可以诊察心脏，左臂内侧可以诊察膻中。尺肤部的前面，臂内阴经所属的部位可以诊察胸腹部；后面，臂外阴经所属的部位可以诊察背部。从尺肤上段直达鱼际处，主胸部与喉部的疾病；从尺肤部的下段直达肘横纹处，主小腹、腰、股、膝、胫、足等处的疾病。

粗大者，阴不足阳有余，为热中也。来疾去徐，上实下虚，为厥巅疾；来徐去疾，上虚下实，为恶风也。故中恶风者，阳气受也。有脉俱沉细数者，少阴厥也；沉细数散者，寒热也；浮而散者为眴仆。诸浮不躁者皆在阳，则为热；其有躁者在手。诸细而沉者，皆在阴，则为骨痛；其有静者在足。数动一代者，病在阳之脉也，泄及便脓血。

脉象洪大的，是由于阴精不足而阳气有余，故会造成内热之病。脉象来时急疾而去时徐缓，这是由于上部实而下部虚，气逆于上，会造成厥逆、癫仆一类的疾病；脉象来时徐缓而去时急疾，这是由于上部虚而下部实，会造成疠风之病。患这种病的原因，是因为阳气虚而失去捍卫的功能，所以才感受邪气而发病。所有的脉象都沉细而数的，表明人的足少阴经发生了厥逆；脉象都沉细数散，表明得了阴虚阳亢之虚劳寒热病；脉象虚浮而散，表明人患了眩晕仆倒之病。所有脉象都浮而不躁，表明邪气都在体表，会出现发热的症状；如浮而躁急的，则病在手三阳经。所有的脉象都又细而沉，表明邪气均已侵入体内，会造成骨节疼痛，病在手三阴经；如果脉细沉而静，其病在足三阴经。脉动过速而时有中止，是病在阳分，为阳热郁滞的脉象，会出现泄利或大便带脓血的疾病。

注释

①不夺：指不失正常。
②两傍：两边的部位。

养生大攻略

1. 五脏粥疗法

（1）龙眼莲子猪肝粥

【原料】龙眼肉 20 克，莲子 30 克，猪肝 100 克，糯米 60 克。

【制法】龙眼肉、莲子、猪肝分别洗净，莲子去皮、芯，猪肝切成片状。糯米用清水淘洗，与龙眼肉、莲子同入锅，加水适量，煮成稀粥，待粥将熟时放入猪肝、食盐和黄酒，候猪肝熟透即可。

【功效】健脾补血，益气补虚，补益五脏，养心安神。

【用法】每天早餐时温服，可连服 5 ~ 7 天。

【适用】气阴两虚型低血压症。

（2）蛋花粥

【原料】鸡蛋 1 个，糯米 100 克，食盐少许。

【制法】糯米以常法煮粥，待粥将熟时，把鸡蛋打匀后加入粥内，再煮片刻，放食盐。

【功效】补益五脏，养血润燥。

【用法】每日早、晚各食 1 次，常用。

【适用】气血亏虚之低血压症。

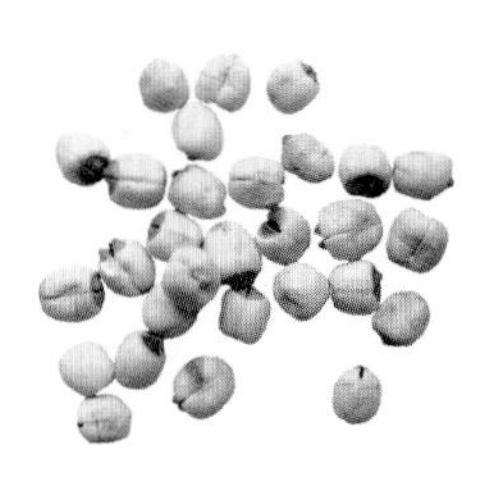
莲子

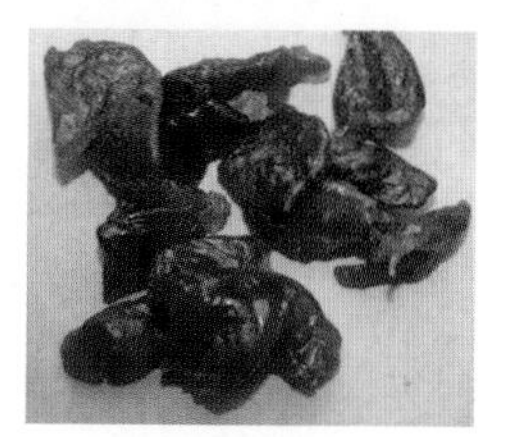
龙眼肉

平人气象论

本篇精华

1. 针对平脉、病脉和死脉说明了五脏的脉象；
2. 阐述了四时不同的脉象。

原文 → 译文

春胃微弦曰平[①]；弦多胃少曰肝病；但弦无胃曰死；胃而有毛[②]曰痎病，毛甚曰今病。脏真散于肝，肝藏筋膜之气也。

春天有胃气的脉应该是弦而柔和的微弦脉，就是无病；如果弦象很明显而缺少柔和的胃气，为肝脏有病；脉见纯弦而无柔和的胃气，主死；若虽有胃气而兼见轻虚以浮的毛脉，是春见秋脉，故预测其到了秋天就要生病，如毛脉太甚，现时就会发病。春天脏真之气散于肝，故肝藏筋膜之气。

夏胃微钩[③]曰平；钩多胃少曰心病；但钩无胃曰死；胃而有石[④]曰冬病，石甚曰今病。脏真通于心，心藏血脉之气也。

夏天有胃气的脉应该是钩而柔和的微钩脉，乃是无病；如果钩象多而缺少柔和的胃气，为心脏有病；脉见纯钩而无柔和的胃气，主死；若虽有胃气而兼见沉象的石脉，是夏见冬脉，故预测其到了冬天就要生病，如石脉太甚，现时就会发病。夏天脏真之气通于心，心之所藏则是血脉之气。

长夏胃微软弱曰平；弱多胃少曰脾病；但代[⑤]无胃曰死；软弱有石曰冬病，弱甚曰今病。脏真濡于脾，脾藏肌肉之气也。

长夏有胃气的脉应该是微弱的脉，乃是无病；如果弱脉多而缺少柔和胃气，为脾脏有病；如果见弱而无胃气的代脉，主死；若弱脉中兼见沉象的石脉，估计其到了冬天就要生病；如石脉太甚，现时就会发病。长夏脏真之气濡养于脾，脾藏肌肉之气。

秋胃微毛曰平；毛多胃少曰肺病；但毛无胃曰死；毛而有弦曰春病，弦甚曰今病。脏真高于肺，以行营卫阴阳也。

秋天有胃气的脉应该是轻虚以浮而柔和的微毛脉，乃是无病；如果脉象毛多而缺少柔和之胃气，为肺脏有病；如脉见纯毛而无胃气，就主死亡；若毛脉中兼见弦象，预测其到了春天就要生病；如弦脉太甚，现时就会发病。秋季脏真之气上藏于肺，肺位高居上焦，故肺主运行营卫阴阳之气。

冬胃微石曰平；石多胃少曰肾病；但石无胃曰死；石而有钩曰夏病，钩甚曰今病。脏真下于肾，肾藏骨髓之气也。

冬天有胃气的脉应该是沉石而柔和的微石脉，乃是无病；如果脉见沉石而缺少柔和的胃气，为肾脏有病；如脉见沉石而无柔和的胃气，主死；若沉石脉中兼见钩脉，预测其到了夏天就要生病；如钩脉太甚，现时就会发病。冬天真脏之气下藏于肾，肾藏骨髓之气。

注释

①春胃微弦曰平：即春季脉有胃气略带弦就是平常人的脉象。

②毛：形容脉来轻浮无力，如按在毛上的感觉。

③钩：形容脉来洪大，来盛去衰之义。如钩端微曲之象。

④石：形容脉来沉实，如石沉水中。

⑤代：指软弱之极而无胃气之脉。

养生大攻略

戴帽、脱帽非同小可，因为它关系到我们的健康，不信请看：

1. 忌秋凉早戴帽

俗话说："秋不忙加冠，春不忙减衣。"特别是一些年老体弱的人，习惯秋风一起或稍有寒意就忙着戴帽子，很少让头部的肌肤在稍冷的环境中"锻炼"一下，这样就减弱了头部的抗菌能力，待到真正天寒地冻、数九寒冬的时候，就会经不住寒冷的侵袭，很容易引起伤风感冒。

2. 忌遇热就脱帽

请不要在寒冬有汗气时随便脱帽。因为冬季戴帽进行长跑、打球等运动或做较重的体力活儿后，一般头部会冒汗，这时头部体表的毛细血管扩张、散热，如果随便脱帽宽衣，受寒风吹袭后，会立即引起伤风感冒、头痛、咳嗽。正确的做法是回到室内，先擦去汗气再脱帽。

3. 冬天忌光头不戴帽子

数九隆冬，人人往往注意多穿衣服以防寒保暖，但却忽视头部的防寒保暖。许多人把帽子视为戴与不戴无足轻重的东西；也有的人只顾潇洒，再冷的天也光着头。这些做法是不科学、不可取的。

因为人的头部和整个身体的热平衡，有着密切的关系。在寒冷的条件下，一个人如果只是身上穿得很暖，但是不戴帽子，那么身体的热量会迅速从头部散去，这种热散失所占的比例相当大。据有关实验结果表明：处于静止状态，不戴帽子的人，从头部散失的热量，在环境气温为15℃时，为人体总热量的三分之一；当环境气温为−15℃时，从头部散失的热量却高达人体总热量的四分之三以上。

另外，在热生理学中，把散热多于产热称为“热债”。总体来说，在热债不大于105焦（25卡）的情况下，人体基本维持热舒适状态；在热债达到335千焦（80千卡）时，人体就会有不舒服的冷感；如热债达到622千焦（150千卡）时，人体便会出现激烈的寒颤。

由此可见，冬天在室外戴一顶帽子，即使是比较薄的帽子，其防寒效果也是显著的。而天气再冷也不戴帽子的做法是犯忌的，是有损身体健康的。

玉机真脏论

本篇精华

1. 描写了真脏脉象，并据此预决死期，还说明了真脏脉的出现会导致死亡的原因；

2. 诊病要从患者身上去体验，同时结合气候的变化和周围的环境。

原文→译文

黄帝曰：见真脏曰死，何也？岐伯曰：五脏者，皆禀气于胃，胃者，五脏之本也。脏气者，不能自致于手太阴，必因于胃气，乃至于手太阴也。故五脏各以其时，自为而至于手太阴也。故邪气胜者，精气衰也；故病甚者，胃气不能与之俱①至于手太阴，故真脏之气独见，独见者，病胜②脏也，故曰死。帝曰：善。

黄帝说：见到真脏脉就要死亡，是什么道理呢？岐伯说：五脏的营养，都依靠胃府的水谷精微来供养，胃为水谷之海，以养五脏，故为五脏之本。五脏之脉气，不能自行到达手太阴脉口，必须依赖胃气的作用，才能达到手太阴。所以五脏之气各按其应旺之时，随同胃气，自行出现于手太阴脉口。如果邪气盛，精气必然衰弱和不足，所以当疾病严重时，胃气就不能与五脏之气一齐到达手太阴脉口，因而真脏脉气便会单独出现，真脏脉的出现，是由于病气胜过脏气所致，如此则胃气已败，故主死。黄帝说：讲得好。

黄帝曰：凡治病，察其形气色泽，脉之盛衰，病之新故，乃治之，无后其时。形气相得，谓之可治；色泽以浮，谓之易已；脉从四时，谓之可治；脉弱以滑，是有胃气，命曰易治，取之以时。形气相失，谓之难治；色夭不泽，谓之难已；脉实以坚，谓之益甚；脉逆四时，为不可治。必察四难而明告之。

黄帝说：一般在治病的时候，必须首先诊察患者的形体、神气及色泽的变化、脉象的盛衰、疾病的新久，然后给予及时的治疗，不可迁延时日。患者形气相一致，气盛形也盛，气虚形也虚，是可治之症；颜色润泽而鲜明，疾病也容易痊愈；脉象和四时相应是可治之症。脉来柔软而滑利，是有胃气的现象，疾病容易治疗，必须抓住有利时机，进行治疗。形气不相称，如形盛气衰，气盛形衰，这样的疾病难以治疗；颜色晦暗枯槁，疾病难以治愈；脉实而坚硬，是疾病加重；脉与四时相反，乃是疾病到了不可治疗的地步。必须审查疾病在发展变化中的四种不易治疗的情况，并清楚地告诉患者。

所谓逆四时者，春得肺脉，夏得肾脉，秋得心脉，冬得脾脉，其至皆悬绝沉涩者，命曰逆四时，未有脏形，于春夏而脉沉涩，秋冬而脉浮大，名曰逆四时也。病热脉静，泄而脉大，脱血而脉实，病在中脉实坚，病在外脉不实坚者，皆难治。

所谓脉与四时相反，就是春天见到肺脉，夏天见到肾脉，秋天见到心脉，冬天见到脾脉，而且这些脉象来时皆悬绝无根，或沉涩不起，这就叫做与四时相反的脉象。假如五脏的脉形不能随着时令而表现于外，而在春夏阳气生旺的季节，反见沉涩的脉象；在秋冬阳气收藏的季节，反见浮大的脉象，这也叫作逆四时。热病脉宜洪大而反沉静，泄泻脉应沉小而反浮大，脱血脉应轻虚而反实强，病在中是内伤脉应虚而反坚实，病在外是脉应实坚而反不实坚，这些都是脉证相反的情况，都属于难治之症。

注释

①俱：一齐。

②胜：胜过。

养生大攻略

1. 不可小觑的“营养之王”——大豆

大豆被称为“营养之花”“豆中之王”“田中之肉”，是数百种天然食物中最受营养学家推崇的食物。每100克大豆含蛋白质36.3克，是小麦的3.6倍，是玉米的4.2倍，是稻米的5倍，是番薯的10倍，比牛肉、鸡肉、牛奶的高2倍以上，比猪肉的高1倍，且品质较好，富含人体需要的8种必需氨基酸，接近全脂蛋白。大豆的脂肪含

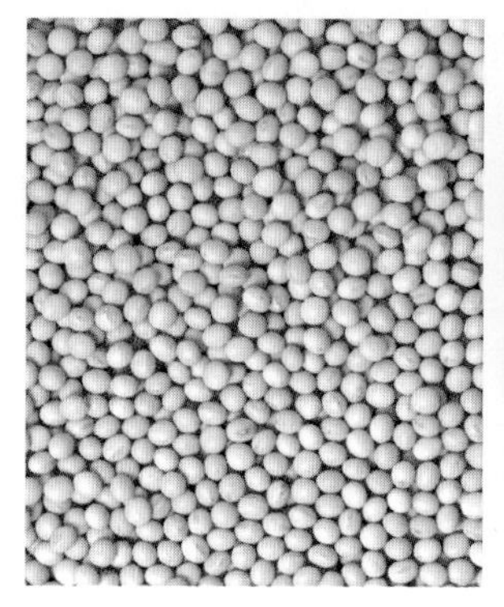

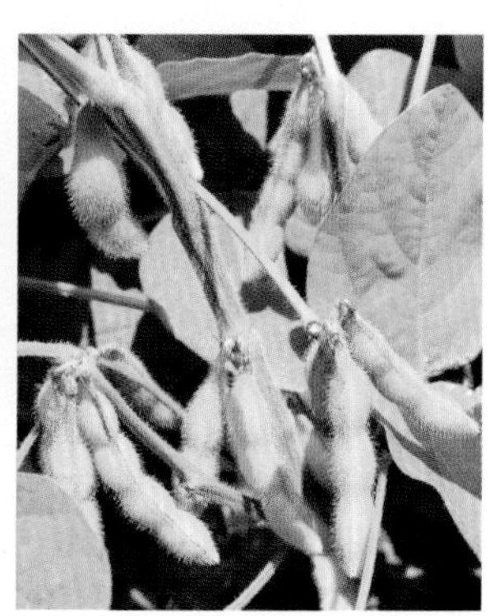

大豆

量也很丰富，高达15%～20%，且以不饱和脂肪酸为主。

此外，大豆含有特殊成分——皂甙，具有抗炎症、抗溃疡及降血脂的作用。每100克大豆还含有粗纤维4.8克，钙367毫克，磷571毫克，铁11毫克，胡萝卜素0.4毫克，维生素B_1 0.79毫克，维生素B_2 0.25毫克，尼克酸2.1毫克。

现代医学认为，大豆可以预防动脉硬化，抑制人体发胖，防止缺铁，补充钙质以及减少胆固醇在体内的积存，增强脑细胞发育，增强记忆力，降低血糖和防癌抗癌。祖国医学认为，大豆性平味甘，有宽中益气，利大肠，清热解毒，利水消肿之功效。

青大豆嫩食炒着吃或煮着吃，有补肝养胃、滋补强壮的功效。黑大豆的蛋白质含量最高，有助于长筋骨，并有悦颜面、乌须发、明目宁心和延年益寿的功效。

三部九候论

本篇精华 >>>

1. 说明了什么是“三部九候”；
2. 介绍了“三部九侯”的部位及所属之脏腑等。

原文 → 译文 >>>

帝曰：愿闻天地之至数。合于人形血气，通决死生，为之奈何？岐伯曰：天地之至数，始于一，终于九焉。一者天，二者地，三者人。因而三之，三三者九，以应九野。故人有三部，部有三候，以决死生，以处百病，以调虚实，而除邪疾。

黄帝说：我想听你讲讲天地的至数，是怎样与人体的气血相应及决断疾病的生死呢？岐伯说：天地的至数，开始于一，终极于九。一是奇数为阳，所以应天；二是偶数为阴，所以应地；人生天地之间，所以三以应人。天地人合而为三，三三为九，以应九野之数。所以人体有上中下三部，每部各有天地人三候，可以诊察这些部位的脉搏，以判断人的死生，以诊断各种疾病，调理其阴阳虚实，从而达到祛除疾病的目的。

帝曰：何谓三部？岐伯曰：有下部，有中部，有上部，部各有三候。三候者，有天有地有人也，必指而导之[1]，乃以为真。上部天，两额之动脉；上部地，两颊之动脉；上部人，耳前之动脉。中部天，手太阴也；中部地，手阳明也；中部人，手少阴也。下部天，足厥阴也；下部地，足少阴也；下部人，足太阴也。故下部之天以候肝，地以候肾，人以候脾胃之气。帝曰：中部之候奈何？岐伯曰：亦有天，亦有地，亦有人。天以候肺，地以候胸中之气，人以候心。帝曰：上部何以候之？岐伯曰：亦有天，亦有地，亦有人。天以候头角之气，地以候口齿之气，人以候耳目之气。三部者，各有天，各有地，各有人。三而成天，三而成地，三而成人。三而三之，合则为九。九分九野，九野为九脏。故神脏五，形脏四，合为九脏。五脏已败，其色必夭，夭必死矣。

黄帝说：什么是三部呢？岐伯说：有下部，有中部，有上部，这是三部。每一部又有三候。所谓三候，是以天地人来代表的，这些部位必须经过仔细切摸循按，才会得到三部九候脉的本体。上部天候，在两额的动脉处；上部地候，在两颊的动脉处；上部人候，在两耳前的动脉处。中部天候，即两手太阴经经渠穴动脉处；中部地候，即两手阳明经合谷穴的动脉处；中部人候，即两手少阴经神门穴的动脉处。下部天候，即足厥阴经的五里穴的动脉处；下部地候，即足少阴经太溪穴的动脉处；下部人候，即足太阴经的箕门穴的动脉处。故而下部天候，可以诊察肝的病变；下部地候，可以诊察肾的病变；下部人候，可以诊察脾胃的气机变化。黄帝说：中部之候是怎样的呢？岐伯说：中部亦有天、地、人三候。中部天候，以诊察肺的病变；中部地候，以诊察胸中的气机变化；中部人候，以诊察心的病变。黄帝说：上部如何诊察机体的病变呢？岐伯说：上部也有天候，也有地候，也有人候。天候以诊察头角部位的气机变化；地候以诊察口齿部位的气机变化；人候以诊察耳目的气机变化。所以上、中、下三部，各有天候，各有地候，各有人候。三部中有三个天候，三个地候，三个人候。三三得九，合则为九候。九候以应九野，九野以应人身的九脏。所以人体内有心、肝、脾、肺、肾等藏神志的五神脏，还有胃、小肠、大肠、膀胱等藏有形之物的四形脏，合为九脏。如果五神脏的脏气败坏，则表现在面部的颜色，必然晦暗枯夭，颜色枯夭是病情危重乃至死亡的征象。

注释 >>>

①指而导之：必须要有老师的指导，才能掌握三部九侯的规律。

养生大攻略

1. 防贫血药膳之“姜汁黄鳝饭”

【原料】黄鳝150克，姜汁20毫升，大米100克。

【制法】黄鳝削皮去骨，洗净切丝，用姜汁、花生油拌匀。大米淘净蒸饭，水将干时放鱼丝于饭面，小火焖熟即成。

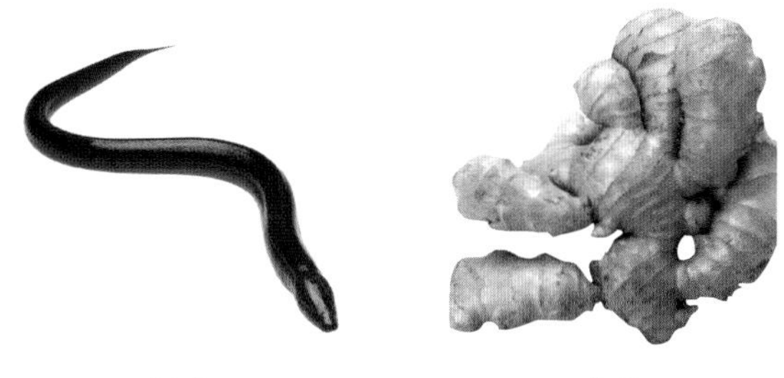

鳝鱼　　生姜

【功效】补虚健脾。

【用法】每日 1 次，当餐食用。

【适用】脾虚引起的贫血。

2. 补五脏药膳之“沙苑烧牛肉”

【原料】沙苑子 30 克，牛肉 500 克，水发玉兰片 25 克，香菜、绍酒、精盐、味精、花椒、葱、生姜、水豆粉、菜油、鸡汤各适量。

【制法】将沙苑子淘洗干净；牛肉洗净，切块；玉兰片切成象眼片；调料备齐待用。铁锅内放入菜油，烧熟时，将牛肉下油锅内，炸至火红色时捞出。将锅内放菜油，用葱、姜炸锅，下花椒、精盐、料酒、味精、鸡汤，再下牛肉和沙苑子，烧开后，放文火上煨炖，至肉煨熟烂时，移到武火上烧开，勾芡粉，淋芝麻油，撒上香菜段即成。

【功效】补五脏，调血脉，治虚劳，壮阳益精，暖腰脊。

【用法】每日 1 次，每次吃牛肉 100 克。

【适用】因肾阳不足所致的腰膝酸软，阳痿早泄，畏寒肢冷等症。

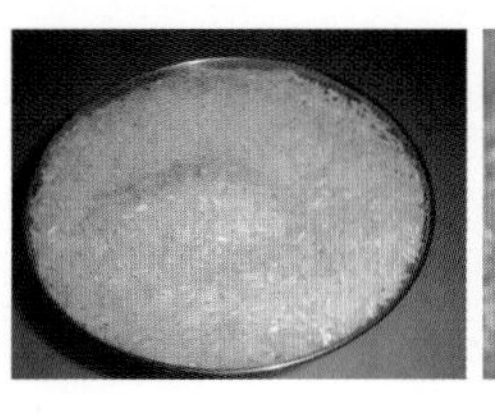

大米

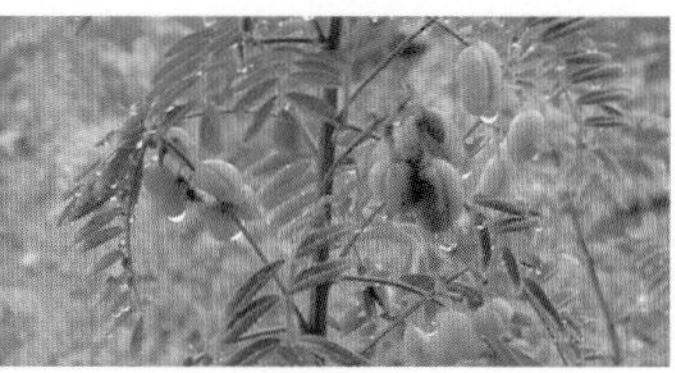

沙苑子

宣明五气论

本篇精华

以五脏为中心，运用五行学说对人的脏腑功能、病情变化和饮食宜忌等进行分类和归纳。

原文 → 译文

五味所入：酸入肝，辛入肺，苦入心，咸入肾，甘入脾，是谓五入。五气所病[1]：心为噫，肺为咳，肝为语[2]，脾为吞[3]，肾为欠、为嚏，胃为气逆，为哕[4]、为恐，大肠、小肠为泄，下焦溢水，膀胱不利为癃[5]，不约为遗溺，胆为怒，是谓五病。

五味入胃之后，各归其所喜入的脏腑；酸味入肝，辛味入肺，苦味入心，咸味入肾，甘味入脾，这就是五味各随其所喜而入五脏。五脏之气失调后所发生的病变：心气失调则嗳气；肺气失调则咳嗽；肝气失调则多言；脾气失调则吞酸；肾气失调则为呵欠、喷嚏；胃气失调则为气逆为呃逆、恐惧感；大肠、小肠病则为泻泄；下焦不能通调水道，则水液泛溢于皮肤而为水肿；膀胱之气化不利，则为小便不通，膀胱不能约制，则为遗尿；胆气失调则易发怒。这是五脏之气失调而发生的病变。

五精所并：精气并于心则喜，并于肺则悲，并于肝则忧，并于脾则畏，并于肾则恐。是谓五并，虚而相并者也。

五脏之精气相并所发生的疾病：精气并于心则喜乐，精气并于肺则悲伤，精气并于肝则忧郁，精气并于脾则畏惧，精气并于肾则惊恐，这就是所说的五并。都是由于五脏乘虚相并所致。

五脏所恶：心恶热，肺恶寒，肝恶风，脾恶湿，肾恶燥。是谓五恶。五脏化液：心为汗，肺为涕，肝为泪，脾为涎，肾为唾，是谓五液。

五脏各有所恶：心恶热气，肺恶寒气，肝恶风气，脾恶湿气，肾恶燥气，这就是五脏所恶。五脏化生的液体：心之液化为汗水，肺之液化为鼻涕，肝之液化为眼泪，脾之液化为涎液，肾之液化为唾液，这是五脏化生的五液。

五味所禁：辛走气，气病无多食辛；咸走血，血病无多食咸；苦走骨，骨病无多食苦；甘走肉，肉病无多食甘；酸走筋，筋病无多食酸。是谓五禁，无令多食。五病所发：阴病发于骨，阳病发于血，阴病发于肉，阳病发于冬，阴病发于夏，是谓五发。五邪所乱：邪入于阳则狂，邪入于阴则痹，搏阳则为巅疾，搏阴则为瘖，阳入之阴则静，阴出之阳则怒，是谓五乱。

五味所禁：辛味走气，气病不可多食辛味；咸味走血，血病不可多食咸味；苦味走骨，骨病不可多食苦味；甜味走肉，肉病不可多食甜味；酸味走筋，筋病不可多食酸味；这就是五味的禁忌，不可使之多食。五种病的发生：肾脏受邪则发作于骨骼，心脏受邪则发作于血脉，脾脏受邪则发作于肉分，肝脏在冬季受邪会埋下春季发作痿厥的病根，肺脏在夏季受邪会埋下秋季发作痎疾的病根，这是五病所发。五邪所乱：邪入于阳分，则阳偏胜，而发为狂病；邪入于阴分，则阴偏胜，而发为痹病；邪搏于阴则阳气受伤，而发为巅疾；邪搏于阳则阴气受伤，而发为音哑之疾；邪由阳而入于阴，则从阴而为静；邪由阴而出于阳，则从阳而为怒。这就是所谓五乱。

注释

①五气所病：五脏气机失调的病症。

②语：多言。

③吞：指的是“吞吐酸水”。

④哕：哕逆。

⑤癃：小便癃闭不通。

养生大攻略

1. 肺癌药膳之“冬虫夏草鸭”

【原料】鸭 1 只，冬虫夏草 30 克。

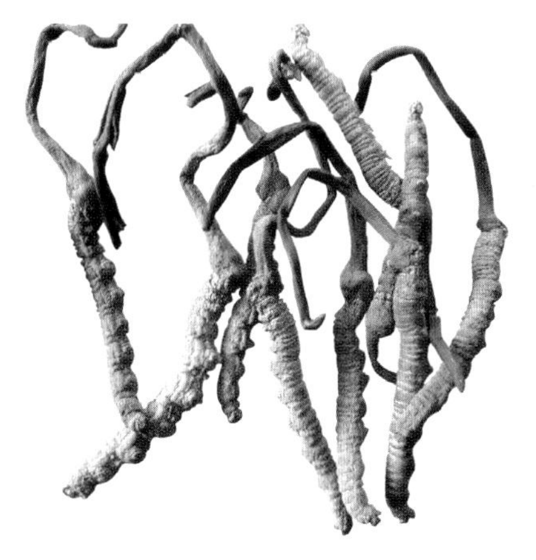

冬虫夏草

【制法】鸭去毛、内脏，洗净。放入锅内，加调料，煮至半烂，加入冬虫夏草，继续煮至烂熟。

【功效】滋补肺肾，抗癌。

【用法】食鸭喝汤。

【适用】肺癌阴虚患者。

2. 肠癌药膳之“黄瓜土茯苓乌蛇粥”

【原料】乌梢蛇 250 克，黄瓜 500 克，土茯苓 100 克，赤小豆 60 克，生姜 30 克，红枣 8 枚。

【制法】乌梢蛇剥皮，去内脏，放入碗内，上笼蒸至烂熟，取肉去骨备用。赤小豆洗净。红枣洗净去核，切碎块备用。鲜黄瓜切成小片备用。先将土茯苓与生姜入锅，煮 1 小时，去渣留汁。再把赤小豆、红枣入汤内煮粥。待粥熟后，入乌梢蛇肉与黄瓜片，再稍煮片刻即可。

【功效】清热，除湿，解毒。

【用法】每日早晚温热食服，3 ~ 5 天为一个疗程。食粥期间忌茶。

【适用】湿热疮毒，阴痒，淋浊，杨梅疮毒，肠风脏毒，丹毒，烂疮，带下黄臭，以及疥癣，风湿痹证等。也可用于防治性病（淋病、梅毒），肠癌，汞中毒及急、慢性肾炎等属下焦湿毒者。

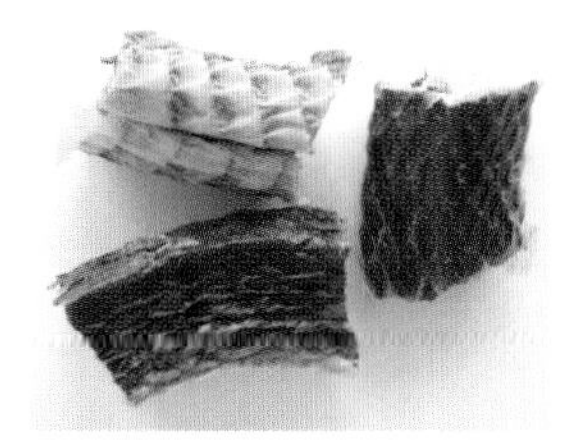

乌梢蛇

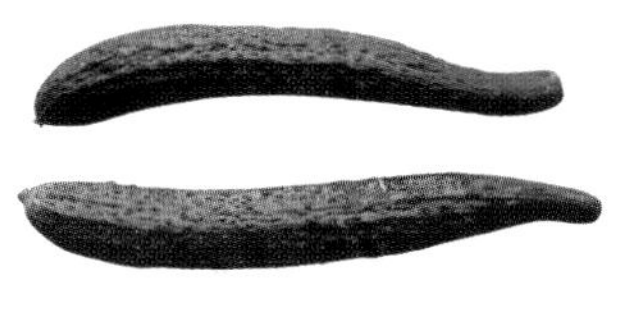

黄瓜

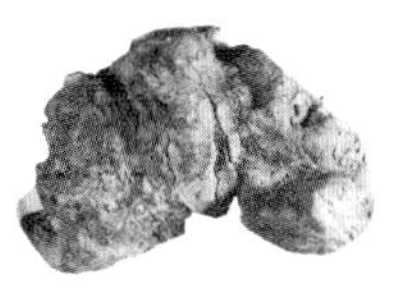

土茯苓

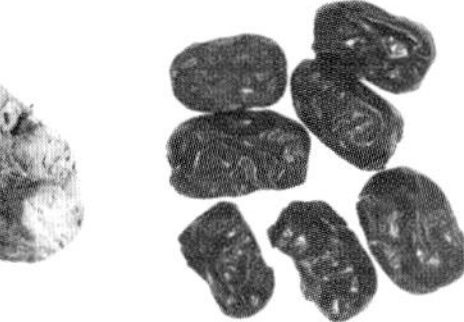

大枣

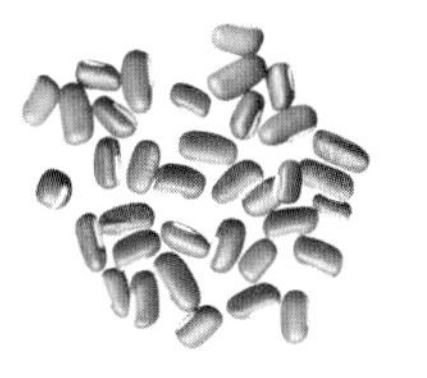

赤小豆

血气形志论

本篇精华

1. 说明人体在生理情况下的六经气血各有多少；

2. 阐述了形志苦乐所造成的疾病都不一样，其治疗方法也有差别；

3. 说明了五脏腧穴在背部的具体位置，还阐述了取穴的具体计算法。

原文 → 译文

夫人之常数[1]，太阳常多血少气，少阳常少血多气，阳明常多气少血，少阴常少血多气，厥阴常多血少气，太阴常多气少血，此天之常数。

人身各经气血多少，是有一定常数的，如太阳经常多血少气，少阳经常少血多气，阳明经常多气少血，少阴经常少血多气，厥阴经常多血少气，太阴经常多气少血，这是先天禀赋的正常数值。

足太阳与少阴为表里，少阳与厥阴为表里，阳明与太阴为表里，是为足阴阳也。手太阳与少阴为表里，少阳与心主为表里，阳明与太阴为表里，是为手之阴阳也。今知手足阴阳所苦，凡治病先去其血，乃去其所苦[2]，伺[3]之所欲，然后泻有余，补不足。

足太阳膀胱经与足少阴肾经为表里，足少阳胆经与足厥阴肝经为表里，足阳明胃经与足太阴脾经为表里，这是足三阳经和足三阴经之间的表里配合关系。手太阳小肠经和手少阴心经为表里，手少阳三焦经与手厥阴心包经为表里，手阳明大肠经与手太阴肺经为表里，这是手三阳经和手三阴经之间的表里配合关系。现已知道疾病发生在手足阴阳十二经脉的那一经，其治疗方法，必须先于其血脉盛满处针刺去除壅滞之血，以去其病苦，再了解患者的愿望和需要，根据病情的虚实，然后用泻法针刺以泻除偏盛的气血，或用补法针刺以补养不足的气血，称作天子。

欲知背俞，先度其两乳间，中折之，更以他草度去半已，即以两隅相拄也。乃举以度其背，令其一隅居上，齐脊大椎，两隅在下，当其下隅者，肺之俞也；复下一度，心之俞也；复下一度，左角肝之俞也，右角脾之俞也；复下一度，肾之俞也。是谓五脏之俞，灸刺之度也。

要想知道背部五脏腧穴的位置，先用草一根，度量两乳之间的距离，再从正中对折，另以一草与前草同样长度，折掉一半之后，拿来支撑第一根草的两边，就成了一个三角形，然后用它量人的背部，使其一个角朝上，和脊背部大椎穴相平，另外两个角在下，其下边左右两个角所指的部位，就是肺腧穴所在。再把上角移下一度，放在两肺腧连线的中点，则其下左右两角的位置是心腧的部位。再移下一度，左角是肝腧，右角是脾腧。再移下一度，左右两角是腧俞。这就是五脏腧穴的部位，为刺灸取穴的法度。

形乐志苦④，病生于脉，治之以灸刺；形乐志乐，病生于肉，治之以针石；形苦志乐，病生于筋，治之以熨引⑤；形苦志苦，病生于咽嗌，治之以百药⑥；形数惊恐，经络不通，病生于不仁，治之以按摩醪药。是谓五形志也。

形体安逸但精神苦闷的人，病多发生在经脉，治疗时宜用针灸。形体安逸而精神也愉快的人，病多发生在肌肉，治疗时宜用针刺或砭石。形体劳苦但精神很愉快的人，病多发生在筋，治疗时宜用热熨或导引法。形体劳苦，而精神又很苦恼的人，病多发生在咽喉部，治疗时宜用药物。屡受惊恐的人，经络因气机紊乱而不通畅，病多为麻木不仁，治疗时宜用按摩和药酒。以上是形体和精神方面发生的五种类型的疾病。

刺阳明出血气，刺太阳出血恶气，刺少阳出气恶血，刺太阴出气恶血，刺少阳出气恶血，刺厥阴出血恶气也。

刺阳明经，可以出血出气；刺太阳经，可以出血，而不宜伤气；刺少阳经，只宜出气，不宜出血；刺太阴经，只宜出气，不宜出血；刺少阴经，只宜出气，不宜出血；刺厥阴经，只宜出血，不宜伤气。

注释 >>> >

①常数：指定数。

②苦：病苦，即疾病。

③伺：这里是“诊察”的意思。

④形乐志苦：形，指形体；乐，这里指身体安逸；志，指精神；苦，这里指精神苦闷。形乐志苦，指形体安逸而情志郁苦的人。

⑤熨引：古代治病的一种方法，主要是温熨法。

⑥百药：指各种药物。

养生大攻略

按揉穴位，让您告别“假性近视”

（1）客主人

找法：位于耳前，下关直上，当颧弓的上缘凹陷处。

刺激方法：指压时一面稍强吐气一面使用手掌压 6 秒钟，如此重复 10 次。只要指压此处视神经，就能消除眼睛的疲劳。

（2）行间

找法：位于脚大拇趾和第二趾之间。

刺激方法：这是治疗眼睛和肝脏的穴道。指压时一面吐气，一面强压到稍微有疼痛感，如此重复 2 ~ 3 次。

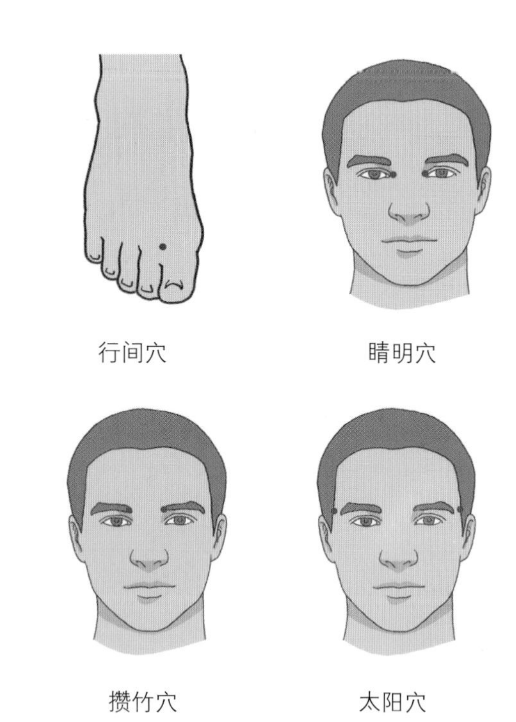

行间穴　　睛明穴

攒竹穴　　太阳穴

这个穴道对运动不足、暴饮暴食而引起的眼睛疲劳最有效。

（3）睛明

找法：于目内眦外上方陷中取之。

刺激方法：食指尖点按睛明穴，按时吸气，松时呼气，轻揉 36 次，每次停留 2 ~ 3 秒。用手指按在穴位上挤压、上下移动，可以感觉到鼻梁深处有隐痛。经常按摩此穴位以解除眼睛疲劳。

（4）攒竹

找法：人体的面部，眉毛内侧边缘凹陷处。

刺激方法：按摩攒竹穴可以用“按揉法”，用手指点压攒竹穴，轻揉 1 ~ 2 分钟，会出现酸胀感。

（5）太阳

找法：在两眉梢后凹陷处。

刺激方法：将大拇指压于左右的太阳穴上，一边用力压，一边做旋转的动作，做 36 次。每次按压后要稍微抬起拇指，且换气后再进行按压。

（6）风池

找法：位于后颈部，后头骨下，两条大筋外缘陷窝中，相当于耳垂齐平。

刺激方法：大拇指顺着后颈脊椎两旁往上推，到风池穴后按压约 3 秒后放松，重复 3 ~ 5 次。

（7）四白

找法：位于面部，双眼平视时，瞳孔正中央下约 2 厘米处。

刺激方法：用双手的食指，略微用力进行按压。按时吸气，松时呼气，然后轻揉 36 次，每次持续按压 3 秒，早、中、晚各 1 次。

八正神明论

本篇精华

1. 阐述了星辰和八正可观察到什么；
2. 什么叫“观于冥冥”，及为何叫“冥冥”？

原文 → 译文

帝曰：星辰八正何候[1]？岐伯曰：星辰者，所以制日月之行也；八正者，所以候八风之虚邪以时至者也；四时者，所以分春秋冬夏之气所在，以时调之也。八正之虚邪，而避之勿犯也。以身之虚，而逢天之虚，两虚相感，其气至骨，入则伤五脏，工候救之，弗[2]能伤也。故曰：天忌不可不知也。

黄帝说：星辰和八正可以观察什么呢？岐伯说：星辰的方位，可以测定日月运行的度数。八方之正位，可以观察乘时而至的八风之虚邪。四时是分别春秋冬夏不同季节人气所在的部位，应按时序来调养。八方虚邪要避之而不受其侵袭。如果正当人体虚弱的时候，再遭受到天地间虚邪贼风的侵袭，两虚凑在一起，邪气可以深入骨髓，再深入就可以伤害人体的五脏，如果医生懂得气候变化对人体的伤害，而教人早预防，或已受到伤害，而医治及时，就不会造成对人体的伤害。所以说：对于天忌之时，不可不知。

帝曰：善。其法星辰者，余闻之矣，愿闻法往古者。岐伯曰：法往古者，先知《针经》也。验于来今者，先知日之寒温，月之虚盛，以候气之浮沉，而调之于身，观其立有验也。

黄帝说：将得好。关于取法星辰的道理，我已经听你讲过了，还想知道应当怎样效法往古。岐伯说：要想效法往古，就要首先懂得《针经》。要想把前人的学识验证于现在，必须知道天气的寒温，月亮的盈亏，以及四季气候的浮沉变化，并用以调治于人身，以观其成效。

观其冥冥者，言形气营卫之不形于外，而工独知之，以日之寒温，月之虚盛，四时气之浮沉，参伍相合而调之，工常先见之，然而不形于外，故曰观于冥冥焉。通于无穷者，可以传于后世也，是故工之所以异也，然而不形见于外，故俱不能见也。视之无形，尝之无味，故谓冥冥，若神仿佛。

所谓观于冥冥，是说营卫气血的变化虽不显形于外，而医生独能知道，是由于他能根据天气的寒温，月亮的盈亏，四季气候的浮沉等进行综合分析，做出判断，然后调治于病人，因而只有医生才能够了解和认识到，然而疾病并未显形于外，所以叫做观于冥冥。凡是博学多才，知识渊深的医生，能了解通达许多事理，他的知识可以流传到后世，这就是学识经验丰富的医生不同于一般人之处。正是因为疾病不显形于外，所以一般的人都看不见。视之无形，尝之无味，故称之为冥冥，好似神灵一样的似有似无。

注释

①候：观察。
②弗：不。

养生大攻略

1. 动动太阳穴，有哪些功效？

找法：在耳廓前面，前额两侧，外眼角延长线的上方。在两眉梢后凹陷处。

刺激方法：采用点法揉法，力度为轻缓，以中指指端点太阳穴，由轻至重后轻，旋转揉动5次，动作持续，着力深透。

功效：刺激此穴可祛散风寒，解除头脑紧张感，以缓解头部血液循环障碍。

2. 按揉足三里，会收到什么效果？

找法：沿小腿正面往上碰到隆起的骨头停止，向小指侧移动一指宽的凹陷处。这里是调整自律神经的穴位。两腿各一。

刺激方法：按揉法，力度要适中。

功效：胃肠的所有症状；预防和治疗感冒，肺炎等传染疾；预防高血压，糖尿病，高血脂等；肥胖；过敏性皮炎，支气管气喘，过敏性鼻炎，花粉过敏；体质虚弱，贫血，低血压，易疲劳，发冷；病后体力恢复；老人斑、皱纹，食欲不振；预防疾病。

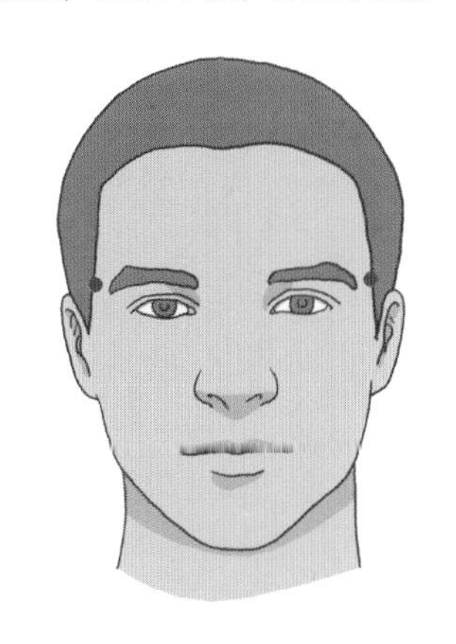

太阳穴

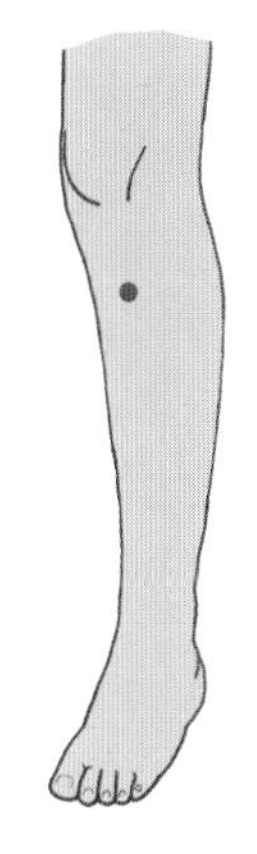

足三里

通评虚实论

本篇精华

1. 说明了什么叫虚实、重实和重虚；
2. 阐述了重实和重虚的治疗方法。

原文 → 译文

黄帝问曰：何谓虚实？岐伯对曰：邪气盛则实，精气夺则虚[①]。帝曰：虚实何如？岐伯曰：气虚者，肺虚也；气逆者，足寒也。非其时则生，当其时则死。余脏皆如此。

黄帝问道：什么叫虚实？岐伯回答说：邪气过盛造成的病就是实症，精气不足所致的病为虚症。黄帝说：虚症实症的具体情况是怎样的呢？岐伯说：肺主气，气虚的就是肺虚；气机上逆则上实下虚，则两足必寒。如果肺虚发生在肺气不受克制的秋冬二季，其人可生，若发生在肺气受到克制的春、夏二季，其人将死。其余各脏虚实的道理，也是如此。

帝曰：何谓重实？岐伯曰：所谓重实者，言大热病，气热脉满，是谓重实。帝曰：经络俱实何如？何以治之？岐伯曰：经络皆实，是寸脉急而尺缓也，皆当治之。故曰滑则从，涩则逆也。夫虚实者，皆从其物类始，故五脏骨肉滑利，可以长久也。

黄帝说：什么叫重实呢？岐伯说：所谓“重实”，如大热病气盛而热，脉盛而满，为内外俱实，这就叫“重实”。黄帝说：经络俱实是怎样的？用什么方法治疗呢？岐伯说：所谓“经络俱实”，是指寸口脉急而尺肤缓，经和络都应该治疗。所以说，凡是脉搏滑利的就有生机，为顺脉；凡是脉搏枯涩的就缺少生机，为逆脉。万物的虚实都是如此，凡呈现滑利的为生，呈现枯涩的为死。所以五脏筋骨肌肉滑利的，表明生气旺盛，生命就可以长久。

帝曰：何谓重虚？岐伯曰：脉气上虚尺虚，是谓重虚。帝曰：何以治之？岐伯曰：所谓气虚者，言无常也。尺虚者，行步恇然[②]。脉虚者，不象阴也。如此者，滑则生，涩则死也。

黄帝说：什么叫重虚？岐伯说：经脉气虚、上部气虚、尺肤脉虚，这就叫重虚。黄帝说：怎样治疗呢？岐伯说：所谓气虚的，是因精气不足而语音低微，不能接续；尺虚的是尺肤脆弱，行步怯弱无力；脉虚的，是似乎已无阴气之状。以上病症，如果脉现滑利的，仍有生机；如脉现涩象，就会不治而死。

注释

①邪气盛则实，精气夺则虚：邪气，指风寒暑湿之邪，邪盛则为实证；精气，指人体的正气；夺，是虚损的意思。邪气盛则实，精气夺则虚，即邪气盛，就是实证，正气被伤，就是虚证。

②恇然：怯弱。

养生大攻略

您知道下面这种水果的厉害吗？请看：

阴虚火旺者的“克星”——樱桃

【别名】含桃。

【性味】性热，味甘。

【功效】益气，健脾，和胃、祛风湿。

【适宜】消化不良、饮食不香者；瘫痪，四肢不仁，风湿腰腿痛之人；适宜预防和治疗小儿麻疹者。樱桃水尤适宜小儿闷疹，即小儿麻疹透发不出者。还适宜体质虚弱、面色无华、软弱无力、关节麻木之人。

【忌用情况】樱桃性热，阴虚火旺者忌食，糖尿病患者亦忌。

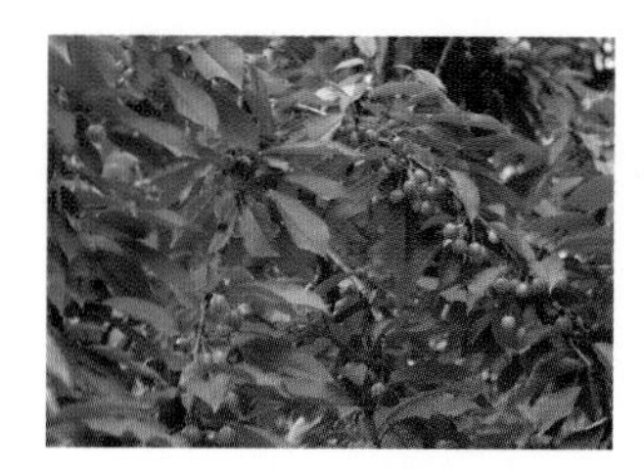

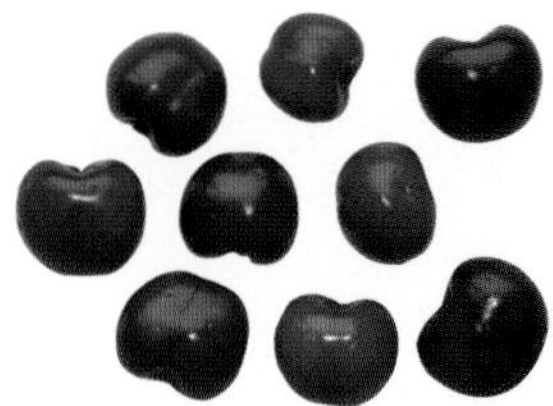

樱桃

评热病论

本篇精华

阐述了阴阳交、风厥这两种较为严重热病的病因、症状、治法、预后等。

原文 → 译文

黄帝问曰：有病温者，汗出辄复热，而脉躁疾[①]不为汗衰，狂言不能食，病名为何？岐伯对曰：病名阴阳交[②]，交者，死也。

黄帝问道：有的温热病患者，汗出以后，随即又发热，脉象急疾躁动，其病势不仅没有因汗出而衰减，反而出现言语狂乱、不进饮食等症状，这叫什么病？岐伯回答说：这种病叫阴阳交，阴阳交是死症。

帝曰：愿闻其说。岐伯曰：人所以汗出者，皆生于谷，谷生于精。今邪气交争于骨肉而得汗者，是邪却而精胜也，精胜，则当能食而不复热。复热者，邪气也；汗者，精气也。今汗出而辄复热者，是邪胜也。不能食者，精无俾[3]也，病而留者，其寿可立而倾也。

黄帝说：我想听听其中的道理。岐伯说：人之所以能够出汗，是依赖于水谷所化生的精气，水谷之精气旺盛，便能胜过邪气而汗出。现在邪气与正气交争于骨肉之间，能够得到汗出的是邪气退而精气胜，精气胜的应当能进饮食而不再发热。复发热的，是有邪气留恋未除；汗出，是精气胜邪。现在汗出后又复发热，是邪气胜过精气。不进饮食，则精气得不到继续补益，邪热又逗留不去，这样发展下去，病人的生命就会立即发生危险。

帝曰：有病身热，汗出烦满，烦满不为汗解，此为何病？岐伯曰：汗出而身热者，风也；汗出而烦满不解者，厥也；病名曰风厥[4]。帝曰：愿卒闻之。岐伯曰：巨阳主气，故先受邪，少阴与其为表里也，得热则上从之[5]，从之则厥也。帝曰：治之奈何？岐伯曰：表里刺之，饮之服汤。

黄帝说：有的病全身发热、汗出、烦闷，其烦闷并不因汗出而缓解，这是什么病呢？岐伯说：汗出而全身发热，是因感受了风邪；烦闷不解，是由于下气上逆所致，病名叫风厥。黄帝说：希望你能详尽地讲给我听。岐伯说：足太阳经主宰全身的阳经之气，为一身之表，所以太阳经首先感受风邪的侵袭。少阴经与足太阳经相为表里，表病则里必应之，少阴受太阳发热的影响，其气亦从之而上逆，上逆便成为风厥病。黄帝说：怎么治疗呢？岐伯说：治疗时应并刺足太阳、足少阴两经的腧穴，并内服汤药。

注释

①脉躁疾：指脉象躁动急速。

②阴阳交：阳，指阳热邪气；阴，指阴精正气。

③俾：补助、补充的意思。

④风厥：指太阳受风，精亏不足，少阴虚火上逆而发热汗出，烦闷不除的病症。

⑤上从之：指少阴虚热随太阳之气上逆。

养生大攻略

灵芝＋鲍鱼，绝对搭档！

【原料】灵芝 50 克、鲍鱼 500 克、仔鸡 1 只、猪排 200 克，姜、葱、料酒、味精各适量。

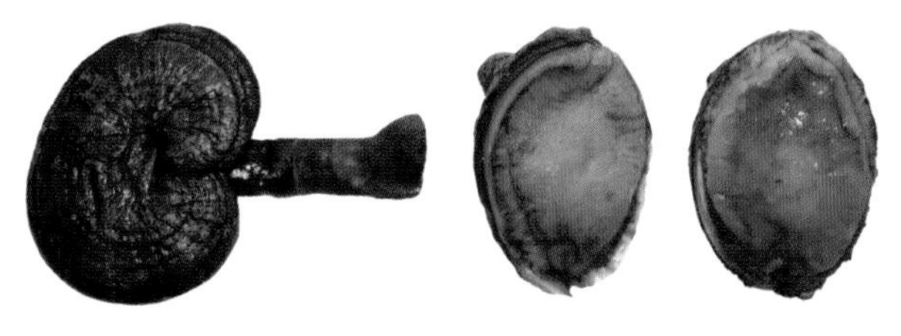
灵芝　　鲍鱼

【制法】将仔鸡去毛去内脏，冲洗干净；将灵芝洗净，装入鸡膛内；鲍鱼发好，也装入鸡膛内，用牙签将鸡膛封口；猪排洗净待用。沙锅置火上，底层放一个竹箅子，码一层猪排，放上鸡肉、葱、姜、料酒，开水开锅后用小火煨烤 3 小时，调入味精即可。

【功效】加速身体新陈代谢延缓细胞衰老。鲍补肝肾、益精明目、开胃营养等功效。

【用法】每天早、晚各一次。

【适用】老年支气管炎、支气管哮喘等病症。

疟论

本篇精华

1. 阐述了疟疾为何发作讲究一定的时间，且有时推迟，有时提前；

2. 说明了疟疾的发病原因。

原文→译文

黄帝问曰：夫痎疟[1]皆生于风，其蓄作[2]有时者，何也？岐伯对曰：疟之始发也，先起于毫毛，伸欠乃作，寒慄鼓颔，腰脊俱痛，寒去则内外皆热，头痛如破，渴欲冷饮。

黄帝问道：疟疾都是由于感受了风邪，但病的休止及发作却有一定的时间，这是什么道理呢？岐伯回答说：疟疾在开始发作的时候，先出现汗毛直竖，然后伸懒腰，打呵欠，恶寒战栗，两颔鼓动，腰和脊背等处俱痛；及至寒冷过去，则全身内外发热，头痛有如破裂，口渴欲饮冷水。

帝曰：何气使然？愿闻其道。岐伯曰：阴阳上下交争[3]，虚实更作，阴阳相移也。阳并于阴，则阴实而阳虚，阳明虚，则寒慄鼓颔也；巨阳虚，则腰背头项痛；三阳俱虚，则阴气胜，阴气胜则骨寒而痛；寒生于内，故中外皆寒；阳盛则外热，阴虚则内热，外内皆热则喘而渴，故欲冷饮也。

黄帝说：这是什么原因引起的呢？我想听听其中的道理。岐伯说：这是由于阴阳上下相争，虚实交替发作，阴阳互相更移所致。阳气并入于阴分，则阴气实而阳气虚，阳明经气虚则寒战发抖，两颔鼓动；太阳经气虚，则腰背头项疼痛；三阳经气都虚，则阴气过胜，阴胜则骨节寒冷而疼痛；由于阳虚于外而外寒，阴胜于内而内寒，所以内外皆寒；如同气并于阳分，则阳气实而阴气虚，阳胜则外热，阴虚则内热，内外皆热，热壅于肺则喘促，热伤津液则口渴，所以欲饮冷水。

此皆得之夏伤于暑，热气盛，藏于皮肤之内，肠胃之外，此营气之所舍也。此令人汗空疏，腠理开，因得秋气，汗出遇风，及得之以浴，水气舍于皮肤之内，与卫气并居。卫气者，昼日行于阳，夜行于阴，此气得阳而外出，得阴而内薄，内外相薄，是以日作。

这都是由于夏季伤于暑邪，热气过盛，邪气留藏于皮肤之内，肠胃之外，这是营气所居的部位。由于暑热内伏，使人汗孔疏松，腠理开泄，到了秋天，又感受了秋令清肃之气，或汗出遇到风邪，或洗澡时感受水气，风邪水气停留于皮肤之内，与卫气相合。卫气是白天行于阳分，夜间行于阴分，邪气随卫气循行于阳分时则外出，循行于阴分时则入里，阴阳内外相迫，所以每日发作。

帝曰：其间日而作者，何也？岐伯曰：其气之舍深，内薄于阴，阳气独发，阴邪内著，阴与阳争不得出，是以间日而作[4]也。

黄帝说：疟疾每隔一天发作一次的是什么道理呢？岐伯说：是因为邪气居留之处较深，向内迫及阴分，使阳气独发于外，阴邪留着于内，阴与阳相争不能迅速外出，所以隔一日发作一次。

帝曰：善。其作日晏与其日早者，何气使然？岐伯曰：邪气客于风府，循膂而下[5]，卫气一日一夜大会于风府，其明日日下一节，故其作也晏，此先客于脊背也。每至于风府，则腠理开；腠理开则邪气入；邪气入则病作，以此日作稍益晏也。

黄帝说：说得好。但疟疾发作的时间，有的逐日推迟，有的逐日提前，是什么原因引起的呢？岐伯说：这是因为邪气从风府侵入人体，循着脊骨逐日向下，人身的卫气一日一夜会于风府，而邪气每日向下移行一个脊椎节，所以发作的时间一天比一天晚，这种情况多是邪气先侵袭脊背。卫气每至风府时，则腠理开泄，邪气内入；邪气内入则病即发作，因邪气每日下移一节，所以发作的时间就逐日向后推移了。

注释 >>> >

①痎疟：疟疾。

②蓄作：疟止为蓄，疟发为作。

③阴阳上下交争：阴出于阳，则阳实阴虚而热；阳入于阴，则阴实阳虚而寒。

④间日而作：疟疾隔日发作一次。

⑤循膂而下：沿着脊梁骨向下行走。

养生大攻略

让我们一起来看看“何首乌”的妙用：

1. 档案

【别名】地精、赤敛、首乌、陈知白、红内消、马肝石、黄花乌根、小独根。

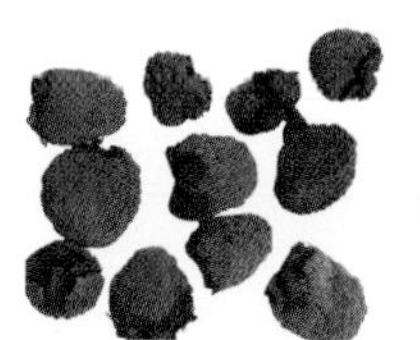

覆盆子

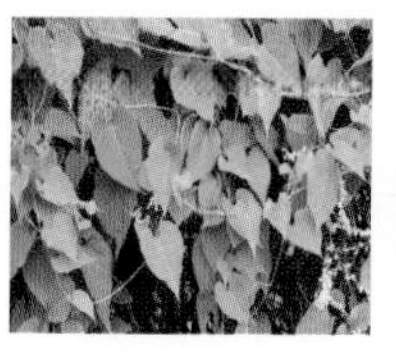

何首乌

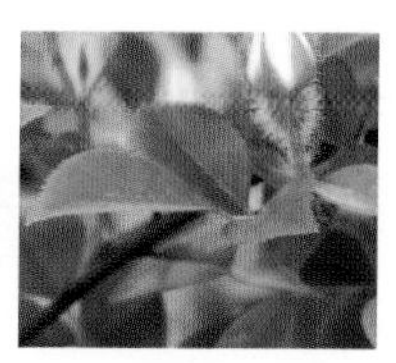

金樱子

【性味】苦、甘、涩，微温。归肝、肾经。

【功效】补肝肾、益精血、解毒润肠。

【适宜】保健补脑、白发脱发者。

【忌用情况】大便溏泄及痰湿盛者不宜服用。

2. 主治什么病？

（1）老年动脉硬化

对于肝肾两虚，头昏眼花、耳鸣重听、四肢酸麻、腿膝无力者，用制首乌配伍生地、覆盆子、杜仲、怀牛膝，女贞子、桑叶、稀莶草、金樱子、桑椹子、旱莲草，如首乌强身片。

（2）早期衰老症治疗肝肾不足所致的须发早白、牙齿松动、腰腿酸软、筋骨不健、周身痿痹、精神疲乏及遗精、崩带、心悸、健忘等

用制首乌1000克，配牛膝、菟丝子、当归、补骨脂、枸杞子、茯苓各250克，共研细末，炼蜜为丸，每次服9克，日服2次。

（3）神经精神疾患治疗脑外伤后遗症、截瘫，肌肉萎缩、癫痫、夜游症等

治疗精神分裂症，用何首乌90克，配夜交藤90克，红枣2～6枚，水煎分2次服，每日1剂，15天为1疗程，有较好的疗效。治疗神经衰弱，失眠症，用20%何首乌注注射液4毫升肌注，每日2次：15～20天为1疗程；或口服复方首乌片（含首乌、五味子、丹参及黄连）5～7片，每日2～3次，均有较好的疗效。

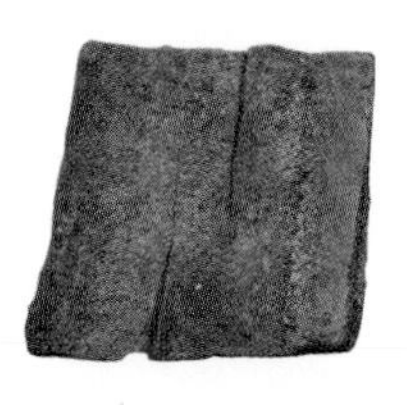

杜仲

女贞子

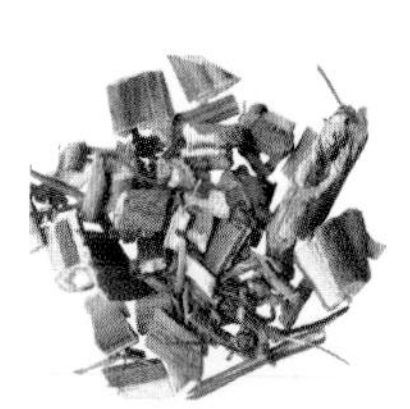

豨莶草

气厥论

本篇精华 >>> >

阐述了寒热之气在脏腑间互相移传而产生的不同病变。一方面说明了寒热之气厥逆，可以为患多端；另一方面说明了脏腑间的联系，脏腑有病，不仅可以互相传变，而且可以互相影响。

原文→译文

黄帝问曰：五脏六腑，寒热相移[①]者何？岐伯曰：肾移寒于肝，痈肿少气。脾移寒于肝，痈肿筋挛。肝移寒于心，狂隔中。心移寒于肺，肺消。肺消者，饮一溲二，死不治。肺移寒于肾，为涌水。涌水者，按腹不坚，水气客于大肠，疾行则鸣濯濯[②]，如囊裹浆，水之病也。

黄帝问道：五脏六腑寒热相移的情况是怎样的呢？岐伯说：肾的寒邪移传于脾，则气血壅滞而为肿，元气亏损而少气。脾的寒邪移传于肝，则气血凝滞而为肿，筋脉受寒而拘挛。肝的寒邪移传于心，则损伤心阳而神乱无主发为狂，阳被寒抑隔塞不通而为隔中。心的寒邪移传于肺，则发热而渴为肺消。肺消病是饮水一分而小便两分，属不可治的死症。肺的寒邪移传于肾，则阳虚水泛为涌水。涌水病，其腹部按之不甚坚硬，是水气留居于大肠，故快走时肠中濯濯鸣响。好像用袋子盛着水浆，这是水气所形成的疾病。

脾移热于肝，则为惊衄。肝移热于心，则死。心移热于肺，传为鬲消[③]。肺移热于肾，传为柔痓[④]。肾移热于脾，传为虚，肠澼死，不可治。胞移热于膀胱，则癃，溺血。膀胱移热于小肠，鬲肠不便，上为口糜。

脾的热邪移传于肝，则风热交炽而为惊骇、鼻衄。肝的热邪移传于心，则阳极神绝而死。心的热邪移传于肺，时间久了就演变成膈上烦热。肺的热邪移传于肾，尿的多饮多尿的隔消之病，时间久了就会演变为筋脉拘挛强直的柔痉之病。肾的热邪移传于脾，则脾肾阴亏而为虚损，若阴胞的热邪移传于膀胱，水被火灼，则为小便不利或尿血。膀胱的热邪移传于小肠，热邪闭塞肠道则大便不通；其热上蒸则为口疮糜烂。

小肠移热于大肠，为虑瘕，为沉。大肠移热于胃，善食而瘦人，谓之食亦[⑤]。胃移热于胆，亦曰食亦。胆移热于脑，则辛少鼻渊，鼻渊者，浊涕下不止也，传为衄衊[⑥]瞑目，故得之气厥也。

小肠的热邪移传于大肠，则会造成小腹积块的伏瘕及痔疮等病。大肠的热邪移传于胃，虽能吃能喝但肌肉反而消瘦，病名叫食亦。胃的热邪移传于胆，胆热薰蒸也叫食亦病。胆的热邪移传于脑，则鼻梁内感觉辛辣发为鼻渊病，鼻渊的症状是鼻流浊涕而不止，如果日久不愈，则转为鼻中出血和头目不清的症状。以上各症都是由于寒热之气厥逆，在脏腑中互相移传的结果。

注释

①相移：互相转移、转变。

②濯濯：水流动的声音。

③鬲消：指热消膈间，久为消渴病变。

④柔痓：主要症状是牙关紧闭，角弓反张。

⑤食亦：症状为多食但无力消瘦。

⑥衄衊：指鼻中出血。

养生大攻略

有些药膳，您真的不容错过！

1. 养阴补气药膳之“天冬炖乌鸡”

【原料】天冬20克，麦冬20克，乌鸡1只（约500克），桔梗20克，北沙参20克，料酒、姜、葱、盐、芝麻油各适量。

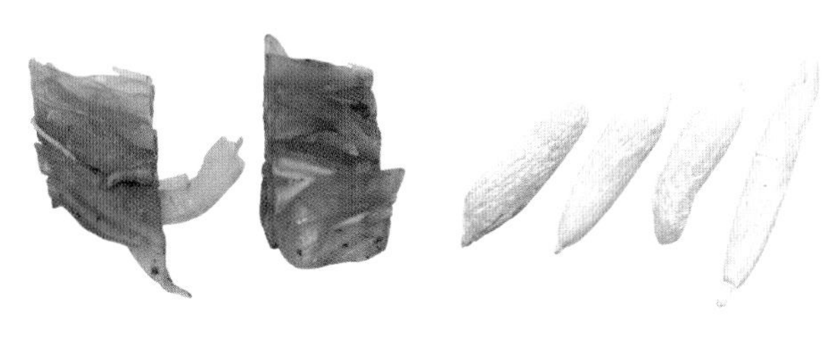

天冬　　麦冬

桔梗

【制法】将天冬、麦冬浸泡1夜，天冬切片，麦冬去内梗；桔梗润透，切片；北沙参润透，切段；乌鸡宰杀后，去毛、内脏及爪；姜拍松，葱切段。将乌骨鸡、天冬、麦冬、桔梗、北沙参、料酒、姜、葱同放炖锅内，加水，置武火烧沸，再用文火炖煮35分钟，加入芝麻油少许即成。

【功效】养阴，益气，补肺。

【用法】每日1次，每次吃乌鸡肉200克。

【适用】肺痈已愈的恢复期患者。

2. 化阴补肾药膳之“山茱萸炖甲鱼”

【原料】山茱萸20克，甲鱼250克，红枣20枚，葱、姜、盐各适量。

【制法】将甲鱼剁去头、爪，除去内脏；山茱萸洗净；红枣洗净去核；葱洗净切段，姜切片。山茱萸放入锅内，加水2000毫升，煎煮20分钟，加入甲鱼、红枣、姜、葱、盐，炖熬1小时即成。

【用法】每日2次，每次100克，吃甲鱼肉喝汤，佐餐、单食均可。

【适用】滋阴补肾，益气补血。

3. 化痰药膳之“贝母粥”

【原料】贝母20克，粳米30克。

【制法】先将贝母研成细末，用粳米加水煮粥，待粥将熟时再加贝母面煮二三沸，加入少许白糖。

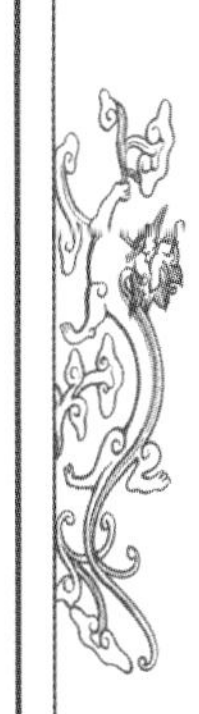

【功效】润肺化痰，散结除热。

【用法】可供早、晚餐服食。

【适用】肺热燥咳，吐痰不畅，吐血及肺气肿，瘰疬结核，瘿瘤痰核等病症。

咳论

本篇精华

1. 咳嗽的病变，固属于肺，而五脏六腑的病变又都能影响于肺，使之失常，发为咳嗽；

2. 咳嗽发病与四时关系，以及如何正确地区别咳嗽。

原文 → 译文

黄帝问曰：肺之令人咳，何也？岐伯对曰：五脏六腑皆令人咳，非独肺也。帝曰：愿闻其状。岐伯曰：皮毛者，肺之合也。皮毛先受邪气，邪气以从其合也。其寒饮食入胃，从肺脉上至于肺，则肺寒，肺寒则外内合邪，因而客之，则为肺咳。五脏各以其时受病，非其时，各传以与之。

黄帝问道：肺脏有病就会使人咳嗽，这是什么道理呢？岐伯回答说：五脏六腑有病都能使人咳嗽，不独肺脏是如此。黄帝说：我想听听各种咳嗽的症状。岐伯说：在表的皮毛与肺脏结合，皮毛先感受了外邪，邪气就会进而侵袭肺脏。人如果吃了寒冷的食物，其寒气会循着肺脉上行于肺，导致肺脏受寒，这样就使内外寒邪相合，于是停留于肺脏，就造成肺咳。一般地讲，五脏是各在其所主的时令受病，如果咳嗽不是在肺所主的秋天发生，则是由于其他脏腑有病传给肺脏引起的。

人与天地相参[①]，故五脏各以治时[②]感于寒则受病，微则为咳，甚则为泄、为痛。乘秋则肺先受邪，乘[③]春则肝先受之，乘夏则心先受之，乘至阴则脾先受之，乘冬则肾先受之。

人体与自然界是相应的，所以五脏各在其所主的时令感受了寒邪，就要得病，如果病情轻微，咳嗽，严重者会出现腹泻、疼痛等症。所以秋天受寒而肺先受邪，春天受寒则肝先受邪，夏天受寒则心先受邪，长夏受寒则脾先受邪，冬天受寒则肾先受邪。

帝曰：何以异之？岐伯曰：肺咳之状，咳而喘息有音，甚则唾血。心咳之状，咳则心痛，喉中介介[④]如梗状，甚则咽肿喉痹。肝咳之状，咳则两胁下痛，甚则不可以转，转则两胠下满。脾咳之状，咳则右胁下痛，阴阴[⑤]引肩背，甚则不可以动，动则咳剧。肾咳之状，咳则腰背相引而痛，甚则咳涎。

黄帝说：怎样区别这些咳嗽呢？岐伯说：肺咳的症状，是咳而气喘，呼吸有音，病重时则咯血。心咳的症状是咳嗽则心痛，咽喉好像有硬物卡着一样，病重时则出现咽喉肿痛不利。肝咳的症状，是咳嗽则两侧胁下作痛，病重时使人腰身不能转侧，转侧则两胁下胀满。脾咳的症状，是咳嗽则右胁下隐隐作痛，并牵引肩背也随之疼痛，病重时则不能活动，活动就会使咳嗽加重。肾咳的症状，是咳嗽则腰部和背部互相牵引作痛，病重时则咳吐痰涎。

注释

①相参：参和通应。

②治时：指五脏所主管的时令。

③乘：趁，顺应。

④介介：喉中梗阻不利的样子。

⑤阴阴：隐隐。

养生大攻略

让我们介绍一下与“咳嗽”有关系的几款药膳：

1. 慢性咳嗽的“主打歌”——羊肺

【性味】味甘，性平，入肺经。

【营养成分】含蛋白质、脂肪、钙、磷、铁、维生素（B_1、B_2）、灰分、尼克酸等。

【功效】补肺气，通水道。

【适宜】肺气亏虚所致的慢性咳嗽，气短喘息，小便不利，或消渴尿多等。

2. 干咳痨嗽的“良药”——葡萄

【性味】味甘、酸，性平。入肝、脾、肾经。

【营养成分】含蛋白质、维生素（A、B_1、B_2、C）、钙、

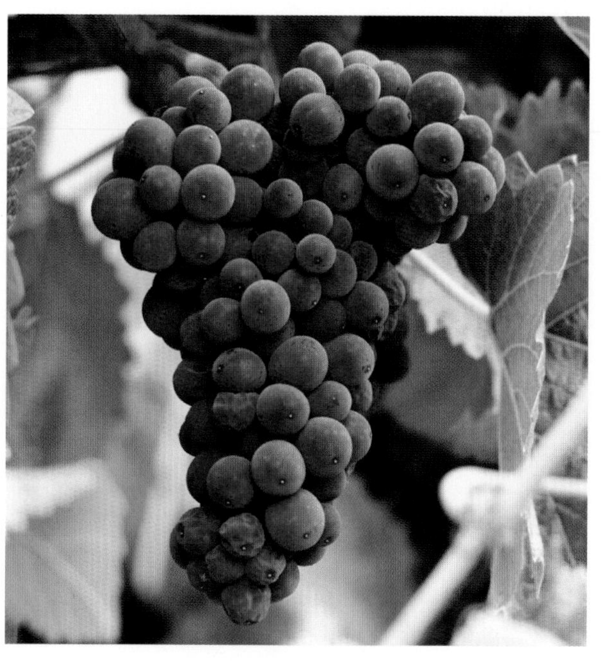

葡萄

磷、铁、钾、钠、氯、烟酸、葡萄糖、果糖、胡萝卜素、尼克酸、各种花色素的单葡萄糖甙和双葡萄糖甙等。

【功效】滋阴生津，补益气血，通淋利尿。

【适宜】肝肾阴液亏虚所致的心悸心烦、口渴盗汗、干咳痨嗽、腰腿酸软、筋骨无力；气血亏虚所致的气短神疲、头晕乏力、贫血；脾虚气弱所致的肢体浮肿、小便不利等。

3. 肺热咳嗽的“救星”——梨

【性味】味甘、微酸，性凉。入肺、胃经。

【营养成分】含果糖、蔗糖、葡萄糖、苹果酸、柠檬酸、维生素（A、B_1、B_2、C）、钙、磷、铁、微量蛋白质和脂肪等。

【功效】滋阴润燥，清热化痰。

【适宜病症】肺胃阴虚所致的干咳、痰少或无痰、咽干口燥、声音嘶哑、胃脘隐痛、饥而不欲食、烦热消渴、大便干结；热性病后期阴津亏损及肺热咳嗽、痰多色黄等。

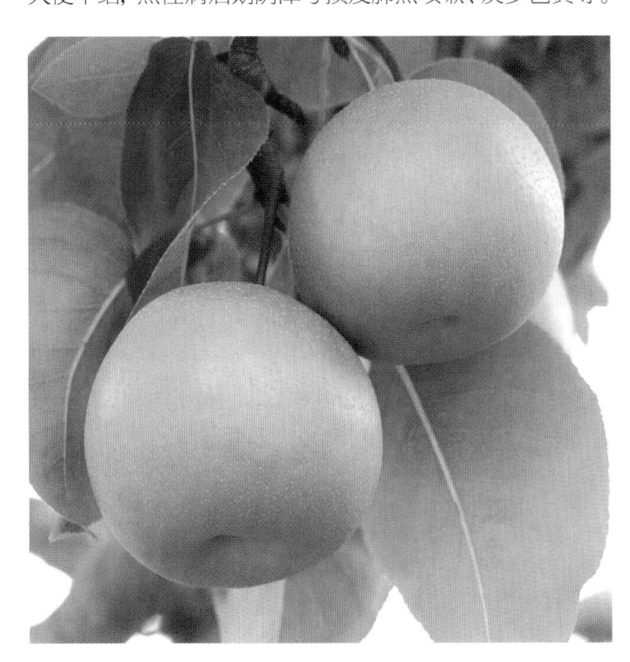

梨

举痛论

本篇精华

1. 阐述了理论须与实践紧密结合的观点；

2. 指出寒邪入侵是痛证的主要原因之一，寒邪侵犯经脉，进而引起气血受阻，这是产生痛证的重要病机。

原文→译文

黄帝问曰：余闻善言天者，必有验于人；善言古者，必有合于今；善言人者，必有厌①于己。如此，则道不惑而要数极②，所谓明也。今余问于夫子，令言而可知，视而可见，扪而可得，令验于己而发蒙解惑，可得而闻乎？岐伯再拜稽首对曰：何道之问也？

黄帝问道：我听说善于谈论天道的，必能应验于人事；善于谈论历史的，必能应合于今事；善于谈论人事的，必能结合自己的认识。这样，才能掌握事物的规律而不迷惑，了解事物的要领而有透彻的理解，这就是明达事理的人。现在我想请教先生，我通过临床问诊、望诊、切诊而了解疾病的情况，使我有所体验而发蒙解惑，你能否告诉我呢？岐伯再次跪拜回答说：你要问的是哪些道理呢？

帝曰：愿闻人之五脏卒痛，何气使然？岐伯对曰：经脉流行不止，环周不休。寒气入经而稽迟，泣而不行，客于脉外则血少，客于脉中则气不通，故卒然而痛。

黄帝说：我想听听人体的五脏突然作痛，是什么邪气造成的呢？岐伯回答说：人体经脉中的气血流行不止，循环往复而没有停止的时候。如果寒邪侵入了经脉，则经脉气血的循行迟滞，凝涩而不畅行，故寒邪侵袭于经脉内外，则使经脉凝涩而血少，脉气留止而不通，所以突然作痛。

注释

①厌：《说文》：“厌，合也。”

②要数极：是说重要道理的本源。

养生大攻略

结膜炎患者适合吃什么，不适合吃什么？

【宜食】清淡、易消化的食物，如白菜、芹菜、鲜藕、绿豆芽、苦瓜、荠菜、梨子等；富含营养的食物；多食

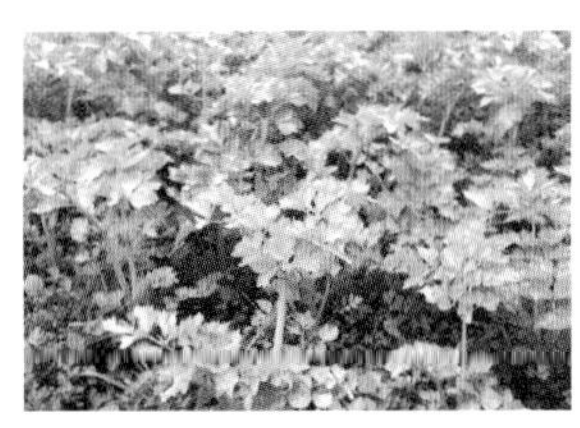

芹菜

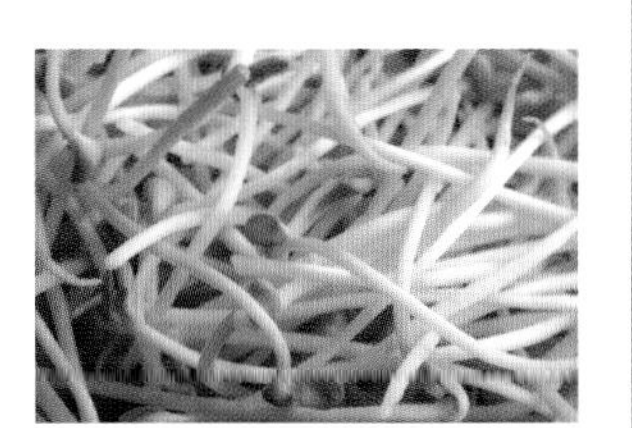

绿豆芽

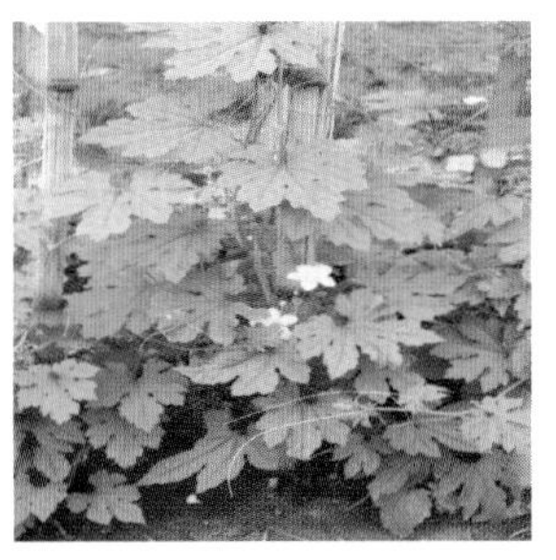

苦瓜

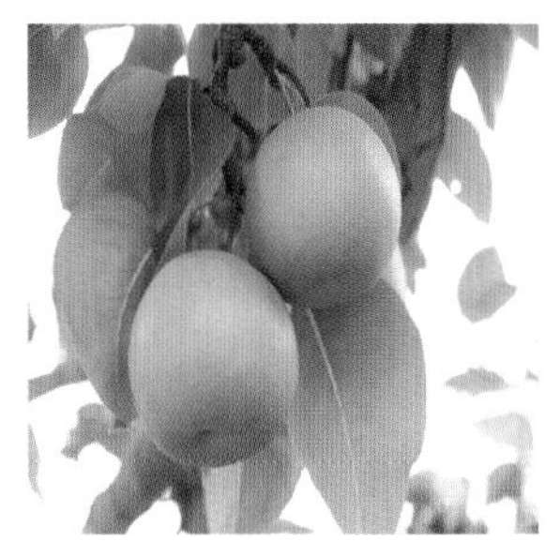

梨

可增强身体抵抗力。

【忌食】香烟中所含的尼古丁会引起血管收缩，使外周血液循环发生障碍，导致抗病力下降。结膜炎患者在急性期吸烟，会使眼角膜的血供不充足，同时使内服药物的疗效也会降低，不利于本病的康复。饮酒会损害肝脏，使风热邪毒更易侵袭，故应忌饮。辛辣食物，如香葱、洋葱、韭菜、芥末等，会使肺胃积热加重，故应限制食用。结膜炎患者应忌食腥膻发物，如黄鱼、带鱼、鳗鱼、鳝鱼、蟹类、虾等，会导致风热之邪更盛，热毒愈益内盛，加重病情。眼部炎症忌食温、热、辛、散食物；生姜性温热味辛，走窜行散，既助火热，又伤阴液，眼部炎症患者食用，将会加重病情，故应限制食用。眼部炎症多由脏腑之火上炎所致，食用胡椒会助上炎之火，使眼病加重，故应限制食用。八角茴香会加重内脏之火所导致的眼部炎症。

腹中论

本篇精华

分析了“鼓胀”和“血枯”这两种腹中疾患的病因、症状、治法。

原文→译文

黄帝问曰：有病心腹满，旦食则不能暮食，此为何病？岐伯对曰：名为鼓胀。帝曰：治之奈何？岐伯曰：治之以鸡矢醴，一剂知，二剂已。帝曰：其时有复发者，何也？岐伯曰：此饮食不节，故时有病也。虽然其病且已，时故当病，气聚于腹也。

黄帝问道：有一种心腹胀满的病，早晨还能进食而晚上则不能进食，这是什么病呢？岐伯回答说：这叫鼓胀病。黄帝说：如何治疗呢？岐伯说：可用鸡矢醴来治疗，一剂就能见效，两剂病就好了。黄帝说：这种病有时复发是什么原因呢？岐伯说：这是因为饮食不注意，所以病有时复发。这种情况多是正当疾病将要痊愈时，而又复伤于饮食，使邪气复聚于腹中，因此鼓胀就会再发。

帝曰：有病胸胁肢满者，妨于食，病至则先闻腥臊臭，出清液，先唾血，四支清，目眩，时时前后血①，病名为何？何以得之？

黄帝说：有一种胸胁胀满的病，妨碍饮食，发病时先闻到腥臊的气味，然后鼻流清涕，唾血，四肢清冷，头目眩晕，时常前阴及大便出血，这种病叫什么名字，是什么原因引起的？

岐伯曰：病名血枯。此得之年少时，有所大脱血；若醉入房中，气竭肝伤，故月事衰少不来也。帝曰：治之奈何？复以何术？岐伯曰：以四乌鲗骨，一藘茹，二物并合之，丸以雀卵，大如小豆，以五丸为后饭②，饮以鲍鱼汁，利肠中及伤肝也。

岐伯说：这种病的名字叫“血枯”。是由于在少年的时候患过大的失血病，使内脏有所损伤，或者是醉后肆行房事，使肾气衰竭，肝血伤损而致；所以女子月经闭止而不来。黄帝说：怎样治疗呢？要用什么方法使其恢复？岐伯说：用四份乌贼骨，一份藘茹，二药研细混合，以雀卵拌匀，制成如小豆大的丸药，每次服五丸，饭前服药，用鲍鱼汁服下。这个方法可以通利肠道，补益损伤的肝脏。

注释

①前后血：大小便出血。
②后饭：饭前服药。

养生大攻略

1. 练气功时，不能过饱或过饥

人们在练习气功时往往要求调心、调身、调息、调神，这就要求身体处于相对的稳定状态及较好的功能调适状态，但食之过饱必严重影响气感的调整，并使身体处于一种紧张状态，达不到松弛的心理条件，从而影响气功练习。同样，练功者若肚中过饥，将使身体处于一种气血衰弱的不稳定状态，腹中嘈杂也易使练功者精神不集中，产生许多困难。

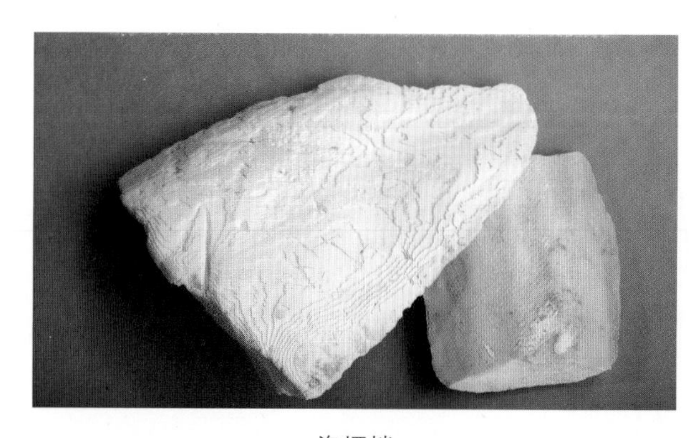

海螵蛸

2. 饭后，不可马上运动

有人吃饭后马上去打球、跑步、游泳或进行其他体育活动，结果往往会引起腹痛，这是因为饭后胃里装满了食物，马上运动会引起胃肠震荡，肠黏膜受到重力牵拉，容易造成腹痛发生。运动时骨骼肌的血液供应量相对增加，从而导致内脏血液供应不足，胃肠道平滑肌发生痉挛收缩而引起腹痛。有人平时缺乏锻炼，运动时呼吸急促，胸腔的负压变小，肝脏血液回流受阻，以致肝脏淤血，发生右上腹痛。

饭后与运动前的间隔时间长短与用餐的品种及用量

有关，其他决定性因素还包括年龄、体能条件及运动强度。若是中年人，运动前的用餐量很大，且多半是以含有多量蛋白质及脂肪为主的食物，间隔时间应在2小时以上；如果用餐量较少且以糖类为主，间隔时间可以缩短为30分钟至1小时，老年人应更加注意。

痹论

本篇精华

阐述了因受风、寒、湿三邪的轻重存在差异，以及邪气侵犯的部位和体质不一样，所以就产生了不一样的病症。

原文→译文

黄帝问曰：痹之安生？岐伯对曰：风寒湿三气杂至，合而为痹也。其风气胜者为行痹，寒气胜者为痛痹，湿气胜者为著痹也。帝曰：其有五者何也？岐伯曰：以冬遇此者为骨痹，以春遇此者为筋痹，以夏遇此者为脉痹，以至阴遇此者为肌痹，以秋遇此者为皮痹。

黄帝问道：痹病是怎样发生的呢？岐伯回答说：风、寒、湿三种邪气错杂而侵入人体，则成为痹病。其风邪偏重的叫行痹，寒邪偏重的叫痛痹，湿邪偏胜的叫重痹。黄帝说：痹病又可分为哪五种呢？岐伯说：在冬季遇此三气而成痹病，叫骨痹；在春季遇此三气而成痹病，叫筋痹；在夏季遇此三气而成痹病，叫脉痹；在长夏遇此三气而成痹病，叫肌痹；在秋季遇此三气而成痹病，叫皮痹。

帝曰：内舍[①]五脏六腑，何气使然？岐伯曰：五脏皆有合，病久而不去者，内舍于其合也。故骨痹不已，复感于邪，内舍于肾。筋痹不已，复感于邪，内舍于肝；脉痹不已，复感于邪，内舍于心。肌痹不已，复感于邪，内舍于脾。皮痹不已，复感于邪，内舍于肺。所谓痹者，各以其时重感于风寒湿之气也。

黄帝说：痹病内含于五脏六腑，是什么病气使其这样的呢？岐伯说：五脏与皮肉筋骨脉内外相合，假如病在五体日久而不去，便逐渐侵入到与之相应的五脏。所以骨痹不愈，再感受邪气，痹邪就内入于肾脏；筋痹不愈，再感受邪气，痹邪就内入于肝脏；脉痹不愈，再感受邪气，痹邪就内入于心脏；肌痹不愈，再感受邪气，痹邪就内入于脾脏；反痹不愈，再感受邪气，痹邪就内入于肺脏。因此，这些痹病都是在各个相应的季节里再次感受了风寒湿三气造成的。

注释

①舍：羁留。

养生大攻略

要减肥，就一定要切忌：

1. 忌靠剧烈运动减肥

有的人以为，剧烈运动能快出汗、出大汗，可能会使减肥效果更好。但是，专家们认为，这种认识是不符合科学的。一般来说，减肥锻炼以低强度、长时间为宜。因为运动初期人体主要消耗的是糖，只有在运动时间较长时，才开始逐渐消耗脂肪。

低强度的运动主要动用有氧代谢的能源，肌肉产生的乳酸不会太高（过高会抑制肌肉收缩），并能坚持较长的时间。如慢跑每小时所消耗的能量在836千焦左右。运动后几小时，还可引起体内代谢速率明显加快。另外，游泳、骑自行车、快步走等半个小时以上的耐力性运动，都有利于消耗脂肪。

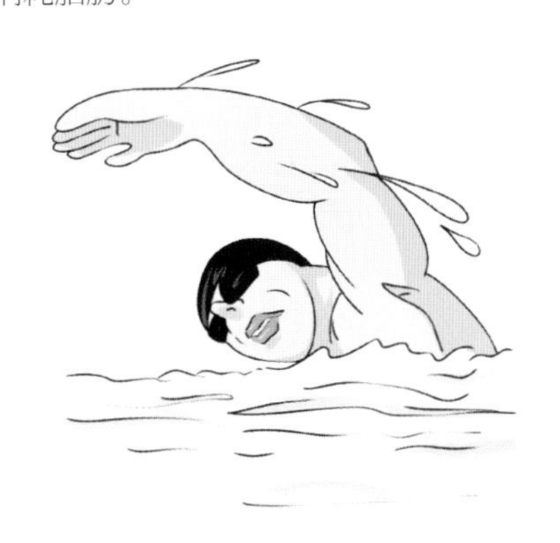

游泳

2. 忌束腰节食减肥

生活中常见有些少女和青年女子为了追求形体美，束腰节食，以求苗条。这种做法是不可取的，会严重损害人体的健康。

束腰使腹腔变小、变窄，腹腔内的肾、脾、肝、胃等器官位置改变，活动受限，血流不畅，功能受到严重的影响。若希望以通过节食和束腰达到身材苗条的目的，实在是一种不可取的做法。时间长了，身体固然可以瘦下来，但却会因营养不良，使智力发育受阻，记忆力减退，抵抗力降低，造成瘦弱无力和各种生理功能退化。

因此，爱美、追求美的女性，应抛弃强行束腰节食的做法。只有采取体育锻炼和科学节食，才能获得真正的健康美。

3. 忌不稳定节食减肥

采用不稳定的节食方法减肥，会造成体重骤降骤升，易诱发心脏病，对健康是不利的。对此曾有人以近2000人为对象，进行了为期25年的追踪研究，结果发现，体重大起大落的人比体重变化不大的人患冠心病概率高2倍。所以，如果要节食，就必须认真地去做，忌不稳定节食减肥。

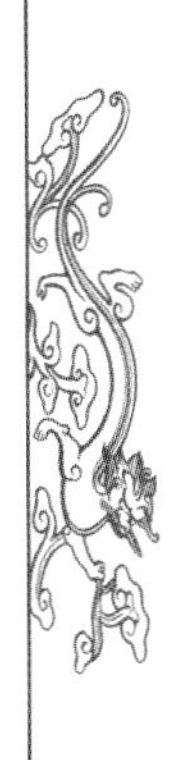

痿论

本篇精华

1. 以五脏与五体相合理论为立论基础，对痿躄、脉痿、筋痿、肉痿、骨痿的病因和病机进行了阐述；

2. 对“五脏使人痿”的基本观点进行论证。

原文→译文

黄帝问曰：五脏使人痿，何也？岐伯对曰：肺主身之皮毛，心主身之血脉，肝主身之筋膜，脾主身之肌肉，肾主身之骨髓。

黄帝问道：五脏能使人发生痿症是什么道理呢？岐伯回答说：肺脏主宰全身的皮肤毛孔，心脏主宰全身的血脉，肝脏主全身的筋膜，脾主全身的肌肉，肾主全身的骨髓。

故肺热叶焦①，则皮毛虚弱急薄，著则生痿躄②也。心气热，则下脉厥而上，上则下脉虚，虚则生脉痿，枢折挈③，胫纵而不任地也。肝气热，则胆泄口苦筋膜干，筋膜干则筋急而挛，发为筋痿。脾气热，则胃干而渴，肌肉不仁，发为肉痿。肾气热，则腰脊不举，骨枯而髓减，发为骨痿。

所以肺中有热，则津液耗伤而肺叶干燥，以至于皮肤毛孔也虚弱干枯，热气日久留着于肺，则发生下肢痿弱不能行走的痿症。心气热，则下部之血脉逆而上行，上行则下部脉虚，脉虚则发生脉痿，症见四肢关节弛缓如折，不能提举，足胫纵缓不能站立于地。肝气热，则胆气外泄而口苦，筋膜失于濡润而使干燥，以至于筋脉拘急而挛缩，发为筋痿症；脾气热，则耗伤胃中津液而口渴，肌肉失于营养而麻林不仁，发为肉痿症。肾气热，则精液耗竭，髓减骨枯而腰脊不能举动，发为骨痿症。

帝曰：何以得之？岐伯曰：肺者，脏之长也，为心之盖也。有所失亡，所求不得，则发肺鸣，鸣则肺热叶焦。故曰：五脏因肺热叶焦，发为痿躄。此之谓也。悲哀太甚，则胞络绝，胞络绝，则阳气内动，发为心下崩，数溲血也。

黄帝说：痿病是怎样发生的呢？岐伯说：肺为诸脏之长，又为心的上盖，遇有失意的事情，或个人的要求得不到满足，则肺气郁而不畅，发生肺气喘鸣，喘鸣则气郁为热，致使肺叶干燥。所以说，五脏都是因肺热叶焦得不到营养，而发为痿症。就是这个意思。悲哀太过则心系急，心胞之络脉阻绝不通，则阳气不能外达而鼓动于内，致使心下崩损，络血外溢，时常小便尿血。

注释

①肺热叶焦：形容肺叶受热灼伤，津液损伤的一种病理状态。

②痿躄：指四肢萎废，不能行走，包括下文的各种痿病。

③枢折挈：枢，指关节；折，指断；挈，提举的意思；枢折挈，形容关节迟缓，不能做提举活动，像是枢轴折断不能活动的样子。

养生大攻略

动脉硬化，该喝哪味汤？

（1）泽泻白术汤

【原料】泽泻30克，白术、天麻、半夏、牛漆、牡丹皮、杏仁（后下）各12克，决明子20克，潼蒺藜、刺蒺藜、桑寄生各18克，胆南星6克，钩藤（后下）25克，全蝎5克。

【制法】水煎取药汁。

【功效】平肝潜阳，化痰通络，降脂。

【用法】口服，每日1剂。

【适用】脑动脉硬化，兼治眩晕、耳鸣、记忆力减退等症。

（2）桃仁汤

【原料】桃仁20克。

【制法】水煎桃仁。

【功效】活血化瘀。

【用法】饮汁，食桃仁，每日1剂。

【适用】动脉硬化。

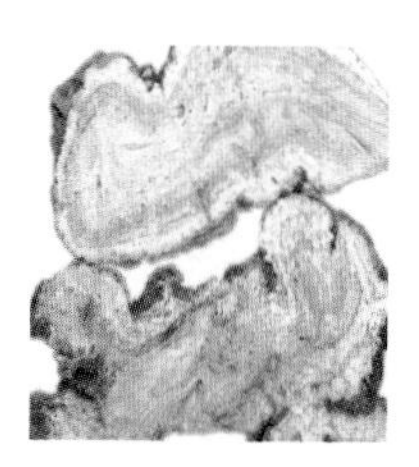
白术

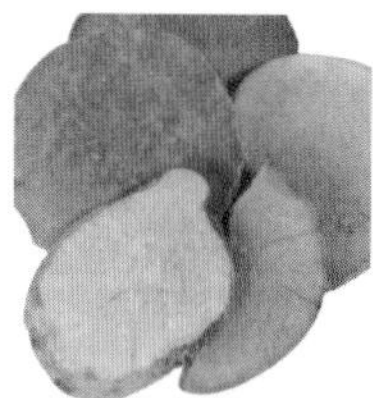
泽泻

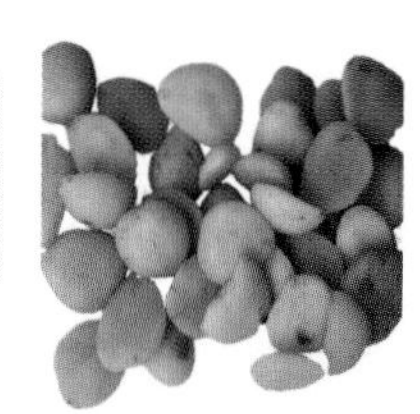
苦杏仁

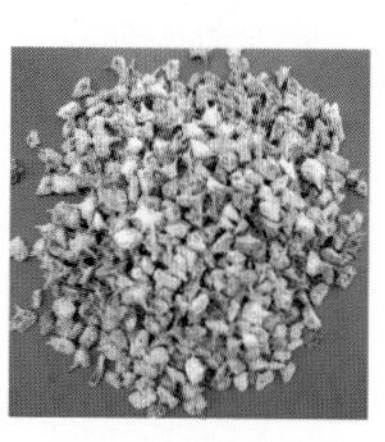
刺蒺藜

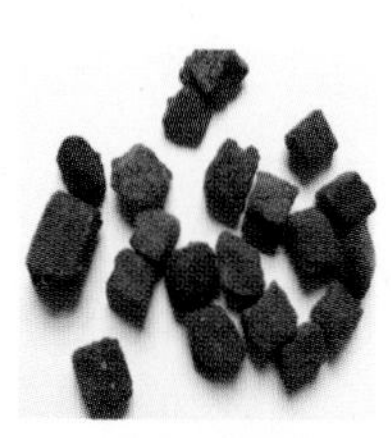
胆南星饮片

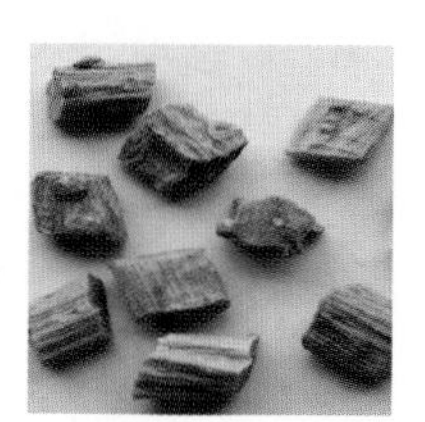
牛膝

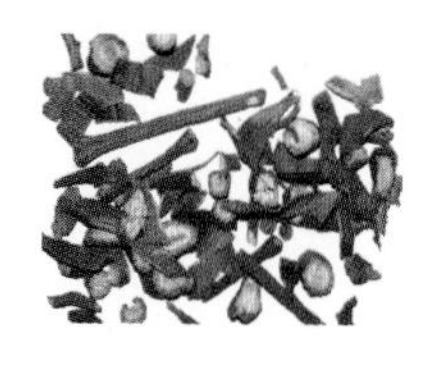
桑寄生

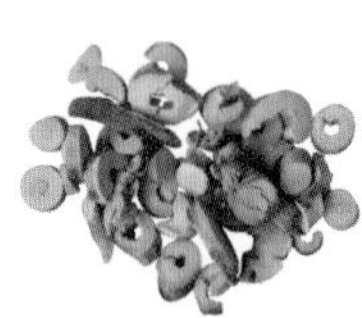
牡丹皮

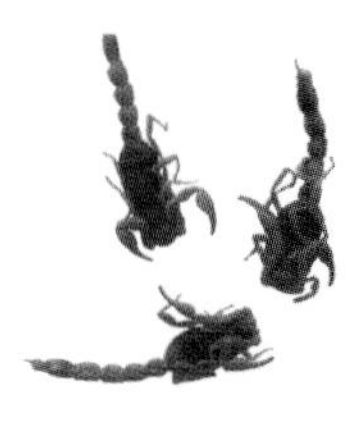
全蝎

厥论

本篇精华

主要阐述了寒厥和热厥的病因、症状等。

原文→译文

黄帝问曰：厥之寒热者，何也？岐伯对曰：阳气衰于下①，则为寒厥；阴气衰于下②，则为热厥。帝曰：热厥之为热也，必起于足下者，何也？岐伯曰：阳气起于足五趾之表③，阴脉者集于足下，而聚于足心，故阳气胜则足下热也。

黄帝问道：厥症有寒厥和热厥，它们是怎样发生的？岐伯回答说：阳气衰竭于下的，则发为寒厥症；阴气衰竭于下的，则发为热厥症。黄帝说：热厥症的发热，必先起于足底，这是什么原因呢？岐伯说：阳气起于足五趾的表面，足少阴经经过足下而经气会聚于足心，所以阳气胜而发生热厥时，就感到足下发热。

帝曰：寒厥之为寒也，必从五趾而上于膝者，何也？岐伯曰：阴气起于五趾之里，集于膝下而聚于膝上。故阴气胜则从五趾至膝上寒。其寒也，不从外④，皆从内也。

黄帝说：寒厥症的寒冷，必先从足五趾开始向上冷到膝部，这又是什么原因呢？岐伯说：阴气起于足五趾内侧，集中于膝下而聚会于膝上。所以阳气虚于下而阴气胜，以致发生寒厥时，寒冷就会从足五趾上行到膝部。这种寒冷，不是由体外侵入的寒邪所致，而是由于体内的阳虚所致。

帝曰：寒厥何失而然也？岐伯曰：前阴者，宗筋之所聚，太阴阳明之所合也⑤。春夏则阳气多而阴气少，秋冬则阴气盛而阳气衰。此人者质壮⑥，以秋冬夺于所用⑦，下气上争不能复，精气溢下⑧，邪气因从之而上⑨也。气因于中，阳气衰，不能渗营其经络，阳气日损，阴气独在，故手足为之寒也。

黄帝说：寒厥是由于什么不足而造成的呢？岐伯说：前阴是宗筋所聚之处，也是足太阴和足阳明经脉所会合的地方。一般来说，春夏季节阳气多而阴气少，秋冬季节阴气盛而阳气衰。如果有人自恃体质壮实，在秋冬阴气旺盛的季节里纵欲无度，损伤了肾阳，而致阳虚阴盛，肾的精气难以恢复正常，下部阴寒之气得以上逆，从而发为寒厥。阴寒之气上逆于中焦，使脾胃阳气虚衰，不能化水谷以渗灌经络营养四肢，则阳气日渐损伤，阴气独留于内，所以手足为之寒冷。

帝曰：热厥何如而然也？岐伯曰：酒入于胃，则络脉满而经脉虚。脾主为胃行其津液者也，阴气虚则阳气入，阳气入则胃不和。胃不和则精气竭，精气竭则不营其四肢也。此人必数醉若饱以入房，气聚于脾中不得散，酒气与谷气相薄，热盛于中，故热遍于身，内热而溺赤也。夫酒气盛而慓悍，肾气有衰，阳气独胜，故手足为之热也。

黄帝说：热厥又是怎样造成的呢？岐伯说：酒气入胃以后，从卫气行于皮肤络脉，故络脉充满而经脉空虚。脾为胃输布津液营养，嗜酒损胃则阳气盛阴气虚，阳气乘虚而入，致使胃气失和。脾也因之虚衰，脾虚不能化生精微，则精气竭绝，精气竭绝则不能营养四肢。患这种病的人必是经常醉后或饱食后嗜行房事，热气聚于脾中不得宣散，酒气与谷气相迫，酝酿成热，热盛于中焦，所以全身发热，且因于内热而小便色黄。酒性热而猛烈，饮酒过多则热盛，肾气有伤则阴虚，以致阳热之气独盛，所以手足发热。

注释

①阳气衰于下，则为寒厥：下，足部；足部阳气虚弱，阴寒之气乘机侵入，足冷，称为寒厥。

②阴气衰于下，则为热厥：足部阴气逐渐衰弱，阳热邪气乘机侵入，足热，称“热厥”。

③阳气起于足五趾之表：足三阳经下行，沿下肢外侧止于足趾外端，所以说五趾之表。下文足三阴经都起于足趾内侧端，沿下肢内侧上行，叫“五趾之里”。

④其寒也，不从外，皆从内：不从外，指不是受外邪所导致；皆从内，指寒从中生，阳虚不制阴则寒。

⑤太阴阳明之所合：脾胃二经行于腹部，都近前阴。前阴周围有九脉循行，这里独指脾胃两脉，是因为脾胃为气血生化之源，五脏六腑之海，主润宗筋。

⑥此人者质壮：指患寒厥的人自恃形体壮实而不知道修养身心。

⑦秋冬夺于所用：指在秋冬阳气已衰的季节，房事不节制，损伤在下的阳气，损及肾阳。

⑧精气溢下：指因为下元虚寒不能内藏，精气漏泄而滑精。

⑨邪气因从之而上：阴寒之气得以上逆。

养生大攻略

患了猩红热，您该怎么办？

1. 主治汤方

（1）大青叶甘草饮

【原料】大青叶 10 克，甘草 3 克。

【制法】水煎取药汁。

【功效】清热解毒。

【用法】每日 1 剂，分 2 次服用。

【适用】猩红热、痰热郁肺等病症。

（2）山豆根野菊花饮

【原料】山豆根 60 克，野菊花 120 克。

【制法】水煎取药汁。

【功效】清热解毒。

【用法】每日 1 剂，10 岁以上者顿服，3 岁以下分 3 次服用。

【适用】猩红热等病症。

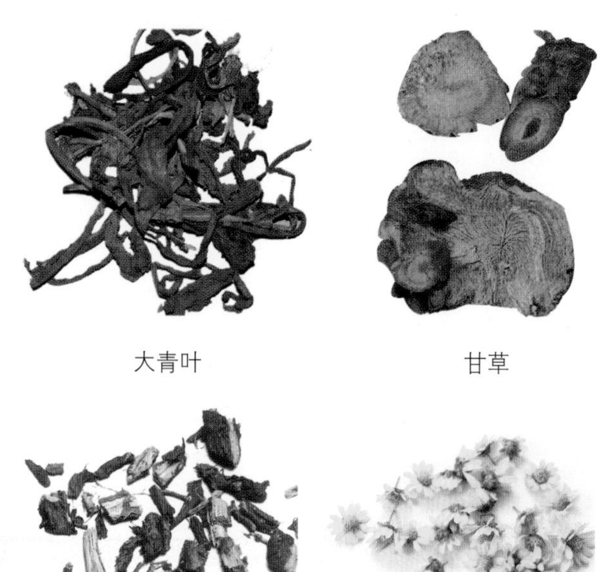

大青叶　　甘草

山豆根　　野菊花药

病能论

本篇精华

1. 介绍了胃脘痈的症状、病机、诊法；
2. 阐述了卧不安的机理，不能偃卧的机理和脉象；
3. 说明了腰痛的症状、诊法。

原文 → 译文

黄帝问曰：人病胃脘痈者，诊当何如？岐伯对曰：诊此者，当候胃脉[1]，其脉当沉细，沉细者气逆，逆者人迎甚盛，甚盛则热。人迎者，胃脉也，逆而盛，则热聚于胃口而不行，故胃脘为痈也。

黄帝问道：有患胃脘痈病的，应当如何诊断呢？岐伯回答说：诊断这种病，应当先诊察患者的胃脉，其脉搏必然沉细，沉细表明胃气上逆，上逆则人迎脉过盛，过盛则表明有热邪。人迎脉属于胃脉，其脉逆乱而又搏动过盛，表明热邪聚集于胃口而不得散发，所以胃脘发生痈肿。

帝曰：善。人有卧而有所不安者何也？岐伯曰：脏有所伤，及精有所之寄则安[2]，故人不能悬其病也。帝曰：人之不得偃卧者何也？岐伯曰：肺者，脏之盖也，肺气盛则脉大，脉大则不得偃卧，论在《奇恒阴阳》中。

黄帝说：说得好。有人睡卧不能安宁的，这是什么原因呢？岐伯回答说：患者的五脏有所损伤，精气有所散失，则睡卧不能安宁，因而，医生一般不能通过切脉而了解睡眠不安的病因。黄帝问道：有人不能仰卧是什么原因呢？岐伯回答说：肺居胸上，为五脏六腑的华盖。如果肺脏邪气充盛则肺的脉络胀大，脉络胀大则肺气不利，呼吸急促，故不能仰卧。在《奇恒阴阳》中有这方面的论述。

帝曰：有病厥者，诊右脉沉而紧，左脉浮而迟，不然，病主安在？岐伯曰：冬诊之，右脉固当沉紧，此应四时，左脉浮而迟，此逆四时，在左当主病在肾，颇关在肺，当腰痛也。

黄帝说：有患厥病的，诊得右脉沉而紧，左脉浮而迟，不知其主要病变是什么？岐伯回答说：冬天诊察其脉象，右脉本来应当沉紧，这是和四时相应的正常脉象；左脉浮迟，则是逆四时的反常脉象。今病脉现于左手，又是冬季，所以当主病在肾，并与肺脏关联。腰部当感到疼痛。

帝曰：何以言之？岐伯曰：少阴脉贯肾络肺，今得肺脉，肾为之病，故肾为腰痛之病也。帝曰：善。有病颈痈者，或石治之，或针灸治之，而皆已，其真安在？岐伯曰：此同名异等者也。夫痈气之息者，宜以针开除去之。夫气盛血聚者，宜石而泻之。此所谓同病异治也。

黄帝说：为什么这样说呢？岐伯说：少阴肾脉贯穿肾脏并络于肺，现于冬季肾脉部位诊得了浮迟的肺脉，是肾气不足的表现，所以才有腰痛之病。黄帝说：好。患有颈痈病的，或用砭石治疗，或用针灸治疗，都能治好，其治愈的道理是什么呢？岐伯回答说：这是因为病名虽同而病的类型却不相同的缘故。颈痈属于气滞不行的，宜用针刺开导以除去其病，若是气盛壅滞而血液结聚的，宜用砭石以泻其瘀血，这就是所谓的“同病异治”。

注释

①胃脉：指人迎脉和趺阳脉。

②及精有所之寄则安：此八字《甲乙经》作“及精有所倚，则卧不安”，倚，偏也。

养生大攻略

小心！更年期忌长期服用镇痛药

进入更年期以后，不少人会出现头痛、关节痛、腰痛等疼痛症状，不仅给躯体带来痛苦，而且影响正常的生活与工作。因此，有些更年期的男女常备几种不同的镇痛药，随时服用。这种长期滥服镇痛药的做法，对身体是有害无益的。

1. 遵医嘱

不论服用何种镇痛药，如不经医生指导，长期随意服用，都可能掩盖身体已有的疾病，以致贻误诊断和治疗，造成无法挽回的损失。

2. 不要成瘾

吗啡、哌替啶类镇痛药有较强的镇痛作用，但也有严重的成瘾性。一旦成瘾，就会经常服用，停药则会产生戒断症状，出现精神不振、全身不适、流泪流涕、呕吐腹泻，甚至虚脱。因此，更年期的一般疼痛，绝对不能使用此类镇痛药，否则会导致严重的后果。

3. 警惕解热、镇痛药物

这些药物对更年期疼痛虽然有较好的效果，但是越来越多的临床报告表明，解热镇痛药也不是绝对安全的。几乎所有的解热镇痛药都有毒副作用，如胃肠道反应、变态反应、肝肾功能损害、造血功能障碍等。据报道，每天服用阿司匹林4～6克，有70％的服用者每天胃出血3～10毫升。过敏性皮肤药疹中约有1／3是由解热镇痛药引起的。

大奇论

本篇精华

1. 从脉象变化入手分析了疝、瘕、偏枯、暴厥等病的病机、预后；

2. 介绍了心、肝、肾及胆、胃、大肠等脏腑精气不足的死期。

原文→译文

肝满肾满肺满[1]皆实，即为肿。肺之雍，喘而两胠满。肝雍，两胠满，卧则惊，不得小便。肾雍，脚下至小腹满，胫有大小[2]，髀大跛，易偏枯。心脉满大，痫瘛筋挛。肝脉小急，痫瘛筋挛。肝脉骛暴，有所惊骇，脉不至若瘖，不治自已。肾脉小急，肝脉小急，心脉小急，不鼓皆为瘕。

肝经、肾经、肺经胀满者，其脉搏必实，当即发为浮肿。肺脉壅滞，则呼吸喘促，两胁胀满。肝脉壅滞，则两胁胀满，睡卧时惊惕不安，小便不利。肾脉壅滞，则两胁下至小腹部胀满，足胫部时肿时消，胯及胫肿胀，以致行动不便，而成跛行，日久易发生偏枯即半身不遂病。心脉满大，是心经热盛，可出现癫痫、手足抽搐及筋脉拘挛等症。肝脉小急，也能出现癫痫、手足抽搐和筋脉拘挛等症。肝脉的搏动急疾而乱，是由于受了惊吓，如果按不到脉搏或突然出现失音的，这是因惊吓一时气逆而致脉气不通，不需治疗，待其气通即可恢复。肾、肝、心三脉细小而急疾，浮取不鼓出于指下者，是气血积聚在腹中的瘕病。

肾肝并沉为石水，并浮为风水，并虚为死，并小弦欲惊。肾脉大急沉，肝脉大急沉，皆为疝。心脉搏滑急为心疝，肺脉沉搏为肺疝。三阳[3]急为瘕，三阴[4]急为疝，二阴[5]急为痫厥，二阳[6]急为惊。脾脉外鼓，沉为肠澼，久自已。肝脉小缓为肠澼，易治。肾脉小搏沉，为肠澼下血，血温[7]身热者死。心肝澼亦下血，二脏同病者可治，其脉小沉涩为肠澼，其身热者死，热见七日死。

肾脉和肝脉均见沉脉，为石水病；均见浮脉，为风水病；均见虚脉，为死症；均见小弦脉，主将要发生惊病。肾脉沉大急疾，肝脉沉大急疾，均为疝病。心脉搏动急疾流利，为心疝；肺脉沉而搏击于指下，为肺疝。太阳之脉急疾，是受寒血凝为瘕；太阴之脉急疾，是受寒气聚为疝；少阴之脉急疾，主癫痫和厥病；阳明之脉急疾，主惊病。脾脉见沉而又有向外鼓动之象，是痢疾，为里邪出表的脉象日久必然自愈。肝脉小而缓慢的，为痢疾邪气较轻，容易治愈。肾脉沉小而动，是痢疾，或大便下血，若血热身热，是预后不良的死症。心肝二脏所发生的痢疾，亦见下血，如果是两脏同病的，可以治疗，若其脉都出现小沉而涩滞的痢疾，兼有身热的，预后多不良，如连续身热七天以上，就会死亡。

胃脉沉鼓涩，胃外鼓大，心脉小坚急，皆鬲偏枯，男子发左，女子发右，不瘖舌转，可治，三十日起，其从者瘖，三岁起，年不满二十者，三岁死。脉至而搏，血衄身热者死，脉来悬钩浮为常脉。脉至如喘，名曰暴厥，暴厥者不知与人言。脉至如数，使人暴惊，三四日自已。

胃脉沉而应指涩滞，或者浮而应指甚大，以及心脉细小坚硬急疾的，都属气血隔塞不通。当病半身不遂的偏枯病。若男子发病在左侧，女子发病在右侧，说话正常，舌头转动灵活，尚可以治疗，经过三十天可以痊愈。如果男病在右侧，女病在左侧，不能说话的，需要三年才能痊愈。如果患者年龄不满二十岁，此为禀赋不足，不出三年就要死亡。脉来搏指有力，病见衄血而身体发热，为真阴脱败的死症。若是脉来浮钩如悬的，则是失血病应当出现的常脉。脉来喘息，突然昏厥，不知人事的，名叫“暴厥”。脉来如热盛之数，主近日突然受到惊吓，经过三四天就会自行恢复。

注释

①满：此处指脉气满实。

②胫有大小：两小腿大、小不一样。

③三阳：指太阳经。

④三阴：指太阴经。

⑤二阴：指少阴经。

⑥二阳：指阳明经。

⑦温：当作“溢”字。

养生大攻略

1. 攻克“细菌性痢疾”的经典汤方

（1）乌龙煎剂

【原料】乌梅 30 克，地榆 12 克，山楂 20 克，龙胆草 15 克。

【制法】水煎，取药汁。

【功效】清热燥湿，导滞凉血，收敛止泻。

【用法】每日 1 剂，分 2 次服用。

【适用】细菌性痢疾等病症。

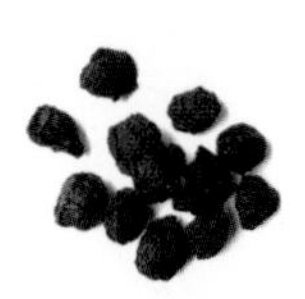
乌梅

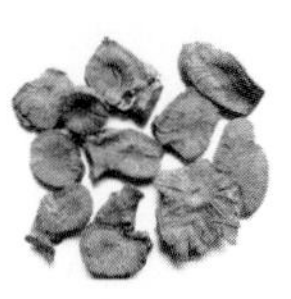
地榆

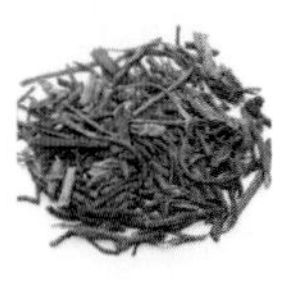
龙胆草

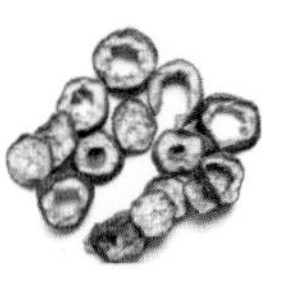
山楂

（2）菌痢汤

【原料】黄连 20 克，银花、白头翁、秦皮、炒地榆、乌梅、仙鹤草、山楂各 50 克，大黄 30 克。

【制法】上药加水浸泡 30 分钟，然后煎 2 次，每次取煎汁 250 毫升，共取煎汁 500 毫升，置灌肠器中备用。

【功效】清热解毒，凉血止痢。

【用法】灌肠，每次灌入 150 ~ 250 克，药液温度在 37 度左右为宜，保留 30 分钟。每日 2 次，3 日为 1 个疗程。

【适用】细菌性痢疾等病症。

（3）参蛎三荷汤

【原料】党参、生牡蛎各 31 克，荷叶、荷梗、荷叶蒂各 15 克。

【制法】水煎，取药汁。

【功效】清热利湿，解暑止痢。

【用法】每日 1 剂，分 2 次服用。

【适用】细菌性痢疾等病症。

2.“清肺”的两大经典老偏方

（1）枇杷粥

【原料】枇杷 6 枚，西国米 50 克，白糖适量。

【制法】先将枇杷去核，西国米浸透。清水上锅烧开，然后把枇杷、白糖和西国米放进开水锅里熬煮成粥便可食用。

【功效】润肺止渴，止咳下气。

【用法】多食会助湿生痰，脾虚滑泄者忌服。

（2）桑皮粥

【原料】桑白皮 90 克，粳米 30 克，冰糖适量。

【制法】先将桑白皮煎取药汁，再用药汁熬粳米粥，待粥快熟时加入冰糖，稍煮即可。

【功效】泻肺平喘，利水消肿。

【用法】早晚温热食用。寒饮咳喘、痰白质稀量多者不宜食用。

【适用】肺热咳嗽，痰黄黏稠，水肿胀满，小便不利等病症。

刺要论

本篇精华

1. 应根据疾病所在部位确定适宜的进针深度；
2. 若人体各部位的针刺深浅不当，就会导致五脏产生种种病变。

原文 → 译文

黄帝问曰：愿闻刺要。岐伯对曰：病有浮沉①，刺有浅深，各至其理，无过其道，过之则内伤，不及则生外壅，壅则邪从之。浅深不得，反为大贼，内动五脏，后生大病。

黄帝问道：我想了解针刺方面的要领。岐伯回答说：疾病有在表在里的区别，刺法有浅刺深刺的不同，病在表应当浅刺，病在里应当深刺，各应到达一定的部位（疾病所在），而不能违背这一法度。刺得太深，就会损伤内脏；刺得太浅，不仅达不到病处，且反使在表的气血壅滞，给病邪以可乘之机。因此，针刺深浅不当，反会给人体带来很大的危害，使五脏功能紊乱，继而发生严重的疾病。

故曰：病有在毫毛腠理者，有在皮肤者，有在肌肉者，有在脉者，有在筋者，有在骨者，有在髓者。是故刺毫毛腠理无伤皮，皮伤则内动肺，肺动则秋病温疟，泝泝然②寒栗。

所以说：疾病的部位有在毫毛腠理的，有在皮肤的，有在肌肉的，有在脉的，有在筋的，有在骨的，有在髓的。因此，该刺毫毛腠理的，不要伤及皮肤。若皮肤受伤，就会影响肺脏的正常功能，以致到秋天时，易患温疟病，发生恶寒战栗的症状。

刺皮无伤肉，肉伤则内动脾，脾动则七十二日四季之月，病腹胀烦不嗜食。

刺肉无伤脉，脉伤则内动心，心动则夏病心痛。刺脉无伤筋，筋伤则内动肝，肝动则春病热而筋弛。刺筋无伤骨，骨伤则内动肾，肾动则冬病胀，腰痛。刺骨无伤髓，髓伤则销铄③胻④酸，体解亦然不去矣。

该刺皮肤的，不要伤及肌肉，若肌肉受伤，就会影响脾脏的正常功能，以致在每一季节的最后十八天中，发生腹胀烦满、不思饮食的病症。该刺肌肉的，不要伤及血脉，若血脉受伤，就会影响心脏的正常功能，以致到夏天时，易患心痛的病症。该刺血脉的，不要伤及筋脉，若筋脉受伤，就会影响肝脏的正常功能，以致到秋天时，易患热性病，发生筋脉弛缓的症状。该刺筋的，不要伤及骨，若骨受伤，就会影响肾脏的正常功能，以致到冬天时，易患腹胀、腰痛的病症。该刺骨的，不要伤及骨髓，若骨髓被损伤而髓便日渐消减，不能充养骨骼，就会导致身体枯瘦，足胫发酸，肢体懈怠，无力举动的病症。

注释

①浮沉：这里指病位的深浅。
②泝泝然：逆流而上，形容怕冷的样子。
③销铄：在这里指“病久枯瘦”。
④胻：脚胫。

养生大攻略

1. 腧穴用针法

头面部腧穴多用平刺；咽喉部腧穴多用横刺；胸部正中线腧穴多用平刺；侧胸部腧穴多用斜刺；腹部腧穴多用直刺；腰背部腧穴多用斜刺或直刺；四肢部腧穴一般多用直刺等。

2. 颊车穴用针法

当治疗颔病、颊痛、口噤不开等症时，针尖应朝向颞部斜刺，使针感放射到整个颊部；当治疗面瘫、口眼歪斜时，针尖应向口吻横刺；当治疗痄腮时，针尖应向腮腺部斜刺；当治疗牙痛时则用直刺。

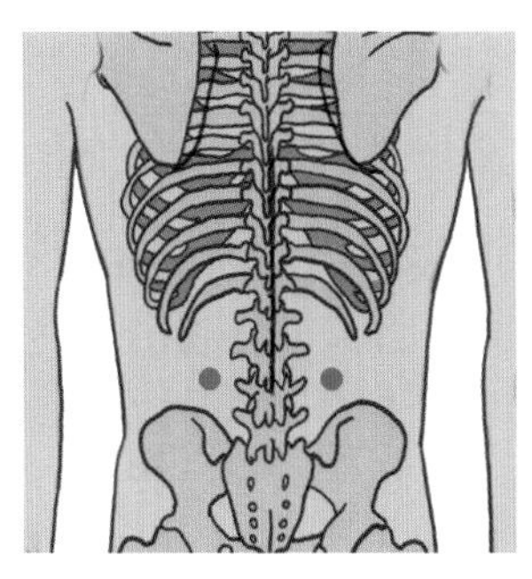
腧穴

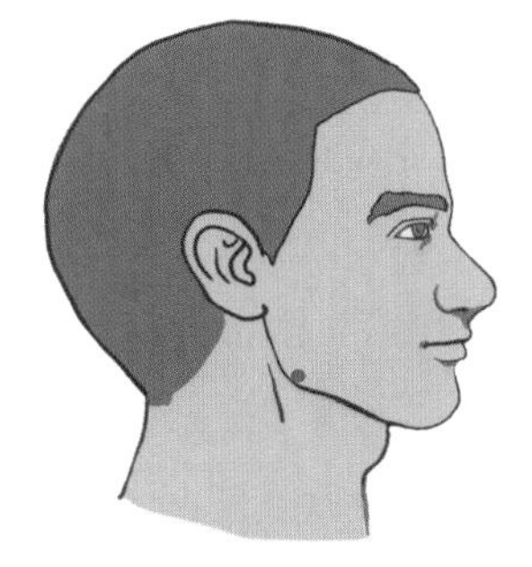
颊车

刺齐论

本篇精华

1. 讨论了皮、肉、筋、脉、骨不同病位的针刺方法；
2. 说明了依据各种不同的病位，应施以不同的针刺深浅程度。

原文→译文

黄帝问曰：愿闻刺浅深之分。岐伯对曰：刺骨者无伤筋，刺筋者无伤肉，刺肉者无伤脉，刺脉者无伤皮；刺皮者无伤肉，刺肉者无伤筋，刺筋者无伤骨。

黄帝问道：我想听你讲讲针刺的深浅应如何区别。岐伯回答说：刺治骨骼时不要伤及筋脉，刺治筋脉时不要伤及肉，刺治肌肉时不要伤及经脉，刺治经脉时不要伤及皮肤，刺治皮肤时不要伤及肌肉，刺治肌肉时不要伤及筋脉，刺治筋脉时不要伤及骨骼。

帝曰：余未知其所谓，愿闻其解。岐伯曰：刺骨无伤筋者，针至筋而去，不及骨也。刺筋无伤肉者，至肉而去，不及筋也。刺肉无伤脉者，至脉而去[①]，不及肉也。刺脉无伤皮者，至皮而去，不及脉也。所谓刺皮无伤肉者，病在皮中，针入皮中，无伤肉也。刺肉无伤筋者，过肉中筋也。刺筋无伤骨者，过筋中骨也。此之谓反也[②]。

黄帝说：我还是不明白其中的道理，想听你详细地讲解。岐伯说：所谓刺治骨骼时不要伤及筋脉，就是针刺应深刺至病邪所在的骨骼，不要仅刺到筋脉就停针而去。刺筋脉时不要伤及肌肉，就是针刺应深刺至病邪所在的筋脉，不应仅刺到肌肉就停针而去。刺肌肉时不要伤及经脉，就是针刺应刺到病邪所在的肌肉，不要仅刺到经脉就停针而去。刺经脉时不要伤及皮肤，就是针刺应刺到经脉，不应仅刺到皮停针而去。所谓刺治皮肤时不要伤及肌肉，就是说病在皮肤中的，应当刺到皮肤中的病位即可，不应刺得过深而伤及肌肉。刺肌肉时不要伤及筋脉，就是说病在肌肉时，应当刺到肌肉中的病位即可，不应刺得过深而伤及筋脉。刺治筋脉时不要伤及骨骼，就是说病在筋时，应当刺到筋脉，不应刺得过深而伤及骨骼。这就是所谓违犯了针刺深浅的基本原则。

注释

①而去：此处指停止针刺。
②此之谓反也：这些就称为违反正常针刺原则。

养生大攻略

按揉以下穴位，让下肢变得有力

1. 中封穴

找法：脚趾向上翘时脚腕处会出现一根鼓起的筋，

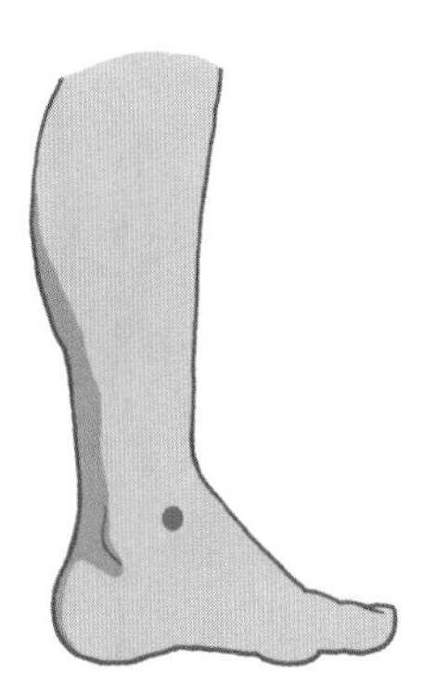
中封穴

该筋与脚腕处最粗横纹的交点。

刺激方法：用拇指指尖对穴位进行每次3～5秒的垂直按压，直至症状缓解为止。其强度以感觉舒适为宜。

2. 上巨虚穴

找法：沿小腿正面往上碰到隆起的骨头停止，向小指侧移动一指宽的凹陷处是调整自律神经的 足三里穴位，其下方4指宽处为上巨虚穴。

刺激方法：用拇指指腹对穴位进行揉压。每次3～5圈，直至症状缓和为止。

3. 承山穴

找法：小腿后面正中线，委中穴直下8寸，小腿腓肠肌两肌腹下方之间凹陷处。

刺激方法：局部按压可有酸麻微痛感，揉捏可有胀感。

4. 委中穴

找法：位于膝关节后面腘窝横纹中央处。

刺激方法：可用中指按揉同侧委中穴，也可以在家人的帮助下艾灸此穴。刺激委中穴可治疗下肢无力等症。

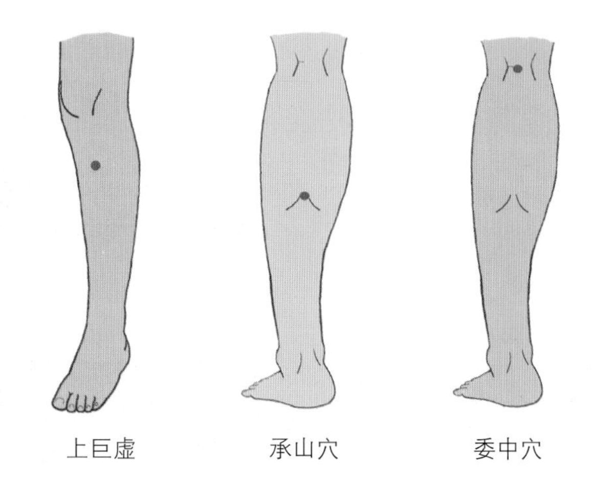
上巨虚　　承山穴　　委中穴

经络论

本篇精华

1. 说明了络脉与五脏相通，其色泽与五脏色是相应的；

2. 阐述了经脉虽与经脉相通，但络脉较浅者的色泽变化会随四时寒暑变化而变化，不像阴络那样是和经脉主色相应的；

3. 介绍了引起络脉色泽变化的真正原因。

原文→译文

黄帝问曰：夫络脉之见也，其五色各异，青黄赤白黑不同，其故何也？岐伯对曰：经有常色，而络无常变也。帝曰：经之常色何如？岐伯曰：心赤、肺白、肝青、脾黄、肾黑，皆亦应其经脉之色也。帝曰：络之阴阳[1]，亦应其经乎？岐伯曰：阴络之色应其经[2]，阳络之色变无常[3]，随四时而行也。寒多则凝泣，凝泣则青黑[4]；热多则淖泽，淖泽则黄赤；此皆常色，谓之无病。五色具见者，谓之寒热。帝曰：善。

黄帝问道：络脉显露在外面，颜色各不相同，有青、黄、赤、白、黑的不同，这是什么缘故呢？岐伯回答说：经脉的颜色经常不变，而络脉则没有固定的颜色，常随四时之气变而变。黄帝说：经脉固定的颜色是怎样的呢？岐伯说：心主红，肺主白，肝主青，脾主黄，肾主黑，这些都是与其所属经脉颜色相应的。黄帝说：阴络与阳络，也与其经脉的主色相应吗？岐伯说：阴络的颜色与其经脉相应，阳络的颜色则变化无常，它是随着四时的变化而变化的。寒气多时则气血运行迟滞，因而多出现青黑之色；热气多时则气血运行滑利，因而多出现黄赤的颜色。这都是正常的，是无病的表现。如果是五色全部显现，那就是过寒过热所引起的病变。黄帝说：好。

注释

①络之阴阳：指阴络阳络是否与经色相应。

②阴络之色应其经：阴络，指的是较深的经络，其色与经相一致。

③阳络之色变无常：阳络，指的是表浅的络脉，其色变化无常。

④凝泣则青黑：表浅络脉遇寒凝滞就会呈青黑色。

养生大攻略

1. 让“黑眼圈”消失，按揉穴位就能实现

（1）四白

找法：目视正前方，瞳孔以下约一拇指宽处，正好为骨的上部。左右各一。

刺激方法：用中指等使用较为方便的手指对左右两个穴位进行轻度揉压按摩。一次3～5圈，进行3～7次。注意不要按压眼球！

（2）太阳

找法：眼角向耳方向一拇指宽的部位。左右各一。

刺激方法：将两手中指（也可用你觉得比较方便的

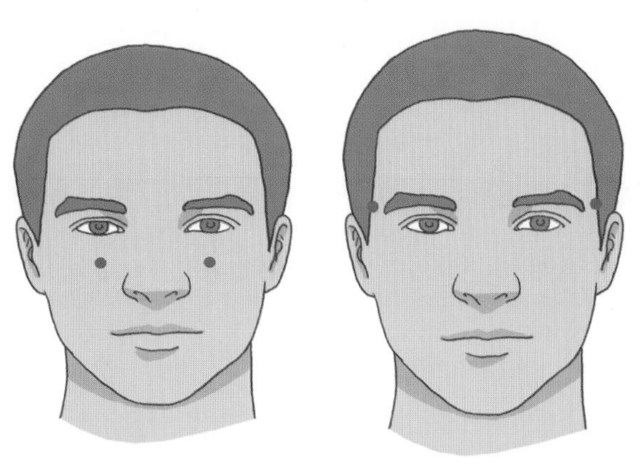
四白穴　　太阳穴

手指）放于左右两穴位处进行轻度揉压按摩。一次3 ~ 5圈进行3 ~ 7次。此处因肌肉较少而不要进行强度按压。

（3）睛明

找法：两眼之间，鼻梁凹陷处。

刺激方法：用拇指指腹或第指节按压10次，重复按摩3 ~ 5分钟。可增加眼周的气血循环，提高附近皮肤组织的含氧量，消除浮肿及暗沉。

（4）攒竹

找法：眉毛内端，上眼眶凹陷处。

刺激方法：预防性按摩一般每次3 ~ 5分钟；治疗性按摩每次可10 ~ 15分钟，每周2 ~ 3次。可使眼周围皮肤血液循环加快，舒通经络。按的时候一定要注意力度，如果用力过大，不仅不能促进血液循环，反而会对眼部肌肤产生伤害，严重的还会产生细纹。

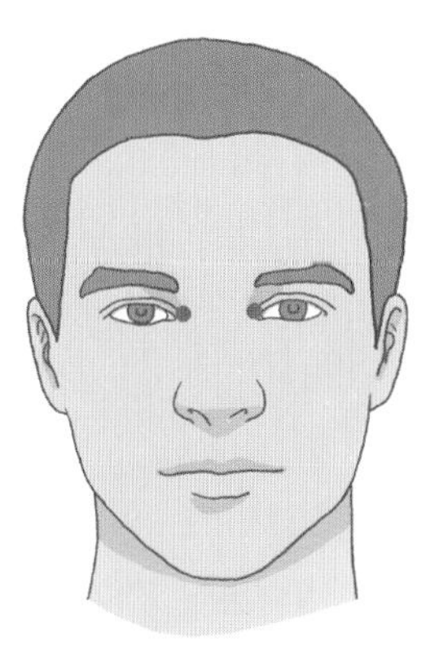

睛明穴

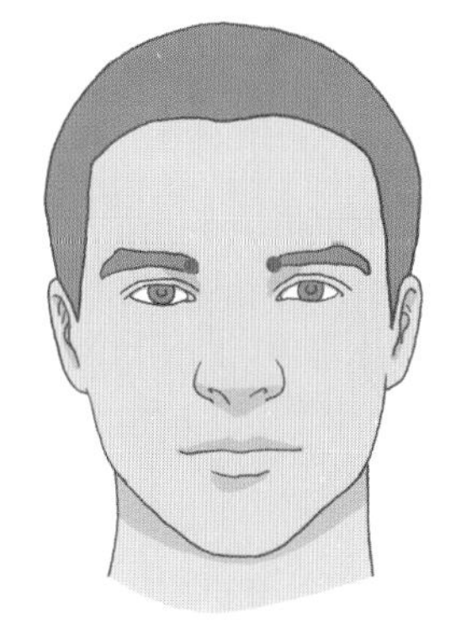

攒竹

（5）丝竹空

找法：眉尾部分稍稍凹陷的部位。

刺激方法：用中指或食指以顺时针及逆时针方向各揉按100次。经常按摩此穴可疏通经气，能促进血液循环，改善细胞代谢功能，消除眼周皱纹。

（6）鱼尾穴

找法：又名“内瞳子髎”，位于眼尾外1厘米处。

刺激方法：用无名指按压轻按3 ~ 5秒后放松，连续做10次。每天2次。接着用中指和无名指轻轻地由内眦向外眦轻拉按摩，连续10次。最后用食指、中指、无名指指尖轻弹眼周3 ~ 5圈。

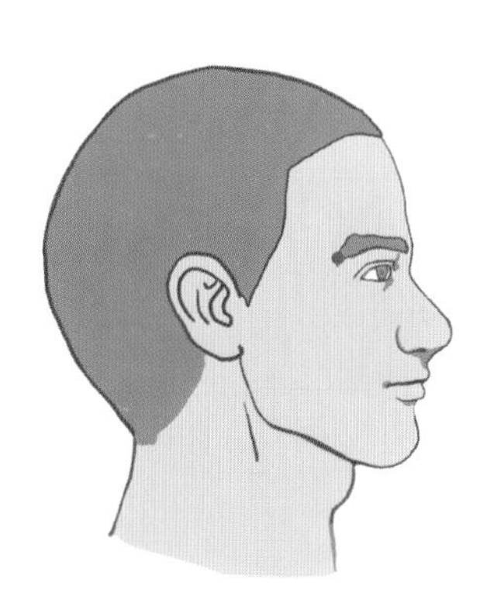

丝竹空

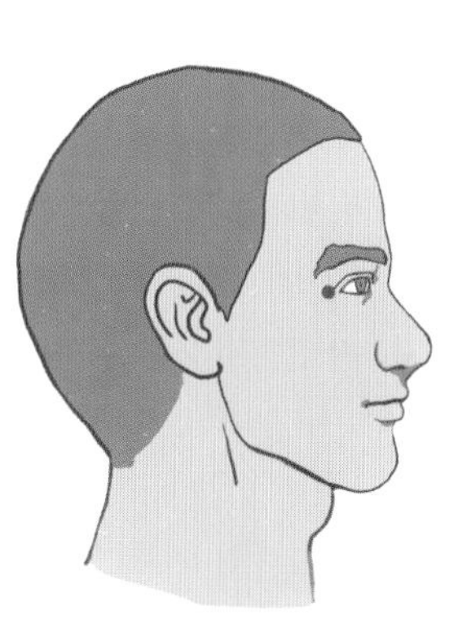

鱼尾穴

2. 学会刺激穴位，预防“眼袋”

（1）承泣

找法：位于面部，瞳孔直下，在眼球与眶下缘之间。

刺激方法：轻压承泣穴，向下方，以中指轻按，指力劲道下达皮下0.5厘米处，再往下15度的方向往内轻勾。按压约8次，左右两边都要按。由于有胃下垂的人眼袋容易松弛，所以刺激此穴能提高胃部机能，从而防止眼袋松弛。

（2）四白

找法：位于人体面部，瞳孔直下，当眶下孔凹陷处。

刺激方法：垂直指压四白穴，轻轻地按压约8次，3分钟，左右两边都要按。

（3）足三里

找法：位于膝盖的下方3厘米，在一块凸起骨头下方的凹陷处。用拇指按之可产生酸胀的感觉。

刺激方法：每天按摩两次，每次50下。经常按摩此穴，也能起到很好的补益作用，帮助去除眼袋。

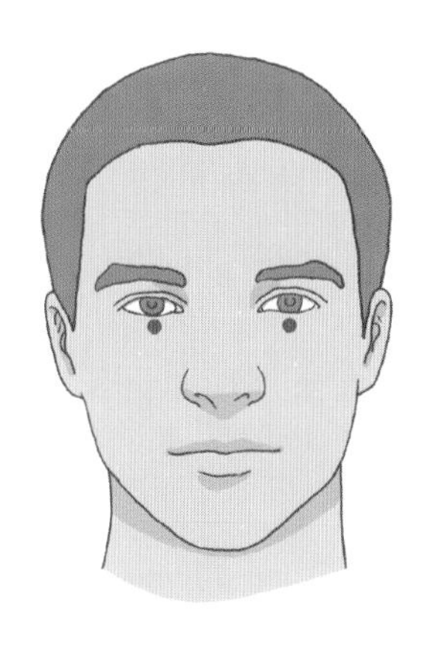

承泣穴

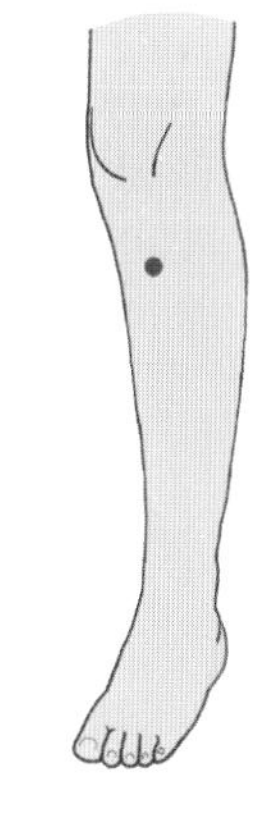

足三里

气穴论

本篇精华 >>> >

介绍了人体365气穴的名称和具体分布的部位。

原文 → 译文 >>> >

黄帝问曰：余闻气穴三百六十五，以应一岁，未知其所，愿卒闻之。岐伯稽首再拜对曰：窘乎哉问①也！其非圣帝，孰能穷其道焉！因请溢意尽言②其处。帝捧手逡巡而却③曰：夫子之开余道也，目未见其处，耳未闻其数，而目以明，耳以聪矣。岐伯曰：此所圣人易语，良马易御也。

黄帝问道：我听说人体共有腧穴三百六十五个，以应一年三百六十五日之数，但不知其所在的部位，我想听你详尽地讲讲。岐伯再次鞠躬回答说：你所提出的这个问题太高明了，若不是圣帝，谁能穷究这些深奥的道理，因此请允许我将这些腧穴的部位一一讲出来。黄帝拱手谦让地说：先生对我讲解的道理，使我很受启发，虽然我尚未看到腧穴的具体部位，未听到其具体的数字，然而已经使我耳聪目明地领会了。岐伯说：你领会的如此深刻，这真是所谓“圣人易语，良马易御”啊。

岐伯再拜而起曰：臣请言之。背与心相控而痛，所治天突与十椎及上纪，上纪者，胃脘也；下纪者，关元也。背胸邪系阴阳左右，如此其病前后痛涩，胸胁痛而不得息，不得卧，上气短气偏痛，脉满起，斜出尻脉，络胸胁支心贯鬲，上肩加天突，斜下肩交十椎下。

岐伯拜了两拜站而起来说：我现在就谈吧。背部与心胸互相牵引而痛，其治疗方法应取天突穴和第十椎下的中枢穴，以及上纪下纪。上纪就是胃脘部的中脘穴，下纪就是下腹部的关元穴。因为背在后为阳，胸在前为阴，经脉斜系于阴阳左右，因此其病前胸和后背牵引疼痛而痹阻不通，胸胁痛得不敢呼吸，不能仰卧，上气喘息，呼吸短促，或一侧偏痛而经脉胀起，这是因为经脉从尻部开始斜出，而络于胸胁部，并通至心脏，贯穿横膈，上肩而至于胸骨上窝的天突穴，再斜向下过肩交于背部第十椎节之下的缘故。

脏俞五十穴，腑俞七十二穴，热俞五十九穴，水俞五十七穴。头上五行、行五，五五二十五穴；中 两傍各五，凡十穴；大椎上两傍各一，凡二穴；目瞳子浮白二穴；两髀厌分中二穴，犊鼻二穴，耳中多所闻二穴，眉本二穴，完骨二穴，项中央一穴，枕骨二穴，上关二穴，大迎二穴，下关二穴，天柱二穴，巨虚上下廉四穴，曲牙二穴，天突一穴，天府二穴，天牖二穴，扶突二穴，天窗二穴，肩解二穴，关元一穴，委阳二穴，肩贞二穴，瘖门一穴，脐一穴，胸俞十二穴，背俞二穴，膺俞十二穴，分肉二穴，踝上横二穴，阴阳 四穴。

五脏有腧穴五十个，六腑七十二穴，治热病的腧穴有五十九穴，治诸水肿病的腧穴有五十七穴。在头部有五行，每行五穴，五五共二十五穴；五脏在背部脊椎两旁各有五穴，共十穴；大椎上两旁各有一穴，左右共二穴；瞳子髎、浮白共二穴；两侧髀厌都环跳二穴，犊鼻二穴，听宫二穴，攒竹二穴，完骨二穴，风府一穴，头窍阴二穴，上关二穴，大迎二穴，下关二穴，天柱二穴，上巨虚、下巨虚左右共四穴，颊车二穴，天突一穴，天府二穴，天牖二穴，扶突二穴，天窗二穴，肩井二穴，关元一穴，委阳二穴，肩贞二穴，哑门一穴，神阙一穴，胸腧左右共十二穴，大杼二穴，膺俞左右共十二穴，阳辅二穴，交信、跗阳左右共二穴，阴照海、阳申脉左右共四穴。

水俞在诸分，热俞在气穴，寒热俞在两骸厌中二穴。大禁二十五，在天府下五寸。凡三百六十五穴，针之所由行也。

治诸水肿病的五十七穴，皆在诸经的分肉之间，治热病的五十九穴，皆在经气聚会之处，治寒热之腧穴，在两膝关节的外侧，为阳陵泉二穴。大禁穴在天府穴下五寸处即手五里穴针刺不可达到二十五次。以上三百六十五穴，都是针刺的部位。

注释 >>>

①窘乎哉问：窘，为难的样。窘乎哉问，而你这个问题让我很为难。

②溢意尽言：畅所欲言，言无不尽。

③逡巡而却：有退让谦恭之意。

养生大攻略

“鼻血”泛滥，该寻觅哪些穴位？

1. 脚后跟

找法：踝关节及足跟骨之间的凹陷处。

刺激方法：鼻子出血时，马上用拇指和食指捏脚后跟（踝关节及足跟骨之间的凹陷处），左鼻出血捏右脚跟，右鼻出血捏左脚跟，即会止血。

2. 肩井

找法：位于大椎与肩峰连线中点。

刺激方法：用食、拇指掐捏，挤压穴位中心，将肩部肌肉向上提起 3 ~ 5 秒钟，反复 3 为 1 次，每次间歇 2 分钟，发作时连接 3 次。

3. 巨髎

找法：在瞳孔直下，鼻唇沟外侧，与鼻翼下缘相平。

刺激方法：将双手食指指腹放于左右穴位，对称地进行按揉。每穴按揉 5 分钟，可有效止鼻出血。

4. 天柱

找法：位于项部大筋（斜方肌）外缘之后发际凹陷中。

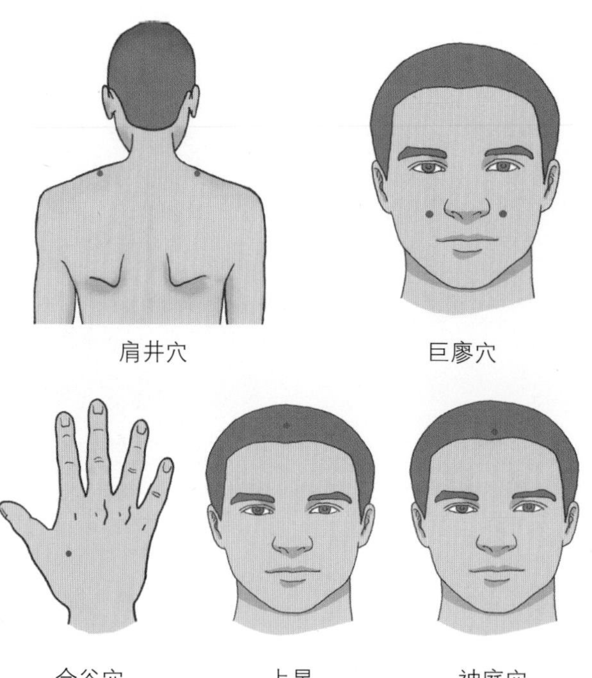

刺激方法：双手拇指压迫头部后面的天柱穴，持续3分钟。

5. 合谷

找法：手掌合拢时，大拇指与食指之间，便会有一稍微隆起的部位。

刺激方法：指压时应朝小指方向用力，而并非垂直手背的直上直下按压，这样才能更好地发挥此穴道的疗效。

6. 上星

找法：在前发际线直上1寸处。

刺激方法：用一只手的拇指按压在穴位上，有酸胀感后向一个方向按揉，每穴5分钟，可以止血。

7. 神庭

找法：在前发际线直上半寸。

刺激方法：用中指点压神庭穴持续3分钟，按压时不要太用力，就可以止住鼻子流血。

骨空论

本篇精华

1. 说明了风邪所致各症的针灸治法和所取穴位；
2. 介绍了任脉的循行路线及其怕主的疾病。

原文→译文

黄帝问曰：余闻风者百病之始也，以针治之奈何？岐伯对曰：风从外入，令人振寒，汗出头痛，身重恶寒，治在风府，调其阴阳。不足则补，有余则泻。

黄帝问道：我听说风邪是一切疾病发生的起源，怎样用针刺治疗呢？岐伯回答说：风邪从外侵入人体，使人寒战出汗、头痛、身体酸重、怕冷，治疗时应取风府穴，以调和其阴阳气血。正气不足的就用补法，邪气有余的就用泻法。

大风颈项痛①，刺风府，风府在上椎②。大风汗出，灸譩譆③，譩譆在背下挟脊傍三寸所，厌之令病者呼譩譆，譩譆应手。

若感受风邪较重而出现颈项疼痛，应针刺风府穴，风府穴在颈椎的第一椎上。若感受风邪较重而出汗时，应当灸该穴，该穴在背部第六胸椎棘突穴下傍开三寸处，用手按压此处令患者呼发出譩譆声，则穴应手而动。

从风④憎风，刺眉头，失枕，在肩上横骨间。折，使揄臂，齐肘正，灸脊中。络季胁引少腹而痛胀，刺譩譆。腰痛不可以转摇，急引阴卵⑤，刺八髎与痛上，八髎在腰尻分间。鼠瘘寒热，还刺寒府，寒府在附膝外解营⑥。取膝上外者使之拜，取足心者使之跪。

病由于风邪而呈恶风症状，应刺眉头陷中的攒竹穴。落枕，可在肩上横骨间取穴治疗。若脊背折痛，不能伸舒，可摇其手臂，灸下垂齐肘尖的脊中穴以治之。络季胁牵引到小腹部疼痛而胀的，应刺噫嘻穴。腰痛不能转侧动摇，痛且筋挛，下引睾丸，可刺八髎穴与痛处上部，八髎穴在腰以下骶后孔隙中。鼠瘘寒热病，应当刺寒府穴，寒府穴在膝关节外侧的骨缝中。取膝上外侧骨缝之穴，应使膝微屈。若取脚心的穴位，应采取跪的姿势。

任脉者，起于中极之下，以上毛际，循腹里上关元，至咽喉，上颐循面入目。冲脉者，起于气街，并少阴之经⑦，挟脐上行，至胸中而散。任脉之病，男子内结七疝，女子带下瘕聚。冲脉为病，逆气里急。

任脉起于中极穴的下面，向上行到毛际处的曲骨穴入腹，循腹里上行到关元穴，直上到咽喉，再上行颐循面而入于目下承泣穴。冲脉起于气街穴，与足少阴肾经并行，挟脐左右向上行，到达胸中便分散了。任脉发生病变，男子则见腹内结为七疝，女子则见带下和症瘕积聚。冲脉发生病变的病候，则气逆上冲，腹内拘急疼痛。

注释

①大风颈项痛：大风，指严重风邪侵袭，其主症为颈项痛。

②上椎：大椎以上。

③ 噫嘻：穴位名，具体部位各家注释不一。

④从风：迎风。

⑤急引阴卵：急剧疼痛牵引睾丸。阴卵：睾丸。

⑥解营：解，骨缝；营，穴位。

养生大攻略

1. 按摩四大穴位，就能还您美颜

（1）大横

找法：任脉的神阙穴（肚脐）旁开4寸处。

刺激方法：用双手食指的指端同时按压，圈状按摩100次。高脂肪饮食和运动不足会导致肠壁堆积大量的脂肪，不仅会使血脂升高，还会让体重增加，面泛油光。刺激此穴可通便，排除肠道内的油脂，减轻体重，消除腰腹赘肉，降低血脂。

（2）丰隆

找法：在小腿前外侧，当外踝尖上8寸，距胫骨前缘二横指（中指）。

刺激方法：用拇指略微用力按压，以略感疼痛为基准，按住5秒后松开，双手交替互按3～5分钟。经常按压丰隆穴，不仅可以清除肠内垃圾，还可调节自身的新陈

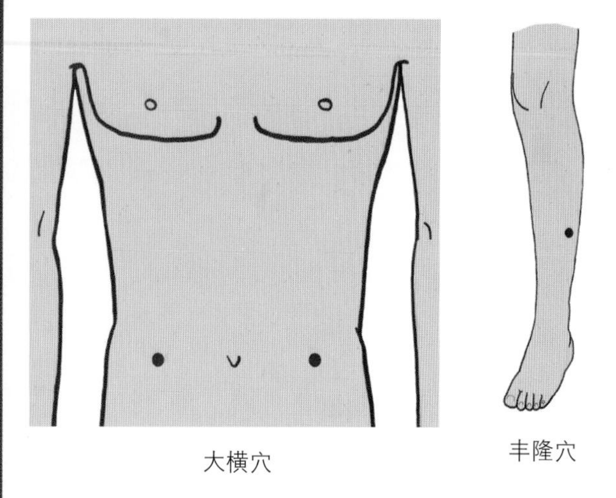

代谢，从而达到放松、减压的目的。

（3）天枢

找法：在肚脐两边左右各三指宽处。

刺激方法：睡前用双手食指指端同时回环揉动天枢穴50~100次，逆时针和顺时针方向各重复一次。天枢穴与胃肠道联系紧密，对调节肠腹有明显的双向性疗效，既能止泻，又能通便，按摩此穴能清除肠道内累积的宿便，轻松消减堆积在腹部的赘肉，扫除脸上的痘痘。

（4）足三里

找法：外膝眼下3寸，胫骨外侧约一横指处。

刺激方法：用双手拇指同时以圈状按压50次，稍用力。经常刺激该穴位，可以有效地排出体内堆积的毒素，从而减轻斑纹、恢复皮肤光彩。

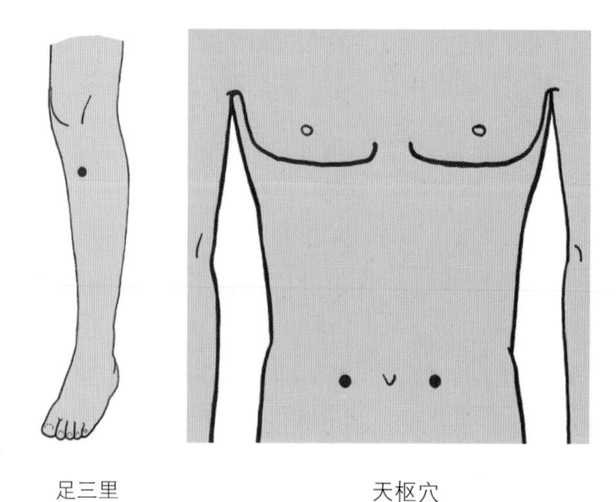

2. 腿部浮肿了，就按揉穴位吧！

（1）地机

找法：从踝关节最高骨向上10指腿骨内侧。两足各一。

刺激方法：用拇指指腹对该穴位进行轻度的揉压。每次3～5圈，进行3～7次。可以使用灸具。

（2）太奚谷

找法：踝关节最高处和阿基里斯腱之间的凹陷。两足各一。

刺激方法：用拇指指尖进行3～5秒垂直按压至症状有所缓解为止。强度以感觉舒适为宜。可以使用灸具（每周进行2～3回）。

（3）风市

找法：位于人体的大腿外侧的中线上，直立垂手时，中指尖处。

刺激方法：用大拇指点压，力度要由轻入重，有麻痛感为好。点压2分钟。按摩此穴，可排除大腿多余的水分，使大腿变得苗条。

（4）承山

找法：位于小腿后面正中，当伸直小腿或足跟上提时小腿肚下出现尖角凹陷处。

刺激方法：用力按压5分钟，力度以能承受为限。反复按压20分钟，1天1次。按摩此穴，可消除小腿上的脂肪，收紧小腿肌肉，对美化小腿线条有显著的作用。

水热穴论

本篇精华 >>>

介绍了春、夏、秋、冬四季的针刺深浅情况。

原文 → 译文 >>>

帝曰：春取络脉分肉，何也？岐伯曰：春者木始治，肝气始生，肝气急，其风疾，经脉常深，其气少，不能深入，故取络脉分肉间。

黄帝说：春天针刺时应取络脉分肉，这是为什么呢？岐伯说：春季是木气开始主时，人的肝气开始生发，肝气之性急，其病邪为风气急疾，由于经脉深藏，而风气始发，其气尚微，不能深入至经脉，所以治疗时需要取络脉分肉之间浅刺。

帝曰：夏取盛经分腠，何也？岐伯曰：夏者火始治，心气始长[①]，脉瘦气弱，阳气留溢，热熏分腠，内至于经，故取盛经分腠，绝肤而病去者，邪居浅也。所谓盛经者，阳脉也。

黄帝说：夏天针刺时应取盛经分腠，这是为什么呢？岐伯说：夏天是火气开始主时，人的心气开始盛长，虽脉瘦气弱，而阳气流溢，其热气向外薰蒸于分腠之间，向内则入于经脉，所以应取盛经分腠，针刺时只透过皮肤，病邪就会退去，这是因为邪居于表浅部位的缘故。所谓盛经，指的是阳经的经脉。

帝曰：秋取经俞，何也？岐伯曰：秋者金始治，肺将收杀②，金将胜火，阳气在合，阴气初胜，湿气及体，阴气未盛，未能深入，故取俞以泻阴邪，取合以虚阳邪，阳气始衰，故取于合。

黄帝说：秋天针刺时应取经腧，这是为什么呢？岐伯说：秋季是金气开始主时，人的肺气即将收敛肃杀，金旺火衰，阳气开始进入到经脉的合穴，阴气初生，寒湿之气开始侵犯人体，但阴气尚未太盛，还不能深入，所以取腧穴以泻阴邪，取合穴以除阳邪。因为阳气是初衰，所以应取合穴。

帝曰：冬取井荥，何也？岐伯曰：冬者水始治，肾方闭，阳气衰少，阴气坚盛，巨阳伏沉③，阳脉乃去，故取井以下阴逆，取荥以实阳气。故曰：冬取井荥，春不鼽衄。此之谓也。

黄帝说：冬天针刺时应取井荥，这是为什么呢？岐伯说：冬季是水气开始主时，人的肾气开始闭藏，阳气已经衰少，阴气旺盛，太阳之气则沉伏于里，其阳脉亦随之深藏，所以取井穴以抑制阴气的太过，取荥穴以补阳气之不足。因此说，冬季刺井穴荥穴，春天就不患鼻塞和鼻出血的疾病，就是这个道理。

注释

①心气始长：心气开始盛长。
②肺将收杀：肺气即将收敛肃杀。
③巨阳伏沉：太阳之气则沉伏于里。

养生大攻略

1. 恋上六大穴位，彻底和“痛经”告别

（1）三阴交

找法：首先将脚尖前伸，然后找出内脚踝最高处。将小指的第一个关节的外侧紧贴此处伸直四指，试按内脚踝向膝盖方向正上方食指的第二个关节处，如果有疼痛或者舒服感则为三阴交。

刺激方法：用拇指对该穴位进行每次 3 ~ 5 秒的垂直按压，直至腰痛有所缓和。此外，每周可以用灸具进行两次。注意，妊娠初期绝对禁止！

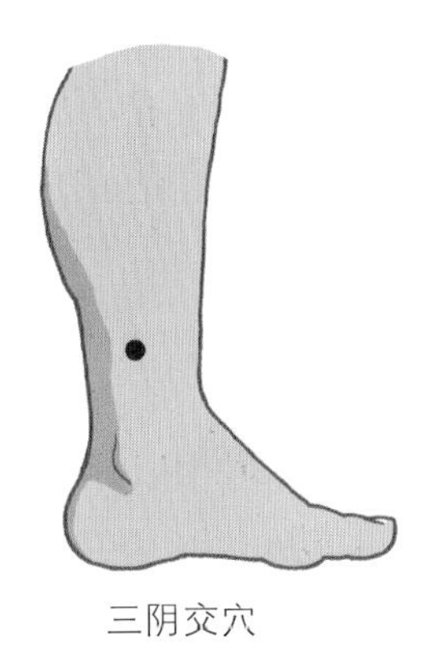

三阴交穴

水道穴

中极穴

子宫穴

太冲穴

（2）水道

找法：肚脐到趾骨之间平均分为五等份，从肚脐开始五分之三处的中心左右各一。

刺激方法：将两手互搓，然后用温度较高的手掌揉该穴位。也可使用灸具和电暖宝。使用电暖宝时要隔着内衣将其横贴，这样可以连同中极穴一起进行温灸。

（3）中极

找法：将肚脐到趾骨五等份，从趾骨向上五分之一处。

刺激方法：将两手互搓，然后用温度较高的手掌揉该穴位。如果症状未缓解，可以使用灸具和电暖宝。

（4）次髎

找法：从骨盆的最高处开始向背骨水平移动手指。从手指遇到背骨处向下数第三个突起，以此为中心左右各一指宽处。左右各一。

刺激方法：将两手互搓，然后用温度较高的手掌揉该穴位。也可使用灸具和电暖宝。使用电暖宝时候要隔着内衣将对其进行温灸。

（5）太冲

找法：位于脚大趾与第二趾之间。

刺激方法：用左手拇指指腹揉捻右太冲穴（位于足背第一跖骨间隙之中点处），以有酸胀感为宜，1 分钟后再换右手拇指指腹揉捻左太冲穴 1 分钟。

（6）子宫穴

找法：位于下腹部，脐下 4 寸处左右，旁开正中线 3 寸的距离各一点。

刺激方法：用双手食指、中指按压住两旁子宫穴，稍加压力，缓缓点揉，以有酸胀感为度。总共做 20 下，大概按揉 5 分钟。

2. 孕吐的日子里，该怎样找刺激？

（1）内关

找法：手腕处最粗的横纹的中央开始向肘部三指处。两根筋的中间的凹陷处。这里能起到安定精神等效果。

刺激方法：用拇指指尖在该穴位进行轻度地垂直按压。每次 3 ~ 5 秒。每回进行 3 ~ 7 次。每天进行直至症状消除。不可进行强力按压。

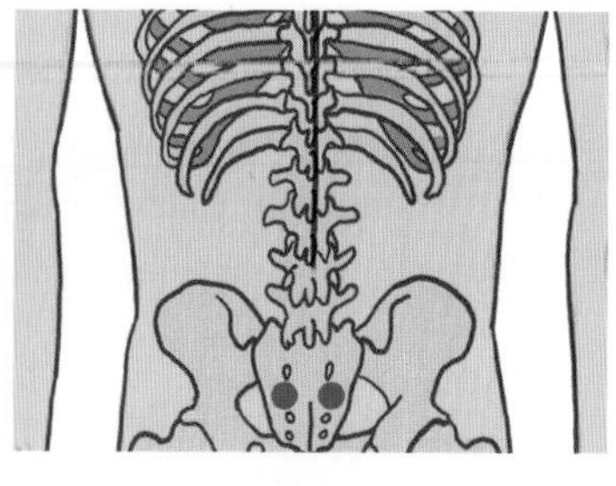

次髎

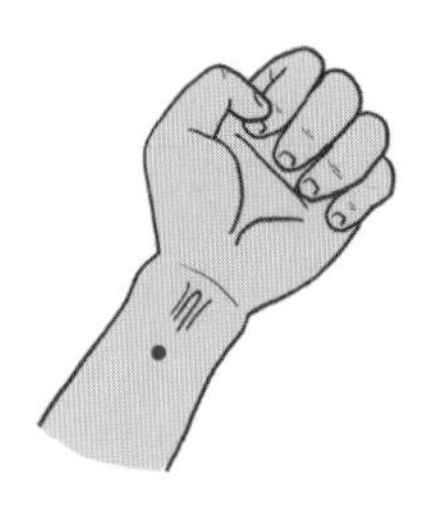

内关穴

（2）足三里

找法：沿小腿正面往上碰到隆起的骨头停止，向小指侧移动一指宽的凹陷处。这里是调整自律神经的穴位，两腿各一。

刺激方法：用拇指指尖慢慢地进行垂直按压。一次3～5秒，重复3～7回。也可用灸具，直到症状减轻为止。

四时刺逆从论

本篇精华

1. 指出了违背四时变化而针刺可能导致的疾病；

2. 阐述了误刺伤及五脏必然会导致死亡，并介绍了死亡前的症象和对死期的预测。

原文→译文

帝曰：逆四时而生乱气，奈何？岐伯曰：春刺络脉，血气外溢，令人少气；春刺肌肉，血气环逆①，令人上气；春刺筋骨，血气内著，令人腹胀。夏刺经脉，血气乃竭，令人解㑊；夏刺肌肉，血气内却，令人善恐；夏刺筋骨，血气上逆，令人善怒。

黄帝说：若针刺违反四时之气的规律而导致的气血逆乱，是怎样的呢？岐伯回答说：春季若误刺络脉，则血气向外溢散，就会使人感到少气；春季误伤肌肉，则气血的循环逆乱，就会使人气上逆；春季若误刺筋骨，则血气留着于内，就会使人腹部胀满。夏季若误刺经脉，则血气竭绝，就会使人倦怠；夏季若误刺肌肉，则血气衰退于内，就会使人易生恐惧；夏季若误刺筋骨，则血气上逆，就会使人易怒。

秋刺经脉，血气上逆，令人善忘；秋刺络脉，气不外行，令人卧不欲动；秋刺筋骨，血气内散，令人寒慄。冬刺经脉，血气皆脱，令人目不明；冬刺络脉，内气外泄，留为大痹；冬刺肌肉，阳气竭绝，令人善忘。

秋季若误刺经脉，则血气上逆，使人健忘；秋季若误刺络脉，则气不能向外循行，就会而使人嗜睡不想活动；秋季若误刺筋骨，则气血散乱于内，使人恶寒战栗。冬季若误刺经脉，则气血都虚脱，就会使人目视不明；冬季若误刺络脉，则血气就会向外泄出，就会使人发病为大痹；冬季若误刺肌肉，则阳气竭绝，就会使人健忘。

凡此四时刺者，大逆之病，不可不从也；反之，则生乱气，相淫病焉。故刺不知四时之经，病之所生，以从为逆，正气内乱，与精相薄。必审九候，正气不乱，精气不转②。

凡是逆于四时之气的针刺，都可使气血逆乱而生大病，所以必须遵循四时之气的变化规律进行针刺；反之，则会产生逆乱之气而使病变扩大。因此针刺如果不懂得四时经气的所在部位和疾病发生的原因，以顺为逆，就会使在内的正气逆乱，邪气与精气相迫而生大病。所以在针刺治疗时必须审察三部九候之脉，从而做出正确的诊断，以给予适当治疗，方可使正气不乱，精气不致损耗而发生逆转。

帝曰：善。刺五脏，中心一日死，其动为噫；中肝五日死，其动为语；中肺三日死，其动为咳；中肾六日死，其动为嚏欠；中脾十日死，其动为吞。刺伤人五脏必死，其动则依其脏之所变，候知其死也。

黄帝说：说得好。针刺五脏时，若刺中心脏一天，就要死亡，其病变的症状是噫气；若刺中肝脏五天，就要死亡，其病变的症状是多语；若刺中肺脏三天就要死亡，其病变的症状是咳嗽；若刺中肾脏六天，就要死亡，其病变的症状是打喷嚏和呵欠；若刺中脾脏，十天就要死亡，其病变的症状如吞咽之状。针刺时若刺伤人的五脏，必然导致死亡，根据五脏变动所发生的症候，可察知所伤之脏并进而预测其死亡的日期。

注释

①环逆：往返上逆。

②精气不转：精气不会出现逆转。

养生大攻略

1. 七大穴位，让“胖女”轻松蜕变

（1）腰椎

找法：脊椎处于腰位的这一部分，称为“腰椎”。

刺激方法：首先将脚横跨与肩同宽，用拇指抵住第一腰椎到第四腰椎。反复按压，2分钟为一次，每天按压10分钟。可有效防止腰部脂肪的产生。

（2）志室穴

找法：位于第二腰椎向外5厘米处。

刺激方法：用拇指压10次，每次1分钟。它可以影响副肾分泌的与脂肪代谢有关的荷尔蒙，可除去现有脂肪。

（3）关元

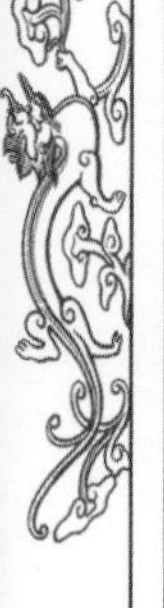

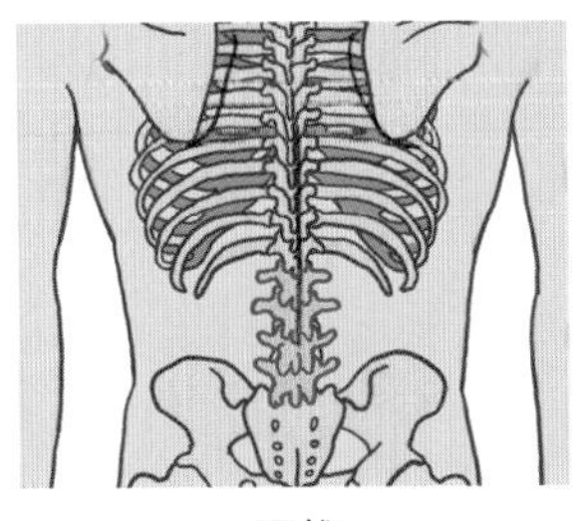
腰椎

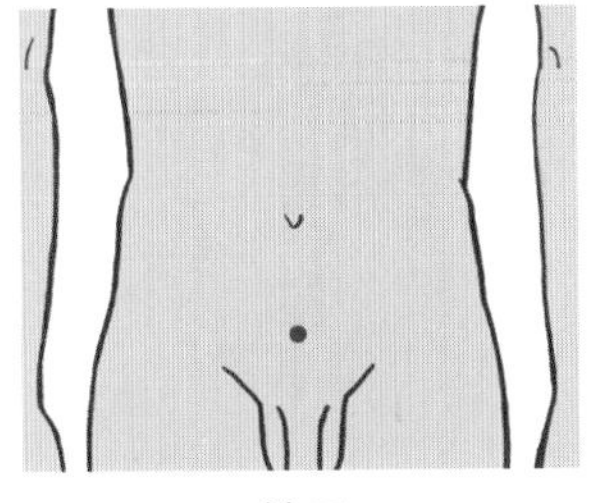
关元

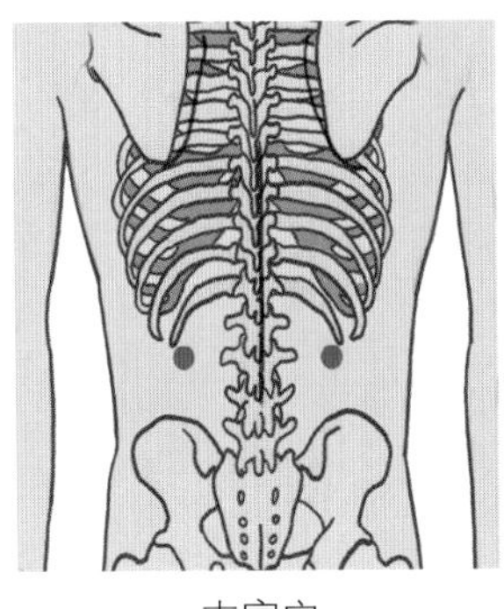
志室穴

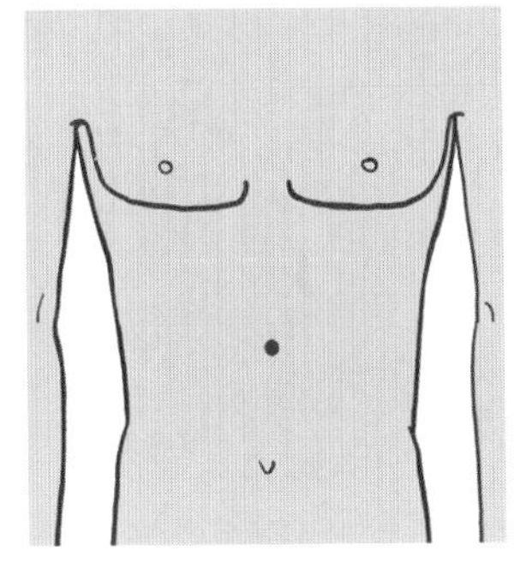
中脘穴

找法：在肚脐下方 3 寸处。

刺激方法：用二指叠按法，每次按压 15 ~ 20 分钟，每天 1 次。可促进肌肉收缩，具有收腹效果。

（4）中脘

找法：在肚脐上 4 寸处，心窝及肚脐中间。

刺激方法：两个拇指上下重叠，按压中脘穴，每次按压 20 分钟，每天 1 次。按压的轻重应以手指感觉到脉搏跳动，且被按摩的部位不感觉疼痛为最合适。

（5）天枢

找法：肚脐两侧边往外两寸，双侧各一。

刺激方法：手中指点按天枢穴，持续压 1 分钟，每次 20 分钟左右，每天 1 次，以不痛为宜。按摩天枢穴则可以帮助消化、排气，促进肠胃蠕动、废物排泄，当然更有利于消除小腹赘肉。

（6）水分

找法：位于上腹部，前正中线上，肚脐上一指宽处。

刺激方法：以四指集中按压此穴，同时有规律地呼吸。按压 2 分钟。1 天两次。按摩水分穴有助于排除体内多余的水分，避免水肿，并且可以帮助肠胃蠕动、锻炼腹肌，避免小腹突出。

（7）胃点

找法：约在耳朵中央。

刺激方法：用小指轻轻按压右耳的胃点穴位 60 下，换左耳重复。腹部脂肪堆积是由于胀气或消化不良，对胃点施以压力可使消化激素活跃起来，促进消化，减少腹部脂肪。

2.“骨感女”，别忘了三个穴位

（1）脾俞

找法：位于背部第 11 胸椎往左右各 3 指处。

刺激方法：用双手拇指分别放在脾俞穴处轻轻地按揉。每日按压 100 次。可有效治疗脾胃虚弱。

（2）胃俞

找法：位于位于背部第 12 胸椎往左右各 3 指处。

刺激方法：指压要领先一面缓缓吐气，一面强压 6 秒钟，如此重复 30 次。但必须是用餐 30 分钟之后再指压。按压此穴可使胃液分泌旺盛，提高消化能力。

（3）百会

找法：位于人体的头部，头顶正中心处。

刺激方法：将两手的中指置于其上，缓缓地吐气，强力按压 6 秒钟，如此反复 5 次。可消除精神压力。

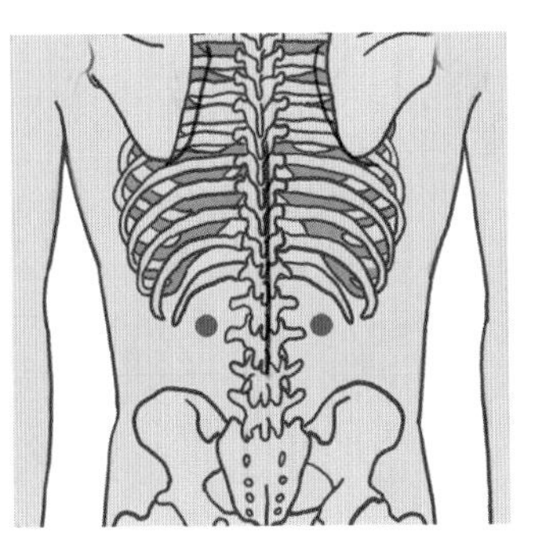
胃俞穴

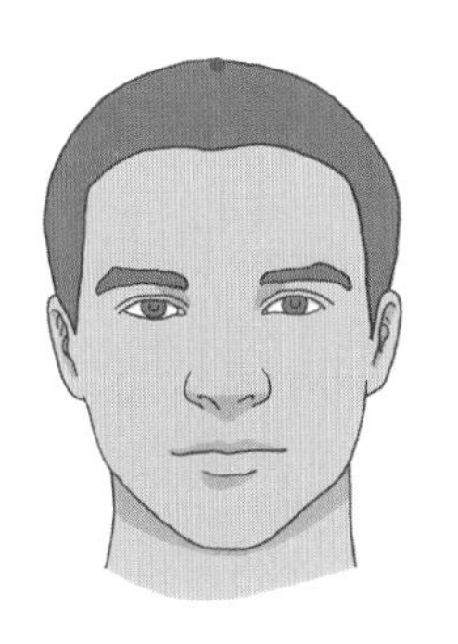
百会穴

标本病传论

本篇精华

1. 说明了标本学说在临床上运用的基本原则；

2. 运用五行配五脏的方法阐述了疾病发展过程中的传变与预后。

原文 → 译文

治反为逆，治得为从。先病而后逆者治其本；先逆而后病者治其本。先寒而后生病者治其本；先病而后生寒者治其本。先热而后病者治其本；先热而后生中满[1]者治其标；先病而后泄者治其本；先泄而后生他病者治其本，必且调之，乃治其他病。先病而后生中满者治其标；先中满而后烦心者治其本。

相反而治的为逆治，相顺而治的为从治。先患病而后气血逆乱的，当治其先病之本；先气血逆乱而后患病的，当治其气血；先因寒邪致病而后发生其他病的，当治其先病之寒；先患病而后发生寒症的，当治其先病。先患热病而后发生其他病的，当治其先病之热；先患热病而后发生中满的，先治其中满的标病；先患病而后发生泄泻的，当治其先病；先泄泻而后发生其他病的，当先治其泄泻，一定要先调治好泄泻，然后才能治疗其他病。先患病而后发生中满的，当先治其中满的标病；先患中满症而后发生心烦的，先治其中满的本病。

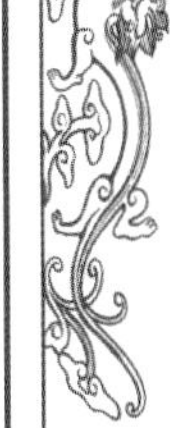

人有客气，有同气。小大不利治其标，小大利治其本。病发而有余，本而标之，先治其本，后治其标；病发而不足，标而本之，先治其标，后治其本。谨察间甚，以意调之，间者并行[②]，甚者独行[③]。先小大不利而后生病者，治其本。

人有由新感外邪而生病的，也有由体内原来之邪而生病的。大小便不利的，当先治其大小便不利的标病；大小便通利的，则治其本病。如果疾病的发生属于邪气有余的实症，则邪气为本，其他症候为标，当先治其本病之邪，然后再调治其他症候。如果疾病的发生属于正气不足的虚症，则正气为标，邪气为本，当先治其正气不足的标，然后再治其病邪之本。必须谨慎地观察病情的轻重缓急，细心地进行调治。病轻的，可以标本兼治；病重的，或治标或治本，应单独进行。若是先大小便不利而后发生其他疾病的，必须先治其大小便不利。

注释

①生中满：一作“先生中满”。

②间者并行：间者，指病情轻的；并行，可以标本同治。

③甚者独行：甚者，指病情重的；独行，或单治其标，就是或治本或治标。

养生大攻略

1.“便秘”了，让五味汤药来帮忙

（1）硝黄散

【原料】大黄5克，芒硝20克，黄酒适量。

【制法】将大黄、芒硝研成细末，用黄酒调和，备用。

【功效】通便润肠。

【用法】将药糊敷于脐部，上盖纱布，再用胶布固定。取用热水袋热敷10分钟。

【适用】便秘。

（2）通便汤

【原料】茯苓、橘红、伏龙肝、钩藤各9克，炙甘草6克。

【制法】水煎，取药汁。

【功效】理气和胃。

【用法】口服，每日1剂。

【适用】便秘。

（3）通幽汤

【原料】枳实、郁李仁、玉竹各10克，木香、麦冬、酒制大黄各7.5克，皂角、玄参各5克，槟榔15克。

【制法】水煎，取药汁。

【功效】下气润燥，通腑降浊。

【用法】口服，每日1剂。

【适用】小儿巨结肠症所致的便秘。

2. 巧配汤药，舒舒服服不“痔疮”

（1）归尾赤芍蜜饮

【原料】当归尾、川芎各10克，赤芍12克，白芍、皂角刺15克，蜂蜜20克。

【制法】将当归尾、赤芍、白芍、川芎、皂角刺洗净，入锅，加水煎煮2次，每次30分钟，合并滤液，待滤液转温后调入蜂蜜，搅匀即成。

【功效】行气活血，化瘀通络。

【用法】上、下午分别服用。

【适用】气血瘀滞型痔疮，对便血、肛门坠胀疼痛的痔疮患者尤为适宜。

（2）蒲公英汤

【原料】鲜蒲公英100～200克。

【制法】水煎取药汁。

【功效】消炎止血。

【用法】每日1剂，分2次服用。

【适用】气滞血瘀型痔疮，症见便血色红、肛门滴血或喷射。

（3）马齿苋黄连饮

【原料】新鲜马齿苋100克，黄连5克，绿茶10克。

【制法】将新鲜的马齿苋拣去杂质后洗净，切成小段，与黄连一同放入纱布袋中，扎住袋口，再与绿茶同入砂锅，加水浓煎2次，每次20分钟，合并2次煎液即成。

【功效】清热化湿，解毒止血。

【用法】代茶，频频饮用。

【适用】湿热下注型痔疮便血。

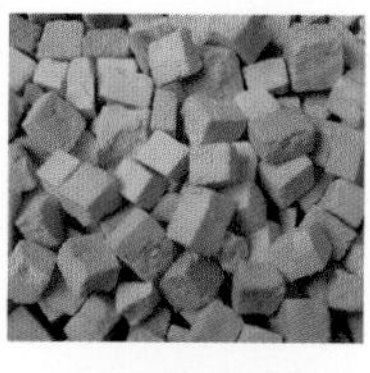
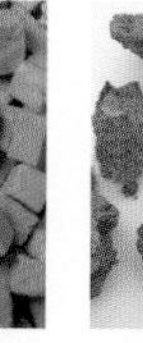
茯苓

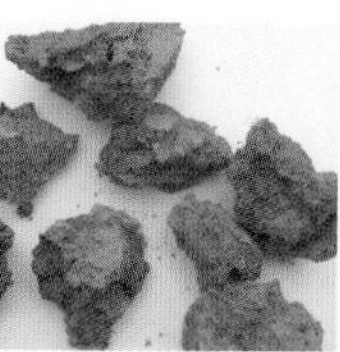
伏龙肝

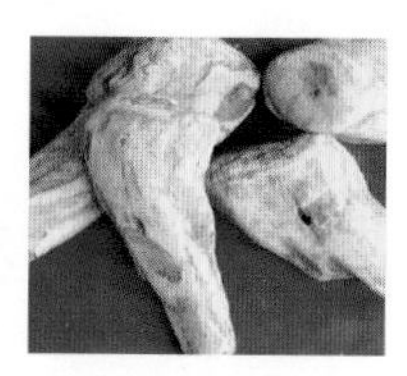
大黄

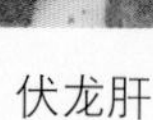
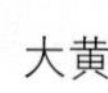

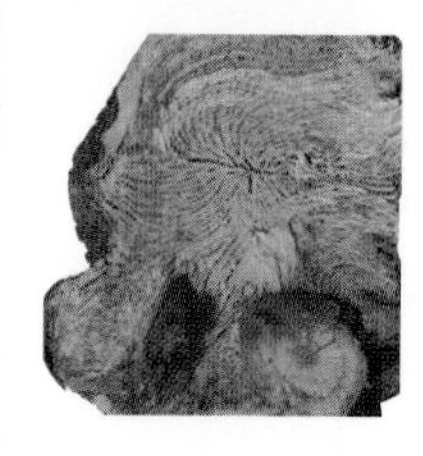
甘草

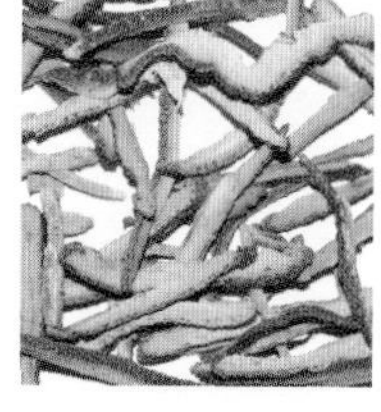
橘红饮片

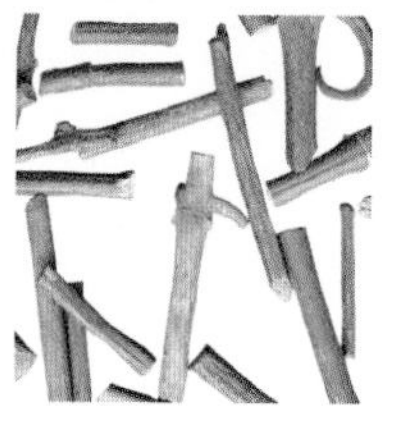
钩藤

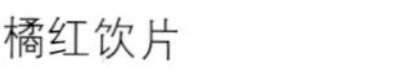

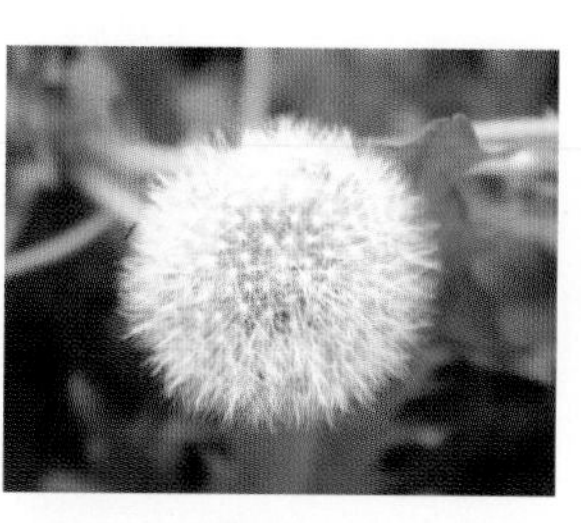
蒲公英

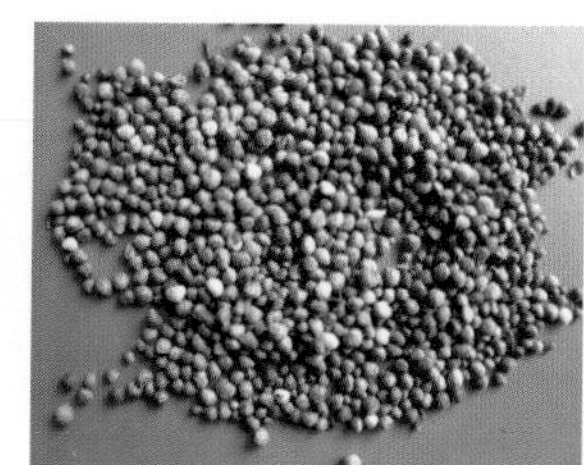
紫苏子

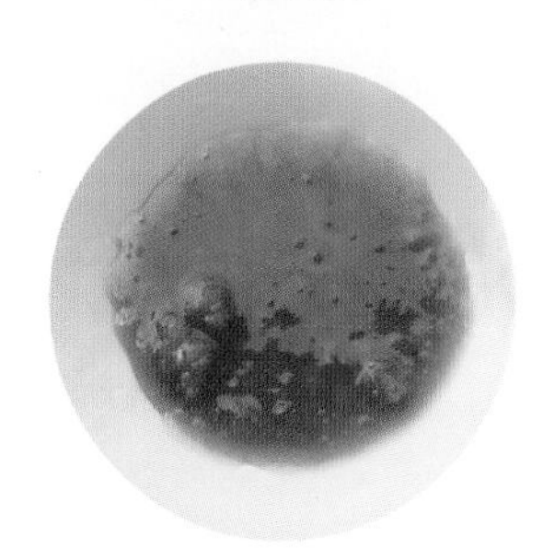
蜂蜜

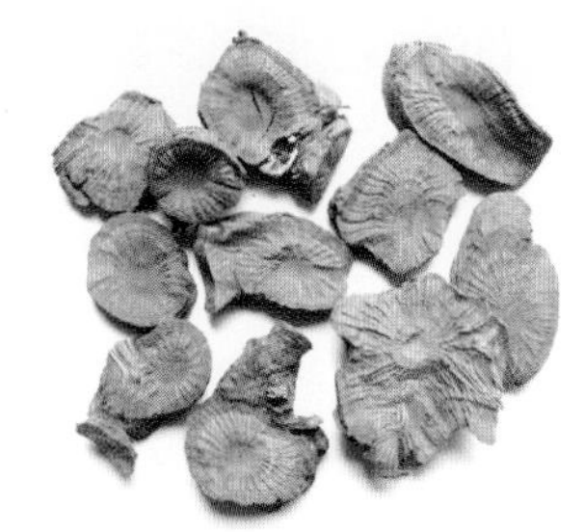
地榆

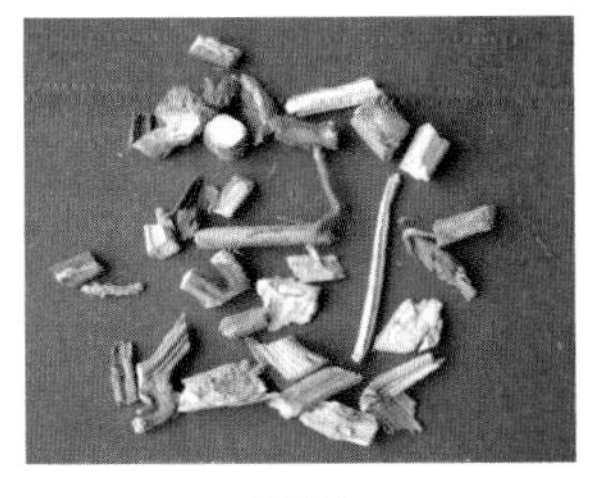
藿香

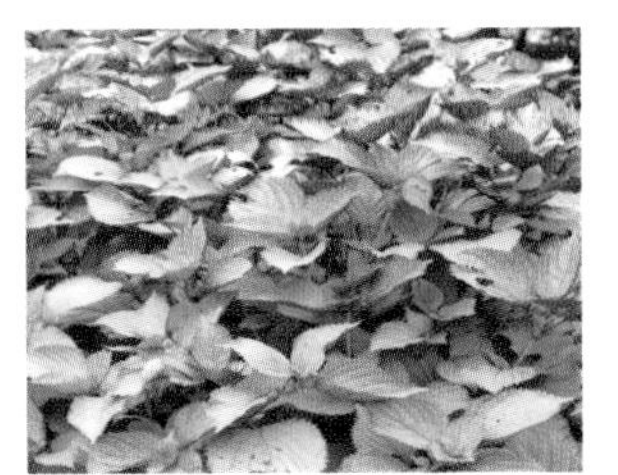
紫苏

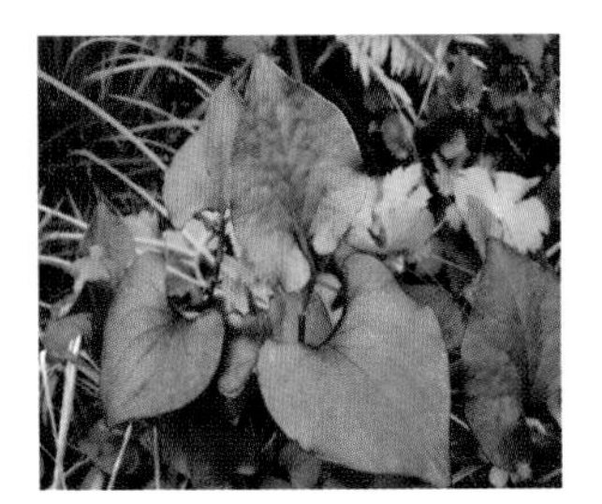
鱼腥草

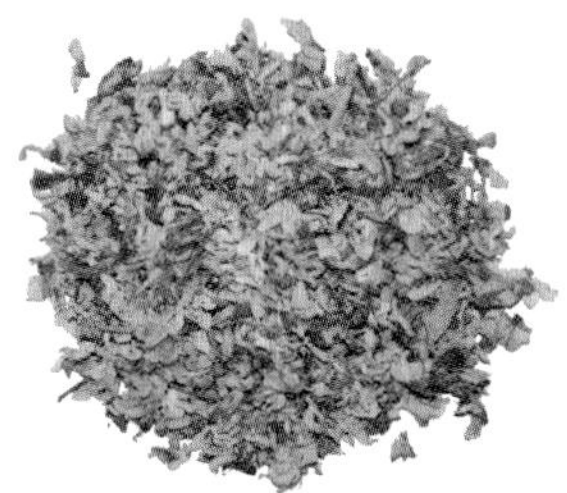
槐花

天元纪大论

本篇精华

1. 论述了五运六气学说的部分基本法则，以及万物生长衰老死灭的关系；

2. 阐述了太过、不及等运气学说中的部分概念。

原文 → 译文

黄帝问曰：天有五行，御[①]五位，以生寒暑燥湿风；人有五脏，化五气，以生喜怒思忧恐。论言五运相袭而皆治之，终期之日，周而复始。余已知之矣，愿闻其与三阴三阳之候，奈何合之？

黄帝问道：天有木、火、土、金、水五行，统御东、西、南、北、中五个方位，从而产生寒、暑、燥、湿、风等气候变化；人有肝、心、脾、肺、肾五脏化育五气，从而产生喜、怒、思、忧、恐等情志变化。经论所谓五运递相因袭，各有一定的主治季节，到了一年终结之时，又重新开始。新的一轮五运治袭，我对此已经了解了，还想再听听五运和三阴三阳的结合是怎样的呢？

鬼臾区稽首再拜对曰：昭乎哉问也！夫五运阴阳者，天地之道也，万物之纲纪，变化之父母，生杀之本始，神明之府也，可不通乎？故物生谓之化，物极谓之变，阴阳不测谓之神，神用无方谓之圣。

鬼臾区再次跪拜回答说：你提的这个问题很高明啊！五运和阴阳，是自然界变化的一般规律，是自然万物的变化总纲领，是事物发展变化的基础，是万物生长毁灭的根本，是宇宙间无穷尽的变化根源所在，这些道理哪能不通晓呢？因而事物的开始发生叫作“化”，发展到极点叫作“变”，难以预测的阴阳变化叫作“神”，能够掌握和运用这种无穷变化规律的人，叫作“圣”。

夫变化之为用也，在天为玄[②]，在人为道，在地为化；化生五味，道生智，玄生神。神在天为风，在地为木；在天为热，在地为火；在天为湿，在地为土；在天为燥，在地为金；在天为寒，在地为水。

阴阳变化的作用，在宇宙空间则表现为深远无穷，在人则表现为对自然规律的认识，在地则表现为万物的生长变化；物质的生长变化而产生五味，认识了自然规律而产生智慧，在深远的宇宙空间，这种规律能产生无穷尽的变化。玄妙莫测的阴阳变化的作用，在天表现为风，在地就为木；在天表现为热，在地就为火；在天表现为湿，在地就为土；在天表现为燥，在地就为金；在天表现为寒，在地就为水。

故在天为气，在地成形，形气相感而化生万物矣。然天地者，万物之上下也；左右者，阴阳之道路也；水火者，阴阳之征兆也；金木者，生成终始也。气有多少，形有盛衰，上下相召[③]，而损益彰矣。

所以在天表现为无形之气，在地就为有形的物质，形和气互相感召，就能变化和产生万物。天空覆盖在上，大地承载于下，所以天地分别是万物的上面和下面；阳气从左上升，阴气从右下降，所以左右是阴阳升降的道路；水属阴，火属阳，所以水火是阴阳的象征；万物发生于春属木，成实于秋属金，所以金木是生成的终始。阴阳之气并不是不变的，它有多和少的不同，有形物质在发展过程中也有旺盛和衰老的区别，在上之气和在下之质互相感召，事物太过和不及的现象就会显露出来。

注释

①御：统御。

②玄：幽远。

③上下相召：上，指天；下，指地。意思是天地之气相互感应。

养生大攻略

五“补”粥，让您找回健康和自信！

1. 补肝——远志枣仁粥

【原料】远志肉10克，炒酸枣仁10克，粳米50克。

【制法】如常法煮粥，粥熟时加入远志、枣仁稍煮即可。

【功效】补肝，宁心，安神。

【用法】此粥宜睡前做夜宵服。枣仁不能久炒，否

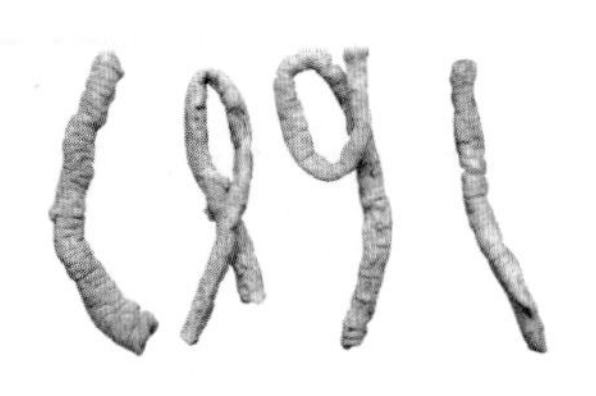
远志

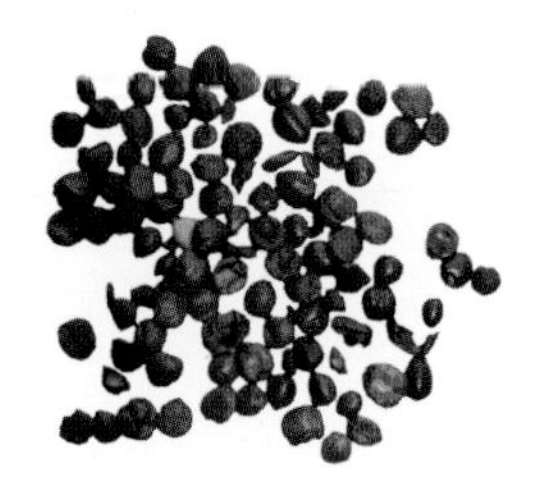
酸枣仁

则油枯而失去镇静之效。

【适用】心、肝两虚所致的心悸。

2. 补心——定志酒

【原料】朱砂15克，人参40克，远志、菖蒲各45克，茯苓、柏子仁各30克，白酒2500毫升。

【制法】将六味药研碎，放入酒坛，倒入白酒，加盖密封酒坛，每日摇晃1次，浸泡15日后即成。

【功效】补心安神，养肝明目。

【用法】每日2次，每次空腹饮服10～15毫升。

【适用】心悸、健忘、失眠等病症。

3. 补脾——红枣姜茶

【原料】红枣100克，生姜50克。

【制法】将生姜洗净，切片，红枣洗净，同放锅中，加适量的水，煮红枣至熟烂即可。

【功效】解表散寒，温中止呕，补脾和胃。

【用法】每日1剂，不拘时饮水食枣。

【适用】风寒感冒、咳嗽。

4. 补肺——补肺汤

【原料】黄芪25克，党参12克，熟地12克，紫菀10克，桑白皮10克，五味子5克。

【制法】将党参等放在一起，用水煎制。

【功效】补肾益肺，止咳平喘。

【用法】温服。

【适用】肺气不足、咳嗽等病症。

5. 补肾——人参汤（丸）

【原料】人参15克，黄芪20克，杜仲15克，山茱萸12克，鹿茸5克，桑螵蛸15克，瓜篓根20克，鸡内金12克，菟丝子15克。

【制法】将上述药物用水煎制。

【功效】益气生津，补肾固摄。

【用法】温服。

【适用】肾虚等病症。

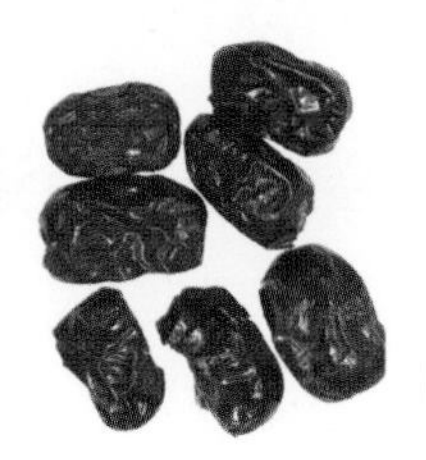
大枣

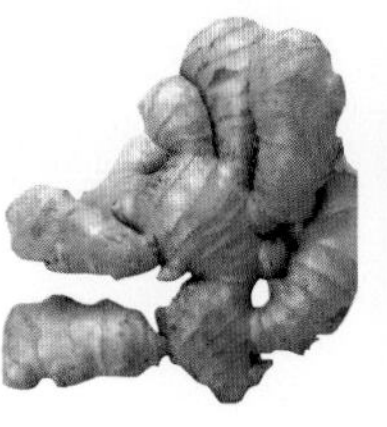
生姜

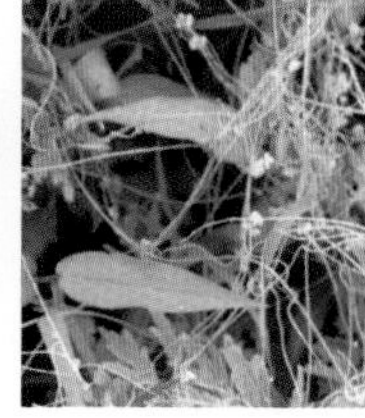
菟丝子

六微旨大论

本篇精华

1. 阐述了天道六六之节的盛衰情况；

2. 说明了六气有时“至而气也至”，有时“至而气不至”，有时“先于时而至的气太过”的具体原因。

原文→译文

帝曰：愿闻天道六六之节，盛衰何也？岐伯曰：上下有位，左右有纪[①]。故少阳之右，阳明治之；阳明之右，太阳治之；太阳之右，厥阴治之；厥阴之右，少阴治之；少阴之右，太阴治之；太阴之右，少阳治之。此所谓气之标[②]，盖南面而待也。故曰：因天之序，盛衰之时，移光定位，正立而待之，此之谓也。少阳之上，火气治之，中见厥阴；阳明之上，燥气治之，中见太阴；太阳之上，寒气治之，中见少阴；厥阴之上，风气治之，中见少阳；少阴之上，热气治之，中见太阳；太阴之上，湿气治之，中见阳明。所谓本也，本之下，中之见也，见之下，气之标也。本标不同，气应异象。

黄帝说：我想听听关于天道六六之节的盛衰情况是怎样的？岐伯说：六气司天在泉有一定的时位，左右间气的升降，有一定的次序。所以少阳的右间，是阳明主治；阳明的右间，是太阳主治；太阳的右间，是厥阴主治；厥阴的右间，是少阴主治；少阴的右间，是太阴主治；太阴的右间，是少阳主治。这就是所说的六气之标，是面向南方而定的位置。所以说，要根据自然气象变化的顺序和盛衰的时间，以及日影移动的刻度，确定位置，南面正立以进行观察，就是这个道理。少阳司天，火气主治，厥阴为中见之气；阳明司天，燥气主治，太阴为中见之气；太阳司天，寒气主治，少阴为中见之气；厥阴司天，风气主治，少阳为中见之气；少阴司天，热气主治，太阳为中见之气；太阴司天，湿气主治，阳明为中见之气。这就是所谓本元之气，本气之下，是中见之气，中见之下，是气的标象，由于本和标不同，有脉的反应则有差异，病的症状也就不一样。

帝曰：其有至而至[③]，有至则不至，有至而太过，何也？岐伯曰：至而至者和；至而不至，来气不及也；未至而至，来气有余也。帝曰：至而不至，未至而至，如何？岐伯曰：应则顺，否则逆，逆则变生，变则病。帝曰：善。请言其应。岐伯曰：物生其应也，气脉其应也。

黄帝说：六气有时至而气也至的，有时至而气不至的，有先于时而至的气太过的，这是为什么呢？岐伯说：时至而气也至的，为和平之气；时至而气不至的，是应至之气有所不及；时未至而气已至，是应至之气有余。黄帝说：时至而气不至，时未至而气已至，这会怎样呢？岐伯说：时与气相应的是顺，时与气不相应的是逆，逆就要发生反常的变化，反常的变化发生就要生病。黄帝说：说得好，请你再讲讲其相应的情况。岐伯说：万物对六气的感应，表现在他们的生长情况。六气对于人体的影响，可以从脉象上反映出来。

注释

①上下有位，左右有纪：司天在泉上下有其主位，左右间气有其运行条理。

②气之标：在这里指的是三阴三阳为气之标象，而六气为三阴三阳之本。

③至而至：前至指时至，后至指气至。意思就是到一定时节，相应的气候特点也会反映出来，称为“至而至”。

养生大攻略

1.“风湿性关节炎”总在犯，该喝些什么？

（1）五加皮醪

【原料】五加皮 50 克，糯米 500 克，酒曲适量。

【制法】五加皮洗净，先用水浸泡透，再煎煮，每 30 分钟取煎液一次，共煎 2 次，然后用所得煎液与糯米共同烧煮，做成糯米干饭。待米饭冷却，加酒曲拌匀，发酵成酒酿，即成。

【功效】祛风除湿，通利关节。

【用法】每日适量佐餐食用。

【适用】风痹型风湿性关节炎。

（2）虎骨木瓜酒

【原料】狗骨 3 克（油炙酥），木瓜 9 克，白术、桑枝各 12 克，五加皮、当归、天麻、川牛膝、红花、川芎各 3 克，秦艽、防风各 1.5 克，冰糖 100 克，白酒 1000 克。

【制法】上药同放入酒中，密封浸泡 3 ～ 4 个月后即可服用。

【功效】驱寒消痛。

【用法】每次温服 1 ～ 2 羹勺，每日 2 次。

【适用】寒痹型风湿性关节炎。

2.“类风湿性关节炎”好烦人，请喝以下三汤：

（1）除痹汤

【原料】续断 30 克，鹿角片、当归、秦艽各 15 克，威灵仙、松节、羌活、桑枝、乌药、防风、玄胡、蚕沙各 10 克。

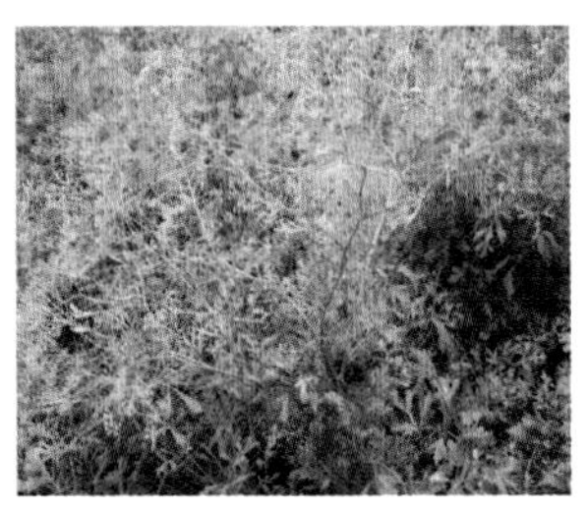

防风

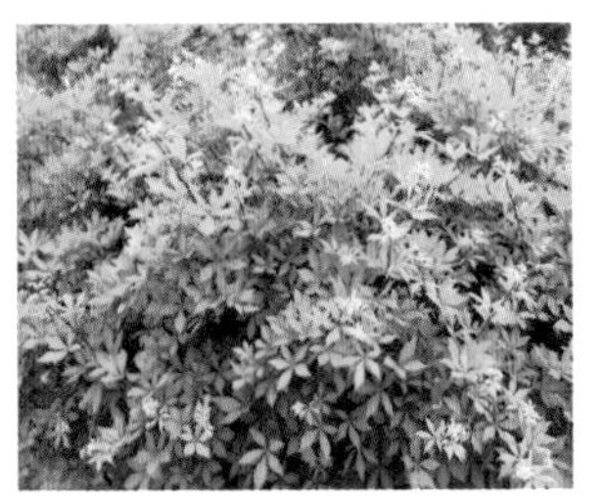

五加皮

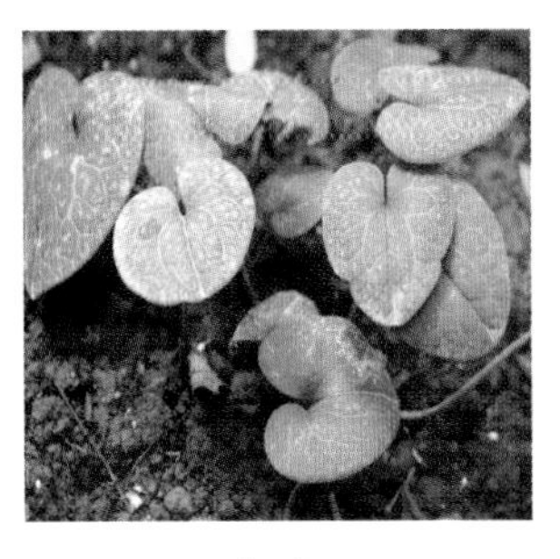

细辛

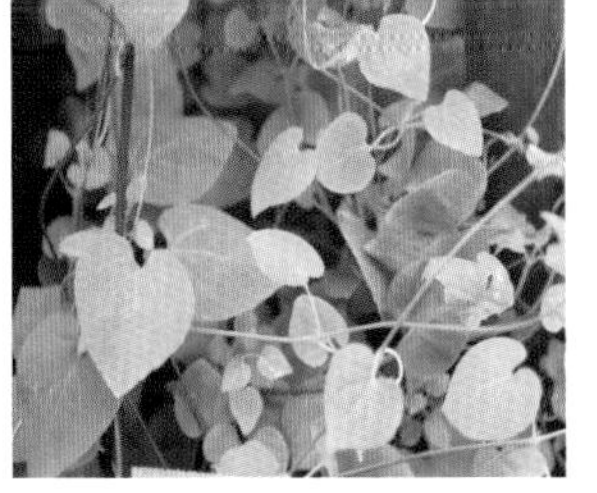

党参

【制法】上药加水煎 2 次，每次加水 500 毫升，煎取药汁 150 毫升。

【功效】补益肝肾，祛风通络，蠲痹止痛。

【用法】每日 1 剂，分 2 次服用，15 日为 1 个疗程。

【适用】类风湿性关节炎寒热不显者。

（2）独活寄生汤

【原料】独活、杜仲、牛膝、秦艽、防风、川芎、当归、芍药各 10 克，细辛、甘草各 3 克，肉桂 5 克，寄生、干地黄各 15 克，党参 30 克，茯苓 12 克。

【制法】上药加水煎 2 次，每次加水 500 毫升，混合两煎所得药汁备用。

【功效】滋补肝肾，益气养血，佐以祛风散寒。

【用法】每日 1 剂，分 2 次服用。30 日为 1 个疗程。

【适用】类风湿性关节炎肝肾两虚证。

气交变大论

本篇精华

阐述了自然环境对人和万物的影响。

原文→译文

黄帝问曰：五运更治，上应天期；阴阳往复，寒暑迎随；真邪相薄，内外分离，六经波荡，五气倾移。太过不及，专胜兼并[1]，愿言其始，而有常名，可得闻乎？岐伯稽首再拜对曰：昭乎哉问也！是明道也。此上帝所贵，先师传之，臣虽不敏，往闻其旨。

黄帝问道；五运之气交替主治时，上与一年的气候相应，阴阳往复，寒暑交替，使真气与邪气相搏，内外不能互相协调，六经的气血动荡不安，五脏之气偏颇不调。五气有太过不及，太过则本气专而胜它气，不及则它气兼而并本气，我想知道它的起始，是否有一定的规律性，你可以讲给我听吗？岐伯再次跪拜回答说：你问的问题很高明啊！这属于一些高明的道理。这是历来帝王所极为重视的，是老师传授下来的问题，我虽然学识浅博，但过去听到过这方面的道理。

帝曰：余闻得其人不教，是谓失道；传非其人，慢泄天宝。余诚菲德，未足以爱至道，然而众子哀其不终，愿夫子保于无穷，流于无极，余司其事，则而行之，奈何？岐伯曰：请遂言之也。《上经》[②]曰：夫道者，上知天文，下知地理，中知人事，可以长久。此之谓也。

黄帝说：我听说如果遇到可以传授的人，而不教给他，就将使学业失传，这叫做失道；如果传授给不该传授的人，轻易泄露给他，也可使宝贵的学术失传。我虽然功德浅博，不足以接受这些至要道理，然而我很怜惜百姓们伤于疾病，不得终生，希望先生能使这一学术永葆不尽，流传无穷，我愿承担这件事，并做为准则去实施，你看怎么样？岐伯回答说：我尽量地讲给你听吧。《上经》说：关于事物的规律性问题，要上晓天文，下晓地理，中晓人事，这样才可使这些理论长存不亡。就是这个道理。

帝曰：何谓也。岐伯曰：本气，位也。位天者，天文也；位地者，地理也；通于人气[③]之变化者，人事也。故太过者，先天；不及者，后天；所谓治化，而人应之[④]也。

黄帝问道：这是什么意思呢？岐伯回答说：根据运气主时的定位，研究其规律。天之位，就是研究日月五星等天文理论；地之位，就是研究四时方位等地理方面情况；通晓人体生理变化情况的，叫作人事。所以气候变化，有的太过，就是时未至而气先至；有的不及，就是时已至而气后至；所谓治化，就是指运气主治所发生的变化，对于人体都会产生一定的影响。

注释

①专胜兼并：一气独盛，叫“专胜”，专胜为太过。二气相兼称为“兼并”，并有吞并侵占的意思，兼并为不及。例如木气太过，则乘土侮金，是“专胜”，反之，如果木气不及，则受土侮金乘，是“兼并”。

②《上经》：古书名，现在已经遗失。

③通于人气：五运居中，司人气的变化，所以说通于人气。

④治化而人应之：治化，指六气的变化，六气的变化会影响五运，五运主人气的变化，所以人应之。如四时之气，先天时而至及后天时而至，就是岁运的变化，与人的气血运行、病治安危都有息息相应的关系。

养生大攻略

1.“神门”和“百会”，让您的神经不再紧绷

（1）神门

找法：握拳后找到纵向的最外的小指方向的筋的内侧延长线与手腕处最粗的横纹的交叉点为神门穴。两腕各一。

刺激方法：用拇指指腹对该穴位进行 3 ~ 5 秒的垂直按压，直至心情平静为止。预防的话每周进行 1 ~ 2 次。

（2）百会

找法：双耳连线与鼻和头顶的连线的交点为百会穴。

刺激方法：用中指指尖在该穴位进行轻度的垂直按压，强度以感觉舒适为宜。每次 3 ~ 5 秒，直至心情平静为止。

2.“烦躁侵袭”不用怕，轻按四大穴位

（1）承命

找法：踝关节最高处和阿基里斯腱之间的凹陷为太奚谷穴。太奚谷穴向上四指为承命穴。

刺激方法：用拇指指腹对穴位进行缓慢的垂直按压，每次持续 3 ~ 5 秒，直至心情平静为止。

（2）内关

找法：手腕处最粗的横纹的中央开始向肘部三指处。两根筋的中间的凹陷处。按能起到安定精神等效果。

刺激方法：用拇指指尖在该穴位进行轻度垂直按压。每次持续 3 ~ 5 秒。直至症状缓和为止。每天进行直至症状消除。不可进行强力按压。

（3）百会

找法：于人体头部，头顶正中心。

刺激方法：指压时一面缓缓吐气，一面用手掌慢慢劈打，每次打 10 下，每天打 3 次。

（4）申脉

找法：位于人体的足外侧部位，脚外踝中央下端一厘米凹陷处。

刺激方法：指压时，尽可能将一次所吸之气一面缓缓长吐，一面重复 2 次，指压数日，可使容易厌倦之性格大变。增加稳定感，可集中精力做事，具有耐性。

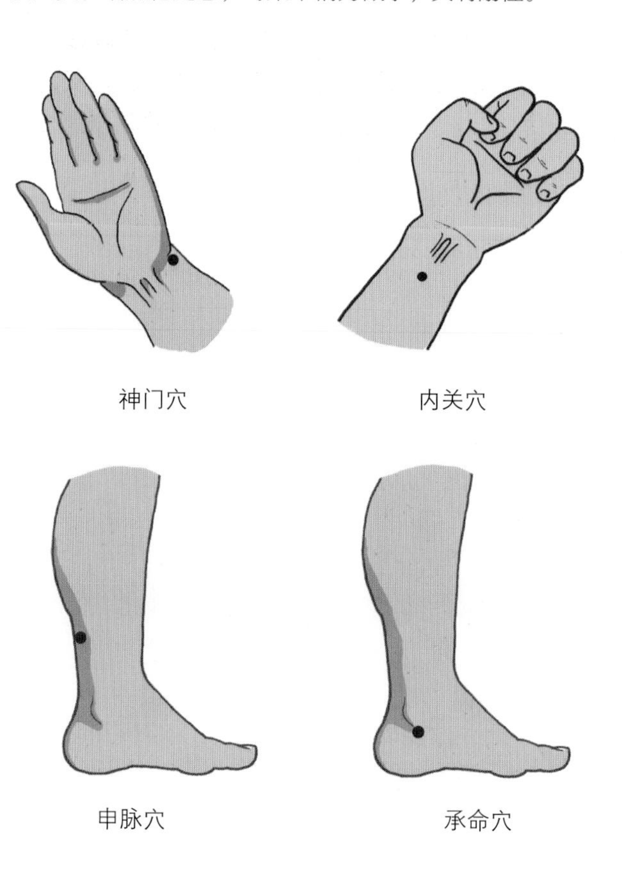

五常政大论

本篇精华

介绍了五运平气、太过、不及的一般变化。

原文 → 译文

黄帝问曰：太虚廖廓，五运回薄[1]，衰盛不同，损益相从。愿闻平气，何如而名？何如而纪也？岐伯对曰：昭乎哉问也！木曰敷和，火曰升明，土曰备化，金曰审平，水曰静顺。

黄帝问道：太空寥廓无边，五运运动不息而互为制约，其气有太过和不及的不同，因此有损和益的差别，我想听听平气的有关问题，它是根据什么命名的呢？它有什么标志和表现呢？岐伯回答说：这个问题你提得很高明啊！木运平气称作敷和，火运平气称作升明，土运平气称作备化，金运平气称作审平，水运平气称作静顺。

帝曰：其不及奈何？岐伯曰：木曰委和，火曰伏明，土曰卑监，金曰从革，水曰涸流。

黄帝问道：五运不及是怎样的呢？岐伯回答说：木运不及的称作委和，火运不及的称作伏明，土运不及的称作卑监，金运不及的称作从革，水运不及的称作涸流。

帝曰：太过何谓？岐伯曰：木曰发生，火曰赫曦，土曰敦阜，金曰坚成，水曰流衍。

黄帝问道：五运太过是怎样的呢？岐伯回答说：木运太过称作发生，火运太过称作赫曦，土运太过称作敦阜，金运太过称作坚成，水运太过称作流衍。

注释

①五运回薄：回，轮回运转之义。薄，同迫，及、至之义。指五运往返，运动不息。

养生大攻略

1.“倦怠”的时候，您该如何实施穴位刺激术？

（1）翳风

找法：在耳朵正下方耳朵遮住之处。

刺激方法：用双手拇指在鼻、口吐气的同时按压，每次压36次，每日重复3次。按时会微微作痛，对消除慵懒感、产生活力非常有效。

（2）足三里

找法：由外膝眼向下量4横指，在腓骨与胫骨之间，

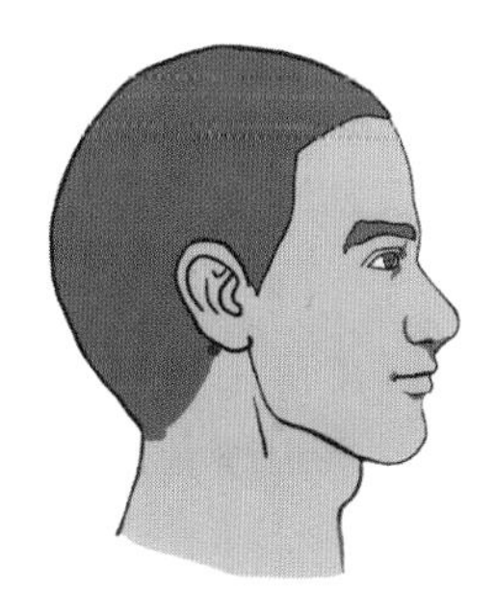

翳风穴

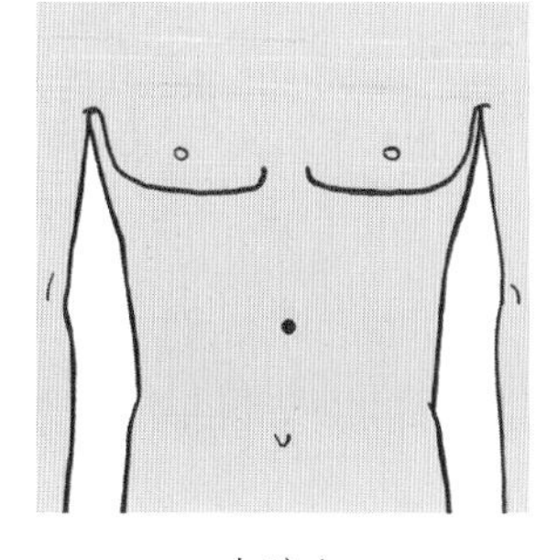

中脘穴

由胫骨旁量1横指，处即是。

刺激方法：用大拇指或中指按压足三里穴，每分钟按压15 ~ 20次，每次5 ~ 10分钟，按压到足三里穴有针刺一样的酸胀、发热的感觉。这个穴位也可用艾条做艾灸，每次灸15 ~ 20分钟，每周艾灸足三里穴1 ~ 2次。艾灸时应让艾条的温度稍高一点，使局部皮肤发红，艾条缓慢沿足三里穴上下移动，以不烧伤局部皮肤为度。以上两法只要使用其一，就可使人精神焕发，精力充沛。

（3）脾俞

找法：位于人体背部，在第十一胸椎棘（长有肋骨的脊椎）突下，左右旁开两指宽处。

刺激方法：找准穴位后，用自己双手手背的食指根部隆起的关节压在脾俞穴上，缓缓旋转按揉。一次1 ~ 3分钟为宜，每天早、晚各按揉一次。可通经活络，缓解倦怠感。

（4）中脘

找法：胸骨下端和肚脐连接线中点即为此穴。

刺激方法：指压时仰卧，放松肌肉，一面缓缓吐气一面用指头使劲地压，6秒钟时将手离开，重复10次，通过刺激该穴可治疗精神不振，倦怠乏力。

2.“郁闷”，也该动动您的穴位了

（1）兴奋穴

找法：从风池穴向斜外侧半指宽处。

刺激方法：用中指对该穴位进行每次3 ~ 5圈的揉压。每日重复3 ~ 7次，直至症状缓解为止。

（2）四神聪

找法：双耳连线与鼻和头顶的连线的交点为百会穴，以百会穴位原点沿四条连线各向外一指处。此四个穴位为四神聪。

刺激方法：用中指对穴位进行每次3 ~ 5秒的垂直按压。每日3 ~ 7次，直至症状缓解为止。

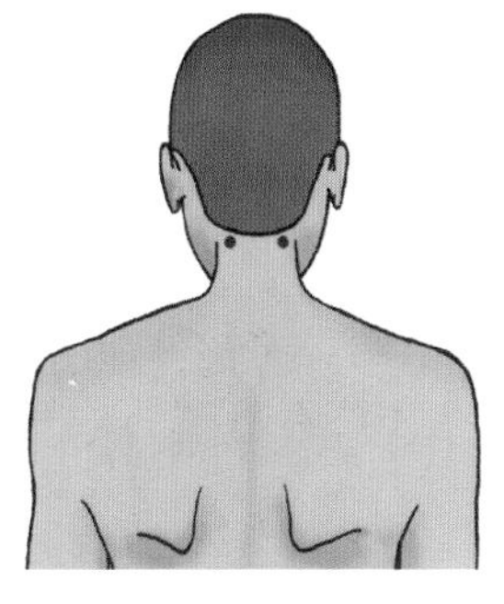

兴奋穴

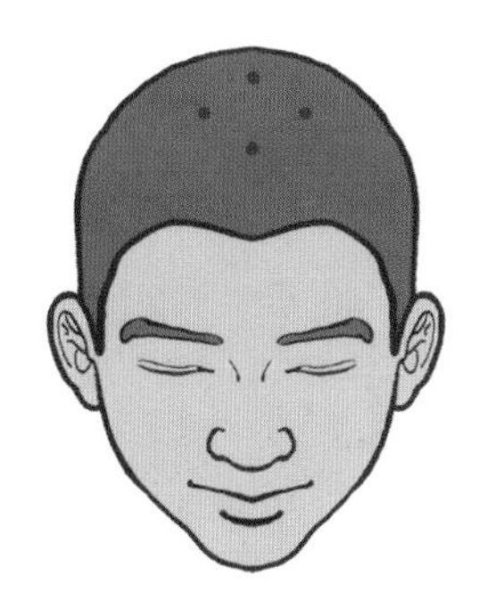

四神聪

调经论

本篇精华 >>>

1. 阐述了神有余和神不足的病症会有何症状；
2. 阐述了气有余和气不足的病症会有何症状；
3. 阐述了血有余和血不足的病症会有何症状；
4. 阐述了形有余和形不足的病症会有何症状；
5. 阐述了志有余和志不足的病症会有何症状。

原文 → 译文 >>>

帝曰：神有余不足何如？岐伯曰：神有余，则笑不休；神不足，则悲。血气未并，五脏安定，邪客于形，洒淅起于毫毛，未入于经络也，故命曰神之微。帝曰：补泻奈何？岐伯曰：神有余，则泻其小络之血出血，勿之深斥，无中其大经，神气乃平。神不足者，视其虚络，按而致之，刺而利之，无出其血，无泄其气，以通其经，神气乃平。帝曰：刺微奈何？岐伯曰：按摩勿释，著针勿斥[①]，移气于不足，神气乃得复。

黄帝说：神有余和神不足的痛症会出现什么症状呢？岐伯说：神有余的痛症则喜笑不止，神不足的痛症则会悲哀。若在气血没有相互聚并，五脏尚属安定之时，有邪气侵袭，则邪气仅侵犯于肌体的肤表，患者觉得恶寒战栗，这是邪在毫毛肤表，尚未侵入经络，乃属神病之微邪，所以叫作“神之微”。黄帝说：怎样进行补泻治疗呢？岐伯说：神有余的应刺其细小络脉，使之出血，但不要向深层刺治，不要刺中大经，这样神气自会平复。神不足的虚症，其经络必定虚损，应在其虚络处，先用手按摩，使气血充实于虚络，再以针刺之，以疏利其气血，但不要使之出血，也不要使气外泄，以通其经，这样神气就可以平复。黄帝说：怎样刺神的微邪呢？岐伯说：按摩的时间要久一些，针刺时不要向里深刺，使气移到不足之处，神气就可以平复。

帝曰：善。有余不足奈何？岐伯曰：气有余则喘咳上气，不足则息利少气。血气未并，五脏安定，皮肤微病，命曰白气微泄。帝曰：补泻奈何？岐伯曰：气有余，则泻其经隧，无伤其经，无出其血[②]，无泄其气；不足，则补其经隧，无出其气。

黄帝说：说得好。气有余和气不足的病症会出现什么症状呢？岐伯说：气有余的病症会喘咳气上逆，气不足的病症会出现呼吸虽然通利，但气息短少的症状。若在气血没有相并，五脏安定之时，有邪气侵袭，则邪气仅侵犯于皮肤，而发生皮肤微病，使肺气微泄，病属肺气微虚症，所以叫作“白气微泄”。黄帝说：怎样进行补泻呢？岐伯说：气有余的病症应当泻其经隧，但不要伤其经脉，不要使之出血，不要使其气泄；气不足的病症则应补其经隧，不要使其出气。

帝曰：善。血有余不足奈何？岐伯曰：血有余则怒，不足则恐。血气未并，五脏安定，孙络外溢，则经有留血。帝曰：补泻奈何？岐伯曰：血有余，则泻其盛经，出其血；不足，则视其虚经，内针其脉中，久留而视，脉大，疾出其针，无令血泄。帝曰：刺留血奈何？岐伯曰：视其血络，刺出其血，无令恶血得入于经，以成其疾。

黄帝说：说得好。血有余和不足的病症会出现什么症状呢？岐伯说；血有余的病症会发怒，血不足则恐惧。若在气血没有相并，五脏安定之时，有邪气侵袭，则邪气仅侵犯于孙络，孙络盛满外溢，流于络脉，使络脉有血液留滞。黄帝说：怎样进行补泻呢？岐伯说：血有余的病症应泻其血液充盛的经脉，以出其血；血不足的病症应察其经脉之虚者行补法，刺中其经脉后，留针观察，待经气至而脉搏转大时，即迅速出针，但不要使其出血。黄帝说：怎样针刺那种血络中有滞留血液的病症呢？岐伯说：诊察其血络有留血的，刺其出血，使恶血不得入于经脉，而形成其他疾病。

帝曰：善。形有余不足奈何？岐伯曰：形有余，则腹胀，泾溲不利，不足则四肢不用。血气未并，五脏安定，肌肉蠕动，命曰微风。帝曰：补泻奈何？岐伯曰：形有余，则泻其阳经；不足，则补其阳络。帝曰：刺微奈何？岐伯曰：取分肉间，无中其经，无伤其络，卫气得复，邪气乃索。

黄帝说：说得好。形有余和形不足的病症会出现什么症状呢？岐伯说：形有余的病症则腹胀满，大小便不利，形不足的则四肢不能运动。若在气血没有相并，五脏安定之时，有邪气侵袭，则邪气仅侵犯于肌肉，使肌肉有蠕动的感觉，这叫作“微风”。黄帝说：怎样进行补泻呢？岐伯说：形有余的病症应当泻足阳明的胃经脉，使邪气从内外泻；形不足的病症应当补足阳明的胃络脉，使气血得以内聚。黄帝说：怎样刺治微风呢？岐伯说：应当刺其分肉之间，不要刺中经脉，也不要伤其络脉，使卫气得以恢复，则邪气就可以消散。

帝曰：善。志有余不足奈何？岐伯曰：志有余则腹胀飧泄，不足则厥[③]。血气未并，五脏安定，骨节有动。帝曰：补泻奈何？岐伯曰：志有余，则泻然筋血者；不足，则补其复溜。帝曰：刺未并奈何？岐伯曰：即取之，无中其经，邪所乃能立虚。

黄帝说：说得好。志有余和志不足的病症会出现什么症状呢？岐伯说：志有余的病症会腹胀、飧泄，志不足的病症则手足逆冷。若气血没有相并，五脏安定之时，有邪气侵袭，则邪气仅侵犯于骨骼，使骨节间如有物鼓动的感觉。黄帝说：怎样进行补泻呢？岐伯说：志有余的病症应泻然谷下筋，以出其血；志不足的病症则应补复溜穴。黄帝说：当气血尚未相并，邪气仅侵犯于骨骼时，应当用什么刺法呢？岐伯说：应当在骨节有鼓动感时，立即刺治，但不要刺中其经脉，邪气去尽便会痊愈。

注释

①著针勿斥：针刺时不要向里深刺。

②无出其血：不要使之出血。

③不足则厥：志不足的病症则手足逆冷。

养生大攻略

不可小觑的葵花子和柏子仁

（1）葵花子

【别名】朝阳花子、天葵子、望日葵子、向日葵子。

【性味】性平，味甘。

【功效】补虚损，降血脂，抗癌。

【适宜病症】适宜癌症患者食用适宜高脂血症，动脉硬化和高血压者食用；适宜神经衰弱的失眠者食用；适宜蛲虫患者食用。

【忌用情况】向日葵子性平补虚，诸无所忌。

（2）柏子仁

【别名】柏实。

【性味】性平，味甘。

【功效】养心脾，润血脉，安神志，通便秘。属滋养强 壮食品。

【适宜】心神失养，惊悸恍惚，心慌，失眠，遗精，盗汗之人；老年人慢性便秘者。

【忌用情况】平素大便溏薄之人忌食；痰多之人也忌食。

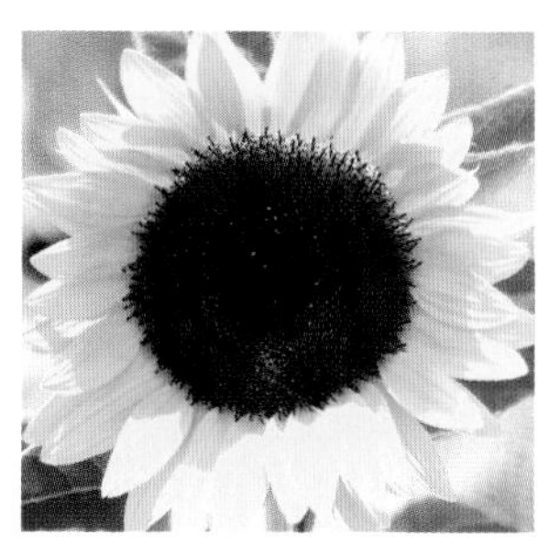

向日葵

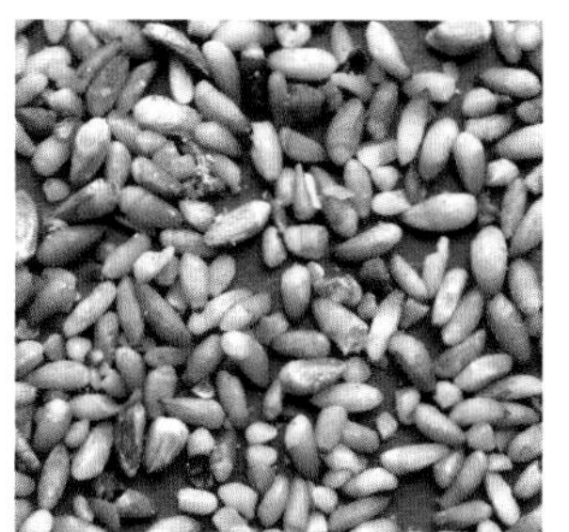

柏子仁

至真要大论

本篇精华

介绍了少阴君火之气为复气时，太阴湿土之气为复气时，少阳相火之气为复气时，太阳寒水之气为复气时各会出现的病症。

原文→译文

少阴之复，燠热内作，烦躁，鼽嚏①，小腹绞痛，火见燔焫，嗌燥，分注时止。气动于左，上行于右，咳，皮肤痛，暴喑心痛，郁冒不知人，乃洒淅恶寒，振栗谵妄，寒已而热，渴而欲饮，少气，骨痿，隔肠不便，外为浮肿，哕噫②。赤气后化，流水不冰，热气大行，介虫不复。病痱胗疮疡，痈疽痤痔，甚则入肺，咳而鼻渊。天府绝，死不治。

少阴君火之气为复气时，则郁热内发，烦躁，鼻塞流涕，喷嚏，小腹绞痛，炽热燔灼，咽喉干燥，大便时泄时止。动气生于左腹部而向上逆行于右侧，则发生咳嗽，皮肤疼痛，突然失音，心痛，昏迷不省人事，继则洒淅恶寒，振栗寒战，谵语妄动，寒罢而发热，口渴欲饮水，少气，骨软萎弱，肠道梗塞而大便不通，肌肤浮肿，呃逆，嗳气。少阴火热之气后化，则流水不会结冰，热气大行，介虫类不能再生化，人们易发生疮疡、痈疽、痤痔等外症，严重的热邪入肺，易发生咳嗽，鼻渊。如果天府脉绝，多属不治的死症。

太阴之复，湿变乃举③，体重中满，食饮不化，阴气上厥，胸中不便，饮发于中，咳喘有声。大雨时行，鳞见于陆。头项痛重，而掉瘛尤甚，呕而密默，唾吐清液，甚则入肾，窍泻无度。太溪绝，死不治。

太阴湿土之气为复气时，则湿气变化而大行，易发生身体沉重，胸腹满闷，饮食不消化，阴气上逆，胸中不爽，水饮生于内，咳喘有声。大雨时常下降，洪水淹没了田地，鳞虫类游行于陆地。人们病发头项疼痛沉重，而旋晕抽搐尤甚，呕吐，神情默默，口吐清水，严重的湿邪入肾，泄泻频甚而不止。如果太溪脉绝，多属不治的死症。

少阳之复，大热将至，枯燥燔焫，介虫乃耗。惊瘛咳衄，心热烦躁，便数憎风，厥气上行，面如浮埃，目乃瞤瘛，火气内发，上为口糜，呕逆，血溢血泄，发而为疟，恶寒鼓栗，寒极反热，嗌络焦槁，渴引水浆，色变黄赤，少气脉萎，化而为水，传为胕肿，甚则入肺，咳而血泄。尺泽绝，死不治。

少阳相火之气为复气时，则大热将至，干燥灼热，介虫类受到损耗。病多惊恐抽搐，咳嗽，衄血，心热烦躁，小便频数，怕风，厥逆之气上行，面如蒙尘，两目抽动，火气内生则上为口疮糜烂，呕逆，吐血，便血，发为疟疾，恶寒战栗，寒极反热，咽喉络脉干燥，渴而善饮，小便变为黄赤色，少气，脉萎弱，气蒸热化则为水病，传变成为浮肿，严重的邪气入肺，易发生咳嗽，便血。如果尺泽脉绝，多属不治的死症。

阳明之复，清气大举，森木苍干，毛虫乃厉。病生胠胁，气归于左，善太息，甚则心痛否满，腹胀而泄，呕苦，咳，哕，烦心，病在鬲④中，头痛，甚则入肝，惊骇筋挛。太冲绝，死不治。

阳明燥金之气为复气时，则清肃之气大行，树木苍老干枯，兽类因之多发生疫病。人们易发生胁部病变，燥气偏于左侧，喜太息，甚则心痛，痞塞胀满，腹胀泄泻，呕吐苦水，咳嗽，呃逆，烦心，病在膈中，头痛，严重的邪气入肝，易发生惊骇，筋挛。如果太冲脉绝，多属不治的死症。

太阳之复，厥气上行，水凝雨冰，羽虫乃死，心胃生寒，胸膈不利，心痛否满，头痛善悲，时眩仆[5]，食减，腰脽反痛，屈伸不便。地裂冰坚，阳光不治。小腹控睾，引腰脊，上冲心，唾出清水，及为哕噫，甚则入心，善忘善悲。神门绝，死不治。

太阳寒水之气为复气时，则寒气上行，水结成雨与冰雹，羽虫类因此死亡。人们易发生心胃生寒，胸膈不通畅，心痛痞满，头痛，容易伤悲，时常眩仆，饮食减少，腰臀部疼痛，屈伸不便。地冻裂，冰坚实，阳光不温暖。易发生小腹疼痛连及睾丸并牵引腰脊，上冲心痛，唾出清水，呕逆，嗳气，严重的邪气入心，善忘善悲。如果神门脉绝，多属不治的死症。

注释

①鼽嚏：喷嚏。
②哕噫：呃逆，嗳气。
③湿变乃举：湿气变化而大行。
④鬲：“隔”。
⑤时眩仆：时常眩仆。

养生大攻略

下面五类不同的食谱，让您完美养生！

1.“野菜”类——荠菜冬笋

【原料】净熟冬笋300克，荠菜100克，精盐、味精、湿淀粉、花生油、豆芽汤各适量。

【制法】首先把冬笋切成劈柴状；把洗净的荠菜，放入沸水锅焯一下捞出，然后就放入凉水中凉后，挤出水分，切成粗末。锅内放入油烧热后，首先倒入冬笋略煸炒，然后加入豆芽汤、精盐、味精，烧沸后放入荠菜，用湿淀粉勾稀芡，即可入盘食用。

【功效】清热解毒、止血降压兴奋神经，促进呼吸和缩短体内凝血时间，减肥，延缓衰老。

【用法】随餐食用。

【适用】肾炎水肿、吐血、便血、崩血及高血压等病症。

2.“菌类”——炒双菇

【原料】水发香菇150克，鲜蘑菇150克，料酒、味精、酱油、白糖、姜片、湿淀粉、猪油、麻油、鲜汤各适量。

【制法】先把摘去蒂的水发香菇，洗去泥沙，然后切成薄片；把用冷水泡10分钟的鲜蘑菇，洗净，切成片。把干净的炒锅置于火上，加入猪油烧热，将香菇片、蘑菇片煸炒几次。放入几点清水、料酒、白糖、酱油继续煸炒，炒至双菇入味。然后，加入鲜汤烧沸，放入味精，用湿淀粉勾芡，淋上麻油，入盘，即可供食用。

【功效】滋补强壮、益气滋阴、消食化痰、清神降压。

【用法】随餐食用。

【适用】体质虚弱、因痰多而引起的食欲不振、高血压病、头目昏晕等病症。

3.“飞禽类”——拌鸡丝

【原料】熟鸡脯肉200克，黄瓜50克，香油10克，酱油2克，米醋2.5克，味精少许。

【制法】将熟鸡脯肉从中间片一刀，切成细丝，堆放盘内；把洗净的黄瓜，切成细丝，放在鸡丝上面。将酱油、香油、米醋兑成三合油，加入味精，浇在鸡丝上即成。

【功效】减肥。

【用法】随餐食用。

【适用】肥胖等病症。

4.“禽蛋类”——五香蛋

【原料】鸡蛋250克，红茶3克，桂皮1克，花椒1克，大茴香1克，葱白5克，生姜5克，酱油10毫升，精盐5克，白糖10克，黄酒5毫升。

【制法】首先把洗净的鸡蛋同红茶、桂皮、花椒、大茴香、葱白、生姜、酱油、精盐、白糖、黄酒和300毫升的水一同放入锅中，然后用小火煮沸10分钟。然后将锅离火，把鸡蛋与五香茶叶汁一齐倒入大容器内，浸泡4小时以上即可。

【功效】营养滋补、增进食欲，温胃醒脾。

【用法】随餐食用。

【适用】食欲降低、缺乏营养等病症。

示从容论

本篇精华

介绍了对于临证诊断，应当从容分析，别异比类。

原文→译文

雷公曰：于此有人，头痛筋挛骨重，怯然少气，哕噫腹满，时惊，不嗜卧，此何脏之发也？脉浮而弦，切之石坚，不知其解，复问所以三脏者，以知其比类也。

雷公说：譬如有这样的患者，头痛，筋脉拘挛，骨节沉重，虚怯少气，哕噫腹满，时常惊骇，不欲睡觉，这是哪一脏器所发的病呢？他的脉象浮而弦，重按则坚硬如石，我不知应如何解释，故再问三脏，以求能知如何比类辨析。

帝曰：夫从容之谓也。夫年长则求之于腑，年少则求之于经，年壮则求之于脏。今子所言皆失，八风菀熱，五脏消烁，传邪相受。夫浮而弦者，是肾不足也；沉而石者，是肾气内著也；怯然少气者，是水道不行，形气消索也；

咳嗽烦冤者，是肾气之逆也。一人之气，病在一脏也。若言三脏俱行，不在法也。

黄帝说：这应从容进行分析。一般来说，老年人的病，应从六腑来探求；少年人的病，应从经络来探求；壮年人的病，应从五脏来探求。现在你只讲脉症，不谈致病的根由，如八风郁而化热，五脏消烁内伤，这是外邪内传而发病的。脉浮而弦的，是肾气不足；脉沉而坚硬如石的，是肾气内著而不行；虚怯少气的，是因为水道不行，而形气消散；咳嗽烦闷的，是肾气上逆所致。这是人体受邪的情况，其病变部位在肾脏，如果认为肝脾肾三脏俱病，是不符合诊病法则的。

雷公曰：于此有人，四肢懈堕，喘咳血泄，而愚诊之，以为伤肺，切脉浮大而紧，愚不敢治。粗工下砭石①，病愈多出血，血止身轻，此何物也？

雷公问道：譬如有这样的患者，四肢懈怠无力，气喘咳嗽，肠风下血，我诊断了一下，以为是伤肺，诊其脉浮大而紧，我未敢治疗。有个粗率的医生用砭石治疗，病愈，但患者出了很多血，血止以后身体觉得轻快，这是什么病呢？

帝曰：子所能治，知亦众多，与此病失矣。譬以鸿飞，亦冲于天。夫圣人之治病，循法守度，援物比类，化之冥冥②，循上及下，何必守经。今夫脉浮大虚者，是脾气之外绝，去胃外归阳明也。夫二火不胜三水，是以脉乱而无常也。

黄帝说：你所能治的和能知道的病，已是很多了，但对这个病的诊断却错了。医学的道理是非常深奥的，好比鸿雁，亦能飞至高空。所以圣人治病，遵循法度，引物比类，掌握变化于冥冥莫测之中，察上可以知下，不一定拘泥于常法。今见脉浮大而虚，这是脾气外绝，不能为胃行其津液，以致津液独归于阳明经。阳明不能胜太阴，所以脉乱而无常。

四肢懈堕，此脾精之不行也。喘咳者，是水气并阳明也。血泄者，脉急血无所行也。若夫以为伤肺者，由失以狂也。不引比类，是知不明也。夫伤肺者，脾气不守，胃气不清，经气不为使，真脏坏决，经脉傍绝，五脏漏泄。不衄则呕③，此二者不相类也。譬如天之无形，地之无理，白与黑相去远矣，是失吾过矣。以子知之，故不告子，明引比类从容，是以名曰诊轻，是谓至道也。

四肢懈怠无力，是脾精不能输布的缘故。气喘咳嗽，是水气泛溢于胃所致。大便出血，是由于脉气并急而血行失其常度。假如认为是伤肺的病，是错误的狂言。诊病不能引物比类，是了解的不够透彻。如果肺气受伤，则脾气不能内守，致胃气不清，经气失去应有的功能，肺脏损坏，失去宣发肃降输布精气的作用，五脏之气漏泄，不衄血则呕血，病在肺在脾，二者是不相类同的。如果不能辨别，就如天之无形可求，地之无位可理，黑白相差甚远。这个失误是我的过错，我以为你已经知道了，所以没有告诉你。由于诊病必须明晓引物比类，以求符合“从容篇”的说法，所以叫做诊经，这是至真至确的道理所在。

注释

①粗工下砭石：有个粗率的医生用砭石治疗。
②化之冥冥：掌握变化于冥冥莫测之中。
③不衄则呕：不衄血则呕血。

养生大攻略

1. 胃痛，也可以刺激刺激穴位

（1）足三里

找法：沿小腿正面往上碰到隆起的骨头停止，向小指侧移动一指宽的凹陷处。两腿各一。

刺激方法：用拇指指尖慢慢地进行垂直按压。一次3～5秒，直至疼痛缓和为止。

（2）梁丘

找法：膝盖上部外侧（小脚趾一侧）的角向上三指宽处。两腿各一。

刺激方法：如果对足三里的穴位刺激没有效果，可对此穴位进行刺激。用拇指指尖对该穴位进行3～5秒的垂直按压，直至症状减轻为止。

（3）中脘

找法：位于胸骨下端和肚脐连线中央。

刺激方法：指压时仰卧，放松肌肉，一面缓缓吐气，一面用指头使劲地压，6秒钟时将手离开，重复10次。中脘指压法如果在胃痛时采用的话，效果最佳。

（4）劳宫

找法：在手掌心，当第2、3掌骨之间偏于第3掌骨，握拳屈指时中指尖处。

刺激方法：右手握住左手，右手拇指尖对准穴位，其它四指自然并拢，拇指按压穴位一松一压为一次，点压42次为一遍，稍停片刻（仍保持着压穴），再点压一遍，共点穴5～7遍，每天15分钟。

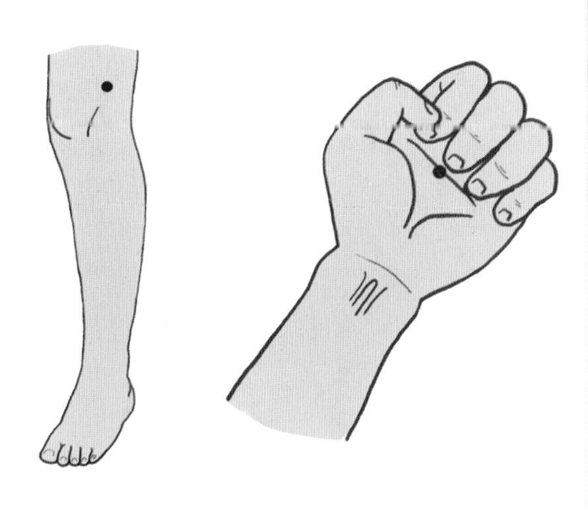

梁丘　　劳宫穴

（5）胃肠穴

找法：位于手掌生命线的正中央。

刺激方法：指压时一面缓缓吐气，一面压约 6 秒钟，每回做 20 次，每天做 5 回。如按压刺激此穴，可以抑制胃肠功能，具有止痛的效果。

（6）丰隆

找法：位于人体的小腿前外侧，当外踝尖上八寸，条口穴外，距胫骨前缘二横指。

刺激方法：用大拇指采用点按式按丰隆穴 3 分钟，然后沿顺时针揉丰隆穴 10 分钟，后用大拇指沿丰隆穴向下单方向搓（即只能是由丰隆穴向上，而不能是由丰隆穴向下然后由下到上这样的来回搓）10 分钟即可。

2.“心脏病”犯了，该怎样穴位疗法

（1）内关

找法：内关穴在前臂正中，腕横纹上两寸，掌长肌腱与桡侧腕屈肌腱之间。

刺激方法：用一只手的拇指压住另一只手的内关穴，稍向下用力按，保持压力不变半分钟；然后顺时针按揉月 60 次，逆时针按揉约 60 次。直至产生酸、麻、胀、痛的感觉为止。内关自古以来就是防治心胸疾病的核心穴位能，有效缓解胸闷、气短、心悸等症状。

（2）膻中

找法：膻中穴在胸部前正中线上，平第四肋间，于两乳头连线的中点取穴。

刺激方法：压 1 分钟；按揉 1 分钟。也可以将手掌压在膻中穴上，顺时针转 100 次，逆时针转 100 次。按揉此穴，能改善心脏的神经调节，增加心肌供血，有效解缓胸闷、气短、心烦和心悸，减少早搏。

（3）至阳

找法：在背部正中第 7、8 胸椎棘突之间。

刺激方法：手弯到后背，用食指和中指用力按压至阳穴，局部可有酸胀感，每次按压 1 分钟，每天按压 3 次。按压此穴可有效缓解防止心绞痛发作。如果同时对膻中穴和至阳穴做按摩，效果会更好。

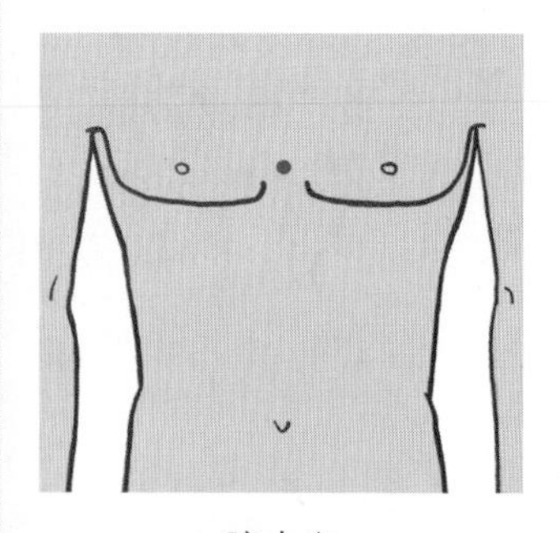

膻中穴

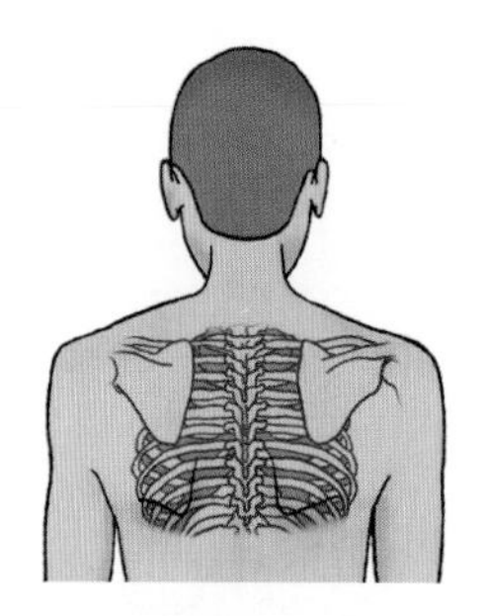

至阳穴

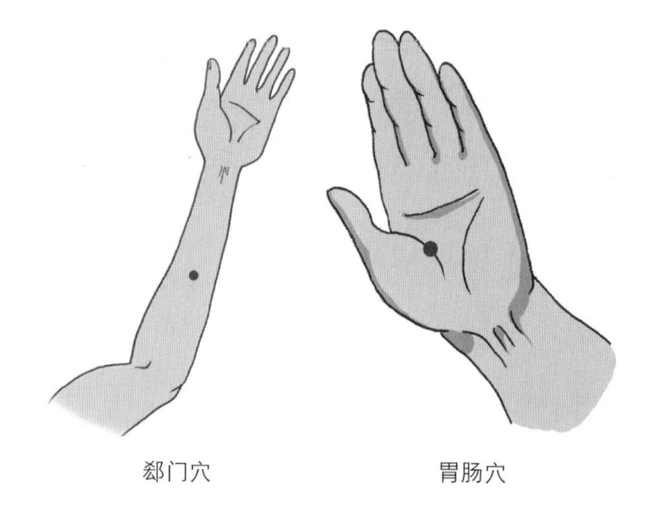

郄门穴　　胃肠穴

（4）神门

找法：位于手腕关节的手掌一侧，腕骨与尺骨相交接的凹陷处。

刺激方法：弯曲大拇指，以大拇指指尖垂直按压此穴，左右手各按压 3 ~ 5 分钟，要轻压快揉，先左后右。每日早、晚各一次。可有效缓解胸闷、胸痛、心慌、头痛、头晕、失眠等症状。

（5）心俞

找法：于背部第五胸椎棘突下旁开 1.5 寸处。

刺激方法：用大拇指直接点压此穴，以顺时针方向按摩，每分钟 80 次，每日 2 ~ 3 次。刺激心俞穴，能缓解冠心病心绞痛，并改善心电图的心肌缺血。

（6）劳宫

找法：该穴定位于第二、三掌骨之间，握拳，中指尖下。

刺激方法：可采用按压、揉擦等方法，用大姆指对准劳宫穴，按压 2 分钟。左右手交叉进行，每穴各操作 10 分钟，每天 2 ~ 3 次。能起到强壮心脏的作用。

（7）郄门

找法：从肘横纹到腕横纹是 12 寸，从腕横纹开始取 5 寸的位置是郄门穴。

刺激方法：拇指指尖置于郄门穴上，其余四指置于该穴背面，拇指切按郄门，用力由轻到渐重，切按 20 ~ 30 秒钟后放松数秒钟，反复切按多次，以局部出现胀痛感并向上臂及胸部传导为佳。

（8）素髎

找法：位于人体的面部，鼻尖的正中央。

刺激方法：拇指或食指指腹压住素髎穴。施力揉按，按 30 秒后放松 3 ~ 5 秒钟，反复按数次，每日 2 ~ 3 次，力度自行掌握。按揉直到局部出现强烈酸胀感为止。此法适用于呼吸浅的抢救治疗。

灵枢篇

九针十二原

本篇精华

1. 介绍了泻实和补虚的方法；
2. 说明了持针的基本要领；
3. 阐述了九针的名称和形状。

原文 → 译文

虚实之要，九针最妙，补泻之时，以针为之。泻曰，必持内之，放而出之，排阳得针，邪气得泄。按而引针，是谓内温，血不得散，气不得出也。补曰，随之随之，意若妄之，若行若按，如蚊虻止。如留如还，去如弦绝。令左属右，其气故止，外门已闭，中气乃实[1]。必无留血，急取诛之。

调和虚实的主要方法，以正确运用九针之法最为理想，在补虚泻实时，可以用针刺的手法取得功效。所谓泻实的方法，必须很快地持针刺入，并摇大针孔，使邪气得以排出，排开表阳之后徐徐出针，使邪气得以随针外泄。如果出针后按住针孔，就会使血气郁积在内，这就是所谓的内温。内温会造成瘀血不得消散，邪气不得外出。所谓补虚的方法，主要是随着经气将去的方向进针，要紧紧抓住患者气血往来的时机，医生的意念可轻松随意，而在行针导气和按穴下针时要非常轻巧，如同蚊子用尖锐的嘴叮在皮肤上一样，似有似无。在留针时，要像蚊子叮完皮肤后，悄然飞去，而感觉上好像它仍旧停留在那里那样的轻妙；出针时，又要同箭离开了弓弦那样迅疾。当右手出针时，左手应当随即按闭针孔，借以阻止中气外出，这就好像把在外面的门户关闭起来一样，如此来，则中气自然就充实了。这种疗法，要防止出现瘀血，如果意外出现瘀血，应当尽快采取刺络放血法将它除掉。

持针之道，坚者为宝。正指直刺，无针左右。神在秋毫[3]，属意病者，审视血脉者，刺之无殆。方刺之时，必在悬阳，及与两卫。神属勿去，知病存亡。血脉者，在俞横居[2]，视之独澄，切之独坚。

持针的要领，以坚定有力最为可贵。进针时用右手拇、食、中三指夹持针具，要直针而下，不能偏左或偏右。要聚精会神，明察秋毫，同时还要凝神注意患者神态的变化，并细心观察患者血脉的虚实，这样去进行针刺，才不致出现危险的情况。刚开始针刺的时候，必先刺到表阳所主的卫分，然后再刺到脾阴所主的肌肉。要细心体察患者的神气及其各脏腑之气是否有散失，就可知道病的存在与否。人体浅表上的血脉，横结分布于经穴之间，看起来清楚分明，而用手去按切时，有病的部位会显得特别坚实。

九针之名，各不同形。一曰镵针，长一寸六分；二曰员针，长一寸六分；三曰提针，长三寸半；四曰锋针，长一寸六分；五曰铍针，长四寸，广二分半；六曰员利针，长一寸六分；七曰毫针，长三寸六分；八曰长针，长七寸；九曰大针，长四寸。镵针者，头大末锐，去泻阳气；员针者，针如卵形，揩摩分间，不得伤肌肉，以泻分气；提针者，锋如黍粟之锐，主按脉勿陷，以致其气；锋针者，刃三隅以发痼疾；铍针者，末如剑锋，以取大脓；员利针者，大如氂，且员且锐，中身微大，以取暴气；毫针者，尖如蚊虻喙，静以徐往，微以久留之而养，以取痛痹；长针者，锋利身薄，可以取远痹；大针者，尖如梃，其锋微员，以泻机关之水也。九针毕矣。

九针的名称和形状都各不相同。第一种叫镵针，长一寸六分；第二种叫员针，长一寸六分；第三种叫 针，长三寸五分；第四种叫锋针，长一寸六分；第五种叫铍针，长四寸，宽二分半；第六种叫员利针，长一寸六分；第七种叫毫针，长三寸六分；第八种叫长针，长七寸；第九种叫大针，长四寸。镵针，针头大而针尖锐利，适用于浅刺，以泻除皮肤肌表的邪热；员针，针尖椭圆如卵形，可作按摩之用，主治邪在分肉之间的疾患，用时不致损伤肌肉，而得以疏泄分肉之间的气血； 针，针尖像黍粟一样圆而微尖，主要是用作按摩经脉而不致刺入皮肤，以流通气血，从而遏止邪气；锋针，针锋锐利，三面有锋棱，适用于热毒痈疡或经络久痹的顽固性疾患；铍针，针尖如剑锋，可用于刺治痈疡，排除脓血；员利针，针尖大如牦尾，圆且锐利，针身略粗，能用于治疗急性病；毫针，针尖纤细如蚊虻之嘴，进针时要静候脉气，徐缓刺入，然后观察脉气的具体情况做较长时将的留针，以扶养真气，同时还适宜于治疗痛痹；长针，针尖锋利而针身细薄，可以治疗经久不愈的痹症；大针，针体如杖，粗而且巨，针尖略圆，可用来泻除停留于关节而致浮肿的积水。九针的名称、形状与主治作用，都尽在此了。

注释 >>> >

①中气乃实：则中气自然就充实了。

②在俞横居：横结分布于经穴之间。

③神在秋毫：聚精会神，明察秋毫。

养生大攻略

1. 告别“低血压”的穴位刺激法

（1）涌泉

找法：当弯曲脚趾时脚掌上最低处并位于第二脚趾的延长线上。

刺激方法：用拇指指尖对该穴位分别进行前后，左右的每次 3 ~ 5 个往复的往复式按压 3 ~ 7 次。也可以使用灸具，每周 2 ~ 3 次。

（2）足三里

找法：沿小腿正面往上碰到隆起的骨头停止，向小指侧移动一指宽的凹陷处。两腿各一。

刺激方法：用拇指指尖慢慢进行垂直按压。一次 3 ~ 5 秒，进行 3 ~ 7 次。建议使用灸具每周进行 2 ~ 3 次。

（3）百会

找法：位于人体头部，头顶正中心，可以通过两耳角直上连线中点即是。

刺激方法：将两手的中指置于其上，缓缓吐气，每次按顺时针方向和逆时针方向各按摩 50 圈，强力按压 6 秒钟，如此反复 5 次，每日 2 ~ 3 次，血液循环会变为良好。

（4）神门

找法：腕横纹尺侧端，尺侧腕屈肌腱的桡侧凹陷处。

刺激方法：以右手大拇指按左手神门穴 5 ~ 10 次，再用同样的方法以左手按摩右手神门穴 5 ~ 10 次，用力不要过重，以有轻微酸胀感为宜。

（5）中渚

找法：在手背部，掌指关节的后方，小指掌关节手腕方向一寸，第四、五掌骨间凹陷处。

刺激方法：用拇指分别按压双手的中渚穴，各压 3 ~ 5 分钟，每天 1 ~ 3 次。

（6）大陵

找法：在腕掌横纹的中点处。左右各一。

刺激方法：用拇指按压双手上的大陵穴。各 5 分钟，每天 3 次。

2.“高血压”不再难缠的穴位刺激法

（1）高血压点

找法：位于脚的大拇趾趾根粗横纹上，而在其衡纹中央是称为“高血压点”的穴位。

刺激方法：用两手的大拇指强力按压此处 6 秒钟。在两脚的穴位各做 3 次。一天 10 次。

（2）合谷

找法：位于手背，第一、二掌骨间，当第 2 掌骨桡侧的中点处。

刺激方法：指压时，一面缓缓吐气，一面用拇指和食指上下捏压 6 秒钟，如此重复 10 次。

（3）昆仑

找法：位于人体的脚踝外侧，在外踝顶点与脚跟相连线的中央点。

刺激方法：用手指按住此穴，坚持 1 ~ 2 分钟，或揉此穴 5 分钟。

（4）太冲

找法：在脚背上，大脚趾的间隙后方的凹陷处。

刺激方法：以中指端垂直点压太冲穴 3 次。每次持续约 2 秒，间歇 2 秒后再点压一次。

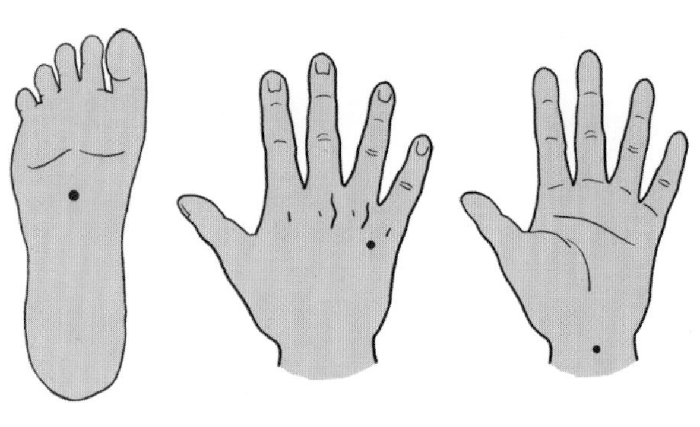

涌泉穴　中渚穴　大陵穴

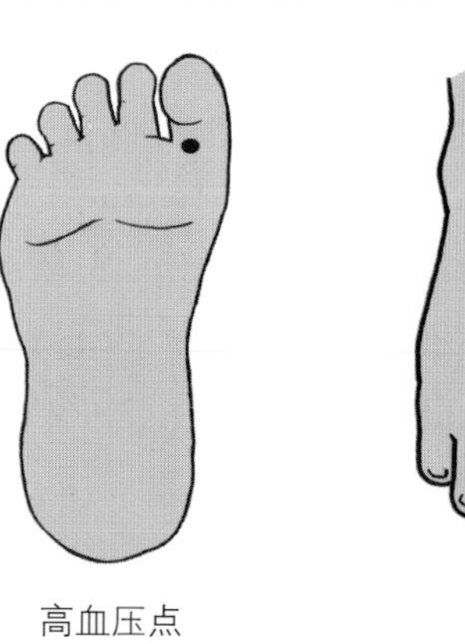

高血压点

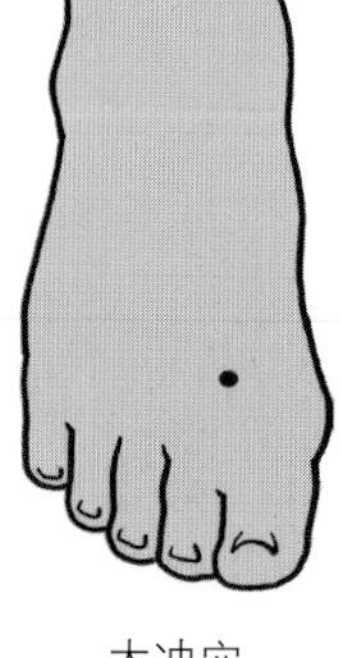

太冲穴

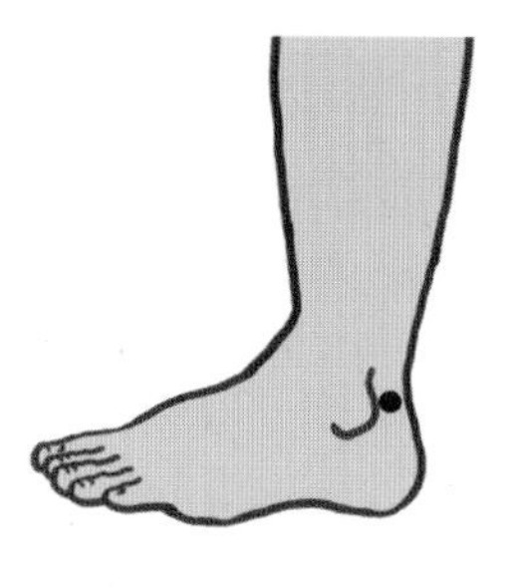

昆仑

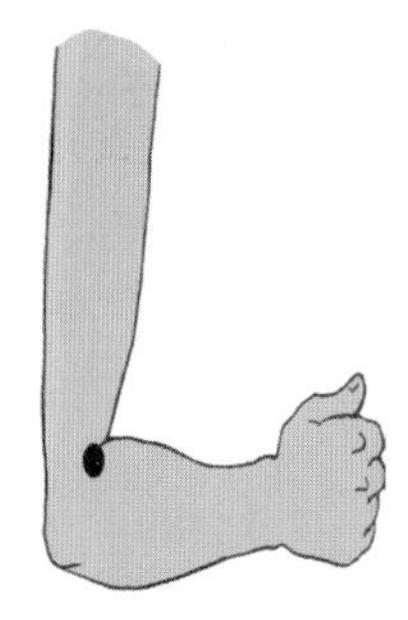

曲池穴

（5）曲池

找法：屈肘，肘横纹外侧端与肱骨外上髁连线的中点处。

刺激方法：以拇指端点压曲池5次。

（6）百会

找法：位于人体头部，头顶正中心，可以通过两耳角直上连线中点。

刺激方法：以拇指掌侧端压在百会穴上，顺时针旋推10次。

（7）风池

找法：位于后颈部，后头骨下，两条大筋外缘陷窝中，相当于耳垂齐平。

刺激方法：以拇指、中指端对拿风池穴5次。

（8）桥弓

找法：自己或他人用大拇指的指腹、指尖或拇指外侧，自上而下地用推法推按位于耳后翳风到缺盆（锁骨上窝处）成一条线的桥弓穴。

刺激方法：先推压左侧的桥弓穴，再推压右侧的桥弓穴，两侧交替进行，可推按1～2分钟。每一侧推按20次交替，每天两次。推按时，会感到穴位处有胀硬的感觉。

（9）太溪

找法：手指从脚的内踝最高的地方向后，跟腱前的凹陷处就是太溪穴。

刺激方法：用左手拇指按压右踝太溪穴（内踝尖与跟腱的中点），左旋按压15次，右旋按压15次，然后用右手拇指按压左踝太溪穴，手法同前。

（10）三阴交

找法：位于小腿内侧，足内踝上缘三指宽，在踝尖正上方胫骨边缘凹陷中。

刺激方法：用左手拇指按压右三阴交穴，左旋按压20次，右旋按压20次，然后用右手按压左三阴交穴一手法同前。

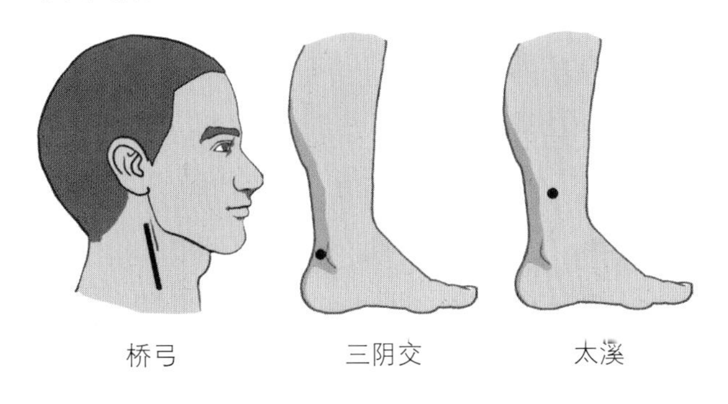

桥弓　　三阴交　　太溪

本输

本篇精华

阐述了心脏、肝脏、脾脏和肾脏的脉气出处及部位等。

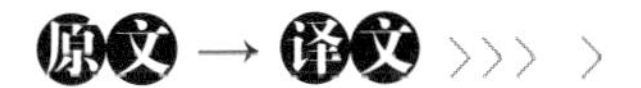

心出于中冲，中冲，手中指之端也，为井木；流于劳宫，劳宫，掌中中指本节之内间也，为荥；注于大陵，大陵，掌后两骨之间方下者也，为俞；行于间使，间使之道，两筋之间，三寸之中也，有过则至，无过则止，为经；入于曲泽，曲泽，肘内廉下陷者之中也，屈而得之，为合。手少阴也。

心脏的脉气，出自于心包络经的中冲穴，中冲穴，位于手中指的尖端，是心包经脉气所出的井穴，五行属木；脉气由此流于劳宫穴，劳宫穴，位于掌中央中指本节的后方中间，是心包经脉气初流的荥穴；脉气由此灌注于大陵穴，大陵穴，位于掌后腕关节第一横纹的中央部，桡骨、尺骨之间，桡侧腕屈肌腱的尺侧凹陷中，是心包经脉气由浅入深的腧穴；脉气由此行于间使穴，间使穴，位于掌后三寸，两筋之间的凹陷中，当本经有病时，经脉的异常变化就会在此发生，无病时则没有异常表现，它是心包经脉气迅速流过的经穴；脉气由此汇入于曲泽穴，曲泽穴，位于肘横纹处肱二头肌腱内侧，当肘窝横纹中央的凹陷中，在屈肘时才能找到它，是心包经脉气汇合的合穴。这就是手少阴心经脉气的流行情况。

肝出于大敦，大敦者，足大趾之端，及三毛[①]之中也，为井木；溜于行间，行间，足大趾间也，为荥；注于太冲，太冲，行间上二寸陷者之中也，为俞；行于中封，中封，内踝之前一寸半，陷者之中，使逆则宛，使和则通，摇足而得之，为经；入于曲泉，曲泉，辅骨之下，大筋之上也，屈膝而得之，为合。足厥阴也。

肝脏的脉气，出自于大敦穴，大敦穴，位于足大趾外侧距离趾甲根一分的地方，即在大趾背侧的三毛中，是肝经脉气所出的井穴，五行属木；脉气由此流于行间穴，行间穴，位于足大趾、次趾之间，是肝经脉气初流的荥穴；脉气由此灌注于太冲穴，太冲穴，位于行间穴上二寸，第二趾骨连接部位之前的凹陷中，是肝经脉气由浅入深的腧穴；脉气由此行于中封穴，中封穴，位于足内踝前一寸半处的凹陷中，针刺该穴时若逆其经气，则会使气血郁结，若顺应其经气，则会使气血通畅，该穴在足部上仰后会在穴位处出现凹陷而才能找到，是肝经脉气迅速流过的经穴；脉气由此汇入于曲泉穴，曲泉穴，位于膝内辅骨突起的下方和大筋上方处的凹陷中，屈膝时才能找到，是肝经脉气汇合的合穴。这就是足厥阴肝经脉气的流行情况。

脾出于隐白，隐白者，足大趾之端内侧也，为井木；溜于大都，大都，本节之后下陷者之中也，为荥；注于太白，太白，腕骨之下也，为俞；行于商丘，商丘，内踝之下陷者之中也，为经；入于阴之陵泉，阴之陵泉，辅骨之下陷者之中也，伸而得之，为合。足太阴也。

脾脏的脉气，出自于隐白穴，隐白穴的部位在足大趾的内侧前端，是脾经脉气所出的井穴，五行属木；脉气由此流于大都穴，大都穴，位于足大趾本节后内侧的凹陷中央，是脾经脉气初流的荥穴；脉气由此灌注于太白穴，太白穴，位于足内侧核骨下方的凹陷中，是脾经脉气由浅入深的腧穴；脉气由此行于商丘穴，商丘穴，位于足内踝前下方的凹陷中，是脾经脉气迅速流过的经穴；脉气由此汇入于阴陵泉穴，阴陵泉穴，位于膝下内侧辅骨突起的后下方凹陷中，在伸展腿脚时可以得到该穴，是脾经脉气汇合的合穴。这就是足太阴脾经脉气的流行情况。

肾出于涌泉，涌泉者足心也，为井木；溜于然谷，然谷，然骨之下者也，为荥；注于太溪，太溪，内踝之后，跟骨之上陷中者也，为俞；行于复溜，复溜，上内踝二寸，动而不休②，为经；入于阴谷，阴谷，辅骨之后，大筋之下，小筋之上也，按之应手，屈膝而得之，为合。足少阴经也。

肾脏的脉气，出自于涌泉穴，涌泉穴，位于足心的凹陷中，是肾经脉气所出的井穴，五行属木；脉气由此流于然谷穴，然谷穴，位于足内踝前方大骨下部的凹陷中，是肾经脉气初流的荥穴；脉气由此灌注于太溪穴，太溪穴，位于足内踝后方、跟骨上方的凹陷中，是肾经脉气由浅入深的腧穴；脉气由此行于复溜穴，复溜穴，位于足内踝上二寸处，它跳动不休，是肾经脉气迅速流过的经穴；脉气由此汇入于阴谷穴，阴谷穴，位于膝内侧辅骨的后方、大筋的下方、小筋的上方，切按时脉动应手；在屈膝时才能找到，是肾经脉气汇合的合穴。这就是足少阴肾经脉气的流行情况。

注释 >>>

①三毛：在大脚趾第一节背面，趾甲根之后。
②动而不休：意思是跳动不停，为动脉搏动。

养生大攻略

1. 九大穴位，让您找回好的“睡眠”

（1）神门

找法：握拳后找到纵向的最外的小指方向的筋，给筋的内侧延长线与手腕处最粗的横纹的交叉点为神门穴。两腕各一。

刺激方法：用拇指指尖对穴位进行轻度 3 ~ 5 秒的垂直按压，直至产生睡意为止。如没有效果可以试按其他穴位。

（2）印堂

找法：两眉之间。

刺激方法：用中指进行轻度的垂直按压。每次 3 ~ 5 秒。至产生睡意为止。因为此处肌肉较薄，所以不可以用力过重。如果无效请按压别的穴位。

（3）百会

找法：双耳连线与鼻和头顶的连线的交点，头顶。

刺激方法：用中指指尖在该穴位进行轻度垂直按压，强度以感觉舒适为宜。每次 3 ~ 5 秒，每回进行 3 ~ 7 次。

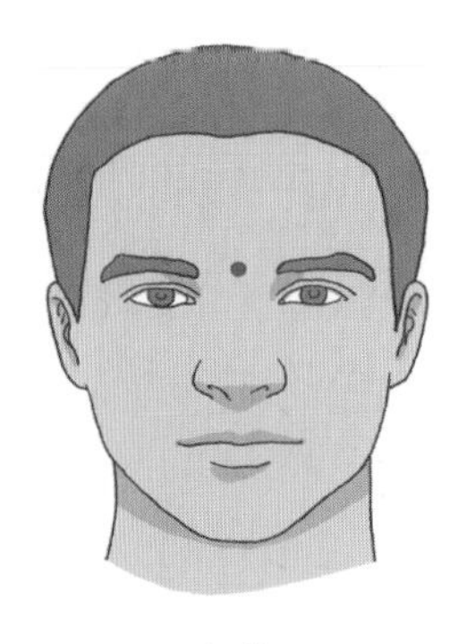

印堂

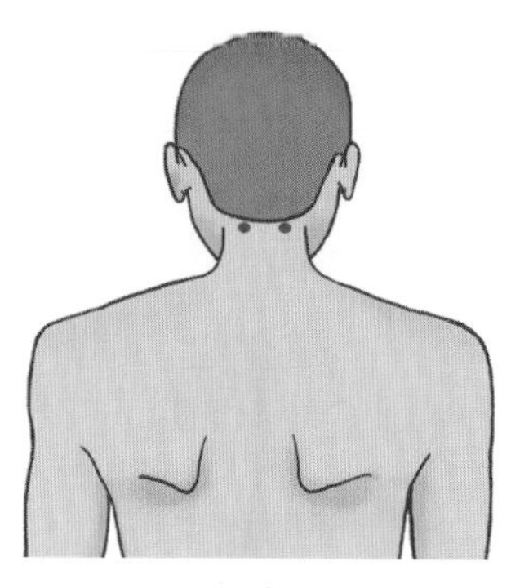

风池穴

（4）风池

找法：从颈后僧帽筋两侧与头盖骨相交处向耳部移动中出现的凹陷为风池穴。

刺激方法：用中指进行轻度的揉压。一回 3 ~ 5 圈，直至产生睡意为止。如没有效果可以试按其他穴位。

（5）涌泉

找法：位于足前部凹陷处第 2、3 趾趾缝纹头端与足跟连线的前三分之一处。

刺激方法：将一条腿放在另一条腿上，用同侧手托住脚踝，对侧手用小鱼际部在涌泉穴做上下推擦，直到脚心发热为止，再换另一条腿。每日 1 ~ 2 次。

（6）内关

找法：从手腕横纹向后量三横指，两肌腱之间凹陷处。

刺激方法：用左手的拇指尖按压右内关穴上，左手食指压在同侧外关上，按捏 10 ~ 15 分钟，每日 2 ~ 3 次；再用右手按压左侧的穴位，反复操作即可。最好要使酸、麻、胀的感觉下传到中指，上传到肘部，这样才有较好的效果。

（7）足三里

找法：在膝盖外侧的凹陷处向下四指并在胫骨外侧的交点处就是此穴。

刺激方法：如果按摩右侧足三里，就可以用左手的拇指放在足三里穴上，其他四指握住胫骨，然后以拇指垂直下按，两秒钟按压一次。按压 5 分钟，1 天 2 次。

（8）鸠尾

找法：位于人体的心窝正下方，最底下肋骨稍下处。

刺激方法：用两个大拇指按压此穴，作圈状按摩，左右各 60 次。

（9）大陵

找法：手掌侧腕关节第一横纹正中，两筋之间。

刺激方法：点按 1 ~ 2 分钟，直按斜上顶。刺激此穴治疗失眠效果最佳。

2. 刺激穴位，让您不再为“便秘”而愁肠

（1）便秘点

找法：耳轮内侧上方。

刺激方法：间歇式按压，早晚左右耳各 30 下。便秘是由于肠胃蠕动缓慢或消化不良引起的，刺激便秘点可以有效增强肠胃蠕动，促进毒素排出。

（2）天枢

找法：从肚脐向左右各三指处。此处为刺激小肠的穴位。左右各一。

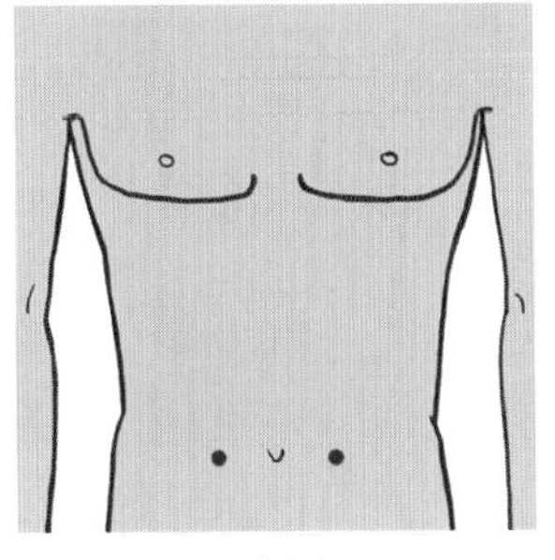
天枢穴

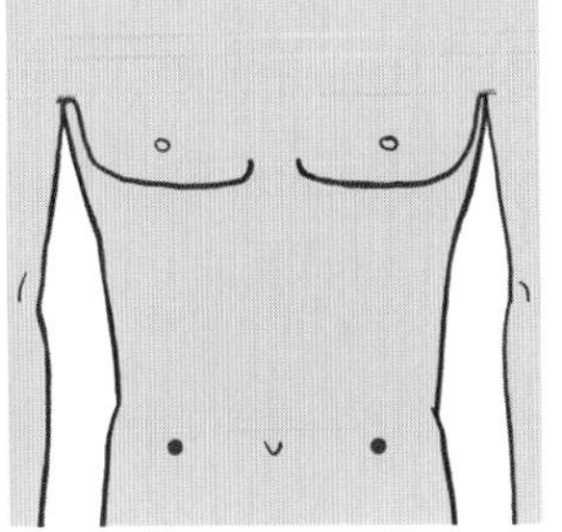
大横

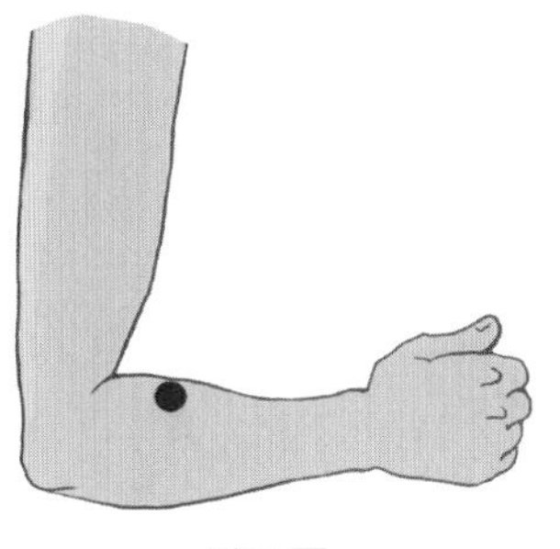
手三里

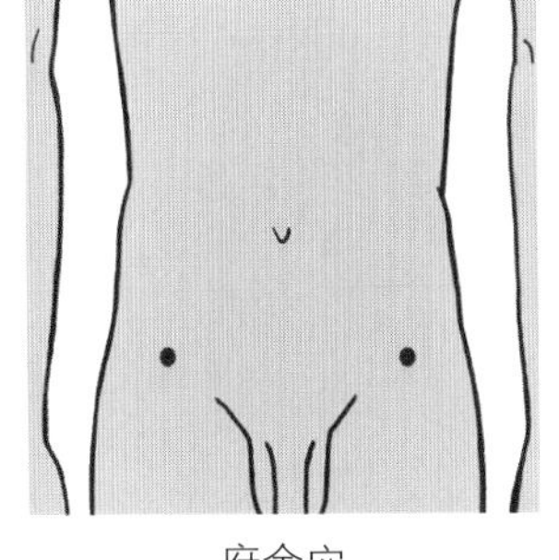
府舍穴

刺激方法：以左手中指点压左侧天枢穴（位于肚脐左侧 2 寸），至有明显酸胀感即按住不动，坚持 1 分钟左右，就有便感；然后屏气，增加腹内压，即可排便。

（3）手三里

找法：曲肘时产生的横纹的一端（曲池）向手腕方向三指处。

刺激方法：以拇指指腹对穴位进行揉压。一次往复 1 ~ 5 回，进行 10 次。仍然没有便意的时候换另一侧的穴位。

（4）大横

找法：从肚脐向左右各 4.5 指处。此处为刺激大肠的穴位。左右各一。

刺激方法：一面用拇指在左右穴位上同时进行轻度揉压。一次 3 ~ 5 圈。到产生便意为止。慢慢地深呼吸，保持轻松状态。

（5）府舍

找法：从肚脐向左右各 4.5 指处（大横）正下方与骨盆上缘相交处。左右各一。便秘时按压左侧穴位。

刺激方法：将左手中指放在左侧府舍穴处，用三根手指（拇指除外）进行揉压。一次 3 ~ 5 圈。一面慢慢深呼吸，一面进行。

（6）支沟

找法：位于手背腕横纹正中上三寸处。

刺激方法：以一侧拇指指腹按住支沟穴，轻轻揉动，以酸胀感为宜，每侧 1 分钟，共 2 分钟。支沟穴是治疗便秘的特效穴，各型便秘均可使用。

（7）大肠俞

找法：位于人体腰部，当第四腰椎棘突下，向外约寸五（比大拇指略宽）处。

刺激方法：以手指指面向下按压，以自己感觉舒服的力度按压穴位 10 ~ 20 秒，力度由小到大再到小，重复点按。

（8）曲池

找法：穴位于肘横纹外侧端，屈肘，尺泽穴与肱骨外上髁连线中点。

刺激方法：曲池穴操作与尺泽穴相同。此二穴为上肢治便秘要穴，尺泽穴为肺经穴位，曲池穴为大肠经穴位，二者相配能有效促进大便排出，效果显著。

（9）尺泽

找法：位于肘横纹中，肱二头肌腱桡侧凹陷处。

刺激方法：以一侧拇指指腹按住尺泽穴，轻轻揉动，以酸胀感为宜，每侧 1 分钟，共 2 分钟。

根结

本篇精华 >>>

介绍了足太阳膀胱经和足太阴脾经所终结的穴位等。

原文 → 译文 >>>

太阳根于至阴，结于命门。命门者，目也。阳明根于厉兑，结于颡大。颡大者，钳耳也。少阳根于窍阴，结于窗笼。窗笼者，耳中也。太阳为开[1]，阳明为阖，少阳为枢。故开折，则肉节渎而暴病起矣。故暴病者，取之太阳，视有余不足。渎者，皮肉宛膲而弱也。阖折，则气无所止息而痿疾起矣。故痿疾者，取之阳明，视有余不足。无所止息者，真气稽留，邪气居之也。枢折，即骨繇而不安于地。故骨繇者，取之少阳，视有余不足。骨繇者，节缓而不收也。所谓骨繇者，摇故也。当穷其本也。

足太阳膀胱经的下端起始于足小趾外侧的至阴穴，其上端终结于面部的命门。所谓命门，是指目内眦的睛明穴。足阳明胃经的下端根部起始于足大趾外侧之次趾前端的厉兑穴，其上端终结于额角处的颡大。所谓颡大，是指钳束于耳上、额角部入发际处的头维穴。足少阳胆经的下端根部起始于足小趾内侧之次趾前端的足窍阴穴，其上端终结于耳部的窗笼。所谓窗笼，是指耳孔前面、耳屏之前的听宫穴。太阳经为三阳之表而为开，阳明经为三阳之里而为阖，少阳介乎表里之间，主表里转输，如门户之枢纽而为枢。若太阳经主表为开的功能受损，就会使表阳不固、皮肤干枯，外邪易于侵袭人体而出现急暴发作的病症，所以对于这类暴发的病症，可以取刺足太阳膀胱经的腧穴，并根据病情的虚实来进行治疗，泻其有余，补其不足。所谓“渎”，是指皮肤肌肉干枯消瘦的萎弱状态。阳明经主里为阖的功能受损，正邪二气就会交争得无所止息而引起四肢痿软无力的痿病。所以对于这类痿病，可以取刺足阳明胃经的腧穴，并根据病情的虚实来进行治疗，泻其有余，补其不足。所谓“无所止息”，是说真气在经脉留滞不行，病邪盘踞不去而发生痿病。少阳经介乎表里之间而为枢的功能受损，就会患骨繇病而站立不稳。所以对于骨繇病，可以取刺足少阳胆经的腧穴，根据病情的虚实来进行治疗，泻其有余，补其不足。骨繇病患者，骨节弛缓不收。之所以称这种病为“骨繇”，就是因为患了这种病就会骨节缓纵而身体动摇不定。对于以上各种病症进行治疗，都应彻底弄清经脉循行的终始本末。

太阴根于隐白，结于太仓。少阴根于涌泉，结于廉泉。厥阴根于大敦，结于玉英，络于膻中。太阴为开，厥阴为阖，少阴为枢。故开折，则仓廪无所输，膈洞[2]。膈洞者，取之太阴，视有余不足。故开折者，气不足而生病也。阖折，即气绝而喜悲。悲者取之厥阴，视有余不足。枢折，则脉有所结而不通。不通者，取之少阴，视有余不足；有结者，皆取之不足。

足太阴脾经的下端起于足大趾内侧端的隐白穴，其上端终结于上腹部的中脘穴。足少阴肾经的下端起于足心的涌泉穴，其上端终结于咽喉部的廉泉穴。足厥阴肝经的下端起于足大趾外侧端的大敦穴，其上端终结于胸部的玉英穴，向下联络于膻中穴。太阴是三阴之表而为开，厥阴是三阴之里而为阖，少阴介于表里之间而为枢。由于足太阴主脾，在表为开的功能受损，就会导致脾不能转输水谷精气，而在上出现痞塞不通的膈塞，在下出现直泻无度的洞泄。对于这种膈塞以及洞泄的症候，应当取刺足太阴脾经的腧穴，根据病情的虚实来进行治疗，泻其有余，补其不足。所以说足太阴脾开的功能受到损伤，就会因阴中之阳气不足而发生此类疾病。足厥阴主肝，在里为阖的功能受损，就会导致气机不畅，精神抑郁而时常感到悲哀。对于这种病症，应该取刺足厥阴肝经的腧穴，根据病情的虚实来进行治疗，泻其有余，补其不足。足少阴主肾，介于表里之间而为枢的功能受损，就会导致肾经脉气产生郁结以致大小便不通。对于这种二便不通的病症，应该取刺足少阴肾经的腧穴，根据病情的虚实来进行治疗，泻其有余，补其不足；凡是这种有经气郁结不通之症，都属于虚症，应当取刺足少阴肾经的穴位来进行治疗。

足太阳根于至阴，溜于京骨，注于昆仑，入于天柱、飞扬也。足少阳根于窍阴，溜于丘墟，注于阳辅，入于天容、光明也。足阳明根于厉兑，溜于冲阳，注于下陵，入于人迎、丰隆也。手太阳根于少泽，溜于阳谷，注于少海，入于天窗、支正也。少阳根于关冲，溜于阳池，注于支沟，入于天牖、外关也。手阳明根于商阳，溜于合谷，注于阳溪，入于扶突、偏历也。此所谓十二经者，盛络皆当取之。

足太阳膀胱经的下端起始于足小趾端的至阴穴，流注于足外侧大骨之下的京骨穴，灌注于外踝之后的昆仑穴，向上汇入于项后的天柱穴，向下汇入于足部的飞扬穴。足少阳胆经的下端起始于足小趾之旁的次趾之端的足窍阴穴，流注于外踝之前的丘墟穴，灌注于外踝之上、辅骨之前的阳辅穴，向上汇入于颈部的天冲穴，向下汇入于足胫部的光明穴。足阳明胃经的下端起始于足大趾旁的次趾之端的厉兑穴，流注于足上的冲阳穴，灌注于冲阳穴之上的解溪穴，向上汇入于颈部的人迎穴，向下汇入于足胫部的丰隆穴。手太阳小肠经的下端起始于小指之端的少泽穴，流注于锐骨之下的阳谷穴，灌注于肘内大骨外侧的少海穴，向上汇入于颈部的天窗穴，向下汇入于上肢的支正穴。手少阳三焦经的下端起始于无名指端的关冲穴，流注于腕上的阳池穴，灌注于腕上两骨之间的支沟穴，向上汇入于颈部的天牖穴，向下汇入于上肢的外关穴。手阳明大肠经的下端起始于食指之端的商阳穴，流注于大指歧骨之间的合谷穴，灌注于腕上两筋之间的阳溪穴，向上汇入于颈部的扶突穴，向下汇入于腕后的偏历穴。这就是所谓手足三阳经左右共十二条经脉的根、流、注、入的部位，凡因邪气侵入而经络满盛的病症，都可以取刺这些穴位。

注释 >>>

①太阳为开：太阳为三阳之表，主表而为开。

②膈洞：膈，膈塞不通；洞，指泻下无度。

养生大攻略

您还在为关节疼痛而发愁吗？请看如下穴位疗法：

1.“肩关节疼痛”穴位疗法

（1）肩井

找法：位于人体的肩上，前直乳中，当大椎与肩峰端连线的中点。

刺激方法：右手拇、食指叉开，用力捏拿左肩井 10 次，再换左手捏拿右肩井 10 次。如此左右轮换，捏拿两肩井穴各 30 次。

（2）曲池

找法：位于肘部，寻找穴位时曲肘，横纹尽处，即肱骨外上髁内缘凹陷处。

刺激方法：右手食指按压左肘曲池穴，反复施压 3 ~ 5

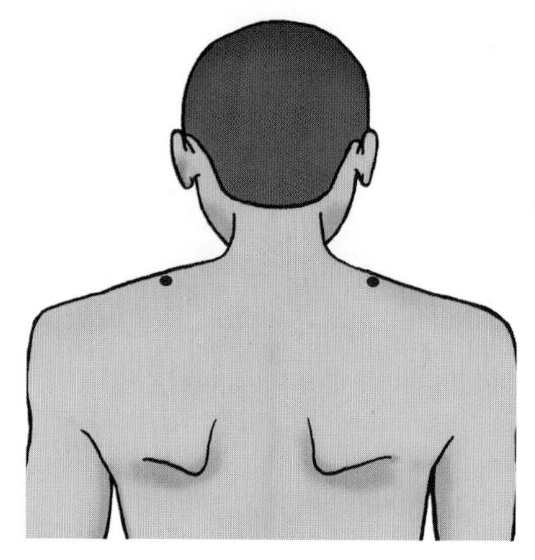

肩井穴

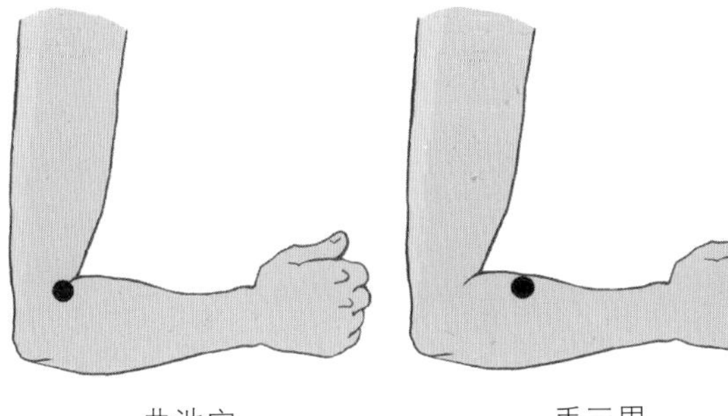

曲池穴　　手三里

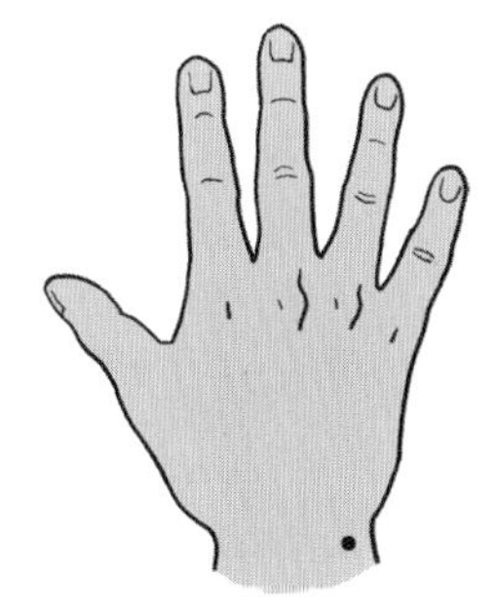

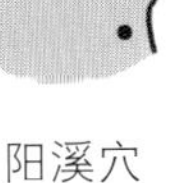

阳溪穴

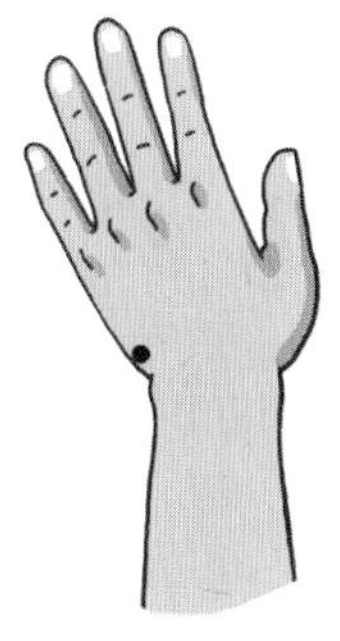

腕骨

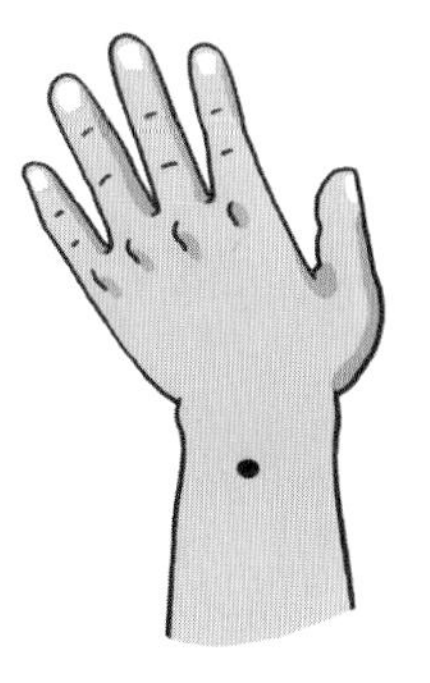

外关穴

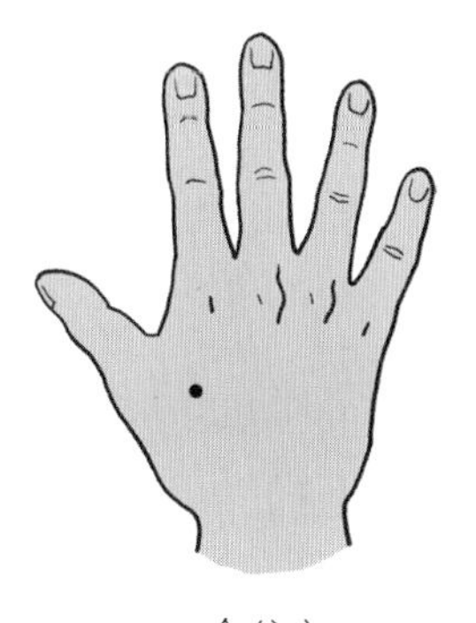

合谷穴

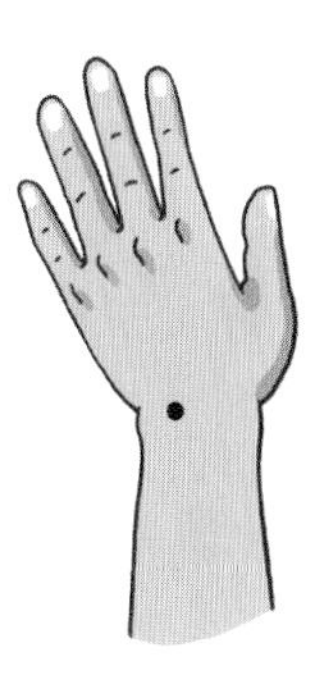

阳池

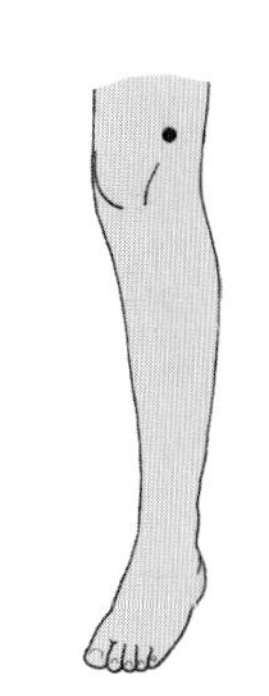

梁丘

次。一次 3 ~ 5 分钟。每天按摩两回。

（3）外关

找法：位于前臂背侧，手腕横皱纹向上三指宽处。

刺激方法：用拇指揉、点此穴，力量由轻到重，使穴位下有酸胀感为度，1 次 15 秒，反复按压 30 ~ 60 次。

2.“肘关节疼痛”穴位疗法

（1）手三里

找法：位于前臂，手肘弯曲处向前 3 指幅，在阳溪与曲池连线上，用手按就痛之处。

刺激方法：右肩痛，左手拇指尖按掐右手三里穴。左肩痛，右手拇指尖按掐左手三里穴，感到酸胀为佳，然后顺时针方向点揉约 1 分钟。

（2）合谷

找法：位于手背，第 1、2 掌骨间，第 2 掌骨桡侧的中点处。

刺激方法：摩合谷穴时，可用双手拇指以顺时针方向交替按摩。每日 2 ~ 3 次，每次 10 分钟。

3.“腕关节疼痛”穴位疗法

（1）阳溪

找法：位于人体的腕背横纹桡侧，手拇指向上翘时，拇短伸肌腱与拇长伸肌腱之间的凹陷中。

刺激方法：先用右手食指尖点按左手阳溪穴，5 分钟，前 2 分钟点按不动，后 3 分钟指尖不离位全手转动。之后换左手食指点右手阳溪穴同上。

（2）阳池

找法：在腕背横纹中，当指总伸肌腱的尺侧缘凹陷处。

刺激方法：中指指腹放在阳池穴，用指腹揉，适当用力按压 1 分钟。每天 2 次。

（3）腕骨

找法：沿小指尺侧向后，靠近腕横纹的凹陷处。

刺激方法：用健康手的拇指掐住患手的腕骨穴，由轻到重反复按揉，每次按摩 3 ~ 10 分钟，每天可反复进行 3 ~ 5 次。

4.“膝关节疼痛”穴位疗法

（1）梁丘

找法：位于膝上 2 寸，两筋间处。将膝盖伸展，筋肉凸出的凹陷处即是该穴，用力压一下试试，会有一种震动感。

刺激方法：双手拇指置于梁丘穴上，重力按揉 3 ~ 5 分钟，疼痛症状就能缓解。

（2）膝眼

找法：屈膝，在髌韧带两侧凹陷处，在内侧的称内膝眼，在外侧的称外膝眼。

刺激方法：指压时用双手中指，一面缓缓吐气，一面强压 6 秒钟，如此左右各做 10 次，每天做 3 回。

（3）足三里

找法：位于外膝眼下四横指、胫骨边缘。

刺激方法：拇指指端按放在足三里穴处，做点按活动，一按一松，连做 36 次。时间为 1 ~ 3 分钟，力度适中。两侧交替进行。

（4）阳陵泉

找法：此穴位于人体的膝盖斜下方，小腿外侧之腓骨小头稍前凹陷中。

刺激方法：左手拇指指尖点按左腿上的阳陵泉穴 20 次，再以右手拇指指尖点按右腿上的阳陵泉穴 20 次。连续按揉 5 分钟左右。

（5）阴陵泉

找法：位于人体的小腿内侧，膝下胫骨内侧凹陷中，与阳陵泉相对。

刺激方法：左右腿穴位各按摩 60 次，每日早、晚各 1 次。

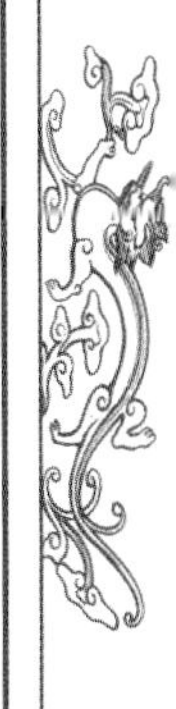

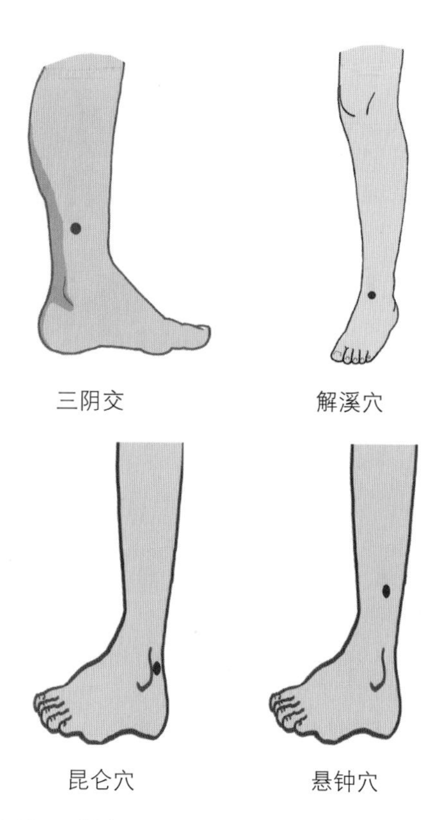

（6）三阴交

找法：位于足内踝上方3寸处。

刺激方法：用大拇指点压、揉按三阴交穴位。反复按压揉3～5分钟。

5.“踝关节疼痛”穴位疗法

（1）解溪

找法：位于小腿与足背交界处的横纹中央凹陷处。

刺激方法：用拇指指腹向下按压，一面吐气一面用力，10秒后放手，停5秒，然后继续做10次。

（2）昆仑

找法：脚踝外侧的后方，外踝尖与跟腱之间的凹陷处。

刺激方法：先将肌肉放松，一边缓缓吐气一边强压6秒钟，如此重复10次。

（3）悬钟

找法：外踝尖上3寸，在腓骨后缘与腓骨长、短肌腱之间凹陷处取穴。

刺激方法：用大拇指按揉悬钟穴，其余4个指头把住小腿，一次15分钟，一天3次。

寿夭刚柔

本篇精华

1. 论述了人体素质不同与寿夭的关系；
2. 阐述了刺法中所谓的“三变”。

原文、译文

黄帝曰：余闻寿夭[1]，无以度之。伯高答曰：墙基[2]卑，高不及其地者，不满三十而死。其有因加疾者，不及二十而死也。

黄帝说：我听说人的寿命长短可以大致估计出来，但究竟能活到多少岁数，我还是无法测度。伯高回答说：如果耳郭骨骼塌陷，单薄瘦小，高度还不及耳前的肌肉，这是骨衰肉胜，这样的人不满三十岁就会夭亡；倘若再加上因外感内伤等原因而患了其他疾病，那么就连二十岁也活不到。

黄帝曰：形气之相胜，以立寿夭奈何？伯高答曰：平人而气胜形者寿；病而形肉脱，气胜形者死；形胜气者危矣。

黄帝问道：形体与元气两者相比有过与不及之时，怎样用它来辨别一个人是长寿还是短命？伯高回答说：平常之人，气足神全胜过形体的则长寿；得了病的人，如果形体肌肉已消瘦不堪而脱陷，即使气还不衰，但由于形体恢复困难，仍是会死亡的；倘若形肉没有脱减，而元气已经衰竭，气衰神衰，其病情也同样很危险，不会长寿。

黄帝曰：余闻刺有三变，何谓三变？伯高答曰：有刺营者，有刺卫者，有刺寒痹之留经者。黄帝曰：刺三变者奈何？伯高答曰：刺营者出血，刺卫者出气，刺寒痹者内热。

黄帝问道：我听说刺法中有三种变化，什么叫做“三变”呢？伯高回答说：所谓三变，就是根据不同的病症而设立的三种不同的针刺方法。其中有刺病在营分的，有刺病在卫分的，还有刺寒痹留滞在经络之中的。黄帝问道：针刺这三种病的方法是怎样的呢？伯高回答说：刺病在营分的，是用点刺放血的方法；刺病在卫分的，是用摇大针孔的方法，以疏泄卫气；刺寒邪留滞经络而形成痹症的，是用火针或温针，留针温经散寒，使热气入内温煦经脉并驱散寒邪。

注释

①寿夭：寿，指长寿；夭，指夭折。寿夭在此指长寿和短命。

②墙基：这里指耳朵旁边的骨骼。

养生大攻略

1. 健脑之法宝——核桃仁黑芝麻炒虾饼

【原料】虾仁500克，核桃仁150克，鸡蛋100克，黑芝麻50克，精盐、料酒、胡椒面、玉米粉各适量，花生油少许。

【制法】首先把洗净的虾仁，用刀背剁成泥，然后

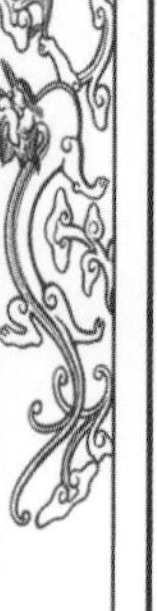

鼻柱中央起，三焦乃约，此所以候六腑者也。上下三等，脏安且良矣。

岐伯说：五脏六腑，心是主宰，以缺盆作为血脉的通道，观察两肩端骨距离的远近，再结合胸骨剑突的长短等，就可测知缺盆骨的部位，从而了解心脏的大小脆坚等情况。肝在五脏中，像位将军，开窍于目，要从外面测知肝是否坚固，就应观察眼睛的大小。脾脏捍卫全身，接受水谷的精微，并输送到身体各部，所以了解唇舌味口的好坏，就可知道脾病的吉凶。肾脏主水液，表现在外的就是人的听觉，观察耳的听力的强弱，可以测知肾脏的虚实。黄帝说对。我还想听你再讲一下测候六腑的方法。岐伯说：六腑之中，胃为水谷之海，是容纳水饮食物的器官，凡颊部肌肉丰满，颈部粗壮，胸部开阔的，说明胃容纳水谷的量很大。如鼻道深长，就可测知大肠的状况。如口唇厚而人中沟长，就可测候小肠的情况。下眼睑宽大的可知其胆气刚强。鼻孔掀露于外的，可知其膀胱不能够正常的存储尿液而致小便漏泄。鼻柱中央高起的，则三焦固密功能正常。这就是用来测候六腑的一般方法。总之，人体面部的上、中、下三部相等，则内脏功能正常而安定。

注释

①阅：观察。

②盖：最高。

③道：通道。

养生大攻略

1. 减轻体重有“菜”招

（1）清炒竹笋

【原料】鲜竹笋（或鲜笋罐头内的竹笋片）250克，素油、精盐、鸡汤或清水适量。

【制法】先将竹笋切丝，然后将素油置锅内烧热，下笋丝爆炒，加精盐少量，淋入适量鸡汤或清水，焖烧3～5分钟，撒上味精炒匀即成。

【功效】利消化，除积滞。

【用法】佐餐食。

【适用】肥胖症。

（2）麻油拌豆芽

【原料】新鲜绿豆芽250克，麻油适量，大蒜2瓣，盐、酱油、食醋均适量。

【制法】将大蒜洗净切碎，再将豆芽洗净。待锅中水煮沸，放入适量盐调味，把豆芽倒进锅中焯，两分钟后取出装盘，调入蒜末、酱油、食醋、麻油，拌匀即可食。

【功效】降脂减肥。

【用法】佐餐食。

【适用】肥胖症。

（3）素烧冬瓜

【原料】冬瓜250克，素油50克，葱花5克，精盐、味精各适量。

【制法】将冬瓜洗净切块，放入热油锅中煸炒。稍软时加入食盐，倒入适量水，加盖，烧至酥烂后调味即可。

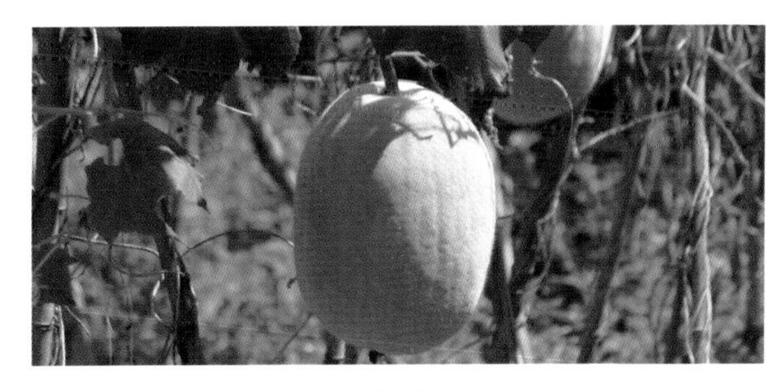

冬瓜

【功效】清热解毒，利水减肥。

【用法】代替部分主食食用。

【适用】湿盛型肥胖症。

2. 有下面几款汤，甲状腺患者就有救了

（1）昆布海带煲黄豆汤

【原料】昆布、海带各30克，黄豆150克，食盐适量。

【制法】昆布、海带洗净，与黄豆同煮汤，加盐调味。

【功效】养阴清火，化痰软坚。

【用法】每日分2次服完，可常服。

【适用】火郁型单纯性甲状腺肿大患者。

（2）蚝豉海带汤

【原料】蚝豉100克，海带25克，发菜15克。

【制法】将蚝豉、海带、发菜洗净，放入锅内，加水适量煮汤。

【功效】清热化痰，软坚消肿。

【用法】每日分2次服完，可连服数日。

【适用】青春期甲状腺肿大。

（3）紫菜瘦肉汤

【原料】紫菜30克，猪瘦肉60克。

【制法】猪肉切片，与紫菜同煮汤。

【功效】散结消瘿。

【用法】每天1次食肉饮汤，常用。

【适用】地方性甲状腺肿。

决气

本篇精华

1. 阐述了精、气、津、液、血、脉六气的生成及功能特点，并以此作为六气的基本概念；

2. 分别论述了六气耗损而致的证候特点；

3. 指出六气虽然各有所主之部，但是都以水谷、胃为本。

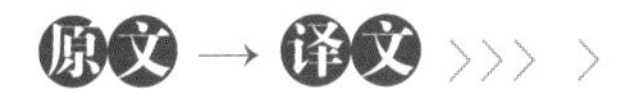

黄帝曰：余闻人有精、气、津、液、血、脉，余意以为一气耳，今乃辨为六名，余不知其所以然。岐伯曰：

两神相搏，合而成形，常先身生，是谓精。何谓气？岐伯曰：上焦开发，宣五谷味，熏肤，充身泽毛，若雾露之溉，是谓气。何谓津？岐伯曰：腠理发泄，汗出溱[1]溱，是谓津。何谓液？岐伯曰：谷入气满，淖泽[2]注于骨，骨属屈伸，泄泽，补益脑髓，皮肤润泽，是谓液。何谓血？岐伯曰：中焦受气，取汁变化而赤，是谓血。何谓脉？岐伯曰：壅遏[3]营气，令无所避，是谓脉。

黄帝问道：我听说人身有精、气、津、液、血、脉，而我本来认为这是“一气”，现在分为六种不同的名称，我不知道是什么道理？岐伯回答说：男女交合之后，可以产生新的生命体，在新的形体产生之前的物质叫作“精”。黄帝问道：什么叫“气”？岐伯回答说：五谷所化生的精微物质，从上焦散布，熏蒸于皮肤，充养周身，滋润毛发，好像雾露一样溉养万物，这就叫作“气”。黄帝问道：什么叫“津”？岐伯回答说：肌腠疏泄，像汗液一样溱溱地流出来的，叫作“津”。黄帝问道：什么叫“液”？岐伯回答说：水谷精气充满到周身，外溢部分注于骨，使关节的屈伸滑利，渗出的部分，能补益脑髓，散布到皮肤，使皮肤润泽，这叫作“液”。黄帝问道：什么叫“血”？岐伯回答说：食物经中焦所吸收的精气，取其精微部分再经气化而变化成的液体，这叫作“血”。黄帝问道：什么叫“脉”？岐伯回答说：像隧道一样约束着营气的运行，使之不能向外流溢，这叫作“脉”。

黄帝曰：六气者，有余不足，气之多少，脑髓之虚实，血脉之清浊，何以知之？岐伯曰：精脱者，耳聋；气脱者，目不明；津脱者，腠理开，汗大泄；液脱者，骨属屈伸不利，色夭[4]，脑髓消，胫痠，耳数鸣；血脱者，色白，夭然不泽，其脉空虚，此其候也。

黄帝问道：上述精、气、津、液、血、脉六气的有余和不足各有什么表现？如何才能了解气的多少、脑髓的虚实、血脉的清浊呢？岐伯回答说：精的大量耗损，会使人耳聋；气的大量耗损，则使人视觉不明；津的大量耗损，则腠理开泄，使人大量汗出；液的大量耗损，则使人关节屈伸不利，面色憔悴，脑髓消减，小腿酸软，常常耳鸣；血的大量耗损，则面色苍白而不润泽，最后脉象也空虚无神，这就是六气不足的主要症候。

黄帝曰：六气者，贵贱何如？岐伯曰：六气者，各有部主[5]也，其贵贱善恶，可为常主，然五谷与胃为大海也。

黄帝问道：上述六气，在人体内有没有主要与次要的区分呢？岐伯回答说：六气分别统领于各自的脏器，它们在人体中的重要性及功能的正常与否，都取决于其所归属的脏器的情况，但究其来源，都是五谷精微所化生的，而这些精微物质又化生于胃，因此胃是六气化生的源泉。

注释 >>>

①溱：音真，这里形容汗出很多的样子。

②淖泽：淖，音闹，泥沼，这里引申为满溢的意思。泽，即润泽之意。

③壅遏：指约束营血，使之行于一定的路径。

④色夭：指皮肤面色枯槁无华。

⑤各有部主：六气各有所主之部，如肾主精、脾主津液、肺主气、心主脉等。

养生大攻略

1. 要想益气和胃，就喝以下几款粥：

（1）甘松粥

【原料】甘松6克，粳米50～100克。

【制法】先煎甘松，去渣取汁待用；再将粳米煮成粥，待粥将成时，加入甘松汁，稍煮1～2沸即可。

【功效】行气止痛，健脾和胃。

【用法】每日1剂，不拘次数，随意食用。

【适用】脾胃不和、气滞中焦之脘腹胀痛、食欲不振、恶心呕吐，急性胃肠功能紊乱、急性胃肠痉挛性疼痛等病症。

（2）四汁粥

【原料】益母草汁120毫升，生地黄汁120毫升，藕汁120毫升，生姜汁30毫升，蜂蜜20克，白粱米50克。

【制法】把洗净的白粱米，放入沙罐，加入一大盏的水。煮至粥熟，加入诸汁，再煮2～3沸，加入蜂蜜调味即可。

【功效】清热凉血，养阴生津，化淤通经。

【用法】每次饮服120毫升，每日3次。

【适用】热人血分、伤阴耗津、血壅经滞之烦热口渴、咽干唇燥、干呕食少、小便短黄、大便燥结，或妇女月经先期、量多色紫红挟块，或崩漏不止、痛经，发热性疾病、妇女月经病、功能性子宫出血、更年期综合征等病症。

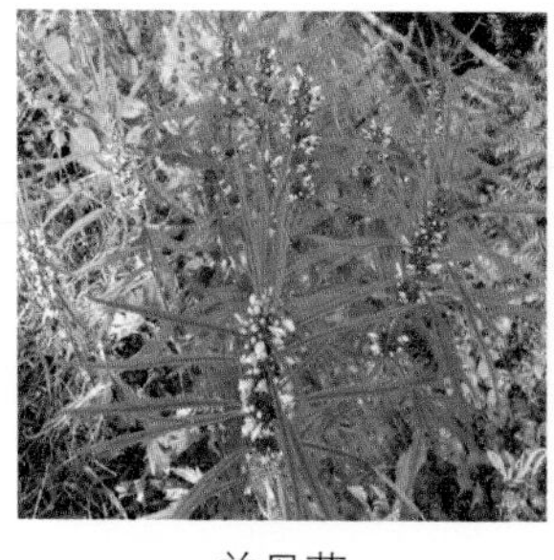

益母草

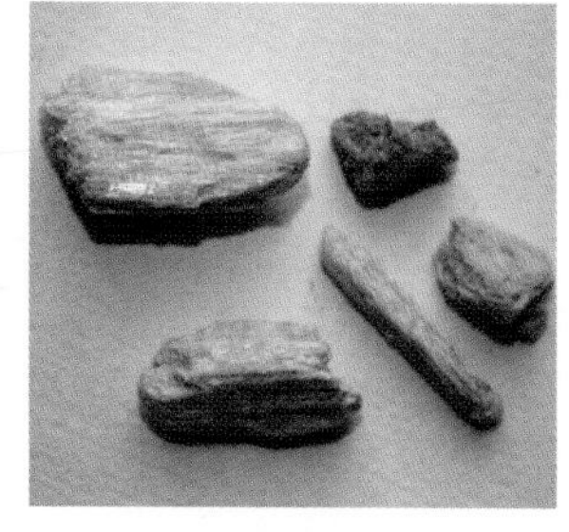

阳起石

（3）地黄粥

【原料】怀庆生地黄铜刀切片30克2合，粳米30克2合，酥30克2合，白蜜15克1合。

【制法】先将地黄与粳米放入瓦罐中，加入适量的清水，煮至半熟，再放入炒香后的酥与白蜜，煮至烂熟即可。

【功效】清热凉血，益气和胃，益阴止血。

【用法】每日1剂，每次于空腹时服食1/2，分2次服完。

【适用】热人血分、迫血妄行之吐血、便血、咯血、衄血、尿血，上消化道出血，肺结核出血等病症。

2. 身强力壮，让您更自信

（1）牛肾粥

【原料】牛肾去脂膜、筋，切1对，阳起石布裹120克，粳米50克。

【制法】首先把阳起石放入砂锅中，加入5大盏的水，煮取2盏，然后去渣石留汁，再放入粳米及牛肾、葱白等煮作粥，加佐料调味至鲜即可。

【功效】补肾助阳，起痿兴阳。

【用法】每2日1剂，分次于空腹时食之。

【适用】肾阳亏虚、精关失固之腰膝酸冷、四肢不温、精神萎靡、面容憔悴、阳痿早泄、性欲低下等病症。

（2）六神粥

【原料】芡实10克，苡仁15克，山药30克，莲肉30克，茯苓10克，糯米50克，小米30克。

【制法】首先分别把焙干的茯苓和山药，研末，然后混合待用；其余诸味药共入锅中，加入适量的水，煮至粥熟后，再放入茯苓和山药粉搅拌均匀，稍煮即成。

【功效】健脾益气，和胃化湿，涩肠止泻。

【用法】每日1剂，分次于空腹时服。

【适用】脾虚失运、湿阻中焦所致的食欲不振、脘腹痞满、神疲倦怠、四肢困重、短气无力、肠鸣腹泻，或妇女白带清稀量多，或小儿遗溺等病症。

（3）柿钱粥

【原料】柿钱、党参各10克，丁香5克，冰糖30克，大米50克。

【制法】首先把焙干的柿钱、丁香和党参，然后和冰糖共研成细粉，过100目筛备用；把淘洗的大米，放入沙锅内，加水煮成稀薄粥。待粥将成时，调入细粉的1/4，搅匀后再煮3～5分钟即可。

【功效】益气健脾，养胃和中，降气止呃。

【用法】每日1剂，分作2～3次，趁热缓慢服食。

【适用】脾胃失和、气逆于上之呃逆频频、嗳气不止，久难平息，顽固性膈肌痉挛等病症。

平人绝谷

本篇精华

对肠胃的长度与容量等进行了深入性的说明，还分析了平人绝谷七日而死的缘故。

原文→译文

黄帝曰：愿闻人之不食，七日而死，何也？伯高曰：臣请言其故。胃大一尺五寸，径五寸，长二尺六寸，横屈受水谷三斗五升。其中之谷，常留二斗，水一斗五升而满。上焦泄气，出其精微，慓悍滑疾，下焦下溉诸肠。

黄帝问道：正常的人七天不饮食就会死亡，我想知道这是什么原因？伯高回答说：请允许我讲讲其中的道理。胃的周长是一尺五寸，直径五寸，长二尺六寸，其形弯曲，横于上腹，能受纳水谷三斗五升，胃中经常容纳二斗谷物，一斗五升水液就满了。上焦具有输布精气的功能，能将中焦化生的精微物质布散全身，其运行快速滑利，其余的向下焦传入大肠。

小肠大二寸半，径八分分之少半，长三丈二尺，受谷二斗四升，水六升三合合之大半。回肠大四寸，径一寸寸之少半，长二丈一尺，受谷一斗，水七升半。广肠大八寸，径二寸寸之大半，长二尺八寸，受谷九升三合八分合之一。肠胃之长，凡五丈八尺四寸，受水谷九斗二升一合合之大半，此肠胃所受水谷之数也。

小肠的周长是二寸半，直径八分又三分之一分，长三丈二尺，能容纳谷物二斗四升，水六升三合又三分之二合。回肠的周长是四寸，直径一寸又三分之一寸，长二丈一尺，能容纳谷物一斗，水七升半。直肠的周长是八寸，直径二寸又三分之二寸，长二尺八寸，能容纳食物九升三合又八分之一合。肠胃的总长度，共计五丈八尺四寸，能容纳水谷九斗二升一合又三分之二合，这就是肠胃能够受纳水与谷物的总数。

平人则不然，胃满则肠虚，肠满则胃虚。更虚更满，故气得上下，五脏安定，血脉和利，精神乃居。故神者，水谷之精气也。故肠胃之中，当留谷二斗，水一斗五升。故平人日再后[①]，后二升半，一日中五升，七日五七三斗五升，而留水谷尽矣。故平人不食饮七日而死者，水谷精气津液皆尽故也。

可是人在日常的生活中并不如此，因为当胃中纳满水谷时，肠内是空虚的，等到水谷注满肠中，则胃内又空虚了。这样，肠胃总是处于充满和空虚交替的状态，所以气机才能上下畅行，五脏功能正常，血脉调和通畅，精神才能旺盛。因此，神就是水谷精微之气所化。在人的肠胃中，一般存留二斗食物和一斗五升的水。健康人每天大便二次，每次排泄约二升半，一天就排出五升，七天共排出三斗五升，这样原来存留在肠胃的水谷完全排尽。因此说健康人如果七天不饮不食，就会死亡，这是由于水谷精气津液都已竭尽的缘故。

注释

①日再后：是“一日两次大便”的意思。

养生大攻略

1.“小腿抽筋”了，怎么刺激穴位？

（1）承筋

找法：小腿肚正中央肌肉鼓起初。两腿各有一个。

刺激方法：用灸具（一个）和电暖宝对穴位加温（直至灸具和电暖宝冷却为止）。

此外，用搓热的手掌对穴位进行上下揉擦1 ~ 2分钟。每周1 ~ 2次。

（2）支正

找法：将肘部放在桌子上，肘部的前端到小指侧突出骨的连线的中点为支正穴。两臂各一。

刺激方法：用拇指指尖对该穴位进行3 ~ 5秒的垂直按压。重复5 ~ 7回。抽筋后按摩与疼痛部位相反方向的支正穴。预防则两侧的支正穴都要按摩。

（3）腓肠肌头神经根

找法：在膝关节内侧的窝两边（或膝窝下边），有一个地方是腓肠肌头的附着点，通往腓肠肌的神经根干就在这里面。

刺激方法：小腿抽筋时，用大拇指摸索窝两边硬而突起的肌肉的主根，然后用强力对此处按压，异常兴奋的神经就会镇静下来，抽筋停止，剧痛消失。

（4）承山

找法：小腿后面正中，委中与昆仑穴之间，当伸直小腿或足跟上提时，腓肠肌肌腹下出现的尖角凹陷处即是。

刺激方法：用四指并拢的方式，握住小腿肚配合拇指，反复抓握，直至小腿真正有所好转为止。

2. 简简单单的穴位刺激法，就能治好“耳鸣”

（1）翳风

找法：耳垂根部的正后方，耳后面骨和下颌相交处的凹陷部位。只可刺激耳鸣一侧的翳风穴。

刺激方法：用中指指尖对穴位进行垂直按压每次3 ~ 5秒，直至症状缓解为止。按压强度以感觉舒适为宜。

（2）听会

找法：在耳骨突出部位的下方。左右各有一个。只可刺激耳鸣一侧的听会穴。

刺激方法：用拇指指尖对穴位进行每次3 ~ 5秒的垂直按压，直至症状缓和为止。强度以感觉舒适为宜。

（3）听宫

找法：位于头部侧面耳屏前部，耳珠平行缺口凹陷中，耳门穴的稍下方即是。

刺激方法：两只手的四指同时用力先向前揉转50下，再向后揉转50下。可增强耳蜗周围听觉神经功能，促进耳周血液循环，防治耳动脉硬化。

（4）耳门

找法：位于面部，当耳屏上切迹的前方，下颌骨髁状突后缘，张口有凹陷处。

刺激方法：用手指一压，就会感到轻微的痛感。稍用力压这些穴位10次左右。

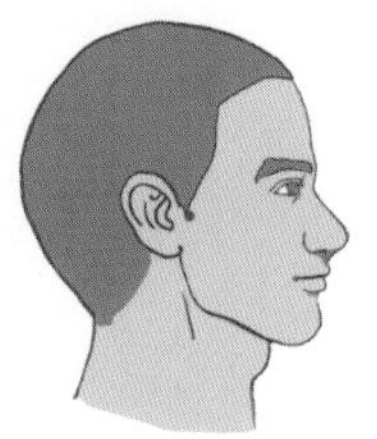

听宫穴

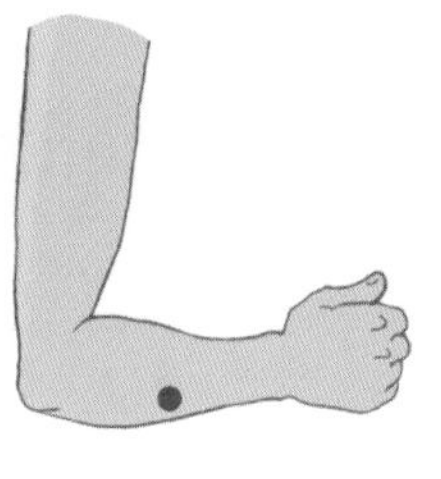

耳门

支正穴

淫邪发梦

本篇精华

1. 阐述了邪气乘人体脏腑的虚弱而侵入脏腑，使魂魄不安而成梦的机理；

2. 罗列了因各脏腑的盛衰和邪气的不同而出现不同的梦境，提示释梦诊断疾病的方法。

原文 → 译文

黄帝曰：有余不足，有形乎？岐伯曰：阴气盛，则梦涉大水而恐惧；阳气盛，则梦大火而燔焫；阴阳俱盛，则梦相杀。上盛则梦飞，下盛则梦堕；甚饥则梦取，甚饱则梦予。肝气盛，则梦怒；肺气盛，则梦恐惧、哭泣、飞扬；心气盛，则梦善笑恐畏；脾气盛，则梦歌、身体重不举；肾气盛，则梦腰脊两解不属。凡此十二盛者，至而泻之，立已。

黄帝问道：人体阴气和阳气的过盛、不足，其表现如何？岐伯回答说：如阴气亢盛，就会梦见趟渡大水而害怕；如阳气亢盛，就会梦见大火而感到灼热；如阴阳二气俱亢盛，就会梦见相互格斗残杀。人体上部邪气亢盛，就会梦见自己飞腾向上；人体上部邪气亢盛，就会梦见自己向下坠堕。过度饥饿时，会梦见索取食物；过饱时，会梦见给予他人食物。肝气亢盛的人，会梦见发怒；肺气亢盛的人，会梦见恐惧、哭泣和飞扬腾越；心气亢盛的人，会梦见喜笑或恐怖日畏惧；脾气亢盛的人，会梦见歌唱、欢乐或身体沉重不能举动；肾气亢盛的人，会梦见腰和脊背分离而不相连属。这十二种因气盛而引起的病，治疗时可分别根据梦境察知邪的所在而用针刺泻之，很快就能痊愈。

厥气客于心，则梦见丘山烟火；客于肺，则梦飞扬，见金铁之奇物；客于肝，则梦山林树木；客于脾，则梦见丘陵大泽，坏屋风雨；客于肾，则梦临渊，没居水中；客于膀胱，则梦游行；客于胃，则梦饮食；客于大肠，则梦田野；客于小肠，则梦聚邑冲衢；客于胆，则梦斗讼自刳[1]；客于阴器，则梦接内；客于项，则梦斩首；客于胫，则梦行走而不能前，及居深地窌苑中；客于股肱，则梦礼节拜起；客于胞脯[2]，则梦溲便。凡此十五不足者，至而补之，立已也。

如邪气侵犯到心脏，就会梦见山丘烟火弥漫；如邪气侵犯到肺脏，就会梦见飞扬腾越，或见到金铁制成的奇怪之物；如邪气侵犯到肝脏，就会梦见山林树木；如邪气侵犯到脾脏，就会梦见丘陵大泽或被风雨损坏的房屋；如邪气侵犯到肾脏，就会梦见自己身临深渊，或浸没在水中；如邪气侵犯到膀胱，就会梦见自己到处游荡；如邪气侵犯到胃脏，就会梦见饮食；如邪气侵犯到大肠，就会梦见广阔的田野；如邪气侵犯到小肠，就会梦见许多人聚集在广场或要塞；如邪气侵犯到胆腑，就会梦见与人争斗、诉讼或破腹自杀；如邪气侵犯到生殖器，就会梦见性交；如邪气侵犯到项部，就会梦见自己被斩首；如邪气侵犯到足胫，就会梦见自己行而不前，或被困于地下深处的窖园中；如邪气侵犯到大腿和肘臂，就会梦见行跪拜的礼节；如邪气侵犯到尿道和直肠，就会梦见解小便和大便。根据上述十五种因气虚而导致的梦境，治疗时可分别察知气虚的所在而运用针刺补法，很快就能痊愈。

注释

①自刭：自杀或自残。

②腫：直肠。

养生大攻略

1. 十分抢眼的三种酒疗法

（1）白果酒

【原料】白果3粒，米酒适量。

【制法】 将二味药同煮至白果熟透后，食酒与白果。

【功效】健脾开胃等。

【用法】每日1次，连食5日。

【适用】梦遗。

（2）地龙韭菜酒

【原料】地龙10条，韭菜30克，黄酒30毫升。

【制法】将地龙剖开洗净，和韭菜一起捣烂，冲入烧开的黄酒，并加适量的开水搅拌，过滤，取汁服。

【功效】通络、清热等。

【用法】每日1次，连服3～5日。

【适用】早泄。

（3）巴戟天酒

【原料】巴戟天200克，当归、黄芪、熟地、鹿角、益母草各60克，白酒2000毫升。

【制法】将上药加工捣碎，装入纱布袋，放入酒坛，倒入白酒，密封坛口，浸泡7日后即成。

【功效】温肾、调经。

【用法】每日2次，每次饮服20毫升。

【适用】因肾元虚寒所致的不孕症。

2. 有几种粥，简直就是不可思议

（1）干姜粥

【原料】干姜3～6克，大米100克。

【制法】先将干姜研成末（或煮汁去渣），再将洗净的粳米与姜末（或姜汁）同入开水锅内熬粥，粥熟即可食用。

【功效】温中回阳，温肺化饮。

【用法】每日早、晚服用。食用时当中病即止。孕妇应慎用。

【适用】脘腹冷痛，呕吐泄泻，或咳嗽气喘，形寒背冷，痰多清稀等病症。

（2）菊花蜂蜜粥

【原料】鲜菊花50克，大米100克，蜂蜜30克。

【制法】菊花用纱布包扎成袋，与大米同入锅中煮粥，待粥熟后拣去菊花袋，调入蜂蜜即成。

【功效】清热祛风，益气补中，清热润燥。

【用法】温热服食。

【适用】风热感冒，症见发热怕风、咽干疼痛。

（3）大蒜粥

【原料】大蒜30克，粳米50克。

【制法】先将大蒜去皮，放入沸水中煮10分钟后捞出，把粳米放入煮蒜水中成稀粥后，再放入蒜即可。

【功效】暖脾胃，行气滞，解毒止痢。

【用法】可供早、晚餐用。阴虚火旺、口舌生疮及慢性胃炎、十二指肠溃疡患者不宜服食。

【适用】饮食积滞，脘腹冷痛，水肿胀满，泄泻痢疾。

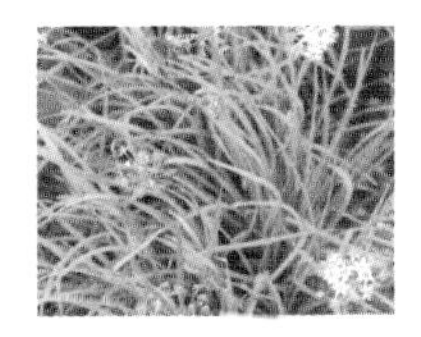

韭菜子

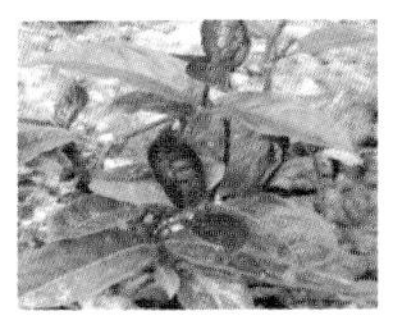

巴戟天

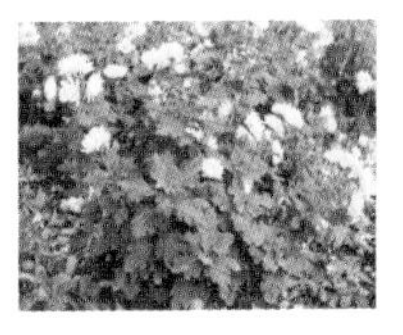

菊花

顺气一日分为四时

本篇精华

1. 阐述了为何患者的病情往往会在夜间变得严重的原因；

2. 说明了疾病有时在一天中的轻重变化无旦慧、昼安、夕加、夜甚情况的缘故。

原文→译文

黄帝曰：夫百病之所始生者，必起于燥湿寒暑风雨，阴阳喜怒①，饮食居处。气合而有形②，得脏而有名，余知其然也。夫百病者，多以旦慧、昼安、夕加、夜甚，何也？岐伯曰：四时之气使然。

黄帝说：各种疾病的发生，都是由于燥湿寒暑风雨等外邪侵犯，或者由于房事过度、喜怒不节等情志刺激，以及饮食和生活起居失常所致。邪气侵犯之后，与正气相搏就会出现各种病态，邪气入脏都有一定的病名，这些情况我已经知道了。许多患者多在早晨病情减轻而神志清爽，白昼较安静，傍晚病势渐渐增重，夜间病势最甚，这是什么道理呢？岐伯回答说：这是因为四季变化使人体阳气出现盛衰所造成的。

黄帝曰：愿闻四时之气。岐伯曰：春生，夏长，秋收，冬藏，是气之常也，人亦应之。以一日分为四时，朝则为春，日中为夏，日入为秋，夜半为冬。朝则人气始生，病气衰，故旦慧；日中人气长，长则胜邪，故安；夕则人气始衰，邪气始生，故加；夜半人气入脏，邪气独居于身，故甚也。

黄帝说：我想听你讲讲关于四季之气的问题。岐伯说：春天阳气生发，夏天阳气隆盛，秋天阳气收敛，冬天阳气闭藏，这是一年中四季之气变化的一般规律，人体的阳气变化也与此相应。把一天按照四季划分，早晨就像春天，中午就像夏天，傍晚就像秋天，半夜就像冬天。人体早晨阳气生发，邪气衰退，所以早晨病情轻而患者感到神志清爽；中午人的阳气逐渐隆盛，正气能胜邪气，所以患者较安静；傍晚人的阳气开始收敛，邪气就会逐渐嚣张，所以病情加重；半夜人的阳气闭藏于内，形体只有亢盛的邪气，所以疾病就最重。

黄帝曰：有时有反者[3]，何也？岐伯曰：是不应四时之气，脏独主其病者，是必以脏气之所不胜时者甚，以其所胜时者起也。黄帝曰：治之奈何？岐伯曰：顺天之时，而病可与期。顺者为工，逆者为粗。

黄帝问道：疾病在一天中的轻重变化，有时没有旦慧、昼安、夕加、夜甚的情况，这是为什么呢？岐伯回答说：这是疾病变化不和四时之气相应，而由内脏单独对疾病产生决定性的影响，这样的疾病，必定在受病内脏被时日所克的时候就加重，若受病内脏能克制时日的时候病就轻减。黄帝问道：怎样进行治疗呢？岐伯回答说：治疗时，根据时日与受病脏气的五行关系施以补泻，使病脏不被时日克伐太过，疾病就可以预期治愈。能这样做，就是高明的医生，反之，就是粗率的医生。

注释 >>> >

①喜怒：泛指七情过度。

②气合而有形，得脏而有名：气，指邪气；形，指脉症之病形；名，指病症。

③时有反者：指病情的轻重变化与前面所说的旦慧、昼安、夕加、夜甚不相符。

养生大攻略

1. 对治“腹泻”好汤方

（1）三参二白汤

【原料】党参 15 克，苦参 15 克，丹参 10 克，白蒺藜 15 克，白藓皮 10 克，仙鹤草 15 克，广木香 10 克，延胡索 10 克，槟榔 10 克，地肤子 12 克，地榆 12 克。

【制法】将上述药物用水煎制。

【功效】益气健脾，祛风除湿。

【用法】一日两次。

【适用】慢性非特异性结肠炎，证属脾虚气滞湿阻者，症见形瘦神倦、腹胀腹泻、食欲不振、肢体困重，腹痛绵绵、肠鸣漉漉、舌淡苔白厚等。

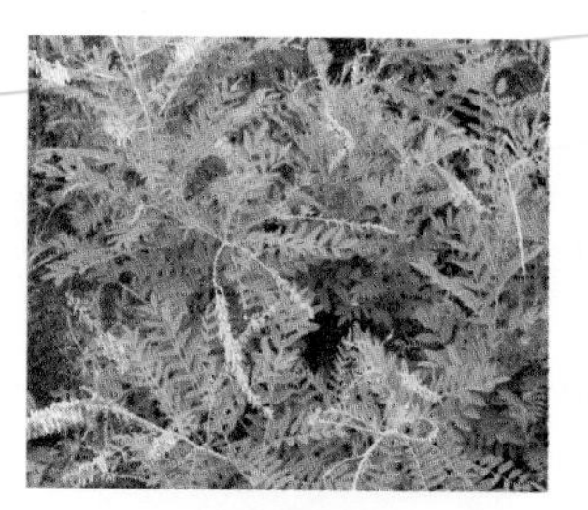

苦参

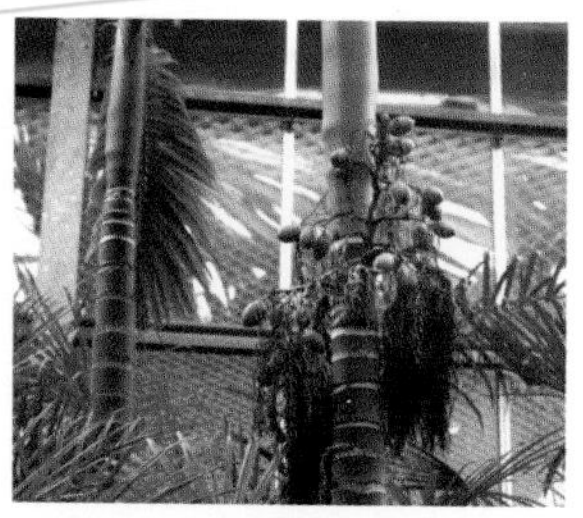

槟榔

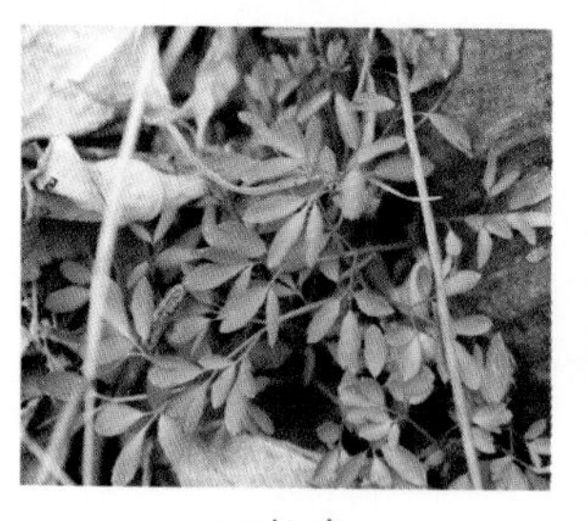

延胡索

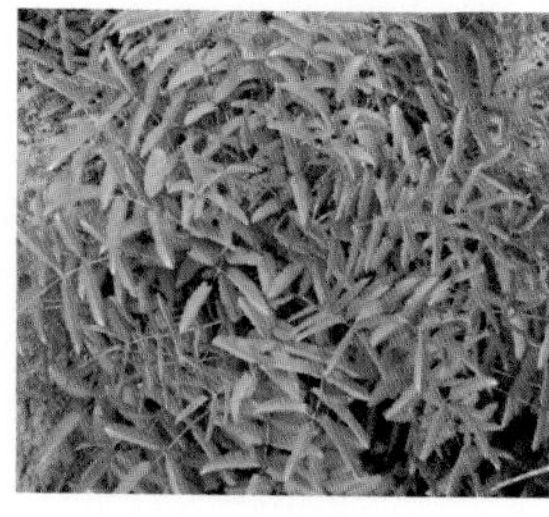

地榆

（2）大茯苓丸（汤）

【原料】茯苓 60 克，人参 30 克，白术 40 克，干姜 25 克，桂枝 60 克，茯神 60 克，远志 40 克，细辛 30 克，菖蒲 40 克，大枣 60 克，炙甘草 30 克。

【制法】将以上诸物烘干，加工研为细末，炼蜜为丸；或者作为汤剂，用水煎。

【功效】温补脾胃，强心益志。

【用法】对于丸剂，每次 10 ~ 12 克，每日早、晚各一次，用温酒或温开水送服；对于汤剂，一日二次，用量酌减。

【适用】脾胃虚寒，心神不安所致的形寒气怯、脘腹冷痛、食欲不振、腹泻便溏、便质清冷、食生冷之物不消化、呕吐清涎、心悸怔忡、头痛健忘等。

（3）灵仙汤（丸）

【原料】白术 30 克，茯苓 30 克，黄精 30 克，黑芝麻 30 克，天冬 30 克，桃仁 30 克。

【制法】将以上诸药烘干，加工研为细末，炼蜜为丸；或者作为汤剂，用水煎。

【功效】益气血，健脾胃，补肝肾。

【用法】对于丸剂，每次 10 克，每日早、晚各一次，用温开水送服；对于汤剂，一日二次，用量酌减。

【适用】脾胃气虚，肝肾阴血亏损所致的形体消瘦、面色不华、头晕眼花、视物模糊、腰膝酸软、耳鸣失聪、须发早白、食欲不振、腹泻便溏，中老年脾胃虚弱、肝肾精血不足等病症。

2. 有种痛苦叫“腹泻”，您按揉穴位了吗？

（1）神阙

找法：肚脐。

刺激方法：神阙穴用指压法和灸具都不适合，要用电暖宝进行温灸。将电暖宝隔着内衣贴在穴位上面持续 10 ~ 12 小时。如果是预防，每周 1 ~ 2 回。如果是治疗，每天一次。

（2）腹泻特定穴

找法：脚踝外侧最高处正下方与脚心白色皮肤交接

处。两足各一。

刺激方法：用拇指指尖对穴位进行每次 3 ~ 5 秒的垂直按压。进行若干次直至症状改善为止。

（3）止泻

找法：脐下二寸半取之。

刺激方法：用拇指直按稍斜上顶。每次 10 秒钟，按压 50 次，可有效止腹泻。

（4）梁丘

找法：找穴时将膝盖伸展，筋肉凸出的凹陷处即是该穴，用力压一下试试，会有一种震动感。

刺激方法：双手拇指置于梁丘穴上，以重力按揉 3 ~ 5 分钟，腹泻症状就可以缓解。梁丘穴是人体足阳明胃经上的重要穴道之一，具有调整胃肠的功能，尤其能够及时缓解一些突发性疾病，如腹泻等。可以用艾灸在梁丘穴施灸，5 分钟后腹泻就会缓解。

（5）水分穴

找法：位于肚脐正上方的一个大拇指宽处，一压此穴，在腹部方向会有疼痛感。

刺激方法：两手的食指到指的四指并拢，对齐两手指尖的姿态，以指尖按摩腹部，而后以感到舒畅的指压缓慢地加力。1 次 3 分钟，每天 2 次。可止泻。

外揣

本篇精华

1. 阐述了使用针刺治病，其疗效如以桴击鼓而有声，日月照物而生影，水镜鉴人而现形，也就是“内外相应”的道理；

2. 揣测表现于外的声、色，就能够了解人体内脏的病变，以此作为诊断和治疗疾病的依据。

原文 → 译文

余闻九针九篇，余亲受其调，颇得其意。夫九针者，始于一而终于九，然未得其要道也。夫九针者，小之则无内[①]，大之则无外[②]，深不可为下，高不可为盖，恍惚无穷，流溢无极，余知其合于天道、人事、四时之变也。然余愿杂之毫毛，浑束为一，可乎？岐伯曰：明乎哉问也。非独针道焉，夫治国亦然。

黄帝说：我读过关于九针的九篇文章，并亲自验证了它的规律，也大致领会了其中的道理。九针从第一针开始，到第九针终止，都隐藏了许多深刻的道理，我还没能真正掌握它的要领。可以说是精得不能再精，多得不能再多，深得不能再深，高得不能再高了。其理论玄妙、庞杂而散漫，与自然、社会和四时变化等都有关联，我想把这复杂如牛毛的论述归纳成一个纲要，不知是否可以？岐伯说：你问得真高明啊！不但针刺的道理如此，就是治理国家，也应如此。

黄帝曰：余愿闻针道，非国事也。岐伯曰：夫治国者，夫惟道焉。非道，何可小大深浅，杂合而为一乎？黄帝曰：愿卒闻之。岐伯曰：日与月焉，水与镜焉，鼓与响焉。夫日月之明，不失其影；水镜之察，不失其形；鼓响之应，不后其声。动摇则应和，尽得其情。

黄帝说：我想听的是针刺的道理，不是谈论国事。岐伯说：治理国家，应该有个总的纲领。如果没有总的纲领，怎么能将大小、深浅各种复杂的事物统一在一起呢？黄帝说：我希望您详尽地讲一下。岐伯说：这可用日和月、水和镜、鼓和响来作比喻。日月照耀物体，必定会有物体的影子出现；水和镜可以清楚地反映物体的形态；击鼓时会发出响声，声音和击鼓的动作几乎是同时发生的。凡形影、声响是相应和的，懂得了这些，也就能完全理解针刺的道理了。

黄帝曰：窘[③]乎哉！昭昭之明不可蔽。其不可蔽，不失阴阳也。合而察之，切而验之，见而得之，若清水明镜之不失其形也。五音不彰，五色不明，五脏波荡，若是则内外相袭，若鼓之应桴，响之应声，影之似形。故远者，司外揣内，近者，司内揣外，是谓阴阳[④]之极，天地之盖。请藏之灵兰之室，弗敢使泄也。

黄帝说：这是个使我发窘的问题。日月的光明不可遮蔽，它之所以不可遮蔽，是因为它没有离开阴阳这一天地间的规律。把临床的各种发现综合起来观察，用切诊来查验脉象的变化，用望诊来获知外部的病象，然后用阴阳进行分析归纳，得出结论，就像清水明镜反映物体形象一样的真切。若人的声音沉滞而不响亮，面色晦暗无华，就说明五脏的功能有了异常变动，这就是内外相互影响的道理，就如同以桴击鼓，响声随之而发生，也像影子跟随形体而又与形体相似一样。所以通过观察患者体表的变化，就可测知内脏的变化；检查出内脏的变化，也可以推测显现于外表的症候，这些道理是阴阳理论的精髓，是天地自然的规律。请让我把它珍藏在灵兰之室，不要让它流失。

注释

①小之则无内：形容精妙得不能再精妙了。

②大之则无外：意思是大得不能再大了。

③窘：深奥难测。

④阴阳：这里指自然界的规律。

养生大攻略

1. 什么酒可以赶走咳嗽？

（1）蜜脂酒

【原料】酒 120 克，猪脂、蜂蜜、香油、茶末各 120 克。

【制法】将上味同浸酒内煮成一起。

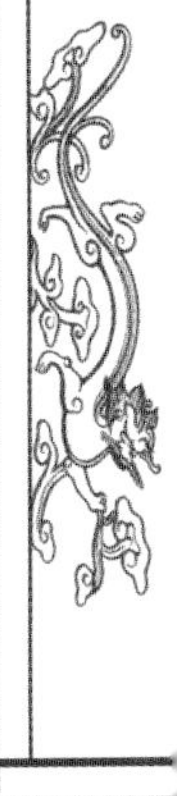

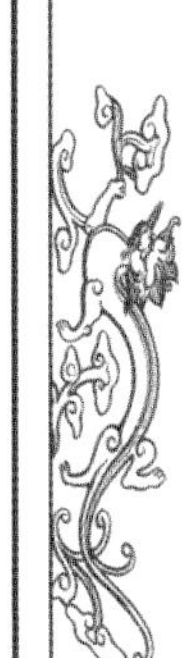

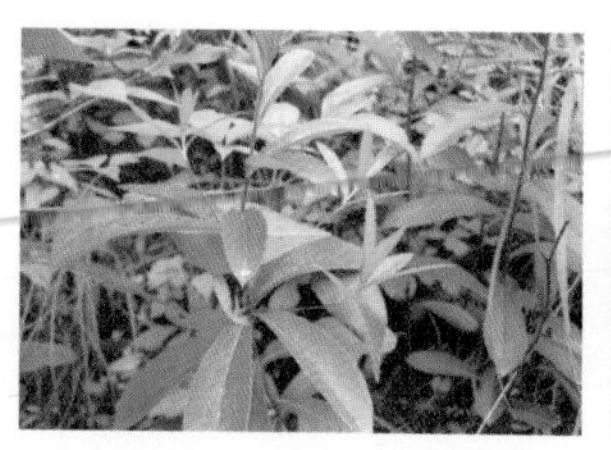
苍术

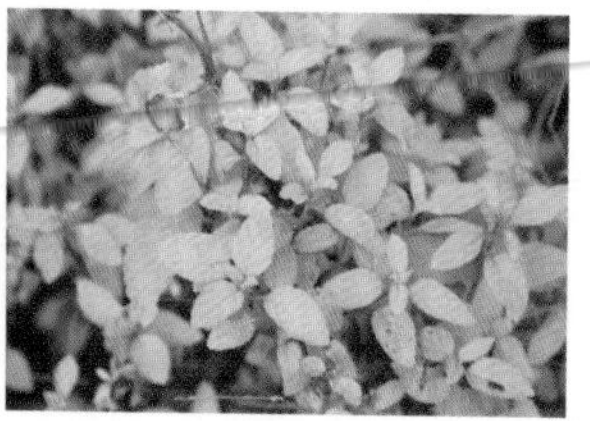
薄荷

【功效】止咳祛喘。

【用法】每日挑食，以茶下之。

【适用】寒痰咳嗽。

（2）李冢宰药酒

【原料】桃仁、杏仁（俱去皮、尖）各500克，脂麻（去皮炒熟）750克，苍术（去皮）120克，白茯苓、艾叶（揉，去筋）、薄荷、小茴香各9克，好铜钱1枚，荆芥30克，烧酒1大罐。

【制法】上药同为细末，炼蜜和作一块，将药入烧酒煮2小时，将药煮散，用厚纸裹罐埋土中7日后取出饮用，视其酒量。

【功效】止咳祛喘。

【用法】每次空腹饮1 ~ 2小杯。

【适用】虚寒咳嗽。

2. 什么酒能够补肾壮阳？

（1）万灵至宝仙酒

【原料】淫羊藿150克，当归120克，列当（也可以用肉苁蓉代之）、仙茅各60克，雄黄、黄柏、知母各30克，白酒3500毫升。

【制法】将上药切碎，与白酒共置入瓶内封固，以桑柴文火悬瓶煮6小时，再埋地内3昼夜（去火毒）取出。待7日后将药挖出，晒干为末，稻米面打为糊丸（桐子大），待用。

【功效】生精血，益肾水，进饮食，助阳补阴，强身健体。

【用法】酒药同服，每日早晚各服药丸30粒，饮服药酒。

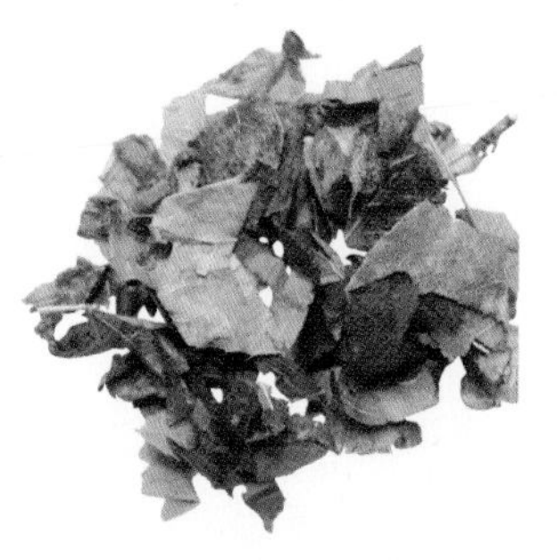
淫羊藿

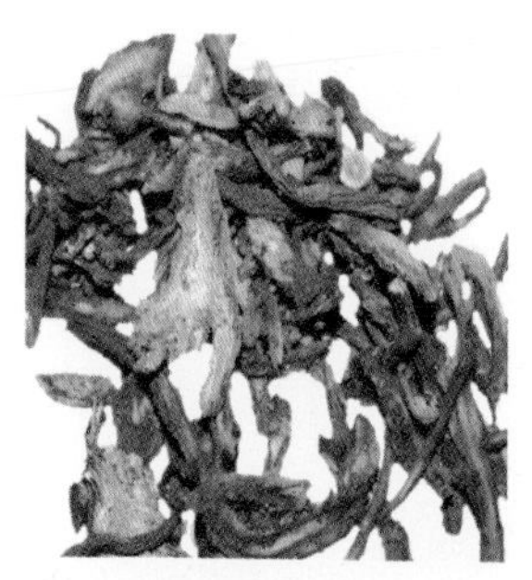
当归

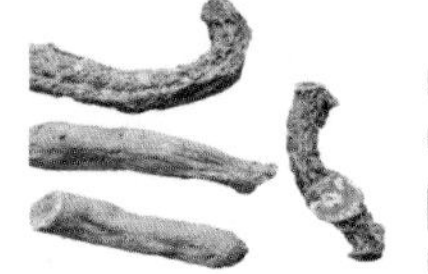
仙茅

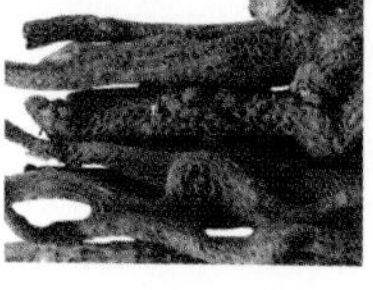
肉苁蓉

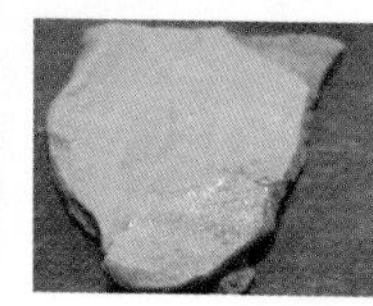
雄黄

【适用】阳痿、遗精、滑精、白浊、小便淋沥不尽、诸虚百损、五劳七伤、诸风杂证等。还治赤白带下、月经不调、腹冷脐痛、不孕症等。

（2）淫羊藿苁蓉酒

【原料】淫羊藿100克，肉苁蓉50克，白酒（或米酒）1000毫升。

【制法】将上药加工捣碎，浸入酒中，封盖，置阴凉处。每日摇晃数下，7日后开封即可饮用。

【功效】补肾壮阳。

【用法】每日3次，每次饮服10 ~ 15毫升。

【适用】肾阳虚之阳痿、宫寒不孕、腰膝酸痛等病症。

本脏

本篇精华 >>> >

介绍了五脏、六腑与外在皮肉筋骨等组织器官之间的生理、病理关系。

原文 → 译文 >>> >

心应脉。皮厚者，脉厚，脉厚者，小肠厚；皮薄者，脉薄，脉薄者，小肠薄。皮缓者，脉缓，脉缓者，小肠大而长；皮薄而脉冲小者，小肠小而短。诸阳经脉皆多纡屈者，小肠结。

心与脉相应，与小肠相合。皮肤厚的人，脉就厚，脉厚的人小肠就厚；皮肤薄的人，脉就薄，脉薄的人小肠就薄。皮肤松弛的人，脉就弛缓，脉弛缓的人小肠就大而长；皮肤薄而脉虚小的人，小肠就小而短。三阳经脉的部位多见弯弯曲曲的血脉的人，小肠就结涩不畅。

脾应肉。肉䐃坚大者，胃厚；肉䐃者，胃薄。肉䐃小而幺者，胃不坚；肉 不称身者，胃下，胃下者，下管约不利。肉䐃不坚者，胃缓；肉䐃无小里累[①]者，胃急。肉䐃多少里累者，胃结，胃结者，上管约不利也。

脾与肉相应，与胃相合。隆起的肌肉坚实而大的人，胃体就厚；隆起的肌肉瘦小而薄弱的人，胃体就薄。隆起的肌肉瘦小而薄弱的人，胃体就不坚实；隆起的肌肉与身体不相称的人，胃就下垂，胃下垂，则胃下口约束不利。隆起的肌肉不坚实的人则胃弛缓；隆起的肌肉周围没有小颗粒累累相连的人，胃体就紧敛。隆起的肌肉周围有颗粒累累相连的，胃便于结滞涩，胃干结滞涩则胃上口不能正常约束。

肝应爪。爪厚色黄者，胆厚；爪薄色红者，胆薄。爪坚色青者，胆急；爪濡色赤者，胆缓。爪直色白无约者，胆直；爪恶色黑多纹者，胆结也。

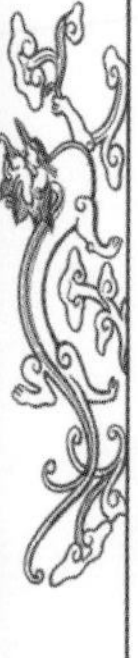

肝与爪相应，与胆相合。爪甲厚实色黄的人，胆厚；爪甲薄弱色红的人，胆薄。爪甲坚硬色青的人，胆紧敛；爪甲濡软而色赤的人，胆弛缓。爪甲正常色白无纹理的人，胆气舒畅；爪甲异常色黑多纹理的人，胆气郁结不畅。

肾应骨。密理厚皮者，三焦膀胱厚；粗理薄皮者，三焦膀胱薄。疏腠理者，三焦膀胱缓；皮急而无毫毛者，三焦膀胱急。毫毛美而粗者，三焦膀胱直；稀毫毛者，三焦膀胱结也。

肾与骨相应，与膀胱、三焦相合。皮肤纹理致密厚实的人，三焦与膀胱都厚实；皮肤纹理粗疏薄弱的人，三焦与膀胱都薄弱。皮肤纹理疏松的人，三焦与膀胱弛缓；皮肤紧张而无毫毛的人，三焦与膀胱都紧敛。毫毛美泽而粗的人，三焦与膀胱之气疏畅；毫毛稀疏的人，三焦与膀胱之气都郁结不畅。

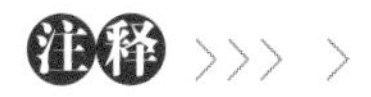

①小里累：小颗粒累累无数。

养生大攻略

补肾滋养的法宝——鱼鳔

【别名】鱼胶、鱼肚、白鳔、鱁胶。

【性味】性平，味甘。

【功效】补肾益精，滋养筋脉。

【适宜】肾虚之滑精遗精、带下者；产后血晕者；食道癌，胃癌者；脑震荡后遗症者；肾亏腰膝酸痛者；痔疮之人。

【忌用情况】鱼鳔味厚滋腻。胃呆痰多、舌苔厚腻者忌食；感冒未愈者忌食。

论勇

本篇精华

1. 说明了人体性格的勇敢和怯懦的表现形式；
2. 举例阐述了酒对人的性格与行为造成的影响。

原文→译文

黄帝曰：愿闻勇怯之所由然。少俞曰：勇士者，目深以固，长冲直扬，三焦理横，其心端直，其肝大以坚，其胆满以傍。怒则气盛而胸张，肝举而胆横，眦裂而目扬，毛起而面苍，此勇士之由然者也。

黄帝说：我想了解人体性格的勇敢和怯懦，是从哪些形式表现出来的。少俞说：勇敢的人，目光深邃而凝视不动，眉毛宽大长直，皮肤肌腠的纹理是横的，心脏端正，肝脏坚厚，胆汁盛满。在发怒时，气壮盛而胸廓张大，肝气上升而胆气横溢，眼瞪得很大，目光逼射，毛发竖起，面色铁青，这就是勇敢人的表现。

黄帝曰：愿闻怯士之所由然。少俞曰：怯士者，目大而不减，阴阳相失，其焦理纵，髑骬短而小，肝系缓，其胆不满而纵，肠胃挺，胁下空，虽方大怒，气不能满其胸，肝肺虽举，气衰复下，故不能久怒，此怯士之所由然者也。

黄帝问道：性格怯懦的人有什么样的表现呢？少俞回答说：怯懦的人眼睛虽大但不深固，阴阳不协调，皮肤肌腠的纹理纵而不横，胸骨剑突的形态短而小，肝脏薄而软，胆汁也不充满，胆囊松弛，肠胃不强健，弯曲少而直，胁下气机空虚而肝气不能充满，虽值大怒，怒气也不能充满胸中，肝肺之气虽因怒而上举，但不能持久，怒气很快消失，这就是怯懦人的表现。

黄帝曰：怯士之得酒，怒不避勇士者，何脏使然？少俞曰：酒者，水谷之精，熟谷之液也，其气慓悍。其入于胃中，则胃胀，气上逆，满于胸中，肝浮胆横。当是之时，固比于勇士，气衰则悔。与勇士同类，不知避之，名曰酒悖①也。

黄帝问道：怯懦的人喝了酒以后，当他发怒的时候，也和勇士差不多，这是哪一脏的功能使他这样的呢？少俞回答说：酒是水谷的精华，是谷类经发酵后酿造而成的液汁，其气迅利猛急。当酒液进入胃中以后，促使胃部胀满，气机上逆，而充满于胸中，使肝气冲动，胆气壮横。当酒醉的时候，他的言谈举止，虽然和勇士差不多，但是当酒气一过，则怯态如故，反而懊悔自己不该那样冲动。这种酒醉以后的言谈举止，看上去像勇士那样的不知避忌，所以称为酒悖。

注释

①酒悖：因酒而出现的反常表现。

养生大攻略

1. 说说那些与咳嗽相匹配的食物

（1）风寒型咳嗽

初期咳嗽痰稀或咳痰白黏，或兼有鼻塞流涕，或兼头痛，舌苔薄白。其饮食宜食用辛温散寒或化痰止咳的食物，忌食用生冷黏糯滋腻的食物。

宜食用的食物有生姜、葱白、紫苏、香菜、豆豉、白萝卜、杏子、金橘、佛手柑、橘饼、橘皮等食物。

风寒型咳嗽忌食柿子、百合、薄荷、香蕉、李子、乌梅、石榴、花红、橘子、梨子、蚌肉、螃蟹等。

（2）风热型咳嗽

风热型咳嗽也可称为“肺热型咳嗽”，咳痰黄稠，咳而不爽，或兼有口渴咽痛，或发热声哑，舌苔薄黄。

此类咳嗽患者宜食用具有清肺化痰止咳作用的食物，

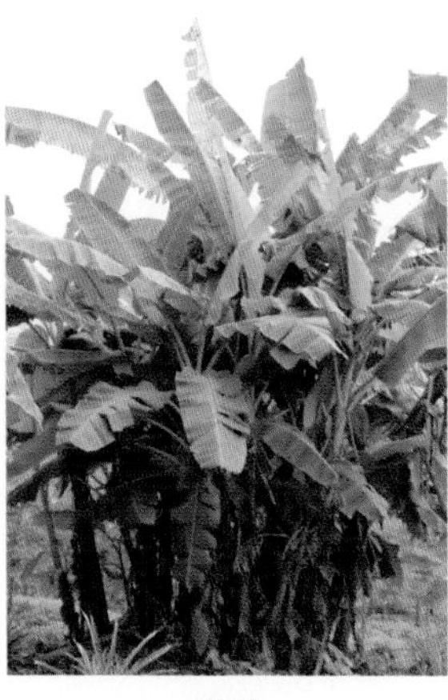

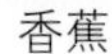

香蕉

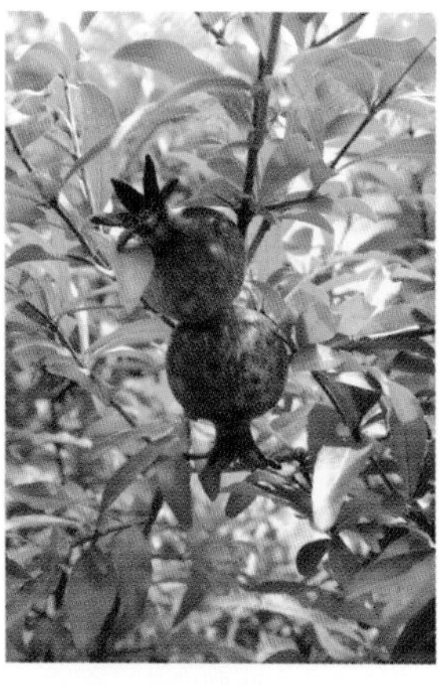

石榴

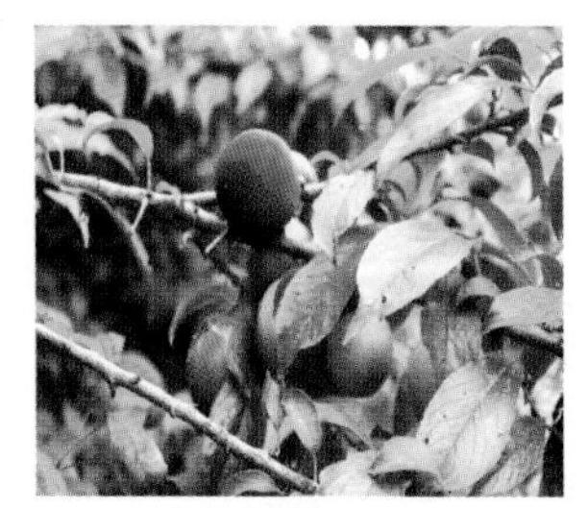

李子

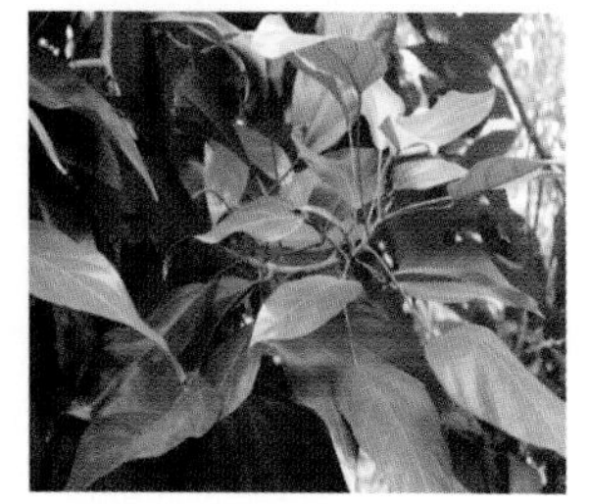

胖大海

如鲤鱼、梨子、罗汉果、柿子、枇杷、无花果、荸荠、萝卜汁、冬瓜、丝瓜、薄荷、胖大海、生藕、竹笋、马兰头、西瓜、鸭蛋、杨桃、发菜、茼蒿、青菜、海藻、紫菜、芦根、无花果、罗汉果、蕺菜、海蜇、豆腐、白菊花、金银花等食物。

风热咳嗽或肺热咳嗽者忌食桂圆肉、胡桃仁、樱桃、桃子、狗肉、桂皮、胡椒、茴香等 。

（3）肺燥型咳嗽

干咳无痰，或痰少不容易咳出，或鼻燥咽干，舌苔薄而少津。

燥咳者宜食用具有润肺生津止咳作用的物品，忌食用香燥煎炸温热辛辣的食物，具体是宜食百合、甘蔗、豆浆、蜂蜜、饴糖、白木耳、柿霜、北沙参、海松子、花生、白砂糖、橄榄、榧子、燕窝、芝麻、黄精、石斛、柿饼、猪肉、阿胶、甜杏仁、鸭肉等食物。

肺燥型咳嗽者忌食橘皮、橘红、砂仁、生姜、人参等食物。

2. 刺激三大穴位，还原“清新口气”

（1）合谷

找法：位于拇指和食指之间。当两手指的第一关节的横纹重合时弯曲的拇指指尖所处部位为会谷穴。两手各一。

刺激方法：用拇指指腹对穴位进行垂直按压3 ~ 5秒。重复3 ~ 7次。不要过于用力。以感觉舒适为宜。

（2）内庭

找法：足部第三指和第二指根部之间。两足各一。

刺激方法：用拇指指尖对其进行每次 3 ~ 5 秒的垂直按压，每回3 ~ 7次。直至症状缓和为止。强度以感觉舒适为宜。

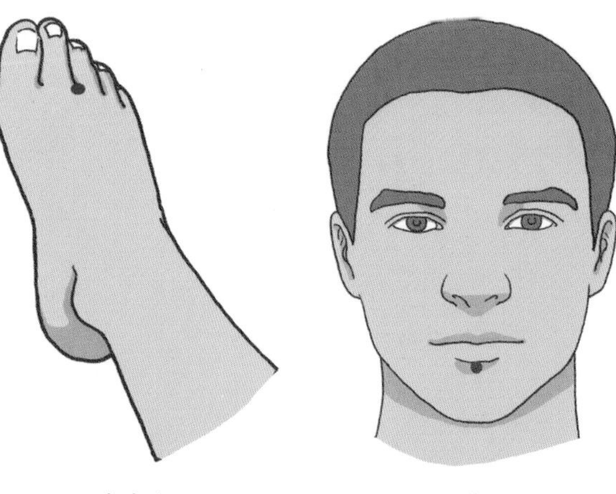

内庭穴　　承浆穴

枇杷

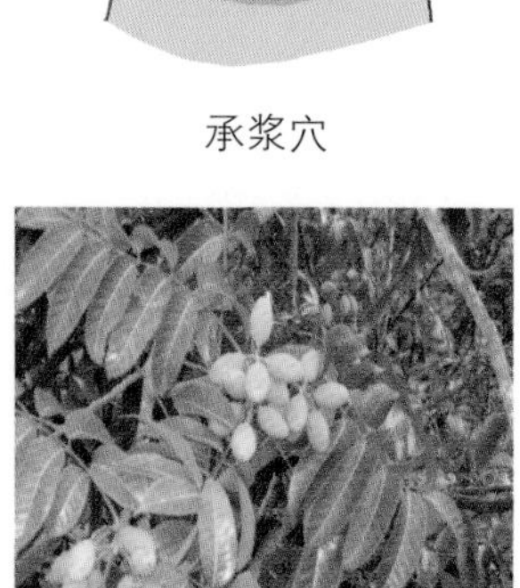

橄榄

（3）承浆

找法：位于下嘴唇正下方凹陷处的两侧部位。

刺激方法：双手的中指轻轻按压承浆穴约 1 分钟，可刺激唾液及消化酶的分泌。消除口气。

五禁

本篇精华

阐述了五禁、五夺、五过、五逆等针刺宜禁的内容。

原文 → 译文

黄帝问于岐伯曰：余闻刺有五禁，何谓五禁？岐伯曰：禁其不可刺也。黄帝曰：余闻刺有五夺。岐伯曰：无泻其不可夺者也。黄帝曰：余闻刺有五过。岐伯曰：补泻无过其度。黄帝曰：余闻刺有五逆。岐伯曰：病与脉相逆，命曰五逆。黄帝曰：余闻刺有九宜。岐伯曰：明知九针之论，是谓九谊。

黄帝向岐伯问道：我听说针刺有五禁，什么叫五禁呢？岐伯回答说：五禁就是不可进行针刺的时日。黄帝说：我听说针刺有五夺。岐伯回答说：五夺就是在气血虚衰、元气大虚时，不能施行泻法针刺。黄帝说：我听说针刺有五过。岐伯回答说：五过是说在用针刺施行补泻时，不能超过常度，超常则为过。黄帝说：我听说针刺有五逆。岐伯回答说：五逆是指疾病与脉象相反的五种情况。黄帝说：我听说针刺有九宜。岐伯回答说：明确、了解了九针的理论，并能灵活恰当地应用，就叫九宜。

黄帝曰：何谓五禁？愿闻其不可刺之时。岐伯曰：甲乙日自乘[①]，无刺头，无发蒙[②]于耳内。丙丁日自乘，无振埃[③]于肩喉廉泉。戊己日自乘四季，无刺腹去爪[④]泻水。庚辛日自乘，无刺关节于股膝。壬癸日自乘，无刺足胫。是谓五禁。

黄帝问道：什么叫五禁？我想知道不可施行针刺的时日。岐伯回答说：天干应于人身，甲乙日应头，所以遇到甲乙日时，不能刺头部的腧穴，也不用发蒙的针法刺耳内。丙丁日应肩、喉，所以遇到丙丁日时，不能用振埃的针法刺肩、喉及廉泉穴。戊己日应手足四肢，所以遇到戊己日时，不能深刺腹部和用去爪的针法泻水。庚辛日应股膝，所以遇到庚辛日时，不能针刺股膝部的穴位。壬癸日应足胫，所以遇到壬癸日时，不能针刺足胫部的穴位。这就是所谓的针刺五禁。

黄帝曰：何谓五夺？岐伯曰：形肉已夺，是一夺也；大夺血之后，是二夺也；大汗出之后，是三夺也；大泄之后，是四夺也；新产及大血之后，是五夺也。此皆不可泻。

黄帝问道：什么叫五夺？岐伯回答说：形体消瘦、肌肉陷下，是一夺；大失血之后，是二夺；大汗出后，是三夺；大泄泻之后，是四夺；新生产后，或大出血后，是五夺。五夺都是元气大虚，不可再用泻法治疗。

黄帝曰：何谓五逆？岐伯曰：热病脉静，汗已出，脉盛躁，是一逆也；病泄，脉洪大，是二逆也；著痹不移，䐃肉破，身热，脉偏绝，是三逆也；淫而夺形、身热，色夭然白，及后下血衃，血衃笃重，是谓四逆也；寒热夺形，脉坚搏，是谓五逆也。

黄帝问道：什么叫五逆？岐伯回答说：热性病反见脉象静，汗出后，脉反见躁动之象，此为脉征相反，是一逆；患泄泻的患者，脉象反见脉洪大，是二逆；身患痹病疼痛不移，肉消瘦，身热，一侧脉搏难以摸到，是三逆；淫欲过度，耗竭阴液，形体消瘦，身热，肤色苍白以及大便下血块，出血严重，是四逆；大患寒热，导致形体消瘦，脉坚搏，是五逆。

注释 >>> >

①自乘：义为天干值日。人身某一部位每天都能逢到一个值日的天干。

②发蒙：治疗头面耳目疾病的一种刺法。

③振埃：治疗喘咳胸满等病的一种刺法。

④去爪：治疗关节等四肢疾病，以及阴囊水肿的一种刺法。

养生大攻略

1. 直击"偏头痛"的秘汤

（1）颅宁汤

【原料】当归、生地黄各15克，白芍20克，白芷、防风、蝉蜕、川芎、柴胡、甘草各10克。

【制法】上药加水煎2次，混合两煎所得药汁，备用。

【功效】养血补血，活血化瘀，柔肝解郁，祛风散邪。

【用法】每日1剂，分2次服用。14日为1个疗程。

【适用】偏头痛。

（2）葛根二白汤

【原料】葛根30克，白芍20克，柴胡、钩藤（后下）各15克，白芷、川芎、土鳖虫各10克。

【制法】上药加水煎2次，混合两煎所得药汁，备用。

【功效】祛风平肝，活血通络。

【用法】每日1剂，上、下午分服。12日为1个疗程。

【适用】偏头痛。

2. 得了急性淋巴结炎，两种汤不可少

（1）颌下淋巴汤

【原料】蒲公英24克，芦根、玄参各10克，桔梗、青蒿、白芷各6克，黄药子、贝母各3克，夏枯草15克。

【制法】用上药加水1000毫升，煎至600毫升。

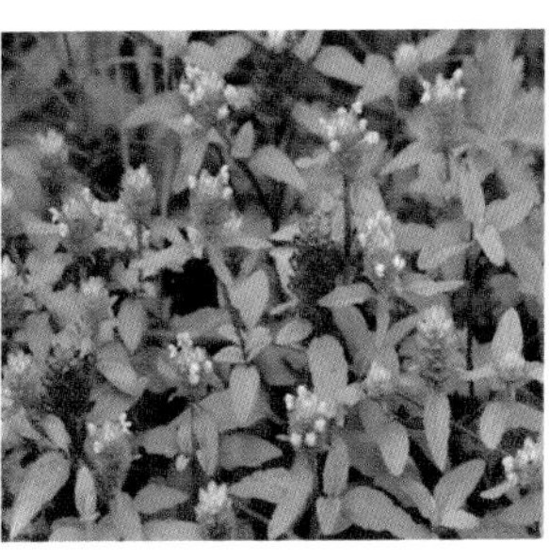

夏枯草

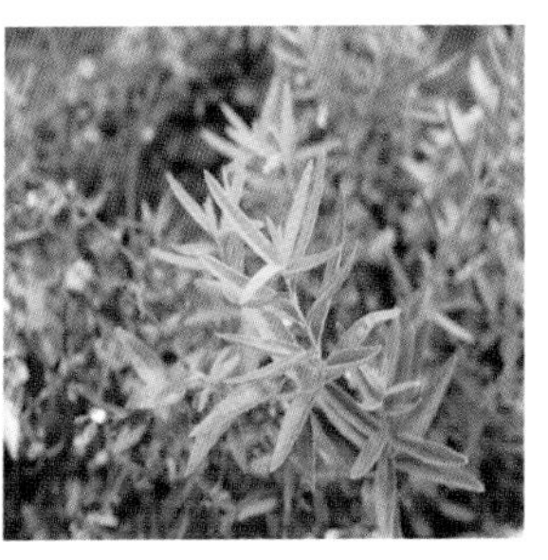

黄芩

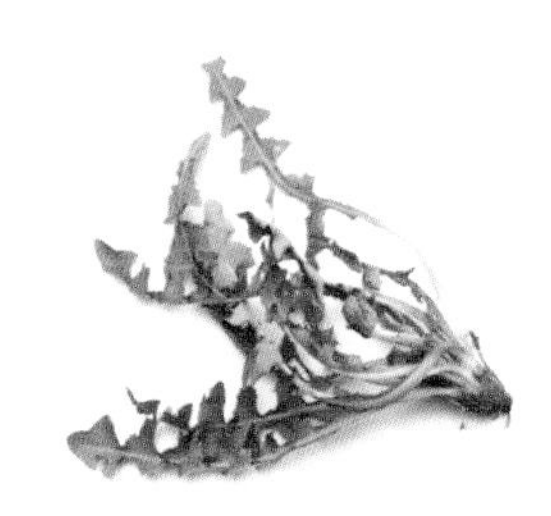

蒲公英药材

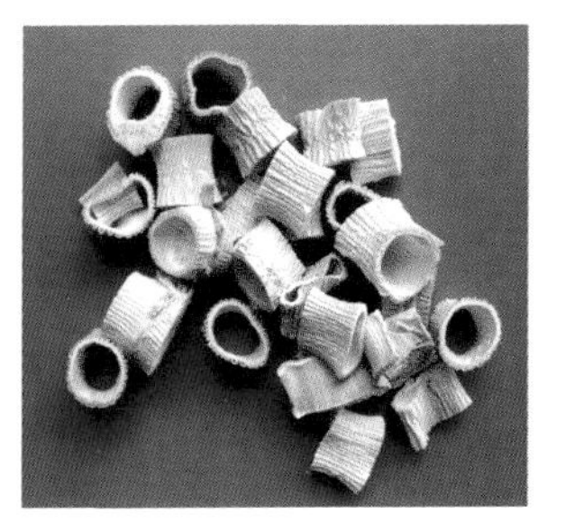

芦根

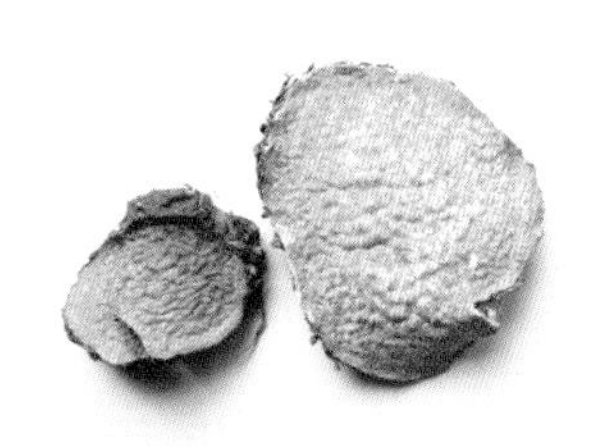

黄药子饮片

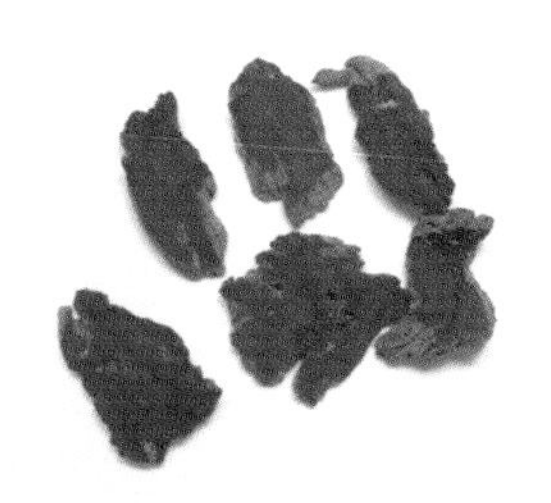

玄参饮片

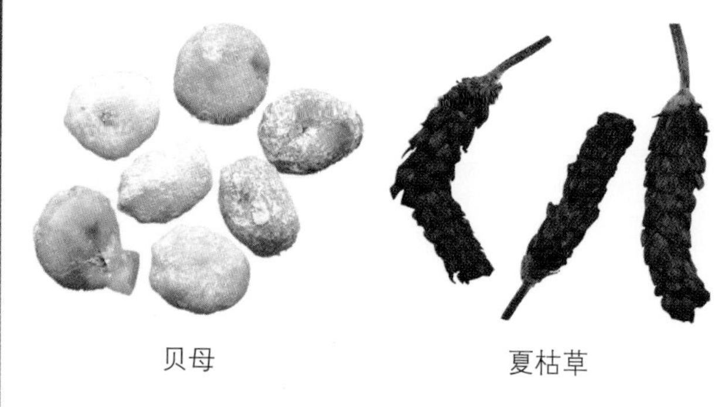

贝母　　　　　　夏枯草

【功效】疏风清热，化痰消肿。

【用法】每日1剂，分4次服用。

【适用】幼儿急性颌下淋巴结炎。

（2）加减海藻玉壶汤

【原料】海藻、银花、连翘、昆布各15克，丹参、黄芩、生地黄、浙贝母各9克，夏枯草12克，穿山甲、青皮、皂角刺各6克，天花粉30克。

【制法】水煎，取药汁。

【功效】泻火解毒，理气化痰，软坚散结，活血通络。

【用法】每日1剂，分2次内服，1周1个疗程。小儿剂量酌减。

【适用】急性淋巴结炎。

卫气行

本篇精华

阐述了卫气的运行及其出入的会合之处的情况。

原文→译文

黄帝问于岐伯曰：愿闻卫气之行，出入之合，何如？岐伯曰：岁有十二月，日有十二辰，子午为经，卯酉为纬。天周二十八宿，而一面七星，四七二十八星。房昴为纬，虚张为经。是故房至毕为阳，昴至心为阴。阳主昼，阴主夜，故卫气之行，一日一夜五十周于身，昼日行于阳二十五周，夜行于阴二十五周，周于五脏[①]。

黄帝向岐伯问道：我想要了解一下卫气的运行及其出入的会合之处是怎样的。岐伯回答说：一年之中有十二个月，一天之中有十二时。在十二支中，子位为北，午位为南，相对而成纵向之经线；卯位为东，酉位为西，相对而成横向之纬线。在一周天共有二十八个星座，东南西北每一方各为七星，四七共二十八星。在二十八星之中，房宿居东，昴宿居西，相对而成横向之纬线；虚宿居北，张宿居南，相对而成纵向之经线。因此，有房宿至毕宿凡十四宿均位在南方，时应白昼，为阳；自昴宿至心宿凡十四宿均位在北方，时应黑夜，为阴。由于阳主白昼，阴主黑夜，所以卫气的运行，在一个昼夜间循环全身五十周，其中白昼循行在阳分二十五周，夜间循行在阴分二十五周，也就是在五脏间循行二十五周。

是故平旦阴尽，阳气出于目。目张[②]则气上行于头，循项下足太阳，循背下至小趾之端。其散者，别于目锐眦，下手太阳，下至手小指之间外侧。其散者，别于目锐眦，下足少阳，注小趾次趾之间。以上循手少阳之分侧，下至小指之间。别者以上至耳前，合于颔脉，注足阳明，以下行至跗上，入五趾之间。其散者，从耳下下手阳明，入大指之间，入掌中。其至于足也，入足心，出内踝，下行阴分，复合于目，故为一周。

因此，在清晨之时，卫气循行于阴分已经终结，于是，卫气出于目内眦的睛明穴，并从此处开始在阳分的循行。每当清晨之时人刚刚睁开眼睛，卫气就由目内眦向上循行到头部，再经项部沿着足太阳膀胱经下行，经过背部向下到达足小趾的顶端。这其中散行的部分则从目外眦分出，向下沿着手太阳小肠经循行，最终到达手小指的外侧端。另一部分散行的卫气也是从目外眦分出，一面向下沿着足少阳胆经循行，注入足小指和足第四趾之间，一面向上沿着手少阳小肠经的分部循行，向下到达手小指和手第四指之间。更有别行的卫气向上到达耳前，与颔部的经脉相会合，注入足阳明胃经，然后沿经下行，到达足背，再循行到足第二趾和足第三趾之间，其中散行的部分则从耳部下行，沿手阳明经循行到手大指和食指之间。凡卫气循行到手部的都由掌中入于阴分，循行到足部的都入于足心，再出内踝，然后入于阴分，最后再由阴分上合于目，因此说，卫气循行是一个循环的周次。

注释

①周于五脏：也就是在五脏间循行二十五周。

②张：睁开。

养生大攻略

1. 打嗝了，多按揉这四大穴位

（1）天突

找法：在左右锁骨内侧边缘的部分，有个大凹陷处。天突穴就在这个凹处的正中央。

刺激方法：以食指或中指的第一关节（靠近指尖的

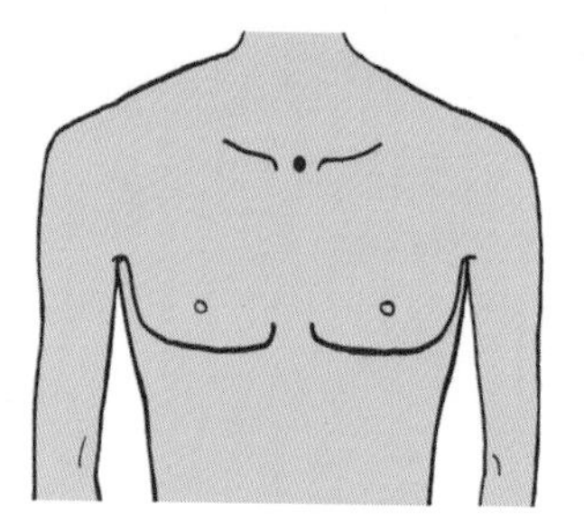

天突穴

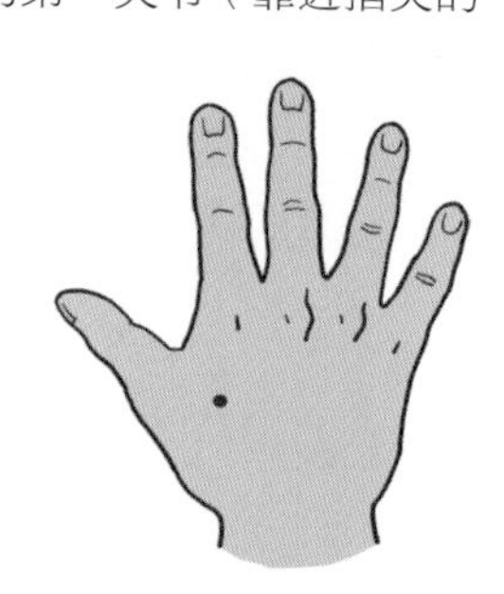

合谷穴

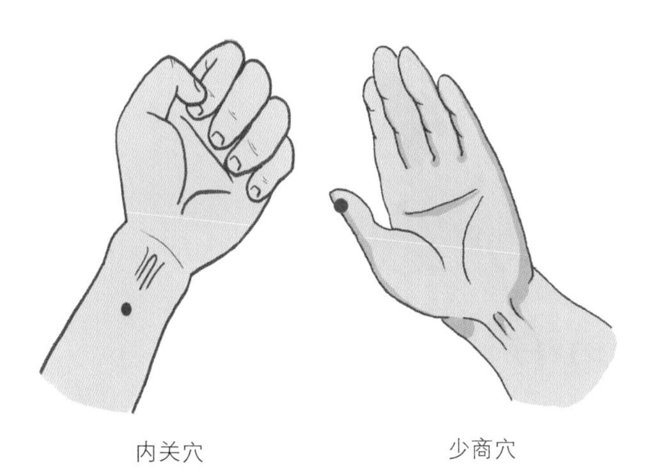
内关穴　　少商穴

关节）和第二关节弯曲呈钓钩状，指端按住穴道，朝臀部方向，向斜下方压下。以适当的强度压此穴，打嗝就会止住。

（2）合谷

找法：位于大拇指和食指的虎口间。

刺激方法：指压时应朝小指方向用力，而并非垂直手背的直上直下地按压 2 分钟。这样才能更好地发挥此穴位的疗效。可以止住打嗝。

（3）内关

找法：于手腕内侧 6 ~ 7 厘米处，即第一横纹下约 2 横指的距离。

刺激方法：拇指按压 3 分钟，其止打嗝的效果也比较好。

（4）少商

找法：拇指指甲靠大指外侧，指甲对角线延长 0.1 寸处。

刺激方法：在打嗝发作时，用拇指和食指紧压少商穴，使酸痛感持续半分钟，打嗝即可停止。

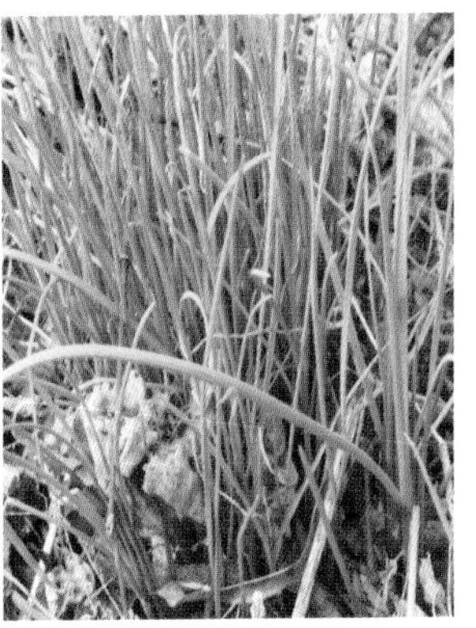
薤白

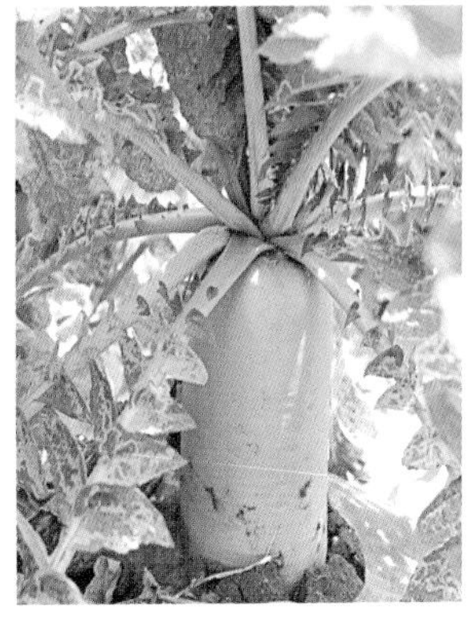
白萝卜

2. 气虚体弱者应避开的两样食物

（1）薤白

【别名】小蒜、薤白头、野蒜。

【性味】性温，味苦辛。

【功效】理气宽胸，散结定痛。

【适宜】冠心病，心绞痛，胸闷不舒之人；适宜急慢性肠炎痢疾，小儿疳痢者。

【忌用情况】凡是气虚体弱者忌食。

（2）萝卜叶

【别名】萝卜缨、莱菔叶。

【性味】性平，味辛苦。

【功效】消食，理气，通乳。

【适宜】饮食过饱，胸膈痞满作呃，食积不消之人；适宜妇人乳肿或产后乳汁不通者食用；中暑发痧，腹痛腹泻，急性胃肠炎时食用；适宜“人参滥用综合征”者食用。

【忌用情况】凡体质虚弱，气血不足者忌食。在服用人参、西洋参之时忌食。

图解中医六大名著

下卷

（温病条辨、金匮要略）

韦桂宁◎编著

中医古籍出版社

目录

CONTENTS

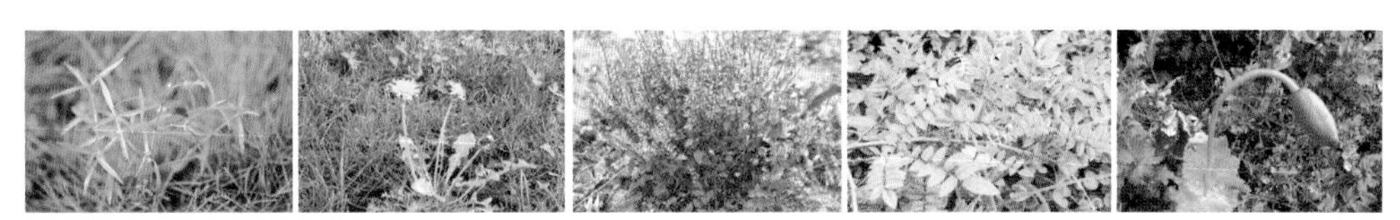

温病条辨

上焦篇

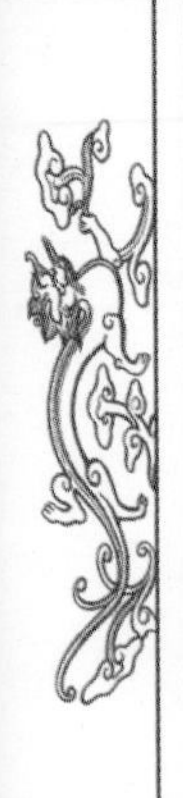

中焦篇

下焦篇

金匮要略

咳嗽的发生，是因为风热之邪客于肺经，肺络受伤，身热不甚，说明病情并不算严重，若有轻微的口渴症状，说明热势不重，津伤也不明显，若用银翘散，恐怕会导致辛凉过重，因此应制定作用比较轻的药剂才行。

注释

①甚：很。

②故：所以。

主攻汤方

【名称】辛凉轻剂桑菊饮方。

【成分】杏仁、芦根、苦桔梗各6克，连翘5克，薄荷、甘草各2.5克，桑叶8克，菊花3克。

【用法】用水两杯，煮取一杯，每天服两次，如用药两三天病情未解除，反而出现呼吸粗大如喘息一般，这是燥热犯于肺经气分的缘故，方中加入石膏，知母；如见舌红绛，而傍晚身热较甚，口中较干燥的，是病邪深入到营分的表现，可加入元参6克，犀角3克，如病邪深入到血分，在桑菊饮中去掉薄荷和芦根，加入麦冬、细生地、玉竹、丹皮各6克；肺热较甚，加入黄芩；口渴明显的，加入花粉。

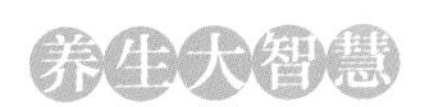

养生大智慧

脂肪燃烧大提速的五招：

1.“拥抱”绿茶

绿茶不仅能抗癌，还能加快新陈代谢。研究结果表明，每天喝3次绿茶或摄入3次绿茶萃取物的人，新陈代谢速度比不喝绿茶的人快4%。也就是说，每天多燃烧60卡路里热量，一年减掉6磅脂肪！这大概是因为绿茶含有儿茶酸，儿茶酸能增加体内降肾上腺素的水平，而降肾上腺素能加快新陈代谢速度。

2. 坚持力量练习

力量练习是迅速燃烧脂肪最重要的一招。运动生理学专家认为，运动1磅肌肉燃烧掉的脂肪释放出来的热量相当于燃烧等量脂肪的9倍。力量练习能有效提高人体静止时的新陈代谢速度，即使您坐着不动，也能燃烧更多的脂肪。而且，当您做完力量练习后，身体会迎来一个新陈代谢的高峰：内循环高速运行，并将持续两个小时。如果您没时间做力量练习，那就做下蹲起、高抬腿、蛙跳、俯卧撑、引体向上或是踩登山机。这些运动都不需要太多时间，每种做上10组，您一定会觉得投入的时间很值得。

3. 多吃香蕉

香蕉里含有丰富的钾元素，钾能通过调节体内水的平衡，来加快新陈代谢速度。如果您的身体缺水，新陈代谢速度就会降下来，脂肪燃烧就会减少。每天，要确保摄入2000毫克的钾，而一个香蕉中含有450毫克，一杯牛奶含有370毫克，一只橘子中含有250毫克。

4. 水，喝了一杯又一杯

德国的最新研究发现，当在一定时间内喝下17盎司（约两杯）水后，人体内的新陈代谢会加快30%。按照这一研究结果，每天喝下1.5升的水，每年能多燃烧掉17400卡路里热量，减掉5磅体重。

5. 用杂粮代替淀粉

您不能没有精致的主食，是吗？可是，您应该好好想想：精细的碳水化合物，比如面包、马铃薯和米饭，能刺激胰岛素分泌，从而降低体内的新陈代谢水平。您应该控制饮食中的淀粉摄入量，而把注意力转移到水果、蔬菜和粗粮上去。在买全麦面包时，您最好首先看看：营养成分列表上标注的是不是全麦、燕麦或者小麦？

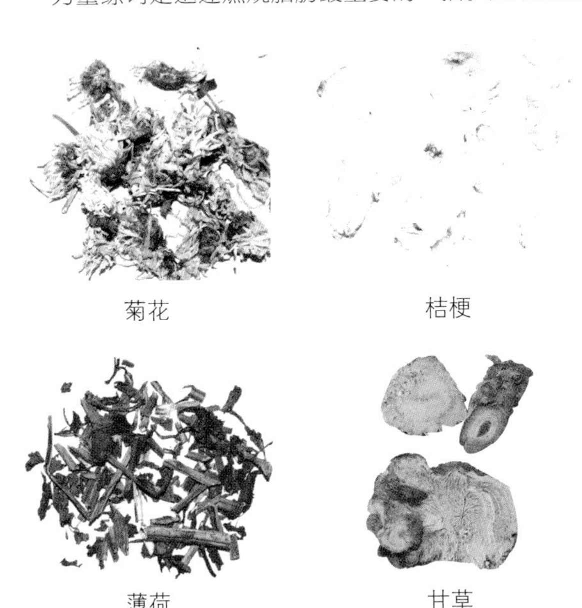

菊花　桔梗

薄荷　甘草

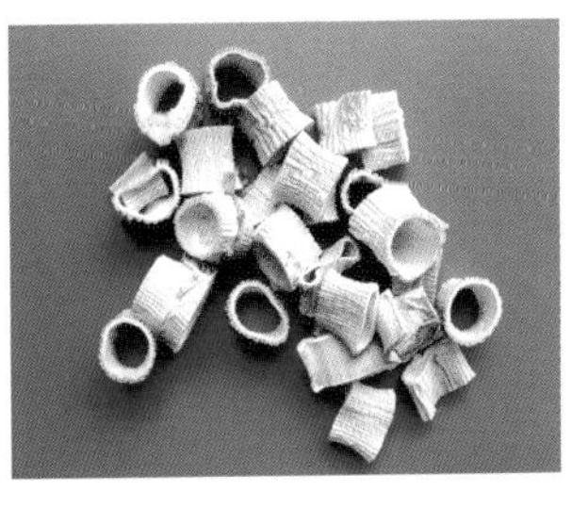

芦根

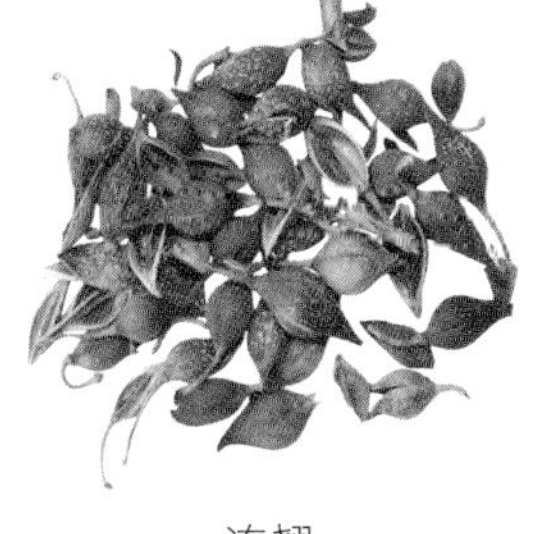

连翘

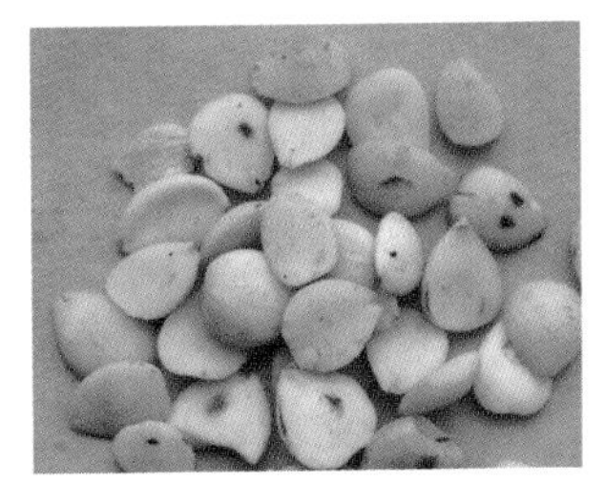

杏仁

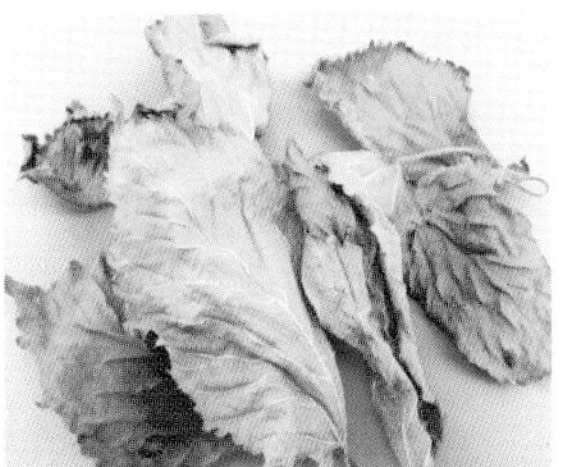

桑叶

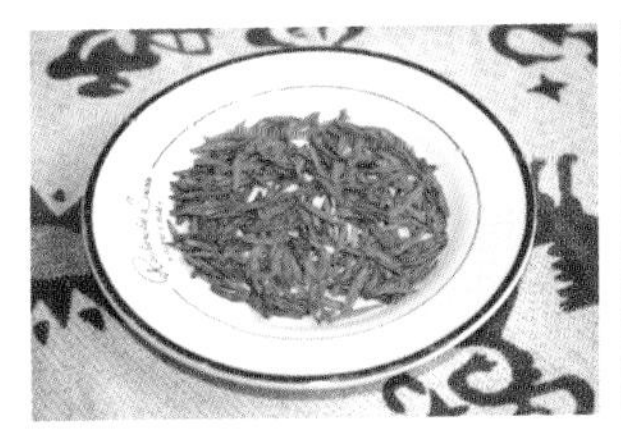

绿茶

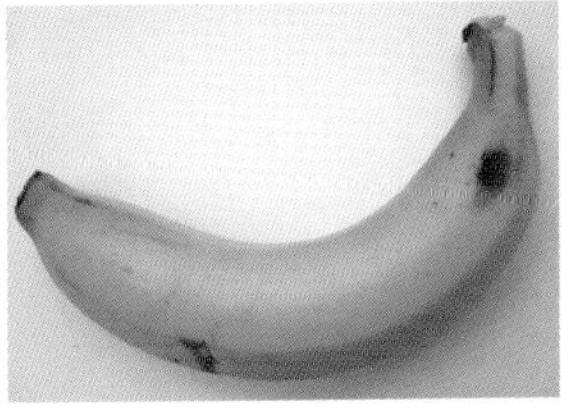

香蕉

七

风温 温热 温疫 温毒 冬温

原文精选

太阴温病，脉浮洪，舌黄，渴甚，大汗，面赤[①]，恶热者，辛凉重剂白虎汤主之。

译文

切手太阴肺经的温病，若出现了这样的症状：脉象浮洪，舌苔呈黄色，口渴较甚，身上出大汗，面部红赤，身怕热等，那么可以采用辛凉重剂白虎汤来进行对症治疗。

注释

①赤：红。

主攻汤方

【名称】辛凉重剂“白虎汤方”。

【成分】生石膏（研细）、白粳米各30克，知母15克，生甘草9克。

【用法】上药用水8杯，煎煮成3杯，分3次温服。如服药后病情减轻，则可减少以后所服药的剂量；如病情未见减轻，就按前量继续服用。

养生大智慧

这四道药膳真的不可少！

1. 红花丹参蒸鱼翅

【原料】红花、桃仁、川芎各3克，丹参6克，鱼翅、火腿肉各50克，菜胆100克，绍酒、葱、姜、盐、鸡汤各适量。

【制法】把红花、丹参、桃仁、川芎分别洗净，装入蒸杯内，加清水50毫升，上笼蒸1小时，取出去渣，留药液待用。将鱼翅发透，撕成丝状；火腿切成片；菜胆洗净，切成段；姜拍松，葱切段。把药汁液、鱼翅、绍酒、姜、葱、盐、菜胆、火腿肉同放蒸杯内，再加入鸡汤适量，用武火、大汽蒸30分钟即成。

【用法】每日2次，每次服用1／2，一天服完。佐餐食用或单服。

【功效】活血化瘀滋补气血。

【适用】心血瘀滞型心脏疾病患者。

2. 山楂炒肉条

【原料】猪瘦肉1000克，山楂100克，豆油250克，姜、葱、料酒、味精、花椒粉、白糖、香油各适量。

【制法】锅置火上，注清水适量，放入山楂50克后用旺火烧沸，再放入猪瘦肉，煮至六成熟时将其捞出晾凉，然后切成粗条。将肉条放大碗内加姜、葱、料酒、花椒面、豆油拌匀，腌制1小时，沥去水分待用。锅内放油烧热，用微火炸腌好的肉条，待水分炸干并色呈微黄时捞出沥油。锅留底油，下余下的50克山楂稍炒，将炸好的肉条倒入锅中同炒至干，再调入少许味精、白糖，淋入香油即成。

【功效】新鲜的山楂富含胡萝卜素、维生素C及一定量的果胶、黄酮类化合物、植物固醇、皂甙等，可增加冠脉流量，且瘦肉中的胆固醇含量也较低。

【用法】佐餐食用。

【适用】血压及血脂高患者以及心血管疾病患者。

3. 桃仁旋覆花鸡

【原料】桃仁10克，旋覆花、田七各5克，沉香4克，

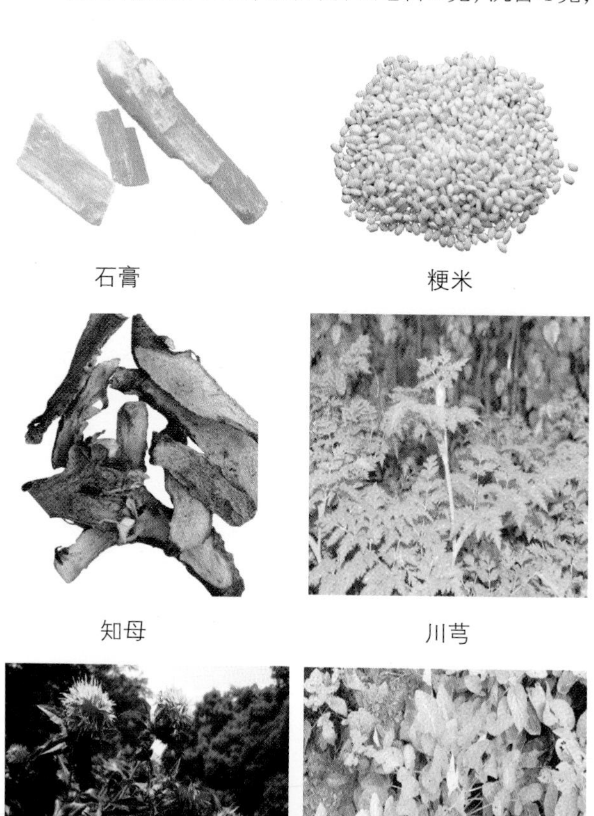

石膏　粳米

知母　川芎

红花　丹参

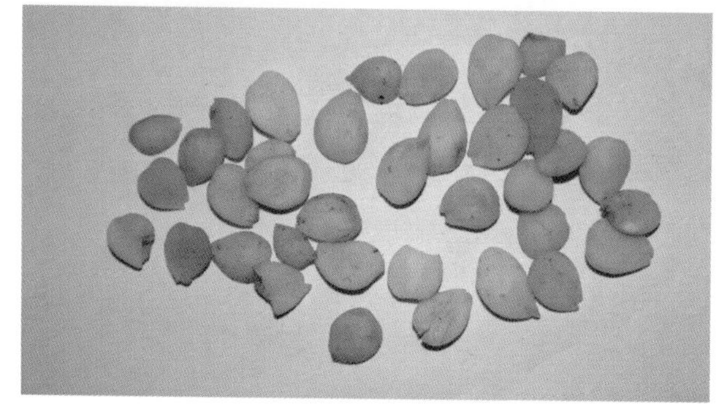

桃仁

青葱 5 条，鸡 1 只，绍酒、姜、盐、上汤各适量。

【制法】先把桃仁去皮尖，旋覆花洗净，沉香打粉，青葱切段，田七打粉，共装入纱布袋中；鸡宰杀后，去毛、内脏及爪，洗净；姜切丝，葱切段。将鸡放在蒸盆内，用盐、绍酒抹在鸡身上，把桃仁、旋覆花、葱、沉香、田七、姜放入鸡腹内，加入上汤 1000 毫升。把盛鸡的蒸盆置蒸笼内，蒸 1 小时即成。

【功效】滋补气血，活血化瘀。

【用法】每日 1 次，每次食鸡肉 50 克，喝汤。

【适用】心气不足、气血瘀滞型心脏疾病患者。

4. 白萝卜煨羊肉

【原料】羊肉、白萝卜各 500 克，精盐、胡椒粉、葱花、料酒各适量。

【制法】羊肉去筋膜，切成块，入沸水锅内焯一下，捞出洗净；白萝卜去皮洗净，切成片待用。锅置火上，加入清水，放羊肉烧沸后改用小火煨至羊肉熟，加入盐、料酒、葱花、萝卜片，至羊肉烂熟、萝卜片入味，调入胡椒粉即可。

【功效】白萝卜含有丰富的维生素 C、氨基酸等营养物质，能降低体内胆固醇，减少高血压、冠心病的发生。羊肉含蛋白质、脂肪、钙、铁、磷和维生素 A、维生素 B_1、维生素 B_2，有温中祛寒、温补气血等作用。二者合烹，除健体壮阳外，还有降血压，降血脂，防冠心病等功效。

【用法】佐餐食用。

【适用】血压、血脂高患者。

八

风温　温热　温疫　温毒　冬温

原文精选

太阴温病，脉浮大而芤[①]，汗大出，微喘，甚至鼻孔扇者，白虎加人参汤主之；脉若散大者，急用之，倍人参。

译文

手太阴肺经的温病，表现为脉浮大而中空。若身上出大汗，气喘轻微，且鼻翼扇动，那么应采用白虎加人参汤进行对症治疗；若脉散乱虚大，要急用且要对人参剂量加倍。

注释

①芤：脉象的一种，手指轻按觉粗大，稍用力便觉得空无力，如按葱管。

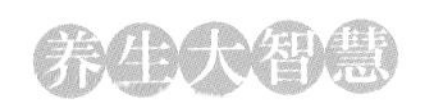

1. 睡觉时“四不要”

（1）不要戴假牙

个别牙缺失而作活动假牙修复者，为防止假牙脱落掉入食管或气管，睡觉时以不戴为好。装了全口假牙的人，在形成习惯之前，可以戴着假牙睡觉，以加快习惯过程。使用习惯后，就应在临睡前摘下假牙，将其浸泡在清洗液或冷水中，早上漱口后，再放入口腔。

（2）不要在枕边放手机

有的人为了通话方便，晚上睡觉时将手机放在枕头边。其实，手机在开启和使用过程中，会有大量不同波长和频率的电磁波释放出来，形成一种电子雾，影响人的神经系统等器官组织的生理功能。国外学者的研究还表明，手机辐射能诱发细胞癌变。

（3）不要戴乳罩

调查显示，戴乳罩睡觉容易导致乳腺癌。其原因是长时间戴乳罩会影响乳房的血液循环和部分淋巴液的正常流通，不能及时地清除体内的有害物质，久而久之，就会使正常的乳腺细胞发生癌变。

（4）不要带妆睡觉

有些女性，尤其是青年女性，她们常常在睡觉时不卸妆，而是带着残妆睡觉，这样的话，化妆品就会堵塞肌肤毛孔，造成汗液分泌障碍，妨碍细胞呼吸，长此以往会诱发粉刺，损伤容颜。所以，睡前卸妆很有必要，及时清除残妆对颜面的刺激，从而让肌肤得到充分的呼吸，不仅可保持皮肤润泽，还有助于早入梦乡。

2. 平时多吃红枣

“红枣”又名“大枣”“干枣”“枣”等。红枣在人民群众生活中占有重要的一席之地，味鲜甜，营养丰富，是食品也是药品。每 100 克鲜枣果肉中含有维生素 C 高达 300 ~ 600 毫克之多，仅次于刺梨和沙棘，是甘橘含量的 10 ~ 17 倍，是香蕉的 50 ~ 100 倍，是鸭梨的 75 ~ 150 倍，是苹果的 50 倍，被誉为“天然的维生素丸”。另外含有维生素 D，为百果之冠，还含有维生素 P。此外，每 100 克鲜红枣含有蛋白质 1.2 ~ 3.7 克，脂肪 0.1 ~ 1.5 克，糖 20 ~ 30 克，维生素 B_1 0.09 毫克，维生素 B_2 0.1 毫克，钙 71.2 毫克，磷 35.7 毫克，铁 2.4 毫克，钾 261.5 毫克，钠 17.7 毫克，尼克酸 0.81 毫克，另外还含有镁、铜、锌、硒等矿物质。

枣中的维生素 C 含量特别高，对防癌、抗癌有重要作用。所含大量的维生素 P 能对人体的毛细血管起健全作用，常吃红枣可以有效地预防和治疗高血压及心血管疾病。枣含有大量的铁，有益补血。

总之，多吃枣对营养不良、贫血头晕、白血球减少、血小板减少、心血管疾病、癌症均有预防和辅助治疗作用，健康人吃可以强身健体。

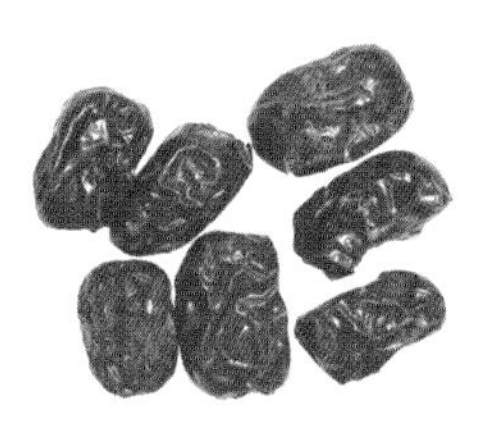

大枣

九

风温　温热　温疫　温毒　冬温

原文精选

白虎本为达[①]热出表，若其人脉浮弦而细者，不可与也；脉沉者，不可与也；不渴者，不可与也；汗不出者，不可与也；常须识此，勿令误[②]也。

译文

白虎汤所能起到的作用原本是透达气分的热邪从表而解，若患者的脉象浮、弦，或细，那么应禁用；若患者的脉沉，也不能用；若患者不口渴，也不能用；对于身热无汗的，也应禁用；做医生的，须充分认识到这一点，千万不可误用了白虎汤。

注释

①达：透达的意思。

②误：误用的意思。

养生大智慧

1. 不一样的"石膏粥"和"双豆百合粥"

（1）石膏粥

【原料】生石膏 60 ~ 100 克，粳米 50 克。

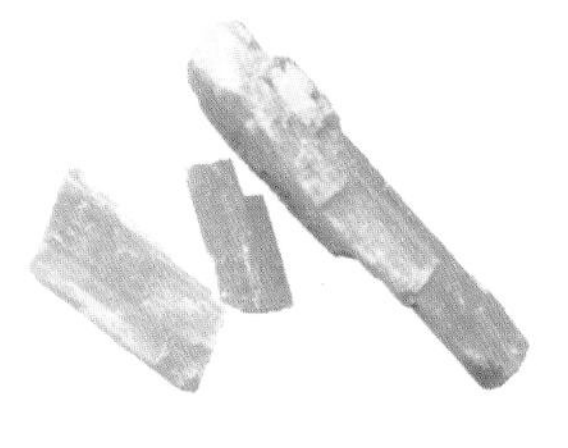

石膏

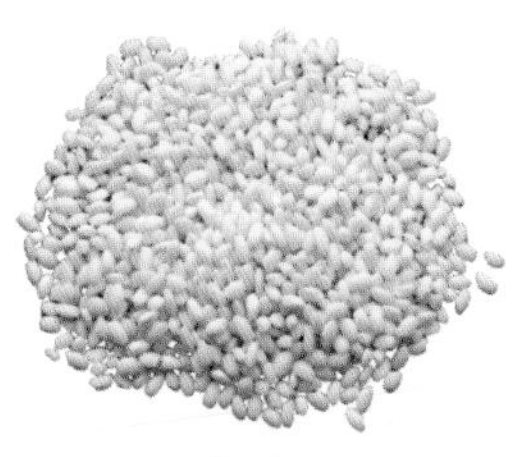

粳米

【制法】先以水煮石膏取汁去渣，再用汁煮米做粥。

【功效】清热，止渴，定喘。

【用法】可供早、晚餐食用。但非高热及胃肠功能虚弱者慎用。

【适用】高热不退，神昏谵语，口渴，多汗，头痛，喘促，烦躁不安，尿短赤等病症。

（2）双豆百合粥

【原料】绿豆、赤小豆、百合各 30 克，猪瘦肉 100 克，精盐、味精、葱姜各适量。

【制法】猪肉切丝，下锅加入姜葱、盐、味精炒熟。绿豆、赤小豆泡涨，同百合（切碎）入锅煮粥，待粥熟后，加入炒好的猪肉丝稍煮即可。

【功效】活血凉血，泽肤除斑。

【用法】每日早、晚温热服食。

【适用】疱疹、夏天热痱患者。

2. 电脑操作者的合理膳食

人们使用电脑越来越广泛，电脑虽然给人们的工作、学习和生活带来方便，但是使用电脑的室内环境正负离子失去平衡，对人体的健康有一定副作用，会引起自律神经失调、忧郁症，另外，电脑荧光屏不断变幻和上下翻滚的各种字符会刺激眼睛，电脑操作者常会感到眼睛疲劳、肩酸背痛。如在缺水、营养不足、缺乏维生素的状况下工作，身体对辐射的抵抗能力下降，就容易患病。

为了防止电脑操作者患上述职业病，应注意合理膳食。早餐应吃好，营养充分，以保证旺盛的精力，并有足够的热量。中餐应多吃含蛋白质高的食物，如瘦猪肉、牛肉、羊肉、鸡鸭、动物内脏、各种鱼、豆类及豆制品。晚餐宜清淡，多吃含维生素高的食物，如各种新鲜蔬菜，饭后吃点新鲜水果。同时，选用含磷脂高的食物以利健脑，例如蛋黄、鱼、虾、核桃、花生等。

还要有意识地多选用保护眼睛的食物、保护眼睛的健康，防止近视及其他眼疾，健眼的食物有各种动物的肝脏、牛奶、羊奶、奶油、小米、核桃、胡萝卜、青菜、菠菜、大白菜、西红柿、黄花菜、空心菜、枸杞子及各种新鲜水果。

此外，电脑操作者在工作 1 ~ 2 小时后，应活动一下全身，做一下眼保健操，只要注意膳食结构再加上日常注意防护，您就可以有效地抵抗电磁辐射的伤害了。

十

风温　温热　温疫　温毒　冬温

原文精选

气血两燔，不可专治一边，故选用张景岳气血两治之玉女煎[①]。去牛膝者，牛膝趋下，不合太明证之用。改熟地为细生地者，亦取其轻而不重，凉而不温之义，且细生地能发血中之表也。加元参者，取其壮水制火，预防咽痛失血等证也。

译文

像手太阴肺经的温病，若气分邪热已经深入到了血分，就会引发气血两燔证。在邪热在气分和血分均旺盛的时候，不能仅治气分，也不能仅对治血分，其实适宜选用张景岳在《景岳全书》中所述的"玉女煎"。然而，采用此法在对治气血两燔证的时候，还应适量作加减：也就是说，去掉方中的牛膝，因牛膝性质趋下，和病位在上焦的病证是相悖的；而原方中的熟地黄也必须改为细生地黄，这是因为熟地黄性温而重浊，和生地黄的性凉和清润是无法比拟的，善清血分之邪热。方中加用玄参，是由于玄参的作用是生津清热、壮水制火，配合于方中可起到这样的功效——预防咽喉疼痛、各种出血等病证的发生。

注释

①玉女煎：由石膏、熟地黄、麦冬、知母、牛膝组成，主治阴虚胃热诸证。

主攻汤方

【名称】玉女煎去牛膝熟地加细生地元参方（辛凉合甘寒法）。

【成分】生石膏30克，知母、玄参各12克，细生地黄、麦冬各18克。

【用法】上药用水8杯，煎煮成3杯，分两次服用。药渣可以再加水煮取1杯服用。

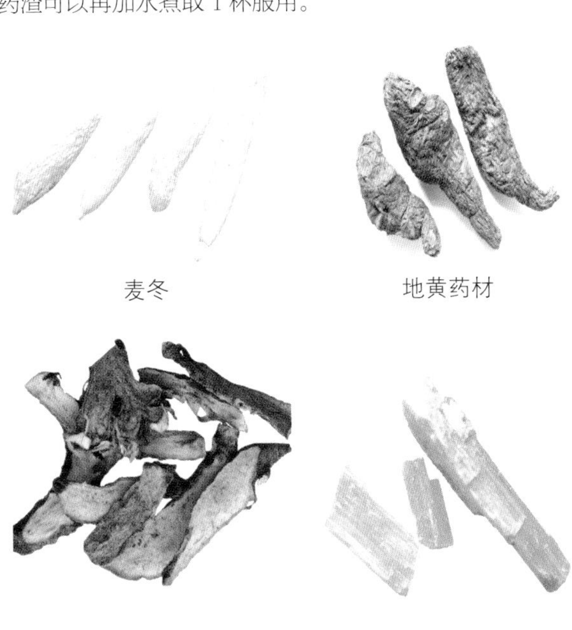

麦冬　　地黄药材

知母　　石膏

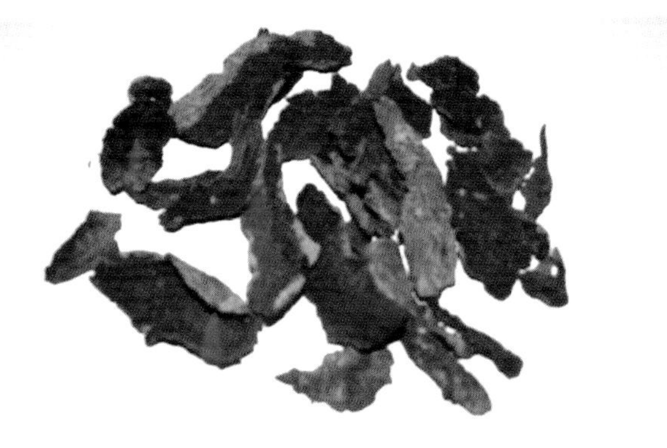

玄参

养生大智慧

疲劳也是病

拖着疲惫的身子回家后，蒙头大睡，一觉醒来还是一个字“累”，累心、累脑，累了全身。您的身子到底还能撑多久？

【症状原因】疲劳包括肌肉疲劳，精神疲劳，内脏疲劳等。过度运动时，由于疲劳物质乳酸而产生的疲劳叫作“肌肉疲劳”。由于工作和人际关系的紧张而过度用脑产生的疲劳叫作“精神疲劳”。内脏疲劳是指由于饮食和自律神经的紊乱而产生的疲劳。身体无力等慢性疲劳是这些疲劳的复合和积蓄的可能性很高。

【缓解方法】首先要注意休息。要食用富含维生素、矿物质的营养均衡的食物。通过旅行，做自己感兴趣的事情来转换心情也十分有效。

可应用穴位刺激方法通过刺激四个穴位来缓解疲劳。可对内关进行指压。对关元、足三里、三阴交除指压之外温灸也很有效果。每天都进行穴位刺激至症状转好为止。

【主要穴位】内关、足三里、关元、三阴交、太阳、百会、风池、神庭穴。

【操作】

内关

找法：手腕处最粗的横纹的中央开始向肘部三指处。两根筋的中间的凹陷处。这里能起到安定精神等效果。

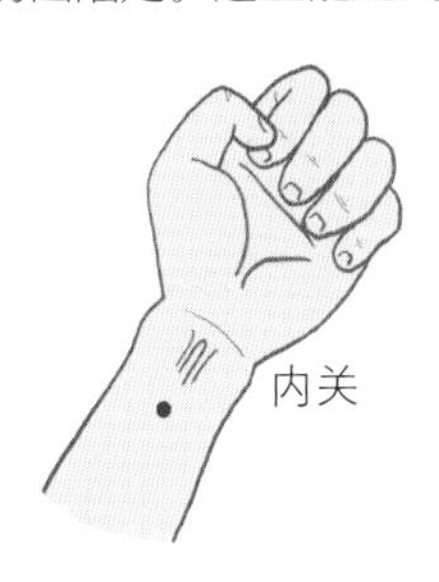

刺激方法：用拇指指尖在该穴位进行轻度的垂直按压。每次3～5秒。每回进行3～7次。每天进行直至症状消除。不可进行强力按压。

足三里

找法：沿小腿正面往上碰到隆起的骨头停止，向小指侧移动一指宽的凹陷处。这里是调整自律神经的穴位。两腿各一。

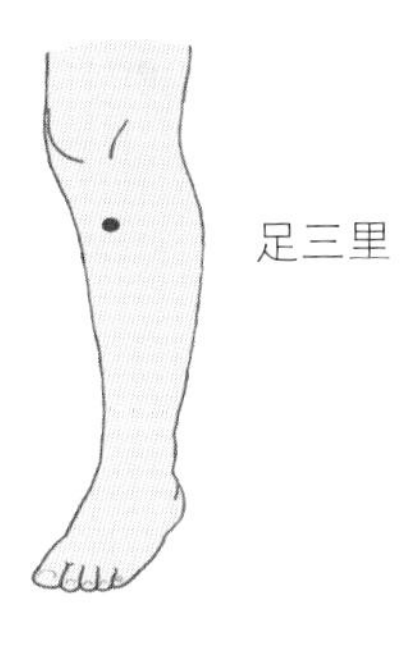

刺激方法：用拇指指尖慢慢进行垂直按压。一次3～5秒，重复3～7回。也可用市场所售的灸用具。直至症状消失为止。

关元

找法：从肚脐到耻骨分成五等份，从肚脐开始五分之三处。是被中医认为人生存的能量集中与此的穴位。

刺激方法：用拇指指尖在该穴位进行轻度垂直按压

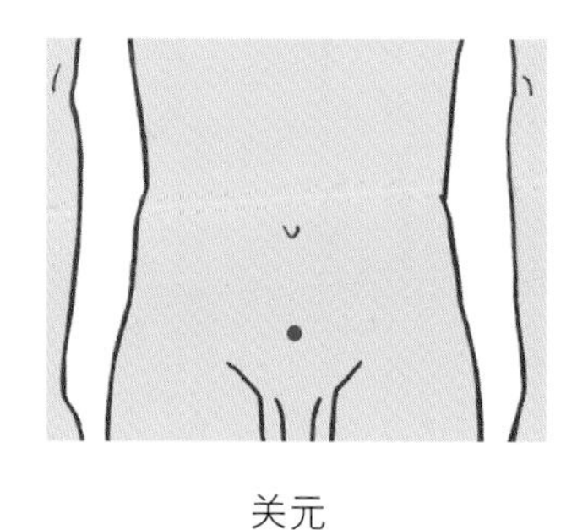
关元

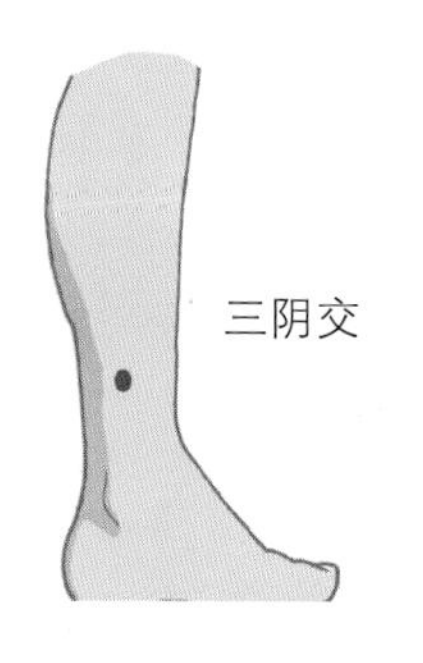
三阴交

3 ~ 5 秒。呼气时压，吸气时把手拿开。进行 3 ~ 7 回。每天隔着内衣用电暖宝加温 10 ~ 12 小时也可以。

三阴交

找法：首先将脚尖前伸让后找出内脚踝最高处。将小指的第一个关节的外侧紧贴此处伸直四指，试按内脚踝向膝盖方向正上方食指的第二个关节处如果有疼痛或者舒服感则为三阴交。

刺激方法：用拇指对该穴位进行每次 3 ~ 5 秒的垂直按压直至腰痛有所缓和。此外每周可以用灸具进行两次。妊娠初期绝对禁止。

太阳

找法：位于由眉梢到耳朵之间大约三分之一的地方，用手触摸最凹陷处就是太阳穴。

刺激方法：四指并拢先按摩上下眼睑，然后按摩的手指从眼角处向太阳穴处移动，按摩数分钟。常按摩太阳穴可以促进大脑的血液循环、缓解疲劳。

百会

找法：头顶正中凹陷。

刺激方法：在此穴做艾灸，可有效增加大脑的血液供应，使精力快速恢复。因为百会穴被头发遮盖，因此

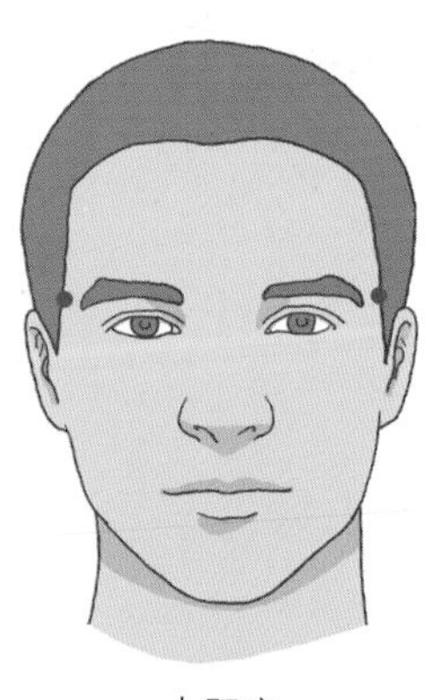
太阳穴

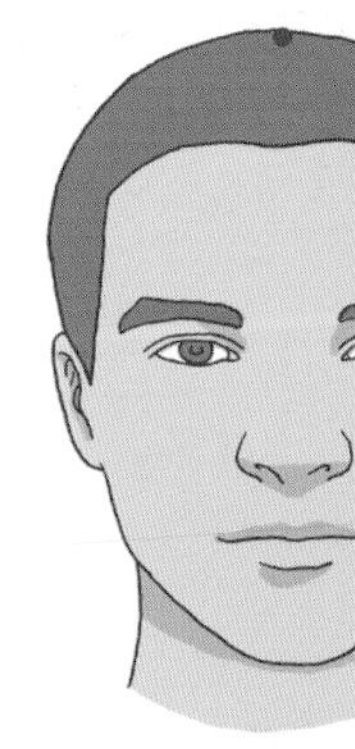
百会

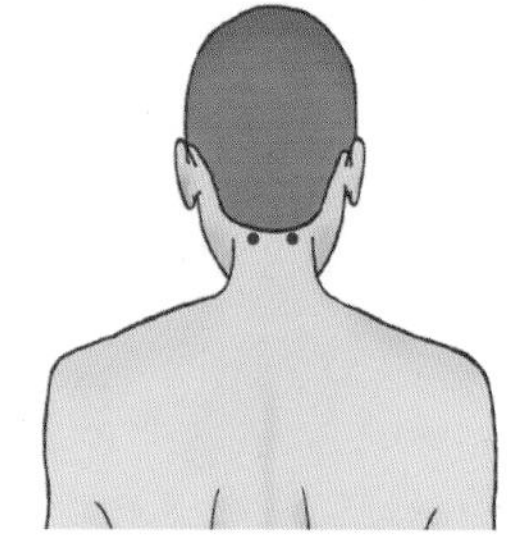
风池穴

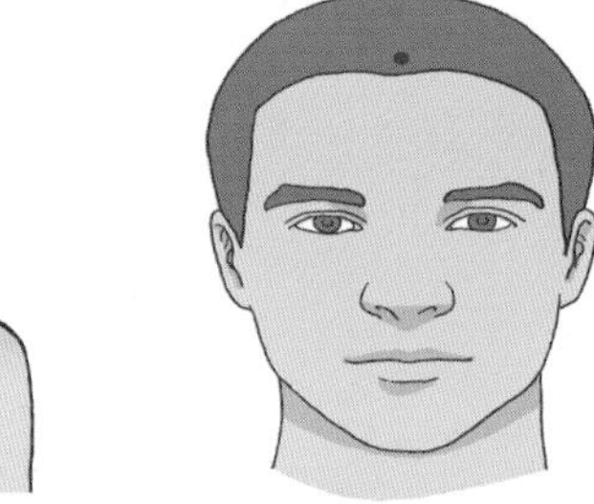
神庭穴

做艾灸时，需用一片厚纸盖住，以免头发被艾火烧到。

风池

找法：在颈项后两侧大筋两旁的凹陷中。

刺激方法：按住风池穴所在的陷窝，坚持不动半分钟到 1 分钟，然后缓慢地按揉此处。每天 10 分钟。

神庭

找法：在头部中线入前发际 0.5 寸处取穴。

刺激方法：将中指放在神庭穴上，用较强的力点按 10 次。然后再顺时针揉动 20 ~ 30 圈，逆时针揉动 20 ~ 30 圈即可。

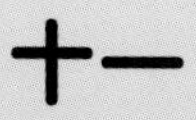

十一 风温 温热 温疫 温毒 冬温

原文精选

太阴温病，血从上溢①者，犀角地黄汤合银翘散主之。其中焦病者，以中焦法治之。若吐粉红血水者，死不治；血从上溢，脉七、八至以上，面反黑②者，死不治；可用清络育阴法。

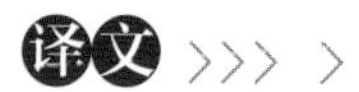

译文

手太阴肺经的温病，热入血分迫血妄行，从而使得血液由上部溢出去，进而引发咯血、咳血、吐血和衄血等症的发生，应采用犀角地黄汤同时配合银翘散进行对症治疗。见到中焦证的表现，也就是按邪在中焦治疗。若患者吐出的血水是粉红色的，或血液从上部溢出，脉息超过了七八次，面色反而发黑者，则表明病情凶险，很难再救治了，可应用清热安络，养阴生津法进行对症治疗。

注释

①血从上溢：指的是咯血、吐血等。

②面反黑：热盛而脸红，今面黑者，火极似水，面部出现血液循环障碍，故预后不良。

养生大智慧

1. 可以击败“吐血”的药粥和药羹

（1）甘楞粥

【原料】煅瓦楞子 20 克，甘草 10 克，粳米 100 克。

【制法】先将煅瓦楞子、甘草研细粉备用。粳米入锅，注水 500 毫升，武火煮粥。每次取药粉 10 克，温粥送服。

【功效】活血散瘀，制酸止痛。

【用法】每日服 3 次，5 日为一疗程。

【适用】瘀血胃痛，症见胃脘刺痛，按之痛甚，固定不移。或有吐血，便血等病症。

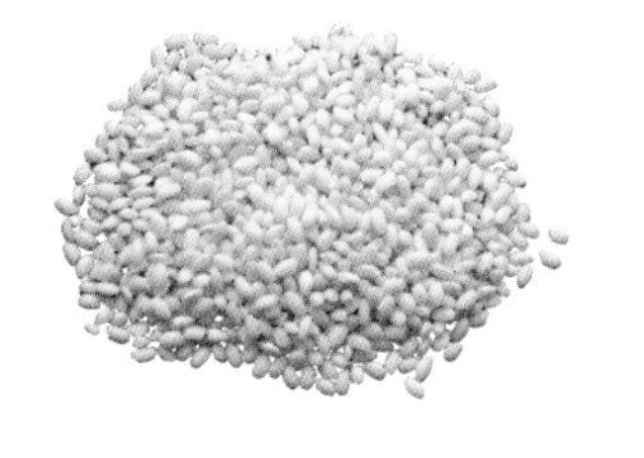

粳米

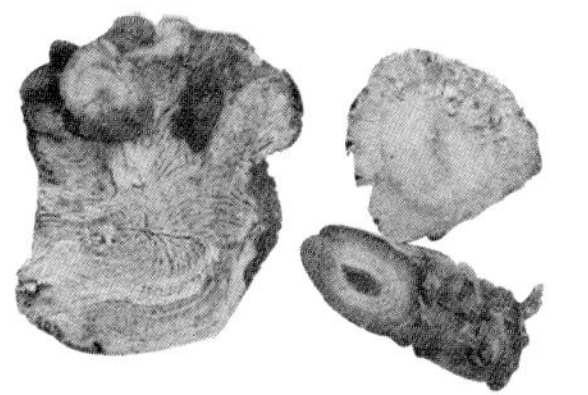

甘草

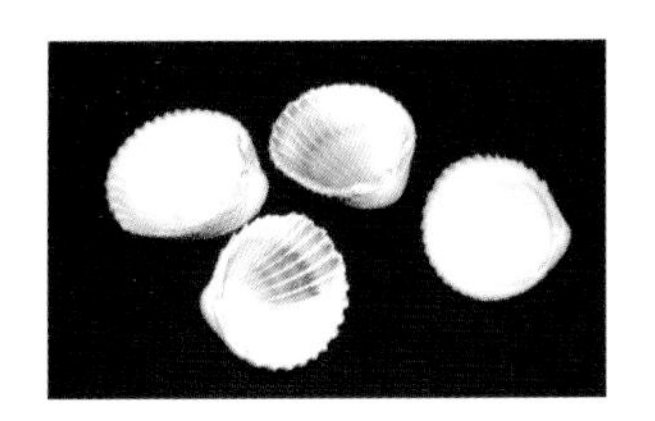

瓦楞子

（2）茅根猪肉羹

【原料】生茅根 150 克（或干茅根 80 克），瘦猪肉 500 克。

【制法】先把洗净的猪肉切小块，再和洗净的茅根一同入锅，加入适量的水，煎煮至肉烂羹稠，然后加以佐料调味至鲜即可。

【功效】滋阴清热，利尿消肿，化湿退黄，凉血止血。

【用法】每剂可供 3 ~ 4 人佐餐食肉喝汤。

【适用】湿热阻滞、肝胆功能失调之身目发黄、小便黄赤，或血热所引起的吐血、咯血、衄血、尿血、月经过多等；也可用于急慢性、肾炎水肿、急慢性泌尿系感染、高血压等病症。

2. 长时间上网，您做体操了吗？

长时间上网，您可能会感觉到头晕、手指僵硬、腰背酸痛，甚至出现下肢水肿、静脉曲张。所以，平时要做做体操，以保持旺盛的精力，如睡前平躺在床上，全身放松，将头仰放在床沿以下，缓解用脑后脑供血供氧之不足；垫高双足，平躺在床或沙发上，以减轻双足的水肿，并帮助血液回流，预防下肢静脉曲张；在上网过程中时不时地伸伸懒腰，舒展筋骨或仰靠在椅子上，双手用力向后，以伸展紧张、疲惫的腰肌；做抖手指运动，这是完全放松手指的最简单方法。记住，此类体操运动量不大，但远比睡个懒觉来得效果显著。

十二

风温　温热　温疫　温毒　冬温

原文精选

太阴温病，口渴甚者，雪梨浆沃[1]之；吐白沫粘滞不快者[2]，五汁饮沃之。

译文

手太阴肺经的温病，口渴程度比较厉害的，用雪梨浆滋养津液；口中有白沫并且黏稠，吐出不爽者，应采用五汁饮进行对症治疗。

注释

①沃：指的是滋养津液。

②吐白沫粘滞不快者：热邪煎熬津液所致。

主攻汤方

【名称】五汁饮方（甘寒法）。

【成分】梨汁、荸荠汁、鲜芦根汁、麦冬汁、藕汁（或甘蔗汁）。

【用法】在应用时根据病情需要决定用量，把以上汁水混匀后凉服，如患者不太喜欢吃凉的东西，可以放在热水中，炖温之后服用。

养生大智慧

1. 哪些患者不可发怒？

（1）高血压患者： 因患高血压的患者，本身就热气上升，肝阳上亢，若再遇事发怒，会使交感神经兴奋，血液中儿茶酚胺等血管活性物质增加，从而导致血管收缩，心跳加快，血压再度升高，很可能由此引起脑卒中偏瘫，甚至猝死。

（2）冠心患者： 冠心病患者若发怒，机体会释放肾上腺素，使心率增快，血压升高，心肌耗氧量增多，从而易诱发心绞痛或心肌梗死，严重者甚至会引起突然猝死。

（3）肝、胆疾病患者： 这些患者发怒，交感神经兴奋，皮肤和大部分内脏血管收缩，胃、肠、胰、脾的血液大量进入肝脏，肝内的压力过高，肝管中的胆汁被挤入胆囊，再加上因郁怒刺激，胃肠蠕动减少，胆管口的括约肌痉挛，使胆汁不能通畅地排入肠中，于是胆囊内压力增高，就会导致胆囊炎、胆绞痛急性发作，使患者遭受更大痛苦。

（4）胃、十二指肠溃疡患者： 因为发怒会使胃酸分泌过多，使病情恶化，所以这些患者也忌发怒。

（5）癌症患者及过敏性疾病患者： 因为发怒会使人的免疫力降低，使癌症患者及过敏性疾病患者的病情加重。

2. 糖尿病患者有什么生活禁忌？

（1）忌洗热水澡： 医学专家研究证实，糖尿病患者使用高温热水洗澡，会促使并发症的发生。糖尿病发病过程中，会发生血管收缩及微细动脉硬化、手脚麻木、感觉迟钝、肾功能减退、皮肤瘙痒、关节炎、进行性消瘦、四肢无力等多种并发症。

（2）忌过多卧床： 糖尿病患者除采取饮食疗法、药物治疗外，适当的体力活动也是重要的治疗措施之一。因为肌肉运动能改善肌肉组织对葡萄糖的吸收。有些人以为多卧床静养有利于糖尿病的控制，其实这是一种误解。若患者卧床不动，即使给患者输入足够量的胰岛素，也不能控制肌肉对碳水化合物的吸收利用，这一点已为科学家所证实。据报道，接受检查的糖尿病患者，在卧床7天以后腿部肌肉对葡萄糖的吸收明显减少。由此可见，糖尿病患者静卧休息过多是有害的。患者应根据个人的情况，参加适量的体力活动作为治疗的补充措施。

（3）患者之间忌婚育：糖尿病是一种常见的内分泌代谢疾病，可分为胰岛素依赖型和非胰岛素依赖型两类。目前认为，他们的遗传方式属多基因遗传。胰岛素依赖型糖尿病多为青少年起病。夫妻中有一人患病时，孩子在20岁以内，有3%的可能发病；夫妻二人均患病时，则其子女有20%的可能在20岁以前发病；健康父母若已生有一个糖尿病儿，第二个孩子患病危险率为30%。

十三

风温　温热　温疫　温毒　冬温

原文精选

太阴病得之二三日，舌微黄，寸脉盛，心烦懊憹[①]，起卧不安，欲呕不得呕，无中焦证，栀子豉汤主之。

译文

手太阴肺经的温病，在两三天之后，舌苔稍微发黄，两寸部脉盛而有力，心烦意乱，睡起不安，想吐又吐不出，无中焦病变的，可以采用栀子豉汤对症治疗。

注释

① 憹：指心中烦郁无奈，卧起不安。

主攻汤方

【名称】栀子豉汤方（酸苦法）。

【成分】栀子（捣碎）12克，香豆豉18克。

【用法】上药用水4杯，先放入栀子煎煮至沸，再加入香豆豉，煎成两杯，先趁温服下1杯，如服后发生呕吐而病情减轻，就不必再服第2杯。

养生大智慧

1. 脑血管患者需要忌讳什么？

（1）忌精神刺激：愤怒、恐吓、焦虑、情绪紧张等精神刺激，可通过大脑皮质，使交感神经兴奋，肾上腺素分泌增多，引起血管痉挛，外周阻力增加，或心跳加快加强，心输出量增加，导致血压升高。而血压突然升高是脑出血的常见病因。因此，脑血管病患者是忌经受精神刺激的。

（2）忌吸烟饮酒：烟中所含的一氧化碳既损伤动脉内膜，又能引起脂肪代谢失常，加速动脉粥样硬化的形成和发展，同时，烟中所含的尼古丁等有害物质会刺激交感神经，引起小动脉痉挛和心率加快，使血压上升。饮酒既与动脉粥样硬化有一定关系，又是引起高血压的因素之一，酒精还很容易进入大脑，对脑细胞产生直接损害。因此，脑血管患者忌吸烟饮酒。

（3）忌高胆固醇饮食：因为高胆固醇饮食会加重脑动脉的粥样硬化，使患者病情加重，甚至会诱发脑出血。

（4）忌高脂肪饮食：因为富含脂肪的食品摄入过多，可引起脂质代谢失常，极易形成动脉粥样硬化，成为脑出血的原因，使患者病情加重。

（5）忌吃狗肉：因为狗肉热性大、滋补强，会促使患者血压升高，甚至导致脑血管破裂出血。因此，脑血管患者是忌吃狗肉的。心脏病、高血压病、脑卒中后遗症者也是忌吃狗肉的。

（6）忌多吃鹌鹑蛋：据营养学家测定，在各种食品中，鹌鹑蛋含胆固醇的比例最高，每100克鹌鹑蛋中含胆固醇高达3.64克，比鸡蛋蛋黄的胆固醇含量高3.1倍，比瘦猪肉高61倍，比牛奶高280倍。脑血管病患者若吃鹌鹑蛋，会加速引起动脉硬化。因此，忌吃鹌鹑蛋。

2. 可用于保健的食品

人参、人参叶、人参果、三七、土茯苓、大蓟、女贞子、山茱萸、川牛膝、川贝母、川芎、马鹿胎、马鹿茸、马鹿骨、丹参、五加皮、五味子、升麻、天门冬、天麻、太子参、巴戟天、木香、木贼、牛蒡子、牛蒡根、车前子、车前草、北沙参、平贝母、玄参、生地黄、生何首乌、白及、白术、白芍、白豆蔻、石决明、石斛（需提供可适用证明）、地骨皮、当归、竹茹、红花、红景天、西洋参、吴茱萸、怀牛膝、杜仲、杜仲叶、沙苑子、牡丹皮、芦荟、苍术、补骨脂、赤芍、远志、麦冬门、龟甲、佩兰、侧柏叶、制大黄、制何首乌、刺五加、刺玫果、泽兰、泽泻、玫瑰花、玫瑰茄、知母、罗布麻、苦丁茶、金荞麦、金樱子、青皮、厚朴、厚朴花、姜黄、枳壳、枳实、柏子仁、珍珠、绞股兰、胡芦巴、茜草、荜拨、韭菜子、首乌藤、香附、骨碎补、党参、桑白皮、桑枝、浙贝母、益母草、积雪草、淫羊藿、菟丝子、野菊花、银杏叶、黄芪、湖北贝母、番泻叶、蛤蚧、越橘、槐实、蒲黄、蒺藜、蜂胶、酸角、墨旱莲、熟大黄、熟地黄、鳖甲。

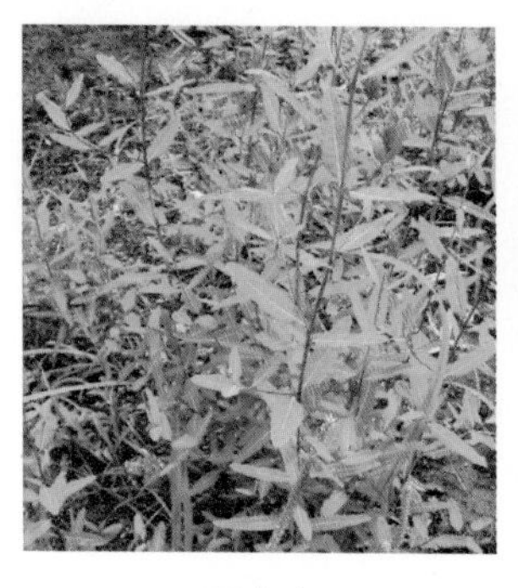

罗布麻

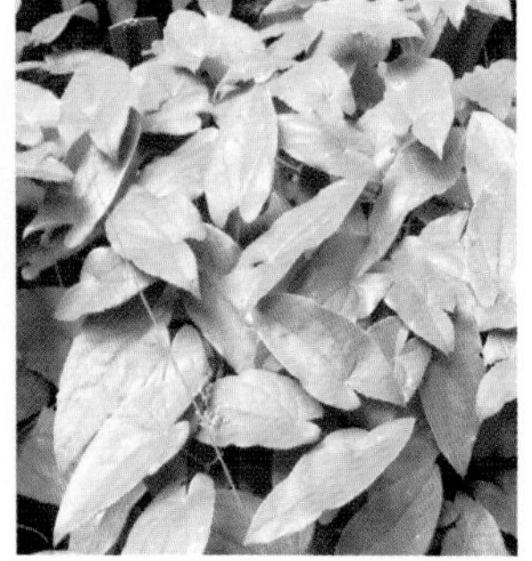

淫羊藿

十四

风温　温热　温疫　温毒　冬温

原文精选

太阴病得之二三日，心烦不安；痰涎壅盛，胸中痞塞欲呕者，无中焦证[1]，瓜蒂散主之，虚者加参芦。

译文

手太阴肺经的温病，在两三日过后，心烦不安，并且喉咙中痰涎很多，胸部感到痞闷阻塞，想呕吐，但是却无中焦病症，可以采用瓜蒂散对症治疗，对于体质虚弱的患者，可以添加参芦。

注释

①无中焦证：无中焦痞满燥实坚满诸证，强调邪在上焦。

主攻汤方

【名称】瓜蒂散方（酸苦法）。

【成分】甜瓜蒂3克，赤小豆（研）、山栀子各6克。

【用法】上药用水两杯，煎煮成一杯，先服半杯，发生呕吐后，就不再服，如没有呕吐，再服余下的半杯。假如患者体质虚弱，方中可加入人参芦4.5克。

养生大智慧

1. 两道养生菜

（1）橘皮炖鸡

【原料】橘皮20克，母鸡1只，精盐、味精、料酒、胡椒粉、姜、葱各适量。

【制法】母鸡宰杀，去毛及内脏洗净；葱切段，姜拍破。砂锅置火上，将母鸡腹部朝上，腹内塞入橘皮，加水淹没，先用大火烧沸，撇去浮沫，加入料酒、姜、葱，再改用小火炖至鸡肉烂熟，最后调入盐、味精、胡椒粉即成。

【功效】橘皮是理气和胃的药食佳品，能调节胃肠平滑机的正常功能，排除胃肠积气，其所含的挥发油对胃肠有温和刺激作用，促进消化液分泌。

【用法】佐餐食用。

【适用】胃酸患者。

（2）地黄蒸鸭

【原料】鸭子1只，生地黄100克，山药200克，陈皮20克，精盐、葱末、姜末、胡椒粉、料酒、清汤各适量。

【制法】将鸭宰杀，去毛及内脏，切成块，用盐、胡椒粉、料酒、葱末、姜末腌渍。将生地黄用水洗一下，切片，与陈皮一同装入纱布袋内，放碗底；将山药去皮切片，与鸭肉一同放在药袋上，加入清汤，入笼蒸两小时，待肉烂熟后，去药袋即成。

【功效】鸭肉营养丰富，味甘咸性平，有滋阴养胃等作用。生地黄味甘苦、性微寒，有养阴生津、清热凉血的作用。山药含淀粉酶、氨基酸、碘、维生素C等，其味甘性平温，有健脾止渴、固肾益精作用。陈皮也可理气健胃。此菜食用药用效果都十分明显。

【用法】佐餐食用。

【适用】脾肾虚弱者。

2. 电视机怎样摆放才健康?

（1）电视机不宜与其他电器摆设得过于集中，使自己暴露在超剂量辐射的危险中。

（2）电视机与人的距离至少应在两米以外，不应离屏幕太近。

（3）电视机与其他电器最好不要摆放在卧室。

另外，还要注意，对很多人来说，躺在床上读书、看报是一种生活情趣。可是像收音机、随身听、手机等小的电器不适合放在床头，以免受到电磁辐射。

最后，如果长期处在电磁辐射源中，身体就会感到不适，应尽快找有关部门进行监测、测试，找出辐射源。避免长期受到伤害。

十五

风温　温热　温疫　温毒　冬温

原文精选

太阴温病，寸脉大，舌绛而干[1]，法当渴，今反不渴者，热在营中也，清营汤去黄连主之。

译文

手太阴肺经的温病，如果出现寸脉大，舌质红绛而舌面干燥，按道理讲应该感到口渴，可是反而不渴的，这是由于邪热已进一步地深入到了营分，此时可以采用清营汤去黄连进行治疗。

注释

①干：干燥。

养生大智慧

1. 发热了，一定不要饮茶

因为茶叶里所含的化学成分主要是茶碱，即咖啡碱和鞣酸。茶碱具有兴奋中枢神经的作用，它可使大脑长时间地保持兴奋的状态，还可以使脉搏加快、血压升高。人在发热的时候，机体处于兴奋的阶段，脉搏较快，此

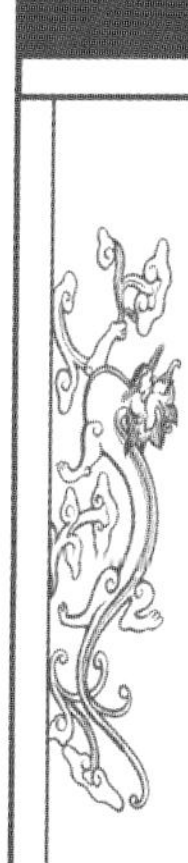

时饮茶水后，会进一步刺激心肌，使有病的机体更进一步增大消耗，其结果不但无法退热，相反还会使体温进一步地升高，诱发其他疾病，对发热患者非常不利。

茶叶中的鞣酸有收敛作用。中医认为，饮茶水后，不利于肌表的邪气外散，这对于感冒发热的治疗，显然也是不利的。

2.“果仁排骨”制作法

【原料】草果仁 10 克，薏苡仁 50 克，排骨 1500 克，冰糖屑、生姜、葱、花椒、料酒、卤汁、香油、味精各适量。

【制法】将草果仁、薏苡仁炒香后，捣碎，加水煎煮两次，提取滤液 3000 毫升；将猪排骨洗净，放入药液中，加生姜、葱、花椒，将排骨煮至七成熟，捞取排骨，凉凉。将卤汁倒入锅内，用小火烧沸，放入排骨，卤至透熟，即刻起锅。取适量卤汁倒入锅中，加冰糖、味精、食盐，在文火上收成浓汁，烹入料酒后，均匀倒在排骨外面即成。

【功效】健脾燥湿，行气止痛，消食和胃。

【用法】每日 1 次，每次吃排骨 100 克，佐餐食用。

【适用】脾虚湿重，骨节疼痛，食少便溏等病症。

十六

风温　温热　温疫　温毒　冬温

原文精选

太阴温病，不可发汗，发汗而汗不出者，必发斑疹，汗出过多者，必神昏谵语①。发斑者，化斑汤主之；发疹者，银翘散去豆豉，加细生地、丹皮、大青叶，倍元参主之。禁升麻、柴胡、当归、防风、羌活、白芷、葛根、三春柳。神昏谵语者，清宫汤主之，牛黄丸、紫雪丹、局方至宝丹亦主之。

译文

手太阴肺经的温病，不可采用辛温发汗的治法，用辛温发汗而汗不出的，很有可能会引发斑疹，汗出过多的，还会出现神识昏蒙、语无伦次的情况。对于发斑的患者，应采用化斑汤对症治疗；对于发疹的患者，应采用银翘散去豆豉，再加细生地、丹皮和大青叶，加倍元参的用量对症治疗。对于温病的斑疹，不可使用辛温药物比如升麻、柴胡、当归、防风、羌活、白芷、葛根、三春柳等。而对于出现神昏病症的患者，则应采用清宫汤进行治疗，而像安宫牛黄丸、紫雪丹、局方至宝丹其他的药物也可采用。

注释

①谵语：语无伦次。

主攻汤方

【名称】化斑汤方。

【成分】石膏、白粳米各 30 克，知母 12 克，生甘草、元参各 9 克，犀角 6 克。

【用法】上药用水 8 杯，煮 2 杯，每日服 3 次，每次服 1 杯，渣再煮 1 杯，晚上 1 次服用。

养生大智慧

1. 心脏病患者禁忌

（1）忌过度劳累：因过度劳累或超量运动，会使心脏功能负担加重，心肌缺血缺氧，引起旧病复发。

（2）忌情绪激动：人在发怒或大喜时，肾上腺素会分泌增加，使血管收缩，心跳加快，突然增加心脏负担。

（3）忌大量饮水：一次喝过多的水，会迅速增加血容量，使胃腔胀满挤压膈肌上升，胸腔容积缩小，影响心脏跳动。

（4）忌饮食过饱：饮食过饱容易引起腹部膨胀，膈肌上升，限制心脏跳动；消化食物需要全身血液较多地集中到胃肠，使冠状动脉血液减少。

（5）忌连续吸烟：烟草中的有害物质会刺激中枢神经，连续吸烟会使心跳加快，血压上升，心肌需氧量增加。

（6）忌饮酒无度：若饮酒过多，酒中的乙醇（酒精）对神经、消化、循环等系统均有破坏作用。因此，饮酒能使中枢兴奋，心跳加快，容易引起心脏病发作。

（7）忌嗜食辛辣：辣椒、胡椒、生姜、葱、蒜等刺激性食物，均能兴奋神经，促使心跳加快。

（8）忌菜肴过咸：食盐有增加血容量的作用，血容量多了，心脏负担必然会加重。因此，心脏病患者忌吃多盐饮食。

2. 什么年龄段最容易肥胖？

人的一生中有 3 个时期发生肥胖的机率较高。

婴幼儿期，营养过度，且不易引起注意，“胖娃娃可爱”的指导思想为这些孩子打下了成年肥胖的基础。因为婴幼儿期是一生中生长发育最快的时期，各个组织脏器的成长都以细胞数量的增加为主，包括脂肪组织。该期的过度喂养，可促使脂肪细胞数量增加，大大超过非肥胖幼儿，为成年后以脂肪细胞体积增大为主的肥胖病的发生，打下了基础。另外从小养成食量大的习惯，促使胃肠道功能活动也相应增强，胃排空加快，易饿，多食，逐渐使肥胖加重，也是儿童期肥胖的原因之一。

青春发育期，由于内分泌激素变化的影响，在第二性征发育成熟的过程中，整个骨骼、肌肉和脂肪组织也有相应增长，如此时存在营养过度，也可发生肥胖。

成年后，妇女以妊娠哺乳期和绝经期肥胖发生最突出；男性则多在 40 岁以后，此时大多已成家立业，生活稳定，活动量减少，故容易肥胖。

十七

风温　温热　温疫　温毒　冬温

原文精选

邪入心包，舌蹇[1]肢厥，牛黄丸主之，紫雪丹亦主之。

译文

温病邪热内闭心包，舌体运用不灵活，全身四肢逆冷的，可以采用安宫牛黄丸或紫雪丹进行对症治疗。

注释

①舌蹇：口吃、结巴。

养生大智慧

1.“心悸”患者的护理，离不开七条

（1）患者应注意休息，症状轻者可适当地做一些活动，但严重者需绝对卧床静养，室内光线一般不宜过强；

（2）心悸患者所处的环境应保持清静，禁止喧哗、嘈杂，因为嘈杂声音的会对患者的精神产生刺激，加重病情；

（3）患者的衣服不要太紧，尤其呼吸困难时，应将纽扣松开；

（4）应该避免喜怒忧思等精神刺激，保持平和的心态，不大喜，也不大悲；

（5）喘息不能平卧者，不妨用被褥垫高背部或采用半卧位；

（6）心悸伴有心功能不全者，如果要输液，那么输液的速度不能过快，否则容易出现危险；

（7）患者如果服用洋地黄制剂，服药前应测脉搏，脉搏在160次以上或60次以下（每分钟），均需咨询医生。

2.“南沙参炖猪肺”和“北沙参炖鹌鹑”

（1）南沙参炖猪肺

【原料】南沙参20克，猪肺1具，料酒、姜、葱、盐、味精、胡椒粉各适量。

【制法】将南沙参润透，切片；猪肺反复冲洗干净，切4厘米见方的块；姜切片，葱切段。将南沙参、猪肺、料酒、姜、葱同放炖锅内，加水适量，置武火烧沸，再用文火炖煮35分钟，加入盐、味精、胡椒粉即成。

【功效】养阴补肺。

【用法】每日1次，每次吃猪肺100克。

【适用】肺热燥咳，虚劳久咳，阴伤咽干，喉痛等病症。

（2）北沙参炖鹌鹑

【原料】北沙参20克，鹌鹑2只，料酒、姜、葱、盐、味精、鸡油、胡椒粉各适量。

【制法】将北沙参润透，切片；鹌鹑宰杀后，去毛、内脏及爪；姜切片，葱切段。将北沙参、鹌鹑、料酒、姜、葱同放炖锅内，加水适量，置武火烧沸，再用文火炖煮30分钟，加入盐、味精、鸡油、胡椒粉即成。

【功效】养阴清肺，祛痰止咳。

【用法】每日1次，每次吃鹌鹑1只，喝汤。

【适用】肺热燥咳，虚痨久咳，阴伤咽干、口渴等病症。

十八

风温　温热　温疫　温毒　冬温

原文精选

温毒咽痛喉肿，耳前耳后肿，颊肿，面正赤，或喉不痛，但外肿，甚则耳聋，别名大头温、虾蟆温[1]者，普济消毒饮去柴胡、升麻主之，初起一二日，再去芩、连，三四日加之佳。

译文

温毒病，咽喉肿痛，耳朵的前前后后以及面颊部肿胀，脸面呈现红色，或咽喉不痛而只有外面肿胀，甚至还出现耳聋的病症，俗称“大头瘟”“虾蟆瘟”，有普济消毒饮去柴胡、升麻进行对症治疗。在初起的一两天时间里，应当去黄芩、黄连，三四日后，应该加上黄芩、黄连。

注释

①大头温、虾蟆温：其病较痄腮严重，因腮、项、咽喉、头面皆肿。头大如斗，或如虾蟆，所以称为“大头温”“虾蟆温”。

主攻汤方

【名称】普济消毒饮去升麻柴胡黄芩黄连方。

【成分】连翘、元参、银花各30克，薄荷、荆芥穗各9克，马勃12克，牛蒡子18克，僵蚕、板蓝根、甘草各15克，苦桔梗30克。

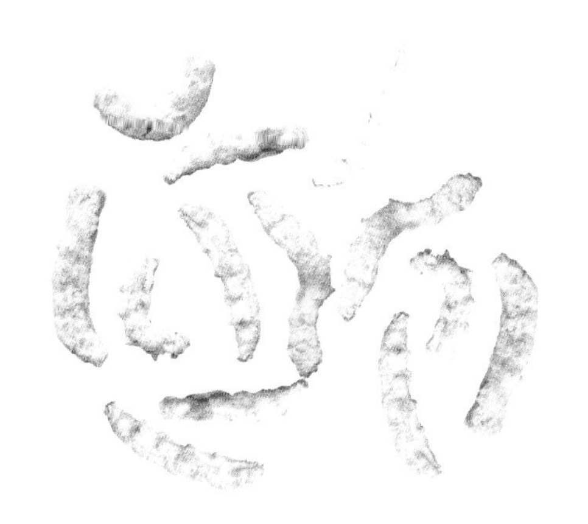

僵蚕

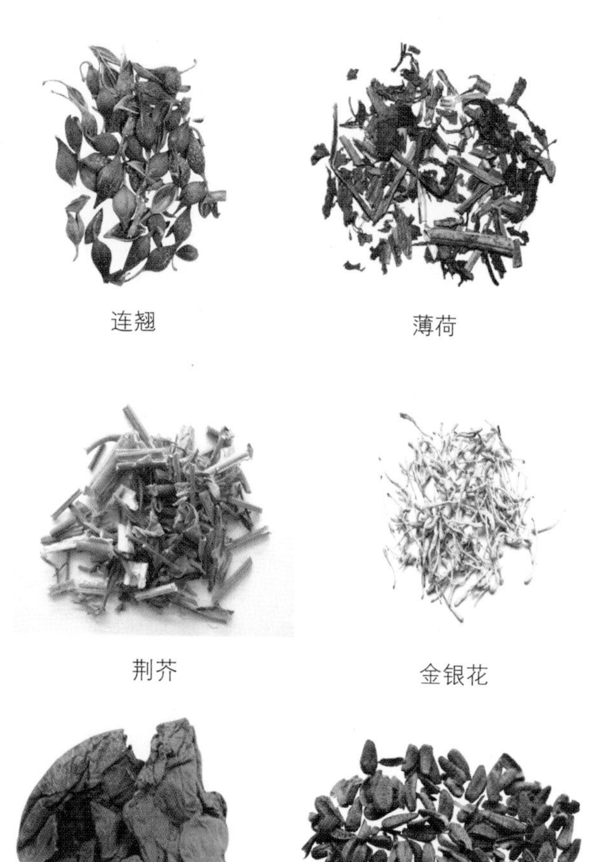

连翘　薄荷

荆芥　金银花

马勃　牛蒡子

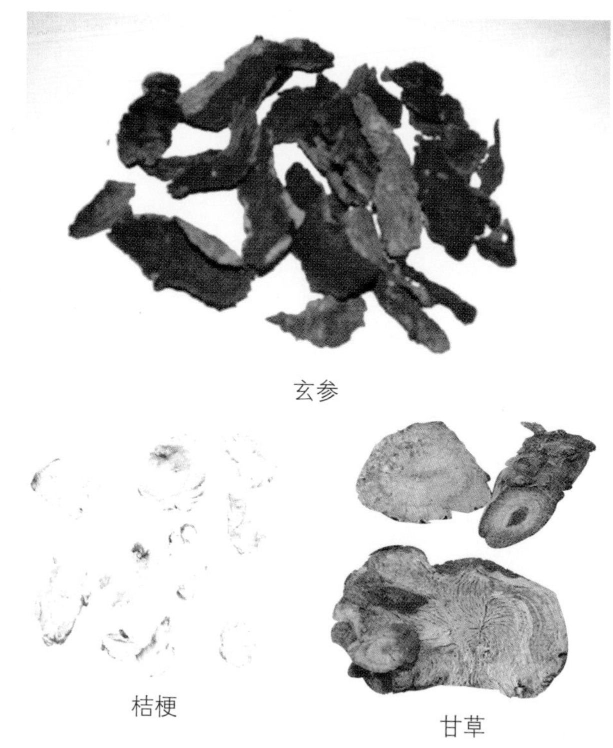

玄参

桔梗　甘草

【用法】上药一起研成细末，每次用18克，病重的用24克。用的时候以鲜芦根先煎成汤，再加上药放入煎，去渣服下，约每4小时服1次，病重的可以每2小时服一次。

养生大智慧

1. 臭豆腐再香，也要少吃！

臭豆腐闻起来臭、吃起来香，有些人对它敬而远之，有些人则将吃它当成了一种嗜好。其实，臭豆腐属于发酵豆制品，制作过程中不仅会产生一定的腐败物质，还容易受到细菌污染，从健康角度考虑，还是少吃为好。

研究证明，豆制品在发酵过程中，会产生甲胺、腐胺、色胺等胺类物质以及硫化氢，它们具有一股特殊的臭味和很强的挥发性，多吃对健康并无益处。此外，胺类存放时间长了，还可能与亚硝酸盐作用，生成强致癌物亚硝胺。

臭豆腐虽小，但制作流程却比较复杂，必须经过油炸、加卤和发酵等几道程序。在整个制作过程中，要求一直在自然条件下进行，而且对温度和湿度的要求非常高，一旦控制不好，很容易受到其他细菌的污染，轻者会引起人体胃肠道疾病，重者还会导致肉毒杆菌大量繁殖，产生一种有毒物质——肉毒毒素。这是一种嗜神经毒素，毒力极强，近年来曾报道过的臭豆腐中毒事件，就是由这种毒素引起的。

正是由于臭豆腐的制作流程复杂，据媒体报道，有些人想出了一些“简单”的方法，用化学手段做出臭豆腐。如用硫酸亚铁将豆腐染成黑色，再加上其他的臭味物质，即可成为臭豆腐。而在我国的《食品卫生法》中，是严格禁止使用化工原料硫酸亚铁作为着色用的食品添加剂的。其实，臭豆腐也不是一无是处，它在制作过程中，能合成大量的维生素 B_{12}。人体缺乏维生素 B_{12}，会加速大脑老化，容易引起老年性痴呆。不过，维生素 B_{12} 在肉、蛋、奶、鱼、虾等很多动物性食物中都存在，与这些优点比起来，臭豆腐的缺点更应该引起人们的注意。

如果真对臭豆腐难以割舍，建议大家吃时最好多吃新鲜的蔬菜和水果，它们含有的维生素C可阻断亚硝胺生成。

2. 细嚼慢咽可减肥

医学研究发现，每口饭咀嚼30次左右才是最理想的。这样，既有利于人体对营养的吸收，又具有防胖减肥的功效。

细嚼慢咽的减肥效应，是因为人的饥与饱反应并非完全取决于胃的空虚或充盈，而是受大脑下丘部位的食欲中枢和饱食中枢控制的。食物入胃经消化吸收进入血液，致使血糖、氨基酸、脂肪酸等浓度升高，人的饥饿感便消失，出现饱腹感的信息，大脑就会及时发出停止进食的信号。如果狼吞虎咽地将食物吃下去，人体内血糖的变化感觉还没有来得及反应，已吃进了比实际需要量多得多的食物，但部分人有时仍会感觉欲未尽，结果是越吃越胖。因此，吃饭过快的人，不妨把吃饭速度放慢一些，并限制每餐的进食量，这样对预防肥胖有一定的作用。

一些食欲处于亢奋状态的青壮年，除注重定时定量吃好一日三餐外，还可以颠倒一下进餐顺序，临餐时先喝汤、吃水果或素冷盘，等缓解一下饥饿感后再吃主食，这样，坚持细嚼慢咽进餐就会容易一些。

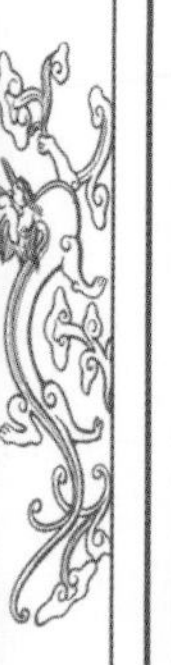

十九

风温　温热　温疫　温毒　冬温

原文精选

温毒外肿，水仙膏主之，并主一切痈疮[①]。

译文

温毒病，耳朵的前前后后以及颊部肿的，可以采用水仙膏进行治疗。本方还可治疗别的各种类型的痈疮肿痛。

注释

①一切痈疮：各种类型的痈疮肿痛。

主攻汤方

【名称】水仙膏方。

【材料和用法】用水仙花根，不论多少，剥去在外的老皮红皮和根须，放入石臼内捣成膏状，取出敷在肿处，当中留出一个孔，以便邪热之气从孔中外出。如药干，就要重新再敷，一直到皮肤上出现如小米大小的黄色小疱疹为止。

养生大智慧

1. 吃生姜的时候，千万不要饮酒！

生姜能够发表散寒、止呕化痰，多用于治疗感冒、呕吐、腹泻、喘咳，由于能够解毒，所以几乎人人可以吃。但需要注意的是，吃生姜时不要饮酒，因为二者都是温、热之性，合用易助火生疮。

俗话说"冬吃萝卜，夏吃姜，不用医生开处方"，是指生姜可以治疗受凉后肚子痛、拉肚子，特别适合夏季贪食冷饮、胃肠受寒者。生姜还有一个重要的作用，就是可以治疗因受凉导致的关节疼痛，比如，因受风而引起的脖子痛、胳膊疼、腿疼痛等。

生姜与羊肉、牛肉相配可补阳暖腹、驱寒保暖，是

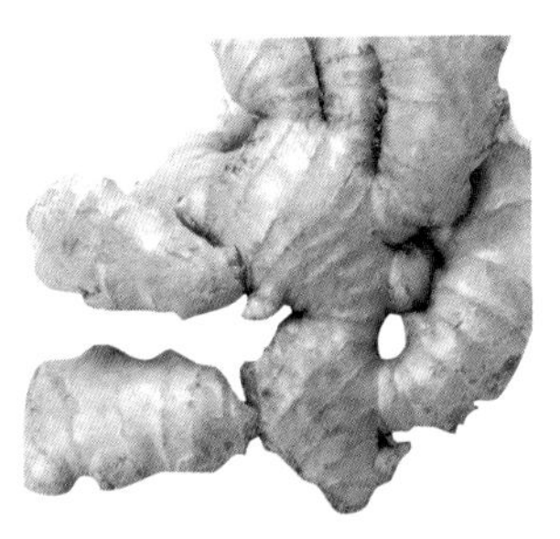

生姜

生姜叶

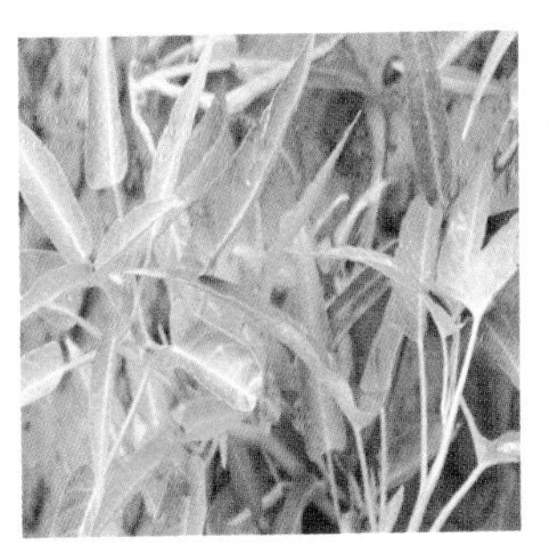

蕹菜

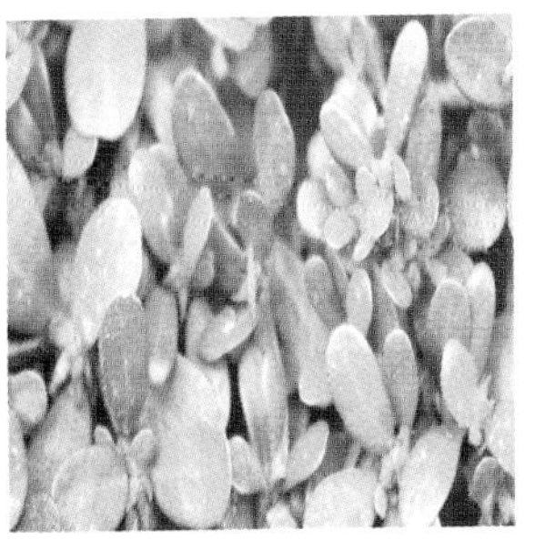

马齿苋

进补佳品；与鸡肉同食，减少姜味。

2. "丹毒"患者适合吃什么？

"丹毒"是一种由A组溶血性链球菌引起的皮肤传染病，中医称为"流火"，认为由于火毒郁于皮肤而发。发于颜面者兼风；发于下肢者兼温。

主要症状是：皮肤呈鲜红色斑块，微有肿胀，高出周围皮肤，边界清楚、疼痛、灼热、不化脓。可伴有寒战、高热、厌食等全身症状，病灶附近淋巴结肿大或压痛。

【宜食】食凉血渗湿解毒食物，如苡米、粳米、绿豆、黄瓜、蕹菜、马齿苋、绿茶等。

【忌食】忌食椒、姜、韭、蒜、牛、羊肉等温热，刺激性食物。

二十

风温　温热　温疫　温毒　冬温

原文精选

温毒敷[①]水仙膏后，皮间有小黄疮如黍米者，不可再敷水仙膏，过敷则痛甚而烂，三黄二香散主之。三黄取其峻泻诸火，而不烂皮肤，二香透络中余热而定痛[②]。

译文

温毒病在采用外敷水仙膏的治疗方法后，若患者的皮肤上出现了如小米粒大小的黄疮，则禁止再敷水仙膏。由于水仙膏敷得太过以后，就会使局部的皮肤发生疼痛和溃烂。这个时候可以采用三黄二香散进行外敷。

三黄二香散中用三黄主要是通过苦寒之性而起到清火解毒的作用，与此同时，苦寒也可燥湿而使皮肤不会溃烂。乳香、没药这二香能够起到透散络中邪热的作用，同时还有止痛疗效。

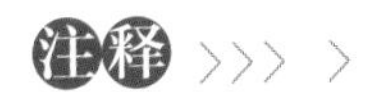

注释

①敷：外敷。

②定痛：止痛。

主攻汤方

【名称】三黄二香散（苦辛芳香法）。

【成分】黄连、黄柏、生大黄各 30 克，乳香、没药各 15 克。

【用法】以上各药都研为极细的粉末备用。开始时可用细茶泡的水调敷患处，如干后，再重新换药。也可再用香油调敷。

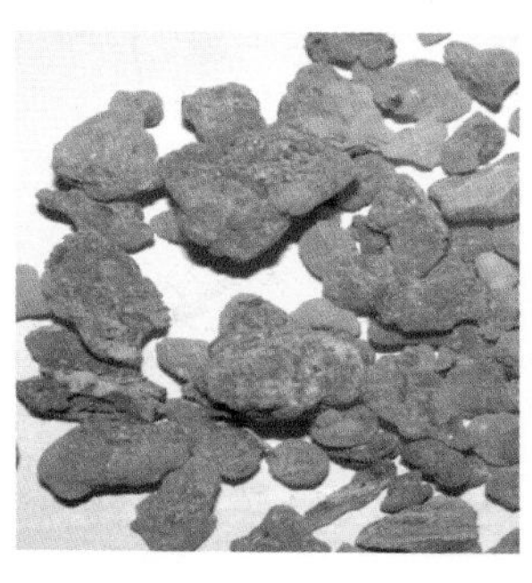

乳香

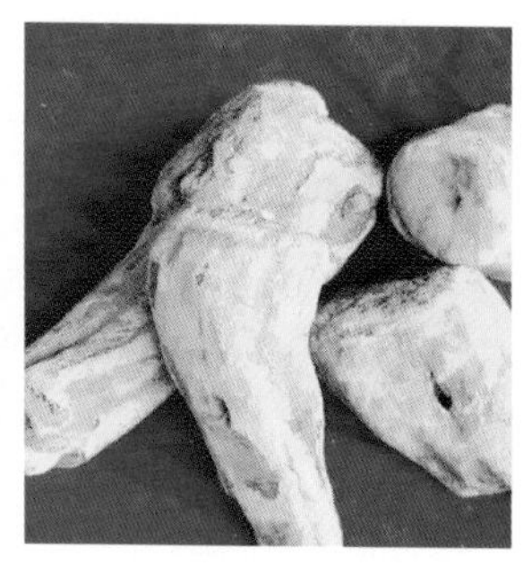

大黄

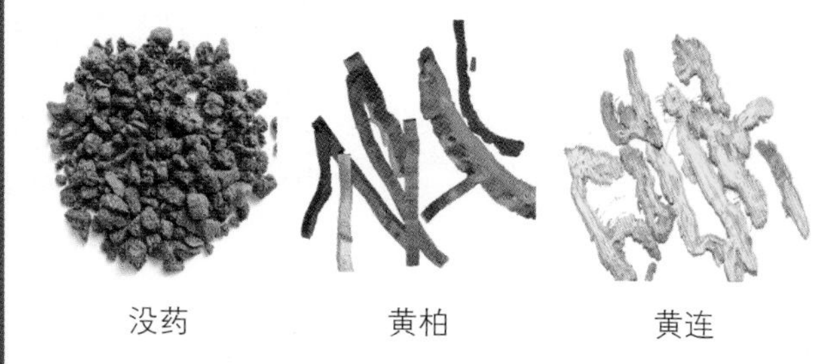

没药　　黄柏　　黄连

养生大智慧

1. 骨折饮食禁忌

骨折通常分为闭合性骨折、开放性骨折及病理性骨折。闭合性骨折又称为“复杂性骨折”。骨折的局部皮肤破裂，骨折的断端与外界相通，骨折端露在外面，能在皮肤外看到骨折断端。病理性骨折是因为骨胳的病理病变，如炎症、结核、肿瘤、发育异常、代谢异常而造成的骨折。

【宜食】富含营养的食物，适用于较小的骨折固定手术后的患者食用。食物要求高蛋白、高脂肪、高糖，并富含维生素及无机盐，以利于骨折的修复和愈合。活血化瘀，消肿止痛的食物，如荠菜、香葱、韭菜、蟹等，适用于骨折初期的患者食用。补益气血，补肝肾脏，强壮骨骼的食物，如枸杞子、龙眼、栗子、黑豆、鹌鹑、猪肉、牛肉、羊骨、牛骨等，适用于骨折后期的患者食用。

【忌食】钙是构成骨骼的重要原料，有人以为骨折后补充钙能加速断骨的愈合，但研究发现，增加钙的摄入量不仅不能加速断骨的愈合，而且对于长期卧床的骨折患者还有引起血钙增高的危险，并可同时伴有血磷降低。骨折患者身体中并不缺乏钙，只要根据病情和按医生嘱咐，加强功能锻炼和尽早活动，就能促进骨对钙的吸收、利用，加速断骨的愈合。骨折患者常伴局部水肿、充血、出血、肌肉组织损伤等情况。必须有足够的各种营养素，偏食不利于对各种营养素的吸收。骨折患者因固定石膏或夹板而活动受限制，加上伤外肿痛，精神忧虑，因此食欲往往不振，时有便秘，故要求食物既需营养丰富，又要好消化及通便，但应忌食山芋、糯米等食物。卧床骨折患者，尤其是脊柱、骨盆及下肢骨折患者，行动十分不便，因此怕喝水，以减少排尿次数。但饮水少，活动少，容易引起大便秘结，诱发尿路结石和泌尿系感染。因此，卧床骨折患者忌饮水少。

2.“遗精”防治药膳

（1）虫草金龟

【原料】金钱龟、猪瘦肉各 200 克，冬虫夏草 10 克，党参 12 克，火腿瘦肉 50 克，鸡汤 500 克，猪油、食盐、味精、胡椒面、绍酒、生姜、葱各适量。

【制法】将活金钱龟放入盆中，倒入沸水烫 2 ~ 3 分钟，取出从头后下刀，揭去硬壳，剁去头和爪尖，刮净黄皮，用清水洗净，小的剁成两块，大的剁成四块。将金龟肉用沸水煮透捞出，再用温水洗净；猪瘦肉用开水煮透捞出，再用温水洗净；沙参用温水润透切片。取大子一个，将沙参放入底部，再将金龟肉盖压在上面，虫草放在金龟肉周围，再加火腿瘦肉、生姜、葱，再加适量的食盐、味精、胡椒面即成。

【功效】补虚益气，益阴补血。

【用法】去药渣，食肉喝汤。

【适用】因肾气虚而引起的遗精。

（2）枸杞乌参鸽蛋

【原料】枸杞子、酱油各 15 克，水发乌参 2 只，鸽蛋 12 个，食盐 5 克，绍酒 30 克，味精 1 克，胡椒粉 3 克，猪油 100 克，花生油 500 克（耗油 75 克），鸡汤、生姜、葱、豆粉、普通汤、水豆粉各适量。

【制法】将乌参内壁膜除去干净，用普通汤氽两遍，冲洗干净，再用尖刀在腹壁剞成菱形花刀（不要剞透，保持完整外形）；鸽蛋凉水时下锅，用文火煮熟，捞出放入凉水内，剥去壳，放碗内；葱切成段，姜拍破。将锅中的花生油烧沸，鸽蛋滚满干豆粉，放入油锅内炸，炸至黄色时捞出。将锅烧热注入猪油50克，油沸后，下葱、姜煸炒，随后倒入鸡汤，煮一下捞去姜、葱。加入乌参、酱油、绍酒、胡椒粉，烧沸后，打去浮沫，移文火上大约 40 分钟，加入鸽蛋围在周围，汁内加入味精，调好味，用水豆粉勾芡，再淋沸猪油 50 克，把汁浇在乌参和鸽蛋上即成。

【功效】滋肾润肺，补肝明目。

【用法】佐餐食，每日 1 ~ 2 次。

【适用】因肾气虚而引起的遗精。

二十一

风温　温热　温疫　温毒　冬温

原文精选

温毒神昏①谵语者，先与安宫牛黄丸、紫雪丹之属，继以清宫汤。

译文

温毒病神志恍惚，语无伦次，应先采用安宫牛黄丸、紫雪丹这些类别的药，再用清宫汤进行治疗。

注释

①神昏：神志不清。

养生大智慧

1. 心烦不得卧，该怎样食疗?

（1）黄连阿胶汤

【原料】黄连12克，阿胶9克，芍药、黄芩各6克，鸡蛋黄2个。

【制法】将黄连、芍药、黄芩加水1200毫升，入锅煎煮，煎至600毫升，去渣，放入阿胶烊尽，稍冷，加入鸡蛋黄，搅匀即成。

【功效】养阴泻火，益肾宁心。

【用法】每次取200毫升药液服用，每日3次。

【适用】失眠，心烦不得卧者。

（2）益气安神汤

【原料】当归、白茯苓各3.6克，黄连（姜汁炒）、人参、地黄、麦冬（去芯）、酸枣仁（炒）、远志（去芯）、黄芪（蜜炒）、胆星、淡竹叶各3克，甘草1.6克，生姜1片，大枣1枚。

【制法】上药（生姜、大枣除外）共研为细末，加入生姜、大枣，水煎取药汁。

【功效】益气养心，化痰安神。

【用法】每日1剂。

【适用】失眠，病见心气不足、睡卧不宁、夜寐多梦等病症。

2. 不可躺着服药

对于那些卧病在床的人，吞服药丸、药片时，往往图省事只是探起身来半躺着或偏起头来服药。这种做法是不科学的。

因为半躺着或只探起身偏着头服药，很容易使药丸、药片在食管受阻，下咽缓慢，甚至还有可能使药片被食管里的黏膜粘住，引起反胃呕吐。如药片下咽缓慢或者被粘住了，由于西药的成分复杂，有可能在喉管里起化学作用，导致生物性食管溃疡，严重的异物感还会使人引起胸骨后疼痛，使患者难受。而正确的服药方法则是站立着吞服。不能下床者，也应上身坐直，以温开水一次性送服。

二十二

暑温

原文精选

形似①伤寒，但右脉洪大而数，左脉反小于右，口渴甚，面赤，汗大出者，名曰暑温，在手太阴，白虎汤主之；脉芤甚者，白虎加人参汤主之。

译文

初起的时候，与伤寒而有头痛、身痛、发热恶寒等症相类似。但是，脉象右手洪大而数，左手反而不如右手，口渴较甚，面部红赤，出大汗。这称为署温病，手太阴肺是其病位，应采用白虎汤进行对症治疗。若脉象是明显的芤象，则应该采用白虎加人参汤进行对症治疗。

注释

①似：类似。

养生大智慧

1. 防治中暑，该喝些什么?

（1）慈禧消暑饮

【原料】金银花10克，莲子芯3克，白扁豆12克，竹叶卷芯6克，鲜藕5片。

【制法】上药加水煎汤，即成。

【用法】代茶频饮，不拘时。

（2）末茶

【原料】好茶30克，绿豆粉、苦参各10克，甘草6克。

【制法】苦参、甘草研末，与茶、绿豆粉拌匀。

【用法】每次取适量，沸水冲焗，频饮。

2. 痰多的时候，不要服用“咳必清”

咳嗽是呼吸道一种保护性防御反应，能把呼吸道内的痰液和异物排出，轻度而不频繁的咳嗽有助于去痰。但是，剧烈咳嗽对人体则是有害的，需要用药止咳。

“咳必清”属于镇咳药，它通过抑制呼吸中枢而起到镇咳作用，主要适用于急性呼吸道炎症引起的频繁咳嗽、百日咳及干咳无痰等。痰量多的患者忌用咳必清。因为咳嗽中枢被抑制后，咳嗽反射减弱或消失，使积聚在呼吸道内的痰液不易被咳出，甚至将呼吸道阻塞。特别是小儿，由于气管狭小，所以更容易造成痰液堵塞，加重呼吸困难，严重者还可发生肺不张、心力衰竭等并发症。因此，痰多者忌服用咳必清。

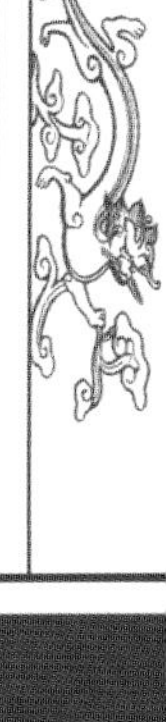
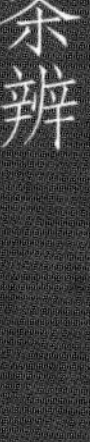

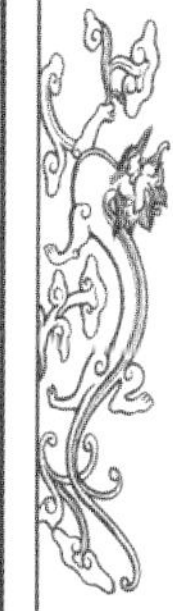

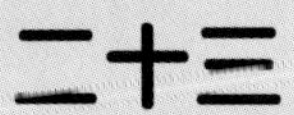

暑温

原文精选

《金匮》谓太阳中暍[①]，发热恶寒，身重而疼痛，其脉弦细芤迟，小便已，洒然毛耸[②]，手足逆冷，小有劳，身即热，口开前板齿燥，若发其汗，则恶寒甚，加温针[③]，则发热甚，数下，则淋甚，可与东垣清暑益气汤。

译文

在《金匮要略》中说，太阳中暍的主要临床证候如下：发热恶寒，身体不仅沉重而且感到疼痛，脉表现为弦细或芤迟，小便后全身会发冷且汗毛耸起，四肢逆冷，轻轻一劳动，就会感到全身发热，张口呼吸，门齿燥。对此，若使用辛温发汗药物，那么恶寒的情况就会更加严重，反复地用攻下的方法，就会使小便频数短涩，如同淋证。正确的做法是，可以采用李东垣的清暑益气汤进行对症治疗。

注释

①中暍：中暑。

②洒然毛耸：洒然，形容寒栗感。毛耸，形容毫毛耸起。

③温针：指的是古时候的一种针法，类似于现代的“火针”，或如针上加灸。

主攻汤方

【名称】清暑益气汤方（辛甘化阳、酸甘化阴两法的复合治法）。

【成分】黄芪、黄柏、青皮、炙甘草、神曲、人参、陈皮、泽泻各 3 克，麦冬 6 克，白术、苍术各 4.5 克，升麻、葛根各 0.9 克，当归 2.1 克，五味子 2.4 克，生姜 2 片，大枣 2 个。

【用法】用水 5 杯，煎煮成 2 杯，渣再煎 1 杯，分 3 次温服。虚者适宜，实者禁用，汗不出但热者禁用。

养生大智慧

1. 调月经，应吃什么？

（1）归芪参姜炖羊肉

【原料】羊肉 500 克，当归、黄芪、党参各 30 克，生姜 50 克。

【制法】将当归、黄芪、党参用布包好，与羊肉、姜一起炖至肉熟，去药包，调味。

【功效】补益气血，调经止痛。

【用法】食肉喝汤。

【适用】月经后期。

（2）黄芪乌枣竹丝鸡

【原料】竹丝鸡 1 只（大约 500 克），黄芪、乌枣各 30 克。

【制法】将竹丝鸡去毛剖腹去内脏，放乌枣于鸡腹内，用线缝其口，放入沙锅内，再加黄芪及水适量，用文火炖熟透。

【功效】补益气血，健脾固肾。

【用法】佐餐食，每日 2 次。

【适用】脾肾两虚型月经先期。

（3）归芪茯煨乌骨鸡

【原料】乌骨鸡 1 只，当归、黄芪、茯苓各 10 克，食盐、味精各少许。

【制法】乌骨鸡宰杀，去内脏，将 3 味药纳入鸡腹腔内缝好，放沙锅内加水炖熟。

【功效】补益气血，调经止痛。

【用法】去药渣，食鸡喝汤。

【适用】月经先期。

2. 煎糊了的中药，不能喝！

中药大部分是野生植物，有效成分比较复杂，主要的有生物碱、皂素、鞣质、苦味质、挥发油、淀粉等。一种药材，有时会含有多种有效成分。中药能治疗疾病的道理，就在于它含有有效成分。中药所以要煎熬，目的在于要把药物的有效成分煎熬出来，以利于治疗疾病。煎药的方法是否适当，对其疗效有很大关系。煎熬时间短了，药物的有效成分煎熬不出来，影响治病效果；煎熬时间过长，会使有效成分（例如挥发性成分）遭到破坏或丢失，并且还会把药煎煳。中药一旦煎煳，其性质就会发生改变。例如，滋补性中药煎煳后，其性味会由甘甜变成甘、苦，不可能再起到滋补作用；活血化瘀药物煎煳后，会变成具有止血作用的药物。大部分中药煎煳后，有效成分都会遭到破坏，甚至效果相反，该清热的不能清热，该滋补的不能滋补。因此，中药煎煳后忌再服用。煎熬中药必须谨遵医嘱，掌握好其熬煎火候和时间，防止把药煎煳。

二十四

暑温

原文精选

证如上条，指形似伤寒，右脉洪大[①]，左手反小，面赤口渴而言。但以汗不能自出，表实为异，故用香薷饮发暑邪之表也。

译文

“证如上条”指的就是前面第二十条所载，形如伤

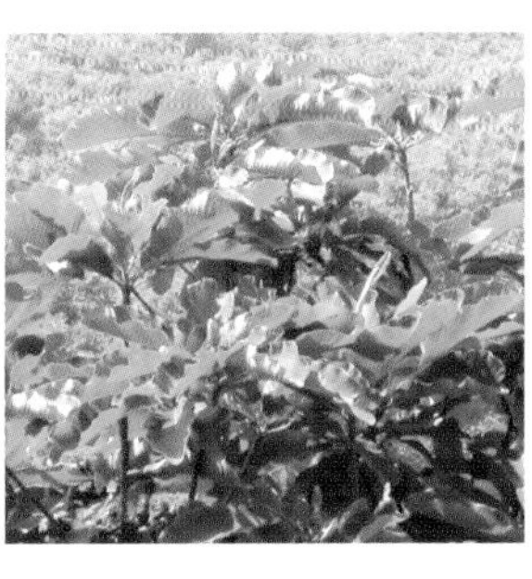

厚朴

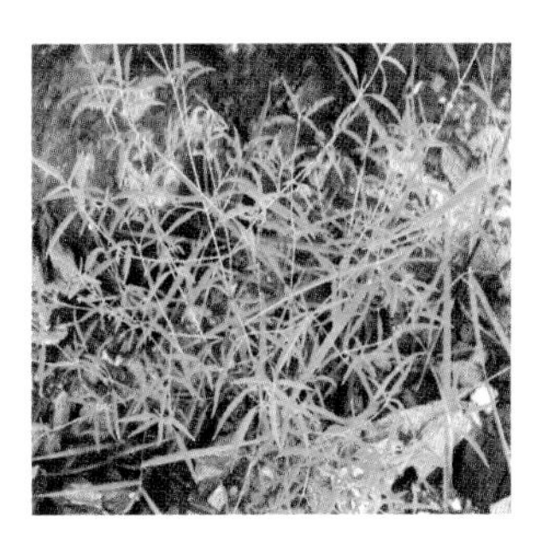

香薷

寒，右脉洪大而数，右手脉大于左手，面部颜色呈现红赤，口渴想喝水饮等症来讲。然而由于汗不能自出，属表实证，因此应该用新加香薷饮内清暑湿而外散表寒，这样就可以使暑湿之邪从表而解。

注释

①右脉洪大：右脉洪大而数。

主攻汤方

【名称】新加香薷饮方（辛温复辛凉法）。

【成分】香薷、厚朴、连翘各6克，银花、鲜扁豆花各9克。

【用法】以上诸药用水5杯，煮取2杯。先服下1杯，如果能发汗，就不要再服。如果没有出汗，再服另一杯。如服完以上药后，仍然无汗，可再用1剂。

养生大智慧

1. 甲状腺食物保健法

（1）五元全鸡

【原料】母鸡1只（约750克），桂圆肉、荔枝肉、黑枣、净莲子肉、枸杞子各15克，冰糖30克，盐、胡椒粉各适量。

【制法】将鸡宰杀去毛及内脏，与桂圆肉、荔枝肉、黑枣、莲子肉同入大钵内，加入冰糖、盐和清水，上笼蒸两小时，再放入洗净的枸杞子蒸5分钟取出，撒上胡椒粉即成。

【功效】益精补血，养阴益肾。

【用法】饮汤食肉，每日1次。

【适用】因精血亏虚而引起的甲状腺机能亢进。

（2）夏枯草煲瘦肉

【原料】夏枯草30克，猪瘦肉100克。

【制法】夏枯草煎汁，入猪瘦肉煮至熟烂即可。

【功效】清肝散结。

【用法】饮汤食肉，每日1次，可常服。

【适用】单纯性甲状腺肿大。

2. 您了解“大蒜”吗？

大蒜，俗称“蒜头”“大蒜头”等。大蒜营养丰富、性温味辛，因能增加菜肴和汤类的香味，又能防病治病，故是全世界范围内使用率最高的调味品之一，也可单独作为一种菜类食用。

大蒜每100克蒜瓣中约含蛋白质1.3克，脂肪0.13克，糖类12.3克，胡萝卜素40微克，另含多量大蒜油、B族维生素、维生素C和多种矿物质等。大蒜中所含的植物杀菌素，对消化道多种疾病的病菌、病毒均有抑制和杀灭作用。大蒜本身虽然不含大量的维生素B_1，但大蒜中的大蒜素与维生素B_1可结合成一种新的成分“蒜胺”。

“蒜胺”的作用比维生素B_1的作用约强3倍，可促进葡萄糖转化为更多的能量以满足大脑的需要，故大蒜有健脑作用。大蒜中的各种营养成分，不但能提高血糖中的胰岛素水平，降低血糖，还能阻止血小板凝聚，稀释血液，防止血栓形成。生大蒜或大蒜汁中的大蒜甙和大蒜油中的某些硫化合物，能防止高脂肪餐饮所引起的高血脂、高血压症，清除脂质在血管内部的积累，因而具有抗动脉硬化、缓解心脏冠状动脉栓塞而引起的心绞痛。此外，大蒜还可放慢人体各器官细胞特别是皮肤细胞的老化过程，增强整个机体的免疫功能，具有显著的抑制肿瘤生长的效果。

中医认为，大蒜具有通五脏、过诸窍、消痈肿、化积食和杀菌散寒的功效。因此，长期适量食用大蒜适于细菌性肠炎、痢疾、伤寒、霍乱、感冒、流行性脑炎、百日咳等肠道和呼吸道传染病的治疗和预防。

二十五

暑温

原文精选

手太阴暑温，服香薷饮，微得汗[①]，不可再服香薷饮重伤其表，暑必伤气，最令表虚[②]，虽有余证，知在何经，以法治之。

译文

手太阴暑温病，患者在服用香薷饮后，身上会稍微有点汗，此时不能再服用香薷饮，重复损伤其表气。由于暑邪原本就易伤气，容易造成表虚不固的现象发生。因此，暑病得汗后，尽管还有别的症状，可以按照病证属何经病变而采用正确的治疗方法。

注释

①微得汗：身上微微汗出。

②最令表虚：易致表虚不固。

养生大智慧

1. 这三道菜，您做过吗？

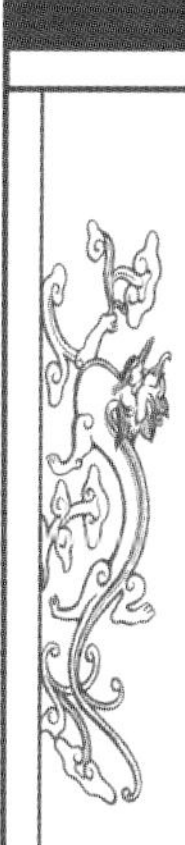

（1）姜丝炒蛋

【原料】鸡蛋3只，鲜姜50克，花生油40克，精盐1.5克，料酒120克。

【制法】先把鸡蛋磕入碗中并打散，加入精盐搅匀。把去皮的鲜姜，先切成薄片，再切成细丝。把炒锅置于旺火上，加入花生油烧至六成热，先下姜丝略煸一下，随即倒入蛋液，翻炒至熟，倒入料酒，转小火烧约5分钟，至料酒全部被吸入蛋内时，起锅入盘即可。

【特色】色泽金黄，软嫩味美，鲜香微辣，爽口解腻，冬季食用能温中驱寒。

（2）银芽炒蛋

【原料】鸡蛋3只，绿豆芽200克，花生油75克，精盐2克，鲜姜6克，水淀粉15克，味精0.5克。

【制法】先把鸡蛋磕入碗中打散，加入1克的精盐及水淀粉并搅和，再舀入15克的花生油拌匀。把掐去根须和豆瓣的绿豆芽，用清水洗净并沥干水。把去皮的鲜姜切成细丝。把炒锅置于旺火上，加入15克的花生油烧至六成热，先下姜丝煸出香味，再放入绿豆芽翻炒至七成熟，加入精盐、味精炒匀，出锅盛入蛋液碗中。再把炒锅置旺火上，加入花生油，待油烧至五成热，将蛋液和豆芽倒入锅中，翻炒至蛋液凝固，用铲炒散入盘即可。

【特色】黄中有白，软中有脆，色泽淡雅，口味清鲜。

（3）西瓜炒蛋

【原料】鸡蛋3只，西瓜瓤300克，熟黑芝麻、料酒各10克，花生油70克，精盐2.5克，味精2克，葱花5克。

【制法】先把鸡蛋磕入碗内并打散，然后加入精盐、料酒搅拌均匀。把西瓜瓤切成1厘米见方的小碎块，然后拣去瓜子。把炒锅置于旺火上并烧热，然后放入花生油，待油烧至五成热时，倒入瓜瓤，沸后即淋入蛋液。见蛋液逐渐凝结时，颠锅翻身，撒上熟黑芝麻、葱花，出锅入盘即可。

【特色】红黄相映，甜咸交融，香美可口，风味别致。

2. 哪些药物忌用滚开水？

胃蛋白酶合剂、胰酶片、多酶片、酵母、乳酶生、维生素C、小儿麻痹糖丸等药物，遇到高温易遭破坏使其活性降低，故忌用滚开水冲化，而应以温开水送服。小儿麻痹糖丸则宜用凉开水送服。

各种止咳糖浆，其止咳作用部分是来自糖浆口服后覆盖在发炎的咽部黏膜表面，以减轻对黏膜的刺激而缓解咳嗽。若用开水冲服，会使药液稀释并迅速吞下，从而失去糖浆的作用，所以也忌用滚开水冲服。

二十六
暑温

原文精选

手太阴暑温，或已经发汗[①]，或未发汗，而汗不止，烦渴而喘，脉洪大有力者，白虎汤主之；脉洪大而芤者，白虎加人参汤主之；身重者，湿也，白虎加苍术汤主之；汗多，脉散大，喘喝欲脱者[②]，生脉散主之。

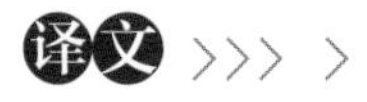

手太阴暑温病，或已采用了辛温发汗药，或还没有采用辛温发汗药，而患者人还在不停地出汗，心烦口渴，呼吸表现为粗大且喘，脉象洪大有力的，在治疗方面应采用白虎汤；脉洪大而中空呈芤象的，治疗时应采用白虎加人参汤；身体困重，是兼挟湿邪，应该采用白虎加苍术汤进行治疗；汗多不止，脉象散大无力，喝喝而喘的，治疗时应该采用生脉散。

注释

①已经发汗：已经用过辛温发汗药。

②喘喝欲脱者：喝喝而喘的。

主攻汤方

【名称】生脉散方（酸甘化阴法）。

【成分】人参9克，麦冬（不去芯）6克，五味子3克。

【用法】上药用水3杯，煎煮成2杯，分2次服。药渣还可加水煎服。如服药后，脉象仍然散大无力者，可再用上方煎服，直到脉象收敛为止。

麦冬

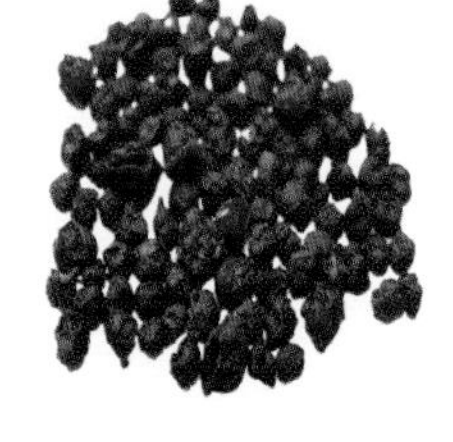
五味子

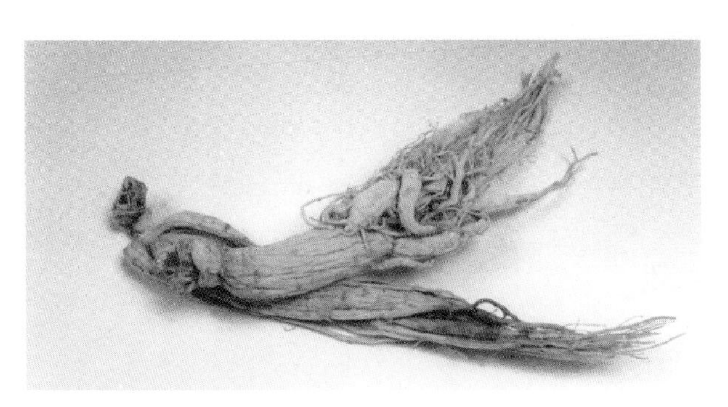
人参

养生大智慧

1. “止泻”的两道好菜

（1）百仁鱼肚

【原料】莲米、薏苡仁、扁豆、百合各30克，水发鱼肚100克，水发海参、净大虾、熟鸡脯肉、冬笋各25克，油菜5克，火腿15克，料酒、花椒水、盐各2克，味精2.5克，酱油1克，高汤500毫升。

【制法】莲米去芯，薏苡仁、芡实、白扁豆洗净，均煮熟。鱼肚、海参、大虾、鸡肉、冬笋、油菜、火腿皆切片。锅内放高汤，入料酒、花椒水、盐、酱油，再放鱼肚、海参、大虾、鸡肉、冬笋、油菜、火腿、莲米、芡实、扁豆、薏苡仁、百合，烧开入味精，起锅即可。

【功效】健脾益肾。

【用法】佐餐用。

【适用】脾虚便溏、泄泻病症。

（2）枣蔻煨肘

【原料】红枣60克，红豆蔻10克，猪肘子1000克，冰糖180克。

【制法】将猪肘子刮洗干净，放入沸水锅内余去腥味；红枣洗净，红豆蔻拍破，用干净的纱布袋装好，扎口。在砂锅底垫上几块瓷瓦片，加清水适量，放入猪肘子，置武火烧沸，打去浮沫；另将冰糖三分之一炒成深黄色糖汁，连同其余的冰糖、红枣、红豆蔻入锅内烧1小时，移文火上慢煨两小时，待肘子煨至熟烂，取出红豆蔻不用，起锅装盆即成。

【功效】补脾和胃，益气生津。

【用法】佐餐食。

【适用】因脾胃虚弱而引起的腹泻。

2. 要想成为“大力水手”，就得多吃菠菜

菠菜有“菜中之王”之称，含有多种维生素，且很丰富，还含有矿物质，特别是铁、钾很多，也容易被人体吸收。

据测，菠菜每100克含蛋白质2.1克，碳水化合物2.8克，钙72毫克，磷53毫克，铁1.3～1.6毫克，胡萝卜素3.4毫克，维生素C 39毫克，维生素$B_1$0.03毫克，维生素$B_2$0.16毫克，尼克酸0.42毫克，维生素C24毫克。

现代医学发现，由于菠菜同时含有大量的铁和维生素C以及维生素A原，而维生素可以促进人体吸收利用

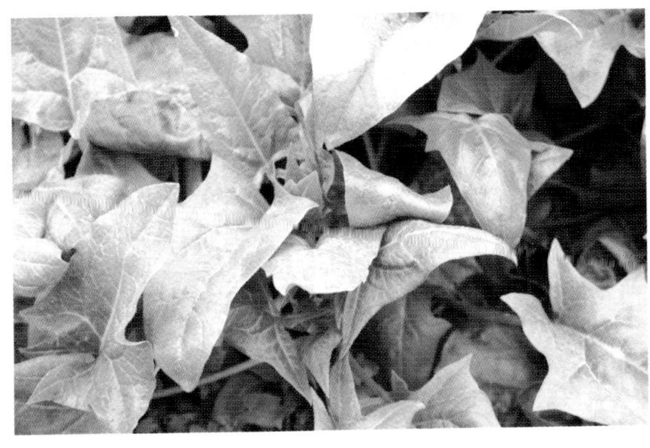

菠菜

所含的铁，使其吸收率达50%，因而对于缺铁性贫血的妇女及体弱患者极为有利。菠菜因含有酶Q10，并含有丰富的维生素E，因而有抗衰老和增加青春活力的作用。此外，菠菜中所含的物质成分有促进胰腺的分泌功能，加速胰岛素的分泌，可以帮助消化和辅助治疗糖尿病。

祖国医学认为，菠菜有通肠胃、开胸膈、润肠燥、降血压、解毒补血的功效。

综合起来，菠菜适宜于高血压病、贫血病、糖尿病、痔疮便秘、便血、坏血病、夜盲症及皮肤粗糙、过敏、松弛的患者食用。

二十七

暑温

原文精选

手太阴暑温，发汗后，暑证悉减[①]，但头微胀，目不了了，余邪不解者，清络饮主之，邪不解而入中下焦者，以中下法治之。

译文

手太阴暑温病用香薷饮发汗后，很大程度地消除了暑病的症状，只会感到头部微胀、视物不清，这其实表明暑热余邪未解，可用清络饮治疗。病邪未解而出现中下焦症状的患者，则应根据治疗中下焦病证的方法进行对症治疗。

注释

①暑证悉减：暑病的症状大部分已经消除。

主攻汤方

【名称】清络饮方（辛凉芳香法）。

【成分】鲜荷叶边、鲜银花、西瓜翠衣、丝瓜皮、鲜竹叶芯各6克，鲜扁豆花1枝。

【用法】上药用水2杯，煎煮成1杯，在1日内分2次服下。凡是暑邪伤及肺经的轻证，都可以用本方治疗。

养生大智慧

1. 生活最离不开的是什么？玉米。

现在人们日常饮食以大米、白面为主食，忽略了中国人传统主食玉米的食用，这是不对的。

玉米营养价值很高，每100克中含蛋白质8.5克，脂肪4.3克，碳水化合物72.2克，钙22毫克，磷120毫克，铁1.6毫克，胡萝卜素0.1毫克，维生素$B_1$0.34毫克，维生素$B_2$0.1毫克，尼克酸2.3毫克，还含有微量元素硒、镁等。玉米所含脂肪52%为不饱和脂肪酸，是精米、精面的4～5倍。其所含的卵磷脂、谷固醇、维生素C等，能降低血清胆固醇，防止高血压、冠心病、心肌梗塞的发生，并有延缓细胞衰老的作用。

玉米含有较多的微量元素硒、镁，还有丰富的赖氨

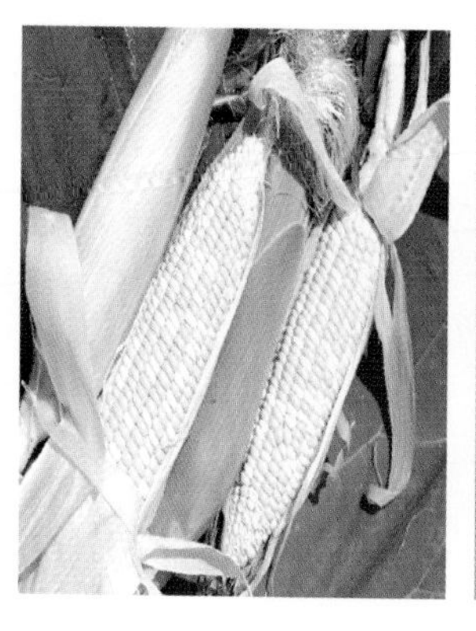

玉米须

樟脑

酸、木质素以及被称为致癌化学物“手铐”的谷胱甘肽等多种抗癌物质，故是抗癌食品。其所含较多的纤维素，可促进排泄，对防止肠癌和减肥也有显著作用。

2. 小心使用樟脑丸

樟脑丸又名“卫生球”，是从一种煤焦油中提炼出来的茶醌化合物。煤焦油属一种致癌物质，因而茶醌被认为是一类潜在的致癌物。

樟脑丸的挥发性细微粒，可以直接刺激呼吸道、黏膜等，可以引起咳嗽、流泪、皮肤红斑、指甲色素变化、恶心、头痛等中毒症状。要知道存放高档衣物仍以樟木箱为好，因为樟木的木质本身含有天然樟脑，对人无害。如果没有樟木箱，可以用樟脑精块。樟脑精块是以松节油作原料经过化学反应制成的人工合成樟脑。其性质与天然樟脑相近，使用则是非常安全。如果以上两者都没有，则必须使用樟脑丸时，可将樟脑丸用纸包好后放进箱内，一定避免与衣物直接接触。

二十八
暑温

原文精选 >>> >

手太阴暑温，但咳无痰，咳声清高者[1]，清络饮加甘草、桔梗，甜杏仁、麦冬、知母主之。

译文 >>> >

暑温手太阴病证，但只是干咳却没有出现痰，咳声清亮而高亢的，则可以采用清络饮加甘草、桔梗、甜杏仁、麦冬和知母进行对症治疗。

注释 >>> >

①咳声清高者：咳声清亮而高亢的。

养生大智慧

1. 补血滋阴，“阿胶”是关键

【别名】驴皮胶。

【性味】性平，味甘。

【功效】补血，滋阴，安胎，润肠。

【宜食】适宜贫血，营养不良，体质虚弱者食用；适宜妇女月经不调，或月经过多不止，崩中漏下，和怀孕妇女胎动不安，或产后虚弱者食用；适宜支气管扩张或肺结核，咳嗽咯血之人食用；适宜老年人，体虚者，病后产后大便干燥者食用；适宜中老年人因缺钙引起的抽搐者食用；适宜进行性肌营养不良者食用；适宜血小板减少性紫癜，再生障碍性贫血，功能性子宫出血患者食用。

【忌食】平素脾胃虚寒，腹泻便溏及慢性肠炎者忌食。新熬制的阿胶忌食，以免热重上火。

2. 防治“紫癜”的四道药膳

（1）红枣炖猪蹄

【原料】猪蹄1只，红枣30枚。

【制法】猪蹄去毛洗净，红枣去核，同放锅内，加水炖至极烂。

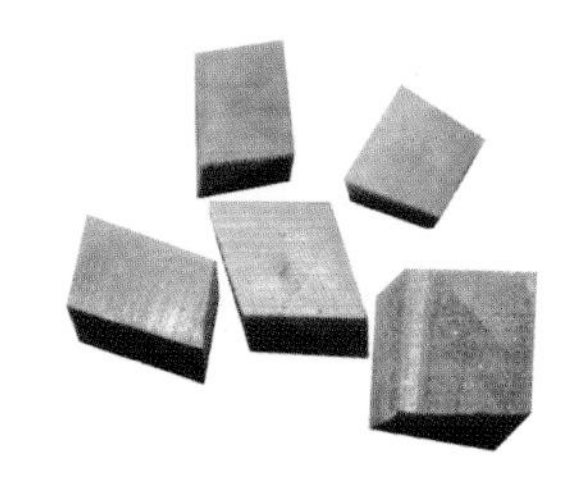

阿胶

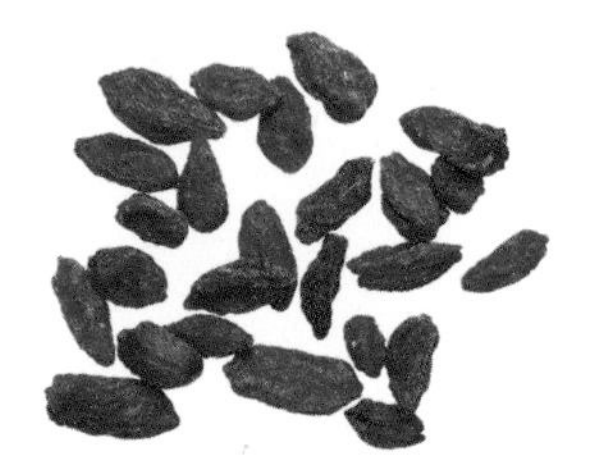

枸杞子

【功效】健脾养血。

【用法】吃肉饮汤，隔日1次。

【适用】因脾不统血而引起的紫癜。

（2）兔肉炖红枣

【原料】兔肉250克，红枣50克，红糖适量。

【制法1将龟肉洗净、切块. 同红枣、红糖同放炖锅内。隔水炖熟。

【功效】补气健脾摄血。

【用法】每日分两次服食，常用。

【适用】因脾不摄血而引起的紫癜。

（3）旱莲草炖黄鱼鳔

【原料】黄花鱼鳔100克，旱莲草30克。

【制法】旱莲草用布包，与鱼鳔同放砂锅内，加水

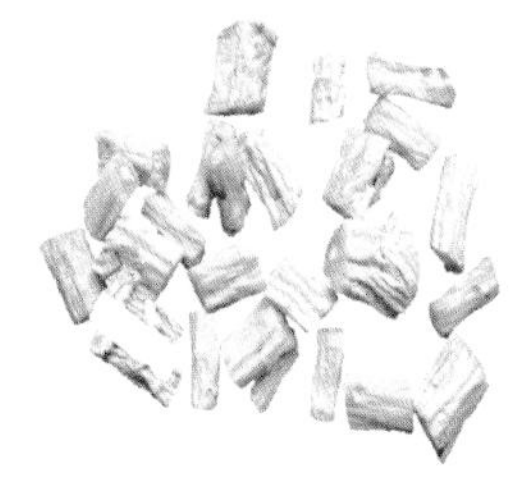

党参

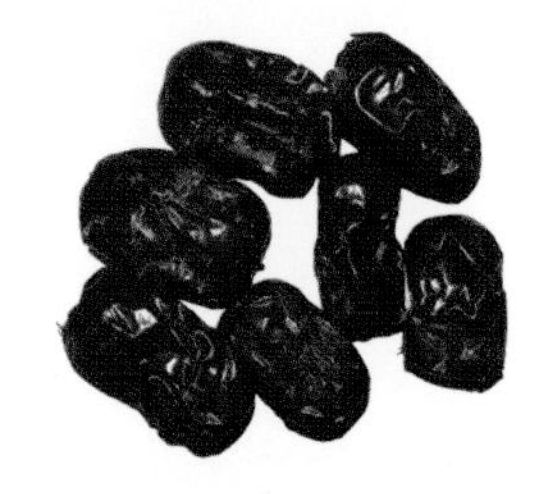

红枣

【用法】每日 1 剂，内服。

【适用】偏头疼。

2. 人们公认的一大补品——鸡蛋

鸡蛋是人们公认的补品，营养价值很高。鸡蛋蛋白（也叫“蛋清”）和蛋黄的营养成分有别，胆固醇和卵磷脂主要存在于蛋黄内。

每 100 克白壳鸡蛋（括号内为红壳鸡蛋）含蛋白质 12.7 克（12.8 克），脂肪 9.4 克（9.6 克），碳水化合物 2.3 克（2.1 克），维生素 A 159 微克（159 微克），维生素 B_1 0.04 ~ 0.27 毫克，维生素 B_2 0.20 ~ 0.65 毫克，维生素 E 1.32 毫克（2.65 毫克），钙 59.3 毫克（45.7 毫克），磷 218.7 毫克（188.7 毫克），铁 1.75 毫克（1.4 毫克），硒 37 微克（35 微克）。另外鸡蛋还含有维生素 B_6、维生素 B_{12}、维生素 D 及叶酸、镁、锌、铜、碘等。

蛋黄比蛋白营养价值要高。比如蛋白含脂肪 2%，蛋黄含 15%；维生素 E，蛋白含 0.01 毫克，蛋黄含 2.5 毫克；钙，蛋白含 5 ~ 39 毫克，蛋黄含 90 ~ 147 毫克；磷，蛋白含微量，蛋黄含 452 毫克；铁，蛋白含 1.6 毫克，蛋黄含 8.3 毫克；镁、锰、锌、铜、硒等矿物质蛋黄也大大超过了蛋白；胆固醇，蛋白在 300 毫克以下，蛋黄高达 1400 毫克。蛋黄中除胆固醇含量高外，卵磷脂和卵黄素的含量也很高，它们对人体的神经系统和身体发育成长大有好处，是青少年和婴幼儿成长期间特别需要的物质。蛋黄中的乙酰胆碱有增强人记忆力的作用。鸡蛋中的蛋白质是优质蛋白质，主要成分是卵白蛋白和卵球蛋白，对婴幼儿的成长也极有好处。

中医认为，鸡蛋白性微寒而气清，蛋黄则性温而气浑。前者益精补气、润肺利咽、清热解毒，治伏热、目赤、咽痛、音哑、阳痿等；后者能滋阴润燥、养血息风。蛋黄中所含的卵磷脂被酶分解后，能产生丰富的乙酰胆碱，入血液后，很快就会到达脑组织，对增加记忆力有功效，尤其老年人记忆力减退后宜多吃蛋黄。

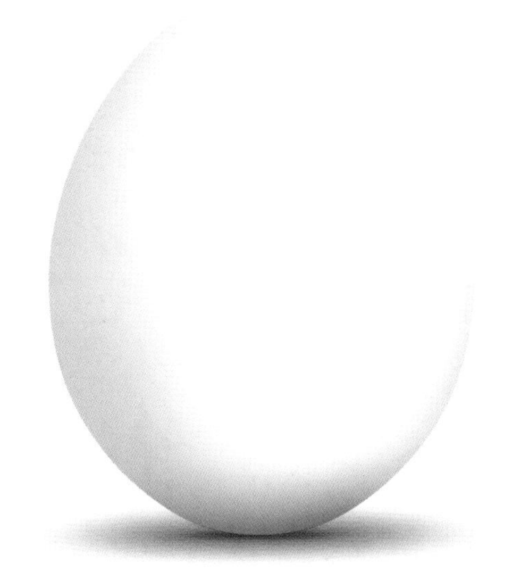

鸡蛋

现在仍有的人不敢吃鸡蛋黄，总是担心会增加胆固醇使血管硬化。现代医学专家认为，老年高血压、高血脂和冠心病患者，可以少量食用鸡蛋，以每天不超过 1 只为宜，这样可补充优质蛋白为主的多种营养成分，又不至于增加血脂水平，还有助于延缓衰老。蛋黄中含铁较高，含卵磷脂也较高，对婴儿和孕妇均有用，有利于生长发育和健脑。

地肤子

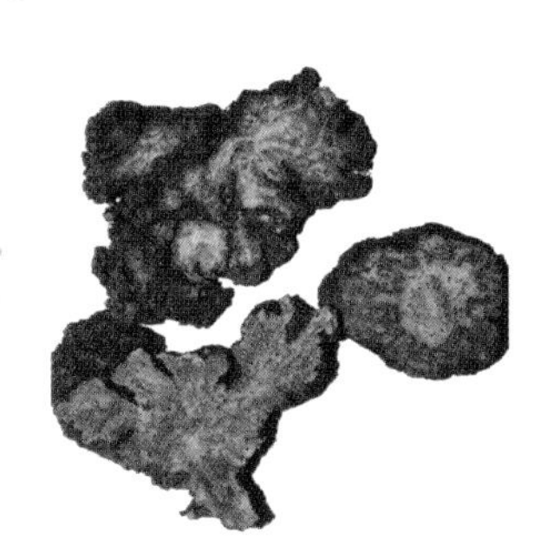

川芎

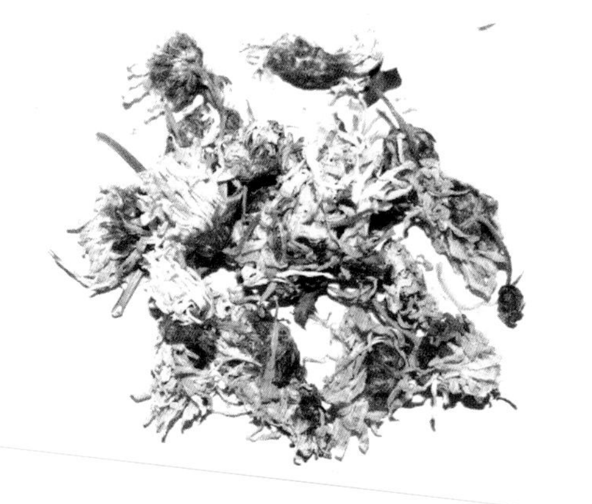

菊花

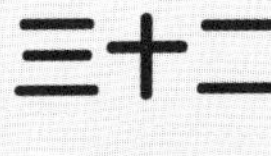

三十二

暑温

原文精选

寒热，热伤于表[①]也；舌白不渴，湿伤于里也；皆在气分，而又吐血，是表里气血俱病，岂非暑瘵重证乎？此证纯清则碍虚，纯补则碍[②]邪，故以清络饮清血络中之热，而不犯手；加杏仁利气，气为血帅故也；薏仁、滑石，利在里之湿，冀邪退气宁而血可止也。

译文

“发热恶寒”其实是暑热伤于卫表的症状：一方面舌苔白腻而口不渴，属湿邪内阻的表现。另一方面均为气分证，但又见到吐血，即为表里气血俱病了。难道不是暑瘵重证吗？针对如何治疗本证的问题，如果单纯地清热，会使正气更虚，如果单纯地补虚，又会影响到祛邪，因此用清络饮清血络中的邪热，这样也符合手太阴病变的治疗原则，方中添加杏仁所起的作用是宣肺利气，这是由于气为血帅；方中添加薏仁、滑石，主要是为了淡渗利湿，希望病邪退去气机安宁而使血止。

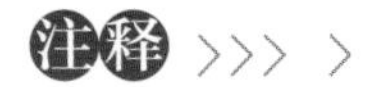

注释

①表：卫表。
②碍：影响。

养生大智慧

1. 为什么说服用鹿茸要加小心？

不少人一提到增强性功能，就会想到鹿茸。这种认识未免失之偏颇。鹿茸对于肾阳虚引起的男子性功能减退的确有显著的疗效。但是，如果用于湿热下注或阴虚阳亢的患者，则不但不能治病，反而会使其病情加重。

所以，服用鹿茸一定要严格掌握其适应证和禁忌证。对于低热、消瘦、盗汗、手足心发热、口燥咽干、两颧潮红的阴虚体质者和患有高血压病、冠心病、肝肾疾病者及各种发热性疾病、出血性疾病者，均忌使用。如果身体健康、无肾阳虚的人滥用鹿茸，不但达不到滋补的效果，反而会使患者引起心悸、血压升高、流鼻血等现象。用量过大甚至会造成脱发、呕血及造血功能障碍等不良后果。因此，忌将鹿茸当作壮阳的万能药加以滥服。

2. 为什么说女性在经期不能拔牙？

有关临床报道表明，女性在月经期要避免拔牙，否则会出现耳颈部持续性疼痛并放射至头面侧部、局部淋巴结肿大、低烧、全身不适、食欲下降、张口困难、牙槽凝血块溶解、牙槽骨暴露及坏死等症状。

妇女月经期的血凝固性低，唾液中纤维蛋白溶解原的前体激活物增加，易造成拔牙后伤口大出血，不利于牙龈伤口的愈合。同时，致病菌的侵入容易造成细菌感染，从而导致口腔疾病。因此，妇女在月经期忌拔牙。

三十三
暑温

原文精选

小儿之阴，更虚于大人[①]，况暑月乎！一得暑温，不移时有过卫入营者，盖小儿之脏腑薄也。血络受火邪逼迫，火极而内风生，别名急惊，混与发散消导，死不旋踵，惟以清营汤清营分之热而保津液，使液充阳和，自然汗出而解，断断不可发汗也。可少与紫雪丹者，清包络之热而开内窍也。

译文

小儿的阴气与成人的阴气相比更虚，况且又是在暑季，一旦患上了暑温，也许就会很快越过卫分而进入营分，这是由于小儿的脏腑非常娇嫩，营血分热邪亢盛，热极生风，人们常常称这种病症为“急惊风”。针对这种情况，若乱用了发散风寒和消导积滞的治疗方法，那么也许会马上死亡。也只有用清营汤来清营分中的邪热，对阴液进行保护和充长，使阳气调和，才能自然地通过汗出而使病邪得解，但是千万不能发汗，不过可以给患者服用小量的紫雪丹，以清心包的邪热，进而开窍息风。

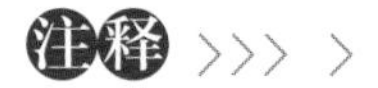

注释

①大人：成人。

养生大智慧

1. 警惕，驱虫药对身体有害！

目前所用的驱虫药种类很多，其中有的对多种寄生虫有效，有的仅对某一种寄生虫有驱除作用。常用的驱虫药如驱蛔灵、抗虫灵、左旋咪唑、噻苯咪唑、扑蛲灵、补蛲净等，都有一定的不良反应，长期、过量地服用，可引起恶心、呕吐、腹痛、眩晕、胸闷、嗜睡、食欲缺乏及胃肠不适等症状。即使是毒性较低的驱蛔灵，在常服或久服的情况下，也会引起头晕、头痛、呕吐及肝功能损害。

尤其是对于儿童来说，任何一种驱虫药都不应常服、久服或过量服。特别是那些肝肾功能欠佳、急性发热的幼儿等，更应慎用或禁用驱虫药。

2. 明目聪耳的几道药膳

（1）枸杞蒸鸡

【原料】枸杞子、绍酒各 15 克，嫩母鸡 1 只（约 1500 克），胡椒粉 3 克，生姜、葱白、味精、食盐各适量。

【制法】鸡宰杀后退毛，去内脏，去爪，冲洗干净。枸杞子洗净，姜切成片，葱剖开成寸节待用。将鸡用沸水焯透，捞在凉水内冲洗干净，沥净水分。把枸杞子装入鸡腹内，然后放入盆内，腹部朝上，摆上葱、姜，注入清汤，加入食盐、绍酒、胡椒粉，用湿棉纸封口，沸水旺火上笼蒸约 2 小时，取出。揭去棉纸，挑出葱、姜不用，放入味精，调好味即成。

【功效】滋补肝肾明目。

【用法】佐餐食，每日 1 ~ 2 次。

【适用】因肝肾不足而引起的目昏眼花。

（2）枸杞桃仁鸡丁

【原料】桃仁、鸡汤各 150 克，枸杞子 90 克，嫩鸡肉 600 克，鸡蛋 3 个，食盐、白砂糖、芝麻油、绍酒、葱、姜、蒜各 20 克，味精 2 克，胡椒粉 4 克，干淀粉 15 克，猪油 200 克。

【制法】枸杞子择后洗净，核桃仁用开水泡后去皮，待用。鸡肉切成 1 厘米见方的丁儿，用食盐、味精、白砂糖、胡椒粉、鸡汤、芝麻 油、湿淀粉兑成滋汁待用。将去皮后的核桃仁用温油炸透，兑入枸杞子即起锅沥油。锅烧热时倒入猪油，待油五成热时，投入鸡丁快速滑透，倒入漏勺内沥油；锅再置火上，放 50 克热油下入姜、葱、蒜片稍煸再投入鸡丁，接着倒入滋汁，速炒，随即投入核桃仁和枸杞子炒均即成。

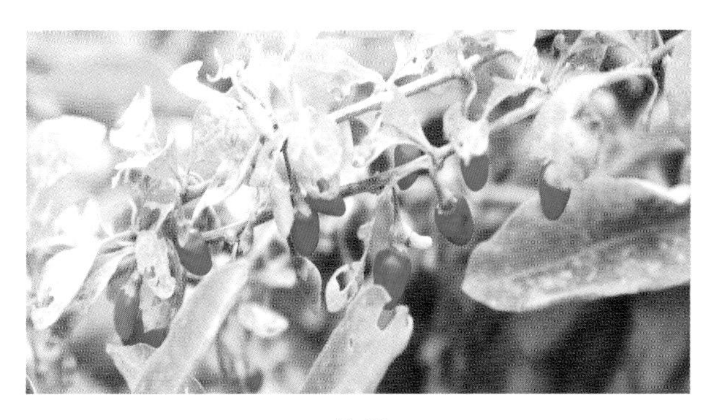

枸杞

【功效】补肾壮阳，双补气血，明目健身。

【用法】佐餐食，每日 1 ~ 2 次。

【适用】因气血不足而引起的视力减退。

（3）桃杞鸡卷

【原料】枸杞子、菜油各 50 克，胡桃仁 100 克，公鸡 1 只，芝麻油、绍酒各 30 克，生姜 15 克，葱白 20 克，食油 6 克，卤汁适量。

【制法】胡桃仁用沸水浸泡后去皮，下油锅内炸熟，枸杞子洗净择去杂质待用。

公鸡宰杀后退净毛，剖腹除去内脏，冲洗干净，从脊骨处下刀剔骨，保持整形不破裂；姜、葱切片，同食盐、绍酒一起将鸡肉腌 3 小时。把鸡肉内的姜、葱去掉，皮朝下放于案板上摆平，把枸杞子、胡桃仁混合放在鸡肉上卷成筒形，再包卷两层白布用线缠紧；烧沸卤汤放入鸡卷煮 40 分钟，捞出待冷，解去线、布，刷上香油，切成约两毫米厚圆片，摆入盘中即成。

【功效】补气壮阳，补养气血，明目健身。

【用法】佐餐食。每日 1 ~ 2 次。

【适用】因肾阳不足，气血亏虚而引起的视物不清。

三十四

暑温

原文精选 >>> >

大人暑痫，亦同上法。热初入营[1]，肝风内动，手足瘛疭，可于清营汤中，加钩藤、丹皮、羚羊角。

译文 >>> >

成人若患上了暑痫，也可用上条所述的方法进行治疗。如果热邪只是初入营分，肝风内动，手足表现抽搐，便可在清营汤中另外再加入钩藤、丹皮和羚羊角这三味药。

注释 >>> >

①热初入营：热邪初入营分。

养生大智慧

1. 餐前喝太多水，只会有害无益

理由一：餐前多为空腹，若在这个时候过量地饮水，就会产生不少不良后果。

理由二：餐前若过量地饮水，就会将胃液冲淡，从而降低胃的消化能力，尤其在夏天动不动就呕吐、腹泻等。

理由三：餐前若过量地饮水，就会使胃酸的杀菌能力有所降低，使胃部易受病菌干扰。

理由四：若在短时间内过量饮水，也许会扩张胃部，甚至还会产生胃下垂的现象。

理由五：若饮水量超标，特别是喝汽水、冷饮，会明显减退食欲，影响进食。

2. 酒和药物不要一起服用

例证一：酒和阿司匹林若一起服用，可能会损胃部，甚至还会出现溃疡出血的现象；

例证二：酒和痢特灵、灭滴灵若一起服用，可能会恶心、呕吐、头晕、心跳、腹痛等。

例证三：若在酒醉的时候服用镇静药如巴比妥类、冬眠灵等，最终会出现昏迷、中毒等现象，严重时还有可能会致死。

三十五

伏暑

原文精选 >>> >

暑兼湿热，偏于暑之热者为暑温，多手太阴证而宜清；偏于暑之湿者为湿温，多足太阴证而宜温；温热平等者两解之。各宜分晓[1]，不可混[2]也。

译文 >>> >

暑邪同时兼有湿热的性质，若偏重于热即为暑温，大部分实际表现在手太阴肺经热盛的证候，此时宜用清法进行治疗；若偏重于湿即为湿温，大部分实际表现为足太阴脾经湿盛的证候，此时宜用温燥祛湿法进行治疗；若湿热并重，则可以同时用清热化湿的治疗方法。总而言之，必须分辨清楚才是，绝对不可以混淆。

注释 >>> >

①各宜分晓：应该分辨清楚。

②混：混淆的意思。

养生大智慧

1. 我们来说说“便秘”和“绿豆芽”的关系

【功效】关于绿豆芽的通便、减肥作用，在中医古籍中早有记载：绿豆芽性凉味甘，不仅能清暑热、通经脉，还能调五脏、利湿热。适用于热病烦渴、大便秘结等症。绿豆芽宜用旺火快炒，炒时加点醋，既可减少 B 族维生素的流失，还可除去豆腥气。与韭菜同炒或凉拌，对便秘的治疗功效会更好。

【提示】忌将绿豆芽发得过长：家庭发豆芽已成为习惯。绿豆芽鲜嫩味美，富含维生素等营养成分。但是发豆芽时不要使豆芽发得过长，不是豆芽越长，营养才会越丰富，恰恰相反，豆芽过长会使营养素受损。绿豆芽是绿豆经加工萌发出的一种蔬菜。在萌发过程中，绿豆的蛋白质会转化为天门冬素、维生素 C 等成分。绿豆芽长得太长，其所含的蛋白质、淀粉及脂类物质就会消耗太多。据测定，当绿豆芽长达 10 ~ 15 厘米时，绿豆中的营养物质也会使菜的维生素损失大，营养价值受损。正确的做法是，将蔬菜边冲洗，边用手擦净，约用 3 分钟洗净，再在下锅前 1 分钟切段为宜。

2. 为什么女性在经期忌唱歌?

月经期由于性腺激素分泌发生了变化，女性声带充血、水肿，分泌物增多，致使嗓音发生变化，声音变得闷暗、发干或沙哑，甚至出现破裂声，音调变低、变小，发声困难，说话容易疲劳。此时，如果引吭高歌，会引起声带过度疲劳、黏膜出血等症状，严重者可导致失音。所以说，女性在经期要注意保护好嗓子，忌唱歌。

三十六

伏暑

原文精选

长夏[①]受暑，过夏而发者，名曰伏暑。霜未降而发者少轻，霜既降而发者则重，冬日发者尤重，子、午、丑、未之年为多也。

译文

如果在长夏季节感受了暑邪，在当时并没有发病，可是待夏天过后才发病，人们称这种病症为伏暑。如果在霜降前发病的，病情不严重、较轻；如果在霜降后发病的，病情就比较严重了；而到了冬季的时候才发病的，病情会更加地严重。通常情况下，本病在子、午、丑、未的年份比较多见。

注释

①长夏：历六月，一般指夏秋之交的季节。

养生大智慧

1. 存放鸡蛋有哪三忌?

一忌保存鸡蛋用水冲洗。有的人总嫌买回的鸡蛋太脏，就先用清水把鸡蛋冲洗干净，再放置保存。其实这是不正确的，会损害鸡蛋的营养价值，甚至使鸡蛋液变质。鸡蛋壳外面有一层“白霜”，可以起到封闭蛋壳上气孔的作用，既能防止细菌进入鸡蛋内，又能防止鸡蛋内水分的蒸发，保持蛋液的鲜嫩。如果用水将鸡蛋冲洗后，“白霜”就会脱落，细菌侵入，水分蒸发，使鸡蛋变质。所以，需要保存的鸡蛋千万不要冲洗，而在准备使用时，当然要将蛋壳清洗干净再下锅煮熟。

二忌鲜鸡蛋放入冰箱存放。很多人习惯将买回的鸡蛋放入冰箱蛋架上存放，认为这样可以防止鸡蛋变质。事实上这样做只能适得其反，将鲜鸡蛋放入冰箱架上很不卫生，对鸡蛋和对冰箱内的其他食物均有损害。这是因为，鸡蛋壳上有枯草杆菌、假芽孢菌、大肠杆菌等细菌，这些细菌在低温下可生长繁殖，而冰箱贮藏室温度常为4℃左右，不能抑制微生物的生长繁殖。这不仅不利于鸡蛋的贮存，易使鸡蛋败坏，也会对冰箱中的其他食物造成污染。正确的方法是把鲜鸡蛋装入干燥洁净的食品袋内，然后放入冰箱蛋架上存放就比较安全。

三忌保存鸡蛋横放。保存新鲜鸡蛋横放，容易发生“靠黄”。因为鲜鸡蛋的蛋白浓稠，能有效地将蛋黄固定在蛋白的中央。如果鸡蛋放久了，蛋白中的黏液素在蛋白酶的作用下，会慢慢脱去一部分水分，失去固定蛋黄的作用。这时如果将鸡蛋横放，由于蛋黄比重比蛋白轻，蛋黄就会上浮，靠近蛋壳，变成贴蛋或靠黄蛋，靠黄蛋在煮时，容易散黄。

2. 发烧患者不要吃蛋类

日常生活中，许多发热患者为了提高食欲、增加营养，常常吃一些蛋类。医学专家提醒，这种做法是不科学的。

人进食后体温会略有上升，这是因为食物在体内氧化分解时，除了释放热能，还会增加人体的基础代谢率，刺激人体产生额外的热量，食物的这种刺激作用，在医学上称为“食物的特殊动力作用”。这种作用与进食的总热量无关，而与食物种类有关。如进食碳水化合物可增加基础代谢率的 5% ~ 6%，脂肪会增加基础代谢率的 3% ~ 4%，进食蛋白质可增加基础代谢率的 15% ~ 30%。

蛋类中蛋白质含量较高，发烧时食用，会使体温升高，不利于病情的恢复。其他高蛋白食物如瘦肉、鱼等，同样会额外增加身体的热量，应尽量少吃。

专家建议，发烧患者的饮食应该力求清淡，易消化。一般以流质或半流质食物为主，并搭配一些新鲜水果。病情恢复后期，可以多补充瘦肉、鱼、豆腐等高蛋白食物。

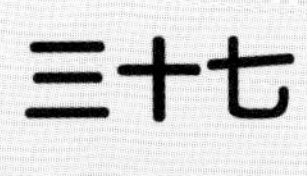

三十七

伏暑

原文精选

头痛恶寒，与伤寒无异；面赤烦渴，则非伤寒矣，然犹似伤寒阳明证；若脉濡而数，则断断非伤寒矣。盖寒脉紧，风脉缓，暑脉弱，濡则弱之象，弱即濡之体也。濡即离中虚[1]，火之象也；紧即坎中满[2]，水之象也。火之性热，水之性寒，象各不同，性则迥异，何世人悉以伏暑作伤寒治，而用足六经羌、葛、柴、芩，每每杀人哉！象各不同，性则迥异，故曰虽在冬月，定其非伤寒而为伏暑也。冬月犹为伏暑，秋日可知。伏暑之与伤寒，犹男女之别，一则外实中虚，一则外虚中实，岂可混哉！

译文

头痛恶寒，和伤寒太阳病没有什么区别，而颜面红赤，心烦口渴，并非伤寒病。但是，仍与伤寒阳明证类似；若脉濡而数，就一定不是伤寒病。伤寒见紧脉，中风是缓脉，暑病见弱脉，濡脉属于弱脉之类，因此说濡脉的本体是弱脉。根据八卦理论，离中虚的表现之一为濡脉，濡脉属火象，而紧脉是坎中满的象征，属水象。从性质方面而言，火属热，水属寒，卦象不一样，性质方面也会存在不小的差异，无奈世人都将伏暑当作伤寒治疗，用治疗伤寒足太阳膀胱经的羌活、葛根、柴胡和黄芩，往往会伤害到人的性命。刚刚说过，卦象不一样，性质差别会很大，因此，尽管发病的季节在冬天，仍认为它并非伤寒而是伏暑。既然发于冬季的尚且定为伏暑，那么发于秋天的就更不用说什么了。伏暑与伤寒如同男性与女性，伏暑属外实内虚，而伤寒则是外虚内实，万万不可混淆这两者。

注释

①离中虚：离，《易经》卦名。离卦外阳内阴故称“中虚”。

②坎中满：坎，《易经》卦名，坎卦外阴内阳故称“中满”。

养生大智慧

1. 治疗眩晕、头痛，这道菜真的不能少——扁豆羊肉丝

【原料】羊肉、扁豆各200克，花椒、水淀粉、黄酒各5克，精盐、味精各3克，白糖、葱丝、蒜末、姜丝各2克，麻油10克。

【制法】先把洗净的羊肉切成丝；把摘去老筋的扁豆洗净，然后切成丝，再投入开水锅内烫煮后捞出，放入凉水中过凉，捞出沥水；把炒锅放在火上，然后放入麻油、花椒。等炸出香味时，将花椒捞出不用，放入羊肉丝、葱丝、姜丝，煸炒至肉丝断生。烹入黄酒，加入扁豆丝、精盐、味精、白糖、蒜末翻炒入味，用水淀粉勾芡，出锅即可。

【功效】健脾补中，补益气血。

【用法】佐餐食用。

【适用】眩晕头痛、脾胃虚损、腹长腹泻、食少纳呆、恶心呕吐等病症。

2. 喝牛奶的八大好处

经常饮牛奶不仅供给人体丰富的营养成分，还对人体健康有8点益处：

（1）抑制冠心病。这是因为牛奶中的乳酸精含量大，能促进脂肪代谢。大量的钙质也能减少胆固醇的吸收。

（2）防止癌症。牛奶特别是酸牛奶，进入人体后可以显著抑制大肠杆菌等有害细菌的生长，中和胃酸，还能吞噬致癌物质。脱脂牛奶中的维生素C、维生素A，均有明显的防癌功效。

（3）预防中风。据调查发现，40~60岁的中年男士中，不喝奶的男士与每天至少喝2杯牛奶的男士相比，中风发生率要高出一倍（前者为8%，后者为4%），这是因为牛奶中的一些特殊物质可以防止过量钙元素对神经细胞的伤害。另外发现，常喝牛奶的男士高血压发病率低，也有益减少冠心病的发生。

（4）延缓骨质疏松。人到中年后，容易发生骨质疏松，牛奶是含钙最多的食品之一，且易于被人体吸收。

（5）抗感冒。

（6）降低气管炎发病率。

（7）预防龋齿。牛奶中的酪蛋白具有良好的预防龋齿的作用。

（8）有安眠的作用。牛奶含有抑制脑兴奋的物质，而使失眠者酣然入睡。

三十八

伏暑

原文精选

太阴伏暑，舌[1]白口渴，无汗者，银翘散去牛蒡、元参加杏仁、滑石主之。

此邪在气分而表实之证也。

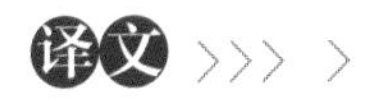

译文

表现如上条所说症候的手太阴伏暑病，比如舌苔颜色发白，口渴，无汗的，则应采用银翘散去掉牛蒡子、元参，加杏仁和滑石进行对症治疗。

这种治疗方法是伏暑邪在气分兼有表实无汗者的治疗法。

注释

①舌：舌苔。

养生大智慧

1. 适当喝点小酒，轻松“击败”头昏目眩

（1）杞银酒

【原料】枸杞子180克，金银花50克，白酒2500毫升。

【制法】将枸杞子、菊花放入酒坛，倒入白酒，加盖密封坛口，每日摇晃1次，浸泡7日后即成。

【功效】滋补肝肾，明目。

【用法】每日两次，每次饮服10～15毫升。

【适用】目眩、目昏、多泪。

（2）苍术加味酒

【原料】苍术、枸杞子各100克，牛蒡根、牛膝各50克，秦艽、鼠粘子、防风、蚕沙、火麻仁、桔梗、羌活各10克，白酒2500毫升。

【制法】将上药研碎，装入纱布袋，扎口，置于酒坛中，倒入白酒，加盖密封坛口，每日摇晃1～2次，浸泡7日后即成。

【功效】滋补肝肾，明目。

【用法】每日3次，每次饮服20～30毫升。

【适用】肝肾不足、邪痹经脉、头昏目眩、视物不明、关节不灵病症。

2. 女性忌长期使用卫生护垫

卫生护垫有利于女性月经期卫生保健，很受女性青睐，但有些女性在非经期也天天使用卫生护垫来保持阴部卫生，实际上这种做法是不科学的。

卫生护垫有利健康，但使用不当也会引起疾病。健康女性的阴道具有自洁功能，长期使用卫生护垫会使局部湿度和温度都大大增加，尤其是在潮热的气候中更加明显，改变了阴道的酸碱度，自洁功能遭到破坏，为细菌和真菌的生长创造了适宜的条件，容易导致阴道炎、尿道炎、外阴瘙痒、毛囊炎等病症。已患有生殖系统炎症的患者如果长期使用卫生护垫，会使病情加重。此外，卫生护垫的摩擦会引起局部皮肤损伤，容易引发皮肤湿疹和皮肤溃疡等疾病。因此，忌长期使用卫生护垫来代替日常的清洗和勤换内衣。

三十九

伏暑

原文精选

太阴伏暑，舌赤[①]口渴，无汗者，银翘散加生地、丹皮、赤芍、麦冬主之。

此邪在血分而表实之证也。

译文

凡是具有上条所说症候的手太阴伏暑病，症状为舌质红赤，口渴，身上没有出汗的，则应采用银翘散加生地、丹皮、赤芍和麦冬对症治疗。

这种治疗方法是伏暑邪在血分兼表实无汗症候的治疗法。

注释

①舌赤：指的是舌质赤红，故邪在血分。

养生大智慧

1. 适用“食管癌”的三道靓汤

（1）地黄茱萸泽泻汤

【原料】生地黄15克，山茱萸、泽泻、牡丹皮、淮山药、白茯苓、牛膝、薏仁、鸡内金、麦冬、金石斛各10克，生牡蛎30克。

【制法】水煎取药汁。

【功效】养阴补肾，消肿散结。

【用法】每日1剂，分两次服用。

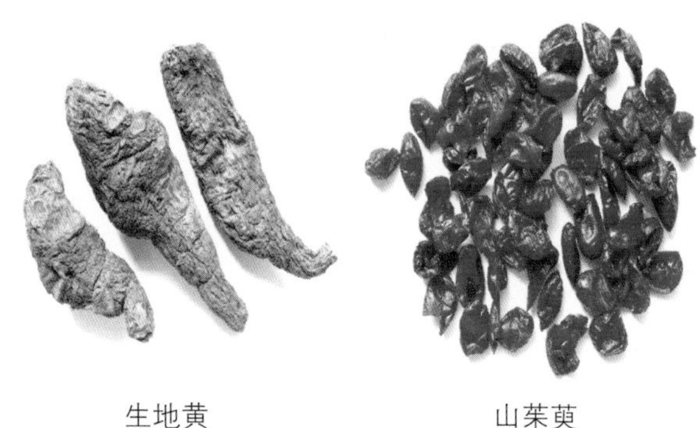

生地黄　　山茱萸

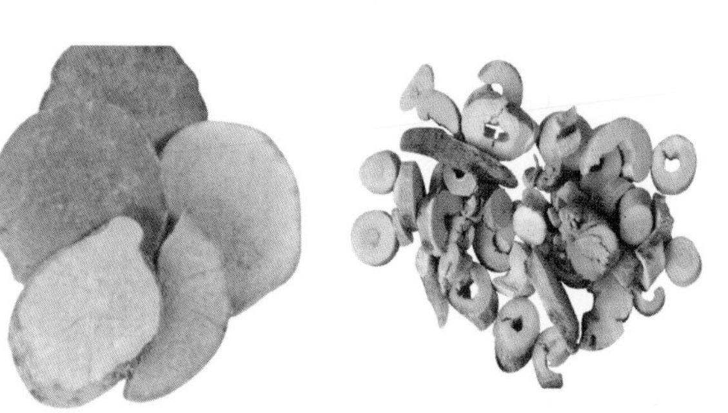

泽泻　　牡丹皮

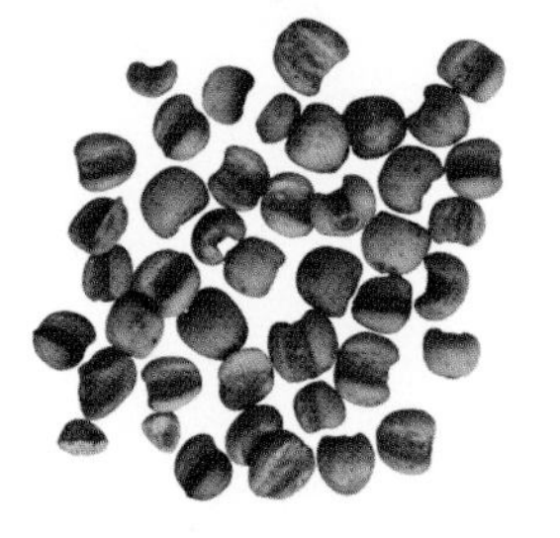

薏苡仁

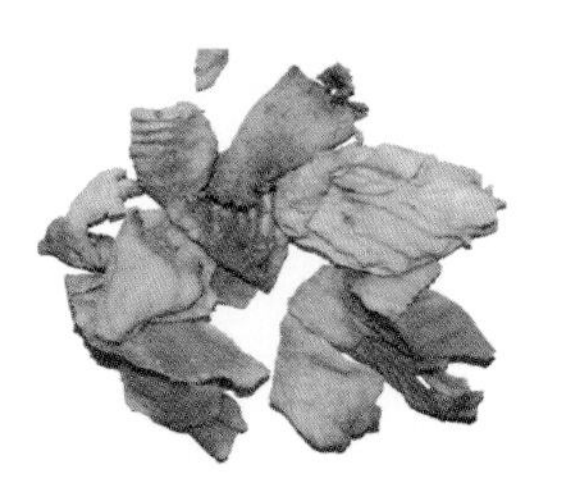

鸡内金

麦冬

金石斛

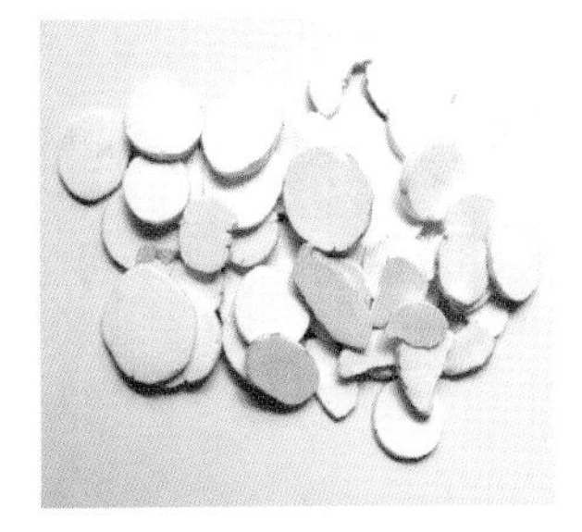

淮山药

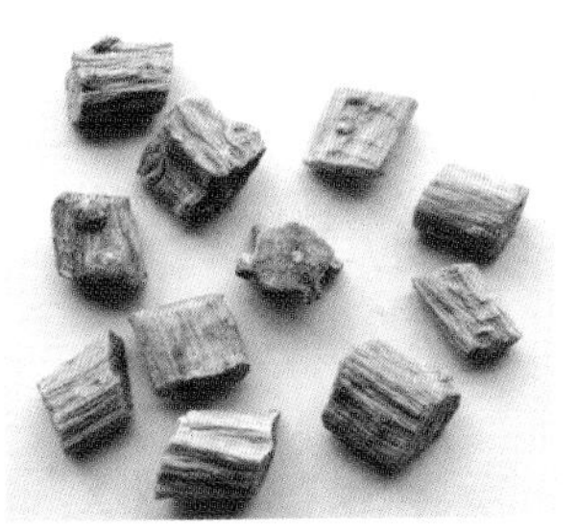

牛膝

【适用】食管癌。

（2）四汁莲藤汤

【原料】韭菜汁、生姜汁、蜜汁、梨汁各1匙，鲜竹沥1支，半枝莲、半边莲、藤梨根各30克，旋覆花12克（包），代赭石15克（先煎），姜、半夏、陈皮、佛手、薤白头各10克。

【制法】水煎取药汁。

【功效】降逆和胃，理气化痰。

【用法】每日1剂，分两次服用。30剂为1个疗程。

【适用】痰湿交阻型食管癌。

（3）白花蛇舌草抗癌汤

【原料】白花蛇舌草30克，蒲公英80克，半枝莲

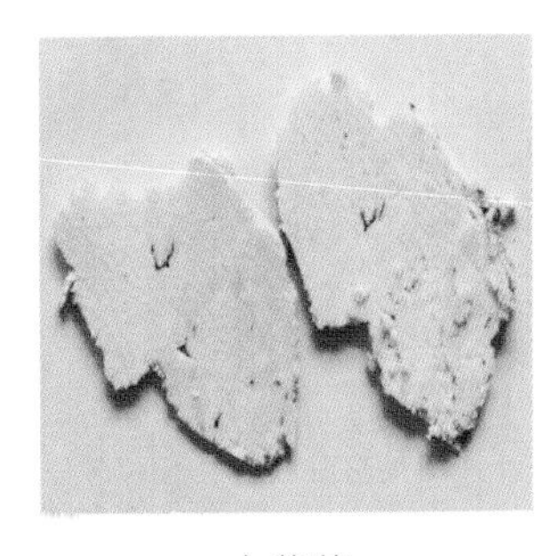

白茯苓

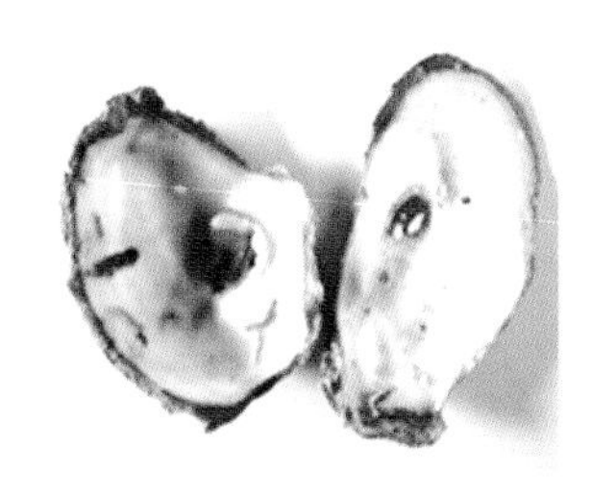

牛牡蛎

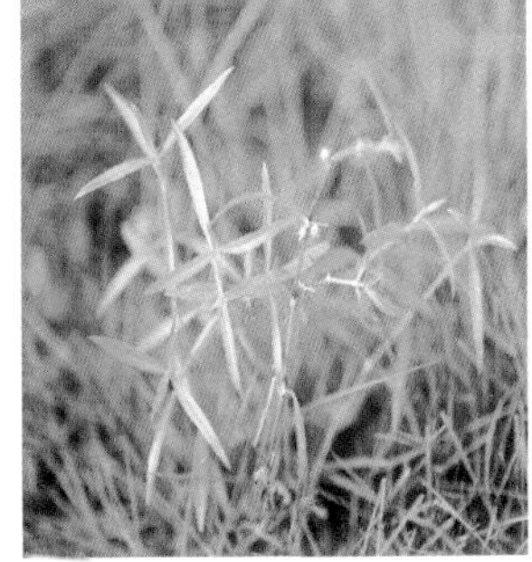

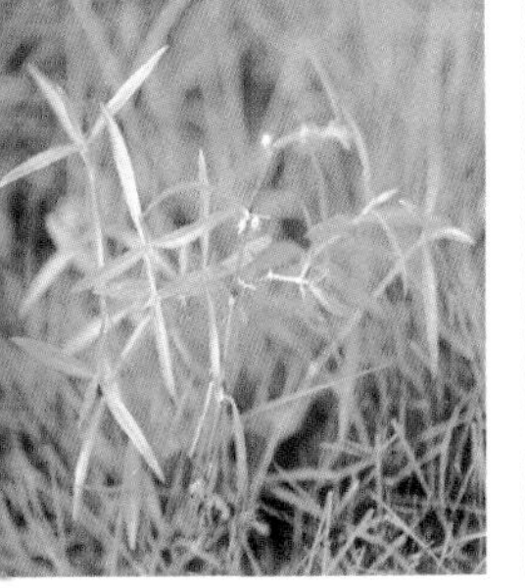

白花蛇舌草

山豆根

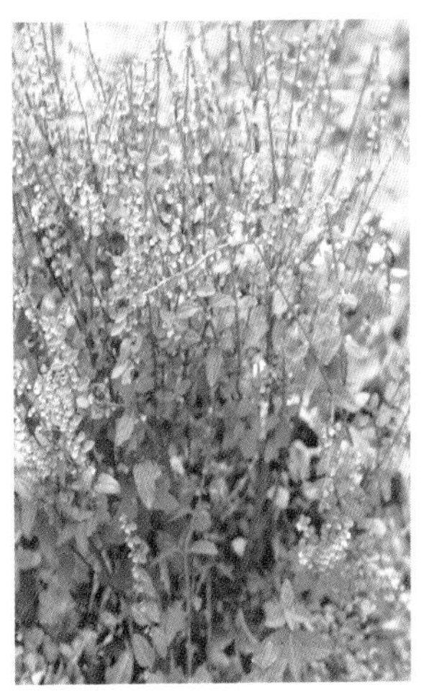

半枝莲

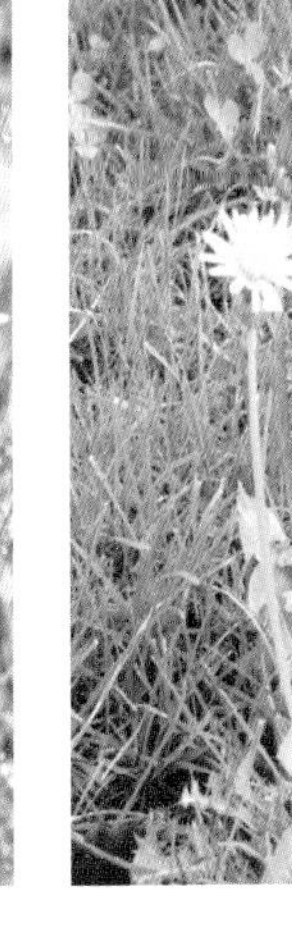

蒲公英

12克，山豆根15克，山慈菇、鸦胆子、黄药子、露蜂房各10克，三七参9克，斑蝥去头足1克，蟾酥0.5克。

【制法】水煎取药汁。

【功效】清热解毒，活血祛瘀，抗癌散结。

【用法】每日1剂，分两次服用。

【适用】瘀毒内结型食管癌。

2. 不能直接用手指挑用化妆品

不少女性在使用化妆品时，都习惯直接用手指到瓶子里去挑取，其实，这种做法对健康不利。

因为人的手上沾有很多细菌，即使用肥皂洗过多次，细菌也不会完全去除。用手直接去挑用化妆品，化妆品（例如乳液、面霜等）马上会被细菌侵入，而化妆品中一旦进入异物，便很容易起化学反应，发生变质现象。人一旦用了变质的化妆品，就会危害身体健康。越是皮肤娇嫩的人，受到变质化妆品的危害就越大。

因此，最好用竹签取用化妆品，化妆品一旦沾到手上，就不要再送回瓶里。

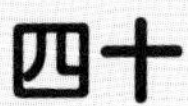

四十

伏暑

原文精选

太阴伏暑，舌白口渴，有汗，或大汗不止者，银翘散去牛蒡子、元参、芥穗，加杏仁、石膏、黄芩主之；脉洪大，渴甚汗多者，仍[1]用白虎法；脉虚大而芤者，仍用人参白虎法。

此邪在气分而表虚之证也。

译文

伏暑病的手太阴病证，如舌苔颜色发白，口渴，全

身发汗或者全身不停地出汗的，则应采用银翘散去掉牛蒡子、玄参和荆芥穗，再加入苦杏仁、石膏和黄芩进行对症治疗。如见脉洪大，口渴程度重且出汗多的，仍可以采用白虎汤进行对症治疗；如见脉虚大而芤的，仍然用白虎加人参汤进行对症治疗。

这些治疗方法是伏暑邪在气分，兼表虚有汗者的治疗法。

注释

①仍：仍然。

养生大智慧

1. 鸡蛋可以生吃吗？

有些人认为生吃鸡蛋可以获得最佳营养。其实，吃生鸡蛋坏处多多，对人的健康是十分有害的。

因为生鸡蛋中含有抗酶蛋白和抗生物蛋白。前者阻碍人体肠胃中的蛋白酶与蛋白质接触，影响蛋白质的消化、吸收。后者能与食物中的生物素结合，形成人体无法吸收的物质。但是上述两种存在于生鸡蛋中的有害物质，一经蒸煮就被破坏了，不再影响人体对营养素的吸收。生鸡蛋的蛋白质结构致密，胃肠里的消化酶难以接触，因而不容易被消化吸收。而煮熟了的鸡蛋蛋白质结构变得松软，容易被人体消化和吸收。

大约10%的鲜蛋带有致病菌、霉菌或寄生虫卵。有的家长用开水冲鸡蛋加糖给孩子喝，由于鸡蛋中的病菌和寄生虫卵不能完全杀死，容易引发腹泻和寄生虫病。如鸡蛋中有沙门氏菌，还会引起食物中毒。新近发现，鸡蛋壳上可能带有O157肠出血性大肠杆菌，即使菌量极少，如果是生鸡蛋，也足以引起食物中毒。民间曾经有人用吃生鸡蛋的方法来治疗小儿便秘，其实这样做既治不了便秘，还会传染人畜共患的弓形虫病。这种病发病较急，全身各器官几乎均受到弓形虫的侵犯而引起病变，严重者还会死亡。

因此，鸡蛋一定要煮熟吃，以吃蒸蛋最好，不宜用开水冲鸡蛋，更不能吃生鸡蛋。

2. 多吃鸡肉有好处

鸡肉较猪、牛、羊的肉质要嫩得多，营养也更加丰富，味道也更为鲜美。

每100克鸡肉中含蛋白质20.5克，脂肪8.1克，维生素 B_2 0.11毫克，维生素 B_1 0.04毫克，维生素A41微克，维生素E0.38毫克，钙41.5毫克，磷170毫克，铁1.75毫克，钾210毫克，钠54毫克，硒10.15微克等。总的来看，鸡肉富含蛋白质，比牛肉要多，比猪羊肉更多，而脂肪则比猪、羊、牛肉要少，且多为不饱和脂肪酸，是中老年人和心脑血管患者的理想食品。

中国医学认为，鸡肉有温中益气、补虚填精、益五脏、健脾胃、活血脉及强筋骨之功效，一般人皆可将鸡肉作为增强体力、强壮身体的佳品食用。

四十一

伏暑

原文精选

太阴伏暑，舌赤①口渴汗多，加减生脉散主之。此邪在血分而表虚之证也。

译文

手太阴伏暑，舌质红赤，口渴，不停地出汗的，则应采用加减生脉散进行对症治疗。

这种治疗方法是伏暑邪在血分兼表虚有汗的治疗法。

注释

①赤：红赤的意思。

主攻汤方

【名称】加减生脉散方（酸甘化阴）。

【成分】沙参、细生地各9克，麦冬、丹皮各6克，五味子3克。

【用法】以上药物用水5杯，煮取2杯，分2次温服。

养生大智慧

1. 两道不可多得的好菜

（1）百合煮豆腐

【原料】百合30克，豆腐250克，葱、盐、味精各适量。

【制法】百合用清水浸泡1夜，洗净；豆腐洗净，切成块；葱切碎。将百合、豆腐、盐、味精同放锅内，加水适量煮熟，加入葱花即成。

【功效】润肺止咳，清心安神。

【用法】每日1次，佐餐食用。

【适用】肺痨久嗽，咳唾痰血等病症。

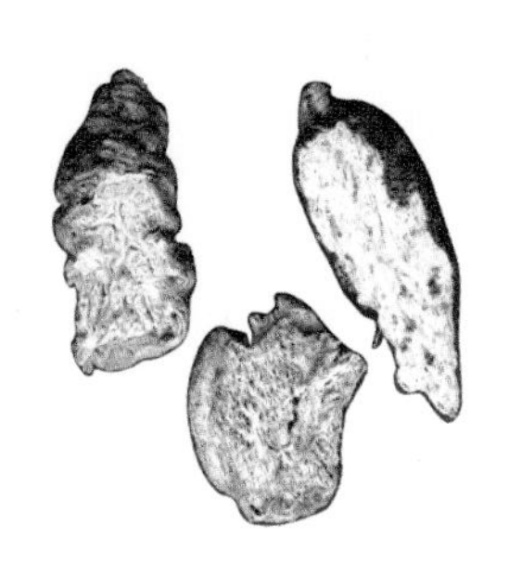

沙参

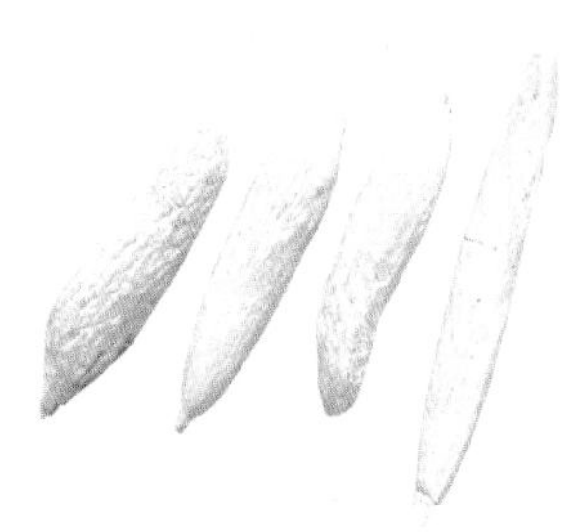

麦冬

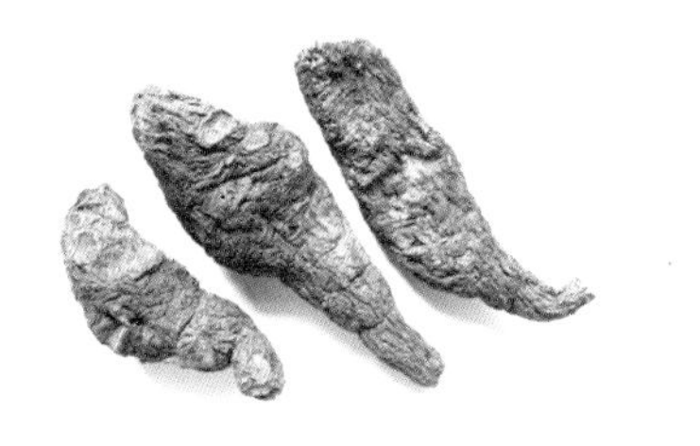

生地黄

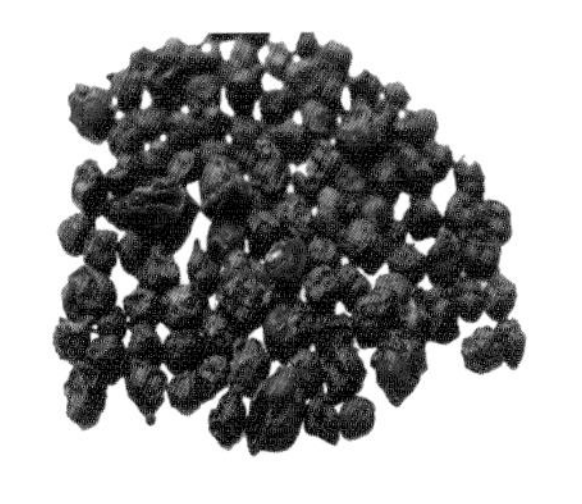

五味子

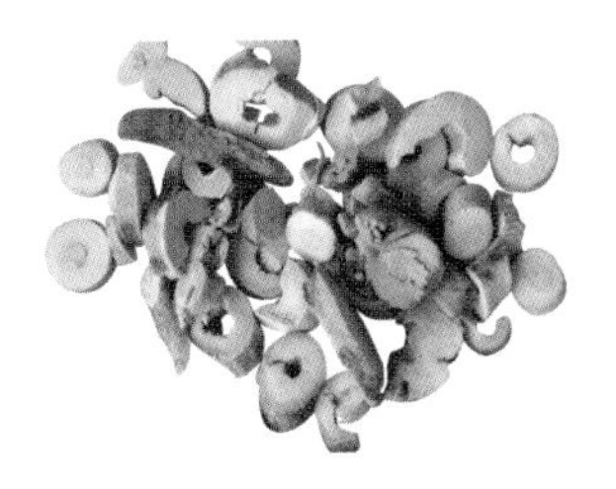

丹皮

（2）党参天冬炖萝卜

【原料】党参 20 克，天冬 20 克，白萝卜 500 克。

【制法】将党参润透，切段；天冬润透，切成薄片；白萝卜洗净，切 3 厘米见方的块。将党参、天冬、白萝卜同放炖锅内，加水，置武火烧沸，再用文火炖煮 30 分钟即成。

【用法】每日 1 次，每次吃白萝卜 150 克。

【功效】滋肾养肺，止喘咳。

【适用】喘促气短、口咽发干、潮热盗汗、痰黏量少难咯等病症。

2. 女性不要依赖于香薰美容

理由一：香薰油并非越纯越好，纯度为 100％的香薰精油易导致皮肤灼伤。

理由二：香薰只能起辅助治疗作用，不能彻底治愈疾病。

理由三：香薰忌频繁使用，最好每两个星期或一个月使用一次。

理由四：孕妇忌使用某些香薰油，这一点应尤其小心。

四十二
伏暑

原文精选

伏暑、暑温、湿温，证本一源，前后互参，不可偏执[①]。

译文

伏暑、暑温和湿温这三种病的发生缘故都关系到暑、热、湿，因此，其证治内容可以前后相互参照，没有必要拘执一端。

注释

①不可偏执：不必拘执一端。

养生大智慧

1. 吃涮羊肉时千万不要吃哪些食物？

羊肉性味甘热，具有益气补虚、温中暖下的作用，被视为“补阳”的佳品。但中医认为，吃羊肉时，有以下几种禁忌：

（1）忌与醋同食：酸味的醋具有收敛作用，不利于体内阳气生发，与羊肉同吃会让它的温补作用大打折扣。

（2）忌与西瓜同食：中医认为，吃羊肉后进食西瓜容易“伤元气”。这是因为羊肉性味甘热，而西瓜性寒，属生冷之品，进食后不仅大大降低了羊肉的温补作用，且有碍脾胃。对于患有阳虚或脾虚的患者，极易引起脾胃功能失调。因此，吃完羊肉后不宜大量地进食西瓜、黄瓜等寒性食物。

（3）忌与茶同食：茶水是羊肉的“克星”。这是因为羊肉中蛋白质含量丰富，而茶叶中含有较多的鞣酸，吃羊肉时喝茶，会产生鞣酸蛋白质，使肠的蠕动减弱，大便水分减少，进而诱发便秘。

此外，中医古籍中还有羊肉不宜与南瓜同食的记载。这主要是因为羊肉与南瓜都是温热食物，如果放在一起食用，极易上火。同样的道理，在烹调羊肉时也应少放点辣椒、胡椒、生姜、丁香、茴香等辛温燥热的调味品，特别是阴虚火旺的人更应格外注意。为了防止上火，不妨适当放点凉性的食物，如涮羊肉时可放点豆腐。

2. 忌偏嚼食物

有人吃东西常喜欢用一侧牙齿咀嚼，日久天长就形成了一种习惯，而这种习惯对健康和美容都不利。首先，偏嚼会影响面容美观。经常偏嚼势必造成一侧咀嚼肌发达，另一侧相对萎缩，这样，从面形上看，咀嚼一侧显得结实丰满，而另一侧则瘦弱塌陷，甚至造成面部不对称。其次，偏嚼会损坏牙齿。经常偏嚼容易使咀嚼一侧的牙齿磨损过快，会产生牙面酸痛等症状。

四十三
温湿　寒湿

原文精选

头痛恶寒，身重疼痛，舌白不渴，脉弦细而濡，面色淡黄，胸闷不饥，午后身热，状若阴虚，病难速已，名曰湿温。汗之则神昏耳聋，甚则目瞑[①]不欲言，下之则洞泄[②]，润之[③]则病深不解，长夏深秋冬日同法，三仁汤主之。

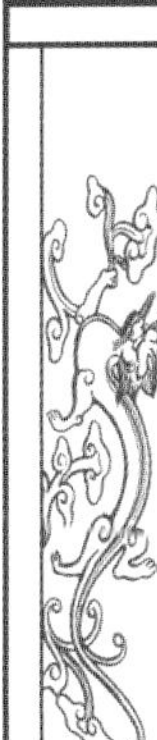

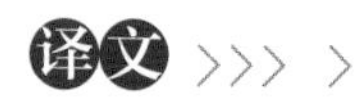

译文

患者表现出头痛，恶寒，身体困重疼痛，舌苔白腻，口不渴，在脉象方面表现出弦细而濡，面色淡黄，胸闷感到不舒服，也根本没有饥饿感，发热情况在午后表现较为明显，与阴虚发热相类似，且难以迅速治愈的疾病，人们称其为“湿温病”。而在治疗湿温病这一问题上，若误用了辛温发散治法，就会出现神志昏糊、耳聋的情况，甚至还会出现两目闭合而不想说话的病症；若误用了苦寒攻下之剂，就会出现大便泻痢不止的情况，若误用了滋润养阴就会使病邪锢结于里，就会很难解除。在治疗本病这个问题上，不管发生在长夏和深秋，还是发生在冬天，都应使用一样的治法，但是应以三仁汤为主。

注释

①目瞑：闭上眼睛。

②洞泄：一名飧泄，是食后即泄，泄下物完谷不化，这是指泻下无度。

③润之：滋阴之法。

主攻汤方

【名称】三仁汤方。

【成分】杏仁、半夏各15克，飞滑石、生薏苡仁各18克，白通草、白蔻仁、竹叶、厚朴各6克。

【用法】上列药物用甘澜水8碗，煮取3碗，每次服1碗，1日服3次。

养生大智慧

1. 婴幼儿忌过早地坐、立、走

有的年轻父母总想过早地让孩子坐、立、走，这样对婴幼儿的生长和发育是不利的。刚出生的新生儿脊柱是很直的。新生儿在3个月时会抬头，脊柱出现第一个弯曲；6个月时会坐，脊柱出现第二个弯曲；12个月时会站立行走，脊柱出现第三个弯曲。这些弯曲便构成了正常的生理曲线。婴儿过早被扶坐，会引起驼背，即探肩；过早被扶站，会引起臀部后突，即撅腚；过早行走，会引起下肢畸形，出现罗圈腿。婴幼儿的骨骼中胶质多，钙质少，骨骼柔软，容易变形，尤其是下肢肌肉和足弓的小肌肉群发育还不完善，如果过早地学走路，身体的重量全部由两腿支持，重心部位落到脚掌心上，时间长了，容易把腿压弯，还容易形成扁平足。因此，婴幼儿忌过早坐、立、行走。

2. 家长不要让婴幼儿久看电视

有些家长认为，看电视可以增加孩子的知识，开阔孩子的视野，因此对孩子看电视的时间不加限制，甚至有的家长用看电视来哄孩子。其实，这种做法是不科学的。

电视对眼睛有一定刺激作用，电视屏幕较小，光线又闪烁不定，容易引起眼睛的疲劳。儿童正处于生长发育的重要阶段，眼球的角膜较薄，眼肌的力量较弱，晶体也未发育成熟，如果长时间看电视，很容易使角膜受到不良刺激，降低晶体调节能力，引起角膜炎、近视和其他眼病。因此，儿童看电视是应该有时间限制的。

四十四

温湿　寒湿

原文精选

湿温邪入心包，神昏肢逆[①]，清宫汤去莲心、麦冬，加银花、赤小豆皮，煎送至宝丹，或紫雪丹亦可。

译文

如果湿温病邪入心包实际表现为神昏谵语，手足逆冷的时候，则应采用清宫汤去掉莲心和麦冬，加上银花和赤小豆皮，煎汤送服到宝丹或者是紫雪丹。

注释

①肢逆：同肢厥而证轻，仅四肢不温而已。

养生大智慧

1. 患了胆囊炎，用何解?

（1）清胆解毒汤

【原料】败酱草30克，枳实、郁金和木香各10克，黄芩15克，黄连5克，全瓜蒌20克。

【制法】水煎，取药汁。

【功效】清热解毒，活血祛瘀，行气止痛，利胆杀菌。

【用法】每日1剂，分两次服用。

【适用】急性胆囊炎。

（2）胆囊消炎汤

【原料】金钱草、炒薏仁各40克，黄芩、青皮、陈皮、

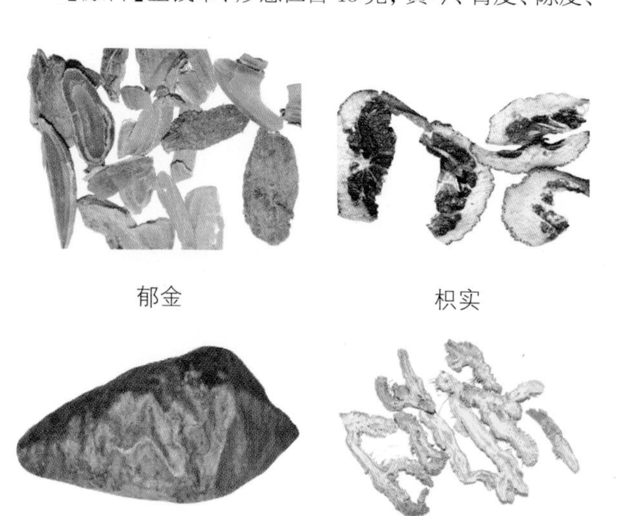

郁金　枳实

全瓜蒌　黄连

枳壳、木香、苏梗各 10 克，槟榔、大黄、郁金、炒白芍各 15 克，川芎、罂粟壳各 6 克，川楝子、延胡索各 12 克，炙草 8 克。

【制法】水煎 3 次，取药汁混合。

【功效】疏肝行气，化瘀止痛，清热利湿。

【用法】每日 1 剂，分 3 次服用。服药后患者排便次数每日 1 ~ 2 次。

【适用】急慢性胆囊炎。

（3）柴胡通胆汤

【原料】大黄 9 克（后入），柴胡、半夏、紫花地丁各 15 克，黄芩、连翘各 12 克，生牡蛎 45 克，金钱草

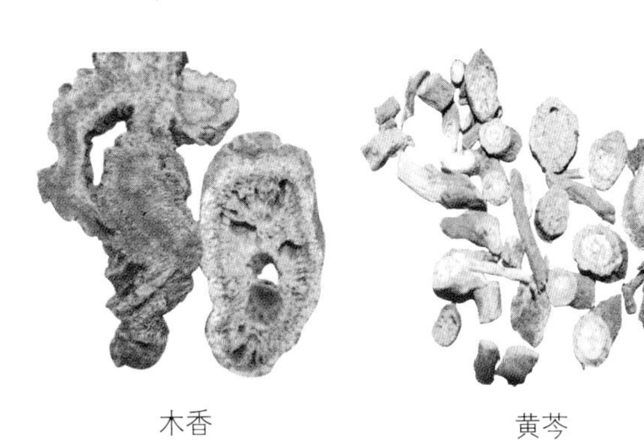

木香　　黄芩

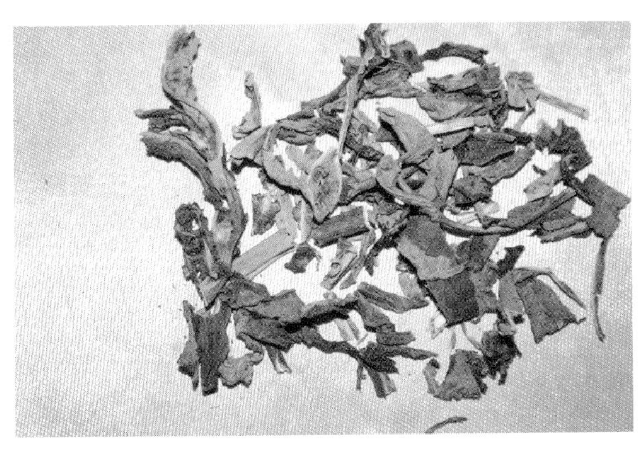

败酱草

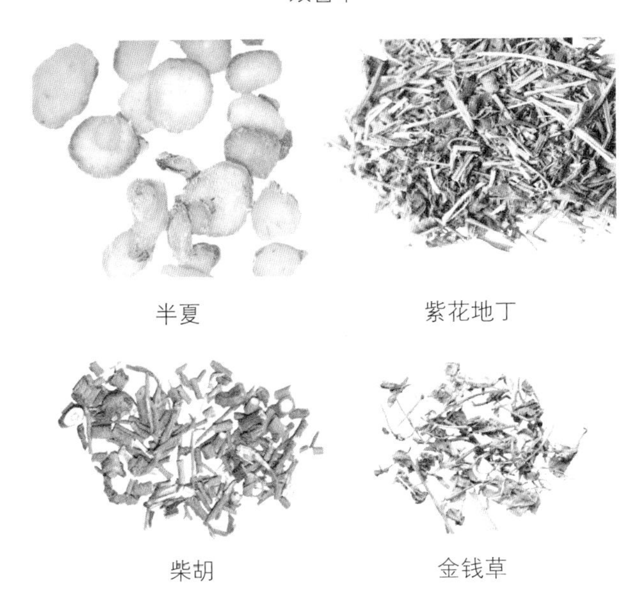

半夏　　紫花地丁

柴胡　　金钱草

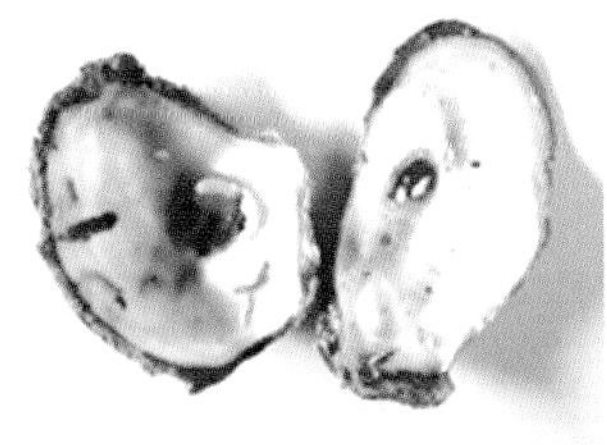

生牡蛎

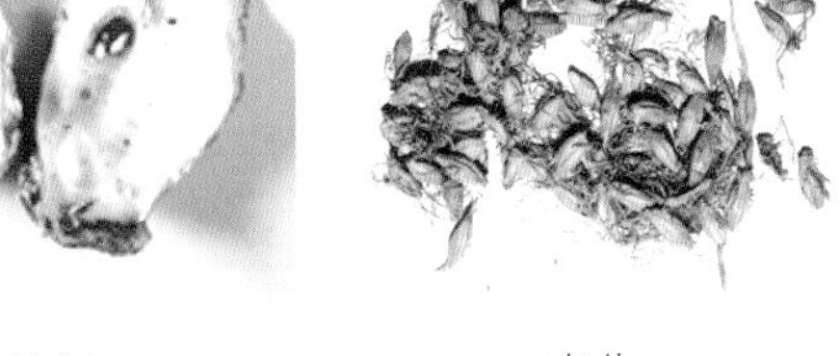

麦芽

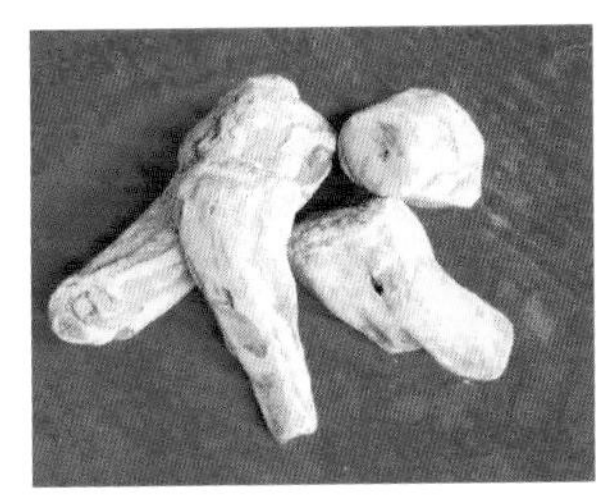

大黄

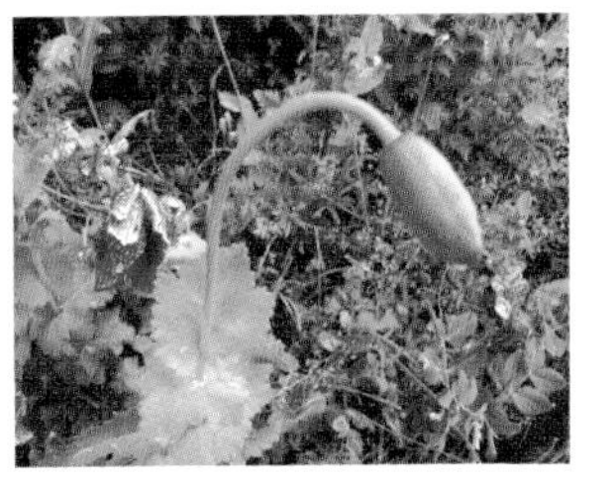

罂粟壳

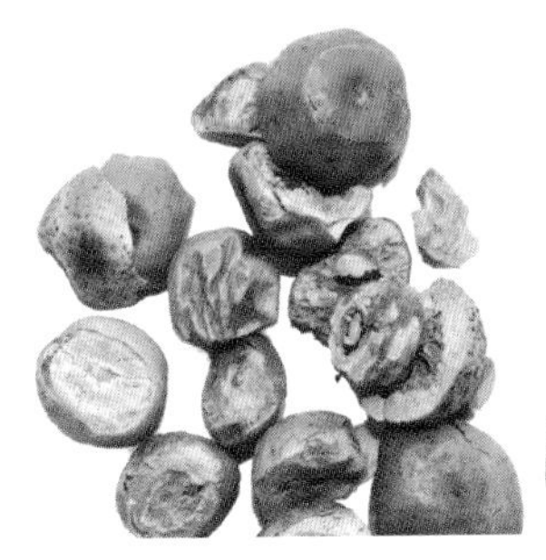

川楝子

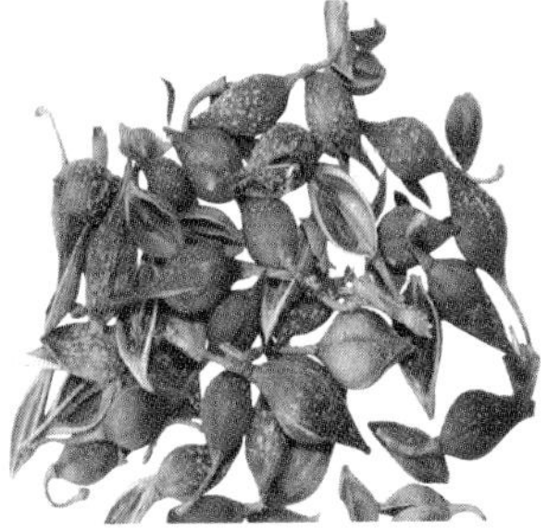

连翘

30 克，川楝子 10 克，生麦芽 18 克。

【制法】取上药加水煎取 400 克药汁。

【功效】疏肝利胆，通腑散结，清泄湿热。

【用法】每日 1 剂，早、晚两次温服。

【适用】急性胆囊炎。

2. 没事了，多吃黑木耳

“黑木耳”是我国的特产，其营养价值很高，适宜人们经常食用。

每 100 克黑木耳中含蛋白质 10.6 克，脂肪 0.2 克，碳水化合物 65.5 克，粗纤维 7 克，钙 357 毫克，磷 201 毫克，铁 185 毫克，钾 733 毫克，胡萝卜素 0.03 毫克。其特点是含铁量很高，比肉类高 100 倍，堪称“含铁之冠”。

木耳因含铁量高，具有养血、活血的作用，可治疗产后虚弱、贫血等症。木耳含有较多的胶质，有润肺和清涤胃肠的功能。黑木耳还有明显的抗血凝作用，可以抑制血小板凝聚，防止冠心病和心脑血管中其他疾病。木耳含有抗癌物质，对肿瘤有抑制作用。

中医认为，木耳性平味甘，有润燥利肠、补血补气的作用。应是人们常吃的佳品。

木耳用开水泡发后，掐去根部异物和硬块，洗净后可炒、拌、制馅、做汤，也可制作各种荤素菜肴的配菜，如肉炒木耳、糖醋木耳、炒木樨肉、炒三鲜（木耳、冬菇、冬笋）及木耳肉片汤等。

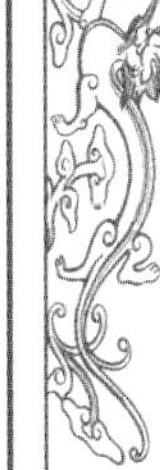

四十五

温湿　寒湿

原文精选

湿温喉阻[①]咽痛，银翘马勃散主之。

肺主气，湿温者，肺气不化，郁极而一阴一阳（谓心与胆也）之火俱结也。盖金病不能平木，木反挟心火来刑肺金。喉即肺系，其闭在气分者即阻，闭在血分者即痛也，故以轻药开之。

译文

如果湿温病表现为咽喉阻塞疼痛，则应采用银翘马勃散进行对症治疗。

肺主宰着全身的气，而在“湿温病”当中，由于湿邪阻遏而导致肺的气机无法得到宣化。如果一阴一阳（一阴指手少阴君火，一阳指手少阳胆火）的火均聚于上而在咽喉郁结，那么则会导致咽喉部的阻塞和咽喉部的疼痛。由于肺金有病而无法平抑胆木，所以说，胆木反而可挟心火而上灼于肺金。由于喉部为肺金所系，所以如肺金火盛则会导致咽喉部的阻塞和咽喉部的疼痛。如果病变倾向于气分，则应以咽喉的阻塞为主体；如果病变倾向于血分，则应以咽喉的疼痛为主体。由于病变在上，因此采用轻清宣开的方药进行对症治疗。

注释

①喉阻：喉部不畅，多与湿浊凝聚有关。

主攻汤方

【名称】银翘马勃散方（辛凉微苦法）。

【成分】连翘30克，牛蒡子18克，金银花15克，射干9克，马勃6克。

【用法】以上药物用槌捣成粗末，服法可参照银翘散的方法。如咽喉不痛而阻塞较甚者，加滑石18克，桔梗、苇根各15克。

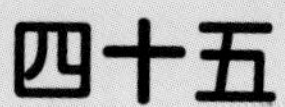

养生大智慧

1. 两道无比重要的膳食，不容错过！

（1）菟丝鸡肠饼

【原料】菟丝子25克，公鸡肠1具，面粉250克，菜油、食盐、葱、生姜、大蒜各适量。

【制法】将菟丝子研粉；公鸡肠洗净破开，放入锅内，加火焙干，然后粉碎成细粉待用。将面粉放入盆内，再将鸡肠、菟丝子粉倒入，混合均匀，加水适量，合成面团。将调料放入面团内，做成饼子，烙熟即成。

【用法】每日1次，每次吃饼100克。

【功效】补肾缩尿。

【适用】中老年人尿频、多尿等病症。

（2）沙苑烧牛肉

【原料】沙苑子30克，牛肉500克，水发玉兰片25克，香菜、绍酒、精盐、味精、花椒、葱、生姜、水豆粉、菜油、鸡汤各适量。

【制法】将沙苑子淘洗干净；牛肉洗净，切块；玉兰片切成象眼片；调料备齐待用。将铁锅内放入菜油，烧熟时，将牛肉下油锅内，炸至火红色时捞出。将锅内放菜油，用葱、姜炸锅，下花椒、精盐、料酒、味精、鸡汤，再下牛肉和沙苑子，烧开后，放文火上煨炖，至肉煨熟烂时，移到武火上烧开，勾芡粉，淋芝麻油，撒上香菜段即成。

【用法】每日1次，每次吃牛肉100克。

【功效】补五脏，调血脉，治虚劳，壮阳益精，暖腰脊。

【适用】因肾阳不足所致的腰膝酸软，阳痿早泄，畏寒肢冷等病症。

2. 染发有何禁忌？

头发不只具有美观的作用，它还具有保护头皮的功能，同时还有保温和防御机械性损害的作用，在夏季能保护头皮，防止紫外线照射过多。

头发经过烫、吹等整理，色泽及造型多种多样，能增添人的外貌美，给人以美的享受。目前烫发多用冷烫和电烫两种方法。前者用硫代乙醇来处理头发，硫代乙醇是一种卷发固定剂，应用这种方法，容易造成脱发。后者是用碱性很强的氨水涂在头发上，然后通电加热，使头发的角质蛋白改变结构而固定发型。这两种方法，都会不同程度地损伤头发。

所以，烫发忌过频过卷，过卷会破坏头发的角质蛋白，同时也使头发的保护层受到损伤，失去原有光泽，而且会使头发变脆、变黄，看上去干燥无华，从而不利于头发的健美外观。

如何美发对头发的损伤最小？建议电烫以6个月1次为好，化学烫发每3个月1次为好。总的来说，如果不是每次采用同一种烫法，不好计算时间的话，1年之中以不超过4次为最好，这样对头发和人体健康影响不大，还能保持头发美观。

四十六

温湿　寒湿

原文精选

太阴湿温，气分痹郁而哕者（别名为呃），宣痹汤主之。上焦清阳膹郁[①]，亦能致哕，治法故以轻宣肺痹为主。

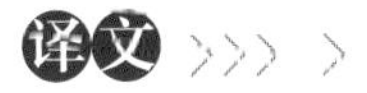

译文

如果湿温病病变于手太阴肺经，若湿热郁阻气机，则会导致喉间呃呃连声作响的哕（别名为“呃”）。对于治疗本病，应采用宣痹汤进行治疗。

凡是病症表现为上焦清阳之气郁阻不得宣通的患者，都会出现“哕”的情况，因此在治疗方面应以轻宣肺气的痹阻为主体。

注释

①膹郁：膹郁，指气机壅滞。

主攻汤方

【名称】宣痹汤（苦辛通法）。

【成分】枇杷叶 6 克，郁金、香豆豉各 4.5 克，射干、白通草各 3 克。

【用法】上药用水 5 杯，煮取 2 杯，1 日内分 2 次服。

养生大智慧

1. 长雀斑的人不要晒太阳

雀斑，通常发生在日晒部位皮肤上，为棕色点状色素沉着斑。

通过电视及电影我们会发现白种人面部雀斑发生率很高，且面部通常较多。在我国雀斑的发生不如白种人多，但是在皮肤较白的人身上也较常见。我们可能留意到，雀斑在面部肤色深的人不常见，越是肤色白就越常见、越明显。研究证实，雀斑虽跟遗传有关，但紫外线的照射过多可促发本病并使其加剧。

雀斑多见于女性，青春期加重，成为困扰女性的一种顽固面部疾患。本病没有理想的治疗方法，原则上以防晒为主。面部生有雀斑的人夏季最好避光活动，不可长时间日晒。外出时应用防晒霜和遮阳伞。

2. 过敏性皮肤护肤禁忌

过敏性皮肤又称为“敏感性皮肤”，这一类型肤质敏感性高，常伴有其他全身变应性疾病，皮肤稍受刺激，就会起红斑、丘疹、风团。因此，这类人群在使用洁面及护肤材料时要特别小心，最好的办法是先在局部试用，若发生过敏现象，就立即停止使用，并对过敏局部进行抗过敏治疗。

过敏性皮肤应长期用凉水洁面，最好使用防敏洗面奶，并且不要随意更换。不可进行深层皮肤护理，即使进行深层护理，按摩时间也不可过长。蒸汽可有可无，时间要短。护肤品越单纯越好，禁用药物型护肤品，包括纯天然的中药和植物护肤品，并禁用活肤品。另外，进行长时间户外活动后要彻底洁面。

四十七

温湿　寒湿

原文精选

太阴湿温喘促者①，千金苇茎汤加杏仁、滑石主之。

译文

手太阴湿温，不仅呼吸急促，还喘，应采用千金苇茎汤加杏仁和滑石进行对症治疗。

注释

①太阴湿温喘促者：手太阴湿温，不仅呼吸急促，还喘。

主攻汤方

【名称】千金苇茎汤加滑石杏仁汤（辛淡法）。

【成分】苇茎、薏苡仁各 15 克，桃仁、冬瓜仁各 6 克，滑石、杏仁各 9 克。

【用法】上药用水 8 杯，煮取 3 杯，一日内分 3 次服。

养生大智慧

1. 吃食物要分清“性状”

食性，是指食物的性质，可分为三大类，即食性寒凉类、食性平和类和食性温热类。

平性食品：包括大米、面粉、玉米、黄豆、赤小豆、蚕豆、扁豆、南瓜、土豆、白薯、胡萝卜、白菜、圆白菜、木耳、鸡蛋、黄鱼、鲤鱼、鲫鱼、猪肉、鸭肉、牛肉等。

寒性食品：包括黄瓜、苦瓜、西瓜、冬瓜、西红柿、茭白、海带、紫菜、荸荠、蟹等。

凉性食品：包括小米、大麦、荞麦、薏米、茄子、白萝卜、丝瓜、油菜、菠菜、芹菜、绿豆、豆腐、苹果、梨、桔子、鸭蛋等。

温性食品：包括高粱、糯米、韭菜、生姜、葱、香菜、南瓜、龙眼肉、乌梅、荔枝、大枣、栗子、鳝鱼、鲢鱼、鸡肉、羊肉、狗肉、猪肝、火腿等。

热性食品：包括花椒、辣椒、肉桂、鲟鱼等。

不同时间食用食品的性状不同：

（1）一般情况下，人们食用的多是平性食品，以温热、寒凉者兼而用之。

（2）在炎热季节或患热性疾病的人，则宜多进食寒凉的食品，有助于维持机体的正常状态或疾病的恢复。

（3）在寒凉季节或患有寒性疾病的人，则宜多进食温热性的食品，有利于身体的健康。

2. 两道“鸡片”菜

（1）九月鸡片

【原料】鸡脯肉600克，鲜菊花瓣100克，鸡蛋（用蛋清）3个，鸡汤150克，盐、白糖、麻油各3克，黄酒、葱、姜、玉米粉各20克，水生粉50克，胡椒粉2克。

【制法】将鸡脯肉去皮、筋后，切成薄片，菊花瓣先用清水轻洗，再用冷开水漂净，葱、姜洗后切成指甲片。鸡片加蛋清、盐、黄酒、味精、胡椒粉、玉米粉调匀上浆。另用小碗放盐、白糖、鸡汤、胡椒粉、味精、水生粉、麻油（少许）调成芡汁。

炒锅烧热，放猪油（1000克），烧至油五成热时，投鸡片，划散，鸡片盛起，留余油50克，烧至油五成热时，下葱、姜稍煸，即放鸡片，烹黄酒，再将调好的芡汁搅匀倒入锅内，先翻炒几下，接着把菊花瓣倒入锅内，翻炒均匀即成。

【功效】补养五脏，益血润容，疏风清热，解毒明目。

【用法】随意内服，或佐酒下饭均宜。

【适用】因肝血不足而引起的两眼昏花。

（2）菊茉鸡片

【原料】菊花3朵，茉莉花70朵，花茶叶15克，鸡脯肉300克，小白菜500克，清汤750克。

【制法】将鸡脯肉剔去筋膜，片成大小合适的板薄片，用凉水漂上；小白菜芯削去菜帮，抽去筋，洗净，用沸水烫熟后，捞在凉水内凉透，再用凉水泡上；用鸡蛋2个兑豆粉，调成稀糊（以能抹在鸡片上不流为度）；取茉莉花50朵，每5朵用铜丝穿成一串。捞出鸡片沥去水，用食盐、味精拌匀，加入蛋糊浆好，另用锅加水烧沸后离火，把鸡片逐片理直下入沸水内，置火上氽熟，捞在250克清汤内。另外，泡上茉莉花，用碟装上，玻杯盖上，放在盘中央。在食用时，把茶叶用沸水泡上，在锅内注入清汤，下入小白菜（挤净水分）、食盐、胡椒粉、味精，烧入味，捞出放在盘子的周围，同时将茶水滗去，另冲入沸水。在锅内注入清汤，加入食盐、味精、胡椒粉，把菊花和20朵茉莉花下入汤内烫一下，捞出不用。再下入鸡片（原汤不用）待汤沸后，下入少许茶水（大约汤三分之二，茶水三分之一），浇在小白菜面上（汤不要流入茉莉花内）即成。

【功效】补中益气，清肝明目。

【用法】佐餐食用。

【适用】肝经有热，视力减弱。

四十八

温湿　寒湿

原文精选

《金匮》谓太阳中暍，身热疼痛而脉微弱，此以夏月伤冷水，水行皮中所致也，一物瓜蒂汤主之。

此热少湿多，阳郁致病之方法也。瓜蒂涌吐其邪，暑湿俱解，而清阳复辟①矣。

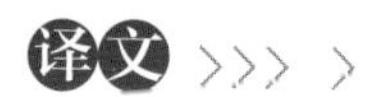

《金匮要略》这样说道：太阳中暍，身体发热并且有疼痛感，脉象方面表现微弱。这是由于夏天伤于冷水，寒湿之邪行于肌肤而致的，治疗本病应采用一物瓜蒂汤。

这是暑热病邪比较轻微，湿邪比较严重，清阳被郁病证的治疗方法。方用瓜蒂涌吐暑湿病邪，只要解除了暑湿之邪，清阳就可以伸展了。

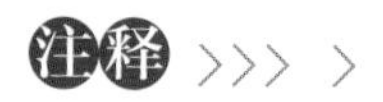

①复辟：伸展。

主攻汤方

【名称】一物瓜蒂汤方。

【成分】瓜蒂20个。

【用法】上药捣碎，用逆流水8杯煎成3杯，先服1杯，如不吐，再服1杯，吐了以后，剩下的药就不要再服了。体虚的患者在方中加入参芦9克。

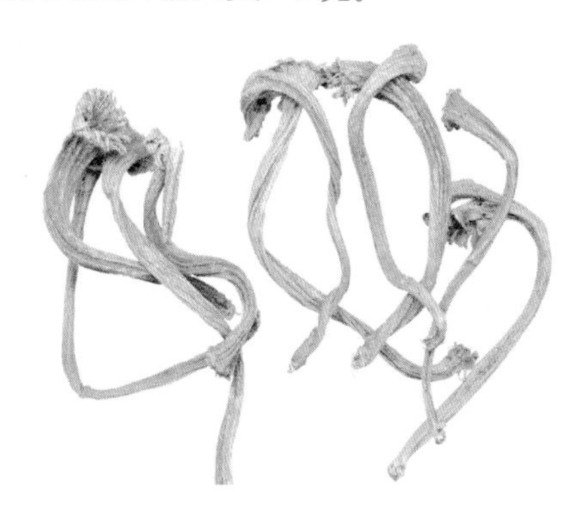

瓜蒂

养生大智慧

唱“卡拉OK”养生必备知识：

1. 唱“卡拉OK”也和健康有关系

当人们面对电视屏幕，手握话筒，伴随着震耳欲聋的音响，声嘶力竭地叫喊时，“卡拉OK”正悄悄危害着人们的健康。

（1）唱“卡拉OK”，首先影响的是嗓子。由于唱“卡拉OK”者大多未经过专业演唱训练，又不懂得如何保护嗓子，常唱到声音嘶哑，声带黏膜充血，喉头水肿，黏膜下小血管破裂或出血，导致声带肥厚、小结、产生息肉等。

（2）唱“卡拉OK”的话筒多人反复使用，容易传染疾病。众所周知，哪怕是健康者，其口腔中也会生存某些致病微生物，而呼吸道传染患者的唾液里更是含有传染性细菌和病毒，演唱时，细菌和病毒等微生物可以通过口腔分泌的唾液污染话筒，而话筒往往未经常及时消毒，这样话筒便成为了传染媒介。

（3）一般“卡拉OK”的音量在90分贝以上。当

翘散的方法；如兼有秽浊之气，舌苔垢浊，口臭气比较明显的，则应采用安宫牛黄丸进行对症治疗。

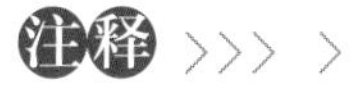

①舌浊口气重：指口臭气比较明显。

主攻汤方

【名称】加减银翘散方（辛凉兼芳香法）。

【成分】连翘10份，银花8份，元参、犀角、麦冬（不去芯）各5份，竹叶3份。

【用法】上药按上述的配方比例，一起研成粗末，每次用15克加水煎煮，煎成后去除药渣服。并加入鲜荷叶的汁两三茶匙，一日服3次。

养生大智慧

1. 让我们来认识“金橘”和“石榴”

（1）金橘

【别名】金橘饼、夏橘、金枣、金弹、寿星柑。

【性味】性温，味甘、辛。

【功效】理气，解郁，化痰，止渴，消食，醒酒。

【宜食】适宜胸闷郁结，不思饮食，或伤食饱满、醉酒口渴之人食用；适宜急慢性气管炎，肝炎，胆囊炎，高血压，血管硬化者食用。

【忌食】脾弱气虚之人不宜多食，糖尿患者忌食。凡口舌碎痛，齿龈肿痛者忌食。

（2）石榴（附：番石榴）

【别名】安石榴、甜石榴、酸石榴。

【性味】性温，味甘或酸。

【功效】生津，止渴，涩肠，止泻。

【宜食】适宜发热患者口舌干燥而渴者食用；适宜患有慢性腹泻，大便溏薄，肠滑久痢，妇女白带清稀频多之人食用；适宜夏天烦热口干，酒醉烦渴者食用；适宜口臭之人和扁桃体炎者食用。

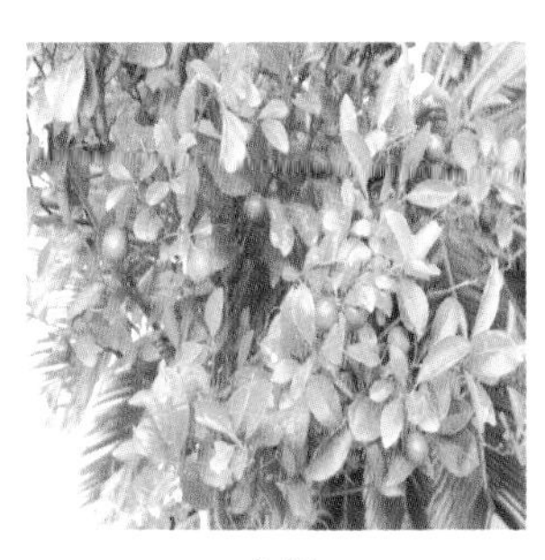

金橘

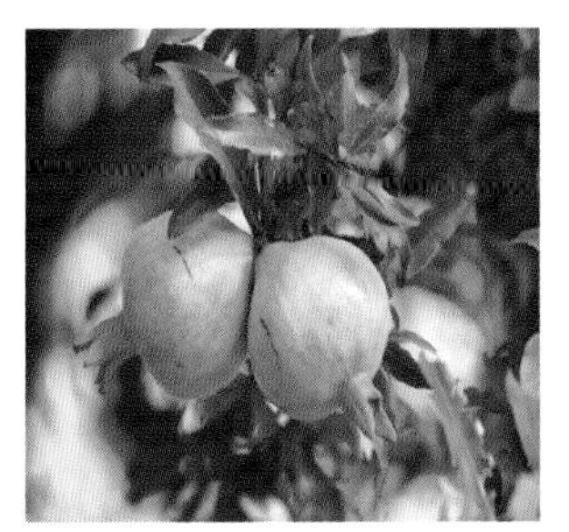

石榴皮

2. 睡多久为妙?

人的一生有三分之一的时间是在睡眠中度过的。睡眠状况对健康有很大的影响，睡眠需要足够的时间和深度。人体所需的睡眠时间因人而异，但一般与年龄、体型和性格有关。年龄越小，睡眠越长。

从养生的角度，四季睡眠应遵循“春夏养阳、秋冬养阴”的原则。春、夏应晚卧早起，秋、冬宜早卧晚起，但最好在日出前起床，不宜过晚。

正常人的睡眠时间一般为每天8小时左右，但不同情况，不同年龄阶段有所不同。青少年每天需要睡9.5小时，60岁以上的人一般每天睡7小时左右，体弱多病者可以适当地增加睡眠时间。

睡眠太多太少都不好，每天睡眠超过10小时的人，比睡7小时的人，因心脏病死亡的比例高1倍，因脑卒中而死亡的比例高3.5倍。

五十四

秋 燥

原文精选

秋感燥气，右脉数大[1]，伤手太阴气分者，桑杏汤主之。

译文

秋季感受燥气为病，人们称这种病为“秋燥”。在初起的时候，右手脉象数而大，是燥邪伤于手太阴肺经气分，治疗本病应采用桑杏汤。

注释

①右脉数大：右手脉象数而大。

主攻汤方

【名称】桑杏汤方（辛凉法）。

【成分】苦杏仁4.5克，沙参6克，象贝、桑叶、香豆豉、栀皮、梨皮各3克。

【用法】上药用水两杯，煎煮成1杯，1次服下。如病情较重的，可再服1剂（因本方所用的是轻宣肺经燥邪的药，所以用量不得过重，过重的话就会使药力过上焦病所。如果把1剂药煮两三次，后来两三次所煎成药的气味必然会有所改变，这是因为药的气味俱已轻清上浮）。

养生大智慧

1. 呼噜响就代表睡得香吗?

平时，人们总认为睡觉时打呼噜就是“睡得香”的表现，其实不然。睡觉时打呼噜，尤其是出现憋气时，易造成睡眠深度变浅、睡眠质量降低。日积月累就会导致大脑严重缺氧，最终可引起心、脑、肺多系统脏器的功能损害，是一种病理现象，被称为“睡眠呼吸暂停综合征”。

“睡眠呼吸暂停综合征”是由于夜间睡眠期间反复

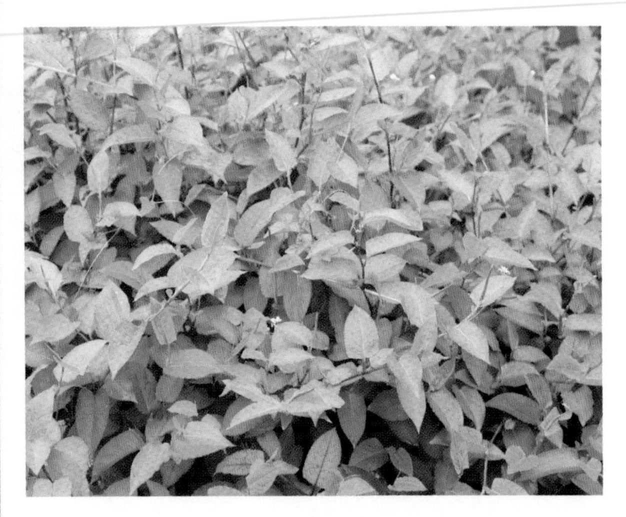

荞麦

出现呼吸停止或呼吸减弱，导致机体缺氧和二氧化碳潴留等一系列病理变化的综合征。其病因可能与睡眠时上呼吸道、咽喉的阻塞有关，尤其是老年人、肥胖者由于肌肉弹性下降，张力减退，或上呼吸道过多软组织堆积，舌后坠，造成气道阻塞，睡眠中易发生呼吸暂停。

目前治疗的方法有很多，有悬雍垂软腭咽成形术，口腔矫形器治疗，持续正压呼吸治疗等。其中持续正压呼吸治疗是一种较为有效的治疗方法。

此外，睡眠呼吸暂停综合征患者平时还应避免饮酒、喝浓茶和咖啡、慎用镇静剂。安眠药以及抗组胺药物均可使呼吸变得浅而慢，并使肌肉松弛，易导致咽部软组织堵塞气道，宜在医生的指导下服用。及时治疗鼻腔阻塞性疾病，积极治疗过敏性鼻炎或鼻窦疾病，纠正偏曲的鼻中隔，切除鼻息肉等，对改善病情也有举足轻重的作用。

2. 吃荞麦，也要小心翼翼！

【别名】净肠草、鹿蹄草。

【性味】性凉，味甘。

【功效】健胃，消积，止汗。

【宜食】适宜食欲不振、饮食不香、肠胃积滞、慢性泄泻之人食用；适宜出黄汗之人和夏季痧症者食用；

【忌食】凡体虚气弱之人，不宜多食。根据前人经验，荞麦忌与野鸡肉一同食用。癌症患者食之宜慎。

中焦篇

一
风温　温热　温疫　温毒　冬温

原文精选

面目俱赤[1]，语声重浊，呼吸俱粗，大便闭[2]，小便涩[3]，舌苔老黄，甚则黑有芒刺，但恶热，不恶寒[4]，日晡[5]益甚者，传至中焦，阳明温病也。脉浮洪躁甚者，白虎汤主之；脉沉数有力，甚则脉体反小而实者，大承气汤主之。暑温、湿温、温疟，不在此例。

译文

凡是患上风温、温热、温疫、温毒和冬温等温病的患者，实际表现为面部和眼白颜色发红，声音重浊，呼气粗大，吸气也很粗大，大便闭结不通，小便短赤不畅，舌苔颜色为老黄色，严重的还会出现色黑而粗糙起刺的情况，如果患者仅仅感觉恶热，不感觉恶寒，热势亢盛，特别是在下午到傍晚时分更为明显，其实这已经表明病邪已传入中焦阳明，叫"阳明温病"。如果患者的脉象明显浮洪而躁急，则应采用白虎汤；如果患者的脉象沉数而有力，甚至反而表现为小而实，则应采用大承气汤。而像暑温、湿温和温疟等这些疾病，则不被包括在该范围。

注释

①面目俱赤：指颜面和眼白都是红色的。
②大便闭：指大便秘结不通，阳明腑实证。
③小便涩：指尿少而涩滞不通，热灼津伤。
④恶寒：指厌恶（怕或者害怕）寒冷。
⑤日晡：指下午3～5时。

主攻汤方

【名称】大承气汤方。
【成分】大黄18克，芒硝、厚朴、枳实各9克。
【用法】上药加水8杯，先煮枳实、厚朴，然后放

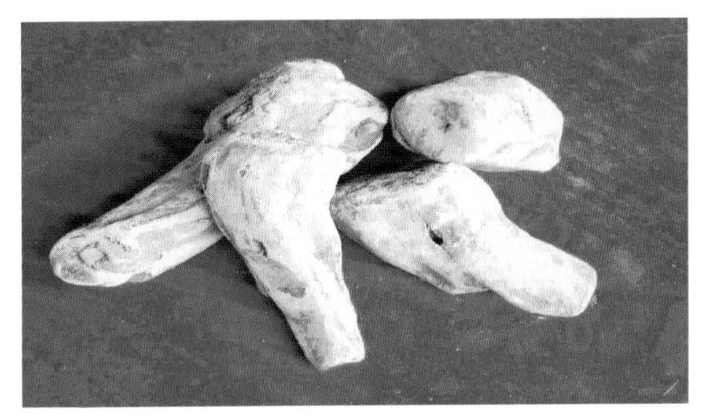

大黄

入大黄、芒硝，煮取3杯药液。先服1杯，大约4小时，如果大便通畅，就不必再服，若大便不通，再服1杯，服后大便仍不通者，可再服。

养生大智慧

1. 了不起的"太冲穴"和"太白穴"

（1）太冲

位置：位于大脚趾和第二个脚趾之间接近脚骨处。左右各一。

主治：视疲劳，眼睛充血、疼痛，视力低下；尿频，小便不尽；慢性腰痛，下肢疲劳，颈部疼痛，肩部疼痛，腰部刺痛；高血压，血小板欠缺型贫血症，癫痫；生理不顺，乳腺炎；头痛，头晕；发冷，老人斑。

（2）太白

位置：大脚趾趾根（侧面突出部位）附近，向脚腕处的凹陷。

主治：消化不良，胀肚，胃痛，腹部疼痛，腹泻，便秘；口腔内膜炎，口臭；痔疮；慢性腰痛。

2. 不俗的"绿豆"是怎样的？

【别名】青小豆。
【性味】性凉，味甘。
【功效】消暑止渴，清热解毒，利水消肿。
【宜食】适宜暑热天气或中暑时烦躁闷乱、咽干口渴之时食用；适宜患有疮疖痈肿、丹毒等热毒所致的皮肤感染时食用；适宜高血压病、水肿、红眼病者食用；适宜食物中毒、药草中毒、金石中毒、农药中毒、煤气中毒、磷化锌中毒时应急食用。绿豆皮适宜眼病患者食用。
【忌食】绿豆性属寒凉，故平素脾胃虚寒易泻之人忌食。

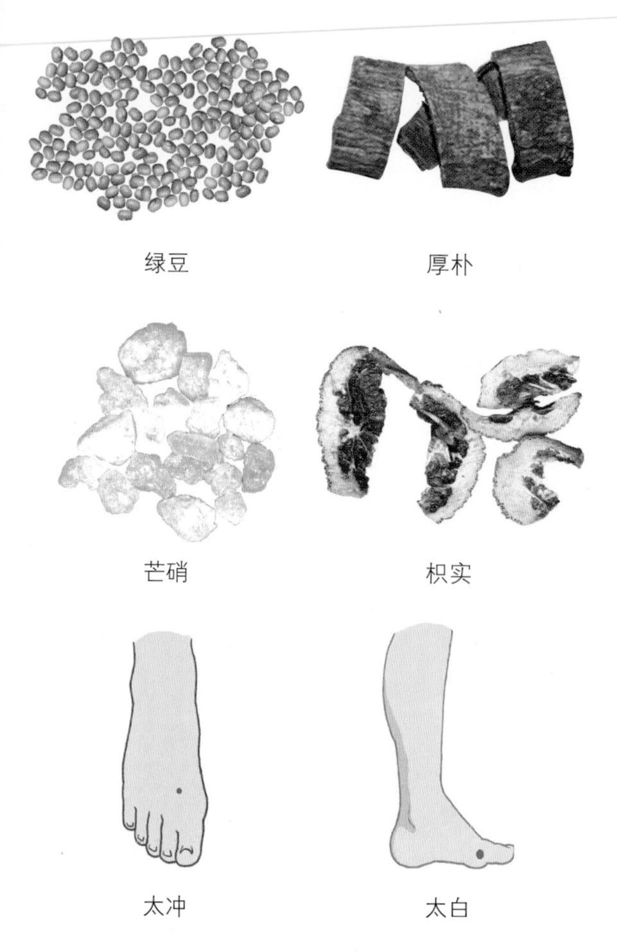

【提示】绿豆经水磨加工而得的淀粉为绿豆粉，性寒味甘，有清热解毒的作用。

【营养价值】绿豆的营养价值很高，据分析，每 100 绿豆含蛋白质 22.1 克，脂肪 0.8 克，碳水化合物 59 克，钙 49 毫克，磷 268 毫克，铁 3.2 毫克，胡萝卜素 0.22 毫克. 硫胺素 0.53 毫克，核黄素 0.12 毫克，尼克酸 1.8 毫克。蛋白质主要为球蛋白类，其中富含蛋氨酸、色氨酸、赖氨酸、亮氨酸、苏氨酸的完全蛋白质。绿豆所含的磷脂包括磷脂酰胆碱、磷脂酰乙醇胺、磷脂酰肌醇、磷脂酰甘油、磷脂酰丝氨酸、磷脂酸等。据近代研究，绿豆具有解毒、防止酸中毒、促进生发、构成组织、使骨骼和牙齿坚硬、帮助血液凝固等作用。

二

风温　温热　温疫　温毒　冬温

原文精选 >>>

阳明温病①，脉浮②而促者，减味竹叶石膏汤③主之。

脉促，谓数而时止，如趋者过急，忽一蹶然④，其势甚急，故以辛凉透表重剂，逐邪外出则愈。

译文 >>>

阳明温病，若脉象浮而急促，则用减味竹叶石膏汤进行治疗。

脉促，指的是脉象至数增加而有时也会出现歇止的现象，就好像快步行走的人由于走得过快而突然摔倒，病势很急，因此应用辛凉清热透邪的重剂，驱逐病邪后就能够恢复。

注释 >>>

①阳明温病：是中焦阳热病证，包括中焦阳明腑实证和中焦阳明气分大热证。

②脉浮：这里的浮脉是在里的邪气外透之象，而不是邪气在表的表证。

③减味竹叶石膏汤：由原竹叶石膏汤（竹叶、石膏、半夏、麦冬、粳米、人参、甘草）减去半夏、人参、粳米等甘温助热的药物而成。

④蹶然：摔倒的样子。

主攻汤方 >>>

【名称】减味竹叶石膏汤方（辛凉合甘寒法）。

【成分】淡竹叶 15 克，石膏 24 克，麦冬 18 克，甘草 9 克。

【用法】上药加水 8 杯，煮取药液 3 杯，每两小时服 1 杯，大约 6 小时服完。

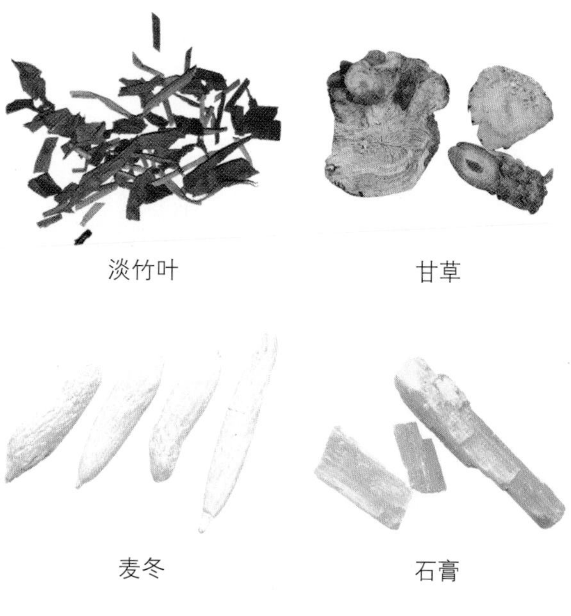

养生大智慧

1. 不要在电冰箱里存放药材

有人把一些暂时用不完或未能用上的药材存放在电冰箱里，这种方法是不对的。因为把药材放进冰箱内，时间一长，就容易受潮，甚至会破坏药材的药性。所以对一些贵重的药材，比如鹿茸、人参、党参、天麻、北芪等，如需长时间地保存时，可用干净的铁镬，放入适量的糯米，慢火炒至焦黄，凉后把药材放入一只清洁、密封度高的玻璃樽内，再用炒米把药材藏好，将樽盖旋紧。然后，把它放置在阴凉通风的位置上，只有这样，才能够延长药材的贮藏时间。

2. 脑血管意外，您知道多少呢？

脑血管意外包括高血压和脑动脉硬化引起的脑溢血、脑血栓形成、脑血管痉挛等。中医称其为“中风”。认为是由于心、肝、肾三脏之间阴阳平衡失调，阴虚阳亢，肝风内动，逼血上冲而致。

主要症状有脑溢血：突然昏倒，不省人事，打鼾，偏瘫，瞳孔不对称（病侧较大）；脑血栓：言语不清、偏瘫，进行性加重，1 ~ 2 日达到高峰；脑血管痉挛：头疼呕吐，抽搐昏迷，语言障碍、偏瘫，数日后可恢复。

【宜食】脑血管意外，重在平时预防，一旦发病，则需特殊护理，宜给予易缓解动脉硬化及降压食物，如黑木耳、银耳、果汁、米汤、菜汁等易消化的食物，必要时进行鼻饲，少食多餐。

目前，国际医学界认为老年高血压患者，宜坚持食用低盐和高蛋白饮食，注意补充镁，保证食物的镁摄入量，可以有效地预防高血压脑卒中。由于镁能作用于细胞内的 ATP 酶，调节细胞内矿物质平衡，拮抗钙，防止细胞膜上的钙流入细胞内，从而抑制心脑血管疾病的发生。重要的问题在于镁、钙、蛋白质食物的定量搭配。如钙、镁丰富及优质蛋白食物有鱼、蛋、豆类、去脂牛奶、牡蛎、绿叶蔬菜、小米、燕麦、荞麦、蘑菇类、山楂、麦芽等。

【忌食】高血压患者预防脑血管意外有四忌：

（1）忌高钠饮食，少吃盐，日摄量应低于 5 克，因钠多了会使血压升高。

（2）忌高脂肪饮食，因高脂肪食物能增加血液黏稠度。

（3）忌高糖，少吃甜食，因糖在体内仍转变成脂肪，也增加血液黏度。

（4）忌烟酒，因为尼古丁会使血液黏稠度增高，且乙醇能诱发脂质代谢紊乱。

三
风温　温热　温疫　温毒　冬温

原文精选

阳明温病，诸证悉[1]有而微，脉不浮者，小承气汤微和之。

译文

阳明温病，各种症状都具备但较轻，脉象表现为不浮，这种情况可用小承气汤以微和胃气。

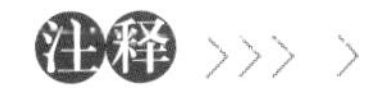

①悉：全部。

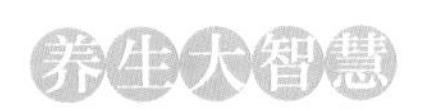

1. 胃下垂，药在两汤中

（1）益气化瘀汤

【原料】黄芪、升麻各 20 克，云苓、麦芽、党参各 15 克，山楂 12 克，鸡内金、白术、枳实、三棱、莪术、川芎、柴胡各 10 克，红花 9 克。

【制法】水煎取药汁。

【功效】益气化瘀。

【用法】每日 1 剂，分两次服用。

【适用】胃下垂。

（2）芪术升胃汤

【原料】太子参、黄芪各 10 ~ 30 克，砂仁、白术各 10 克，陈皮 10 ~ 15 克，升麻 6 ~ 9 克，柴胡 9 ~ 12 克，枳壳 10 ~ 18 克，大黄（后下）3 ~ 12 克，制马钱子 2 ~ 4 克，甘草 3 ~ 6 克。

【制法】水煎取药汁。

【功效】升清阳，降胃浊。

【用法】每日 1 剂，分两次服用。

【适用】胃下垂。

2. 不要轻视空气浴

空气浴是利用气温和皮肤温度之间的差异，使低于体温的环境气温对人体产生“寒冷刺激”，通过神经反射机理，加速机体的产热过程，使人体能够迅速地适应和抵御外界气温的急剧变化，从而增强人体健康的一种健身方法。当人们脱去衣服后裸露部分躯体进行空气浴时，人体即以传导、对流、辐射等方式向周围散热。而机体为了维持体温平衡，通过神经反射与体温调节机制，机体就会加强产热活动，减少散热。空气浴的方法很多，如开窗睡眠、增加户外活动时间、从事体力活动时少穿衣服或裸露部分肢体等。

四
风温　温热　温疫　温毒　冬温

原文精选

阳明温病，汗多[1]谵语，舌苔老黄而干者，宜小承气汤。

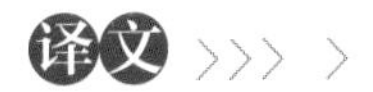

阳明温病，若表现为出汗多，语无伦次，舌苔颜色为老黄色且干燥，则可采用小承气汤进行对症治疗。

注释

①汗多：指出汗多。

养生大智慧

1.“急性胰腺炎”不要紧，有汤方在身边

（1）大黄汤

【原料】大黄50克。

【制法】将大黄煎水200毫升。

【功效】活血化瘀，清热解毒，通里攻下。

【用法】轻者每日1剂，分两次服用。

【适用】急性胰腺炎。

（2）通胰汤

【原料】柴胡、郁金、厚朴各15克，黄连、半夏、枳实、木香、芒硝（冲服）各10克，大黄（后下）20克，蒲公英30克。

【制法】水煎取药汁。

【功效】清热化湿，通里攻下，理气止痛。

【用法】轻者每日1剂，分两次服用。

【适用】急性胰腺炎。

2.“精神病”患者饮食禁忌

对于精神病的主要症状，中医对癫狂症的划分与现代医学观点颇相近似，如中医认为：语无伦次，或沉静痴呆者为癫，多言多动狂躁不安者为狂，前者近乎精神分裂症，后者与狂躁型精神病相似。更具体一些来讲，癫症：精神抑郁，表情淡漠，喃喃自语，语无伦次，神思恍惚，哭笑无常，或多疑善惊，不知秽洁。狂症：狂躁不安，奔走号叫，毁物伤人，不避亲疏，面红目赤，急躁好怒，气力逾常，不食不眠。

【宜食】精神患者常服用氯丙嗪类药物，对肝脏有一定损害，所以饮食中宜多食保肝食物，增加糖类，蛋白质和维生素C等营养成分的供给。

宜进食对大脑有益的各种食品，如瘦肉、鱼类、蛋类、奶类、香蕉、苹果等含胆碱物质的食物，对改善和缓解精神病症状有一定的作用。

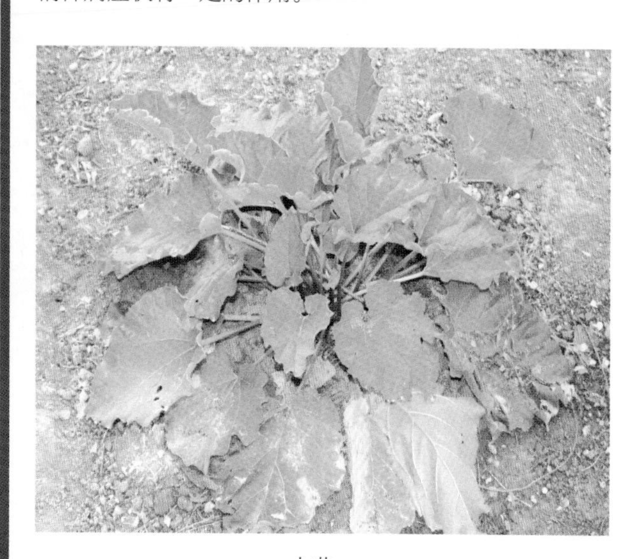

大黄

作电休克或胰岛素休克治疗的患者，体力消耗甚大，应让其多吃高蛋白，高热量食物，以补充能量，但要防止暴饮暴食。

狂躁型患者，多有火热现象，如面红目赤，大便秘结等，宜进食泻火通便饮食，如绿豆汤、甘蔗汁、清凉饮料，多纤维蔬菜等。

【忌食】绝对禁止酒类及刺激性食物。因酒类中的乙醇对脑神经细胞有刺激性，对精神病患者危害极大。另外，治疗精神病的药物，大多禁酒，因为酒精能增加这些药物的毒性，造成不良的后果；而刺激性食物如辣椒、胡椒、葱、姜、大蒜能增强神经兴奋性，特别是狂躁型的精神患者，应予禁忌。

五

风温　温热　温疫　温毒　冬温

原文精选

阳明温病，无汗[①]，小便不利[②]，谵语者，先与牛黄丸[③]；不大便，再与调胃承气汤。

译文

阳明温病，全身不出汗，小便情况表现为不通畅，症状有谵语的，应先服用安宫牛黄丸，如果服药后依然不大便，则继续服调冒承气汤才行。

注释

①无汗：没有汗出。

②小便不利：小便短赤不通畅。

③牛黄丸：安宫牛黄丸。

养生大智慧

1.“六神丸”也会引发中毒吗？

六神丸具有清热解毒、消肿止痛的作用。正因如此，有人不但长期服用六神丸，还将六神丸作为保健预防常用药长期服用，因而发生了中毒，这在临床上有不少报道。

六神丸中毒的主要原因在于蟾酥，蟾酥是由蟾蜍（俗称“癞蛤蟆”）的耳后腺和皮肤腺中分泌的毒液加工而制成的。蟾酥性温，有毒。如长期、过量地服用会引起中毒造成危害。

（1）一般咽喉肿痛者服用量成人是每次10粒，日服3次，小儿应酌情减量。患者不要擅自加量，特别是老年人过量服用更易造成中毒。

（2）不要忽视服后在30～60分钟以内可能发生的中毒反应，如服后有恶心呕吐、腹痛腹泻、头痛头晕、口唇四肢发麻，胸闷心悸、出汗嗜睡时应考虑到六神丸中毒的可能，必要时应及时送往医院进行抢救。

2. 婴儿不能吃得太咸

因为食盐是钠和氯的化合物。婴儿肾脏发育尚不成熟，排钠能力弱，食盐过多易损伤其肾脏。如果体内的钠离子增多，还会造成钾离子随尿排出过多，从而易引起心肌、全身肌肉衰弱。此外，食盐过多可得高血压。美国某医疗组织调查学龄儿童，这些儿童在婴儿时期多数常吃罐头装的咸味食品，他们之中有 11％的人在 10 ～ 13 岁发现患有高血压病。因此，从婴儿时期起，食物就不宜太咸。

六

风温　温热　温疫　温毒　冬温

原文精选

阳明温病，面目俱赤，肢厥，甚则通体皆厥，不瘛疭[①]，但神昏，不大便，七八日以外，小便赤，脉沉伏，或并脉亦厥，胸腹满坚，甚则拒按[②]，喜凉饮者，大承气汤主之。

译文

阳明温病，面部发红，眼白也发红，但四肢发凉，全身发冷，尽管四肢表现为并不抽搐，但是神志模糊，不解大便已超过七八日，小便颜色红赤，脉象表现为沉伏，或出现脉重按也很难触及的"脉厥"。胸腹部胀满坚硬，甚至拒按，口渴且喜欢饮用凉水的，应采用大承气汤进行对症治疗。

注释

①瘛疭：筋脉缓纵伸张和抽动不已的动风症状。

②胸腹满坚，甚则拒按：里热太甚，燥屎结于大肠，腑气不通，故胸腹痞满坚硬，按之胀满痛甚，因而拒绝触按。喜按为虚，拒按为实。此乃实证之指征。

养生大智慧

1. 了不起的"二白饮"和"白头翁"

（1）二白饮

【原料】白花蛇舌草、白茅根各 200 克，白糖 30 克。

【制法】将白花蛇舌草、白茅根加水煎煮，水沸后以小火煮 25 分钟，滤渣取汁，加入白糖调匀即成。

【功效】解毒消痈。

【用法】每日 3 次，每次服 150 毫升药汁。

【适用】直肠癌。

（2）"白头翁"

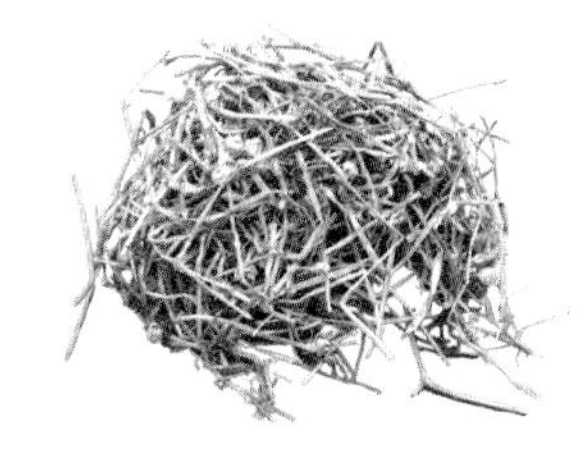
白花蛇舌草

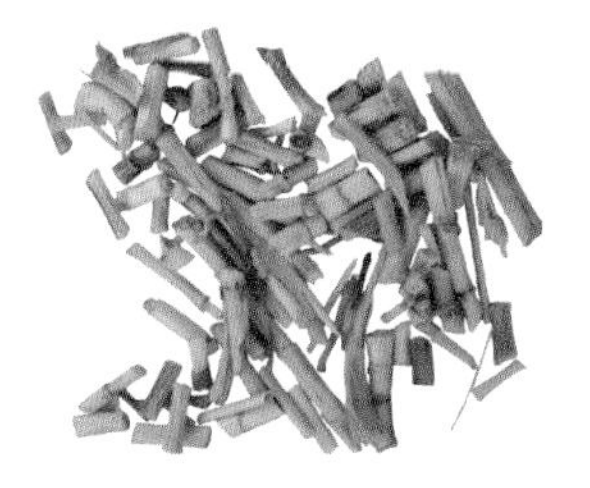
白茅根

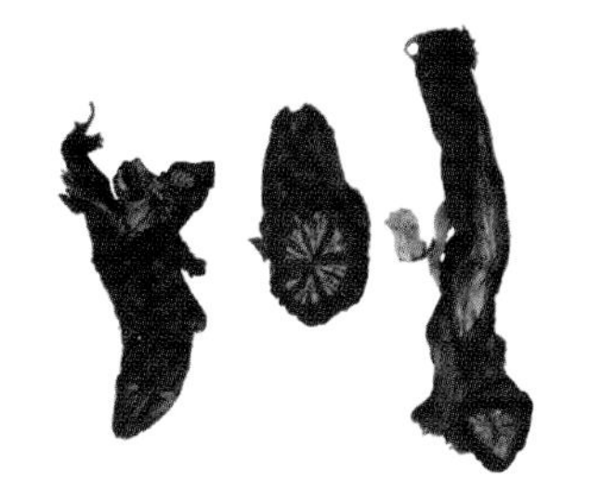
白头翁

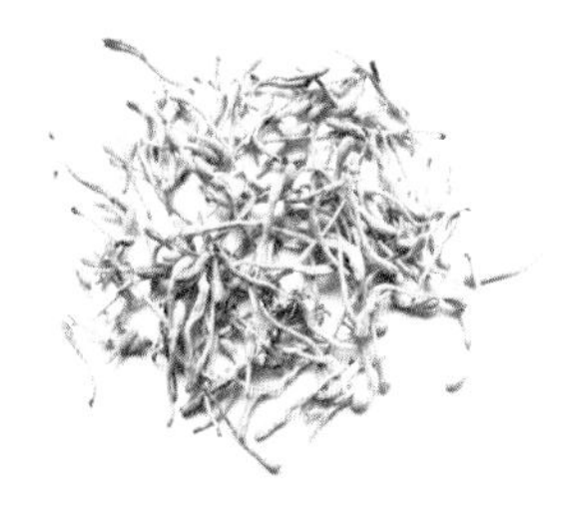
金银花

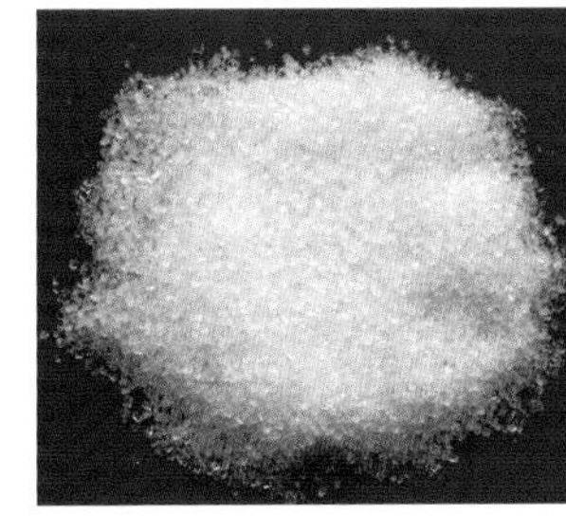
白糖

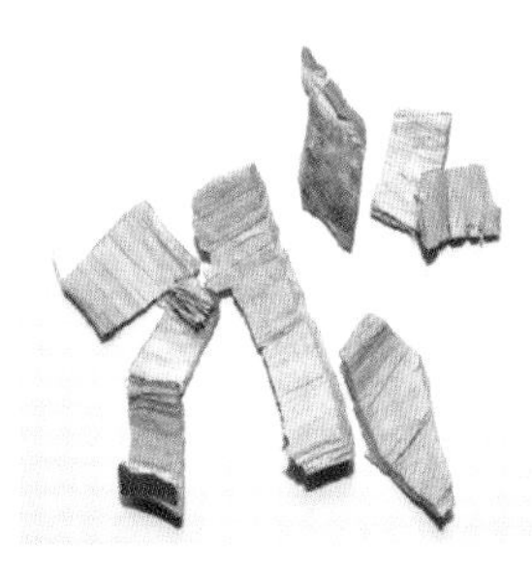
木槿

【原料】白头翁 50 克，银花、木槿、白糖各 30 克。

【制法】上药加水，煎浓汁 200 毫升，加白糖调匀。

【功效】散结消瘀。

【用法】每日 1 剂，分 3 次温服。

【适用】大肠癌。

2. 使用电风扇有何禁忌？

在炎热的夏天，打开电风扇，立即凉风劲吹，令人颇感爽快。但是，使用电风扇应该注意科学性，否则好事会变成坏事，有损于身体健康。应注意的事项主要有：

（1）忌吹风过大：现代科学家认为，室内的风速最好控制在 0.2 米 / 秒到 0.5 米 / 秒之间，最大忌超过 3 米。因为风速过大，会使身体受到风吹的局部汗水蒸发太多、太快，温度骤降，易使人患上感冒或局部麻痹。

（2）忌直吹：用电风扇朝着一个方向直吹，风邪极易侵入人体。尤其是在人们身体虚弱或大汗淋漓时，更不可只图一时的痛快，让风直接吹到身上。最好让电风扇朝天花板上吹，或者让风扇摆动着吹。

（3）忌睡眠时吹风：祖国医学认为"阳入阴谓之寐"，意思是说，人体睡眠的过程，就是阳气进入阴分的时候，体表阳气虚弱，不管风大还是风小，吹到身上都易让人得病。所以，任何电风扇都忌在人熟睡时直接对着身体吹风。身体素质较好的人，睡着前用低速风吹一会儿是可以的，但必须在睡着时把电风扇关掉。

（4）忌出汗较多时忌立即吹风：因为出汗较多时，全身的表皮血管扩张，突然遭到凉风吹拂，往往会引起血管收缩，排汗立即停止，从而造成体内产热和散热失去平衡，多余的热量反而散发不出去。

（5）忌持续、固定地对身体某个部位吹风：用电风扇吹风，宜吹吹停停地使用阵风、和风或微风，使用摆头电扇较好。尤其对于小儿、老人和身体虚弱的人，更不可用电风扇持续、固定地对着身体某个部位吹风，否则，必会招致疾病。

七

风温　温热　温疫　温毒　冬温

原文精选 >>>

阳明温病，纯利稀水无粪者，谓之热结旁流，调胃承气汤主之。

热结旁流[1]，非气之不通，不用枳、朴，独取芒硝入阴以解热结，反以甘草缓芒硝急趋之性，使之留中解结，不然，结不下而水独行，徒使药性伤人也。

译文 >>>

阳明温病，若大便泻出的都是稀水而没有粪质，人们称其为“热结旁流”，在治疗方面应该采用调胃承气汤。

对于热结旁流，根本原因并非腑气不通，因此不采用枳实和厚朴，仅仅用芒硝配合大黄对肠道的热结祛除就可以了，并配合甘草缓和芒硝的趋下作用，使芒硝能留在肠中对燥结进行解除。若不这样治疗，则会使燥结不下而只有水液下行，药不仅无法治病反而会白白地损伤人体的正气。

注释 >>>

①热结旁流：为阳明腑实证的一种。其特点是肠内有燥屎内结，但肠中水液可通过其缝隙下流，故可见下利纯臭稀水。

养生大智慧

作为产妇，应该在饮食方面注意哪三点？

1. 过食生冷食物有碍乳汁分泌

中医认为，妊娠期精血聚集于冲任以养胎，孕妇机体多处于阴血偏虚、阳气偏亢的生理状态，即民间所说的孕妇多易上火，加之妊娠又偏食，所以孕妇喜食一些水果或饮料等生冷食物。

一般来讲，素体阳盛的人适当吃一些卫生而富营养的生冷食物对胎儿的发育和大人的健康是有益的，同时可防止胎儿出生后胎毒的发生。但对素体阳虚之人则不然，食用生冷食物不当或过食，可导致凉遏脾胃，寒湿内生，从而使中焦不运。胎儿分娩后，由于寒湿凝滞经脉及产后多虚多瘀的特点，使产妇气血虚弱，经脉不畅，气化不利，阳气不展，乳汁失于蒸化。部分产妇可出现乳汁不足或无乳，严重影响了婴儿的正常发育，并易导致婴儿出生后大便溏泄、吐乳腹胀等。所以，孕妇在孕期一定要注意饮食的调节，不宜过食生冷食物，以适度为宜。

2. 产妇不要久喝红糖水

按照我国的民间习俗，产妇分娩后都要喝红糖水，其实只要适量，对产妇、婴儿都是有好处的。因为产妇分娩时，精力、体力消耗很大，失血较多，产后又要给婴儿哺乳，需要丰富的糖类和铁质。红糖既能补血，又能供应热能，是较好的补益佳品。但是，有不少产妇喝红糖水的时间往往过长，有的喝半个月，甚至长达1个月。殊不知，久喝红糖水对产妇子宫复原不利。因为产后10天，恶露会逐渐减少，子宫收缩也逐渐恢复正常，如果久喝红糖水，红糖的活血作用会使恶露的量增多，造成产妇继续失血。因此，产后喝红糖水的时间一般以产后7～10天为宜。

3. 产后不宜过多吃鸡蛋

产妇在坐月子期间滋补亏损，常以鸡蛋为主食。但吃鸡蛋过多也是有害的，并非越多越好。分娩后数小时，最好不要吃鸡蛋。因为在分娩过程中，体力消耗大，出汗多，体内体液不足，消化能力也随之下降。若分娩后立即吃鸡蛋就难以消化，增加胃肠负担。应吃半流质或流质饮食为宜。根据国家对孕、产妇营养标准规定，在整个产褥期间，每天需要蛋白质为100克左右。因此，每天吃鸡蛋3～4个就足够了，不宜过多。

八

风温　温热　温疫　温毒　冬温

原文精选 >>>

阳明温病，实热壅塞为哕[1]者下之。连声哕者，中焦；声断续，时微时甚者，属下焦。

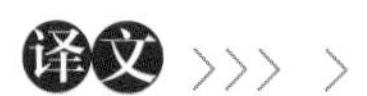

阳明温病，若由于实热壅滞阻塞于胃从而导致呃逆的，则必须以攻下法进行治疗。若为呃逆连声的，通常病位于中焦；若呃逆声属于断断续续、时轻时重的那一种，那么其病位在下焦的居多。

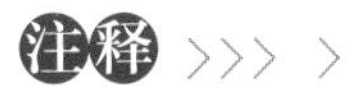

①哕：呃逆，俗称“打嗝儿”。

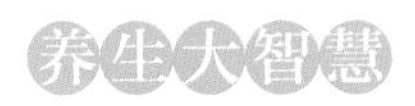

1. 不可小觑的“防风粥”和“吴茱萸粥”

（1）防风粥

【原料】防风 10 克，葱白 2 根，粳米 60 克。

【制法】葱白、防风煎取药汁。粳米下锅煮粥，临熟时加进药汁稍煮即可。

【功效】祛风解表，散寒止痛。

【用法】温热随意服食。

【适用】因风寒感冒所致的恶寒发热、头痛身痛。

（2）吴茱萸粥

【原料】吴茱萸末 1 克，葱白 3 寸段，粳米 50 克。

【制法】先煮米做粥如常法，临熟入吴茱萸末及葱白调匀。

【功效】温中逐寒。

【用法】可供早餐食用，或不拘时食服。有热者慎用。

【适用】脘腹作痛，呕吐吞酸，胁痛，疝气作痛，脚气肿痛，腹泻久痢等病症。

2.“健忘者”应该吃什么食物？

健忘是因大脑神经衰弱，记忆减退，遇事善忘的疾病。中医称其为“喜忘”“善忘”，多由心脾不足，肾精虚衰而起。因为心脾主血，肾主精髓，如果思虑过渡，伤及心脾，则阴血耗损；或房事不节，精亏髓减，则脑失所养，令人健忘。至于年老神衰而健忘，多系生理功能减退现象，则另当别论。宜忌原则为：健忘者除适宜多食用、常食用富含蛋白质、维生素以及微量元素的食物外，还要根据体质和病情，选择补益心脾或滋肾填精的食物。忌食用刺激性的食物和动物脂肪及烟酒。

【宜食】猪脑、鸽蛋、鹌鹑蛋、胡桃仁、桑椹、桂圆肉、柏子仁、莲子、灵芝、何首乌、大枣、人参、蜂蜜、枸杞子、冬虫夏草、哈士蟆油、海松子、紫菜、黄鳝、羊髓、蜂乳、黑芝麻、银耳、海参、芡实、鱼鳔、玉米、小麦芽、黄大豆、鸡蛋、荔枝、茯苓、味精等食物。

【忌食】大葱、香菜等食物。

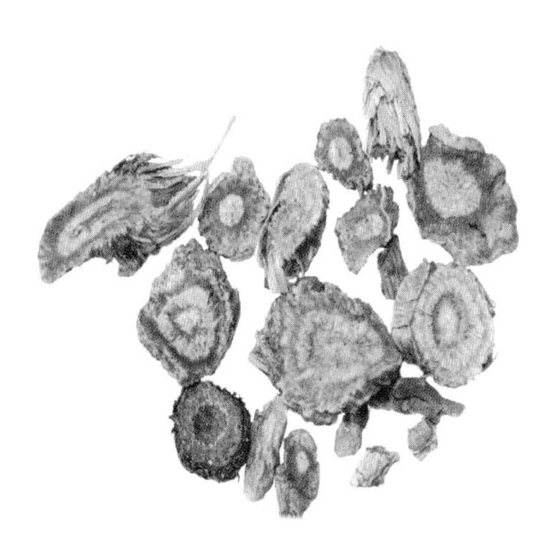

防风

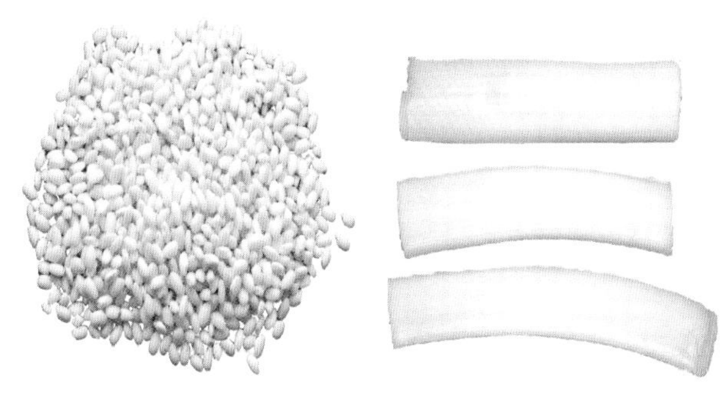

粳米　　葱白

九
风温　温热　温疫　温毒　冬温

原文精选

阳明温病，下利谵语①，阳明脉实，或滑疾者，小承气汤主之；脉不实者，牛黄丸主之，紫雪丹亦主之。

译文

阳明温病，若有泄泻、谵语等症状，并且右关部阳明脉象实或滑疾，治疗汤方则应使用小承气汤；若脉象不实的，则应该采用牛黄丸进行治疗，当然也可以使用紫雪丹。

注释

①下利谵语：指的是出现泄泻、谵语等症状。

主攻汤方

【名称】小承气汤方（苦辛通法重剂）。

【成分】大黄 15 克，厚朴 6 克，枳实 3 克。

【用法】上药加水 8 杯，煮成 3 杯药液。先服 1 杯，如肠中宿粪得以排出，则不必再服；如服后仍不解大便，可再服。

养生大智慧

1. 靓汤是这样做成的

（1）绿豆蒜汤

【原料】大蒜瓣 50 枚（50 岁以下者以 1 岁 1 枚计算），绿豆 100 克，冰糖适量。

【制法】大蒜剥去外皮，绿豆洗净，同放入锅内加

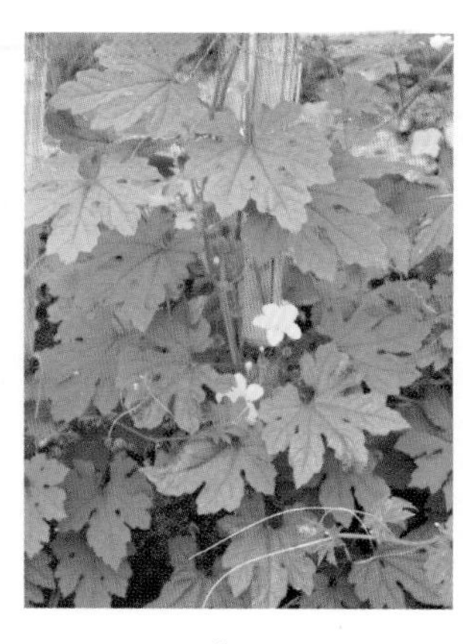
苦瓜

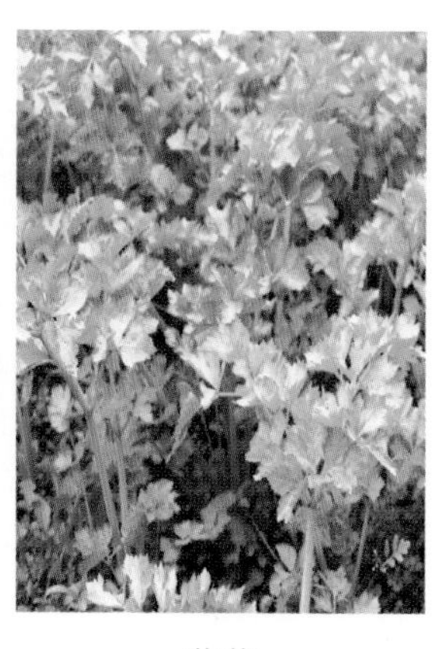
芹菜

水500毫升，用武火烧沸，改文火炖熟，加冰糖使之溶化。

【功效】清肝火，降血压。

【用法】每日1剂，分数次饮用，疗程不限。

【适用】高血压面赤、头痛、眩晕、爱发脾气者。

（2）苦瓜芹菜汤

【原料】苦瓜60克，芹菜200克。

【制法】将芹菜洗净、切段，与苦瓜共入锅，加水煎服。

【功效】清热凉血，平肝明目，降脂降压。

【用法】每日1剂，可连服10天。

【适用】高血压、高血脂患者。

2. 老年人不适合多吃牛内脏

牛内脏包括牛肚（即牛胃）、牛心、牛肺、牛肝等，它们在市场上都有销售。内脏类含维生素和无机盐较多是不容置疑的，如牛肝内含维生素A量为18300国际单位，仅次于羊肝，在食用原料类中含维生素A的量位于第二位，牛肝、牛心等含钙、磷、铁较多。且中医认为以脏补脏，如《本草纲目》一书中有"以胃治胃、以心治心、以血导血、以骨入骨、以髓补髓、以皮治皮"之说，可见内脏有补虚损、健脾胃的功效。但在牛的内脏中除含有上述营养物质外，还含有较多的胆固醇。老年人的消化功能在逐渐减弱，按说应多食补脏食物，可是摄入牛内脏会使胆固醇在体内聚集，将导致一些所谓"富贵病"的发生，对心脑血管不利。尤其老年人的心、脑、血管很易病变，再多吃一些促其病变的食物，对机体危害更大。所以，老年人吃动物内脏可选用其他动物类，而牛内脏要少吃。

十
风温　温热　温疫　温毒　冬温

原文精选 >>> >

温病三焦俱急[①]，大热大渴，舌燥。脉不浮而燥[②]甚，舌色金黄[③]，痰涎壅甚，不可单行承气者，承气合小陷胸汤主之。

译文 >>> >

温病在热势亢盛的时候会引发三焦俱病，在临床上可以看到壮热，口大渴，舌苔干燥，脉象不浮而十分躁急，苔呈颜色为金黄色，咽喉部有不少痰涎壅滞。对于这种病证，千万不能单独使用承气汤，而是应该共同采用承气汤和小陷胸汤。

注释 >>> >

①三焦俱急：由于邪气盛壮，在上焦肺热未清，即累及中、下二焦，三焦症候同时并见，病情重，病势急，故称三焦俱急。

②脉不浮而燥：指脉象急躁，与和缓脉象相反。"燥"同"躁"。

③舌色金黄：指出现的明亮的黄色舌苔。

主攻汤方 >>> >

【名称】承气合小陷胸汤方（苦辛寒法）。

【成分】生大黄15克，厚朴、枳实、黄连各6克，半夏、瓜蒌各9克。

【用法】上药加水8杯，煮成3杯药液。先服1杯，如服后不解大便，则再服1杯；如果服后大便畅通，可不必再服；若仍不大便，则再服。

养生大智慧

三种主要呼吸疾病的宜食和忌食：

1. 急性支气管炎

【宜食】富含维生素A和胡萝卜素的食物，如动物肝脏、肾脏、蛋黄、鱼类，及胡萝卜、番茄、各种绿叶蔬菜类。容易消化吸收的饮食，如有发烧，可食用清淡的流质饮食或半流质饮食，如米汤、面汤、牛奶、藕粉、蒸蛋羹等。

【忌食】油煎炸食物和不发酵面食，如油条、麻球、麻花、油饼等；这些食物不易消化，食用后会影响脾胃消化功能，生热胀气，助湿生痰，使得咳嗽、咳痰的症状加重。生冷食物，如生冷的瓜果、拌凉菜、冷饮、海

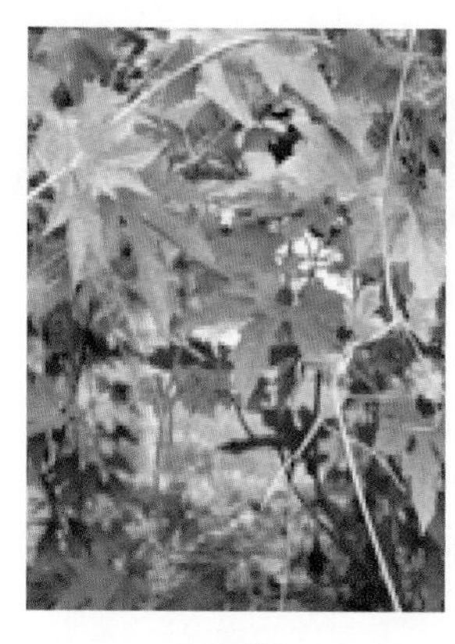
瓜蒌

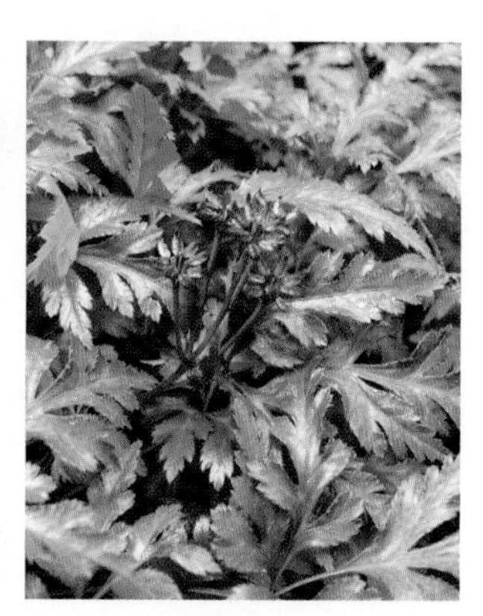
黄连

鲜等，因容易被细菌污染，如太凉可引起气管痉挛，黏膜上皮细胞活动减慢，使得咳嗽加重，痰不容易排出。辛辣刺激性食物，如辣椒、大蒜、韭菜、洋葱，以及胡椒粉、芥末等，食用后刺激气管，可引起呛咳，甚至引起黏膜破裂出血。有兴奋作用的食物，如咖啡的咖啡因有兴奋作用，会影响呼吸道的正常生理功能，可引起痰液积聚；浓茶也有同样的作用，可能会减低治疗药物的效果。痰多者不宜食用白萝卜，食用后会加重症状；支气管炎痰湿较盛者，不宜食用海蜇，食用则使痰湿加重；气管炎等呼吸系统疾病痰多者，不宜食用橘子；石榴性味甘酸，有收敛津液的作用，助湿生痰，支气管炎痰湿较盛者不宜食用；乌梅味酸，助湿生痰，气管炎、支气管炎及痰湿较盛者不宜食用；桂圆肉味甘性温，助湿生痰，支气管炎患者不宜多食；呼吸系统疾病患者忌睡前饮酒类，因可能会影响睡眠中的呼吸，甚至抑制呼吸。

2. 慢性气管炎

【宜食】高蛋白高维生素饮食。慢性气管炎患者病程长，反复发作；有咳嗽、咯痰或气喘等症状；多数患者年纪大，体质比较虚弱。咳嗽排痰，实际就是消耗体

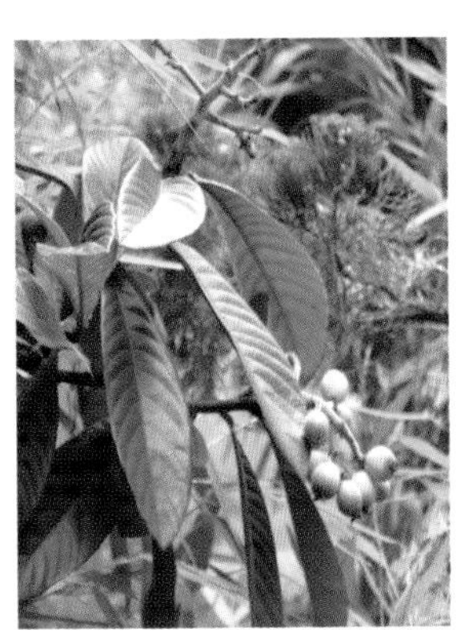

枇杷

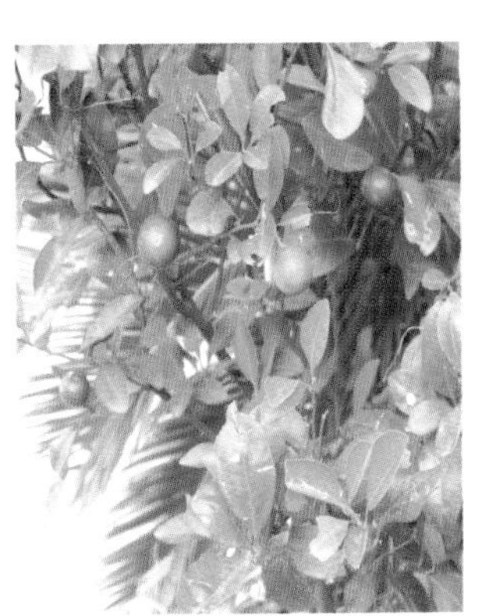

金橘

内的能量贮备，蛋白质缺乏，抵抗力降低。因此，需要采用高蛋白饮食及时补充。可选用鸡肉、鸡蛋、猪瘦肉、鱼类，豆制品等，以补充蛋白质分解的消耗，增强人体免疫功能；还应多摄取富含维生素C、维生素A、B族维生素的食物。维生素C能提高人体的抵抗力，增强免疫功能。宜选用健脾补肾，益肺祛痰，理气止咳的食物，如梨子、橘子、枇杷、百合、莲子、白木耳、核桃、蜂蜜，这些食物既能强身，又有助于减轻临床症状。增加水分供给量：大量喝水有助于痰液稀释，有利于清洁呼吸道内的痰液。还可以选用花生、橘饼、金橘、百合、胡桃仁、石耳、山药、芥菜、燕窝、灵芝、冬虫夏草、紫河车、猪肺、佛手柑、栗子、马兰头、羊肉、橘皮、萝卜、生姜、饴糖等。

【忌食】蚌肉、螃蟹、蛤蜊、螺蛳、柿子、香蕉、西瓜、罗汉果、石榴、荸荠、丝瓜、薄荷等食物。腥膻油腻食物，如黄鱼、带鱼、蟹类、虾和肥肉等。刺激性食物、如辣椒、大蒜、香葱、韭菜，芥末等，会直接刺激呼吸道，导致支气管平滑肌痉挛，使咳嗽、气喘加重，痰液增多，不利于病情恢复。奶制品：因其可引起痰液变稠，感染加重，故应限制食用。戒烟限酒：因烟、酒会使支气管扩张，呼吸道黏膜充血、水肿，分泌物增加；烟尘会破坏气管和肺的生理功能和防御能力。腌渍及味咸食物，如腌渍食物、味咸的食物容易积湿生痰，痰浊阻遏肺气，会加重病情；过冷过热食物，会刺激气管，引起阵发性咳嗽，应限制食用。

3. 支气管炎

【宜食】急性支气管炎，症属实热，食宜清淡，凉润，如青菜、豆腐、莲藕、百合，水果如荸荠、雪梨等。慢性支气管炎，因正气已虚，只宜清补。可进食鸭汁、甲鱼、鸡蛋、银耳、山药、豆汁、牛奶等。

【忌食】在口苦苔黄，痰液稠黏，有热象存在时，应禁食牛、羊、狗肉等温热动火之物。海鲜腌腊制品，咸味过重者，均不相宜。无论急、慢性支气管炎，均忌用烟酒，忌食辛辣刺激性食物，及肥腻黏滞油炸食物。

十一　风温　温热　温疫　温毒　冬温

原文精选

阳明温病，无上焦证，数日不大便，当下之，若其人阴素虚①，不可行承气者，增液汤主之。服增液汤已，周十二时②观之，若大便不下者，合调胃承气汤微和之。

译文

阳明温病，无上焦证侯，几日都没有大便，则可用攻下法进行治疗。若患者的阴液素亏，即使大便不通也应禁用承气汤，而应该使用增液汤。服用增液汤后，必须对患者细心观察二十四小时，若患者仍不解大便，则可配合调胃承气汤轻下，从而调和其胃气，使大便通畅。

注释

①阴素虚：指该患者平素的体质偏于阴虚。

②周十二时：以地支计时，每一时相当于现在的两小时，十二时为24小时，24小时为一天，故称“周”。

主攻汤方

【名称】增液汤方（咸寒苦甘法）。

【成分】玄参30克，麦冬（连芯）、细生地黄各24克。

【用法】上药加水8杯，煮成3杯药液。患者口渴时给其饮用，直至饮完。如服后仍不解大便，再配1剂煎服。

养生大智慧

1. 油漆筷子要不得

油漆筷子虽漂亮美观，又容易洗涤，但油漆是有毒之物，无论红漆、黑漆或清漆，涂在筷子上，在使用过程中，

对人体都是有害的。

油漆由基质、油脂、有机溶剂、充填剂和苯料加工制成。其常用的溶剂有苯、二甲苯、丙酮、丁醇等。这些溶剂都是有毒物质，在常温下就能挥发，而且温度越高，挥发越快。这些有机溶剂能通过人的呼吸道被吸入肺部，还能通过皮肤、口腔黏膜的接触进入人体。另外，这些有机物在油脂中容易被溶化，可随食物进入人体。如果长期使用油漆筷子，必然会对人体造成危害。因此，油漆筷子是忌使用的，当然也忌生产。

2. 为什么应少吃过油的茄子？

茄子是一种营养价值很高的蔬菜。其中脂肪和热量极低，每 100 克紫色的长茄子只含脂肪 0.1 克，热量还不到苹果的一半。其中含蛋白质 1 克，碳水化合物 3.5 ~ 4 克，膳食纤维 1.2 ~ 1.9 克，抗坏血酸 5 ~ 7 毫克，在蔬菜当中算是平均水平。此外，其中还有微量的胡萝卜素，少量维生素 B_1、维生素 B_2 和尼克酸。巴西科学家在实验中发现，吃茄子后人体内的胆固醇含量能下降 10%。美国营养学家在介绍降低胆固醇的蔬菜时，也总是把茄子排在首位。日本科学家研究证实，茄子有提高免疫系统功能的作用，还具有预防癌症的功效。

值得一提的是，茄子中还有大量的钾，缺钾的人脑血管破裂风险增大。同时，丰富的钾还能帮助维持人体的酸碱平衡，避免体质偏酸，减轻水肿。对于高血压、动脉硬化的患者以及广大中老年人来说，茄子是一种理想的保健蔬菜。然而，要发挥茄子的优点，除了选择茄子的品种之外，还要注意茄子的烹调方法。

在做烧茄子的时候，如果用油炸切好的茄子，也就是“过油”，这时候油温很高，一般会达到 180℃左右，这么高的温度造成了类黄酮的严重损失，茄子的保健作用也就去其大半了。

维生素 C 与类黄酮一起食用时具有“协同作用”，因为类黄酮可以防止维生素 C 被氧化破坏，而维生素 C 能促进类黄酮的防病作用。然而，在制作烧茄子的时候，茄子里怕热的维生素 C，更是在热油中损失殆尽。实际上，油炸茄子不仅会造成维生素 C 的降解，还会使维生素 B1 和维生素 B2 损失惨重，导致总体的营养价值大打折扣。

烧茄子还有一个问题就是，把茄子变成了一种高热量、高脂肪的食物。众所周知，茄子在烹调的过程中非常“吃油”，经常食用这样的菜肴会让人发胖，而发胖就会增加患各种慢性病的危险。对肥胖者来说，这种油汪汪的菜肴应尽量避免。

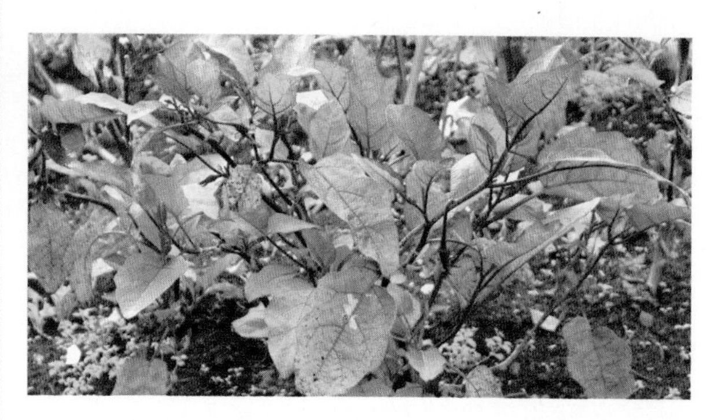

茄子

十二
风温　温热　温疫　温毒　冬温

原文精选 >>> >

阳明温病，下后汗出[①]，当复其阴，益胃汤主之。

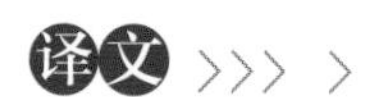

译文 >>> >

阳明温病，采用攻下法后发现有汗出，治疗时必须采用滋补阴液的治疗方法，即采用益胃汤。

注释 >>> >

①汗出：汗出之证，有内热甚，逼汗外出；有邪被解除而汗让者；有阳虚自汗出者，邪正相争战而汗出者，临证当细辨。

主攻汤方 >>> >

【名称】益胃汤方（甘凉法）。

【成分】沙参 9 克，麦冬、细生地黄各 15 克，冰糖 3 克，玉竹（炒香）4.5 克。

【用法】上药加水 5 杯，煮成两杯药液，分两次饮服，药渣可再煮取 1 杯服用。

养生大智慧

1. 不要过早地晨练

自古以来，人们就提倡在清晨锻炼身体，尤其是在树林中晨练。殊不知，过早晨练，不仅对身体无益，反而有害。

植物可以净化空气，原因是植物在进行光合作用时，能够吸收二氧化碳，放出氧气。但是如果光照强度不足，植物就不能进行光合作用，只能进行呼吸。这时，它只是吸收氧气，放出二氧化碳，尤其是在天亮前，植物所放出的二氧化碳积聚浓度较高。在这种环境下锻炼身体或进行其他活动，会吸进较多的二氧化碳。同时，据环保专家研究，在一天中，早晨 6 时左右，空气污染最为严重，这时候进行锻炼，吸入的空气越多，人体受污染的危害就越大。

2. 两道止“眩晕”的茶

（1）天麻茶

【原料】天麻 6 克，蜂蜜适量，绿茶 3 克。

【制法】先将天麻切片，置于砂锅内，加水 300 毫升，煎沸 20 分钟，加入绿茶，少沸片刻，调入蜂蜜即可。

【功效】止眩晕，清头目。

【用法】每日 1 剂，分 2 次温服，可食天麻。

【适用】高血压眩晕重者。

（2）罗布麻降压茶

【原料】罗布麻叶 500 克，茉莉花少许。

【制法】将少量的鲜茉莉花与干燥的罗布麻叶同置于密闭的容器内，熏 24 小时后，去茉莉花，将罗布麻低温（50 ~ 60℃）烘 5 ~ 10 分钟，分装于滤泡纸袋，每袋 4.5 克，放干燥处贮存。

【功效】清火降压，强心利尿。

【用法】每日 1 袋，用沸水冲泡 10 分钟，不拘时代茶频服。

【适用】高血压面赤、头痛、眩晕、失眠者。

十三 风温 温热 温疫 温毒 冬温

原文精选

阳明温病，下后脉静[①]，身不热[②]，舌上津回，十数日不大便，可与益胃、增液辈，断不可再与承气也。下后舌苔未尽退，口微渴，面微赤，脉微数，身微热，日浅者亦与增液辈，日深舌微干者，属下焦复脉法也（方见下焦）。勿轻与承气，轻与者肺燥而咳，脾滑而泄，热反不除，渴反甚也，百日死。

译文

阳明温病，攻下后脉象表现平静，身热已经退去，干燥的舌面也已经转为滋润有津，然而，若十多天不解大便，便能采用益胃汤、增液汤类型的方剂进行治疗，而不能再投用承气汤进行治疗。攻下后黄燥的舌苔还没有完全消退，口渴的程度轻微，颜面稍微有点发红，脉象微数，身有低热，若病情在逐渐减轻，也可用增液汤治疗；若病情在慢慢地加重，且舌面干燥、少津的，这其实属下焦病证，治疗时则应当用复脉汤。千万不能轻率地投用承气汤，如果误用了承气汤来治疗，就会导致患者因肺阴干燥而呛咳，脾气大虚而滑泄，身热和口渴反而加重，通常会迁延到约 100 天就会离开人世。

注释

①脉静：指的是脉象安静和缓，无躁急之象，由于邪热已被清除，无邪正斗争，所以脉象也就恢复了正常。

②身不热：无发热及面赤、尿黄等热象。

养生大智慧

1. 胆结石的饮食宜忌，您关注过吗？

“胆结石症”是指胆囊和胆管内结石，患者以 40 岁以上，患肥胖症的女性较多见。发病与胆汁淤积，胆管感染，胆固醇代谢紊乱有关。

【宜食】重视早餐，不少人不重视早餐，经常不食用早餐，比较容易导致胆结石症。在饮食方面，应适当摄取优质的蛋白质，饮食中可食用猪瘦肉、鱼类、鸡和豆制品。少量多餐，少量可减轻消化系统的负担，多餐可刺激胆汁分泌。多喝水可以稀释胆汁，促进胆汁排出，这样不仅可以消炎利胆，而且还有利于排出胆管内的细菌及其他有害物质。常食黑木耳，因其可有化解体内结石的功效。这主要是因为黑木耳所含的发酵素和植物碱能够促进消化管与尿道内的各种腺体分泌，润滑管壁，可促使结石排出。结石患者，每天宜食 1 ~ 2 次黑木耳。富含维生素 A 的食物，如胆囊上皮细胞的脱落能助长结石形成。维生素能保持胆囊上皮细胞组织的健全。含有维生素 A 较丰富的食物有番茄、胡萝卜、玉米、鱼肝油等。特别是胡萝卜，既能利胆，又能帮助脂肪消化吸收。

【忌食】高糖饮食：饮食中糖摄入过多，是诱发胆结石的重要原因。糖进入人体后成为血糖，血糖过高时，胰岛细胞便分泌胰岛素调节，使血糖转化为糖原贮存于肝脏，以维持血糖浓度相对稳定。因此，糖摄入过多，会刺激胰岛素大量地分泌，而胰岛素能增加胆固醇量。胆固醇浓度过高，则会凝集析出，形成胆固醇结石。因此，为防治胆结石应忌高糖饮食，尤其是体态偏胖的中年女性。限制精米、精面，此类食物会增加胆汁中胆固醇的浓度，而形成结石。研究证实，导致胆结石发生的原因，主要是因为饮食不洁，或是患蛔虫症，蛔虫进入胆管死亡而形成结石。在胆结石症的急性期，应忌高脂肪饮食，尤其是动物性油脂，以免增加胆囊的收缩，甚至发生胆绞痛。戒烟，限酒，以及浓茶和咖啡，因其中所含的许多物质，均能刺激胃壁并使胃酸大量分泌，导致胆囊收缩产生痉挛和胆汁排出受阻，而诱发胆绞痛。要尽量进食少用含草酸较多的食物，如菠菜、核桃、花生、巧克力等；而过食含钙量较多的食物，也容易形成结石。酸性食物，如醋、山楂、李子、青苹果、杨梅等，会刺激十二指肠分泌大量胆囊收缩素，容易引起胆绞痛，故忌多食用。暴饮暴食会引起胆汁的大量分泌和胆囊剧烈地收缩，易造成胆囊炎和胆绞痛，故应禁止。

2. 药价高的药物，不一定好

药价的贵贱并不是衡量药品好差的唯一标准。药价的高低是由多种因素决定的。例如人参和一般中草药，前者产量稀少，生长缓慢，出土后还要经过复杂细致的加工程序，才能作为药用，价格当然要贵；一般中草药多是土生土长的，采集后只经简单加工即可使用，药价当然要便宜些。西药也是一样，生产工艺要求复杂的、原料贵的或进口的，价格就要贵些，产量大、生产工艺简单、当地产的，就便宜些。因此，不能以药价高低来衡量药物的好差，更不能一味迷信贵重药物。

实践证明，贵重药品并非药效就一定好，更不是“万能”的；便宜药品（包括中草药在内）如服用适当，照样能够药到病除。判别药物好坏的主要标准是：是否对症、适用和疗效高低。

十四

风温　温热　温疫　温毒　冬温

原文精选

阳明温病，渴甚者[①]，雪梨浆沃之。

译文

阳明温病，口渴程度很严重的，在治疗上可以采用雪梨浆从而对阴液进行滋养。

注释

①渴甚者：指的是口渴严重的。

养生大智慧

1. 桑椹茶和安睡茶，“失眠者”需要铭记

（1）桑椹茶

【原料】桑椹 15 克。

【制法】以桑椹煮水。

【功效】滋补肾阴，清心降火。

【用法】每日 1 剂，代茶饮用。

【适用】病后因体虚、心肾不交所致的失眠、梦遗梦滑、心悸健忘等。

（2）安睡茶

【原料】灯芯草 10 ~ 20 克。

【制法】上药加水适量，煎汤代茶。

【功效】宁心安神，清心除烦。

【用法】每日 1 剂，不拘时温服。

【适用】失眠、心烦或夜不合眼、小儿心烦夜啼等。

2. 感冒了，不要混用多种感冒药

许多家庭备有感冒药，而且往往不止一种。有些人一旦感冒，急于求成，治病心切，常常将多种感冒药同时服用，以为这样“猛打猛攻”，便可“集中兵力”“速战速决”，战胜感冒。其实，这是一种缺乏医学知识、违背治疗科学的做法，往往会造成许多不良反应。

“是药三分毒”，许多治感冒的药，如速效感冒丸、感冒清、平安感冒液等由解热镇痛药、抗组胺药及其他一些中西药组成，因其组成类似，作用大同小异，虽能减轻感冒症状，但都只治标不治本，对引发感冒的病毒不起丝毫作用。这些药物的广泛和反复应用，会引起某些血液病（如再生障碍性贫血）、出疹或剥脱性皮炎、过敏和其他严重特异性反应的发生，并可出现嗜睡、注意力不集中、加重高血压和冠心病的症状等。成分类似的多种感冒药混用，等于加大剂量，不但对治疗感冒无益，而且会使发生副作用的危险性成倍增加。

因此，治疗感冒，除应多休息、多饮水外，宜选用一种感冒药短期使用，以减轻症状，而忌多种感冒药混合滥用。

十五

风温　温热　温疫　温毒　冬温

原文精选

阳明温病，下后微热，舌苔不退者，薄荷末拭[①]之。以新布蘸新汲凉水，再蘸薄荷细末，频擦舌上。

译文

阳明温病，攻下后会稍微发热，黄燥舌苔还没有彻底消退的，可以采用薄荷细末在舌上揩拭的方式进行治疗。

用干净的新布蘸刚汲取的凉井水，然后蘸上已经研细的薄荷细末，反反复复地对舌面进行擦拭。

注释

①拭：擦拭。

养生大智慧

1. 为什么说电脑是健康的一大“克星”？

现在，健康已经成为人们关注的焦点话题，网络时代让人们尽情领略到了数字技术带来的神奇，但也随之带来的一些健康隐忧。目前，电脑和网络对健康的影响已引起人们的高度关注。

在日常工作过程中，很多人可能没有意识到经常使用的键盘有可能引发疾病。键盘是一个“垃圾场”，里面有灰尘、头发、汗毛、眼睫毛等。据统计，这类污垢平均以每月 2 克的速度堆积。除此之外，键盘表面上还覆盖着大量的细菌，如链球菌、金黄色葡萄球菌、烟曲霉等。

另外，电脑辐射对身体的危害也不容忽视，英国一项研究证实，电脑屏幕发出的低频辐射与磁场，会导致 7 到 19 种病症，包括眼睛痒、颈背痛、短暂失去记忆、暴躁及抑郁等。电脑辐射对女性还易造成生殖机能及胚胎发育异常，据对武汉市 200 多名银行系统从事电脑操作者调查，有 35% 以上女性出现痛经、经期延长等症状，少数妇女还发生早产或流产。世界卫生组织的研究指出，孕妇每周使用 20 小时以上电脑，其流产发生率增加 80% 以上，并且还可能导致胎儿畸形。

2. 健康小法宝——六味地黄汤

【原料】熟地 15 克，山药、山茱萸各 12 克，茯苓、泽泻、丹皮各 10 克。

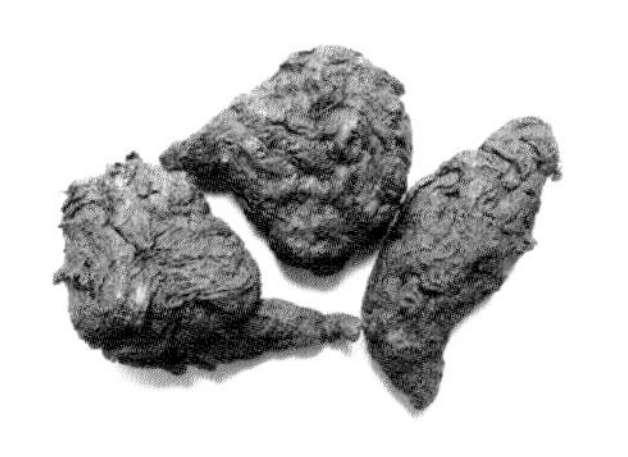

熟地黄

山茱萸

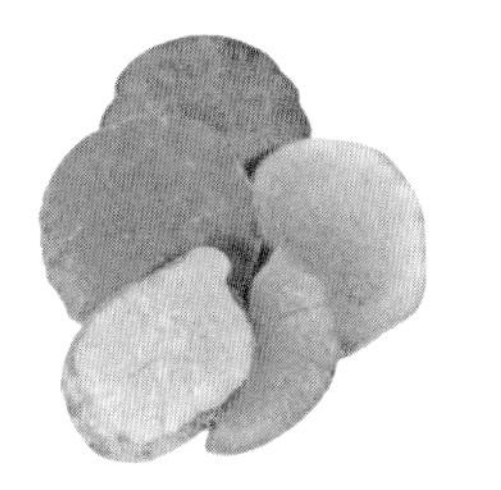

泽泻

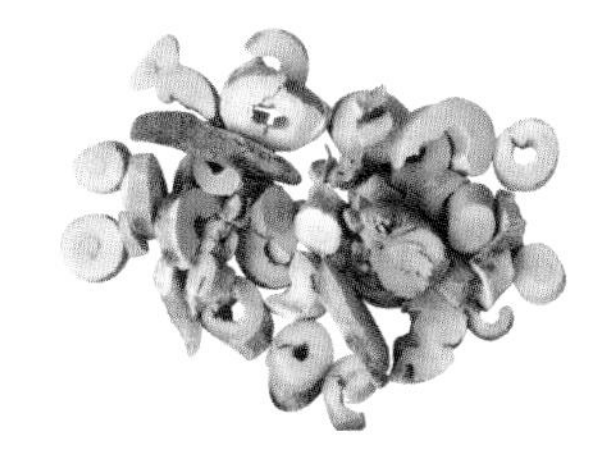

丹皮

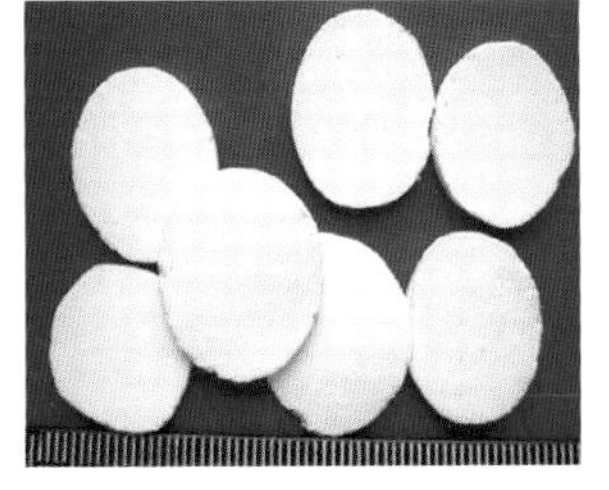

山药

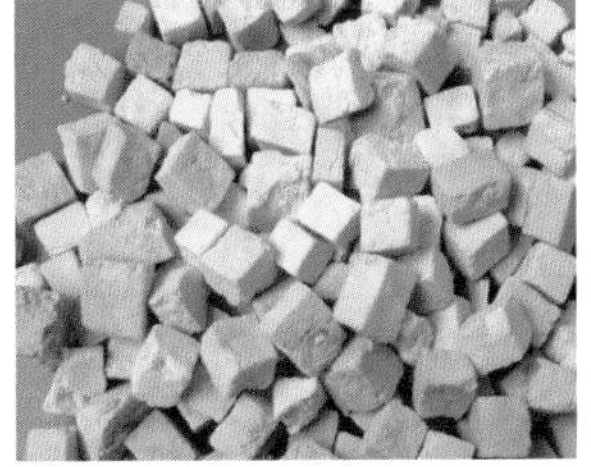

茯苓块

【制法】将上述材料一起煎煮。

【功效】滋补肝肾。

【用法】水煎服，一日两次。

【适用】肝肾阴虚所致的腰膝酸软、头晕目眩、耳鸣耳聋、盗汗遗精、消渴多饮、骨蒸潮热、手足心低热、牙齿松动易脱、咽干口燥；慢性肾炎、慢性肾盂肾炎、肺结核、肾结核、糖尿病、肾上腺皮质功能减退症、甲状腺功能亢进、高血压病、无排卵性功能性子宫出血、慢性肝炎、慢性前列腺炎、乳糜尿、神经衰弱、性功能减退、更年期综合征、小儿发育迟缓、中心性视网膜炎、视神经炎、视神经萎缩、早期老年性白内障等而属肝肾阴虚者。

十六
风温　温热　温疫　温毒　冬温

原文精选 >>> >

阳明温病，斑疹温痘、温疮、温毒，发黄、神昏[1]谵语者，安宫牛黄丸主之。

译文 >>> >

阳明温病，不管是斑疹、温痘，还是温疮、温毒、黄疸，凡是有神志昏迷和谵语症状的，在治疗方面均可以采用安宫牛黄丸。

注释 >>> >

①神昏：神志昏迷。

养生大智慧

1. 忌服抗衰老药物是何故?

许多人以为抗衰老保健药品有益无害而任意选服，或急于求长寿而多药并举，滥服多服，其实如此的做法会反遭其害。这是因为，抗衰老药物包括的微量元素、维生素类以及人参滋补类等，滥用都会产生副作用，破坏身体的生理平衡，不但难以达到抗衰老的目的，反而会使身体变得“多事”、多病，影响长寿。因此，服抗衰老药应遵医嘱，不可盲目地多服、滥服。

2. 生津止渴的“橄榄粥”制作法

【原料】橄榄肉 10 个，白萝卜 1 个，粳米 100 克，白糖适量。

【制法】先将橄榄肉、白萝卜（洗净）分别切成米粒状。再把粳米洗净，然后把洗净的米放进开水锅内煮沸，再加入橄榄肉、白萝卜和白糖，转小火熬成粥即成。

【功效】生津止渴，清肺利咽。

【用法】风热性咳嗽，待热稍退后才能服食本粥，否则因热势尚盛，吃本品后有使热气上蒸之弊。又加之性味酸涩，不利于解热止嗽。

【适用】咳嗽气喘，痰涎壅盛，百日咳，咽喉肿痛，酒后昏闷，肠风下血，痢疾等病症。

十七
风温　温热　温疫　温毒　冬温

原文精选 >>> >

风温、春温（温热）、温疫、温毒、冬温之在中焦，阳明病居多[1]；湿温之在中焦，太阴病居多；暑温则各半也。

译文 >>> >

风温、春温（也就是“温热”）、温疫、温毒和冬温等疾病的中焦病证，主要表现为阳明胃的病变；湿温病的中焦病证，主要表现为太阴脾的病变；暑温病的中焦病证，大部分是脾胃同病。

注释

①阳明病居多：以阳明胃的病变为主。

养生大智慧

1. 治疗牛毛癣，应远离哪五类药物？

一是抗疟药物，如氯喹、羟氯喹等，它们可引起皮肤色素沉着、红皮病、掌跖角化症等，并加重银屑病、皮疹的病情。

二是β－受体阻滞药，如心得宁、心得安，可使银屑病对治疗药物产生抗性，使皮疹顽固难治。

三是四环素类抗生素，如四环素、强力霉素等。该类药物对皮肤有特别的亲和力，易诱发银屑病。

四是含金属锂药物，如碳酸锂、醋酸锂等，长期用药后能会导致皮肤出现溃疡、红皮病、脱发等不良反应，诱发或加重银屑病多见。

五是非甾体抗炎药，如消炎痛、保泰松、布洛芬等，可加重银屑病的病情，使皮疹对治疗产生抵抗。

2. 什么人不能服含麻黄的药？

麻黄是一味具有2000多年历史，使用较为广泛的中药，现代研究表明其主要成分是麻黄碱、伪麻黄、挥发油等。具有发汗解表、宣肺平喘、利水的作用，常用于治疗风寒感冒、咳嗽气喘、风邪顽痹等疾病。许多常用的中成药都含有麻黄，如复方川贝精片、哮利平片、麻黄止咳片、消咳宁片、追风舒筋活血片、通宣理肺丸、川贝止咳露、半夏止咳糖浆、莱阳梨糖浆、气管炎丸、气喘膏、大活络丹、人参再造丸、风湿骨痛丸等。但是，下列一些患者却是忌服用：

（1）高血压患者：因为麻黄中的麻黄碱化学结构与肾上腺素相似，能直接与肾上腺受体结合，同时，还能促使神经末梢释放介质，使血管收缩、血压升高。高血压患者若服用，会使血压更高，出现剧烈头痛、恶心、呕吐、昏迷等症状。

（2）冠心病患者：由于麻黄具有似肾上腺的作用，冠心病患者若服用了含麻黄的药物，会增加心肌耗氧量，从而导致严重缺氧，诱发或加剧心痛。如不及时停药，有可能出现因心肌梗死而死亡的危险。

（3）心动过速患者：因麻黄能提高心肌的兴奋性，使心肌收缩增强，心律加快，传导加速。心动过速者若服用此类药物会使病情恶化。

（4）神经衰弱患者：因麻黄有较强的中枢兴奋作用，可兴奋大脑皮质和人皮质下中枢，引起精神兴奋，出现烦躁不安、心悸失眠等症状，会使神经衰弱的患者病情加重。

十八
暑温　伏暑

原文精选

脉洪滑，面赤，身热，头晕，不恶寒，但恶热，舌上黄滑苔，渴欲凉饮，饮不解渴，得水则呕，按之胸下痛，小便短，大便闭者，阳明暑温①，水结在胸②也，小陷胸汤加枳实主之。

译文

温病患者产生脉象洪滑，颜面红赤，身体有发热感，头表现昏晕，并不恶寒，只感到恶热，舌苔不仅颜色发黄而且滑润，口渴想喝凉水，但是喝水之后无法解渴，反而水入马上就吐了出来，一按压胸部下方，就有疼痛感，小便短少，大便秘结。其实，该病症属阳明暑温的实际表现，是水与暑热之邪在胸脘互结的病证，在治疗方面可以采用小陷胸汤加枳实。

注释

①阳明暑温：是对以上证候的总结和概括。具备面赤、但热不寒，口渴引饮，舌黄、脉洪等里热甚的临床表现；同时又有舌滑、脉滑、呕水等暑病挟湿的证候。

②水结在胸：按之胸下痛，故称“结在胸”。痰浊湿邪为其病因，所以叫做“水结”。

主攻汤方

【名称】小陷胸加枳实汤方（苦辛寒法）。

【成分】黄连、枳实各6克，瓜蒌9克，半夏18克。

【用法】上药加入江河里流动的水5杯，煮成两杯药液，分两次服下。

养生大智慧

1. 含有朱砂的中成药不能长期服用

朱砂又叫“辰砂”，或叫“朱辰砂”，它的主要成分是硫化汞，通过火煅可以析出水银，传统认为服用少量朱砂具有安神定惊、明目解毒之功效。大家都知道，水银是有毒的，如果长期服用含朱砂的成药，甚至有的人还常用朱砂蒸猪心吃，由于药物在人体内蓄积，人体可能会出现慢性汞中毒症状，具体表现为记忆力减退、多梦、食欲下降、失眠、恶心等，严重者可出现肝、肾、心、脑中毒。

另外，在中成药中还有参茸卫生丸、活络丸、朱雀丸、冰硼散、紫雪丹、安宫牛黄丸、天竺黄丹、至实丹、人马平安散、蟾酥丸、冠心苏合丸、震灵丹、磁朱丸等都含有不同剂量的朱砂，这些药一般忌长期服用，更忌与巴氏合剂或碘化钾溶液一起服用，以防刺激肠道，发生药物性肠炎等病症。

2. 不常见的“鹿肉”和“麻雀肉”

（1）鹿肉

【性味归经】味甘，性温。入脾、胃、肾经。

【营养成分】含蛋白质、脂肪、水分、灰分、钙、磷、铁、人体所需的多种氨基酸。其中蛋白质占 19.77％。

【功效】温肾益精，补益气血。

【适用】因肾阳亏虚，精血不足所致的腰膝酸冷无力、阳痿不举，遗精滑精，精冷稀少，头晕耳鸣。因气血亏虚所致的形体消瘦、神疲气短、倦怠乏力、食欲不振、月经量少色淡，乳汁稀少等。

（2）麻雀肉

【性味归经】味甘，性温。归肾经。

【营养成分】含蛋白质、脂肪、灰分、碳水化合物、维生素（B_1、B_2）等。

【功效】壮阳气，缩小便。

【适用】因阳气亏虚所致的腰膝酸冷、小腹不温或冷痛、畏冷肢凉、阳痿不举、滑精早泄、小便频多、崩漏带下、头目眩晕等。

十九

暑温　伏暑

原文精选

阳明暑温，脉滑数，不食不饥不便，浊痰凝聚，心下痞[①]者，半夏泻心汤去人参、干姜、大枣、甘草加枳实、杏仁主之。

译文

阳明暑温，引发脉象滑数，不想吃东西，不觉得饿，不解大便等症状，其真正的缘故是浊痰与湿热相互凝聚，如果有胃脘部痞塞胀满感的，则应采用半夏泻心汤去掉人参、干姜、大枣和甘草再加枳实和苦杏仁方进行对症治疗。

注释

①心下痞：指胃脘部满闷，按之没有包块而柔软不痛。

主攻汤方

【名称】半夏泻心汤去干姜甘草加枳实苦杏仁方（苦辛寒法）。

【成分】半夏 30 克，黄连、枳实各 6 克，黄芩、苦杏仁各 9 克。

【用法】上药加水 8 杯，煮成 3 杯药液，分 3 次服下。中气虚弱的患者可再加入人参 6 克、大枣 3 枚。

养生大智慧

1. 扁平疣是什么东东？

【概述】扁平疣和寻常疣一样是人类乳头瘤病毒（HPV）引起的皮肤上突出的病变。表面多扁平光滑，无明显不适，好发于青少年面部、手背等处。常呈慢性病变过程，属良性疾病。可以治愈，无严重危害。

【症状表现】一般无自觉症状，偶有微痒；皮损为帽针状至绿豆或稍大的扁平光滑丘疹，呈圆形、椭圆形或多角形，质硬，正常皮色或淡褐色；主要侵犯青少年，好发于颜面、手背及前臂。

【治疗原则】聚肌胞、板兰根肌注或内服左旋咪唑，乌洛托品等；液氮冷冻或镭射治疗；外用鸦胆子仁、疣必治等。

【用药原则】对皮损数目少的扁平疣，以外用药治疗为主；对泛发性扁平疣，可给予免疫治疗。

【预防常识】疣是人类乳头瘤病毒（HPV）感染引起的慢性良性疾病。疣主要通过直接接触传染，因此要注意避免接触患疣的患者，对已患疣的患者，应避免搔抓，以免引起自体接种。

2. 老年人冬季保健有五“忌”

（1）忌紧闭门窗：冬季更应保持室内空气清新。若将门窗紧闭，室内煤火炉、煤气灶燃烧后的废气、吸烟的烟雾、人体散发的排泄物等空气污染，易引起老年人呼吸道疾病的发生。

（2）忌饮酒御寒：酒精对体温中枢神经的刺激，在饮酒时可使体表血管扩张，血流加快，有浑身发暖的感觉，但此时体内热量也在随之散发，一旦酒精的作用失去后，反而会感到更加寒冷。

（3）忌恋床贪睡：老年人早晨宜赖床片刻，在床上打个哈欠、伸个懒腰、做个深呼吸、活动活动四肢，再下来穿衣去户外活动。但是，若因天冷恋床贪睡，极易使人体的新陈代谢功能下降，气血瘀滞不畅。

（4）忌夜间憋尿：冬季夜长，有些老年人睡觉后怕冷而懒得起床排尿。其实，让尿液长时间憋在膀胱内，既影响睡眠效果，还会因情绪不安而导致血压升高或泌尿系统疾病。

（5）忌露天晨练：老年人冬季晨练应根据自己的身体状况，选择背风向阳、空气新鲜、树木较多的地方；时间最好是在日出 1 小时后进行。切不可在大雾或雨雪天去户外晨练，以免受风寒或跌跤。

二十
暑温　伏暑

原文精选

阳明暑温，湿气已化[①]，热结独存，口燥咽干，渴欲饮水，面目俱赤，舌燥黄，脉沉实者，小承气汤各等分下之。

暑兼湿热，其有体瘦质燥之人，感受热重湿轻之证，湿先从热化尽，只余热结中焦，具诸下证，方可下之。

译文

阳明暑温，湿邪已经慢慢化燥，仅有胃肠道热结还留存，产生口中作燥，咽喉发干，口渴想喝水，颜面目睛红赤，舌苔颜色发黄且干燥，脉象表现沉实等病症，治疗时可以采用小承气汤攻下，但方中三味药的分量必须一样才行。

体质消瘦而阴虚燥热者，受暑兼湿热病邪后，形成这样的证候即“热重湿轻”，在病变期间，湿邪多易化火化燥而不再存在，仅仅剩下热结阻于中焦胃肠的实际病症，当具备了不少适应于攻下的证候后，这个时候才能用攻下法进行对症治疗。

注释

①湿气已化：暑为热邪，必挟湿邪。可能有以下三种原因：一则湿气较少，二则人的体质燥化多火，三则经过化湿治疗，湿气得以化解。

养生大智慧

1. 让我们一起走近“海藻”

【别名】海带花、乌菜、海萝、海蒿子。

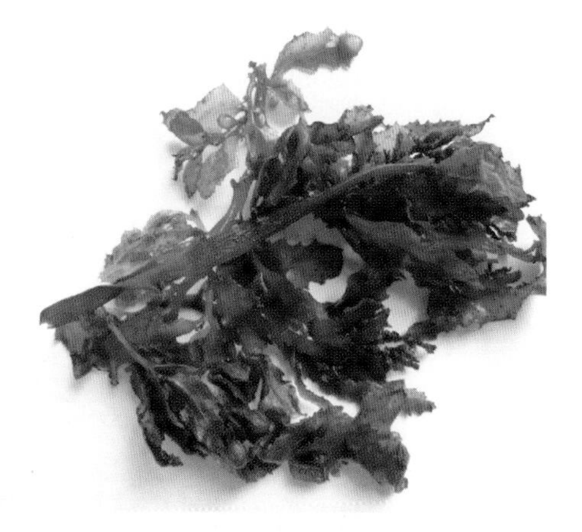

海藻

【性味】性寒，味咸。

【功效】软坚散结，消痰利水。

【适用】瘰疬，瘿瘤，淋巴结核，甲状腺肿大，睾丸肿痛之人；高血压病，高脂血症，动脉硬化，以及肥胖之人；癌症患者。

【忌用】平素脾胃虚寒，慢性腹泻者忌食；服用甘草之时忌食。

2. 您听说过“三色葫芦”这道养生菜吗？

【原料】净胡萝卜、净白萝卜、净青笋各 250 克，小樱桃 12 个，鸡汤 125 克，熟猪油 40 克，精盐 3 克，鸡油、葱段各 8 克，水淀粉、味精、姜丝各适量。

【制法】先分别把洗净的胡萝卜、白萝卜和青笋都切成长 3 厘米的圆柱体，再分别用小刀将其刻成“葫芦状”，每种菜各刻 5 个，放入沸水锅焯熟，成“三色葫芦”。把炒锅放在旺火上，然后放入适量的猪油。待油烧至七成熟时，放入姜丝、葱段，略炒一下，倒入鸡汤。烧沸后，拣出葱、姜，放入三种葫芦、精盐；待煮入味后，用水淀粉勾芡，加上味精，淋上鸡油，装盘，码上小樱桃即可。

【特色】色泽鲜艳，清淡适口。

【功效】含胆固醇较低，且含有丰富的钙、磷、铁及粗纤维、维生素等。养肝益目，清热解毒。

【适用】高血压、冠心病、慢性肝炎、肝硬化等患者。

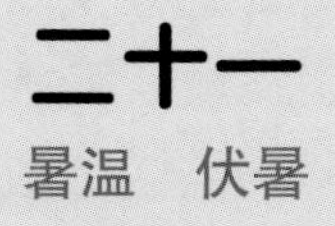

二十一
暑温　伏暑

原文精选

暑温蔓延[①]三焦，舌滑微黄，邪在气分者，三石汤主之；邪气久留，舌绛苔少，热搏血分者，加味清宫汤主之；神识不清，热闭内窍者，先与紫雪丹，再与清宫汤。

译文

暑温病病邪蔓延到上焦、中焦和下焦，患者舌苔颜色呈淡黄色且滑润，其实这是病邪在三焦气分的具体表现，治疗时可以采用三石汤；若病邪在三焦停留的时间很长，患者产生舌质红绛而少苔的现象，则说明热邪已经搏结于血分，此时治疗应采用加味清宫汤；若患者神识昏迷，其实是因邪热内闭心窍所致，必须先采用紫雪丹，再给患者服用清宫汤。

注释

①蔓延：形容邪气不断向周围扩散，累及多个脏腑部位。

主攻汤方

【名称】三石汤方。

【成分】生石膏 15 克，寒水石、苦杏仁、飞滑石、金银花（用金银花露更好）各 9 克，竹茹（炒）、白通草各 6 克，金汁（冲）1 酒杯。

【用法】上药加水 5 杯，煮成两杯药液，分两次趁药液尚温时服下。

养生大智慧

1. 女性洗脸不要太勤

洗脸有清洁和保养皮肤的作用，有些人认为多洗脸就能养颜美容，其实并非如此。每次洗脸都会洗去面部用来保护皮肤的皮脂膜，皮脂膜的再度形成需要 2 ~ 3 小时，如果脸洗得太勤，皮脂膜还未形成就遭到破坏，反而起不到保护皮肤的作用。因此，一天内洗脸的次数要适宜，属于中性和干性皮肤的女性早、晚各洗 1 次为宜，油性皮肤者每天洗 3 次也就足够了。

2. 皮肤病患者要小心食用“雪里蕻”

【别名】芥菜。

【性味】性温，味辛。

【功效】宣肺，祛痰，温中，利气。

【适用】急慢性气管炎寒痰内盛，咳嗽多白黏痰，胸膈满闷之人食用；芥菜卤适宜肺痈，肺脓疡之人。

【忌食】凡平素内热偏盛之人忌食；癌症患者忌食；瘙痒性皮肤病患者忌食；患有单纯性甲状腺肿者忌食；凡患有疮疡，眼睛疾病，痔疮便血者忌食。春芥忌食。

【提示】雪里蕻的营养中，以钙的含量最多，每 100 克雪里蕻中便含钙 235 毫克，其他如维生素 A 原、维生素 C 也很丰富，此外还含维生素 B_1、维生素 B_2 和磷、铁等微量元素。

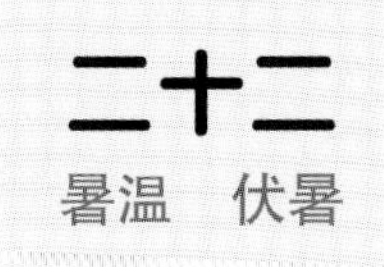

二十二 暑温 伏暑

原文精选

暑温伏暑，三焦均受①，舌灰白，胸痞闷，潮热呕恶，烦渴自利，汗出溺短者，杏仁滑石汤主之。

译文

暑温和伏暑病，病邪已深入到上焦、中焦和下焦，患者产生舌苔灰白，胸脘部痞塞胀闷，下午发热现象明显，恶心呕吐，心情烦躁，口中干渴，大便变得溏泻，全身都在出汗，小便短少等情况，治疗时可以采用杏仁滑石汤。

注释

①三焦均受：指的是邪气散漫，三焦病证均见。

主攻汤方

【名称】杏仁滑石汤方（苦辛寒法）。

【成分】苦杏仁、滑石、厚朴、半夏各 9 克，黄芩、郁金各 6 克，橘红 4.5 克，黄连、通草各 3 克。

【用法】上药加水 8 杯，煮成 3 杯药液，分 3 次服下。

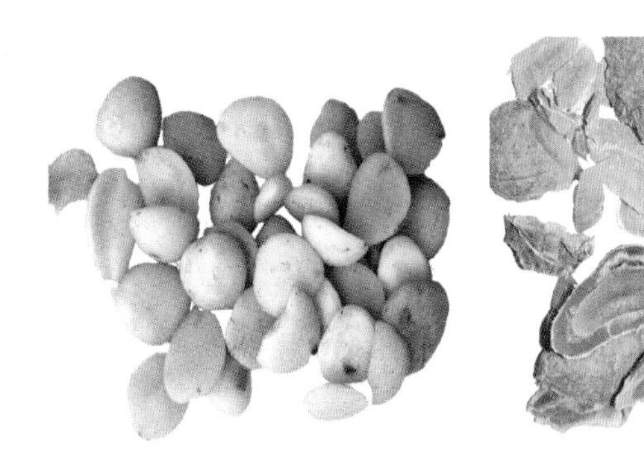

苦杏仁　　郁金

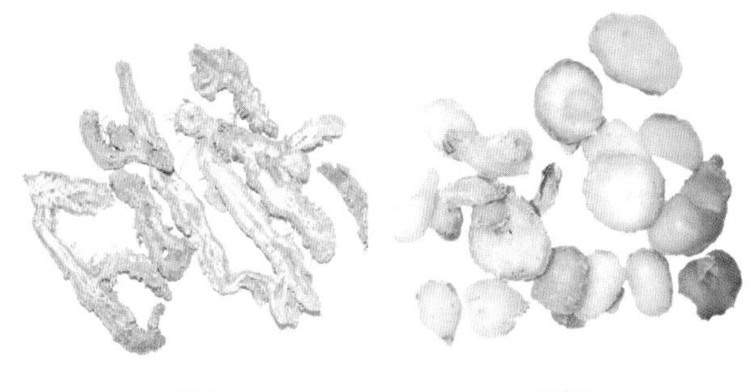

黄连　　半夏

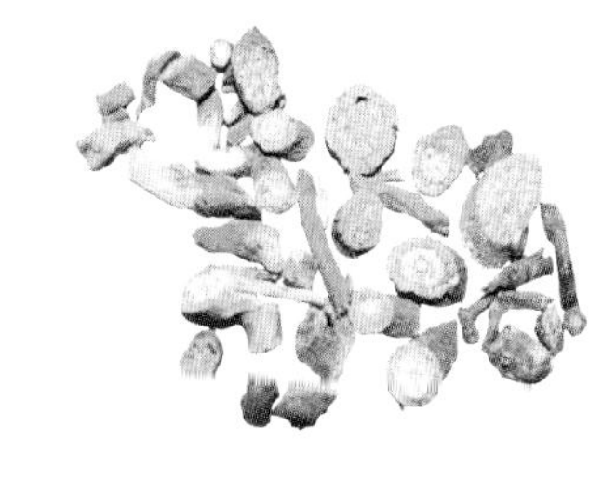

黄芩

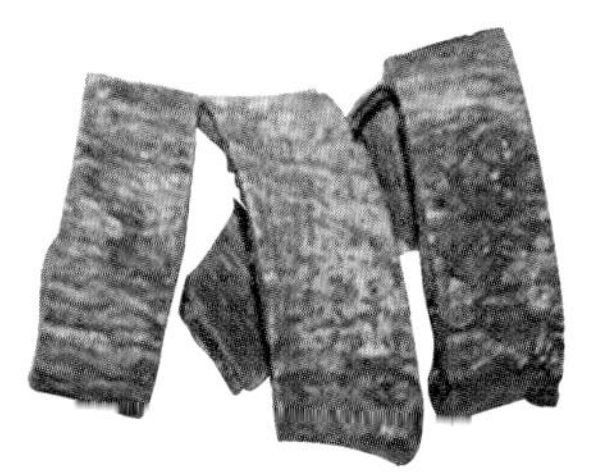

厚朴

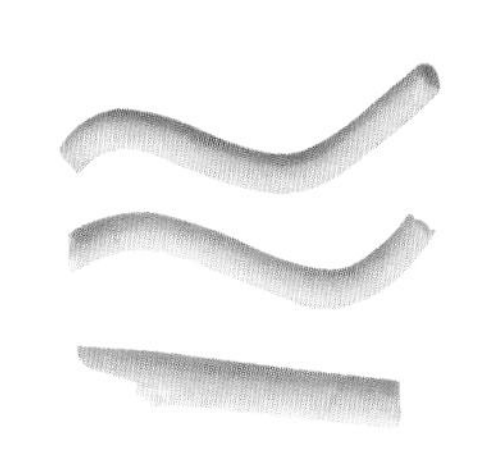

通草

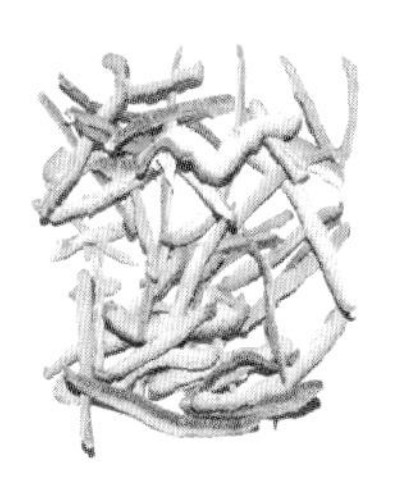

橘红

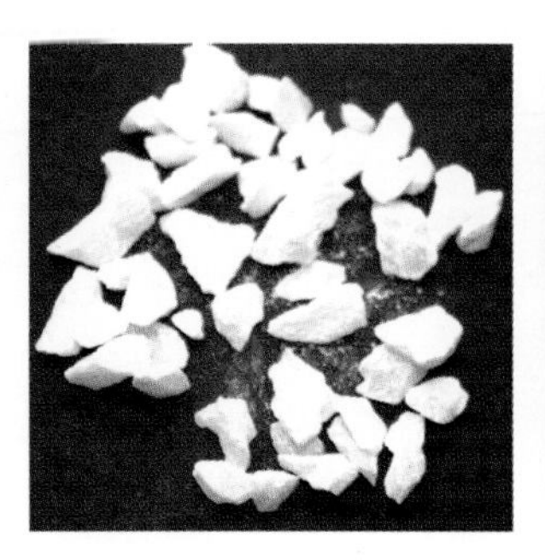

滑石

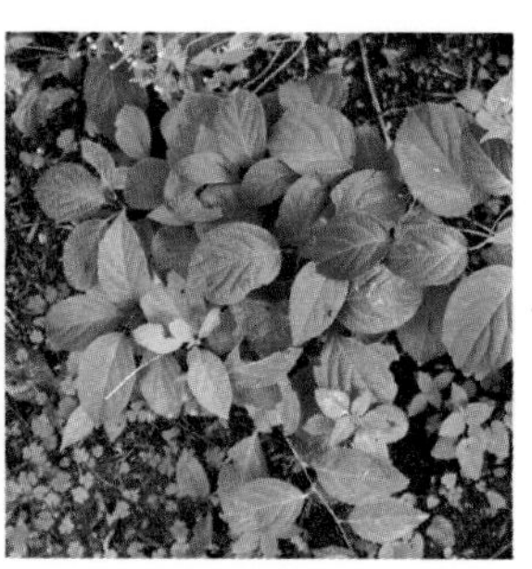

五味子

养生大智慧

1. 尿频和尿血食疗宜忌

（1）尿频

【宜食】栗子、胡桃、金樱子、鸡肠、羊肚、羊肺、猪肚、海参、野鸡肉、麻雀、山药、芡实、小茴香、白果、香榧子、韭菜子、豇豆、鸡肉、干贝、南瓜籽、燕窝、香菇、花椒等食物。

【忌食】冬瓜、西瓜、螺蛳、玉米须等食物。

（2）尿血

【宜食】芹菜、芥菜、马兰头、金针菜、鲜藕、藕节、荷叶、生地、马齿菜、海参、花生、柿饼、韭菜、阿胶、槐花等食物。

【忌食】胡椒、肉桂、丁香、人参等食物。

2. 看清“五味子”的真面目

【别名】玄及，会及，五梅子，辽五味、山花椒，香苏、红铃子等。

【性味归经】酸，温。归肺、肾、心经。

【功效】敛肺滋肾，生津敛汗，涩精止泻，宁心安神。

【用法】蒸熟用，生津止渴，敛汗养心力强；酒制敛肺益肾，涩精止泻力胜。内服：煎汤，3 ~ 10 克；研末服，1 ~ 3 克。外用：适量，煎水洗，或研末敷。

【适用】久咳虚喘，津伤口渴，自汗盗汗，肾虚遗精，脾肾虚泻，心悸失眠。

【实用良方】

（1）神经官能症：对神经衰弱等神经官能症所见的失眠、健忘、心悸，可单将五味子制成糖浆、酊剂等，或与丹参、鸡血藤等配伍，又常与生地、酸枣仁、柏子仁，人参、丹参、玄参、天冬、麦冬、当归、茯苓、远志、桔梗配伍，以调节中枢神经，如天王补心丹，对某些心脏病、甲状腺功能亢进等疾病所见的心悸、失眠、健忘等神经衰弱症候群也可用之。对肾虚遗精、尿频等，可用五味子 12 克，党参、芡实、金樱子、山萸肉各 9 克，水煎服；也可与桑螵蛸、益智仁配伍，以涩尿固精。

（2）精神病：用五味子制剂对幻觉类偏狂型和紧张型精神病患者有良好的疗效。同时，五味子与抗精神病西药同用，能防治抗精神病西药引起的谷丙转氨酶升高。

（3）急性脑血管病硬瘫，小脑共济失调，帕金森氏病：与太子参、酸枣仁等配伍，有良好的疗效。

（4）慢性阻塞性肺部疾患：对慢性气管炎、慢性支气管炎、老年性肺气肿，见有咳喘、浮肿等症者，与干姜、细辛、半夏、麻黄、桂枝、白芍、甘草配伍，如小青龙汤；或与茯苓、甘草、干姜、细辛配伍，如苓甘五味姜辛汤。对慢性气管炎属肾阳虚而气喘，伴有面赤呃逆者，可与六味地黄丸配伍，如都气丸。均有祛痰、止咳、平喘之效。对肺心病属肺虚咳喘者，与人参、黄芪、熟地、紫菀、桑白皮配伍，以强心抗感染。

二十三
寒　湿

原文精选

湿之入中焦[①]，有寒湿[②]，有热湿[③]，有自表传来，有水谷内蕴，有内外相合。其中伤也，有伤脾阳，有伤脾阴，有伤胃阳，有伤胃阴，有两伤脾胃。伤脾胃之阳者十常八九，伤脾胃之阴者十居一二。彼此混淆，治不中窾，遗患无穷，临证细推，不可泛论。

译文

湿邪侵犯中焦后，有的实际表现为寒湿，有的实际表现为热湿。其中焦的湿邪，有的是从肌表传入的，有的是由于脾胃无法运化水谷而内生的，还有的是内湿和外湿两者相结合而导致疾病发生的。湿邪损伤中焦的主要表现为：有的主要是伤及脾阳，有的主要是伤及脾阴，有的主要是伤及胃阳，有的主要是伤及胃阴，有的可以使脾胃同时遭到损伤。通常来讲，伤及脾胃阳气所占的比例是十之八九，损伤脾胃阴液所占的比例一般情况是十之一二。若对以上所说的差别彼此混淆，那么治疗时就无法切中病情要害，甚至还会后患无穷。如果临床上遭遇这类病证，就必须认真地推敲和分析，千万不能笼统、泛泛地对病情进行判断。

注释

①湿之入中焦：指的是湿邪侵袭人体，最易进入中焦，影响脾胃功能。

②寒湿：寒邪与湿邪相合为病。

③热湿：热邪与湿邪相合为病。

养生大智慧

1. 两道治疗咳嗽的粥——银杏粥和蕹菜粥

（1）银杏粥

【原料】银杏 8 枚，大米 60 克，白糖适量。

【制法】银杏炒黄，去外皮、芯，与大米同煮成粥后，放入白糖即成。

【功效】定喘止咳。

【用法】早晚服食，以 7 天为一疗程。

【适用】因感冒而引起的咳嗽、痰喘。

（2）蕹菜粥

【原料】蕹菜、熟羊肉各 50 克，籼米 100 克，葱姜末、精盐、味精、猪油各少许。

【制法】先将蕹菜摘洗干净，切成碎末。熟羊肉切成小丁儿。再把洗净的籼米放入开水锅熬粥，待粥快熟时，加入熟羊肉丁，蕹菜末、葱姜末、猪油、精盐、味精，稍煮入味即成。

【功效】止咳利水，活血通经。

【用法】每日早晚温热服食，3 ~ 5 天为一疗程。

【适用】感冒、咳嗽、咽痒、风湿性关节炎、黄疸、水肿、腹痛、经闭、疔肿、跌打损伤。

2. 洗完澡后，不能马上化妆

有相当一部分女性认为，洗澡后立即化妆，美容护肤效果会更佳。这是一种错误的认识。

事实上，洗澡后立即化妆美容，不仅护肤效果差，而且会给身体健康带来危害。研究发现，洗澡对人体的生理机制有一定的影响，特别是水温、水质，可以改变皮肤抵御细菌及有害物质侵入的酸碱度。洗澡后立即化妆，会使化妆品中的细菌或化学物质侵入皮肤，导致皮肤感染或发生其他不良的反应。为此，专家建议，女性洗澡后 1 小时内忌化妆。

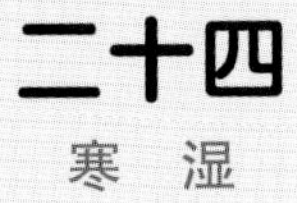

二十四 寒湿

原文精选

足太阴寒湿[1]，痞结胸满，不饥不食，半苓汤主之。

译文

寒湿侵犯了足太阴脾，产生胸脘痞满，不觉得饿，不思进食等症状，治疗时应该采用半苓汤。

注释

①足太阴寒湿：脾与胃，太阴与阳明，同居中焦，互为表里。阳明为阳，太阴为阴，寒湿犯中焦，统称为足太阴寒湿。

主攻汤方

【名称】半苓汤方（苦辛淡渗法）。

【成分】半夏、茯苓块各 15 克，川连 3 克，厚朴 9 克，通草 24 克（煎汤煮前药）。

【用法】用水 12 杯，先煎煮通草成 8 杯，再加入其他药物煎煮成 3 杯药液，分 3 次服。

养生大智慧

1. 来认识一下左归汤（丸）和二阴煎

（1）左归汤（丸）

【原料】熟地 18 克，山药、枸杞子、山茱萸、菟丝子、鹿角胶（蒸兑）、龟板胶（蒸兑）各 12 克，川牛膝 10 克。

【制法】将上述材料一起煎煮。

【功效】补肝肾，益精血。

【用法】水煎服，一日两次。也可按此用量比例性地扩大，炼蜜为丸，每次 10 ~ 12 克，每日 2 ~ 3 次，淡盐汤送服。

【适用】肝肾阴精亏虚所致的形体消瘦、腰膝酸软、耳鸣眩晕、两目昏花、潮热盗汗，骨蒸痨热、遗精白浊、口干咽痛；再生障碍性贫血、高血压病、佝偻病、耳源性眩晕、腰肌劳损等而属肝肾阴精亏损者。

（2）二阴煎

【原料】生地、麦冬、茯苓各 12 克，玄参、木通各 10 克，炒酸枣仁 18 克，淡竹叶、甘草、黄连各 5 克。

【制法】将上述材料一起煎煮。

【功效】滋阴，清热，安神。

【用法】水煎服，一日两次。

【适用】因心阴不足，虚火亢盛所致的形体消瘦、心烦不宁、面赤口渴、多言喜笑、精神恍惚、夜卧不安、失眠易惊等；癔病、狂躁型精神病等而属心阴虚火旺者。

2. 女性不能频繁地做面膜

有些女性为了使皮肤保持最佳状态，频繁地使用面膜，殊不知会适得其反。面膜除了含有大量的营养物质和水分外，还含有清洁收敛物质，过于频繁地使用面膜会使皮肤的张力减弱，自我修复能力下降，不利于皮肤的保养。属于油性皮肤的女性，每周使用面膜不应超过两次，而属于干性或中性皮肤的女性每周使用一次就可以了。

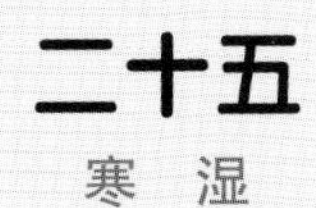

二十五 寒湿

原文精选

足太阴寒湿，腹胀，小便不利，大便溏而不爽，若欲滞下[1]者，四苓加厚朴秦皮汤主之，五苓散亦主之。

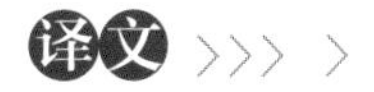

译文

寒湿伤及足太阴脾，患者产生腹部胀满，小便不利，大便稀溏而解时并不通畅，就像痢疾出现里急后重的感觉等病症，治疗时可以采用四苓加厚朴秦皮汤，也可以采用五苓散。

注释

①滞下：痢疾的古称。以腹痛，里急后重，便利脓血为主要表现，即现称的“痢疾”。

主攻汤方

1. 四苓加厚朴秦皮汤方（苦温淡法）

【成分】茅术、厚朴各 9 克，茯苓块 15 克，猪苓、泽泻各 12 克，秦皮 6 克。

【用法】上药加水 8 杯，煮成 3 杯药液，分 3 次服下。

2. 五苓散（甘温淡法）

【成分】猪苓、赤术、茯苓各 30 克，泽泻 48 克，桂枝 15 克。

【用法】上药共同研为细末，服时用滚开的水调和，每次服 9 克，1 日服 3 次。

养生大智慧

急性腰痛，该如何刺激穴位？

【症状原因】急性腰痛的原因很多，大多因一个“扭”字，扭伤应该是在运动中的动作过大或不协调；或者搬运重物用力过猛；或者突然改变体位等损伤了腰部肌肉、小关节的错位和嵌顿产生的疼痛。急性腰扭伤发生后，腰部肌肉就会瘀血、水肿、肌肉紧张。

【缓解方法】该症状发生时首先要对腰部进行冷敷，然后进行三日的穴位刺激。而对于没有扭伤病史的急性腰痛，治疗的目的不是止痛，而是治疗引起腰痛的深层原因。经过治疗，虽然腰疼消失，但引起腰痛的深层原因没有消除，患者会出现反复发作的急性腰痛。

【主要穴位】腰痛穴、太冲、委中、上仙点、闪腰穴。

【操作】

腰痛穴

找法：在与疼痛部位相反方向的手上。从食指，中指，无名指，小指之间向上，找到手指指骨的末端后试按压罪痛得部位则为此次的腰痛穴。

刺激方法：一面用拇指指尖对该穴位进行垂直按压（每次 3 ~ 5 秒），一面在允许的范围内活动腰部。

太冲穴

找法：位于大脚趾和第二个脚趾之间接近脚骨处。左右各一。

刺激方法：用拇指指尖对穴位慢慢得进行垂直按压。一次持续 3 ~ 5 秒。进行到疼痛缓和为止。

委中穴

找法：位于膝盖里侧中央。

刺激方法：该穴为人体足太阳膀胱经上的重要穴道之一，刺激该穴可有效缓解腰部疼痛。

上仙点

找法：位于第 5 腰椎正下方凹处。

刺激方法：一种方法是一面缓缓吐气，一面强压 6 秒钟，如此重复 20 次，就能使疼痛减轻。还有一种方法是将双膝站直后弯曲，加压折邹顶点也有效。

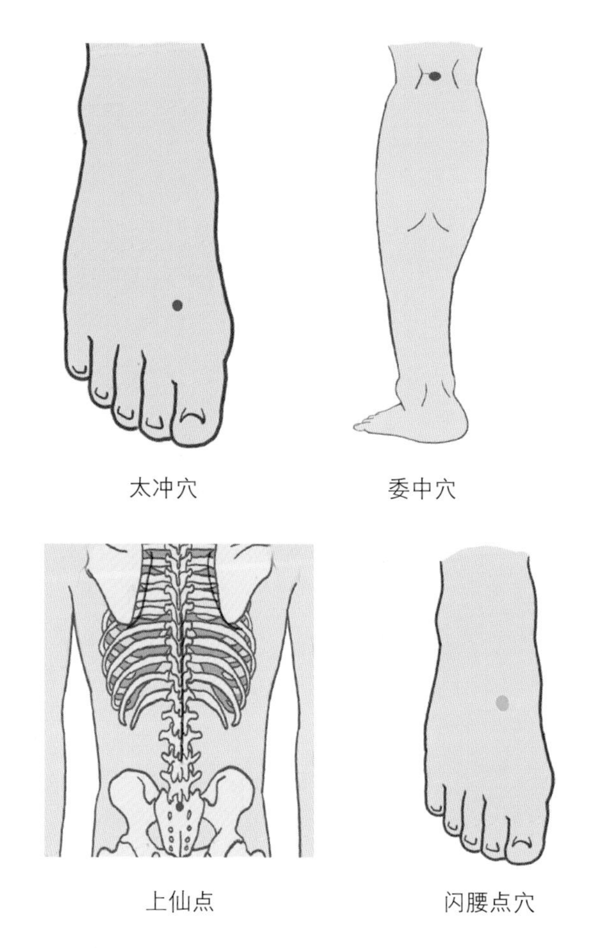

闪腰穴

找法：在小腿肚上，承山穴与昆仑穴连线上 1/3 与中 1/3 交点附近有一压痛点，即为闪腰穴。

刺激方法：用双手拇指猛然点按患者双侧穴位，压放 3 ~ 5 次后，再平揉 1 ~ 3 分钟，微有出汗为度。接着轻柔、和缓地按摩腰部数分钟结束治疗。每日 1 次，1 ~ 5 次治疗后，腰痛症状就会消失。

二十六
寒 湿

原文精选

足太阴寒湿，四肢乍冷①，自利，目黄②，舌白滑，甚则灰，神倦不语，邪阻脾窍，舌蹇语重，四苓加木瓜、草果、厚朴汤主之。

译文

寒湿伤及足太阴脾，四肢有的时候发冷，大便稀薄而次数明显地增多，眼白发黄，舌苔颜色发白且变得滑润，甚至颜色呈现灰色，精神疲惫，根本不想言语，病邪阻碍于脾所开窍的口，语言变得不仅蹇涩而且重浊，治疗时应该采用四苓加木瓜、草果、厚朴汤。

注释

①四肢乍冷：指四肢发冷。

②目黄：指黄疸发黄，即目之白睛黄染。

主攻汤方

【名称】四苓加术瓜厚朴草果汤方（苦热兼酸淡法）。

【成分】生白术、半夏各9克，猪苓、泽泻各4.5克，赤苓块15克，木瓜、厚朴各3克，草果2.4克。

【用法】上药加水8杯，煮成3杯药液，分3次服下。对于平素阳气虚弱的，应加入附子6克。

养生大智慧

1. 您听说过“巴戟天”吗?

【别名】巴戟，鸡肠风，兔子肠。

【性味归经】辛、甘，微温。归肾经。

【功效】补肾助阳，祛风除湿。

【用法】生用，强筋骨，祛风湿作用力胜；盐制用以补肾助阳效果为好。内服：煎汤，9～15克；或入丸剂。

【适用】阳痿尿频，宫冷不孕，风湿痹痛。

【实用良方】

（1）性机能减退：用于肾虚阳痿，子宫虚冷，遗精早泄以及尿频，常与肉苁蓉、菟丝子、覆盆子配伍。

（2）风湿性肌炎：对于肾虚，腰膝酸软，下肢疼痛者，常与杜仲、续断配用。对于肝肾虚损者，常与狗脊、淫羊藿、当归配用。治疗肝肾不足所致的筋骨痿软，行步艰难，常与肉苁蓉、杜仲、萆薢配用。

（3）肾病综合征：治疗儿童肾病综合征呈现典型柯氏症候群者，用巴戟天配山茱萸各30克，水煎服，可治愈。

（4）心脏疾患：可用本品与其他助阳类药物同用于一些心脏疾患。

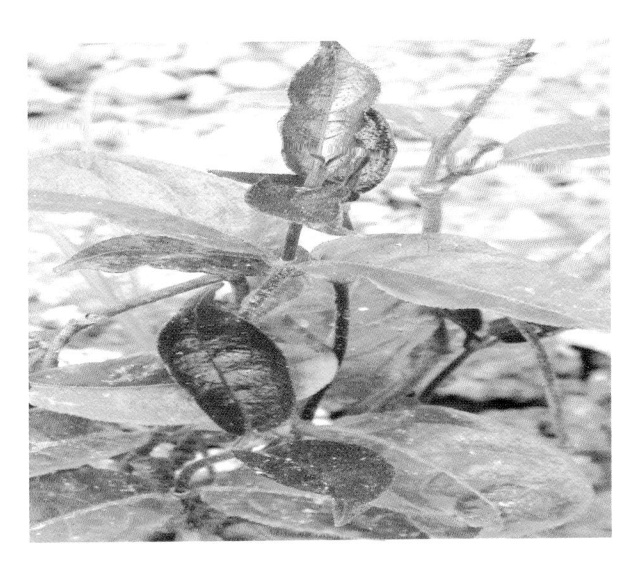

巴戟天

2. 护理手部需要注意什么?

忌让洗洁精、漂白剂等化学物品直接接触皮肤。在做接触化学物品的家务时务必戴手套。戴手套的时间忌过长，一般以15分钟为宜。

忌经常使用指甲油。最好隔三五天涂一次，让其能自由地呼吸。即使有特殊的需要，至少每周有一两天不涂指甲油，让指甲休息一下。如果指甲周围甲缘严重干裂，可将双手浸在温热的橄榄油中，20分钟后拭尽手上的橄榄油，再涂抹护手霜，这样会有意想不到的效果。

手背上如果青筋暴出，就会影响美观。平时可以经常对手进行滋润保养，还可以做手部按摩，这样可以改善手部皮肤，使手背的青筋平缓一些。

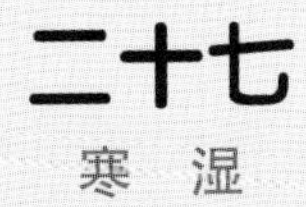

二十七 寒湿

原文精选

足太阴寒湿，舌灰滑，中焦滞痞[①]，草果茵陈汤主之；面目俱黄，四肢常厥[②]者，茵陈四逆汤主之。

译文

寒湿损伤了足太阴脾，会使患者产生舌苔颜色发灰而滑润，脘腹部痞胀不舒等症，对此，可是采用草果茵陈四逆汤；若患者的面部皮肤已经发黄，眼白也已经发黄，并且有四肢时常发冷等情况，适宜采用茵陈四逆汤。

注释

①滞痞：“滞”为停滞不行，即湿浊腻滞，脾气不运，包括纳呆食不下之意；“痞”为塞痞胀满。

②四肢常厥：脾主四肢，脾阳不振，四肢厥冷，脉不出。

主攻汤方

1. 草果茵陈汤方（苦辛温法）

【成分】草果3克，茵陈、茯苓皮各9克，厚朴、猪苓、大腹皮各6克，广皮、泽泻各4.5克。

【用法】上药加水5杯，煮成两杯药液，分两次服下。

2. 茵陈四逆汤方（苦辛甘热复微寒法）

【成分】附子9克（炮），干姜15克，炙甘草6克，茵陈18克。

【用法】上药加水5杯，煮成两杯药液。趁温先服1杯，如果四肢转温，则不必再服；假若四肢仍然发冷，

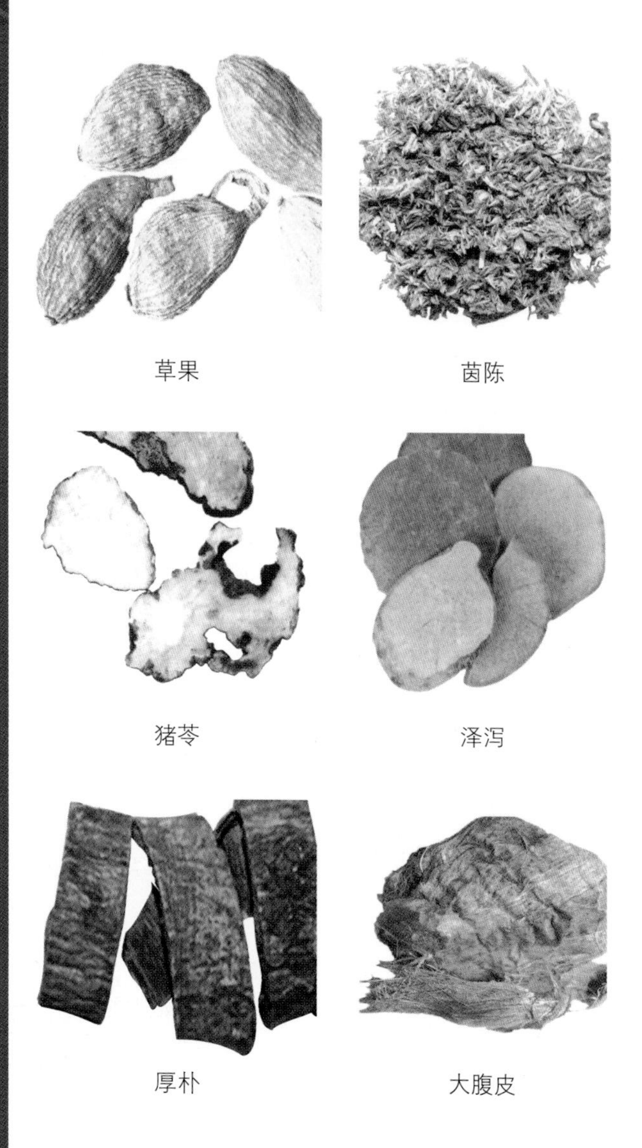

草果　茵陈

猪苓　泽泻

厚朴　大腹皮

就再服另一杯；如服完1剂后四肢仍不转温，可以再煎1剂服下。

养生大智慧

1. 用唇膏有何禁忌？

（1）忌将唇膏和唇彩直接涂在嘴唇上

有些女性为了唇妆的持久性，喜欢把唇膏直接涂抹到嘴唇上，这样做对唇部皮肤是极为有害的。品质再好的唇彩也会对皮肤产生一定的刺激性。为了保护唇部皮肤，在唇妆之前，应在嘴唇上先涂抹润唇膏，再涂抹唇膏和唇彩，这样可以延缓唇部皮肤的衰老，使其美观健康。

（2）忌过多使用唇膏

长期过多地使用唇膏有损身体健康。不少女性吃一次东西后就要涂一次唇膏，吃前往往不将唇膏抹掉，使唇膏随食物一同进入了体内。唇膏是化学合成物，含有色素，被人体吸收后会影响身体健康。因此，女性忌过多地使用唇膏。

2. 单纯性甲状腺肿患者，让食物来帮您！

单纯性甲状腺肿是因饮食中缺碘，甲状腺素分泌不

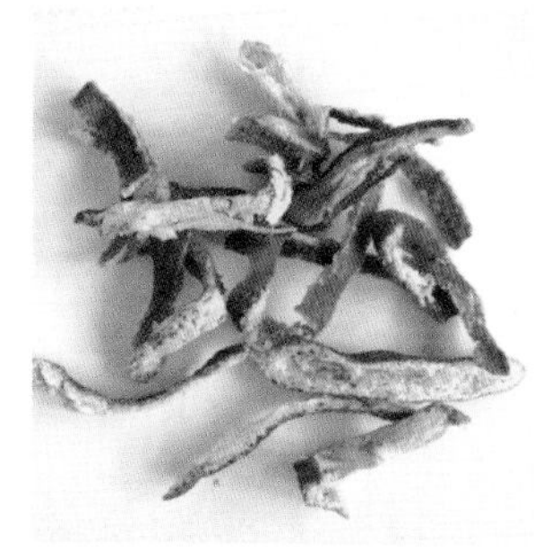

广皮

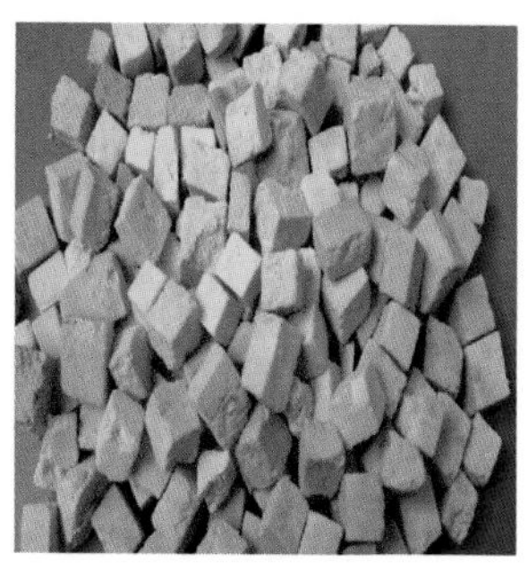

茯苓

足而引起甲状腺组织增生、肥大，以及变性的一类疾病，通常无甲状腺功能改变，故名“单纯性甲状腺肿”。包括散发性甲状腺肿和地方性甲状腺肿，其发病原因则是因缺碘引起的。中医称单纯性甲状腺肿为“气瘿”，俗称“大脖子病”，多因平常饮水和食物中含碘量不足，加上心情不畅，气郁痰结而成。宜忌原则为：因饮食中缺碘是引起单纯性甲状腺肿的主要原因。因此，在饮食上宜常食用含碘的食物，宜食用加碘的盐、海鱼水产品、贝类海鲜，以及富含维生素的新鲜水果、蔬菜；忌食有抑制人体对碘吸收作用的食物。

【宜食】海带、紫菜、海藻、海蜇、裙带菜、昆布、柿子、蛤蜊、龙须菜、淡菜、海参、海虾类、苹果、橙子等食物。

【忌食】芥菜、花椰菜等食物。

二十八 寒湿

原文精选

足太阴寒湿，舌白滑，甚则灰，脉迟，不食，不寐，大便窒塞[①]，浊阴凝聚，阳伤腹痛[②]，痛甚则肢逆，椒附白通汤主之。

译文

寒湿伤及了足太阴脾，会使舌苔颜色发白而滑润，甚至在颜色上还呈现出灰色，脉象表现迟缓，不想吃东西，夜里难以入眠，大便闭结不通，这是由于寒湿浊阴在中焦凝聚着，阳气受损而导致腹痛，若疼痛剧烈引发四肢有发冷的感觉，对此，可以采用椒附白通汤。

注释

①大便窒塞：指的是大便不通。

②阳伤腹痛：阴湿秽浊凝聚中焦，阳气损伤，阳气为阴邪所困，不通则痛。

主攻汤方

【名称】椒附白通汤方。

【成分】生附子（炒黑）9克，花椒（炒黑）、淡干姜各6克，葱白3茎，猪胆汁半烧酒杯（去渣后调入）。

【用法】上药加水5杯，煮成两杯药液，放凉后分两次服下。

养生大智慧

1. 放大眼睛看“芡实”

【别名】鸡头果、刺莲藕、鸡嘴莲。

【性味】性平，味甘、涩。

【功效】补中益气，滋养强身，固肾涩精，健脾止泻。

【适用】妇女脾虚白带频多，肾亏腰脊酸痛者食用；老年人小便频数者食用；体虚遗尿之儿童食用；肾虚梦遗滑精，早泄，脾虚便溏，慢性腹泻，包括慢性肠炎，五更泄泻之人食用；芡实宜与莲子肉，淮山药，白扁豆之类的食物一同食用。

2. 治疗“肛瘘”的两剂药

（1）女贞桑葚煎

【原料】女贞子、制首乌各12克，桑葚子15克，旱莲草10克。

【制法】将女贞子、桑葚子、制首乌、旱莲草洗净，放入砂锅中，加适量的水，大火煎沸，然后改用小火煎30分钟，滤汁；再将药渣加适量的水，煎煮25分钟，滤取汁液，合并两次汁液。

【功效】养阳清热，利湿托毒。

【用法】上、下午分别服用。

【适用】阴液亏虚型肛瘘。

（2）生黄芪煎

【原料】生黄芪60 ~ 150克。

【制法】水煎取药汁。

【功效】益气托毒。

【用法】每日1剂，分两次服用。

【适用】气血不足型肛瘘，一般病程较长，外口皮色暗淡，脓液清稀，形瘦乏力。

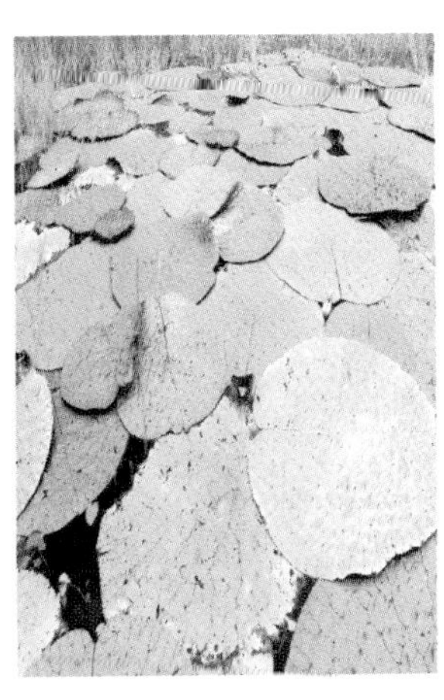

芡实

黄芪

二十九
寒　湿

原文精选

阳明寒湿，舌白腐①，肛坠痛，便不爽，不喜食，附子理中汤去甘草加广皮、厚朴汤主之。

译文

寒湿损伤了足阳明胃，使患者产生舌苔白腐，肛门有下坠疼痛感，大便不爽，不想吃东西的症状，此时可以采用附子理中汤去甘草加广陈皮厚朴汤。

注释

①舌白腐：指的是舌苔颜色白，如豆腐渣堆在舌面，颗粒大，松而厚，易刮脱。

主攻汤方

【名称】附子理中汤去甘草加厚朴广陈皮汤方（辛甘兼苦法）。

【成分】生茅术9克，人参、炮干姜、广陈皮（茂）、生附子（炮黑）各4.5克，厚朴6克。

【用法】上药加水五杯，煮成两杯药液，分两次服下。

养生大智慧

1.“骨质增生”患者偏方

（1）威灵仙甲散

【原料】威灵仙60克，穿山甲、乌梢蛇、土鳖虫各30克，白花蛇2条，皂角刺、生川乌、生草乌、透骨草、细辛、川芎、茜草、生没药、生乳香各50克，冰片15克。

【制法】上药共研为极细末，用米醋（或黄酒）调成糊状，备用。

【功效】祛风湿，消骨鲠，通经络。

【用法】将药糊敷于患处，隔日换药1次。7日为1个疗程。

【适用】骨质增生。

（2）骨刺增生疼痛缓解方

【原料】杭白芍30 ~ 60克，制川乌、制草乌各12克，生干草10克，野木瓜15克，威灵仙、黄精各30克。

【制法】水煎取药汁。

【功效】滋补肝肾，去邪止痛。

【用法】每日1剂。

【适用】骨质增生，包括颈椎腰椎、膝关节、足跟骨质增生等引起的疼痛、麻木等病症。

2.“沙枣”用来治疗什么病？

【别名】银柳。

【性味】性平，味甘、酸。

【功效】健脾，止泻。

【适用】脾胃气虚，消化不良，胃脘疼痛，肠炎下痢。

【忌用】糖尿病患者。

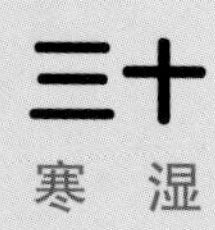

三十 寒湿

原文精选

寒湿伤脾胃两阳，寒热[①]，不饥，吞酸[②]，形寒，或脘中痞闷，或酒客湿聚，苓姜术桂汤主之。

此兼运脾胃，宣通阳气之轻剂也。

译文

寒湿伤及脾和胃的阳气，恶寒发热，不觉得饿，胃中有酸水上泛，时常会有发冷的感觉，或觉得脘腹部痞塞满闷不舒，或平时喜欢饮酒从而使湿邪内聚，此时应该采用苓姜术桂汤。

注释

①寒热：外感时令之寒湿，自表传里，在胃则热，在脾则寒，表里同病，故时寒时热。

②吞酸：胃酸自胃中上涌至咽喉，咽喉受酸味刺激后，随即吞咽而下。

主攻汤方

【名称】苓姜术桂汤方（苦辛温法）。

【成分】茯苓块 15 克，生姜、炒白术、桂枝各 9 克。

【用法】上药加水5杯，煮成两杯药液，分两次趁温服。

养生大智慧

1.“白血病”患者如何饮食？

白血病是一种恶性的血液系统疾病，对人体消耗极大。为了对抗这种消耗，患者就必须在饮食上加强营养。日常营养素的供应中，高热量、高蛋白食物不能少，这些食物包括瘦肉、禽蛋、鱼类、动物内脏和豆类及其制品等；高维生素食物也不能少，新鲜蔬菜、水果等每餐必食；注重钠、钾、钙等无机盐的供应，维持身体电解质的平衡。

贫血是白血病的特征之一，平日应多吃些补血、活血的食物，如龟胶、乌龟汤、阿胶、山药粥等。西洋参、龙眼肉、大枣等食物具有益气、滋阴、养血的作用，适于虚证贫血的白血病患者食用；白茅根、荠菜、茄子、木耳等，则适于血热妄行的白血病患者食用，它们可以起到凉血、止血的作用。

放化疗期间，白血病患者的饮食应以高蛋白、多维生素为主，如牛奶、鸡蛋、鹅血、蘑菇、猴头、大枣、莲藕、菠菜、苹果（苹果食品）、柑橘、饴糖等。化疗会让人产生恶心、呕吐、腹泻等症状，患者胃口不佳，因此可以吃些竹笋、甘蔗汁、秋梨等食物。

2. 您听说过“蚬肉”吗？

【别名】河蚬、蚬子。

【性味】性寒，味甘、咸。

【功效】清热，利湿，解毒。

【适用】目黄，湿毒脚气，消渴，以及疔疮痈肿之人；夏、秋大热季节食用。

【忌用】蚬肉性大凉，平素脾胃虚寒者忌食之；也不适合寒性气管炎者食用；风寒感冒患者忌食；女子月经来潮期间和妇人产后恢复期忌食。

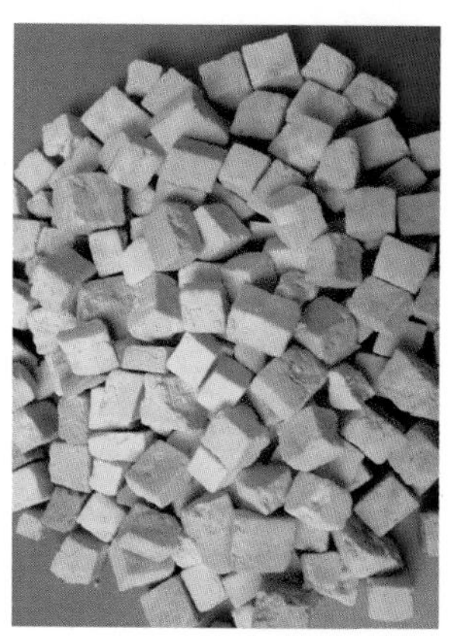

茯苓块

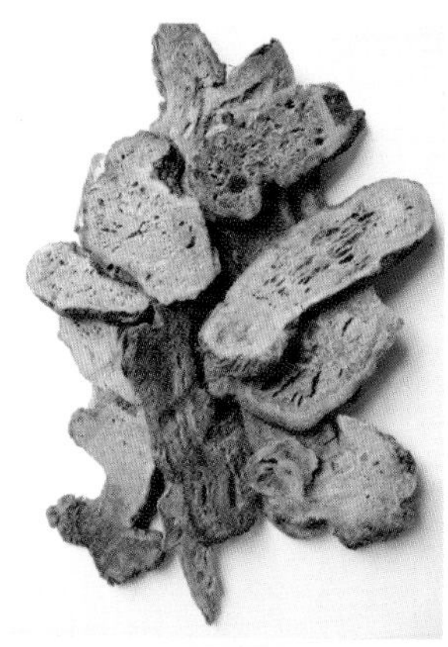

清炒白术

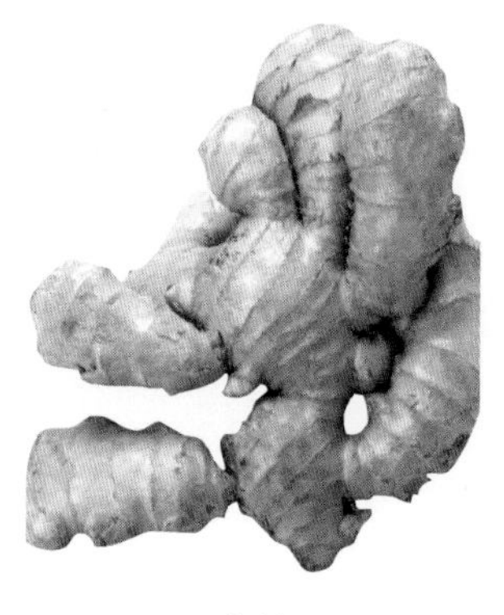

生姜

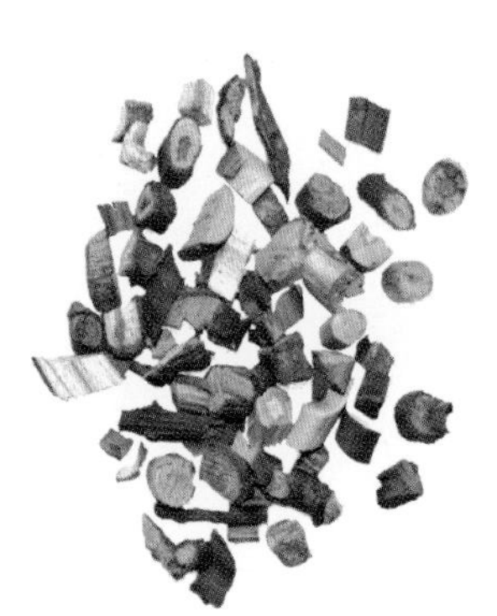

桂枝

三十一
湿温（疟疾疸痹附）

原文精选

秽湿着里，脘闷便泄[1]，五加减正气散主之。

译文

秽湿之邪因留于体内而产生脘部发闷、大便泄泻等病症的，则应采用五加减正气散。

注释

①便泄：大便泄泻。其脾阳虚者可以出现此证；湿盛则濡泻，也可出现此证。其实阳虚和湿盛是一个问题的两个方面，即阳虚则湿停，湿甚则伤阳。

主攻汤方

【名称】五加减正气散（苦辛温法）。

【成分】藿香梗、厚朴、苍术各6克，广陈皮、大腹皮各4.5克，茯苓块9克，谷芽3克。

【用法】上述药物用水5杯，煎煮成2杯，一日服两次。

养生大智慧

1. 为什么不能空腹喝酒？

在日常饮食中，有些人甚至多数人是先饮酒后吃饭，形成空腹饮酒，有的甚至光饮酒不吃饭菜。这种做法对人体健康不利。

人在空腹饥饿时，血中胰岛素浓度处于低水平，而血糖浓度则处于高峰。如果空腹饮酒时肝脏很快将酒精吸收，进而抑制了肝糖原的分解和糖原异生，这就容易导致低血糖症的发生。低血糖症大多发生在开始饮酒后不久，就是这个道理。

如果在饮酒前或饮酒同时，吃进大量含蛋白质、高脂肪、低糖分的食物，就可以刺激胃肠分泌消化液，同时刺激胰岛素的分泌，从而防止低血糖症发生。

2. 小儿呕吐时，该如何护理？

小儿发生呕吐是很常见的事。孩子呕吐时，家长要注意以下几方面：

（1）让宝宝坐起，脑袋歪向一边，防止呕吐物呛入气管。

（2）呕吐完后，给宝宝用温开水漱口，清除口腔内的余物和异物。

（3）给宝宝勤喂水，不让宝宝身体缺水。宝宝失水过多的话，极可能发生脱水，所以必须及时给宝宝补水。

（4）注意饮食，不要吃得太多，尽量少食多餐，也不要吃油腻、难消化的食物。

（5）尽量让宝宝卧床休息，安静下来，避免再次呕吐。

三十二
湿温（疟疾疸痹附）

原文精选

脉缓身痛，舌淡黄而滑，渴不多饮，或竟不渴，汗出热解，继而复热，内不能运水谷之湿，外复感时令之湿，发表攻里，两不可施，误认[1]伤寒，必转坏证，徒清热则湿不退，徒祛湿则热愈炽[2]，黄芩滑石汤主之。

译文

湿温病若在发病期间出现脉缓，身体有疼痛感，舌苔呈现淡黄色且滑，口虽然干渴但是饮水较少，或根本不觉得口渴，发热，出汗后热势下降，但是很快就又再度发热。其实这是因为脾胃无法运化水谷而使湿邪内生，与此同时，又外感了时令的湿邪，这样一来，内外湿邪相合就导致了这些病症的发生。其实治疗这种病证，解表法与攻下法都不合适，若误认为是伤寒而用解表攻里法治疗，一定会转成无法治疗的坏证。若单纯采用清热法，那么湿邪就无法被祛除；若只采用祛湿法，那么热势炽烈的程度会更强，所以这个时候应该采用黄芩滑石汤。

注释

①误认：误以为。

②炽：炽烈。

主攻汤方

【名称】黄芩滑石汤方（苦辛寒法）。

【成分】黄芩、滑石、茯苓皮、猪苓各9克，大腹皮6克，豆蔻、通草各3克。

【用法】上药用水6杯，煎煮成两杯，药渣加水再煎煮1杯，分3次趁热服下。

养生大智慧

1. 生吃胡萝卜，有害处

胡萝卜的营养价值高，其中胡萝卜素的含量在蔬菜中名列前茅。胡萝卜素在小肠受酶的作用，转变为维生素A。维生素A有维护上皮细胞正常功能，防治呼吸道感染，促进人体生长发育，参与视紫质的形成等重要的生理作用。

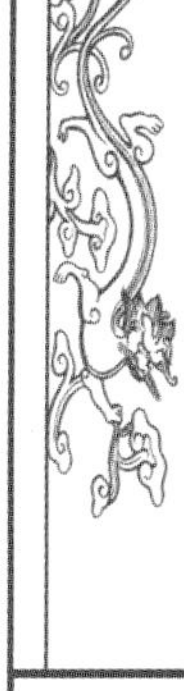

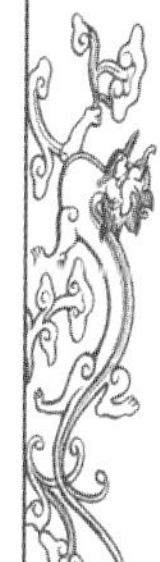

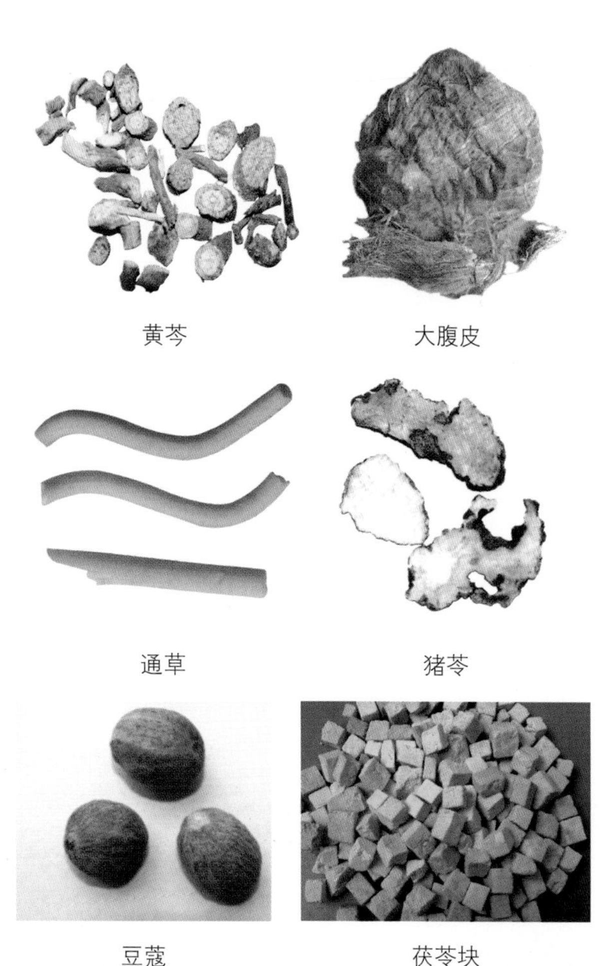

黄芩　大腹皮

通草　猪苓

豆蔻　茯苓块

滑石

但胡萝卜素属于脂溶性物质，只有溶解在油脂中才能在人体肝脏、肠壁中胡萝卜素酶的作用下，转变成维生素A，为人体所吸收。如生食胡萝卜，就会有90％的胡萝卜素成为人体的“过客”而被排泄掉，起不到营养作用。所以，胡萝卜不宜生吃。

2. 胰腺炎饮食注意事项

胰腺炎患者的饮食应遵循低脂肪，高蛋白，高维生素，高碳水化合物和无刺激性、易消化等原则。急性发作期应禁食1～3日，可通过静脉补充营养，以免引起对胰腺的刺激；缓解后可给予无脂肪低蛋白的流质，如果汁、米汤、藕粉、面汤、蜜水、番茄汁、西瓜汁、绿豆汤等；病情稳定后，可给低脂肪半流质食物，如鱼、虾、鸡、鸭、瘦肉、豆及豆制品和含维生素丰富的新鲜蔬菜水果。饮食始终要坚持少吃多餐原则。

胰腺炎患者要绝对禁酒，因酒精能引起十二指肠内胰腺管乳头部水肿和胆道括约肌痉挛，导致胰管堵塞和胆汁、胰液逆流或外溢而诱发胰腺炎；忌油炸食品和高脂肪、忌辛辣食物，因为这些都能对胆囊和胰腺产生不良刺激。如油条、肥肉、花生、芝麻、油酥点心，皆不宜进食。

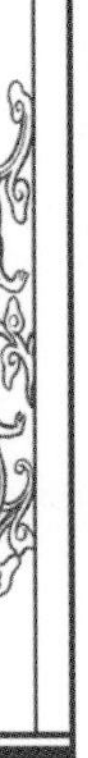

三十三
湿温（疟疾疸痹附）

原文精选

阳明湿温，呕而不渴者，小半夏加茯苓汤主之；呕[①]甚而痞[②]者，半夏泻心汤去人参、干姜、大枣、甘草加枳实、生姜主之。

译文

湿温病，因病于阳明胃而产生呕吐而口不渴等病症，则应采用小半夏加茯苓汤；如果呕吐严重而脘腹痞胀，则应采用半夏泻心汤去掉人参、干姜、大枣和甘草添加枳实和生姜进行对症治疗。

注释

①呕：证名。指饮食、痰涎从胃中上涌，自口而出。有声无物为呕，有物无声为吐，有物有声为呕吐。现在一般统称为呕吐，而将有声无物，称为“干呕”。

②痞：本处指胸腹痞满不舒。

主攻汤方

1. 小半夏加茯苓汤

【成分】半夏、茯苓各18克，生姜12克。

【用法】上药用水5杯，煎煮成两杯，分两次服。

2. 半夏泻心汤去人参干姜甘草大枣加枳实生姜方

【成分】半夏18克，黄连6克，黄芩、枳实、生姜各9克。

用法】上药用水8杯，煎煮成3杯，分3次服。若体质虚弱者可以再加入人参、大枣。

养生大智慧

1. 吃海鲜的同时不要吃维生素C

多种海产品，如虾、蟹、蛤、牡蛎等的体内均含有砷。

一般情况下含量很小，但日益严重的环境污染可能使这些动物体内砷的含量达到较高水平。虾体内所含砷的化学价是五价，一般五价砷对人体是没有害处的。理论上讲，高剂量的维生素C（一次性摄入维生素C超过500毫克）和五价砷经过复杂的化学反应，会转变为有毒的三价砷（即我们常说的“砒霜”），当三价砷达到一定剂量时可导致人体中毒。

一次性摄入50个中等大小的苹果或30个梨或10个橙子，或生吃1500克以上的绿叶蔬菜，才是大剂量地摄入维生素C。如果经过加热烹调，食物中的维生素C还会大打折扣。因此，在吃海鲜的同时食用水果或青菜，只要不超过上述的量是没有危险的，但应避免同时服用大量的维生素C片剂。此外，金属元素容易沉积在海鲜的头部，所以尽量不要吃虾头、鱼头。

2. 为什么说婴儿室的灯不能太明亮?

有些人喜欢房间内灯光明亮，觉得舒服、气派，因而在居室里安装有大功率的日光灯或其他灯具。这种习惯对人的眼睛，尤其是对婴儿的眼睛会带来损害，应该引起家长们的注意。

新生儿和婴幼儿的眼部组织极具娇嫩，过于明亮的灯光刺激对他们的眼球组织损害明显。目前，在一般家庭居室中，以安装日光灯为主，日光灯所发出的光线中，以波长400～500毫微米的蓝紫光成分为多，并含有一定量的波长小于400毫微米的紫外线，过多的蓝紫光和紫外线对新生儿的视网膜有害。因此，在新生儿和婴幼儿生活的居室内的灯光不要太亮。有些刚当家长的年轻父母为了晚上照顾婴儿方便而将房内灯光通宵不熄，当然更不适宜了。

三十四

湿温（疟疾疸痹附）

原文精选

湿聚热蒸，蕴[①]于经络，寒战热炽，骨骱[②]烦疼，舌色灰滞，面目痿黄，病名湿痹，宣痹汤主之。

译文

湿热之邪蕴阻薰灼于经络，而产生全身热炽甚而寒战，骨节的疼痛感十分剧烈，心中烦躁，舌苔灰滞，面目出现痿黄，人们称该病证为“湿痹”，应采用宣痹汤。

注释

①蕴：包含着，藏着。

②骨骱：“骨”指骨骼，“骱”为骨关节，统称为“骨骼关节”。

主攻汤方

【名称】宣痹汤方（苦辛通法）。

【成分】防己、杏仁、滑石、薏苡各15克，连翘、山栀、半夏（醋炒）、晚蚕砂、赤小豆皮各9克（赤小豆是指五谷中的赤小豆，味酸肉红，用凉水浸泡后取皮用。不是药店中的赤小豆，药店中的赤小豆多为两广地区产的野豆，皮红蒂黑肉黄，不能入药）。

【用法】上药用水8杯，煎煮成3杯，分3次趁热服下。若骨节疼痛严重，可加片姜黄6克，海桐皮9克。

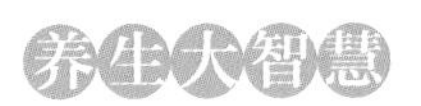

1. 总是用杀虫剂，可能会中毒

夏天是蚊蝇孳生的季节，人们常用杀虫剂在室内灭虫。很多人以为现在使用的杀虫剂都是无毒的，对人体没有危害。这种看法是错误的。

杀虫剂对人畜有急性毒害和慢性毒害两种。目前广泛使用的各种杀虫气雾剂、灭蚊片等，大都采用一种世界公认安全的属于拟除虫菊酯类的溴氰菊酯作为杀虫成分。然而国内外的一些家庭试验证实，这种杀虫剂成分对人畜神经系统也有明显的毒性，长期接触会引起神经麻痹、感觉神经异常及头晕头痛等神经病状。其他一般杀虫剂成分对人体的毒性则更大；气雾杀虫剂或杀虫乳油，还采用毒性较大的苯及其同系物作溶剂。人们长期接触这些溶剂后，会损害造血系统，有诱发白血病和骨髓抑制的潜在危险。

杀虫剂对人体的损害是一个慢性过程，在短时间内不会明显表现出不良反应。因此，可用可不用时最好不用，非用不可时在使用后要打开门窗充分通风之后人再入室；婴幼儿和儿童尽量不要接触任何杀虫剂，以免对大脑发育造成不良影响；在厨房使用时应加倍小心，食品及厨具切勿使杀虫剂污染，以防食物中毒。

2. 鸡身上的哪三样不能吃?

有人愿意吃鸡头、鸡脑子和鸡屁股，认为味美，营养丰富。其实不然。

鸡长时间从地上啄食，有毒物质随时可进入体内，经过体内化合反应，产生剧毒素，其中大部分的毒物排出体外，但仍有部分毒物随血液循环，并滞留在脑组织细胞内，长龄老鸡脑中的毒素更多，人若食用鸡头是极其有害的。因此鸡头不宜吃，老鸡头更不应吃。

鸡屁股指肛门上方鸡尾处向外向上突起的肉质疙瘩，肉很肥，人们俗称“鸡屁股”，不宜食用。这是因为鸡屁股上有个“腔上囊”，囊里充满了数以万计的淋巴细胞和具有吞噬力很强的巨噬细胞。这种细胞能吞噬进入鸡体内的各种致病物质，如细菌、病毒以及致癌物质等。人们如果食用鸡屁股，对人体健康会造成不利影响，故吃鸡时要在烧煮前切下鸡屁股扔掉。

下焦篇

一
风温　温热　温疫　温毒　冬温

原文精选

风温、温热、温疫、温毒、冬温，邪在阳明久羁[①]，或已下，或未下，身热面赤，口干舌燥，甚则齿黑唇裂，脉沉实者，仍可下之；脉虚大，手足心热甚于手足背者，加减复脉汤主之。

译文

温病如风温、温热、温疫、温毒和冬温等，邪热在中焦阳明气分阶段长期停留没有解除，不管已使用下法或者还没有使用下法，实际表现为身热不退，面部红赤，口中干燥，舌体干燥少津，甚至患者还会出现牙齿呈现焦黑色，口唇干裂的情况。如果脉象表现沉实有力的，治疗时依然可以运用攻下法；如果脉象表现虚大无力，手心和脚心部位的热度比手背和脚背的热度要高，那么治疗时应采用加减复脉汤。

注释

①羁：留滞、停留。

养生大智慧

1. 有三种汤，专治呕吐

（1）双皮汤

【原料】陈皮10克，青皮6克，竹茹3克，姜、半夏各8克。

【制法】水煎取药汁。

【功效】理气和胃。

【用法】口服。

【适用】呕吐。

（2）青橘散

【原料】青橘皮（汤浸，去白）、甘草（锉）各30克，白芷7.5克，枳壳（去瓤，麸炒）、木香、桂（去粗皮）各15克。

【制法】先将甘草炒至微黄色，然后诸药同炒至褐色，捣为细末，装瓶备用。

【功效】和胃。

【用法】用时，取药末3克，入盐沸汤中，然后饮汤。

【适用】干呕。

（3）黄连紫苏汤

【原料】黄连、紫苏梗各10克。

【制法】水煎取药汁。

【功效】清热泻火，理气宽中。

【用法】每日1剂，频饮。

【适用】呕吐。

2. 流产药物，要注意啦！

目前，口服流产药由于痛苦小、后遗症少而颇受意外怀孕女性的欢迎。特别是在45天以内的妊娠者使用，一般都能顺利流产。如果使用不科学，也会造成流产失败，甚至出现大出血、宫腔感染等并发症。因此，口服流产药要在妊娠后的45天内，严格按照正确的方法服用，如用温开水空腹服用。同时注意观察流血情况，检查是否有胚胎组织流出，了解出血量与出血天数，若出血过多，时间过长，应及时到医院就诊。

二
风温　温热　温疫　温毒　冬温

原文精选

温病误表，津液被劫，心中震震[①]，舌强[②]神昏，宜复脉法复其津液，舌上津回则生；汗自出，中无所主[③]者，救逆汤主之。

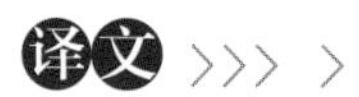

译文

对于温病，如果误用了辛温之剂发汗解表，津液被劫灼耗损，就会心悸不宁，舌体表现强硬，神志出现昏迷等，这种情况下，宜用加减复脉汤对其阴液进行恢复。

服药后若患者的舌面由干燥转为润泽，这表现阴液已经有所恢复，则预后良好。如果患者还在不停地出汗，心中空虚而慌乱无主的，则应使用救逆汤。

注释

①心中震震：指的是心脏跳动急速，心悸不安。

②舌强：也就是舌体强硬，运动不灵活。

③中无所主：意思是心中感到空虚，心跳慌乱无法自主。

养生大智慧

1.“百日咳”患者饮食宜忌

【宜食】化痰、润肺、养阴的食物，如萝卜、竹笋、橘子、枇杷、梨、百合、蔗糖、蜂蜜、银耳、鸭肉等。

【忌食】这类患者对海腥、河鲜食物特别敏感，食用后会导致咳嗽加剧，故应限制食用。这类食物包括虾类、蟹类、带鱼、蚌肉、淡菜等。患者食入辛辣、刺激性食物后，会使咳嗽加剧，痰液增多，故应限制食用。油腻的食物会引起消化功能失调，脾胃受损，从而导致脾胃生痰，使痰量增加，故应限制食用。这类食物有油条、花生酱、花生、肥肉、奶酪、奶油蛋糕、鸡汤、鸭汤等。痰多常是因过食甜味食物而引起的，糖能助湿生痰，食用后常常会加剧咳嗽。因此，糖果、巧克力等必须限制。生冷食物因为常易损伤脾胃，导致脾胃运化失调，痰量增多，故应禁忌汽水、冰淇淋等。忌食酸味食物，如醋、柠檬、酸菜等。

2.有了这两种饮料，流行性感冒就不可怕

（1）正柴胡饮

【原料】柴胡、赤芍各10克，防风9克，陈皮、甘草各6克，生姜3片。

【制法】水煎2次，取药汁混合。

【功效】疏风清热。

【用法】每日1剂，分3次口服。幼儿所用药量酌减。

【适用】流行性感冒。

（2）贯众流感茶

【原料】贯众、板蓝根各30克，甘草15克。

【制法】上药用开水冲泡，代茶饮用。

【功效】祛风，清热，利咽。

【用法】每日1剂，不拘时频饮。

【适用】流行性感冒。

三

风温　温热　温疫　温毒　冬温

原文精选

温病耳聋，病系少阴[①]，与柴胡汤者必死，六、七日以后，宜复脉辈复其精。

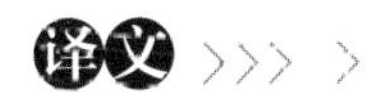

译文

温病出现耳聋的病症，其实属少阴肾精亏损，如果此时采用小柴胡汤，必将使病情进一步恶化。温病发病超过了六七天之后，宜用加减复脉汤之类的方剂进行对症治疗，主要是为了对其阴精进行恢复。

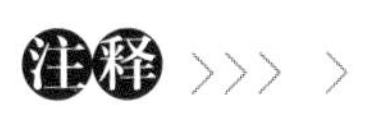

注释

①病系少阴：病属少阴肾精亏损。

养生大智慧

1.养血润燥的“番茄苋菜盅”制作法

【原料】苋菜50克，猪瘦肉150克，番茄200克，鸡蛋清2个，胡椒粉1克，黄酒两克；葱花、姜末、精盐、味精、白糖、淀粉各适量。

【制法】先把拣洗干净的黄菜放入沸水锅焯水后过凉水，再捞出挤去水分；把猪瘦肉切成末，用黄酒、鸡蛋清、胡椒粉、葱花、姜末、精盐、味精、白糖、淀粉拌匀；把洗净的番茄去蒂，掏去籽、瓤，填入肉馅。将猪瘦肉切成片，盖在番茄口上。上笼蒸熟取出，排在瓷盘周围。把苋菜下锅略炒，用水淀粉勾芡，盛于盘中间即可。

【功效】养血润燥，清热止血。

【用法】佐餐食用。

【适用】因阴血亏损所致的乏力神疲、消化不良，大便干燥等症。

2.女性在月经期不应捶打腰部

女性在月经期会感到腰部酸痛，常常不由自主地捶打，以为可以减轻症状，其实不然。

月经期间，由于盆腔充血，女性会感到轻微的不适，比如有腰酸、头昏、乳房胀痛、腹泻、疲倦、嗜睡、面部浮肿、烦躁等症状，这些都是月经期的正常生理现象。腰部酸痛时，如果随意用力捶打，会使盆腔进一步充血，血流加快，致使经量增多，经期过长。另外，妇女在月经期全身和局部的抵抗力降低，子宫内膜剥脱形成创面，宫颈口松弛，如果经常受到捶打的刺激，既不利于创面的修复，也易受感染而患急慢性妇科病，不利于身心健康。因此，经期腰酸忌捶打。

四

风温　温热　温疫　温毒　冬温

原文精选

劳倦内伤，复[①]感温病，六七日以外不解者，宜[②]复脉法。

此两感治法也。甘能益气，凡甘皆补，故宜复脉。服二三帖后，身不热而倦甚，仍加人参。

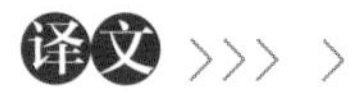

译文

因过度劳累而使精气内伤，若再感受温邪发为温病，生病六七日之后病情依然得不到缓解的，适宜采用加减复脉汤。

这是内伤外感两感证的疗法。由于甘味药物可以起到益气的作用，大多数甘味药也均能起到一定的滋补作用，因此治疗本证宜用加减复脉汤类方药。如果在服用了两三剂药之后，身不热而加重了神疲体倦的病症，那么就应该在加减复脉汤中添加人参。

注释

①复：再。

②宜：适宜。

养生大智慧

1. 脑血管病发生时，有哪些主要表现？

（1）突然发生眩晕。眩晕是脑血管病先兆中极为常见的症状，可发生在脑血管病前的任何时段，尤以清晨起床时发生得最多。此外，在疲劳、洗澡后也易发生。特别是高血压患者，若1～2天内反复出现5次以上眩晕，发生脑出血或脑梗死的危险性增加。

（2）突然发生剧烈的头痛。任何突然发生的剧烈头痛；伴有抽搐发作；近期有头部外伤史；伴有昏迷、嗜睡；头痛的性质、部位、分布等发生了突然的变化；因咳嗽用力而加重的头痛；疼痛剧烈，可在夜间痛醒。如有上述情况之一，应及早到医院进行检查和治疗。

（3）步态异常。步履蹒跚，走路时腿无力是偏瘫的先兆症状之一。如果老年人的步态突然变化，并伴肢体麻木无力时，则是发生脑血管病的先兆信号。

（4）哈欠不断。患缺血性脑血管病者，80％发病前5～10天会出现哈欠连连的现象。

（5）高血压患者的鼻出血。这是值得引起注意的一种危险信号。数次大量鼻出血，再加上眼底出血、血尿，这种人可能在半年之内会发生脑出血。

（6）血压异常。血压突然持续升高到200/120mmHg以上时，是发生脑出血的先兆；血压突然降至80/50mmHg以下时，是脑血栓形成的先兆。

2. 经期拔牙，有危害！

有关临床报道表明，女性在月经期要避免拔牙，否则会出现耳颈部持续性疼痛并放射至头面侧部、局部淋巴结肿大、低烧、全身不适、食欲下降、张口困难、牙槽凝血块溶解、牙槽骨暴露及坏死等症状。据统计，出现上述症状的女性患者中有60％是由月经期拔牙引起的。

妇女月经期的血凝固性低，唾液中纤维蛋白溶解原的前体激活物增加，易造成拔牙后伤口大出血，不利于牙龈伤口的愈合。同时，致病菌的侵入容易造成细菌感染，从而导致口腔疾病。因此，妇女在月经期忌拔牙。

五

风温　温热　温疫　温毒　冬温

原文精选

温病已[①]汗而不得汗，已下而热不退，六七日以外，脉尚躁盛者，重与复脉汤。

译文

温病如果已用了发汗法却无汗，已用攻下法却身热不退，发病超过了六七日，脉象仍表现为躁急有力的，则应采用重剂加减复脉汤。

注释

①已：已经。

养生大智慧

1. 软组织肿瘤患者饮食宜忌

软组织肿瘤患者包括脂肪瘤，血管瘤，纤维瘤患者等。

【宜食】具有抗软组织肿瘤的食物，如苦菜、赤豆、大叶菜、芋艿、蟾蜍、栗子、核桃、马兰头、海蜇、海带、紫菜、牡蛎、金榄、慈姑、羊脑、水蛇、壁虎、荸荠等。疼痛宜食用香菜、萝卜、薏苡仁、丝瓜、核桃、甲鱼血、鸭血、南瓜、鲤鱼血等。

【忌食】忌烟、酒、咖啡及浓茶等。忌香葱、大蒜、辣椒、桂皮等刺激性食物。忌肥腻、油煎、霉变、腌制食物。忌羊肉、狗肉、韭菜、胡椒等温热性食物。忌羊肉、公鸡等。

2. 预防鼻炎有高招

鼻炎是小病，看似不起眼，却给患者带来大麻烦，所以预防就显得十分重要：

（1）预防感冒。感冒往往是鼻炎复发的罪魁祸首，所以必须积极锻炼身体，以增强免疫力，防止感冒。一旦感冒，应及早治疗。

（2）饮食多样化。多食含维生素较多的蔬菜和水果，如菠菜、胡萝卜、苹果等。

（3）应适当忌口。少食辛辣、油炸等热性食物，如辣椒、生姜、炸油条。虾、鱿鱼等海鲜产品易透发炎症，最好不要食用。

（4）平日多用热水热敷鼻局部及额面部，促进鼻腔组织的血液循环。

（5）起居劳作有度，注意休息，上网不要通宵达旦。

（6）保持个人良好的卫生习惯，如不用手指挖鼻孔等。

六
风温　温热　温疫　温毒　冬温

原文精选

温病误用升散，脉结代，甚则脉两至者，重与复脉，虽有他[1]证，后治之。

此留[2]人治病法也。即仲景里急，急当救里之义。

译文

温热病因错用了升提、发散方药而导致的结脉或代脉现象，甚至一呼一吸间脉只会搏动两次，此时必须采用重剂加减复脉汤，即使出现了别的病症，也置后再行治疗。

其实，这种治疗法是一种保留人体正气为先的治疗法，也就是张仲景所说里虚为急时，治疗必须以救治里虚为主的医学道理。

注释

①他：其他，别的。

②留：保留。

养生大智慧

1. 瞧瞧蛤蚧和乌鸡这一对“搭档”

【原料】蛤蚧2只，乌鸡1只，高汤1000克，姜、葱、精盐、绍酒各适量。

【制法】杀死蛤蚧，去皮、内脏、眼睛、脑浆，放入沸水中烫去血污；乌鸡宰杀洗净，也入沸水中烫去血污；姜切块，葱切段。砂锅置于火上，放入蛤蚧、乌鸡、高汤，加入姜块、葱段、绍酒、精盐，用旺火烧沸，撇去浮沫，然后改用小火煨至乌鸡肉烂骨酥即可。

【功效】蛤蚧为滋补肺肾、纳气平喘之品，而乌鸡味甘性平，具有补气益血、退虚热等功效。

【用法】食肉喝汤。

【适用】虚喘症。

2. 感冒了，要注意什么？

不论属哪一种感冒，患病期间应忌吃一切滋补、油腻、酸涩食物，如猪肉、羊肉、鸭肉、鸡肉、糯米饭、麦冬、人参、阿胶、龙眼肉、石榴、乌梅及各种海鲜等。

患风寒感冒的人，应忌食寒凉性食物，如柿子、柿饼、豆腐、绿豆芽、田螺、螺蛳、蚬肉、生萝卜、生藕、生梨、罗汉果、薄荷、金银花、白菊花、胖大海等。

患风热感冒的人，应忌食甘甜食品，辣椒、狗肉、羊肉等辛热的食物也不能吃。

患暑湿感冒的人，除忌肥腻食物以外，咸菜、咸鱼等含盐量高的食物最好也不要吃。

另外，专家经研究发现，患感冒时，补充适量的维生素C可以加快人体康复的速度。因为维生素C进入人体后，在氧化过程中可以形成一种物质，这种物质会破坏流行性感冒的滤过性病毒核酸，杀死病毒。所以，感冒患者每天补充4次的500毫克维生素C，可以缩短感冒的治愈天数。当然，维生素C还能强壮机体，提高人体免疫力，减少患感冒的机率。从果汁中摄取天然维生素C也是最佳渠道，因此人们应多吃水果。

七
风温　温热　温疫　温毒　冬温

原文精选

汗下后，口燥咽干[1]，神倦欲眠，舌赤苔老，与复脉汤。

译文

温病在通过用发汗、攻下法治疗后，口咽干燥，没有津液，精神看起来十分疲倦，一副昏昏欲睡的样子，舌质红赤，舌苔焦老干燥，此时应采用加减复脉汤。

注释

①口燥咽干：口咽干燥无津。

养生大智慧

1. 治疗“中风”，有奇招

（1）通脉舒络汤

【原料】黄芪、山楂、丹参各30克，红花、川芎各10克，地龙、川牛膝各15克，桂枝6克。

【制法】水煎取药汁。

【功效】益气活血，舒筋通络。

【用法】口服，每日1剂。

【适用】气虚血瘀所致的中风。

（2）乌梅天南星粉

【原料】乌梅6克，天南星3克，冰片1.5克。

【制法】上药共研细末。

【功效】祛风定惊，燥湿化痰。

【用法】搽牙齿。

【适用】中风，症见口噤不开，牙关紧闭，不省人事。

2. 女性在月经期游泳十分危险

月经期间，女性盆腔血液循环瘀滞，子宫颈口微开，子宫内膜有创面，全身和局部抵抗力都有所减弱，极易受外界感染。在月经期特别要注意保暖，尽量避免冷刺激。

不管是海水、河水还是游泳池的水，水温一般都低于人体温度，下水游泳有可能受到冷刺激，子宫及盆腔

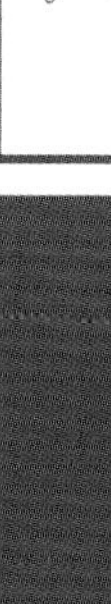

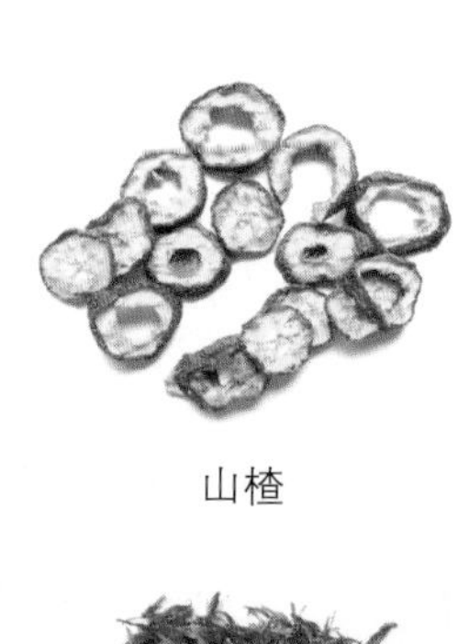

山楂　　川牛膝

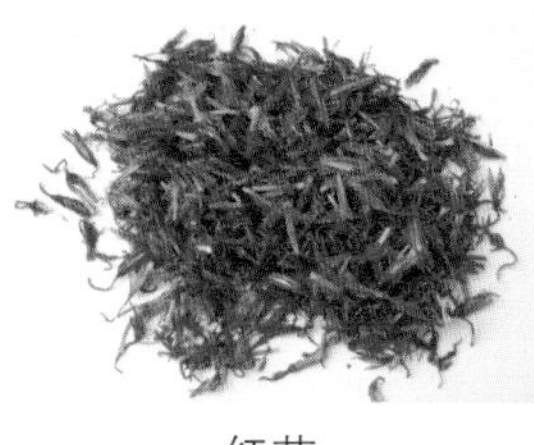

红花

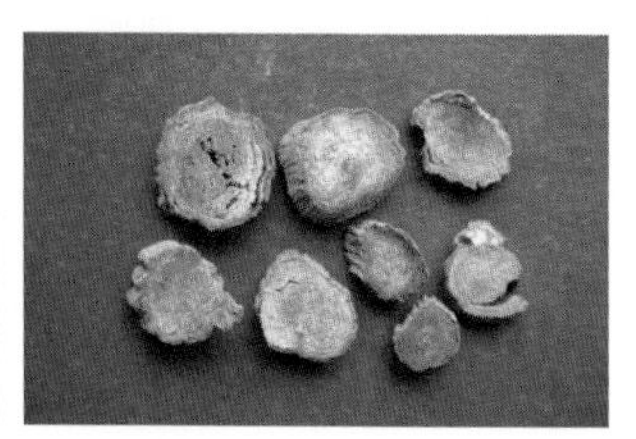

丹参

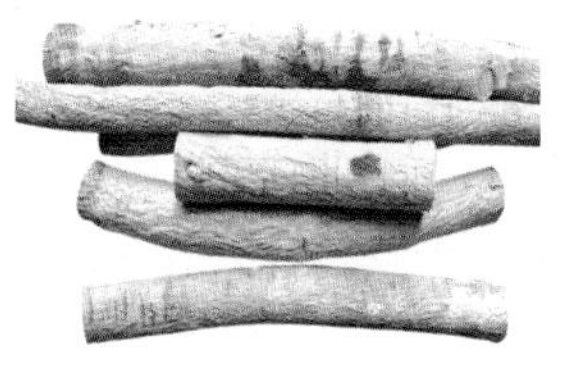

黄芪

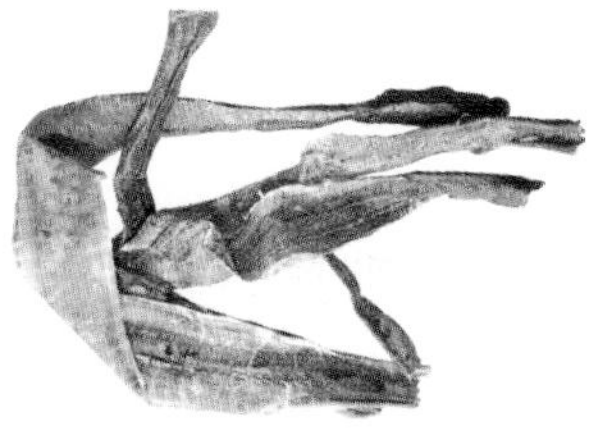

地龙

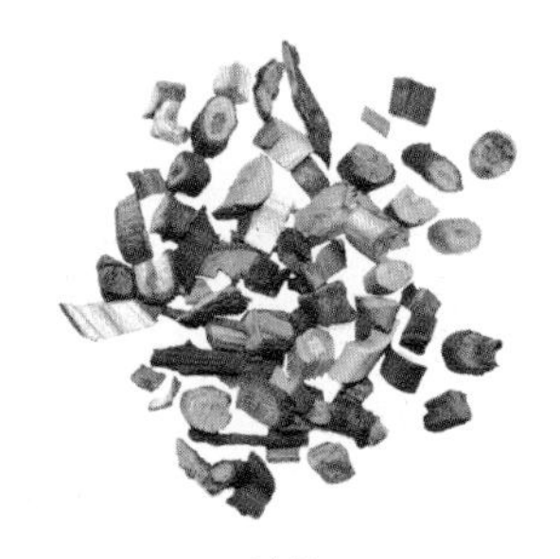

桂枝

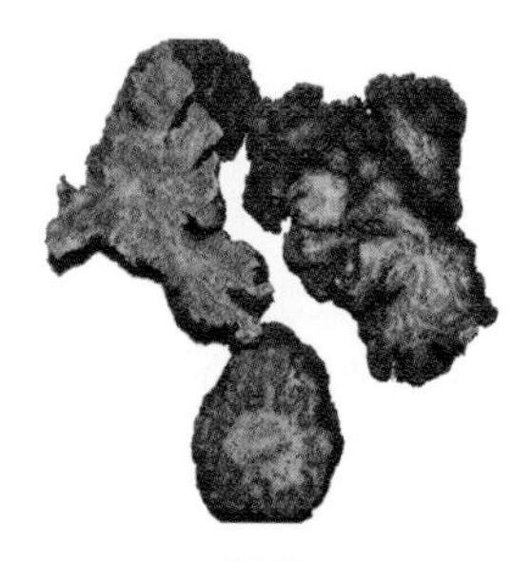

川芎

血管收缩，就会引起经血过少或痛经。一旦感染上细菌，还会引起各种妇科疾病。所以，女性在经期忌游泳。

八

风温　温热　温疫　温毒　冬温

原文精选

热邪深入，或在少阴，或在厥阴，均①宜复脉。

译文

温病邪热深入于内，或对足少阴肾造成侵犯，或对足厥阴肝造成侵犯，都应采用加减复脉汤。

注释

①均：都。

主攻汤方

【名称】救逆汤方（镇慑法）。

【成分】即加减复脉汤中去火麻仁，加生龙骨 12 克，生牡蛎 34 克。若脉象虚大欲散的，再加人参 6 克。

【用法】煎法与加减复脉汤一样。

养生大智慧

1. 忌空腹吃柿子

柿子不宜空腹吃，因柿子中含有大量的柿胶酚和一种叫红鞣质的可溶性收敛剂，尤其是未成熟的柿子含这两种成分最高。柿胶酚和红鞣质遇酸会凝固成块，如果空腹进食大量的柿子或与酸性食物同食，柿胶酚与红鞣质便与胃酸或酸性食物凝结成硬块，形成“柿石”。胃里若有“柿石”，就会引起胃痛、恶心、呕吐等症状。倘若不注意，硬块会越结越大，胃内压力升高，引起胃扩张，病痛更重。所以，柿子宜在饭后吃，此时胃酸已与其他食物结合，就不易出现“柿石”。

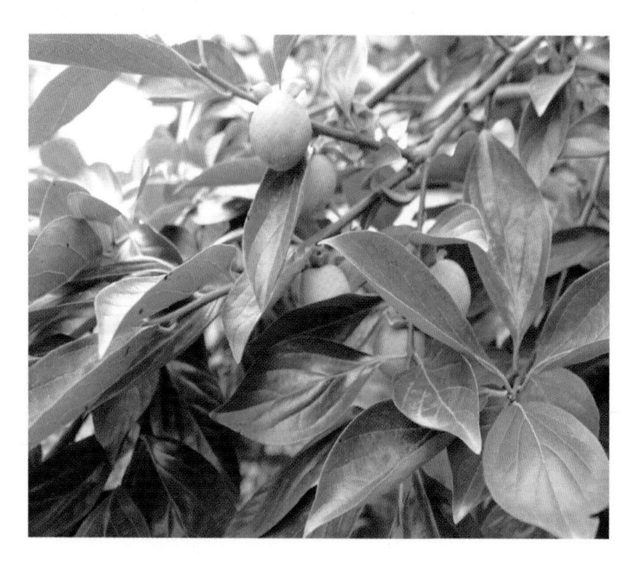

柿子

2.“子宫肌瘤”患者两大食疗法

（1）四君子汤加味

【原料】党参、三棱各 30 克，白术 24 克，甘草 9 克，莪术 60 克，牛膝、茯苓各 15 克。

【制法】水煎取药汁。

【功效】益气健脾，祛瘀通络。

【用法】每日 1 剂，每日 2 次。

【适用】脾虚湿阻型子宫肌瘤。

（2）橘叶苏梗饮

【原料】鲜橘叶 20 克，紫苏梗 10 克，红糖 15 克。

【制法】上 3 味放入保温杯，加盖，以开水冲泡 15 分钟。

【功效】行气止痛宽膈。
【用法】代茶频饮。
【适用】子宫肌瘤。

九
风温 温热 温疫 温毒 冬温

原文精选

下后大便溏甚[1]，周十二时三四行，脉仍数者，未可与复脉汤，一甲煎主之；服一二日，大便不溏者，可与一甲复脉汤。

译文

温病在使用攻下法进行治疗之后，大便泄泻程度比较严重，一昼夜泻三四次，但脉象仍数的，应禁用加减复脉汤进行治疗，而应采用一甲煎进行治疗。而在服药一两日后大便不再稀溏的，则应采用一甲复脉汤。

注释

①大便溏甚：大便泄泻程度较为严重。

主攻汤方

1. 一甲煎（咸寒兼涩法）
【成分】生牡蛎60克（碾成细末）。
【用法】上药加水8杯，煎煮成3杯，分3次温服。
2. 一甲复脉汤方
【成分】牡蛎30克（碾细），炙甘草、干地黄、生白芍各18克，麦冬（不去芯）15克，阿胶9克。
【用法】上药以水800毫升，煮取300毫升，分两次服。

养生大智慧

1. “子宫颈癌”患者汤方
（1）黄芪桂圆当归汤
【原料】黄芪30克，桂圆肉、白芍各15克，当归、广陈皮、半夏各10克，甘草5克。
【制法】上药同入锅中，加适量的水，煎煮2次，每次30分钟，合并滤汁即成。
【功效】益气养血，理气和胃。
【用法】每日1剂，分2次服用。
【适用】子宫颈癌术后气血不足，体质虚弱。
（2）参芪茜草汤
【原料】丹参、黄芪、茜草各15克，海螵蛸粉、南沙参、紫花地丁、蒲公英、楮实子、制龟甲、东阿胶（另化分冲）各30克，粉甘草、白芷、制乳香、制没药、皂角刺各10克，白花蛇舌草60克。
【制法】上药除阿胶外，加6碗水，煎至2碗，去渣，加蜜60克熬合，阿胶烊化。
【功效】败毒去腐，托里排脓，养血滋阴，抗癌。
【用法】隔日1剂，分2次服用。
【适用】子宫颈癌。
2. 诸无所忌的豌豆
【别名】雪豆、淮豆、寒豆、蜜豆。
【性味】性平，味甘。
【功效】和中，下气，利水，通乳。
【适用】消渴（糖尿病）之人；腹胀、下肢浮肿、脚气之人；妇人产后乳汁不下者。
【忌用】诸无所忌。

十
风温 温热 温疫 温毒 冬温

原文精选

下焦温病，但大便溏[1]者，即与一甲复脉汤。

译文

下焦温病，但是表现为大便稀溏的，应该马上采用一甲复脉汤。

注释

①溏：稀溏。

养生大智慧

1. 什么人不能做X线检查？
（1）共济失调性毛细血管扩张症患者：本病伴有免疫功能失调，而进行X线照射，免疫功能会进一步下降，发生多发性恶性肿瘤。
（2）范可尼氏贫血患者：本病多伴有免疫功能缺陷和易发生白血病倾向，如果进行X线照射，会发生白血病和皮肤癌。
（3）布氏综合征患者：患此病者生长迟缓，对白光过敏，进行X线照射后，可发生白血病等恶性肿瘤。
（4）色素失禁症患者：这是一种先天性遗传缺陷疾病，X线照射后可促发各种皮肤癌及内脏恶性肿瘤。
（5）唐氏综合征（又称“先天愚型”）患者：这是一种比较多见的病，由21对染色体不分离引起。X线照射可使其发生易感性和各种肿瘤。
（6）早老性痴呆患者：早老性痴呆是一种家族性全脑发育不良性疾病，X线照射可使其发生各种脑肿瘤。
（7）其他患者：患有基底细胞病综合征、汗管角化症、多发性内分泌瘤、罗伯特综合征、亨廷顿瓦病及视网膜母细胞瘤者，均忌做X线检查。否则，照射后会发生肿瘤。

2. 收拾家务并不等于体育锻炼

有些女性认为做家务劳动就可以代替锻炼身体，这是不对的。人的活动只有达到一定强度才会对身体有益。在运动时，脉搏达到每分钟120次才对身体起到锻炼作用。家庭主妇做家务劳动时，脉搏每分钟一般均在100次以内，远未达到运动时脉搏的次数，故不能起到锻炼身体的目的。所以，为达到养生保健的目的，无论家务劳动如何多，都需要进行体育锻炼的，如做操、跑步等。

十一

风温　温热　温疫　温毒　冬温

原文精选

少阴温病[①]，真阴欲竭，壮火[②]复炽，心中烦，不得卧者，黄连阿胶汤主之。

译文

温病邪热传入下焦足少阴肾，真阴耗损表现为快要枯竭，而邪火表现为依然炽盛，具体症状是心烦不宁、无法入眠的，则应采用黄连阿胶汤。

注释

①少阴温病：本证阴虚火炽导致心肾不交，为少阴心与少阴肾并病，故称“少阴温病”。

②壮火：指的是实热、邪火。

主攻汤方

【名称】黄连阿胶汤（苦甘成寒法）。

【成分】黄连12克，阿胶9克，黄芩、白芍各3克，鸡子黄2个。

【用法】取水8杯，先煎煮黄连、黄芩、白芍3味药，煎成药液3杯后去掉药渣，加入阿胶并使其完全溶化，再加入鸡子黄，搅拌调匀，1日分3次服。

养生大智慧

1. 急性乳腺炎按摩方法

用按摩方法来治疗乳腺炎，具有一定的效果。按摩方法如下：

方法一：揉压法。将手掌上的小鱼际或大鱼际处按于患部处，然后轻轻揉压，直至肿块柔软为止。

方法二：推抚法。患者取坐位或侧卧位，在患侧乳房上撒些滑石粉，然后用全掌由乳房四周沿乳腺管方向，轻轻推抚50～100次。

方法三：捏拿法。可用右手五指抓起患侧乳房部，施以揉捏手法，一抓一松，重复动作10～15次。

2. 忌吃霉变的花生、玉米、甘蔗

花生、玉米的油性较大，如果在贮藏中受热或受潮，不但营养会受损，还会滋生大量黄曲霉菌，很容易产生黄曲霉毒素。黄曲霉毒素是一种致癌物。所以，如果发现花生、玉米发霉，必须弃掉，千万不可食用。

甘蔗长期运输或贮藏不当，到第二年春季陆续出售，而在这一过程中，微生物就会大量繁殖，出现霉变。吃了霉变的甘蔗就会中毒，发生恶心、呕吐、腹痛、头晕、眼黑或复视，重者还会出现抽搐，头向后仰、牙关紧闭、四肢关节屈曲或僵直，面部颤动、出汗、流涎、大小便失禁等，抽搐后进入昏迷。所以，买甘蔗时要十分注意，不可以买霉变的甘蔗。

十二

风温　温热　温疫　温毒　冬温

原文精选

夜热早凉，热退无汗，热自阴来者，青蒿鳖甲汤主[①]之。

译文

全身在夜间发热，而在清晨的时候热退身凉，热退时没有出汗的病症，其实这是邪热深伏阴分的表现，应该采用青蒿鳖甲汤。

注释

①主：治疗。

主攻汤方

【名称】青蒿鳖甲汤方（辛凉合甘寒法）。

【成分】青蒿、知母各6克，鳖甲15克，细生地12克，丹皮9克。

【用法】上药用水五杯，煎煮成两杯，一日分两次口服。

养生大智慧

1. 装修居室时忌选料不当

人们在住房上追求美观、舒适、雅致、豪华，尤其注重居室内的色彩装饰已成了流行时尚。然而，色彩装饰虽美化了居室环境却忽视了装饰材料中含有有毒物质污染居室空气，危害人体健康。

地板革、纤维地毯等均添加了一定数量的阻燃剂，这些阻燃剂本身就有毒。其毒性较强，对造血系统有特殊的毒害作用，还可能具有致癌、致畸作用。

刨花板、纤维板、胶合板、地板砖都离不开黏胶剂。其主要成分是甲醛，所散发出的甲醛气体污染居室。高浓度的甲醛对神经系统、免疫系统、肝脏等有毒害。它还可刺激眼结膜、呼吸道黏膜而产生流泪、流涕，引起结膜炎、咽喉炎、哮喘、支气管炎等疾病。并有致畸、致癌作用。

因此，室内的装饰材料应尽量选用天然制品，以减少有害物质的污染。如用有机化学材料装修，必须在通风的情况下充分晾干。

2. 忌在冰箱内存放火腿

有的家庭为使火腿保存的时间长些，将其放入冰箱内储存。其实这种做法是适得其反的。

因为火腿是经过腌制的，因而氯化钠含量较高。冰箱内温度较低，火腿中的水分极易冻结成冰，从而加速了火腿内脂肪的氧化作用，而这种氧化作用又有催化作用，使氧化反应的速度大大加快，火腿质量明显下降，储存期反而缩短。

正确的储存方法，是将火腿挂在避光通风的地方，可防止火腿脂肪的氧化酸败，延长储存时间。

十三

风温　温热　温疫　温毒　冬温

原文精选

热邪深入下焦，脉沉数，舌干齿黑，手指但觉蠕动，急防痉厥[1]，二甲复脉汤主之。

译文

热邪深入下焦，脉象沉数，舌头表面变得干燥，牙齿呈现焦黑色，手指微微地抽动，亟需提防痉厥出现，此时应采用二甲复脉汤。

注释

①痉厥：在这里指的是痉，也就是“动风”。

主攻汤方

【名称】二甲复脉汤方（咸寒甘润法）。

【成分】即在加减复脉汤中再加入生牡蛎15克，生鳖甲24克。

【用法】上药用水800毫升，煮取640毫升，分3次服。

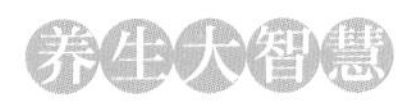

1. 远离乳房癌的饮食建议

肥胖是促使乳腺癌发生的一大诱因。研究显示，超重或肥胖的妇女，尤其是绝经后的妇女，患乳腺癌的几率明显高于正常体重的妇女。所以，控制肥胖是保护乳房健康的重中之重。

远离肥胖，人们需要在饮食上科学选择，少摄入动物脂肪，常食用大豆。大豆富含蛋白质，可与肉类相媲美，而且大豆中的大豆异黄酮还有类雌激素的作用，在一定程度上具有预防乳腺癌的功效。

日常饮食时，更要注重粗粮细粮搭配，多吃蔬菜水果。缺乏维生素C、维生素A和硒、碘、锌、铜、锰等微量元素，可增加乳腺肿瘤发生率，而粗粮、水果、蔬菜中富含这些人体必须的营养素，从而起到预防细胞癌变的发生。

2. 忌用小火煮牛奶

用小火煮牛奶，牛奶中的维生素等营养物质会遭到破坏，从而降低营养价值。用小火煮牛奶时间越长，牛奶中的维生素等营养物质易受空气氧化而破坏。因此，煮牛奶不宜用小火。科学的方法是用大火煮牛奶，牛奶烧开后离火，落滚后再加热，如此反复3～4次，既能保持牛奶的营养素，又能有效地杀死牛奶中的细菌。

此外，热牛奶忌储在保温瓶里。随着时间延长，热牛奶的温度会下降，细菌在适宜温度便大量繁殖，使牛奶酸败变质。煮好的牛奶宜在稍冷后便立即饮用，不宜保温久储。

十四

风温　温热　温疫　温毒　冬温

原文精选

下焦温病，热深厥甚，脉细促，心中憺憺大动[1]，甚则心中痛者，三甲复脉汤主之。

译文

温病热邪传入下焦肝肾，因邪热深入，从而导致四肢抽搐厥冷的病症十分利害，脉象细小而短促，心脏跳动剧烈，甚至还会有疼痛感，则应采用三甲复脉汤。

注释

①心中大动：形容心跳十分快，心跳撞击胸壁，有心虚震动之感。震动。

主攻汤方

【名称】三甲复脉汤方（同二甲复脉汤法）。

【成分】即在二甲复脉汤中再加龟甲 30 克。

【用法】上药用水 1600 毫升，煮取 600 毫升，分 3 次服。

养生大智慧

1. 忌爆炒黄鳝

在烹调黄鳝时，有些人喜欢爆炒。医学专家告诫人们，爆炒的鳝鱼丝或鳝鱼片尽管美味可口，但对人体健康不利。根据科学家测定，在一些黄鳝体内，有一种叫颌口线虫的囊蚴寄生虫。由于爆炒鳝鱼丝或鳝鱼片时未烧熟煮透，这些寄生虫未能被杀死，可进入人体。进入人体后约半个月，就会发生颌口线虫感染。人的颈颌部、腋下及腹部皮下出现疙瘩，严重的还会引起其他疾病。因此，黄鳝一定要煮熟、烧透后再吃，以免颌口线虫感染发生。

2. 前列腺增生患者的两大妙汤

（1）祛瘀利水汤

【原料】赤芍、桃仁、甘草、石见穿、炮穿山甲、大黄（后下）各 10 克，海金沙 20 克，琥珀末（冲服）5 克。

【制法】上药加水煎 2 次，混合两煎所得药汁。

【功效】祛瘀利水，活血清热。

【用法】每日 1 剂，分上、下午服。20 日为 1 个疗程。

【适用】前列腺增生，症见排尿困难。

（2）三黄桂甲汤

【原料】黄芪、生地黄各 30 克，党参、车前子各 20 克，穿山甲、王不留行、赤芍各 15 克，大黄（后下）10 克，升麻、柴胡各 6 克，琥珀末（冲服）5 克，肉桂（冲焗）3 克。

【制法】上药加水煎 2 次，首煎前先将药材浸泡半个小时。混合两煎所得药汁，备用。

【功效】益气健脾，滋阴温阳，宣肺清热，活血化瘀。

【用法】每日 1 剂，分上、下午服用。10 剂为 1 个疗程。

【适用】因前列腺增生所致的排尿困难，尿潴留。

十五

风温　温热　温疫　温毒　冬温

原文精选

既厥且哕[①]（别名呃忒），脉细而劲[②]，小定风珠主之。

译文

下焦温病不仅有手足发痉厥冷的症状，还有呃逆频频（常被称为“打呃忒”）的症状，脉象细而弦劲有力的，应采用小定风珠进行对症治疗。

注释

①哕：由于胃气上逆而发出的呃声。

②劲：指的是脉象坚强有力，属弦急之象。

主攻汤方

【名称】小定风珠方（甘寒咸法）。

【成分】鸡子黄（生用）1 枚，真阿胶 6 克，生龟甲 18 克，童便 1 杯，淡菜 9 克。

【用法】上药用水 5 杯，先煮龟甲、淡菜，煎至药液剩两杯时去掉药渣，加入阿胶，继续放在炉火上加温使其完全溶化，然后加入鸡子黄，并搅拌调匀，最后冲入童便，1 次服下。

养生大智慧

1. 牛奶和糖忌同煮

小孩喝牛奶喜欢加糖，所以家长在煮牛奶时常加糖同煮。这种做法不仅破坏了牛奶中的赖氨酸，破坏了营养成分，还会危害人体健康。

牛奶中的赖氨酸与糖一起在高温作用下会产生梅拉德反应，生成一种有毒物质——糖基赖氨酸。这种物质不会被人体消化吸收。结果会使赖氨酸遭到破坏，对儿童发育极为不利。

喝牛奶加糖的正确方法，是把煮开的牛奶装入碗内，晾至不烫手时，再把糖加入牛奶中搅拌至糖溶化即可饮用。这样，牛奶温度低了，赖氨酸就不会遭到破坏。

2. 前列腺增生患者不宜久坐

人端坐时，重心落于前列腺的位置，坐的时间久了，前列腺必然承受体重压力。普通人这时还可以承受，但是前列腺增生的患者就有大碍了，因为增生的前列腺会被迫向尿道管扩张，压迫尿道，造成排尿困难甚至闭尿。所以，前列腺患者在久坐时，可有意识地晃动身体，让身体重心移向左臀部或右臀部，左右臀适当轮换。

十六

风温　温热　温疫　温毒　冬温

原文精选

热邪久羁，吸烁真阴，或因误表，或因妄攻，神倦瘛疭，脉气虚弱，舌绛苔少，时时欲脱者[①]，大定风珠主之。

译文

热邪长时间地滞留于下焦，消灼真阴，或由于误用了辛温解表法，或由于乱用了苦寒攻下法，从而导致精神倦怠，手足抽搐，脉象虚弱，舌绛少苔，时不时地还会产生虚脱现象的，应该采用大定风珠进行对症治疗。

注释

①时时欲脱者：时不时出现虚脱现象的。

主攻汤方

【名称】大定风珠方（酸甘咸法）。

【成分】生白芍、干地黄、麦冬（连芯）各18克，阿胶9克，生龟板、鳖甲（生用）、生牡蛎、炙甘草各12克，麻仁、五味子各6克，鸡子黄（生）2个。

【用法】上药用水8杯，煎煮成3杯，去掉药渣，加入鸡子黄搅拌均匀，分3次服用。兼气喘者，加人参，兼自汗的加龙骨、人参、小麦，兼心悸的加茯神、人参、小麦。

养生大智慧

1. 预防前列腺癌的几个小方法

方法一：多吃葱蒜。研究表明，每天吃10克以上大蒜或葱的人，比每只吃少于2克的人患前列腺癌的风险降低50%。

方法二：适量喝红酒。每天一杯红酒，可有效地抵制前列腺癌细胞的生长。

方法三：游泳。每天游泳30分钟，人体免疫力大大提高，且能够促进前列腺组织的血液循环，有助于前列腺炎的消退，降低前列腺癌的发病几率。

方法四：有规律的性生活。性生活有规律的人，患前列腺癌的几率要比无规律者小。另外，精液中含有一些致癌物质，常射精可将致癌物排出。

方法五：吃胡桃。胡桃可抑制前列腺癌细胞的生长和繁殖，常吃胡桃有益。另外，吃胡桃还可以预防乳腺癌和心脏病。

2. 忌家庭住房吊顶太复杂

现代生活好了，房子也宽敞了，刚买的新房按自己的意愿、根据自己的经济实力装修一番是家家都需要的，但也要注意不要太奢侈，吊顶忌太复杂。

因为现代住房的高度，是根据人的高度及一般人不致感到压抑的最低限度设计的，一般都较低。如果再吊一层顶，会使房间高度降低至这个正常的最低限度以下。虽然房顶好看了，

但人在里面却受不了，会给人以压抑、窒息的感觉。时间一长就会压抑人的正常情绪，使人烦躁不安，严重的还会引起人体免疫功能失调而引发疾病。

再者，吊顶所用的材料忌过重，色彩忌太花哨，装饰性吊灯和灯光设计忌过多、过亮、过于复杂，最好以简洁明快为原则，既可省钱，又出效果。试想，您的家庭装修得像宾馆、房顶似舞厅将会给人什么感觉呢？所以，本应静谧安怡的居室，不要花重金把臃肿、繁杂、压抑买回家。

十七

风温　温热　温疫　温毒　冬温

原文精选

壮火尚①盛者，不得用定风珠、复脉。邪少虚多者，不得用黄连阿胶汤。阴虚欲痉者，不得用青蒿鳖甲汤。

译文

邪火仍表现炽盛的，治疗时应禁用大小定风珠、加减复脉汤。邪火轻微阴虚较重的，治疗时应禁用黄连阿胶汤。阴虚将要动风的，治疗时不可用青蒿鳖甲汤。

注释

①尚：依然的意思。

养生大智慧

1. 胖大海，不是随便就能饮用的

胖大海，性味甘淡、微寒，具有清肺润燥、利咽解毒的功效，主治风热失音、咳嗽、咽喉肿痛。服用方法是取胖大海2～3枚，先洗去其表面的灰尘，再放入杯中（保温杯最好），加少许的冰糖或白糖，冲入沸水，闷盖10分钟后，便可徐徐饮服，每日两次，连服2～3天。

但也有许多人并不懂胖大海的药性，把它当作治疗音哑的特效药，甚至把它作为保健饮料，长期泡饮，这种做法就不对了。造成音哑的原因很多，有风寒、风热、肺肾阴虚、气滞血瘀等，而胖大海主要适用于因风热邪毒侵犯咽喉而导致的音哑。如果是声带小结、声带息肉、声带闭合不全或烟酒过度刺激等声带疾病引起的音哑，服胖大海是无济于事的。再说，如果长期泡服胖大海，极易造成中焦脾胃虚寒、大便溏薄、饮食减少、胸闷和身体瘦弱等副作用。特别要指出的是，老年人突然失音更应谨慎，在病因不明的情况下，千万不要随意使用胖大海，而是应进行细致的检查。

2. “食管癌”离不开的两道药膳

（1）斑蝥蜈蚣红娘散

【原料】斑蝥1只，蜈蚣2条，红娘30克，乌梅、木香、轻粉、土鳖虫各10克，山豆根15克，大枣10枚，黄连6克。

【制法】上药共研细末。

【功效】解毒散结，消肿止痛。

【用法】口服，每次6克，每日2次。

【适用】食管癌。

（2）参芪白带山药汤

【原料】黄芪30克，党参、白芍各15克，白术、焦三仙各9克，山药37克，熟地黄20克，当归11克，

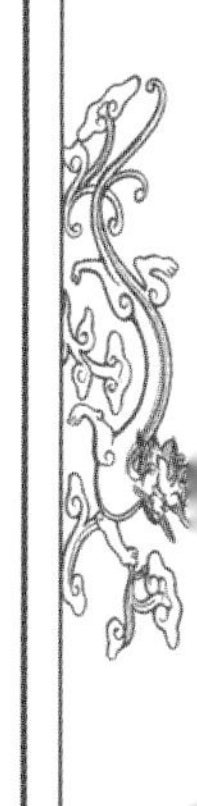

温病条辨

赤芍 12 克，白花蛇舌草 40 克，急性子、生甘草各 6 克。

【制法】水煎取药汁。

【功效】益气养血扶正，化瘀解毒祛邪。

【用法】每日 1 剂，分 2 次服用。

【适用】气虚血虚、瘀毒内结型食管癌。

十八

风温　温热　温疫　温毒　冬温

原文精选

痉厥神昏，舌短，烦躁，手少阴证未罢者，先与牛黄紫雪辈，开窍搜邪；再与复脉汤存阴，三甲潜阳，临证细参[①]，勿致倒乱。

译文

对于抽搐，神志不清，舌体短缩，心情烦躁不安，手少阴心包证候没有完全解除的，治疗时应该先用安宫牛黄丸和紫雪丹之类的方药，以起到清心开窍和泄热达邪的作用。再用加减复脉汤以起到滋养阴液的作用，用牡蛎、鳖甲和龟板这三甲潜阳，临床辨证时必须做到据证详审，千万不可以颠倒混乱。

注释

①临证细参：意思是说，临床辨证需据证详审。

养生大智慧

1. 治疗习惯性便秘的小秘方

（1）每日早晨起床后空腹吃两个梨，连服两周以上，能起到润肠的作用。

（2）取鲜红薯叶 500 克，花生油适量，加盐适量炒熟后当菜吃，每日服 1 次。

（3）取冬瓜瓤 500 克，水煎汁 300 毫升，一日内分数次服下，可以润肠通便。

（4）取炮附子 15 克，苦丁茶 9 克，炮川乌 9 克，白芷 9 克，胡椒 3 克，大蒜 10 克，共捣碎炒烫，装入布袋，置神阙穴（肚脐），上加热水袋保持温度，每日两次，治老年人因元气不足而引起的习惯性便秘。

2. 眼部肿瘤患者饮食宜忌

【宜食】宜多食用具有抗眼部肿瘤作用的食物，如马兰头、胡萝卜、石耳、桑树蕈、蒲公英、大叶菜、牛蒡菜及其根、羊脑等。宜多食用具有明目消炎作用的食物，如菊花、荠菜、莲藕、马兰头、螺蛳、鲍鱼、海鳗、海龟等。宜多食用富含维生素 A 的食物，如动物肝脏、田螺、牡蛎、油菜、菠菜、韭菜、茼蒿菜、芹菜、甜薯、丰亡果、枸杞等。宜多食用富含维生素 B2 的食物，如动物肝脏、鸡蛋、鳝鱼、螃蟹、叶菜类蔬菜、黄豆、乳类、豆瓣酱、黑木耳等。宜多食用富含维生素 C 的食物，如鲜枣、柚、柑橘、猕猴桃、苋菜、油菜、苦瓜、番石榴、山楂、柠檬、豆类、土豆等新鲜蔬菜、水果等。宜食用具有减轻放疗、化疗副作用的食物，如荠菜、芦笋、芦根、茅根、甘蔗、猕猴桃、梅子、绿豆芽、橄榄、丝瓜、薏苡仁、鳗鱼、鲤鱼、青鱼、鲫鱼、田螺等。

【忌食】忌烟、酒、咖啡及可可等食物。忌刺激性食物，如香葱、大蒜、生姜、辣椒、花椒、桂皮等。忌发霉、烧焦食物。忌油腻、煎炒、烧烤、烟熏等的热性食物、如羊肉、火腿、熏肉、肥肉等。

十九

风温　温热　温疫　温毒　冬温

原文精选

邪气久羁，肌肤甲错[①]，或因下后邪欲溃，或因存阴得液蒸汗，正气已虚，不能即出，阴阳互争而战者，欲作战汗[②]也，复脉汤热饮之。虚盛者加人参；肌肉尚盛者，但令静，勿妄动也。

译文

温邪好长时间滞留不解，皮肤既粗糙又干燥就像鱼鳞的形状一样，这个时候或者是由于用攻下法后邪热将溃散，或者由于滋补阴液后可蒸液为汗达邪外出，但是正气已出现亏虚的现象，无法马上驱邪外出，而出现正邪交争恶寒战栗，将要出现战汗的，适宜煎加减复脉汤，患者服用时一定要趁热饮下。对于正气过虚者，应该在方剂中加入人参；如果肌肉未消瘦还依然身体壮实的，只需让其静卧休息，不可随意活动就可以了。

注释

①肌肤甲错：指的是肌肤干燥粗糙，甚则干燥如鳞甲。

②战汗：指的是战果而后汗出的症状。

养生大智慧

1. 夜盲症者应该吃什么？

【宜食】番薯、羊肝、猪肝、鸡肝、牛肝、胡萝卜、菠菜、枸杞头、海带、地耳、枸杞子、番薯藤、兔肝、水獭肝、鳗鲡肝、韭菜花、马齿苋、决明子等食物。

【忌食】芥菜、莴苣、胡椒等食物。

2. 要想预防骨髓炎，应该做到哪三点？

首先，要预防骨折，预防软组织受伤。一旦遇到这类伤情，应及时就治，防止细菌向人体深处入侵。

其次，要预防感冒、发烧，感冒虽然看似小病，但是高烧若控制不及时的话，容易演变成其他大病如骨髓炎。所以，感冒时，一旦出现体温超过38.5℃的情况，应立刻使用抗菌、消炎、退烧类药物。

最后，在日常生活中，人们要防止过度劳累。过于劳累会造成人体抵抗力下降，免疫功能低下，使细菌有机可乘，易发生骨骼炎以及其他疾病。

二十

风温　温热　温疫　温毒　冬温

原文精选

时欲漱口不欲咽，大便黑而易[①]者，有瘀血也，犀角地黄汤主之。

译文

不时地需要用水漱口但是又不愿意下咽，大便颜色呈现黑色而容易排泄的，其实属内有瘀血的病症，治疗时应该采用犀角地黄汤。

注释

①易：容易。

主攻汤方

【名称】犀角地黄汤方（甘咸微苦法）。

【成分】干地黄30克，生白芍、丹皮、犀角各9克。

【用法】上药用水5杯，煎煮成两杯，分两次服，用药渣再煮成一杯服。

养生大智慧

1. 炖肉、煮豆时忌加碱

很多人在炖肉、煮豆时习惯加入一些碱，其目的是缩短炖煮时间，使肉、豆尽快熟烂。这种做法很不科学，容易破坏肉、豆中的营养成分。

这是因为，炖肉、煮豆时加碱，虽然容易使肉和豆子膨胀煮烂，但都会使其营养成分受到极大的损失，营养价值大大降低。煮肉加碱会破坏肉中的维生素D，煮豆加碱会破坏豆中的维生素B。同样道理，在煮粥时也不要加碱。

需要说明的是，用玉米面或玉米渣煮粥时，需要加点碱。这是因为，玉米里含有一种结合型维生素PP，不易被人体吸收，常吃玉米又不加碱，则易患癞皮病，即维生素PP缺乏症。如果在熬玉米面时加入点碱，就能把结合型维生素PP变成游离型维生素PP，有利于人体消化吸收，可预防癞皮病的发生。

2. 慢性咽炎与食道癌不是没有区别

慢性咽炎和食道癌都会引发咽部不适，不过它们的表现还是有所区别的。两种病都会使咽喉出现异物感，慢性型咽炎的咽喉异物感在安静时较为明显，吃饭时减轻或消失，进食后又出现；食管癌则是在吞咽时有异物感，且多伴胸骨后痛、烧灼感等。另外，慢性咽炎是咽部黏膜的慢性炎症，咽部出现的不适为干燥、瘙痒、灼热感等，而且会频繁地干咳；食管癌早期时的不适症状主要为咽部干燥、紧缩感。

二十一

风温　温热　温疫　温毒　冬温

原文精选

少腹坚满[①]，小便自利，夜热昼凉，大便闭，脉沉实者，蓄血也，桃仁承气汤主之，甚则抵当汤。

译文

小腹表现出坚硬胀满，小便自利，在夜间会发热，白天则会热退身凉，大便闭结不通，脉象表现沉实有力，下焦蓄血的证候，对此，在治疗的时候适宜采用桃仁承气汤，严重的则用抵当汤进行针对性的治疗。

注释

①坚满：意思是坚硬胀满。

主攻汤方

1. 桃仁承气汤方（苦辛成寒法）

【成分】大黄15克，芒硝6克，桃仁、当归、芍药、丹皮各9克。

【用法】上药用水8杯，煎煮成3杯，先服1杯，若大便得通，则停服余药，无反应则继续服。

2. 抵当汤方（飞走攻络苦咸法）

【成分】大黄、桃仁各15克，虻虫（炙干燥后磨为

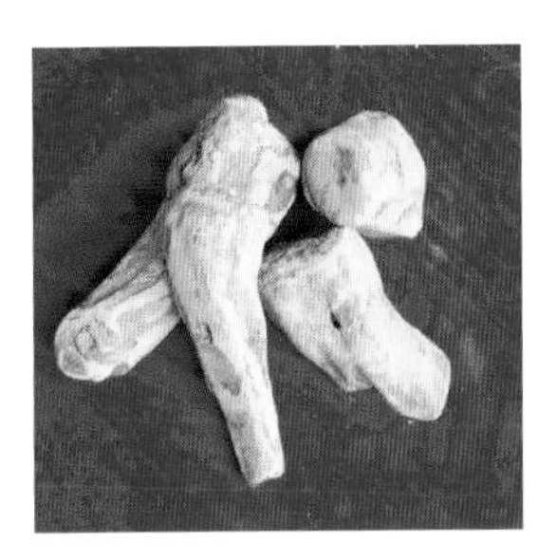
大黄

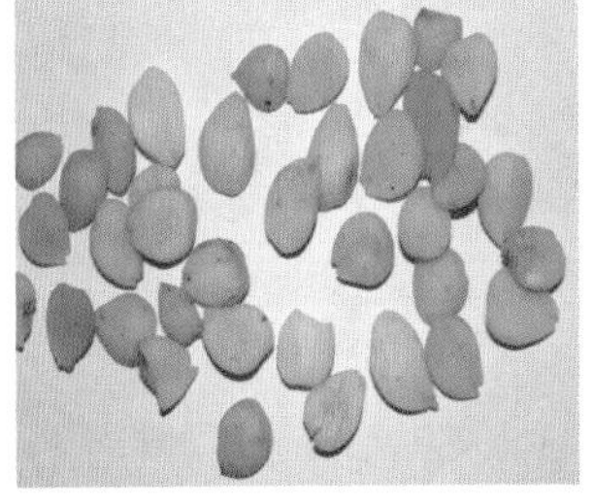
桃仁

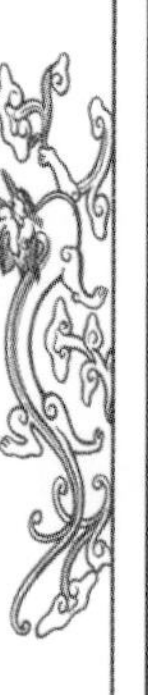

芒硝

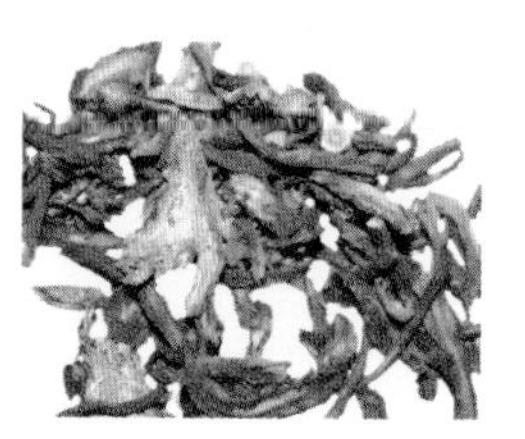

当归

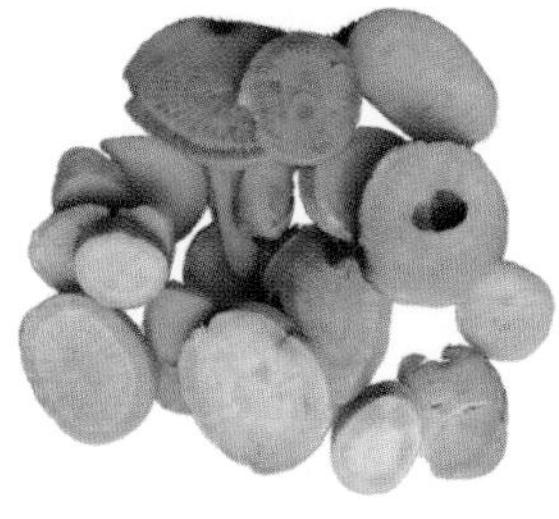

芍药

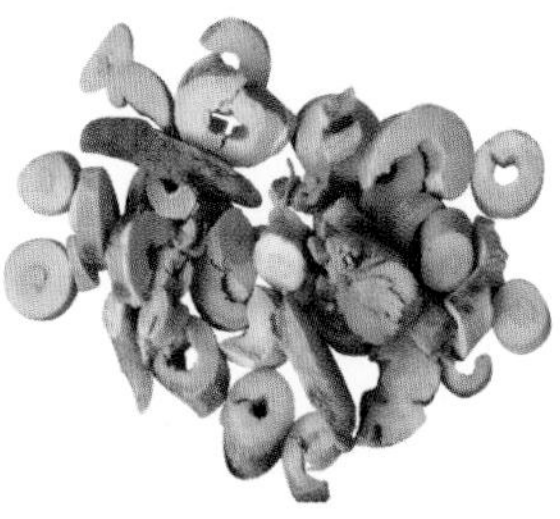

丹皮

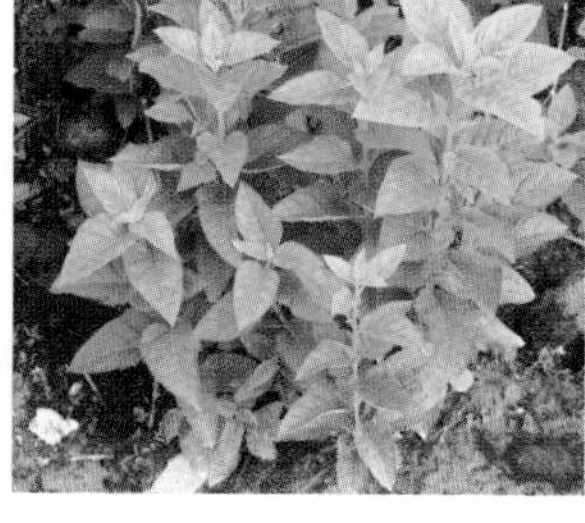

玄参

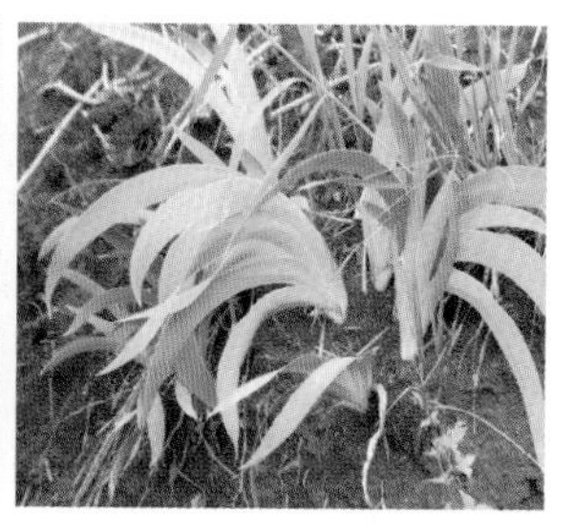

射干

粉末）20个，水蛭（炙干燥后磨为粉末）1.5克。

【用法】上药加水8杯，煎煮成3杯，先服1杯，若大便得通，则停服余药；若无反应则继续服。

养生大智慧

1. 以下靓汤，能让“咽炎”得救

（1）米醋蛋清汤

【原料】鸡蛋2枚，制半夏5克，米醋5匙。

【制法】将鸡蛋除壳，去蛋黄取蛋清；半夏研成细粉。再蛋清、半夏、米醋均放入碗中，拌匀调和，放入小锅中加少量水煮沸，即成。

【功效】滋阴，养血，润燥，化痰。

【用法】喝汤，每日1剂，温热饮用。

【适用】急性咽炎。

（2）利咽化瘀汤

【原料】桔梗6克，红花、制天虫、射干各10克，玉竹15克，黄芪、丹参、玄参各20克。

【制法】水煎取药汁。

【功效】利咽化瘀。

【用法】每日1剂，分2次服用。

【适用】慢性咽炎。

2. 柿子忌与马铃薯同吃

马铃薯（即土豆）营养丰富，越来越受到人们的欢迎和重视。其蛋白质中赖氨酸的含量很高，并且有效成分多。矿物质的含量比谷类粮食要高1～2倍，含糖量可高达7%～8%，还含有柠檬酸、苹果酸等有机酸。特别值得注意的是维生素C含量高，每100克马铃薯中含维生素C多达20～40毫克，所以是很好的主副食，人们喜欢吃。但是马铃薯不能与柿子同吃。

马铃薯吃了以后，会在人体的胃肠中产生大量盐酸（HC_l），再吃入柿子时，柿子在较强的酸性环境中会产生沉淀，这些沉淀物又会结积在一起，形成不溶于水的块。这种难以消化、不溶于水的结块若排泄不掉，则会在胃里形成结石，即“胃结石”，从而导致食欲不佳，消化不良，使人体消瘦、乏力，久而久之可引发其他病症，影响身体健康。

二十二

风温　温热　温疫　温毒　冬温

原文精选

温病脉，法当数，今反不数而濡小者，热撤[①]里虚也。里虚下利稀水，或便脓血者，桃花汤主之。

译文

温病的脉象，按道理讲应是数的，现脉不数反而成为了濡小的，表明其热邪尽管已经退去但是阳气却已经虚弱。阳虚下利稀水，或大便脓血，治疗时应该采用桃花汤。

注释

①撤：指的是退去。

主攻汤方

【名称】桃花汤方（甘温兼涩法）。

【成分】赤石脂30克（其中一半整块煎煮，一半研为细末调服），炮姜15克，白粳米60克。

【用法】上药用水8杯，煎煮成3杯，去掉药渣后加入赤石脂粉末4.5克，分3次服。如果服1次病愈，剩余的药就不必再服。里虚严重的加入人参。

养生大智慧

1. 咽炎患者饮食宜忌

患有咽炎的人，咽喉痛痒十分难受，可以从饮食方面进行调理养护。平时一定要多饮水，水可以帮助身体排毒。尽量多吃一些含维生素C较多的果蔬，如苹果、梨、橙子、西红柿等。用金银花、胖大海来泡茶喝，是非常好的润喉良药。

还有一些食物最好不要吃，会导致咽喉不适甚至加重。这些食物包括熏制、腊制及过冷过热食品；蒜、姜等辛辣食物；瓜子、共生等炒货零食。另外，一定要戒除烟酒，烟酒刺激咽喉黏膜十分厉害。

2. 蒸鸡蛋的四忌

蒸鸡蛋羹是食用鸡蛋的一种好方法，味美好吃，营养受损少，老少皆宜。但做蒸鸡蛋羹切忌以下四点：

（1）忌加生水和热开水。加生水因自来水中有空气，水被烧沸后，空气排出，鸡蛋羹会出现小蜂窝，影响鸡蛋羹质量，缺乏嫩感，营养成分也会受损。也不宜用热开水，否则开水先将蛋液烫热，再去蒸，营养受损，甚至蒸不出鸡蛋羹。最好是用凉开水蒸鸡蛋羹，会使营养免遭损失，也会使鸡蛋羹表面光滑、软嫩如脑，口感鲜美。

（2）忌猛搅蛋液。在蒸制前猛搅或长时间搅动蛋液会使蛋液起泡，搅匀后蒸时蛋液不会溶为一体。最好是打好蛋液，加入凉开水后再轻微打散搅和即可。

（3）忌蒸前加入调味品。鸡蛋羹若在蒸制前加入调味品，会使蛋白质变性，营养受损，蒸出的鸡蛋羹也不鲜嫩。调味的方法应是，蒸熟后用刀将蛋羹划几刀，加入少许熟酱油或盐水以及葱花、香油等。这样鸡蛋羹味美，质嫩，营养不受损。

（4）蒸制时间忌过长，蒸汽不宜太大。由于蛋液含蛋白质丰富，加热到85℃左右，就会逐渐凝固成块，蒸制时间过长，就会使鸡蛋羹变硬，蛋白质受损。若蒸汽太大，就会使鸡蛋羹出现蜂窝，鲜味降低。

蒸鸡蛋羹最好用放气法为好，即蒸鸡蛋羹时锅盖不要盖严，留一点空隙，边蒸边跑气。蒸蛋时间以熟而嫩时出锅为宜。

二十三

风温　温热　温疫　温毒　冬温

原文精选

温病七八日以后，脉虚数，舌绛苔少①，下利日数十行，完谷不化，身虽热者，桃花粥主之。

译文

温病在发病七八日后，脉象虚数，舌质红绛少苔，大便泄泻在一日之内会发生数十次，粪中夹有还依然没有消化的食物残渣，尽管依然在发热，但是治疗时也应该采用桃花粥。

注释

①舌绛苔少：舌质红绛少苔。

主攻汤方

【名称】桃花粥方（甘温兼涩法）。

【成分】人参、炙甘草各9克，赤石脂18克（研为细末），白粳米60克。

【用法】上药加水10杯，先煎人参、甘草，煎取药液6杯，去掉药渣，再加入粳米煎煮成3杯，加入赤石脂末9克，一次服下。如果大便下利不止，再服第二杯，方法如上；如果下利停止，则停服余药。如果此前先用过寒凉之品，致脉不数，身不发热的，加干姜9克。

养生大智慧

1. 忌用铰肉机铰肉馅

有的家庭备有铰肉机，包饺子、做包子、吃馅饼时，为了省事，就用铰肉机将肉铰碎做肉馅用，或者有的到食品店购买铰肉机铰碎的肉馅用。这样做虽然省了事，节省了时间，但是从营养学的角度来看，却是不科学的。

这是因为，肉在铰肉机中被强力撕拉、挤压碎，很多肌肉细胞被破坏，这就使饱含在细胞内的蛋白质和氨基酸大量流失，因此这种肉馅鲜味大大降低，营养大大流失。

吃肉馅还是用刀剁馅为宜，由于肌肉纤维是被刀刃反复割剁碎的，肌肉细胞受到破坏较少，其肉汁流散损失比用铰肉机也较少。因此，这样做的肉馅，味道更鲜美，营养更丰富。

2. 多喝茶水益处多

喝茶有益身体健康，应养成平时喝茶的习惯。现代医学发现茶叶具有抗衰老、抗幅射、抗癌症、降血压和强心杀菌、利尿明目等一系列无与伦比的优点。

（1）茶叶中含有多种维生素。以绿茶为例，每100克含蛋白质33.7克，含维生素A原（胡萝卜素）3.8毫克，维生素$B_1$0.02毫克，维生素$B_2$0.38毫克，尼克酸7.1毫克，维生素E18毫克，还含有维生素P、维生素C。所以饮茶可以降低血脂和胆固醇，因而可降低高血压、血管硬化和冠心病的发病率。维生素C能防止坏血病。

（2）茶叶中含有茶多酚，具有收敛、杀菌作用，多喝茶对霍乱、痢疾、慢性肾炎和肺炎有一定的疗效。

（3）茶叶中含有咖啡碱，能起提神活络的作用。

（4）喝茶能使胃的黏膜上皮收得更紧，并能镇静肠胃蠕动，起保护胃肠黏膜和助消化的作用。

（5）喝茶能防止血液和肝脏中的烯醇和中性脂肪的积累，增强血管壁的弹性，对预防动脉硬化与脑溢血有一定作用。

（6）喝茶能促进心脏活动和微血管扩张，有降低血压和利尿的作用。

（7）茶叶中含有比较丰富的氟素，每人每日饮用6～9杯茶，就能防止牙龋病。

二十四

风温　温热　温疫　温毒　冬温

原文精选

温病少阴下利，咽痛胸满心烦①者，猪肤汤主之。

译文

温病邪入下焦少阴，出现大梗下利，咽喉有疼痛感，胸中满闷，心情烦躁不安的，治疗时应该采用猪肤汤。

注释

①咽痛胸满心烦：咽喉疼痛，胸中满闷，心烦不安。

主攻汤方

【名称】猪肤汤方（甘润法）。

【成分】猪肤 500 克（用洁白的猪皮，尽量将里面的肥肉油脂刮净，使它薄如纸一样）

【用法】上药 1 味加入水 5 升，煎煮取 2.5 升，去掉药渣，加白蜜 0.5 升、白米粉 150 克，煎熬至有香味溢出，调和均匀。

养生大智慧

"海带"还有哪些是您不知道的？

海带又名"昆布"。海带性寒而味咸，既有"海上之蔬"的美称，又被誉为"含碘冠军"，是一种长寿食品。

作为重要的海味蔬菜，海带所含的营养特别丰富。每 100 克干海带含碘 24 毫克，蛋白质 8 毫克，脂肪 0.1 毫克，胡萝卜素 0.57 毫克，纤维素 9.8 毫克，维生素 $B_1$0.09 毫克，维生素 $B_2$0.36 毫克，尼克酸 1.6 毫克，钙 445 毫克，磷 56 毫克，铁 4.5 毫克。此外还含多糖物质等。

海带中所含的丰富碘元素，可以有效地预防和克服单纯性甲状腺肿大，进而抑制由此而引起的甲状腺癌、乳腺癌、子宫内膜癌和卵巢癌的发生。海带所含的丰富钙质以及硫酸脂及多糖物质（集中在海带黏液中），不仅可阻止血液酸化，而且对大肠癌等肿瘤有明显的抑制作用。因此海带被公认为是抗癌食物。海带中的褐藻酸钠盐和褐藻氨酸，有预防白血病、骨痛病、动脉出血和高血压的作用。

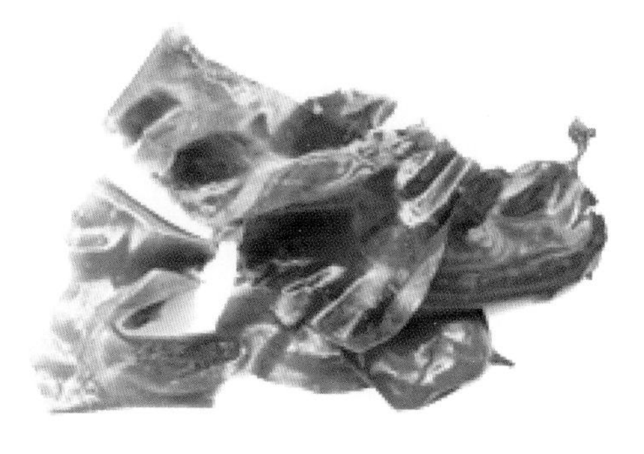

昆布（海带）

海带中的甘露醇物质是海藻类食物中特有的营养成分，大约占海带总量的三分之一，附着在晒干后的海带表面上，看起来像一层盐，实际上是一种贵重的药用物质。它可以有效地降低颅内压、眼内压，减轻脑水肿、脑肿胀，因而对乙型脑炎、急性青光眼以及各种原因引起的脑水肿等病症，有良好的防治效果。长吃水煮海带还可治疗急性肾功能衰竭。海带中的淀粉硫酸脂具有降低血脂的作用。

中国医学认为，海带适宜于甲状腺肿大、粗脖子病、肥胖症、高血压、高血脂、冠心病、糖尿病、动脉硬化、淋巴结核、睾丸肿瘤、便秘、老年慢性支气管炎、夜盲症以及儿童、妇女、老年人佝偻病、软骨病、骨质疏松症和营养不良性贫血者食用。

二十五

风温　温热　温疫　温毒　冬温

原文精选

温病少阴咽痛者，可与甘草汤；不瘥者①，与桔梗汤。

译文

对于温病邪入少阴咽喉疼痛的患者，治疗时可以采用甘草汤；如果服药之后依然未恢复的，治疗时可以换用桔梗汤。

注释

①不瘥者：指服药之后不愈者。

主攻汤方

1. 甘草汤方（甘缓法）

【成分】甘草 60 克。

【用法】上药一味，川水 1.5 升，煎煮成 0.75 升，去掉药渣，分两次温服。

2. 桔梗汤方（苦辛甘升提法）

【成分】甘草、桔梗各 60 克。

中医认为，夜盲多因先天禀赋不足，或病后失养，使得肝肾亏损。肝开窍于目，瞳仁属肾脏，肝肾不足，两目失养，故而夜盲。西医认为夜盲是维生素 A 缺乏所致。宜忌原则为：肝肾亏损的夜盲症患者，宜食用具有滋补肝肾作用的食物，宜食用养肝明目的食物，宜食用含维生素 A 比较丰富的食物。忌食用辛辣、刺激性的食物。忌食用煎炸爆炒，香燥伤阴助火饮食。忌烟酒。

【宜食】番薯、羊肝、猪肝、鸡肝、牛肝、胡萝卜、菠菜、枸杞头、海带、地耳、枸杞子、番薯藤、兔肝、水獭肝、鳗鲡肝、韭菜花、马齿苋、决明子等食物。

【忌食】芥菜、莴苣、胡椒等食物。

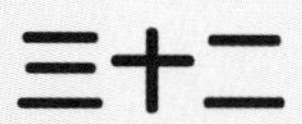

三十二 寒湿

原文精选

湿久不治，伏足少阴，舌白身痛，足跗①浮肿，鹿附汤主之。

译文

湿邪长期停留而未得到及时的治疗，邪伏于足少阴肾经，舌淡苔白，全身有疼痛的感觉，足背水肿的，治疗时应该采用鹿附汤。

注释

①足跗：指的是足背。

主攻汤方

【名称】鹿附汤方（苦辛成法）。

【成分】鹿茸、茯苓各 15 克，附子、菟丝子各 9 克，草果 3 克。

【用法】上药用水 5 杯，煎煮成两杯，1 日分两次服，药渣加水再煎 1 杯服用。

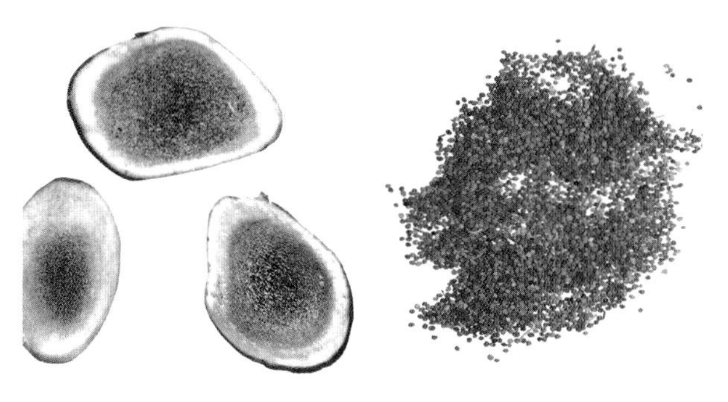

鹿茸　　菟丝子

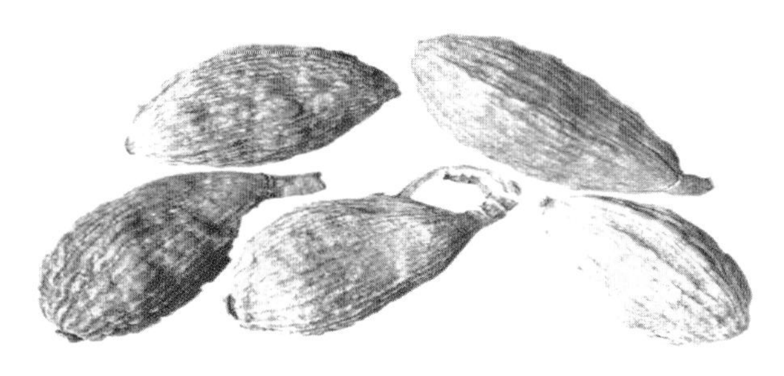

草果

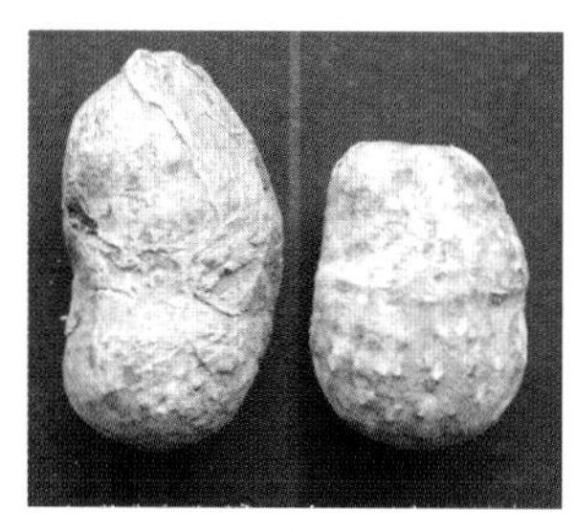

附子

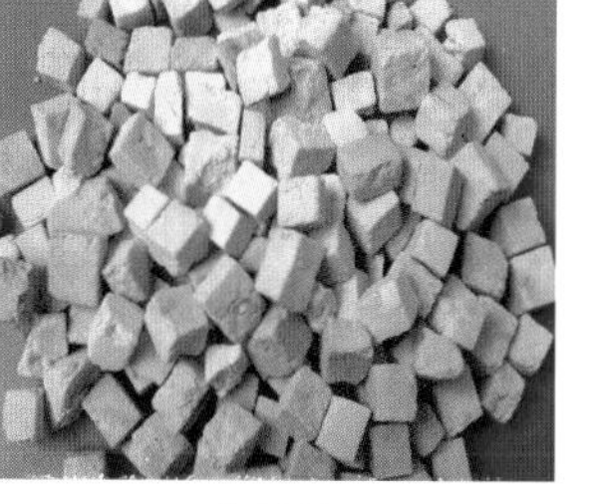

茯苓块

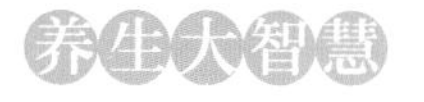

1. 幼儿湿疹饮食需要注意什么？

婴幼儿湿疹是一种变态反应性皮肤病，从内因讲，主要是患儿本身具有过敏性素质。其主要症状是：常在 2 个月至 2 岁期间发病。初起为两颊红斑，以后在红斑上发生细小的表皮水泡，泡破后产生湿性结痂区，皮损可迅速蔓延至其他部位，主要是头皮、颈项、前额、手腕、四肢，也常累及臀部。

【宜食】清淡少盐饮食，可减少患处渗出液。如绿叶茶汁，番茄汁（泥）、胡萝卜汁（泥）等既无盐又富含维生素，不但可增强上皮组织的抵抗力，防止感染，还可调节孩子的生理功能，减少皮肤过敏反应。

宜清热、利湿、凉血、解毒的食物，夏季可用黄瓜、丝瓜、冬瓜、西瓜、藕等，可以榨汁，也可以做泥食用；冬季只有靠温室的蔬菜，大白菜也可选用。

烹调食物宜用植物油类，如芝麻油、菜油、花生油、豆油等，这样可提高患儿血中不饱和脂肪酸的含量，有利于促进湿疹痊愈。

【忌食】患儿应禁忌一切引起过敏的食物。在日常生活中母亲要特别细心，及时发现一些致敏食物，避免食用。如为患儿的主要食物，有的须加以处理乃可食用，如发现牛奶引起过敏，可将牛奶多煮几次，使牛奶中的乳白蛋白变性为蒸发奶，如仍无效，再改喂其他奶类或代乳品。如对鸡蛋白过敏者可单喂蛋黄。注意在鸡蛋煮熟后，剥去蛋白与蛋黄间的一层薄膜，因这层薄膜是卵黏蛋白，与乳白蛋白同样，极易引起过敏；如婴儿对母乳过敏，则要考虑母亲食物，以免过敏性奶液，诱发婴儿湿疹。

在婴幼儿患湿疹期间，羊肉、鱼、虾、辣椒，葱、姜、蒜类都应列为禁忌，不仅患儿不宜以任何方式进食（如煮汤、熬粥），最好母亲也应禁忌。

2. 胆囊炎须忌食的几种食物

（1）肥猪肉性味甘平，含油脂特别多，是胆囊炎患者忌口的关键。吃肥猪肉太多，会引起胆囊收缩而产生疼痛。

（2）胡椒性味辛热，而胆囊炎多属中医的实证热证，食之会助火性，不利于胆囊炎患者的治疗。另外，胡椒的刺激性强，易引起胆囊强烈收缩而诱发胆绞痛。

（3）羊肉为温补性食物，而胆囊炎患者多为胆经湿热偏盛，再吃羊肉温补的话，极可能让病情恶化。

（4）鸡肉性味甘温，为肥腻壅滞之物，患有胆囊炎的人应忌食，以免刺激胆囊，引发胆绞痛发作。

（5）鸡蛋性味甘平，含胆固醇非常高，特别是蛋黄。胆囊炎多与胆结石有关，而胆固醇是构成胆结石的重要成分，所以胆囊炎患者吃鸡蛋是大忌。除鸡蛋外，鸭蛋、鹅蛋、鹌鹑蛋等蛋类也不宜多食。

三十三

寒湿

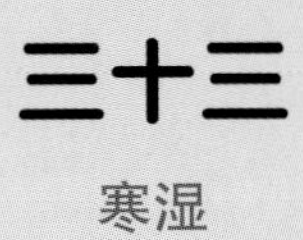

原文精选

湿久[1]，脾阳消乏，肾阳亦惫者，安肾汤主之。

译文

湿邪长期停留，脾阳耗损，肾阳也是虚的，治疗的时候应该采用安肾汤。

注释

①湿久：指的是湿邪久留。

主攻汤方

【名称】安肾汤方（辛甘温法）。

【成分】鹿茸、胡芦巴、补骨脂、茯苓、菟丝子各9克，韭菜子3克，大茴香、附子、茅术各6克。

【用法】上药用水8杯，煎煮成3杯，分3次服，大便稀溏的加赤石脂。病久怕服汤药的，可用上药20剂制成丸药服。

养生大智慧

1. 小儿盗汗及饮食宜忌

小儿在入睡后出汗，谓之盗汗。可能有以下几种原因：一是热性病之后，阴液大伤，出现盗汗，此为阴虚盗汗；二是结核感染，由细菌引起的中毒症状，往往在下午有潮热现象，夜间盗汗，此为结核盗汗；三是由于神经系统发育尚不完善，此为生理性盗汗，10岁以前自愈。

【主要症状】入睡后，头面或胸前汗出，为病理性盗汗，醒后疲倦不堪或伴有主要疾病的症候群，如肺结核往往伴有咳嗽等。

【宜食】盗汗中损失大量的B族维生素、维生素C，必须注意补充维生素食物，如麦类、粗米、蔬菜、水果。宜食滋阴、补虚的食物，如山药、大枣、莲子、银耳、麦片、糯米、桂圆、老鸭、泥鳅（如兼有自汗者，可食羊肉）。

【忌食】禁食辛辣、刺激、动火的食物，如葱、姜、韭、蒜、芳香调料等。

2. 胆结石患者的两大“福音”

（1）活络效灵丹

【原料】当归、丹参、生乳香、生没药各15克。

【制法】水煎取药汁。

【功效】活血化瘀，疏经通络。

【用法】口服，每日1剂。

【适用】因气血滞凝导致的胆结石症，症见右胁下痛如针刺，舌质紫黯，脉弦数。

（2）甘露消毒丹

【原料】滑石45克，石菖蒲18克，茵陈35克，川贝母、木通各15克，黄芩30克藿香、射干、连翘、薄荷、白豆蔻各12克。

【制法】上药共研为细末。

【功效】清热解毒，利湿别浊。

【用法】用开水冲服，每次9克，每日2次。

【适用】胆结石合并急性胆囊炎症，症见右胁下胀闷痛，胸腹鼓用，皮肤黄染，口渴呕吐，小便短赤。

三十四

寒湿

原文精选

湿久伤阳，痿弱不振[1]，肢体麻痹，痔疮下血，术附姜苓汤主之。

译文

湿邪长期停留，伤及阳气，精神出现萎靡，肢体有麻痹感，同时伴有痔疮出血，治疗的时候应该采用术附姜苓汤。

注释

①痿弱不振：精神萎靡不振。

主攻汤方

【名称】术附姜苓汤方（辛温苦淡法）。

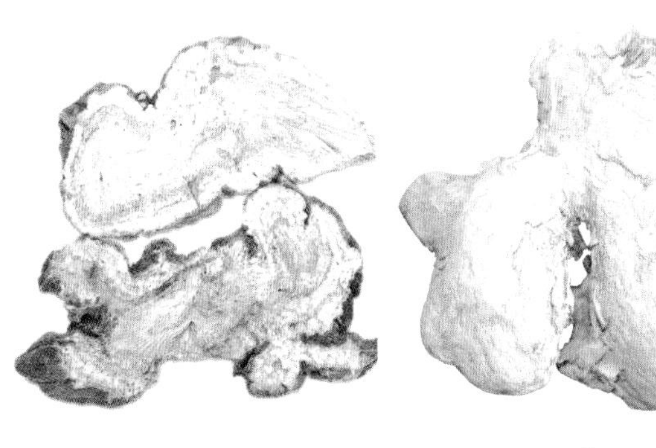

白术　　干姜

【成分】生白术、茯苓各 15 克，附子、干姜各 9 克。

【用法】上药用水 5 杯，煎煮成两杯，一日分两次服。

养生大智慧

1. 痢疾的饮食治疗原则

重症痢疾患者应禁食，以使肠道得到体息。病情减轻后，宜进食一些清淡的流质饮食。患病期间，一定不能忘记补充水分，可每天喝 3 ～ 4 杯浓茶。茶叶泡水具有抑菌收敛作用，有利于疾病的康复。

在身体恢复阶段，应吃营养全面的低脂肪的软饭食物，忌食生冷和强烈刺激的食物，如生黄瓜、辣椒等。

患病期间，应限制盐的摄入食，以每日不超过 5 克为宜。吃得太咸，会影响消化。

2. 小儿疳积及饮食宜忌

小儿疳积症是慢性营养吸收紊乱或肠寄生虫所致的营养不良综合症，是严重危害幼儿身体健康的一种慢性疾病。多见于 1 ～ 5 岁的儿童，一般是由于哺乳不足，饥饿不匀，食物不洁，寄生虫感染，或慢性腹泻，调养不当引起的。

中医则认为系脾胃运化失常，水谷停滞，津液耗伤，生化无力所致。此病后期脾胃俱虚，五脏皆病，并发症丛生，每致患儿体形不充，发育不良。

【主要症状】肌肉消瘦，面色萎黄，毛发焦枯，腹部胀大，青筋暴露，食欲不振，大便不调，性情烦躁或嗜食异物（如土块、炭渣等）。极度消瘦的患儿，可有呼吸浅促，肢冷出汗，精神萎靡等症状。

【宜食】疳症患儿的饮食，应以健脾运消，益气养胃为主。

健脾助消化：宜食山楂及山楂制品，麦芽（烘干研粉加糖），鸡内金，萝卜子。上述物品，皆可烘干炒黄，研粉加糖制成点心食用。

益气养胃：宜食猪肉、牛肉、鸡、鸭、鹌鹑、猪肝、鸡蛋、蚕蛹、鱼子、山药、大枣等，皆宜炖汤，煮粥食用，易于消化吸收。

为了补充维生素、微量元素，宜食新鲜蔬菜、水果，可做成菜泥果酱食用。多食含锌的食物，如牡蛎、鱼、虾等，宜做成汤羹进食。

【忌食】忌吃生冷、瓜果、油腻、咸寒难以消化的食物。忌暴饮暴食，可少食多餐。

三十五

寒湿

原文精选

先便后血[①]，小肠寒湿，黄土汤主之。

译文

先大便而后出血，是由于小肠寒湿所导致的，在治疗方面应采用黄土汤。

注释

①先便后血：先大便而后出血。

主攻汤方

【名称】黄土汤方（甘苦合用、刚柔互济法）。

【成分】甘草、干地黄、白术、附子（炮用）、阿胶、黄芩各 9 克，灶中黄土 250 克。

【用法】上药用水 8 升，煎煮成两升，分两次温服（药量和服药方法，完全抄录古方，没有增减，使用者可根据实际情况灵活掌握）。

养生大智慧

1. 预防脂肪肝有妙招

随着人们生活水平的提高，脂肪肝的发病率也越来越高，平均发病率超过 20%。如何预防脂肪肝呢？

（1）吃得科学。日常少吃吃高热量、高脂肪、高胆固醇的食物，如甜食、鸡蛋黄、肥肉、动物内脏、鱿鱼等；可选择性地多吃一些蔬菜和水果，如冬瓜、萝卜、菠菜、芹菜、茄子、苦瓜、白菜、西瓜、苹果、香蕉等。

（2）禁酒或少饮酒。酒精需要在肝脏中分解，饮酒足饭饱是产生脂肪肝的重要原因之一。对患有脂肪肝的人来说，应该禁酒。

（3）多运动。人体脂肪代谢过少，脂肪肝就易形成，消耗人体脂肪的最佳方式就是运动，多运动，如跑步、散步、打球等。

（4）控制体重。大部分脂肪肝患者的体重超标，所以这些人应该减肥。

（5）形成良好的生活习惯。好习惯是健康的基础，例如饭后切忌马上躺倒，也忌坐着不动。

2. 遗尿症饮食上需注意

遗尿症是指 3 岁以上小儿无明显器质性变而发生的不自主排尿。

【宜食】肾气不足者宜食温补固涩食物，如糯米、鱼鳔、山药、莲子、韭菜、黑芝麻、桂圆、乌梅等。肝

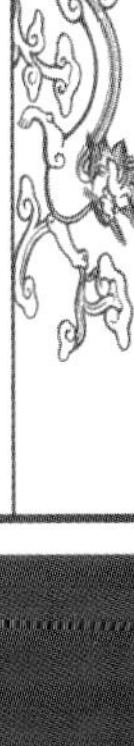

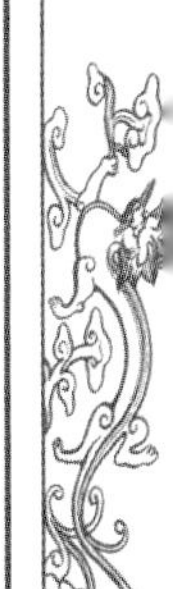

胆火旺者宜食清补食物，如粳米、薏苡仁、山药、莲子、豆腐、银耳、绿豆、红豆、鸭肉等。患儿晚餐宜食用干饭，以减少摄水量。宜食用猪肾、猪肝和肉类等食物。

【忌食】牛奶、巧克力、柑、橘。美国学者对小儿遗尿的原因进行深入的研究后发现，饮食中牛奶、巧克力和柑橘类水果过量，是造成小儿夜间遗尿的主要原因，只要停止进食上述食物，遗尿现象几乎可立即消失。小儿神经系统发育不成熟，易兴奋，若食用辛辣、刺激性食物，会使大脑皮质的功能失调，易发生遗尿，应忌食。多盐、多糖皆可引起多饮、多尿，生冷食物可削弱脾胃功能，于肾无益，故应禁忌。玉米甘淡、渗利，利尿作用明显，食用会加重遗尿病情，故应限制食用。红豆渗利下趋，通利尿道，有较强的利尿作用，故应限制食用。鲤鱼滑利下趋，通利尿，阳虚遗尿患儿食用会加重病情，不宜食用。西瓜味甘，利水，食用后会加重遗尿患儿的病情，故应限制食用。

三十六

寒湿

原文精选

秋湿内伏，冬寒外加，脉紧无汗，恶寒身痛，喘咳稀痰，胸满，舌白滑，恶水[①]不欲饮，甚则倚息不得卧，腹中微胀，小青龙汤主之；脉数有汗，小青龙去麻、辛主之；大汗出者，倍桂枝，减干姜，加麻黄根。

译文

在秋天的时候感受湿邪伏藏于身体内部，到了冬天的时候又感受到寒邪的侵袭，产生脉紧没有汗水，恶寒，身体疼痛，气喘，咳嗽，咳吐稀痰，胸部满闷，舌苔白滑，讨厌喝水的病症，甚至有的患者表现出可见端坐呼吸无法平卧，腹部轻微胀满等，这种情况下应该采用小青龙汤；若脉象数而出汗的，可以采用小青龙汤去麻黄、细辛进行对症治疗；若身出大汗的，那么在方剂中应加倍使用桂枝，而干姜的用量要减少，然后再加入麻黄根。

注释

①恶水：指厌恶喝水。

主攻汤方

【名称】小青龙汤方（辛甘复酸法）。

【成分】麻黄（去节）、甘草（炙）、芍药、干姜各9克，桂枝（去皮）、半夏各15克，细辛、五味子各6克。

【用法】上药用水8碗，先煮麻黄至水液减少1碗左右，去掉浮在上面的药沫，加入其他各药，煎煮成3碗，去掉药渣，温服1碗。如果出现药效，则暂缓服用余下药液；如果不见效，再继续服药。

养生大智慧

1. 如何预防胃癌的发生？

预防胃癌，需要做到：注意饮食，少吃刺激性食物，多吃易消化食物；尽量少吃油炸、油煎的食物，不吃过烫的食物；不吃发霉、变质的食物，多吃新鲜果蔬；有胃溃疡病的人，应积极治疗，定期做胃镜检查，以防溃疡癌变；患有萎缩性胃炎人，如果发生胃息肉，特别是其直径大于2厘米以上者，应定期做胃镜检查；在胃癌高地区，人们应定期进行胃部检查，防患于未然。

2. 人工流产及饮食宜忌

人工流产对孕妇的身体损伤较大，有的失血过多，一般要半个月至1个月方可恢复。需要安静休息与认真调养。身体素质较弱者也会出现一些症状。

【主要症状】人工流产后失血过多，会出现头晕、心悸、厌食、低热等贫血症状；身体虚弱出汗较多者，会出现便秘、烦渴、部分维生素缺乏症状，如皮肤干燥、消化不良、口腔溃疡等。

【宜食】进食高蛋白食物，如鸡肉、瘦肉、蛋类、奶品、豆类、豆制品等以补充蛋白质。因蛋白质是抗体的重要组成成分，也是修复组织的重要材料，如人工流产后蛋白量摄入不足，则会使机体抵抗降低，易感染其他疾病，同时也不利于子宫损伤组织的修复。

虚弱多汗者，应补充水溶性维生素，如富含维生素C、维生素B_1、维生素B_2的新鲜蔬菜、水果、蛋黄等，宜多食、常食；还应进食多纤维蔬菜，如韭菜、芹菜、白菜等和通便的水果、薯类，如香蕉、红薯等以防止便秘。

【忌食】忌食刺激性食物，如辣椒、胡椒、姜、酒、醋等，因这些食物均能刺激性器官充血增加月经量。忌食螃蟹、河蚌、田螺等寒性食物，因人工流产后食物均以温补为上，这些食物不利于恢复健康。限制脂肪摄入，因人工流产后需完全休息，高脂肪食物会降低食欲，减少蛋白、糖类、维生素的摄入，也易致胖。

三十七

寒湿

原文精选

寒疝少腹或脐旁，下引睾丸，或掣[①]胁，下掣腰，痛不可忍者，天台乌药散主之。

译文

寒疝症见少腹或脐旁疼痛，且朝下牵引到睾丸的部位，或牵引到胁下的部位，又向下牵引到腰这一部位，疼痛感根本无法忍受的，则应采用天台乌药散。

注释

①掣：拽、拉、牵引。

主攻汤方

【名称】天台乌药散方（苦辛热急通法）。

【成分】乌药、木香、小茴香（炒黑）、良姜（炒用）、青皮、槟榔各15克，川楝子10枚，巴豆72粒。

【用法】先把巴豆稍微打破，加麸皮数合，与川楝子一起炒，炒至巴豆完全变黑为止。去掉巴豆、麸皮不用，只把川楝子与上述各药共研成极细的药末，取3克用黄酒调服。不能喝酒的，用姜汤代替。严重的一天服两次，疼痛剧烈难以忍受的，一天服3次。

养生大智慧

1.“养肝”和“羊髓”与我们的健康有什么关系？

（1）羊肝

【性味】性凉，味甘、苦。

【功效】养肝，明目，补血，清虚热。

【宜食】适宜患有夜盲症（雀目），眼干燥症，青盲翳障，小儿疳眼，目暗昏花，或热病后弱视之人食用；适宜血虚患者，面色萎黄，妇人产后贫血，肺结核，小儿衰弱，以及维生素A缺乏症者食用。

【忌食】根据前人经验，羊肝忌同猪肉、梅子、小豆、生椒一并食用；由于羊肝含胆固醇高，故高脂血症患者忌食。

【提示】据营养学家分析，每100克羊肝中，除了水分以外，含蛋白质18.5克，含脂肪7.2克，含碳水化合物4克，含灰分1.4克，含钙9毫克，含磷414毫克，含铁6.6毫克，含硫胺素0.42毫克，含尼克酸3.57毫克，含抗坏血酸18.9毫克，含维生素A29900国际单位。可见，羊肝属于一种富含维生素A和磷的食品。

（2）羊髓（附：羊脑）

【别名】羊骨髓、羊脊髓。

【性味】性温，味甘。

【功效】益阴补髓，润肺泽肌。

【宜食】适宜虚劳羸弱，肺痿，骨蒸劳热，咳嗽无痰，中老年皮毛憔悴，枯槁无华之人食用。头风之人宜食羊脑。

【忌食】感冒发热期间忌食羊髓；患有心血管疾病的中老年人忌吃羊脑。

【提示】羊脑中胆固醇的含量极高。据分析，每100克羊脑中，胆固醇的含量可高达2099毫克，约为鸡蛋胆固醇含量的7倍。所以，中老年人尤其是心血管疾病患者忌食羊脑。

2.每天洗头发，也会伤及头发

很多女性把淋浴洗头当作每天必做的事，其实这样会伤害头发。如果每天早晨洗头发，久而久之，头发便会蓬散分叉。每周洗发3次是最佳的频率。皮肤分泌的皮脂首先覆盖在头皮上，达到毛发末端需要3天的时间，如果每天洗头的话，这些皮脂在头皮处就被洗掉，毛发末端将不会有皮脂到达，头发很容易脱落。失去皮脂的头皮会变得干燥，也容易起头皮屑。即使是油性大的皮肤，洗发次数也不应多于两天1次。干性发质的人尤其不能每天洗头。

三十八
湿温

原文精选

湿温久羁，三焦弥漫①，神昏窍阻，少腹硬满，大便不下，宣清导浊汤主之。

译文

湿温病湿热病邪长期停留，湿热在上、中、下三焦弥漫，具体病症有神昏窍闭，少腹坚硬胀满，大便不利等，治疗时应采用宣清导浊汤。

注释

①三焦弥漫：湿热弥漫上、中、下三焦。

主攻汤方

【名称】宣清导浊汤（苦辛淡法）。

【成分】猪苓、茯苓各15克，寒水石18克，晚蚕砂12克，皂荚子（去皮）9克。

【用法】以上药物用水5杯，煎煮成2杯，分两次服下，如大便已通就不要再服了。

养生大智慧

1.患了“卵巢肿瘤”，饮食上需注意什么

“卵巢肿瘤”是妇科常见病，从幼年到老年都可以发生，根据恶性程度，分为良性、交界性和恶性肿瘤。卵巢位于盆腔中，其恶变不如浅表的组织易于觉察，发现时往往已属晚期，是威胁女性健康的最主要的恶性肿瘤。良性卵巢肿瘤发展较慢，小的良性肿瘤多无症状；中等大小的良性肿瘤可有腹胀及下腹不适感，患者常可摸到肿块，巨大的肿瘤可产生压迫症状。恶性肿瘤生长迅速，向周围组织浸润，引起腹痛、腹胀、子宫出血、阴道出血；合并感染有发热，肿瘤坏死则有溃疡、血性腹水，晚期有消瘦、乏力、贫血等恶病质症状。

【宜食】具有抗卵巢肿瘤作用的食物，如海马、甲鱼、龙珠茶、山楂等。出血者宜食用羊血、螺狮、淡菜、乌贼、荠菜、莲藕、蘑菇、马兰头、石耳、榧子、柿饼等。

感染者宜食用鳗鱼、文蛤、水蛇、针鱼、鲤鱼、麒麟菜、芹菜、芝麻、荞麦、油菜、香椿、赤豆、绿豆等。腹痛、腹胀者宜食用猪肾、杨梅、山楂、橘饼、核桃、栗子等。

【忌食】忌烟限酒。忌香葱、大蒜、辣椒、桂皮等刺激性的食物。忌肥腻、油煎、霉变、腌制的食物。忌羊肉、狗肉、韭菜、胡椒等温热性的食物。

2. 女性吃零食多了，并不好

女性的胃容量比男性的小，因此每顿的食量较小，往往还不到下顿饭的吃饭时间，就会产生饥饿的感觉，这时就很想吃些零食。但吃了零食，就会降低吃饭时的食欲。如果饮食没有规律，就会影响正常的消化机能，减少了对食物中营养素的吸收，造成营养缺乏，这对正处在成长发育期的少女极为不利。如果吃零食成了习惯，不停地含着、嚼着各种零食，食物就会不均衡地进入胃肠，使胃肠得不到休息，胃肠分泌的消化液也得不到调节，容易造成消化不良和其他胃肠疾病。

三十九

湿温

原文精选

湿凝气阻①，三焦俱闭，二便不通，半硫丸主之。

译文

湿浊凝滞，气机闭阻，致上焦、中焦和下焦气机闭塞不通，从而致使大便不通、小便也不通的，治疗时应该采用半硫丸。

注释

①湿凝气阻：湿浊凝滞，气机闭阻。

养生大智慧

1. “醍醐”小档案

【别名】酪酥醍醐。

【性味】性平，味甘。

【功效】滋阴，润燥，止渴。

【成分】醍醐为牛、马、羊乳所造，主要成分是脂肪，其中含饱和脂肪酸以及不饱和脂肪酸，是属一种低蛋白、高脂肪的食品。在100克牛乳所制的醍醐中，含蛋白质2.9克，脂肪20克，碳水化合物4克，灰分0.4克，钙97毫克，磷77毫克，铁0.1毫克，硫胺素0.03毫克，核黄素0.14毫克，尼克酸0.1毫克，以及维生素A等。

2. 结膜炎患者，如何用食物对付?

结膜炎多由细菌，或病毒引起的眼传染病。以夏、秋季多发。

【宜食】清淡、易消化的食物，如白菜、芹菜、鲜藕、绿豆芽、苦瓜、荠菜、梨子等；富含营养的食物；多食可增强身体抵抗力。

【忌食】香烟中所含的尼古丁会引起血管收缩，使外周血液循环发生障碍，导致抗病力下降。结膜炎患者在急性期吸烟，会使得眼角膜的血供不充足，同时使内服药物的疗效也会降低，不利于本病的康复。饮酒会损害肝脏，使风热邪毒更易侵袭，故应忌饮。辛辣食物，如香葱、洋葱、韭菜、芥末等，会使肺胃积热加重，故应限制食用。结膜炎患者应忌食腥膻发物，如黄鱼、带鱼、鳗鱼、鳝鱼、蟹类、虾等，会导致风热之邪更盛，热毒愈益内盛，加重病情。眼部炎症忌食温、热、辛、散食物；生姜性温热味辛，走窜行散，既助火热，又伤阴液，眼部炎症患者食用，将会加重病情，故应限制食用。眼部炎症多由脏腑之火上炎所致，食用胡椒会助上炎之火，使眼病加重，故应限制食用。八角茴香会加重内脏之火所导致的眼部炎症。

四十

湿温

原文精选

浊湿久留，下注于肛，气闭，肛门坠痛，胃不喜食①，舌苔腐白，术附汤主之。

译文

湿浊久久不去，下注于肛门，从而致使气机闭阻，肛门坠痛，不想吃东西，舌苔呈白腐状态，则应采用术附汤。

注释

①胃不喜食：不思饮食。

主攻汤方

【名称】术附汤方（苦辛温法）。

【成分】生茅术15克，人参6克，厚朴、生附子、炮姜、广皮各9克。

【用法】以上药用水5杯，煎煮成两杯，先服下一杯，大约在6小时后再服一杯，如不愈，可再煎服，直到肛门疼痛得愈为止。

养生大智慧

1. 照镜子，真的不利于健康吗?

女士自古以来都爱照镜子，殊不知，这里面也有秘密：照镜子多，会对身体没好处！俄罗斯圣彼得堡医学进修学院通过实验证实了这一点。

任何物质和活的有机体都能产生辐射(即“电磁场”)，或发光，或发热，或发声，任何机体永远处在外来辐射场的作用下。那么，人在照镜子的时候，通过镜子反射而来的辐射对人的细胞、器官和机体究竟产生什么影响呢？

为了回答这个问题，俄罗斯圣彼得堡医学进修学院的科研人员通过所做的实验发现，通过镜子反射而来的辐射对血液的光学密度有影响，这种影响与血液本身、镜子涂层的金属成分、镜子的形状以及镜子与血液之间的空气成分有关。在本身辐射的作用下，机体内的水分子发生了共振，导致血液的防氧化性以及血液中酶的活性提高，从整体上提高了机体的生物功能活性。

2. 喝水有禁忌

水是人体不可缺少的物质，也是美容的佳品。假如您能很好地利用水，将青春常驻。喝水应注意以下几点：

（1）忌以饮料代水。饮水最好以白开水为主，以牛奶、菜汁代水也有助于健康美容。

（2）忌一次喝过多的水，然后滴水不沾，因为那样会引起“水中毒”。

（3）饭后忌大量饮水，水多了会冲淡胃酸，减弱杀菌力，又不利于消化。

（4）临睡前忌多喝水，因睡眠时水分不会被充分的吸收，水喝多了，会引起眼皮水肿，影响美容。

（5）忌多喝冰水。冰水会使消化液分泌受阻，使消化器官疲劳，导致消化不良。

（6）忌喝反复烧煮的水，因为这样的水亚硝酸盐含量高，容易致癌。

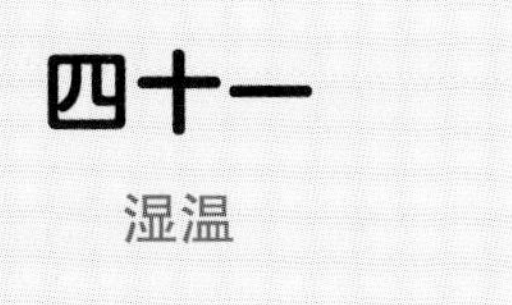

原文精选

疟邪久羁，因疟成劳，谓之劳疟①；络虚而痛，阳虚而胀，胁有疟母②，邪留正伤，加味异功③汤主之。

译文

如疟邪长久停留而不去，就会有疟疾反复发作的可能，正气大伤而转成虚劳，人们称其为“劳疟”。由于脉络虚损而伴随疼痛感，由于阳气虚弱而伴随胀满感，胁下有结块得以形成的，人们称其为“疟母”。这种病证其实是因病邪久留而伤及正气而引起的，此时可以采用加味异功汤。

注释

①劳疟：由于疟疾发生很久而导致身体虚弱，将成虚劳，又可称为“虐劳”。或因久病劳损，气血两虚而患疟疾。均称劳疟。其表现特征是微寒微热，或发于昼，或发于夜，气虚多汗，饮食少进，或停止发作后遇劳就会产生。

②疟母：病证名，属于疟疾中的一种。因疟疾久延不愈，胁下结块，触之有形，按之疼痛者称之。类似久疟后脾脏肿大的病症。

③异功：指的是异功散，方载《小儿药证直诀》，具体组成有人参、白术、茯苓、陈皮和甘草，主治脾胃虚弱，不思饮食，胸闷不舒，久咳而肿等病证。

主攻汤方

【名称】加味异功汤方（辛甘温阳法）。

【成分】人参、茯苓、白术（炒焦）各9克，当归、肉桂各4.5克，炙甘草、广皮各6克，生姜99克，大枣（去核）2枚。

【用法】上药用水5杯，煎煮成两杯，药渣可加水再煎煮1杯，共3杯，一日分3次服下。

养生大智慧

进食水果，应在什么时间段最好？

一些“老理儿”或习惯在悄悄地规范着人们进餐的顺序，如餐后进食水果、餐前先喝口汤等。究竟按怎样的顺序进食更有合理性和科学性呢？

1. 餐前：用水果来补充糖分，特别是在低血糖的状态下补充糖分和能量，其作用迅速而有力。水果中还含有大量的膳食纤维，进食后可产生饱腹感，能缓解身体对食物的需求。如果餐前进食水果，可使正餐的进食量减小，从而影响蛋白质、淀粉、脂肪等摄入。

2. 餐后：很多人喜欢或习惯于餐后马上进食水果。其实，饭后马上吃过多的水果，会造成血糖浓度迅速增高，增加胰腺的负担，同时会阻碍甚至中断体内的消化过程，减少某些营养素的吸收。

3. 两餐之间：两餐之间是进食水果的最佳时期。一般可以在每天上午9～10点，下午3～4点或是睡觉前2小时进食。正常人每日进食1～3次水果均可。糖尿病患者在血糖稳定的前提下，每日可在两餐间摄取一次低糖型或具有中等量糖的水果，如西瓜、猕猴桃、苹果、梨等。质量约为200克。

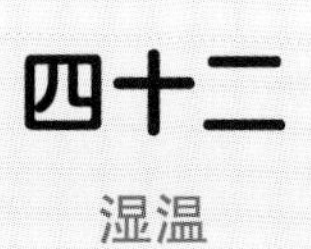

原文精选

疟久不解①，胁下成块，谓之疟母，鳖甲煎丸主之。

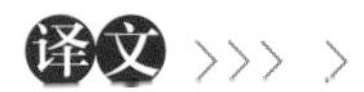

疟疾发病好久没痊愈，胁下结成坚硬的痞块，人们称其为“疟母”，治疗时应采用鳖甲煎丸。

注释

①解：痊愈。

主攻汤方

【名称】鳖甲煎丸方。

【成分】鳖甲（炙）、赤硝各90克，柴胡、蜣螂（熬）各45克，乌扇（烧）、黄芩、石韦（去毛）、阿胶（炒）、紫葳、厚朴、鼠妇（熬）、桂枝、干姜、大黄各22.5克，芍药、牡丹皮、䗪虫（熬）各37克，瞿麦、桃仁各15克，半夏、葶苈（熬）、人参各7.5克，蜂窝（炙）3000克。

【用法】上药共23味，除鳖甲外，都制成细末。取煅铁炉中的灶下灰1.5千克，用粮食酿制的清酒5千克倒入灰中，等到酒被吸收剩一半时，滤过取汁，把鳖甲放入，煎煮使得烂稠如胶漆状，绞取其汁，再把以上22味药末放入煎煮浓缩，制成丸，如梧桐子大小。空腹每次服7丸，每日服3次。

养生大智慧

1. 花好月圆时 这八种人应该慎吃月饼

每年伴随中秋佳节的临近，月饼成了亲朋好友间相互馈赠的佳品。但人们是否都能无所顾忌地品尝这类美食呢？对此，专家指出，有八种人切勿食用月饼，否则将危及其身体健康，引起疾病的发作。

这八类疾病是糖尿病、高血压、高血脂、冠心病、十二指肠溃疡、胆石症、胃病、胰腺炎。专家分析认为，月饼中含有大量的糖分，会增高人体内的血糖，使胃酸大量地分泌。吃月饼过量时，容易引起疾病发作，尤其是高血脂、高血压、冠心病等患者摄食月饼后，月饼中的糖、脂不但会增加血液的黏度，加重心脏缺血程度，诱发心肌梗死，还可引发急性胰腺炎，出现剧烈腹痛、胃痛，对胃十二指肠溃疡面愈合不利。糖尿患者还会因血糖过高引发心脑血管病变，肾脏病变及神经病等并发症。

专家告诫，有上述病症患者应少食或不食月饼，亲朋及家人团聚可采用其他的方式庆贺，以免因嘴馋诱发疾病而得不偿失。

2. 什么时候不能听音乐？

（1）空腹忌听。进行曲具有强烈的节奏感，随着激烈的节奏感觉驱使会加剧饥饿感。

（2）吃饭忌听。打击乐一般节奏明快、铿锵有力、音量很大，边吃边听会导致心跳加快，影响食欲，有碍食物消化。

（3）生气忌听。往往生气时头脑不冷静，情绪易冲动，若在怒气未消时听疯狂而富有刺激性的摇滚乐会助长人的怒气而伤身。

（4）悲愁忌听。当处于悲哀、忧愁之际，往往情绪低沉、精神颓废，若听忧伤感怀的乐曲将会愈发加重悲愁情绪。

（5）睡前忌听。一般交响乐气势宏大、起伏跌宕、激荡人心，睡前播放此类乐曲会令人精神亢奋、情绪激动，难以入眠。

四十三

湿温

原文精选

太阴三疟[①]，腹胀不渴，呕水，温脾汤主之。

译文

太阴三疟，具体病症有腹部胀满，口不觉得渴，伴随呕吐清水，治疗时可以采用温脾汤。

注释

①太阴三疟：指的是疟邪潜伏足太阴脾经，每3日一发的疟疾。

主攻汤方

【名称】温脾汤方（苦辛温里法）。

【成分】草果6克，生姜、茯苓各15克，蜀漆（炒）、桂枝、厚朴各9克。

【用法】上药用水5杯，煎煮成两杯，1日之内分两次趁温服下。

养生大智慧

1. 吃这些食物，可以对治“乳腺癌”

乳腺癌是最常见和最重要的乳房疾病，为女性发病率最高的恶性肿瘤。此病多发于40 ~ 60岁绝经期前后的女性，雌激素的活性对乳腺癌的发生起着重要作用，月经来潮早和绝经晚的女性，易发乳腺癌，生育和哺乳可减少发病。乳腺癌在早期为无痛、单发的小肿块，质硬，表面不甚平滑，与周围组织分界不清，在乳房内不容易被推动。患者常在无意中发觉，皮肤凹陷，是乳腺癌早期常有的征象。病情继续发展，使乳房缩小、变硬，乳头抬高或内缩，腋下淋巴结肿大、变硬，与周围组织粘连。晚期，乳房固定不能推动，皮肤呈橘皮样外观，皮肤破溃则成溃疡，常有恶臭，易出血。癌细胞阻塞淋巴管可引起上臂水肿，侵犯神经可引起手臂和肩部的剧痛。

【宜食】具有抗乳腺癌作用的食物，如海马、眼镜蛇肉、蟾蜍肉、蟹类、赤贝、文蛤、牡蛎、玳瑁肉、海带、芦笋、石花菜等。宜多食用具有增强免疫力、防止复发的食物，包括桑椹、猕猴桃、芦笋、南瓜、大枣、洋葱、韭菜、薏苡仁、菜豆、山药、香菇、虾皮、蟹类、青鱼、对虾、蛇等。肿胀者宜食用薏苡仁、丝瓜、赤豆、芋艿、葡萄、荔枝、荸荠、鲫鱼、塘虱、鲛鱼、海带、泥鳅、黄颡鱼、田螺等。胀痛、乳头回缩者宜食用茴香、葱花、虾类、海龙、橘饼、榧子、柚子、鲎等。

【忌食】忌烟、酒、咖啡及可可等。忌辣椒、生姜、桂皮等辛辣、刺激性食物。忌肥腻、油煎、霉变、腌制的食物。忌公鸡等发物。

2. 不能化妆的几种人

化妆能使人容貌生辉，但供美容化妆用的胭脂、唇膏、眼影、眉毛、粉底霜、香粉、指甲油、睫毛膏以及香水、花露水、发乳、发油、发蜡里，都含有化学药品，一部分会使人发生过敏或毒性反应。即使最初没有什么反应，长期使用也可对人体造成污染和皮肤损害。因此，下列一些人是忌化妆的：

（1）孕妇及患有月经不调的人。

（2）肝病、糖尿病患者。

（3）癔症、忧郁症及神经衰弱患者。

（4）过敏性皮炎及荨麻疹患者。

（5） 瘢痕素质、炎症后色素沉着及皮肤划痕症阳性者。

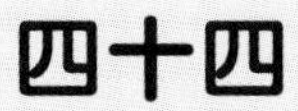

四十四

湿温

原文精选 >>> >

少阴三疟，久而不愈，形寒嗜卧①，舌淡脉微，发时不渴，气血两虚，扶阳汤主之。

译文 >>> >

少阴三疟，这种病情发作了很长时间未痊愈，出现形寒怕冷，精神萎靡而嗜睡，舌质淡，脉象表现微弱，即使在疟疾发作的时候也不觉得口渴。其实，这是气血两虚的病证，治疗方面应该采用扶阳汤。

注释 >>> >

①形寒嗜卧：形寒怕冷，精神萎靡而嗜睡。

主攻汤方 >>> >

【名称】扶阳汤（辛甘温阳法）。

【成分】鹿茸（生用，锉成细末，先用黄酒煎好备用）15克，熟附子、蜀漆（炒黑）、粗桂枝各9克，人参、当归各6克。

【用法】上药用水8杯，加入鹿茸酒，煎成3小杯，在1日内分3次服下。

养生大智慧

1. 了解“龙眼肉”多一些，就会更健康一些

【别名】益智，蜜脾，龙眼干，桂圆肉。

【性味归经】甘，温。归心、脾经。

【功效】补心脾、益气血。

【用法】每次用量为10 ~ 15克，大剂量为30克。

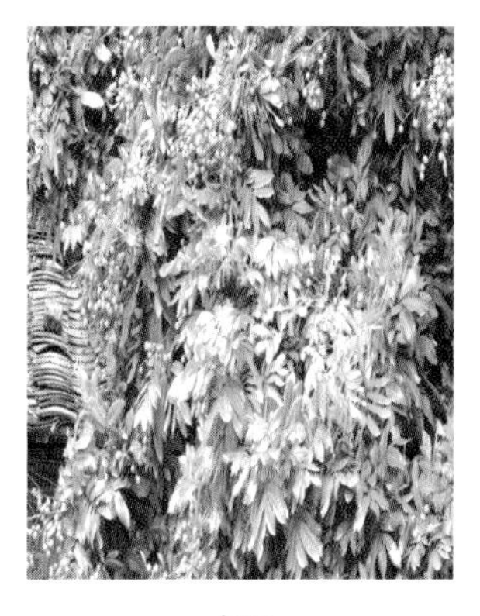

龙眼

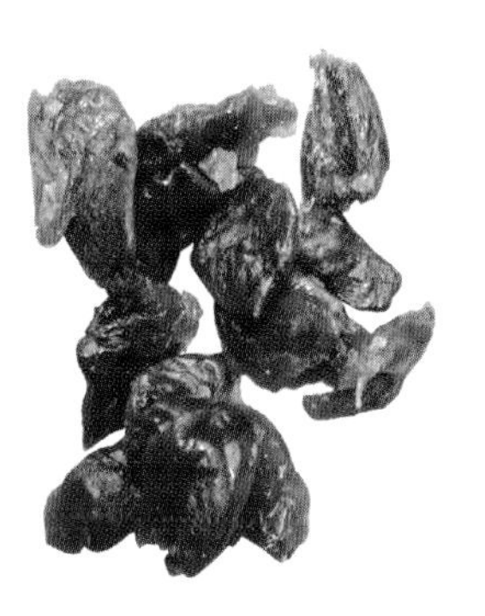

龙眼肉

【适用】惊悸失眠，面色萎黄，少气乏力。

【实用良方】

（1）血液病治疗再生障碍性贫血、血小板减少性紫癜，心脾两虚者：可与当归、白术、茯神、黄芪、酸枣仁、党参、木香、炙甘草、当归、远志配伍，如归脾汤。

（2）神经官能症治疗神经衰弱，神经性心悸亢进症，失眠、健忘、心悸，属心脾两虚者：也可用归脾汤治疗；或单用本品每次30 ~ 60克。

（3）虚证用于病后体虚，产后血虚，或脑力减退：可单用本品持续服用。

（4）颅脑损伤后遗症者：生地、熟地各18克，女贞子、胡桃肉、龙眼肉各15克，首乌、枸杞、补骨脂、全当归各10克，芝麻20克，桑葚子30克，用水煎服。

（5）隐性阿米巴痢疾患者：金银花20克，生杭芍15克，甘草6克，三七末3克，鸦胆子10粒，龙眼肉包，先将三七末、鸦胆子用温水送服，再将余药煎汤温服，每日一剂。

2. 玩扑克时，一定要多注意卫生

玩扑克是一项群众性的娱乐活动，但如果不注意卫生，则适得其反。

（1）忌蘸口水拿牌。因为牌上有大量的病菌，手指无物不沾，而带有病菌。如果蘸口水拿牌，病菌则容易乘机而入。尤其肝炎病毒危害最大。

（2）忌在路边玩扑克。因为街头巷尾是尘埃废气弥漫的地方，长时间置身其境，人便会吸入大量的污浊空气，易导致呼吸系统感染。

（3）忌无休止地玩扑克。废寝忘食，兴趣昂然，长时间蹲坐，会使血液循环减慢，能量消耗减少，四肢麻木，腰酸背痛或者造成便秘、痔疮。

四十五

湿温

原文精选

厥阴三疟，日久不已，劳则发热[①]，或有痞结，气逆欲呕，减味乌梅丸法主之。

译文

厥阴三疟，病情有所迁延，好久没能恢复，劳累后就会产生发热的现象，有的患者甚至还会出现滞气痞块，时胃气上逆而欲呕吐的病症，对此可以采用减味乌梅丸进行治疗。

注释

①劳则发热：劳累后就会发热。

【名称】减味乌梅丸法（酸苦为阴，辛甘为阳复法）。
【成分】半夏、黄连、干姜、吴茱萸、茯苓、桂枝、白芍、花椒（炒黑）、乌梅。
【用法】方剂中大多未注明用量，这是因为药物的用量本来就很难预先确定，医者可根据当时的具体情况斟酌使用。

养生大智慧

1. 女人都离不开的两道粥

（1）水蛭粥

【原料】生水蛭 30 克，生山药 250 克，红糖适量。
【制法】水蛭研粉，山药研末。每次用山药末 20 克调匀煮粥，加红糖，送服水蛭粉 1 ~ 2 克。
【功效】破血逐瘀，通经止痛。
【用法】每日两次。孕妇忌服。
【适用】妇女青春期体壮血瘀闭经，癥瘕积聚，跌打损伤等病症。

（2）甘楞粥

【原料】煅瓦楞子 20 克，甘草 10 克，粳米 100 克。
【制法】先将煅瓦楞子、甘草研细粉备用。将粳米入锅，注水 500 毫升，武火煮粥。每次取药粉 10 克，温粥送服。
【功效】活血散瘀，制酸止痛。
【用法】每日服 3 次，5 日为一疗程。
【适用】瘀血胃痛，症见胃脘刺痛，按之痛甚，固定不移。或有吐血，便血等。

2. 治疗打嗝的小方法

日常生活中，有一些快速止打嗝的小方，吃糖就是其中之一。打嗝发作时，吞一勺糖在嘴里，不配水。这种方法很有效。为什么糖会止嗝，原因可能是它阻挠了膈肌的间歇性收缩，让隔肌安静下来；弯腰喝水也能止嗝。打嗝时，取一大杯水，身体向前弯曲，然后从杯子的另一边喝水，效果甚佳。还可以尝试憋气或吐气的方法。短暂闭住呼吸，或做缓慢的吐气；喝醋也能止嗝。嗝声连连时，取一勺醋喝下，能立刻见效。

四十六

湿温

原文精选

酒客久痢[①]，饮食不减，茵陈白芷汤主之。

译文

在平时的时候爱喝酒的人一旦患上痢疾，好久没有痊愈，但是饮食依然不减的，可以采用茵陈白芷汤进行治疗。

注释

①久痢：痢疾日久不愈。

养生大智慧

1. 高跟鞋也有害，您知道吗？

鞋跟高 3 厘米以上就会使人的身体过分前移。脚被紧紧地挤到鞋尖的狭窄处，时间一久，直接影响跖、趾的发育，出现拇指、脚掌、踝关节的损伤和畸形；还会因身向前倾，胸、腰部向前挺直，易造成腰肌及腰韧带劳损，导致慢性腰痛。20 岁以下的少女，如果长期穿高跟鞋，易导致柔软的骨盆发生变形，造成日后分娩困难。身体过胖、过重的人穿高跟鞋会加重双脚的负担，更易发生足疾，身材高大的人穿高跟鞋，则会使重心不稳，给人以上重下轻、不协调的感觉。

尤其是孕妇忌穿高跟鞋，孕妇因为体态、生理上的改变，身体笨拙，行走不便，而高跟鞋的鞋跟一般均超过 4 厘米，使孕妇身体重心抬高，这样就容易跌跤，导致足踝扭伤或流产、早产。同时，穿高跟鞋会出现前腿弓、后腿绷，易造成腰背肌劳损，产生慢性腰痛，使全身重量集中在前脚掌上易造成遗趾关节疼痛病。

另外，孕妇穿高跟鞋，身躯必然前倾，骨盆倾斜发育，使骨盆各胫线发生变异，不利于分娩的正常进行。同时，孕妇穿高跟鞋，会使腹压增高，腹腔血流量减少，影响胎儿的供血，而使胎儿的营养物质供应不足，影响发育；此外，由于鞋跟过高，改变了人体重心，增加了腹部、腿部等肌肉群的负担，使人易于疲劳，诱发妊娠不良的反应，不利于母体与胎儿的健康，同时还会影响孕妇足部的血液循环，加剧下肢浮肿，给行动增加不便。

2. 外阴炎患者的饮食宜忌

外阴炎是由于外生殖器卫生不良，链球菌、葡萄球菌、大肠杆菌和结核杆菌乘虚而入所致的发炎性病变。

【宜食】新鲜蔬菜、水果，宜多食用，以补充多种维生素及无机盐。富含蛋白质和糖类的食物，如豆浆、牛奶、鱼、肉、蛋、面食等，宜多食用。

【忌食】辛辣、煎炸食物，如辣椒、胡椒、茴香、花椒、洋葱、油条、烤羊肉、烤鸡、炸鸡翅等；热性食物，如牛肉、羊肉等。发物，如海虾、河虾、带鱼、蟹类、黄鳝、牡蛎、鲍鱼等，食用后会加重阴道瘙痒，不利于消炎，故应限制食用。过于甜腻肥厚的食物，如奶油、巧克力、蛋糕、八宝饭、猪油及猪肥肉、鸡蛋黄、鸭蛋黄等，有助湿的作用，会加重白带的分泌，降低治疗作用，故应限制食用。烟、酒类，因会加重炎症充血，不利于治疗，故应禁忌。

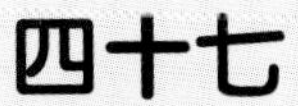

四十七

湿温

原文精选

老年久痢，脾阳受伤，食滑便溏，肾阳亦[1]衰，双补汤主之。

译文

老年人下痢很长时间，从而使脾阳受损，食滑腻之品随即就泻，其实是肾阳亦衰的表现，在治疗的时候应该采用双补汤。

注释

①亦：也。

养生大智慧

1. 既补气也补血的“二参红枣饮”

【原料】党参、北沙参各 10 克，红枣 5 枚。

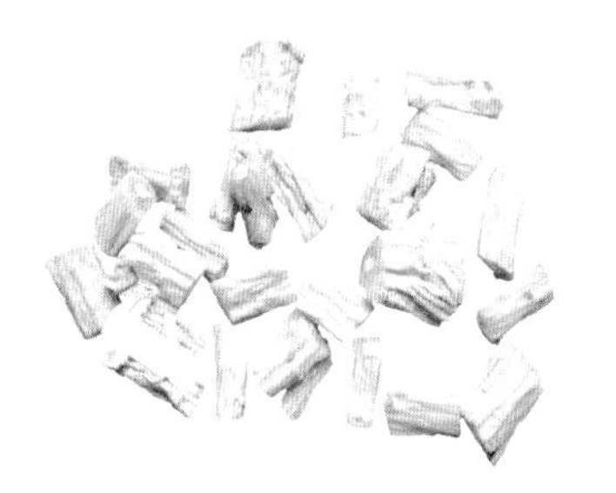

党参

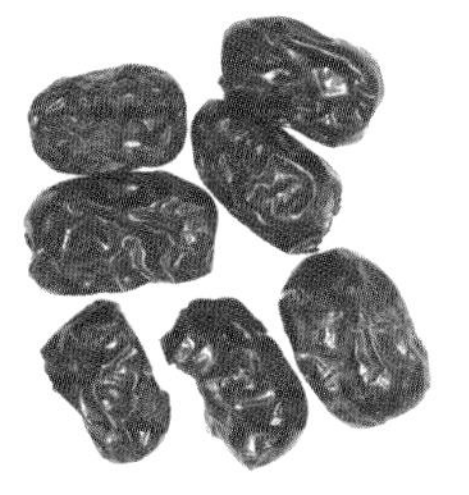

大枣

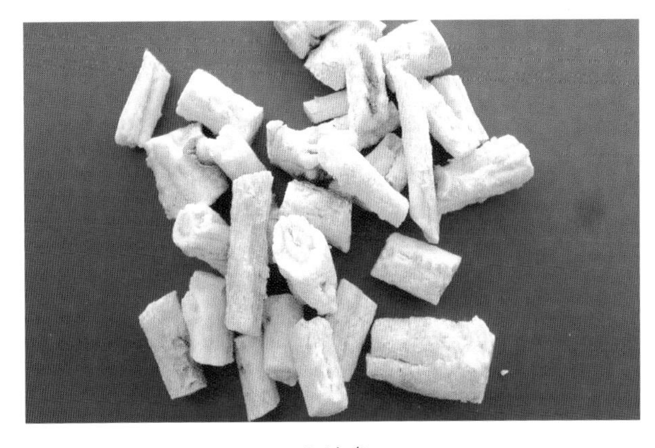

北沙参

【制法】先把红枣去核，党参、北沙参切片，再把红枣、党参、北沙参放入炖杯内，加清水 200 毫升，然后把炖杯置中火上烧沸，最后用文火煮 30 分钟即成。

【功效】益胃生津，补气补血。

【用法】代茶饮。

【适用】气血两虚型之冠心病患者。

2. 膳食结构“4 + 1”金字塔方案

建议成人每日膳食必须有“粮、豆类（400~500 克）”“蔬菜、水果（300~400 克）”“奶及奶制品（200~300 克）”“肉、鱼、蛋（100~200 克）”等四类保护性食物作为支柱，适当加一类“油、盐、糖”。

四十八

湿温

原文精选

久痢小便不通，厌食[1]欲呕，加减理阴煎主之。

译文

痢疾好久没有恢复，小便表现并不通畅，厌恶饮食，恶心欲呕，治疗时应采用加减理阴煎。

注释

①厌食：厌恶饮食。

养生大智慧

1. 让我们来了解一下“鳝鱼”和“鲤鱼”

（1）鳝鱼

【性味归经】味甘，性温。归肝、脾、肾经。

【营养成分】含蛋白质、脂肪、维生素（A、B1）、烟酸等。

【功效】温补脾胃，祛风湿，强筋骨。

【适用】因脾胃阳气亏虚所致的食少倦怠、脘腹冷痛、肠鸣泄泻；风湿关节疼痛，腰膝酸软，筋骨无力以及产后气血亏损的调养。

（2）鲤鱼

【性味归经】味甘，性平。归脾、肾、肺经。

【营养成分】含蛋白质、脂肪、钙、磷、铁、谷氨酸、胱氨酸、甘氨酸、组氨酸、丙氨酸、肌氨酸、维生素（A、B_1、B_2、C）、尼克酸、组织蛋白酶等。

【功效】通乳汁，消水肿，止气逆。

【适用】因脾肺气虚所致的乳汁不通、小便不利、水肿胀满、妊娠肢肿、胎动不安、咳嗽气逆等。

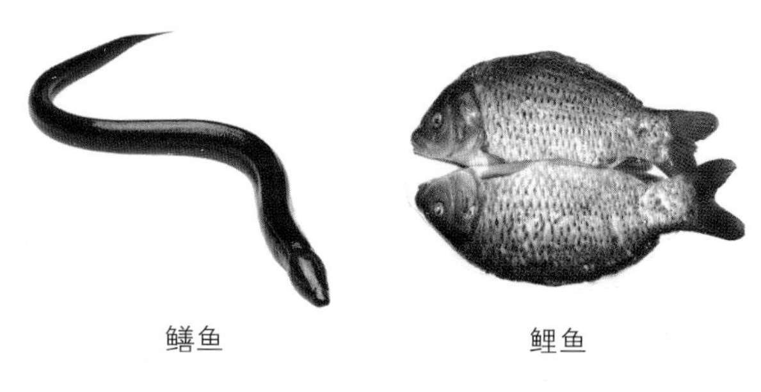
鳝鱼　　鲤鱼

2. 小儿消化不良的预防方法

小儿消化不良的预防方法是：尽量用母乳喂养孩子，母乳中营养成分丰富，可以提高孩子的免疫力；喂奶时间一定要有规律，一次不可喂得太多，两次喂奶中间让孩子喝点白开水；等到孩子可以吃些东西时，应适量让孩子吃些米汤、菜汤等易消化的食物；不要在夏季让孩子断奶；断奶后，重视孩子的饮食卫生，不让孩子吃剩饭菜、不洁的食物；夏天晚上睡觉时，给孩子盖好肚子，防止受凉。

四十九
湿温

原文精选

久痢带瘀血，肛中气坠[①]，腹中不痛，断下渗湿汤主之。

译文

痢疾好长时间不愈，大便中有瘀血，肛门下坠，但是并不觉得腹部疼痛，治疗时可以采用断下渗湿汤。

注释

①肛中气坠：肛门下坠。

主攻汤方

【名称】断下渗湿汤方（苦辛淡法）。

【成分】樗根皮（炒黑）30克，生茅术、生黄柏各3克，山楂肉（炒黑）、赤苓各9克，银花（炒黑）、猪苓、地榆（炒黑）各4.5克。

【用法】上药用水8杯，煎煮成3杯，分3次服下。

养生大智慧

1. 走近“干燥综合征”

“干燥综合征”又称“斯杰运氏综合征”。是当泪腺、唾液腺、上呼吸道等处的分泌腺因慢性炎症引起萎缩及硬化时，分泌减少或停止的一种综合性病症。患者出现干性角膜结膜炎，口内干燥症，干性鼻炎，干性喉头炎及干性咽头炎等。本病女性较多，是属于中医的“燥证”或“阴虚证”的范畴。宜忌原则为：患者症状为口干，眼干，鼻干，舌苔少甚至无苔，患者又常嘴干欲饮，形体多消瘦，掌心热，脉细数，均为阴伤或阴虚火旺之象。因此，其饮食宜食用具有滋阴养液、生津润燥作用的食物，宜食用清淡、多汁液、多维生素的新鲜瓜果、蔬菜，宜食用酸甜具有“酸甘化阴”作用的食物。忌食用辛辣、刺激性食物，忌食用温热伤津、香燥耗液的食物。

【宜食】甲鱼、龟肉、鸭肉、乌骨鸡、海参、蛤蜊、牛奶、燕窝、银耳、桑椹、乌梅、西瓜、甘蔗、梨、橘子、柿子、枇杷、番茄、枸杞子、沙参、西洋参、醍醐、干贝等。

【忌食】炒米、锅焦、狗肉、炒花生、生姜、胡椒、桂皮、人参等食物。

2. 常吃酸菜易诱发食道癌

调查发现，中国食道癌高发区的人们都有吃酸菜的习惯，常吃酸菜的人比不常吃酸菜的人患食道癌的几率要高很多。为什么酸菜会诱发食道癌呢？酸菜是用酸渍法保存的一种蔬菜，腌制过程中，酸菜缸内常有一层白色的霉苔，这种白色的霉苔中含有一种对食管有致癌作用的霉菌。

酸菜中含有的硝酸盐成分相对较多，其可还原成亚硝酸盐。亚硝酸盐一旦大量进入人体，就能与血红蛋白结合成高铁血红蛋白，使人体出现紫绀等缺氧症状。亚硝酸盐还易与体内的仲胺合成亚硝胺类物质，对人体产生伤害。另外，酸菜中的致癌物质还包括苯并芘和其他多环芳烃类化合物。

因此，为了保护身体健康，人们吃酸菜要适量而止。特别是霉烂的酸菜，一定不要吃，尽早扔掉。

五十
湿温

原文精选

下痢无度[1]，脉微细，肢厥，不进食，桃花汤主之。

译文

下痢频繁没有办法计数，脉象表现微细，四肢厥冷，无法吃东西的，应采用桃花汤。

注释

①下痢无度：下痢频繁无法计数。

养生大智慧

如何在电脑面前保护自己？

1. 面部防护

上网虽不致如临大敌，但对厉害的电磁辐射还是应做足面部功夫。

屏幕辐射产生静电，最易吸附灰尘，长时间面对面，容易导致斑点与皱纹。因此，上网前不妨涂上护肤乳液后加一层淡粉，以略增皮肤抵抗力。

2. 彻底洁肤

上网结束后，第一项任务就是洁肤，用温水加上洁面液彻底清洗面庞，将静电吸附的尘垢通通洗掉，涂上温和的护肤品。久之可减少伤害，润肤养颜。这对上网的女性真可谓是小举动、大功效。

3. 养护明眸

如果您不希望第二天见人时双目红肿、黑眼圈加上面容憔悴，切勿长时间连续作战，尤其不要熬夜上网。平时准备一瓶滴眼液，以备不时之需。上网之后敷一下黄瓜片、土豆片或冻奶、凉茶也不错。其方法：将黄瓜或土豆切片，敷在双眼皮上，闭目养神几分钟；或将冻奶凉茶用纱布浸湿敷眼，可缓解眼部疲劳，营养眼周皮肤。

4. 增加营养

对经常上网的人，增加营养很重要。维生素 B 群对脑力劳动者很有益，如果睡得晚，睡觉的质量也不好，应多吃动物肝、新鲜果蔬，它们富含维生素 B 族；肉类、鱼类、奶制品增加记忆力；巧克力、小麦面圈、海产品、干果可以增强神经系统的协调性，是上网时的最佳小零食。此外，不定时地喝些枸杞汁和胡萝卜汁，对养目、护肤功效显著。如果您在乎自己的容貌，就赶紧抛弃那些碳酸饮料，而改饮胡萝卜汁或其他新鲜果汁。

五十一
湿温

原文精选

噤口痢[1]，热气上冲，肠中逆阻似闭，腹痛在下尤甚者，白头翁汤主之。

此噤口痢之实证，而偏于热重之方也。

译文

噤口痢，自己感觉腹中热气上冲，肠中浊气上逆，气机闭阻不通且腹部有疼痛的感觉，以下腹部尤甚，此时则应采用白头翁汤。

上述属实热证之噤口痢，在治疗方面应选择偏于热重的药物。

注释

①噤口痢：下痢而不能进食，或下痢呕恶不能进食者称“噤口痢”，主要由于胃失和降，气机升降失常所致。

养生大智慧

1. 喝多了酒，该如何解？

（1）大白菜解酒法

将大白菜帮洗净，切成细丝，加些食醋、白糖、拌匀后腌渍 10 分钟后食用，清凉、酸甜又解酒。

（2）雪梨解酒法

取雪梨 2 ~ 3 个，将其洗净、切片、捣成泥状，用纱布包裹起来并压榨出汁来饮服。

（3）马蹄解酒法

取马蹄（即“荸荠”）十多个，洗净、捣成泥状，用纱布包裹起来并压榨出汁饮服（此法最适宜于饮高粱等烈性酒醉患者）。

（4）甘蔗解酒法

将洗净除皮的甘蔗切成小段榨汁饮用，有明显的解

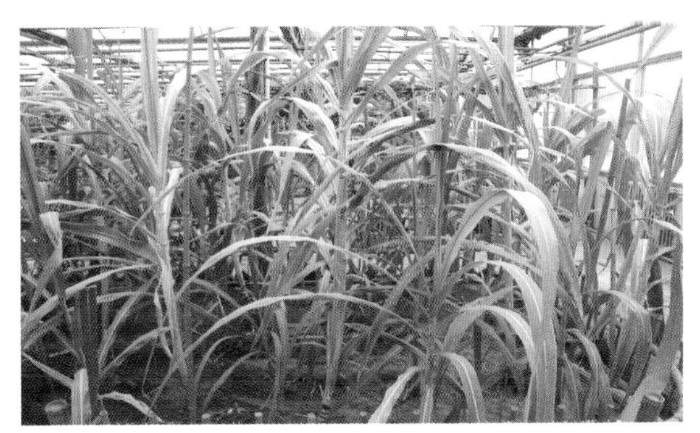

甘蔗

酒作用。

（5）芹菜解酒法

取芹菜适量洗净、切碎、捣烂，用纱布包裹起来并压榨出汁饮服（此法可解酒醉后头痛脑胀，颜面潮红等症）。

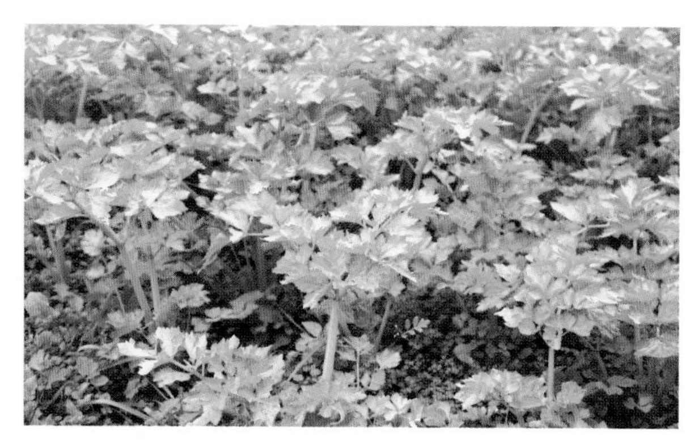

芹菜

（6）豆类解酒法

用绿豆、红小豆、黑豆各50克，加甘草15克，煮烂，豆、汤一起服下，能提神解酒，缓解酒精中毒症状。

2. 盛夏季节，不要拔、刮腋毛

炎热的夏季，许多女性喜欢穿无袖衫或吊带衫，因为怕浓密的腋毛影响美观，便把腋毛拔掉或剃掉。这是一种很不科学的做法。

腋毛是生于人体腋下的毛发，它有着重要的作用。腋下的皮肤较为薄嫩，汗腺发达，腋毛不仅可以使汗液得到引流，而且使皮肤的重叠处有了“衬垫”，这样就可避免腋下皮肤之间的直接摩擦，避免腋下因汗液的浸渍而发生湿疹、炎症等。

刮、拔腋毛会损害汗腺和皮肤，使细菌易于从伤口侵入，引起毛囊炎或疖肿。剃除腋毛后，会生长出更粗、更硬的腋毛，刺激腋部皮肤，使人感到不适。因此，忌拔、刮腋毛。

注释 >>>>

①积下不爽：下痢不通畅。

养生大智慧

特别的鱼膳，给特别的您：

1. 灵芝鲍鱼

【原料】灵芝50克，鲍鱼500克，仔鸡1只，猪排200克，姜、葱、料酒、味精各适量。

【制法】将仔鸡去毛、去内脏，冲洗干净；将灵芝洗净，装入鸡膛内；鲍鱼发好后也装入鸡膛内，用牙签将鸡膛封口；猪排洗净待用。砂锅置于火上，底层放一个竹箅子，码一层猪排，放上鸡肉、葱、姜、料酒，开水开锅后用小火煨烤3小时，调入味精即可。

【功效】灵芝俗传有起死回生之功效，它含有丰富的锗元素，可加速身体新陈代谢和延缓细胞衰老的作用。鲍鱼味甘咸、性温，有补肝肾、益精明目、开胃营养等功效。

【用法】佐餐食用。

【适用】老年支气管炎、支气管哮喘等患者。

2. 冰糖甲鱼

【原料】甲鱼1只，冰糖、料酒、姜、葱、酱油、醋各适量。

【制法】将甲鱼宰成4块，入沸水中焯一下捞出洗净，姜切片，葱切段，冰糖捣碎。锅置火上，掺清水，放入甲鱼块，加料酒、姜片、葱段，水沸后用小火煨半小时，至甲鱼肉烂，捞出姜片、葱段不要，将甲鱼肉舀起。再将油锅烧热，放冰糖屑，下甲鱼肉，放入酱油、醋，待卤汁收稠，起锅装盘即可。

【功效】甲鱼含蛋白质、脂肪、碳水化合物、钙、磷、铁及多种维生素，除能滋阴壮阳、益气补虚外，它还有降低胆固醇的作用。

【用法】佐餐食用。

【适用】高血压、冠心病等患者。

五十二

湿温

原文精选 >>>>

嗓口痢，左脉细数，右手脉弦，干呕腹痛，里急后重，积下不爽①，加减泻心汤主之。

译文 >>>>

噤口痢，左脉细数，右脉弦，出现干呕腹痛，里急后重，下痢不爽的病症，对此治疗的时候应该选用加减泻心汤。

五十三

湿温

原文精选 >>>>

噤口痢，呕恶①不饥，积少痛缓，形衰脉弦，舌白不渴，加味参苓白术散主之。

译文 >>>>

噤口痢，有恶心、呕吐的情况发生，并不觉得饿，下痢脓血黏液很少，腹痛不甚，形体看起来很衰弱，脉弦，舌苔颜色发白，并不想喝水，则应选用加味参苓白术散进行治疗。

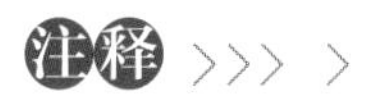

①呕恶：恶心呕吐。

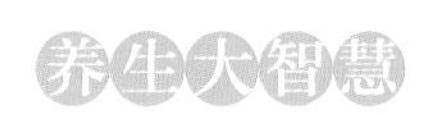

【名称】加味参苓白术散方（本方原属甘淡微苦法，化裁后则为辛甘化阳，芳香悦脾，微辛以通，微苦以降法）。

【成分】人参、扁豆（炒）各6克，白术（炒焦）、茯苓、薏苡仁各4.5克，砂仁（炒）2.1克，炮姜、肉豆蔻、桔梗各3克，炙甘草15克。

【用法】上药共研极细的粉末，每次服4.5克，用香粳米煎汤调服，每日服两次。

养生大智慧

1. 让我们走近蘑菇

【别名】肉蕈、蘑菇蕈。

【性味】性凉，味甘。

【功效】抗癌，降血糖，理气开胃。

【宜食】适宜各种癌症患者食用；适宜糖尿病患者食用；适宜白细胞减少症，传染性肝炎之人食用；适宜小儿麻疹透发不快者服食，民间多有应用；适宜维生素B_2缺乏症患者食用；适宜高脂血症，高胆固醇血症者食用；适宜中老年人经常食用。

【忌食】根据群众经验，蘑菇为“发物”，故对蘑菇敏感的患者，应谨慎食用。

2. 刷牙方式需要万般注意

刷牙虽然并不复杂，但如果不掌握科学的刷牙方法，会影响牙齿的美观与健康。刷牙应注意以下几点：

（1）忌采用横刷法，应采用竖刷法。先刷外面，顺着牙缝的方向，上下刷，一个地方刷十几个来回才行；再刷靠近舌头的一面，刷法同刷外面的一样；最后刷咬面，将刷毛尖放在咬东西的牙面，旋转移动，将食物残渣刷出来。

（2）刷牙时间忌过短。要想把牙刷得干净，至少需要刷5分钟，如果只刷半分钟，只能消除掉牙齿表面10%的污秽。刷牙动作忌过猛，以防损伤牙釉质和牙龈，影响牙齿的美观。

（3）刷牙的水温忌过高或过低。研究表明，牙齿在30～60℃的温度下可以进行正常的新陈代谢。因此，倘若刷牙时不讲究水温，长时间使牙齿受到骤热或骤冷的刺激，会影响牙齿的正常代谢而发生牙病，缩短牙齿的寿命。

金匮要略

脏腑经络先后病脉证第一

本篇精华

1. 论述疾病产生的原因；
2. 不同病症的表症及不同季节的脉象、面色表现；
3. 解析厥阳独行，卒厥，阴病和阳病；
4. 介绍五邪侵袭人体的规律及治疗不同病症应采取的对策。

原文 → 译文

问曰：上工[①]治未病[②]，何也？师曰：夫治未病者，见肝之病，知肝传脾，当先实脾[③]。四季脾旺[④]不受邪，即勿补之。中工不晓相传，见肝之病，不解实脾，唯治肝也。

夫肝之病，补用酸，助用焦苦，益用甘味之药调之。酸入肝，焦苦入心，甘入脾。脾能伤肾[⑤]，肾气微弱[⑥]，则水不行；水不行，则心火气盛，则伤肺；肺被伤，则金气不行；金气不行，则肝气盛，则肝自愈。此治肝补脾之要妙也。肝虚则用此法，实则不在用之。

经曰："虚虚实实[⑦]，补不足，损有余。"是其义也。余脏准此。

问：高明的医生，在疾病尚未形成之前就事先治疗，这是什么原因呢？老师回答：事先治疗尚未形成的疾病，是因为疾病可以传变的缘故。例如，见到肝病，根据五行学说的规律，知道肝病可以传给脾，因此在治疗时，应当首先调养脾脏，如果此时脾脏还没有发病，就不可以用补法来补脾。一般的医生不明白这种相传的道理，见到肝病，不懂得必须先调养脾脏，反而一味地治疗肝病。

治疗肝虚证，可以用酸味的药物来补益，用苦味的药物来辅助，用甘味的药物来调和。这是因为，酸味入于肝经，苦味入于心经，甘味入于脾经。如果脾土充盛，就能克制肾水；如果肾气亏虚，就会导致水液运行失常而停滞于下焦；当水不能上行来克制心火时，就会导致心火炽盛而伤肺；如果肺脏受伤，就会导致肺气虚弱；当肺虚不能克制肝气时，就会导致肝气充盛，如果肝气充盛，则肝虚证就可以自行痊愈。这就是治疗肝虚证必须要先补脾的原因，但是，对于肝实证，就不能使用这种方法。

内经上说："如果用泻法来治疗虚证，就会导致虚证更虚，如果用补法来治疗实证，就会导致实证更实。因此，治疗虚证要用补法，治疗实证要用泻法。治疗肝病，应当先分虚实，其余脏腑的治法也是如此。"

注释

①上工：指高明的医生。

②治未病：这里指在疾病尚未形成之前就事先治疗。

③实脾：调补脾脏之意。

④四季脾旺：脾属土，土寄旺于四季，故云四季脾旺。

⑤脾能伤肾：伤，是制约的意思。按五行相克的规律，即脾土能治肾水。

⑥肾气微弱：指的是肾中阴寒水气不致亢而为害。

⑦虚虚实实：据王冰引《灵枢经》为"无实实，无虚虚"，此处是告诫治虚证不可用泻法，治实证不可用补法，以免犯"虚其虚、实其实"的错误。

夫人禀五常[①]，因风气[②]而生长。风气虽能生万物，亦能害万物，如水能浮舟，亦能覆舟。若五脏元真[③]通畅，人即安和。客气邪风[④]，中人多死。千般疢难[⑤]，不越三条；一者，经络受邪，入脏腑，为内所因也；二者，四肢九窍，血脉相传，壅塞不通，为外皮肤所中也；三者，房室、金刃、虫兽所伤。以此详之，病由都尽。

若人能养慎，不令邪风干忤[⑥]经络；适中经络，未流传脏腑，即医治之，四肢才觉重滞，即导引[⑦]、吐纳[⑧]、针灸、膏摩[⑨]，勿令九窍闭塞；更能无犯王法[⑩]、禽兽灾伤，房室勿令竭乏，服食节其冷热苦酸辛甘，不遗形体有衰，病则无由入其腠理。腠者，是三焦通会元真之处，为血气所注；理者，是皮肤脏腑之文理也。

一个人在自然界中生活，要遵循五行的常理，并和自然气候息息相关。自然界的气候可以孕化万物，也能伤害万物，就好比水能浮舟，也可覆舟一样。如果人体的五脏真气充实，营卫通畅，就不易生病；如果人体遭受邪气侵袭，就会产生疾病，甚至死亡。疾病种类虽多，但大体可归纳为三类：其一是经络先感受邪气，然后传入脏腑而引起疾病，这属于内因；其二是外邪侵袭皮肤，阻遏四肢九窍的气血运行而引起疾病，这属于外因；其三是由于房事不节、金刃和虫兽所伤而引起的疾病。用这种方法来归纳，就可以概括所有疾病的原因了。

如果平时注重养生，防止外邪侵犯人体经络，便能保持健康。如果不小心感受外邪，则应在外邪尚未内传到脏腑时就立即治疗；必须在初步感受到四肢沉重不适时，立即采用导引、吐纳、针灸、膏摩等方法来治疗，以免导致九窍闭塞不通。同时，还应注意不可触犯法律，避免受到禽兽伤害，房事要有节制，衣着、饮食要适中，五味应调和恰当，不要使身体遭受虚损，这样一来，病邪就不易侵犯人体的腠理。所谓腠，是指人体三焦元气的通路，为血气灌注的地方；所谓理，是指人体皮肤与脏腑的纹理。

注释

①五常：五行。

②风气：这里指自然界的气候，包括风、寒、暑、湿、燥、火等六气。

③元真：指的是元气或真气。

④客气邪风：外至曰客，不正曰邪，指致病的不正常气候。

⑤疢难：疾病。

⑥干忤：干，干犯；忤，逆忤。干忤，指的是触犯或侵犯。

⑦导引：古代调节呼吸、活动筋骨的一种养生方法。据《一切经音义》记载："凡人自摩自捏，伸缩手足，除劳去烦，名为导引；若使别人握搦身体，或摩或捏，即名按摩也。"

⑧吐纳：调整呼吸的一种养生祛病方法。

⑨膏摩：用药膏摩擦体表一定部位的外治方法。

⑩无犯王法：王法即国家法令。无犯王法，是指不要触犯国家的法令。

问曰：患者有气色见于面部，愿闻其说。师曰：鼻头色青，腹中痛，苦冷者死；鼻头色微黑色，有水气[1]；色黄者，胸上有寒；色白者，亡血也。设微赤，非时者死；其目正圆者痉，不治。又色青为痛，色黑为劳，色赤为风，色黄者便难，色鲜明者有留饮[2]。

问：患者的气色可以反映在面部，这要如何分辨呢？请您详细谈谈这方面的情况。

老师回答：当鼻部发青，兼有腹中疼痛时，如果又出现严重怕冷的症状，属于危重症候；如果鼻部微黑，表示水液停聚于内；如果面部发黄，表示胸口中有阴寒停滞；如果面部发白，表示为失血过多所致；当人体失血过多时，如果面部微红，又不是因邪热所致，表示为虚阳浮越于上，阴阳离决的死证；如果两眼直视，转动不灵活，表示为严重的痉病，属于不治之症。如果面色发青，表示为痛证；如果面色发黑，表示为肾劳；如果面色红赤，表示为风热；如果面色发黄，表示大便困难；如果面部浮肿，并且颜色鲜明光亮的，表示为水饮内停之证。

注释

①水气：病名，指的是体内有蓄水。

②留饮：病名，属于痰饮病。

师曰：患者语声寂然[1]喜惊呼者，骨节间病；语声喑喑然[2]不彻者，心膈间病；语声啾啾然[3]细而长者，头中病。一作痛。

老师说：如果患者平时安静无声，却突然惊叫的，表示关节有病；如果声音低微不清楚的，表示痰湿阻遏于胸膈；如果声音细小而呻吟不断的，表示头痛。

注释

①寂然：患者安静无语声。

②喑喑然：形容语声低微而不清楚。

③啾啾然：形容声音细小。

师曰：息摇肩者，心中坚[1]；息引胸中上气者咳；息张口短气者，肺痿[2]唾沫。

老师说：如果患者呼吸时肩部摇耸，表示邪气壅塞于胸膈；如果呼吸时引动肺气上逆，则引发咳嗽；如果出现上气不接下气的，表示为咳吐涎沫的肺痿病。

注释

①心中坚：心中，指胸中。心中坚，即胸中坚满，多由实邪阻滞所致。

②肺痿：病名。

养生大攻略

肺痿患者的饮食宜忌

肺痿，指肺叶痿弱不用，以咳吐浊唾涎沫为主症，是中医特有的病名。现代医学中的肺不张、肺纤维化、肺硬变、矽肺、慢性支气管炎合并肺气肿、肺心病、肺结核、胸膜炎等慢性非实质性病变发展到一定阶段，出现以咳吐浊唾涎沫，伴有气短喘促、瘦弱乏力为主要症状时，即为肺痿，属于肺部慢性虚损性疾患。肺痿是慢性虚弱病症，有虚热与虚寒的区别。虚热者多见于肺阴不足，虚火内炽，症状为咳吐浊唾涎沫，其质黏稠，咳声不扬，气急喘促，口咽燥渴，形体消瘦，皮毛干枯，舌质干红。虚寒者肺气虚馁，阳衰气虚，症状为吐涎沫，其质清稀量多，不咳不渴。头眩气短，形寒怕冷，神疲乏力，尿频或遗尿，舌质淡。饮食宜忌原则为：肺痿属虚，进食当补。虚热性肺痿宜食用具有滋阴清热，润肺化痰作用的食物。忌食滋腻厚味，黏稠壅滞和辛辣的食物。虚热者忌食温热香燥伤阴的食物，虚寒者忌食生冷凉损阳的食物。

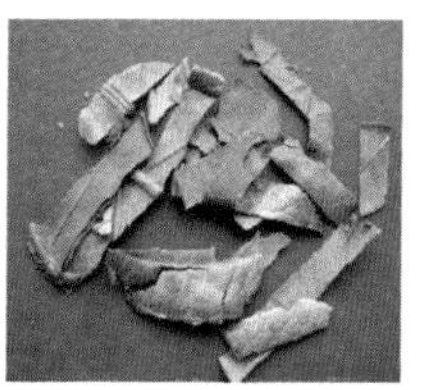
枇杷叶

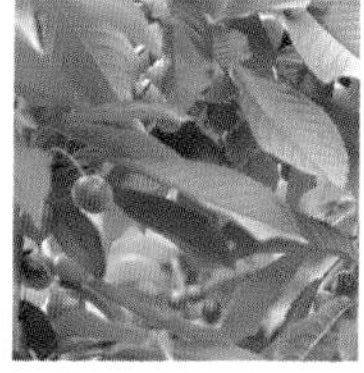
樱桃

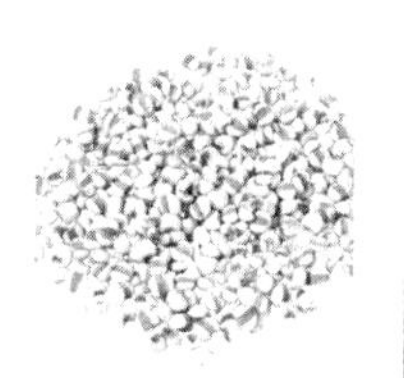
薏苡仁

肺痿要分辨其虚热与虚寒属性，分别话宜选食下列食物，如西谷米、糯米、羊髓、羊肺、乌骨鸡、鸭肉、蛤蚧、枇杷、百合、山药、白木耳、花生、燕窝、冬虫夏草、紫河车、沙参、人参、西洋参、薏苡仁、猪肺、鹿血、牛髓、阿胶、醍醐、海松子、柿子、胡桃海、萝卜、哈士蟆油、豆浆等。

虚热型肺痿者应忌食桂圆、胡椒、花椒、石榴、樱桃、螺蛳、柿子、荸荠、薄荷等食物。

原文→译文

师曰：吸而微数，其病在中焦，实也，当下之即愈，虚者不治；在上焦者，其吸促[1]；在下焦者，其吸远[2]，此皆难治。呼吸动摇振振者，不治。

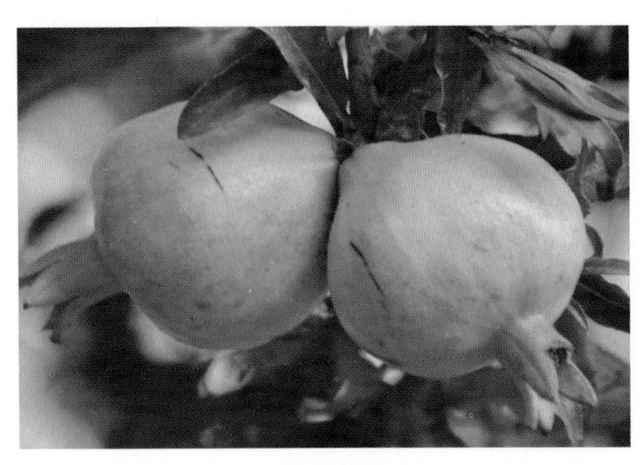

石榴皮

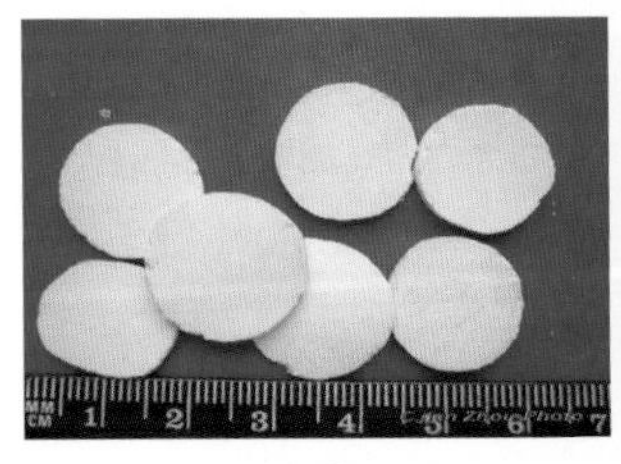

山药

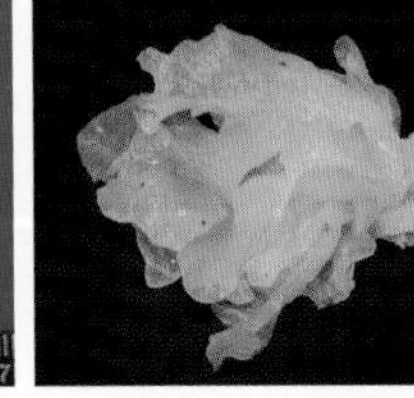

白木耳

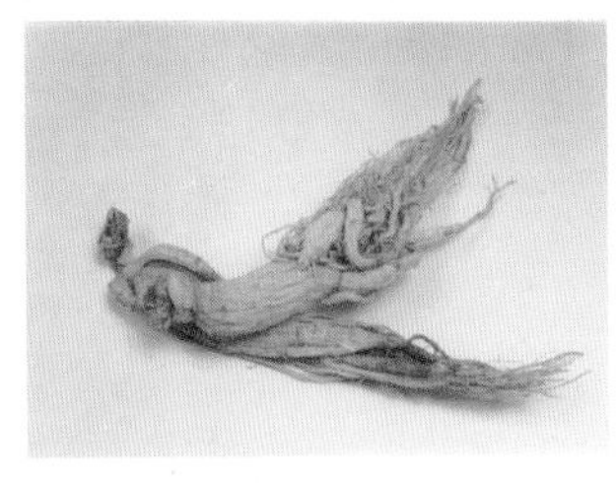

人参

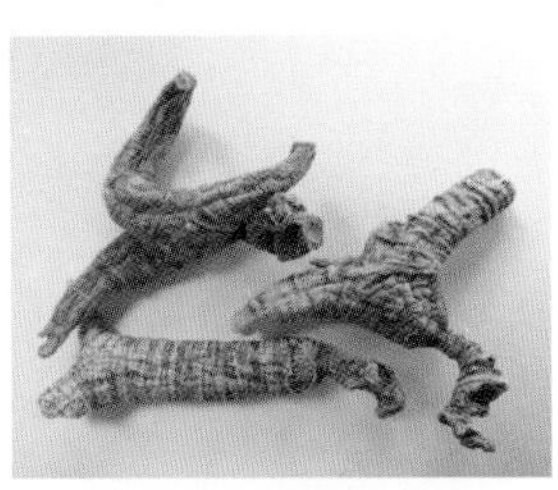

西洋参

老师说：呼吸气息比较微弱且偏快的，表示病邪阻塞于中焦，如果属于实证，则应当服用泻下药；如果属于虚证，表示病情危笃。如果病在上焦心肺，则呼吸短促且困难；如果病在下焦肝肾，则呼吸深长，两者都属于难治的病证。如果兼有全身动摇不止的，表示元气大亏，属于不治之症。

注释

①吸促：指的是呼吸浅短急促。

②吸远：指的是呼吸深长而困难。

师曰：寸口[1]脉动者，因其旺时而动，假令肝王色青，四时各随其色[2]。肝色青而反色白，非其时色脉，皆当病。

老师说：寸口部的脉象，会随着季节的变化而变化，同时，面部的颜色也会随之变化。

例如，春季时，应于肝，出现面色发青，弦脉，表示健康无病，其他季节则应当出现夏赤、秋白、冬黑的面色。如果在春季时，面色不发青而发白，颜色与脉象都不能应于肝，就会发生疾病。

注释

①寸口：指的是两手寸关尺部位。

②四时各随其色：指春青、夏赤、秋白、冬黑的面色。

问曰：有未至而至[1]，有至而不至，有至而不去，有至而太过，何谓也？师曰：冬至[2]之后，甲子[3]夜半少阳起[4]，少阳之时阳始生，天得温和。以[5]未得甲子，天因温和，此为未至而至也；以得甲子，而天未温和，此为至而不至也；以得甲子，而天大寒不解，此为至而不去也；以得甲子，而天温和如盛夏五六月时，此为至而太过也。

问：自然界的时令和节气，通常是相应的。然而，有时候，时令未到而相应的节气却已到，或是时令已到而相应的节气却未到，或是时令已到而不相应的节气却未去，或是时令已到而不相应的节气却提早来到，所谓“春行夏令”，这是什么原因呢?

老师回答：冬至以后的第一个甲子日的夜半，属于少阳当令初起之时，此时阳气初生，天气应当温暖和煦。如果冬至后尚未到甲子日，而气候却已经变暖，属于时令未到而节气已到；如果已到甲子日而气候尚未变暖，属于时令已到而节气未到；如果已到甲子日而气候仍然寒冷，属于时令已到而严寒的节气未去；如果到甲子日而节气却已像夏季那样炎热，属于时令已到而温热节气提早来到。

注释

①未至而至：第一个“至”指的是时至，第二个“至”指的是气至。

②冬至：古历二十四节气之一。

③甲子：此处所说的甲子是指冬至之后六十日第一个甲子夜半，此时正值雨水节气，并非指甲子日。

④少阳起：少阳，是古代用来指代时令的名称。少阳起，是指一阳从东方初起而出于地上。

⑤以：音义同“已”。

师曰：患者脉浮者在前[1]，其病在表；浮者在后[2]，其病在里，腰痛背强不能行，必短气而极[3]也。

老师说：如果患者的寸部出现浮脉，表示病在肌表；尺部出现浮脉，表示病在体内。如果腰背疼痛，不能行走，则会出现呼吸短促的病危证候。

注释

①前：指的是关前寸脉。
②后：指关后尺脉。
③极：指困惫。余篇之“极”，多解作此意。

问曰：经云厥阳[1]独行，何谓也？师曰：此为有阳无阴，故称厥阳。

问：内经上说“厥阳独行”，这是什么原因呢？老师回答：这是因为阴气衰竭于下，导致阳气失去依附，有升无降，孤阳上逆，因而称为“厥阳独行”。

注释

①厥阳：厥，上逆之意。厥阳，指阳气偏盛，孤阳上逆。

问曰：寸脉沉大而滑，沉则为实，滑则为气，实气[1]相搏，血气入脏即死，入腑即愈，此为卒厥[2]。何谓也？师曰：唇口青，身冷，为入脏，即死；如身和[3]，汗自出，为入腑，即愈。

问：寸口的脉象沉大而滑，沉脉主实邪内阻，滑脉主气病。实邪与气病相互搏结，如果病邪入于脏，表示病情较重；如果病邪入于腑，表示病情较轻，这种证候称为“卒厥”，这是什么原因呢？

老师回答：如果患者突然昏倒，口唇青紫，皮肤和四肢发凉，属于病邪入于脏，表示病情严重，预后不良；如果患者身体温和，微汗自出，属于病邪入于腑，表示病情容易痊愈。

注释

①实气：实，指血实；气，指气实。实气，指的是邪气实于气血，而不是正常的气血充实。
②卒厥：卒，同猝。卒厥，是突然昏倒的一种病症。
③身和：身体温和。

问曰：脉脱[1]入脏即死，入腑即愈，何谓也？师曰：非为一病，百病皆然。譬如浸淫疮[2]，从口起流向四肢者，可治，从四肢流来入口者，不可治。病在外者可治，入里者即死。

问：如果患者的脉搏突然消失不见，当病邪入于脏则死，当病邪入于腑即愈，这是什么原因呢？

老师回答：不仅仅是因为脉搏突然消失不见才会如此，其他的病证也是这样的。譬如，患浸淫疮病，如果疮从口部向四肢发展，表示病势由内向外发展，因此可以很快治愈；如果疮从四肢向口部蔓延，表示病势由外向内发展，因此病情不容易治愈。总之，病在脏则病情较重；病在腑则病情较轻；病势由外传内的难治；病势由内传外的易治。

注释

①脉脱：指脉乍伏不见，是邪气阻遏正气，血脉不通所致。
②浸淫疮：皮肤病的一种，能从局部遍及全身。

问曰：阳病[1]十八，何谓也？师曰：头痛，项、腰、脊、臂、脚掣痛。阴病[2]十八，何谓也？师曰：咳、上气、喘、哕、咽[3]、肠鸣、胀满、心痛、拘急。五脏病各有十八，合为九十病。人又有六微，微有十八病，合为一百八病。五劳[4]、七伤[5]、六极[6]、妇人三十六病[7]，不在其中。

清邪居上，浊邪居下，大邪中表，小邪中里，谷饪[8]之邪，从口入者，宿食也。五邪[9]中人，各有法度，风中于前[10]，寒中于暮，湿伤于下，雾伤于上，风令脉浮，寒令脉急，雾伤皮腠，湿流关节，食伤脾胃，极寒伤经，极热伤络。

问：阳病有18种，是哪些病呢？

老师回答：包括头痛，项、腰、脊、臂、脚抽掣疼痛。

问：阴病18种，是哪些病呢？

老师回答：有咳、上气、喘、哕、咽、肠鸣、胀满心痛、拘急。五脏病各有18种，总共为90种病；人又有六腑，六腑分别有18种病，故总合为108种病。此外还有五劳、七伤、六极和妇女共36种病，都不包括在内。

雾露邪气，大多侵袭人体的上部；水湿邪气，大多侵袭人体的下部；风邪大多侵袭体表；寒邪大多侵袭体内；从口而入的疾病，则属于饮食不节的食积病。

风、寒、湿、雾、饮食侵袭人体，分别具有一定的规律。风邪大多在上午侵袭人体，寒邪大多在傍晚侵袭人体；湿邪侵袭人体的下部，雾邪侵袭人体的上部。风邪表现为浮脉，寒邪表现为紧脉，雾露之邪容易损伤人体皮肤腠理，湿浊之邪容易流注于关节，饮食不节则容易损伤脾胃，极寒之邪容易损伤经脉，极热之邪容易损伤络脉。

注释

①阳病：指属外表经络的病证。
②阴病：指属内部脏腑的病证。
③咽：音同“噎”，指咽中梗塞。
④五劳：《素问·宣明五气篇》及《灵枢·九针论》，均以久视伤血，久卧伤气，久坐伤肉，久立伤骨，久行伤筋为五劳所伤。
⑤七伤：《诸病源候论》以大饱伤脾，大怒气逆伤肝，强力举重，久坐湿地伤肾，形寒饮冷伤肺，忧愁思虑伤心，风雨寒暑伤形，大恐惧不节伤志为七伤。
⑥六极：指气极、血极、筋极、骨极、肌极、精极。极是极度劳损的意思。

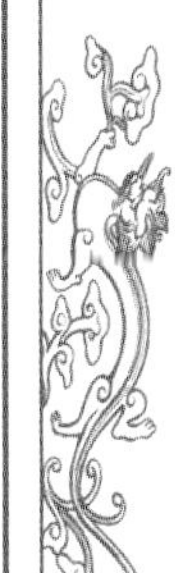

⑦妇人三十六病：据《诸病源候论·妇人带下三十六病候》记载，妇人三十六病指十二瘕、九痛、七害、五伤、三痼。

⑧任：指饮食。

⑨五邪：指风、寒、湿、雾、饮食之邪。

⑩前：指午前。

问曰：病有急当救里救表者，何谓也？师曰：病，医下之，续得下利清谷[①]不止，身体疼痛者，急当救里；后身体疼痛，清便自调者，急当救表也。

问：治疗急证，有时先治里证，有时先治表证，这是什么原因呢？

老师回答：如果疾病在表，误用泻下法治疗后，患者出现下利清谷不止，此时尽管有身体疼痛的表证，也应当立即治疗里证，里证恢复之后才能治疗表证。

注释 >>>

①清谷：指的是大便完谷不化。

夫病痼疾，加以卒病，当先治其卒病，后乃治其痼疾也。

如果患者平素患有慢性病，又患上了新病，则应该先治新病，然后再治疗原有的慢性病。

师曰：五脏病各有得[①]者愈，五脏病各有所恶[②]，各随其所不喜者为病。病者素不应食，而反暴思之，必发热也。

老师说：治疗五脏病证，必须配合适当的饮食、居住场所，这样病情就容易痊愈；反之，病情就会加重。如果患者突然想吃平常不爱吃的食物，就容易助长病邪而引起发热。

注释 >>>

①所得：指适合患者的饮食和居住场所。

②所恶：指患者所厌恶的饮食和居住场所。

夫诸病在脏[①]，欲攻[②]之，当随其所得[③]而攻之，如渴者，与猪苓汤。余皆仿此。

治疗里实证，必须根据其病因来用攻法。比如，治疗口渴，如果病是因为阴虚内热与水邪互结所致的，就应该服用猪苓汤来利湿，湿去则热除，口渴也可以随之而解。其他的病证也是如此治疗。

注释 >>>

①在脏：这里泛指在里的疾病。

②攻：作治疗解。

③所得：指病邪与有形之邪如痰、血、水、食等相结合的意思。

养生大攻略

经络穴位养生法

经络穴位养生法是运用针刺、艾灸、按摩等方法，刺激经络、穴位，以激发精气，达到调和气血、旺盛代谢、通利经络、增进人体健康等效果的一种养生方法。

针刺是以毫针刺激人体经络穴位，通过提、插、捻、转等不同手法，达到调整脏腑、疏通经络的效果。灸法是借助于艾火热力，灸灼、薰熨穴位，以达到温通经络、调养脏腑的效果。按摩是用手对人体经络穴位进行按、拿、点、推、揉、拍等手法，起到运行气血、健身祛病的作用。

这三种方法各有特长，既可单独应用，又可按需综合施行，只要操作得法，一般对人体无损伤与副作用。若能持之以恒，不失为简单、易行、实用、有效的养生祛病良法。

痓湿暍病脉证治第二

本篇精华 >>>

1. 论述刚痉与柔痉的诱发原因及表现形式；
2. 介绍治疗痉病的方法；
3. 介绍湿病的表现及证治方法；

原文 → 译文 >>>

太阳病，发热无汗，反恶寒者，名曰刚痓。

患太阳病，出现发热，无汗，却反而怕冷，以及颈项转侧不利等症状的，称为刚痉。

太阳病，发热汗出，而不恶寒，名曰柔痓。

患太阳病，如果出现发热，汗出，反而不怕冷，以及筋脉拘急的，称为柔痉。

太阳病，发热，脉沉而细者，名曰痓，为难治。

患太阳病，出现发热，并且脉象沉细的，表明是正气亏损不足，邪气炽盛的痉病，比较难以治疗。

太阳病，发汗太多，因致痓。

患太阳病，如果误用发汗法发汗过多，损伤津液，就会导致痉病的产生。

夫风病，下之则痉，复发汗，必拘急。

患太阳中风表虚证，应当调和营卫，如果误用攻下法，损伤津液，也会导致痉病；如果一误再误，再用发汗法发汗，严重损伤津液，就会导致筋脉失养而出现拘挛。

疮家[1]虽身疼痛，不可发汗，汗出则痉。

如果久患疮疡病，即使出现身体疼痛的表证，也不能用发汗法治疗，否则将会损伤津液，以致形成痉病。

注释 >>>

①疮家：指的是久患疮疡或被金刃创伤之人。

病者身热足寒，颈项强急，恶寒，时头热，面赤目赤，独头动摇，卒口噤[1]，背反张者，痉病也。若发其汗者，寒湿相得，其表益虚，即恶寒甚。发其汗已，其脉如蛇。

患者出现身体发热，两脚寒冷，颈项强直拘紧，怕冷，偶尔头部发热，面部与两眼发红，头部不自主地摇动，突然牙关紧闭，腰背强直，角弓反张等症状，表示为痉病。

如果此时用汗法发汗，使得肌表的寒邪与汗湿相合，阻遏腠理的气机，就会导致肌表的卫气更虚，卫气不能温煦肌表，则更容易怕冷，等到发汗后，则会出现坚硬有力的脉象，起起伏伏如同蛇行一般。

注释 >>>

①卒口噤：卒，同猝，突然的意思。卒口噤，即突然牙关紧闭，不能说话。

暴腹胀大者，为欲解，脉如故，反伏弦者，痉。
夫痉脉，按之紧如[1]弦，直上下行[2]。
痉病有灸疮[3]，难治。

如果腹部突然胀大，脉象变得柔和的，表示病即将痊愈；如果脉象反而沉伏而弦的，表示痉病未解。

痉病的脉象，特征为由寸部到尺部皆出现弦紧的脉象。

患痉病，同时又兼有灸疮的，比较难以治疗

注释 >>>

①如：犹“而”也。古“如”与“而”可互相通用。

②上下行：“上”指的是脉的寸部，“下”指的是脉的尺部。上下行，即从寸部到尺部。

③灸疮：因火灸所致的疮。

太阳病，其证备，身体强，几几然[1]，脉反沉迟，此为痉，栝蒌桂枝汤主之。

栝蒌桂枝汤方：

栝蒌根（二两）桂枝（三两）芍药（三两）甘草（二两）生姜（三两）大枣（十二枚）

上六味，以水九升，煮取三升。分温三服，取微汗。汗不出，食顷，啜热粥发之。

患太阳病，出现头项强痛，发热，自汗，恶风，项背强直，以及沉迟的脉象，属于痉病，可以服用栝蒌桂枝汤治疗。

栝蒌桂枝汤方：

栝蒌根2两，桂枝3两，芍药3两，甘草2两，生姜3两，大枣12枚。

以上6味药，用水9升，煮取3升。分3次温服，使微汗出。如果汗不能出，则再服食热粥来帮助发汗。

太阳病，无汗而小便反少，气上冲胸，口噤不得语，欲作刚痉，葛根汤主之。

葛根汤方：

葛根（四两）麻黄（三两，去节）桂枝（三两，去皮）芍药（二两）甘草（二两，炙）生姜（三两）大枣（十二枚）

上七味，㕮咀，以水七升，先煮麻黄、葛根，减二升，

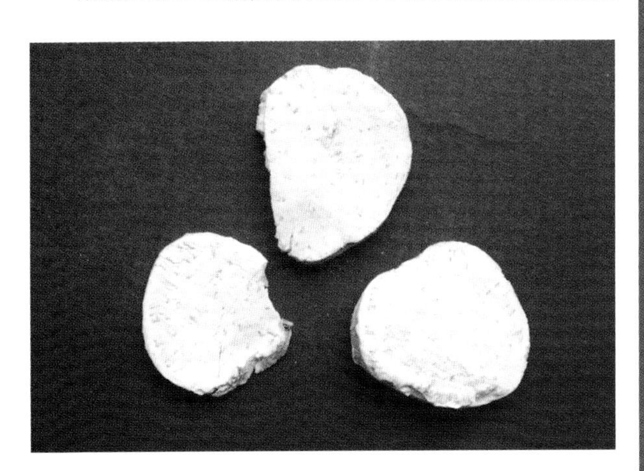

栝蒌

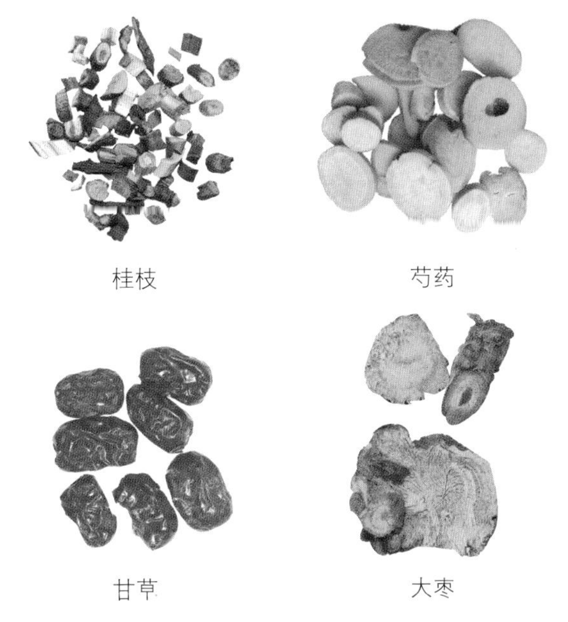

桂枝　芍药

甘草　大枣

去沫，内诸药，煮取三升，去滓。温服一升，覆取微似汗，不须啜粥，余如桂枝汤法将息及禁忌。

患太阳病，没有出汗，小便反而减少，自觉有气上冲胸口，牙关紧闭而不能说话，这是即将发生刚痉的先兆，可以服用葛根汤治疗。

葛根汤方：

葛根4两，麻黄（去节）3两，桂枝（去皮）3两，芍药2两，甘草2两，生姜2两，大枣12枚。

以上7味药，捣碎，用水1斗，先煮麻黄、葛根，将水煎至剩下8升时，去掉水面的白沫，然后加入其他5味药，煮取3升，去药渣，温服1升，用棉被覆盖身体使之微微出汗，不必服食热粥。其余调养与禁忌，与桂枝汤法相同。

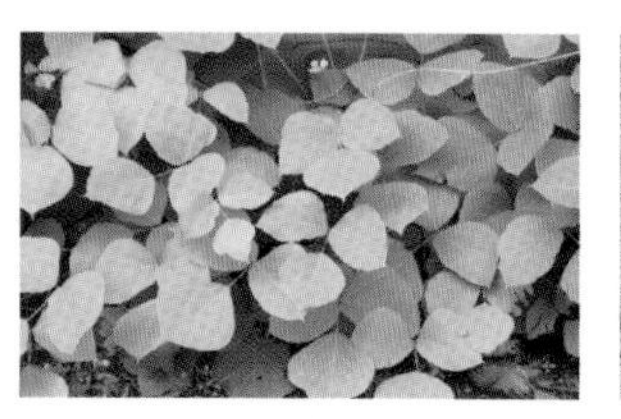

葛根

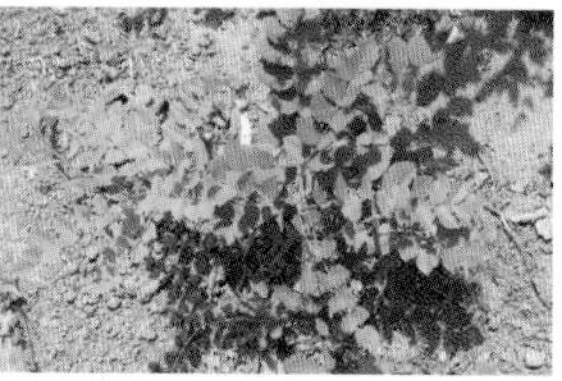

甘草

痉为病，胸满口噤，卧不着席[①]，脚挛急，必龂齿，可与大承气汤。

大承气汤方：

大黄（四两，酒洗）厚朴（半斤，炙，去皮）枳实（五枚，炙）芒硝（三合）

上四味，以水一斗，先煮二物，取五升，去滓，内大黄，煮取二升，去滓，内芒硝，更上火微一二沸。分温再服，得下止服。

刚痉的症状表现为：胸部胀满，牙关紧闭而不能说话，不能平卧在床，双腿挛急，磨牙而有声音。可以服用大承气汤治疗。

大承气汤方：

大黄（酒洗）4两，厚朴（炙，去皮）0.5斤，枳实（炙）5枚，芒硝3合。

以上4味药，用水1斗，先煮厚朴、枳实，取药液5升，去药渣；再放入大黄，煮取2升，去药渣；再加芒硝，用小火煮一二沸。分2次温服，大便通利后，停止服药。

注释

①卧不着席：平卧背不能贴近席子，形容背反张之甚。

太阳病，关节疼痛而烦[①]，脉沉而细者，此名湿痹。湿痹之候[②]，小便不利，大便反快，但当利其小便。

患太阳表证，兼有关节疼痛，烦燥，以及脉象沉细的，表示为湿痹病。

湿痹的症状表现为：小便不通利，大便反而爽快。应当用通利小便法来治疗。

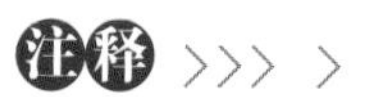

注释

①烦：这里引申为剧烈的意思，形容关节疼痛之程度。如《周礼·秋官·司隶》曰：“邦有祭祀宾客丧纪之事，则役其烦辱之事。”唐代郑玄注云：“烦，犹剧也。”

②候：证候。

湿家[①]之为病，一身尽疼，发热，身色如熏黄[②]也。

患湿病，症状表现为：全身疼痛、发热，皮肤颜色好像被烟熏过一样暗黄。

注释

①湿家：感受湿邪的患者。

②熏黄：形容颜色黄而晦暗，就像被烟熏过一样。

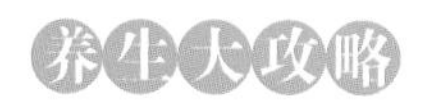

养生大攻略

风湿性关节炎的穴位疗法

风湿性关节炎的初期，先是小关节痛，随着病情的进展，便会出现大关节痛。一旦出现关节僵硬，活动不便，手脚不灵，不听使唤，就形成了慢性关节炎，治愈相当困难。

治疗风湿性关节炎，必须先促进全身血液循环，调整激素平衡，所以应该揉搓五指指尖的少商、商阳、中冲、

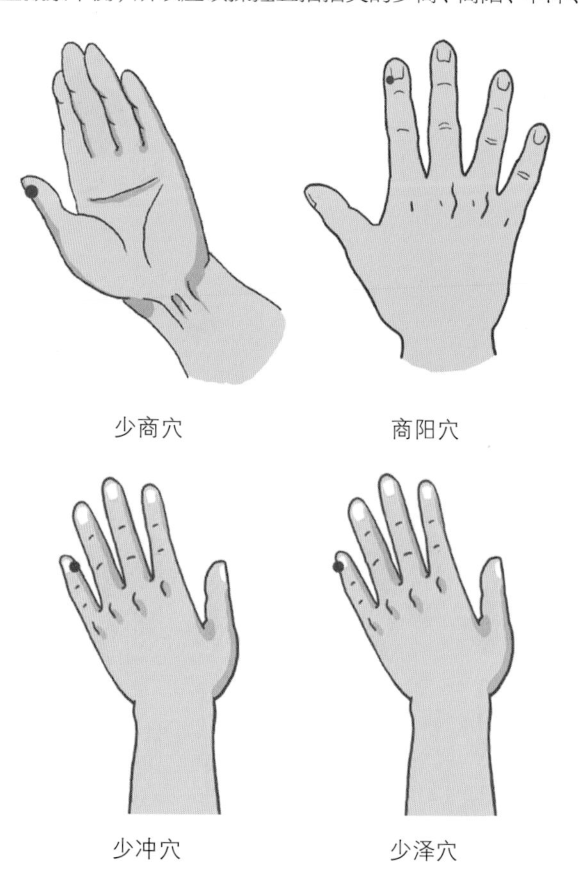

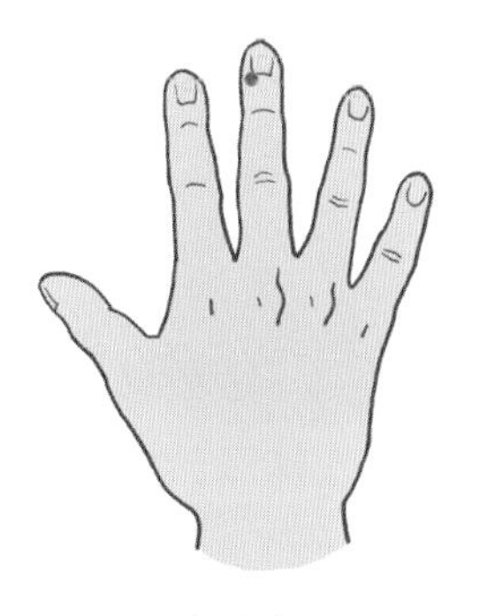

中冲穴

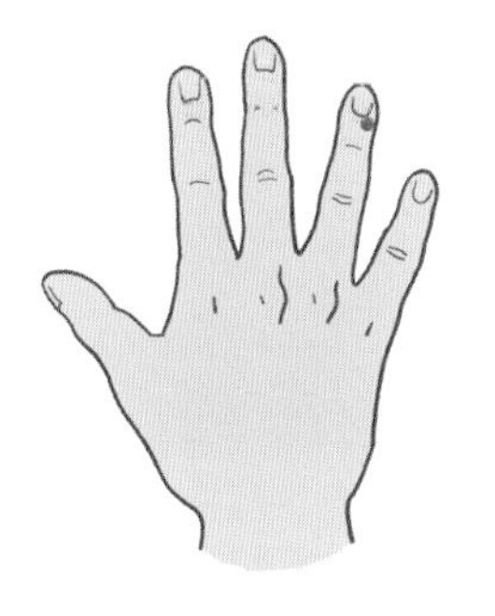

关冲穴

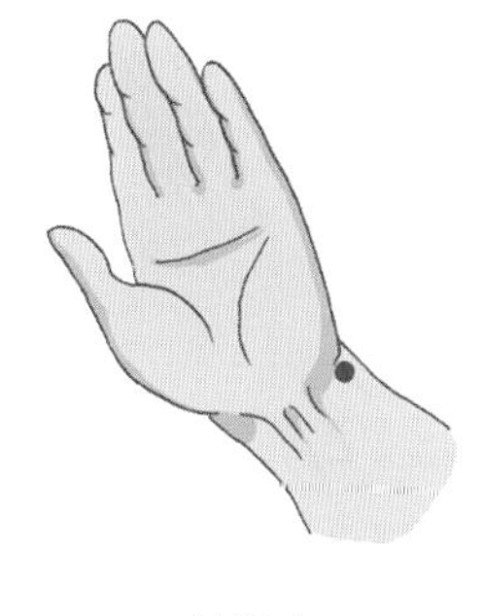

神门穴

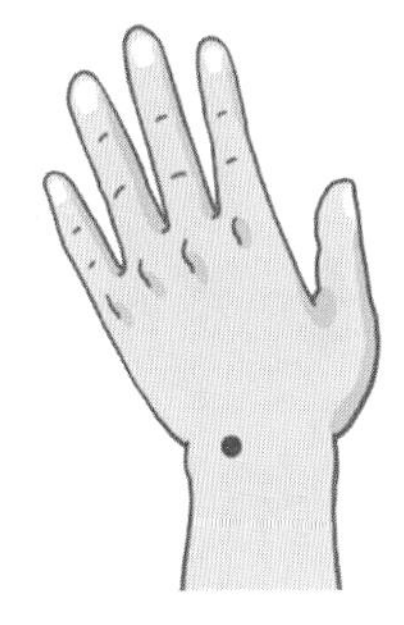

阳池穴

关冲、少冲、少泽穴及手指指岔处的四个八邪穴。

主要穴位：神门、少商、太陵、少泽、中冲、关冲、商阳、少冲、阳池、八邪、虎金寸。

刺激方法：仔细揉搓指尖和指岔 5 ~ 10 分钟，1 天 2 次。可促进相关内脏的血液循环，加速关节和末端血液回流。

原文 → 译文

湿家，其人但头汗出，背强，欲得被覆向火[①]。若下之早则哕[②]，或胸满，小便不利，舌上如胎[③]者，以丹田[④]有热，胸上有寒，渴欲得饮而不能饮，则口燥烦也。

患湿病的人，只有头部出汗，背部强直，喜欢裹着棉被或烤火取暖，如果过早使用攻下法，则会出现呃逆，或是胸部胀满，小便不通利。如果舌上出现白滑苔，表示是因为误用攻下法后导致邪热陷下于丹田，而寒湿仍停聚于胸膈，因此出现口渴想喝水，但又喝不下，只是口中干燥不适的症状。

注释

① 被覆向火：用患者想近火、盖被等取暖的欲望，形容其恶寒比较严重。

② 哕：呃逆。

③ 舌上如胎：胎同苔。舌上如胎，指的是舌上湿润白滑，似苔非苔。

④丹田：穴名，在脐下三寸处，这里泛指下焦，与胸上对举。

湿家下之，额上汗出，微喘，小便利[①]者死，若下利不止者，亦死。

患湿病，如果误用攻下法，出现额上出汗，轻微气喘，小便通利的，为不治之症；如果腹泻不止，也同样难治。

注释

①小便利：指小便清长而频数。

风湿相搏，一身尽疼痛，法当汗出而解，值天阴雨不止，医云此可发汗，汗之病不愈者，何也？盖发其汗，汗大出者，但风气去，湿气在，是故不愈也。若治风湿者，发其汗，但微微似欲出汗者，风湿俱去也。

风邪与湿邪相合而侵袭人体，出现周身疼痛，应当用发汗法治疗，使风湿邪气随汗而出，则病情可以痊愈。

如果正逢阴雨不停，医生依然用发汗法治疗，发汗后病情却不见改善，这是什么原因呢？这是因为发汗太快，出汗太多，只有风邪随汗而出，但湿邪仍在，因此病情不见改善。

治疗风湿病，应当用发汗法使身体微微出汗，这样一来，风湿邪气才能随汗而解。

湿家病，身疼发热，面黄而喘，头痛，鼻塞而烦，其脉大，自能饮食，腹中和无病，病在头中寒湿，故鼻塞，内药鼻中则愈。

久患湿病的人，出现身体疼痛而发热，面色发黄而又气喘，头痛，鼻塞，心烦不安，脉象大，饮食正常，这是肠胃调和无病，而病在头部，是头部受了寒湿之邪的侵袭，阻塞鼻窍，所以鼻塞不通，治疗时应将宣泄寒湿的药物塞在鼻子里，则病可痊愈。

湿家身烦疼，可与麻黄加术汤发其汗为宜，慎不可以火攻[①]之。

麻黄加术汤方：

麻黄（三两，去节）桂枝（二两，去皮）甘草（一两，炙）杏仁（七十个，去皮尖）白术（四两）

上五味，以水九升，先煮麻黄，减二升，去上沫，内诸药，煮取二升半，去滓。温服八合，覆取微似汗。

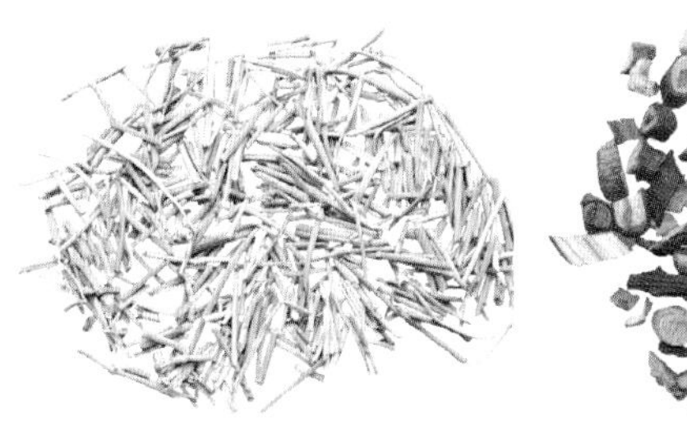

麻黄

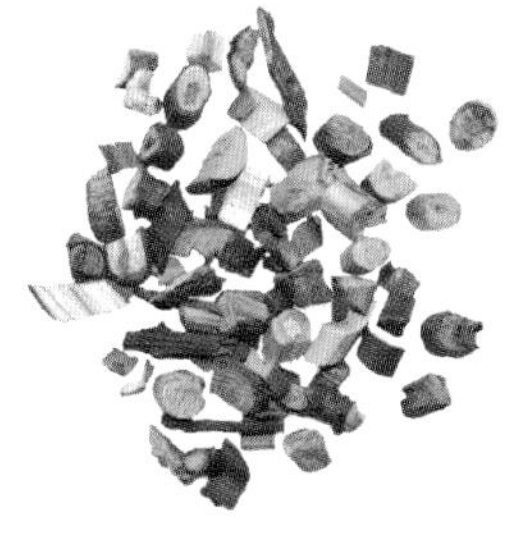

桂枝

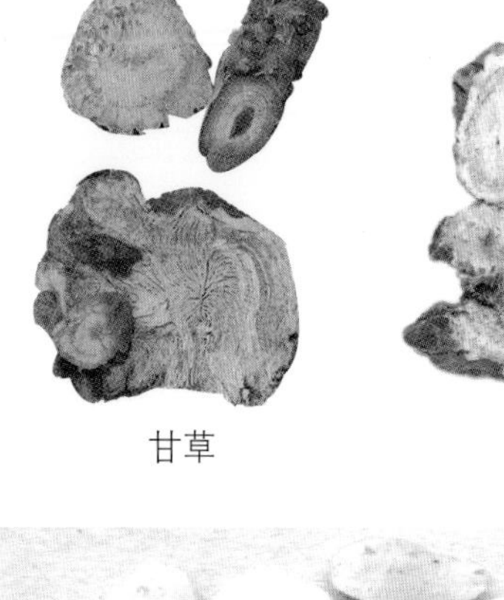

甘草　　白术

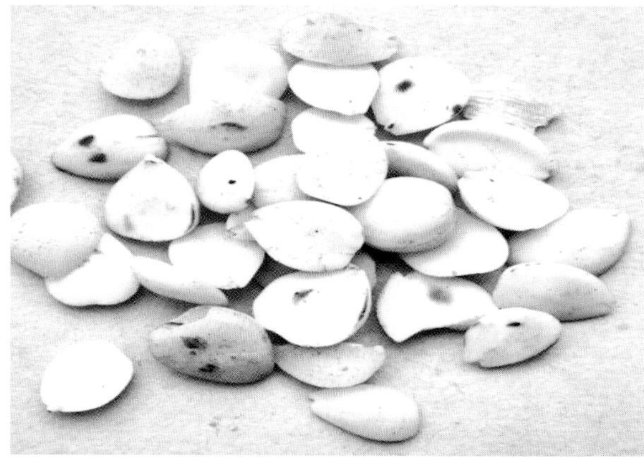

杏仁

患湿病，出现身体疼痛，心烦不宁的，应当用麻黄加术汤发汗治疗，千万不可用火熏、温针等火攻法治疗。

麻黄加术汤方：

麻黄（去节）3 两，桂枝（去皮）2 两，甘草（炙）1 两，杏仁（去皮尖）70 个，白术 4 两。

以上 5 味药，用水 9 升，先煮麻黄，将水煎至 7 升时，去水面的白沫，再加入其余 4 味药，煮取 2 升半，去药渣，温服 8 合，使身体微微出汗，则可以去风湿而使病情痊愈。

病者一身尽疼，发热，日晡所[1]剧者，名风湿。此病伤于汗出当风，或久伤取冷[2]所致也。可与麻黄杏仁薏苡甘草汤。

麻黄杏仁薏苡甘草汤方：

麻黄（去节，半两，汤泡）甘草（一两，炙）薏苡仁（半两）杏仁（十个，去皮尖，炒）

上剉麻豆大，每服四钱匕，水盏半，煮八分，去滓。温服，有微汗，避风。

出现全身疼痛，发热，每天下午 3 ~ 4 点时症状更加严重的，属于风湿病。

此病是由于出汗时皮肤腠理疏松，而又感受风邪，或是长时间贪凉所致。可以服用麻黄杏仁薏苡甘草汤治疗。

麻黄杏仁薏苡甘草汤方：

麻黄（去节，汤泡）半两，甘草（炙）一两，薏苡仁半两，杏仁（去皮先炒）10 个。

将药锉成麻豆大小，每次服 4 钱，用水一盏半，煮

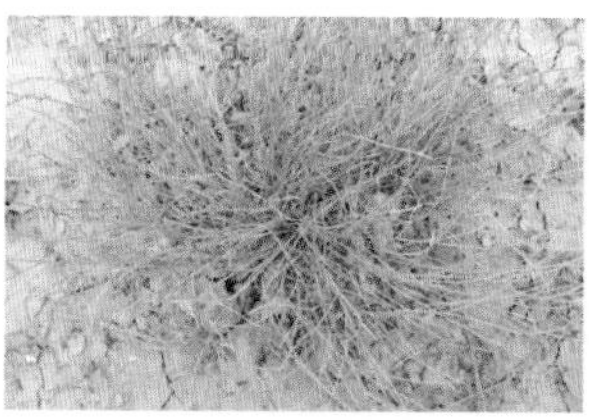

麻黄

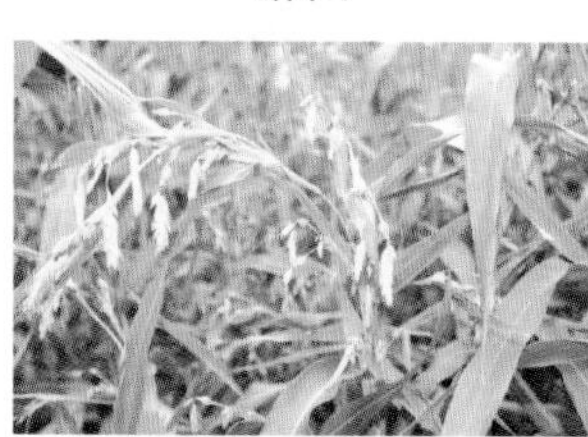

薏苡仁　　木防己饮片

取 8 分，去药渣，温服，使微汗出，应当避风邪。

风湿，脉浮，身重，汗出，恶风者，防己黄芪汤主之。

防己黄芪汤方：

防己（一两）甘草（半两，炒）白术（七钱半）黄芪（一两一分，去芦）

上剉麻豆大，每抄五钱匕，生姜四片，大枣一枚，水盏半，煎八分，去滓。温服，良久再服。喘者，加麻黄半两；胃中不和者，加芍药三分；气上冲者，加桂枝三分；下有陈寒者，加细辛三分。服后当如虫行皮中，从腰下如冰，后坐被上，又以一被绕腰以下，温，令微汗，差。

风湿患者，脉象浮，身体沉重，汗出怕风的，应当用防己黄芪汤治疗。

防己黄芪汤方：

防己 1 两，甘草（炒）0.5 两，白术 7 钱半，黄芪（去

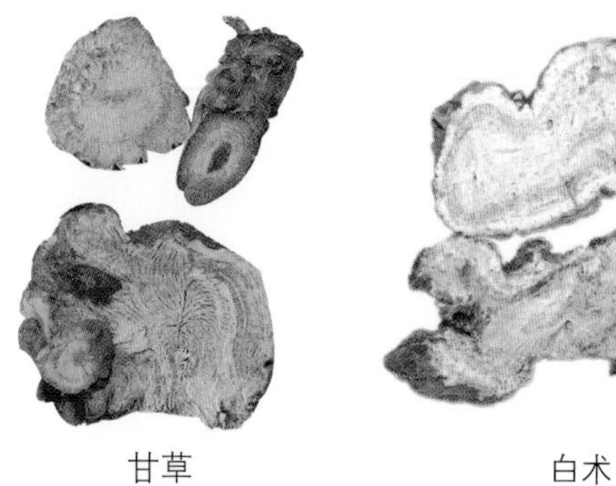

甘草　　白术

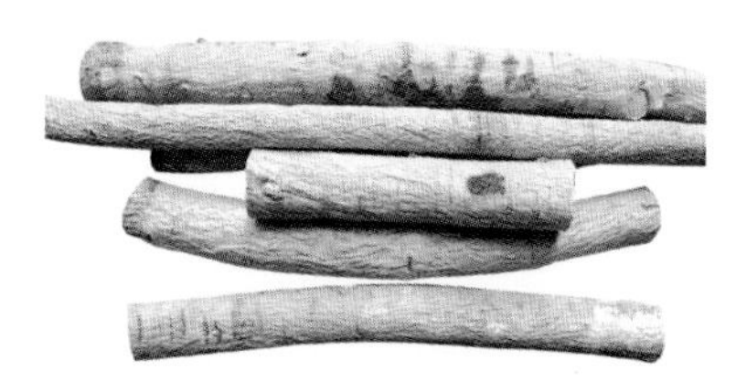

黄芪

芦）1两1分。

将药锉麻豆大小，混合均匀，每次服用5钱7分，再加入生姜4片，大枣1枚，水一盏半，煎至8分，去药渣，温服，过一定时间后再服。

气喘的患者再加麻黄0.5两，胃中不和的加芍药3分，有气逆上冲的加桂枝3分，下焦有寒邪的加细辛3分。

服药后应当感觉皮肤中像有虫爬行，腰以下有冷感，服药后坐在被子上，再用被子裹腰以下部位取暖，使微汗出，病情就可以痊愈。

伤寒八九日，风湿相搏，身体疼烦，不能自转侧，不呕不渴，脉浮虚而涩者，桂枝附子汤主之。若大便坚，小便自利者，去桂加白术汤主之。

桂枝附子汤方：

桂枝（四两，去皮）生姜（三两，切）附子（三枚，炮，去皮，破八片）甘草（二两，炙）大枣（十二枚，擘）

上五味，以水六升，煮取二升，去滓，分温三服。

白术附子汤方：

白术（二两）附子（一枚半，炮，去皮）甘草（一两，炙）生姜（一两半，切）大枣（六枚）

上五味，以水三升，煮取一升，去滓，分温三服。一服觉身痹，半日许再服，三服都尽，其人如冒状，勿怪，即是术、附并走皮中逐水气，未得除故耳。

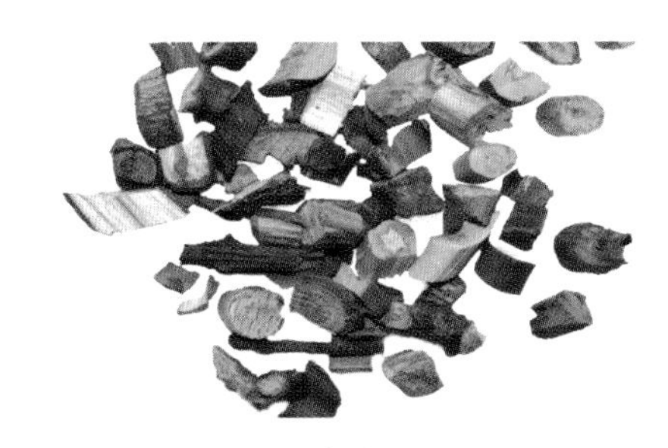

桂枝

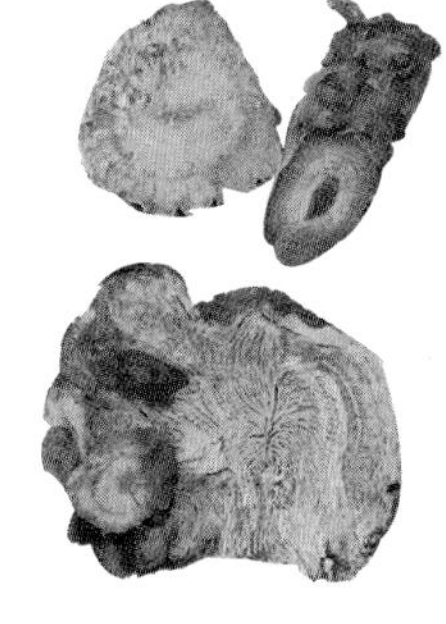

甘草

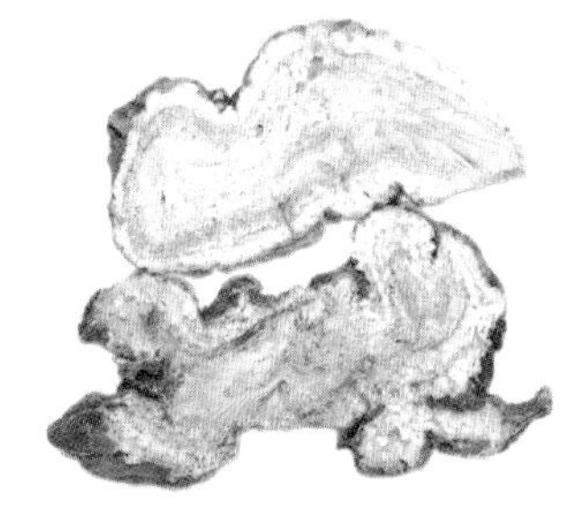

白术

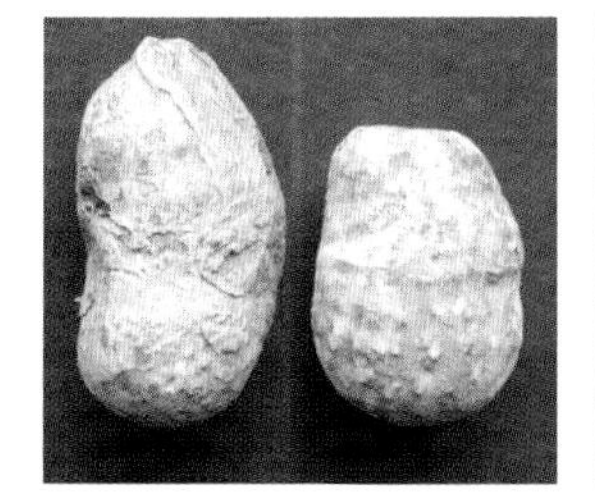

附子

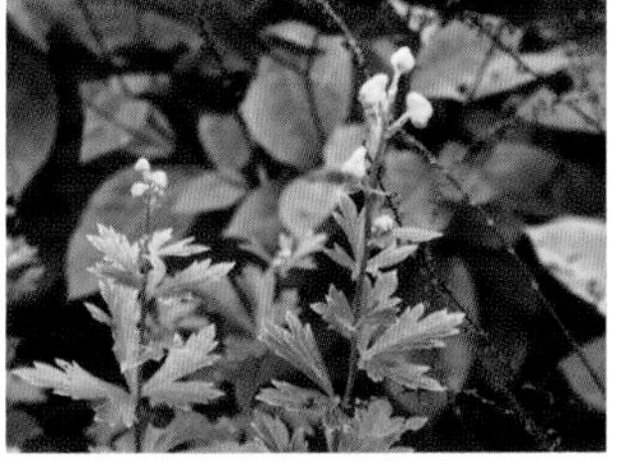

附子

患伤寒病八九天，风邪与湿邪相合侵袭人体，出现身体疼痛且心烦不安，不能自由转侧，不呕也不渴，脉象浮虚而涩的，应当服用桂枝附子汤治疗；如果大便硬结，小便通利的，则应当去桂枝加白术汤治疗。

桂枝附子汤方：

桂枝（去皮）4两，生姜（切）3两，附子（炮，去皮，破八片）3枚，甘草（炙）2两，大枣（擘）12枚。

将以上5味药，用水6升，煮取2升，去药渣，分3次温服。

白术附子汤方：

白术2两，附子（炮，去皮）1枚半，甘草（炙）1两，生姜（切）1两半，大枣6枚。

将以上5味药，用水3升，煮取1升，去药渣，分3次温服。第1次服药后自觉身体麻木，半天后再服一次，3次全部服完，会出现晕眩等症状，不要大惊小怪，这是由于白术、附子的药力在皮中祛除水湿而未尽的缘故。

风湿相搏，骨节疼烦掣痛[①]不得屈伸，近之则痛剧，汗出短气，小便不利，恶风不欲去衣，或身微肿者，甘草附子汤主之。

甘草附子汤方：

甘草（二两，炙）附子（二枚，炮，去皮）白术（二两）桂枝（四两，去皮）

上四味，以水六升，煮取三升，去滓。温服一升，日三服。初服得微汗则解。能食，汗出复烦者，服五合。恐一升多者，服六七合为妙。

风与湿邪相合侵袭人体，出现疼痛难忍，四肢抽掣，关节屈伸不利，用手触摸则疼痛更为严重，汗出，气短，小便不利，怕风，不愿脱掉衣服，或是出现轻度水肿的，应当服用甘草附子汤治疗。

甘草附子汤方：

甘草（炙）2两，附子（炮，去皮）2枚，白术2两，桂枝（去皮）4两。

将以上4味药，用水6升，煮取3升，去药渣，温服1升，1日3次，初次服用后微汗出则病情可以缓解，饮食恢复正常。如果出汗后又出现心烦的，则应服用5合。如果担心服用1升太多的，则服六七合较为恰当。

注释 >>> >

①掣痛：掣，牵拉的意思。掣痛，即牵引作痛。

太阳中暍[①]，发热恶寒，身重而疼痛，其脉弦细芤迟。小便已，洒洒然毛耸[②]，手足逆冷，小有劳，身即热，口开[③]，前板齿[④]燥。若发其汗，则其恶寒甚；加温针，则发热甚；数下之，则淋甚。

暑邪伤犯人体，症状表现为发热、怕冷、身体沉重而疼痛，脉象弦细芤迟，小便结束后身上汗毛竖起，四肢逆冷，稍微劳动，则身体就发热，张口喘气，牙齿干燥。如果此时误用发汗法，就会更加怕冷；误用温针，发热就更为严重；误用泻下法，就会出现小便短少、淋涩而

疼痛的淋病。

注释 >>> >

①暍：伤暑。

②洒洒然：形寒毛耸的样子。

③口开：这里指暑热内扰，气逆张口作喘之状。

④板齿：门齿。

太阳中热者，暍是也。汗出恶寒，身热而渴，白虎加人参汤主之。

白虎加人参汤方：

知母（六两）石膏（一斤，碎）甘草（二两）粳米（六合）人参（三两）

上五味，以水一斗，煮米熟汤成，去滓。温服一升，日三服。

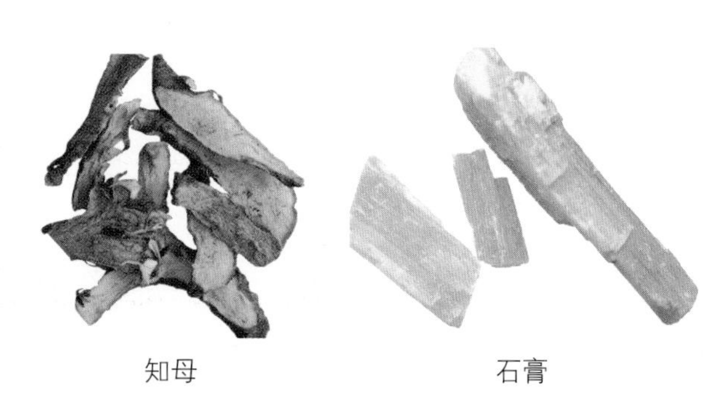

知母　　石膏

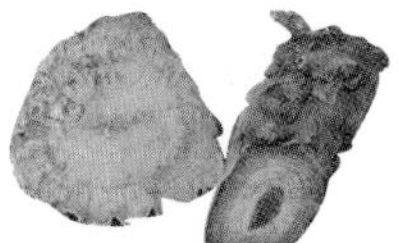

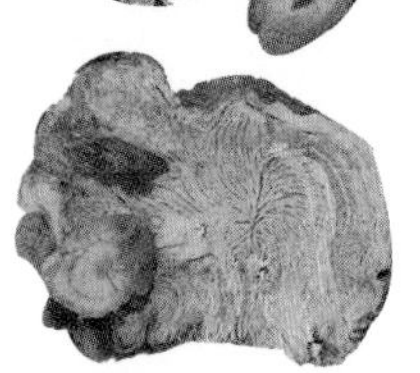

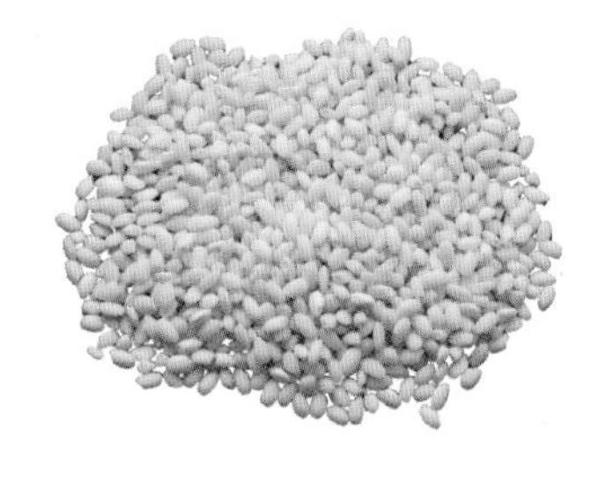

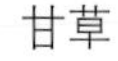

甘草　　粳米

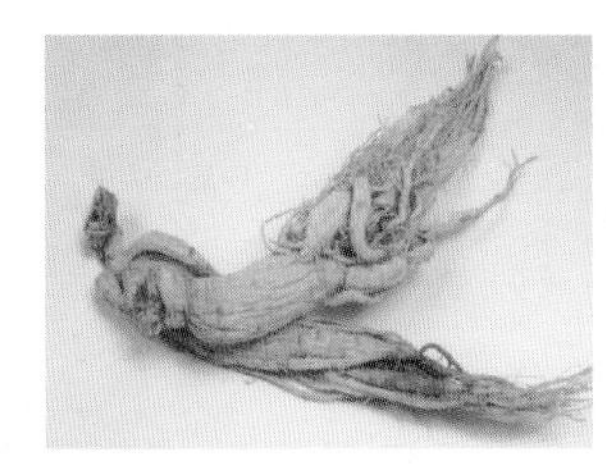

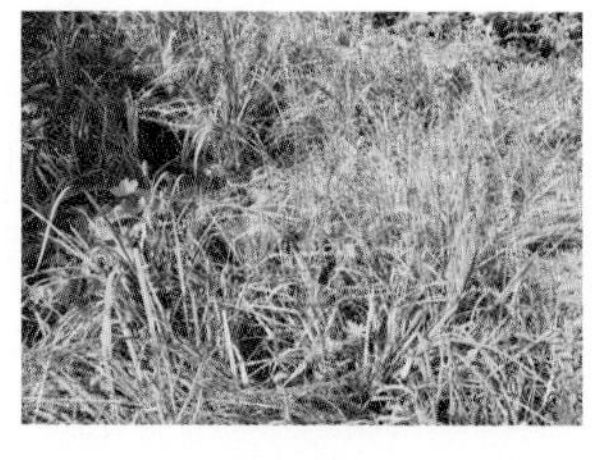

人参　　知母

人体感受暑热而患太阳表证，属于暍病，症状表现为：出汗，怕冷，全身发热，口渴。应当服用白虎加人参汤治疗。

白虎加人参汤方：

知母6两，石膏（碎）1斤，甘草2两，粳米6合，人参3两。

将以上5味药，用水1斗，煮米熟汤成，去药渣，每次温服1升，1日3次。

太阳中暍，身热疼重，而脉微弱，此以夏月伤冷水，水行皮中所致也，一物瓜蒂汤主之。

一物瓜蒂汤方：

瓜蒂（二十个）

上剉，以水一升，煮取五合，去滓，顿服。

患太阳中暑，出现发热，身体疼痛而沉重，脉象微弱，这是因为夏季贪饮凉食，或是汗出用冷水淋浴，水湿之邪行于皮肤中所致起。应当服用一物瓜蒂汤治疗。

一物瓜蒂汤方：

瓜蒂20个。

以上1味药，用水1升，煮取5合，去药渣，1次服下。

养生大攻略

中暑的饮食疗法

苦瓜茶

【原料】苦瓜1个，绿茶适量。

【制法】先将苦瓜上端切开，挖去瓤，装入绿茶，把瓜挂于通风处阴干；再把洗净的干苦瓜，连同茶叶切碎，混匀；每次取10克放入杯中，沸水冲泡闷半小时。

【用法】每日1～2次，不拘时频饮。

【功效】清热、解暑、除烦。主治中暑发热、口渴烦躁，小便不利等。

百合狐惑阴阳毒病脉证治第三

本篇精华 >>> >

1. 论述百合病的症状及治疗方法；
2. 论述狐惑病的症状及治疗方法；
3. 论述阴阳毒的症状和治疗方法。

原文 → 译文 >>> >

论曰：百合病者，百脉一宗[1]，悉致其病也。意欲食，复不能食，常默默[2]，欲卧不能卧，欲行不能行，饮食或有美时，或有不用闻食臭时，如寒无寒，如热无热，口苦，小便赤，诸药不能治，得药则剧吐利，如有神灵者，身形如和，其脉微数。每溺时头痛者，六十日乃愈；若溺时头不痛，淅然[3]者，四十日愈；若溺快然，但头眩者，二十日愈。其证或未病而预见[4]，或病四五日而出，或病二十日、或一月微见者，各随证治之。

有些观点认为：人身上的血脉，分之有百，合之则同出一源，皆源自心肺，源有病则百脉皆病。

百合病的症状表现为：想要进食，却又吃不下，经常沉默不语，想睡觉又睡不着，想行走又走不动；有时食欲很好，有时又不愿闻到饮食的气味，似乎怕冷，但又没有寒证，似乎发热，但又没有热证；口苦，小便赤红，即使服用许多药物也不能改善病情，服药后甚至出现呕吐或是腹泻得十分厉害，神情恍惚不定，像是被神灵附身一般，但没有明显的症状，只是脉搏稍快。

如果病人在小便时出现头痛的，患病约60天可以好转；如果病人在小便时头不痛，但怕风的，患病约40天可以好转；如果病人在小便时很畅快，只出现头晕的，患病约20天可以好转。

以上这些症状，有的在患病之前就会出现，有的在患病四五天后出现，有的在患病20天或1个月后才稍微出现，在进行治疗时，应当辨证论治。

注释

①百脉一宗：指人体血脉分之可百，但其同归心肺所主则一。“宗”，“本”也，“聚”也之谓。

②默默：指病人精神不振，沉默不语的样子。

③淅然：形容怕风、寒栗的样子。

④预见：见，同“现”，显露的意思。

百合病，发汗后者，百合知母汤主之。

百合知母汤方：

百合（七枚，擘）知母（三两，切）

上先以水洗百合，渍[①]一宿，当白沫出，去其水，更以泉水二升，煎取一升，去滓；别以泉水二升煎知母，取一升，去滓；后合和，煎取一升五合。分温再服。

患百合病，误用发汗法后，导致津液严重亏损的，用百合知母汤主治。

百合知母汤方：

百合（擘）7枚，知母（切）3两。

先用水洗百合，浸泡一夜，出现白沫后，去水，再用泉水2升，煎取1升，去药渣；另用泉水2升，煎知母，取1升，去药渣；混合两种药液，取1升5合，分2次温服。

百合病，下之后者，滑石代赭汤主之。

滑石代赭汤方：

百合（七枚，擘）滑石（三两，碎，绵裹）代赭石（如弹丸大一枚，碎，绵裹）

上先以水洗百合，渍[①]一宿，当白沫出，去其水，更以泉水二升，煎取一升，去滓；别以泉水二升煎滑石、代赭，取一升，去滓；后合和重煎，取一升五合，分温服。

患百合病，误用攻下法而发病的，应该服用滑石代赭汤来治疗。

滑石代赭汤方：

百合（擘）7枚，滑石（碎，绵裹）3两，代赭石（碎，绵裹）如弹丸大1枚。

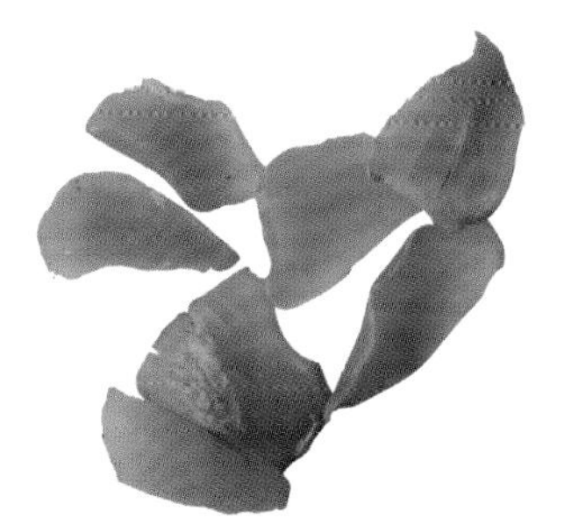

百合

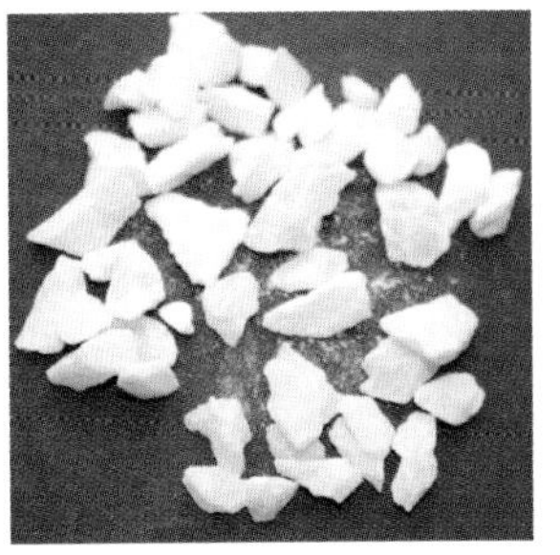

滑石

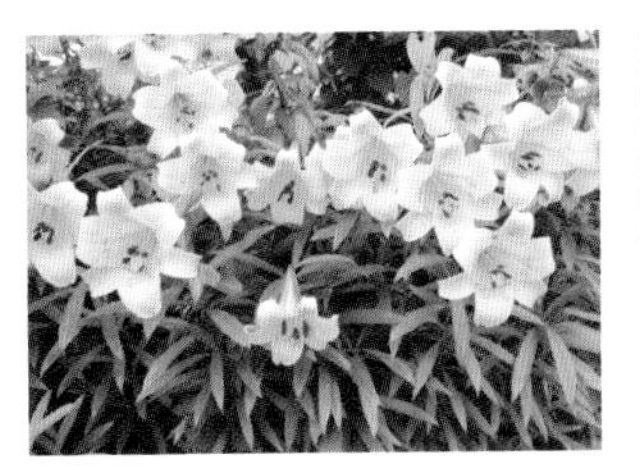

百合

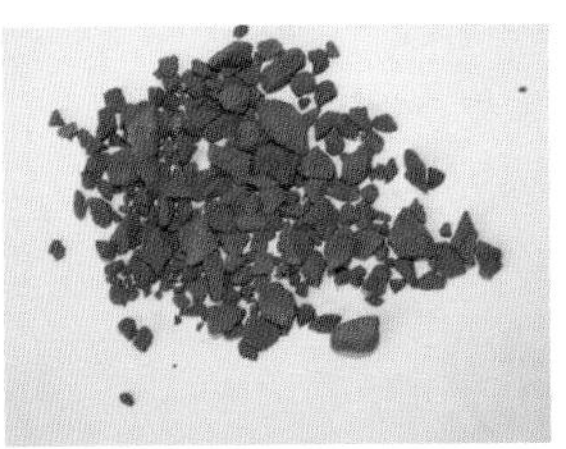

代赭石

先用水洗百合，浸泡一夜，出现白沫后，去水，再用泉水2升，煎煮1升，去药渣；再用泉水2升，煎煮滑石、代赭石，取药液1升，去药渣，混合两种药液后再煎煮，取1升5合，分2次温服。

注释

①渍：药物炮制的方法之一，即将药物浸泡在水中。

百合病，吐之后者，百合鸡子汤主之。

百合鸡子汤方：

百合（七枚，擘）鸡子黄（一枚）

上先以水洗百合，渍一宿，当白沫出，去其水，更以泉水二升，煎取一升，去滓，内鸡子黄，搅匀，煎五分，温服。

患百合病，误用吐法而发病的，应该服用百合鸡子汤治疗。

百合鸡子汤方：

百合（擘）7枚，一枚鸡蛋的蛋黄。

先用水洗百合，浸泡一夜，出现白沫后，去水，再用泉水2升，煎煮取汁1升，去药渣，加入鸡子黄，搅匀，煎煮取5分，温服。

百合病，不经吐、下、发汗，病形如初者，百合地黄汤主之。

百合地黄汤方：

百合（七枚，擘）生地黄汁（一升）

上以水洗百合，渍一宿，当白沫出，出其水，更以泉水二升，煎取一升，去滓，内地黄汁，煎取一升五合，分温再服。中病，勿更服，大便当如漆。

百合病未经过使用催吐、泻下、发汗等方法治疗，而症状表现与第一条所述相同的，应该服用百合地黄汤

治疗。

百合地黄汤方：

百合（擘）7枚，生地黄汁1升。

用水洗百合，浸泡一夜，出现白沫后，去水，再用泉水2升，煎煮取汁1升，去药渣，加入地黄药液煎煮，取1升5合，分2次温服，如病情痊愈就不必再服用，服药后应当排出黑色的大便。

百合病一月不解，变成渴者，百合洗方主之。

百合洗方：

上以百合一升，以水一斗，渍之一宿，以洗身。洗已，食煮饼[①]，勿以盐豉[②]也。

如果患百合病1个月仍不痊愈，反而出现口渴的，应该服用百合洗方治疗。

百合洗方：

用水1斗，浸泡百合一夜，然后煎煮浸泡的百合水，趁热洗浴全身，洗后，进食淡熟面条，不能加豆豉。

注释 >>> >

①煮饼：饼，古代面食的通称。煮饼，《伤寒总病论》谓："煮饼是切面条，汤煮，水淘过，热汤渍食之。"

②盐豉：即豆豉，用盐和豆制成，古时用作调味品。

百合病，渴不差[①]者，栝蒌牡蛎散主之。

栝蒌牡蛎散方：

栝蒌根牡蛎（熬，等分）

右为细末，饮服方寸匕[②]，日三服。

患百合病，口渴不止的，用栝蒌牡蛎散方主治。

栝蒌牡蛎散方：

栝蒌根、牡蛎（熬）等份。

将以上2味药研为细末，每次饮服方寸匕，1日3次。

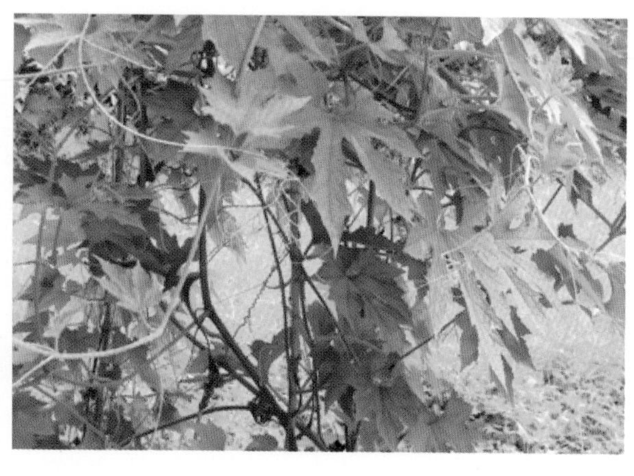

栝蒌

注释 >>> >

①不差：不解。

②方寸匕：匕，曲柄浅斗，形状与现在的羹匙类似。方寸匕，古代量取药末的器具，犹如现在的药匙。一方寸匕的量，为体积正方一寸的容量，其重量因药品的质量而异。

百合病，变发热者，百合滑石散主之。

百合滑石散方：

百合（炙）一两，滑石三两。

上为散，饮服方寸匕，日三服。当微利者，止服，热则除。

患百合病原本不应当发热，如果出现发热的，应当用百合滑石散治疗。

百合滑石散方：

百合（炙）1两，滑石3两。

将药物研为散剂，每次服方寸匕，1日3次，如果小便通利的，表示邪热已经随着小便出而病愈，此时应当停止服用。

百合病见于阴者，以阳法救之；见于阳者，以阴法救之。见阳攻阴，复发其汗，此为逆；见阴攻阳，乃复下之，此亦为逆。

患百合病，如果出现阴寒证，应该用温阳散寒法；如果出现阳热证，则应该用滋阴清热法。

如果出现阳热证，反用温阳散寒法治疗，又再发其汗，属于逆治（误治）；如果出现阴寒证，却用滋阴清热法治疗，又服用泻下药，这也属于逆治（误治）。

养生大攻略

百合病的食疗方

百合鸡蛋糖水

【原料】百合30克，鸡蛋1个，白糖适量。

【制法】先将百合煲熟，后加入鸡蛋和白糖，至蛋熟。

【用法】直接服用。

【应用】各种类型的百合病。

糯米小麦粥

【原料】糯米、小麦各50克。

【制法】将糯米和小麦共煲成粥。

【用法】加白糖调味服食。

【应用】各种类型的百合病。

原文 → 译文 >>> >

狐惑之为病，状如伤寒，默默欲眠，目不得闭，卧起不安，蚀[①]于喉为惑，蚀于阴[②]为狐，不欲饮食，恶闻食臭，其面目乍赤、乍黑、乍白。蚀于上部[③]则声喝[④]，甘草泻心汤主之。

甘草泻心汤方：

甘草（四两）黄芩人参干姜（各三两）黄连一两大枣（十二枚）半夏（半斤）

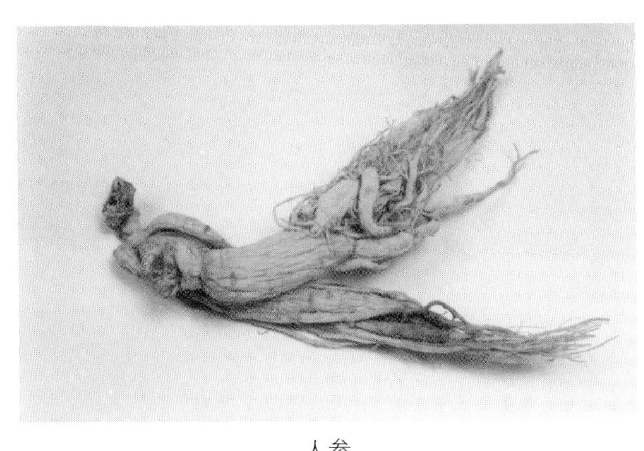

人参

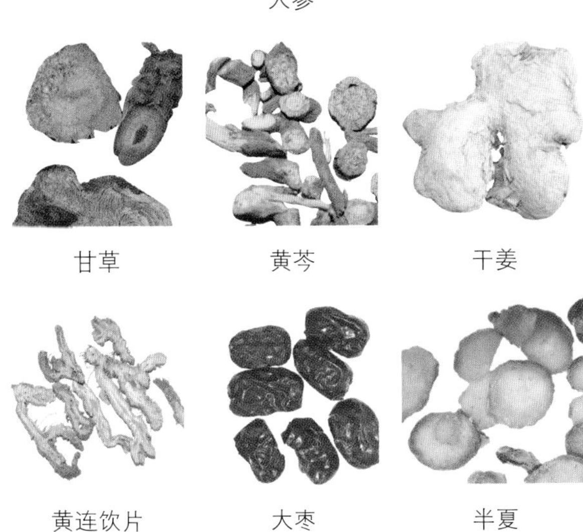

甘草　　黄芩　　干姜

黄连饮片　　大枣　　半夏

上七味，水一斗，煮取六升，去滓，再煎。温服一升，日三服。

患狐惑病，症状表现与伤寒病很类似，病人沉默想睡，却不能闭目安眠，睡卧时又想起身，神情不安。

虫毒侵蚀于上部咽喉的称为惑，侵蚀于下部前后二阴的称为狐。病人不想吃东西，很怕闻到饮食的气味；同时面色及眼睛的颜色也变化无常，有时红，有时黑，有时白。

如果腐蚀于咽喉，就会出现声音嘶哑。应当服用甘草泻心汤治疗。

甘草泻心汤方：

甘草 4 两，黄芩、人参、干姜各 3 两，黄连 1 两，大枣 12 枚，半夏 0.5 斤。

将以上 7 味药，用水 1 斗，煮取 6 升，去药渣，再煎煮，每次温服 1 升，1 日 3 次。

注释 >>>

①蚀：即腐蚀。

②阴：指的是肛门和生殖器前后二阴。

③上部：指的是喉部。

④声喝：指说话声音嘶哑或噎塞不利。

蚀于下部则咽干，苦参汤洗之。

苦参汤方：

苦参（一升）

以水一斗，煎取七升，去滓，熏洗，日三服。

虫毒腐蚀于前阴部，就会出现咽喉干燥，用苦参汤外洗。

苦参汤方：

苦参 1 升。

将药物用水 1 斗，煎取 7 升，去药渣，熏洗前阴部，1 日 3 次。

蚀于肛者，雄黄熏之。

雄黄熏方

雄黄

上一味为末，筒瓦二枚合之，烧，向肛熏之。

《脉经》云：病人或从呼吸上蚀其咽，或从下焦蚀其肛阴，蚀上为惑，蚀下为狐，狐惑病者，猪苓散主之。

腐蚀于肛门的，用雄黄外熏。

雄黄熏方：

雄黄。

将药研为细末，用筒瓦 2 枚扣合成为圆形，朝着肛门部位熏烤。

《脉经》云：病人或者从上呼吸道腐蚀咽喉，或者从下腐蚀肛阴。侵蚀上部的称为惑，侵蚀下部的称为狐，患狐惑病的，可以服用猪苓散治疗。

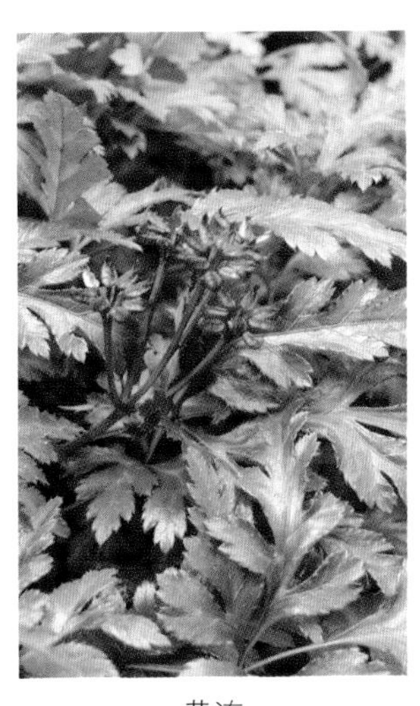

黄连

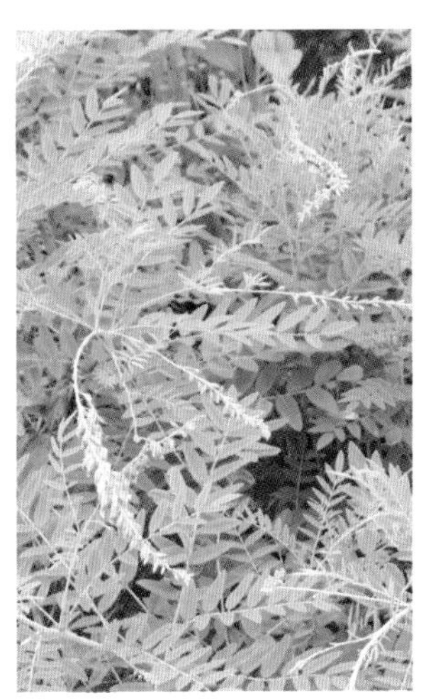

苦参

养生大攻略

1. 狐惑病的食疗方

赤小豆当归散

【原料】赤小豆 30 克，当归 6 克，北芪 30 克，清水三碗。

【制法】将赤小豆、当归、北芪用水煎成大半碗。

【用法】每日服用。

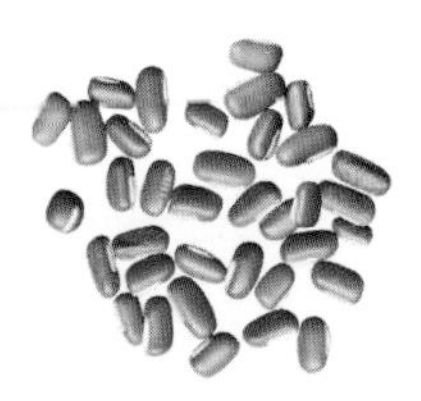
赤小豆

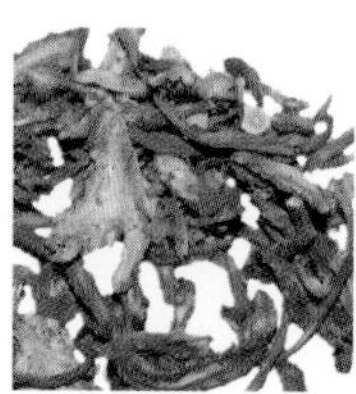
当归

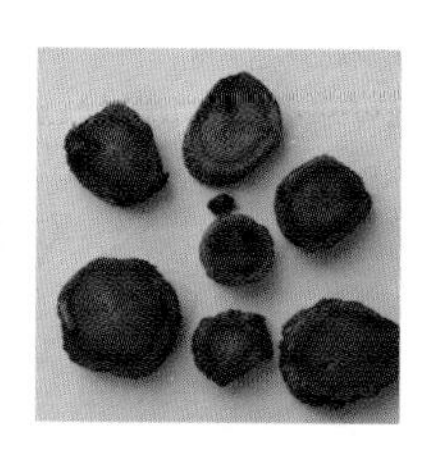
北芪

【功效】清热解毒，排脓活血，祛瘀生新。

【应用】适用于中后期狐惑病。

2. 狐惑病的针灸疗法

【穴位】取太冲、足三里、阳陵泉，配关元、三阴交。

【操作方法】太冲、阳陵泉用泻法并留针 10 分钟。足三里、关元、三阴交用补法，亦留针 10 分钟。每日一次，10 次为一疗程。

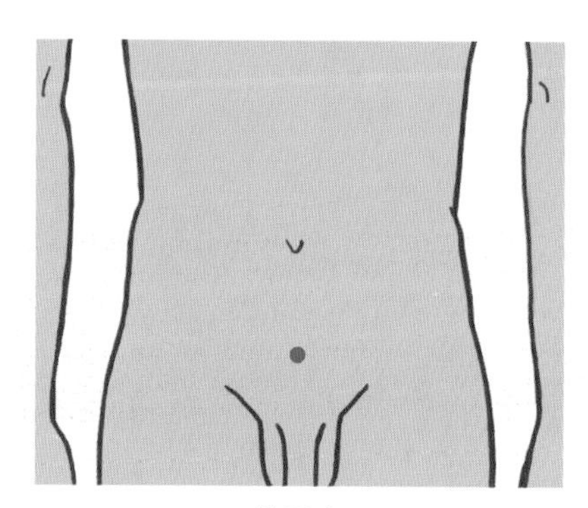
关元穴

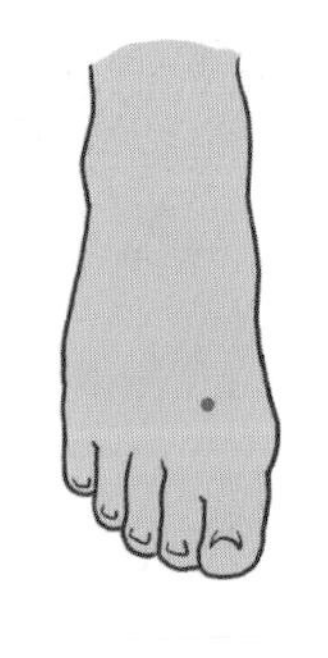
太冲穴

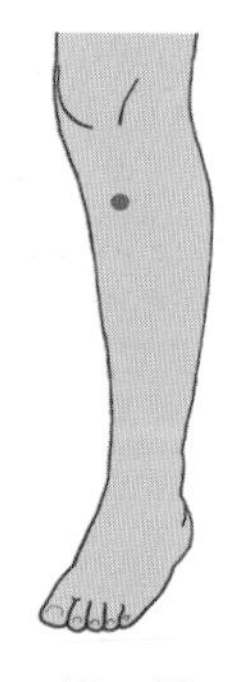
足三里

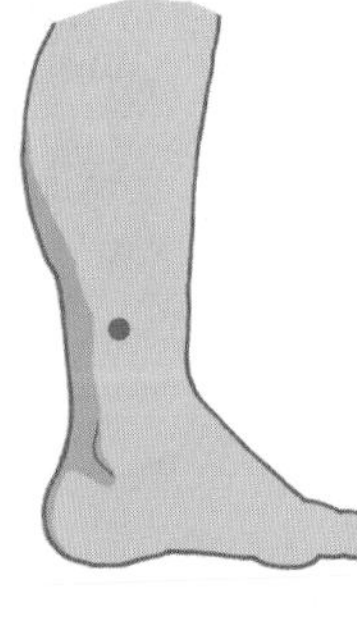
三阴交

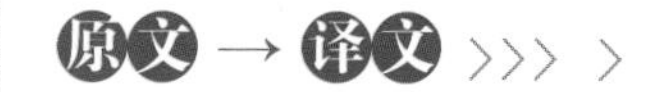

原文 → 译文

病者脉数，无热[1]，微烦，默默但欲卧，汗出，初得之三四日，目赤如鸠眼[2]；七八日，目四眦[3]黑。若能食者，脓已成也，赤豆当归散主之。

赤豆当归散方

赤小豆（三升，浸令芽出，曝干）当归（三两）

上二味，杵为散，浆水[4]服方寸匕，日三服。

病人出现数脉，没有发热，感觉稍微烦躁，沉默无语，只想睡觉，身体出汗。初得病的三四天，双眼红得像斑鸠的眼睛一样，等到七八天时，两眼的内、外眦变黑；如果此时能吃东西，表示热毒蕴结于血分而形成为痈脓。应

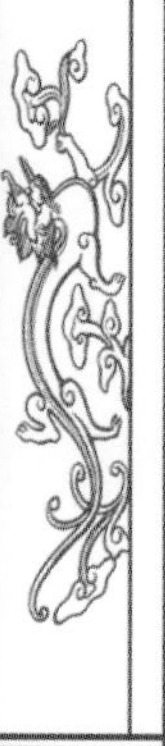

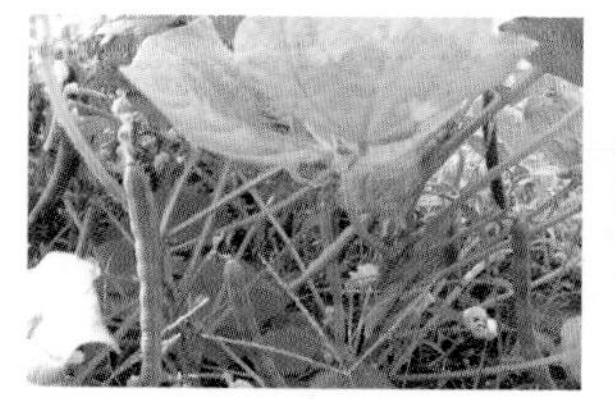
赤小豆

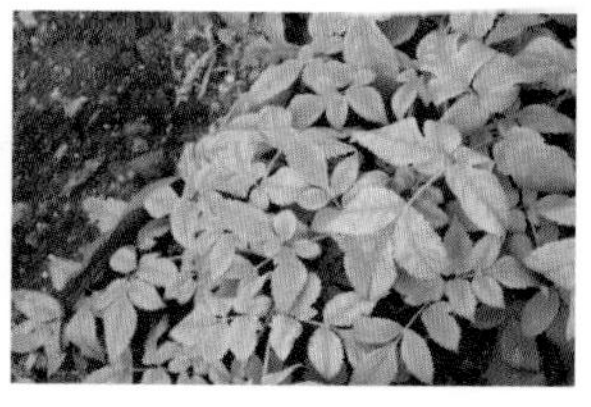
当归

当服用赤小豆当归散治疗。

赤豆当归散方：

赤小豆（浸，令芽出，曝干）3 升，当归 3 两。

以上 2 味药，捣碎为散剂，每次用浆水服方寸匕，1 日 3 次。

注释

①无热：指无寒热。

②鸠眼：鸠，鸟名，《说文》“鸠，俗称斑鸠，其目色赤。

③四眦：指两眼内外眦。

④浆水：浆，酢也，《本草纲目》称浆水又名酸浆。嘉谟云：“炊粟米熟，投冷水中，浸五、六日，味酸，生白花，色类浆，故名。”此法现已少用。

阳毒之为病，面赤斑斑如锦纹[1]，咽喉痛，唾脓血。五日可治，七日不可治。升麻鳖甲汤主之。

阴毒之为病，面目青，身痛如被杖[2]，咽喉痛。五日可治，七日不可治。升麻鳖甲汤去雄黄、蜀椒主之。

升麻鳖甲汤方：

升麻（二两）当归（一两）蜀椒（炒去汗[3]，一两）甘草（二两）鳖甲（手指大一片，炙）雄黄（半两，研）

上六味，以水四升，煮取一升，顿服之。老少再服，取汗。（《肘后》《千金方》：阳毒用生麻汤，无鳖甲，有桂；阴毒用甘草汤，无雄黄。）

患阳毒病，症状表现为：脸部出现红色斑点，像锦

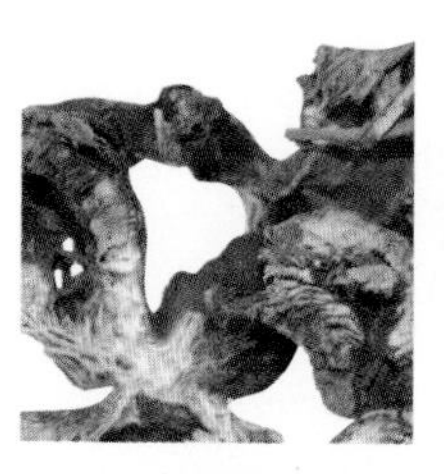
升麻

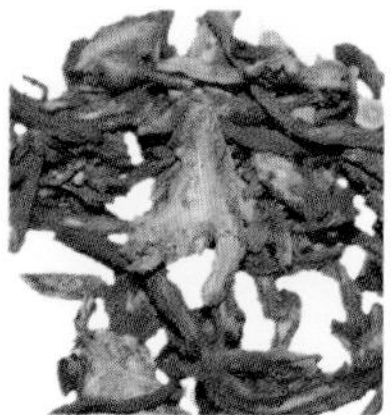
当归

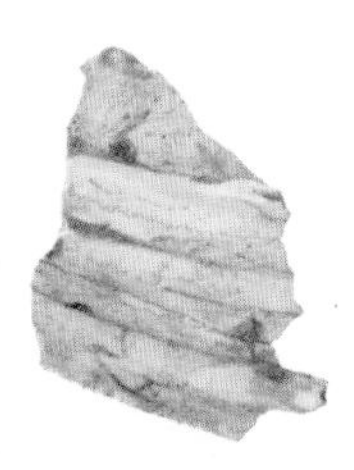
鳖甲

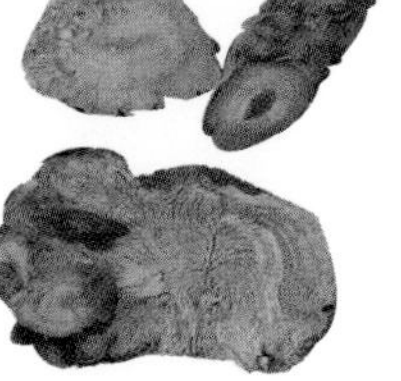
甘草

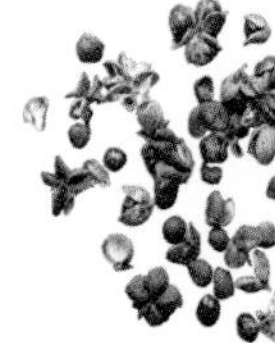
蜀椒

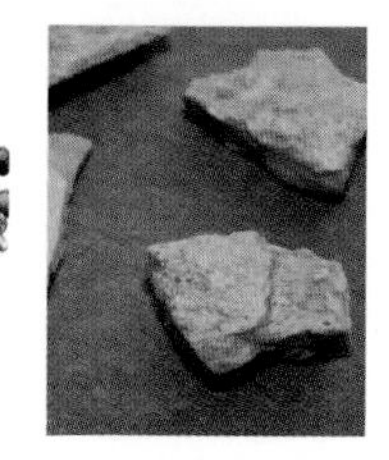
雄黄

纹一般，咽喉疼痛，吐脓血。

如果病情只有5天以内则容易治疗，如果超过7天以上，就很难治愈。用升麻鳖甲汤治疗。

患阴毒病，症状表现为：脸部及双眼发青，全身疼痛像是被棍子打一般，咽喉疼痛。

如果病情只有5天以内则容易治疗，如果超过7天以上，就很难治愈。应当服用升麻鳖甲汤去雄黄、蜀椒治疗。

升麻鳖甲汤方：

升麻2两，当归1两，蜀椒（炒去汗）1两，甘草2两，鳖甲（炙）手指大一片，雄黄（研）0.5两。

将以上6味药，用水4升，煎煮取1升，顿服，老人、小儿可分2次服。使身体出汗。

注释

①锦纹：本指华丽的花纹。此处形容面部有赤色的斑块，就像锦纹一样。

②身痛如被杖：杖，拷打的意思。这句话形容身体疼痛得就像受过拷打一样难忍。

③去汗：即去水、去油。

疟病脉证并治第四

本篇精华

1. 论述疟病的脉象；
2. 论述疟病的三种证型的不同表现；
3. 论述疟病的治疗方法。

师曰：疟，脉自弦，弦数者多热，弦迟者多寒。弦小紧者下之差，弦迟者可温之，弦紧者可发汗、针灸也。浮大者可吐之，弦数者风发[1]也，以饮食消息[2]止之。

老师说：患疟病，大多出现弦脉，脉象弦数的表示发热，脉象弦迟的表示恶寒。

在治疗时，脉象弦小紧的，应当用攻下法治疗；脉象弦迟的，应当用温法治疗；脉象弦紧的，应当用汗法、针灸治疗；脉象浮大的，应当用吐法治疗；对于因感受风邪而发热，以及脉象弦数的，应当用饮食调理法治疗。

注释

①风发：“风”，泛指邪气。因风为阳邪，易于化热，因此，此处的“风发”，实指热盛之疟病。

②消息：意为斟酌。

病疟，以月一日发，当以十五日愈；设不差，当月尽解。如其不差[1]，当云何？师曰：此结为癥瘕[2]，名曰疟母，急治之，宜鳖甲煎丸。

鳖甲煎丸方：

鳖甲（十二分，炙）乌扇（三分，烧）黄芩（三分）柴胡（六分）鼠妇（三分，熬）干姜（三分）大黄（三分）芍药（五分）桂枝（三分）葶苈（一分，熬）石苇（三分，去毛）厚朴（三分）牡丹（五分，去心）瞿麦（二分）紫葳（三分）半夏（一分）人参（一分）䗪虫（五分，熬）阿胶（三分，炙）蜂窠（四分，熬）赤硝（十二分）蜣螂（六分，熬）桃仁（二分）

上二十三味，为末，取锻灶下灰一斗，清酒一斛五斗，浸灰，候酒尽一半，着鳖甲于中，煮令泛烂如胶漆，绞取汁，内诸药，煎为丸，如梧子大。空心服七丸，日三服。

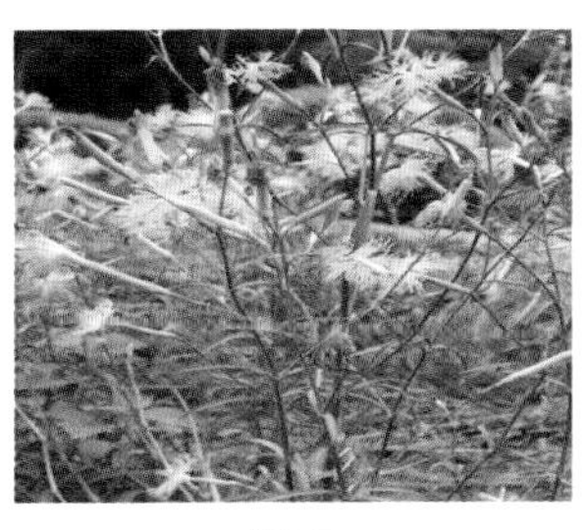

瞿麦

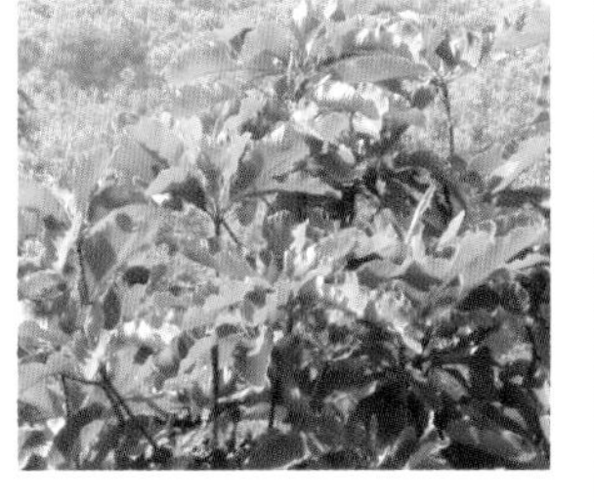

厚朴

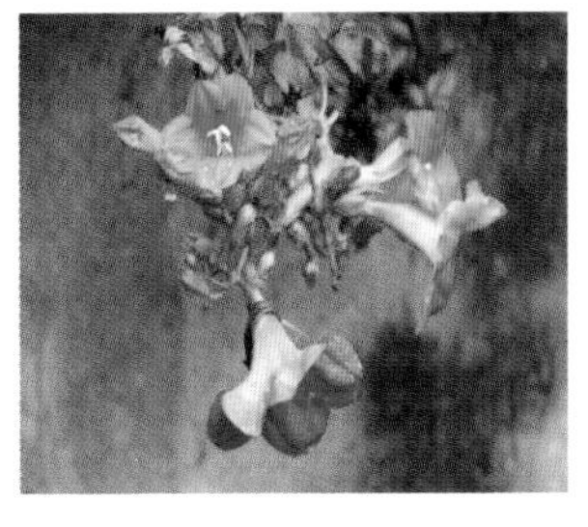

紫葳

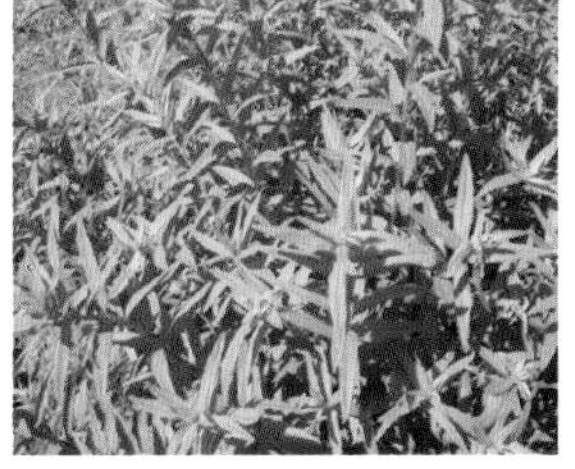

黄芩

患疟病，如果是在每月的初一发病的，治疗15天，就应当痊愈；否则，再过15天也应当痊愈；如果整整一个月仍不能痊愈的，这是什么原因呢？

老师说：这是由于疟邪与淤血纏结于胁下，形成痞块，称为疟母，应当立即治疗，可以服用鳖甲煎丸治疗。

鳖甲煎丸方：

鳖甲（炙）12分，乌扇（烧）3分，黄芩3分，柴胡6分，鼠妇（熬）3分，干姜3分，大黄3分，芍药5分，桂枝3分，葶苈（熬）1分，石苇（去毛）3分，厚朴3分，牡丹（去心）5分，瞿麦2分，紫威3分，半夏1分，人参1分，䗪虫（熬）5分，阿胶（炙）3分，蜂窠（熬）4分，赤硝12分，蜣螂（熬）6分，桃仁2分。

将以上23味药研为细末，取锻铁灶下的灰1斗，米酒1斛5斗，浸灰，等到酒耗尽一半时，加入鳖甲，煎煮成黏稠如胶漆状，绞取汁，再加入其他药末，熬炼成丸如梧桐子大小。空腹每次服7丸，1日3次。

注释 >>>

①不差：没有痊愈。

②癥瘕：概指腹中的痞块。癥，指的是腹中积块，坚硬不移；瘕，指的是腹中痞块，时聚时散。这里实着眼于癥。

师曰：阴气孤绝，阳气独发，则热而少气烦冤[①]，手足热而欲呕，名曰瘅疟[②]。若但热不寒者，邪气内藏于心，外舍分肉之间，令人消铄[③]脱肉。

老师说：平素阴虚阳盛的人，津液极为亏损，而邪热独盛，表现为高热、呼吸气短，心烦不舒，手足心热而想吐，称为瘅疟。如果只发热而不怕冷的，表示邪热侵入于脏腑，邪热同时又蒸熏体表，内外热盛，表里皆炽所致，因而容易使人消瘦。

注释 >>>

①烦冤：即烦闷不舒。

②瘅疟：《广韵》"瘅，火起貌"，通"燀"，意为炽热、炎热。瘅疟指邪热炽盛，只热不寒的一种疟病。

③消铄：意即消损。

温疟者，其脉如平，身无寒但热，骨节疼烦，时呕，白虎加桂枝汤主之。

白虎加桂枝汤方：

知母（六两） 甘草（二两，炙） 石膏（一斤） 粳米（二合） 桂枝（去皮，三两）

上剉，每五钱，水一盏半，煎至八分，去滓。温服，汗出愈。

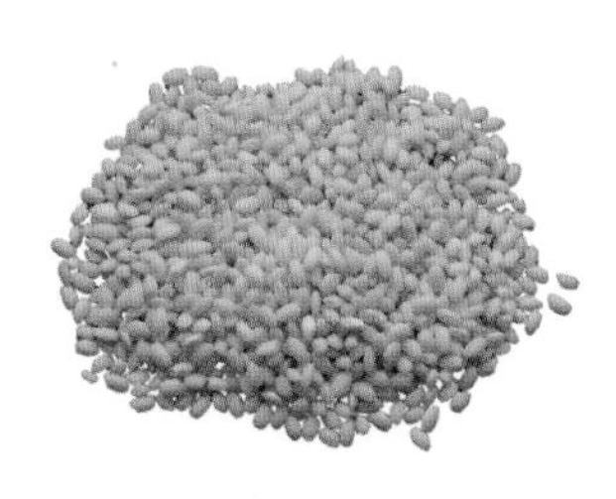

粳米

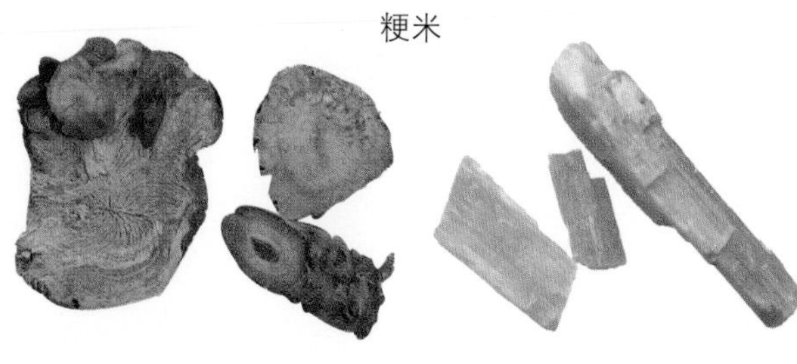

甘草 石膏

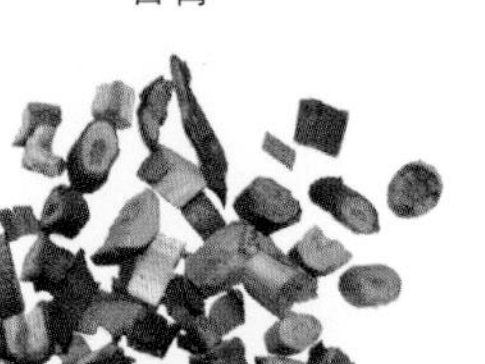

知母 桂枝

患温疟，症状表现为：脉象平和，只发热而不怕冷，关节疼痛，时时呕吐。应当服用白虎加桂枝汤治疗。

白虎加桂枝汤方：

知母 6 两，甘草（炙）2 两，石膏 1 斤，粳米 2 合，桂枝（去皮）3 两。

将以上 5 味药研细碎，每次用 5 钱，水一盏半，煎至 8 分，去药渣，温服，汗出则病愈。

疟多寒者，名曰牝疟[①]，蜀漆散主之。

蜀漆散方：

蜀漆（烧去腥） 云母（烧二日夜） 龙骨（等分）

上三味，杵为散，未发前，以浆水服半钱。温疟加蜀漆半分，临发时，服一钱匕。

患疟病，出现寒多热少的，称为牝疟，应当服用蜀漆散治疗。

蜀漆散方：

蜀漆（烧去腥）、云母（烧二日夜）、龙骨各等份。

将以上 3 味药，捣成细末，在疟疾未发病前 1 ~ 2 小时，用浆水服半钱。温疟加蜀漆半分，在疟病将要发作时服用一钱匕。

注释 >>>

①牝疟：牝本指雌性鸟兽。此处指以寒为主的一种疾病。《医方考》云："牝，阴也，无阳之名，故多寒名牝疟。"

附《外台秘要》方

牡蛎汤：治牝疟。

牡蛎（四两，熬） 麻黄（四两，去节） 甘草（二两） 蜀漆（三两）

上四味，以水八升，先煮蜀漆、麻黄，去上沫，得六升，内诸药，煮取二升，温服一升。若吐，则勿更服。

附《外台秘要》方

牡蛎汤：治疗牝疟。

牡蛎（熬）4 两，麻黄（去节）4 两，甘草 2 两，蜀漆 3 两。

以上 4 味药，用水 8 升，先煎蜀漆、麻黄，去水面上白沫，取药液 6 升，加入牡蛎、甘草，煮取 2 升，温服 1 升。如果出现呕吐，就不能再服用。

《外台》柴胡去半夏加栝蒌汤：治疟病发渴者，亦治劳疟[①]。

柴胡（八两） 人参 黄芩 甘草（各三两） 栝蒌根（四两） 生姜（二两） 大枣（十二枚）

上七味，以水一斗二升，煮取六升，去滓，再煎取三升。温服一升，日二服。

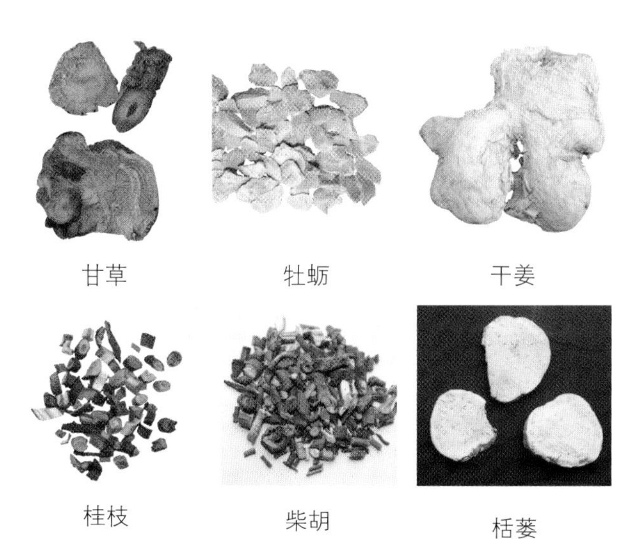

甘草　牡蛎　干姜

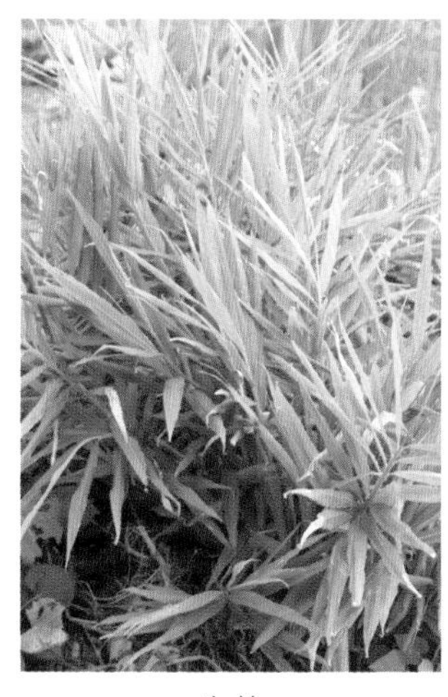

桂枝

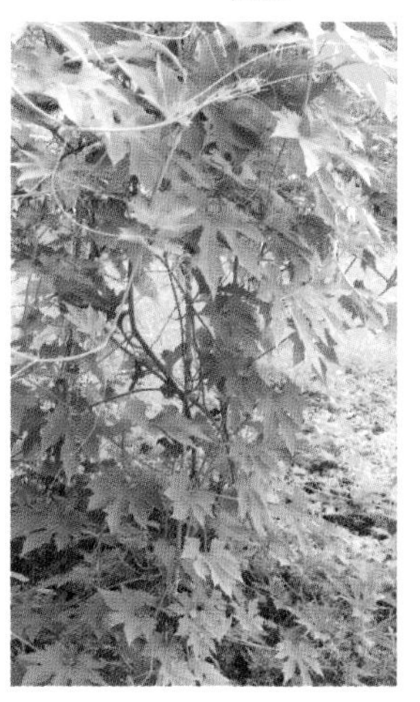

柴胡

栝蒌

生姜　栝蒌

《外台》柴胡去半夏加栝蒌汤：治疗因疟病而口渴的患者，也治劳疟。

柴胡8两，人参、黄芩、甘草各3两，栝蒌根4两，生姜2两，大枣12枚。

以上7味药，用水1斗2升，煮取6升，去药渣，再煎取3升。趁热服下1升，每日服用2次。

注释

①劳疟：指久疟不愈，反复发作，以致气血虚弱之疟病。

《外台》柴胡桂姜汤：治疟寒多，微有热，或但寒不热。（服一剂如神）

柴胡（半斤）桂枝（三两，去皮）干姜（二两）栝蒌根（四两）黄芩（三两）牡蛎（三两，熬）甘草（二两，炙）

上七味，以水一斗二升，煮取六升，去滓，再煎取三升。温服一升，日三服。初服微烦，复服汗出便愈。

《外台》柴胡桂姜汤：治疟疾之寒多热少，或只出现恶寒不发热，服一剂即药效如神。

柴胡半斤，桂枝（去皮）3两，干姜2两，栝蒌根4两，黄芩3两，牡蛎（熬）3两，甘草（炙）2两。

以上7味药，用水1斗2升，煮取药液6升，去药渣，再煎取3升，趁热服用1升，每日3次。

开始服药时会出现轻微的烦躁，可以继续服药，使身体汗出则病情能愈。

中风历节病脉证并治第五

本篇精华

1. 论述中风病的起因、脉证及治疗方法；
2. 论述历节病的病因病机、脉证及治疗方法。

原文→译文

夫风之为病，当半身不遂[①]，或但臂不遂者，此为痹[②]。脉微而数，中风使然。

患中风病，表现为半身不能随意活动，如果出现一侧手臂不能随意活动的，属于痹证。脉象微而数的，属于中风病的脉象。

注释

①半身不遂：指一侧肢体不能随意活动。

②痹：指中风病机，经络血脉气血不通。

寸口脉浮而紧，紧则为寒，浮则为虚，寒虚相搏，邪在皮肤。浮者血虚，络脉空虚，贼邪不泻[①]，或左或右，邪气反缓，正气即急，正气引邪，㖞僻不遂[②]。

邪在于络，肌肤不仁；邪在于经，即重不胜[③]；邪入于腑，即不识人；邪入于脏，舌即难言[④]，口吐涎。

寸口脉出现浮紧的脉象，紧脉表示为感受寒邪，浮脉表示为卫气不足的虚证，这是由于寒邪与虚损的正气相争，寒邪胜故留滞于肌肤。

浮脉是因为血虚，导致络脉空虚，以致外邪留滞不去，乘虚留于身体的左侧或右侧，受邪的一侧，由于络脉痹阻，因此松弛不用；而健康的一侧，则气血运行正常，因此反而显得比较紧张拘挛；由于健康的一侧牵引病邪，因此出现口眼向健康的一侧歪斜。

如果邪气侵犯络脉，导致肌肤失养，就会出现肌肤麻木不仁；如果邪气侵犯经脉，导致肢体失养，则会出现肢体沉重无力；如果邪气侵犯入腑，导致神明失养，就会出现神志不清；如果邪气侵犯入脏，由于阴脉皆连于舌本，脏气不能达于舌下，则会出现口流涎水，不能说话。

注释

①贼邪不泻：贼邪指伤人之邪气，如风邪、寒邪等。不泻是指邪气留于经络血脉，不能排出。

②僻不遂：指口眼歪斜，不能随意运动。

③重不胜：指肢体重滞，不易举动。

④舌即难言：谓舌强，语言不清。

养生大攻略

中风防治食谱

黄芪炖南蛇肉

【原料】黄芪50克，南蛇肉200克，生姜3片，油、盐各适量。

【制法】将蛇肉洗净，切段，与黄芪、生姜同放入炖锅内，加水适量，炖熟，入油盐调味。

【功效】益气活血通络。

【用法】食蛇肉饮汤，每周2次。

【应用】中风出现半身不遂者。

黄芪桃仁粥

【原料】黄芪50克，桃仁10克，地龙2克，大米100克，白糖适量。

【制法】地龙焙干研末，煎煮黄芪、桃仁、去渣取汁，以汁煮粥、粥成入地龙末、白糖，调匀。

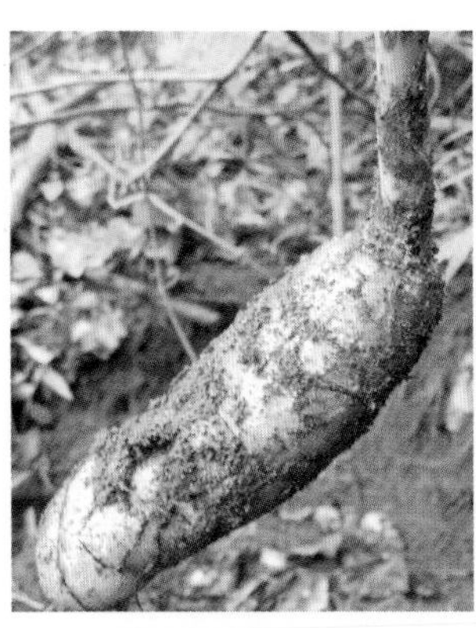

天麻

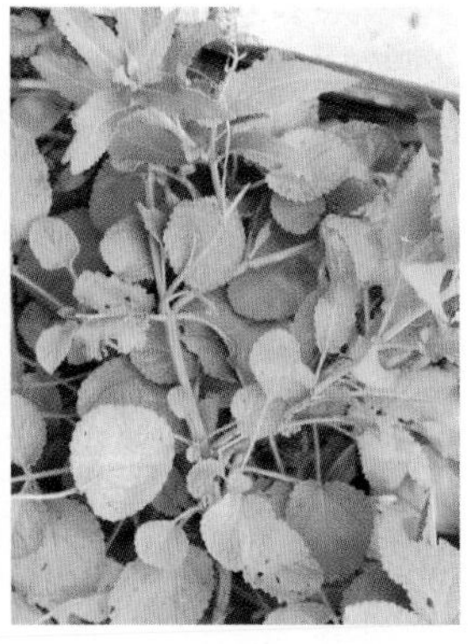

丹参

【功效】活血通络，益气化瘀。

【用法】每日食用1次，常服。

【应用】于中风恢复期。

人参薤白粥

【原料】人参10克，薤白12克，鸡蛋（去黄）1个，小米50克。

【制法】先将人参打碎，加水用文火煎汤，然后入小米煮粥，将熟时，下鸡蛋清及薤白，煮熟。

【功效】益气通阳，豁痰祛风。

【用法】早晚分2次服食。

【应用】中风后遗症。

天麻菊花饮

【原料】天麻10克，杭菊花15克。

【制法】天麻切片，加水先煮10分钟，再入菊花同煮，去渣取汁。

【功效】清肝息风。

【用法】代茶频服。

【应用】肝风内动引起的中风。

原文→译文

侯氏黑散：治大风[1]，四肢烦重[2]，心中恶寒不足者。

菊花（四十分）白术（十分）细辛（三分）茯苓（三分）牡蛎（三分）桔梗（八分）防风（十分）人参（三分）矾石（三分）黄芩（五分）当归（三分）干姜（三分）芎䓖（三分）桂枝（三分）

上十四味，杵为散，酒服方寸匕，日一服。初服二十日，温酒调服。禁一切鱼肉大蒜，常宜冷食，六十日止，即药积在腹中不下也，热食即下矣，冷食自能助药力。

侯氏黑散：治疗风邪侵犯人体，出现四肢沉重，虚寒的病证。

菊花40分，白术10分，细辛3分，茯苓3分，牡蛎3分，桔梗8分，防风10分，人参3分，矾石3分，黄芩5分，当归3分，干姜3分，芎䓖3分，桂枝3分。

将以上14味药，捣为散。每次用酒冲服方寸匕，1日1次。开始服药的前20天，以温酒调服。禁食一切鱼、肉、大蒜。平时应当吃偏凉的食物，一直到60天才停止，如果药物积聚在腹中不消化，吃偏热的食物即能降下，而偏凉的食物能帮助药力。

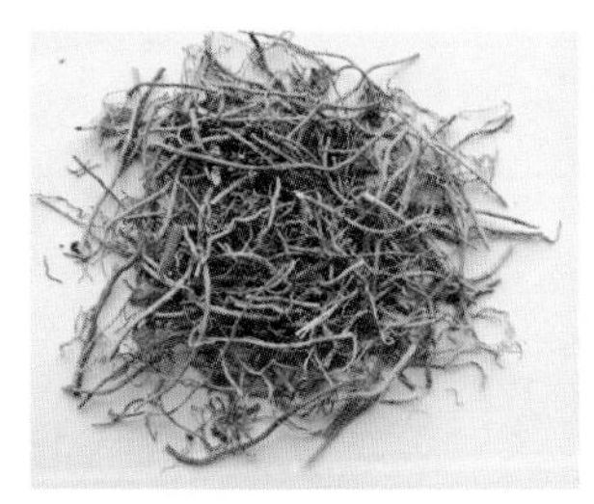

细辛

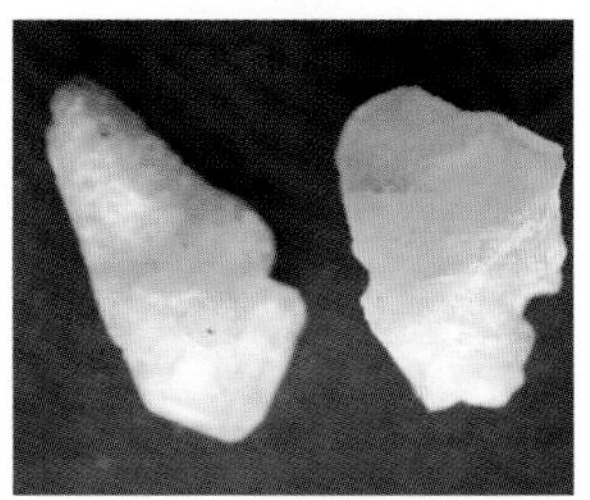

矾石

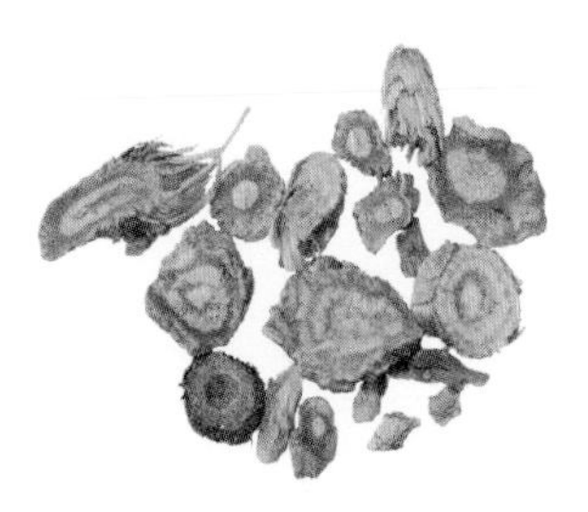

防风

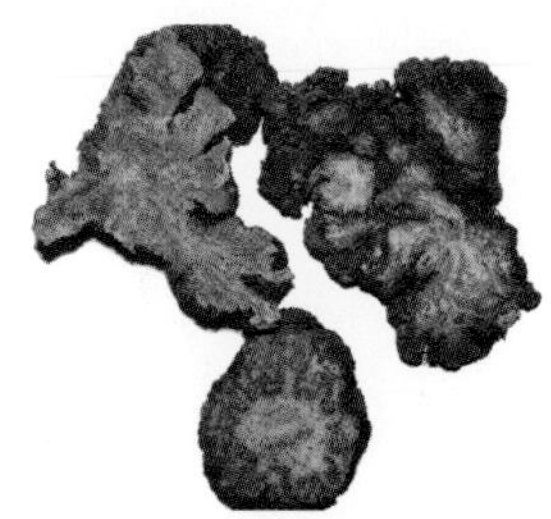

川芎

桔梗

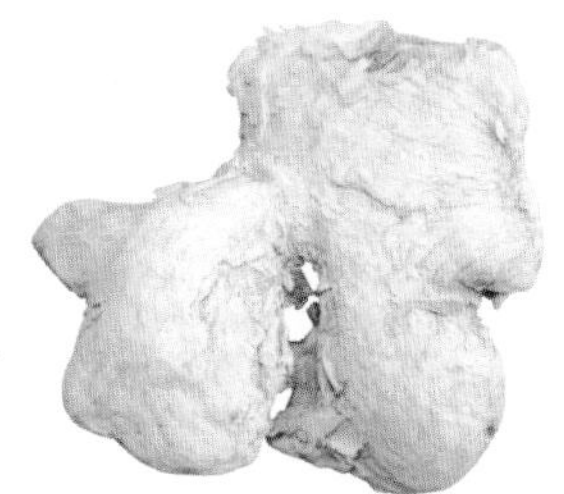

干姜

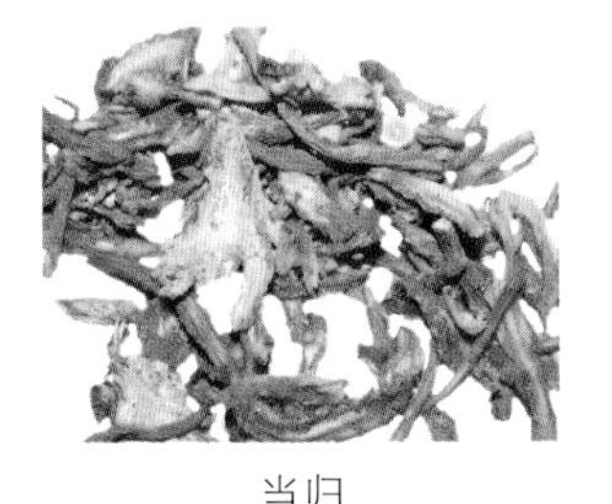
当归

黄芩

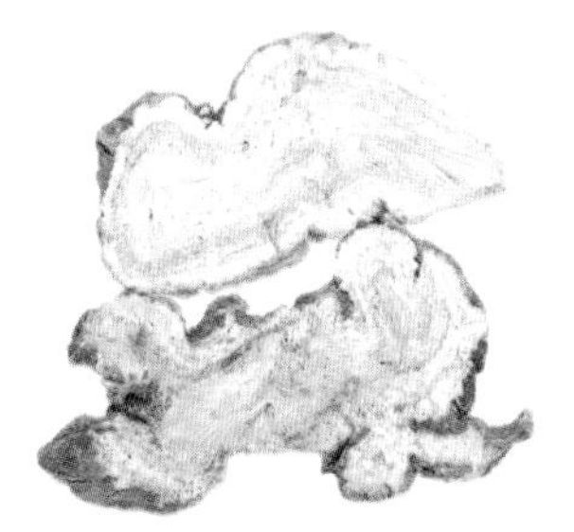
白术

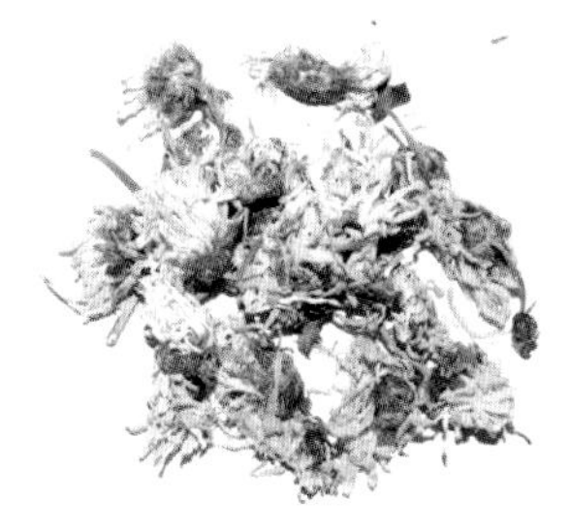
菊花

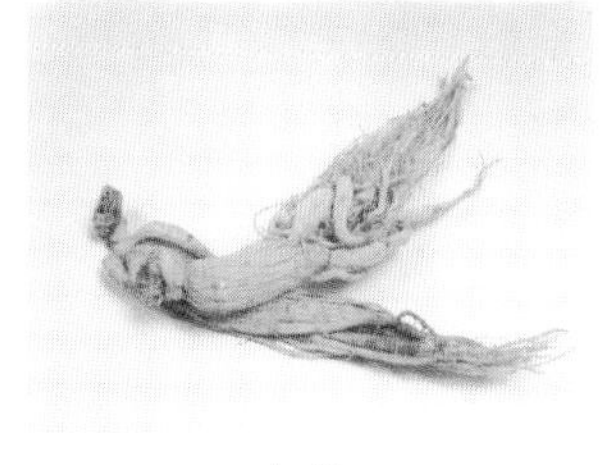
人参

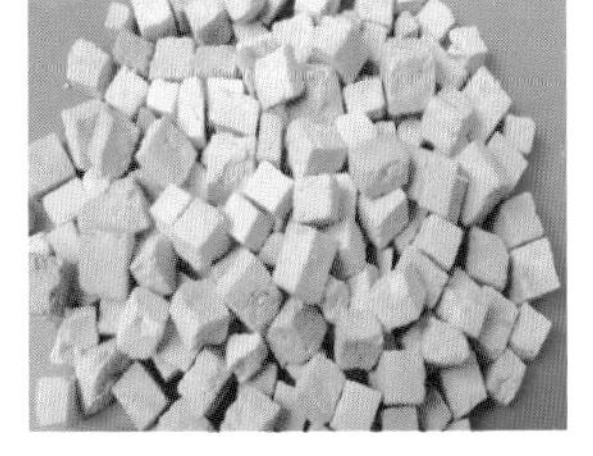
茯苓

注释 >>>

①大风：古代证侯名。
②烦重：烦，甚也。烦重，形容四肢极其沉重。

寸口脉迟而缓，迟则为寒，缓则为虚，荣缓则为亡血[1]，卫缓则为中风。邪气中经，则身痒而瘾疹[2]。心气不足[3]，邪气入中[4]，则胸满而短气。

如果寸口部出现迟缓的脉象，迟脉表示为寒，缓脉表示虚。营阴亏虚是由于失血过多，卫气亏虚则是由于风邪损伤所致。如果风寒邪气乘虚侵入经脉，就会出现全身痒而发为瘾疹；如果心气不足，又感受邪气，就会出现胸部胀满和短气。

注释 >>>

①亡血：此处指的是血虚。
②瘾疹：风疹类疾病，由邪气闭于肌表，故时发时止。
③心气不足：指胸中心肺正气不足。
④入中：指邪气内传，伤于脏腑。

风引[1]汤：除热瘫痫[2]。
大黄 干姜 龙骨（各四两）桂枝（三两）甘草 牡蛎（各二两）寒水石 滑石 赤石脂 白石脂 紫石英 石膏（各六两）
上十二味，杵，粗筛，以韦囊[3]盛之，取三指撮，井花水[4]三升，煮三沸，温服一升。

风引汤方：治疗热性瘫痪和癫痫病。

大黄、干姜、龙骨各4两，桂枝3两，甘草、牡蛎各2两，寒水石、滑石、赤石脂、白石脂、紫石英、石膏各6两。

将以上12味药，捣碎，粗筛，装于皮革药袋中存放。取三指撮，井泉水3升，煮三沸，温服1升。

注释 >>>

①风引：风痫掣引，俗称抽搐。
②瘫痫：瘫，即俗称的风瘫，指半身不遂。痫，指的是癫痫。
③韦囊：古时用皮革制成的药袋。
④井花水：清晨最先汲取的井泉水。

防己地黄汤：治病如狂状，妄行，独语不休，无寒热，其脉浮。
防己（一分）桂枝（三分）防风（三分）甘草（二分）
上四味，以酒一杯，浸之一宿，绞取汁，生地黄二斤，㕮咀，蒸之如斗米饭久，以铜器盛其汁，更绞地黄汁，和，分再服。

防己地黄汤方：治疗狂病，胡言乱语，喋喋不休，脉浮，

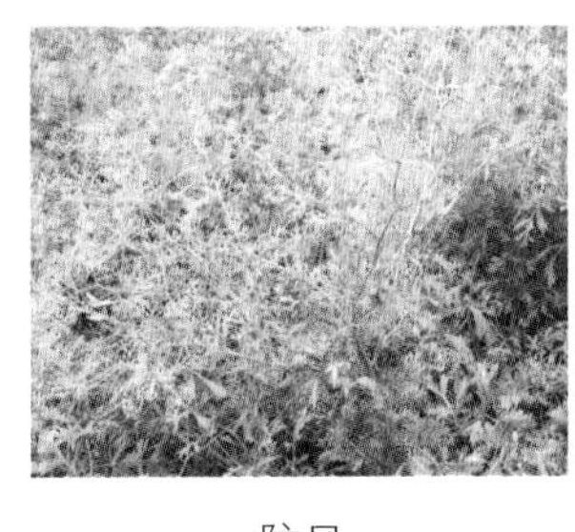
防风

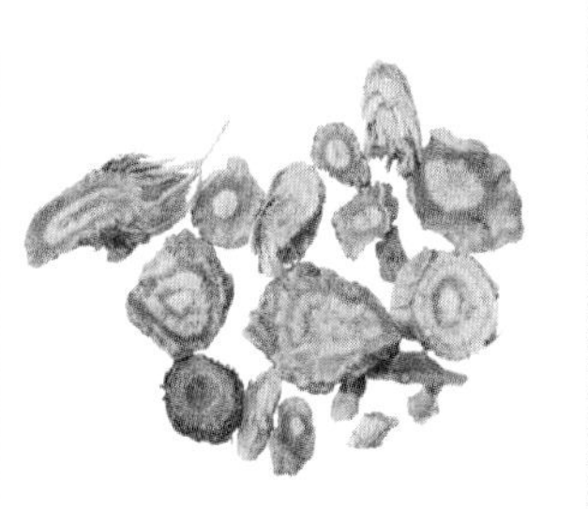
防风

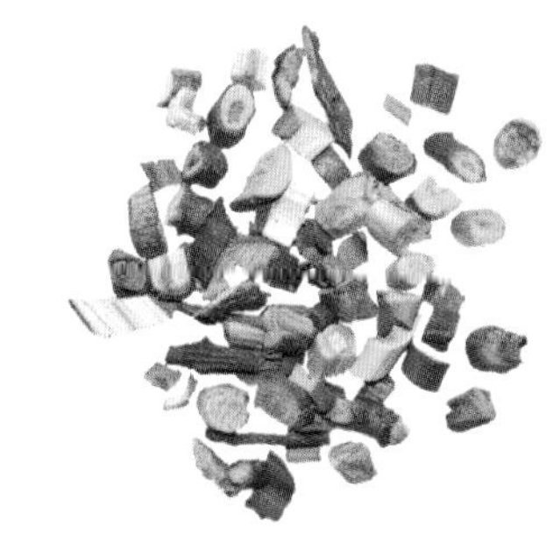
桂枝

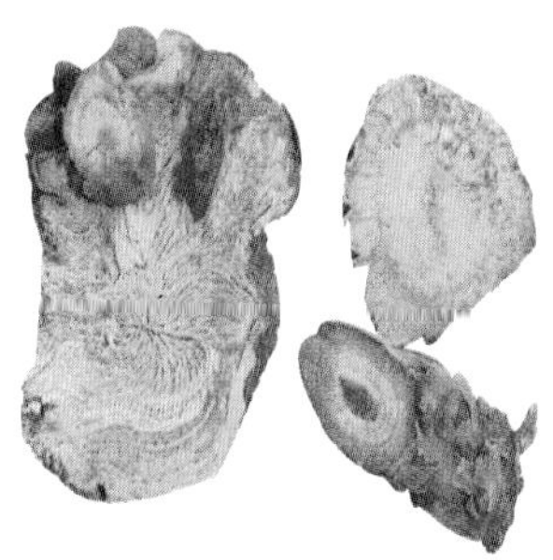
甘草

但没有出现恶寒发热的病证。

防己1钱，桂枝3钱，防风3钱，甘草2钱。

将以上4味药，用酒1杯，浸泡1夜，绞取汁；生地黄2斤，切碎，蒸1斗米饭的时间；用铜器装药汁，再绞生地黄汁，将药液混合，分2次服用。

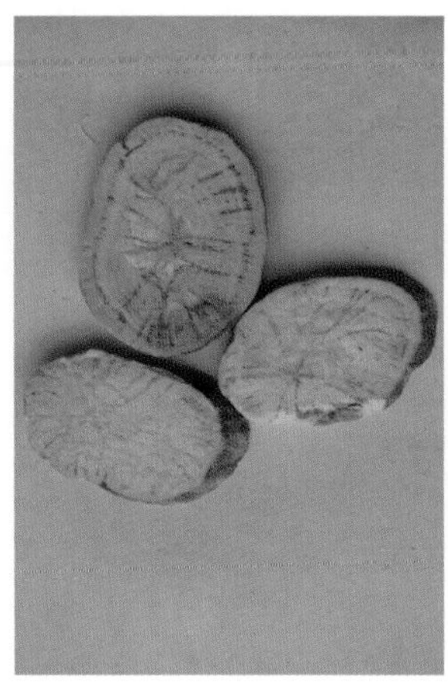

防己

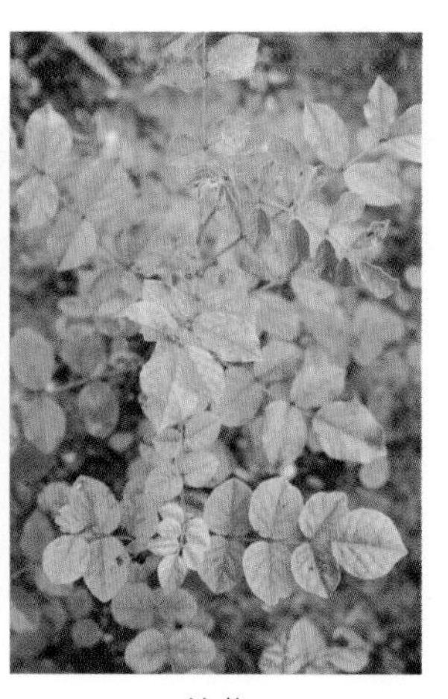

甘草

养生大攻略

1. 中风早知道

中风病发之前，通常会出现五个征兆：

头晕。一个人反复出现瞬间眩晕，视物旋转，症状在几秒钟后即消失。不要忽视这种微小的身体信号，它可能是中风的前兆。

眼睛突然发黑。有一只眼睛莫名其妙地发黑，过一会儿就恢复正常。

说话吐辞不清。说话时突然口齿不清，言不达意。这可能是脑供血不足，运动神经失灵所致。

走路容易跌跤。走路时，不明原因地摔跤。这极可能是脑供血不足，影响运动神经导致的。

肢体麻木。中老年人平时身体比较健康，没有其他疾病，突然出现肢体麻木的异常感觉，极可能是中风的征兆。

2. 癫痫病患者五忌

癫痫病患者有五忌。一忌吃煎炸食品、肥腻食品等，尤其是酒、浓茶、咖啡，应绝对忌口，因为它们可诱使癫痫发作。二忌吃得太咸。吃盐太多的话，体内钠离子增加，可能会引发神经元放电而诱发癫痫。三忌大量喝水。饮水过量使脑负担过重，提高了癫痫发病的几率，故患者饮水要有节制。四忌水边散步。癫痫随时可能发作，在水边散步的患者，病发时可能栽入水中或泥里而致使生命发生危险。五忌随便停药。癫痫属于顽疾，很难在短时间内治愈，所以需要长期坚持服药，而不能想停就停。

原文→译文 >>> >

头风[①]摩[②]散方：

大附子（一枚，炮） 盐（等分）

上二味为散，沐了[③]，以方寸匕，已摩疢上，令药力行。

头风摩散方：

大附子（炮）1枚，盐适量。

将以上2味药，碾成细粉，先用温水洗完头部，取药方寸匕，抹于病痛部位，使其产生药效。

注释 >>> >

①头风：指日久不愈，时发时止的头痛、头眩病证。

②摩：意即涂擦外敷。

③沐了：即洗头完毕。

寸口脉沉而弱，沉即主骨，弱即主筋，沉即为肾，弱即为肝。汗出入水中，如水伤心[①]，历节黄汗出，故曰历节。

如果寸口部出现沉而弱的脉象，沉脉主骨病，弱脉主筋病，故沉脉表示为肾病，弱脉表示为肝病。汗为心液，如果人体于出汗后浸入水中，汗与水湿相互搏击，不仅损伤心气，出现黄汗，汗湿还会流注于关节，引起关节肿痛，称为历节病。

注释 >>> >

①如水伤心：心主血脉。如水伤心，指的是水湿伤及血脉。

趺阳脉[①]浮而滑，滑则谷气实，浮则汗自出。

如果趺阳部出现浮滑的脉象，滑脉表示为胃肠中的谷气壅聚成实，浮脉表示为里热炽盛而出汗。

注释 >>> >

①趺阳脉：在足背上五寸骨间动脉处，即冲阳穴。可候胃气变化。

少阴脉[①]浮而弱，弱则血不足，浮则为风，风血相搏，即疼痛如掣。

如果少阴部出现浮滑的脉象，弱脉表示为阴血虚少，浮脉表示为外感风邪，风邪与血虚搏结，导致经脉痹阻不通，因此出现关节牵制疼痛。

注释 >>> >

①少阴脉：指手少阴神门脉，在掌后锐骨端陷中；足少阴太溪脉，在足内踝后五分陷中。

盛人[①]脉涩小，短气自汗出，历节疼，不可屈伸，此皆饮酒汗出当风所致。

如果肥胖者出现涩小的脉象，症状表现为呼吸气短，自汗，全身关节疼痛，屈伸不利，这是由于饮酒以后出汗，又感受风邪所致。

注释 >>> >

①盛人：指的是外形肥胖的人。

诸肢节疼痛，身体魁羸[①]，脚肿如脱[②]，头眩短气，温温[③]欲吐，桂枝芍药知母汤主之。

桂枝芍药知母汤方

桂枝（四两） 芍药（三两） 甘草（二两） 麻黄（二两） 生姜（五两） 白术（五两） 知母（四两） 防风（四两） 附子（二枚，炮）

上九味，以水七升，煮取二升，温服七合，日三服。

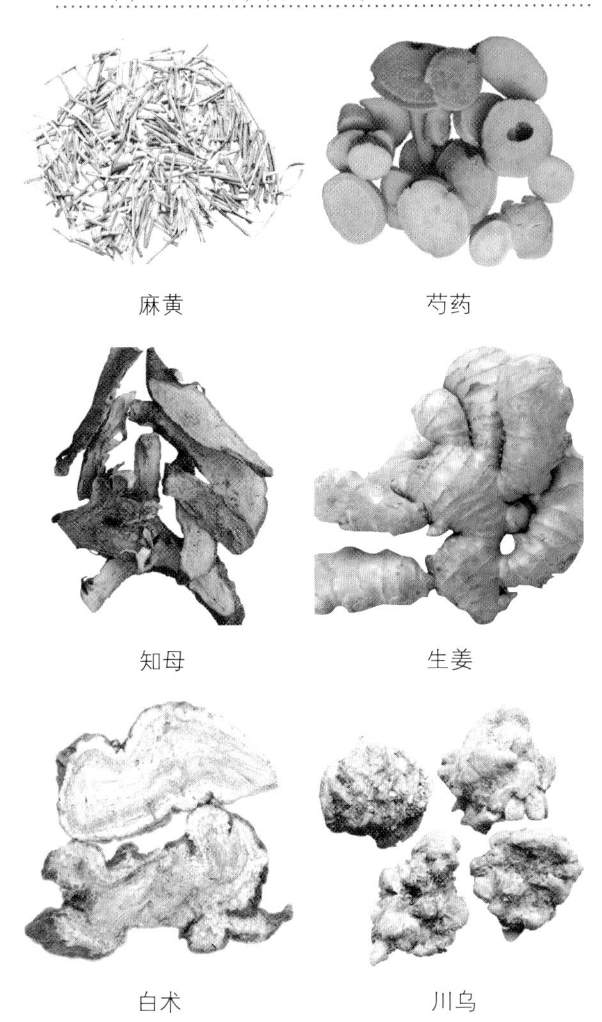
麻黄　芍药
知母　生姜
白术　川乌

全身每个关节疼痛，身体瘦弱，两脚肿胀而又麻木不仁，像是要与肢体完全脱离一样，头晕，呼吸气短，时时想要呕吐，应当服用桂枝芍药知母汤治疗。

桂枝芍药知母汤方：

桂枝4两，芍药3两，甘草2两，麻黄2两，生姜5两，白术5两，知母4两，防风4两，附子（炮）2枚。

将以上9味药，用水7升，煮取汁2升，每次温服7合，1日3次。

注释

①魁羸：形容关节肿大。沈氏、尤氏、《金鉴》俱作“羸”，是指身体瘦弱。

②脚肿如脱：形容两脚肿胀，且又麻木不仁，似乎要和身体脱离一样。

③温温：作蕴蕴解，谓心中郁热烦闷不舒。

味酸则伤筋，筋伤则缓，名曰泄；咸则伤骨，骨伤则痿，名曰枯。枯泄相搏，名曰断泄。荣气不通，卫不独行，荣卫俱微，三焦无所御[①]，四属断绝[②]，身体羸瘦，独足肿大，黄汗出，胫冷。假令发热，便为历节也。

酸味食物容易伤筋，筋受伤则肌肉弛缓，称为泄；咸味食物容易伤骨，骨受伤则痿软无力，称为枯。筋缓与骨痿相合，称为断泄。

如果营气不通，则卫气不能运行；如果营卫都虚弱，三焦功能失职，不能输送精气，则四肢失养，身体瘦弱，唯独两脚肿大，出黄汗，小腿发凉，如果兼有发热，则属于疬节病。

注释

①三焦无所御：御作“统驭”“统治”解；指营卫之气不能灌通三焦，空虚也。

②四属断绝：身体四肢的气血营养得不到供给。

病历节，不可屈伸，疼痛，乌头汤主之。

乌头汤方：治脚气疼痛，不可屈伸。

麻黄 芍药 黄芪（各三两） 甘草（三两，炙） 川乌（五枚，㕮咀，以蜜二升，煎取一升，即出乌头）

上五味，㕮咀四味，以水三升，煮取一升，去滓，内蜜煎中，更煎之。服七合，不知，尽服之。

患疬节病，出现关节疼痛，不能随意屈伸的，应当服用乌头汤治疗。

乌头汤方：治疗脚气疼痛，不能随意屈伸。

麻黄、芍药、黄芪各3两，甘草（炙）3两，川乌5枚（切碎，以蜜2升，煎取1升，即出乌头）。

将以上5味药，前4味切碎，用水3升，煮取汁1升，去药渣，加入蜂蜜再煎煮，先服7合，如果没有感觉不适的，可以服完全部的药汁。

矾石汤：治脚气冲心[①]。

矾石（二两）

上一味，以浆水一斗五升，煎三五沸，浸脚良。

矾石汤方：治疗脚气上冲于心。

矾石2两。

将药物用浆水1斗5升，煎三五沸，用来浸泡两脚，疗效较佳。

注释

①脚气冲心：是指脚气病而见心悸、气喘、呕吐诸症者。

附方

《古今录验》[①]续命汤：治中风痱[②]，身体不能自收，口不能言，冒昧不知痛处，或拘急不得转侧。

麻黄 桂枝 当归 人参 石膏 干姜 甘草（各三两） 芎䓖（一两） 杏仁（四十枚）

上九味，以水一斗，煮取四升，温服一升，当小汗，薄覆脊[③]，凭几坐，汗出则愈。不汗更服，无所禁，勿当风。并治但伏不得卧，咳逆上气，面目浮肿。

附方：《古今录验》续命汤治疗中风病，身体瘦弱不能随意活动，不能说话，迷迷糊糊，不知道疼痛的部位，或是肢体拘挛不能随意活动。

麻黄、桂枝、当归、人参、石膏、干姜、甘草各3两，芎1两，杏仁40枚。

将以上9味药，用水1斗，煮取汁4升，温服1升，身体应当微微出汗，取薄被覆盖背部，倚着椅子坐起，使汗出则病能痊愈；如果不出汗的，应再服药。治疗时没有特别的禁忌，但不要吹风。此方还可以治疗只能伏坐而不能平卧，咳嗽，气喘，脸面浮肿的患者。

注释 >>> 〉

①《古今录验》：书名。作者甄权，隋唐人。

②痱：病名，又称风痱、中风痱。以身体活动不能自如以及不知痛痒为主要症状。

③薄覆脊：以薄衣、被覆盖脊背。

《千金》三黄汤：治中风手足拘急，百节疼痛，烦热心乱，恶寒，经日不欲饮食。

麻黄（五分） 独活（四分） 细辛（二分） 黄芪（二分） 黄芩（三分）

上五味，以水六升，煮取二升。分温三服，一服小汗，二服大汗。心热[①]加大黄二分，腹满加枳实一枚，气逆加人参三分，悸加牡蛎三分，渴加栝蒌根三分，先有寒加附子一枚。

《千金方》三黄汤：治疗中风病，手脚拘挛，全身骨节疼痛，燥热心烦，怕冷，整日不想吃东西。

麻黄5分，独活4分，细辛2分，黄芪2分，黄芩3分。

将以上5味药，用水6升，煮取汁2升，分3次温服。第1次服药后使身体微微出汗，第2次服药后则应大汗而出。

如果心中烦热的，加入大黄2分；腹部胀满的，加枳实1枚；气上逆的，加人参3分；心悸的，加牡蛎3分；口渴的，加栝蒌根3分；怕冷的，加附子1枚。

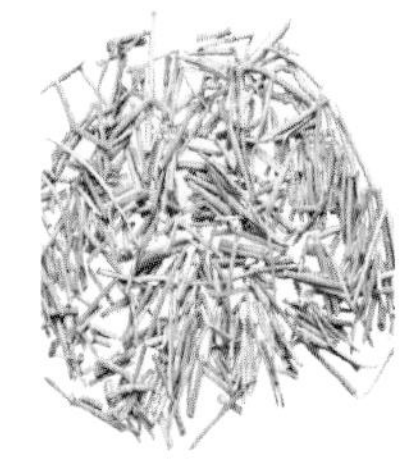

麻黄

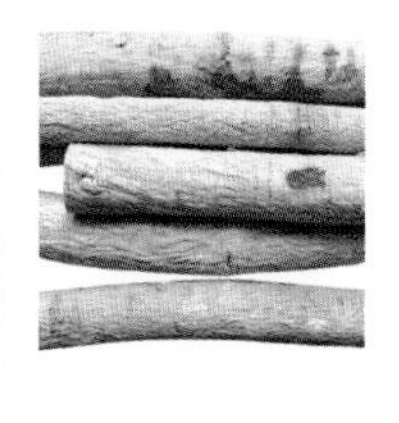

黄芩

黄芪

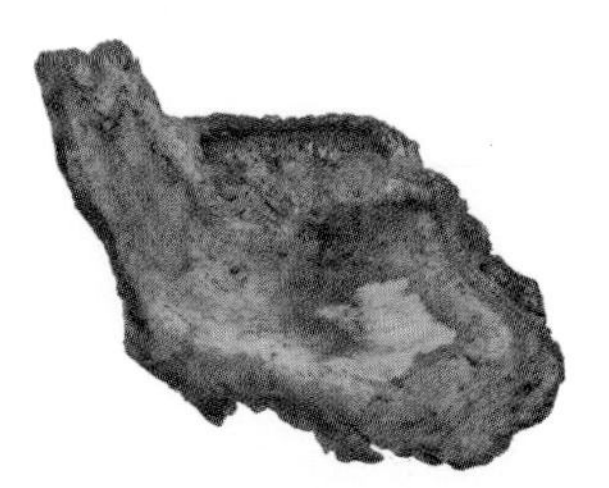

独活

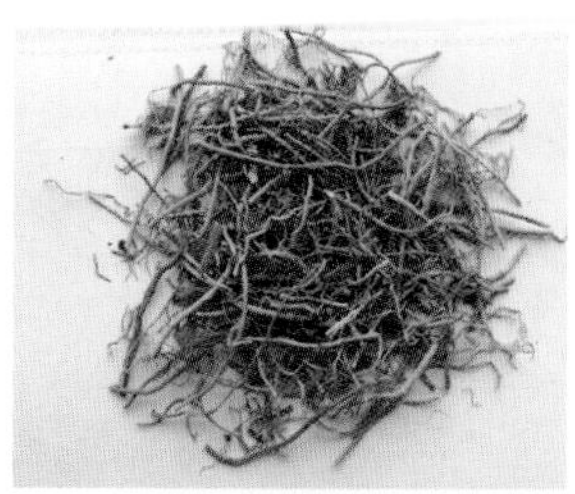

细辛

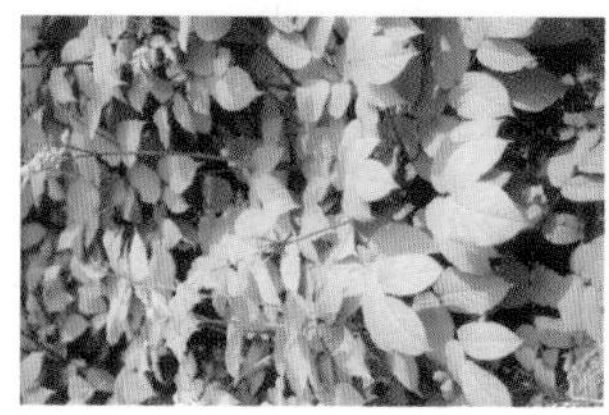

独活

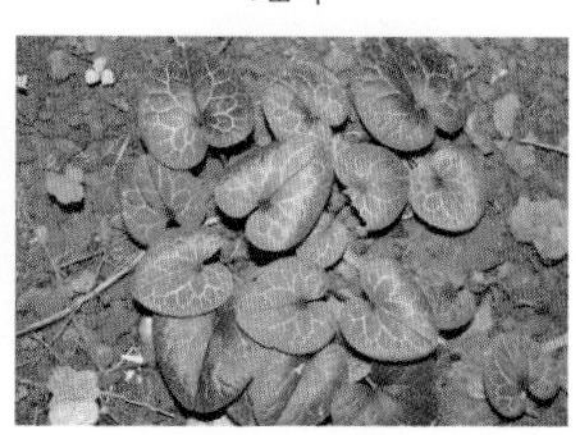

细辛

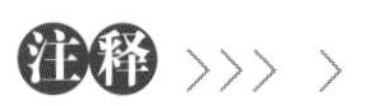

注释 >>> 〉

①心热：实指胃肠实热积滞。

《近效方》术附子汤：治风虚头重眩，苦极，不知食味，暖肌补中，益精气。

白术（二两） 附子（一枚半，炮，去皮） 甘草（一两，炙）

上三味，剉，每五钱匕，姜五片，枣一枚，水盏半，煎七分，去滓，温服。

《近效方》术附汤：治疗虚证而又感受风邪，出现头重，眩晕，痛苦至极，不知道食物的味道。本方具有暖肌肉，补中气，益精气的功效。

白术2两，附子（炮，去皮）1.5枚，甘草（炙）1两。

将以上3味药，研细碎，取5钱匕，生姜5片，大枣1枚，水一盏半，煎取7分，去药渣，温服。

崔氏八味丸：治脚气上入，少腹不仁。

干地黄（八两） 山茱萸 薯蓣（各四两） 泽泻 茯苓 牡丹皮（各三两） 桂枝 附子（炮，各一两）

上八味，末之，炼蜜和丸梧子大。酒下十五丸，日再服。

崔氏八味丸：治疗脚气病，邪气上逆于腹部，小腹不舒适。

干地黄8两，山茱萸、薯蓣各4两，泽泻、茯苓、牡丹皮各3两，桂枝、附子（炮）各1两。

将以上8味药，碾成细末，炼蜜为丸，如梧桐子大小，每次用酒服15丸，1日2次。

《千金方》越婢加术汤：治肉极[①]，热则身体津脱，腠理开，汗大泄，厉风气[②]，下焦脚弱。

麻黄（六两） 石膏（半斤） 生姜（三两） 甘草（二两） 白术（四两） 大枣（十五枚）

上六味，以水六升，先煮麻黄，去上沫，内诸药，煮取三升，分温三服。恶风加附子一枚，炮。

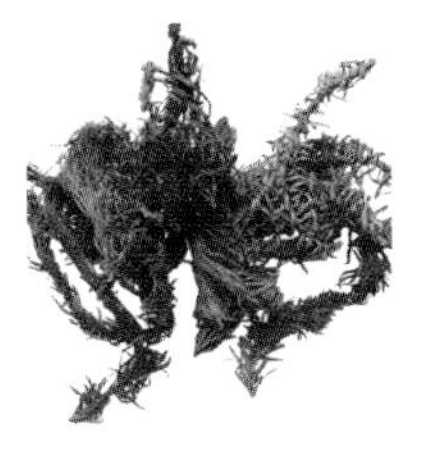
伸筋草

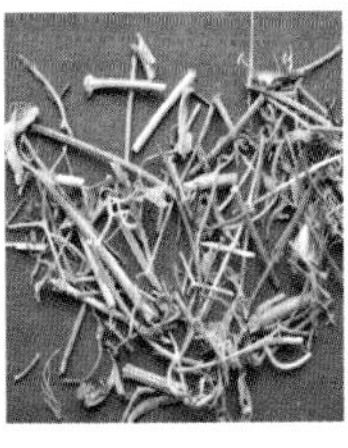
透骨草

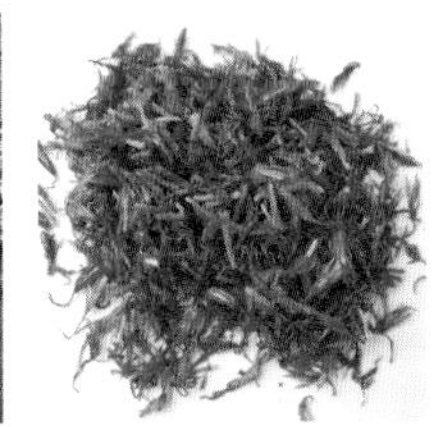
红花饮片

《千金方》越婢加术汤：治疗肌肉严重消瘦，邪热炽盛导致津液枯竭，腠理大开，汗大出，怕风，腿脚无力。

麻黄6两，石膏半斤，生姜3两，甘草2两，白术4两，大枣15枚。

将以上6味药，用水6升，先煮麻黄，去水面白沫，加入其余药物，煮取汁3升，分3次温服。如果怕风，则加入炮附子1枚。

注释 >>> >

①肉极：病名，指四肢肌肉消瘦，疲困乏力。

②厉风气：古病名，不同于疠风。

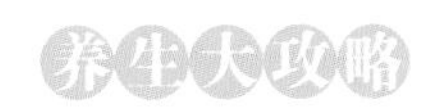

防治中风偏方

通脉舒络汤

【原料】黄芪、山楂、丹参各30克，红花、川芎各10克，地龙、川牛膝各15克，桂枝6克。

【制法】水煎取药汁。

【用法】口服，每日1剂。

【功效】益气活血，舒筋通络。

【适用】气虚血瘀所致的中风。

乌梅天南星粉

【原料】乌梅6克，天南星3克，冰片1.5克。

【制法】上药共研细末。

【用法】搽牙齿。

【功效】祛风定惊，燥湿化痰。

【适用】中风，症见口噤不开，牙关紧闭，不省人事。

伸筋草汤

【原料】伸筋草、透骨草、红花各30克。

【制法】上药加水2000毫升，大火烧沸，再沸煮10分钟，取药液备用。

【用法】以药液浸泡手足。

【功效】活血化瘀，舒筋通络。

【适用】中风所致的手足拘挛。

皂角白矾粉

【原料】皂角6克，白矾3克，细辛1.5克。

【制法】上药共研细末。

【用法】取药末少许，吹入鼻孔。

【功效】开窍祛痰。

【适用】中风，症见牙风紧闭，不省人事。

桑叶汤

【原料】桑叶3～6克。

【制法】水煎以药汁。

【用法】口服，分2次服用。

【功效】祛风安神。

【适用】中风，症见言语不清，口流涎水，摇头不止。

偏瘫汤

【原料】当归、桃仁、半夏、胆星各9克，川芎、红花各6克，伸筋草10克，豨莶草30克。

【制法】水煎取药汁。

【用法】口服，每日1剂。

【功效】活血，化瘀，通络。

【适用】中风，偏瘫。

黑豆膏

【原料】黑豆适量。

【制法】将黑豆洗净，加水煮至膏状。

【用法】用时，将黑豆膏含于口中先不咽，待上一两分钟后再咽下。每日数次。

【功效】清热活血。

【适用】中风不语。

当归荆芥粉

【原料】当归、荆芥各等份。

【制法】上药炒黑，共研成极细末。

【用法】用时，取9克药末，加水1杯，酒少行，煎汤服用。

【功效】温通经脉，祛风理气。

【适用】中风，症见患者不省人事、口中吐白沫、手足拘挛。亦适用于产后风瘫。

两救固脱汤

【原料】赤人参、龟胶、玳瑁、阿胶各15克，附子、鹿胶各10克，山萸肉20克，鸡子黄1个，胆星5克。

【制法】水煎取药汁。

【用法】每日1剂。

【功效】报纳真阴，固护元气。

【适用】中风所致的虚脱。

当归全蝎粉

【原料】当归36克，全蝎去尾7.5克，天麻9克。

【制法】上药共研极细末，备用。

【用法】用时，取药末6克，煎汤服。每日2次。

【功效】温通经脉，活血止痛。

【适用】中风所致的半身不遂。

羌活姜汤

【原料】羌活6克，黑芥穗15克，煨干姜3克。

【制法】水煎取药汁。

【用法】口服。

【功效】祛邪，温通经脉。

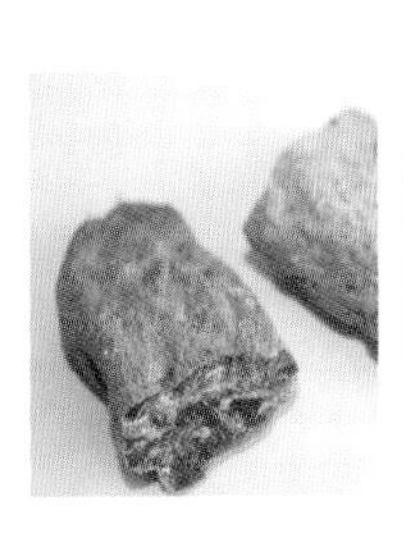
天麻

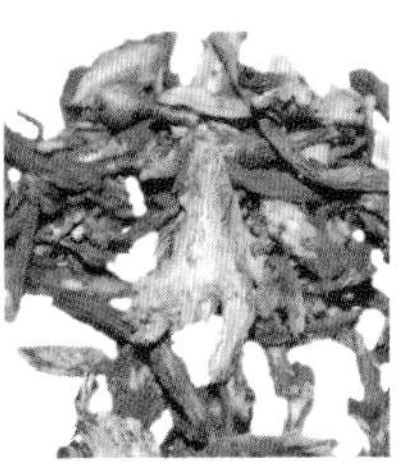
当归

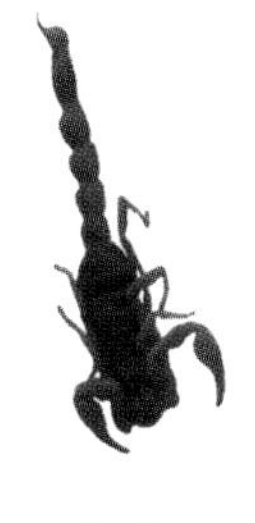
全蝎

【适用】中风所致的牙关紧咬，两眼流泪，胡言乱语，以及产后风瘫等。

桑钩温胆汤

【原料】法半夏、陈皮、炒枳壳、钩藤各 9 克，茯苓、桑寄生各 15 克，甘草 6 克，竹茹 12 克。

【制法】水煎取药汁。

【用法】口服，每日 1 剂。

【功效】平肝熄风，除湿化痰。

【适用】中风先兆、中风发作、中风后遗症。

穿山甲川芎汤

【原料】穿山甲 3 克，川芎、当归、羌活各 6 克。

【制法】水煎取药汁。

【用法】口服。

【功效】通络，止痛。

【适用】中风，症见四肢拘痉，半身不遂等。

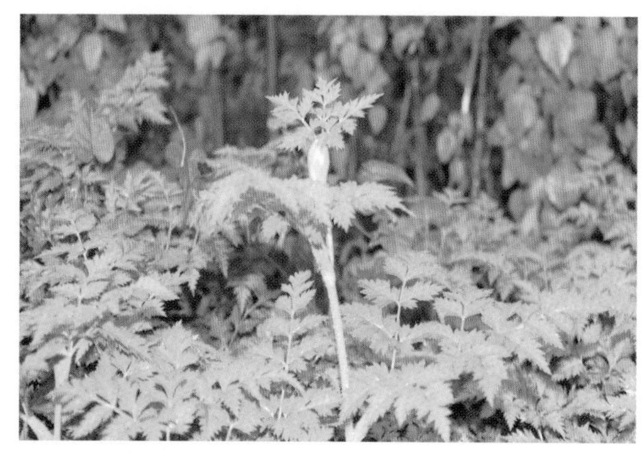

川芎

人参附子汤

【原料】人参、附子各 10 克。

【制法】水煎取药汁。

【用法】口服，每日 2 次。

【功效】回阳救逆，补火助阳。

【适用】中风所致的突然晕倒，不省人事，二便自遗，肢体轻瘫。

桑钩温胆汤

【原料】法半夏、陈皮、炒枳壳、钩藤各 9 克，茯苓、桑寄生各 15 克，甘草 6 克，竹茹 12 克。

【制法】水煎取药汁。

【用法】口服，每日 1 剂。

【功效】平肝熄风，除湿化痰。

【适用】中风先兆、中风发作、中风后遗症。

黄芪蜈蚣汤

【原料】黄芪 120 克，蜈蚣 1 条，赤芍、地龙各 15 克。

【制法】水煎取药汁。

【用法】口服，每日 1 剂。

【功效】息风解痉。

【适用】半身不遂。

荆芥薄荷丸

【原料】鲜荆芥、鲜薄荷各 500 克。

【制法】上药共捣烂绞汁，煎熬成膏，余渣取多半

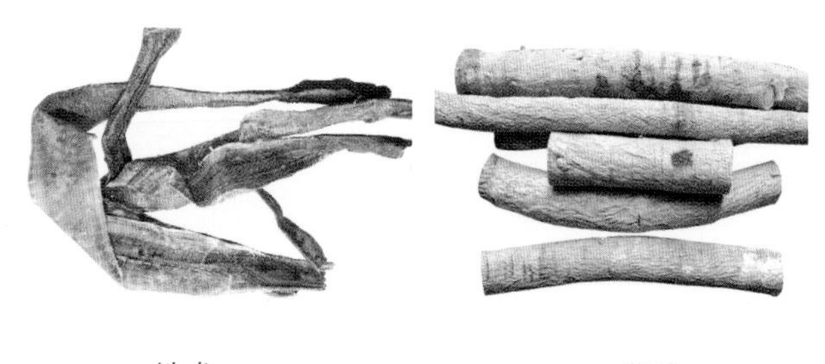

地龙　黄芪

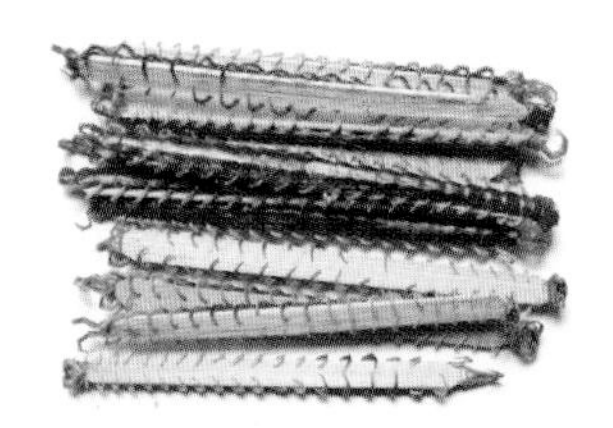

蜈蚣　赤芍

晒干，研末后与膏和成药丸。

【用法】每日 4 ~ 6 克，每日 3 次。

【功效】通经疏络。

【适用】中风所致的口眼歪斜。

化痰清脑方

【原料】熟地黄、枸杞、山茱萸各 12 克，橘红、鲜荷叶、石菖蒲各 10 克，半夏 9 克，丹参、赤芍、茯苓各 15 克。

【制法】水煎取药汁。

【用法】每日 1 剂，分 2 次服用。

【功效】活血化瘀，滋阴补精。

【适用】中风。

通脉汤

【原料】黄芪 30 克，当归、白芍、生地黄 15 克，桃仁、川芎、丹皮、桂枝、茯苓各 10 克。

【制法】水煎取药汁。

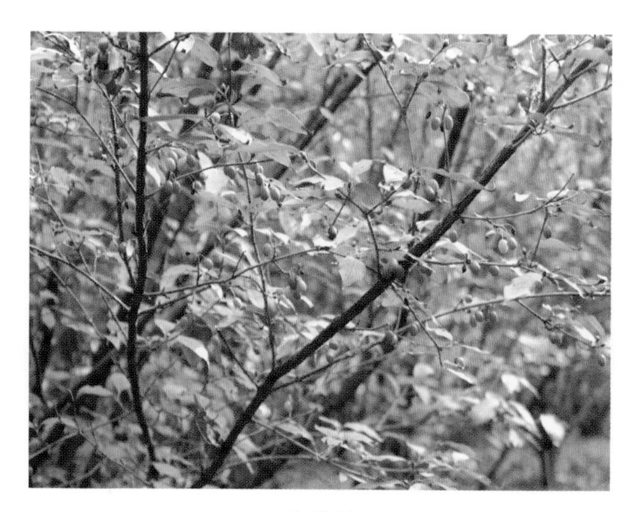

山茱萸

【用法】每日 1 剂，分 3 次温服。

【功效】益气活血，逐瘀通络。

【适用】中风，半身不遂。

血痹虚劳病脉证并治第六

本篇精华

1. 论述血痹症的病理表现及治疗方法；
2. 论述虚劳病的病理表现及治疗方法。

原文→译文

问曰：血痹病从何得之？师曰：夫尊荣人[1]，骨弱肌肤盛，重因疲劳汗出，卧不时动摇，加被微风，遂得之。但以脉自微涩，在寸口、关上小紧，宜针引阳气，令脉和紧去则愈。

问：血痹病是如何患上的?

老师回答：平日养尊处优、好逸恶劳的人，虽然肌肉很丰满，但筋骨脆弱，肌表腠理疏松，稍微劳动，就感到疲劳、出汗，睡眠时很难入眠，不时翻动身体，又因遭受风邪侵袭，因此形成血痹病。

如果寸口部出现微涩的脉象，关部出现小而紧的脉象，可以用针刺法引导阳气，使脉象平和而不紧，病情就会好转。

注释

①尊荣人：好逸恶劳，养尊处优的人。

血痹阴阳俱微[1]，寸口关上微，尺中小紧，外证身体不仁[2]，如风痹[3]状，黄芪桂枝五物汤主之。

黄芪桂枝五物汤方：

黄芪（三两）芍药（三两）桂枝（三两）生姜（六两）大枣（十二枚）

上五味，以水六升，煮取二升。温服七合，日三服。

患血痹病，导致阴阳气血亏损不足，寸口部与关部出现微脉，尺部出现小紧的脉象，症状表现为身体麻木不仁，像风痹病一样，应当服用黄芪桂枝五物汤治疗。

黄芪桂枝五物汤方：

黄芪3两，芍药3两，桂枝3两，生姜6两，大枣12枚。

将以上5味药，用水6升，煮取2升，每次温服7合，1日3次。

注释

①阴阳俱微：共有两层含义，既代表脉象，指寸、关部浮取、沉取脉皆微，也表示病机，指营卫气血俱虚。

②身体不仁：局部肌肉麻木。

③风痹：以肌肉麻木和疼痛为主要症状的疾病。丹波元简谓：“风痹乃顽麻疼痛兼有。”

夫男子平人[1]，脉大为劳，极虚亦为劳。

男子看似没有什么明显的病证，却出现大而无力的脉象，属于虚劳病；如果出现极虚的脉象，也属于虚劳病。

注释

①平人：这里是指从外形看来，好像无病，其实是内脏气血已经虚损。也即《难经》所说的“脉病形不病”者。

男子面色薄[1]者，主渴及亡血，卒喘悸[2]，脉浮者，里虚也。

男子面色苍白，表示为口渴和失血证；如果突然出现气喘，心悸，脉象浮大无力，表示为里虚。

注释

①面色薄：指面色淡白而无华。

②卒喘悸：“卒”同“猝”。卒喘悸，指患者稍一动作，突然气喘、心悸。

男子脉虚沉弦[1]，无寒热，短气里急，小便不利，面色白，时目瞑，兼衄，少腹满，此为劳使之然。

男子出现虚弱而沉弦的脉象，虽未出现恶寒发热，但有呼吸急促，少腹拘急，小便不利，面色发白，经常两眼昏花，鼻出血，少腹胀满等症状，这是由于虚劳病所引起的。

注释

①沉弦：沉取带弦而无力的脉象。

劳之为病，其脉浮大，手足烦，春夏剧，秋冬瘥，阴寒[1]精自出，酸削[2]不能行。

虚劳病的症状为：脉象浮大无力，手足烦热，春夏更为严重，秋冬时减轻，体内虚寒，精关不固而精液自出，两腿酸痛痿弱而不能行走。

注释

①阴寒：阴指前阴。阴寒即前阴寒冷。

②酸削：指两腿酸痛消瘦。

男子脉浮弱而涩，为无子[1]，精气清冷。

如果男子出现浮弱而涩的脉象，表示元气不足，精少清冷。

注释 >>> >

①无子：不育证。

养生大攻略

少精症防治偏方

少精症是指成年男子精子计数低于2000万/毫升者。中医认为，少精症属于虚证，归属于精冷、精清、少精、精竭等范畴。

助育汤

【原料】熟地黄、山药、菟丝子、枸杞子、楮实子各15克，仙灵脾、泽泻各12克，丹皮、山萸肉、茯苓各10克。

【制法】水煎取药汁。

【用法】口服，每日1剂。

【功效】滋补肝肾，生精助育。

【适用】男性不育，精子过少。

补肾益精汤

【原料】熟地黄30克，枸杞、山药、茯苓、巴戟天、党参、补骨脂、仙茅、仙灵脾、山萸肉各15克，蜂房、蛇床子各10克。

【制法】水煎取药汁。

【用法】口服，每日1剂。

【功效】补肾生精。

【适用】男子不育，精子过少。

加减地黄汤

【原料】熟地黄、山萸肉、巴戟天各12克，山药15克，枸杞子、仙灵脾、泽泻各10克，肉桂、川黄连各2克。

【制法】水煎取药汁。

【用法】口服，每日1剂。

【功效】益肾补精。

【适用】男性不育，精子过少，肾阴虚弱，肾精不足。

增精散

【原料】枸杞子360克，制黄精、菟丝子、肉苁蓉各180克，黑狗肾1具，盐15克。

【制法】上药焙干，共研细末。

【用法】早、晚空腹各服1次，分12日服完。

【功效】壮肾阳，益肾精，增加精子。

【适用】男性不育，精子过少，肾阳虚亏。

生精赞育汤

【原料】仙灵脾、制首乌各30克，菟丝子、枸杞子、蛇床子各12克，五味子、仙茅、紫河车粉（冲服）各10克，熟地黄20克，肉苁蓉、黄芪、当归、茯苓、牛膝各15克，鹿角胶（烊化冲服）5克。

【制法】水煎取药汁。

【用法】口服，每日1剂。

【功效】补肾壮阳，生精。

【适用】无精子或少精子及精子成活率低下者。

生精汤

【原料】熟地黄40克，山萸肉、山药、五味子各20克，仙灵脾30克，泽泻、茯苓、丹皮、龟版胶、鹿角胶、车前了各15克，枸杞子、覆盆子、菟丝子各25克。

【制法】水煎取药汁。

【用法】口服，每日1剂。

【功效】益肾生精。

【适用】男性不育，精子过少，肾阴肾阳不足，腰背酸楚，头晕。

四二五台方

【原料】当归、仙灵脾、五味子、枸杞子、菟丝子、覆盆子、白芍、熟地黄各15克，川芎、仙茅、蛇床子各10克。

【制法】水煎取药汁。

【用法】口服，每日1剂。早、晚空腹温服，3个月为1个疗程。

【功效】益气补血，温肾壮阳。

【适用】男性不育，精子过少，死精，气血两虚，肾气亏损。

调奇汤

【原料】鹿角片9克，肉苁蓉、菟丝子、枸杞子各12克，巴戟肉、熟地黄、首乌、山萸肉、山药、车前子各10克，仙灵脾15克，黄芪20克。

【制法】水煎取药汁。

【用法】口服，每日1剂。

【功效】调补奇经。

【适用】男性不育，精过少，奇经空虚。

九子生精丸

【原料】枸杞子、菟丝子、覆盆子、五味子、车前子、韭菜子、女贞子、桑椹子、黑芝麻各等份。

【制法】上药共为细末，炼蜜捣和为丸，丸重9克。

【用法】每日2次，每次1丸，淡盐汤送下。3个月为1个疗程。

【功效】补益肾气，调和阴阳。

【适用】先天肾气不足，真阴真阳失济，生精功能低下，精子过少。

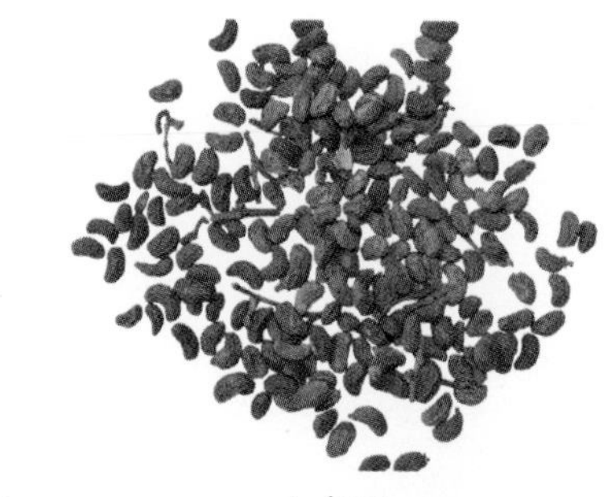

女贞子

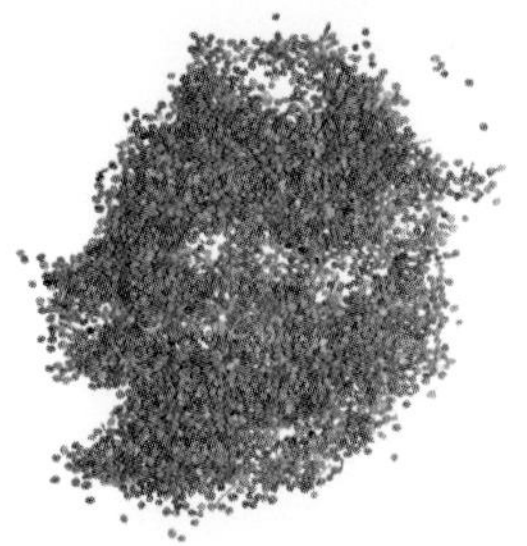

菟丝子

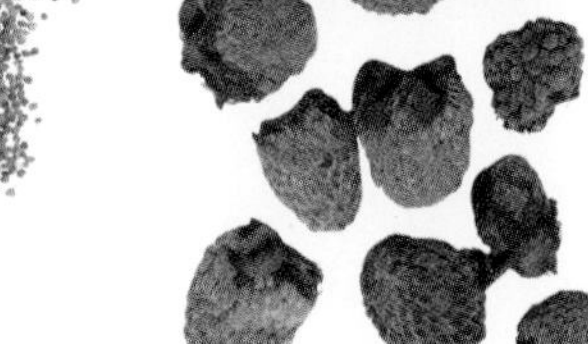

覆盆子

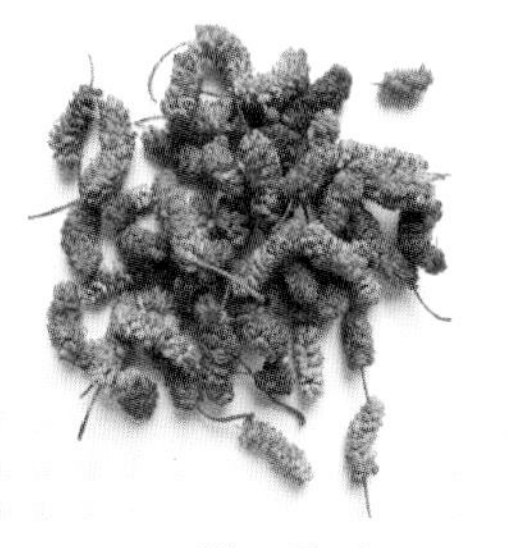
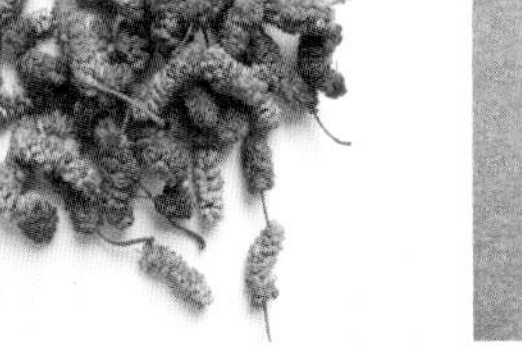

桑椹子饮片

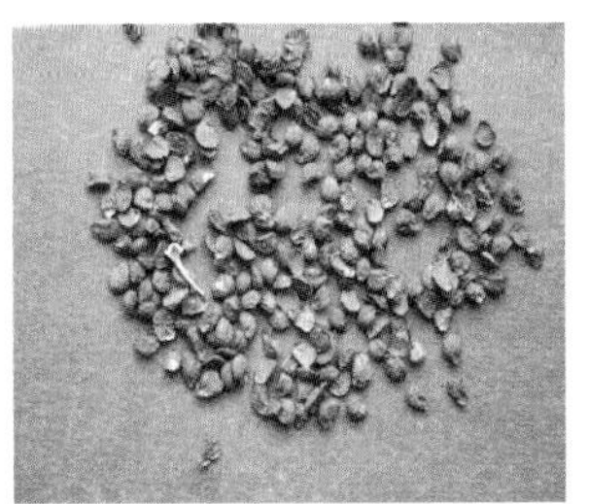

韭菜子

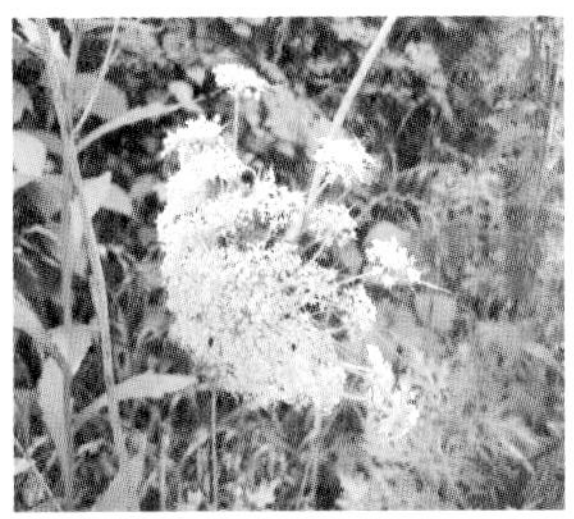

蛇床子

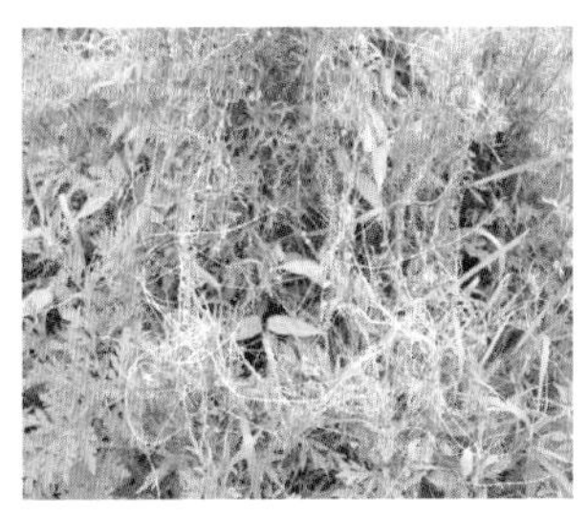

菟丝子

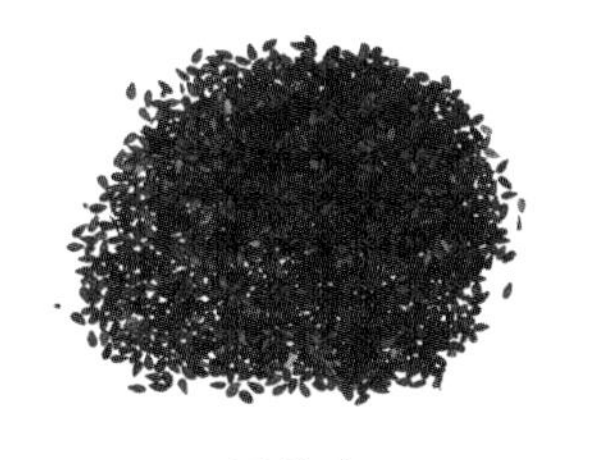

黑芝麻

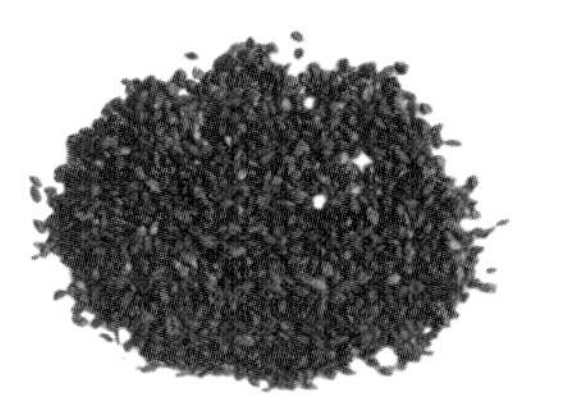

车前子

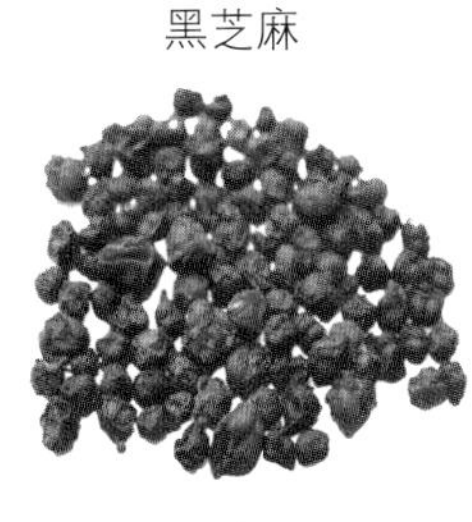

五味子

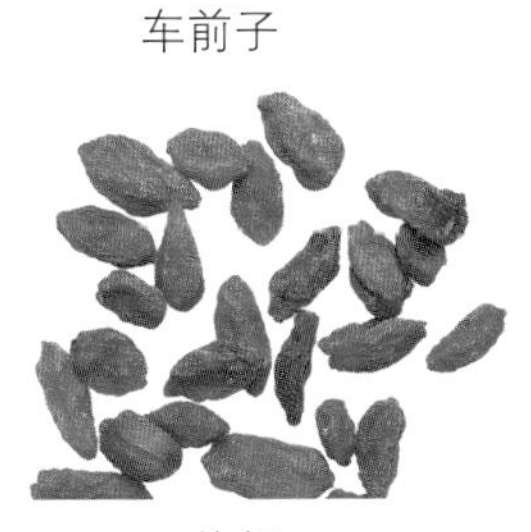

枸杞

益精灵

【原料】红参、当归、山茱萸、白术各10克，生黄芪、菟丝子各20克，仙灵脾、熟地黄、山药、茯苓、巴戟天各15克。

【制法】水煎取药汁。

【用法】口服，每日1剂。

【功效】补肾生精。

【适用】男性不育，精子过少，肾阴肾阳不足，脾肾两虚。

聚精丸

【原料】黄精、枸杞子各20克，肉苁蓉、熟地黄、露蜂房、当归各15克，川续断、菟丝子、刺蒺藜、紫河车、知母、黄柏、女贞子、何首乌各10克。

【制法】上药焙干共研细末，炼蜜为丸。

【用法】每日3次，每次15克，淡盐开水送服。

【功效】填精补髓，补肾壮阳。

【适用】男性不育，精子过少。

仙子生精汤

【原料】仙灵脾、黄芪各30克，附子、菟丝子、蛇床子各10克，白术、熟地黄、枸杞子、龙骨（布包）各15克，桂枝6克。

【制法】水煎取药汁。

【用法】口服，每日1剂。

【功效】壮阳滋阴，益肾生精。

【适用】男性不育症，精子稀少，精清精冷。

益肾壮阳丸

【原料】花蜘蛛、熟地黄、当归、制首乌各90克，红参须50克，焦白术80克，枸杞子、菟丝子、肉苁蓉、沙苑子、仙茅、仙灵脾、蜂房各120克，巴戟天100克。

【制法】上药共研为细末，水泛为丸。

【用法】每日2次，每次5克，淡盐水送服。

【功效】温补肾阳，益肾生精。

【适用】男性不育，精子过少，特发性少精症，功能性不射精。

益肾生精汤

【原料】山萸肉、仙灵脾各12克，熟地黄20克，茯苓15克，山药、枸杞子各18克，高丽参6克，丹皮、甘草各10克。

【制法】上药加水800毫升，小火煎至400毫升。

【用法】每日1剂，早、晚2次分服。

【功效】益肾生精。

【适用】男性不育，精子过少，肾气虚衰，腰膝酸软，乏力。

五子二仙补血汤

【原料】菟丝子、五味子、枸杞子、覆盆子、车前子、首乌各12克，当归、川续断各15克，黄芪30克，附子、仙茅、仙灵脾各10克，胎盘粉（冲）5克。

【制法】水煎取药汁。

【用法】口服，每日1剂。30日为1个疗程。

【功效】补肾填精，益气养血。

【适用】男性不育，精子过少，肾精亏虚型。

填精汤

【原料】黄芪、鸡血藤各30克，当归、白术、枸杞子、菟丝子、潼蒺藜、仙灵脾、补骨脂、巴戟天各15克，黄柏10克。

【制法】水煎取药汁。

【用法】口服，每日1剂。

【功效】温补肾阳，补益气血。

【适用】男性不育，精子减少症，肾阳虚衰，气血不足者。

八子生精汤

【原料】附子、五味子各9克，韭菜子、车前子、女贞子各10克，枸杞子、覆盆子各12克，菟丝子15克。

【制法】水煎取药汁。

【用法】口服，每日1剂。

【功效】补肾生精。

【适用】男性不育，精子过少。

原文→译文 >>>>

夫失精家[1]，少腹弦急，阴头寒，目眩，发落，脉极

虚芤迟，为清谷，亡血失精。脉得诸芤动微紧，男子失精，女子梦交[2]，桂枝龙骨牡蛎汤主之。

桂枝加龙骨牡蛎汤方：（《小品》云：虚弱浮热汗出者，除桂，加白薇、附子各三分，故曰二加龙骨汤。）

桂枝 芍药 生姜（各三两） 甘草（二两） 大枣（十二枚） 龙骨 牡蛎各三两

上七味，以水七升，煮取三升，分温三服。

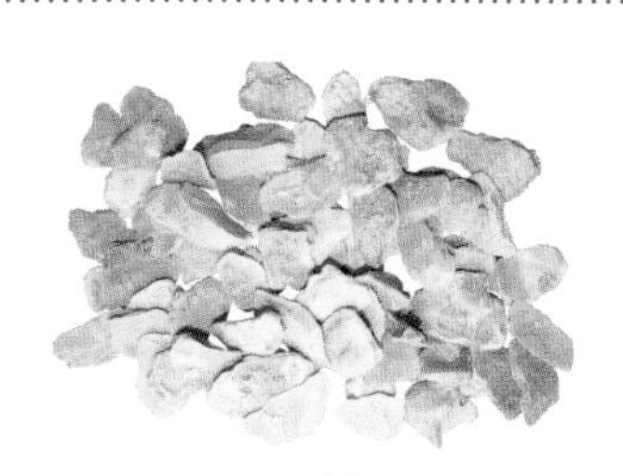

牡蛎

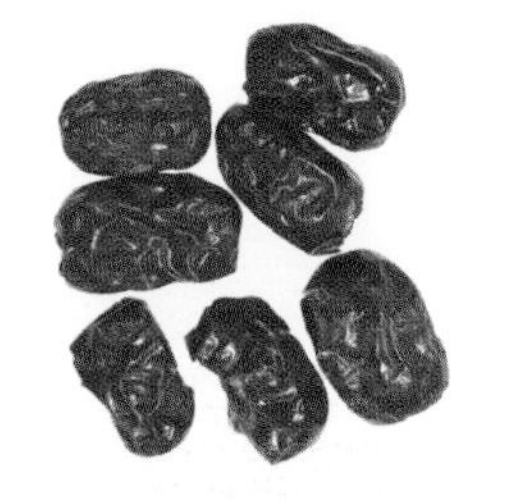

大枣

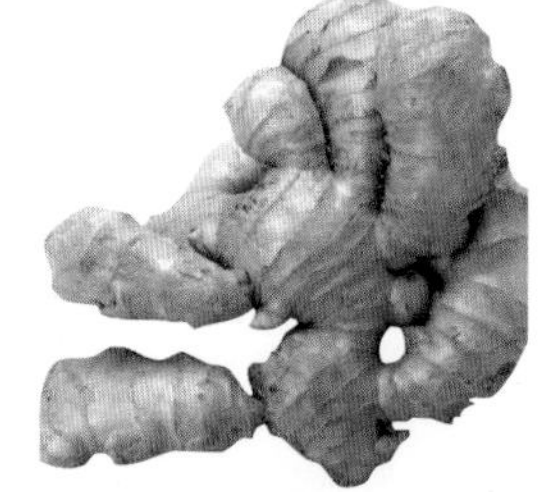

生姜

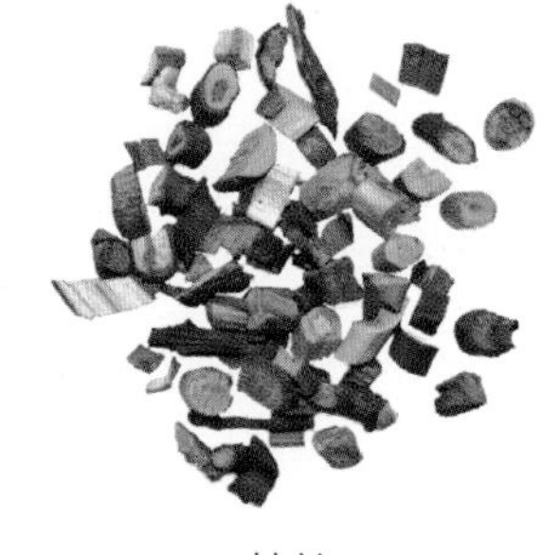

桂枝

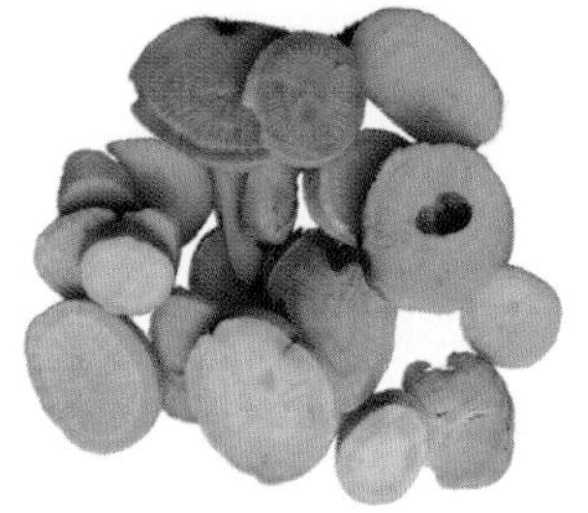

芍药

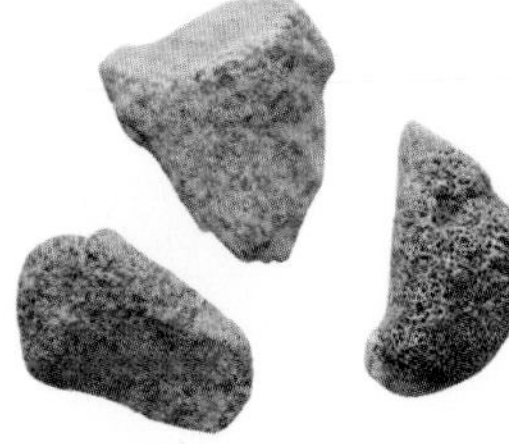

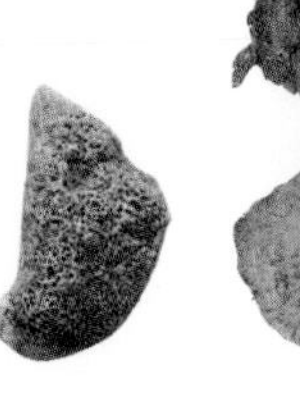

龙骨

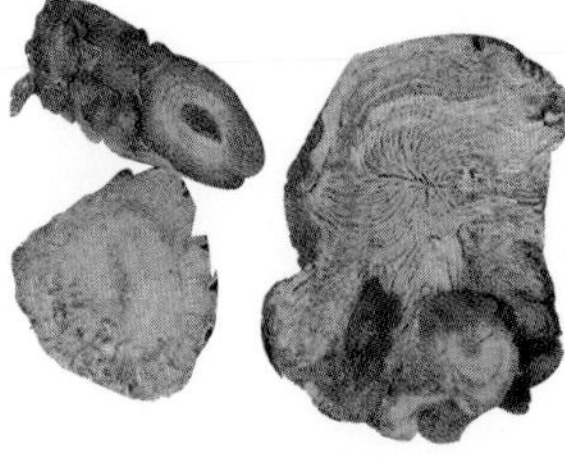

甘草

精液不足的患者，通常小腹部拘急，阴茎龟头寒凉，眩晕，头发脱落，脉象虚弱而芤迟，通常兼有下利清谷、亡血、失精的症状；如果出现芤动而微紧的脉象，是男子则患遗精，是女子则患梦交，应当服用桂枝加龙骨牡蛎汤治疗。

桂枝加龙骨牡蛎汤方：（《小品》云：如果体力虚弱，浮热汗出的，应去桂枝，加白薇、附子各3分，称为二加龙骨汤。）

桂枝、芍药、生姜各3两，甘草2两，大枣12枚，龙骨、牡蛎各3两。

将以上7味药，用水7升，煮取汁3升，分3次温服。

注释 >>> >

①失精家：指经常梦遗、滑精之人。

②梦交：夜梦性交。

男子平人，脉虚弱细微者，善盗汗[1]也。

男子看似没有什么明显的病证，但却出现虚弱而细微的脉象，经常在入睡时盗汗。

注释 >>> >

①盗汗：寐则汗出，醒则自止，谓盗汗。

人年五六十，其病脉大者，痹侠背行[1]，苦肠鸣，马刀侠瘿[2]者，皆为劳得之。

人到了五六十岁时，如果出现大而按之无力的脉象，脊背麻木不仁，腹中肠鸣，腋下或颈部生瘿瘰的，大多是由于虚劳所致。

注释 >>> >

①痹侠背行：指脊柱两旁有麻木感。

②马刀侠瘿：结核生于腋下名马刀，生于颈旁名侠瘿，二者常相联系，或称为瘰疬。

脉沉小迟，名脱气[1]，其人疾行则喘喝，手足逆寒，腹满，甚则溏泄，食不消化也。

如果出现沉而小迟的脉象，称为脱气。患者快步行走时就会气喘，兼有手足逆冷，腹部胀满，严重时甚至大便稀溏，饮食不能消化。

注释 >>> >

①脱气：在这里是指病机，即指阳气虚衰。

脉弦而大，弦则为减，大则为芤，减则为寒，芤则为虚，虚寒相搏，此名为革。妇人则半产漏下[1]，男子则亡血失精。

如果出现弦而兼大的脉象，弦脉重按时则衰减，大脉中空有如芤脉一般，弦脉主寒证，芤脉主虚证，弦、芤两脉相合，称为革脉。在妇人主患小产或漏下，在男子则主患亡血或遗精。

注释 >>> >

①漏下：非月经期间下血，淋漓不断。

虚劳里急[1]，悸，衄，腹中痛，梦失精，四肢酸疼，手足烦热，咽干口燥，小建中汤主之。

小建中汤方：

桂枝（三两，去皮）甘草（三两，炙）大枣（十二枚）芍药（六两）生姜（二两）胶饴（一升）

上六味，以水七升，煮取三升，去滓，内胶饴，更上微火消解。温服一升，日三服。呕家不可用建中汤，以甜故也。

《千金》疗男女因积冷气滞，或大病后不复常，若四肢沉重，骨肉酸疼，吸吸少气，行动喘乏，胸满气急，腰背强痛，心中虚悸，咽干唇燥，面体少色，或饮食无味，胁肋腹胀，头痛不举，多卧少起，甚者积年，轻者百日，渐至瘦弱，五脏气竭，则难可复常，六脉俱不足，虚寒乏气，少腹拘急，羸瘠百病，名曰黄芪建中汤，又有人参二两。

患虚劳病，出现小腹拘急，心悸，鼻出血，腹部疼痛，梦遗失精，四肢疼痛，手足心烦热，咽干口燥，应当服用小建中汤治疗。

小建中汤方：

桂枝（去皮）3两，甘草（炙）3两，大枣12枚，芍药6两，生姜2两，胶饴1升。

将以上6味药，用水6升，煮取汁3升，去药渣，加入胶饴，再用微火溶解，每次温服1升，1日3次。如果出现呕吐，不应服用建中汤，因为此方的药味太过甘甜。

《千金》治疗男女因积冷气滞；或大病后没有康复，出现四肢沉重，骨肉疼痛，呼吸少气，稍微活动则喘促乏力，胸胁满闷，腰背部疼痛，心中悸动不安，咽干唇燥，面色无华，肌肤粗糙；或是饮食无味，胁肋胀满，头晕沉重，嗜睡，病情严重的必然已经久病多年，病情较轻的则拖延百日，因此导致身体逐渐消瘦，五脏衰弱而难以恢复正常，六脉的脉象都虚弱不足，畏寒乏力，少腹拘急不舒，百病丛生，应当服用黄芪建中汤治疗，再加入人参2两。

注释

①里急：指腹部有挛急感，按之不硬。

虚劳里急，诸不足[1]，黄芪建中汤主之。

患虚劳病，出现少腹拘急，阴阳气血俱不足，应当服用黄芪建中汤治疗。

注释

①不足：指虚证。

虚劳腰痛，少腹拘急，小便不利[1]者，八味肾气丸主之。

患虚劳病，出现腰痛，少腹拘挛，小便不利的，应当服用八味肾气丸治疗。

注释

①小便不利：小便失调。

虚劳诸不足，风气[1]百疾，薯蓣丸主之。

薯蓣丸方：

薯蓣（三十分）当归 桂枝 曲 干地黄 豆黄卷（各十分）甘草（二十八分）人参（七分）芎䓖 芍药 白术 麦门冬 杏仁（各六分）柴胡 桔梗 茯苓（各五分）阿胶（七分）干姜（三分）白敛（二分）防风（六分）大枣（百枚，为膏）

上二十一味，末之，炼蜜和丸，如弹子大。空腹酒服一丸，一百丸为剂。

虚劳虚烦不得眠，酸枣汤主之。

酸枣汤方：

酸枣仁（二升）甘草（一两）知母（二两）茯苓（二两）芎䓖（二两）

上五味，以水八升，煮酸枣仁，得六升，内诸药，煮取三升，分温三服。

患虚劳病，出现阴阳气血不足，如因感受风邪而引起各种病证，应当服用薯蓣丸治疗。

薯蓣丸方：

薯蓣30分，当归、桂枝、曲、干地黄、豆黄卷各10分，甘草28分，人参7分，芎䓖、芍药、白术、麦门冬、杏仁各6分，柴胡、桔梗、茯苓各5分，阿胶7分，干姜3分，白敛2分，防风6分，大枣（为膏）100枚。

将以上21味药研细末，用蜜炼丸如弹子大小，空腹用酒送服1丸，用药100丸为1剂。

患虚劳病，出现虚热烦躁，不能入眠的，应当服用酸枣仁汤治疗。

酸枣汤方：

酸枣仁2升，甘草1两，知母2两，茯苓2两，芎䓖2两。

将以上5味药，用水8升，煮酸枣仁取汁6升，加入其余4味药，煮取汁3升，分3次温服。

注释

①风气：泛指外邪。

五劳虚极羸瘦[1]，腹满不能饮食，食伤、忧伤、饮伤、房室伤、饥伤、劳伤、经络营卫气伤，内有干血[2]，肌肤甲错[3]，两目黯黑[4]。缓中补虚，大黄䗪虫丸主之。

大黄䗪虫丸方：

大黄（十分，蒸）黄芩（二两）甘草（三两）桃仁（一升）杏仁（一升）芍药（四两）干地黄（十两）干漆（一两）虻虫（一升）水蛭（百枚）蛴螬（一升）䗪虫（半升）

上十二味，末之，炼蜜和丸小豆大。酒饮服五丸，日三服。

附方

《千金翼》炙甘草汤：治虚劳不足，汗出而闷，脉结悸，

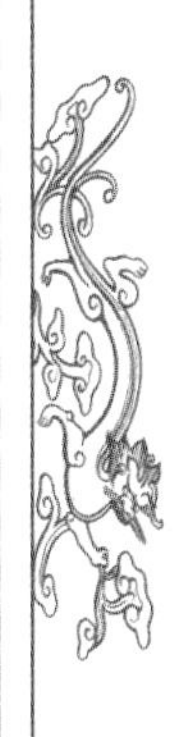

行动如常，不出百日，危急者，十一日死。

甘草（四两，炙）桂枝 生姜（各三两）麦门冬（半升）麻仁（半升）人参 阿胶（各二两）大枣（三十枚）生地黄（一斤）

上九味，以酒七升，水八升，先煮八味，取三升，去滓，内胶消尽。温服一升，日三服。

由于五劳而导致体弱消瘦，腹胀不能吃东西，其主要原因是由于饮食失节、忧伤过度、饮酒过量、房事、饥饿、过度疲劳等因素，造成经络、营卫气血受到邪气损伤，淤血停滞，因而出现皮肤粗糙如鱼鳞状，眼圈黯黑等症状。必须缓消瘀血，补益气血，应当服用大黄 虫丸治疗。

大黄䗪虫丸方：

大黄（蒸）10分，黄芩2两，甘草3两，桃仁1升，杏仁1升，芍药4两，干地黄10两，干漆1两，虻虫1升，水蛭100枚，蛴螬一升，䗪虫0.5升。

将以上12味药，研细末，用蜜炼成丸如小豆大，每次用酒调服5丸，1日3次。

《千金翼》炙甘草汤治疗虚劳病，出现气血阴阳俱不足，汗出而胸闷，脉结心悸，虽然行动正常，但却活不过100天，病情严重的，在11天即会死亡。

甘草（炙）4两，桂枝、生姜各3两，麦门冬半升，麻仁半升，人参、阿胶各2两，大枣30枚，生地黄一斤。

将以上9味药，用酒7升，水8升，先煮8味，取汁3升，去药渣，加阿胶完全溶化，每次温服1升，1日3次。

注释 >>> >

①羸瘦：羸弱消瘦。

②干血：瘀血。

③肌肤甲错：形容皮肤粗糙干枯，如鳞甲状。

④两目黯黑：指两眼白珠呈青黯色。

养生大攻略

自汗、盗汗的防治偏方

自汗和盗汗都指人体出汗的症状。自汗是指人体不受外界环境因素的影响，不管白天还是晚上、动或不动，时常汗出，一活动则出汗更多；盗汗与自汗有别，盗是“偷盗”之意，指夜间人入睡后自觉汗出，醒后汗自止者，故名。人体异常出汗，通常是与一些疾病有关，如甲状腺机能亢进、自主神经功能紊乱、结核等。中医认为，自汗与盗汗均为人体阴阳失调、营卫不和、腠理开阖不利所致。

小儿常会出现自汗或盗汗，同时伴有厌食、手足不温、经常感冒、咳嗽等症状。这多与患儿脾虚有关。治疗时，易健脾益气，扶正固表，益气养阴。

一些产妇因体虚的影响，在产后也会出现自汗、盗汗。汗出之时应及时擦拭，常更换内衣，以保清洁。还应加强营养，增强机体抵抗力。宜食用清淡的食物。忌滋补之品。

五倍子散

【原料】五倍子适量。

【制法】研极细末，瓶贮备用。

【用法】临睡前，取2～3克药末用温开水调成糊，敷在肚脐窝，上盖纱布，以胶布固定。第二天早晨除去。

【功效】固表止汗。

【适用】自汗、盗汗。

补阳汤

【原料】人参、甘草、黄芪、五味子、白术各适量。

【制法】水煎取药汁。

【用法】每日1剂，分2次服用。

【功效】益气固表。

【适用】自汗。

固表育阴汤

【原料】炙黄芪、黄精、生龙骨、生牡蛎、浮小麦、玄参各30克，当归、干生地、炙甘草各12克，知母9克，地骨皮、麦冬各10克。

【制法】水煎取药汁。

【用法】每日1剂，分2次服用。

【功效】益气固表，育阴潜阳。

【适用】气阴两虚所致的自汗、盗汗并见者。

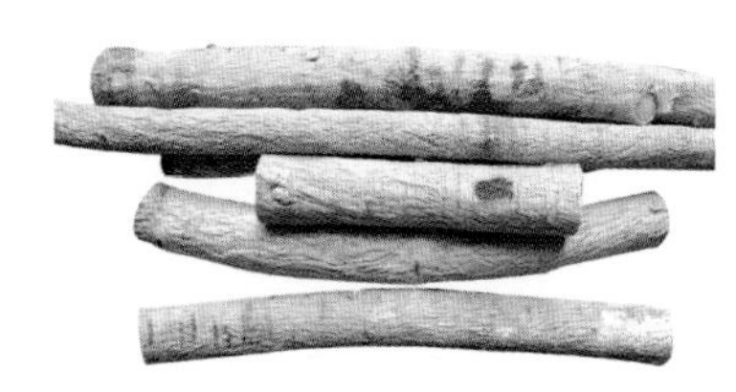

黄芪

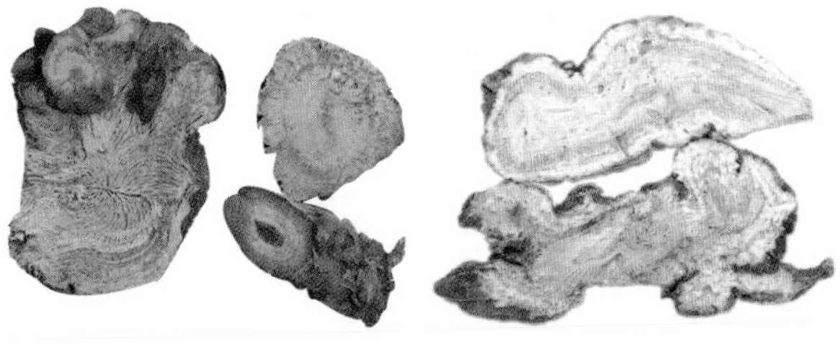

甘草　　白术

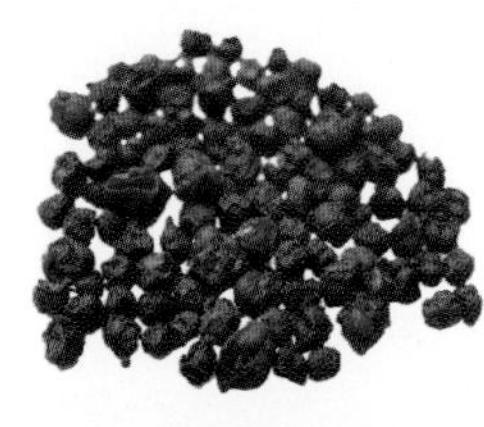

五味子

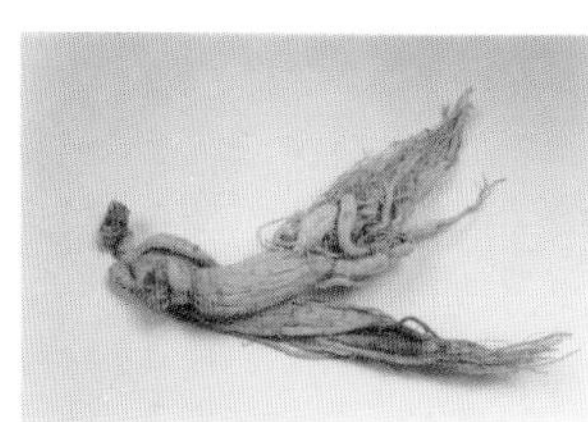

人参

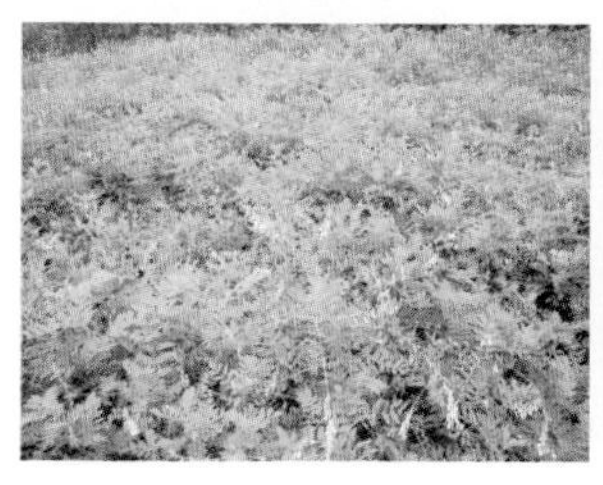

黄芪

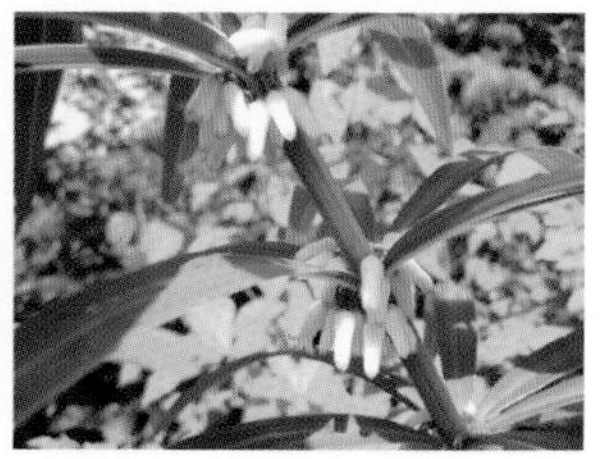

黄精

三物敛汗饮

【原料】牡蛎30克，黄芪、麻黄根各20克。

【制法】水煎取药汁。

【用法】每日1剂，分2次服用。

【功效】养阴敛汗。

【适用】盗汗。

滋阴敛汗方

【原料】石斛、麦冬、白芍、山栀、龙骨、川断续、五倍子各9克，连翘、黄芩各15克，浮小麦、牡蛎、桑寄生各30克，十大功劳叶12克，甘草3克。

【制法】水煎取药汁。

【用法】每日1剂，分2次温服。

【功效】滋阴敛汗。

【适用】盗汗之阴虚内热证。

补虚止汗方

【原料】生地黄、熟地黄、阳起石、白芍各15克，仙茅、仙灵脾、肉苁蓉、浮小麦、栀子、炙鳖甲、蛇床子各12克，五味子3克，菟丝子、豆衣各24克。

【制法】水煎取药汁。

【用法】每日1剂，分2次服用。

【功效】滋阴固涩，益肾助阳。

【适用】盗汗且阳痿者。

二味敛汗散

【原料】五倍子粉2～3克，飞辰砂1～15克。

【制法】上药加水调成糊状，备用。

【用法】将药糊涂在塑料薄膜上，敷于脐窝处，再用胶布固定。每隔2小时换敷1次。

【功效】滋阴敛汗。

【适用】肺结核盗汗。

黄芪玉屏风散

【原料】黄芪20克，炒白术15克，防风9克，牡蛎30克（先煎），大枣10枚，煅龙骨18克，熟地黄、当归、神曲各12克，升麻6克。

【制法】水煎取药汁。

【用法】口服，每日1剂。

【功效】补气固表，和营止汗。

【适用】气虚型产后自汗。

止汗汤

【原料】生地黄6克，元参15克，沙参、石斛、麦冬、山栀、连翘、竹叶、龙骨、五倍子各9克，牡蛎、浮小麦各30克。

【制法】水煎取药汁。

【用法】每日1剂，分2次服用。

【功效】养阴，清热，止汗。

【适用】阴虚内热之盗汗。

生脉散

【原料】太子参20克，麦冬、炒白芍各15克，黄芩、当归、五味子各9克，生牡蛎（先煎）、浮小麦各30克，知母、瘪桃干各10克。

【制法】水煎取药汁。

【用法】口服，每日1剂。

【功效】滋阴生津，益气敛汗。

【适用】阴虚型产后盗汗。

盗汗饮

【原料】黑豆衣、生黄芪、浮小麦各9克，大枣7枚。

【制法】上药煎汤，取汁去渣。

【用法】代茶饮，每日1剂，分2次服用。

【功效】益气敛汗，调和营卫。

【适用】产后自汗、盗汗。

乌梅玉米芯饮

【原料】玉米芯30克，乌梅5克，红糖适量。

【制法】将玉米芯切碎，与乌梅一并水煎取汁，加红糖调味。

【用法】代茶频饮。

【功效】益气生津，敛阴止汗。

【适用】产后自汗、盗汗。

山萸肉饮

【原料】山萸肉20克，地骨皮、黄芪皮各3克，红糖适量。

【制法】将山萸肉、地骨皮、黄芪皮共研为粗末，置茶杯中用沸水冲泡焖15分钟，加红糖适量调味，即成。

【用法】代茶饮，每日1剂，连服5日。

【功效】滋阴清热，生津止渴，补虚敛汗。

【适用】阴虚型产后盗汗。

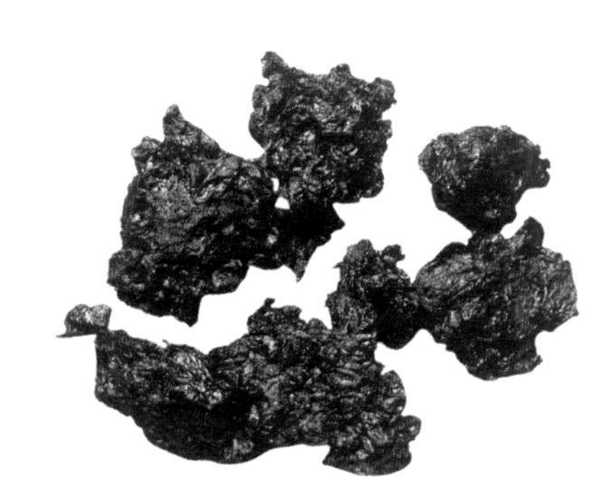

山茱萸

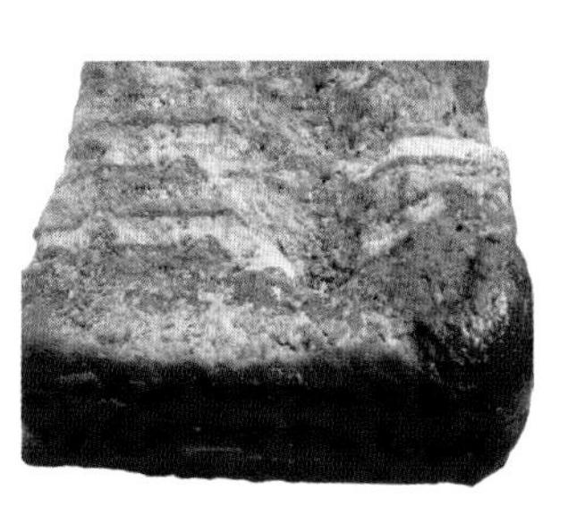

红糖

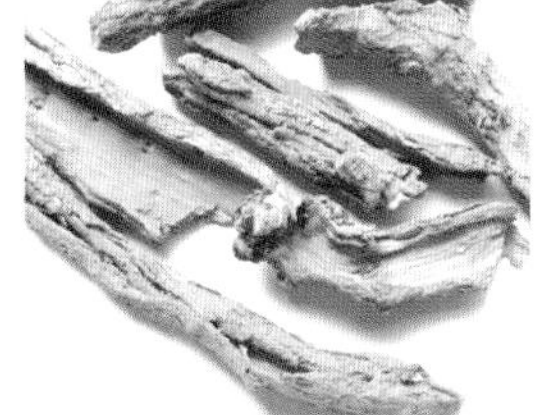

地骨皮药材

肺痿肺痈咳嗽上气病脉证治第七

本篇精华 >>> >

1. 论述肺痿病的病理表现及治疗方法；
2. 论述肺痈病的病理表现及治疗方法；
3. 论述咳嗽上气的病理表现及治疗方法。

原文 → 译文 >>> >

问曰：热在上焦者，因咳为肺痿。肺痿之病何从得之？师曰：或从汗出，或从呕吐，或从消渴，小便利数，或从便难，又被快药[①]下利，重亡津液，故得之。

曰：寸口脉数，其人咳，口中反有浊唾涎沫[②]者何？师曰：为肺痿之病。若口中辟辟燥，咳即胸中隐隐痛，脉反滑数，此为肺痈，咳唾脓血。

脉数虚者为肺痿，数实者为肺痈。

问：当热邪壅积于上焦胸肺时，会引起咳嗽，如果日久不愈则会形成肺痿病，肺痿病是如何患得的呢？

老师回答：或是因为发汗过度，或是因为频频呕吐，或是从消渴病传变而来，或是因为大便艰难，服用泻下药导致腹泻太过，这些因素都会导致津液严重耗损，阴虚则生内热，邪热灼伤肺叶，因此形成肺痿病。

问：如果寸口部出现数脉，患者应当干咳无痰。如今患者反而咳吐脓痰或涎沫，这是什么原因呢？

老师回答：这是肺痿病。如果口中干燥，咳嗽时兼有胸部隐隐作痛，脉象反而滑数的，这是肺痈病。患肺痈病，则咳嗽时应当吐脓血。

总之，脉象数而虚的表示为肺痿；脉象数而实的表示为肺痈。

注释 >>> >

①快药：指作用峻猛的攻下药。

②浊唾涎沫：浊唾指稠痰，涎沫指稀痰。

问曰：病咳逆，脉之[①]，何以知此为肺痈？当有脓血，吐之则死，其脉何类？师曰：寸口脉微[②]而数，微则为风[③]，数则为热；微则汗出，数则恶寒。风中于卫，呼气不入；热过于营[④]，吸而不出。风伤皮毛，热伤血脉。风舍[⑤]于肺，其人则咳，口干喘满，咽燥不渴，时唾浊沫[⑥]，时时振寒[⑦]。热之所过，血为之凝滞，畜结痈脓，吐如米粥。始萌[⑧]可救，脓成则死。

问：患者患咳嗽、气喘上逆，诊脉时如何确定这就是肺痈病呢？如果是肺痈病，病情发展到吐脓血时，患者通常就会死，此时又是怎样的脉象呢？

老师回答：寸口部出现微数的脉象，微脉表示感受风邪，数脉表示体内有热；因此，出现微脉则容易汗出，出现数脉则容易怕寒。

当风邪侵犯人体卫气时，邪气会随着呼气排出体外而不入内；当热邪侵犯营血时，邪气就会随着吸气深入到体内而不易排出；风邪容易损伤皮毛，热邪容易损伤血脉；当风邪滞留于肺部时，就会出现咳嗽，口干舌燥，气喘，胸中满闷，咽喉干燥而不渴，多咳吐稠痰或泡沫痰，经常出现寒战。

当热邪侵犯营血时，容易引起血液凝滞，以致热邪与血液壅聚形成为脓，吐出脓痰像米粥一般。初病时仍然可以治疗，如果等到痈脓已经形成，就很难治疗。

注释 >>> >

①脉之：“脉”作动词，“脉之”即诊脉。

②微：作“浮”字理解。《金鉴》曰：脉微之三“微”字。

③风：感受风邪。

④过：作“至”字或“入”字解，下面的“过”字皆同。

⑤舍：作“留”字解。

⑥浊沫：浊唾涎沫。

⑦振寒：寒战。

⑧始萌：病的开始阶段。

上气[①]，面浮肿，肩息[②]，其脉浮大，不治。又加利尤甚。

患气喘病，症状表现为：面目浮肿，呼吸困难，甚至必须抬肩呼吸，如果出现浮大的脉象，属于不治之症；如果又兼有泄泻不止的，表示病情更加危笃。

注释 >>> >

①上气：既指病机气机上逆，又指症状气急、喘逆。《周礼》郑玄注：“逆喘也。”

②肩息：指气喘时抬肩呼吸，是呼吸极端困难的表现。

上气喘而躁者，属肺胀[①]，欲作风水[②]，发汗则愈。

如果出现气上逆而喘息，烦躁不安的，属于肺胀病；如果出现风水浮肿等症状，就应当用发汗法治疗，使病情痊愈。

注释 >>> >

①肺胀：邪气闭塞于肺，肺失宣肃，气机不利而上逆，喘咳满胀，是为肺胀。

②风水：病名。以面目浮肿、身重、汗出、恶风、脉浮为主证。肺胀不能通调水道，下输膀胱，使水气泛于皮肤，就会造成风水。

肺痿吐涎沫而不咳者，其人不渴，必遗尿，小便数。所以然者，以上虚不能制下故也。此为肺中冷，必眩，多涎唾，甘草干姜汤以温之。若服汤已渴者，属消渴。

甘草干姜汤方：

甘草（四两，炙）干姜（二两，炮）

上㕮咀，以水三升，煮取一升五合，去滓，分温再服。

患肺痿病，只出现吐涎沫但不咳嗽，口又不渴的，必定兼有遗尿、小便频数的症状。其主要是因为上焦虚寒，不能制约下焦膀胱的缘故。

属于肺虚寒证，必定会出现眩晕、频吐涎唾，应当服用甘草干姜汤来温肺。如果服药后出现口渴的，属于消渴病。

甘草干姜汤方：

甘草（炙）4两，干姜（炮）2两。

将以上2味药切碎，用水3升，煮取1升5合，去药渣，分2次温服。

养生大攻略

治疗肺痿的偏方

鹿髓酒

【原料】鹿髓、生地黄汁各500毫升，酥、蜜各30克，杏仁、桃仁各90克，酒500毫升。

【制法】将杏仁、桃仁去皮捣烂，加酒同捣，取汁，与地黄汁同煎至一半的量时，加入鹿髓和酥、蜜再共煎如稀饧。

【用法】每日3次，每次取1匙含服，徐徐咽下。

【适用】肺痿咳嗽、伤中脉绝之症。

原文→译文

咳而上气，喉中水鸡[1]声，射干麻黄汤主之。

射干麻黄汤方：

射干（十三枚。一法三两）麻黄（四两）生姜（四两）细辛 紫菀 款冬花（各三两）五味子（半升）大枣（七枚）半夏（大者，洗，八枚。一法半升）

上九味，以水一斗二升，先煮麻黄两沸，去上沫，内诸药，煮取三升，分温三服。

患咳嗽气喘，出现喉中痰鸣如田鸡的叫声的，应当服用射干麻黄汤治疗。

将以上9味药，用水1斗2升，先煮麻黄两沸，去水面白沫，加入其余药物，煮取3升，分3次温服。

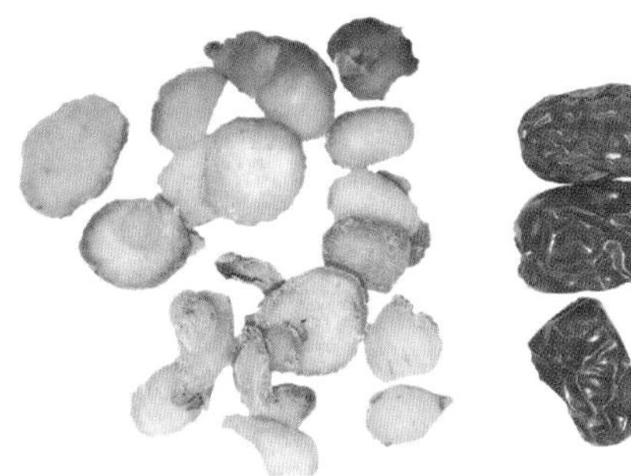

半夏　　大枣

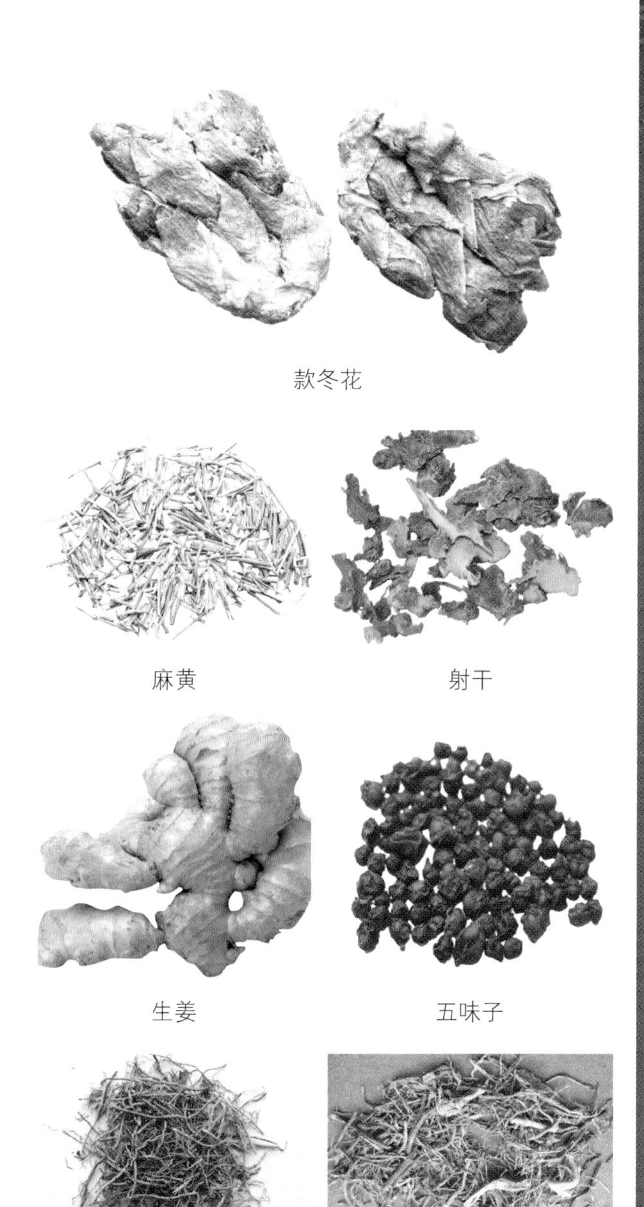

款冬花

麻黄　　射干

生姜　　五味子

细辛　　紫菀

注释

①水鸡：田鸡。水鸡声，形容喉间痰鸣声连连不绝，犹如田鸡的叫声。

咳逆上气，时时吐浊，但坐不得眠，皂荚丸主之。

皂荚丸方：

皂荚（八两，刮去皮，用酥炙）

上一味，末之，蜜丸梧子大。以枣膏和汤服三丸，日三、夜一服。

出现咳嗽、气喘，时时吐出浓稠痰浊，只能坐而不能睡卧的，应当服用皂荚丸治疗。

皂荚丸方：

皂荚（刮去皮，用酥炙）8两。

将药研细末，用蜜作成丸如梧桐子大小，用枣膏和汤，1次服3丸，白天服3次，夜晚服1次。

咳而脉浮者，厚朴麻黄汤主之。

厚朴麻黄汤方：

厚朴（五两）麻黄（四两）石膏（如鸡子大）杏仁（半升）半夏（半升）干姜（二两）细辛（二两）小麦（一升）五味子（半升）

上九味，以水一斗二升，先煮小麦熟，去滓，内诸药，煮取三升。温服一升，日三服。

脉沉者，泽漆汤主之。

泽漆汤方：

半夏（半升）紫参（五两。一作紫菀）泽漆（三斤，以东流水五斗，煮取一斗五升）生姜（五两）白前（五两）甘草 黄芩 人参 桂枝（各三两）

上九味，㕮咀，内泽漆汁中，煮取五升。温服五合，至夜尽。

出现咳嗽而脉浮的，应当服用厚朴麻黄汤治疗。

厚朴麻黄汤方：

厚朴5两，麻黄4两，石膏（如鸡子大），杏仁0.5升，半夏0.5升，干姜2两，细辛2两，小麦1升，五味子0.5升。

将以上9味药，用水1斗2升，先煮熟小麦，去药渣，加入其余药物，煮取3升，每次温服1升，1日3次。

脉沉的，用泽漆汤治疗。

半夏0.5升，紫参5两（一作紫菀），泽漆3斤（以东流水五斗，煮取1斗5升），生姜5两，白前5两，甘草、黄芩、人参、桂枝各3两。

将以上药物切碎，加入泽漆汁中煮取5升，温服5合，夜晚前将药全部服完。

大逆上气，咽喉不利，止逆下气者，麦门冬汤主之。

麦门冬汤方：

麦门冬（七升）半夏（一升）人参（二两）甘草（二两）粳米（三合）大枣（十二枚）

上六味，以水一斗二升，煮取六升。温服一升，日三、夜一服。

如果因虚火上炎，导致咳喘气逆，咽喉不利的，必须立即用下气法控制逆气，应当服用麦门冬汤治疗。

麦门冬汤方：

麦门冬7升，半夏1升，人参2两，甘草2两，粳米3合，大枣12枚。

将以上6味药，用水1斗2升，煮取6升，每次温服1升，白天3次，夜晚1次。

肺痈，喘不得卧，葶苈大枣泻肺汤主之。

葶苈大枣泻肺汤方：

葶苈（熬令黄色，捣丸如弹丸大）大枣（十二枚）

上先以水三升，煮枣取二升，去枣，内葶苈，煮取一升，顿服。

患肺痈病，出现气喘不能平卧的，用葶苈大枣泻肺汤治疗。

葶苈大枣泻肺汤方：

葶苈（熬令黄色，捣丸如弹丸大），大枣12枚。

以上2味药，先用水3升，煮大枣取汁2升，去枣加葶苈，煮取1升，顿服。

咳而胸满，振寒脉数，咽干不渴，时出[1]浊唾腥臭[2]，久久吐脓如米粥者，为肺痈，桔梗汤主之。

桔梗汤方：亦治血痹。

桔梗（一两）甘草（二两）

上二味，以水三升，煮取一升。分温再服，则吐脓血也。

咳嗽而胸部胀满，寒战，脉象数，咽喉干燥而不渴，时常吐出黏稠腥臭脓痰，拖延日久吐出米粥样脓痰的，是肺痈病，用桔梗汤治疗。

桔梗汤方：还可以治疗血痹。

桔梗1两，甘草2两。

将以上2味药，用水3升，煮取1升，分2次温服。服药后通常可以吐出脓血。

注释

①出：吐出。

②浊唾腥臭：吐出的浓痰有腥臭气味。

养生大攻略

治疗肺痈的偏方

苇茎薏米粥

【原料】苇茎50克，薏苡仁（薏米）30克，粳米30克。

【制法】将洗净的苇茎，加清水200毫升，浸透，煎10分钟，去渣取汁，备用。薏苡仁、粳米加清水500毫升，煮成粥，兑入苇茎汁，煮开1～2沸待服。

【用法】早、晚空腹温服。

【功效】清热解毒，化瘀散结。

【应用】适用于肺痈成脓期和溃脓期，以壮热寒战，胸中烦痛，咳嗽气急，咳吐脓血，腥臭异常为主症者。

原文→译文

咳而上气，此为肺胀，其人喘，目如脱状[1]，脉浮大者，越婢加半夏汤主之。

越婢加半夏汤方：

麻黄（六两）石膏（半斤）生姜（三两）大枣（十五枚）甘草（二两）半夏（半升）

上六味，以水六升，先煮麻黄，去上沫，内诸药，煮取三升，分温三服。

患咳嗽气逆，属于肺胀。肺胀患者出现喘气，两眼突出好像要脱出眼眶一样，并且脉象浮大的，应当服用越婢加半夏汤治疗。

越婢加半夏汤方：

麻黄 6 两，石膏半斤，生姜 3 两，大枣 15 枚，甘草 2 两，半夏半升。

将以上 6 味药，用水 6 升，先煮麻黄，去水面白沫，加入其余药物，煮取 3 升，分 3 次温服。

注释

①目如脱状：形容两眼胀突，犹如脱出之状。

肺胀，咳而上气，烦躁而喘，脉浮者，心下有水，小青龙加石膏汤主之。

小青龙加石膏汤方：

麻黄 芍药 桂枝 细辛 甘草 干姜（各三两） 五味子 半夏（各半升） 石膏（二两）

上九味，以水一斗，先煮麻黄，去上沫，内诸药，煮取三升。强人服一升，羸者减之，日三服，小儿服四合。

肺胀患者，出现咳嗽而气逆，烦躁，气喘，脉象浮的，表示心下有水饮，应当服用小青龙加石膏汤治疗。

小青龙加石膏汤方：

麻黄、芍药、桂枝、细辛、甘草、干姜各 3 两，五味子、半夏各半升，石膏 2 两。

将以上 9 味药，用水 1 斗，先煮麻黄，去水面白沫，加入其余药物，煮取 3 升。身体强壮者服 1 升，身体弱者减量，1 日 3 次，小儿服 4 合。

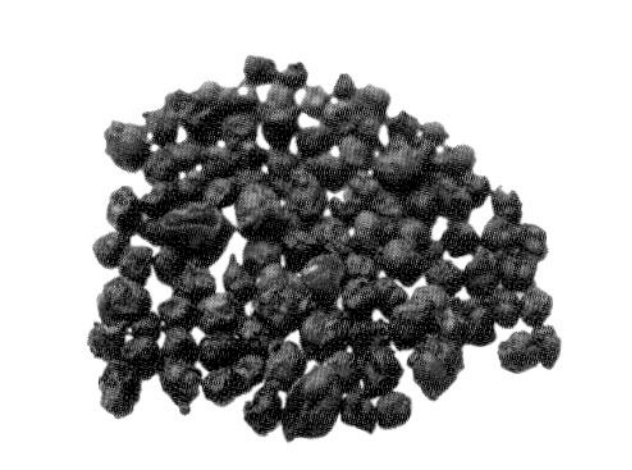

五味子

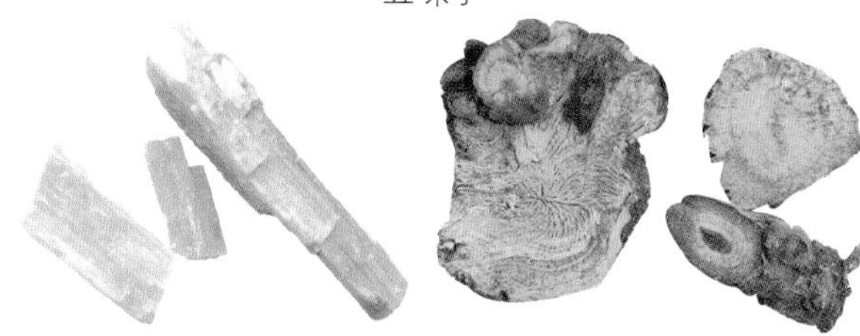

石膏　甘草

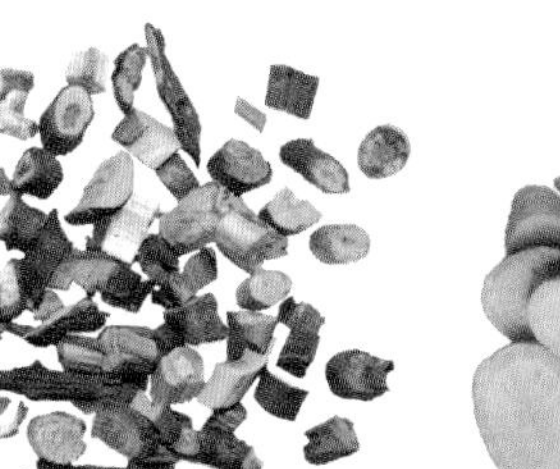

桂枝

芍药

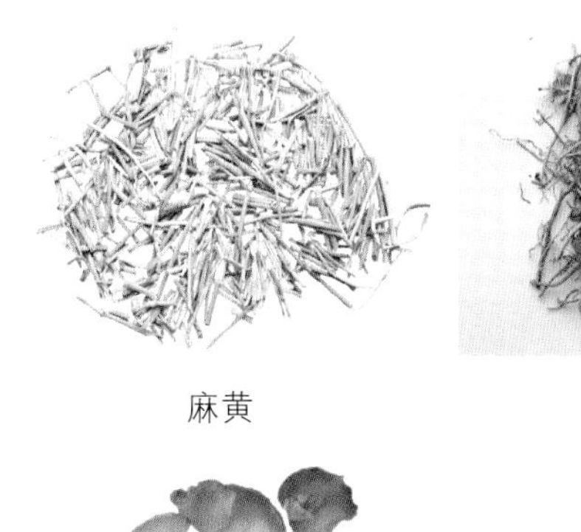

麻黄

细辛

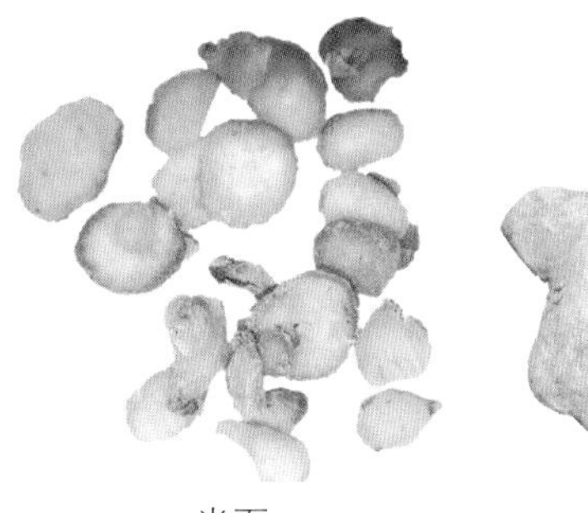

半夏

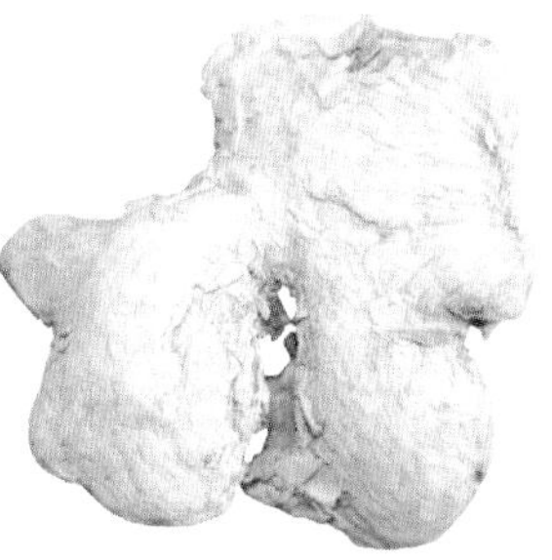

干姜

附方

《外台》炙甘草汤：治肺痿涎唾多，心中温温液液[1]者。

《外台》炙甘草汤：治疗肺痿涎唾多，心泛恶想吐的病证。方见虚劳篇。

注释

①温温液液：泛泛欲吐的意思。

《千金》甘草汤。

甘草

上一味，以水三升，煮减半，分温三服。

《千金》甘草汤：

甘草。

以上 1 味药，用水 3 升，煮后取汁 1.5 升，分 3 次温服。

《千金》生姜甘草汤：治肺痿，咳唾涎沫不止，咽燥而渴。

生姜（五两）人参（二两）甘草（四两）大枣（十五枚）

上四味，以水七升，煮取三升，分温三服。

《千金》生姜甘草汤：治疗肺痿，咳唾涎沫不止，咽喉干燥而口渴。

生姜 5 两，人参 2 两，甘草 4 两，大枣 15 枚。

以上 4 味药，用水 7 升，煮取 3 升，分 3 次温服。

《千金》桂枝去芍药加皂荚汤：治肺痿吐涎沫。

桂枝 生姜（各三两） 甘草（二两） 大枣（十枚） 皂荚（一枚，去皮子，炙焦）

上五味，以水七升，微微火煮取三升，分温三服。

《千金》桂枝去芍药加皂荚汤：治疗肺痿咳吐涎沫。

桂枝、生姜各3两，甘草2两，大枣10枚，皂荚（去皮子，炙焦）1枚。

以上5味药，用水7升，小火煮取3升，分3次温服。

《外台》桔梗白散：治咳而胸满，振寒，脉数，咽干不渴，时出浊唾腥臭，久久吐脓如米粥者，为肺痈。

桔梗 贝母（各三分）巴豆（一分，去皮，熬，研如脂）

上三味，为散，强人饮服半钱匕，羸者减之。病在膈上者吐脓血，膈下者泻出。若下多不止，饮冷水一杯则定。

《外台》桔梗白散，治疗咳嗽而胸部胀满，寒颤，脉象数，咽喉干燥而不渴，时常吐出黏稠腥臭痰涎，吐脓痰像是米粥一般，属于肺痈病。

桔梗、贝母各3分，巴豆（去皮，熬，研如脂）1分。

将以上3味药，捣为散剂，体质强壮的饮服半钱匕，体质弱的应当减少用量。病在膈上的，服药后应当吐出脓血；病在膈下的，服药后应当泻下脓血；如果泻下不停的，可以饮冷水1杯，则腹泻即止。

《千金》苇茎汤：治咳有微热烦满，胸中甲错，是为肺痈。

苇茎（二升） 薏苡仁（半升） 桃仁（五十枚） 瓜瓣（半升）

上四味，以水一斗，先煮苇茎得五升，去滓，内诸药，煮取二升。服一升，再服，当吐如脓。

《千金》苇茎汤：治疗咳嗽有微热，心烦，胸部满闷，胸部皮肤粗糙如鳞甲状，属于肺痈病。

苇茎2升，薏苡仁半升，桃仁50枚，瓜瓣半升。

将以上4味药，用水1斗，先煮苇茎，取汁5升，去药渣，加入其余药物，煮取2升，服1升，再服1升后，应当吐出脓痰。

肺痈胸满胀，一身面目浮肿，鼻塞清涕出，不闻香臭酸辛，咳逆上气，喘鸣迫塞，葶苈大枣泻肺汤主之。

患肺痈病，出现胸部胀满，全身、面目浮肿，鼻塞，流清涕，闻不到香臭酸辛的气味，咳嗽气逆，喘息痰鸣，痰涎壅塞于咽喉的，应当服用葶苈大枣泻肺汤治疗。

养生大攻略

肺气肿的治疗偏方

肺气肿是肺脏充气过度，致使支气管、肺泡管、肺泡囊和肺泡过度膨胀的一种病理状态。一般病程较长，缓慢发生，早期时患者没有什么症状，或仅有咳嗽、咯痰等症状；随着病变的发展，患者在运动时开始出现呼吸困难、气短，乃致力不从心；病情再继续恶化的话，患者在休息时都会感到呼吸困难。冬至到来时，肺气肿患者的病情往往加重，伴有畏寒、发热、咯脓痰、全身无力、上腹饱胀等症状。

中医根据辩证施治，常把肺气肿分为肾虚、脾虚、痰壅等类型，治疗时主张温阳固本，宣肺平喘，消痰止咳，通气活血。

麻黄汤

【原料】麻黄30克，款冬花40克，地龙20克，乌梅60克，冰糖适量。

【制法】麻黄、款冬花、地龙、乌梅加水煎，煎成浓汁后，放入冰糖收汁成膏，即成。

【用法】每次服用6～9克，每日3次。

【功效】宣肺平喘，利水消肿。

【适用】肺气肿。

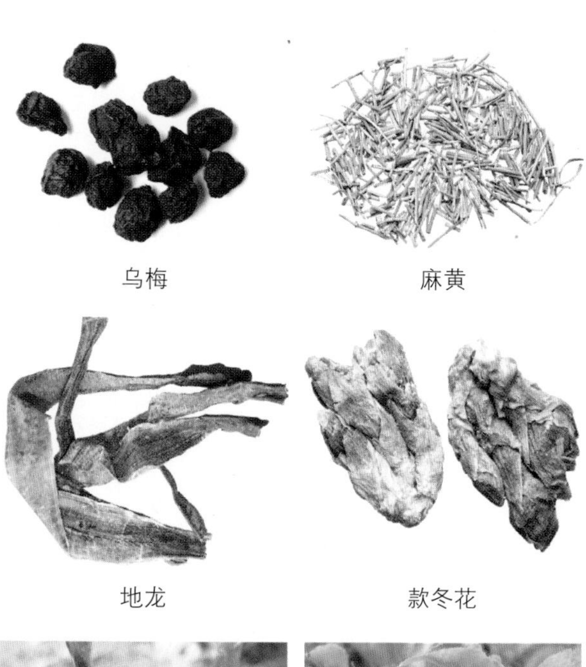

乌梅　麻黄

地龙　款冬花

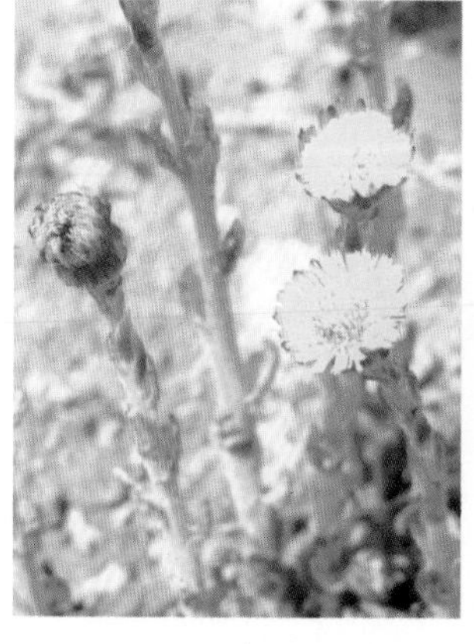

款冬花

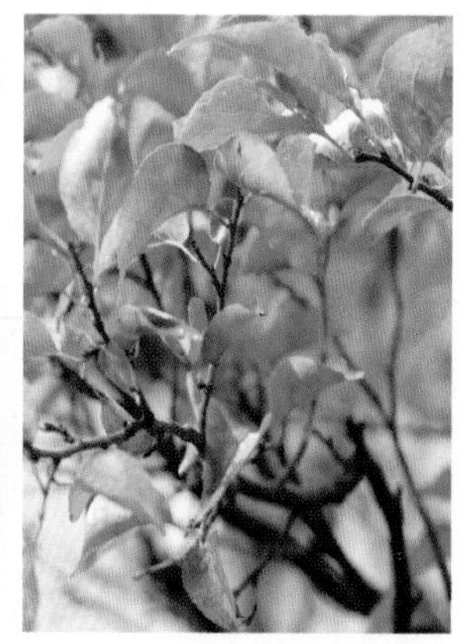

乌梅

天竺黄汤

【原料】天竺黄15克，枳壳10克，黑豆30克，浙贝母12克。

【制法】将上药共研为细末。

【用法】每次服6克，早、晚各1次。

【功效】补肝滋肾，清热豁痰，凉心定惊。

【适用】肺气肿。

茄子根红糖膏

【原料】茄子根30克，红糖15克。

【制法】将茄子根洗净切碎，加水煎成浓汁，再加入红糖熬成膏。

【用法】每日1剂，早、晚分服。

【功效】清热利湿，祛风止咳。

【适用】肺气肿。

桑白皮汤

【原料】桑白皮6克，麻黄、桂枝、细辛、干姜各4.5克，杏仁（后下，去皮）14克。

【制法】水煎取药汁。

【用法】口服，每日1剂。

【功效】定喘止咳。

【适用】肺气肿。

鸡骨丹汤

【原料】鸡骨丹茎、叶、花9～15克。

【制法】水煎取药汁。

【用法】口服，每日1剂。

【功效】调气补虚。

【适用】肺气肿。

甘草汤

【原料】甘草、白术各6克，党参30克，紫河车粉10克，知母、熟地黄各12克，胡桃5个，麦冬、茯苓、枸杞子、山茱萸各15克。

【制法】将上药（紫河车粉除外）用水煎，滤渣取药汁，加入紫河车粉，调匀即成。

【用法】每日1剂，分3次服用。

【功效】定喘止咳，补肾益精。

【适用】慢性支气管炎、肺气肿合并症。

奔豚气病脉证治第八

本篇精华

1. 论述奔豚气病的病理表现。
2. 介绍奔豚气病的发病原因及治疗方法。

原文→译文

师曰：病奔豚，有吐脓，有惊怖，有火邪，此四部病，皆从惊发得之。

师曰：奔豚病，从少腹起，上冲咽喉，发作欲死，复还止，皆从惊恐得之。

老师说：奔豚，吐脓，惊怖，火邪，这四种病，都是由于过度惊恐才患得的。

老师说：奔豚气发病时，病人自觉有气从少腹上冲到咽喉，痛苦至极，之后又如同正常人一样，这种病是由于惊恐等精神刺激所引起的。

奔豚，气上冲胸，腹痛，往来寒热，奔豚汤主之。

奔豚汤方：

甘草 芎䓖 当归（各二两） 半夏（四两） 黄芩（二两） 生葛（五两） 芍药（二两） 生姜（四两） 甘李根白皮（一升）

上九味，以水二斗，煮取五升。温服一升，日三、夜一服。

患奔豚病，发病时有气上冲胸部，腹部疼痛，寒热往来，应当服用奔豚汤治疗。

甘草、芎䓖、当归各2两，半夏4两，黄芩2两，生葛5两，芍药2两，生姜4两，甘李根白皮1升。

将以上9味药，用水2斗，煮取5升，每次温服1升，白天3次，夜晚1次。

发汗后，烧针令其汗，针处被寒，核起而赤者，必发贲豚，气从小腹上至心，灸其核上各一壮，与桂枝加桂汤主之。

桂枝加桂汤方：

桂枝（五两） 芍药（三两） 甘草（二两，炙） 生姜（三两） 大枣（十二枚）

上五味，以水七升，微火煮取三升，去滓，温服一升。

太阳表证，用发汗法治疗后，病情没有好转，又用火针再发其汗，针刺部位受到寒邪侵入，出现核状红色肿块的，必定要形成奔豚气。发病时气从少腹上冲到心胸，应该在核状红色硬结上各灸一壮治疗，另外，内服桂枝加桂汤。

桂枝加桂汤方：

桂枝5两，芍药3两，甘草（炙）2两，生姜3两，大枣12枚。

将以上5味药，用水7升，小火煮取3升，去药渣，每次温服1升。

发汗后，脐下悸者，欲作贲豚，茯苓桂枝甘草大枣汤主之。

茯苓桂枝甘草大枣汤方：

茯苓（半斤） 甘草（二两，炙） 大枣（十五枚） 桂枝（四两）

上四味，以甘澜水一斗，先煮茯苓，减二升，内诸药，煮取三升，去滓。温服一升，日三服。

太阳表证，发汗以后，肚脐下出现跳动的感觉，是将要发生奔豚的征兆，用茯苓桂枝甘草大枣汤治疗。

茯苓桂枝甘草大枣汤方：

茯苓半斤，甘草（炙）2两，大枣15枚，桂枝4两。

将以上4味药，用甘澜水1斗，先煮茯苓，减去2升，加入其余药物，煮取3升，去药渣，每次温服1升，1日3次。（甘澜水的制作方法：取水2斗，置于大盆内，以杓扬之，直到水上出现珠子五六千颗相逐，取用之。）

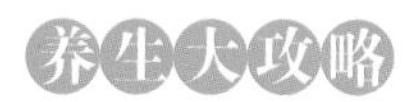

神经官能症的防治偏方

中医所说的奔豚气病类似于西医学神经官能症，如胃肠神经官能症、心神经官能症、癔病等。

神经官能症是一种神经方面的疾病，即人们常说的神经症、精神症，主要表现为持久的心理冲突，患者自己觉察到这种冲突，并因此而深感痛苦，且妨碍其心理功能或社会功能。在临床上，神经官能症有许多类型，如神经衰弱、焦虑症、强迫症、躯体形式障碍等。最常见的为神经衰弱，症状表现为头疼、头晕、易疲劳、易忘事、好失眠等。头疼的特点是时间位置不定，程度不严重，常随着心情好转而缓解，也因心情恶劣而加剧。焦虑症则以广泛性焦虑症和发作性惊恐状态为主要临床表现，常伴有头晕、胸闷、心悸、呼吸困难、口干、尿频、尿急、出汗、震颤等症。无论哪种类型，发病时间久了，都会对患者身心造成严重影响。

桑椹酸枣仁汤

【原料】桑椹30克，酸枣仁15克。

【制法】上药加水，以大火煎沸，改小火煎20分钟，取汁100毫升备用。

【用法】顿服，每日1次。2周为1个疗程。

【功效】养血安神。

【适用】神经衰弱。

加味甘麦大枣汤

【原料】炙甘草12克，龙骨（先煎）、浮小麦各30克，夜交藤20克，酸枣仁、柏子仁各15克，茯神、合欢花各10克，大枣10枚。

【制法】水煎取药汁。

【用法】每日1剂，分3次服用。

【功效】解郁，养心，安神。

【适用】神经衰弱。

胡桃安神汤

【原料】丹参15克，佛手柑片6克，胡桃仁12克，白糖50克。

【制法】将胡桃仁捣烂，加白糖混合均匀；将丹参、佛手柑共煎汤，加入胡桃白糖泥，沸煮10分钟，即成。

【用法】每日1剂，分2次服用。

【功效】补血养气，活血安神。

【适用】神经衰弱。

柴胡疏肝散

【原料】柴胡、陈皮（醋炒）各6克，香附5克，枳壳、川芎、芍药各3克。

【制法】水煎取药汁。

【用法】每日1剂，分2次服用。

【功效】疏肝解郁。

【适用】抑郁症。

加味逍遥散

【原料】柴胡、当归、白术、甘草、白芍、茯苓各6克，栀子、牡丹皮各3克。

【制法】水煎取药汁。

【用法】每日1剂，分3次服用。

【功效】养血和营，清肝健脾。

【适用】抑郁症。

四逆散

【原料】柴胡、炙枳实、炙甘草、白芍各3克。

【制法】上药分别粉碎，研为细末，装瓶备用。

【用法】以白开水冲服药末，每日1剂，分3次服用。

【功效】疏肝理气，调和脾胃。

【适用】抑郁症。

胸痹心痛短气病脉证治第九

本篇精华

1. 论述胸痹病的病理表现及治疗方法；
2. 论述心痛病的病理表现及治疗方法；
3. 论述短气病的病理表现及治疗方法。

原文→译文

师曰：夫脉当取太过不及①，阳微阴弦②，即胸痹而痛。所以然者，责其极虚也。今阳虚知在上焦，所以胸痹、心痛者，以其阴弦故也。

老师说：诊脉时，应当注意脉象的太过与不及。如果寸口部出现微脉，尺部出现弦脉，属于胸痹。

心痛的病证，是因为上焦的阳气不足，因此寸口部出现微脉；阴邪壅聚于下，因此尺部的脉象弦，才会出现胸痹心痛的病证。

注释

①太过不及：指脉象改变，盛过于正常的为太过，不足于正常的为不及。太过主邪盛，不及主正虚。

②阳微阴弦：关前为阳，关后为阴。阳微，指寸脉微；阴弦，指尺脉弦。

平人无寒热，短气不足以息者，实也。

患者没有恶寒发热的症状，但却会突然出现气急短促、呼吸不利的症状，属于实证。

注释

①平人：并不是指正常健康无病的人，而是指平时并不卧病在床，饮食起居和正常人一样，外形无病状或自觉没有其他疾苦的患者。

②无寒热：无恶寒发热。

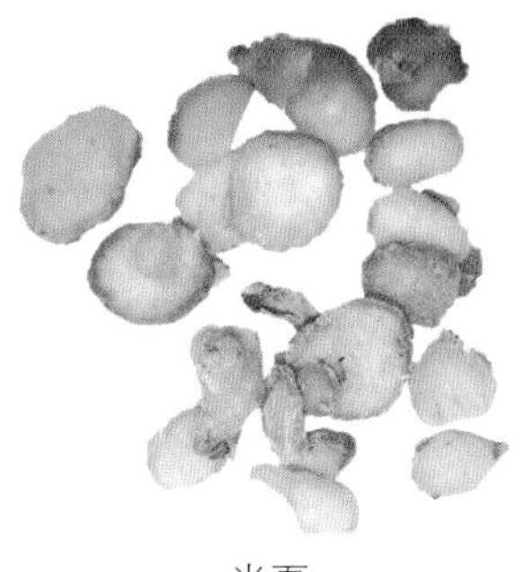
半夏

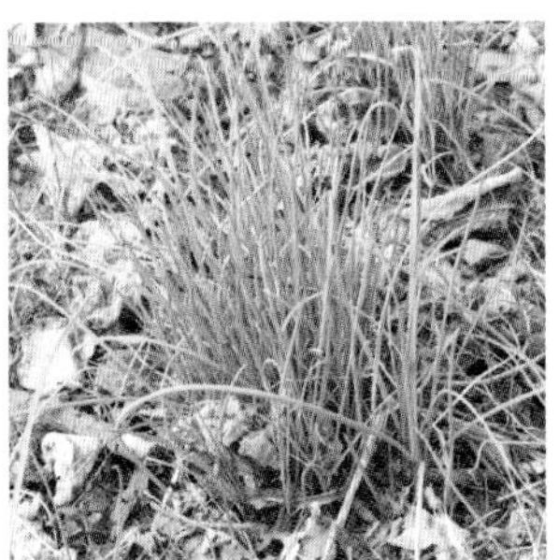
薤白

胸痹之病，喘息咳唾，胸背痛，短气，寸口脉沉而迟，关上小紧数，栝蒌薤白白酒汤主之。

栝蒌薤白白酒汤方：

栝蒌实（一枚，捣）薤白（半升）白酒（七升）

上三味，同煮，取二升，分温再服。

患胸痹病，症状表现为：喘息，咳嗽，吐痰涎，胸背部疼痛，气短，寸口部出现沉迟的脉象，关部出现小紧数的脉象，用栝蒌薤白白酒汤治疗。

栝蒌薤白白酒汤方：

栝蒌实（捣）1枚，薤白半升，白酒7升。

将以上3味药，一起煎煮取2升，分2次温服。

注释 >>>

①白酒：米酒初熟的称为白酒。

胸痹不得卧，心痛彻背者，栝蒌薤白半夏汤主之。

栝蒌薤白半夏汤方：

栝蒌实（一枚）薤白（三两）半夏（半斤）白酒（一斗）

上四味，同煮，取四升。温服一升，日三服。

患胸痹病，症状表现为：喘息不能平卧，心胸部痛牵引连及背部疼痛，应当服用栝蒌薤白半夏汤治疗。

栝蒌薤白半夏汤方：

栝蒌实1枚，薤白3两，半夏0.5斤，白酒1斗。

将以上4味药，一起煎煮取4升，温服1升，1日3次。

胸痹心中痞，留气结在胸，胸满，胁下逆抢心，枳实薤白桂枝汤主之，人参汤亦主之。

枳实薤白桂枝汤方：

枳实（四枚）厚朴（四两）薤白（半斤）桂枝（一两）栝蒌（一枚，捣）

上五味，以水五升，先煮枳实、厚朴，取二升，去滓，内诸药，煮数沸，分温三服。

人参汤方：

人参 甘草 干姜 白术（各三两）

上四味，以水八升，煮取三升。温服一升，日三服。

患胸痹病，症状表现为：心中痞满，邪气壅结于胸中；胸部满闷，胁下气逆上冲心胸，应当服用枳实薤白桂枝汤治疗；如果属于虚证，则用人参汤治疗。

枳实薤白桂枝汤方：

枳实4枚，厚朴4两，薤白半斤，桂枝1两，栝蒌（捣）1枚。

将以上5味药，用水5升，先煮枳实、厚朴，取汁2升，去药渣，加入其余药物，煮上几沸后，分3次温服。

人参汤方：

人参、甘草、干姜、白术各3两。

将以上4味药，用水8升，煮取3升，每次温服1升，1日3次。

胸痹，胸中气塞，短气，茯苓杏仁甘草汤主之，橘枳姜汤亦主之。

茯苓杏仁甘草汤方：

茯苓（三两）杏仁（五十个）甘草（一两）

上三味，以水一斗，煮取五升。温服一升，日三服。

橘枳姜汤方：

橘皮（一斤）枳实（三两）生姜（半斤）

上三味，以水五升，煮取二升，分温再服。

胸痹缓急者，薏苡附子散主之。

薏苡附子散方：

薏苡仁（十五两）大附子（十枚，炮）

上二味，杵为散，服方寸匕，日三服。

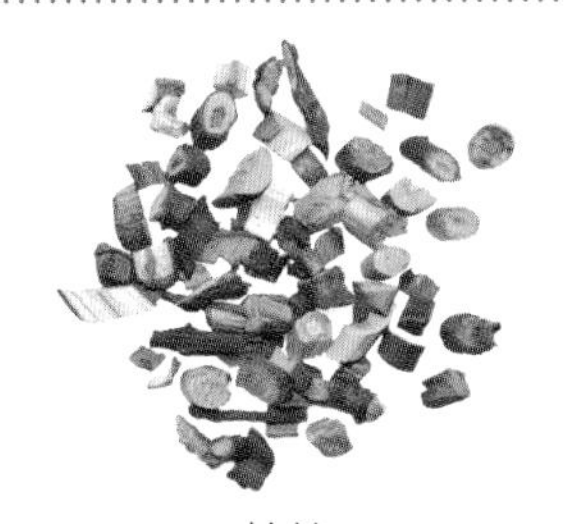
桂枝

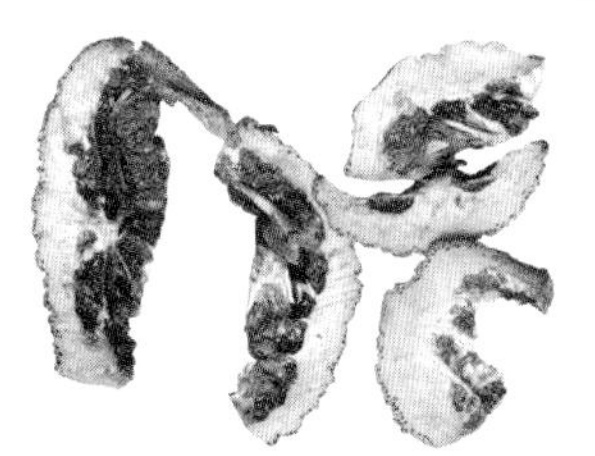
枳实

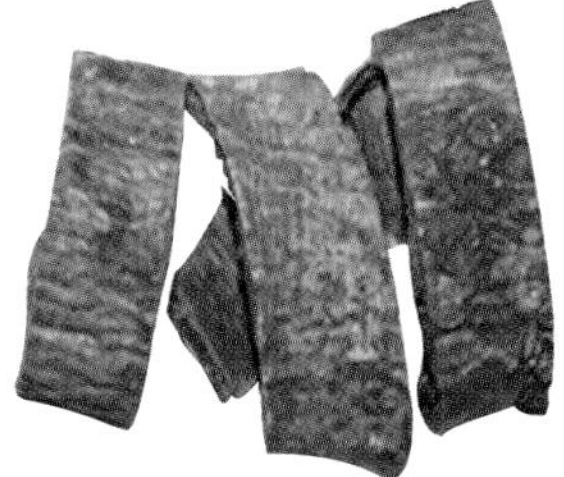
厚朴

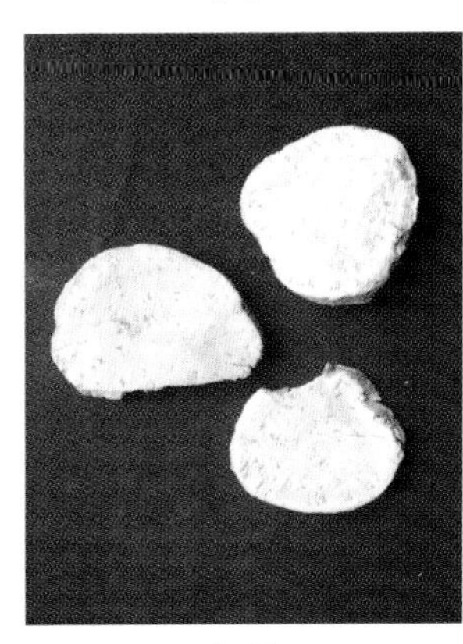
栝蒌

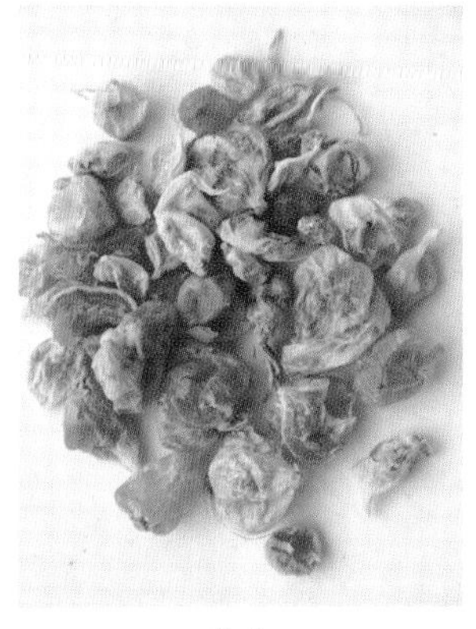
薤白

患胸痹病，症状表现为：心胸满闷，呼吸气短，应当服用茯苓杏仁甘草汤治疗，或是用橘枳姜汤治疗。

茯苓杏仁甘草汤方：

茯苓3两，杏仁50个，甘草1两。

将以上3味药，用水1斗，煮取5升，每次温服1升，1日3次。如果病未痊愈，则应再服。

橘枳姜汤方：

橘皮1斤，枳实3两，生姜0.5斤。

将以上3味药，用水5升，煮取2升，分2次温服。

患胸痹病，病情急迫的，应当服用薏苡附子散治疗。

薏苡附子散方：

薏苡仁15两，大附子（炮）10枚。

将以上2味药，捣成细末，1次服方寸匕，1日3次。

心中痞，诸逆[1]心悬痛[2]，桂枝生姜枳实汤主之。

桂姜枳实汤方：

桂枝 生姜（各三两） 枳实（五枚）

上三味，以水六升，煮取三升，分温三服。

如果心窝部痞满，水饮邪气向上冲逆，导致心窝部牵引疼痛，应当服用桂枝生姜枳实汤治疗。

桂姜枳实汤方：

桂枝、生姜各3两，枳实5枚。

将以上3味药，用水6升，煮取3升，分3次温服。

注释 >>> 〉

①诸逆：指停留于心下的水饮或寒邪向上冲逆。

②心悬痛：指心窝部向上牵引疼痛。

心痛彻背，背痛彻心，乌头赤石脂丸主之。

乌头赤石脂丸方：

蜀椒（一两。一法二分） 乌头（一分，炮） 附子（半两，炮。一法一分） 干姜（一两。一法一分） 赤石脂（一两。一法二分）

上五味，末之，蜜丸如梧子大。先食服一丸，日三服。

如果心窝部疼痛牵引到背部，或从背部牵引到心窝部，应当服用乌头赤石脂丸治疗。

乌头赤石脂丸方：

蜀椒1两（一法2分），乌头（炮）1分，附子（炮）半两（一法1分），干姜1两（一法1分），赤石脂1两（一法2分）。

将以上5味药，研细末，用蜜炼丸如梧桐子大小，饭前服1丸，1日3次，若疗效不明显，可以增加剂量。

附方

九痛丸：治九种心痛。

附子（三两，炮） 生狼牙（一两，炙香） 巴豆（一两，去皮心，熬，研如脂） 人参 干姜 吴茱萸（各一两）

上六味，末之，炼蜜丸如梧子大。酒下，强人初服三丸，日三服，弱者二丸。兼治卒中恶[1]，腹胀痛，口不能言；又治连年积冷，流注心胸痛[2]，并冷肿上气，落马坠车血疾等，皆主之。忌口如常法。

附方九痛丸：

治疗九种心痛症。

附子（炮）3两，生狼牙（炙香）1两，巴豆（去皮心，熬，研如脂）1两，人参、干姜、吴茱萸各1两。

将以上6味药，研为细末，炼蜜为丸如梧桐子大小，以米酒服下，体质好的先服用3丸，1日3次；体质弱的服用2丸。此方可以治疗突然中恶，腹部胀痛，不能说话。又可以治疗阴寒久积，流注于心胸作痛，以及冷气上冲，落马坠车与淤血停滞等疾病。禁忌与平常的事项相同。

注释 >>> 〉

①卒中恶：指突然感受外来邪气，见心腹刺痛、闷乱欲死的疾病。

②流注心胸痛：流指流散移动，注指专注集中。这里指心胸不疼痛，或较散漫面积大，或集中一点而痛。

养生大攻略

胸闷、气短的穴位疗法

人的手上有很多穴位，刺激不同的穴位，可以防治不同的疾病。

胸口反射区：位于双手手掌部、手腕第二道横纹线中点。

主治：胸闷、气短。

腹满寒疝宿食病脉证治第十

本篇精华 >>> 〉

1. 论述腹满病的病理表现及治疗方法；
2. 论述寒疝病的病理表现及治疗方法；
3. 论述宿食病的病理表现及治疗方法。

原文 → 译文 >>> 〉

趺阳脉[1]微弦，法当腹满，不满者必便难，两胠[2]疼痛，此虚寒从下上也，当以温药服之。

如果趺阳部出现微弦的脉象，应当兼有腹部胀满，如果腹部不胀满的，必定会出现大便困难，两侧腋下至腰部疼痛，是由于下焦阳虚，寒气从下上逆的缘故，应当用温药治疗。

注释 >>>

①趺阳脉：为胃脉，在足背上五寸骨间动脉处，即足阳明胃经的冲阳穴。

②胠：《说文》“亦（古腋字）下也”；《广雅》“胁也”；《素问》王冰注：“胠，谓胁上也。”即胸胁两旁当臂之处。

病者腹满，按之不痛为虚，痛者为实，可下之。舌黄未下者，下之黄自去。

如果有腹部胀满的症状，按之不痛的为虚证；按之疼痛的为实证，治疗实证应当用泻下法。如果腹满而舌苔黄，没有用泻下法的，用泻下药后则黄苔可以消退。

腹满时减，复如故，此为寒，当与温药。

如果腹部胀满有时减轻，之后又依然如故，这属于寒证，应当用温药治疗。

病者痿黄[①]，躁而不渴，胸中寒实而利不止者，死。

患者面色萎黄，烦躁而口不渴，阴寒壅结于胸中，而又腹泻下利不止的，属于死证。

注释 >>>

①痿黄：“痿”同“萎”，指肤色枯黄，暗淡无泽。

寸口脉弦者，即胁下拘急而痛，其人啬啬[①]恶寒也。

如果寸口部出现弦脉，通常会出现两胁肋拘急而疼痛，兼有畏寒怕冷的症状。

注释 >>>

①啬啬：形容瑟缩畏寒的状态。

夫中寒家，喜欠，其人清涕出，发热色和者，善嚏。

遭受寒邪侵袭的人，喜欢打呵欠，容易鼻流清涕。如果患者出现发热的症状，但面色正常，则喜欢打喷嚏。

中寒，其人下利，以里虚也，欲嚏不能，此人肚中寒。

如果寒邪直中于里，则容易引起腹泻，这是由于脾胃虚寒所致；如果想打喷嚏又打不出，这是由于腹中受寒的缘故。

夫瘦人绕脐痛，必有风冷，谷气不行，而反下之，其气必冲。不冲者，心下则痞。

如果身体瘦弱的人，肚脐周围出现疼痛，必定是因

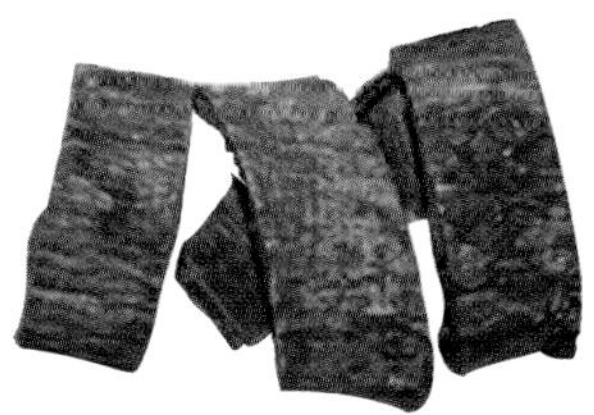

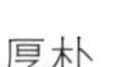

厚朴

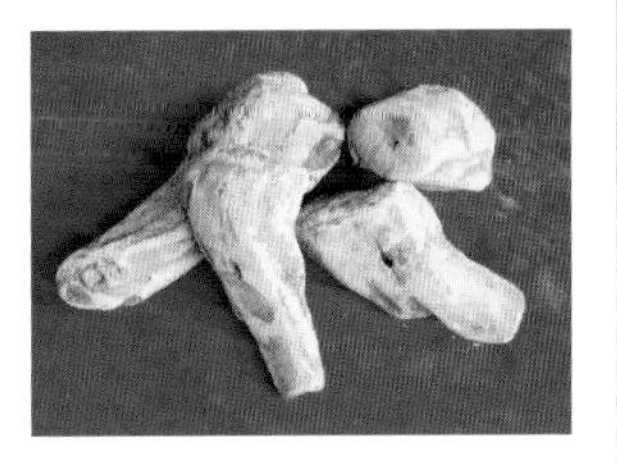

大黄

为受了风寒，导致大便不通，如果误用泻下法通大便，则会损伤下焦元气，导致下焦阴寒之气逆上；如果气不逆上的，心窝处必定会出现痞证。

病腹满，发热十日，脉浮而数，饮食如故，厚朴七物汤主之。

厚朴七物汤方：

厚朴（半斤） 甘草 大黄（各三两） 大枣（十枚） 枳实（五枚） 桂枝（二两） 生姜（五两）

上七味，以水一斗，煮取四升，温服八合，日三服。呕者，加半夏五合，下利去大黄；寒多者，加生姜至半斤。

患腹部胀满，兼有发热10天，脉象浮数，饮食正常的，应当服用厚朴七物汤治疗。

厚朴七物汤方：

厚朴0.5斤，甘草、大黄各3两，大枣10枚，枳实5枚，桂枝2两，生姜5两。

将以上7味药，用水1斗，煮取4升，每次温服8合，1日3次。兼有呕吐的症状的，加半夏5合；兼有腹泻症状的去大黄，寒象较盛时则加生姜至0.5斤。

腹中寒气，雷鸣切痛，胸胁逆满，呕吐，附子粳米汤主之。

附子粳米汤方：

附子（一枚，炮） 半夏（半升） 甘草（一两） 大枣（十枚） 粳米（半升）

上五味，以水八升，煮米熟汤成，去滓。温服一升，三日服。

腹部受寒邪侵袭，出现肠鸣腹痛，胸胁逆满，呕吐的，应当服用附子粳米汤治疗。

附子粳米汤方：

附子（炮）1枚，半夏0.5升，甘草1两，大枣10枚，粳米0.5升。

将以上5味药，用水8升，煮米熟汤成，去药渣，每次温服1升，1日3次。

痛而闭者，厚朴三物汤主之。

厚朴三物汤方：

厚朴（八两） 大黄（四两） 枳实（五枚）

上三味，以水一斗二升，先煮二味，取五升，内大黄，煮取三升。温服一升，以利为度。

患腹部疼痛，出现大便秘结不通的，应当服用厚朴

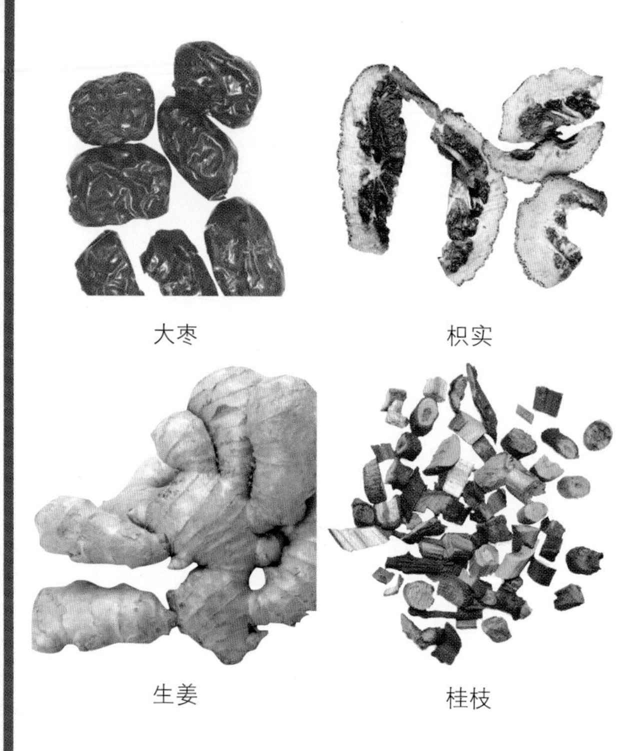
大枣　　枳实

生姜　　桂枝

三物汤治疗。

厚朴三物汤方：

厚朴8两，大黄4两，枳实5枚。

将以上3味药，用水1斗2升，先煮厚朴、枳实，取汁5升，加大黄煮取3升，每次温服1升，直到大便通利。

按之心下满痛者，此为实也，当下之，宜大柴胡汤。

大柴胡汤方

柴胡（半斤）黄芩（三两）芍药（三两）半夏（半升，洗）枳实（四枚，炙）大黄（二两）大枣（十二枚）生姜（五两）

上八味，以水一斗二升，煮取六升，去滓，再煎。温服一升，日三服。

如果用手按压心窝部位，感觉胀满疼痛的，属于实证，应当用攻下法，宜用大柴胡汤治疗。

大柴胡汤方：

柴胡半斤，黄芩3两，芍药3两，半夏（洗）0.5升，枳实（炙）4枚，大黄2两，大枣12枚，生姜5两。

将以上8味药，用水1斗2升，煮取6升，去药渣，再煎煮后，每次温服1升，1日3次。

腹满不减，减不足言，当须下之，宜大承气汤。

如果腹部胀满没有缓解，即使有时症状减轻却并不明显的，应当用泻下法，应当服用大承气汤治疗。

心胸中大寒痛，呕不能饮食，腹中寒，上冲皮起，出见有头足①，上下痛而不可触近，大建中汤主之。

大建中汤方：

蜀椒（二合，去汗）干姜（四两）人参（二两）

上三味，以水四升，煮取二升，去滓，内胶饴一升，微火煎取一升半。分温再服，如一炊顷②，可饮粥二升，后更服，当一日食糜③，温覆之。

如果心胸部位寒邪炽盛，引起疼痛、呕吐、不能饮食，腹中寒气又逆冲，导致腹壁隆起像头足一样的肿块，上下牵引疼痛而不可触摸，应当服用大建中汤治疗。

大建中汤方：

蜀椒（去汗）2合，干姜4两，人参2两。

将以上3味药，用水4升，煮取2升，去药渣，加胶饴1升，以微火煎取1.5升，分2次温服，约一顿饭时间，可饮稀饭2升，之后再服，当天只能吃米粥等食物，再盖上被子取暖，使身体微微出汗。

注释

①上冲皮起，出见有头足：形容腹中寒气攻冲，腹皮突起如头足状的块状物上下冲动。

②如一炊顷：约为烧一顿饭的时间。

③食糜：指吃粥。

养生大攻略

胃痛的穴位疗法

症状原因：许多人一冷、一饿、一累、一紧张，就会抱着自己的肚子喊“胃痛”。导致胃痛的原因有很多，如工作过度紧张、食无定时、吃饱后马上工作或做运动、

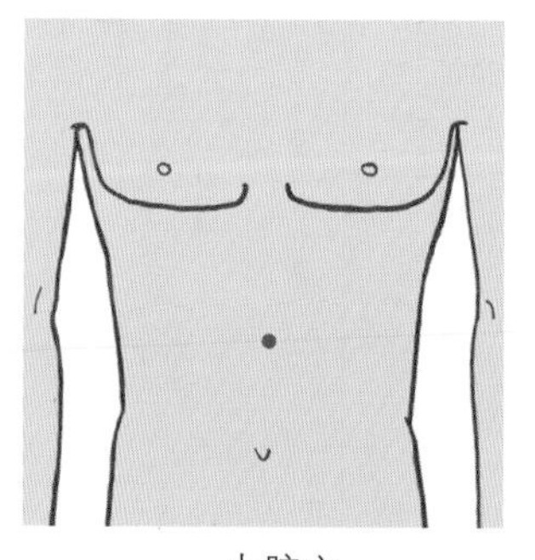
中脘穴

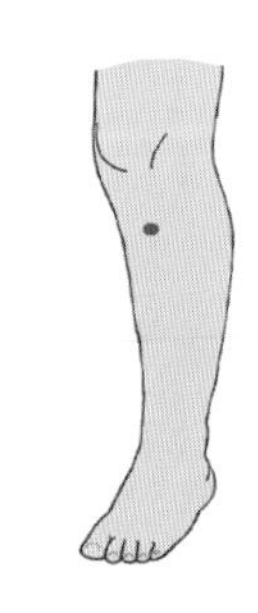
足三里

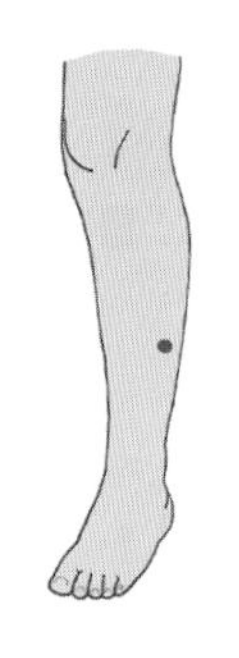
丰隆穴

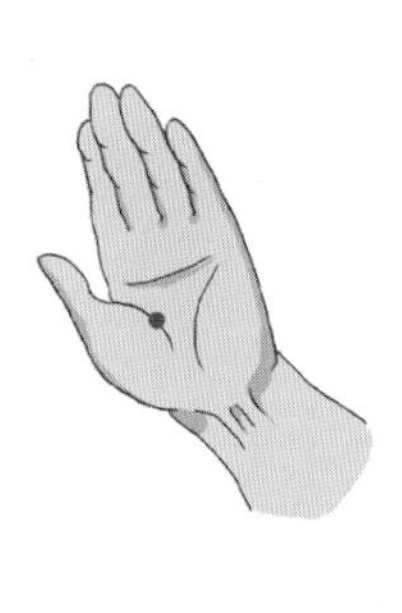
胃肠穴

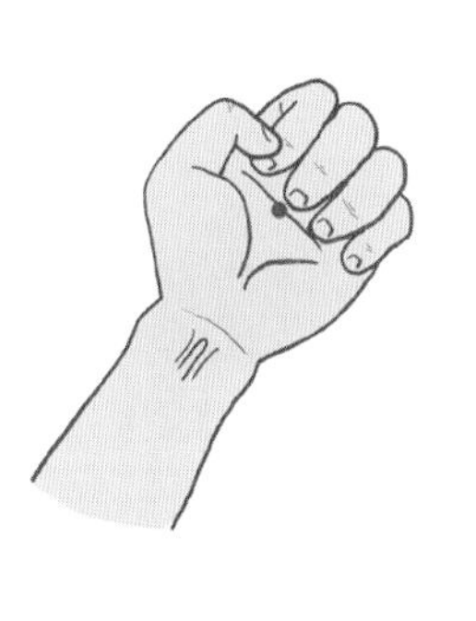
劳宫穴

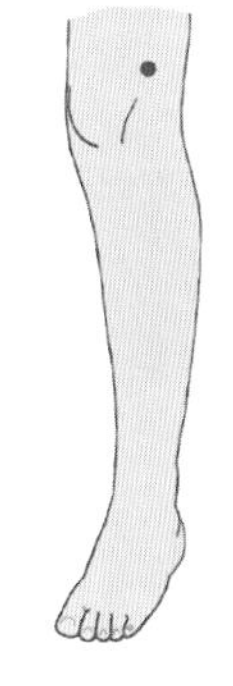
梁丘穴

饮酒过多、吃辣过度、经常进食难消化的食物等。

缓解方法：胃痛不要随便用药，特别是西药，西药有巨大的不良反应，还有耐药性，用久了还有抗药性，最好用中药全面调理，从根本上彻底治好胃痛。速效改善胃痛的方法为采用怀炉温灸。穴位刺激法要按照足三里，梁丘的顺序按摩。

主要穴位：足三里、梁丘、胃脘、劳宫、胃肠穴、丰隆穴。

操作方法：足三里 ①找法：沿小腿正面往上碰到隆起的骨头停止，向小指侧移动一指宽的凹陷处。这里是调整自律神经的穴位。两腿各一。②刺激方法：用拇指指尖慢慢进行垂直按压。一次 3 ~ 5 秒，直至疼痛缓和为止。

梁丘 ①找法：膝盖上部外侧（小脚趾一侧）的角向上三指宽处。两腿各一。②刺激方法：如果对足三里的穴位刺激没有效果可对此穴位进行刺激。用拇指指尖对该穴位进行 3 ~ 5 秒的垂直按压，直至症状减轻为止。

中脘 ①找法：位于胸骨下端和肚脐连线中央。②刺激方法：指压时仰卧，放松肌肉，一面缓缓吐气一面用指头使劲地压，6 秒钟时将手离开，重复 10 次。中脘指压法如果在胃痛时采用的话，效果最佳。

劳宫 ①找法：在手掌心，第 2、3 掌骨之间偏于第 3 掌骨，握拳屈指时中指尖处。②刺激方法：右手握住左手，右手拇指尖对准穴位，其他四指自然并拢，拇指按压穴位一松一压为一次，点压 42 次为一遍，稍停片刻（仍保持着压穴），再点压一遍，共点穴 5~7 遍，每天 15 分钟。

胃肠穴 ①找法：位于手掌生命线的正中央。②刺激方法：指压时一面缓缓吐气一面压约 6 秒钟，每回做 20 次，每天做 5 回。按压刺激此穴，可以抑制胃肠功能，并且具有止痛的效果。

丰隆 ①找法：位于人体的小腿前外侧，当外踝尖上八寸，条口穴外，距胫骨前缘二横指。②刺激方法：用大拇指采用点按式按丰隆穴 3 分钟，然后沿顺时针揉丰隆穴 10 分钟，后用大拇指沿丰隆穴向下单方向搓（即只能是由丰隆穴向上，而不能是由丰隆穴向下然后由下到上这样的来回搓）10 分钟即可。

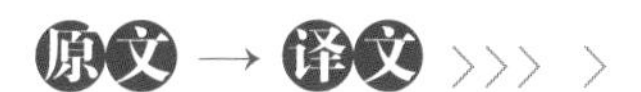
原文 → 译文

胁下偏痛，发热，其脉紧弦，此寒也，以温药下之，宜大黄附子汤。

大黄附子汤方：

大黄（三两） 附子（三枚，炮） 细辛（二两）

上三味，以水五升，煮取二升，分温三服。若强人煮二升半，分温三服。服后如人行四五里，进一服。

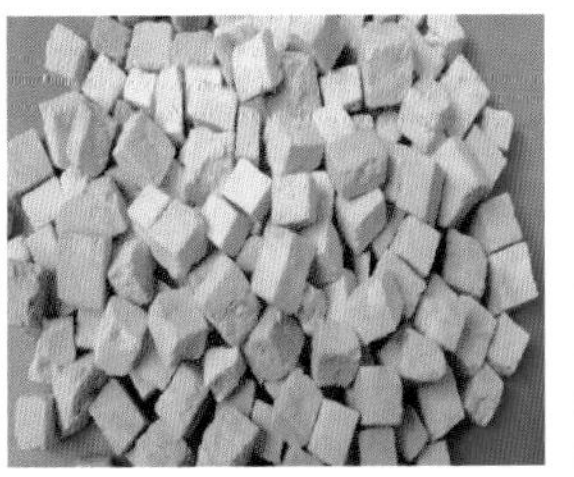
茯苓

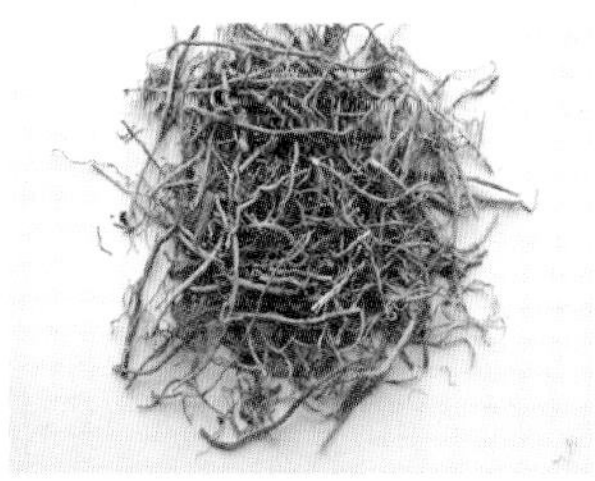
细辛

半夏

乌头

如果胁下一侧疼痛，出现发热，脉象紧弦的，属于寒实证，应当用温下法，应当服用大黄附子汤治疗。

大黄附子汤方：

大黄 3 两，附子（炮）3 枚，细辛 2 两。

将以上 3 味药，用水 5 升，煮取 2 升，分 3 次温服。如果患者体质好，煮取 2.5 升，分 3 次温服。服药后，经过大约行走四五里路的时间，再服下次的药。

寒气厥逆[1]，赤丸主之。

赤丸方：

茯苓（四两） 乌头（二两，炮） 半夏（四两，洗。一方用桂） 细辛（一两）

上四味，末之，内真朱[2]为色，炼蜜丸如麻子大。先食酒饮下三丸，日再、夜一服；不知，稍增之，以知为度。

如果阴寒内盛而四肢厥冷的，应当服用赤丸治疗。

赤丸方：

茯苓 4 两，乌头（炮）2 两，半夏（洗。一方用桂）4 两，细辛 1 两。

将以上 4 味药研细末，加入朱砂染成红色，炼蜜为丸如麻子大小，饭前用米酒服 3 丸，白天服 2 次，夜晚服 1 次，如果效果不明显，应当逐渐增加用量，直到有效为止。

注释

①厥逆：一言病机，又言症状。《伤寒论·厥阴篇》

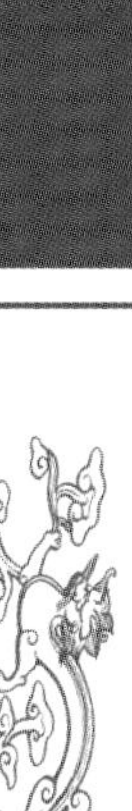

云：“凡厥者，阴阳气不相顺接便为厥。厥者，手足逆冷者是也。”

②真朱：朱砂。

腹痛，脉弦而紧，弦则卫气不行，即恶寒，紧则不欲食，邪正相搏，即为寒疝。

寒疝绕脐痛，若发则白汗出，手足厥冷，其脉沉弦者，大乌头煎主之。

大乌头煎方：

乌头（大者五枚，熬，去皮，不㕮咀）

上以水三升，煮取一升，去滓，内蜜二升，煎令水气尽，取二升。强人服七合，弱人服五合。不差，明日更服，不可一日再服。

患腹部疼痛，出现弦紧的脉象，弦脉表示为阳虚，卫气不行，所以怕冷；紧脉表示为寒邪壅滞于胃，因此不想吃东西，寒邪与正气相搏，因此形成寒疝。患寒疝病，出现脐周疼痛，发作时则出冷汗，手足厥冷，脉象沉紧的，应当服用乌头煎治疗。

大乌头煎方：

乌头（熬，去皮，不弄碎）大者5枚。

将以上药物，用水3升，煮取1升，去药渣，加蜜2升，煎煮到水分尽去，取2升。体质强壮的人服7合，体质虚弱的服5合。如果没有好转，第二天再服，1日内不能服2次。

寒疝腹中痛，及胁痛里急者，当归生姜羊肉汤主之。

当归生姜羊肉汤方：

当归（三两） 生姜（五两） 羊肉（一斤）

上三味，以水八升，煮取三升，温服七合，日三服。若寒多者，加生姜成一斤；痛多而呕者，加橘皮二两、白术一两。加生姜者，亦加水五升，煮取三升二合，服之。

患寒疝病，出现腹部疼痛拘急，牵引两胁下疼痛的，应当服用当归生姜羊肉汤治疗。

当归生姜羊肉汤方：

当归3两，生姜5两，羊肉1斤。

将以上3味药，用水8升，煮取3升，每次温服7合，1日3次。如果寒气炽盛的，加生姜至1斤；疼痛剧烈而兼有呕吐的，加橘皮2两，白术1两。如果加生姜的，必须再加水5升，煮取3升2合，服用。

寒疝腹中痛，逆冷，手足不仁，若身疼痛，灸、刺、诸药不能治，抵当[①]乌头桂枝汤主之。

乌头桂枝汤方：

乌头

上一味，以蜜二斤，煎减半，去滓，以桂枝汤五合解之[②]，得一升后，初服二合；不知，即取三合；又不知，复加至五合。其知者，如醉状，得吐者，为中病。

桂枝汤方：

桂枝（三两，去皮） 芍药（三两） 甘草（二两，炙） 生姜（三两） 大枣（十二枚）

上五味，剉，以水七升，微火煮取三升，去滓。

患寒疝病，出现腹部疼痛，四肢发冷，手足麻木不仁，如果又兼有全身疼痛，用艾灸、针灸以及药物都无法治疗的，应当服用抵当乌头桂枝汤治疗。

乌头桂枝汤方：

乌头

将以上药物用蜜2斤，煎煮至一半量，去药渣，用桂枝汤药液5合溶解得1升后，初服2合，如果效果不明显的，再服3合，如果还不见效，再加量至5合。如果有效，则会出现酒醉状，以及呕吐的现象，表示病情已经改善了一半。

桂枝汤方：

桂枝（去皮）3两，芍药3两，甘草（炙）2两，生姜3两，大枣12枚。

将以上5味药，切碎，用水7升，小火煮取3升，去药渣。

注释 >>> >

①抵当：有四种解释。一言直击其当攻之地。《广雅》云：“当者，直也。”《汉书·杜钦传》：“抵者击也。”二作抵御、抵挡。三谓犹“至当、极当”。四谓“犹言只宜、只应的意思”，抵为“只”之讹。

②解之：解，稀释。用纯蜜煎乌头，药汁浓稠，故用桂枝汤稀释。

其脉数而紧乃弦，状如弓弦，按之不移。脉数弦者，当下其寒；脉紧大而迟者，必心下坚；脉大而紧者，阳中有阴，可下之。

如果出现数而紧的脉象，属于弦脉，好像弓弦般按之挺直不移。出现数而弦的脉象，应当用泻下法祛除寒邪；出现紧大而迟的脉象，心窝部位必定会出现坚实痞硬；出现大而紧的脉象，表示实邪中夹杂有寒邪，应当用泻下法。

附方

《外台》乌头汤：治寒疝腹中绞痛，贼风[①]入攻五脏，拘急不得转侧，发作有时，使人阴缩[②]，手足厥逆。

附方

《外台》乌头汤：治疗寒疝病腹中绞痛，风寒之邪直入五脏，寒凝于中，患者腹中拘急，不能转侧，发作的时候，生殖器因受寒上缩，并且有手足厥冷的症状。

注释 >>> >

①贼风：侵犯人体引起疾病的外邪。

②阴缩：指外生殖器因受寒而上缩。

《外台》柴胡桂枝汤方：治心腹卒中痛者。

柴胡（四两） 黄芩 人参 芍药 桂枝 生姜（各一两半） 甘草（一两） 半夏（二合半） 大枣（六枚）

上九味，以水六升，煮取三升。温服一升，日三服。

《外台》柴胡桂枝汤方：治疗突然感受外邪而导致的心腹疼痛之证。

柴胡4两，黄芩、人参、芍药、桂枝、生姜各1.5，甘草1两，半夏2.5合，大枣6枚。

以上9味药，用水6升，煮取3升。趁热服用1升。每日3次。

《外台》走马汤[①]：治中恶心痛腹胀，大便不通。

巴豆（二枚，去皮心，熬） 杏仁（二枚）

上二味，以绵缠，捶令碎，热汤二合，捻取白汁饮之，当下。老小量之。通治飞尸、鬼击病。

《外台》走马汤：治疗中恶病，心痛腹胀，大便不通等证。

巴豆（去皮心，熬）2枚，杏仁2枚。

以上2味药，用绵缠住，槌打使之变碎，热汤2合，捻取白汁喝下，药到病除。老小量之。通治飞尸、鬼击病。

注释 >>> >

①走马汤：形容病情及药效急速，捷如奔马，故名。

问曰：人病有宿食，何以别之？师曰：寸口脉浮而大，按之反涩，尺中亦微而涩，故知有宿食，大承气汤主之。

问：患者胃肠食物积滞，从脉象上如何分辨？老师回答：患者寸口脉浮取大而有力，重按反见涩象，尺部脉象也是微而涩，由此可知患者宿食不化，用大承气汤主治。

脉数而滑者，实也，此有宿食，下之愈，宜大承气汤。

患者脉树而滑，是实证的脉象，是由于宿食内停所致，用下法可以治愈，宜用大承气汤。

下利不饮食者，有宿食也，当下之，宜大承气汤。

患者泻痢，又不思饮食，是食浊停滞胃肠的宿食病，应当用下法，适宜用大承气汤治疗。

宿食在上脘，当吐之，宜瓜蒂散。

瓜蒂散方：

瓜蒂（一枚，熬黄） 赤小豆（一分，煮）

上二味，杵为散，以香豉七合煮取汁，和散一钱匕，温服之。不吐者，少加之，以快吐为度而止。亡血及虚者不可与之。

如果宿食停滞在脘腹部，应当用催吐法，以瓜蒂散治疗。

瓜蒂散方：

瓜蒂（熬黄）1枚，赤小豆（煮）1分。

将以上2味药，捣为散，用香豉7合煮取汁，与散药混合，取一钱匕温服，如果不呕吐的，再增加少许药量，直到呕吐为止。体内出血以及身体虚弱者的患者，则不可以服用。

脉紧如转索[①]无常者，有宿食也。

如果脉象紧绷如同转索那样变化无常的，表示有宿食。

注释 >>> >

①转索：形容脉象如转动的绳索，时紧时松，疏密不匀。

脉紧，头痛风寒，腹中有宿食不化也。

如果出现紧脉，头痛，好像外感风寒一样的，表明是腹中有宿食停滞不化的缘故。

养生大攻略

消化不良的防治偏方

消化不良是由胃动力障碍所引起的疾病。临床上的主要症状表现为上腹痛，早饱、腹胀、嗳气。上腹痛多无规律，只有部分患者与进食有关，表现为饱痛，进食后缓解，或餐后半个小时又出现疼痛。早饱是进食后不久即有饱腹感，使人再也吃不下去食物。腹胀多发生于餐后，或呈持续性，进餐后加重，同时伴有嗳气。另外，一些功能性消化不良的人还会出现失眠、焦虑、抑郁等精神方面的症状。

橘枣饮

【原料】橘皮10克（可换干品3克），大枣10枚。

【制法】先将大枣放入锅内炒焦，然后与橘皮同放入杯中，加沸水冲泡10分钟，即成。

【用法】饭后代茶饮。

【功效】调中醒胃。

【适用】消化不良。

无花果饮

【原料】干无花果2个，白糖适量。

【制法】将无花果切碎并捣烂，煎炒至半焦，加入白糖冲沏。

【用法】代茶饮用。

【功效】开胃助消化。

【适用】脾胃虚弱导致的消化不良。

清肠消导汤

【原料】白头翁、山楂各6克，砂仁、炙甘草各1克，香附4克，焦神曲8克，苍术炭、茯苓各5克。

【制法】上药加水，浓煎200毫升。

【用法】每日分多次服用。

【功效】清肠助运，消导化滞。

【适用】小儿消化不良。

健脾和胃汤

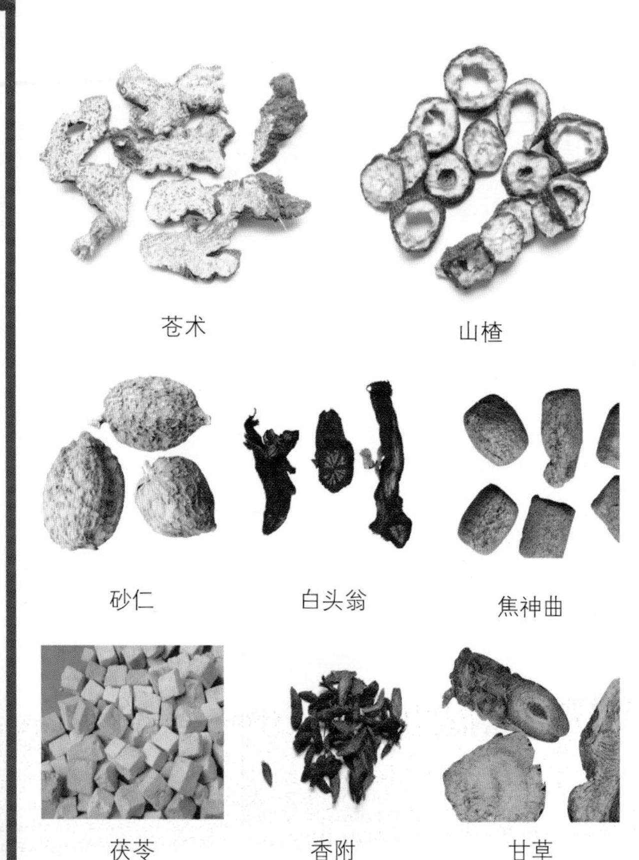
苍术　山楂　砂仁　白头翁　焦神曲　茯苓　香附　甘草

【原料】炒苍术、鸡内金、车前子（包煎）、泽泻、茯苓、山楂炭各6克，砂仁、炙甘草各3克，木香、槟榔各45克，罂粟壳2克。

【制法】上药加水，浓煎为200毫升。

【用法】每日1剂，分次频服。

【功效】健脾胃，涩肠止泻。

【适用】婴幼儿消化不良，症见泄泻、呕吐、发热等。

车前止泻汤

【原料】车前子6克，泽泻、茯苓、淮山药各5克，甘草3克。

【制法】水煎取药汁。

【用法】口服，每日1剂。

【功效】健脾养胃，利湿止泻。

【适用】婴幼儿单纯性消化不良。

干姜茱萸方

【原料】干姜、吴茱萸各30克。

【制法】上药共研细末，半瓶备用。

【用法】每次取药末6克，温开水送下。

【功效】健胃消食。

【适用】消化不良，症见伤食吐酸水。

五脏风寒积聚病脉证并治第十一

本篇精华

1. 论述五脏中风、中寒、死脏脉、五脏病、三焦病以及脏腑积聚等病症的病理表现及治疗方法；

2. 介绍积病，聚病，谷气的区别。

原文→译文

肺中风者，口燥而喘，身运[①]而重，冒[②]而肿胀。

如果肺脏感受风邪，就会出现口中干燥而气喘，身体不能自主地摇动且沉重，头昏，身体肿胀等症状。

注释

①身运：指身体运转头摇。

②冒：指头目眩晕。

肺中寒，吐浊涕。

如果肺脏感受寒邪，就会出现吐黏痰和唾液的症状。

肺死脏[①]，浮之[②]虚，按之弱如葱叶，下无根者，死。

肺脏即将衰竭出现的真脏脉，脉浮虚而无力，重按时虚弱如葱叶，中空无根的，属于死证。

注释

①死脏：是脏气将绝而出现的一种真脏脉，出现这样的脉为预后不良之征，因而称为“死脏”。

②浮之：意为轻按、浮取。

肝中风者，头目瞤[①]，两胁痛，行常伛②，令人嗜甘。

如果肝脏感受风邪，就会出现头部颤动，眼皮跳动，两胁疼痛，走路时多弯腰驼背，喜食甜味的食物。

注释

①头目瞤：瞤，《说文》：“瞤，目动也”，这里形容头部颤动和眼皮跳动。

②伛：原指驼背。伛者指的是行走时常曲背垂肩，腰不能挺直之状。

肝中寒者，两臂不举，舌本①燥，喜太息②，胸中痛，不得转侧，食则吐而汗出也。

如果肝脏感受寒邪，就会出现两臂不能抬举，舌根干燥，喜欢叹气，胸中疼痛，身体不能转动，一吃东西就会吐出，以及出汗等症状。

注释

①舌本：一指舌根，一指舌体。此处指的是舌体。
②太息：即叹长气。

肝死脏，浮之弱，按之如索不来，或曲如蛇行者，死。

肝脏即将衰竭所出现的真脏脉，脉浮而轻取无力，重按时好像绳索般转动而不能重复，或是脉象曲折，像蛇爬行一般的，属于死证。

肝着，其人常欲蹈其胸上，先未苦时，但欲饮热，旋覆花汤主之。

患肝着病，经常想要别人能用脚踩踏胸部才能感觉舒服，在没有发病而感到痛苦时，只想喝热汤的，应当服用旋覆花汤治疗。

心中风者，翕翕①发热，不能起，心中饥，食即呕吐。

如果心脏感受风邪，就会出现发热，不能起床，心窝部感觉有饥饿感，但食入后就呕吐等症状。

注释

①翕翕：原为形容鸟羽开合之状，这里形容发热轻微。

心中寒者，其人苦病心如啖①蒜状，剧者心痛彻背，背痛彻心，譬如蛊注②。其脉浮者，自吐乃愈。

如果心脏感受寒邪，就会感到心中灼辣苦痛，好像吃了大蒜一般，严重时，心痛牵引到背部，背痛牵引到心胸，好像有虫在啃咬脏器一般。如果出现浮脉，不服药而能呕吐的，病情就会好转。

注释

①啖：意为吃。
②蛊注：病证名。发作时心腹烦懊而痛，严重的则流注传染而死。本条“譬如蛊注”，形容痛如虫咬之状。“蛊”是毒虫，“注”是传染。

心伤者，其人劳倦，即头面赤而下重①，心中痛而自烦，发热，当脐跳，其脉弦，此为心脏伤所致也。

如果心脏受到损伤，容易因劳动而疲倦，头面赤红，下肢沉重，心中疼痛，心烦不安，发热，脐部出现跳动感，脉弦，这都是因为心脏受伤所致。

注释

①下重：指身体下部沉重无力。亦可见肛门下坠感或脱肛。

心死脏，浮之实如麻豆①，按之益躁疾者，死。

心脏即将衰竭而出现真脏脉，脉浮而轻按坚实有力，好像麻豆滚动一般，重按则更加急数，属于死证。

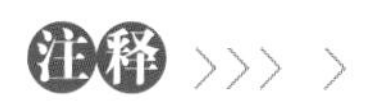

注释

①麻豆：有两种解释。一是作为五谷之一的实体解，即麻与豆。《素问》云：“麻麦稷黍豆为五谷”，“麻”即芝麻，或指“麻子仁”。二是解释为“动乱如豆粒滚动”。

养生大攻略

心脏病的穴位疗法

症状原因：心脏病的成因是多元的，通常与高血压、高脂血症、高粘血症、糖尿病、内分泌功能低下、肥胖、抽烟及年龄大、性格急躁等因素有关。

缓解方法：简单易行的按摩疗法，时常按摩，可对心脏病人起到有效的治疗、预防和康复作用。

主要穴位：内关、膻中、至阳、神门、心俞、劳宫、郄门、素髎穴。

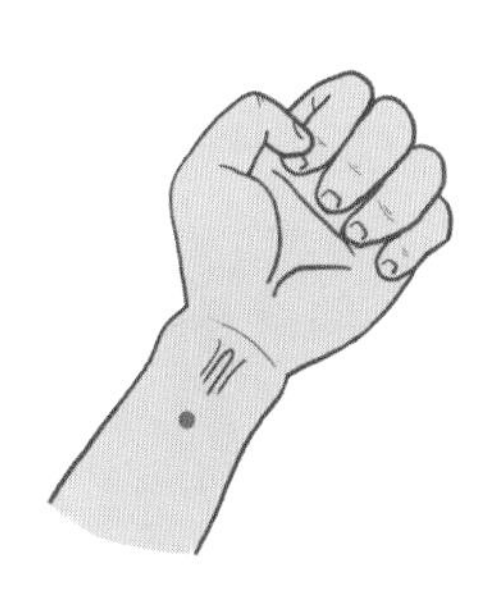

劳宫穴

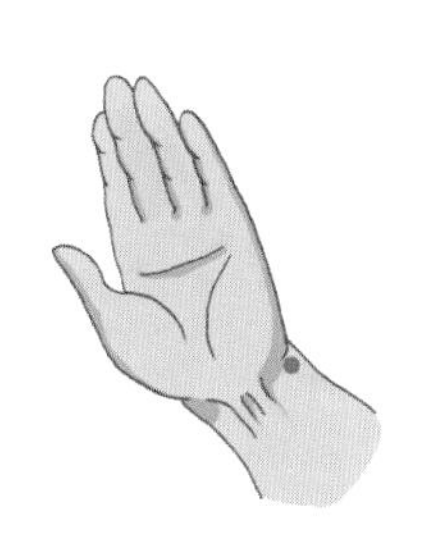

神门穴

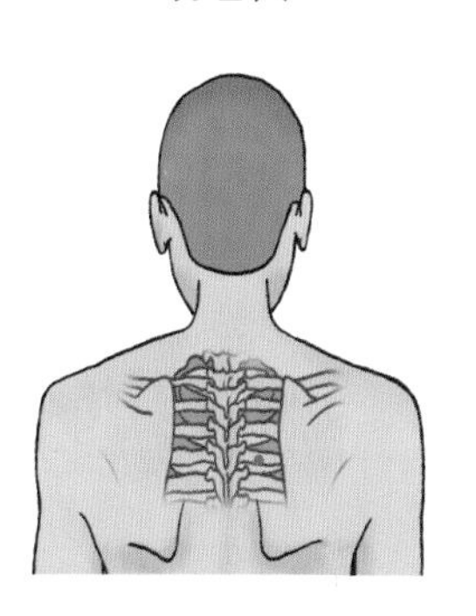

心俞穴

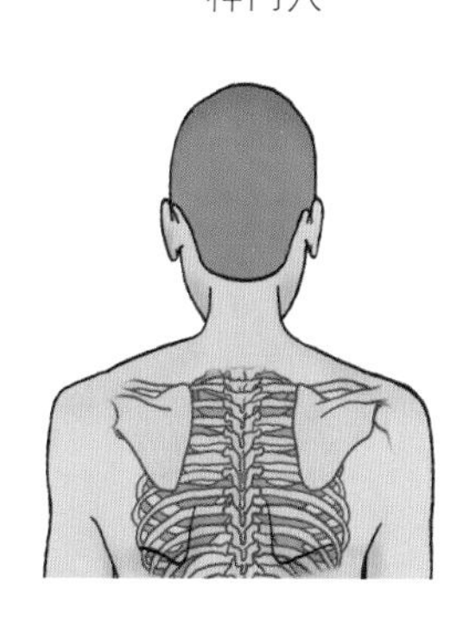

至阳穴

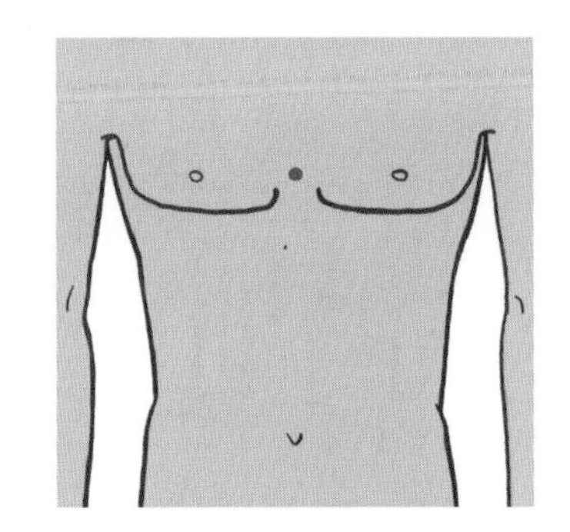

膻中穴

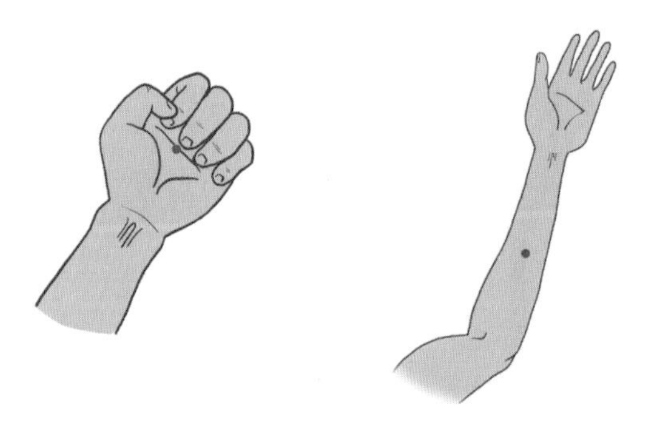

内关穴　　郄门穴

操作方法：

内关　①找法：内关穴在前臂正中，腕横纹上两寸，掌长肌腱与桡侧腕屈肌腱之间。②刺激方法：用一只手的拇指压住另一只手的内关穴，稍向下用力按，保持压力不变半分钟；然后顺时针按揉约60次，逆时针按揉约60次，直至产生酸、麻、胀、痛的感觉为止。内关自古以来就是防治心胸疾病的核心穴位，能有效缓解胸闷、气短、心悸等症状。

膻中　①找法：膻中穴在胸部前正中线上，平第四肋间，于两乳头连线的中点取穴。②刺激方法：压1分钟；按揉1分钟。也可以将手掌压在膻中穴上，顺时针转100次，逆时针转100次。按揉此穴，能改善心脏的神经调节，增加心肌供血。有效缓解胸闷、气短、心烦和心悸，减少早搏。

至阳　①找法：至阳穴在背部正中第7、8胸椎棘突之间。②刺激方法：手弯到后背，用食指和中指用力按压至阳穴，局部可有酸胀感，每次按压1分钟，每天按压3次。按压此穴可有效缓解、防止心绞痛发作。如果同时对膻中穴和至阳穴做按摩，效果会更好。

神门　①找法：位于手腕关节的手掌一侧，腕骨与尺骨相交接的凹陷处。②刺激方法：弯曲大拇指，以大拇指指尖垂直按压此穴，左右手各按压3～5分钟，要轻压快揉，先左后右。每日早晚各一次。可有效缓解胸闷、胸痛、心慌、头痛、头晕、失眠等症状。

心俞　①找法：位于背部第五胸椎棘突下旁开1.5寸处。②刺激方法：用大拇指直接点压此穴，以顺时针方向按摩，每分钟80次，每日2～3次。刺激心俞穴，能缓解冠心病心绞痛，并改善心电图的心肌缺血。

劳宫　①找法：该穴位于第二、三掌骨之间，握拳，中指尖下。②刺激方法：可采用按压、揉擦等方法，用大拇指对准劳宫穴，按压2分钟。左右手交叉进行，每穴各操作10分钟，每天2～3次。能起到强壮心脏的作用。

郄门　①找法：从肘横纹到腕横纹是12寸，从腕横纹开始取5寸的位置是郄门穴。②刺激方法：拇指指尖置于郄门穴上，其余四指置于该穴背面，拇指切按郄门，用力由轻到渐重，切按20～30秒钟后放松数秒钟，反复切按多次，以局部出现胀痛并向上臂及胸部传导为佳。

素髎　①找法：位于人体的面部，当鼻尖的正中央。②刺激方法：用拇指或用食指指腹压住素髎穴。施力揉按，按30秒后放松3～5秒钟，反复按数次，每日2～3次，力度自行掌握。按至局部出现强烈酸胀感为止。此法适用于呼吸浅的抢救治疗。

原文 → 译文

邪哭[1]使魂魄[2]不安者，血气少也；血气少者属于心，心气虚者，其人则畏，合目欲眠，梦远行而精神离散，魂魄妄行。阴气衰者为癫，阳气衰者为狂。

如果出现悲伤哭泣，好像邪鬼作怪一般，心神不能安定的，这是由于气血虚少的缘故。

气血虚少是属于心的疾病。如果心气不足，病人会时常有恐惧感，想要闭起眼睛睡觉，梦见自己行走远路，以至精神涣散，心神不安。如果阴气衰弱的，就会出现癫病，阳气衰弱的就会出现狂病。

注释

①邪哭：一指精神失常、无故悲伤的哭泣，犹如邪鬼作祟，故称邪哭。二指“邪入”，指的是风邪侵入人体。

②魂魄：为人体精神活动的一部分。

脾中风者，翕翕发热，形如醉人，腹中烦重[1]，皮目瞤瞤而短气。

如果脾脏感受风邪，就会全身发热，好像酒醉一般，腹中烦满而沉重，眼皮跳动而呼吸气短。

注释

①腹中烦重：有两种解释，一谓“腹部很不舒服并有重坠的感觉”；一谓“心烦而腹重”“腹重为甚”者。

脾死脏，浮之大坚，按之如覆杯[1]洁洁[2]，状如摇者，死。

脾脏即将衰竭所出现的真脏脉，脉浮而轻按大而坚，重按则如同覆盖的杯子，中空而动摇不定，属于死证。

注释

①覆杯：有两种解释，一为覆置之义，则覆杯为安

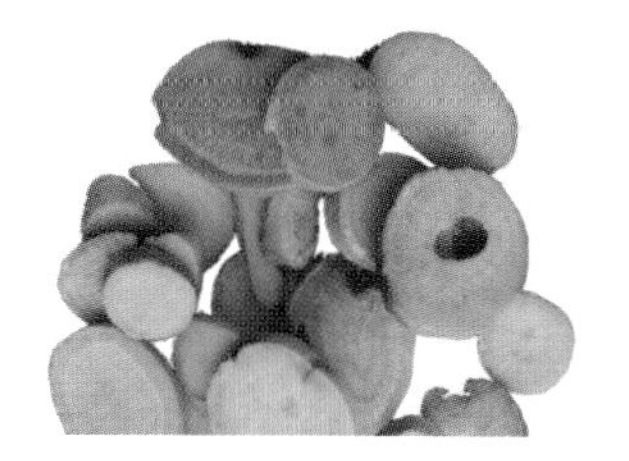

芍药

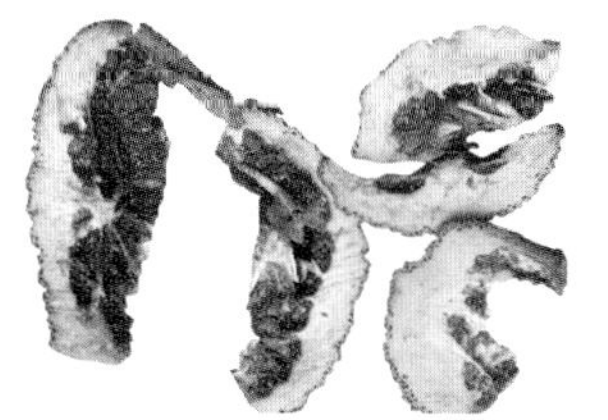

枳实

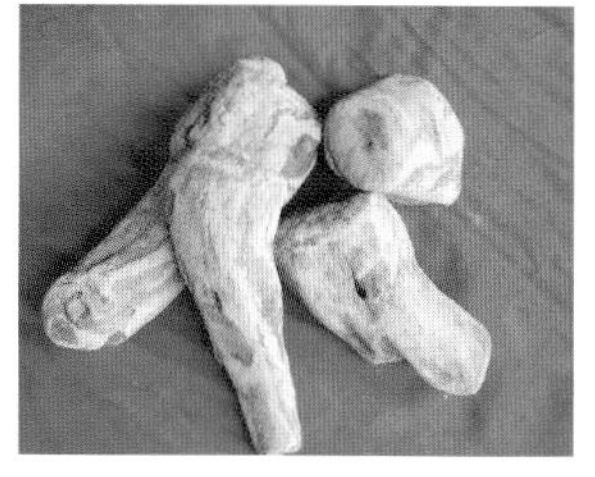

大黄

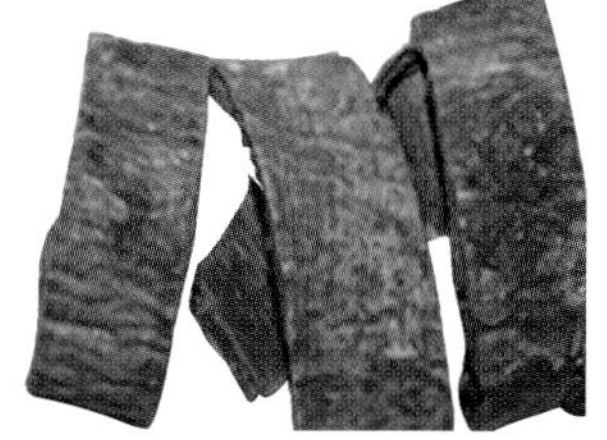

厚朴

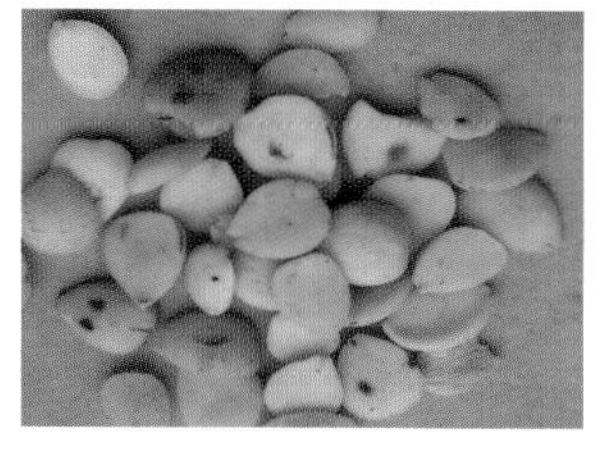

杏仁

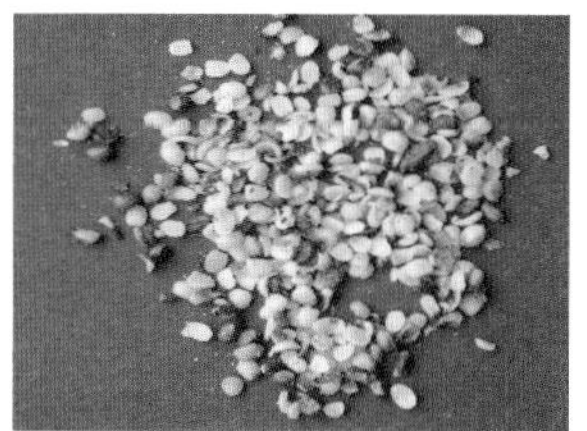

麻子仁

然不动；二为倾覆之义，则覆杯为杯之倾倒。此处是第二种意思。

②洁洁：清白的样子。此处形容里面空无所有。

趺阳脉浮而涩，浮则胃气强，涩则小便数[1]，浮涩相搏，大便则坚，其脾为约[2]，麻子仁丸主之。

麻子仁丸方：

麻子仁（二升） 芍药（半斤） 枳实（一斤） 大黄（一斤） 厚朴（一尺） 杏仁（一升）

上六味，末之，炼蜜和丸梧子大。饮服十丸，日三，以知为度。

如果趺阳部出现浮而涩的脉象，浮脉表示胃气强盛，涩脉表示小便频数，浮脉与涩脉相合，则会导致人便坚硬，这是由于脾被胃热约束所形成的脾约证，应当服用麻子仁丸治疗。

麻子仁丸方：

麻子仁2升，芍药半斤，枳实1斤，大黄（去皮）1斤，厚朴（去皮）1尺，杏仁（去皮尖，熬，别作脂）1升。

将以上6味药研成细末，炼蜜为丸如梧桐子大小，每次饮服10丸，1日3次。直到大便通畅为止。

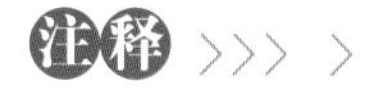

注释

①数：读“朔”时，作“频繁”解；读“醋”时，作“细密”解。

②脾约：病名。因脾的功能受胃热津伤的约束，既不能为胃行其津液，也不能转输水津上归于肺，由于水津不能四布，胃热盛而脾阴弱而产生大便燥结、小便频数细长的症状。意乃弱者为强者所约束，故称脾约。

肾著[1]之病，其人身体重，腰中冷，如坐水中，形如水状，反不渴，小便自利，饮食如故，病属下焦，身劳汗出，衣里冷湿，久久得之，腰以下冷痛，腹重如带五千钱，甘姜苓术汤主之。

甘草干姜茯苓白术汤方：

甘草 白术（各二两） 干姜 茯苓（各四两）

上四味，以水五升，煮取三升。分温三服，腰中即温。

肾死脏，浮之坚，按之乱如转丸，益下入尺中者，死。

患肾着病，出现身体沉重，腰部寒冷，如坐在水中一般，好像是水气病，但口不渴，小便通利，饮食正常，此病属于下焦病，主要是因身体劳动而出汗，导致衣服冷湿，久而久之便得此病，腰部以下寒冷、疼痛，腹部沉重得像带着五千铜钱一般，应当服用甘姜苓术汤治疗。

甘草干姜茯苓白术汤方：

甘草、白术各2两，干姜、茯苓各4两。

将以上4味药，用水5升，煮取3升，分3次温服，使腰部感到温暖。

肾脏即将衰竭所出现的真脏脉，脉浮而轻按坚实，重按则紊乱，形状像弹丸一样转动，在尺部特别明显，属于死证。

注释

①著：此处音义同“着”，即留滞附着之意。

问曰：三焦竭部，上焦竭善噫，何谓也？师曰：上焦受中焦气未和，不能消谷，故能噫耳。下焦竭，即遗溺失便，其气不和，不能自禁制，不须治，久则愈。

问：如果三焦的机能衰退，譬如上焦心肺机能衰退时，会出现嗳出胃气的症状，这是什么原因呢？

老师回答：由于上焦禀受中焦的胃气，如果胃气不和，不能消化食物，则会出现嗳气；如果下焦机能衰退，就会出现遗尿或大便失禁，这是由于下焦之气不和，不能自我约制的缘故，此病不需要治疗，日久则自然会痊愈。

师曰：热在上焦者，因咳为肺痿；热在中焦者，则为坚；热在下焦者，则尿血，亦令淋秘不通。大肠有寒者，多鹜溏[1]；有热者，便肠垢[2]。小肠有寒者，其人下重便血；有热者，必痔。

老师说：如果热邪壅聚在上焦，就会出现咳嗽而形成肺痿；如果热邪壅聚在中焦，就会导致大便坚硬；如果热邪壅聚在下焦，就会出现尿血，导致小便淋涩疼痛，或是大便秘结不通。如果大肠有寒，则大便稀溏如鸭粪

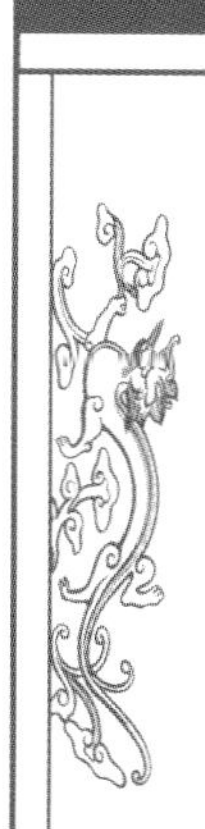

一样；如果大肠有热，则大便解出脓血、黏滞腥臭；如果小肠有寒，则病人肛门重坠而便血；如果小肠有热，则会形成痔疮。

注释

①鹜溏：鹜，即鸭；鹜溏，即鸭溏，形容大便水粪杂下。

②肠垢：指的是带有黏液垢腻的粪便。

养生大攻略

治疗痔疮的偏方

归芎益母饮

【原料】益母草50克，当归30克，川芎10克。

【制法】将益母草、当归、川芎放入锅中，加水煎汤，去渣取汁即成。

【用法】代茶，频频饮用。

【功效】行气活血，调经止痛。

【适用】气血瘀滞型痔疮，对痔疮患者肛门坠胀疼痛明显及兼有月经不调、闭经、痛经者尤为适宜。

归尾赤芍蜜饮

【原料】当归尾、川芎各10克，赤芍12克，白芍、皂角刺15克，蜂蜜20克。

【制法】将当归尾、赤芍、白芍、川芎、皂角刺洗净，放入锅中，加水煎煮2次，每次30分钟，合并滤液，待滤液转温后调入蜂蜜，搅匀即成。

【用法】上、下午分别服用。

【功效】行气活血，化瘀通络。

【适用】气血瘀滞型痔疮，对便血、肛门坠胀疼痛的痔疮患者尤为适宜。

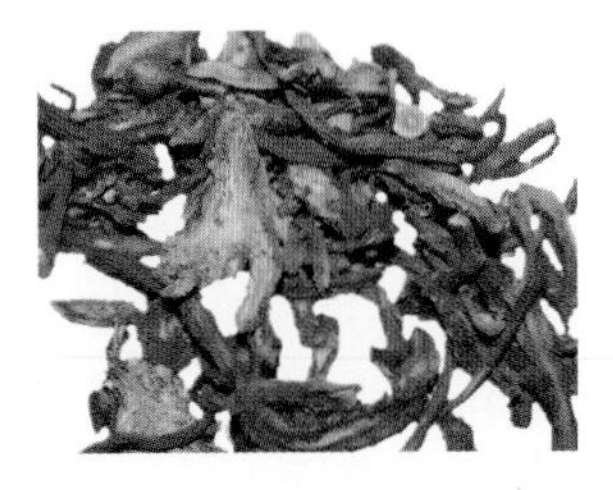

当归

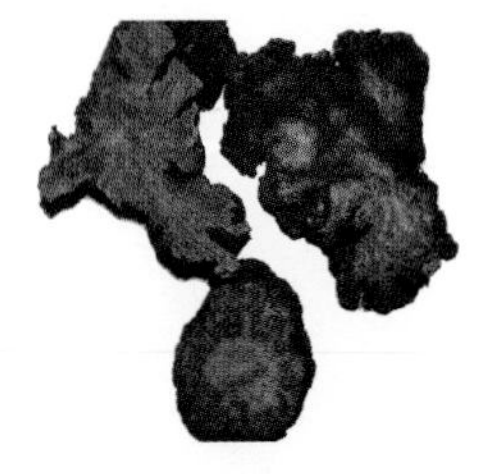

川芎

原文 → 译文

问曰：病有积、有聚、有穀气①，何谓也？师曰：积者，脏病也，终不移；聚者，腑病也，发作有时，展转痛移，为可治；穀气者，胁下痛，按之则愈，复发，为穀气。诸积②大法：脉来细而附骨者，乃积也。寸口积在胸中；微出寸口，积在喉中；关上积在脐旁；上关上③，积在心下；微下关④，积在少腹。尺中，积在气冲⑤；脉出左，积在左；脉出右，积在右；脉两出，积在中央。各以其部处之⑥。

有人问：病有积、有聚、有谷气，应该如何区别呢？

老师回答：积属于脏病，病位始终固定不移；聚属于腑病，发作有一定时间，痛处经常游走移动，可以治疗；谷气，可以导致胁下疼痛，用手按之则病可缓解，但还会复发。

各类积病的诊脉法为：如果脉象沉细，好像附着在骨上的，属于积病。

如果寸口脉象沉细的，表示积病在胸中；如果脉象沉细，搏动稍微出于寸口部的，表示积在喉中；如果关部脉沉细的，表示积在肚脐周围；如果关部上出现沉细的脉象，表示积在心下；如果尺部上出现沉细的脉象，表示积在少腹。

如果尺部中出现沉细的脉象，表示积在气冲；如果左手出现沉细的脉象，表示积在身体左侧；如果右手出现沉细的脉象，表示积在身体右侧；如果两手都出现沉细的脉象，表示积在中央。治疗时，应该根据不同的部位，采用不同治法。

注释

①穀气：指停积留滞的饮食之气，以胁下痛和复发为特征。

②诸积：包括《难经·五十六难》所分五积：心积曰伏梁，肝积曰肥气，脾积曰痞气，肺积曰息贲，肾积名曰奔豚。

③上关上：关上即关部。上关上，指的是关脉的上部。

④下关：指关脉的下部。

⑤气冲：穴名，即气街，在脐腹下横骨两端，鼠溪穴上三寸，在此代表部位。

⑥各以其部处之：有两种解释。一指治法；一指诊法。

痰饮咳嗽病脉证并治第十二

本篇精华

1. 论述痰饮病的病理表现及治疗方法；
2. 介绍痰饮、悬饮、溢饮、支饮的区别；
3. 介绍水饮停留在身体不同部位的表现症状。

原文 → 译文

问曰：夫饮有四，何谓也？师曰：有痰饮，有悬饮，有溢饮，有支饮。

问：饮病有四种，是指什么？

老师回答：有痰饮，有悬饮，有溢饮，有支饮。

问曰：四饮何以为异？师曰：其人素盛今瘦，水走肠间，沥沥有声，谓之痰饮；饮后水流在胁下，咳唾引痛，谓之悬饮；饮水流行，归于四肢，当汗出而不汗出，身体疼重，谓之溢饮；咳逆倚息，短气不得卧，其形如肿，谓之支饮。

问：这四种饮病，有什么区别呢？

老师回答：如果患者平素身体肥胖，患病后身体消瘦，水液在肠间流动，出现沥沥的响声，称为痰饮；如果在水饮形成以后，饮邪流注于胁下，出现咳嗽、或吐痰时牵引胸胁疼痛的，称为悬饮；如果水饮泛溢到四肢肌肉之间，应当随汗排出，如果不随汗出，反而出现身体疼痛沉重，称为溢饮；如果出现咳嗽气逆而喘息，呼吸急迫而不能平卧，肢体轻度水肿的，称为支饮。

水在心，心下坚筑[①]，短气，恶水不欲饮。

如果水饮停滞在心，则会出现心下悸动，脘腹部痞满，呼吸气短，讨厌喝水，不想喝水。

注释

①心下坚筑：心下痞坚、满闷不快，筑筑然悸动有力，像捣东西的样子。

水在肺，吐涎沫，欲饮水。

如果水饮停留在肺部，则会出现吐清稀痰涎，想要喝水的症状。

水在脾，少气身重。

如果水饮停滞在脾部，则会气短乏力，身体沉重。

水在肝，胁下支满[①]，嚏而痛。

如果水饮停滞在肝部，则胁下支撑胀满，打喷嚏时容易牵引胸胁而疼痛。

注释

①胁下支满：犹如树枝梗于胁肋，支撑胀满。

水在肾，心下悸。

如果水饮停滞在肾部，则会出现心下悸动的症状。

夫心下有留饮[①]，其人背寒冷如手大。

如果水饮留在心下脘腹部，则会出现背部寒冷的症状，寒冷的部位大约有手掌般大小。

注释

①留饮：痰饮停留不去之意。

留饮者，胁下痛引缺盆[①]，咳嗽则辄已。

如果留饮在胁下，则会出现两胁下疼痛牵引到锁骨上窝处，咳嗽时疼痛加剧的症状。

注释

①缺盆：指锁骨上窝处。

胸中有留饮，其人短气而渴，四肢历节痛。脉沉者，有留饮。

如果水饮留在胸中，则会出现短气和口渴，四肢关节疼痛。脉沉表示为留饮。

膈上病痰，满喘咳吐，发则寒热，背痛腰疼，目泣自出，其人振振身瞤剧，必有伏饮。

如果膈上有痰饮，则会出现胸部胀满、气喘、咳嗽、吐痰涎，病情发作时，会出现恶寒发热，腰背部疼痛，咳喘剧烈时甚至会两眼流泪，身体严重颤抖，不能坐立，这是因为有伏饮的缘故。

夫患者饮水多，必暴喘满。凡食少饮多，水停心下，甚者则悸，微者短气。

脉双弦[①]者，寒也，皆大下后善虚；脉偏弦[②]者，饮也。

如果有伏饮的患者饮水过多，则会突发喘息胀满。

如果吃得少而饮水多，水液停于心下脘腹，严重的会导致水气凌心而心悸，轻微的则会出现呼吸气短。

如果此时两手出现弦脉，则属于寒证，主要是因为泻下后导致里虚所致；如果只有一只手出现弦脉，则表示饮邪停聚于身体的某处。

注释

①脉双弦：指两手寸口脉均弦。

②偏弦：指一手寸口脉弦。

肺饮不弦，但苦喘短气。

如果肺部有水饮停留而没有出现弦脉，则容易出现喘息，呼吸气短。

注释

①肺饮：指水饮犯肺，属支饮之类。

支饮亦喘而不能卧，加短气，其脉平也。

如果患支饮，也会出现气喘不能平卧，以及呼吸短促，但脉象平和。

病痰饮者，当以温药和之。

患痰饮病，应当用温性的药物治疗。

心下有痰饮，胸胁支满，目眩，苓桂术甘汤主之。
苓桂术甘汤方：
茯苓（四两） 桂枝 白术（各三两） 甘草（二两）
上四味，以水六升，煮取三升。分温三服，小便则利。

心下有痰饮停留，阻碍气机的升降，导致浊阴不降，气机不利，故出现胸胁支撑胀满，头昏目眩，应当服用苓桂术甘汤治疗。
苓桂术甘汤方：
茯苓4两，桂枝、白术各3两，甘草2两。
将以上4味药，用水6升，煮取3升，分3次温服。服药后小便则能通利。

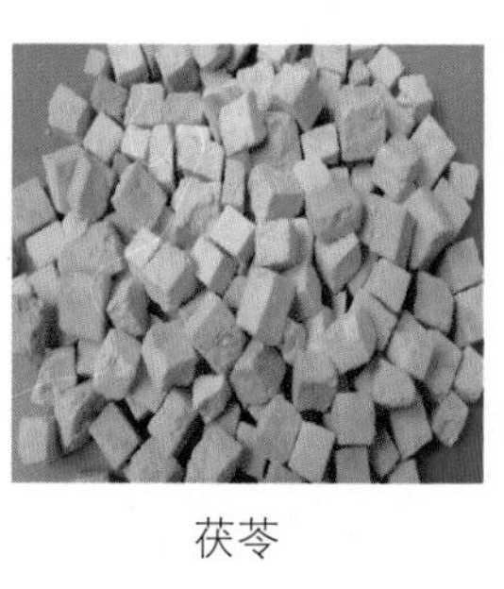
茯苓

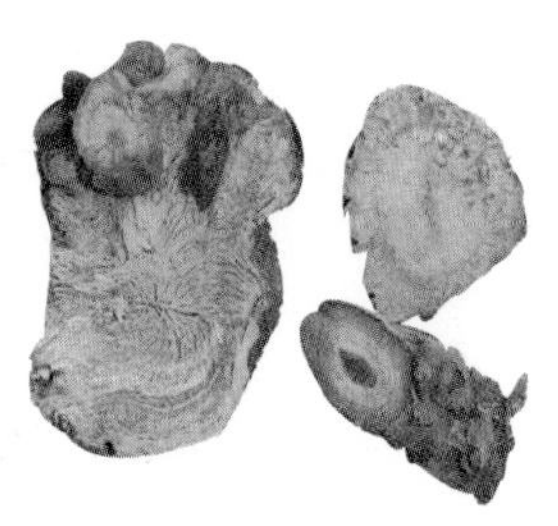
甘草

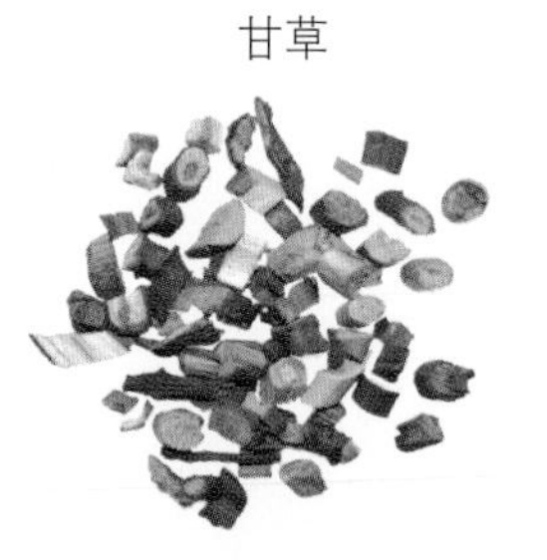
桂枝

白术

夫短气有微饮，当从小便去之，苓桂术甘汤主之，肾气丸亦主之。

如果有轻微的痰饮停滞，出现呼吸短促的，由于痰饮不甚严重，此时既不能发汗散饮，也不可攻下逐饮，应当用健脾利小便法，使水饮随小便排出，用苓桂术甘汤治疗。如果属于肾气不足的，应当用肾气丸温肾化气利小便。

病者脉伏，其人欲自利，利反快，虽利，心下续坚满，此为留饮欲去故也，甘遂半夏汤主之。
甘遂半夏汤方：
甘遂（大者，三枚） 半夏（十二枚，以水一升，煮取半升，去滓） 芍药（五枚） 甘草（如指大一枚，炙）
上四味，以水二升，煮取半升，去滓，以蜜半升和药汁，煎取八合，顿服之。

患者出现沉伏的脉象，脉伏，表示痰饮阻遏血脉；患者能自行泻下，泻下后反而觉得舒畅，这是因为痰饮随着大便而去，气机得以舒展的缘故；但即使能泻利，心窝处依然痞坚胀满的，这是表示留饮仍未尽去，应当用甘遂半夏汤治疗。
甘遂半夏汤方：
甘遂（大者）3枚，半夏（以水一升，煮取半升，去滓）12枚，芍药5枚，甘草（炙）如指大1枚。
将以上4味药，用水2升，煮取半升，去药渣，用蜜半升，和药汁煎取8合，顿服。

脉浮而细滑，伤饮。

脉象浮而细滑的，表示被水饮所伤。

脉弦数，有寒饮，冬夏难治。

脉象弦而数的，表示有寒饮，此病在冬夏季时比较难以治疗。

脉沉而弦者，悬饮内痛。

脉象沉而弦的，表示水饮停留在胁下，称为悬饮，悬饮会引起胁下疼痛。

病悬饮者，十枣汤主之。
十枣汤方：
芫花（熬） 甘遂 大戟（各等分）
上三味，捣筛，以水一升五合，先煮肥大枣十枚，取八合，去滓，内药末。强人服一钱匕，羸人服半钱，平旦温服之；不下者，明日更加半钱。得快下后，糜粥自养。

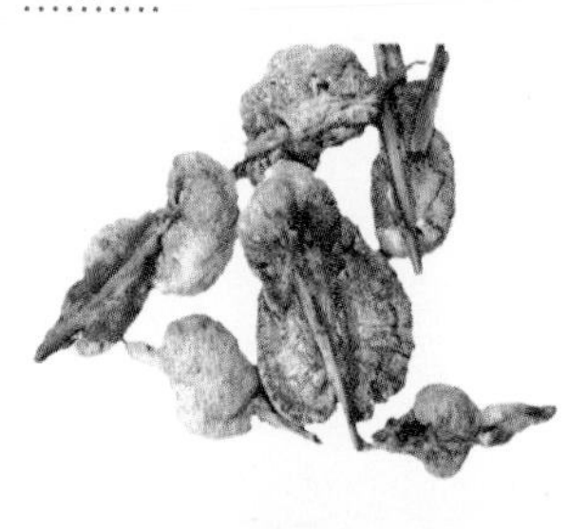
甘遂

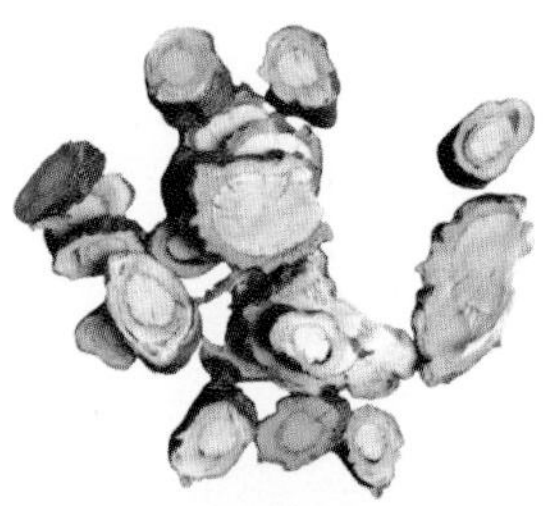
芫花

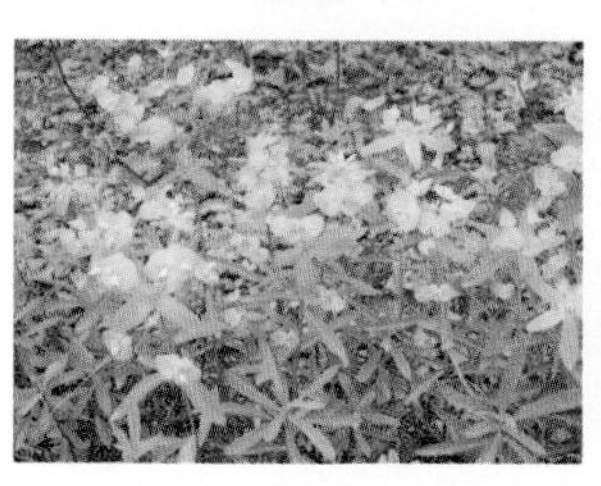
甘遂

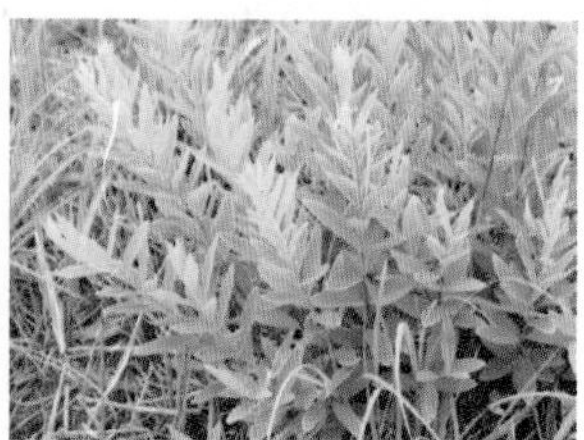
芫花

患悬饮病的，应当服用十枣汤（攻逐水饮）治疗。

十枣汤方：

芫花（熬）、甘遂、大戟各等份。

将以上3味药，捣细过筛，用水1升5合，先煮肥大枣10枚，取9合，去药渣，加入药末。

体质强壮的人服一钱匕，体质虚弱的人服半钱，清晨时温服1次。如果不能泻下的，第二天再加服半钱，如果泻下痛快的，再以糜粥调养。

病溢饮者，当发其汗，大青龙汤主之，小青龙汤亦主之。

大青龙汤方：

麻黄（六两，去节） 桂枝（二两，去皮） 甘草（二两，炙） 杏仁（四十个，去皮尖） 生姜（三两，切） 大枣（十二枚） 石膏（如鸡子大，碎）

上七味，以水九升，先煮麻黄，减二升，去上沫，内诸药，煮取三升，去滓。温服一升，取微似汗。汗多者，温粉粉之。

小青龙汤方：

麻黄（三两，去节） 芍药（三两） 五味子（半升） 干姜（三两） 甘草（三两，炙） 细辛（三两） 桂枝（三两，去皮） 半夏（半升，洗）

上八味，以水一斗，先煮麻黄，减二升，去上沫，内诸药，煮取三升，去滓，温服一升。

患溢饮病，应当用发汗法，用大青龙汤治疗；也可以用小青龙汤治疗。

大青龙汤方：

麻黄（去节）6两，桂枝（去皮）2两，甘草（炙）2两，杏仁（去皮尖）40个，生姜（切）3两，大枣12枚，石膏（碎）如鸡子大。

将以上7味药，用水9升，先煮麻黄，煮取7升，去水面浮沫，加入其余药物，煮取3升，去药渣，温服1升，使身体微微出汗，如果汗出较多，用温粉扑抹身体。

小青龙汤方：

麻黄（去节）3两，芍药3两，五味子半升，干姜3两，甘草（炙）3两，细辛3两，桂枝（去皮）3两，半夏（洗）半斤。

将以上8味药，用水1斗，先煮麻黄，煮取8升，去水面浮沫，加入其余诸药，煮取3升，去药渣，温服1升。

膈间支饮[1]，其人喘满，心下痞坚，面色黧黑[2]，其脉沉紧，得之数十日，医吐下之不愈，木防己汤主之。虚者[3]即愈，实者[4]三日复发。复与不愈者，宜木防己汤去石膏加茯苓芒硝汤主之。

木防已汤方：

木防己（三两） 石膏（十二枚，如鸡子大） 桂枝（二两） 人参（四两）

上四味，以水六升，煮取二升，分温再服。

木防己去石膏加茯苓芒硝汤方：

木防己 桂枝（各二两）人参 茯苓（各四两）芒硝（三合）

上五味，以水六升，煮取二升，去滓，内芒硝，再微煎。分温再服，微利则愈。

如果支饮停留在膈间，阻遏气机，致使心阳不展，肺气不降，故气喘胸满，心下痞阻坚硬，面色黯黑，脉象沉紧；如果患病已有数十天，医生曾用吐法、攻下法却不能治愈的，必定会损伤正气。

正气既虚，则饮邪更难去，此时应当服用木防己汤（补虚通阳，利水散结）治疗；服药后，如果心下痞阻坚硬变软的，表示病情即将痊愈；如果心下仍然坚实痞阻的，通常在3天以后会再复发，应当加强消饮散结的药力，故应服用木防己汤去石膏加茯苓芒硝汤治疗。

木防己汤方：

木防己3两，石膏（鸡子大）12枚，桂枝2两，人参4两。

将以上4味药，用水6升，煮取2升，分2次温服。

木防己去石膏加茯苓芒硝汤方：

木防己、桂枝各2两，芒硝3合，人参、茯苓各4两。

将以上5味药，用水6升，除芒硝，将其余药煮取2升，去药渣，加入芒硝，再用微火煎煮，分2次温服，使微微泻下，则病情就能痊愈。

注释 >>>

①膈间支饮：指饮邪支撑在胸膈之间。

②黧黑：面色黑而晦暗。

③虚者：指心下痞坚，病根已去，变得柔软。

④实者：指心下仍然痞坚，病根未去。

心下有支饮，其人苦冒眩[1]，泽泻汤主之。

泽泻汤方：

泽泻（五两） 白术（二两）

上二味，以水二升，煮取一升，分温再服。

如果支饮停留在心下脘腹部，阻碍气机的升降，致使清阳不能上达头目，故头目昏眩；由于并未出现呼吸喘逆、倚息等症，表示尚属于支饮轻证，应当服用泽泻汤治疗。

泽泻汤方：

泽泻5两，白术2两。

将以上2味药，用水2升，煮取1升，分2次温服。

注释 >>>

①冒眩：神志昏冒，眼前生黑光。

支饮胸满者，厚朴大黄汤主之。

厚朴大黄汤方

厚朴（一尺） 大黄（六两） 枳实（四枚）

上三味，以水五升，煮取二升，分温再服。

由于支饮不仅导致肺失肃降，还会进而导致胃肠气

机不通，成为水饮与邪热互相壅结，肺与胃腑皆病的支饮实证，故出现腹部胀满的，应用厚朴大黄汤主治。

厚朴大黄汤方：

厚朴1尺，大黄6两，枳实4枚。

将以上3味药，用水5升，煮取2升，分2次温服。

支饮不得息，葶苈大枣泻肺汤主之。

患支饮病，由于支饮导致肺气壅滞，不能宣降，故出现喘息、呼吸困难的，应当服用葶苈大枣泻肺汤治疗。

呕家本渴，渴者为欲解，今反不渴，心下有支饮故也，小半夏汤主之。

小半夏汤方：

半夏（一升） 生姜（半斤）

上二味，以水七升，煮取一升半，分温再服。

经常呕吐的患者，由于津液亏损不足，应该会口渴，口渴是饮邪随呕吐而去、病情将要痊愈的征兆；如今反而口不渴，是心下脘腹有支饮停留的缘故。应当服用小半夏汤治疗。

小半夏汤方：

半夏1升，生姜半斤。

将以上2味药，用水7升，煮取1.5升，分2次温服。

腹满，口舌干燥，此肠间有水气，己椒苈黄丸主之。

防己椒目葶苈大黄丸方：

防己 椒目 葶苈（熬） 大黄（各一两）

上四味，末之，蜜丸如梧子大。先食饮服一丸，日三服，稍增，口中有津液。渴者，加芒硝半两。

如果水饮停聚于肠间，阻遏肠中气机，则腹满；如果水饮影响津液的敷布，则口舌干燥。本证属于饮结气郁化热，肠腑气机壅滞的实证，应当服用己椒苈大黄丸治疗。

己椒苈大黄丸方：

防己、椒目、葶苈（熬）、大黄各1两。

将以上4味药研细末，用蜜和丸如梧桐子般大小，饭前饮服1丸，1日3次。病情稍微恢复后，则口中会有津液；如果仍然口渴的，可以加入芒硝半两。

卒呕吐[①]，心下痞，膈间有水，眩悸[②]者，小半夏加茯苓汤主之。

小半夏加茯苓汤方：

半夏（一升） 生姜（半斤） 茯苓（三两）

上三味，以水七升，煮取一升五合，分温再服。

如果水饮停聚于胸膈间，导致气血壅滞，故心下痞；胃气升降失和，故突然呕吐；清阳不能上达，故目眩；水饮凌心，故心悸，应当服用小半夏加茯苓汤治疗。

小半夏加茯苓汤方：

半夏1升，生姜0.5斤，茯苓3两。

将以上3味药，用水7升，煮取1升5合，分2次温服。

注释

①卒呕吐：突然呕吐。

②眩悸：指头晕目眩，心悸而不安。

假令瘦人[①]脐下有悸[②]，吐涎沫而癫眩[③]，此水也，五苓散主之。

五苓散方：

泽泻（一两一分） 猪苓（三分，去皮） 茯苓（三分） 白术（三分） 桂枝（二分，去皮）

上五味，为末。白饮服方寸匕，日三服，多饮暖水，汗出愈。

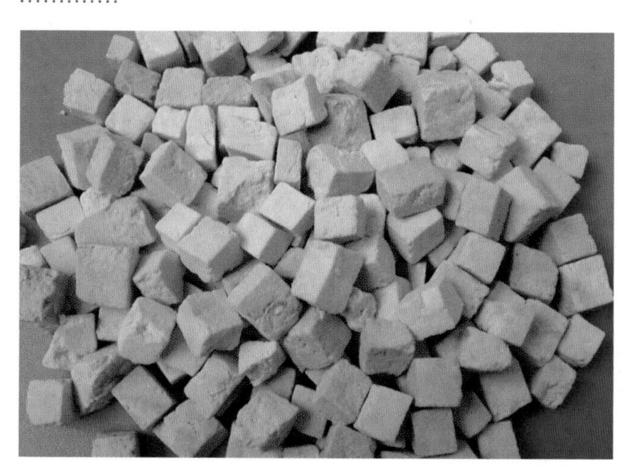

茯苓

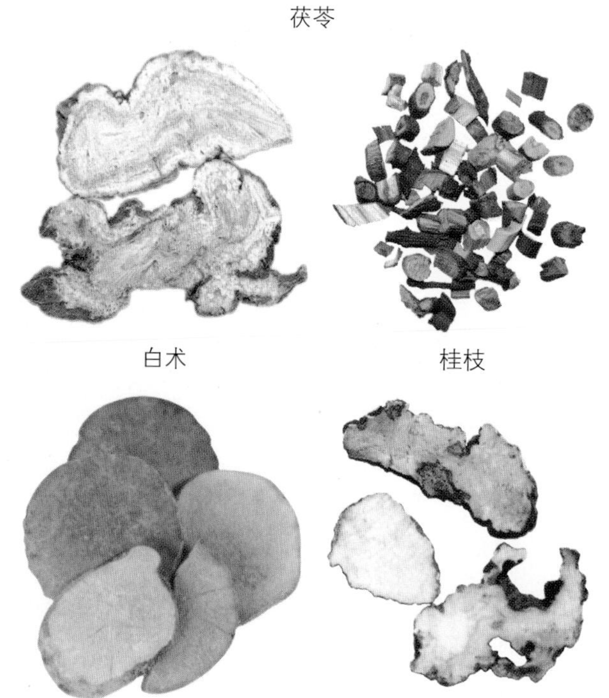

白术　桂枝　泽泻　猪苓

如果身体消瘦的人，脐下出现悸动感，口吐涎沫而头晕目眩的，表示水饮停聚中、下二焦，导致清阳不能上达清空，浊阴不能从下窍外出，应当服用五苓散（行气利湿）治疗。

五苓散方：

泽泻1两1分，猪苓(去皮)3分，茯苓3分，白术3分，桂枝（去皮）2分。

将以上5味药研成细末，每次以米汤送服方寸匕，1日3次。应当多喝温水，使汗出，则病情就能痊愈。

注释 >>>

①假令瘦人：指其人素盛今瘦而言。

②脐下有悸：水气相搏于下，脐下跳动。

③癫眩：癫同颠，指患者眩晕。可令人扑地不识人，所以叫“癫眩”。

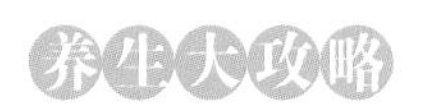

养生大攻略

眩晕的穴位疗法

症状原因：眼花、视物不清和昏暗发黑为眩；以视物旋转，或如天旋地转不能站立为晕，因两者常同时并见，故称眩晕。若是在起床、空腹或者受打击时经常出现眩晕，则是由于血压异常和自律神经紊乱造成的。

缓解方法：重度眩晕必须要医生诊治，轻度的可以采用穴位刺激法。

主要穴位：百会、大椎、风府、小脑反射区、内耳迷路、天柱、大钟穴。

操作方法：

百会　①找法：双耳连线与鼻和头顶的连线的交点。这是缓和眩晕的穴位。②刺激方法：用中指指尖在该穴位进行轻度垂直按压，强度以感觉舒适为宜。每次3～5秒，直至症状缓和为止。

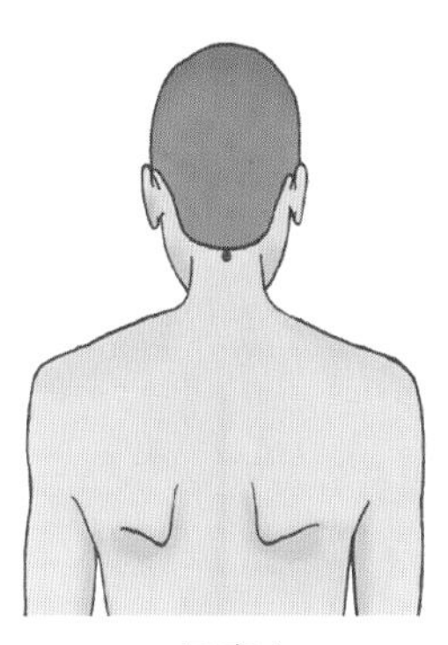

风府穴

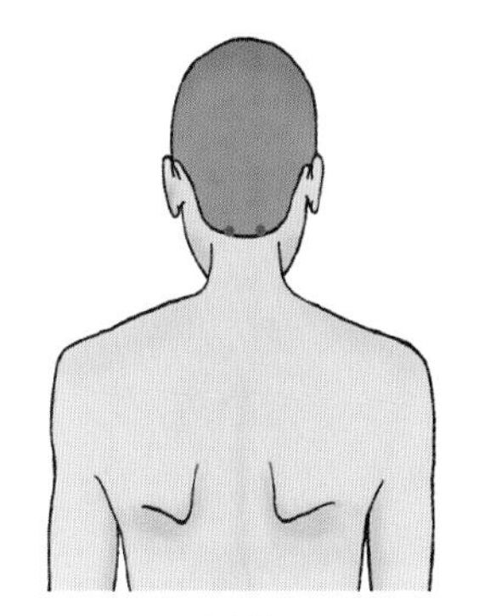

天柱

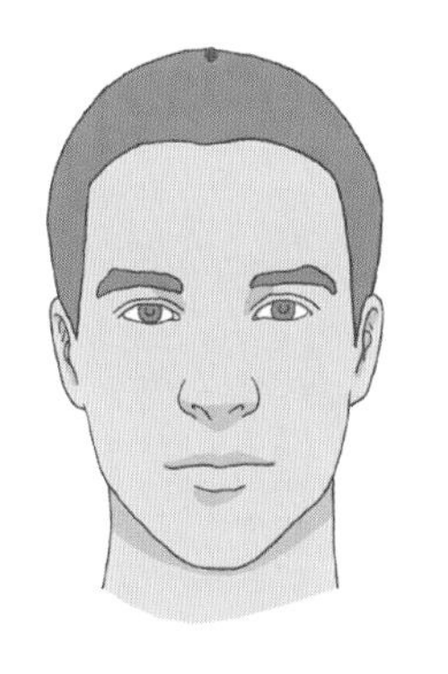

百会穴

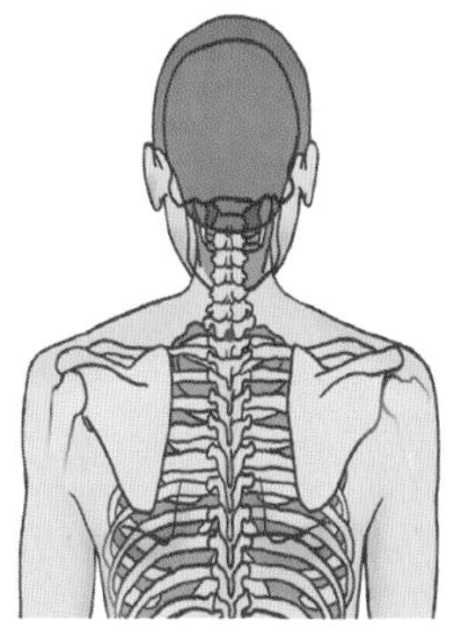

大椎穴

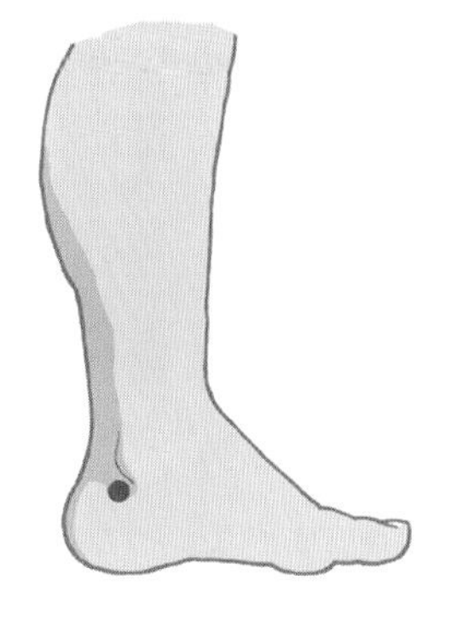

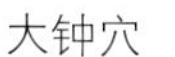

大钟穴

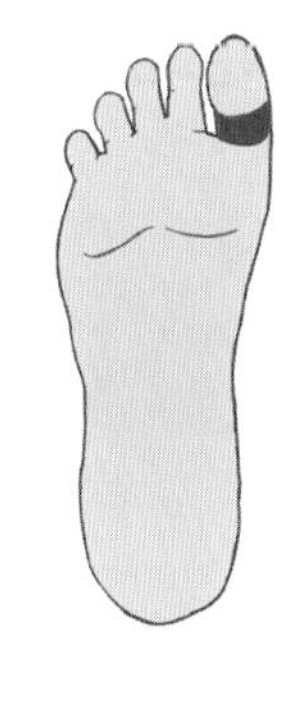

小脑反射区

大椎　①找法：首先找到颈部前倾时，颈后最为突出的椎骨（第七颈椎）。如突出的为两块时上面的为第七颈椎。大椎位于第七颈椎下方。②刺激方法：将中指放于穴位处缓慢垂直按压3～5秒，重复3～7次。若采用温灸，请从内衣外加热。

风府　①找法：后发际正中直上1寸。②刺激方法：用拇指尖稍用力（以不痛为度）掐压风府穴10秒后松指1秒，再掐压7秒后松指1秒，拇指尖不离穴位，如此反复进行，约几分钟后，眩晕就会减轻乃至消失。

小脑反射区　①找法：双脚大拇指指腹有两条横纹线的中间都是小脑反射区，刚好与颈项区相邻。②刺激方法：按摩时要，先从外往内方向扣按，再由内往外扣按。

内耳迷路　①找法：位于双脚脚背的脚小趾下方，脚掌第一骨头边缘处，触摸时有颗粒微凸感觉。②刺激方法：用中指按住后定点揉按30次。

天柱　①找法：位于第1～2颈椎水平正中的哑门穴旁开1.3寸，颈后大筋（斜方肌）外缘。②刺激方法：用食、中、环三指相并，以三指指腹按压在该穴上，每侧由上而下推按20次。

大钟　①找法：位于足内踝后五分的太溪穴下部与后跟腱侧边的交点。②刺激方法：用大拇指指腹按压在该穴上，每侧由上而下按摩20次。

消渴小便不利淋病脉证并治第十三

本篇精华 >>>

1. 论述厥阴病与消渴病的症状表现及治疗方法；
2. 论述淋病的症状及治疗方法；
3. 论述小便不利的治疗方法。

原文→译文 >>> >

厥阴之为病，消渴，气上冲心，心中疼热，饥而不欲食，食即吐，下之不肯止。

患厥阴病，症状表现为：口渴而饮水不停，气逆向上冲心，心中疼痛灼热，感觉饥饿却又不想进食，食后又吐出。如果误用下法治疗，就会导致腹泻不止。

寸口脉浮而迟，浮即为虚，迟即为劳，虚则卫气不足，劳则荣气竭。趺阳脉浮而数，浮即为气，数即为消谷而大坚，气盛则溲数，溲数即坚，坚数相搏，即为消渴。

如果寸口部出现浮迟的脉象，浮脉表示为虚证，迟脉表示为虚劳证，虚属于卫气不足，劳则属于营气衰竭。

如果趺阳脉出现浮数的脉象，浮脉表示为胃中邪气充盛，数脉表示为胃热，胃热则消谷善饥而大便坚硬，胃中邪气充盛，则水湿渗于膀胱而小便频数，小便频数则大便更为坚硬，小便频数与大便坚硬同时出现，就属于消渴病。

男子消渴，小便反多，以饮一斗，小便一斗，肾气丸主之。

男子患消渴病，由于肾气衰微，不能蒸腾化气以摄水，水尽趋于下，因此小便反而增多，喝水1斗，也小便1斗，应当服用肾气丸治疗。

脉浮，小便不利，微热，消渴者，宜利小便、发汗，五苓散主之。

出现脉浮，轻度发热，表示表邪未尽；小便不通利，表示膀胱气化功能失司；极度口渴的，表示津液不能正常输布，由于表里同病，故应当用利小便与发汗法，以五苓散治疗。

养生大攻略

糖尿病的治疗偏方

中医将糖尿病称为消渴病，很显然，这一名称是根据糖尿病的典型症状命名的。目前，中医总结了许多治疗此病的方法，具体如下。

降糖汤

【原料】黄芪、生地黄、山药、玄参各30克，丹参、苍术各20克，赤芍、枸杞子各15克。

【制法】上药加水煎2次，每次用小火慢煎，取药汁200毫升，两煎药液混合共400毫升。

【用法】每日1剂，日服2次，每次服200毫升。30日为1个疗程。

【功效】益气健脾，养阴滋肾，活血化瘀。

【适用】糖尿病，调理尿糖代谢。

地黄滋肾汤

【原料】生地黄、淮山药各30克，山茱萸20克，黄芪、石斛、枸杞子、赤芍各15克，丹皮、黄芩各10克。

【制法】上药加水煎2次，首煎时，先取清水600毫升浸泡诸药30分钟，然后用小火慢煎至200毫升药液，取药汁；接着进行第二次水煎，加水500毫升，小火煎至200毫升。将两次煎得的药液混合，共400毫升。

【用法】每日1剂，分2次服用。15日为1个疗程。

【功效】益气养阴，壮水制火，活血化瘀。

【适用】糖尿病，症见“三多”症状、血糖升高、尿糖高。

养阴化瘀汤

【原料】丹参、党参、元参、天花粉、淮山药、山萸肉各20克，红花、赤芍、桃仁、苍术各10克，川芎5克。

【制法】上药加水煎2次，用小火慢煎，每次煎取

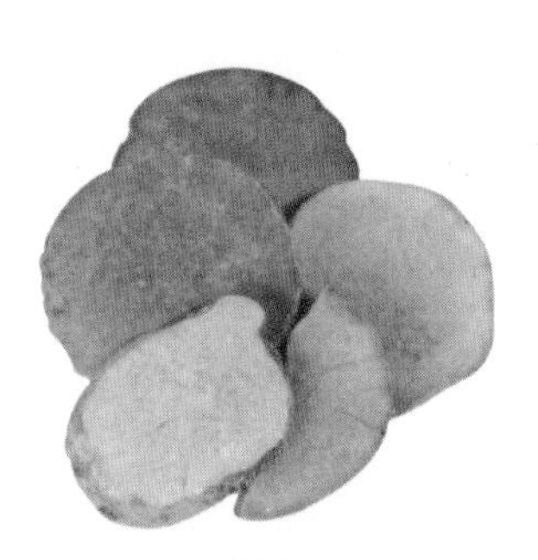
泽泻

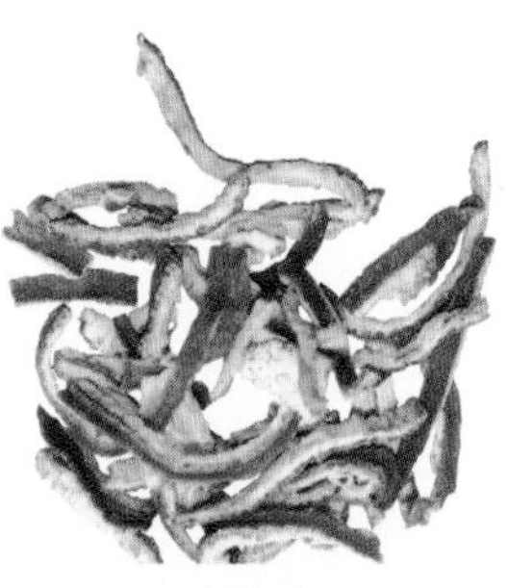
陈皮

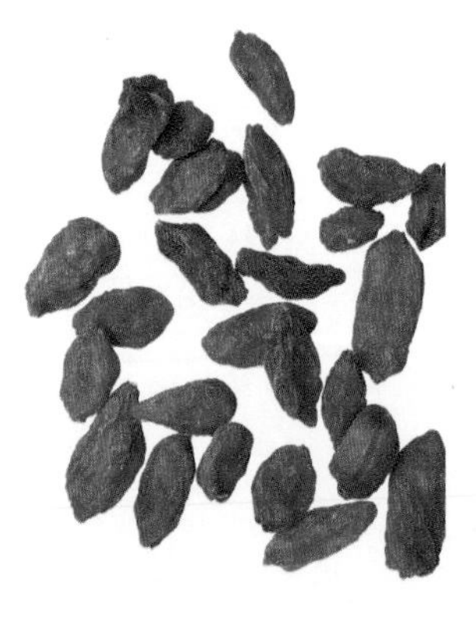
枸杞子

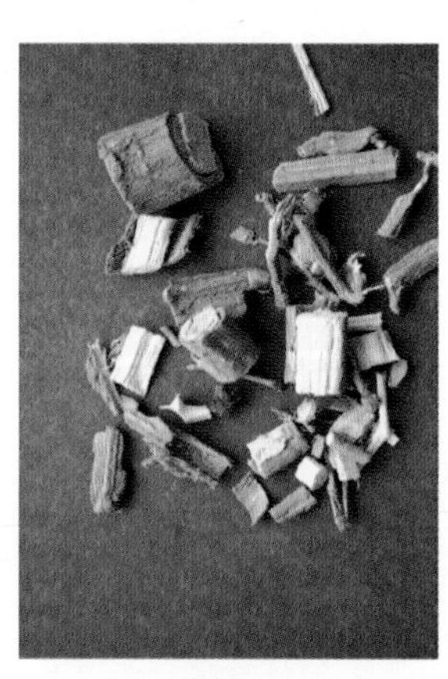
鬼箭羽

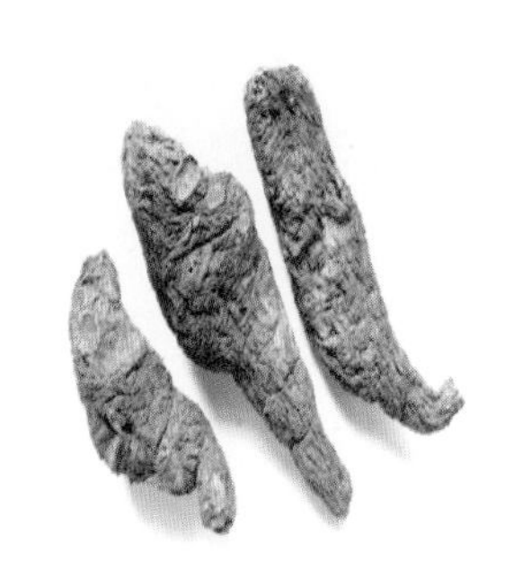
生地黄

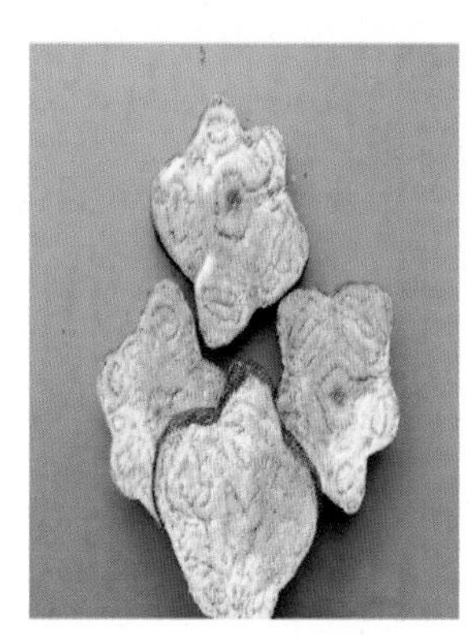
何首乌

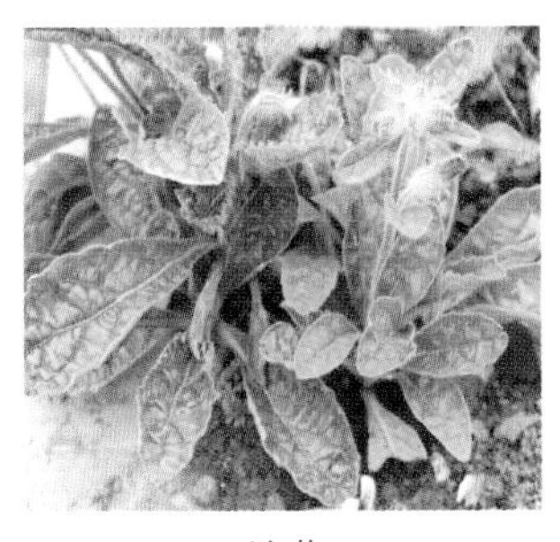
地黄

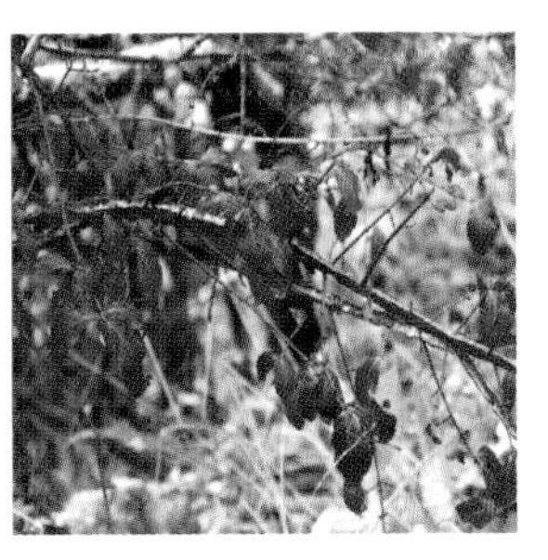
鬼箭羽

药汁 150 毫升，混合两次所得药液共 300 毫升。

【用法】每日 1 剂，上、下午各服 150 毫升。连服 30 日为 1 个疗程。

【功效】益气养阴，活血化瘀。

【适用】糖尿病。

补肾降糖汤

【原料】生地黄、黄芪、玉竹各 20 克，山茱萸、淮山药、菝葜、葛根各 15 克，菟丝子、蚕茧、丹皮、泽泻、茯苓、天花粉、麦冬、玄参、苍术各 10 克。

【制法】水煎取药汁。

【用法】每日 1 剂，分 2 次服用。

【功效】补肾滋阴，生津润燥。

【适用】2 型糖尿病。

降糖生脉方

【原料】生黄芪、生地黄、熟地黄各 30 克，生山楂、北沙参 15 克，麦冬、五味子各 10 克，天花粉 20 克。

【制法】水煎取药汁。

【用法】每日 1 剂，分 2 次服用。

【功效】益气养阴，强心复脉，降糖降脂。

【适用】2 型糖尿病。

原文 → 译文

渴欲饮水，水入则吐者，名曰水逆，五苓散主之。

口渴想要喝水，是因膀胱气化失司，导致津液不能上输所致；由于水湿停滞于胃，因而饮入后又吐出的，称为水逆证，应当服用五苓散治疗。

注释

①水入：饮入水。

渴欲饮水不止者，文蛤散主之。

文蛤散方：

文蛤（五两）

上一味，杵为散，以沸汤五合，和服方寸匕。

由于里热未消，口渴而饮水不止的，应当服用文蛤散（清热润下，生津止渴）治疗。

文蛤散方：

文蛤 5 两。

将药捣为散剂，用开水 5 合，调和服用方寸匕。

淋之为病，小便如粟状[1]，小腹弦急[2]，痛引脐中。

患淋病，症状表现为：小便不通畅，排尿频数而量少，且有犹如粟状般的东西点滴而出，小腹拘急紧张，疼痛牵引到脐中。

注释

①小便如粟状：指小便排出粟状之物。

②弦急：拘急。

趺阳脉数，胃中有热，即消谷引食，大便必坚，小便即数。

趺阳脉出现数脉，胃中有邪热，则会出现消谷善饥，大便必定坚硬，小便必定次数增多。

淋家不可发汗，发汗则必便血[1]。

患淋病，不可妄用发汗法，否则就会出现尿血的症状。

注释

①便血：这里是指尿血。

小便不利者，有水气，其人若渴，栝蒌瞿麦丸主之。

栝蒌瞿麦丸方：

栝蒌根（二两） 茯苓 薯蓣（各三两） 附子（一枚，炮） 瞿麦（一两）

上五味，末之，炼蜜丸梧子大。饮服三丸，日三服，不知，增至七八丸，以小便利，腹中温为知[1]。

由于肾阳亏虚不足，膀胱气化失司，故小便不通利；由于水饮停滞于内，津液不能上承，上焦反而生燥热，故十分口渴，应当用栝蒌瞿麦丸治疗。

栝蒌瞿麦丸方：

栝蒌根 2 两，茯苓、薯蓣各 3 两，附子（炮）1 枚，瞿麦 1 两。

将以上 5 味药研细末，炼蜜做成丸如梧桐子大小，每次用开水送服 3 丸，1 日 3 次。如果无效，将药量增到 7 ~ 8 丸，直到小便通利，腹中温暖为止。

注释

①知：病愈。

小便不利，蒲灰散主之，滑石白鱼散、茯苓戎盐汤并主之。

蒲灰散方：

蒲灰（七分） 滑石（三分）

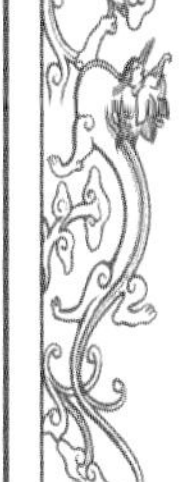

上二味，杵为散，饮服方寸匕，日三服。

滑石白鱼散方：

滑石（二分） 乱发（二分，烧） 白鱼（二分）

上三味，杵为散。饮服方寸匕，日三服。

茯苓戎盐汤方：

茯苓（半斤） 白术（二两） 戎盐（弹丸大，一枚）

上三味，先将茯苓、白术煎成，入戎盐，再煎，分温三服。

由湿热蕴结，膀胱气化不行所引起的小便不通利，可以用蒲灰散治疗，或用滑石白鱼散、茯苓戎盐汤治疗。

蒲灰散方：

蒲灰7分，滑石3分。

以上2味药，捣为散剂，每次用开水送服方寸匕，1日3次。

滑石白鱼散方：

滑石2分，乱发（烧）2分，白鱼2分。

以上3味药，捣为散剂，每次用开水送服方寸匕，1日3次。

茯苓戎盐汤方：

茯苓半斤，白术2两，戎盐弹丸大1枚。

以上3味药，先将茯苓、白术煎好，放入戎盐再煎，分3次温服。

渴欲饮水，口干舌燥者，白虎加人参汤主之。

由于邪热壅滞于内，胃腑实热炽盛，邪热耗伤津液，因而口渴想要喝水，口干舌燥的，应当服用白虎加人参汤治疗。

脉浮发热，渴欲饮水，小便不利者，猪苓汤主之。

猪苓汤方：

猪苓（去皮） 茯苓 阿胶 滑石 泽泻（各一两）

上五味，以水四升，先煮四味，取二升，去滓，内胶烊消。温服七合，日三服。

出现浮脉、发热，并不是表邪未解，而是由于里热蒸灼于内所致，故口渴想要喝水；由于水湿与邪热壅结，导致膀胱气化不行，故小便不通利的，应当服用猪苓汤治疗。

猪苓汤方：

猪苓（去皮）、茯苓、阿胶、滑石、泽泻各1两。

将以上5味药，用水4升，先煮猪苓、茯苓、滑石、泽泻4味药，取2升，去药渣，再加入阿胶烊化，每次温服7合，1日3次。

养生大攻略

小便不利患者的食谱

泥鳅炖豆腐

【原料】泥鳅500克，豆腐250克。

【制法】泥鳅去头、内脏，洗净，加清水炖至半熟时加豆腐，炖至全熟。

【功效】补脾益肾。

【用法】分次服食，隔日1次。

【适用】脾肾两虚引起的小便不利。

参葡酒

【原料】人参10克，葡萄100克，白酒500克。

【制法】首先把人参切碎成小段，把葡萄绞取其汁，备用；将葡萄汁与白酒相合、搅匀，倒入干净瓶中，加入人参，加盖密封，置放于阴凉处。经常摇动，经7日后便可开封取饮。

【用法】每日早、晚空腹各饮服10 ~ 20毫升。

【功效】补气生津，安心神，强筋骨。

【适用】气虚津亏所致的食欲不振、心悸心烦、干咳痨嗽、气短口渴、神疲盗汗、口燥乏津；肾虚小便不利、肢体浮肿、腰酸膝软，筋骨无力麻木等。

【注意事项】感冒所致咳喘不宜服。人参以晒参为宜，此药酒除内服外，外擦摩腰脊，可助肾强骨。酒尽后，取参食之。

豆腐

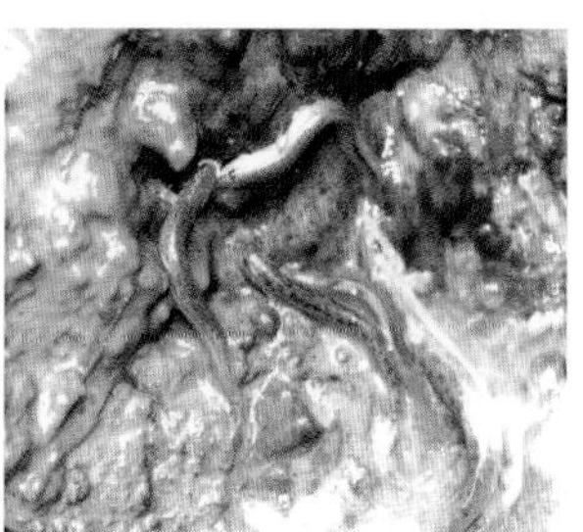

泥鳅

水气病脉证并治第十四

本篇精华

1. 论述水气病的五种分类及症状表现；
2. 论述水气病的治疗方法。

原文 → 译文

师曰：病有风水，有皮水，有正水，有石水，有黄汗。风水，其脉自浮，外证骨节疼痛，恶风；皮水，其脉亦浮，外证胕肿①，按之没指，不恶风，其腹如鼓，不渴，当发其汗；正水，其脉沉迟，外证自喘；石水，其脉自沉，外证腹满不喘；黄汗，其脉沉迟，身发热，胸满，四肢头面肿，久不愈，必致痈脓。

老师说：水气病可以分为风水、皮水、正水、石水、黄汗等五种。

风水病的脉象浮，外证表现为全身骨节疼痛而怕风；皮水病的脉象亦浮，外证表现为身体浮肿，用手按压皮肤凹陷不起，不怕风，腹部胀大如鼓，口不渴，应当用发汗法治疗；正水的脉象沉迟，外证表现为气喘；石水的脉象沉，外证表现为腹部胀满但不喘；黄汗病的脉象沉迟，身体发热，胸部胀满，四肢皮肤与头面浮肿，如果久病不愈，必定会导致痈脓。

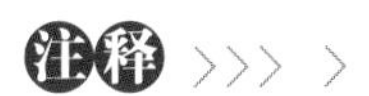

① 肿：指皮肤浮肿。

脉浮而洪，浮则为风，洪则为气，风气相搏。风强[①]则为隐疹[②]，身体为痒，痒为泄风[③]，久为痂癞[④]；气强[⑤]则为水，难以俛仰。风气相击，身体洪肿，汗出乃愈。恶风则虚，此为风水；不恶风者，小便通利，上焦有寒，其口多涎，此为黄汗。

出现浮洪的脉象，浮脉表示为感受风邪，洪脉表示为水气充盛，风邪与水气相互搏击；如果风邪胜于水气，就会出现瘾疹，身体发痒的症状，痒是风邪外透的表现，称为泄风，如果久病不愈，则会形成痂癞；如果水气胜于风邪，就会形成水气病，症状为身体俯仰困难。

风邪与水气互相搏击，就会出现全身浮肿，此时可以用发汗法治疗。

怕风表示卫气亏虚，属于风水病；不怕风，小便通利的，表示上焦有寒，口中涎沫多，属于黄汗病。

注释

①风强：指风邪盛。

②隐疹：瘾疹，因外受风邪而诱发，以皮肤出现小丘疹且瘙痒为主症，类似“风疹”病。

③泄风：因瘾疹身痒，是风邪外泄的现象。

④痂癞：一种顽固性的皮肤病，化脓结痂，有如癞疾。

⑤气强：水气盛。

寸口脉沉滑者，中有水气，面目肿大，有热，名曰风水。视人之目窠上微拥[①]，如蚕新卧起状，其颈脉[②]动，时时咳，按其手足上，陷而不起者，风水。

寸口部出现沉滑的脉象，表示体内有水气，面目浮肿，发热，称为风水；患者的双眼睑出现微肿，像是睡眠后刚醒来一般，颈部的脉管跳动，时常咳嗽，用手按压其手脚的皮肤则凹陷不起，属于风水病。

注释

①目窠上微拥：指两眼睑微肿。

②颈脉：指足阳明人迎脉，在结喉两旁。

太阳病，脉浮而紧，法当骨节疼痛，反不疼，身体反重而酸，其人不渴，汗出即愈，此为风水。恶寒者，此为极虚，发汗得之。渴而不恶寒者，此为皮水。身肿而冷，状如周痹[①]，胸中窒，不能食，反聚痛，暮躁不得眠，此为黄汗，痛在骨节。咳而喘，不渴者，此为脾胀，其状如肿，发汗即愈。然诸病此者，渴而下利，小便数者，皆不可发汗。

患太阳病，出现浮紧的脉象，理应兼有骨节疼痛，如今非但不痛，身体反而沉重且酸，口不渴，如果出汗后则病可以好转，这属于风水病。

如果出现怕冷的症状，是因为身体极度虚弱时，又因误汗损伤卫阳的缘故。

口渴而不怕冷的，属于皮水病。

全身浮肿而又怕冷的，症状类似于周痹病，症状表现为胸中憋闷，不能进食，骨节疼痛，傍晚时烦躁不安，不能入眠，属于黄汗病。

咳嗽而又气喘，口不渴的，属于脾胀病。症状类似于水肿病，用发汗法治疗则可以痊愈。

治疗这些患水气病的人，不论是口渴而腹泻，或是小便次数较多的，都不可以用发汗法治疗。

注释

①周痹：病名，痹证的一种，病在血脉之中，其症状表现为疼痛偏于一侧，能够上下游走，而左右则不移动。

里水者，一身面目黄肿[①]，其脉沉，小便不利，故令病水。假如小便自利，此亡津液，故令渴也。越婢加术汤主之。

患皮水病，面目与全身都浮肿，脉象沉，小便不通利，导致水湿滞留因而形成水气病。

如果小便通利，则是因水去而津液受损，因此出现口渴的症状，应当服用越婢加术汤治疗。

注释

①黄肿：水在皮内，色黄肿胀，此与皮水不同。

趺阳脉当伏，今反紧，本自有寒，疝瘕[①]腹中痛，医反下之，下之即胸满短气。

趺阳脉当伏，今反数，本自有热，消谷，小便数，今反不利，此欲作水。

趺阳脉象应当出现伏脉，如今反而出现紧脉，这是因为体内有寒邪壅聚的缘故，例如寒邪、疝瘕、腹中痛等病，医生却误用下法，攻下后立即感到胸部胀满，呼吸气短。

趺阳脉的脉象应当出现伏脉，如今反而出现数脉，这是因为体内有热邪壅聚的缘故，因此食物消化得很快，小便频数；如果小便反而不通利的，表示将要发生水气病。

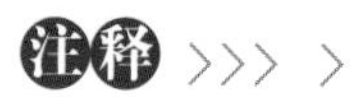

①症瘕：指腹痛有块的证侯，由寒气引起，故积块或聚或散，没有定处。

寸口脉浮而迟，浮脉则热，迟脉则潜①，热潜相搏②，名目沉。趺阳脉浮而数，浮脉即热，数脉即止，热止相搏，名曰伏。沉伏相搏，名曰水。沉则脉络虚，伏则小便难，虚难相搏，水走皮肤，即为水矣。

如果寸口出现浮迟的脉象，浮脉表示为邪热，迟脉表示为潜藏，热与潜相合，称为沉。

如果趺阳脉出现浮数的脉象，浮脉表示为邪热，数脉表示为水谷精微停滞而不能运化，热与壅滞之水谷相合，称为伏；沉与伏相合，称为水；沉表示络脉空虚，伏表示小便困难，络脉空虚与小便困难相合，以致水邪泛溢于肌肤，就会形成水气病。

注释

①潜：潜藏，指热邪潜入营血之中。
②搏：相聚合之意。

寸口脉弦而紧，弦则卫气不行，即恶寒，水不沾流①，走于肠间。

少阴脉紧而沉，紧则为痛，沉则为水，小便即难。

如果寸口部出现弦紧的脉象，弦脉表示为卫气运行不畅，因此怕冷，水液不能正常运行，而下注于肠间。

如果少阴部出现紧沉的脉象，紧脉表示为痛证，沉脉表示为有水，因而小便困难。

注释

①水不沾流：水不随气运行。

脉得诸沉，当责有水，身体肿重。水病脉出①者，死。

出现沉脉的，应当兼有水气，以及身体肿胀而沉重，如果患水病而脉象暴出无根的，属于死证。

注释

①脉出：指脉暴出而无根，上有而下绝无。

夫水患者，目下有卧蚕，面目鲜泽①，脉伏，其人消渴。病水腹大，小便不利，其脉沉绝者，有水，可下之。

患水气病，眼胞出现浮肿，好像蚕卧在上面一样，脸面与双眼光亮润泽，脉伏，表示属于容易口渴，饮水很多的消渴病。

如果腹部肿大，小便不通利，脉象沉绝的，表示内里有水气停聚，可以用攻下法治疗。

注释

①鲜泽：肤色光亮。

问曰：病下利后，渴饮水，小便不利，腹满因肿者，何也？答曰：此法当病水，若小便自利及汗出者，自当愈。

问：患腹泻后，出现口渴饮水，小便不通利，腹部胀满而阴部水肿的，这是什么原因呢？

老师回答：按道理应当要出现水气病；如果小便通畅，兼有出汗的，则病情会自行痊愈。

心水者，其身重而少气，不得卧，烦而躁，其人阴肿①。

患心水病，会出现身体沉重，呼吸少气，不能平卧，心烦躁动不安，前阴部肿胀等症状。

注释

①阴肿：前阴肿胀。

肝水者，其腹大，不能自转侧，胁下腹痛，时时津液微生，小便续通①。

患肝水病，会出现肚腹肿大，不能自由转动，胁下与腹部疼痛，口中常有少许的津液，小便时通时闭等症状。

注释

①小便续通：指小便断续通畅，即时通时不通。

肺水者，其身肿，小便难，时时鸭溏。

患肺水病，会出现身体浮肿，小便困难，大便时常溏泻如同鸭粪一般等症状。

脾水者，其腹大，四肢苦重，津液不生，但苦少气，小便难。

患脾水病，会出现腹部胀大，四肢沉重，口中没有津液，少气，小便艰难等症状。

肾水者，其腹大，脐肿腰痛，不得溺，阴下湿如牛鼻上汗，其足逆冷，面反瘦。

患肾水病，会出现腹部肿大，肚脐肿胀，腰痛，小便不通畅，阴部潮湿如同牛鼻上的湿汗一般，两脚逆冷，面部反而消瘦等症状。

师曰：诸有水者，腰以下肿，当利小便；腰以上肿，当发汗乃愈。

老师说：治疗水肿病，对于腰部以下浮肿的，应当用利小便法治疗；对于腰部以上浮肿的，应当用发汗法治疗，病就会好。

师曰：寸口脉沉而迟，沉则为水，迟则为寒，寒水相搏。趺阳脉伏，水谷不化，脾气衰则鹜溏，胃气衰则身肿。少阳脉卑，少阴脉细，男子则小便不利，妇人则经水不通。经为血，血不利则为水，名曰血分。

老师说：如果寸口部出现沉迟的脉象，沉脉表示为有水，迟脉表示为有寒，寒与水相互搏结为害；如果趺阳脉出现伏脉，表示饮食不能消化，脾气虚衰则出现大便溏泻，胃气虚衰则出现身体浮肿；如果少阳脉出现沉而弱的脉象（少阳脉指耳门微前上方部位之脉，脉卑指按之沉而弱，表示营血不足），少阴脉出现细脉，在男子就会出现小便不通利，在妇人就会出现经水不通，月经的来源为血，经血不通就会形成水气病，称为血分。

问曰：病有血分水分，何也？师曰：经水前断，后病水，名曰血分，此病难治；先病水，后经水断，名曰水分，此病易治。何以故？去水，其经自下。

问：病证有血分与水分的区别，这是什么原因？

老师回答：如果月经先断绝，然后才患水肿病，这是由于瘀血阻滞水道所致，称为血分，这种病很难治疗；如果患水肿病，然后才月经断绝，这是由于水液阻滞血道所致，称为水分，这种病容易治愈。这是什么原因？只要先消退水肿，则月经自然通畅。

问曰：病者苦水①，面目身体四肢皆肿，小便不利，脉之②，不言水，反言胸中痛，气上冲咽，状如炙肉③，当微咳喘。审如师言，其脉何类④？师曰：寸口沉而紧，沉为水，紧为寒，沉紧相搏，结在关元⑤，始时当微，年盛⑥不觉。阳衰⑦之后，营卫相干⑧，阳损阴盛，结寒微动，肾气⑨上冲，喉咽塞噎⑩，胁下急痛。医以为留饮而大下之，气击⑪不去，其病不除。后重吐之，胃家虚烦，咽燥欲饮水，小便不利，水谷不化，面目手足浮肿。又以葶苈丸下水，当时如小差，食饮过度，肿复如前，胸胁苦痛，象若奔豚，其水扬溢，则浮咳喘逆⑫。当先攻击冲气令止，乃治咳，咳止，其喘自差。先治新病⑬，病当在后。

问：患水气病的患者，面目与身体四肢都浮肿，小便不通畅，诊脉时认为此证并不是水气病，患者反而提到胸中疼痛，气逆上冲到咽部，咽中好像有块肉梗塞一般，并且还会轻微咳嗽气喘。如果根据老师的看法，此证的脉象应当如何？

老师回答：如果寸口部出现沉紧的脉象，脉沉表示为有水，脉紧表示为有寒，沉紧相合，寒水交结，积聚于下焦关元，由于初病时比较轻微，年轻气盛时，并不会感觉异样；等到年老体弱时，由于营卫不调，阳虚而阴盛，导致阴寒内盛，下焦的寒水随着肾气上冲，以致引起咽喉部梗塞，胁下拘急疼痛。

医生误认为是留饮，使用大量泻下药来攻下，但气逆依旧不降，寒水依旧不去，医生又再用吐法，损伤胃气，导致胃气亏虚而烦闷，咽喉干燥想喝水，小便不通利，饮食不消化，水谷精微不能运化，因此面目与手脚浮肿。

医生又用葶苈丸泻水，起初水肿虽然可以稍微消退，但如果稍有不慎，食饮过度，浮肿又恢复与以前一样，兼有胸胁部苦于疼痛，症状如同奔豚病发作一般，水气随着逆气上迫于肺，则出现咳嗽、气喘。治疗时，应当先降其冲逆之气，等待冲气平息后，再治咳嗽，咳嗽停止，则喘息自然痊愈。必须先治冲气、咳嗽、气喘等新病，然后再治水气病这一旧病。

注释 >>>

①苦水：患水气病，或为水气病所苦。

②脉之：脉，即诊断之意；之，指患者。

③状如炙肉：形容冲气发作时的症状，患者自觉咽中像有烤肉块阻塞一样，吞之不下，吐之不出。

④其脉何类：患者的上述证候，应当如何来分析呢？即上述证候产生的机制何在？

⑤关元：任脉俞穴之一，在脐下三寸处。

⑥年盛：指壮年之时。

⑦阳衰：即阳气衰减之时，一般指女子五七（三十五岁）、男子六八（四十八岁）以后，其时阳明脉始衰。

⑧营卫相干：干，忤也。即指营卫之气不相和谐。

⑨肾气：指下焦阴寒水饮之气。

⑩喉咽塞噎：指咽喉阻塞不畅，甚至影响呼吸和饮食。

⑪气击：指气上冲击于咽喉、胸胁，即冲气发作时的证候表现。

⑫浮咳喘逆：指浮肿、咳嗽、喘促、冲气上逆四个症状。

⑬病：指水气病。前句新病指冲气、咳喘病。

风水，脉浮身重，汗出恶风者，防己黄芪汤主之。腹痛加芍药。

患风水病，由于水湿在表，故脉浮；由于水湿溢于肌肤，故身体沉重；由于气虚不能固表，故汗出怕风，应当服用防己黄芪汤治疗。

风水恶风，一身悉肿，脉浮不渴，续自汗出，无大热，越婢汤主之。

越婢汤方：

麻黄（六两） 石膏（半斤） 生姜（三两） 大枣（十五枚） 甘草（二两）

上五味，以水六升，先煮麻黄，去上沫，内诸药，煮取三升，分温三服。恶风者，加附子一枚，炮；风水加术四两。

患风水病，由于风邪侵犯肌表，肺气不宣，故怕风、脉象浮；肺之通调水道功能失司，津液停聚泛溢于肌表，故全身浮肿；风邪在表，里无大热，故口不渴、全身没有大热；风为阳邪，风水搏结于表，郁而化热，故不断地自汗而出，应当服用越婢汤治疗。

越婢汤方：

麻黄6两，石膏半斤，生姜3两，甘草2两，大枣15枚。

将以上5味药，用水6升，先煮麻黄，去水面浮沫，再加入其余药物，煮取3升，分3次温服。怕风的，加入附子1枚（炮）；风水病，可加白术4两。

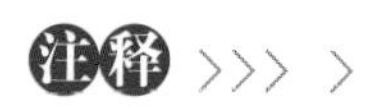

①一身悉肿：全身浮肿。

皮水为病，四肢肿，水气在皮肤中，四肢聂聂动[1]者，防己茯苓汤主之。

防己茯苓汤方：

防己（三两） 黄芪（三两） 桂枝（三两） 茯苓（六两） 甘草（二两）

上五味，以水六升，煮取二升，分温三服。

患皮水病，四肢浮肿，这是由于水气流溢在皮肤中，故四肢肌肉轻微跳动，应当服用防己茯苓汤治疗。

防己茯苓汤方：

防己3两，黄芪3两，桂枝3两，茯苓6两，甘草2两。

将以上5味药，用水6升，煮取2升，分3次温服。

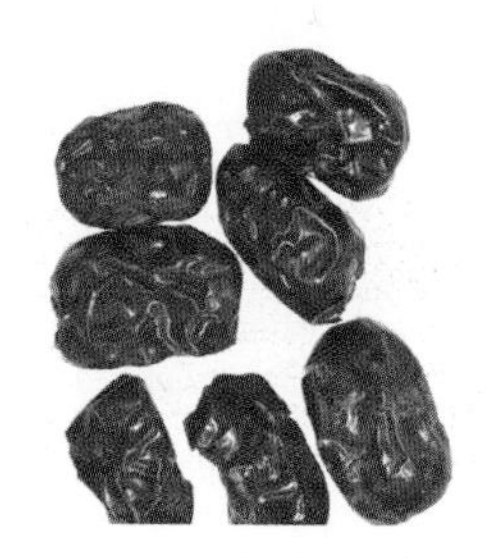

大枣

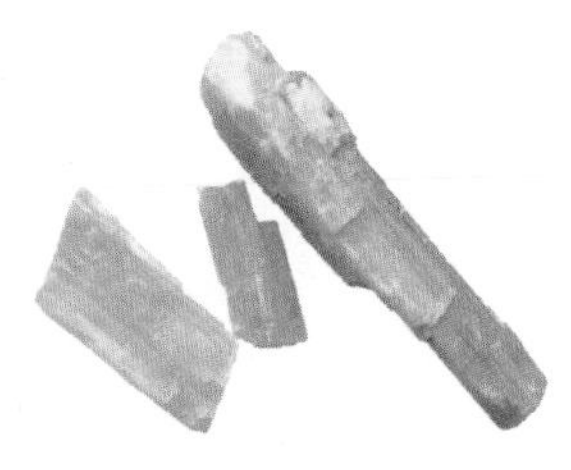

石膏

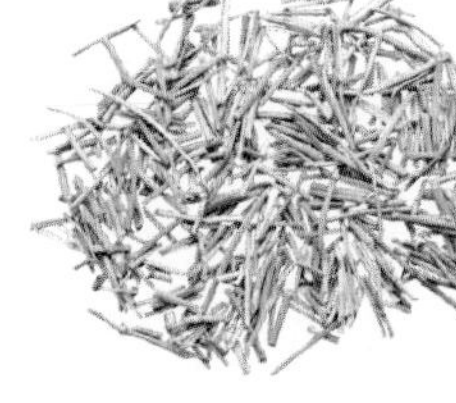

麻黄

注释

①聂聂动：形容其动而轻微。

里水，越婢加术汤主之，甘草麻黄汤亦主之。

越婢加术汤方（见越婢汤方。于内加白术四两）。

甘草麻黄汤方

甘草（二两） 麻黄（四两）

上二味，以水五升，先煮麻黄，去上沫，内甘草，煮取三升。温服一升，重复汗出，不汗，再服，慎风寒。

患皮水病，表实无汗且兼夹杂里热者，应当服用越婢加术汤治疗。如果无热者，可以用甘草麻黄汤治疗。

越婢加术汤方（见越婢汤方。于内加白术4两）。

甘草麻黄汤方：

甘草2两，麻黄4两。

将以上2味药，用水5升，先煮麻黄，去水面浮沫，加入甘草，煮取3升，每次温服1升，盖厚被，使身体出汗；如果不出汗，必须再服1次。应当避免感受风寒。

水之为病，其脉沉小，属少阴；浮者为风；无水，虚胀者，为气。水，发其汗即已。脉沉者，宜麻黄附子汤；浮者，宜杏子汤。

麻黄附子汤方：

麻黄（三两） 甘草（二两） 附子（一枚，炮）

上三味，以水七升，先煮麻黄，去上沫，内诸药，煮取二升半。温服八分，日三服。

杏子汤方。

患水气病，脉象沉小的，属于少阴。脉浮的表示为风；没有水气而虚胀的，表示为气病。患水气病，发汗后就能痊愈。脉象沉的，应当服用麻黄附子汤治疗；脉象浮的，应当服用杏子汤治疗。

麻黄附子汤方：

麻黄3两，甘草2两，附子（炮）1枚。

将以上3味药，用水7升，先煮麻黄，去水面浮沫，加入其余2味药，煮取2.5升，每次温服8分，1日3次。

厥而皮水者，蒲灰散主之。

患皮水病，如果湿热炽盛，阻遏气机，阳气不能布达于四肢，故出现四肢逆冷，应当服用蒲灰散治疗。

养生大攻略

手足发冷的穴位疗法

症状原因：到了冬天手足发冷不能入睡，即使是夏天也感到全身发凉。身体发冷的症状有多种，其原因是所穿衣物较少，或者食用容易使身体发冷的食物，再者是由于运动不足导致肌肉能量低下。此外，由于过度紧张导致交感神经长时间保持兴奋状态也是原因之一。还有，从室外进入开有冷风的房间时由于体温调节机能低下也会导致身体发冷。

缓解方法：日常生活中要注意避免食用会造成身体发冷的食物。要进行适度的运动，衣物也要与室温和气温相适应。也可以对相应穴位进行指压或者温灸。

有效穴位：三阴交、神阙、涌泉、太冲、气海穴、申脉、腰阳关、阳池、合谷、足三里穴。

操作方法：

三阴交 ①找法：首先将脚尖前伸让后找出内脚踝最高处。将小指的第一个关节的外侧紧贴此处伸直四指，试按内脚踝向膝盖方向正上方食指的第二个关节处，如果有疼痛或者舒服感则为三阴交。②刺激方法：用拇指对该穴位进行每次3～5秒的垂直按压，直至腰痛有所缓和。此外每周可以用灸具进行两次。妊娠初期绝对禁止。

神阙　①找法：肚脐。②刺激方法：对神阙穴不可以用灸具或者手按压，只能用电暖宝隔着内衣进行温灸。夏天时可用手掌代替加热。

涌泉　①找法：当弯曲脚趾时脚掌上最低处并位于第二脚趾的延长线上。②刺激方法：用拇指指尖对该穴位分别进行前后，左右的每次3～5个往复的往复式按压3～7次。也可以使用灸具，每周2～3次。

太冲　①找法：位于大脚趾和第二个脚趾之间接近脚骨处。左右各一。②刺激方法：用拇指指尖对穴位慢慢地进行垂直按压。一次持续3～5秒。强度以感觉舒适为宜。进行3～7次。每周2～3回。

气海　①找法：位于下腹部，前正中线上，当脐中下1.5寸。②穴位疗法：以中指或十指指腹按揉气海穴，每次1～3分钟，以气海穴出现酸胀感为度。

申脉　①找法：在足外侧部，外踝直下方凹洼处。②穴位疗法：指压时，尽可能将一次所吸之气一面缓缓长吐，一面重复2次，指压数日。

腰阳关　①找法：在第四腰椎与第五腰椎间的凹洼处。②穴位疗法：用并拢的手指一直按摩下去和上来。按压3～4次，每次2分钟左右。

阳池　①找法：位于腕背横纹中，当指伸肌腱的尺侧缘凹陷处。②刺激方法：先以一只手的中指按压另一只手的阳池穴，再换过来用另一只手的中指按压这只手上的阳池穴。每次5分钟，每天1～2次。

合谷　①找法：位于拇、食两指之间的凹陷处。②刺激方法：大拇指垂直往下按，做一紧一按一揉一松的按压，按压的力量要慢慢加强，频率为每分钟30次左右，按摩以产生酸、麻、胀感觉为佳。

足三里　①找法：该穴位位于外膝盖眼下方三寸（四横指宽），胫骨外侧约一横指处。②刺激方法：用左手攥住左腿的肌肉，然后用左手拇指帮助右手拇指，用力往下按，按压的频率约为每2秒钟1次，左右腿每次最少30下。按摩时以产生酸、麻、胀的感觉为最好。

问曰：黄汗之为病，身体肿，发热汗出而渴，状如风水[1]，汗沾衣，色正黄如柏汁，脉自沉，何从得之？师曰：以汗出入水中浴，水从汗孔入得之，宜芪芍桂酒汤主之。

黄芪芍药桂枝苦酒汤方：

黄芪（五两）芍药（三两）桂枝（三两）

上三味，以苦酒一升，水七升，相和，煮取三升。温服一升，当心烦，服至六七日乃解。若心烦不止者，以苦酒阻故也。

问：患黄汗，出现身体浮肿，发热汗出而口渴，症状类似于风水病，汗出沾衣，颜色黄如柏汁一般，脉象沉，这是如何患得的呢？

老师回答：这是由于出汗后，又浸入水中洗浴，水湿从汗孔渗入肌肤所致，应当服用黄芪芍桂酒汤治疗。

黄芪芍桂酒汤方：

黄芪5两，芍药3两，桂枝3两。

将以上3味药，用苦酒1升，水7升，混合后煮取3升，每次温服1升，应该会出现心烦，服药到6～7天，病情就会好转。如果心烦不止的，是因为苦酒味酸收敛，服用过度，导致湿阻于内，故而心烦。

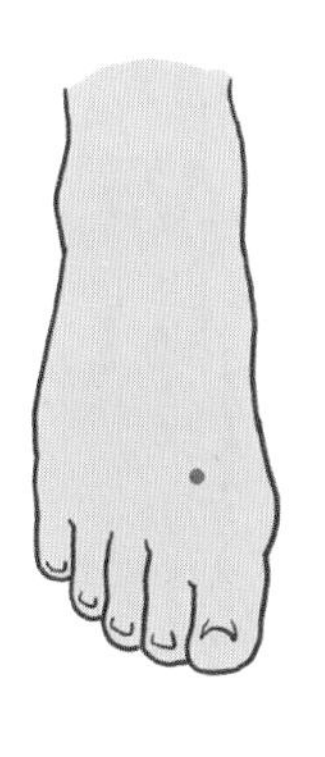

太冲穴　　涌泉穴

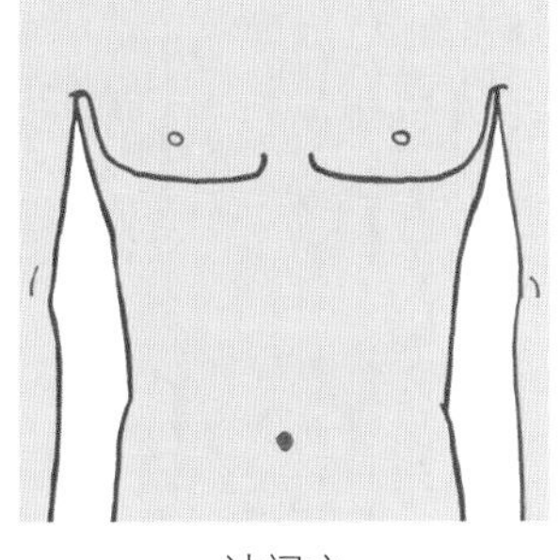

神阙穴

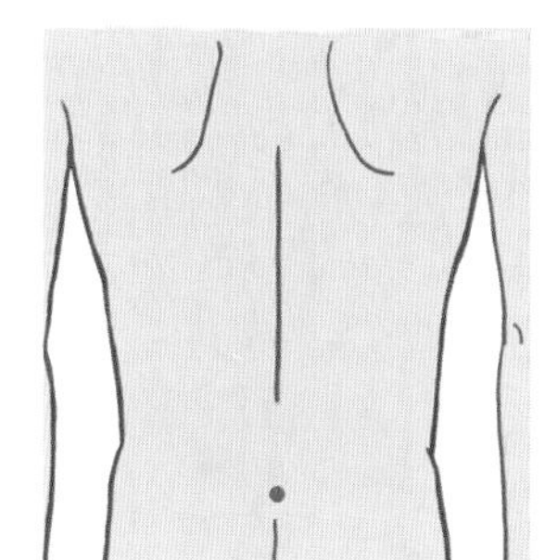

腰阳关

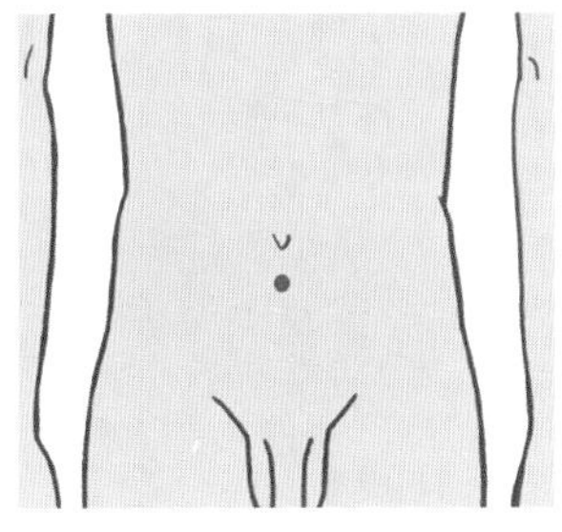

气海穴

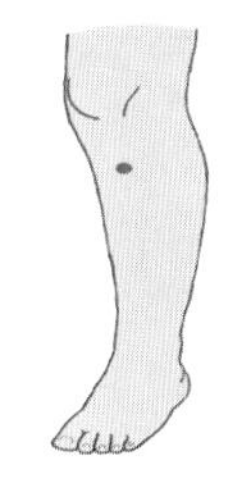

足三里

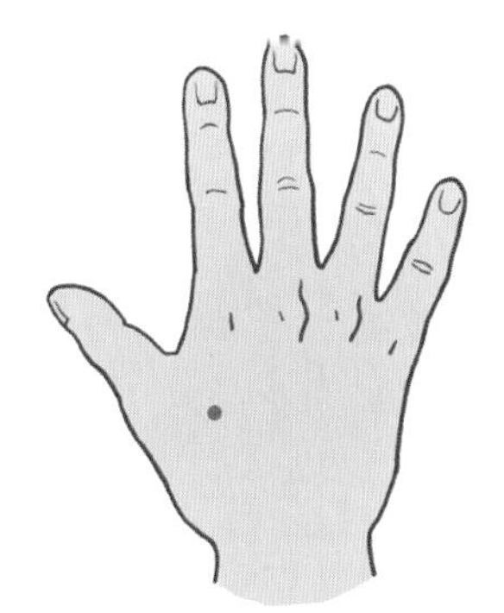

合谷穴

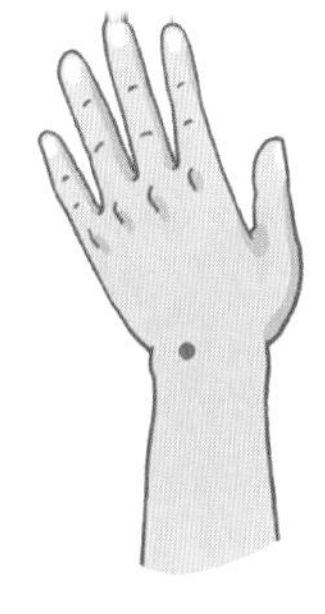

阳池穴

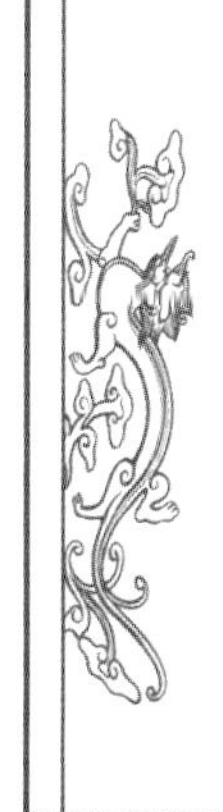

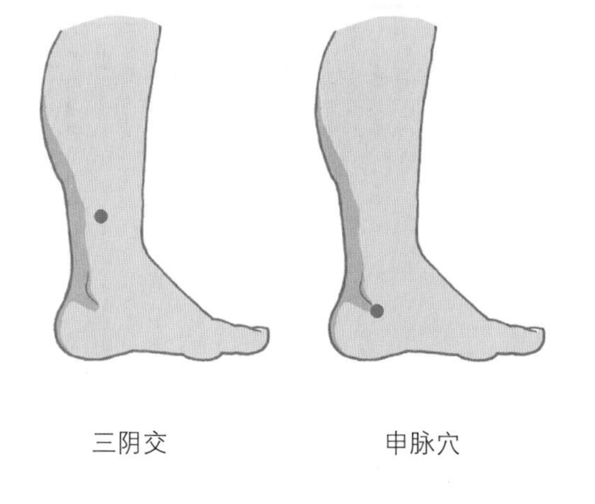

注释 >>>

①风水：病名的一种。

黄汗之病，两胫自冷。假令发热，此属历节。食已汗出，又身常暮盗汗出者，此劳气也。若汗出已，反发热者，久久其身必甲错；发热不止者，必生恶疮。若身重，汗出已辄轻[1]者，久久必身瞤。瞤即胸中痛，又从腰以上必汗出，下无汗，腰髋弛痛[2]，如有物在皮中状，剧者不能食，身疼重，烦躁，小便不利，此为黄汗。桂枝加黄芪汤主之。

桂枝加黄芪汤方：

桂枝 芍药（各三两） 甘草（二两） 生姜（三两） 大枣（十二枚） 黄芪（二两）

上六味，以水八升，煮取三升。温服一升，须臾饮热稀粥一升余，以助药力，温服取微汗；若不汗，更服。

患黄汗病，症状应当表现为两小腿寒冷，如果小腿反而发热的，则属于疬节病。如果进食后出汗，又经常在晚上睡眠时身体出汗较多的，属于虚劳病。

如果汗出后，反而发热的，日久则身上肌肤粗糙得像鳞甲一般，长期发热不止的，一定会形成恶疮。

如果身体沉重，出汗后，身体感到轻松的，日久必然出现肌肉掣动，胸中疼痛，并且从腰以上出汗，腰部以下没有汗，腰髋部胀痛，好像有虫在皮肤里面爬行一样；严重的不能吃东西，身体疼痛沉重，烦躁，小便不通畅，属于黄汗病，应当服用桂枝加黄芪汤治疗。

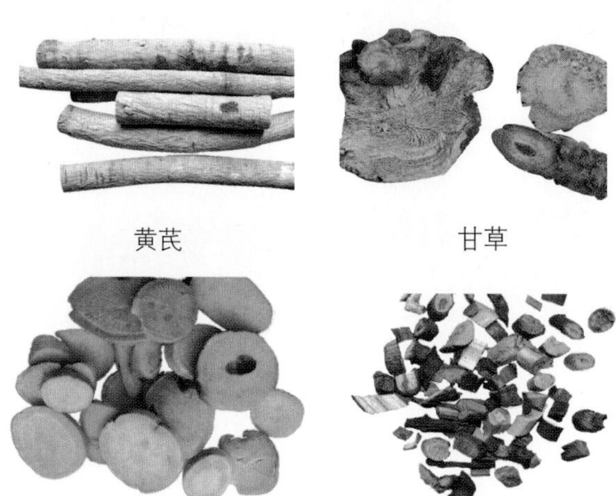

桂枝加黄芪汤方：

桂枝、芍药各3两，甘草2两，生姜3两，大枣12枚，黄芪2两。

将以上6味药，用水8升，煮取3升，温服1升，过一会儿，再喝热稀粥1升多，以帮助药力，盖被取暖使身体微微出汗，如果不出汗，再服1次。

注释 >>>

①辄轻：辄：总是，就。辄轻，即感觉轻快。

②腰髋弛痛：腰髋部筋肉松弛无力而痛。

师曰：寸口脉迟而涩，迟则为寒，涩为血不足。趺阳脉微而迟，微则为气，迟则为寒。寒气不足，则手足逆冷；手足逆冷，则营卫不利；营卫不利，则腹满肠鸣相逐，气转膀胱，荣卫俱劳。阳气不通即身冷，阴气不通即骨疼；阳前通[1]则恶寒，阴前通则痹不仁；阴阳相得，其气乃行，大气[2]一转，其气乃散；实则失气，虚则遗尿，名曰气分。

老师说：如果寸口部出现迟涩的脉象，脉迟表示为有寒，脉涩表示为血虚。

趺阳脉出现微迟的脉象，脉微表示为脾阳不足，脉迟表示为寒气内盛。寒盛阳虚，不能温暖四肢，因此手足逆冷；手足逆冷表示营卫运行不利，营卫运行不利，就会出现腹部胀满、肠鸣；寒邪传入于膀胱，导致营卫虚弱；阳气不通，不能温暖肌肤则身冷，阴气不通则骨节疼痛；阳气先通而阴气不随着运行，就怕冷；阴气先通而阳气不随着运行，不能濡养肌肉，就会麻木不仁；阴气和阳气相互调和，气机才能正常运行，胸中宗气流转，寒气就能消散；实证的邪气，就会从后阴由屎气排出，虚证的邪气，就会从前阴由小便排出，称为气分病。

注释 >>>

①阳前通：前，《说文解字》云：“前，齐断也。古假借作剪。”前通，即断绝流通之意。

②大气：指宗气。

气分，心下坚，大如盘，边如旋杯[1]，水饮所作，桂枝去芍药加麻辛附子汤主之。

桂枝去芍药加麻黄细辛附子汤方：

桂枝（三两） 生姜（三两） 甘草（二两） 大枣（十二枚） 麻黄 细辛（各二两） 附子（一枚，炮）

上七味，以水七升，煮麻黄，去上沫，内诸药，煮取二升。分温三服，当汗出，如虫行皮中，即愈。

患气分病，由于肾阳不足，肾之蒸腾功能失司，导致水寒之气凝滞于心窝部，故心窝部坚硬，形大如同盘状，边缘如同杯状，应当服用桂枝去芍加麻辛附子汤治疗。

桂枝去芍加麻辛附子汤方：

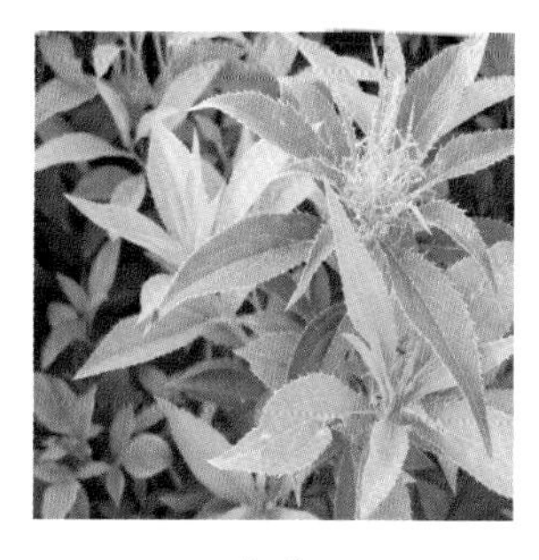

白术

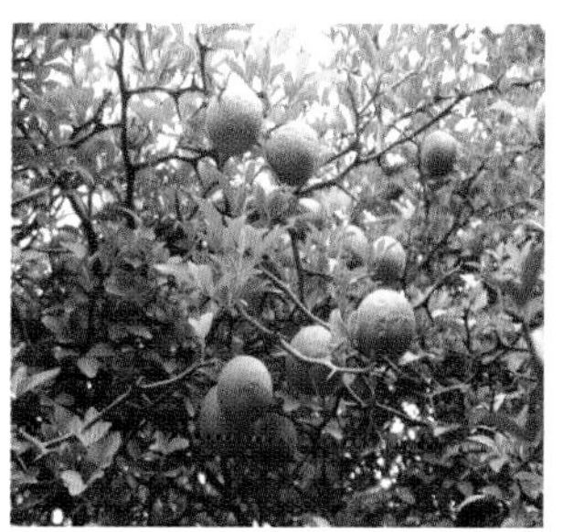

枳实

桂枝3两，生姜3两，甘草2两，大枣12枚，麻黄、细辛各2两，附子（炮）1枚。

将以上7味药，用水7升，先煮麻黄，去水面浮沫，加入其余各药，煮取2升，分3次温服。服药后应当会出汗，如同小虫在皮中爬行一般，此即病情将痊愈的征兆。

注释

①旋杯：圆杯。

心下坚大如盘，边如旋盘①，水饮所作，枳术汤主之。

枳术汤方：

枳实（七枚） 白术（二两）

上二味，以水五升，煮取三升。分温三服，腹中耎，即当散也。

患气分病，由于脾胃气虚，不能正常转输津液，导致水饮内停于而形成聚积，故心窝部坚硬，像盘那样大小，边缘像圆杯那样坚硬，应当服用枳术汤治疗。

枳术汤方：

枳实7枚，白术2两。

将以上2味药，用水5升，煮取3升，分3次温服。如果脘腹部变软，则水饮寒邪应当消散。

注释

①旋盘：圆杯。

黄疸病脉证并治第十五

本篇精华

1. 论述黄疸、谷疸、女劳疸、酒疸的病理表现；
2. 论述阳明病、酒疸与黑疸的症状；
3. 论述黄疸病的症状及判断轻重的方法；
4. 论述不同类型的黄疸病的治疗方法。

原文→译文

寸口脉浮而缓，浮则为风，缓则为痹。痹非中风。四肢苦烦，脾色必黄①，瘀热以行。

如果寸口出现浮缓的脉象，浮脉表示为风热，缓脉表示为湿热内蕴的痹证。此处的痹证并不是太阳中风证，而是四肢感到烦扰不舒。脾主黄色，湿热蕴结于脾胃，外行于体表，就成为黄疸。

注释

①脾色必黄：脾病其肤色必呈黄色。

趺阳脉紧而数，数则为热，热则消谷，紧则为寒，食即为满。尺脉浮为伤肾，趺阳脉紧为伤脾。风寒相搏，食谷即眩，谷气不消，胃中苦浊①，浊气下流，小便不通，阴被其寒，热流膀胱，身体尽黄，名曰谷疸。

额上黑，微汗出，手足中热，薄暮即发，膀胱急，小便自利，名曰女劳疸，腹如水状不治。

心中懊憹而热，不能食，时欲吐，名曰酒疸。

趺阳脉出现紧数的脉象，数脉表示为胃中有热，胃热则能消食善饥，紧脉表示为有寒，寒邪损伤脾阳，因此食后则腹部胀满。如果尺部出现浮脉，表示风热伤肾；趺阳脉出现紧脉，表示寒邪伤脾。风寒相合，进食后就会感到头部眩晕，食物不能消化，湿热壅聚于胃，湿热浊气下流，导致小便不通利，又因脾脏感受寒湿，加上流入膀胱的湿热，因此全身发黄，称为谷疸。

额部发黑，微汗出，手足心发热，每到傍晚时就发病，膀胱拘急，小便通畅，称为女劳疸，如果腹部胀满、好像积水一般，属于不治之症。

出现心中郁闷，燥热不安，不能进食，时常恶心想要呕吐的，称为酒疸。

注释

①苦浊：“苦”可作“病”字解。“浊”即指湿热。下“浊气”亦为湿热。

阳明病，脉迟者，食难用饱①，饱则发烦头眩，小便必难，此欲作谷疸。虽下之，腹满如故，所以然者，脉迟故也。

患阳明病而出现迟脉的，表示不能吃得过饱，如果过饱则会感到烦闷，头晕目眩，小便很困难，这是即将发生谷疸的征兆；虽然服用泻下药，但腹部胀满依然不减，之所以会这样，是因为脉迟的缘故。

注释

①食难用饱：饮食不宜过饱。

夫病酒黄疸，必小便不利，其候心中热，足下热，是其证也。

患酒疸病，必定兼有小便不通畅，胃中灼热，足心发热，这些都属于酒疸的症状。

酒黄疸者，或无热，靖言了，腹满欲吐，鼻燥。其脉浮者，先吐之；沉弦者，先下之。

患酒疸病，有的不发热，安静且语言不乱，但腹部胀满，想呕吐，鼻腔干燥，如果出现浮脉，表示病邪在上，可以用涌吐法治疗；如果出现沉弦脉，表示病邪在下，可用泻下法治疗。

酒疸，心中热，欲呕者，吐之愈。

患酒疸病，胃中有热想吐的，可以用吐法治疗。

酒疸下之，久久为黑疸[①]，目青面黑，心中如啖蒜齑状[②]，大便正黑，皮肤爪之不仁[③]，其脉浮弱，虽黑微黄，故知之。

患酒疸病，如果误用泻下法，日久则会传变为黑疸，眼睛发青而面色发黑，胃中灼热好像吃了大蒜一般难受，大便呈黑色，搔抓皮肤时不觉得痛痒，脉象浮而弱，皮肤黑而黄，这是由于误用泻下法的缘故。

注释 >>> >

①黑疸：是酒疸误下后的变证。目青面黑，大便亦变黑色。这是一种症状，并不是黄疸中的一种。

②心中如啖蒜齑状：“啖”是吃的意思。“齑”，指捣碎的姜、蒜、韭菜等。此言胃中有灼热不舒感。

③爪之不仁：谓肌肤麻痹，搔之无痛痒感。

师曰：病黄疸，发热烦喘，胸满口燥者，以病发时，火劫其汗[①]，两热所得[②]。然黄家所得，从湿得之。一身尽发热而黄，肚热[③]，热在里，当下之。

老师说：患黄疸病，出现发热，烦躁，气喘，胸胁胀满，口咽干燥的，是因为初病时，误用艾灸、温针或熏法等火攻法强迫出汗，导致热邪与火邪相合所致。但是，黄疸病主要是因湿热蕴郁所致；如果全身发热，面目发黄，腹中灼热，表示热邪郁结在里，应当用泻下法治疗。

注释 >>> >

①火劫其汗：谓用艾灸、温针或熏法，强迫出汗。

②两热所得：谓火与热相互搏结。

③肚热：谓腹中热。

养生大攻略

急性黄疸型肝炎的治疗偏方

阳黄茜草汤

【原料】茵陈 20 ~ 150 克，栀子、茜草各 5 ~ 20 克，枳壳、茅根各 10 ~ 15 克，鸡内金 5 ~ 15 克，双花 10 ~ 30 克，茯苓 15 ~ 20 克。

【制法】上药加水煎 2 次，每煎取药汁 150 毫升，共取药汁 300 毫升。

【用法】每日 1 剂，分 2 次服用。

【功效】清热解毒，利湿退黄，理气化瘀。

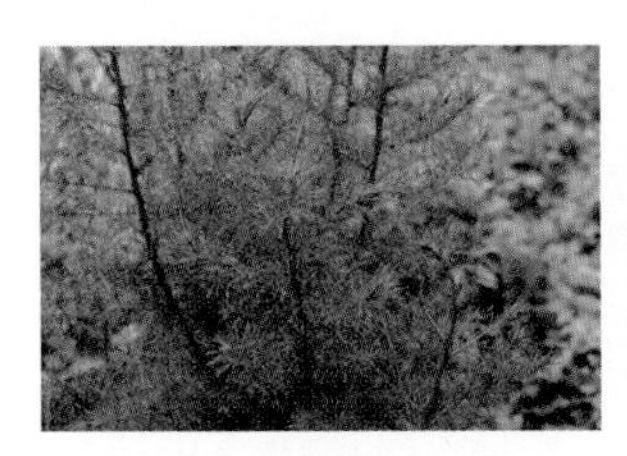

茵陈

茜草

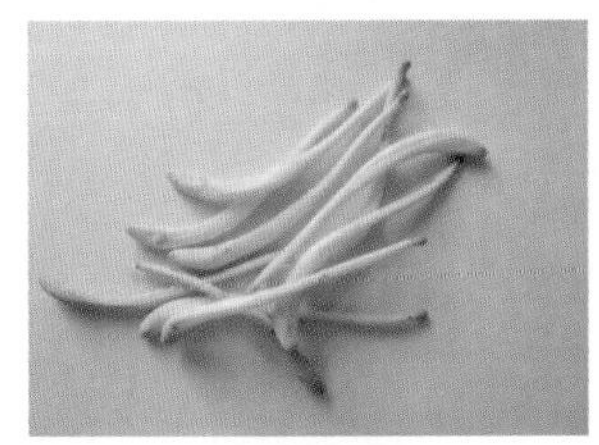

金银花药材

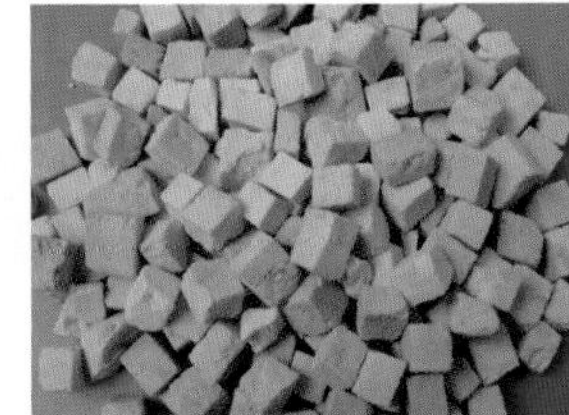

茯苓

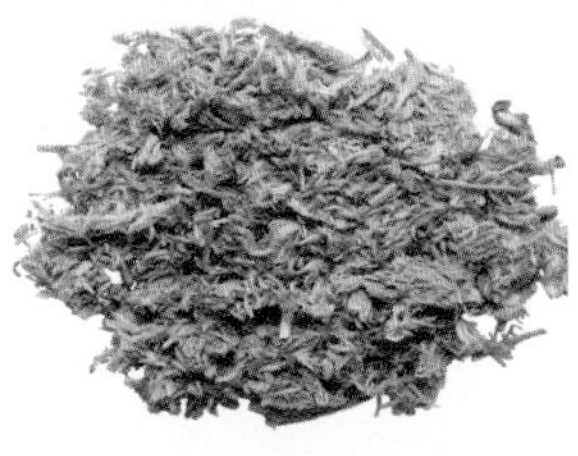

茵陈

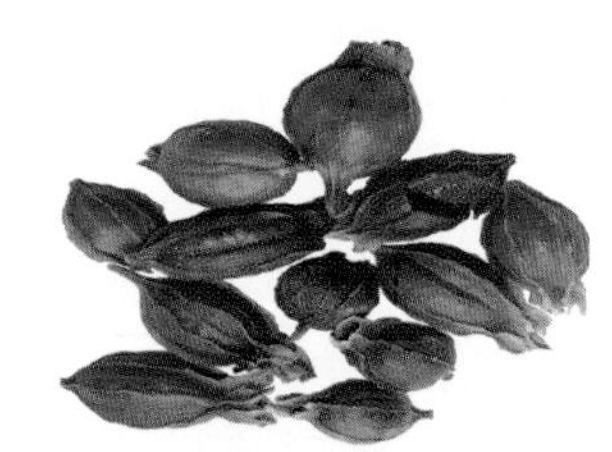

栀子

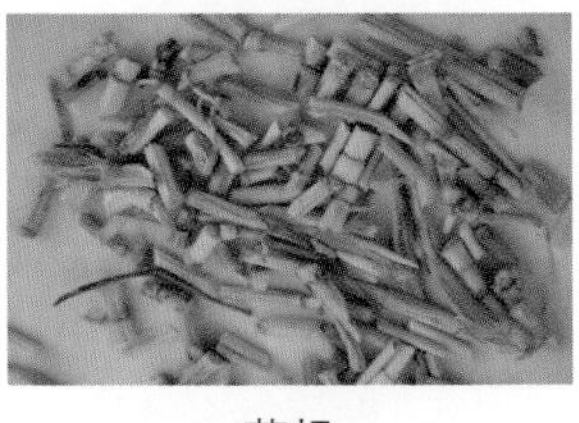

茅根

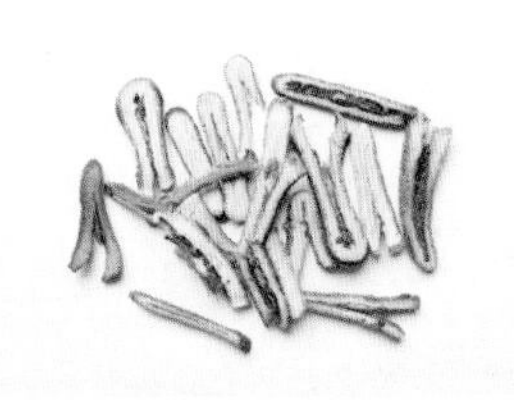

枳壳饮片

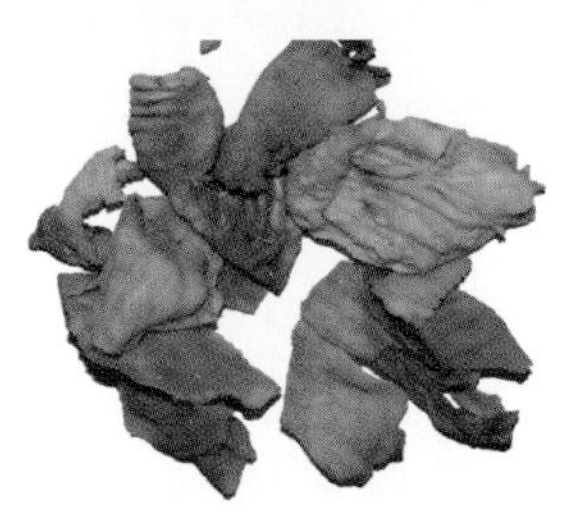

鸡内金

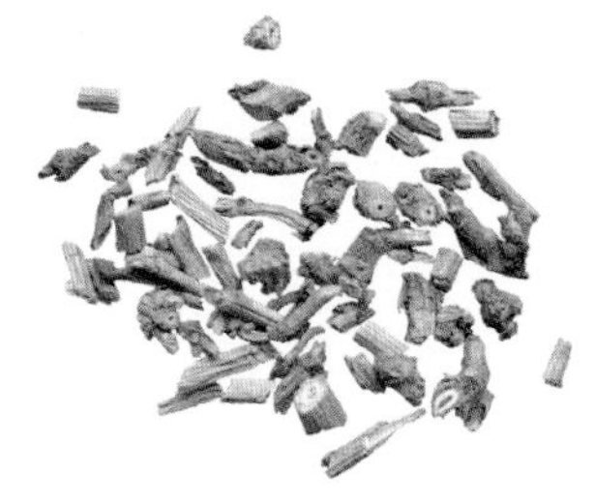

茜草

【适用】急性黄疸型肝炎。

茵陈平胃汤

【原料】茵陈50克，栀子、黄柏、苍术、茯苓、陈皮、川厚朴、炒麦芽各15克，生甘草5克。

【制法】上药加水煎2次，滤液合并，浓缩至150克。

【用法】每日1剂，分2次服用，每次服用75克。小儿酌减。

【功效】清热利湿，利胆退黄，健脾和胃。

【适用】急性黄疸型肝炎，湿热熏蒸肝胆，损伤脾胃型。

赤芍茵黄汤

【原料】赤芍60克，大黄（后下）、金钱草各30克，茵陈15克，川厚朴、枳壳各12克，当归、甘草各9克。

【制法】上药（大黄除外）加水500毫升，煎至一半，下大黄。

【用法】每日1剂，饭后顿服。

【功效】清热解毒退黄。

【适用】黄疸型肝炎，湿热中阻型。

银菊茵陈汤

【原料】银花、滑石、菊花、茵陈各30克，连翘20克，金钱草50克，栀子、大黄、柴胡、龙胆草、淡竹叶、生甘草各10克。

【制法】水煎取药汁。

【用法】每日1剂，分2次服用。

【功效】清热利湿退黄。

【适用】急性黄疸型肝炎，湿热并重型。

清利滋补肝肾汤

【原料】茵陈、丹参各30克，郁金、七叶一枝花、黄柏各10克，白蔻仁、山药、女贞子各9克，板蓝根、川续断、菟丝子各15克。

【制法】上药加水沸煎35分钟，去渣取药汁。

【用法】每日1剂，分2次服用。

【功效】清利湿热，滋补肝肾。

【适用】急性黄疸型肝炎。

原文→译文

脉沉，渴欲饮水，小便不利者，皆发黄。

脉象沉，口渴想喝水，小便不通利的，都会形成黄疸病。

腹满，舌痿黄[1]，燥不得睡，属黄家。

腹部胀满，皮肤发黄而不润泽，烦躁而不能入睡，这些症状都属于黄疸病。

注释

①痿黄：即萎黄，谓身黄而不润泽。

黄疸之病，当以十八日为期[1]，治之十日以上瘥，反极为难治。

患黄疸病，应当以18天为病愈的期限，治疗10天以上则应当痊愈，如果病情反而加重的，则属于难治之证；患黄疸病，出现口渴的，比较难以治疗；如果口不渴的，则可以治疗。

注释

①期：期限。

疸而渴者，其疸难治；疸而不渴者，其疸可治。发于阴部[1]，其人必呕；阳部[2]，其人振寒而发热也。

如果病邪在里，必然会呕吐，如果病邪在表，就会恶寒、发热。

注释

① 阴部：阴指在里。

② 阳部：阳指在表。

谷疸之为病，寒热不食，食即头眩，心胸不安[1]，久久发黄，为谷疸，茵陈蒿汤主之。

茵陈蒿汤方：

茵陈蒿（六两） 栀子（十四枚） 大黄（二两）

上三味，以水一斗，先煮茵陈，减六升，内二味，煮取三升，去滓。分温三服，小便当利，尿如皂角汁状，色正赤，一宿腹减，黄从小便去也。

患谷疸病，出现恶寒发热，不想吃东西，食后就会感头目眩晕，心胸烦闷不安适的，日久则会全身发黄而形成为谷疸。应当服用茵陈蒿汤治疗。

茵陈蒿汤：

茵陈蒿6两，栀子14枚，大黄2两。

将以上3味药，用水1斗，先煮茵陈，减6升，加入其余药物，煮取3升，去药渣，分3次温服。服药后，小便应当通利，尿液颜色如同皂角汁一样鲜红，过一夜后腹部胀满即可减轻，这是因为热邪从小便排出的缘故。

注释

①不安：烦躁不安。

黄家日晡所发热，而反恶寒，此为女劳得之。膀胱急，少腹满，身尽黄，额上黑，足下热，因作黑疸。其腹胀如水状，大便必黑，时溏[1]，此女劳之病，非水也。腹满者难治，硝石矾石散主之。

硝石矾石散方：

硝石 矾石（烧，等分）

上二味，为散。以大麦粥汁和服方寸匕，日三服，病随大小便去，小便正黄，大便正黑，是候也。

患黄疸病，一般在下午四五点钟时发热，如果反而怕冷的，表示患了女劳疸。如果膀胱拘急，少腹胀满，

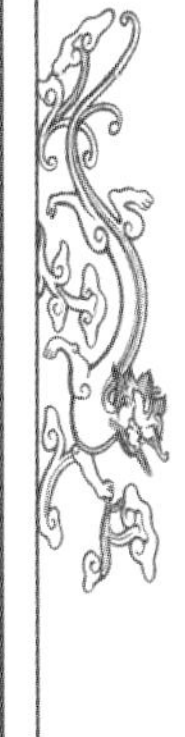

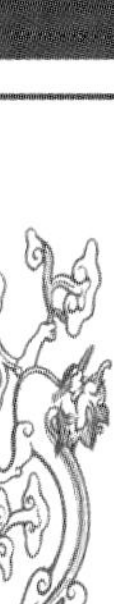

全身发黄，额头发黑，足心发热，表示患了黑疸病。如果腹部胀满如有积水一般，大便必然色黑，时常溏泄，表示患了女劳病，而不是水气病。腹部胀满的，治疗比较困难。应当服用消石矾石散治疗。

消石矾石散方：

消石、矾石（烧）各等份。

将以上2味药，捣为散剂，用大麦粥汁调和，每次服方寸匕，1日3次。病邪随大小便排出。如果小便颜色黄，大便颜色漆黑，则属于此证的症候。

注释

①溏：便溏泄。

酒黄疸，心中懊憹[1]或热痛，栀子大黄汤主之。

栀子大黄汤方：

栀子（十四枚）大黄（一两）枳实（五枚）豉（一升）

上四味，以水六升，煮取二升，分温三服。

患酒黄疸，出现心中郁闷不安，或发热，或疼痛的，用栀子大黄汤治疗。

栀子大黄汤方：

栀子14枚，大黄1两，枳实5枚，豉1升。

将以上4味药，用水6升，煮取2升，分3次温服。

注释

①懊憹：烦闷。

诸病黄家，但利其小便。假令[1]脉浮，当以汗解之，宜桂枝加黄芪汤主之。

诸黄，猪膏发煎主之。

猪膏发煎方：

猪膏（半斤） 乱发（如鸡子大三枚）

上二味，和膏中煎之，发消药成。分再服，病从小便出。

治疗各类黄疸病，只需通利小便。如果出现浮脉，应当用发汗法，以桂枝加黄芪汤治疗。

治疗各类黄疸病，可以用猪膏煎治疗。

猪膏发煎方：

猪膏半斤，乱发（如鸡蛋大）3枚。

将以上2味药，混合煎煮至乱发溶化，分2次服，使病邪随小便排出。

注释

①假令：如果。

黄疸病，茵陈五苓散主之。

茵陈五苓散方：

茵陈蒿末（十分） 五苓散（五分）

上二物和，先食饮方寸匕，日三服。

患黄疸病，应当服用茵陈五苓散治疗。

茵陈五苓散方：

茵陈蒿末10分，五苓散5分。

将以上2味药，混合，饭前水送服方寸匕，1日3次。

黄疸腹满，小便不利而赤，自汗出，此为表和里实，当下之，宜大黄硝石汤。

大黄硝石汤方：

大黄 黄柏 硝石（各四两） 栀子（十五枚）

上四味，以水六升，煮取二升，去滓，内硝，更煮取一升，顿服。

患黄疸病，出现腹部胀满，小便不畅而色红，自汗出等症状，表示肌表无病而里有实热，应当用泻下法，以大黄消石汤治疗。

大黄消石汤方：

大黄、黄柏、硝石各4两，栀子15枚。

将以上4味药，用水6升，煮取2升，去药渣，加入硝石再煮，取1升，1次服完。

黄疸病，小便色不变，欲自利，腹满而喘，不可除热[1]，热除必哕。哕者，小半夏汤主之。

诸黄，腹痛而呕者，宜柴胡汤。

男子黄，小便自利，当与虚劳小建中汤。

患黄疸病，如果小便颜色不变，想要腹泻，腹部胀满而气喘，此时不能用清热法，否则，热虽能除，但会导致胃气上逆而引起呃逆；出现呃逆的，应当服用小半夏汤治疗。

治疗各类黄疸病，出现腹部疼痛，呕吐的，应当服用柴胡汤治疗。

男子患黄疸病，小便通畅，应当服用治疗虚劳病的小建中汤。

注释

①除热：清热。

附方

瓜蒂汤：治诸黄。

附方

瓜蒂汤：治疗各种发黄。

《千金》麻黄醇酒汤：治黄疸。

麻黄（三两）

上一味，以美清酒五升，煮取二升半，顿服尽。冬月用酒，春月用水煮之。

《千金方》中的麻黄醇酒汤可治黄疸。

麻黄3两。

将上药用美清酒5升，煮取2升半，一顿服用。冬天用酒煮，春天用水煮。

惊悸吐血下血胸满瘀血病脉证治第十六

本篇精华

1. 论述惊证与悸证的脉象表现及治疗方法；
2. 介绍吐血、失血、下血与瘀血的病理表现及治疗方法。

原文→译文

寸口脉动而弱，动即为惊，弱则为悸。

如果寸口部出现动而弱的脉象，脉动表示为惊证，脉弱表示为悸证。

师曰：尺脉浮，目睛晕黄[①]，衄未止；晕黄去，目睛慧了[②]，知衄今止。

老师说：尺部出现浮脉，眼睛昏花，看不清物体，就会不停地流鼻血；如果眼睛昏花已去，视物清晰，则表示鼻出血已经停止。

注释

①目睛晕黄：有两种情况，一为患者眼睛之色晕黄不亮，二为眼睛视物晕黄不明。

②目睛慧了：谓眼睛清明，视物亦清晰。

又曰：从春至夏，衄者，太阳；从秋至冬，衄者，阳明。

又说：从春季至夏季出现鼻出血的，属于太阳表证；从秋季至冬季鼻出血的，属于阳明里热证。

衄家不可汗，汗出必额上陷，脉紧急，直视不能眴，不得眠。

经常流鼻血的人，不可妄用发汗法治疗，否则，必然会引起额旁动脉紧张拘急，两眼直视，不能自由转动，不能入睡。

患者面无色，无寒热，脉沉弦者，衄；浮弱，手按之绝者，下血；烦咳者，必吐血。

患者面色苍白，没有恶寒发热，脉象沉而弦的，则会鼻出血；如果脉象浮而弱，用手重按则无脉的，表示下出血；如果患者烦躁、咳嗽的，必定会吐血。

养生大攻略

止鼻血的方法

经常流鼻血的人，流血之前会感到有点呼吸困难，缺氧。中医认为流鼻血是由于人的气血上逆导致的。鼻属于肺窍，鼻子出现病症，一般来说，与肺和肝等部位出现异常有很大的关系。当人的气血上升，特别是肺气较热时，人就会流鼻血。

穴位：内鼻、外鼻、肾上腺。

操作步骤：先用双手的中指同时按压两侧耳屏，使耳屏紧贴外耳道口，指压强度以能忍受为度，每次按压 2 ~ 3 分钟。继将王不留行于固定在耳屏穴位的痛点，自行按揉，每天 2 次，每次 3 ~ 5 分钟，一般 2 次即可止血。

原文→译文

夫吐血，咳逆上气，其脉数而有热，不得卧者，死。

患吐血病，如果出现咳嗽、气喘、脉象数、发热、不能平卧的，属于死证。

夫酒客咳者，必致吐血，此因极饮过度所致也。

喜欢饮酒的人，如果出现咳嗽的，必然会导致吐血，这是因为饮酒过度所致。

寸口脉弦而大，弦则为减，大则为芤，减则为寒，芤则为虚，寒虚相击，此名曰革，妇人则半产漏下，男子则亡血。

如果寸口部出现弦脉，弦脉表示阳气衰减，脉大中空如葱管；阳气衰减的表示为有寒，大而中空的表示为血虚，寒与虚相合，称为革，在妇人则患小产和漏下，在男子则患出血。

亡血不可发其表，汗出即则寒栗而振。

患失血病，不可妄用发汗法，否则，不仅阴血受伤，还会损伤阳气，导致出现怕冷、寒战的症状。

患者胸满，唇痿舌青，口燥，但欲嗽水，不欲咽，无寒热，脉微大来迟，腹不满，其人言我满[①]，为有瘀血。

患者出现胸部胀满，口唇干枯而不润泽，舌质青紫，口中干燥，只想漱水而不想吞咽，没有恶寒发热，脉象浮大而迟，从身体外形来看，腹部并不胀满，但患者自觉腹部胀满的，这是体内有瘀血的缘故。

注释

①言我满：自觉腹满。

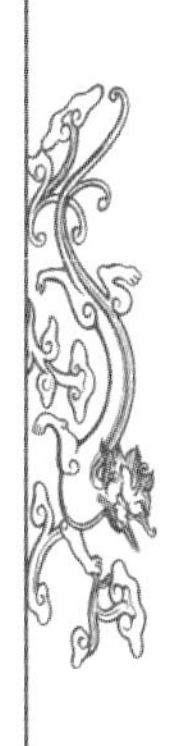

病者如热状，烦满，口干燥而渴，其脉反无热，此为阴伏①，是瘀血也，当下之。

患者自觉有热，心烦胸满，口咽干燥而渴，脉象并没有热象，这是邪热伏于血分，属于淤血停滞，应当用攻下法祛逐瘀血。

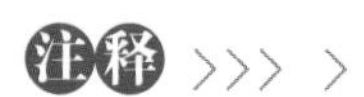

①阴伏：邪伏阴分。

火邪者，桂枝去芍药加蜀漆牡蛎龙骨救逆汤主之。

桂枝救逆汤方：

桂枝（三两，去皮） 甘草（二两，炙） 生姜（三两） 牡蛎（五两，熬） 龙骨（四两） 大枣（十二枚） 蜀漆（三两，洗去腥）

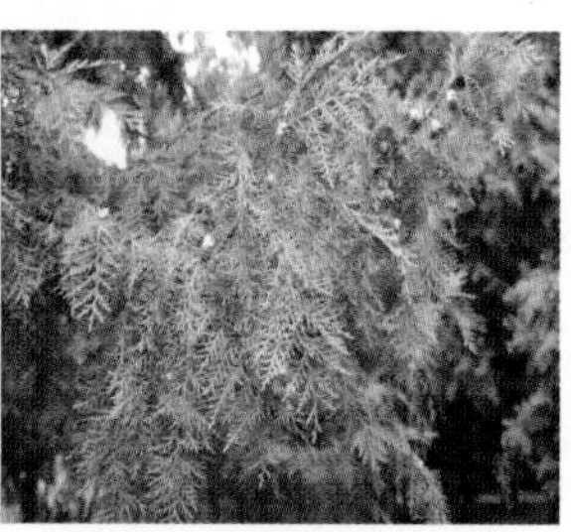

侧柏

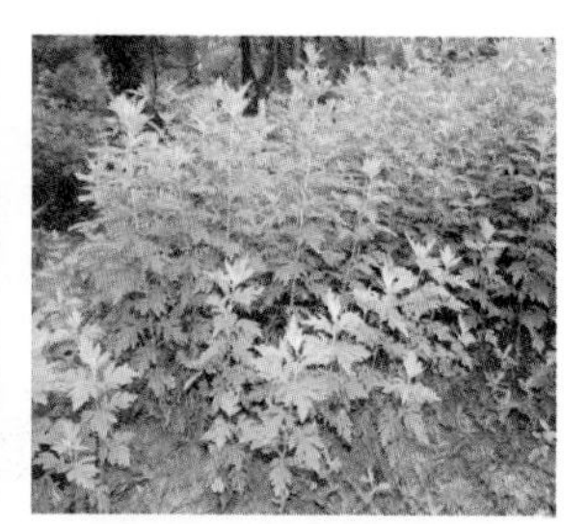

艾叶

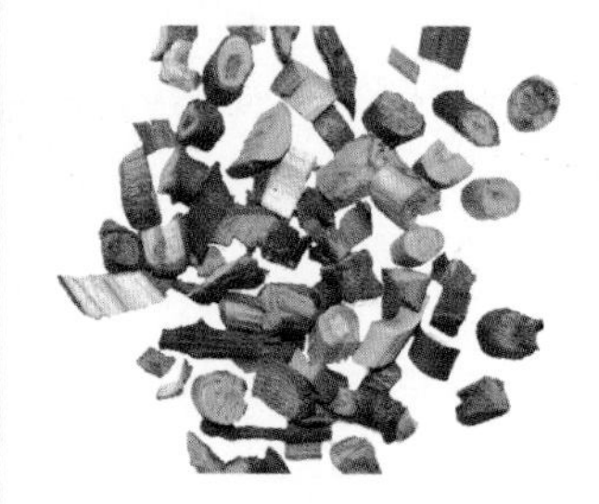

桂枝

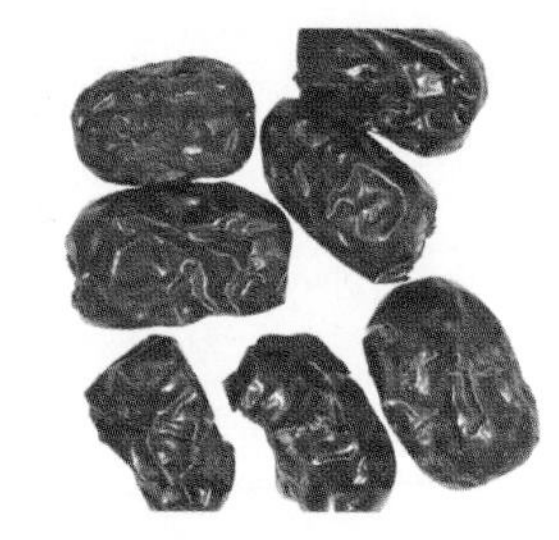

大枣

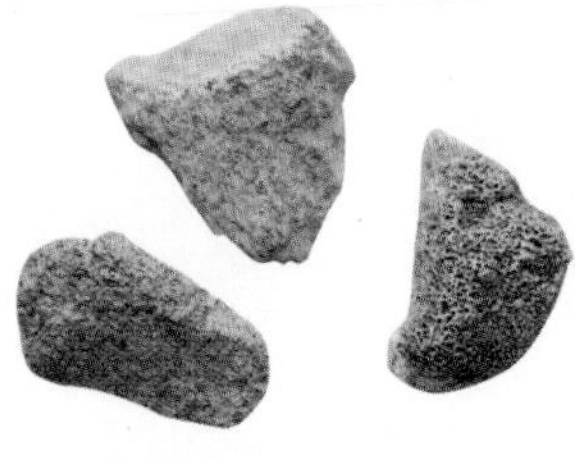

龙骨

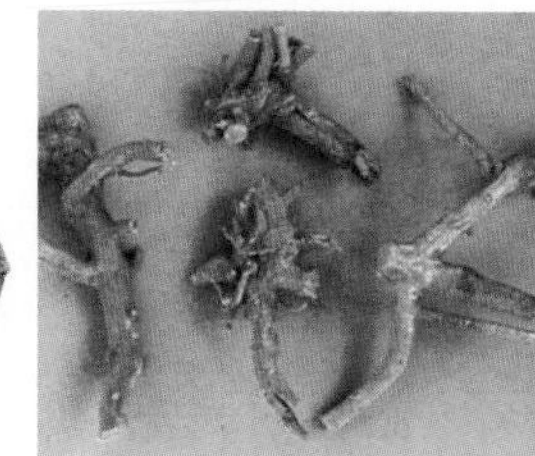

蜀漆

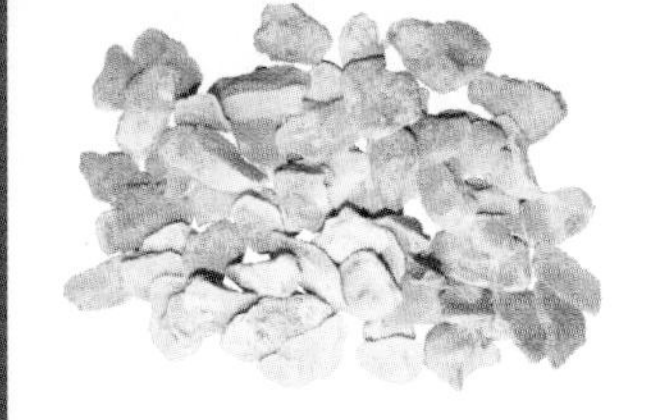

牡蛎

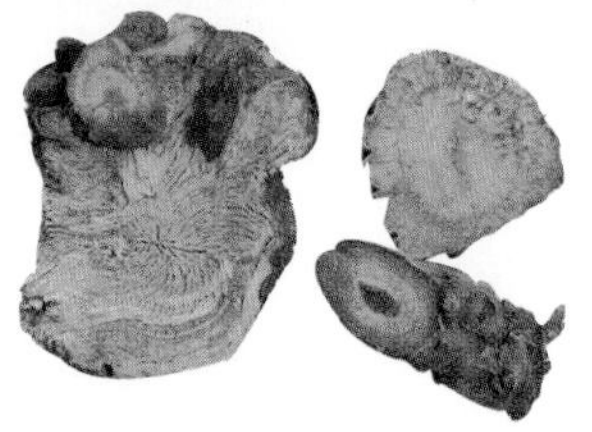

甘草

上为末，以水一斗二升，先煮蜀漆，减二升，内诸药，煮取三升，去滓，温服一升。

用温针和火熏法发汗而感受热邪的，应当服用桂枝去芍药加蜀漆牡蛎龙骨救逆汤治疗。

桂枝救逆汤方：

桂枝（去皮）3两，甘草（炙）2两，生姜3两，牡蛎（熬）5两，龙骨4两，大枣12枚，蜀漆（洗去腥）3两。

将以上7味药，研细末，用水1.2斗，先煮蜀漆，煮取1斗，加入其余药末，煮取3升，去药渣，温服1升。

心下悸者，半夏麻黄丸主之。

半夏麻黄丸方：

半夏 麻黄（等分）

上二味，末之，炼蜜和丸小豆大，饮服三丸，日三服。

心下悸动的，用半夏麻黄丸治疗。

半夏麻黄丸方：

半夏、麻黄各等份。

将以上2味药，研细末，炼蜜为丸，如小豆般大小，每次饮服3丸，1日3次。

吐血不止者，柏叶汤主之。

柏叶汤方：

柏叶 干姜（各三两） 艾（三把）

上三味，以水五升，取马通汁一升，合煮，取一升，分温再服。

吐血不止的，用柏叶汤治疗。

柏叶汤方：

柏叶、干姜各3两，艾条3把。

将以上3味药，用水5升，取马粪水1升同煮，煮取1升，分2次服。

下血，先便后血，此远血也，黄土汤主之。

黄土汤方：

甘草 干地黄 白术 附子（炮） 阿胶 黄芩（各三两） 灶中黄土（半斤）

上七味，以水八升，煮取三升，分温二服。

患下血病，如果先大便，之后才下血的，称为远血，应当服用黄土汤治疗。

黄土汤方：

甘草、干地黄、白术、附子炮、阿胶、黄芩各3两，灶中黄土半斤。

将以上7味药，用水8升，煮取3升，分2次温服。

下血，先血后便，此近血也，赤小豆当归散主之。

心气不足，吐血，衄血，泻心汤主之。

泻心汤方：

大黄（二两） 黄连 黄芩（各一两）

上三味，以水三升，煮取一升，顿服之。

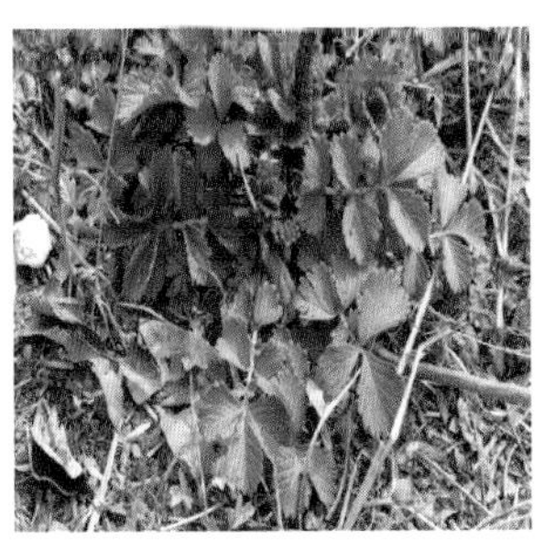
仙鹤草

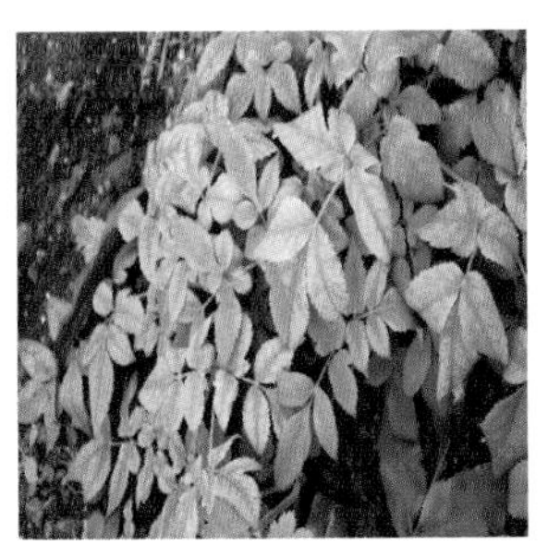
当归

患下血病，如果先下血，之后才大便的，称为近血，应当服用赤小豆当归散治疗。

心烦不安，吐血，鼻出血的，应当服用泻心汤治疗。

泻心汤方：

大黄2两，黄连、黄芩各1两。

将以上3味药，用水3升，煮取1升，1次服完。

养生大攻略

治疗产后出血的偏方

固本止崩汤

【原料】人参、阿胶（烊冲）、白术各12克，黄芪、仙鹤草、熟地黄各30克，当归9克，黑姜3克。

【制法】水煎取药汁。

【用法】口服，每日1剂。

【功效】补气摄血。

【适用】气虚型产后出血。

呕吐哕下利病脉证治第十七

本篇精华

1. 论述呕吐的原因及饮病的症状表现及治疗方法；
2. 介绍呕吐与呃逆的不同表现；
3. 下介绍利病的原因、症状表现及治疗方法。

原文→译文

夫呕家有痈脓，不可治呕，脓尽自愈。

经常呕吐而又患有痈脓的患者，不能只治疗呕吐，等到脓液排尽，呕吐自然会痊愈。

先呕却渴者，此为欲解；先渴却呕者，为水停心下，此属饮家。呕家本渴，今反不渴者，以心下有支饮故也，此属支饮。

患者先呕吐，之后才口渴的，是邪气已去而正气恢复、病情即将痊愈的征兆。患者先口渴，之后才呕吐的，表示水饮停聚于心下胃脘，属于饮病。经常呕吐的患者，原本应当会出现口渴，现在反而不渴的，是心下有支饮停滞的缘故，属于支饮病。

问曰：患者脉数，数为热，当消谷引食，而反吐者，何也？师曰：以发其汗，令阳微，膈气虚，脉乃数。数为客热，不能消谷，胃中虚冷故也。

脉弦者，虚也，胃气无余，朝食暮吐，变为胃反。寒在于上，医反下之，今脉反弦，故名曰虚。

问：患者出现数脉，数脉表示为有热，应当消谷善饥，却反而出现呕吐的，这是什么原因呢？

老师回答：这是因为误用发汗法，损伤阳气，导致正气虚弱，因此出现数脉，此时的数脉属于假热的症候，因此不能消化水谷，这是由于胃阳不足，胃中虚冷的缘故。

脉弦表示里虚，胃中阳气亏虚不足，因此早晨吃的食物，晚上会吐出，就会形成胃反病。这是由于寒邪在上焦，医生却反而误用泻下法，导致出现弦脉，称为虚证。

寸口脉微而数，微则无气，无气则荣虚，荣虚则血不足，血不足则胸中冷。

如果寸口部出现微数的脉象，脉微表示为气虚，气虚则导致营虚，营虚则导致血虚，血液不足则胸中寒冷。

趺阳脉浮而涩，浮则为虚，涩则伤脾，脾伤则不磨[①]，朝食暮吐，暮食朝吐，宿谷不化，名曰胃反。脉紧而涩，其病难治。

趺阳脉出现浮涩的脉象，脉浮表示为胃阳虚弱，脉涩表示为脾阳受损，脾伤则不能运化水谷，因此早晨进食，晚上就会吐出，晚上进食，早晨就会吐出，胃中的食物不能消化，称为胃反病。如果出现紧涩的脉象，表示病情难治。

注释

①不磨：不能运化谷食。

患者欲吐者，不可下之。

患者想要呕吐的，不能妄用泻下法治疗。

哕而腹满，视其前后[①]，知何部不利，利之即愈。

患者出现呃逆，腹部胀满的，应当先观察患者的大小便，究竟是大便困难还是小便不通利。如果小便不利的，就应当通利小便，使呃逆痊愈；如果大便不通的，就应当通畅大便，使呃逆痊愈。

注释 >>> >

①前后：这里指大小便。

养生大攻略

治疗呃逆的偏方

呃逆就是人们常说的打嗝，西医叫作膈肌痉挛。当膈肌、膈神经、迷走神经或中枢神经等受到刺激后，一侧或双侧膈肌常发生阵发性的痉挛，于是就会出现打嗝的现象。如果隔肌持续痉挛超过 48 小时未停止者，称顽固性呃逆。呃逆除了让患者感到不适外，还会影响到周围的人。如果患者有心肺方面的疾患，则会影响到呼吸功能，危害性更大。

下面是一些治疗呃逆的偏方：

竹叶石膏汤

【原料】竹叶 2 把，炙甘草 65 克，石膏（先煎）50 克，粳米 75 克，麦冬（去心）100 克，半夏（洗）80 克，人参 65 克。

【制法】上药加水煎煮，取 500 毫升，滤去渣，放入粳米煮熟，捞去米不用，取汤。

【用法】每次温服 50 毫升，每日 3 次。

【功效】清热除烦，止呃逆。

【适用】打嗝。

黄连生石膏饮

【原料】生石膏（先煎）、竹茹各 20 克，柿蒂、黄连各 10 克，橘皮、炒栀子各 15 克。

【制法】上药加水，用大火煎沸，改用小火沸煎 15 分钟，滤出药液，再加水煎 20 分钟，去渣取汁。混合两煎所得药汁。

【用法】每日 1 剂，分次服用。

【功效】清热止呃。

【适用】打嗝。

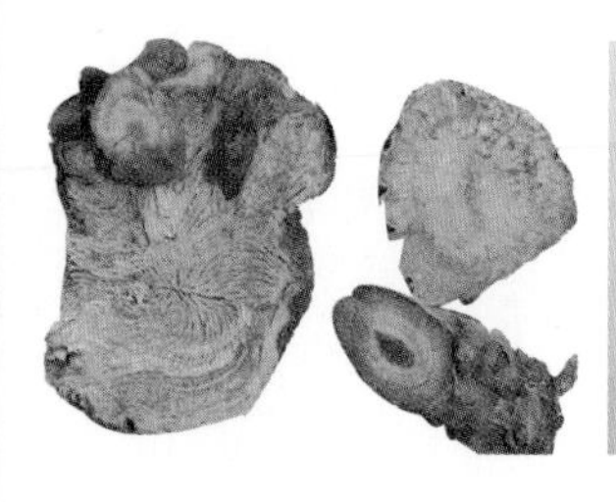

甘草

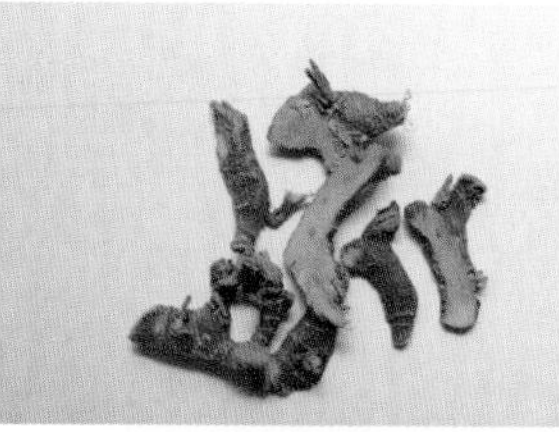

高良姜饮片

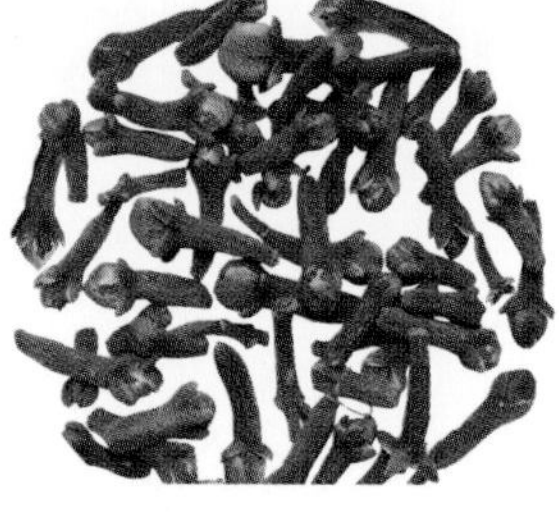

丁香

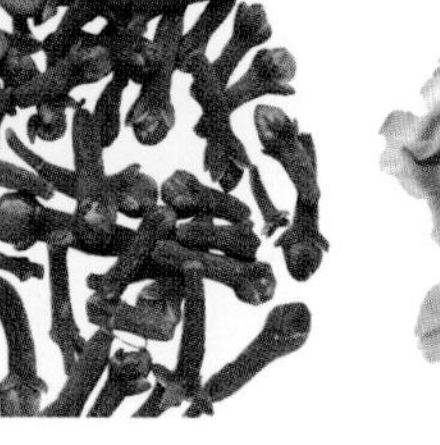

柿蒂

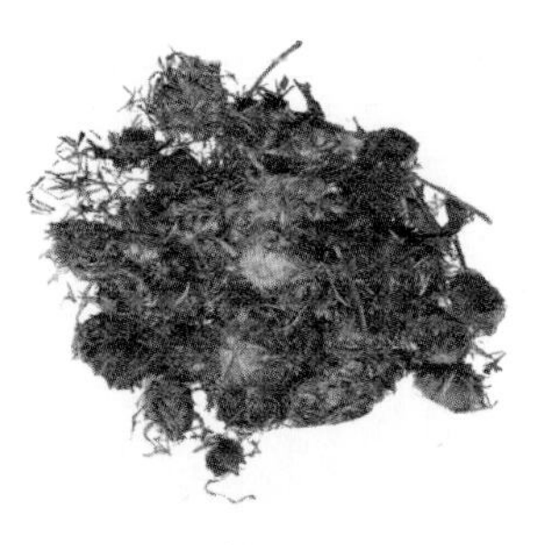

旋覆花

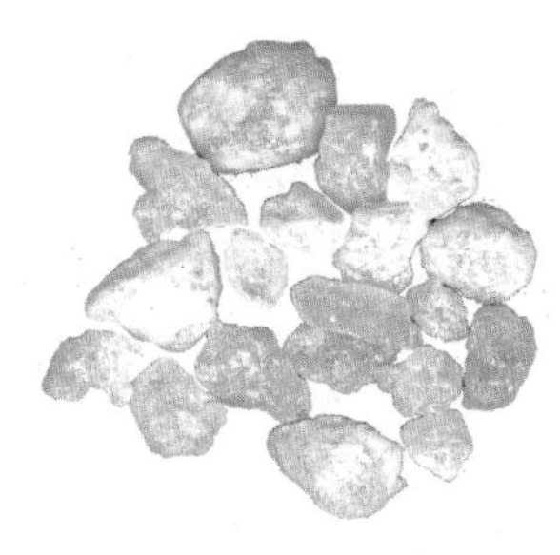

芒硝

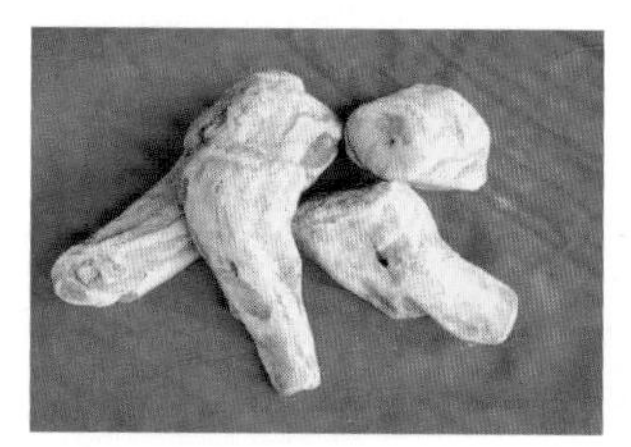

大黄

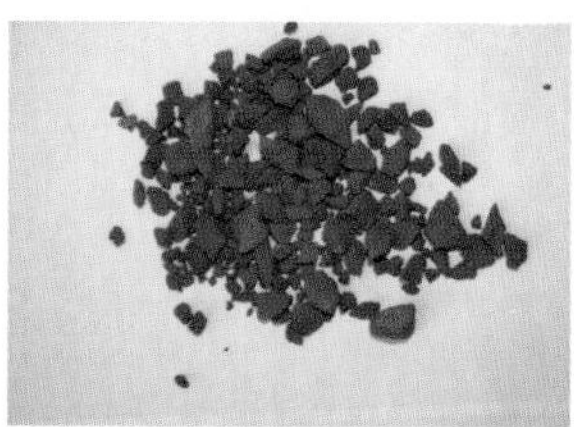

代赭石

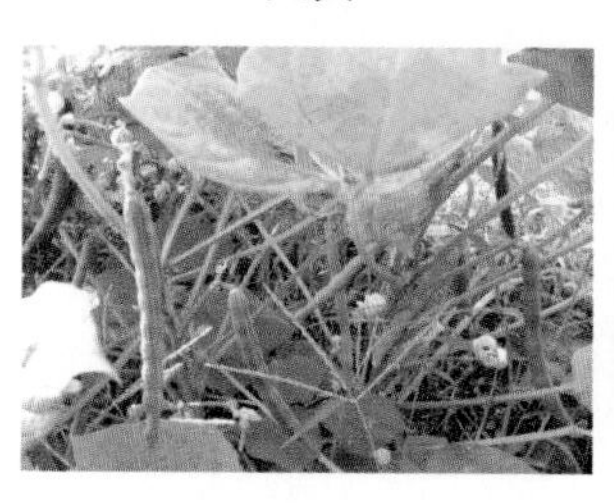

赤小豆

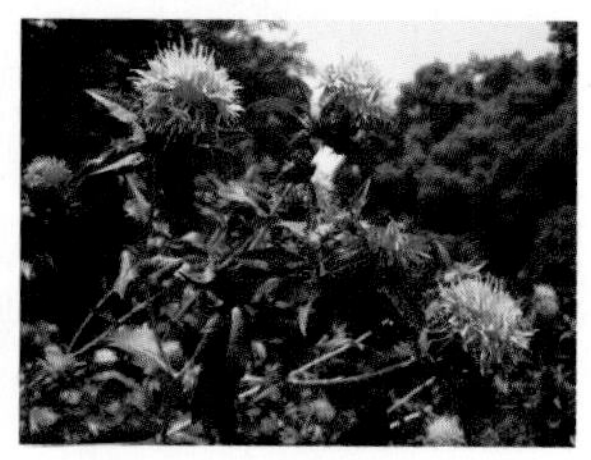

红花

丁香散

【原料】丁香、柿蒂、高良姜、甘草各 10 克。

【制法】上药研成细末，半瓶备用。

【用法】用时，取 1 克用沸水冲服。每日 2 ~ 3 克。

【功效】祛寒止呃。

【适用】打嗝。

猪胆赤豆散

【原料】猪胆 1 只，赤小豆 20 粒。

【制法】将赤小豆放入猪胆内，然后将猪胆挂在房檐下阴干，研成细末备用。

【用法】每次 1 克，以白开水冲服。每日 2 次。

【功效】健脾利湿。

【适用】顽固性呃逆。

顺气消滞汤

【原料】陈皮、半夏（姜炒）、神曲（炒）、香附各 6 克，白茯苓（去皮）9 克，白术 4.5 克，丁香 0.9 克，柿蒂 2 个，竹茹 12 克，黄连（姜炒）0.6 克，甘草 2.4 克，生姜 5 片。

【制法】上药除生姜外，锉碎，加入姜片煮汤。

【用法】口服。

【功效】顺气消滞，降逆和胃。

【适用】食后气滞呃逆，打嗝不止。

活血散寒止呃方

【原料】赤芍、桃仁、红花各 9 克，川芎 4 克，葱 3 根，生姜 2 片，大枣 7 枚，麝香（吞服）0.5 克。

【制法】水煎取药汁。

【用法】每日 1 剂。

【功效】活血化瘀，散寒止呃。
【适用】中焦寒凉所致的打嗝。
止呃方
【原料】旋覆花、代赭石、芒硝各9克，公丁香3克，柿蒂5只，大黄6克。
【制法】上药加水煎2次，混合两煎所得药液。
【用法】每日1剂，口服。
【功效】降逆止呃。
【适用】打嗝不止。

原文→译文

呕而胸满者，茱萸汤主之。
茱萸汤方：
吴茱萸（一升）人参（三两）生姜（六两）大枣（十二枚）
上四味，以水五升，煮取三升。温服七合，日三服。

患者因胃虚寒凝呕吐而胸部胀满的，应当服用茱萸汤治疗。
茱萸汤方：
吴茱萸1升，人参3两，生姜6两，大枣12枚。
将以上4味药，用水5升，煎取3升，每次温服7合，1日3次。

干呕吐涎沫，头痛者，茱萸汤主之。
呕而肠鸣，心下痞者，半夏泻心汤主之。
半夏泻心汤方：
半夏（半升，洗）黄芩 干姜 人参（各三两）黄连（一两）大枣（十二枚）甘草（三两，炙）
上七味，以水一斗，煮取六升，去滓，再煮取三升。温服一升，日三服。

患者因肝胃虚寒，浊阴上逆而呕吐时，只有声音而没有吐出食物，口吐清涎，头痛的，用茱萸汤治疗。
患者因中焦虚寒，并且胃肠又有湿热壅滞而出现呕吐，肠鸣，又有心下痞满的，应当服用半夏泻心汤治疗。
半夏泻心汤方：
半夏（洗）半斤，黄芩、干姜、人参各3两，黄连1两，大枣12枚，甘草（炙）3两。
将以上7味药，用水1斗，煮取6升，去药渣，再煮取3升，每次温服1升，1日3次。

干呕而利[①]者，黄芩加半夏生姜汤主之。
黄芩加半夏生姜汤方：
黄芩（三两）甘草（二两，炙）芍药（二两）半夏（半升）生姜（三两）大枣（二十枚）
上六味，以水一斗，煮取三升，去滓。温服一升，日再、夜一服。

患者因胃肠湿热，胃气上逆而干呕；同时又因邪热下注而腹泻的，用黄芩加半夏生姜汤治疗。
黄芩加半夏生姜汤方：
黄芩3两，甘草（炙）2两，芍药2两，半夏半升，生姜3两，大枣12枚。
将以上6味药，用水1斗，煮取3升，去药渣，每次温服1升，白天和晚上各服用1次。

注释

①利：下利，大小便失调。

诸呕吐，谷不得下者，小半夏汤主之。
呕吐而病在膈上，后思水者，解，急与之。思水者，猪苓散主之。
猪苓散方：
猪苓 茯苓 白术（各等份）
上三味，杵为散。饮服方寸匕，日三服。

各类呕吐而饮食不能下的，用小半夏汤治疗。
患者因水饮内停于胸膈以上，出现呕吐，呕吐以后想喝水的，表示病情即将痊愈，应当立即给水喝。想喝水的，用猪苓散（健脾利水）治疗。
猪苓散方：
猪苓、茯苓、白术各等份。
将以上3味药，捣为散剂，每次服用方寸匕，1日3次。

呕而脉弱，小便复利[①]，身有微热，见厥者难治，四逆汤主之。
四逆汤方：
附子（一枚，生用）干姜（一两半）甘草（二两，炙）
上三味，以水三升，煮取一升二合，去滓，分温再服。强人可大附子一枚，干姜三两。

患者平素虚寒，因而出现呕吐，脉微弱无力，表示胃气大虚；小便通利，表示阳气衰微，不能固摄；身体微微发热，四肢逆冷的，表示阳气衰微而欲脱，阴盛格阳的症候，比较难以治疗。应当服用四逆汤（回阳救逆）治疗。
四逆汤方：
附子（生用）1枚，干姜1.5两，甘草（炙）2两。
将以上3味药，用水3升，煮取1升2合，去药渣，分2次温服。体质强壮的人，可以加入大附子1枚，干姜3两。

注释

①复利：自利清长。

呕而发热者，小柴胡汤主之。
小柴胡汤方：
柴胡（半斤）黄芩（三两）人参（三两）甘草（三两）半夏（半斤）生姜（三两）大枣（十二枚）
上七味，以水一斗二升，煮取六升，去滓，再煎取三升。温服一升，日三服。

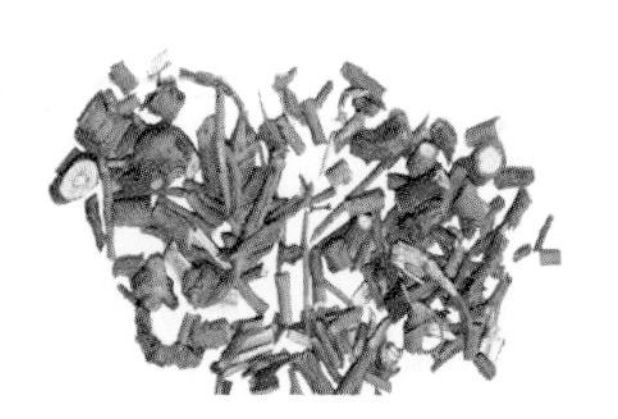

柴胡

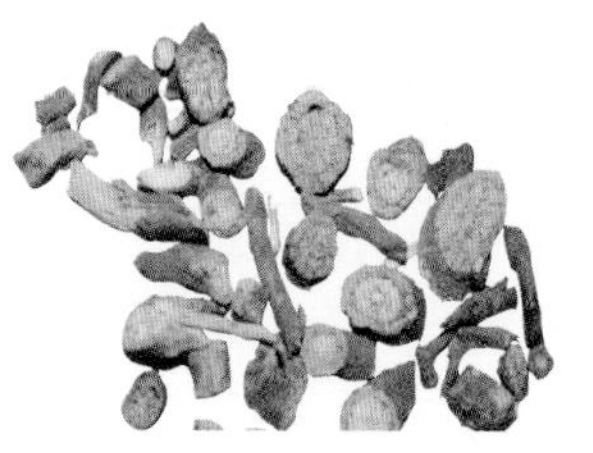

黄芩

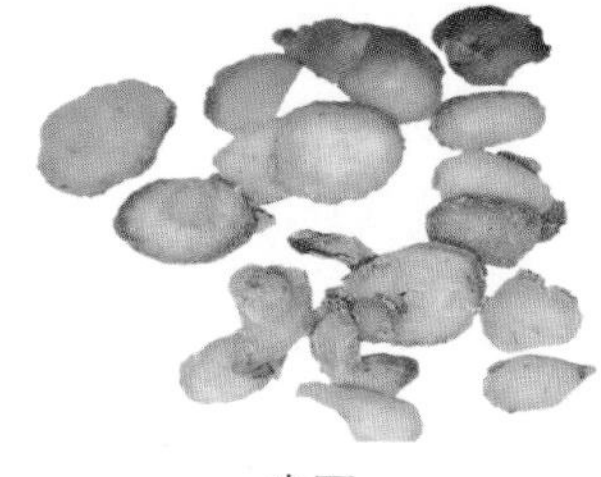

半夏

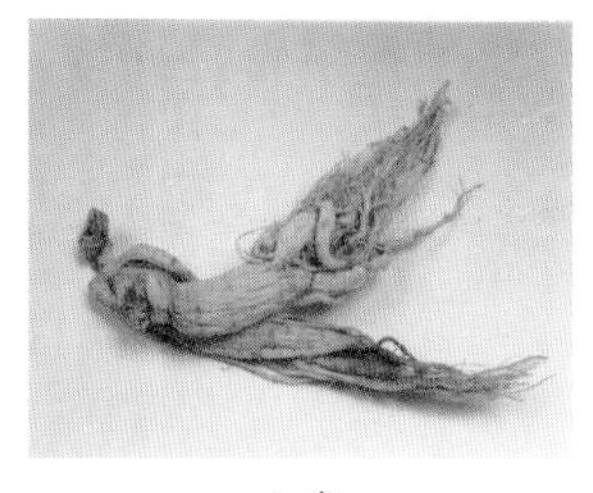

人参

患者患少阳病，邪热逼迫胃气上逆，因而出现呕吐，并且兼有往来寒热的，应当服用小柴胡汤治疗。

小柴胡汤方：

柴胡半斤，黄芩3两，人参3两，甘草3两，半夏半升，生姜3两，大枣12枚。

将以上7味药，用水1斗2升，煮取6升，去药渣，再煎取3升，每次温服1升，1日3次。

胃反呕吐者，大半夏汤主之。

大半夏汤方：

半夏（二升，洗完用）人参（三两）白蜜（一升）

上三味，以水一斗二升，和蜜扬之二百四十遍，煮药取升半。温服一升，余分再服。

患者平素脾胃虚寒，运化失司，由于胃气不降而患胃反病，因而出现呕吐的，应当服用大半夏汤治疗。

大半夏汤方：

半夏（洗完用）2升，人参3两，白蜜1升。

将以上3味药，用水1斗2升，以蜜调和，扬240遍，煮药取2.5升，每次温服1升，剩余的再分2次服下。

食已即吐者，大黄甘草汤主之。

大黄甘草汤方：

大黄（四两）甘草（一两）

上二味，以水三升，煮取一升，分温再服。

患者平素肠中有实热积滞，胃失和降，胃气不得通降而上逆，进食后立刻又吐出的，应当服用大黄甘草汤治疗。

大黄甘草汤方：

大黄4两，甘草1两。

将以上2味药，用水3升，煮取1升，分2次温服。

胃反，吐而渴欲饮水者，茯苓泽泻汤主之。

茯苓泽泻汤方：

茯苓（半斤）泽泻（四两）甘草（二两）桂枝（二两）白术（三两）生姜（四两）

上六味，以水一斗，煮取三升，内泽泻，再煮取二升半。温服八合，日三服。

患者平素脾胃虚弱，水饮内停于胃，因而患胃反病，呕吐和口渴交替出现，吐后则口渴想要喝水的，用茯苓泽泻汤治疗。

茯苓泽泻汤方：

茯苓半斤，泽泻4两，甘草2两，桂枝3两，白术3两，生姜4两。

将以上6味药，用水1斗，煮取3升，加泽泻再煮取2.5升，每次温服8合，1日3次。

吐后，渴欲得水而贪饮者，文蛤汤主之，兼主微风脉紧头痛。

文蛤汤方：

文蛤（五两）麻黄 甘草 生姜（各三两）石膏（五两）杏仁（五十枚）大枣（十二枚）

上七味，以水六升，煮取二升。温服一升，汗出即愈。

患者呕吐之后，口渴想喝水而贪饮的，用文蛤汤主治。兼治微受风邪的脉紧，头痛。

文蛤汤方：

文蛤5两，麻黄、甘草、生姜各3两，石膏5两，杏仁50枚，大枣12枚。

上7味，以水6升，煮取2升。趁热服下1升，汗出即愈。

干呕，吐逆，吐涎沫，半夏干姜散主之。

半夏干姜散方：

半夏 干姜（各等分）

上二味，杵为散，取方寸匕，浆水一升半，煎取七合，顿服之。

患者干呕，胃气上逆，吐涎沫的，用半夏干姜散主治。

半夏干姜散方：

半夏、干姜各等份。

上2味，捣散，取方寸匕，浆水1.5升，煎取7合，一次服完。

患者胸中似喘不喘，似呕不呕，似哕不哕，彻心中愦愦然无奈者，生姜半夏汤主之。

生姜半夏汤方：

半夏（半斤）生姜汁（一升）

上二味，以水三升，煮半夏，取二升，内生姜汁，煮取一升半，小冷，分四服。日三、夜一服，止，停后服。

患者胸中好像气喘，而实则不喘；好像是想呕吐，而实则不呕；好像是呃逆，而实则没有呃逆。但整个心胸烦闷懊憹无可奈何的，当用生姜半夏汤主治。

生姜半夏汤方：

半夏0.5斤，生姜汁1升。

上2味，用水3升，煮半夏，取2升，内生姜汁，煮取1.5升，待稍微冷却后，分4次服用。口服3次，夜服1次。症状消失后，立即停服。

干呕哕，若手足厥者，橘皮汤主之。

橘皮汤方：

橘皮（四两）生姜（半斤）

上二味，以水七升，煮取三升。温服一升，下咽即愈。

患者平素因寒邪客于脾胃，胃气上逆，因而出现干呕，呃逆；由于阳气被遏，不能布达于四肢，故手足逆冷的，应当服用橘皮汤治疗。

橘皮汤方：

橘皮4两，生姜0.5斤。

将以上2味药，用水7升，煮取3升，温服1升。服药后，则病可以痊愈。

哕逆者，橘皮竹茹汤主之。

橘皮竹茹汤方：

橘皮（二升）竹茹（二升）大枣（三十个）生姜（半斤）甘草（五两）人参（一两）

上六味，以水一斗，煮取三升。温服一升，日三服。

患者平素因脾胃虚弱兼又夹杂邪热，导致胃失和降，胃气上逆，因而出现呃逆，应当服用橘皮竹茹汤治疗。

橘皮竹茹汤方：

橘皮2斤，竹茹2升，大枣30枚，生姜半斤，甘草5两，人参1两。

将以上6味药，用水1斗，煮取3升，每次温服1升，1日3次。

养生大攻略

治疗呕吐的偏方

呕吐是临床常见的症状，胃脏内的容物反入食管，经口吐出的一种反射动作。呕吐之前，多有恶心、干呕等先兆，所以一个呕吐动作可分为三阶段，即恶心、干呕和呕吐。呕吐是人体本能的保护动作，能够将胃脏内的有害物质吐出，但是持续剧烈的呕吐则会对人体产生伤害。

许多疾病都可导致呕吐，如中毒、醉酒、胃炎、感冒发烧等。

和降止呕方

【原料】半夏、黄芩、党参、藿香、川朴、炙甘草各10克，干姜6克，生姜3克。

【制法】水煎取药汁。

【用法】口服，每日1剂。

【功效】和胃止呕。

【适用】呕吐伴头晕胸闷。

生姜汁

【原料】生姜适量。

【制法】将生姜捣汁。

【用法】以开水冲服姜汁。

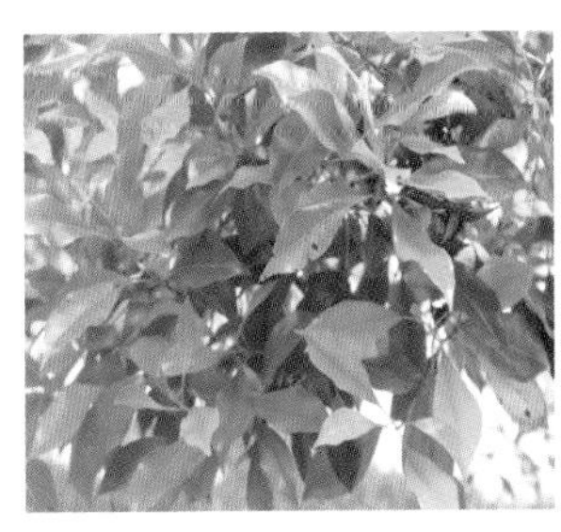

丁香

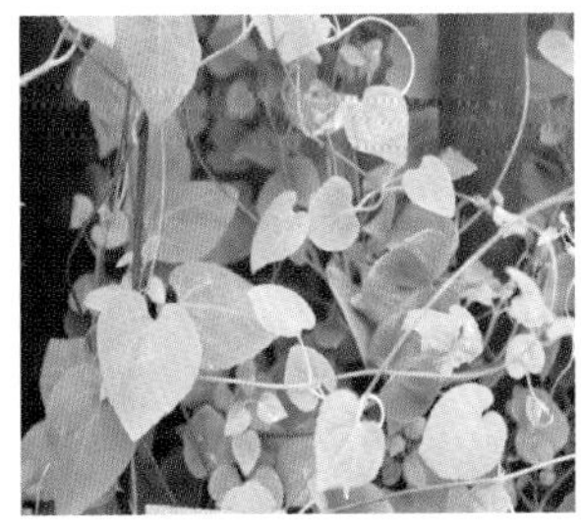

党参

【功效】和胃止呕。

【适用】呕吐反胃。

蜂蜜姜汁

【原料】鲜姜适量，蜂蜜2汤匙。

【制法】鲜姜捣汁1汤匙，与蜂蜜混合，加水1汤匙，放入锅中蒸热，即可。

【用法】待药汁晾温后顿服。

【功效】和胃止呕。

【适用】反胃呕吐。

丁夏汤

【原料】丁香、半夏各9克，生姜少许。

【制法】上药加水同煎。

【用法】饮汤，温服。

【功效】温中降逆。

【适用】呃逆呕吐，脾胃虚寒。

半夏胡椒丸

【原料】半夏（汤洗数次）、胡椒各等份，姜汁适量。

【制法】半夏、胡椒共研细末，姜汁为丸，如梧桐子大。

【用法】每服3～5丸，姜汤送服。

【功效】止呕和胃。

【适用】反胃呕吐，不思饮食。

醋渍胡椒丸

【原料】胡椒、米醋各适量。

【制法】醋浸胡椒，晒干，再浸，再晒，如此反复数次。然后研为细末，以醋为丸，梧桐子大。

【用法】每服10丸。

【功效】和胃止呕。

【适用】呕吐反胃。

橘皮汤

【原料】橘皮6克，生姜12克。

【制法】上药加水700毫升，煮至300毫升。

【用法】取汤100毫升服用。

【功效】行滞，止呕。

【适用】干呕，手足厥冷。

竹茹芦根姜汤

【原料】竹茹、芦根各30克，生姜3片。

【制法】水煎取药汁。

【用法】代茶饮。

【功效】清胃热。

【适用】胃热呃逆、呕吐诸证。

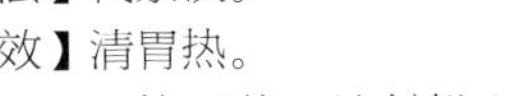

鸡内金香橼皮汤

【原料】鸡内金15克，香橼皮10克。

【制法】将鸡内金炒成焦黄，然后研为细末，备用。

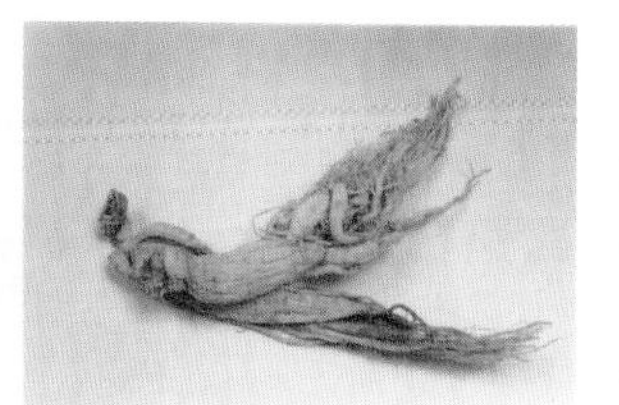
人参

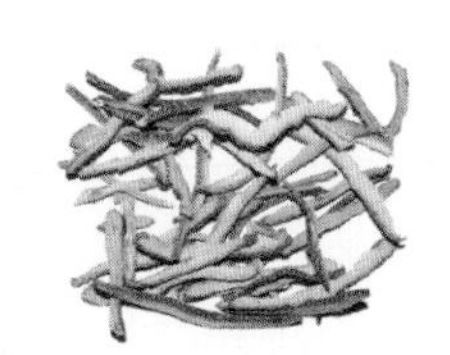
橘红饮片

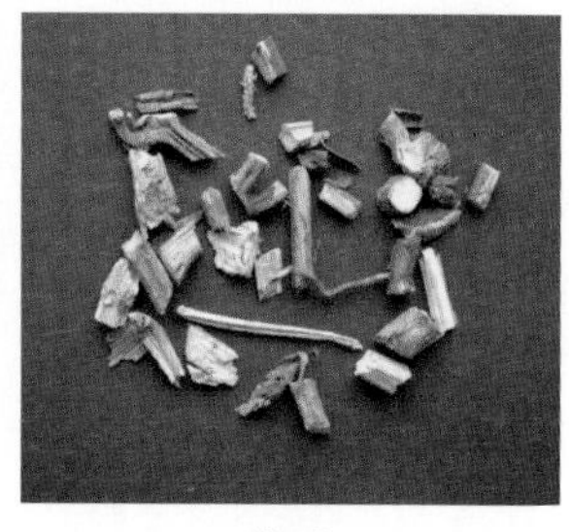
藿香

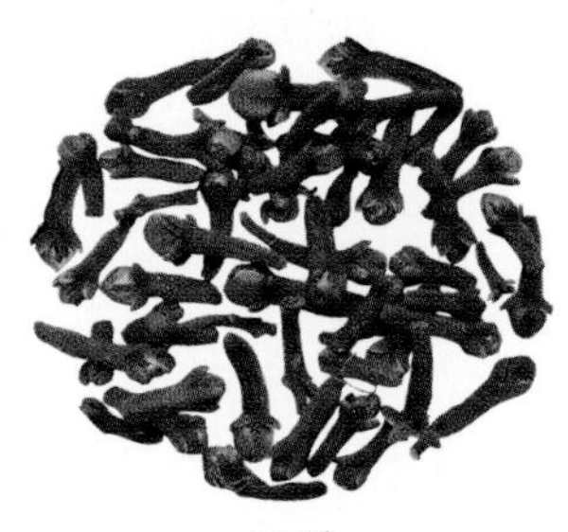
丁香

【用法】以香橼皮煎汤，送服鸡内金末。
【功效】健脾消信，理气降逆。
【适用】呕吐。
藿香安胃散
【原料】藿香、丁香、人参各 7.5 克，橘红 15 克。
【制法】上药共研为细末，装瓶备用。
【用法】取 6 克药末，加水 350 毫升，生姜 1 片共煎，煎至 250 毫升。空腹时冷服。
【功效】安胃止呕。
【适用】脾胃虚弱，食即呕吐。

原文→译文 >>>

夫六腑气绝[①]于外者，手足寒，上气脚缩[②]；五脏气绝于内者，利不禁，下甚者，手足不仁。

六腑的精气衰竭于外，就会出现四肢冰冷，逆气上冲，双脚挛缩的症状；五脏的精气衰竭于内，就会出现腹泻不止的症状，严重的甚至手足麻木不仁。

注释 >>>

①气绝：指脏腑之气虚衰。
②脚缩：指小腿肌肉不时挛急、收引。

下利，脉沉弦者，下重；脉大者，为未止；脉微弱数者，为欲自止，虽发热不死。

患下利病，出现沉弦的脉象，就会出现里急后重；出现大脉的，表示腹泻尚未停止；脉象微弱而数的，表示腹泻将自行停止，虽然发热，但不会死亡。

下利，手足厥冷，无脉者，灸之不温。若脉不还，反微喘者，死。少阴负趺阳者，为顺也。

患下利病，如果手足逆冷，无脉的，用灸法治疗后，如果手脚不能变温，脉象不能恢复，反而出现微喘的，属于死证。如果少阴脉比趺阳脉弱小的，属于顺证。

下利，有微热而渴，脉弱者，今自愈。

患下利病，如果全身轻度发热而口渴、脉弱的，病情将会自行痊愈。

下利，脉数，有微热汗出，今自愈；设脉紧，为未解。

患下利病，出现数脉，如果身体微微发热而出汗的，病情将会自行痊愈；如果出现紧脉，表示病情尚未缓解。

下利，脉数而渴者，今自愈。设不差，必清脓血，以有热故也。

患下利病，出现数脉，而又口渴的，病情将会自行痊愈；如果病情不愈的，必然会下利脓血，这是因为有邪热壅积的缘故。

下利，脉反弦，发热身汗者，自愈。

患下利病，出现弦脉，兼有发热，身上出汗的，表示病情将会自行痊愈。

下利气者，当利其小便。

患下利病，而又频频放屁的，应当用利小便法治疗。

下利，寸脉反浮数，尺中自涩者，必圊脓血。

患下利病，寸部反而出现浮数的脉象，同时尺部脉涩的，大便时必定带有脓血。

下利清谷，不可攻其表[①]，汗出必胀满。

患者腹泻，大便完谷不化，不可用发汗法，否则，出汗后必然会导致腹部胀满。

注释 >>>

①攻其表：发汗解表。

下利，脉沉而迟，其人面少赤，身有微热，下利清谷者，必郁冒，汗出而解，患者必微热。所以然者，其面戴阳，下虚故也。

患下利病，出现沉迟的脉象，面色微红，轻度发热，泻下不能消化的食物，必然会发生眩晕，如果汗出则病情将会痊愈。如果病情不愈的，一定会出现四肢轻度发凉，

芎䓖、阿胶 、甘草各 2 两，艾叶、当归各 3 两，芍药 4 两，干地黄 6 两。

将以上 7 味药，用水 5 升，清酒 3 升，混合煮取 3 升，去药渣，加入阿胶融化，每次温服 1 升，1 日 3 次。病不愈则应再服。

妇人怀妊，腹中痛[1]，当归芍药散主之。
当归芍药散方：
当归（三两） 芍药（一斤） 茯苓（四两） 白术（四两） 泽泻（半斤） 芎䓖（半斤）
上六味，杵为散，取方寸匕，酒和，日三服。

妇人怀孕后，出现腹中拘急，绵绵而痛的，应当服用当归芍药散治疗。

当归芍药散方：

当归 3 两，芍药 1 斤，茯苓 4 两，白术 4 两，泽泻 0.5 斤，川芎 0.5 斤。

将以上 6 味药，捣为散剂，取方寸匕，用酒调和，1 日 3 次服。

注释

① 痛：音 jiǎo，指腹中急痛；读 xiǔ 音，指腹中绵绵作痛。

养生大攻略

妊娠呕吐的穴位疗法

症状原因：妊娠呕吐反应可能是在怀孕三个月当中，机体排斥食物中有毒的成分，保护胚胎不受伤害的一种方式。另外，还有可能是因为孕妇平时身体比较差，脾胃消化功能比较弱，或者肝郁气逆，胃失和降。

缓解方法：如果是水都不能喝的重度患者，必须送医院就诊。轻度的话可以通过每日的穴位刺激来缓解。妊娠初期不可按压三阴交。

主要穴位：内关、足三里。

操作方法：

内关 ①找法：手腕处最粗的横纹的中央开始向肘部三指处。两根筋的中间的凹陷处。这里能起到安定精神，使冷静等效果。②刺激方法：用拇指指尖在该穴位进行轻度垂直按压。每次 3 ~ 5 秒。每回进行 3 ~ 7 次。每天进行直至症状消除。不可进行强力按压。

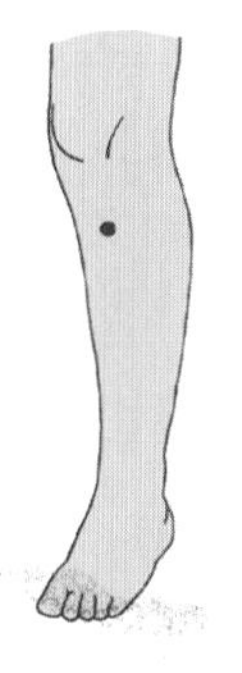

足三里

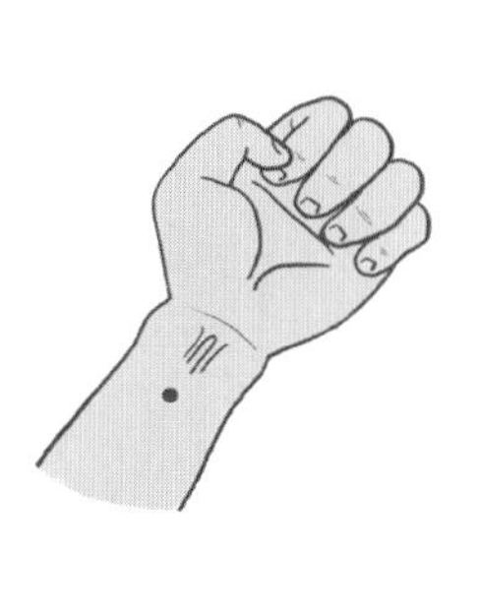

内关穴

足三里 ①找法：沿小腿正面往上碰到隆起的骨头停止，向小指侧移动一指宽的凹陷处。这里是调整自律神经的穴位。两腿各一。②刺激方法：用拇指指尖慢慢进行垂直按压。一次 3 ~ 5 秒，重复 3 ~ 7 次。也可用灸用具。直至症状减轻为止。

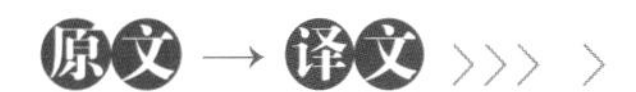

原文 → 译文

妊娠呕吐不止，干姜人参半夏丸主之。
干姜人参半夏丸方
干姜 人参（各一两） 半夏（二两）
上三味，末之，以生姜汁糊为丸，如梧子大。饮服十丸，日三服。

如果妇人怀孕呕吐不止的，应当服用干姜人参半夏丸治疗。

干姜人参半夏丸方：

干姜、人参各 1 两，半夏 2 两。

将以上 3 味药，研成细末，用生姜汁调和，制成如梧桐子大小的药丸，每次服 10 丸，1 日 3 次。

妊娠小便难，饮食如故，归母苦参丸主之。
当归贝母苦参丸方：
当归 贝母 苦参（各四两）
上三味，末之，炼蜜丸如小豆大。饮服三丸，加至十丸。

如果妇人怀孕后，小便不通利，饮食正常的，应当服用当归贝母苦参丸治疗。

当归贝母苦参丸方：

当归、贝母、苦参各 4 两。

以上 3 味药，研细末，炼蜜为丸如小豆大，每次服 3 丸，可逐渐加至 10 丸。

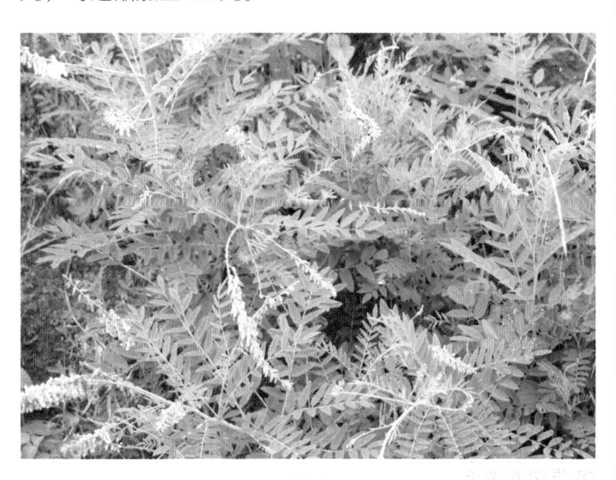

苦参

妊娠有水气，身重，小便不利，洒淅恶寒，起即头眩，葵子茯苓散主之。
葵子茯苓散方：

葵子（一斤） 茯苓（三两）
上二味，杵为散，饮服方寸匕。日三服，小便利则愈。

妇人怀孕期间，脸部、遍身浮肿，身体沉重，小便短少，怕冷，寒战，像是被水泼洒一般，站立时感到头晕的，应当服用葵子茯苓散治疗。

葵子茯苓散方：

葵子1斤，茯苓3两。

将以上2味药，捣为散，每次服方寸匕，1日3次，小便通利，病情则能痊愈。

妇人妊娠，宜常服当归散主之。
当归散方：
当归 黄芩 芍药 芎䓖（各一斤） 白术（半斤）
上五味，杵为散，酒饮服方寸匕，日再服。妊娠常服即易产，胎无疾苦。产后百病悉主之。

妇人怀孕，应当经常服用当归散。

当归散方：

当归、黄芩、芍药、川芎各1斤，白术0.5斤。

将以上5味药，捣为散，用酒送服方寸匕，1日2次服。怀孕后经常服用此药，可以使生产顺利，胎儿无疾病，对于产后各种疾病，都可用此方治疗。

妊娠养胎，白术散主之。
白术散方：
白术（四分） 芎䓖（四分） 蜀椒（三分，去汗） 牡蛎（二分）
上四味，杵为散，酒服一钱匕，日三服，夜一服。但苦痛，加芍药；心下毒痛，倍加芎䓖；心烦吐痛，不能食饮，加细辛一两、半夏大者二十枚。服之后，更以醋浆水服之。若呕，以醋浆水服之复不解者，小麦汁服之；已后渴者，大麦粥服之。病虽愈，服之勿置。

怀孕后，可以用白术散来养胎。

白术散方：

白术4分，川芎4分，蜀椒（去汗）3分，牡蛎2分。

将以上4味药，捣为散，用酒送服1钱匕，白天3次，夜晚1次服。如果只出现腹痛的，加芍药；心窝处疼痛的，增加川芎的用量；心烦，呕吐，腹痛，不能进食的，加入细辛1两，大的半夏20枚。服药后，再以醋浆水送服；如果呕吐，用酸浆水饮服，如果服后仍然呕吐不止的，再服用小麦汁。

假如呕吐已经停止而口渴的，可服用大麦粥。如果病情好转，仍然可以继续服用此方。

妇人伤胎，怀身腹满，不得小便，从腰以下重，如有水气状，怀身七月，太阴当养不养，此心气实，当刺泻劳宫及关元，小便微利则愈。

如果妇人怀孕时伤胎，出现腹部胀满，小便困难，腰以下沉重肿胀，像患了水气病一样，这是因为怀孕7个月时，手太阴心经当养胎而不养胎，导致心气壅滞实满的缘故。此时应当针灸劳宫与关元穴，泄掉壅实的心气，如果小便能稍微通利，则病情就会好转。

养生大攻略

习惯性流产的防治偏方

益母草桃仁饮

【原料】益母草60克，桃仁15克。

【制法】水煎取汁。

【用法】代茶饮。

【功效】安胎止血。

【适用】习惯性流产。

葡萄干蜜枣红饮

【原料】红茶1.5克，葡萄干30克，蜜枣25克。

【制法】取红茶、葡萄干、蜜枣加水400毫升，煮沸3分钟后即成。

【用法】分3次代茶饮，每日1剂。

【功效】益气养血，调补脾胃，除烦安胎。

【适用】习惯性流产。

寿胎丸加味

【原料】菟丝子、杜仲、川断、狗脊、党参各12克，桑寄生、阿胶（烊冲）、巴戟天各9克，黄芪、仙鹤草各15克。

【制法】水煎取药汁。

【用法】口服，每日1剂。

【功效】补肾益气安胎。

【适用】肾气亏虚型习惯性流产。

胎元饮加减

【原料】黄芪15克，党参12克，白术12克，白芍9克，熟地黄12克，杜仲10克，陈皮6克，阿胶9克（烊冲），当归9克，菟丝子12克，炙甘草3克。

【制法】水煎取药汁。

【用法】口服，每日1剂。

【功效】补气养血，安胎。

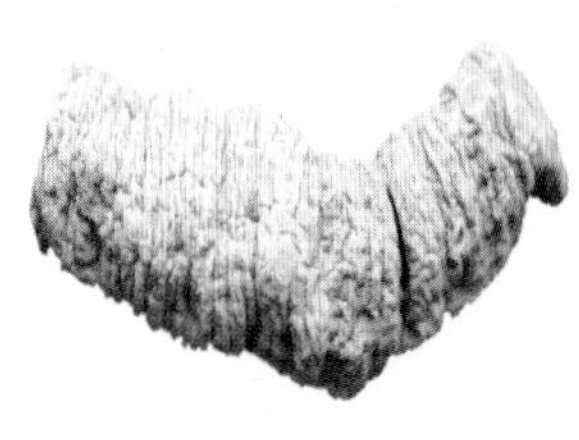
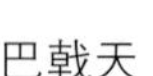
巴戟天

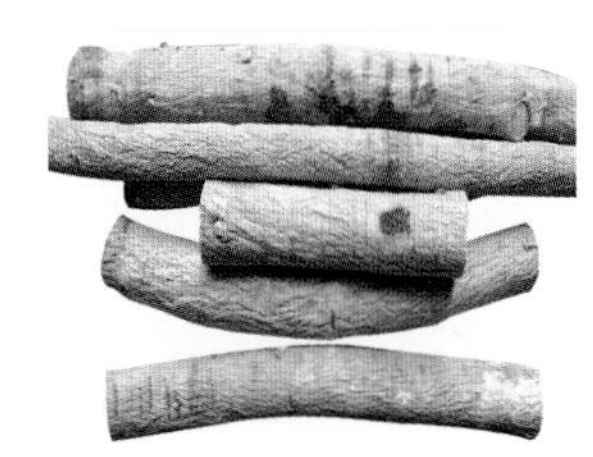
黄芪

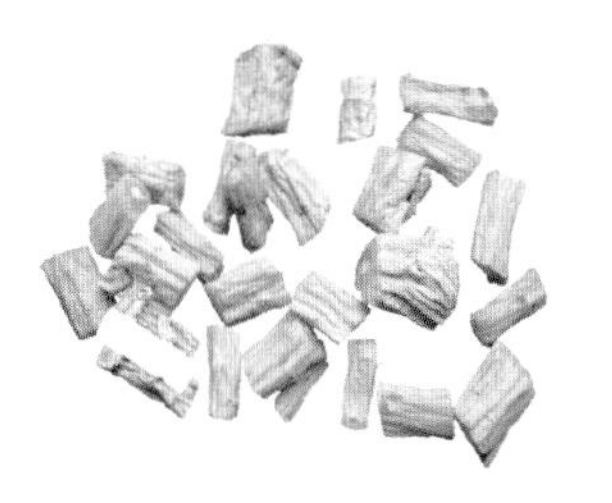
党参

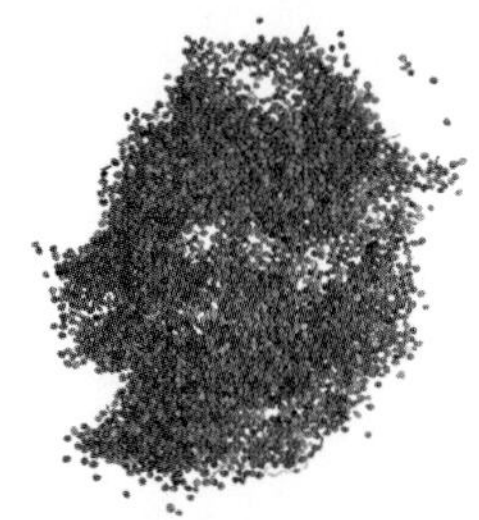
菟丝子

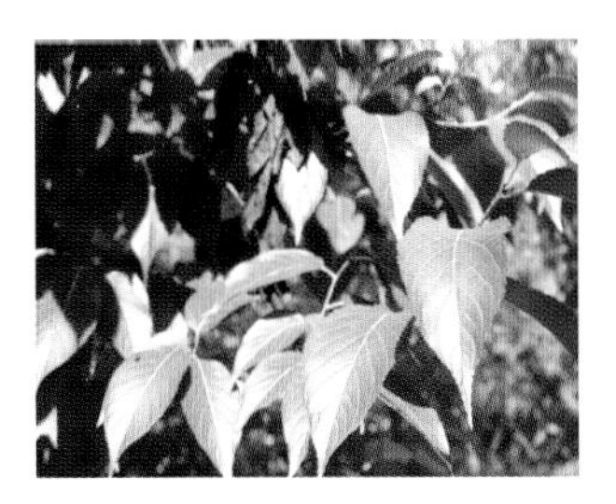

杜仲

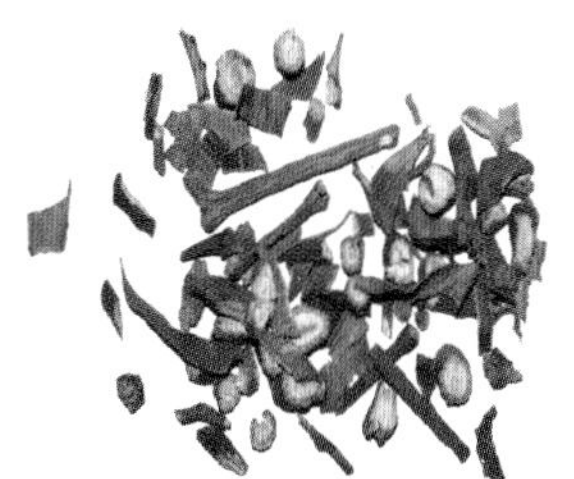

桑寄生

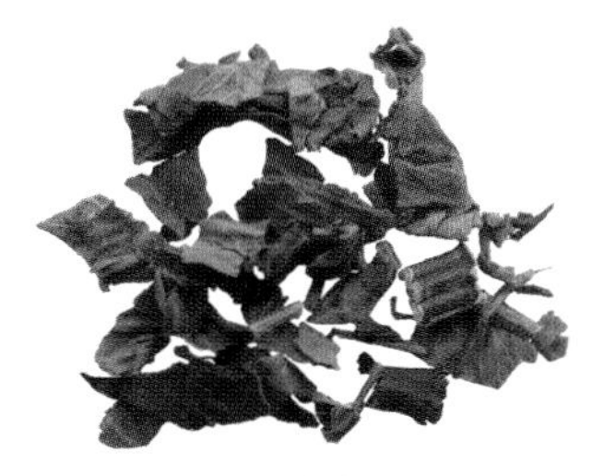

仙鹤草

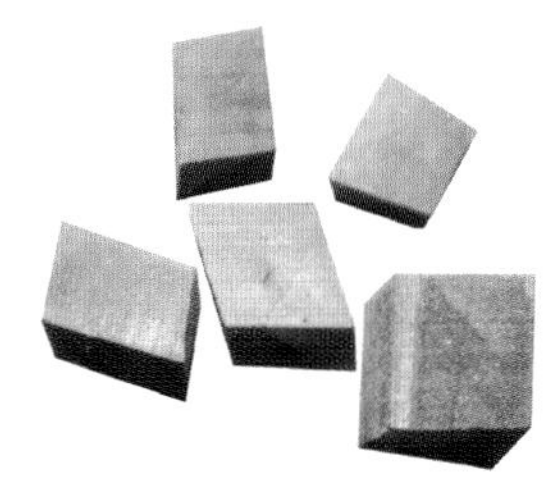

阿胶

【适用】气血虚弱型习惯性流产。

泽兰大枣饮

【原料】绿茶1克，泽兰10克，大枣(剖开去核)30克。

【制法】将泽兰、大枣洗净，与绿茶同放入茶杯中，以沸腾的开水冲泡，加盖浸30分钟即可服用。

【用法】饮茶汤，最后将大枣吃完。每日数次。

【功效】活血化瘀，健脾舒气。

【适用】习惯性流产。

妇人产后病脉证治第二十一

本篇精华

1. 产后妇女易患痉病、郁冒、便秘的原因及症状；
2. 治疗产后妇女病症的药方。

原文→译文

问曰：新产妇人有三病，一者病痉，二者病郁冒，三者大便难，何谓也？师曰：新产血虚，多汗出，喜中风，故令病痉；亡血复汗，寒多，故令郁冒；亡津液，胃燥，故大便难。

问：刚生产后的妇女，通常会患三种病，一是痉病，二是郁冒，三是大便困难，这是什么原因呢？

老师回答：由于刚生产后血液亏虚不足，出汗又多，容易感受风邪而形成痉病；产后失血多，又因汗多亡阳，容易感受寒邪，所以形成郁冒；产后失血、汗多，严重耗损津液，导致胃中干燥，因此大便困难。

注释

①郁冒：郁，郁闷不舒；冒，昏冒而目不明。郁冒即头昏眼花，郁闷不舒。

产妇郁冒，其脉微弱，不能食，大便反坚，但头汗出。所以然者，血虚而厥[1]，厥而必冒，冒家欲解，必大汗出。以血虚下厥，孤阳上出[2]，故头汗出。所以产妇喜汗出者，亡阴血虚，阳气独盛，故当汗出，阴阳乃复。大便坚，呕不能食，小柴胡汤主之。

产妇患郁冒病，脉象微弱，呕吐，不能进食，大便反而坚硬，只有头部出汗，这些症状主要是由于产后血虚，血虚导致阳气逆上，阳气上逆则昏厥，如果能使全身汗出，则昏厥的症状就会缓解。

由于血虚阴亏，阳气独盛，以致孤阳上出，挟着津液外泄，因此只有头部汗出。

产妇之所以容易出汗，主要是由于阴亏血虚，阳气偏盛，治疗时必须使全身出汗，使过盛的阳气随汗而出，以调和阴阳。

如果大便干结，呕吐，不能进食的，应当服用小柴胡汤治疗。

注释

①厥：上逆之意。

②孤阳上出：阳气独盛之意。

养生大攻略

急性乳腺炎的治疗偏方

公英苦楝汤

【原料】蒲公英12克，大贝母、炒归尾、苦楂子各9克，炙没药、制香附、炙山甲片、炒延胡、桃仁泥、赤芍、炙乳香、酒炒怀牛膝各6克，橘络、柴胡、广木香各2克，橘皮4.5克。

【制法】上药加水两碗，煎汤。

【用法】每日1剂，分2次服用。

【功效】清热解毒。

【适用】急性乳腺炎。

消痈汤

【原料】皂角刺90克，柴胡、杭白芍各10克，生甘草6克。

【制法】水煎取药汁。

【用法】每日1剂，分次服用。

【功效】疏肝理气，化瘀通乳。

【适用】急性乳腺炎。

原文→译文

病解能食，七八日更[1]发热者，此为胃实，大承气汤主之。

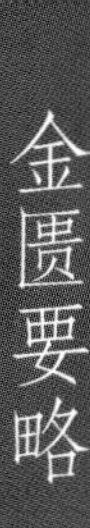

如果用小柴胡汤治疗后，郁冒病缓解，也能进食，但过了七八天后又出现发热的，属于胃实证，应当服用大承气汤治疗。

注释

①更：又。

产后腹中㽲痛，当归生姜羊肉汤主之，并治腹中寒疝，虚劳不足。

当归生姜羊肉汤方（见寒疝中）

妇人产后，腹中绵绵作痛，应当服用当归生姜羊肉汤治疗。此方还可以治疗腹中寒疝气痛，以及虚劳不足之证。

当归生姜羊肉汤方：见寒疝中

产后腹痛，烦满不得卧，枳实芍药散主之。

枳实芍药散方：

枳实（烧令黑，勿太过） 芍药（等分）

上二味，杵为散。服方寸匕，日三服，并主痈脓，以麦粥下之。

产后出现腹部疼痛，心烦，胸满，不能安卧的，用枳实芍药散治疗。

枳实芍药散方：

枳实（烧令黑，勿太过）、芍药各等份。

将以上 2 味药，捣为散，每次服方寸匕，1 日 3 次。也可以治疗痈脓，以麦粥送服。

师曰：产妇腹痛，法当以枳实芍药散。假令不愈者，此为腹中有干血着脐下，宜下瘀血汤主之，亦主经水不利。

下瘀血汤方：

大黄（二两）桃仁（二十枚）䗪虫（二十枚，熬，去足）

上三味，末之，炼蜜和为四丸，以酒一升，煎一丸，取八合。顿服之，新血下如豚肝。

老师说：产妇腹部疼痛，原本应当用枳实芍药散治疗。如果服药后腹痛不能缓解，这是由于腹中有淤血停滞于肚脐下部，应当服用下瘀血汤治疗。此方也可用于治疗淤血所致的月经不调。

下瘀血汤方：

大黄 3 两，桃仁 20 枚，䗪虫（熬，去足）20 枚。

将以上 3 味药，研细末，炼蜜作成 4 丸，用酒 1 升，煎 1 丸，取 8 合，一次服下，起初排出的瘀血颜色好像猪肝的颜色一般。

产后七八日，无太阳证，少腹坚痛，此恶露[1]不尽。不大便，烦躁发热，切脉微实，再倍发热，日晡时烦躁者，不食，食则谵语，至夜即愈，宜大承气汤主之。热在里，结在膀胱[2]也。方见痉病中。

妇人产后七八天，没有出现太阳表证，却出现小腹部坚硬疼痛的症状，这是由于恶露不尽，淤血停滞于子宫所致。如果兼有不能大便，烦躁发热，脉象微实，在下午三四点钟时，烦躁发热更加严重，不能进食，食后则胡言乱语，到了夜晚就好转的，应当服用大承气汤治疗。这是由于邪热停滞于内，壅结在膀胱所致。方见痉病中。

注释

①恶露：分娩时流出的瘀血。

②膀胱：这里泛指下焦。

产后风[1]，续之数十日不解，头微痛，恶寒，时时有热，心下闷，干呕汗出，虽久，阳旦证续在耳，可与阳旦汤。

产后中风，发热，妇人在生产后，感受风邪，病情拖延数十天仍不好，出现轻微头痛，怕冷，时常发热，心窝处痞闷，干呕、汗出，病情虽然迁延很久，但仍停留在太阳中风证，此时仍然可以服用桂枝汤治疗，以解表散寒，调和营卫。

注释

①风：中风。

产后中风，发热，面正赤，喘而头痛，竹叶汤主之。

竹叶汤方：

竹叶（一把） 葛根（三两） 防风 桔梗 桂枝 人参 甘草（各一两）附子（一枚，炮）大枣（十五枚）生姜（五两）

上十味，以水一斗，煮取二升半，分温三服，温覆使汗出。颈项强，用大附子一枚，破之如豆大，煎药，扬去沫。呕者，加半夏半升洗。

妇人在生产后，感受风邪，出现发热，面色发红，气喘，头痛，应当服用竹叶汤治疗。

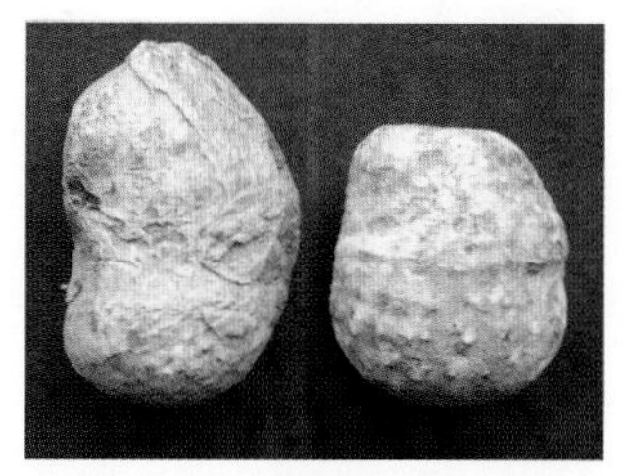

附子

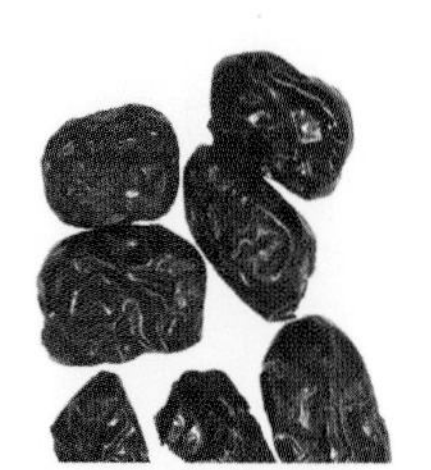

大枣

桔梗

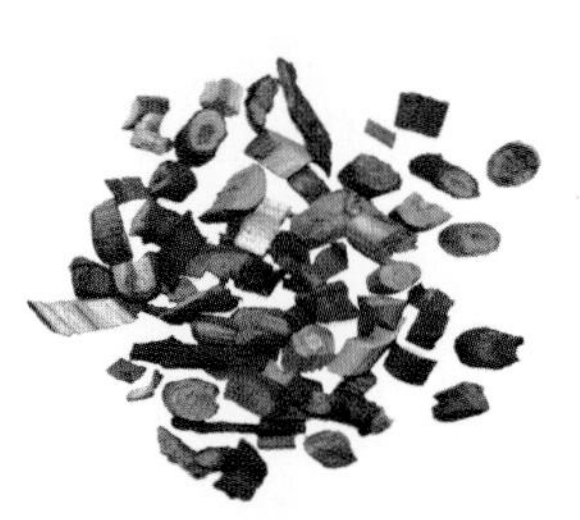

桂枝

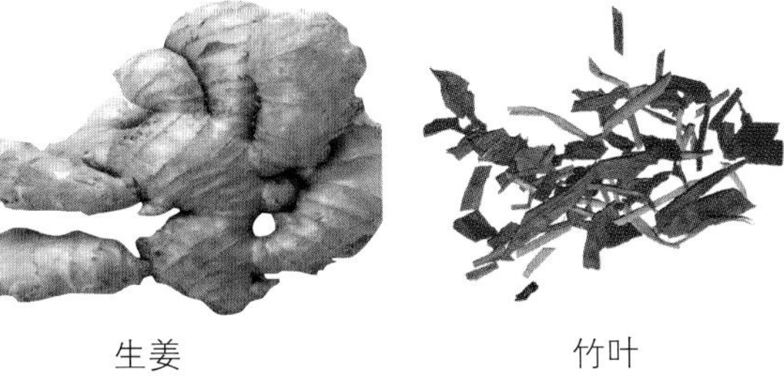

生姜　　竹叶

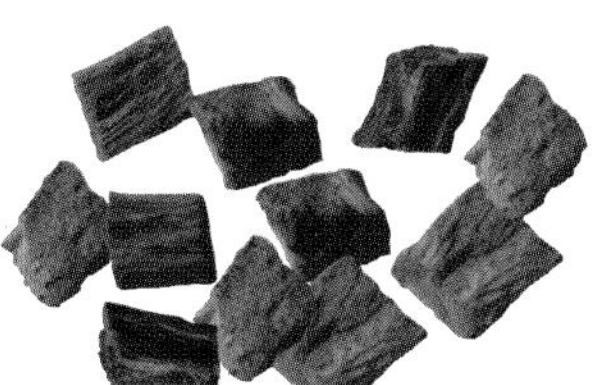

葛根

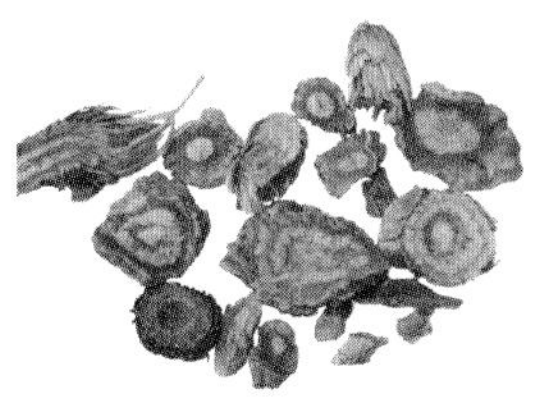

防风

竹叶汤方：

竹叶一把，葛根3两，防风1两，桔梗、桂枝、人参、甘草各1两，附子（炮）1枚，大枣15枚，生姜5两。

将以上10味药，用水1斗，煮取2.5升，分3次温服，盖被取暖使身体汗出。如果颈项强直的，用大附子1枚，破开如豆大，煎药扬去沫。如果呕吐的，加入半夏半升。

妇人乳中虚，烦乱呕逆，安中益气，竹皮大丸主之。

竹皮大丸方：

生竹茹（二分）石膏（二分）桂枝（一分）甘草（七分）白薇（一分）

上五味，末之，枣肉和丸弹子大。以饮服一丸，日三、夜二服。有热者，倍白薇，烦喘者，加柏实一分。

妇人在哺乳期间，中气虚弱，如果出现心烦意乱，呕吐的，应当安中益气，以竹皮大丸治疗。

竹皮大丸方：

生竹茹2分，石膏2分，桂枝1分，甘草7分，白薇1分。

将以上5味药，研细末，用枣肉与药混合做成丸如弹子大小，每次1丸，白天服3次，夜晚服2次。如果出现发热的，增加白薇之量至2分；如果烦躁气喘的，加入枳实1分。

产后下利虚极，白头翁加甘草阿胶汤主之。

白头翁加甘草阿胶汤方

白头翁（二两）黄连 柏皮 秦皮（各三两）甘草（二两）阿胶（二两）

上六味，以水七升，煮取二升半，内胶，令消尽，分温三服。

妇人生产后，气血不足，又因腹泻下利，导致气血虚极，应当服用白头翁加甘草阿胶汤治疗。

白头翁加甘草阿胶汤方：

白头翁、甘草、阿胶各2两，秦皮、黄连、柏皮各3两。

将以上6味药，用水7升，煮取2.5升，加阿胶融化，分3次温服。

养生大攻略

治疗子宫脱垂的偏方如下：

升提固脱煎

【原料】党参、炒白术、生黄芪、炙黄精、炙龟版、大枣各15克，枳壳90克，巴戟天20克，当归、升麻各9克，益母草30克。

【制法】水煎取药汁。

【用法】每日1剂，分次服用。

【功效】益气补肾，强壮任督，升提固脱。

【适用】子宫脱垂。

龚氏升陷汤

【原料】柴胡、升麻、知母各15克，黄芪60克，桔梗20克。

【制法】水煎取药汁。

【用法】每日1剂，分次服用。

【功效】升阳举陷，养阴清热。

【适用】子宫脱垂。

黄芪坤草汤

【原料】黄芪12克，坤草9克，枳壳、升麻各6克，甘草4.5克。

【制法】水煎以药汁。

【用法】每日1剂，分次服用。

【功效】益气升提，收敛固脱。

【适用】子宫脱垂。

提宫散

【原料】制川乌、制草乌各30克，白及60克。

【制法】上药研成细末，过筛，混和均匀备用。

【用法】取药末1.2克，装入绢制的拇指大小的袋内，袋口用线头扎好，并留一段5寸长的线头，然后放入阴道后穹窿处。每日1袋，6～8小时后取出药袋。

【功效】升提固脱。

【适用】子宫脱垂。

妇人杂病脉证并治第二十二

本篇精华

1. 论述妇女杂病出现的原因及症状；
2. 介绍治疗妇人杂病的方法。

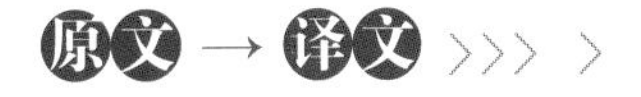

原文→译文

妇人中风，七八日续来寒热，发作有时，经水适断，此为热入血室[1]，其血必结，故使如疟状，发作有时，小柴胡汤主之。

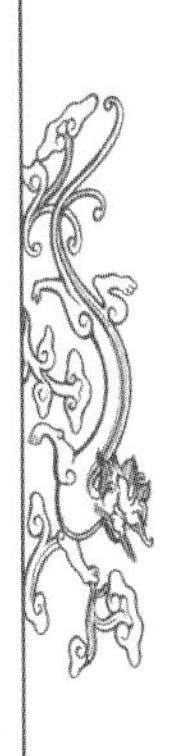

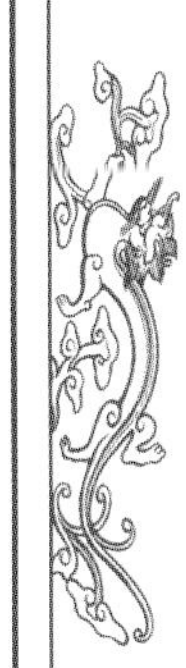

妇人患太阳中风证，出现恶寒发热已经七八天，寒热发作的时间有一定规律，月经也因而停止，这是由于邪热入于血室的缘故。邪热与血液搏结，因此发病时好像疟疾，寒热发作有定时，应当服用小柴胡汤治疗。

注释

①血室：狭义的是指子宫，广义的则包括子宫、肝、冲脉、任脉。

妇人伤寒发热，经水适来，昼日明了，暮则谵语，如见鬼状者，此为热入血室，治之无犯胃气及上二焦，必自愈。

妇人感受寒邪而发热，又刚好遇到月经来潮，白天神志正常，夜晚则神昏谵语，精神错乱，好像见到鬼一样，这是因为热入血室。

在治疗时，不要损伤胃气以及上、中二焦，病情必然会自行痊愈。

妇人中风，发热恶寒，经水适来，得七八日，热除脉迟，身凉和，胸胁满，如结胸状，谵语者，此为热入血室也，当刺期门，随其实而取之。

妇人感受风邪，出现发热，怕冷，又刚好遇到月经来潮，经过七八天后，身热已退，出现迟脉，身体凉和，胸胁胀满，好像患了结胸证一样，胡言乱语的，这是热入血室，治疗时应当用针灸法刺期门穴，以泻肝胆实热。

阳明病，下血谵语者，此为热入血室，但头汗出，当刺期门，随其实而泻之，濈然汗出者愈。

妇人患阳明病，出现下血和神昏谵语的，这是热入血室。如果只有头部出汗，治疗时应当针灸期门穴，以泻肝胆实热，使全身微微出汗，则病能愈。

妇人咽中如有炙脔[①]，半夏厚朴汤主之。

半夏厚朴汤方：

半夏（一升）厚朴（三两）茯苓（四两）生姜（五两）干苏叶（二两）

上五味，以水七升，煮取四升。分温四服，日三、夜一服。

妇人自觉咽喉中好像有肉块梗塞，吐之不出，咽之不下，应当服用半夏厚朴汤治疗。

半夏厚朴汤方：

半夏1升，厚朴3两，茯苓4两，生姜5两，干苏叶2两。

将以上5味药，用水7升，煮取4升，分4次温服，白天3次，夜晚1次。

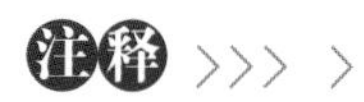

①炙脔：肉切成块名脔，炙脔即烤肉块。

妇人脏躁，喜悲伤欲哭，象如神灵所作，数欠伸，甘麦大枣汤主之。

甘草小麦大枣汤方：

甘草（三两）小麦（一升）大枣（十枚）

上三味，以水六升，煮取三升，温分三服。亦补脾气。

妇人患脏躁病，出现悲伤哭泣，精神失常，好像有神灵驱使一样，频频打呵欠，伸懒腰，应当服用甘麦大枣汤治疗。

甘麦大枣汤方：

甘草3两，小麦1升，大枣10枚。

将以上3味药，用水6升，煮取3升，分3次温服。此方亦可补益脾气。

妇人吐涎沫，医反下之，心下即痞。当先治其吐涎沫，小青龙汤主之；涎沫止，乃治痞，泻心汤主之。

小青龙汤方：（见痰饮中）

泻心汤方：（见惊悸中）

妇人吐涎沫，医生误用攻下法，导致心下痞满的，应当先治疗吐涎沫，以小青龙汤治疗。等到涎沫症状消失后，再治疗心下痞满，以泻心汤治疗。

小青龙汤方：（见痰饮中）

泻心汤方：（见惊悸中）

妇人之病，因虚、积冷、结气，为诸经水断绝至有历年，血寒积结胞门[①]，寒伤经络。凝坚在上，呕吐涎唾，久成肺痈，形体损分[②]；在中盘结，绕脐寒疝，或两胁疼痛，与脏相连；或结热中，痛在关元。脉数无疮，肌若鱼鳞，时着男子，非止女身。在下未多，经候不匀。冷阴掣痛，少腹恶寒，或引腰脊，下根气街，气冲急痛，膝胫疼烦，奄忽眩冒[③]，状如厥癫[④]，或有忧惨，悲伤多嗔[⑤]，此皆带下[⑥]，非有鬼神，久则羸瘦，脉虚多寒。

三十六病[⑦]，千变万端，审脉阴阳，虚实紧弦，行其针药，治危得安，其虽同病，脉各异源，子当辨记，勿谓不然。

妇人患病的病因，通常是因虚损、积冷与结气所引起，导致月经失调，甚至闭经，历经数年时间，这是由于积冷与结气在于子宫，寒邪损伤经络所致。

如果凝结在上焦，就会影响肺，出现咳吐涎沫，寒邪郁久则化热，邪热损伤肺络，因此形成肺痈病，导致形体消瘦。

如果积冷与结气凝于中焦，就会形成绕脐疼痛的寒疝病；或是导致肝失疏泄，出现腹痛及两胁疼痛；如果寒邪从热化，邪热壅结于中焦，就会出现脐下关元处疼痛，脉象数，但无疮疡，全身肌肤枯燥好像鳞甲一般，此病也会出现于男子身上，不单只发生在女性身上。

如果积冷与结气凝于下焦，就会导致肝肾病变。妇女下血不多，出现月经不调，前阴疼痛，少腹怕冷，或是疼痛牵引到腰脊部，下连于气街，以致发生冲气急痛，两腿膝部与小腿疼痛不宁，甚至突然出现眩晕昏厥，神志失常，类似厥逆癫痫的症状，或是忧愁，或是悲伤易怒，这些都是由于妇女患带下病所致，并不是鬼神作祟。

如果病情日久不愈，则会导致身体消瘦，脉象虚弱，怕冷。

妇人共有36种疾病，这些疾病的变化十分复杂，医者应当仔细审察脉象的变化，分辨阴阳、虚实、紧弦等脉象，并且根据病证的不同，或是用针，或是用药物来治疗，才能使病情转危为安。因为有些疾病虽然症状相同，但脉象却完全不同，所以必须详细分辨，不要认为这些话是多余的。

注释

①胞门：子宫。

②损分：指形体消瘦，与未病前判若两人。

③奄忽眩冒：奄忽，突然之意。奄忽眩冒，即指突然发生晕厥。

④厥癫：指昏厥、癫狂一类的疾病。

⑤多嗔：时常发怒。

⑥带下：一般指赤白带下，这里泛指妇人经带诸病。

⑦三十六病：有两说，一说同第一篇第13条，一说秦伯未认为三十六病在《金匮》妇人病三篇之内，即包括妊娠病10种、产后病9种、杂病17种，合为三十六病。

养生大攻略

治疗月经不调的偏方

月经不调也叫月经失调，是一种常见的妇科疾病，致病原因不同，疾病表现也不同。月经不调主要表现为月经过多、月经过少、月经延长等。

月经过多是由于气虚、血热使冲任不固，或因瘀血内阻，血不经，致月经量较正常明显增多，而周期基本正常的病，亦称“经水过多”。正常情况下，一般每次行经排出的经血总量为50 ~ 100毫升。

月经过少是由于精血衰少，血海不盈，或痰阻瘀滞，血行不畅，致使经期虽准，但经量较正常明显减少，或经期不足2日、经量少的月经病，又称“经量过少”“经少”。本病相当于西医的功能失调性子宫出血病、多囊卵巢综合征、卵巢早衰或人流手术后宫腔粘连或大失血后等疾病。

经期延长是由于阴虚内热、瘀阻冲任、血不归经致使经期虽基本正常，但行经时间超过7天，甚至淋漓半个月方净的月经病。另外，经期延长也可能是由于子宫内膜炎、子宫内膜息肉、子宫黏膜下肌瘤或子宫颈息肉等病引起的。

治疗月经不调的偏方如下：

八珍汤加味

【原料】党参、大白芍、熟地黄、黄芪、鸡血藤、茯苓各12克，炒白术10克，川芎6克，仙灵脾、当归、山茱萸各9克。

【制法】水煎取药汁。

【用法】口服，每日1剂。

【功效】养血，调经。

【适用】血虚所致的月经过少。

归肾丸加减

【原料】菟丝子、淮山药、枸杞子各12克，杜仲、白茯苓、熟地黄、巴戟天、仙灵脾各10克，山茱萸、当归、补骨脂各9克。

【制法】水煎取药汁。

【用法】口服，每日1剂。

【功效】补肾，养血，调经。

【适用】肾虚所致的月经过少。

桃红四物汤加减

【原料】桃仁、赤芍、生地黄、香附、失笑散（包煎）、乌药、京三棱各9克，红花、川芎各6克，当归10克，泽兰叶12克。

【制法】水煎取药汁。

【用法】口服，每日1剂。

【功效】活血化瘀，调经。

【适用】血瘀所致的月经过少。

苍附导痰方

【原料】白茯苓、丹参各12克，法半夏、胆南星各10克，陈皮6克，炙甘草3克，苍术、香附、枳壳、六神曲各9克。

【制法】水煎取药汁。

【用法】口服，每日1剂。

【功效】燥湿豁痰通络。

【适用】月经量少。

地榆汤

【原料】生地黄、侧柏叶各15克，炒白芍、当归、生地榆、丹皮各10克，生栀子、茜草各12克，制大黄9克，生甘草5克。

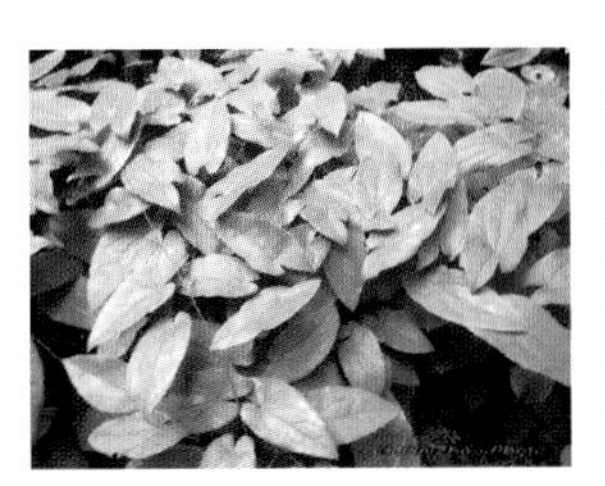

淫羊藿

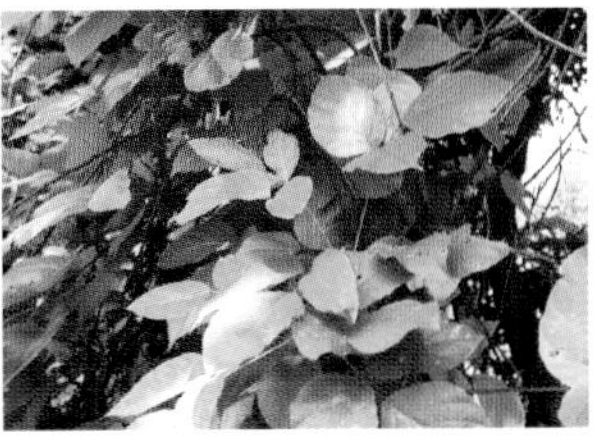

鸡血藤

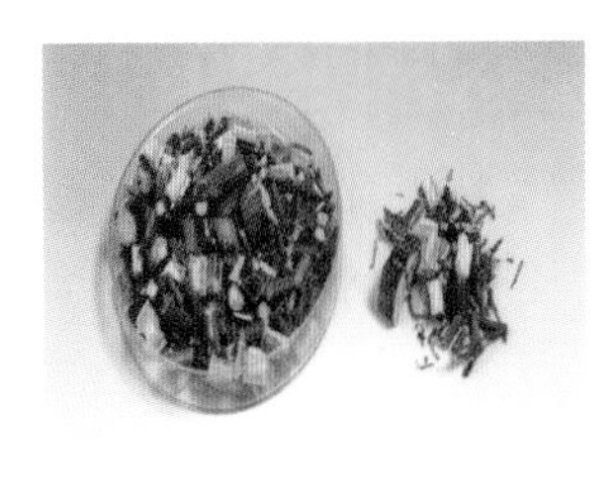

青蒿

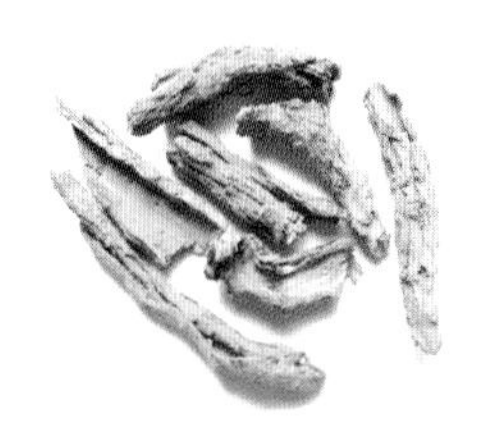

地骨皮药材

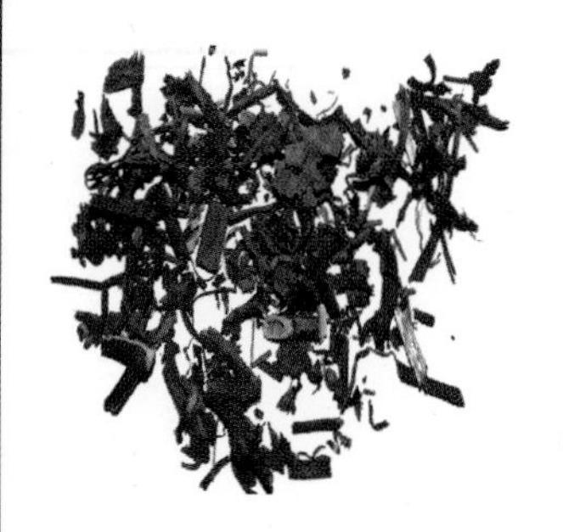

旱莲草

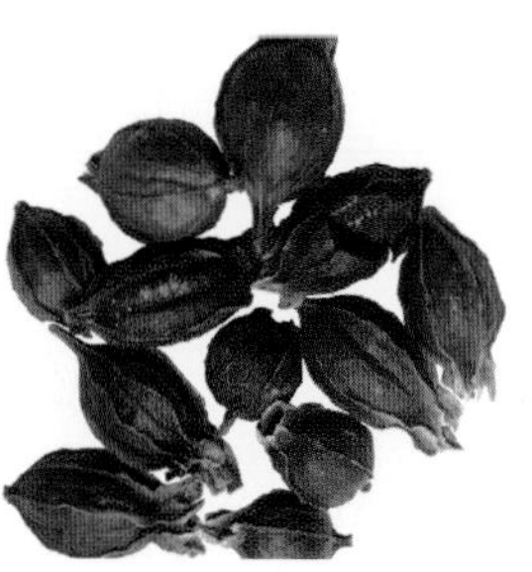

栀子

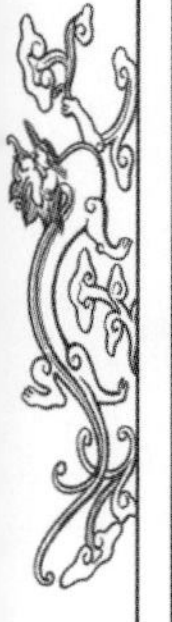

【制法】水煎取药汁。

【用法】口服，每日1剂。

【功效】清热凉血，调经止血。

【适用】实热之月经过多。

地骨皮饮加减

【原料】当归、阿胶（烊冲）各9克，麦冬、炒栀子、青蒿、地骨皮各10克，旱莲草、小蓟草、生地炭、炒白芍各15克，川芎5克，生地黄12克，炙甘草3克。

【制法】水煎取药汁。

【用法】口服，每日1剂。

【功效】滋阴清热，调经止血。

【适用】阴虚之月经过多。

原文→译文

问曰：妇人年五十所，病下利数十日不止，暮即发热，少腹里急，腹满，手掌烦热，唇口干燥，何也？师曰：此病属带下。何以故？曾经半产，瘀血在少腹不去，何以知之？其证唇口干燥，故知之。当以温经汤主之。

温经汤方：

吴茱萸（三两） 当归 芎䓖 芍药（各二两） 人参 桂枝 阿胶 牡丹（去心） 生姜 甘草（各二两） 半夏（半升） 麦门冬（一升，去心）

上十二味，以水一斗，煮取三升，分温三服。亦主妇人少腹寒，久不受胎，兼取崩中去血，或月水来过多，及至期不来。

问：妇人已有50岁，患下体出血数十天而不止，傍晚时即发热，少腹部拘急，腹部胀满，手掌心烦热，口干唇燥，这是什么原因呢？

老师回答：这是由于月经不调。有什么根据呢？因为患者曾经小产，有瘀血停滞在少腹还不能完全尽除的缘故。怎么知道瘀血还没有去呢？从口干唇燥的症候就可以推知，应当服用温经汤治疗。

温经汤方：

吴茱萸3两，当归、川芎、芍药各2两，人参、桂枝、阿胶、牡丹皮（去心），生姜、甘草各2两，半夏半升，麦门冬（去心）1升。

将以上12味药，用水1斗，煮取3升，分3次温服。也可治疗妇人少腹寒冷，久不受孕，兼能治疗崩漏下血，或是月经量过多，以及月经迟迟不来等症。

带下经水不利[①]，少腹满痛，经一月再见者[②]，土瓜根散主之。

土瓜根散方：

土瓜根 芍药 桂枝䗪虫（各三分）

上四味，杵为散。酒服方寸匕，日三服。

妇人患月经不调，出现少腹胀满疼痛，月经1个月来2次，应当服用土瓜根散治疗。

土瓜根散方：

土瓜根、芍药、桂枝、 虫各3两。

将以上4味药，捣为散剂，用酒送服方寸匕，1日3次。

注释

①经水不利：指月经行而不畅。

②经一月再见者：意指月经一月两潮。

寸口脉弦而大，弦则为减，大则为芤，减则为寒，芤则为虚，寒虚相搏，此名曰革，妇人则半产漏下，旋覆花汤主之。

旋覆花汤方：

旋覆花（三两） 葱（十四茎） 新绛（少许）

上三味，以水三升，煮取一升，顿服之。

如果寸口部出现弦大的脉象，脉弦表示气血衰弱，气血衰弱而出现脉象浮大时表示为芤脉，气血衰弱主寒证，芤脉主虚证，寒与虚相合，称为革脉。若是妇人患病，则出现小产或是漏下，应当服用旋覆花汤治疗。

旋覆花汤方：

旋覆花3两，葱14茎，新绛少许。

将以上3味药，用水3升，煮取1升，1次服下。

妇人陷经[①]，漏下，黑不解，胶姜汤主之。

妇人下体出血而淋漓不断，血色黑且不能停止的，应当服用胶姜汤治疗。

注释

①陷经：意即经气下陷，下血不止。

妇人少腹满如敦[①]状，小便微难而不渴，生后[②]者，此为水与血并结在血室也，大黄甘遂汤主之。

大黄甘遂汤方：

大黄（四两） 甘遂（二两） 阿胶（二两）

上三味，以水三升，煮取一升。顿服之，其血当下。

妇人出现少腹胀满如器皿状，小便稍微不通畅，口不渴，如果发生于产后的，这是因为水与血互相壅结在子宫的缘故，应当服用大黄甘遂汤治疗。

大黄甘遂汤方：

大黄4两，甘遂2两，阿胶2两。

将以上3味药，用水3升，煮取1升，1次服下，瘀血应当排出。

注释 >>> >

①敦：敦是古代盛食物的器具，上下稍锐，中部肥大。

②生后：产后。

妇人经水不利下，抵当汤主之。

抵当汤方：

水蛭（三十个，熬） 虻虫（三十枚，熬，去翅足） 桃仁（二十个，去皮尖） 大黄（三两，酒浸）

上四味，为末，以水五升，煮取三升，去滓，温服一升。

妇人月经淋漓不断，或是月经量过少，这是因为淤血壅结于子宫的缘故，应当服用抵当汤治疗。此方也可以治疗男子膀胱胀满拘急而有瘀血。

抵当汤方：

水蛭（熬）30个，虻虫（熬，去翅足）30枚，桃仁（去皮尖）20个，大黄（酒浸）3两。

将以上4味药，研为细末，用水5升，煎取3升，去药渣，温服1升。

妇人经水闭不利，脏坚癖不止[1]，中有干血，下白物[2]，矾石丸主之。

矾石丸方：

矾石（三分，烧） 杏仁（一分）

上二味，末之，炼蜜和丸枣核大，内藏中，剧者再内之。

妇人月经停闭或是经行不畅，子宫内有瘀血干结不散，由于瘀血不去，形成湿热而排出白带的，用矾石丸治疗。

矾石丸方：

矾石（烧）3分，杏仁1分。

将以上2味药，研细末，炼蜜制成药丸如枣核大小，放入阴道内，病情未改善的可以再用。

注释 >>> >

①脏坚癖不止：指胞宫内有干血坚结不散。

②白物：指白带。

养生大攻略

闭经的治疗偏方

闭经是一种常见的妇科病，分为原发性闭经和继发性闭经。原发性闭经是指年满18岁以上，月经仍未来潮的症状。这种闭经以性腺发育不良多见，常与染色体异常有关。继发性闭经是指月经周期建立之后，因怀孕、哺乳等原因，又未到绝经期，月经突然停止且超过3个

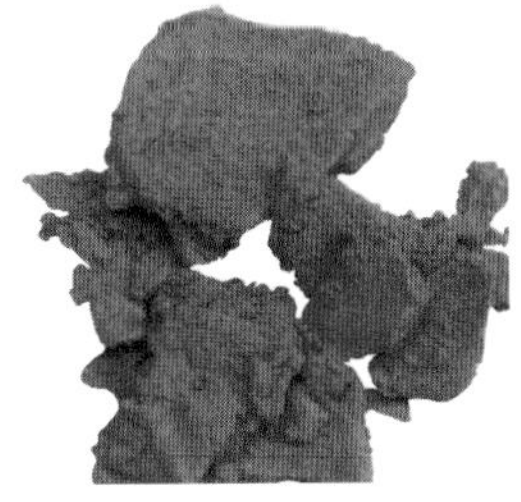

蒲黄

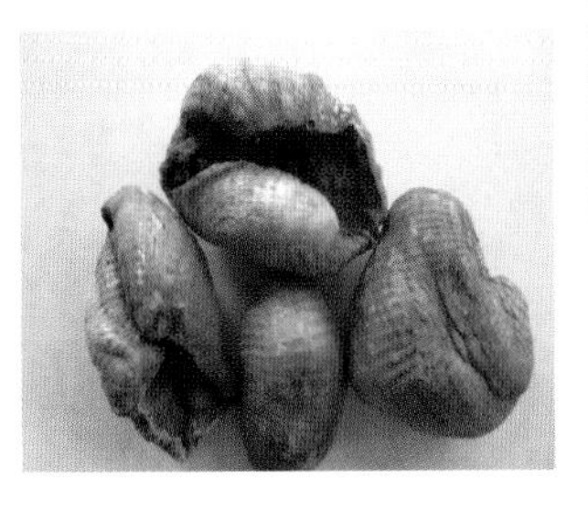

穿山甲

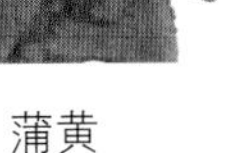

月以上仍未来潮的症状。继发性闭经多与精神、内分泌异常有关。

中医认为，闭经分为虚实两类。虚证多与先天精气不足有关，加上后天有失补养所致。实证指气滞血瘀，经脉不畅，多受外邪或饮食失节所致。

蚯蚓粉

【原料】蚯蚓4条，黄酒适量。

【制法】蚯蚓焙黄，研末备用。

【用法】以黄酒送服，每日1剂，连服5日。

【功效】通络。

【适用】用于多日不来月经，经闭。

复经汤

【原料】柴胡、丹皮、绿萼梅各10克，当归、川牛膝、桃仁、川芎、香附各12克，月季花6克，白芍、红参、白术、茯苓、酸枣仁、茺蔚子、菟丝子各15克，熟地黄18克，鹿角霜20克。

【制法】水煎取药汁。

【用法】每日1剂，分3次温服。30日为1疗程。

【功效】疏肝化瘀，益气养血，调补冲任。

【适用】原发性闭经、继发性闭经、月经量少等病。

桑椹鸡血藤汤

【原料】桑椹25克，鸡血藤20克，红花5克，黄酒适量。

【制法】上药加水煎煮，取汁。

【用法】每日1剂，分2次温服。

【功效】补血行血，通滞化瘀。

【适用】闭经。

红糖姜枣汤

【原料】红糖、红枣各100克，生姜25克。

【制法】水煎取药汁。

【用法】代茶饮。

【功效】补血活血，散寒调经。

【适用】闭经。

生地当归汤

【原料】生地黄、大黄、桃仁、赤芍、丹皮、五灵脂、茜草、当归、木通各15克。

【制法】上药加水1500毫升共煎，滤渣取汁。

【用法】药汤放温，淋脐下，每日1次，每次30分钟。7日为1个疗程。

【功效】清热通络。

【适用】热结所致的闭经。

益母草乌豆水方

【原料】益母草30克，乌豆60克，2汤匙黄酒，

红糖适量。

【制法】将益母草、乌豆同放锅内，加水3碗，煎至1碗，放红糖、黄酒冲饮。

【用法】每日1次，连服7日。

【功效】活血，祛瘀，调经。

【适用】闭经。

香附桃仁散

【原料】香附2克，桃仁1克，水蛭1条。

【制法】将香附、桃仁研为细末，然后与水蛭捣成膏状，备用。

【用法】将药膏敷于脐部，外贴伤湿止痛膏，每隔2～3日换药1次。

【功效】活血祛瘀。

【适用】闭经。

蒲黄穿山甲散

【原料】蒲黄、五灵脂、穿山甲各2克。

【制法】上药共研细末，备用。

【用法】先把药末撒到防湿止痛膏上，再将药膏贴于脐部。

【功效】活血散结。

【适用】闭经。

原文→译文

妇人六十二种风，及腹中血气刺痛，红蓝花酒主之。

红蓝花酒方：

红蓝花（一两）

上一味，以酒一大升，煎减半。顿服一半，未止，再服。

妇人感受62种风邪，风邪与血气相合，导致气血停滞不行而出现腹部刺痛，应当服用红蓝花酒治疗。

红蓝花酒方：

红蓝花1两。

将上药，用酒1升，煎煮成半升，初次先服用一半的量，如果刺痛不止的可以再服。

妇人腹中诸疾痛，当归芍药散主之。

当归芍药散方：见前妊娠中。

妇人患各种腹痛证，应当服用当归芍药散治疗。

当归芍药散方：见前妊娠中。

妇人腹中痛，小建中汤主之。

小建中汤方：见前虚劳中。

妇人腹部疼痛，应当服用小建中汤治疗。

小建中汤方：见前虚劳中。

问曰：妇人病，饮食如故，烦热不得卧，而反倚息者，何也？师曰：此名转胞[1]，不得溺也。以胞系了戾[2]，故致此病。但利小便则愈，宜肾气丸主之。

肾气丸方：

干地黄（八两）薯蓣（四两）山茱萸（四两）泽泻（三两）茯苓（三两）牡丹皮（三两）桂枝 附子（炮，各一两）

上八味，末之，炼蜜和丸梧子大。酒下十五丸，加至二十五丸，日再服。

问：妇人患病，饮食正常，心中烦热，不能平卧，反而倚床喘息，这是什么原因呢？

老师回答：这种病称为转胞，主要是因小便不通，膀胱之系扭转不顺所致，只需通利小便，则病情可以痊愈，宜用肾气丸治疗。

肾气丸方：

干地黄8两，薯蓣4两，山茱萸4两，泽泻3两，茯苓3两，牡丹皮3两，桂枝、附子（炮）各1两。

将以上8味药，共研细末，炼蜜制成药丸如梧桐子大小，用酒送下15丸，如果无效，可增加到25丸，1日2次。

注释

①胞：膀胱。

②胞系了戾：指膀胱之系缭绕不顺。

蛇床子散方：温阴中坐药。

蛇床子仁

上一味，末之，以白粉少许，和令相得，如枣大，绵裹内之，自然温。

蛇床子散方：温阴中坐药

蛇床子仁

将药物研为细末，用白粉少许，混合均匀，合成红枣大小，用绵裹放入阴道中，使温暖直达于病所，以驱除阴中之寒湿。

少阴脉滑而数者，阴中即生疮，阴中蚀疮烂者，狼牙汤洗之。

狼牙汤方：

狼牙（三两）

上一味，以水四升，煮取半升，以绵缠筯如茧，浸汤沥阴中，日四遍。

如果少阴脉出现滑数的脉象，主要是由于湿热下注，导致前阴生疮，如果前阴腐蚀糜烂的，应当用狼牙汤外洗。

狼牙草汤方

狼牙草3两。

将以上1味药，用水4升，煮取0.5升，用绵缠于筷子上，如同蚕茧一般大小，浸入药液洗涤阴中，1日4次。

胃气下泄，阴吹而正喧，此谷气之实也，膏发煎导之。

膏发煎方：见黄疸中

如果胃气下泄，前阴出声好像后阴屎气一样喧然有声的，这是由于肠中大便燥结所致，应当用膏发煎润肠通便。使大便通畅，则阴吹可止。

膏发煎方：见黄疸中。

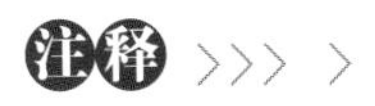

①阴吹：指前阴出气，如后阴矢气一样。

②正喧：意谓前阴出气较频繁，甚至声响连续不断。

小儿疳虫蚀齿方：

雄黄 葶苈

上二味，末之，取腊月猪脂镕，以槐枝绵裹头四五枚，点药烙之。

小儿疳虫蚀齿方：

雄黄、葶苈。

将以上2味药，研细末，取腊月猪油熔化，以槐树枝四五枚，用绵裹头，点药烙烤蛀齿患处。

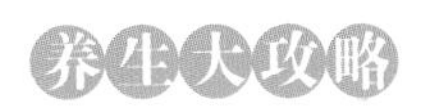

痛经的穴位疗法

症状原因：女性月经前后和开始的1～2天会感觉到痛经。一般的痛经不算是疾病，但是如果痛经严重就会成为月经困难症，对日常生活会产生妨碍。痛经有两种：第一种叫原发性痛经，像生孩子那么疼；这是因为女性来月经时会产生前列腺素，刺激子宫的平滑肌收缩。由于人的胃肠壁也都有平滑肌，也会受到刺激，所以有的女孩痛经时会呕吐，即胃肠痉挛的表现。第二种是月经时子宫内膜大块剥脱，堵塞住子宫颈口，子宫会出现自然反应，加强收缩将其排出，引起疼痛。出现严重症状的原因是下身受凉和不规则的生活习惯，以及过度的精神压力。

缓解方法：温暖下半身，进行穴位刺激。痛经要禁止受凉。首先，为防止下半身着凉，要尽量少饮用冷饮料。穴位刺激能够起到预防和治疗痛经的两种效果。从月经前一周开始每2～3日刺激一次三阴交。其他穴位刺激在出现病状后再进行。

主要穴位：三阴交、水道、中极、次骨廖、太冲、子宫穴。

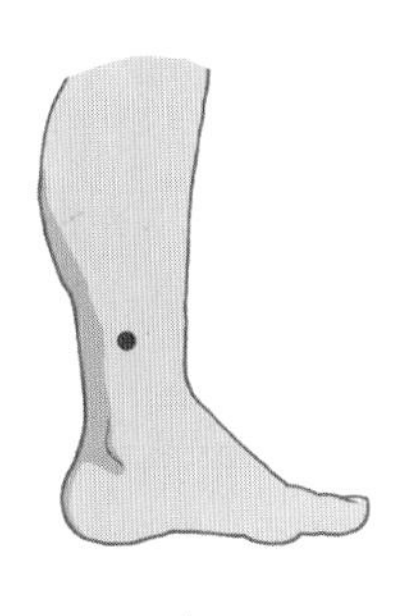

三阴交

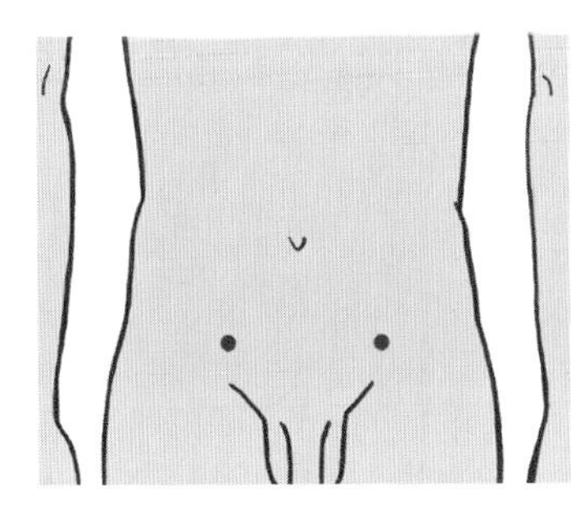

水道穴

操作方法：

三阴交　①找法：首先将脚尖前伸让后找出内脚踝最高处。将小指的第一个关节的外侧紧贴此处伸直四指，试按内脚踝向膝盖方向正上方食指的第二个关节处如果有疼痛或者舒服感则为三阴交。②刺激方法：用拇指对该穴位进行每次3～5秒的垂直按压直至腰痛有所缓和。此外每周可以用灸具进行两次。妊娠初期绝对禁止。

水道　①找法：肚脐到耻骨之间平均分为五等份，从肚脐开始3/5处的中心左右各一。②刺激方法：将两手互搓然后用温度较高的手掌揉该穴位。也可使用灸具和电暖宝。使用电暖宝时要隔着内衣将其横贴，这样可以连同中极穴一起进行温灸。

中极　①找法：将肚脐到耻骨五等分，从耻骨向上1/5处。②刺激方法：将两手互搓然后用温度较高的手掌揉该穴位。如果症状未缓解可以使用灸具和电暖宝。

次骨廖　①找法：从骨盆的最高处开始向背骨水平移动手指。从手指遇到背骨处向下数第三个突起，以此为中心左右各一指宽处。左右各一。②刺激方法：将两手互搓然后用温度较高的手掌揉该穴位。也可使用灸具和电暖宝。使用电暖宝时候要隔着内衣将对其进行温灸。

太冲　①找法：位置在脚大趾与第二趾之间。②刺激方法：用左手拇指指腹揉捻右太冲穴（位于足背第一跖骨间隙之中点处），以有酸胀感为宜，1分钟后再换右手拇指指腹揉捻左太冲穴1分钟。

子宫穴　①找法：位于下腹部，脐下4寸处左右，旁开正中线3寸的距离各一点。②刺激方法：用双手食指、中指按压住两旁子宫穴，稍加压力，缓缓点揉，以有酸胀感为度。按揉5分钟。